Der Hautarzt

Zeitschrift für Dermatologie, Allergologie, Venerologie und verwandte Gebiete

Herausgegeben von O. Braun-Falco, München · H. Götz, Essen · G. W. Korting, Mainz · Th. Nasemann, Hamburg · C. E. Orfanos, Berlin · D. Petzoldt, Heidelberg · H. Röckl, Würzburg · U. W. Schnyder, Zürich · K. Wolff, Wien

Unter Mitarbeit von G. Asboe-Hansen, Kopenhagen · R. L. Baer, New York · H.-J. Bandmann, München · S. Borelli, München · J. Cabré (†), Madrid · J. Capeoanakis, Athen · E. Christophers, Kiel · J. Civatte, Paris · J. Delacrétaz, Lausanne · J. Esteves, Lissabon · H. Fischer, Tübingen · H. Flegel, Rostock · H. C. Friedrich, Marburg a.d. Lahn · H. Gartmann, Köln · H. Goerke, München · H. Goldschmidt, Philadelphia · A. Greither, Düsseldorf · H. Grimmer, Wiesbaden · W. P. Herrmann, Bremen · N. Hjorth, Hellerup · A. Hollander, San Diego · H. Holzmann, Frankfurt · O. Hornstein, Erlangen · L. Illig, Gießen · H. Ippen, Göttingen · H. Ishikawa, Tokio · St. Jablonska, Warschau · E. G. Jung, Mannheim · A. Kint, Gent · H. E. Kleine-Natrop, Dresden · W. Knoth, Stuttgart-Bad Cannstatt · A. Krebs, Bern · H. Kresbach, Graz · H. W. Kreysel, Bonn · E. Landes, Darmstadt-Eberstadt · F. Latapi, Mexiko · P. Laugier, Genf · H. Lincke-Plewig, München · A. Luger, Wien · E. Macher, Münster · S. Marghescu, Hannover · W. Meinhof, Aachen · P. Mikhailov, Sofia · G. Niebauer, Wien · W. Nikolowski, Augsburg · S. Nishiyama, Tokio · J.-M. Paschoud, Lausanne · G. Polemann, Krefeld · J. Rácz, Budapest · G. Rassner, Tübingen · R. Rajka, Oslo · O. E. Rodermund, Ulm · Z. Ruszczak, Lódź · K. Salfeld, Minden · E. Schöpf, Freiburg · K. H. Schulz, Hamburg · R. Schuppli, Basel · N. Simon, Szeged · G. K. Steigleder, Köln · G. Stüttgen, Berlin · J. Tappeiner, Wien · H. Tronnier, Dortmund · K. Uyeno, Tsukuba · G. Weber, Nürnberg · R. K. Winkelmann, Rochester (Minn.) · H. H. Wolff, Lübeck · H. Zaun, Homburg (Saar)

Schriftleitung O. Braun-Falco und G. Plewig

Supplementum V, 32. Jahrgang 1981

Verhandlungen der Deutschen Dermatologischen Gesellschaft

XXXII. Tagung gehalten in Westerland/Sylt vom 16. bis 20. September 1980

Im Auftrag der Deutschen Dermatologischen Gesellschaft
Herausgegeben von
E. Christophers (Tagungsleiter) und **M. Goos** (Tagungssekretär)

Mit 575 Abbildungen (davon 59 farbig) und 315 Tabellen

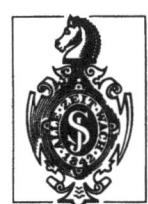

Springer-Verlag Berlin Heidelberg New York 1981

Prof. Dr. med. E. Christophers,
Priv.-Doz. Dr. M. Goos,
Universitäts-Hautklinik, Schittenhelmstraße 7, D-2300 Kiel

ISBN-13:978-3-540-10909-9   e-ISBN-13:978-3-642-81671-0
DOI: 10.1007/978-3-642-81671-0

CIP-Kurztitelaufnahme der Deutschen Bibliothek.
Deutsche Dermatologische Gesellschaft:
Verhandlungen der Deutschen Dermatologischen
Gesellschaft : Tagung / im Auftr. d. Dt.
Dermatolog. Ges. hrsg. – Berlin ; Heidelberg ;
New York : Springer
32. 1980. Gehalten in Westerland/Sylt vom 16. bis 20. September 1980. – 1981.
(Der Hautarzt : Suppl. ; 5)
ISBN-13:978-3-540-10909-9

NE: Der Hautarzt / Supplementum

Das Werk ist urheberrechtlich geschützt. Die dadurch begründeten Rechte, insbesondere die der Übersetzung, des Nachdruckes, der Entnahme von Abbildungen, der Funksendung, der Wiedergabe auf photographischem oder ähnlichem Wege und der Speicherung in Datenverarbeitungsanlagen bleiben, auch bei nur auszugsweiser Verwertung, vorbehalten. Die Vergütungsansprüche des § 54, Abs. 2 UrhG werden durch die „Verwertungsgesellschaft Wort", München, wahrgenommen.
© Springer-Verlag Berlin Heidelberg 1981.

Die Wiedergabe von Gebrauchsnamen, Handelsnamen, Warenbezeichnungen usw. in diesem Werk berechtigt auch ohne besondere Kennzeichnung nicht zu der Annahme, daß solche Namen im Sinne der Warenzeichen- und Markenschutzgesetzgebung als frei zu betrachten wären und daher von jedermann benutzt werden dürften.

Verantwortlich für den Anzeigenteil: L. Siegel, W. Pehla, Kurfürstendamm 237, D-1000 Berlin 15.
2127/3321-543210

Tagungsleitung: Prof. Dr. med. E. Christophers, Kiel
Tagungssekretariat: Priv.-Doz. Dr. med. M. Goos, Kiel

Hauptthemen:
Prof. Dr. med. G. K. Steigleder, Köln
(Malignes Melanom)
Prof. Dr. med. E. Macher, Münster und
Prof. Dr. med. K. H. Schulz, Hamburg
(Allergologie-Immunologie)
Prof. Dr. med. W. Knoth, Stuttgart
(Maligne Lymphome, sarkomatöse und leukämische Hauterkrankungen)
Prof. Dr. med. H. Ippen, Göttingen
(Physikalisch-chemische Schädigung der Haut)
Prof. Dr. med. H. Röckl, Würzburg
(Mikrobiologie der Haut)

Symposien:
Prof. Dr. med. O. P. Hornstein, Erlangen
(Orale Aphthosen und Morbus Behçet)
Prof. Dr. med. U. W. Schnyder, Zürich
(Dermatohistopathologie)
Prof. Dr. med. K. Wolff, Innsbruck
(Phototherapie und Photochemotherapie)
Prof. Dr. med. A. Wiskemann
(UV-Bestrahlungen zu kosmetischen und therapeutischen Zwecken)

Foren:
Prof. Dr. med. O. Braun-Falco, München
(Neuere Dermatosen)
Prof. Dr. med. D. Petzoldt, Heidelberg
Prof. Dr. med. E. Schöpf, Freiburg
(Fortschritte der Therapie)

Freie Vorträge:
Prof. Dr. med. Th. Nasemann, Hamburg
Prof. Dr. med. S. Marghescu, Hannover
Prof. Dr. med. G. Rassner, Tübingen
Prof. Dr. med. H. H. Wolff, Lübeck
Priv.-Doz. Dr. med. M. Goos, Kiel
Prof. Dr. med. C. Orfanos, Berlin
(Assistentenforum)

Dermatologische Kasuistik:
Prof. Dr. med. E. Christophers, Kiel
Prof. Dr. med. Th. Nasemann, Hamburg
Prof. Dr. med. F. Leyh, Lübeck

Inhaltsverzeichnis

Vorwort XI
Eröffnungsansprache des Präsidenten der DDG,
G. Stüttgen XII

Hauptthema I: Malignes Melanom

Steigleder, G. K.: Einleitung zum Hauptthema: Malignes Melanom 1
Braun-Falco, O. und Schmoeckel, Ch.: Prognostische Parameter bei malignen Melanomen . 2
Gartmann, H.: Formen und Frühformen des malignen Melanoms 5
Nödl, F.: Lymphknoten beim malignen Melanom 7
Macher, E.: Das maligne Melanom – Ergebnisse der EORTC 8
Heite, H.-J.: Ergebnisse der Arbeitsgemeinschaft Malignes Melanom der Deutschen Forschungsgemeinschaft 11
Tritsch, H.: Operative Behandlung des malignen Melanoms der Haut 19
Niebauer, G. und Kokoschka, E. M.: Immuntherapie beim malignen Melanom 22
Luger, A.: Chemotherapie maligner Melanome .. 25
Paul, E.: Pigmentsystem und Pigmentierung beim Menschen 35
Balda, B.-R.: Onkovirologische Befunde bei malignen Melanomen 37
Hundeiker, M.: B-K-mole-Syndrom 40
Kerl, H. und Hödl, St.: Das akral-lentiginöse Melanom: Eine klinisch-morphologische Studie 43
Schmoeckel, Ch.: Der prognostische Index zur Einschätzung des Metastasierungsrisikos beim malignen Melanom: Technik und neuere Ergebnisse 46
Voss, W., Biess, B. und Ehring, F.: Malignes Melanom im Kindesalter 48
Kühnl-Petzoldt, Ch. und Berger, H.: Histologische Besonderheiten des verrukösen malignen Melanoms 50
Korting, H. C., Konz, B. und Braun-Falco, O.: Die Bedeutung feingeweblicher Kriterien für die Diagnose maligner Melanome im intraoperativen Kryostatschnitt 53
Hadam, M. R. und Staudhammer, R.: Immunchemische Analyse von Anti-Tumorzell-Antikörpern beim malignen Melanom 56
Fritsch, P. und Pechlaner, R.: Auflichtmikroskopie in der Frühdiagnose von Melanomen ... 57
Kokoschka, E. M., Micksche, M., Colot, M. und Vetterlein, M.: Unterschiede der in-vitro-Migration von kultivierten Melanomzellen ... 60
Schumann, J., Tilkorn, H., Göhde, W., Ehring, F. und Straub, C.: Zytogenetik maligner Melanome 62
Ilea, R. V.: Zytodiagnostische Merkmale beim malignen Melanom 66

Longhin, C., Ionescu-Goga, S., Motan, D. und Blajovici, R.: Ergebnisse der Chemo-Immuntherapie in fortgeschrittenen Stadien des malignen Melanoms 69
Kokoschka, E. M., Luger, Th., Schmidt, J., Spona, J. und Biegelmayer, Ch.: Steroidhormon-Rezeptoranalyse an malignen Melanomen 70
Stute, J. und Wiskemann, A.: Der Einfluß von Chloroquin auf die Proliferationshemmung durch Dacarbacin beim B-16-Melanom der Maus 73
Stübich, M. J.: Die geschichtliche Entwicklung des Melanombegriffs 75

Hauptthema II: Allergologie, Immunologie

Czarnetzki, B. M.: Effektorzellen der anaphylaktischen Reaktion 79
Berrens, L.: Struktur und Eigenschaften der atopischen Allergene 83
Knop, J.: Regulation der Immunantwort 86
Hausen, B. M.: Häufige und seltene Kontaktallergene 90
Bandmann, H.-J. und Agathos, M.: Das „Angry Back-Syndrom". Untersuchungsergebnisse mit Sequenztestungen, Wiederholungstestungen und dem Cocarden-(Target-)Test 97
Hadding, U.: Das Komplementsystem und seine Rolle bei der Entzündung 104
Till, G.: Pathogenese pseudoallergischer Reaktionen 116
Kleinhans, D.: Diagnose, Therapie und Prophylaxe pseudoallergischer (anaphylaktoider) Reaktionen 119
Düngemann, H. und Borelli, S.: RIST und RAST in der Antigenanalyse von Sofforttyp-Allergien 124
Haustein, U.-F., Rytter, M. und Hofmann, Ch.: Rosettenbildende B-/T-Lymphozyten bei allergischen Hautreaktionen vom Sofort- und Spättyp 128
Lange, C.-E., Dewald, G. und Kreysel, H. W.: Genetische Polymorphismen der Komplementkomponenten C2, C4 und Faktor B bei Psoriasis 130
Sönnichsen, N., Meffert, H. und Diezel, W.: Experimentelle Untersuchungen zur Modifikation der Zellmembran bei der Psoriasis 132
Schubert, H., Göring, H.-D. und Lukowsky, A.: Zur Immunologie der Sarkoidose 135
Scheuer, B.: Häufige Kontaktallergene 137
Borelli, S. und Düngemann, H.: Berufsallergene in Medikamenten 140
Rudolph, R., Blohm, B., Kunkel, G., Mast, H., Muckelmann, R. und Schniggenberg, E.: Futtermittelallergien bei Tierhaltern 143

van Ketel, W. G.: Contact Allergy for Clioquinol and Neomycine 145

Breit, R.: Positive Epikutantestreaktionen bei Dermatitis atopica 147

Glowania, H.-J., Schulz, K. H., Kalveram, C. und Kalveram, K.-J.: Vergleichende Untersuchungen verschiedener immunologischer Parameter unter der Therapie mit Insektentoxin 148

Fischöder, W., Neumann, M. und Veltmann, G.: Ergebnisse der subkutanen und oralen spezifischen Hyposensibilisierung mit Inhalationsallergenen 153

Kneitner, I., Dostanić, I. und Leković, B.: Hautschädigungen bei Arbeitern in einer Lackfabrik 157

Sönnichsen, K. und Brattig, N.: Nicht-atopische Dermatitis. Differentialdiagnose und Immunstatus bei einer generalisierten Dermatitis mit extremer IgE-Vermehrung 160

Voigtländer, V., Walter, E., Siess, R. und Rother, U.: Untersuchungen zur Pathogenese der Aspirinintoleranz 164

Fanta, D., Dostal, V. und Kokoschka, E. M.: Immunologische Befunde bei rezidivierendem Herpes simplex 165

Bork, K., Bräuninger, W. und König, W.: Histaminfreisetzung aus basophilen Leukozyten als praktikabler in-vitro-Test bei Sofortallergie 168

Jabłonska, S., Beutner, E. H., Chowaniec, O., Chorzelski, T., Dabski, K., Jarzabek-Chorzelska, M. und Tigałonowa, M.: Rolle der polymorphkernigen Leukozyten bei der Psoriasis 169

Gross, W. L., Vorwerk, I., Westphal, E., Packhäuser, U., Christophers, E. und Schlaak, M.: Antigene und mitogene Lymphozytenaktivierbarkeit von Psoriasispatienten mit einer „Psoriasis-HLA-Konstellation" 172

Welke, S.: Beziehungen zwischen immunpathologischen und klinischen Befunden beim bullösen Pemphigoid 174

Meurer, M. und Holzmann, H.: Differenzierung treponemenspezifischer Antikörper der IgM- und IgG-Klasse durch den FTA-ABS-Test und den TPHA-Test vor und nach gelchromatographischer Auftrennung der Seren 176

Müller, F.: Immunologische Stadieneinteilung der Syphilis 178

Gschnait, F., Schmidt, B. L. und Luger, A.: Immunglobuline im Liquor bei Neurosyphilis 182

Kövary, P. M., Opferkuch, W., Cassuto, J.-P., Maiolini, R., Herzberg, J. J., Schwartzkopff, W., Cermak, T. und Gebhart, W.: Abnormes Komplementprofil bei paraproteinämischer Xanthomatose 182

Hauptthema III: Maligne Lymphome, sarkomatöse und leukämische Hauterkrankungen

Knoth, W.: Maligne Lymphome, sarkomatöse und leukämische Hauterkrankungen – Einführung zum Hauptthema 185

Stein, H., Bonk, A., Gerdes, J. G. und Lennert, K.: Zytologische Ableitung der malignen Non-Hodgkin-Lymphome 188

Goos, M.: Maligne Lymphome der Haut. Formale Genese, moderne Klassifikationen, klinisches Erscheinungsbild 198

Grosshans, E. und Bonvalet, D.: Früherkennung der Mycosis fungoides 205

Burg, G., Schmoeckel, Ch. und Braun-Falco, O.: Möglichkeiten zur Abgrenzung von Pseudolymphomen und malignen B-Zell-Lymphomen der Haut 210

Altmeyer, P.: Zur Histologie der Keimzentrumstumoren anhand von kunststoff-eingebetteten Präparaten 217

Undeutsch, W. und Fischer, H.: Nicht-lymphomatöse Sarkome 219

Theml, H. und Kaboth, W.: Aktuelle Aspekte der Leukämie – Forschung und Systematik . 227

Kresbach, H. und Kerl, H.: Leukämische Hauterkrankungen 232

Hagedorn, M.: Neoplastische Entwicklungen bei der großfleckigen atrophisierenden Parapsoriasis 235

Wiskemann, A.: Zur Therapie der malignen Lymphome und Sarkome anderer Zytogenese 237

Nikolowski, J., Burg, G., Schmoeckel, Ch. und Hoffmann-Fezer, G.: Lymphomatoide Papulose – ein einheitliches Krankheitsbild? 240

Bauer, R. und Schütz, R.: Autologe Rosettenbildung bei Sézary-Zellen im Supravitalpräparat 243

Sterry, W.: Colchizin-Sensitivitätsindex: Parameter und Differenzierung benigner und maligner lymphozytärer Hautinfiltrate 245

Hauptthema IV: Physikalische und chemische Schädigung der Haut

Schmähl, D. und Bertram, B.: Chemische Karzinogene und ihre Bedeutung für die Krebsentwicklung beim Menschen unter besonderer Berücksichtigung dermatologischer Aspekte .. 249

Klaschka, F.: Nicht-allergische Hautschäden durch den Beruf 252

Goerz, G. und Merk, H.: Hautschäden durch nicht-allergische Arzneimittelwirkungen 254

Kölmel, K.: Der akute Lichtschaden, seine Verhütung und Behandlung 257

Berger, H. und Tsambaos, D.: Ursachen und Entwicklung des chronischen Lichtschadens . 260

Nürnberger, F.: Der chronische Lichtschaden bei schwarzer Haut 262

Hauptthema V: Mikrobiologie der Haut

Plewig, G.: Transient-, Temporary Resident- und Residentflora der Haut 267

Schleifer, K. H.: Differenzierung koagulasenegativer Staphylokokken und ihre Abtrennung von Mikrokokken 270

Pitcher, D. G.: Corynebacterium and Related Genera of the Normal Human Skin 273

Höffler, U. und Pulverer, G.: Fakultativ pathogene Bakterien der Residentflora der menschlichen Haut 276

Gloor, M.: Die Rolle der Propionibakterien im Biochemismus der Haut 280

Hartmann, A. A.: Umweltfaktoren und ihr Einfluß auf die Hautflora 283

Neubert, U., Litter, F. und Herterich, K.: Die bakterielle Besiedelung der Haut bei Patienten mit Psoriasis vulgaris vor und nach Behandlung ... 285

Scherwitz, C.: Ultrastruktur der Candida-albicans-Mykose der menschlichen Haut ... 287

Hauck, H.: Serologische Untersuchungen bei mukokutanen Kandidosen im Greisenalter ... 289

Runne, U., Klenk, W. und Ackermann, R.: Erythema chronicum migrans mit Arthritis. Eine neue Organmanifestation der durch Zecken übertragenen Infektionskrankheit ... 292

Neubert, U. und Plewig, G.: Gramnegative Follikulitis: Verlaufsbeobachtungen und therapeutische Möglichkeiten ... 294

Symposium I: Orale Aphthosen und Morbus Behçet

Hornstein, O. P.: Orale Aphthosen und Morbus Behçet – Historische Vorbemerkungen und neue nosologische Konzepte ... 297

Djawari, D.: Benigne orale Aphthosis und Morbus Behçet – Epidemiologie und genetische Aspekte ... 298

Burkhardt, A. und Löning, T.: Pathologische Anatomie oraler Aphthosen ... 302

Haensch, R.: Klinik der benignen oralen Aphthosis und des Morbus Behçet ... 308

Luderschmidt, Ch., Wolff, H. H. und Scherer, R.: Immunhistologie der Läsionen bei oraler Aphthosis einschließlich Morbus Behçet ... 315

Haim, S.: Etiopathogenesis of Mucocutaneous Lesions in Behçet's Disease ... 317

Haneke, E.: Behandlung der rezidivierenden oralen Aphthen und des Morbus Behçet ... 321

Symposium II: Dermatohistopathologie

Schnyder, U. W.: Einleitung zum Symposium II: Dermatohistopathologie ... 325

Tritsch, H.: Nekrolytische Reaktionen ... 325

Wolff, H. H.: Akantholytische Reaktionen ... 327

Schnyder, U. W.: Pustulöse Reaktionen ... 334

Wolff, K.: Epidermolytische Reaktionen ... 336

Weidner, F.: Palisadenzellartige Reaktionen ... 343

Steigleder, G.-K. und Sterry, W.: Epitheloidzellige Reaktionen ... 346

Metz, J.: Reaktionen des Fettgewebes ... 354

Smith, N. P.: Eosinophile Zellulitis ... 357

Symposium III: Phototherapie und Photochemotherapie

Wiskemann, A.: Phototherapie von Hautkrankheiten ... 359

Jung, E. G., Silla, R. und Bohnert, E.: Makromolekulare und zelluläre Mechanismen bei der Photochemotherapie ... 361

Henseler, T. und Christophers, E.: Die europäische PUVA-Studie: Ergebnisse der Photochemotherapie bei Psoriasis ... 365

Fritsch, P. und Jaschke, E.: PUVA-Kombinationstherapie ... 368

Hönigsmann, H.: Langzeiteffekte der Photochemotherapie (PUVA) ... 369

Steck, B.: Bestrahlungsgeräte für kosmetische Zwecke ... 373

Tronnier, H.: Die Anwendung von Bräunungsstrahlern aus ärztlicher Sicht ... 377

Pullmann, H.: Epidermale Zellerneuerung unter UV-Bestrahlung ... 384

Schröpl, F.: Behandlung der Psoriasis mit UV-Strahlen ... 387

Pürschel, W.: Helio-Klimatherapie von Hautkrankheiten an der Nordsee ... 396

Breit, R.: Die Erythemreaktion bei Phototherapie und Photochemotherapie ... 400

Gschnait, F.: Lichtschutz durch Psoralen-UVA-Behandlung ... 403

Hölzle, E., Roser-Maaß, E., Hofmann, C. und Plewig, G.: Photochemotherapie von Photodermatosen: Lichturtikaria, persistierende Lichtreaktion und polymorphe Lichtdermatose ... 404

Forum I: Neuere Dermatosen

Schnyder, U. W.: X-chromosomal vererbte Ichthyose (XRI) ... 407

Steigleder, G. K.: REM-Syndrom = retikuläre erythematöse Muzinose (REMS) ... 408

Wolff, K.: Neuere Vaskulitis-Syndrome ... 412

Wolff, H. H.: Transitorische akantholytische Dermatose (Grover) ... 416

Wolff, H. H.: Angiolymphoide Hyperplasie mit Eosinophilie ... 418

Meurer, M. und Braun-Falco, O.: Mixed Connective Tissue Disease (Sharp-Syndrom) ... 420

Braun-Falco, O. und Meurer, M.: Eosinophile Fasziitis (Shulman-Syndrom) ... 422

Forum II: Fortschritte in der Therapie

Mensing, H. und Meigel, W.: Cyclofeniltherapie der progressiven Sklerodermie ... 425

Leyh, F. und Togler, K.: Beeinflussung des Hauttalgs unter oraler Zinkmedikamentation unter Berücksichtigung der Serum- und Vollblutzinkspiegel bei Patienten mit Seborrhoe und Acne vulgaris ... 427

Haina, D., Brunner, R., Landthaler, M., Waidelich, W. und Braun-Falco, O.: Stimulierung der Wundheilung mit Laserlicht. Klinische und tierexperimentelle Untersuchungen ... 429

Bartels, H., Hilber, C., Erhardt, W., Wriedt-Lübbe, I., Blümel, G., Clarmann, M. v. und Kriegel, H.: Therapeutische Möglichkeiten bei lokaler Flußsäureverätzung ... 432

Landthaler, M., Haina, D., Waidelich, W. und Braun-Falco, O.: Behandlungen mit einem Argonlaser in der Dermatologie ... 433

Hölzle, E.: Wirkungsmechanismus und therapeutische Anwendung der Antiperspirantien vom Typ der Metallsalze ... 436

Gloor, M. und Wirth, H.: Über die Wirkung von Steinkohlenteer auf die Zellkinetik in der Epidermis ... 438

Ludwig, G.: Dermatologische Thalassotherapie zwischen „Kurlaub" und Ultima ratio ... 440

Krstić, A., Zivkivić, M., Perisić, S., Leković, B., Janicić, N. und Grubac, Lj.: Ergebnisse der Helio- und Thalassotherapie bei Psoriasis ... 441

Dorn, M.: Zur Therapie der Pityriasis versicolor 443
Breitbart, E. W.: Kryochirurgie in der Dermatologie 445
Klehr, N. W., Wendt, K. und Bretz, S.: Hydrocortisonacetat-Exposition in vitro. Eine morphokinetische Studie an Epidermiszellen und Hautfibroblasten Erwachsener 447
Frosch, P. J.: Methoden zur Charakterisierung der Hautempfindlichkeit – Ammoniak-MBZ und DMSO-Test 449
Knop, J., Happle, R., Bonsmann, G., Vakilzadeh, F. und Macher, E.: Behandlung des discoiden Lupus erythematodes mit Thalidomid 451
Wassilew, S. W. und Schulz, K. H.: Umschriebene urtikarielle Reaktion nach Dacarbazin (DTIC) 453
Schell, H., Schwarz, W. und Hornstein, O. P.: Tagesverlauf von Serumcortisol bei progressiver Sklerodermie und endogenem Ekzem 456
Plewig, G.: 13-cis-Retinsäure bei schweren Akneformen: Stand der Entwicklung 458
Kentsch, V. und Stüttgen, G.: Orale Zinktherapie – Fortschritt in der Aknetherapie? 460
Gloor, M.: Benzoylperoxid – Indikationsstellung im Wandel 461
Kownatzki, E., Thies, K. und Rother, K. O.: Plasmapherese: Prinzip und Methode 462
Marghescu, S. und Deicher, H.: Die kontinuierliche Plasmaphorese: Erste Erfahrungen bei der Behandlung von Autoimmundermatosen 464
Meurer, M.: Die diskontinuierliche Plasmaphorese: Erste Erfahrungen bei der Behandlung von Autoimmundermatosen 465
Ruzicka, T., Goerz, G., Ebert, L. und Glück, S.: Therapeutische Möglichkeiten des DADPS beim Erythematodes und bei einigen Vaskulitisformen 467
Happle, R.: Kontaktallergie als Behandlungsprinzip bei Alopecia areata 468
Müller, R., Ippen, H., Kunze, J. und Petres, J.: Dermabrasion ausgedehnter Pigmentnaevi im Neugeborenenalter 469

Kasuistische und methodische Beiträge

Hödl, St., Rauch, H.-J. und Kerl, H.: Genitale bowenoide Papulose 473
Happle, R.: Das CHILD-Syndrom (Kongenitale Hemidysplasie mit ichthyosiformer Eryhtrodermie und Gliedmaßendefekten) 475
Kansky, A., Bercic, M. und Rode, M.: Keratodermia palmoplantaris cum periodontopathia – das Papillon-Lefèvre-Syndrom in Slowenien 477
Nürnberger, F., Pfister, H. und zur Hausen, H.: Epidermodysplasia verruciformis bei einem Westafrikaner, verursacht durch einen bisher unbekannten Typ eines humanen Papillomvirus (HPV 8). Versuch einer oralen Retinoidbehandlung 480
Zaun, H.: Narben als begünstigtes Terrain für die Manifestation von Basaliomen 481
Ene-Popescu, C.-E. und Dimitrescu, A.: Über die Malignitätsrisiken der multiplen Naevi pigmentosi bei Kindern 482
Török, L. und Egyedi, K.: Das Pellagroid der chronischen Alkoholiker 482
Vakilzadeh, F. und Bröcker, E. B.: Syndrom der blauen Flecken 484

Lubach, D. und Stamm, T.: Livedo racemosa generalisata mit zerebraler Beteiligung 485
Bork, K. und Herzog, P.: Nierenbeteiligung bei Pseudoxanthoma elasticum 486
Chorzelski, T., Petkow, L., Dabrowski, J., Krainsky, T., Sulej, J., Jablonska, S. und Beutner, E. H.: Epidermolysis bullosa acquisita (EBA) 487
Luderschmidt, Ch., Krieg, Th. und Müller, P. K.: Neue klinische und experimentelle Ergebnisse zur Pathogenese der systemischen Sklerodermie 490
Brehm, G.: Trisomie XXX, Tetrasomie XXXX und progressive Sklerodermie. Ein neues Syndrom? 492
Maciejewski, W.: Warziges Dyskeratom 493
Traupe, H. und Kim, M. A.: Heterogenie bei Xeroderma pigmentosum 496
Marsch, W. Ch.: Organisation und Rekanalisation eines Lymphgefäßthrombus im Elektronenmikroskop 496
Schultz-Ehrenburg, U. und Lämmer, D.: Tiefe venöse Refluxdiagnostik mit der Ultraschall-Doppler-Sonde 499
Goldschmidt, H.: Dermatologische Röntgentherapie und Schilddrüsenkrebs. Ergebnisse von Thermolumineszenzmessungen 502
Simon, N., Siklósi, C. und Kiss, M.: Porphyria cutanea tarda und hepatozelluläre Tumoren 504
Fuhrmans, R. und Lange, C.-E.: Untersuchungen menschlichen Seminalplasmas mittels Isoelektrofokussierung 506
Gebhardt, W. und Jurecka, W.: Hautbiopsien bei angeborenen Stoffwechselerkrankungen 507
Zabel, M. und Hettwer, H.: Histopathologische Befunde bei der Necrobiosis lipoidica 510
Kläring, W. J., Thurner, J., Koop, W., Gebhardt, W., Gross, W., Söltz-Szöts, J., Stary, A. und Jurecka, W.: Computer-unterstützte Dokumentation bei „Sexually transmitted diseases" – Mathematische Modelle – Ergebnisse 514

In memoriam

Holubar, K.: Ferdinand von Hebra – Ein Pionier der deutschsprachigen Dermatologie 517

Poster-Ausstellung

Panizzon, R.: Röntgentherapie von Hauttumoren 521
Altmeyer, P. und Schultz-Amling, W.: Klinik und Histologie kutaner Rankenneurome 521
Szperalski, B., Schröder, J.-M., Kawohl, G. und Christophers, E.: Gesteigerte Granulozytenchemotaxis bei Psoriasis 521
Steigleder, G.-K., Sterry, W., Pullmann, H., Schlaeger, M., Schulze, H.-J. und Trost, T.: Diagnose und Prognose bei kutanen malignen Lymphomen 522
Trost, T. H., Noack, M., Pullmann, H. und Steigleder, G.-K.: Peroxydase-markiertes Protein A: Ein neuer Immunoenzym-Tracer für die Immunhistologie und Immunelektronenmikroskopie 522
Stoiber, E.: Herstellung von Moulagen 523
Gebhardt, W., Thurner, J., Jurecka, W., Söltz-Szöts, J., Kitz, K. und Ellinger, A.: Einfluß

verschiedener Präparationstechniken auf die Feinstruktur von N. Gonorrhoeae und E. coli ... 523

Schult, C: B.C.G.-Immunoprävention bei malignem Melanom (M. M.) ... 524

Ehring, F., Küper, B. und Meiritz, G.: Epithesen für Gesichtsversehrte ... 524

Autorenregister ... 525

Sachregister ... 527

Diaklinik Kiel
Diffuse bullöse Mastozytose ... 4
Bullöse Erkrankung des Kindesalters ... 5
Bullöses Pemphigoid mit sekundärer Amyloidose ... 6
Epidermolysis bullosa acquisita ... 7
Lyell-Syndrom ... 8
Pilar-Tumor ... 9
Proliferierende Trichilemmalzysten ... 10
Verrucöses Karzinom ... 11
Epithelioma cuniculatum ... 12
Dermatofibrosarcoma protuberans ... 13
Psoriasis pustulosa ... 14
Akrodermatitis suppurativa continua Hallopeau ... 15
Psoriasis vulgaris mit Psoriasis pustulosa ... 16
Psoriasis cum pustulatione ... 17
Subcorneale Pustulose Sneddon-Wilkinson ... 18
Pyoderma gangraenosum ... 19
Embolia cutis medicamentosa ... 20
Adenolipomatosis cutis symmetrica ... 21
Nagel-Patella-Syndrom ... 22

Diaklinik Hamburg
Skleromyxödem (Arndt-Gottron) ... 24
Werner-Syndrom ... 26
Stewart-Trewes-Syndrom ... 28
Pemphigus vegetans ... 30
Relapsing Polychondritis ... 32
Pachyonychia congenita ... 34

Diaklinik Lübeck
Granuloma anulare generalisatum ... 38
Eruptive Xanthome bei primärer Hyperlipoproteinämie Typ IV ... 39
Mycosis fungoides ... 40
Sog. Reticulosarcomatosis cutis Gottron ... 40
Lepra lepromatosa ... 42

Vorwort

Der vorliegende Kongreßband enthält in chronologischer Folge die wissenschaftlichen Mitteilungen der 32. Tagung der Deutschen Dermatologischen Gesellschaft vom 16.–20. September 1980 in Westerland/Sylt. Die auf diesem Kongreß behandelten Hauptthemen, Symposien, Freien Vorträge, die Foren und die anhand von Dias projizierten Kasuistiken sind darin enthalten. Die gegenwärtig wohl wichtigsten Arbeitsbereiche des Faches Dermatologie werden ausführlich behandelt. „Allergologie-Immunologie" und „Maligne Erkrankungen der Haut", in Praxis und Forschung bekanntlich von vorrangiger Bedeutung, sind in besonders breitem Maße vertreten. Durch Verbindung mit der Grundlagenforschung und verwandten theoretischen Bereichen ist es gelungen, die große Fülle jüngster Erkenntnisse auf den jeweiligen Teilgebieten mit einzubeziehen.

Unsere redaktionelle Tätigkeit beschränkte sich auf notwendige Formalismen und verzichtete soweit wie möglich, die wissenschaftliche Aussage herausgeberisch zuzubereiten. Bedingt durch die große Zahl der Manuskripte stellte sich jedoch eine Reihe von Aufgaben, für deren Bewältigung und Mithilfe den Mitarbeitern der Kieler Hautklinik und dem Springer-Verlag vielmals gedankt sei.

Unser Dank gilt weiterhin der Firma BYK-ESSEX München für die großzügige Unterstützung bei der Erstellung der Farbbildkasuistik.

Dieser Kongreßband ist umfangreich geworden nicht zuletzt durch das große Echo, das der Westerländer Kongreß gefunden hat. Wir hoffen, daß dennoch ein griffiges Nachschlagewerk und eine moderne Informationsquelle geschaffen wurde, die einen Überblick über die wichtigsten und modernsten Aspekte unseres Faches zu geben vermag. Der Band spiegelt zugleich das große wissenschaftliche Interesse wider, das der Haut und ihren Erkrankungen in wachsendem Maße geschenkt wird.

Kiel, September 1981

Enno Christophers
Manfred Goos

Eröffnungsansprache des Präsidenten der DDG, G. Stüttgen

Die wissenschaftliche Aktivität, Zeitgeist und Umgebung haben bisher jeden Kongreß der Deutschen Dermatologischen Gesellschaft geprägt. So wird es auch diesmal wieder sein.

Voraus einige Worte zu Westerland. Nicht spontan, sondern durch mehrere Umstände zunächst gezwungen, dann bereits verleitet und schließlich in voller Absicht habe ich dem Ausschuß der Deutschen Dermatologischen Gesellschaft Westerland vorgeschlagen. Die Realisation dieses Vorhabens war nur möglich, weil Herr Christophers als Tagungsleiter mit vollen Segeln Kurs auf diesen Kongreß nahm. Wir wollen versuchen, in der aufgelockerten Atmosphäre dieser Top-Insel die wissenschaftlichen und gesellschaftlichen Schwerpunkte jeweils nebeneinanderzusetzen und hoffen auf eine Induktion kreativer Kräfte, die sich schließlich zu einem dermatologischen Fest im wahrsten Sinne vereinigen werden.

Beim letzten Kongreß 1977 in Köln stand das Thema Dermatologie in der Industriegesellschaft im Vordergrund, und es wurde dort bereits ein Sektor der Umwelt im Hinblick auf die dermatologische Relevanz analysiert. „Haut und Umwelt" ist ein organisches, aus den Erfordernissen der Dermatologen gewachsenes Thema. Die Haut und Schleimhaut als primäre Kontaktorgane sind bei dem heutigen Trend der öffentlichen Meinung auch eine Herausforderung an die Dermatologie, um Rechenschaft abzulegen über die Bewältigung dieser Aufgabe in Forschung, Klinik und Praxis. Hinzu kommt der prospektive, futurologische Aspekt, zum Schutze und Wohle der Bevölkerung ein Programm des Umweltschutzes von seiten der Haut zu entwickeln. Viele unserer Mitglieder vertreten in Ausschüssen auf nationaler und internationaler Ebene die Belange der Dermatologie als Sachverständige für entsprechende Umweltfragen. Es ist unsere Absicht, den breiten Fächer der Dermatologie und ihre Aufgaben der Öffentlichkeit vorzustellen, um Positionen zu markieren, wo die Dermatologie im Rahmen der Patientenversorgung und der medizinischen Forschung steht. Wir warnen vor Umweltexpositionen, die der Haut und über die Haut dem Allgemeinorganismus nicht zuträglich sind. Solche Gedankengänge sind in Fernsehen, Rundfunk und Presse durch Dermatologen der Bevölkerung häufig und eindringlich genug dargestellt worden. Die Darstellung der Gefahren durch maximale Insolation ohne Lichtschutz und deren Provokation von Alterungsvorgängen und Hautkrebsentwicklungen waren dafür Beispiele. Gleichzeitig wurde aber deutlich, daß einmal aus der Erfahrung und zum anderen nach der heutigen Kenntnis der Lichtwirkung die Entwicklung der Phototherapie von hoher Bedeutung ist. Beispielhaft wird die Deutsche Gesellschaft für Lichtforschung hier parallel in Westerland ihre Tagung abhalten und das enge Verbundsystem zwischen naturwissenschaftlicher Lichtforschung und der Dermatologie betonen.

Unsere Tagung beginnt mit dem Thema malignes Melanom, einem der Hauptprobleme der heutigen Dermatologie weltweit, bei dem ebenfalls Umweltfaktoren zur Diskussion stehen und bei dem die prophylaktische Einstellung, sei es Meidung von Faktoren der Auslösung oder operative Entfernung von suspekten Muttermälern im Vorfeld der Melanomentwicklung von besonderer Wichtigkeit sind. Dermatologen haben vielfältigen Anteil an Entscheidungen im Rahmen der Mitarbeit an Tumorzentren, die sich allmählich nach einem Netzplan über unser Land entwickeln. Hauttumoren verschiedener Genese nehmen zu, wobei das Ansteigen des Durchschnittsalters in Europa sicherlich ein Faktor ist, da karzinogene Reize mit entsprechender Latenzzeit sich erst im Alter in Form von Hauttumoren entwickeln und damit sichtbar werden.

Das Pro und Kontra neuzeitlicher Therapieformen, insbesondere der Photochemotherapie, wird in diese Gedankengänge mit einfließen. Im Rahmen der dermatologischen Allergieforschung ist es offensichtlich gelungen, solche Kontaktstoffe aus Industrie, Haushalt und weiterer Umwelt zu eliminieren, die in der Lage sind, Überempfindlichkeitsreaktionen an der Haut auszulösen. Die Alternativen für solche Stoffe wurden dabei angeboten. Dies gilt sowohl für den Sektor der medikamentösen Behandlung als auch für den Sektor der Kosmetik. Die Erkennung von Gefahrenmomenten auf diesem genannten Sektor haben die Warnsysteme alarmiert, die von Dermatologen in entsprechenden Gremien gesteuert werden. Zum Schutze der gefährdeten Personen wurde das Hautarztverfahren entwickelt, welches im Vorfeld der beruflichen Entstehung von Hautschäden wirksam wird. Auch sind im internationalen Verbundsystem die Spezialisten auf dem Gebiet der Dermatologie in der Erkennung und Verhütung allergischer Kontaktstoffe tätig, wobei wir uns insbesondere einer engen Zusammenarbeit mit unseren skandinavischen Kollegen erfreuen können. Doch nicht alles, was der Haut nicht gut tut, ist als allergische Reaktion zu deuten. Der große Fragenkomplex der physikalisch-chemischen direkten Hautschädigung wird ein weiteres Hauptthema auf unserem Kongreß sein und sich damit unserem Hauptthema anpassen. Auch die Mikrobiologie der Haut, Hautinfektionen durch Pilze und Bakterien sowie deren Wertigkeit in der Entwicklung charakteristischer Ekzemformen, schließt sich unserem Fragenkomplex im Rahmen Umwelt nahtlos an.

Wir sind dankbar, daß Medizinjournalisten, die Programmierer von Massenmedien, an unserem Kongreß teilnehmen. Wir haben vorgesehen, daß in Form von Diskussionsgruppen und Meetings sich ein enger Kontakt mit den Verstärkern unserer Meinung entwickelt. Die Information, die wir der Öffentlichkeit zu geben haben, wird nicht allein durch unsere wissenschaftlichen Fachblätter, sondern auch durch solche Medien vermittelt, die eine wesentlich breitere Streuwirkung und damit Effektivität haben. Ein solches Verbundsystem wird zum Wohle unserer Bevölkerung beitragen, wenn es gelingt, die potentielle Gefährdung durch Umweltfaktoren frühzeitig genug im

Der Hautarzt

Supplementum 1

Verhandlungen der Deutschen Dermatologischen Gesellschaft – 30. Tagung

gehalten in Graz vom 10.9. bis 14.9.1974
Im Auftrag der Deutschen Dermatologischen Gesellschaft
herausgegeben von H. Kresbach
1976. 233 Abbildungen. XVI, 356 Seiten
DM 80,–
Vorzugspreis für Abonnenten der Zeitschrift „Der Hautarzt"
DM 64,–
ISBN 3-540-07717-0

Supplementum 2

Verhandlungen der Deutschen Dermatologischen Gesellschaft – 31. Tagung

gehalten in Köln vom 29.3. bis 2.4.1977
Im Auftrag der Deutschen Dermatologischen Gesellschaft
herausgegeben von G.K. Steigleder (Tagungsleiter); H. Aulepp
1977. 280 Abbildungen in 357 Einzeldarstellungen,
200 Tabellen. XXII, 376 Seiten
DM 112,–
Vorzugspreis für Abonnenten der Zeitschrift „Der Hautarzt"
DM 89,60
ISBN 3-540-08518-1

Supplementum 3

Symposion der Universitätsklinik für Dermatologie und
Venerologie in Graz am 21. April 1978

Retikulosen und Lymphome der Haut aus heutiger Sicht

Herausgeber: H. Kresbach, H. Kerl, O. Braun-Falco
Unter Mitarbeit von G. Burg
1979. 88 Abbildungen, 44 Tabellen. V, 108 Seiten
DM 46,–
Vorzugspreis für Abonnenten der Zeitschrift „Der Hautarzt"
DM 36,80
ISBN 3-540-09165-3

Supplementum 4

108. Tagung der Vereinigung Südwestdeutscher Dermatologen
in München vom 6.–8. Oktober 1978

Die Dermatologische Indikation zur Interruptio

Herausgeber: H.-J. Bandmann
Unter Mitarbeit von M.v. Ingersleben
1980. 14 Abbildungen, 13 Tabellen. IV, 52 Seiten
DM 24,–
Vorzugspreis für Abonnenten der Zeitschrift „Der Hautarzt"
DM 19,20
ISBN 3-540-09888-7

Springer-Verlag
Berlin
Heidelberg
New York

Rahmen dieser Vorbeugung wirksam werden zu lassen. Dies gilt sowohl für die Hauttumoren, die schließlich 10% der Gesamttumoren betragen, als auch für die Entwicklung von Überempfindlichkeiten durch synthetische Produkte, aber auch durch natürliche Exposition unserer Umwelt in Flora und Fauna.

Bevor ich zum Schluß komme, möchte ich den Inselgremien in Verwaltung und Kurleben danken, daß sie uns so tatkräftig geholfen haben, diesen Kongreß hier abhalten zu können. Nun will ich hoffen, daß der frische Wind und das reine Klima hier in Westerland die Diskussion unserer Umweltproblematik besonders beflügeln und daß die Wiedergabe der Forschungsergebnisse ihr Echo in den Sälen, in den Dünen und Strandkörben und weiteren Annehmlichkeiten dieses Ortes finden.

Prof. Dr. med. G. Stüttgen
Freie Universität Berlin
Hautklinik und -Poliklinik
im Rudolf-Virchow-Krankenhaus (FB3, WE15)
Augustenburger Platz 1
1000 Berlin 65

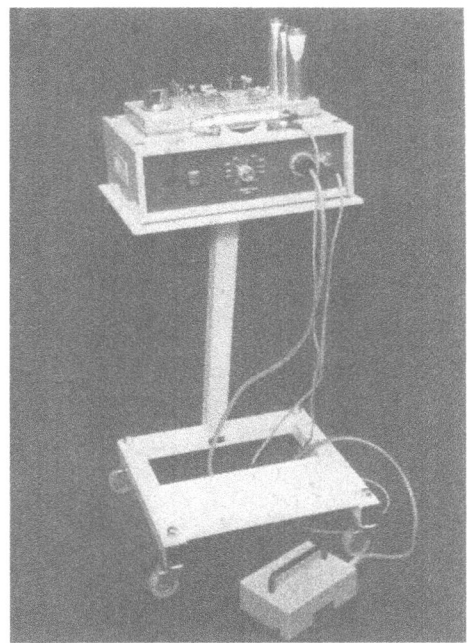

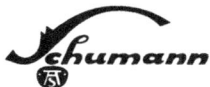

Hautschleifgeräte nach Schreus

35000–60000 U.p.M.
Fräser, Diamantscheiben,
Draht- und Nylonbürsten,
Schutzhülsen nach Greither
A. Schumann Poststr. 7 4000 Düsseldorf 1
Tel.: (02 11) 32 97 74

Fortbildung

(vormals *Fachschwester – Fachpfleger*)

OPERATIVE MEDIZIN
Herausgeber: G. Gille, B. Horisberger, B. Kaltwasser,
K. Junghanns, R. Plaue

G. Feldkamp, E. Koch
Der Brandverletzte

Behandlung, Pflege, Organisation

1980. 68 Abbildungen. Etwa 180 Seiten.
DM 39,80
Mengenpreis ab 20 Exemplare: DM 35,80
ISBN 3-540-08734-6

Springer-Verlag
Berlin Heidelberg New York

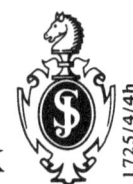

PSORILUX 5050. Die praxisgerechte Lösung für die Psoriasis-Therapie

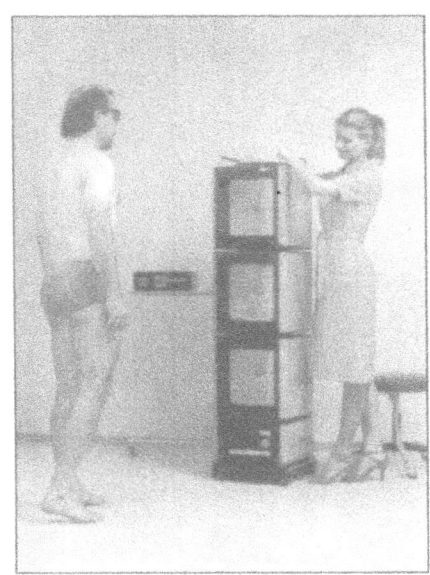

Wirksame Hilfe durch den Arzt erfordert die beste Therapie – mit dem zweckmäßigsten Gerät – dem Spitzengerät PSORILUX 5050 von ORIGINAL HANAU.

Mit dieser Neuentwicklung ist ein Therapieerfolg schon nach kurzer Zeit – bis zur völligen Erscheinungsfreiheit – gegeben. Auf der Basis der erfolgreichen Phototherapie: Nach der PUVA- oder SUP-Methode.

Vorteile

- Wechsel der Therapie von SUP auf PUVA über das drehbare Gehäuse mit einer Handbewegung. (In Stellung SUP gelangt das für die Therapie wirksame Strahlenspektrum auf die Haut. In Stellung PUVA lediglich langwelliges UV-A.)
- Abblend-Möglichkeit erleichtert die Reihenbestrahlung. Das Gerät bleibt dabei in Betrieb.

- Zeitaufwendige Zwischenabschaltungen werden vermieden – weitere Anwesende sind geschützt.
- Beweglichkeit auf Rollen. Geringer Platzbedarf (Maße 37 x 37 x 153 cm). Gewicht 85 kg. Anschlußwert 2200 W.

Fordern Sie den neuen Prospekt an!

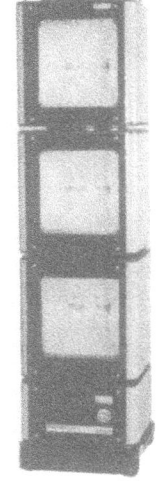

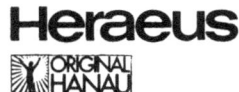

Produktbereich Original Hanau

W. C. Heraeus GmbH
Heraeusstraße 12-14
D-6450 Hanau 1
Telefon 06181/360-1
Telegramm Heraeus Hanau
Telex 415202-12 hu d
Telefax II/III, 06181/33591

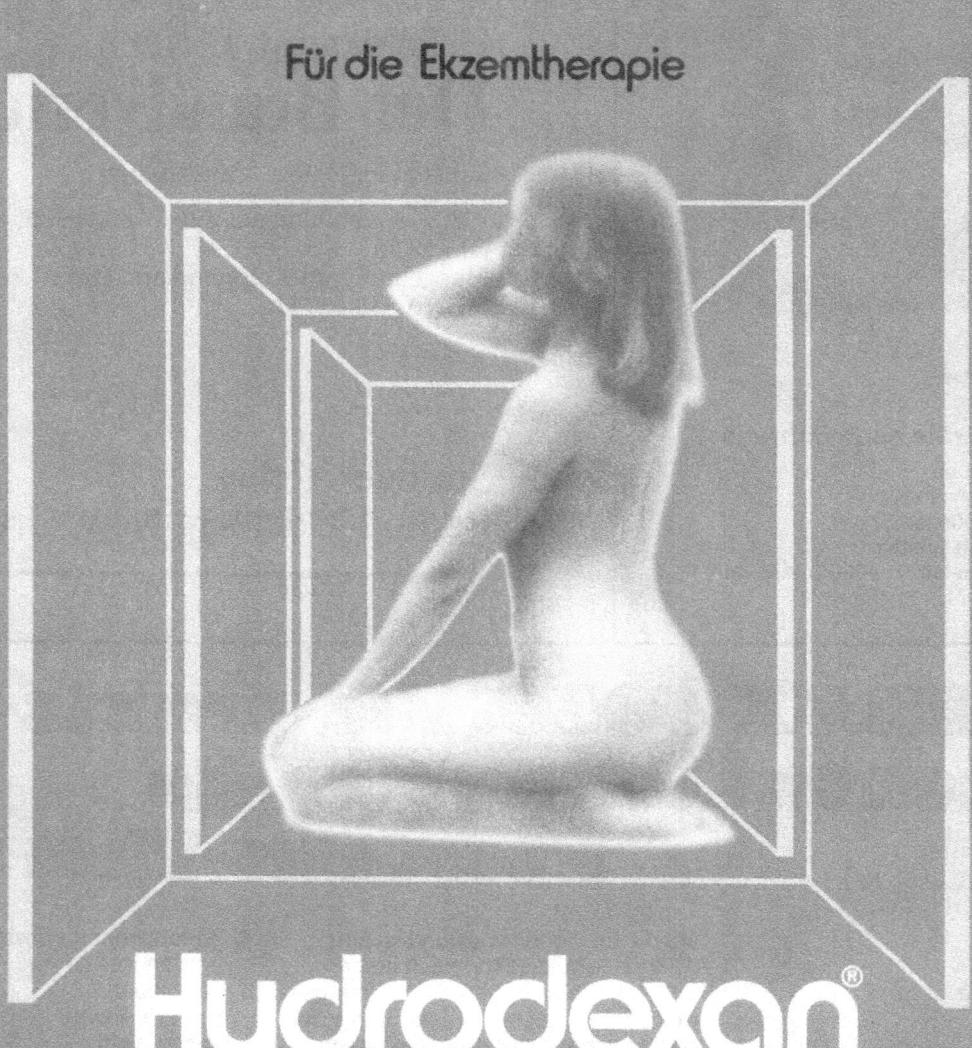

Hauptthema I: Malignes Melanom

Einleitung zum Hauptthema: Malignes Melanom

G. K. Steigleder, Köln

Das maligne Melanom ist derzeit eines der praktisch wichtigsten und auch theoretisch interessantesten Themen in der Dermatologie. Wir stehen vor der Tatsache, daß ein wohlbekannter Tumor bei Weißhäutigen plötzlich auf der ganzen Welt in erheblichem Maße zunimmt; nach den bösartigen Lungentumoren hat keine andere Geschwulst in einem stärkeren Maße zugenommen als das maligne Melanom. Die Erklärung, die sich dafür anbietet, wenn auch nicht bewiesen erscheint, liegt in der vermehrten Strahlenbelastung der Haut. In diesem Sinne spricht, daß bei Weißhäutigen in einer amerikanischen Studie das maligne Melanom der Haut 1,5% aller malignen Tumoren ausmachte, bei Schwarzhäutigen aber nur 0,3%. Mit Annäherung an den Äquator nimmt die Häufigkeit des malignen Melanoms zu. In 40 Jahren hat sich in dem amerikanischen Staat Connecticut das maligne Melanom bei Weißhäutigen versechsfacht. Eigene noch im Druck befindliche Untersuchungen – zusammen mit Pullmann – legen nahe, daß unter der PUVA-Behandlung und unter anderen Formen der UV-Bestrahlung die Zellproliferation in Pigmentzellnävi deutlich zunimmt. Die Lokalisation der Melanome und der etwas häufigere Befall von Frauen im Bereich der Extremitäten sprechen ebenfalls für einen Einfluß der Sonnenstrahlen.

Bekanntlich gibt es zwei Hauptwachstumsformen der malignen Melanome, nämlich einmal solche mit biphasischem Wachstum, zunächst horizontal, dann vertikal und eine einphasische vertikale. Man könnte dies durch die verschiedenen Ausgangszellen erklären, darüber wird heute zu reden sein. Auf der anderen Seite bilden sich aber in hochmalignen Tumoren immer wieder neue Zellklone heraus, wie man an der wechselnden Ansprechbarkeit auf Zytostatika erkennen kann. Es ist also überraschend, daß die maligne entarteten Pigmentzellen zunächst wenigstens die eben beschriebenen Wachstumsgrundtypen beibehalten.

Wie andere maligne Tumoren läßt sich das maligne Melanom heilen, wenn es frühzeitig genug exzidiert wird. Die von Breslow erkannte Abhängigkeit der Prognose vom Tiefenwachstum in Millimetern hat sich bestätigt. Bei der Beurteilung muß man beachten, daß manche Melanome an sehr umschriebener Stelle wesentlich tiefer in die Epidermis vorstoßen als an anderen, und man sich somit besonders in Schnellschnitten täuschen kann. Die unterschiedliche Schrumpfung im Paraffinschnitt und im Kryostatschnitt ist ebenfalls zu berücksichtigen. Die Eindringtiefe ist nicht mit dem Level identisch, und die Differenz zwischen beiden ist erstaunlich.

Die entscheidende Rolle spielt also beim malignen Melanom die Früherkennung: Wir werden sie nur erreichen können, wenn der Laie seine Pigmentflecke sorgfältig beobachtet und jede verdächtige Erscheinung Ärzten vorweist, die sie wirklich beurteilen können; der „*klinisch* und *histologisch* geschulte Blick" wird in den meisten Fällen bereits klinisch die richtige Entscheidung treffen. Auch bei fortgeschrittenen Melanomen müßte sich eigentlich bei einer so spezialisierten Zelle eine besondere Behandlungsform entwickeln lassen; bisher sind aber alle Versuche in dieser Richtung gescheitert. Der unberechenbare Verlauf verlangt eine besonders sorgfältige statistische Absicherung und die Kontrolle an großen Patientenzahlen. In Abb. 1 sieht man eine schraffierte Zone, in welche die malignen Melanome mit einer Eindringtiefe zwischen 0,75 und 2 mm fallen. Hier bedarf es weiterer Untersuchungen, welche Parameter die Prognose in dieser „Grauzone" beeinflussen. Damit sind wir bei dem ersten Vortrag angelangt. Ich begrüße alle Redner und Zuhörer herzlich und hoffe, daß der heutige Tag uns neue Erkenntnisse auf dem Gebiet des malignen Melanoms bringt, die uns befähigen, die Pathogenese der malignen Melanome besser zu verstehen und somit auch den Patienten zu helfen, bei denen bisher die Hilfe zu spät kommt.

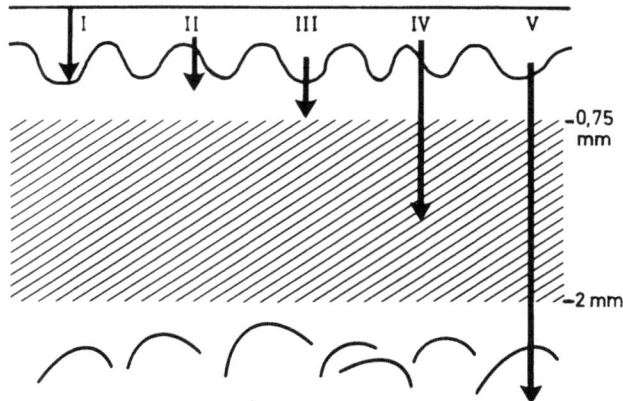

Abb. 1. Eindringtiefe des malignen Melanoms nach Level I bis V und nach Eindringtiefe in Millimetern. Beide Eindringwerte stimmen nicht überein. Bis 0,75 mm ist die Prognose gut, über 2 mm sehr schlecht, in der schraffierten „Grauzone" ist die Prognose ungewiß. Hier liegt das Feld für eine Zusatztherapie zur Exzision weit im Gesunden

Prof. Dr. med. G. K. Steigleder,
Direktor der Univ.-Hautklinik,
Josef-Stelzmann-Str. 9,
D-5000 Köln-Lindenthal 1

Prognostische Parameter bei malignen Melanomen*

O. Braun-Falco und Ch. Schmoeckel, München

Die Morbidität der malignen Melanome der Haut ist weltweit im Ansteigen begriffen [28, 30, 31]. Die Prognose hat sich aber in den letzten 20 Jahren wesentlich verbessert, offenbar weil die Patienten infolge verstärkter Aufklärung häufiger bereits im Frühstadium zur Behandlung kommen. Wurde die 5-Jahresüberlebensrate früher noch mit 50% angegeben [41], so liegt sie nach neueren Statistiken zwischen 70 [14] und 80% [38]. Jedoch muß betont werden, daß beim malignen Melanom auch nach 5 Jahren Erscheinungsfreiheit Metastasen klinisch in Erscheinung treten können [37], und eine Stabilisierung der sog. Absterbekurve ist erst nach 8 Jahren festzustellen [21].

Die Behandlung der malignen Melanome wird vermutlich in Zukunft zunehmend differenzierter gehandhabt werden. Diskutiert werden muß in diesem Zusammenhang die Größe des sog. Sicherheitsabstandes bei der Exzision des Primärtumors [7], die prophylaktische Lymphknotenexzision, die adjuvante Immunochemotherapie und die regionale hypertherme Chemotherapie [39]. Um eine der jeweiligen Phase einer Melanomkrankheit angepaßte Therapieform zu erarbeiten, scheint es dringend erforderlich, über prognostische Parameter zu verfügen, welche im Einzelfall eine genaue Einschätzung des Metastasierungsrisikos ermöglichen. Bisher vorliegende Analysen prognostischer Kriterien haben gelehrt, daß zu unterscheiden ist zwischen statistisch relevanten, aber für den Einzelfall weniger bedeutsamen Kriterien, und solchen, die auch im Einzelfall eine sichere Einschätzung des Metastasierungsrisikos erlauben und daher dem behandelnden Arzt als Richtlinie für seine Therapie und für die Aufklärung des ihm anvertrauten Patienten dienen können.

Zur Prognose der malignen Melanome sind gerade in den letzten Jahren zahlreiche Studien veröffentlicht worden; folgende prognostisch relevante Faktoren wurden diskutiert:

Erkrankungsstadium

Das Stadium der Melanomkrankheit ist für die Prognose im Einzelfall wesentlich. Sind bereits Lymphknotenmetastasen in Erscheinung getreten, liegt die 5-Jahresüberlebensrate nur noch bei 12% [41].

Alter

Die Bedeutung des Alters als prognostisches Kriterium ist umstritten. Ältere Patienten weisen niedrigere 5-Jahresüberlebensraten auf [2, 15], doch dies scheint mit einer größeren Tumordicke zu korrelieren [1, 2]; mit anderen Worten, ältere Patienten kommen erst später in Behandlung.

---

* Unterstützt durch Mittel der Deutschen Forschungsgemeinschaft

Geschlecht

Aus einer Reihe von statistischen Analysen wird deutlich, daß Frauen eine um etwa 20% bessere Prognose aufweisen. Die Frage aber, ob es sich um einen geschlechtsspezifischen Faktor handelt oder ob bei Frauen Melanome früher diagnostiziert werden als bei Männern, ist ungeklärt. Zu bedenken sind auch die unterschiedlichen Lokalisationen bei Mann und Frau. Nach zwei multivariaten Analysen ist die bessere Prognose beim weiblichen Geschlecht statistisch nicht signifikant [2, 14], in einer anderen Studie dagegen wurde für jede Tumordickenstufe eine bessere Prognose bei der Frau beobachtet [38].

Lokalisation

Ähnlich verhält es sich mit der Lokalisation. Eine schlechtere Prognose haben bekanntlich Tumoren am Stamm, im Hals-Kopf-Bereich, vor allem aber an den Füßen [14]. Nach Balch et al. [1] ist die Lokalisation prognostisch wichtiger als das Geschlecht, und Eldh et al. [14] fanden auch bei Berücksichtigung der Tumordicke eine immer noch nachzuweisende prognostische Bedeutung.

Melanomgröße

Ist die horizontale Flächenausdehnung des Primärtumors größer als 2 cm, gilt die Prognose als ungünstig [14, 41]. Jedoch ist die Melanomdicke von größerer prognostischer Bedeutung, und ist sie über 2,25 mm, kommt der horizontalen Größe offenbar keine prognostische Bedeutung zu [14].

Melanomtyp

Im wesentlichen liegt der Klassifikation der malignen Melanome von Clark et al. die Unterscheidung des horizontalen vom vertikalen Wachstumsverhalten zugrunde [11, 12], wobei die horizontale Wachstumsphase prognostisch günstiger als die vertikale zu beurteilen ist. Bei Berücksichtigung der vertikalen Tumordicke scheint jedoch nach neueren Untersuchungen dem Melanomtyp keine prognostische Bedeutung zuzukommen [14, 22, 27, 42].

Die vorliegenden Untersuchungsergebnisse zusammenfassend kann festgestellt werden, daß mit Ausnahme des Erkrankungsstadiums die erwähnten prognostischen Faktoren nur statistischer Art, im Einzelfall aber nicht so exakt zur Einschätzung des Metastasierungsrisikos geeignet sind. Wichtiger dagegen für die Beurteilung der Individualprognose sind histologische Parameter. Eine Reihe von histologischen Symptomen besitzen jedoch nur eine untergeordnete Bedeutung. Dies gilt für den Pigmentierungsgrad [2, 10], für die transepidermale Zell- oder Pigmentausschleusung und Zellsegregation [10] und für den Zelltyp [15, 27]. Fraglich ist die Bedeutung des Atypiegrades [15, 27], und umstritten ist auch die prognostische Bedeutung der zellulären entzündlichen Stromareaktion. Die Stärke der Infiltration von Lymphozyten gilt nach einigen Autoren [15, 18, 26, 27] als prognostisch günstiges Zeichen; dies konnte von anderen Autoren nicht bestätigt werden [1, 2, 10, 14, 23, 34]. Als fraglich ungünstiges Zeichen erwies sich nach Hornstein et al. [23] das Vorhandensein von Plasmazellen. Weitere Kriterien, die näher überprüft werden sollten, sind die Gefäßinvasion von Tumorzellen [14, 16, 23] und die Ulzeration [1, 2, 14, 20]. Zeichen der Regression haben im allgemeinen keine prognostische Bedeutung [1, 32], wohl aber bei sehr dünnen (Tumordicke < 0,76 mm) Melanomen [17, 38].

Als *relevante Kriterien* für die Einschätzung des Metastasierungsrisikos im Einzelfall gelten heute: Invasionstiefe, Tumordicke, mitotische Aktivität und prognostischer Index:

Invasionstiefe

Die Invasionstiefe, definiert nach Clark et al. [11], hat in den letzten Jahren eine große praktische Bedeutung in der Klinik gewonnen. Sie ist weniger als ein Maß für das Tumorvolumen anzusehen, weil der exophytische Teil des Melanoms unberücksichtigt bleibt. Auch muß kritisch angemerkt werden, daß es nicht immer einfach ist, die Invasionstiefen II und III und III und IV voneinander zu unterscheiden. Weiterhin fällt auf, daß die sog. Grauzone, d. h. der Prozentsatz von Patienten mit mittlerem Metastasierungsrisiko (Invasionstiefe III und IV) auch nach eigenen Untersuchungen [35] sehr groß ist (86,6% aller Fälle), wohingegen die klinisch wichtigen Gruppen mit guter (Invasionstiefe II) und schlechter Prognose (Invasionstiefe V) relativ klein sind (7,9 bzw. 5,3%). Mit anderen Worten: Das Kriterium Invasionstiefe arbeitet in den meisten Fällen nicht sehr sicher. Daher sollte heute auf die Bestimmung der Invasionstiefe zugunsten der Messung der Tumordicke verzichtet werden.

Die Tumordicke nach Breslow

Die Bedeutung der maximalen vertikalen Tumordicke in Millimetern als das wichtigste und zentrale Kriterium für die Beurteilung der Prognose beim malignen Melanom wurde durch zahlreiche Publikationen [1, 5, 6, 9, 14, 35, 40, 42] nachgewiesen. Durch multivariate Analysen wurde zudem aufgezeigt, daß bei Kenntnis der Tumordicke die Bestimmung der Invasionstiefe keinen weiteren Aufschluß bringt [1, 14]. Dies konnten auch wir anhand unseres eigenen Patientengutes bestätigen [36]. Bei einer Tumordicke von weniger als 0,76 mm besteht nur ein geringes Metastasierungsrisiko, bei einer Tumordicke von über 3 mm ein hohes Metastasierungsrisiko, und bei einer Tumordicke zwischen 0,76 bis 2,9 mm kann man von einem mittleren Metastasierungsrisiko sprechen. Eigene Untersuchungen lassen erkennen, daß das Kollektiv mit mittlerem Metastasierungsrisiko (Tumordicke zwischen 0,76 und 2,9 mm) mit 54,9% noch relativ groß, aber deutlich kleiner als bei Bestimmung der Invasionstiefe ist. Hinzu kommt, daß die Bestimmung der Tumordicke objektiver und reproduzierbarer als die der Invasionstiefe ist [8].

Mitotische Aktivität

Ein Zusammenhang zwischen mitotischer Aktivität und Prognose wurde von verschiedenen Autoren [10, 13, 14, 25, 29, 35] beobachtet, wurde von anderen aber nicht bestätigt [24, 38]. Eine genauere Bestimmung der Mitosendichte ist mit der Definition des Mitoseindexes als die maximale Zahl von Mitosen pro cm^2 möglich [33]. Zwar besteht eine gewisse Beziehung zwischen Mitoseindex und Tumordicke [22], jedoch konnten wir für jede Tumordickenstufe erhebliche Schwankungen der Mitosedichte feststellen [35]. Auch nach Eldh et al. [14] ist die mitotische Aktivität weitgehend unabhängig von der Tumordicke. Eine sehr hohe oder sehr niedrige Mitosendichte kann daher nach unserer Erfahrung zur Einschätzung des Metastasierungsrisikos im Einzelfall zusätzlich zur Tumordicke als wichtiges Kriterium herangezogen werden. Dies gilt besonders für den mittleren Tumordickenbereich, aber auch für sehr dünne maligne Melanome (Tumordicke unter 0,76 mm). Dagegen ist die Mitosenbestimmung bei sehr dicken Melanomen (über 3,0 mm) nur begrenzt aussagekräftig.

Prognostischer Index

Es war naheliegend, eine Verfeinerung der prognostischen Aussage durch die Kombination zweier voneinander unabhängiger Variablen zu verbessern. Dies führte zu dem prognostischen Index [33–35], der sich als Produkt von Tumordicke und Mitoseindex errechnet. Bei einem prognostischen Index unter 1 liegt das Metastasierungsrisiko bei 5%, bei einem Index zwischen 1,1 und 13 ergab sich ein mittleres Metastasierungsrisiko (Metastasierungsrate 28%), und bei einem prognostischen Index von über 13 besteht ein hohes Metastasierungsrisiko (Metastasierungsrate 80%). Bei der Gegenüberstellung der 3 Kriterien Invasionstiefe, Tumordicke und prognostischer Index (Abb. 1) stellt sich heraus, daß die Gruppe der Fälle mit mittlerem Metastasierungsrisiko bei Bestimmung der Invasionstiefe am größten, bei Bestimmung der Tumordicke deutlich geringer und bei Bestimmung des prognostischen Indexes am kleinsten ist. Dies besagt, daß mit Hilfe des prognostischen Indexes wesentlich mehr Fälle mit hohem und niedrigem Metastasierungsrisiko identifiziert werden können.

Zusammenfassend kann die Frage nach prognostischen Parametern bei Patienten mit malignem Melanom wie folgt beurteilt werden:

1. Von den klinischen Parametern ist zweifellos das Stadium der Erkrankung im Einzelfall die stärkste prognostische Beeinflussungsgröße. Den Faktoren Alter, Geschlecht, Lokalisation, Flächenausdehnung und Tumortyp kommt im Einzelfall nur eine geringe Bedeutung zu.

2. Für die Einschätzung des Metastasierungsrisikos im Einzelfall gelten die Invasionstiefe nach Clark, die Tumordicke nach Breslow und der prognostische Index. Die Bestimmung der Tumordicke ist der Bestimmung

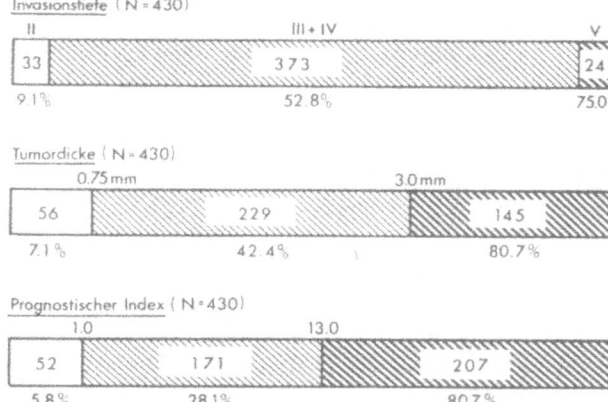

Abb. 1. Prozentuale Verteilung der 430 Melanomfälle auf Gruppen mit unterschiedlichem Metastasierungsrisiko, wobei die prognostischen Kriterien Invasionstiefe, Tumordicke und prognostischer Index vergleichend einander gegenübergestellt sind. Unter den einzelnen Gruppen findet sich in Klammern die prozentuale Häufigkeit der Fälle mit späteren Metastasen. Links (in weiß) niedriges Metastasierungsrisiko, rechts (schwarz schraffiert) hohes Metastasierungsrisiko und in der Mitte (schwach schraffiert) mittleres Metastasierungsrisiko

der Invasionstiefe überlegen. Durch Miteinbeziehung der mitotischen Aktivität ist der prognostische Index auch im Einzelfall das aussagekräftigste Kriterium zur Bestimmung des Metastasierungsrisikos. Die zunehmende Sicherheit in der Bestimmung des Metastasierungsrisikos wird auch Auswirkungen auf die Melanomtherapie haben.

3. Aus den bisher vorliegenden Erfahrungen zur Prognose wird ferner deutlich, daß nur durch frühzeitige Diagnose und adäquate Soforttherapie die Lebenserwartung von Patienten mit malignen Melanomen erhöht werden kann. In diesem Zusammenhang kommt der Aufklärung der Bevölkerung eine besondere Bedeutung zu. Unter dieser Entwicklung ist es vermutlich realistisch damit zu rechnen, daß die 5-Jahresüberlebensrate bei Patienten mit malignem Melanom auf etwa 85–90% gebracht werden kann.

Literatur

1. Balch CM, Murad TM, Sarong SJ, Ingalls AL, Halpern NB, Maddox WA (1978) A multifactorial analysis of melanoma: Prognostic histopathological features comparing Clark's and Breslow's staging methods. Ann Surg 188:732–742
2. Balch CM, Soong SJ, Ingalls AL, Maddox WA (1979) A multifactorial analysis of melanoma II. Prognostic factors in patients with stage I (localized) melanoma. Surgery 86:343–351
3. Braun-Falco O (1974) Maligne Melanome der Haut aus dermatologischer Sicht. Chirurg 45:345–356
4. Braun-Falco O, Schmoeckel C (1979) Prognostische Kriterien beim malignen Melanom. Drittes Melanomsymposium mit internationaler Beteiligung Halle/Saar, 24.–26.5.1979
5. Breslow A (1979) Thickness, cross-sectional areas, and depth of invasion in the prognosis of cutaneous melanoma. Ann Surg 172:902–908
6. Breslow A (1975) Tumor thickness, level of invasion and node dissection in stage I cutaneous melanoma. Ann Surg 182:572–575
7. Breslow A, Macht SD (1977) Optimal size of resection margin for thin cutaneous melanoma. Surg Gynecol Obstet 145:691–692
8. Breslow A (1977) Problems in the measurement of tumor thickness and level of invasion in cutaneous melanoma. Hum Pathol 8:1–2
9. Breslow A, Cascinelli N, van der Esch EP, Morabito A (1978) Stage I melanoma of the limbs: Assessment of prognosis by levels of invasion and maximum thickness. Tumori 64:273–284
10. Christophers E, Braun-Falco O (1972) Feingewebliche Untersuchungen und Prognose. Arch Dermatol Forsch 244:217–220
11. Clark WH Jr, From L, Bernardino EA, Mihm MC (1969) The histogenesis and biologic behavior of primary human malignant melanoma of the skin. Cancer Res 29:705–726
12. Clark WH Jr, Ainsworth AM, Bernardino EA, Yang C-H, Mihm MC, Reed RJ (1975) The developmental biology of primary human malignant melanomas. Semin Oncol 2:83–103
13. Cochran AJ (1969) Histology and prognosis in malignant melanoma. J Pathol 97:459–468
14. Eldh J, Boeryd B, Peterson LE (1978) Prognostic factors in cutaneous malignant melanoma in stage I. A clinical, morphological and multivariate analysis. Scand J Plast Reconstr Surg 12:243–255
15. Gartmann H, Tritsch H (1972) Bedeutung feingeweblicher Befunde für die Prognose des malignen Melanoms. Erhebungen an 253 über fünf Jahre nachbeobachteten Melanomkranken. Dtsch Med Wochenschr 97:857–859
16. Gilchrest KW, Gilbert E, Metter G, Powers D (1977) Importance of microscopic vascular invasion in primary cutaneous malignant melanoma. Surg Gynecol Obstet 145:559–561
17. Gromet MA, Epstein WL, Blois MS (1978) The regressing thin malignant melanoma Cancer 42:2282–2292
18. Hansen MG, McCarten AB (1974) Tumor thickness and lymphocytic infiltration in malignant melanoma of the head and neck. Am J Surg 128:557–561
19. Hauss H, Proppe A (1972) Lokalisation und Geschlecht. Arch Dermatol Forsch 244:193–195
20. Heite H-J (1972) Prognose anhand der Absterbekurve in Abhängigkeit von Irritation, Wachstum und Oberflächengestalt des Primärherdes. Arch Dermatol Forsch 244:200–205
21. Heite H-J (1976) Erkennung und Bewertung prognostischer Faktoren beim malignen Melanom der Haut. Langenbecks Arch Chir 342:517–523
22. Hermanek P, Hornstein OP, Tonak J, Weidner F (1976) Malignes Melanom. Invasionstiefe und Melanomtyp. Beitr Pathol 157:269–282
23. Hornstein OP, Weidner F (1972) Vascularisation und entzündliches Infiltrat beim malignen Melanom in ihrer Beziehung zur Prognose. Arch Dermatol Forsch 244:224–230
24. Huvos AG, Shah JP, Miké V (1974) Prognostic factors in cutaneous malignant melanoma: A comparative study of long term and short term survivors. Hum Pathol 5:347–357
25. Kapelanski DP, Block GE, Kaufman M (1979) Characteristics of the primary lesion of malignant melanoma as a guide to prognosis and therapy. Ann Surg 189:225–235
26. Kokoschka EM, Niebaur G (1976) Zur histologischen Prognosestellung beim primären Melanom. Wien Klin Wochenschr 88:685–689
27. Larsen TE, Grude TH (1979) A retrospective histological study of 669 cases of primary cutaneous malignant melanoma in clinical stage I and the relative prognostic value of various clinical and histological features. The result of a stepwise multiple regression analysis of 553 of these cases. Acta Microbiol Scand [Sect A] 87:469–477
28. Lee JAH, Petersen GR, Stevens RG, Vesanen K (1979) The influence of age, year of birth and date on mortality from malignant melanoma in the populations of England and Wales, Canada and the white population of the United States. Am J Epidemiol 110:734–739

29. Little JH (1972) Histology and prognosis in cutaneous malignant melanomas. In: McCarthy (ed) Melanoma and skin cancer. Blight, Sydney, pp 107–119
30. Magnus K (1977) Incidence of malignant melanoma of the skin in the five nordic countries: Significance of solar radiation. Int J Cancer 20:477–485
31. Magnus K (1977) Prognosis in malignant melanoma of the skin. Significance of stage of disease, anatomical site, sex, age and period of diagnosis. Cancer 40:389–397
32. McLean DJ, Lew RA, Sober AJ, Mihm MC, Fitzpatrick TB (1979) On the prognostic importance of white depressed areas in the primary lesion of superficial spreading melanoma. Cancer 43:157–161
33. Schmoeckel C (1977) The prognostic index in malignant melanoma. American Academy of Dermatology, Dallas, 5.12.1977
34. Schmoeckel C, Braun-Falco O (1978) Prognostic index in malignant melanoma. Arch Dermatol 114:871–873
35. Schmoeckel C, Kaviani Nejad K, Braun-Falco O (1980) Der prognostische Index beim malignen Melanom. Eine verbesserte Methode zur Einschätzung des Metastasierungsrisikos. Pathologe 1:71–78
36. Schmoeckel C, Kaviani Nejad K, Braun-Falco O (to be published) Low and high risk malignant melanoma. Am J Dermatopathol [Suppl]
37. Shaw JP, Goldsmith HS (1972) Prognosis of malignant melanomas in relation to clinical presentation. Am J Surg 123:283–288
38. Shaw HM, McGovern VJ, Milton GW, Farago GA, McCarthy WH (1980) Histologic features of tumors and the female superiority in survival from malignant melanoma Cancer 45:1604–1608
39. Stehlin JS, Giovanella BC, de Ipolyi PD, Anderson RF (1979) Eleven years' experience with hyperthermic perfusion for melanoma of the extremities. World J Surg 3:305–307
40. Steigleder GK, Kleine W (1977) Vertikaler Durchmesser (Dicke) und Prognose beim malignen Melanom. Z Haut Geschlechtsk 52:969–972
41. Storck H (1977) Klinik, Statistik und Risikofaktoren des malignen Melanoms. Dermatologica 155:129–142
42. Wanebo HJ, Woodruff J, Fortner JG (1975) Malignant melanoma of the extremities. A clinico-pathologic study using levels on invasion (microstage). Cancer 35:666–676

Professor Dr. med. O. Braun-Falco,
Direktor der Dermatologischen
Klinik u. Poliklinik der Universität München,
Frauenlobstraße 9–11,
D-8000 München 2

Formen und Frühformen des malignen Melanoms

H. Gartmann, Köln

Die klinische und histologische Einteilung der malignen Melanome hat seit der von Clark 1967 [2] empfohlenen Klassifikation weitere Fortschritte gemacht und Ausweitung erfahren. Besonders histologische Untersuchungen der malignen Melanome haben neue Erkenntnisse über die feingeweblichen Strukturen dieser Tumoren erbracht.

Man unterscheidet heute folgende Formen des malignen Melanoms:

Superficial spreading melanoma	SSM
Lentigo-maligna-Melanom	LMM
Primär noduläres Melanom	NM
Akrolentiginöses Melanom	ALM
= palmo-plantar-muköses Melanom	PPMM
Nicht-klassifizierbares Melanom	UCM
Maligner blauer Nävus	MBN

Die klinischen und histologischen Kriterien von SSM, LMM und NM sind hinreichend bekannt, so daß sie in diesem Rahmen nicht näher erörtert werden sollen. Über das ALM wird Herr Kerl im folgenden berichten (s. S. 43).

Bemerkenswert erscheint, daß gelegentlich Pigmentflecken und -tumoren auftreten, die klinisch teils dem LMM, teils dem SSM entsprechen und auch bei histologischer Untersuchung sowohl Anteile eines SSM als auch eines LMM aufweisen. In solchen Fällen sollte man von einer Kombinationsform von SSM und LMM sprechen oder, wenn ein Anteil deutlich überwiegt, diesen für die Diagnose heranziehen, den anderen jedoch miterwähnen.

Ist ein malignes Melanom weder klinisch noch histologisch einer der bekannten Formen zuzuordnen, so ist von einem UCM zu sprechen. Klinisch können amelanotische Tumoren, bowenoide Varianten und ulzerierte Formen nicht-klassifizierbar sein. Feingeweblich sind etwa 4–5% aller malignen Melanome nicht klassifizierbar.

Der maligne blaue Nävus stellt eine ausgesprochene Rarität dar.

Klinisch und genetisch werden noch besonders herausgestellt:

Multiple primäre maligne Melanome
Hereditäre (familiäre) maligne Melanome
BK-Mole-Syndrom (precursor mole syndrome)
Familial atypical multiple mole-melanoma (FAMM-Syndrom) [9].

Über das BK-Mole-Syndrom wird uns Herr Hundeiker besonders informieren (s. S. 40), er sowie Braun-Falco et al., Landthaler und Braun-Falco haben kürzlich im deutschen Schrifttum als erste darüber berichtet [1, 6, 8].

Feingeweblich ergeben sich weitere Erscheinungsformen: Borderline or minimal deviation melanoma [3, 12, 13], Desmoplastisches malignes Melanom (neurotized melanoma), Spindelzelliges malignes Melanom (Variante des NM), Malignant melanoma simulating Spitz-Tumor [10], auch maligne Melanome der „Grauzone" [11]

Beim minimal deviation melanoma, auch small cell melanoma genannt, muß der Unterscheidung von echten Nävuszellen besonderes Augenmerk gewidmet werden. Im malignen Melanom, das sich im Bereich eines präexistenten Nävuszellnävus entwickelt hat, läßt sich in der Regel die Abgrenzung der Melanomzellen von den Resten der Nävuszellen durchführen, der Übergang zwischen beiden ist abrupt. Beim kleinrundzelligen Melanom hingegen kann die Unterscheidung von Nävuszellen und „nevus like cells" des minimal deviation melanoma schwierig sein. Zur Entscheidung sind viele Schnitte zu untersuchen.

Das desmoplastische maligne Melanom ist nicht immer eine Variante des LMM [5]. Schwierigkeiten bereiten bei histologischer Untersuchung fibrosarkomatöse Bilder.

Rein spindelzellige maligne Melanome sind selten, sie dürfen nicht mit dem pigmentierten Spindelzellentumor von Reed et al. [13] (PSCT) verwechselt werden.

Auf die Schwierigkeiten der histologischen Unterscheidung zwischen einem benignen Spitz-Tumor und einem malignen Melanom, das einen Spitz-Tumor vortäuscht, kann hier nicht näher eingegangen werden. McGovern [10] hat sich mit diesem Problem besonders befaßt, und Okun [11] rechnet solche Tumoren der „Grauzone" der malignen Melanome zu. Manchmal handelt es sich dabei um sog. Grenzfälle (borderline melanoma).

Bei intraepidermalen Veränderungen, insbesondere präblastomatösen Stadien maligner Melanome wird neuerdings der Begriff „Melanozytendysplasie" verwendet. Man findet eine mittlere bis schwere Melanozytendysplasie (SMD) bei: SSM (Level I) = superficial spreading melanoma in situ, Lentigo maligna = Melanosis circumscripta präblastomatosa und der „early malignancy" im Junktionsnävus [10]. In diesem Zusammenhang ist darauf hinzuweisen, daß Clark et al. betont haben: "We do not make a diagnosis of melanoma without invasion!" [3] Die Bezeichnung schwere Melanozytendysplasie in der Epidermis ist solchen wie Melanoma in situ oder malignes Melanom (Level I) vorzuziehen.

Ausgesprochen selten wird eine schwere Melanozytendysplasie im korialen Anteil eines Nävuszellnävus beobachtet. Clark et al. [3] vermuten in solchen Veränderungen mögliche Vorläufer eines dermalen malignen Melanoms.

Beim BK-Mole-Syndrom werden im intraepidermalen Anteil der Nävuszellnävi ebenfalls Veränderungen an den epidermisständigen Melanozyten beobachtet, die als atypische Melanozytenhyperplasie (AMH) bezeichnet werden. Die AMH tritt aber auch in der junktionalen Komponente von Nävuszellnävi bei Personen auf, die an einem malignen Melanom erkrankt sind oder waren sowie beim sog. Pseudomelanom (s. u.).

Wir beobachten sie heute ferner bei Nävuszellnävi Erwachsener, die anamnestisch erst kürzlich aufgetreten sind, unter anderem auch nach stärkerer Sonnenbestrahlung, PUVA-Therapie und Einnahme von Ovulationshemmern. Im Einzelfall ist freilich histologisch nicht zu entscheiden, ob sich die junktionale Aktivität mit AMH erneut über einem bis dahin ruhenden korialen Nävuszellnävus eingestellt hat oder ob es sich um einen neu entstandenen, aktiv wachsenden Nävuszellnävus handelt. Letzteres kann nur für Junktionsnävi mit einiger Sicherheit angenommen werden. Die typischen Bilder intraepidermaler Melanozytenproliferation in Form rundlicher Zellnester, wie wir sie vor 20-30 Jahren im aktiven Nävuszellnävus so gut wie stets vorgefunden haben, sehen wir heute überwiegend nur noch in Nävuszellnävi von Kindern und Jugendlichen, bei Erwachsenen hingegen weitaus weniger häufig. Möglicherweise könnte im gehäuften Vorkommen der AMH im Epithel ein Schlüssel zur Lösung der Frage liegen, warum in den vergangenen Jahren eine deutliche Zunahme maligner Melanome beobachtet wird.

Schließlich gibt es benigne Pigmentzellentumoren, die feingeweblich Malignität vortäuschen können, was in der Praxis erhebliche Probleme mit sich bringt. Es sind dies folgende Geschwülste:

Spitz-Tumor (benignes juveniles Melanom, Spindelzellennävus, Epitheloidzellennävus)
Pigmented spindle cell tumor PSCT [13]
Halo-Nävus
Nävuszellnävus mit atypischer Melanozytenhyperplasie
Nävuszellnävus, der aus einer nävoiden Lentigo entsteht (lentiginöser melanozytischer Nävus)
Pseudomelanom [7]: Rezidiv nach unvollständiger Entfernung eines Nävuszellnävus oder dessen Teilresektion.

Auf Einzelheiten kann hier nicht näher eingegangen werden. Pigmentierte Spindelzellentumoren sind histologisch vom Spitztumor zu unterscheiden. Reed et al. [13] haben die PSCT als neue Einheit aus der Gruppe der Pigmentzelltumoren herausgestellt und ihre histologischen Kriterien definiert. Sie treten vorwiegend am Oberschenkel des weiblichen Geschlechts auf und zwar im 2.–3. Lebensjahrzehnt. Sie kommen aber auch bei Kindern, Männern und anderen Lokalisationen vor. Gelegentlich repräsentiert ein Tumor, der die Charakteristika des PSCT aufweist, ein borderline melanoma. Der Nachweis, daß solche Tumoren metastasiert haben, ist bisher nicht gelungen.

Das Initialstadium eines malignen Melanoms ist bei klinischer Inspektion bis zu einem gewissen Grade erkennbar. Für Lentigo maligna und superficial spreading melanoma gilt dies etwa ab 5 mm Durchmesser.

Bei unserer Suche nach Frühformen des malignen Melanoms stellte sich heraus, daß von schwarzbraunen Flecken von 1-4 mm Durchmesser, die wir exzidiert hatten, sehr unterschiedliche feingewebliche Befunde vorlagen. Wir fanden darunter die nävoide Lentigo, intraepidermale und epidermo-koriale Nävuszellnävi mit oder ohne AMH sowie die schwere Melanozytendysplasie (SSM in situ) oder ein SSM mit Level II. Eine schwere Melanozytendysplasie, die als Zeichen früher Malignität im Sinne von McGovern aufzufassen ist, läßt sich allerdings feingeweblich nicht immer einem bestimmten Melanomtyp zuordnen. Clark et al. [3], die die nävoide Lentigo als lentiginösen Melanozytennävus bezeichnen, vermuten in ihm eine vielleicht besondere Art eines histogenetischen Vorläufers des malignen Melanoms und unterstreichen damit meine 1978 geäußerten Vermutungen.

Die genannten Frühformen sind als mögliche Vorstufen eines malignen Melanoms zu betrachten. Es ist deshalb notwendig, solche Vorläufer-Läsionen als potentiell gefährlich zu erfassen und zu entfernen [3, 4].

Literatur

1. Braun-Falco O, Landthaler M, Ryckmanns F (1979) BK-Mole-Syndrom. Fortschr Med 97: 1489–1494
2. Clark WH Jr (1967) A classification of malignant melanoma in man correlated with histogenesis and biologic behavior. In: Montagna W, Hu F (eds) The pigmentary system.

Advances in biology of skin, vol VIII, Pergamon, Oxford London New York Edinburgh, pp 621–647
3. Clark WH Jr, Goldman LJ, Mastrangelo MJ (1979) Human malignant melanoma. Grune & Stratton, New York San Francisco London
4. Gartmann H (1978) Zur Dignität der nävoiden Lentigo; ein Beitrag zur Früherkennung und -erfassung des malignen Melanoms und seiner Vorstufen. Z Hautkr 53:91–100
5. Gartmann H (1979) Desmoplastisches malignes Melanom. Z Hautkr 54:107–114
6. Hundeiker M, Ruppel R, Schmitt H (1980) Familiär maligne Melanome und atypische disseminierte Pigmentmale (BK-Mole-Syndrom). Hautarzt 31:42–46
7. Kornberg R, Ackerman AB (1975) Pseudomelanoma. Arch Dermatol 111:1588–1590
8. Landthaler M, Braun-Falco O (1979) Familiäres hereditäres malignes Melanom. Med Klin 74:353–357
9. Lynch HT, Lynch PM, Lynch F, Guirgis HA (1975) Family studies of malignant melanoma and associated cancer. Surg Gynecol Obstet 141:517
10. McGovern VJ (1976) Malignant melanoma. Wiley, New York London Sydney Toronto
11. Okun MR (1979) Melanoma resembling spindle and epitheloid cell nevus. Arch Dermatol 115:1416–1420
13. Reed RJ, Ichinose H, Clark WH Jr, Mihm M (1975) Common and uncommon melanocytic nevi and borderline melanomas. Semin Oncol 2:119–147
12. Reed RJ (1976) New concepts in surgical pathology of the skin. Wiley, New York London Sydney Toronto

Prof. Dr. med. H. Gartmann,
Universitätshautklinik,
Josef-Stelzmann-Str. 9,
D-5000 Köln 41 (Lindenthal)

Lymphknoten beim malignen Melanom

F. Nödl, Homburg/Saar

Bei der Metastasierung des malignen Melanoms in die hautnahen Lymphknoten sollten neben ihrer variablen Anordnung innerhalb der Lymphabflußbahnen Unterschiede ihres Feinbaues berücksichtigt werden. Inguinale Lymphknoten besitzen mehr glatte Muskulatur und elastische Fasern in ihren Hüllen als die axillaren. Neben Anastomosen verschiedener Art finden sich inguinal im Hilus mitunter Lamellenkörperchen vom Typ Vater Pacini, die als Druckrezeptoren die Blutfülle und damit auch den intranodulären Lymphstrom steuern. Epitheloiden Zellen im Bereich der Blutgefäße der Kapsel und der Trabekel begegnet man häufiger in axillären Lymphknoten [4]. Die Funktion dieser, den sog. Glomuszellen entsprechenden Elemente, die von anderen Untersuchern als versprengte Näfluszellen gedeutet werden [1, 2, 5], ist noch ungeklärt. Wir vermuten, daß auch sie indirekt den intranodulären Lymphstrom beeinflussen. Die mitunter umfangreichen Zellhaufen liegen innerhalb der Kapsel und der Trabekel, aber nicht im Randsinus wie die Tumormetastasen.

Absiedlungen von Melanomzellen kommen auch in Lymphknoten vor, die regressive Veränderungen zeigen. Wie überall in den Lymphbahnen, finden sie hier ein für ihren Bestand günstiges Terrain. Dies bestätigen auch kutane Lymphbahnmetastasen, die nach vieljähriger Erscheinungsfreiheit hervortreten.

Die Filterwirkung der Lymphknoten wird ausgeschaltet, wenn Melanomzellen vom Vas afferens durch den erweiterten Randsinus in den Terminalsinus und in das Vas efferens ausgeschwemmt werden [3]. Melanomzellen können unter Umgehung der Lymphknoten in den strickleiterartig angeordneten Lymphgefäßen zentralwärts vordringen, als Einzelelemente oder in Form von Geschwulstzellthromben.

Wie der wechselvolle klinische Verlauf zeigt, kann der Einbruch in die Blutbahn in der ersten wie in den folgenden Lymphknotenstationen erfolgen. In welchem Umfang lymphovenöse Anastomosen daran beteiligt sind, bleibt zu klären.

Im Hinblick auf die zuletzt erwähnten Beobachtungen sollte man auch bei negativem klinischen Befund, soweit möglich, die zweite Lymphknotenstation mitentfernen. Dabei empfehlen wir, neben den bekannten histologischen Merkmalen des Primärtumors, auch die Beschaffenheit der Lymph- und Blutgefäße im Geschwulstlager zu berücksichtigen.

Dem eigenen Untersuchungsgut liegen 284 en bloc ausgeräumte, weit überwiegend inguinale und axilläre Lymphknotenstationen zugrunde, wobei in fast 25% bei klinisch negativem Befund histologisch Melanommetastasen ermittelt wurden.

Literatur

1. Johnson WT, Helwig EB (1969) Benign nevus cells in the capsule of lymphnodes. Cancer 23:747–753
2. McCarthy SW, Palmer AA, Bale PM (1974) Nevus cells in lymphnodes. Pathology 6:351–358
3. Nödl F (1976) Über die Filterwirkung der Lymphknoten bei der Melanommetastasierung. Arch Dermatol Res 255:237–243
4. Nödl F (1977) Über Anastomosen und epitheloide Gefäßwandzellen hautnaher Lymphknoten. Arch Dermatol Res 257:319–326
5. Ridolfi RL, Rosen PP, Thaler H (1977) Nevuscell aggregates associated with lymphnodes. Cancer 39:164–171

Prof. Dr. med. F. Nödl,
Universitäts-Hautklinik,
D-6650 Homburg/Saar

Das maligne Melanom – Ergebnisse der EORTC

E. Macher, Münster

Die allgemein gebräuchliche Abkürzung EORTC leitet sich aus der englischen Version des offiziell viersprachigen Titels der „Europäischen Organisation zur Erforschung der Krebsbehandlung" ab (Abb. 1). Sitz der Organisation ist Brüssel, Verwaltung und Rechenzentrum sind im Institut Jules Bordet, dem belgischen Krebszentrum, untergebracht.

Die Organisation ist in eine Vielzahl von Kooperationsgruppen gegliedert, darunter auch eine "Malignant Melanoma Cooperative Group". Die aktiven Mitglieder der Gruppe wählen für jeweils 3 Jahre einen Vorsitzenden und einen Sekretär. Als derzeit amtierender Vorsitzender erstatte ich den folgenden Bericht.

Unserer Gruppe gehören Mitglieder aus elf europäischen Nationen an: Belgien, Bulgarien, Deutschland, Finnland, Frankreich, Griechenland, Großbritannien, Niederlande, Österreich, Polen, Schweiz. Mitgliedschaft wird nicht an Personen, sondern an Kliniken und Institute verliehen. Aufgabe der einzelnen Kooperationsgruppen ist es, multizentrische Therapiestudien nach

EUROPEAN ORGANIZATION FOR RESEARCH ON TREATMENT OF CANCER
ORGANISATION EUROPÉENNE DE RECHERCHE SUR LE TRAITEMENT DU CANCER
EUROPÄISCHE ORGANISATION ZUR ERFORSCHUNG DER KREBSBEHANDLUNG
ORGANIZZAZIONE EUROPEA PER LE RICERCHE SUL LE TERAPIE DEL CANCRO

Abb. 1

präzise ausgearbeiteten Therapieprotokollen durchzuführen. Diese Protokolle werden von den Mitgliedern in freier Diskussion auf den Mitgliederversammlungen erarbeitet, die nach den Statuten der EORTC zweimal jährlich abgehalten werden. Sobald allgemeiner Konsens erzielt worden ist, wird das Protokoll formuliert und dem Protokollkommittee in Brüssel eingereicht, das es im Hinblick auf Originalität, Durchführbarkeit und Methodologie von gewählten Gutachtern anonym begutachten läßt. Falls das Protokoll die erforderliche Punktzahl für die Annahme erreicht hat, wird es der zentralen Ethikkommission zugeleitet. Sofern ethische Bedenken nicht erhoben werden, ist das Protokoll zur Aktivierung durch die Gruppe freigegeben.

Die zentrale Organisation geht nun an das Rechenzentrum über, das von Dr. Maurice Staquet geleitet wird und personell wie apparativ sehr gut ausgestattet ist. Die Mitglieder senden ihre Daten auf computergerechten Erhebungsbögen direkt an das Rechenzentrum, wo sie von einem Data-Manager, der für die Gruppe zuständig ist, laufend verarbeitet werden. Halbjährlich berichtet der Data-Manager auf der Mitgliederversammlung über den aktuellen Stand der laufenden Studien.

Die am weitesten fortgeschrittene Therapiestudie unserer Gruppe hat zum Ziel, den Wert adjuvanter Chemotherapie und Immuntherapie im Stadium I des Melanoms mit hohem Risiko zu prüfen (Abb. 2). Sie ist prospektiv, randomisiert und plazebokontrolliert angelegt. Bei Sitz des Primärtumors an Rumpf, Kopf oder Hals ist lediglich klinische Metastasenfreiheit der regionären Lymphknoten gefordert ($T_x N_o M_o$); bei Lokalisation an den Extremitäten muß Nichtbefall der

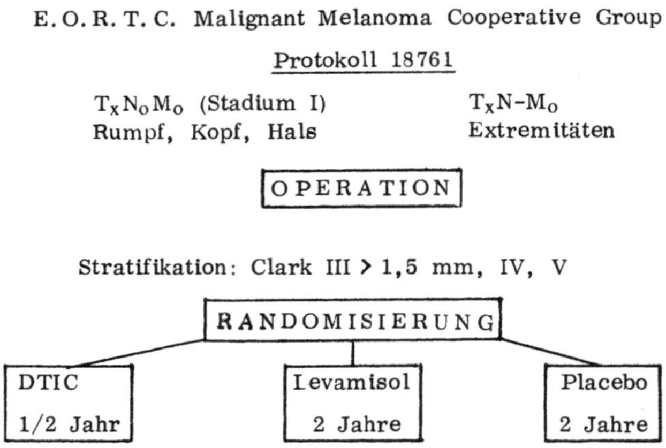

E. O. R. T. C. Malignant Melanoma Cooperative Group

Protokoll 18761

$T_x N_o M_o$ (Stadium I) $T_x N - M_o$
Rumpf, Kopf, Hals   Extremitäten

OPERATION

Stratifikation: Clark III > 1,5 mm, IV, V

RANDOMISIERUNG

| DTIC 1/2 Jahr | Levamisol 2 Jahre | Placebo 2 Jahre |

Abb. 2

Lymphknoten histologisch gesichert sein ($T_x N - M_o$). Hieraus folgt, daß bei Lokalisation an den Extremitäten eine elektive Lymphknotendissektion durchzuführen ist. Nach operativer Entfernung von Primärtumor an Rumpf, Kopf oder Hals bzw. Primärtumor und regionären Lymphknoten an den Extremitäten sowie Stratifikation nach Clark Level III > 1,5 mm Tumordicke, Clark Level IV und Clark Level V erfolgt die randomisierte Zuteilung der adjuvanten Therapie.

Diese Studie läuft seit 1977; die erforderliche Patientenzahl von 284 wird gegen Ende dieses Jahres eingebracht sein. Die Zwischenergebnisse, die ich Ihnen daraus zeigen kann, entstammen dem Bericht des Data Managers vom April 1980 auf unserer letzten Mitgliederversammlung in Lausanne.

Abb. 3 zeigt die Tumorfreiheitsrate nach 3 Jahren in Abhängigkeit von der Lokalisation. Sitz an den Extremitäten und histologisch gesicherte Metastasenfreiheit sind prognostisch günstiger als Sitz an Rumpf, Kopf oder Hals bei lediglich klinischer Metastasenfreiheit.

Das gilt ebenso für die Überlebenszeit (Abb. 4), wobei der Unterschied zwischen den beiden Gruppen statistisch signifikant ist.

Abb. 5 zeigt den Verlauf im Hinblick auf weitere Tumorfreiheit in den einzelnen Clark-Level-Gruppen. Die Kurven zeigen bis zu 3 Jahren Beobachtungszeit einen annähernd linearen Abfall, der um so steiler ist, je tiefer das Melanom eingedrungen ist.

Die Überlebenszeit nach 3 Jahren ist signifikant unterschiedlich für Patienten mit Clark-Level III und Clark-Level IV und V (Abb. 6).

Diese Zwischenergebnisse sind im Einklang mit bereits in der Literatur niedergelegten Ergebnissen anderer Studien und zeigen erneut die Notwendigkeit, nach Lokalisation und Tumoreindringtiefe zu stratifizieren.

Von bisher 201 auswertbaren Patienten sind inzwischen 14 verstorben. Davon entfallen 3 auf die adjuvant mit DTIC behandelte Gruppe von 60 Patienten und 11 auf die mit Levamisol oder Plazebo (doppelblind) adjuvant behandelte Doppelgruppe von 141 Patienten. Der Unterschied ist statistisch nicht signifikant; das trifft auch für die Einzelgruppen Levamisol und Plazebo zu,

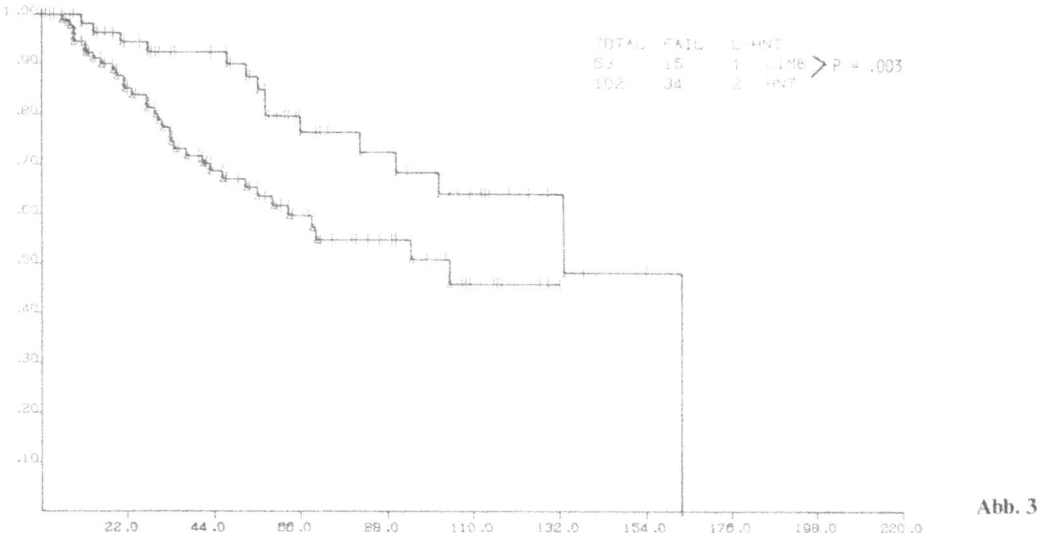

Abb. 3

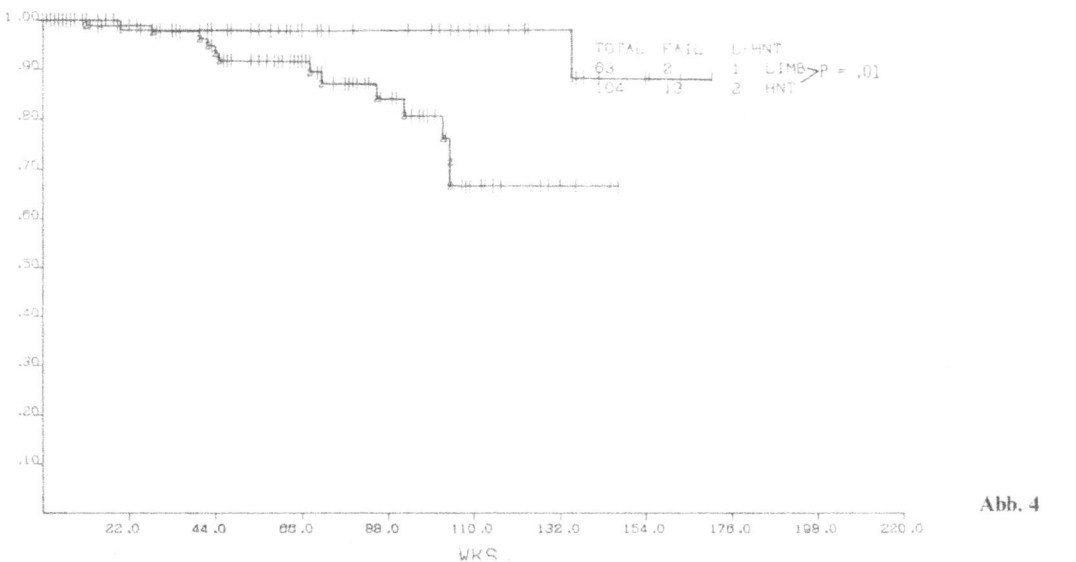

Abb. 4

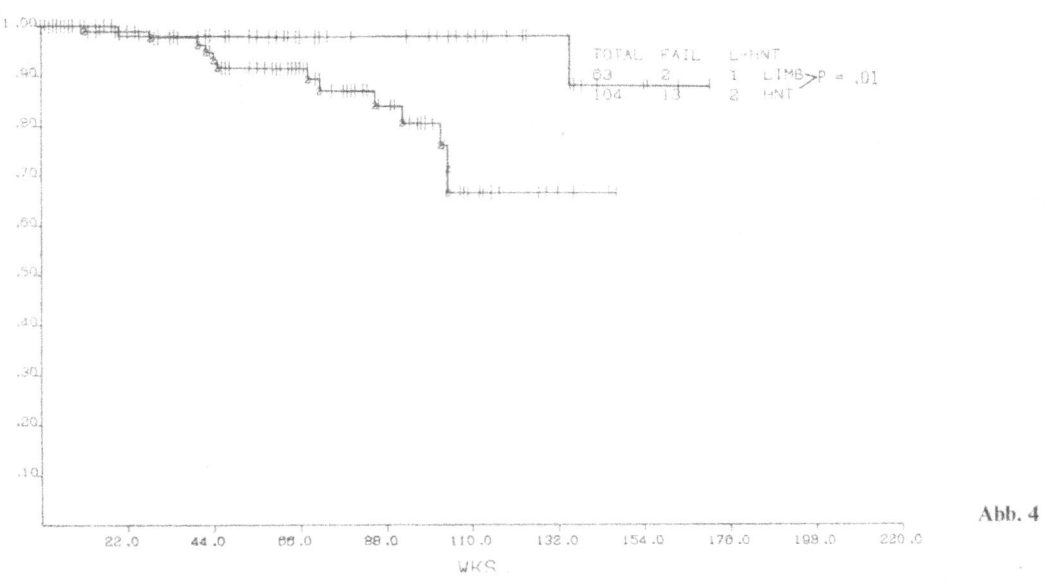

Abb. 4

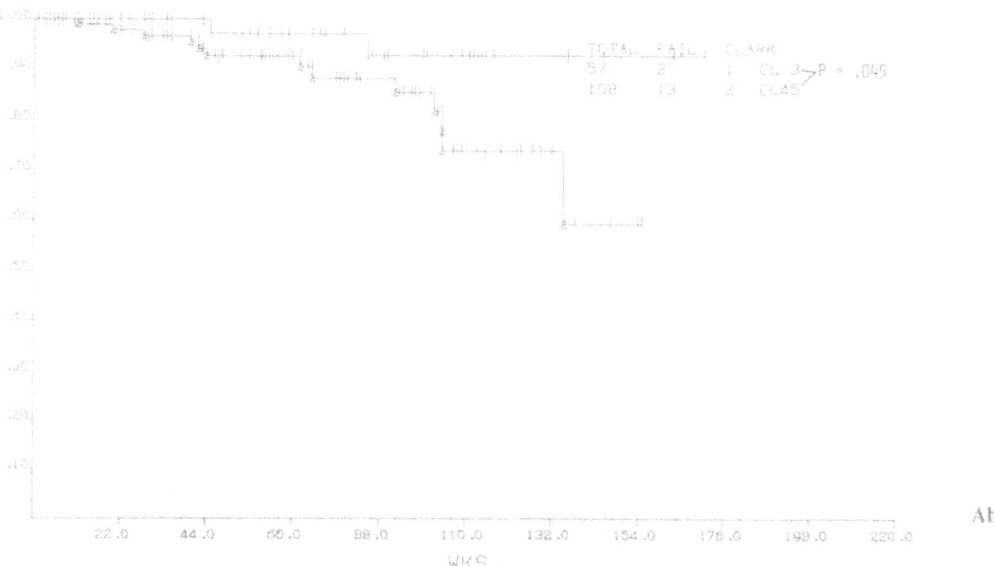

Abb. 6

wie durch pflichtgemäße Dekodierung (nur im Rechenzentrum) sichergestellt wurde. Es bestehen daher keine ethischen Bedenken gegen eine Weiterführung der Studie.

Eine weitere, erst seit einem Jahr laufende Studie soll den Wert der Adjuvansbehandlung mit BCG prüfen (Abb. 7). Auch diese Studie ist prospektiv, randomisiert und kontrolliert. Sie ist für Patienten mit Sitz des Primärtumors an den Extremitäten konzipiert bei klinisch metastasenfreien regionären Lymphknoten ($T_x N_0 M_0$). Elektive Lymphknotendissektion ist hierbei nicht vorgesehen. Die Studie stellt daher eine Ergänzung zur vorigen dar, mit der sie nur im Hinblick auf die Art der Adjuvansbehandlung konkurriert. Sie eröffnet den Mitgliedern der EORTC-Gruppe die Möglichkeit der Therapiewahl zwischen DTIC oder Levamisol einerseits und BCG andererseits.

Die zwei zu prüfenden BCG-Präparate werden 3 Jahre lang angewandt und unterscheiden sich hinsichtlich Herstellung, Zahl der kultivierbaren Partikel, Suspensionsmedien und Aufbewahrung bis zur klinischen Anwendung (Tabelle 1). Mit dem „klassischen", in Europa meist verwendeten BCG aus dem Pasteur-Institut Paris konkurriert das „maßgeschneiderte", im Reichsinstitut für Volksgesundheit der Niederlande speziell für die Tumortherapie entwickelte Immun-BCG-RIV. Eine Kontrollgruppe wird in den gleichen kurzen Abständen klinisch beobachtet, bleibt aber ohne adjuvante Behandlung.

An dieser Studie nehmen folgende dermatologische Kliniken teil: Berlin FU, Bochum, Freiburg, Innsbruck, Kassel, Kiel, Mannheim, Münster.

Der EORTC-Gruppe fehlt eine Studie im Stadium II mit regionären Lymphknotenmetastasen. Üblicherweise

E. O. R. T. C. Malignant Melanoma Cooperative Group

Protokoll 18781

$T_x N_0 M_0$ (Stadium I)
Extremitäten

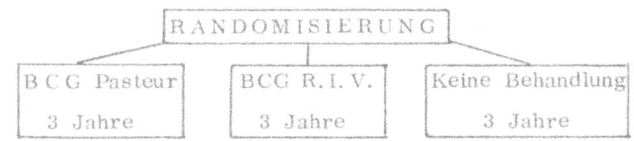

Abb. 7

wird hierbei nach operativer Tumorentfernung DTIC verabreicht. Es gibt aber zahlreiche Patienten, bei denen die Lymphknotenmetastasen erst nach erfolgter DTIC-Behandlung auftreten; sie sind daher als DTIC-Versager einzustufen. Für solche Patienten brauchen wir eine Alternative zur DTIC-Therapie. Die EORTC-Melanom-Gruppe beteiligt sich daher sehr aktiv an der Suche nach neuen Chemotherapeutika, die entweder wirksamer oder besser verträglich sind als DTIC.

Geeignet erscheinende Substanzen, die im Tierexperiment Tumorwirksamkeit gezeigt haben, müssen toxikologisch sorgfältig vorgeprüft sein, um überhaupt für die Anwendung am tumorkranken Menschen zugelassen zu werden. In einer sog. Phase-I-Studie wird sodann die Verträglichkeit für den Menschen und damit der mögliche Dosisbereich ermittelt. In diesem Stadium der

Tabelle 1.

	Herstellung	Kult. Partikel	Medien	Aufbewahrung
BCG Pasteur	Homogenisierte Oberflächenkultur (Kugelmühle)	760×10^6/Amp.	Dubos-Medium Glycerol Humanalbumin	frisch gefroren $-70\,°C$
BCG R.I.V.	Homogene Kultur	75×10^6/Amp.	Haemaccel d-Glukose Tween 80	gefriergetrocknet $-20\,°C$

Prüfung werden die Präparate von der EORTC übernommen und den Kooperationsgruppen angeboten. Sie sind nun geeignet für eine Phase-II-Studie, bei der im vorgegebenen Dosisbereich Tumorwirksamkeit ermittelt werden soll. Auch für diese Studien müssen Therapieprotokolle entworfen, formuliert, eingereicht und genehmigt werden. Ihr Ziel ist es, möglichst schnell und sicher Wert oder Unwert des Prüfpräparates für die Chemotherapie des malignen Melanoms zu erkennen. Es wird Melanompatienten mit Fernmetastasen verabreicht.

Zunächst werden 20 Patienten damit behandelt. Pro Patient, der objektiv darauf anspricht, werden 5 weitere Patienten der Behandlungsgruppe zugeführt bis zu einem Maximum von 20 zusätzlichen Patienten. Bei diesem pragmatischen Vorgehen ist die Wahrscheinlichkeit, daß „aktive" bzw. „inaktive" Substanzen hinsichtlich ihrer klinischen Wirksamkeit verkannt werden, nicht größer als 1%.

Vindesin hat sich bei dieser Art von Prüfung als nicht ausreichend wirksam erwiesen, ebensowenig m-Amsa. PALA hingegen, ein synthetischer Antimetabolit, zeigte bei besserer Verträglichkeit als DTIC eine vergleichbare Ansprechrate. PALA könnte daher in Zukunft eine Alternative zur DTIC-Behandlung werden. Die Kombination von Cisplatin und Vindesin ist gerade in der Prüfung; das Protokoll für Aziridinylbenzochinon ist im Genehmigungsverfahren. Weitere Präparate werden sicherlich folgen.

Den aktiven Mitgliedern in der EORTC gibt die engagierte Teilnahme an den Therapiestudien Sicherheit und Zuversicht. Sicherheit gewährt der hohe Informationsstand, der durch die regelmäßige Diskussion unter Spezialisten zustande kommt sowie die medizinisch-wissenschaftliche, juristische und ethische Kontrolle des ärztlichen Handelns durch die Gruppe. Und Zuversicht entwickelt sich, weil die Arbeit auf einem Gebiet starker seelischer Belastung durch korrekte Registrierung von Daten zum medizinischen Fortschritt beiträgt, der bekanntlich nicht von selber kommt, sondern erarbeitet werden muß.

Somit trägt die Zusammenarbeit über Institutions-, Landes- und Sprachgrenzen hinweg – die zudem menschlich bereichernd ist – wesentlich zur Optimierung des Leistungsstandes für die Behandlung unserer Melanomkranken bei.

Prof. Dr. E. Macher,
Universitäts-Hautklinik,
v.-Esmarch-Str. 56,
D-4400 Münster

Ergebnisse der Arbeitsgemeinschaft Malignes Melanom der Deutschen Forschungsgemeinschaft

H.-J. Heite, Waldkirch

Multizenterstudien sind heute (1980) zur Beurteilung therapeutischer Maßnahmen oder zur Erkennung prognostischer Einflußfaktoren nichts Ungewöhnliches – nicht aber im Jahre 1962, als die „Arbeitsgemeinschaft Malignes Melanom der Deutschen Forschungsgemeinschaft" (AgmM) geplant wurde und ihre Arbeit aufnahm. Damals waren die logischen und auch organisations-technischen Voraussetzungen, daß eine Multizenterstudie effektiv wird, noch wenig bekannt. Zwei von mir in den 50iger Jahren versuchsweise gestartete Multizenterstudien mißglückten, so daß ich mit diesen Fehlschlagerfahrungen 1962 beginnen konnte.

Die logische Konstruktion und die Arbeitsweise der AgmM wurden mehrfach publiziert, so daß ich mich auf Stichworte beschränken kann (Heite 1972, 1976 a, b). Ziel der AgmM ist die Erstellung einer Datensammlung, aus der später zwei (oder mehr) Melanomkollektive extrahiert werden können, deren Vergleich bestimmte wissenschaftliche Schlußfolgerungen erbringen soll. Hierzu müssen die Kollektive ausreichend groß und zusätzlich homogen oder strukturgleich sein (Heite 1962, 1976 c). Der Nachweis, daß zu vergleichende Kollektive jeweils hinreichend groß und darüber hinaus homogen oder strukturgleich sind, ist eine „Bringeschuld" des Autors. Hiergegen wird beim malignen Melanom häufig bis in die jüngste Zeit verstoßen, weil viele Autoren es versäumen, den Nachweis der Homogenität oder Strukturgleichheit anzutreten. Diese Bedingungen können aber nur dann erfüllt werden, wenn

1) das Krankengut ausreichend subtil dokumentiert wurde;
2) die einzelnen Krankheitsfakten in ihrer Grob- und Feinstruktur nach den gleichen logischen Gliederungsgesichtspunkten aufgezeichnet wurden.

Das bedeutet aber, daß die Datenerfassung zentral gelenkt werden muß. Damit wird das alte Problem einer „dirigistischen" oder „pluralistischen" Forschung berührt. Nun ist es ein glücklicher Umstand, daß durch die Benutzung eines einheitlichen, für maschinelle Datenerfassung vorbereiteten Krankenblattes, d.h. durch die Benutzung eines einheitlichen Verschlüsselungssystems, die Datenerfassung unmerklich lenkend koordiniert wird (Heite 1976 a). Auf diese Weise gelingt es, das Krankengut verschiedener Kliniken und verschiedener Erfassungsjahre nicht nur ausreichend subtil, sondern auch vergleichbar zu dokumentieren.

Daß das Ummünzen (Umsetzen) des medizinischen Sachverhaltes in computerlesbare Codeziffern oder -buchstaben, und daß die Auswahl der zu erfassenden Daten ihre eigene Problematik haben und nach bestimmten Regeln zu erfolgen hat, sei am Rande erwähnt (Heite 1970).

Um eine für die spätere Auswertung effektive, gezielte Datenerhebung und -aufzeichnung durchführen zu können, muß eine wohldefinierte Fragestellung vorliegen; diese bestand bei Arbeitsbeginn der AgmM 1962 darin, ob die chirurgische Therapie oder die Behandlung mit ionisierenden Strahlen bessere Ergebnisse zeitigen würden – nicht zuletzt in Erinnerung an manche streitig geführte Diskussionen. Unter diesem Gesichtspunkt habe ich – entsprechend der damaligen Dokumentationstechnik – ein für Lochkarten-Dokumentation vorbereitetes Krankenblatt konstruiert. Bei solchen Planungen ist eine Patientenselektion und eine Datenselektion zu unterscheiden. Zur Datenerfassung „zugelassen" wurden alle jene nicht-vorbehandelten (oder nicht adäquat vorbehandelten) Patienten, bei denen eine sorgfältige dermatologische Beschreibung und Analyse des Primärherdes möglich war. Bei der Datenselektion unterscheidet man die Identifikationsdaten, Zieldaten, Einflußdaten und Stördaten. Als Zieldaten zur Erfassung des weiteren Schicksals des Patienten dienten die Zeitspanne zwischen Erfassung (adäquater Therapie) und

a) dem ersten Auftreten von Rezidiven und/oder Metastasen (Erscheinungsfreiheits-Zeitspanne);
b) dem Exitus letalis am malignen Melanom (Überlebens-Zeitspanne).

Neben einer sorgfältigen Registrierung der Therapie (Einflußdaten) wurden alle erdenklichen weiteren Sachverhalte erfaßt, die den weiteren Krankheitsverlauf ebenfalls beeinflussen könnten („Stördaten"), von Martini (1932) als „Mitursachen" bezeichnet. Hierher gehören sorgfältige anamnestische Erhebungen über Bestandsdauer, Farbänderung, Wachstumstendenz, Irritation oder Verletzung des Primärherdes, sowie eine sorgfältige dermatologische Analyse mit Ausmessung des Herdes (auch feingeweblich), ferner eine quantitative Erfassung plan im Hautniveau liegender, flach-erhabener, exophytischer oder gar ulzerierter Anteile. Solche dokumentarischen Erfassungsarbeiten sind personalintensiv. Dankenswerterweise hat die Deutsche Forschungsgemeinschaft in der Regel für jede mitarbeitende Klinik und für die zentrale Dokumentations- und Koordinationsstelle die Finanzierung dieser Dokumentationskräfte übernommen.

Man kann solche Studien „intensiv" und „extensiv" betreiben. Letzteres bedeutet, daß unvollständige oder widersprüchliche Krankenblätter erworfen werden; bei ersterer Arbeitsweise werden durch Rückfragen bei der Ursprungsklinik fehlende Daten ergänzt bzw. widersprüchliche Angaben korrigiert. Die Arbeit begann 1962 mit einer Probeerhebung mit den ersten 148 Patienten; dies führte zu einer Korrektur des einheitlich benutzten Krankenblattes, das seit 1962 bis zum Ende der Erfassungsperiode (31.12.1972) unverändert verwendet wurde. So entstand eine Datensammlung, die 2385 Fälle von malignem Melanom oder Morbus Dubreuilh enthält (Abb. 1).

Die wichtige dermatologische Regel, daß man mit der Auswertung bereits während und nicht erst nach Abschluß der Datensammlung beginnen soll, wurde durch Einsatz von Doktoranden gelöst; diese zahlreichen Doktorarbeiten an dem sich ständig vergrößernden Material dienten als „pilot-studies", die zur Vorinformation für spätere umfassendere Auswertungen überaus wertvoll waren.

Aus der dargelegten Struktur- und Arbeitsweise der AgmM ergibt sich, in welcher Hinsicht Ergebnisse erwartet werden können. Dabei sollen Strukturstudien und Studien über die Wirksamkeit einzelner prognostischer Einflußfaktoren unterschieden werden.

Unter den Strukturstudien ist vielleicht die Häufigkeit subjektiver Beschwerden (Abb. 2) von Interesse; etwa 40% der Patienten haben keinerlei Beschwerden; etwa jeder 4. Patient verspürt im Melanomherd Juckreiz, Brennen oder Beißen; und etwa jeder 5. Patient erlebt eine gelegentliche Blutung des Herdes; ausgesprochene Schmerzen kommen nur bei etwa jedem 20. Patienten vor. Für die praktische Diagnostik ist die Häufigkeit des Vorkommens von neuen klinischen Verdachtskriterien von Interesse, die wir täglich, wenn wir die Differentialdiagnose malignes Melanom in der Sprechstunde erwägen, in Gedanken nach Art einer Checkliste der Reihe nach prüfen. Da die Zahlen verschiedener Kliniken gut übereinstimmen, besteht kein Zweifel an der Repräsentativität, zumindestens für die Bundesrepublik Deutschland. Das gemeinsame Vorkommen der ersten drei Verdachtskriterien – Zunahme an Fläche, an Erhabenheit und Dunklerwerden des Farbtons – kommen besonders häufig kombiniert vor, wie dies Abb. 3 in mengenlehrenähnlicher Darstellung zeigt. Für die praktisch-klinische Diagnostik ist es wichtig, zu wissen, daß in 40% der Fälle alle drei Symptome gleichzeitig vorkommen und in über ⅔ der Fälle die Symptome „Größer" und „Erhabener" und in jeweils etwa der Hälfte der Fälle die Symptome „Größer" und „Schwärzer" oder „Größer", „Schwärzer" und „Erhabener" zu beobachten sind. Das Symptom „Dunklerwerden des Farbtons" für sich allein kommt nur recht selten vor – ein Hinweis, der beim Dunklerwerden einer Effloreszenz (ohne jede Vergrößerung derselben) z.B. während einer Schwangerschaft, von Interesse sein kann.

Interessant ist auch die Altershäufigkeitsverteilung, die in Abb. 4a und b (getrennt für die beiden Geschlechter) bei Patienten mit verläßlich erscheinenden Angaben aufgeführt ist. Die Verteilung weicht kaum von einer symmetrischen, glockenähnlichen Kurve ab, zeigt also nicht – wie viele andere Malignome – die für Alterskrankheiten charakteristische nach rechts gerichtete Schiefe (Abb. 5) und auch nicht die für Jugendkrankheiten charakteristische nach links gerichtete Schiefe (Heite und Plaut 1960).

Bei der Überprüfung prognostischer Einflußfaktoren anhand der „Heilungs"-Quote ist eine Analyse der Absterbekurve – oder ihr Komplement zum 100%-Wert, also der Überlebenskurve – notwendig. Diese weist für das maligne Melanom der Haut einige Besonderheiten auf, in denen sie sich von häufiger vorkommenden Malignomen des Magens, des Bronchialbaumes, des Uterus oder ähnlichen unterscheidet (Heite 1975). Die 5-Jahres-Überlebenskurve des malignen Melanoms ist in Abb. 6a, getrennt für die beiden Geschlechter dargestellt. Wüßte man nicht, daß solche Absterbekurven s-förmig verlaufen und sich nach einigen Jahren „stabilisieren", d.h. in die Asymptote eines definitiven Überlebensprozentsatzes einmünden, würde man die Kurve als gradlinig abseits ziehende Linie interpretieren wollen. Während bei den genannten, häufiger vorkommenden Malignomen diese Stabilisierung, also hinreichende Annäherung an eine Asymptote, nach etwa 4–5 Jahren beobachtet wird, stabilisiert sich die Absterbekurve des malignen Melanoms erst nach etwa 8 Jahren (Abb. 6b). Dies wäre die zu fordernde Nachbeobachtungszeit, wenn man bei Kollektiven von Melanomkranken eine einigermaßen zutreffende Zahlenangabe über die Heilungsquote angeben will.

Die seit langem bekannten prognostischen Unterschiede zwischen den beiden Geschlechtern spiegeln sich auch an den Absterbekurven in Abb. 7a und b wider; interessant ist aber, wenn man diese Absterbekurven mit den entsprechenden Erscheinungsfreiheitskur-

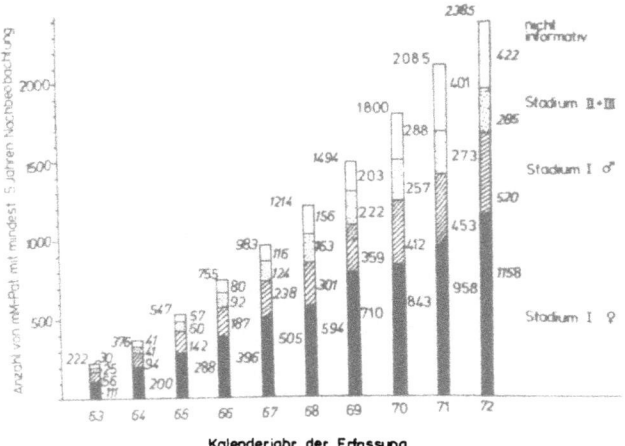

Abb. 1. Wachstum und Struktur der Datensammlung an Patienten mit malignem Melanom der AgmM 1963–1972

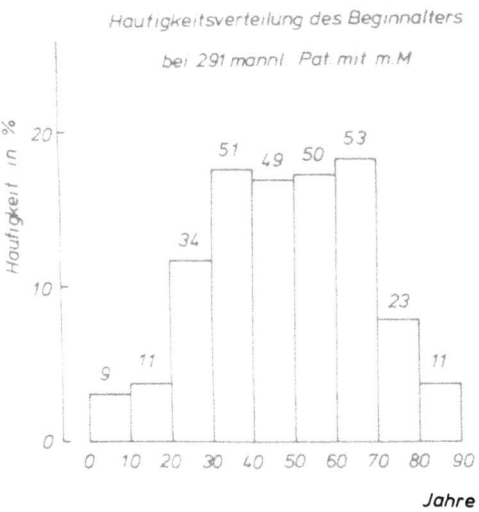

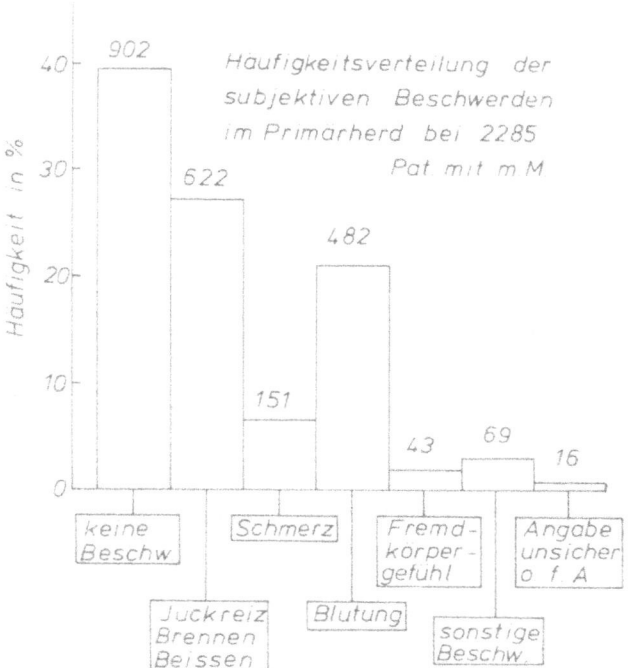

Abb. 2. Häufigkeit subjektiver Beschwerden beim malignen Melanom

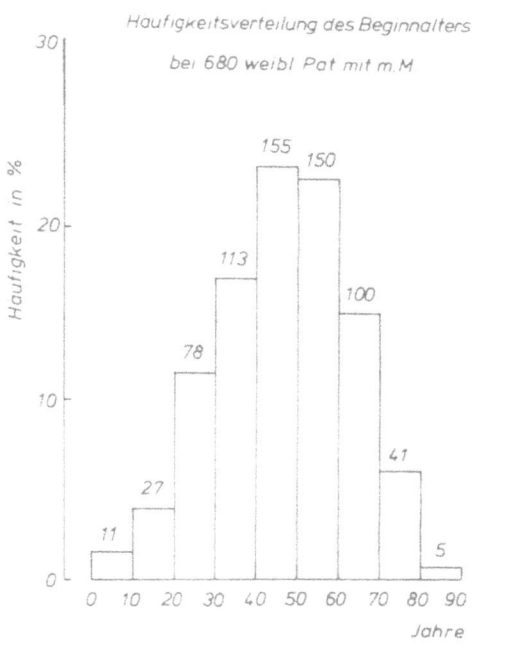

Abb. 4. Häufigkeitsverteilung des Beginnalters bei 291 männlichen (a) und 680 weiblichen (b) Patienten mit malignem Melanom: Die Abweichung von einer ungefähr symmetrischen Glockenkurve ist geringfügig

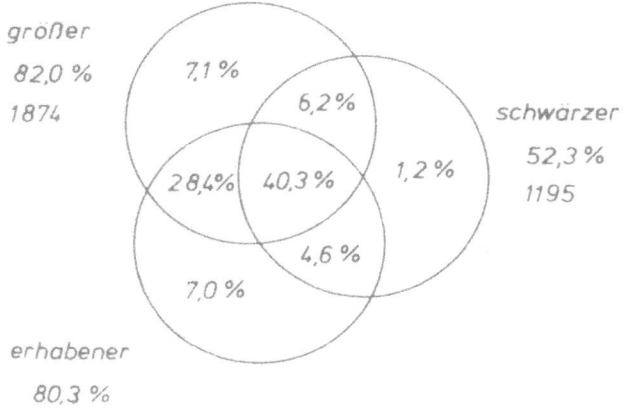

Abb. 3. Häufigkeit des einzelnen und kombinierten Vorkommens der drei Verdachtssymptome: Größerwerden, Erhabenerwerden, Dunklerwerden des Farbtons (Darstellung nach Art der Mengenlehre)

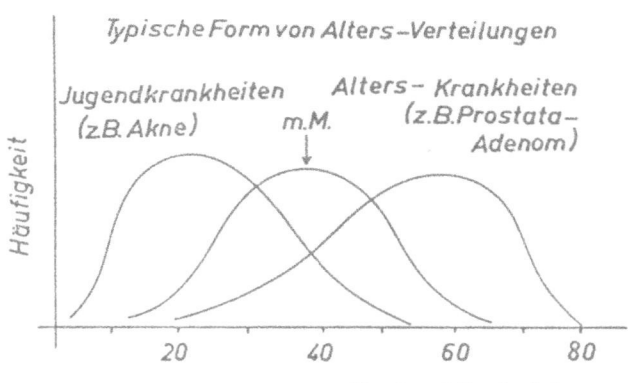

Abb. 5. Vergleich der Altersverteilung des malignen Melanoms mit Verteilungen von Alterskrankheiten (nach rechts gerichtete Schiefe) und von Jugendkrankheiten (nach links gerichtete Schiefe)

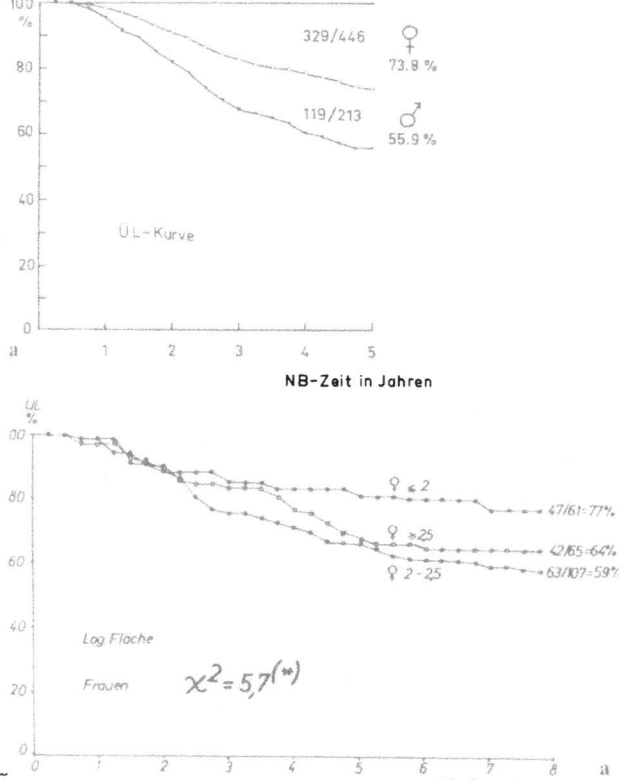

Abb. 6. Überlebenskurve bzw. Absterbekurve, getrennt für beide Geschlechter beim malignen Melanom. **a** 5-Jahres-Überlebenskurve (etwa gradlinig abwärtsziehend), **b** 8-Jahres-Überlebenskurve (Einschwenken in die Asymptote eines definitiven Überlebensprozentsatzes)

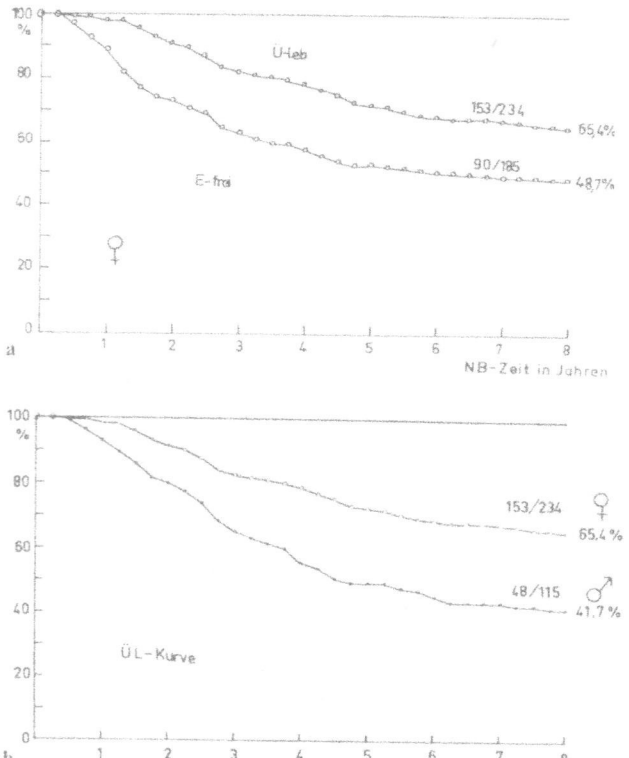

Abb. 7. Vergleich der 8-Jahres-Überlebenskurve und Erscheinungsfreiheits-Kurve. **a** beim männlichen Geschlecht, **b** beim weiblichen Geschlecht. Etwa zwischen dem 2. und dem 8. Nachbeobachtungsjahr findet sich ein ungefähr gleichbleibender Prozentsatz von 20% Melanompatienten, die noch leben, aber Rezidive und/oder Metastasen entwickelt haben

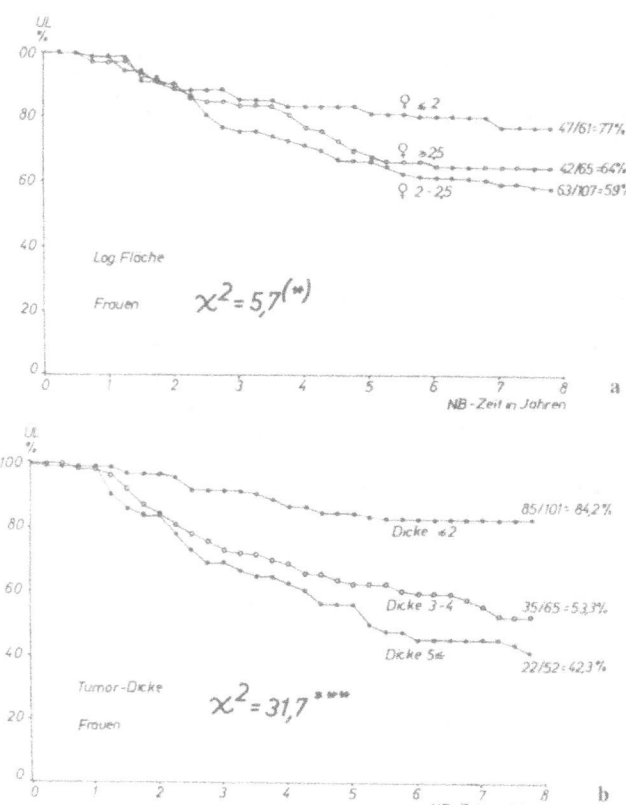

Abb. 8. 8-Jahres-Überlebenskurven von weiblichen Melanompatienten Stadium I. **a** dreifach aufgegliedert nach der Fläche, **b** dreifach aufgegliedert nach der „Dicke" des Herdes (Ausdehnung in vertikaler Richtung). Hochsignifikante prognostische Unterschiede bei unterschiedlicher Tumordicke; geringe, nicht-signifikante Unterschiede bei unterschiedlicher Tumorfläche

ven (oder auch als „Rezidivierungs-Metastasierungskurven" bezeichnet, wenn man das Komplement zu 100% ins Auge faßt) vergleicht (Abb. 8a und b). Bei beiden Geschlechtern finden sich etwa zwischen dem 2. und dem 8. Nachbeobachtungsjahr übereinstimmend rund 20% von Patienten, die zwar noch leben, aber bereits Rezidive und/oder Metastasen bekommen haben. Daran ist erkennbar, daß protrahierte Verläufe mit Todesfällen nach 4, 6 oder 8 Jahren keineswegs selten sind: Protrahiert verlaufende Fälle sind eher die Regel als die Ausnahme; und wenn das maligne Melanom als der bösartigste aller Tumoren bezeichnet wurde, weil dieser Krankheit bereits Jugendliche in wenigen Monaten erliegen können, dann sind dies relativ seltene Ausnahmefälle.

Seit langem ist geläufig und plausibel, daß große maligne Melanome – also Primärherde mit größerer Ausdehnung in allen Richtungen zum Zeitpunkt der Behandlung – eine schlechtere Prognose haben als kleine Herde. Gliedert man das gleiche Krankengut – homogen bezüglich Stadium I, Geschlecht (nur Frauen) – in drei Gruppen auf, so erhält man bei unterschiedlicher Melanom-„Dicke" (d.h. Ausdehnung in vertikaler Richtung) erhebliche hochsignifikante Unterschiede in der 8-Jahres-Überlebensquote; bei dreifacher Aufgliederung nach der Melanomfläche (d.h. Aufgliederung nach Ausdehnung in horizontaler Richtung) wesentlich geringere zur Signifikanz nicht ausreichende Unterschiede. Die „Dicke" ist also von wesentlich stärkerer prognostischer Durchschlagskraft, und zwar in ungünstigem Sinne, als die Melanom-Fläche.

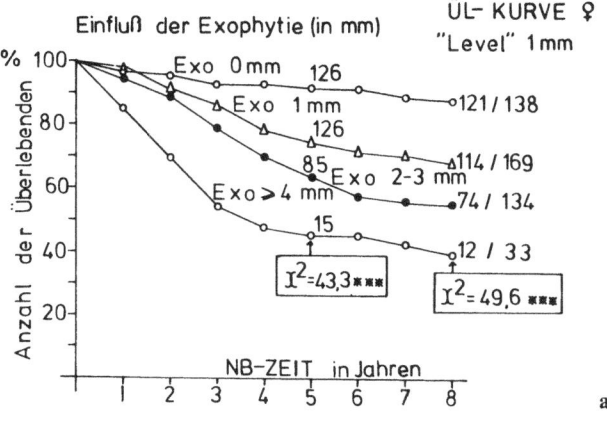

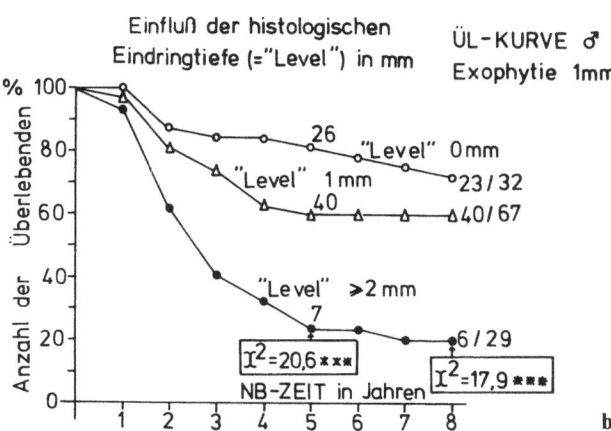

Abb. 9. 8-Jahres-Absterbekurven von Melanompatienten Stadium I. **a** Konstanthaltung der histologischen Eindringtiefe und Variation der Exophytie, **b** Konstanthaltung der Exophytie und Variation der histologischen Eindringtiefe. In beiden Fällen finden sich hochsignifikante Unterschiede. Exophytie und histologische Eindringtiefe sind beide für sich maßgebliche prognostische Parameter

Tabelle 1. Häufigkeit des Vorkommens von neun klinischen Verdachtssymptomen für das Vorliegen eines malignen Melanoms

Zunahme an Fläche	82%
Zunahme an Erhabenheit	80%
Dunklerwerden des braun-schwarzen Farbtones	52%
Narbig-atrophische Aufhellung als Zeichen einer Regression in einzelnen Bezirken	15%
Erosive Oberflächenveränderung und Ulzeration	39%
Blutung des Herdes	54%
Satellitenherde in der Umgebung	9%
Transit-Metastasen vor der ersten Lymphknotenstation	2%
Regionäre Lymphknotenschwellung	11%

In der Melanom-„Dicke" sind endophytische und exophytische Anteile enthalten, d.h. Anteile, die unterhalb bzw. oberhalb des normalen Hautniveaus liegen. Man kann nun anhand des Materials der AgmM anhand einer 8-Jahres-Absterbekurve an einem Krankengut, das hinsichtlich Stadium, Geschlecht und wahlweise hinsichtlich histologisch ausgemessener Eindringtiefe bzw. Exophytie homogen ist, zeigen, daß bei konstant gehaltener Exophytie (Abb. 9a) die histologische Ein-

dringtiefe von hochsignifikantem Einfluß ist; und umgekehrt bei Konstanthaltung des „Level" (Abb. 9b) die Exophytie von hochsignifikantem Einfluß auf die Absterbekurve ist. Die histologische Eindringtiefe steht aber dem Kliniker präoperativ zur Abschätzung des Risikos bei der Entscheidung über ein Behandlungsregime nicht zur Verfügung. Es wäre daher wichtig, zu wissen, ob es bis zu einem gewissen Grade erlaubt ist, aus der klinisch erkennbaren Exophytie auf die histologische Invasionstiefe zu schließen; mit anderen Worten, ob eine Korrelation zwischen Exophytie und histologischer Eindringtiefe besteht. Hierzu wurde die Exophytie anhand von zwei Parametern erfaßt: die Exophytie-„Höhe" kennzeichnet die höchste exophytische Erhebung über dem normalen Hautniveau; und die Exophytie-„Fläche" als Aussage darüber, wieviel % der Melanom-Fläche als exophytisch anzusehen ist. Die Korrelation zwischen diesen drei Parametern ist getrennt für die beiden Geschlechter in Abb. 10 angegeben: es zeigt sich eine mäßig starke Korrelation zwischen Exophytie-Fläche und Exophytie-Höhe, aber eine sehr niedrige, praktisch fehlende Korrelation gegenüber der histologischen Eindringtiefe. Das bedeutet für die klinische Praxis, daß es nicht angängig ist, aus der Exophytie auf die histologische Eindringtiefe zu schließen; beide Parameter sind von erheblichem prognostischem Einfluß; sie können aber völlig unabhängig voneinander variieren.

Wenn man im Rahmen von Pilotstudien in Form der obengenannten Doktorarbeiten jahrelang die verschiedensten prognostischen Faktoren überprüft, dann ist man in der Lage, eine Rangfolge hinsichtlich der Größe ihres Einflusses anzugeben. Maßgeblichen Einfluß haben, der Größe nach geordnet:

das Stadium
das Geschlecht
die histologische Eindringtiefe
(Level nach Clark/Mihm)
die Exophytie
die Melanomfläche.

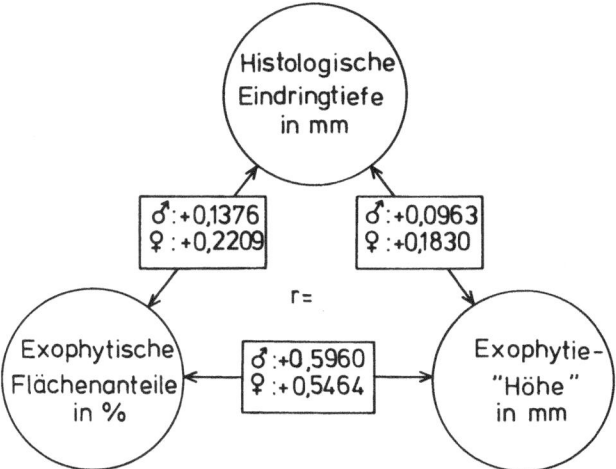

Abb. 10. Korrelationskoeffizienten zwischen histologischer Eindringtiefe und Exophytie, repräsentiert durch exophytische Flächenanteile bzw. durch die maximale Exophytie-Höhe. Zwischen histologischer Eindringtiefe und den Exophytie-Parametern findet sich keine oder eine nur sehr geringe Korrelation. Die prognostischen Parameter Exophytie und histologische Eindringtiefe variieren offenbar völlig unabhängig voneinander

Demgegenüber sind von geringerem Einfluß:

der Melanomtyp (Klassifikation nach Clark/Mihm)
die Lokalisation
das Beginnalter.

Will man den Einfluß eines bestimmten Sachverhaltes auf die Prognose mit hinreichender wissenschaftlicher Exaktheit nachweisen, so sollte man zuvor den Nachweis führen, daß die zu vergleichenden Melanomgruppen hinsichtlich der ersten drei bis fünf der genannten Einflußfaktoren *homogen* oder *strukturgleich* sind. Beim Vergleich *homogener* Gruppen erfordert dies ein ganzes Bündel von Kollektiv-Vergleichen, bei denen die beiden Geschlechter, verschiedene Eindringtiefen, verschiedene Exophytie-Höhen, ein einheitliches Stadium usw. in den verschiedenen Vergleichen einander gegenübergestellt werden. Diese Art der Erkennung und des Nachweises prognostischer Faktoren im Rahmen der AgmM sei im Beispiel lokaler Spontanregression (Auftreten weißlich-atrophischer Areale im Primärherd) und im Einfluß einer mechanischen Irritation des Primärherdes dargelegt.

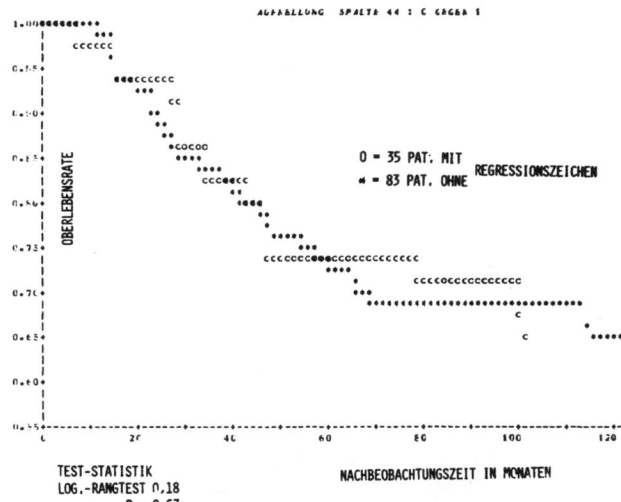

Abb. 11. Computerausdruck der Absterbekurven von 35 Patienten *mit* und 83 Patienten *ohne* Regressionszeichen (Cluster-Auswertung von Merkmals-Doppelgängern mittels Punktproduktschätzung nach Kaplan und Meier). Kein Unterschied in den Absterbekurven von Patienten mit und ohne Regressionszeichen

Tabelle 2a und b. Homogene Vergleiche zur Überprüfung einer etwaigen prognostischen Aussagekraft des Vorkommens oder Fehlens regressiver Anteile. Vergleiche sind homogen hinsichtlich Stadium (nur I), Geschlecht, histologische Invasionstiefe und Exophytie: Meist findet sich kein Unterschied; wenn ein Unterschied in Signifikanznähe rückt oder signifikant ist, sind Patienten mit regressiven Anteilen prognostisch schlechter dran

AUSWERTUNG VON 582 MÄNNL. MELANOMPATIENTEN

INVAS.-TIEFE \ EXOPHYTIE-HÖHE	regressive Anteile	0–2 mm ANZAHL	%	≥ 3 mm ANZAHL	%	ZEILENSUMME ANZAHL	%
BIS PAPILLARKÖRP. UND OBERES CORIUM	mit	15/27 =	55,6	4/11 =	36,4	19/38 =	50,0
	ohne	89/148 =	60,1	17/47 =	36,2	106/195 =	54,4
	χ^2	0,05		0,1		0,1	
TIEF INS CORIUM EINDRINGEND	mit	12/28 =	42,8	9/23 =	39,1	21/51 =	41,2
	ohne	71/113 =	62,8	21/79 =	26,6	92/192 =	47,9
	χ^2	2,91 (a)		0,8		0,5	
BIS SUBCUTIS GR. UND INS FETTGEWEBE	mit	5/11 =	45,5	2/12 =	16,7	7/23 =	30,4
	ohne	15/37 =	40,5	17/46 =	36,9	32/83 =	38,6
	χ^2	0		0,9		0,2	
SPALTENSUMME	mit	32/66 =	48,5	15/46 =	32,6	47/112 =	42,0
	ohne	175/298 =	58,7	55/172 =	32,0	230/470 =	48,9
	χ^2	1,91		0		1,5	

a 8-JAHRES-ÜBERLEBENSRATEN

AUSWERTUNG VON 1193 WEIBL. MELANOMPATIENTEN

INVAS.-TIEFE \ EXOPHYTIE-HÖHE	regressive Anteile	0–2 mm ANZAHL	%	≥ 3 mm ANZAHL	%	ZEILENSUMME ANZAHL	%
BIS PAPILLARKÖRP. UND OBERES CORIUM	mit	41/52 =	78,9	17/26 =	65,4	58/78 =	74,4
	ohne	266/310 =	85,8	40/70 =	57,1	306/380 =	80,5
	χ^2	1,2		0,25		1,1	
TIEF INS CORIUM EINDRINGEND	mit	25/54 =	46,3	14/34 =	41,2	39/88 =	44,3
	ohne	231/328 =	70,4	63/111 =	56,8	294/439 =	66,9
	χ^2	11,1 ***		1,9		15,2 ***	
BIS SUBCUTIS GR. UND INS FETTGEWEBE	mit	12/19 =	63,2	6/24 =	25,0	18/43 =	41,9
	ohne	53/91 =	58,2	36/74 =	48,6	89/165 =	53,9
	χ^2	0,02		3,2 (a)		1,54	
SPALTENSUMME	mit	78/125 =	62,4	37/84 =	44,1	115/209 =	55,0
	ohne	550/729 =	75,4	139/255 =	54,5	689/984 =	70,0
	χ^2	8,67 **		2,36		16,9 ***	

b 8-JAHRES-ÜBERLEBENSRATEN

Im Krankenblatt der AgmM wurde sehr sorgfältig das Vorkommen oder Fehlen regressiver Anteile im Primärherd registriert. In den Tabellen 2a und b wurde daher bei 1193 weiblichen und 582 männlichen Melanom-Patienten im Stadium I unter Berücksichtigung der histologischen Invasionstiefe und der Exophytie-Höhe die 8-Jahres-Überlebensquote bei Patienten mit und ohne Regressionstendenz im Primärherd einander gegenübergestellt. Somit werden 12 Kollektiv-Vergleiche durchgeführt an Gruppen, die hinsichtlich Stadium (nur Stadium I), Geschlecht, histologischer Eindringtiefe und Exophytie homogen sind und sich nur im Vorhandensein oder Fehlen von Regressionstendenzen unterscheiden; Patienten mit unklaren oder nicht eindeutigen Angaben zur Regressionstendenz wurden weggelassen. Man erkennt, daß in der Mehrzahl der Vergleiche kein signifikanter Unterschied auftritt. Nur bei einzelnen Vergleichen erreicht der Unterschied Signifikanznähe und in einem Fall hohe Signifikanz. Aufgrund dieses Bündels homogener Vergleiche ergibt sich, daß das Vorhandensein regressiver Tendenzen im allgemeinen keinen, gelegentlich vielleicht einen prognostisch ungünstigen Einfluß erkennen läßt. Diese Ergebnisse stimmen im großen und ganzen mit ähnlichen Untersuchungen amerikanischer Autoren überein (Nathanson 1976; McLean et al. 1979).

Wir haben diese Prüfung an homogenem Krankengut ergänzt durch einen Vergleich an *strukturgleichen Kollektiven*. Das Vorgehen besteht darin, daß man zu jedem Patienten einer kleineren Gruppe – hier die Patienten mit Regressionszeichen in den Herden – aus der Gegengruppe – Patienten, bei denen Regressionszeichen als *nicht* vorhanden dokumentiert wurden – nach einem Vergleichspartner sucht, der hinsichtlich Stadium (nur I), Groblokalisation (Kopf und Hals, Rumpf, obere und untere Extremität), hinsichtlich histologischer Invasionstiefe und hinsichtlich des Längsdurchmessers übereinstimmt. Mit anderen Worten: man sucht zu jedem Patienten einen *Merkmalsdoppelgänger*, eine Sortier- und Sucharbeit, die in erträglicher Zeit nur durch Erstellung eines entsprechenden Computerprogramms bewältigt werden kann (Heite et al. 1978). Allerdings bleibt diese auf den ersten Blick bestechend erscheinende Methode unbefriedigend, weil man von etwa 20% der vorgegebenen Patienten keine Merkmals-Doppelgänger findet und in etlichen weiteren Fällen mehr als ein Doppelgänger gefunden wird. Es erhebt sich dann die Frage, welchen gefundenen Merkmals-Doppelgänger man zum Vergleich heranziehen soll. Man kann eine Zufallsauswahl treffen oder bei Merkmalen mit einer gewissen Bandbreite (z. B. Lebensalter oder Längsdurchmesser) den Merkmals-Doppelgänger auswählen, den man als „Simillimum" bezeichnen kann. Beide Verfahren haben den Nachteil, daß sie letztlich auf Information verzichten. In der Abteilung Biostatistik des Deutschen Krebsforschungszentrums wurde eine Methode empfohlen und ein entsprechendes Computerprogramm für den Benutzer bereitgestellt, wo man von einer sog. Cluster-Auswertung Gebrauch macht (Edler et al. 1980). Hierbei wird geprüft, ob die Merkmals-Doppelgänger nicht geballt, gehäuft zusammenliegen und vergleicht diese mit Merkmals-Doppelgänger-Ballungen in der eigenen vorgegebenen Gruppe; diese Cluster-Auswertung vermeidet den Nachteil, daß man auf vorhandene Information verzichtet. Wenn man zusätzlich für verschiedene Überlebenszeiten eine Punkt-Produkt-Schätzung durchführt, wie von Kaplan und Meier (1958) publiziert, dann kann man durch den Computer die beiden Absterbekurven als Schätzpunkte ausdrucken lassen (Abb. 11). Hierbei werden 35 Patienten *mit* und 83 Patienten *ohne* Regressionszeichen im Sinne eines Cluster-Vergleiches ausgewertet. Es ergeben sich keinerlei ins Auge springende Unterschiede, was die Auffassung bestätigt, daß das Vorhandensein oder Fehlen von Regressionszeichen keine Rückschlüsse auf eine vergleichsweise günstigere oder schlechtere Prognose zuläßt.

Weitere Untersuchungen beschäftigen sich mit dem prognostischen Einfluß einer mechanischen Irritation des Primärherdes. Jegliche Irritation wurde sorgfältig nach dem Vorliegen/Fehlen der Art und der Ursache einer Irritation dokumentiert. Auch hier wurden unter Berücksichtigung von Stadium, Geschlecht und Eindringtiefe ein ganzes Bündel von paarweisen Vergleichen anhand der 8-Jahres-Absterbekurve durchgeführt; 2 Beispiele sind in den Abb. 12a und b dargestellt. In allen untersuchten Fällen verlief die Absterbekurve bei Patienten ohne Irritation günstiger; in etlichen Vergleichen ließ sich auch ein deutlicher Unterschied zwischen geringer bzw. einmaliger Irritation gegenüber mehrmaliger Irritation oder erheblicher Verletzung des Herdes nachweisen. Untersucht man mittels der Methode der Merkmals-Doppelgänger unter Benutzung der Cluster-Auswertung und Ausdruck der Absterbekurven mittels Punktproduktschätzungen nach Kaplan und Meier (1958), so ergeben sich die Abb. 13a (Patienten mit Irritation des Primärherdes, jedoch ohne oder mit geringer Verletzung, z. B. Scheuern der Kleidung) und Abb. 13b (Patienten mit ausgesprochener mechanischer Verletzung des Primärherdes, z. B. durch Probeexzision, Schleifen, Verkochen usw.). In beiden Fällen ergeben sich hochsignifikante Unterschiede, wobei der Abstand der beiden Absterbekurven in Abb. 13b (ausgesprochene mechanische Verletzung des Herdes) etwas größer ausfällt. Diese Untersuchungen wurden erneut aufgenommen, nachdem der alte Grundsatz, daß der Primärherd des malignen Melanoms ein „Noli me tangere" ist und keinesfalls irritiert werden darf, auch nicht durch eine Biopsie, durch Publikationen im letzten Jahrzehnt (z. B. durch Epstein et al. 1969) in Frage gestellt worden

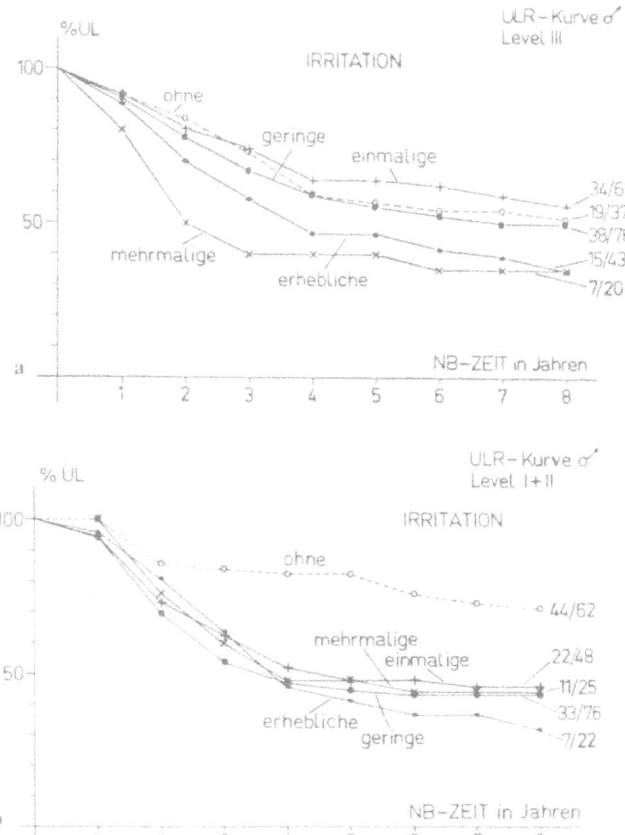

Abb. 12. Einfluß geringer bzw. erheblicher, ferner einmaliger bzw. mehrmaliger Irritation des Primärherdes auf die 8-Jahres-Überlebenskurve. Das Patientengut ist homogen hinsichtlich Stadium (nur I), Geschlecht und histologischer Invasionstiefe. **a** Level I+II, **b** Level III

war. Demgegenüber darf aufgrund der Auswertungen der AgmM abermals betont werden, daß jegliche Irritation, insbesondere solche, die mit einer Verletzung des Primärherdes einhergehen, die Prognose verschlechtert. Auch eine Biopsie ist nicht erlaubt; die Indikation für eine operative Entfernung weit im Gesunden muß allein aufgrund sorgfältiger dermatologischer Analyse ohne invasive Diagnostik gestellt werden.

Schließlich gelang es, die Anfangsfragestellung der AgmM – prognostisch bessere Aussichten bei operativer Entfernung oder bei Anwendung ionisierender Strahlen – zu bearbeiten. Bei zahlreichen Vergleichen homogener Kollektive ergaben sich meistens keine Unterschiede in den Absterbekurven; wenn sich in einer geringeren Anzahl von Kollektiven Unterschiede zeigten, dann zu Ungunsten der Strahlentherapie, allerdings ließen sich diese Unterschiede nicht statistisch sichern. Deshalb wurde auch hier versucht, nach der Methode der Merkmals-Doppelgänger, Cluster-Auswertung und Punkt-Schätzung nach Kaplan und Meier zu einem Urteil zu kommen (Abb. 14a und b). Beim Vergleich der Exzision ohne Nachbestrahlung mit einer Strahlentherapie mit sofortiger Exzision des Bestrahlungsfeldes (innerhalb von 24 Stunden) schneidet die Strahlentherapie eindrucksmäßig schlechter ab; der Unterschied erreicht allerdings nicht ganz die Signifikanz-Grenze im logarithmischen Rangtest. Vergleicht man die reine Strahlentherapie (ohne Nachexzision) mit der Exzision (mit und ohne Nachbestrahlung) so ergeben sich zwar hochsignifikante Unterschiede zu Ungunsten der Röntgen-

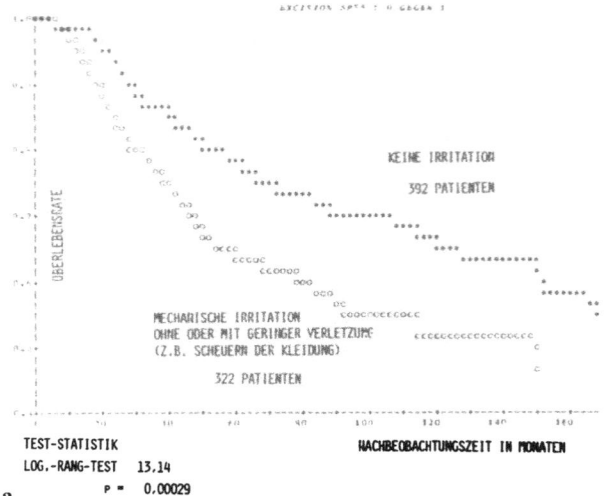

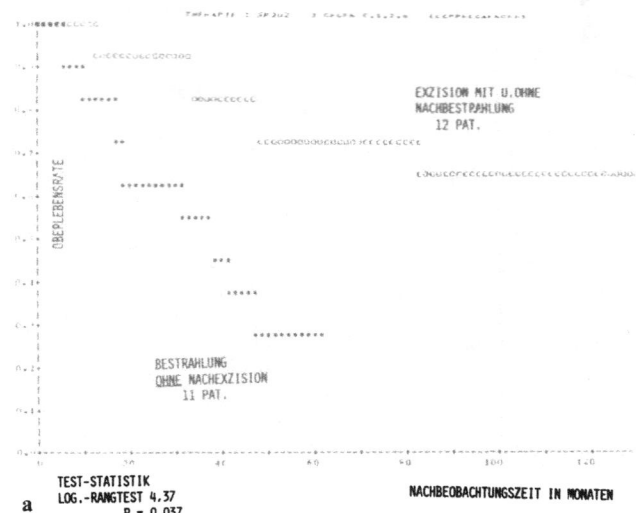

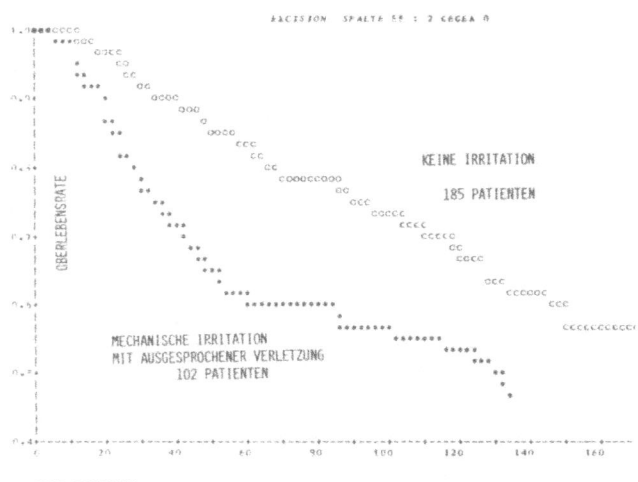

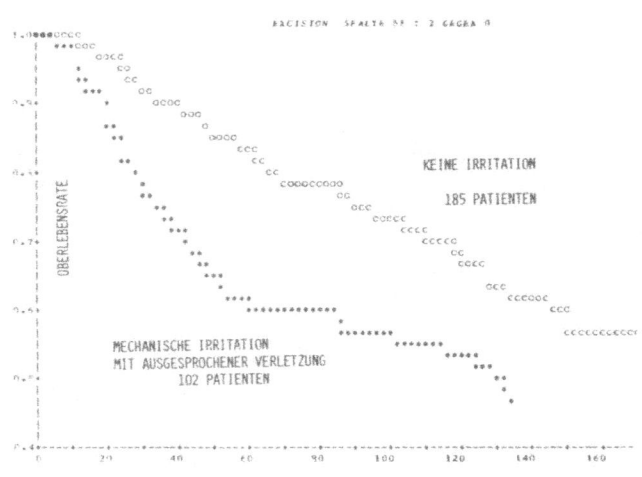

Abb. 13. Computerausgedruckte Absterbekurven von Patienten mit und ohne Irritation des Primärherdes (Cluster-Auswertung von Merkmals-Doppelgängern, Punktproduktschätzung nach Kaplan und Meier). **a** Irritation ohne oder mit geringer Verletzung (z. B. Scheuern der Kleidung), **b** mit ausgesprochener Verletzung (z. B. durch Probeexzision, Schleifen o. ä.). Patienten mit irritierten Herden schneiden prognostisch wesentlich ungünstiger ab

Abb. 14. Computerausdruck der Absterbekurve zur Überprüfung der Strahlentherapie. **a** Vergleich von Exzision ohne Nachbestrahlung mit Strahlentherapie und sofortiger Exzision des Bestrahlungsfeldes. Letztere Therapie schneidet eindrucksmäßig schlechter ab; der Unterschied erreicht jedoch nicht ganz die Signifikanzgrenze. **b** Vergleich einer Strahlentherapie ohne Exzision mit einer Exzision (mit oder ohne Nachbestrahlung). Der Unterschied ist hochsignifikant; jedoch ist die Zahl von 11 bzw. 12 Patienten zu gering für klinische Schlußfolgerungen

bestrahlung; jedoch schrumpft das Krankengut auf 11 bzw. 12 Patienten zusammen, so daß mit klinischen Schlußfolgerungen Vorsicht am Platze ist.

Bei Bearbeitung der eingangs genannten Fragestellung der AgmM – besseres Abschneiden von Operation oder Bestrahlung – konnten zahlreiche prognostische Einflußfaktoren, die das Schicksal des Melanom-Kranken maßgeblich beeinflussen, erkannt und in ihrem Wirkungsausmaß dargelegt werden. Diese Faktoren sind von ungleich größerem Einfluß auf die Prognose als die offenbar geringen Unterschiede zwischen den verschiedenen Therapiearten. Es ist ein Hinweis dafür, daß der therapeutische Handelsspielraum des Arztes beim malignen Melanom gering ist. Er kann zwar Fehler machen, z. B. durch eine Irritation die Prognose verschlechtern, ein Unterschied zwischen kunstgerechter Zerstörung des Melanoms – sei es durch Exzision oder Bestrahlung – läßt sich jedoch nur außerordentlich schwierig nachweisen.

Literatur

1. Edler L, Wahrendorf J, Berger J (1980) Survival. A program package for the statistical analysis of censored survival times. Deutsches Krebsforschungszentrum, Abt Biostatistik, Heidelberg
2. Epstein E, Bragg K, Linden G (1969) Biopsy and prognosis of malignant melanoma. JAMA 208:1369–1371
3. Heite H-J (1962) Über die klinische Arzneimittelprüfung – ihre ärztliche und methodische Problematik. MMW 104:1613–1619
4. Heite H-J (1970) Über maschinenlesbare Dokumentation medizinischer Sachverhalte. In: Walter E (Hrsg) Statisti-

sche Methoden II; Mehrvariable Methoden und Datenverarbeitung. Springer, Berlin Heidelberg New York, S 89–111
5. Heite H-J (1972) Methodik der Datensammlung und Struktur des ausgewerteten Krankengutes am malignen Melanom. Arch Dermatol Forsch 244:186–193
6. Heite H-J (1975) On the unusual "mortality curve" in the case of malignant melanoma – Interpretation and consequences. Arch Dermatol Forsch 252:81–82
7. Heite H-J (1976a) Die Arbeitsgemeinschaft „Malignes Melanom" der DFG – das Modell einer durch Dokumentationsprogramm gelenkten Gemeinschaftsforschung. Niedergelassene Arzt 25:128–132
8. Heite H-J (1976b) Die Erkennung prognostischer Faktoren beim malignen Melanom – ein dokumentologisches Problem. Z Hautkr [Suppl 2] 51:11–29
9. Heite H-J (1976c) Probleme des „clinical trial" beim malignen Melanom – Erkennung und Gewichtung prognostischer Faktoren. 2. Kongreß der Internationalen Gesellschaft für Kiefer-Gesichtschirurgie in Basel
10. Heite H-J, Köhler CO, Wiebelt H (1978) Die Verwendbarkeit der Datenbank der Arbeitsgemeinschaft „Malignes Melanom" für die therapeutisch-klinische Forschung mittels der Methode der matched pairs (anhand von sog. „Symptom-Zwillingen"). Poster-Demonstration, 5. Tagung der Arbeitsgemeinschaft Dermatologische Forschung, 1977. Arch Dermatol Res 261:101
11. Heite H-J, Plaut R (1960) Zur Analyse von Altershäufigkeitsverteilungen und ihre Deutung mittels der Gaussschen Normalverteilung. Aerztl Forsch 14:271–278
12. Kaplan EL, Meier P (1958) Nonparametric estimation from incomplete observations. J Am Stat Assoc 53:457–481 (1958)
13. McLean DJ et al. (1979) On the prognostic importance of white depressed areas in the primary lesion of superficial spreading melanoma. Cancer 43:157–161
14. Martini P (1932) Der Weg zur rationellen Therapie. Thieme, Leipzig
15. Nathanson L (1976) Spontaneous regression of malignant melanoma – a review of the literature on incidence, clinical features and possible mechanisms. Nat Cancer Inst Monogr 44:66–76

Prof. Dr. med. H. J. Heite,
Rebackerweg 3,
D-7808 Waldkirch

Operative Behandlung des malignen Melanoms der Haut

H. Tritsch, Köln

Erst die Durchbrechung der epidermalen Grenzzone und die Invasion des Bindegewebes ermöglichen den atypischen Melanozyten des malignen Melanoms die Metastasierung. Die Absiedlung kann lymphogen und/oder hämatogen erfolgen. Zu Beginn des Geschwulstwachstums scheint die Bereitschaft zur lymphogenen Streuung zu dominieren [6].

Prognose

Das therapeutische Handeln wird beim MM[1] wesentlich vom Fähigkeitsgrad des Tumors zur Metastasierung oder dem Ausmaß einer bereits eingetretenen Absiedlung bestimmt. Da eine Mikrometastasierung nicht sicher ausgeschlossen werden kann, kommt zur Abschätzung dieser Möglichkeit der Beurteilung sog. Einflußfaktoren erhebliche Bedeutung zu [1].

Neben den klinischen spielen die histologischen Parameter wie Tumordicke, Tumoreindringtiefe und Tumortyp als Einflußfaktoren die entscheidende Rolle. Hinzu kommt die Bestimmung der Tumorausbreitung, deren Erfassung international mit Hilfe der Einteilung in drei Stadien erfolgt [7]. Für die Bestimmung des Tumorstadiums steht die klinische Untersuchung an erster Stelle. Sie kann ergänzt werden durch moderne und modernste Methoden der Medizintechnik, wobei allerdings die probatorische Lymphknotenexstirpation oder Punktion zur histologischen Untersuchung nicht in Vergessenheit geraten sollten.

Operative Diagnostik

Vor jedem größeren operativen Eingriff beim MM muß die Tumordiagnose durch die histologische Untersuchung verifiziert sein.

Zur histologischen Untersuchung wird der Tumor in toto knapp im gesunden Gewebe exzidiert. Probeexzisionen aus MM sind wegen der noch ungeklärten Frage nach einer dadurch möglicherweise bedingten Tumorzellverschleppung und Propagierung von Metastasen zu vermeiden.

Unter idealen Bedingungen wird die klinische Tumordiagnose in Operationsbereitschaft mit Hilfe der histologischen Schnellschnittuntersuchung abgesichert. Am Schnellschnitt lassen sich in den meisten Fällen darüber hinaus auch Melanomtyp, Eindringtiefe (Level) und vertikale Tumordicke bestimmen. Die endgültige feingewebliche Beurteilung erfolgt an Gewebsschnitten aus dem eingebetteten Tumor.

Operative Therapie

Nach derzeitigem Wissensstand ist die Exzision des MM jedem anderen Behandlungsverfahren an Effektivität überlegen [10]. Dies gilt auch für die Präkanzerosen des MM, die Lentigo maligna und das SSM, Level I.

---

[1] *Zeichenerklärung:*

ALM Akrolentiginöses Melanom
LM   Lentigo-Melanom
MM   Malignes Melanom der Haut
NM   Noduläres Melanom
NKM Nicht-klassifizierbares Melanom

Präkanzerosen

Für die Lentigo maligna und das SSM, Level I, genügt die knappe Exzision im gesunden Gewebe mit 1–2 mm seitlichem Sicherheitsabstand. Die Exzision sollte die gesamte Tiefe der Kutis und möglichst etwas Subkutis erfassen.

MM: Geringes Metastasierungsrisiko

Hierzu zählen LM, SSM und ALM, Level II und III bis 0,75 mm vertikaler Tumordicke.

Ausreichend zur Behandlung ist in diesen Fällen die Exzision mit einem seitlichen Sicherheitsabstand von möglichst 2–3 cm bei Miterfassung der Subkutis.

MM: Metastasierungsrisiko

Dieser Gruppe werden alle NM und NKM bis Level III, <0,75 mm sowie LM und SSM, Level III, 0,75–1,5 mm Tumordicke zugerechnet.

Diese Tumoren erfordern die weite Exzision mit seitlichem Tumorrandabstand von möglichst 4–5 cm und die zusätzliche prophylaktische, regionale Lymphadenektomie bei Männern, die bei Frauen zu Gunsten einer probatorischen Lymphknotenexstirpation entfallen kann.

MM: Hohes Metastasierungsrisiko

Alle übrigen Melanome haben als Tumoren mit hohem Metastasierungsrisiko zu gelten, d. h. daß bei ihnen zum Zeitpunkt der Ausscheidung bereits mit einer gewissen Wahrscheinlichkeit eine regionale Metastasierung eingetreten ist.

Für sie gelten eingreifende operative Maßnahmen wie weite Tumorausschneidung bis zur Faszie, Strahlenamputation von Zehen und Fingern, regionale Lymphadenektomie und möglichst zusätzliche Hyperthermie-Chemoperfusion bei Extremitätentumoren.

Allgemeine Verfahren

Relativ kleine Exzisionswunden, den Hautentspannungslinien folgend angelegt, lassen sich durch einfache Dehnungsplastiken, Nahlappen- oder Verschiebelappenplastiken oder auch freie Hauttransplantate meist problemlos verschließen.

Große Operationswunden mit Durchmessern von 10 oder mehr cm erfordern unterschiedliche plastisch-rekonstruktive Techniken, wobei Kombinationsverfahren häufig sind (Abb. 1a u. b, 2a u. b).

Spezielle Techniken

An hervorragender Stelle steht die freie Hauttransplantation. Uns hat sich in den letzten Jahren die Versorgung mit Vollhaut insbesondere aus der Leistenregion bewährt, da sie, anders als der Spalthautlappen, gut versteckbare strichförmige Narben an der Entnahmestelle hinterläßt (Abb. 4). Die Vollhautlappen heilen weitgehend problemlos ein und neigen kaum zur Schrumpfung [2].

Große runde oder ovale Effekte im Stammbereich verschließen wir mit der doppelten Verschiebeschwenkplastik. Dazu werden aus der Haut im Randbereich der Defekte zwei versetzte, einseitig gestielte, zungenförmige Haut-Subkutislappen umschnitten, der ursprüngliche Defekt durch Hautverschiebung verkleinert und die Hautlappen dann in den Restdefekt eingeschwenkt [4].

Lymphadenektomie

Für die Exstirpation der *Leistenlymphknoten* wählen wir einen Zugang, der mit einer spindel-S-förmigen Hautexzision verbunden ist (Abb. 3a). Dadurch werden postoperative Heilungsstörungen, die bei anderer Schnittführung in 30–40% der Fälle auftreten, weitestgehend vermieden. Die bei der Leistenlymphknotenexstirpation unvermeidliche, operationsbedingte Blutzirkulationsstörung im Leistenhautareal entfällt, da die störanfällige Haut exzidiert ist. Sie kann darüber hinaus als freies Hauttransplantat dienen [5].

Als Zugang für die *Achselhöhlenlymphadenektomie* verwenden wir eine T-förmige Hautinzision, die eine weite Aufklappung und damit einen freien Zugang zur Achselhöhlenpyramide gestattet (Abb. 5). Von hier aus lassen sich die 4 wesentlichen Achsellymphknotengruppen radikal en bloc exstirpieren. Der postoperative Heilungsverlauf ist ungestört. Permanente Lymphödeme der Arme gehören zu den Seltenheiten [9].

Kontinuitätsdissektion

Dabei handelt es sich um eine Operationsmethode speziell für MM mit hohem Metastasierungsrisiko und geeigneter anatomischer Lage [8].

Mit dem Verfahren werden Tumor, ableitende Lymphbahnen und regionale Lymphknoten en bloc entfernt (Abb. 3a–c). Sinn der Kontinuitätsdissektion ist es, die hochmalignen Hauttumoren nicht nur örtlich weitgreifend zu entfernen, sondern auch durch die gleichzeitig ausgeführte Lymphbahn- und Lymphknotendissektion Transitmetastasen und Lymphknotenmetastasen zu beseitigen. Damit die Lymphbahnen mit in die Ausschneidung einbezogen werden können, sind für die Kontinuitätsdissektion nur Hautgeschwülste geeig-

---

Abb. 1a u. b. Kombinationsplastik: Defektverschluß nach Exzision des MM durch Verschiebe-Vollhautplastik

Abb. 2a u. b. Doppelte Verschiebe-Schwenkplastik: Nach rundlicher Exzision des MM mit Sicherheitszone Wundverschluß durch zwei zungenförmige, gestielte Haut-Subkutislappen

Abb. 3a, b u. c. Kontinuitätsdissektion: Exzision des MM mit ableitenden Lymphbahnen und regionalen Lymphknotengruppen en bloc; Defektverschluß durch Hautdehnung

Abb. 4. Zustand nach Kontinuitätsdissektion: Partieller Wundverschluß durch Vollhaut aus der rechten Leiste

Abb. 5. Zustand nach Lymphadenektomie Axilla rechts: T-förmige Schnittführung zur Ausräumung der Lymphknotengruppen

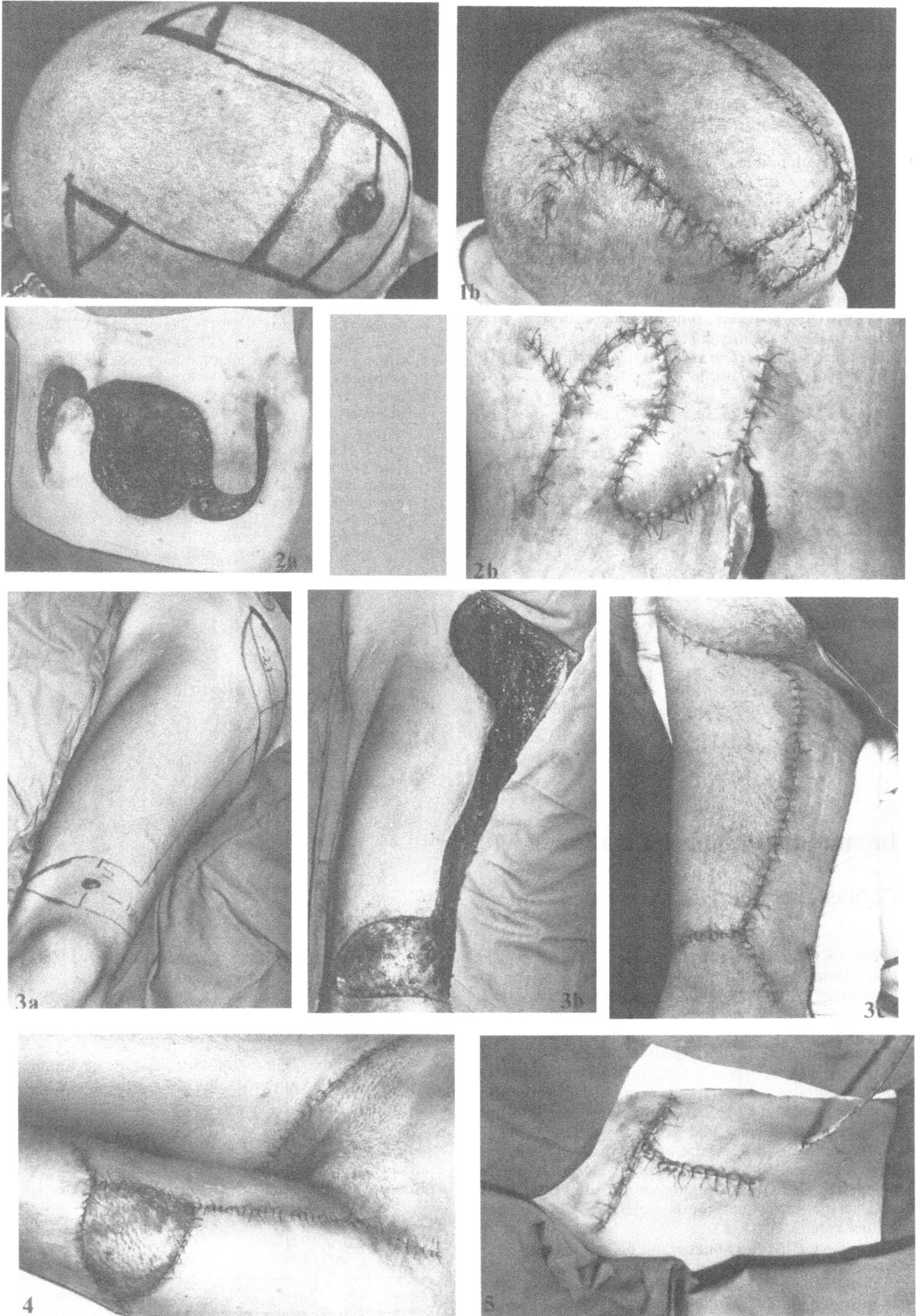

net, die nicht zu weit von ihren anatomisch gut bestimmbaren, tributären Lymphknoten angesiedelt sind. Für die Bestimmung des Lymphabflusses aus der Haut verwenden wir das Hautlymphdrainagemodell von Sappey.

Zwischenzeitlich verfügen wir über Erfahrungen an über 70 derartigen Eingriffen, die Operationszeiten zwischen 90 und 180 Minuten erfordern, zumal bei entsprechender anatomischer Anordnung des Tumors zwei verschiedene, tributäre Lymphknotengebiete mitentfernt werden müssen.

Die Kontinuitätsdissektion ist nach unserer Erfahrung eine Operationsmethode, die der Forderung nach möglichst radikaler Tumorausrottung entspricht und dabei von nur relativ wenigen Komplikationen begleitet ist, obwohl Schnittlängen von über 70 cm nicht zu den Seltenheiten zählen. Mit zunehmender Erfahrung nehmen, wie so oft, technisch bedingte postoperative Komplikationen ab. Die relativ großen Eingriffe stellen in der postoperativen Periode hohe pflegerische Anforderungen.

Für das MM des Stadium III muß sich die operative Therapie im allgemeinen leider mit dem Versuch der Reduzierung von Tumormasse begnügen, um adjuvanten Therapieformen das Feld zu überlassen [3]. In speziellen Fällen kann die Entfernung von Lymphknotenmetastasen im Bauch- oder Brustraum, gleich wie die Exstirpation von Solitärmetastasen in inneren Organen angezeigt sein.

Zusammenfassung

Die operative Therapie des malignen Melanoms hat durch die Fortschritte in der prognostischen Beurteilbarkeit der Tumoren einen gewissen Wandel erfahren. Sie haben dazu geführt, daß die Operationsverfahren dem Malignitätsgrad angepaßt wurden. Von dieser Anpassung versprechen wir uns eine Verbesserung der Behandlungsergebnisse zum Wohle unserer vielen Melanomkranken.

Literatur

1. Gartmann H, Tritsch H (1972) Bedeutung feingeweblicher Befunde für die Prognose des malignen Melanoms. Dtsch Med Wochenschr 97:857–859
2. Künzig M, Tritsch H (1977) Flächenplastiken mit Unterbauchvollhaut. Hautarzt 28:132–135
3. Tritsch H (1976) Entwicklungen in der Immuntherapie des malignen Melanoms. Hautarzt 27:1–7
4. Tritsch H, Pullmann H (1977) Die doppelte Verschiebeschwenkplastik. Hautarzt 28:653–657
5. Tritsch H (1978) Hautschnittführung zur Ektomie der Leistenlymphknoten. Hautarzt 29:531–535
6. Tritsch H (1979) Lymphonodektomie beim malignen Melanom. In: Salfeld K (Hrsg) Operative Dermatologie. Springer, Berlin Heidelberg New York, S 192–200
7. Tritsch H (1980) Prognose des malignen Melanoms der Haut. Dtsch Med Wochenschr 105:583–586
8. Tritsch H (im Druck) Die Kontinuitätsdissektion beim malignen Melanom der Haut. Hautarzt
9. Tritsch H (im Druck) Hautschnittführung zur Ektomie der Achsellymphknoten. Hautarzt
10. Tritsch H (im Druck) Systematik des malignen Melanoms der Haut als Grundlage der allgemeinen Behandlungsrichtlinien. Dtsch Aerztebl

Prof. Dr. med. Helmut Tritsch,
Universitäts-Hautklinik,
Josef-Stelzmann-Str. 9,
D-5000 Köln 41

Immunotherapie beim malignen Melanom

G. Niebauer und E. Kokoschka, Wien

Nicht als Immunologe, sondern als Kliniker, der sich unter anderem mit Problemen der Tumorimmunologie beschäftigt, will der Referent verstanden sein. An der II. Wiener Hautklinik wird ein relativ großes Krankengut von Melanompatienten aller Stadien betreut (Tabelle 1). Meine Mitarbeiterin, Frau Doz. Dr. Kokoschka leitet eine stark frequentierte Melanom-Ambulanz. Wir sind bemüht, alle Therapieformen durchzuführen, so daß die Patienten in jedem Stadium an unserer Klinik in Behandlung stehen und versorgt werden. Seit 1975 führen wir auch Immunotherapieschemata nach den jeweils neuesten gültigen Empfehlungen durch, so daß ich als Klinikchef von Anfang an mit sorgsamer Kritik und der notwendigen Skepsis diese Entwicklung beobachten konnte.

Ich möchte hier nicht näher auf die zweifellos hochinteressante Frage eingehen, ob und wie weit die sog. Immun-Surveillance bei der Melanomerkrankung wirksam ist. Ich glaube aber, es gibt heute kaum jemanden mehr, der die Bedeutung immunologischer Faktoren bei der Pathogenese maligner Tumoren absolut bezweifelt.

4 Punkte sind es, die ein Referat über die Immunotherapie des malignen Melanoms berechtigen:

1. Die Melanom-Zelle zeigt unterschiedliche antigene Determinanten zur normalen (Nävus)zelle.

Tabelle 1. Melanompatienten der II. Universitäts-Hautklinik 1976–1980

Stadium	Lebend	Verstorben	Gesamt
I	209	2	211
II	90	13	103
III	35	160	195
Gesamt	334	175	509

2. Das immunologische Abwehrsystem scheint den Krankheitsverlauf entscheidend zu beeinflussen.
3. Aufgrund experimenteller Erfahrungen ist eine Immunmodulation durch therapeutische Maßnahmen möglich.
4. Formen der Immunotherapie zeigen bei randomisierten Studien Erfolge.

Bevor ich auf das eigentliche Thema in Form von Therapieempfehlungen eingehe, noch einige wesentliche theoretische Voraussetzungen:

Wir unterscheiden eine zellvermittelte Immunität (einschließlich der antikörperabhängigen zellvermittelten Zytotoxizität) und eine humorale Immunität (spezifische Antikörper).

Man schätzt, daß die dem Immunsystem zur Verfügung stehenden selektiven zytotoxischen Effektorzellen in einer Größenordnung von etwa 10^7-10^8 vorhanden sind. Günstigsten Falles können von ihnen Tumorzellen in gleicher Zahl zerstört werden, das entspricht einem Tumorgewicht zwischen 0,1 und 0,01. D. h. die zellvermittelte Immunität kann nur bei einem bestimmten und zwar sehr kleinen Tumorvolumen wirksam werden. Mit anderen Worten, um eine sinnvolle Immunotherapie durchzuführen muß das Tumorvolumen so klein wie möglich sein. Dazu kommt, daß der Titer freizirkulierender Antitumor-Antikörper mit der Volumenvergrößerung und Ausbreitung des Tumors, insbesondere beim Melanom, ganz beträchtlich sinkt. Es läßt sich somit das Absinken der frei zirkulierenden Antitumor-Antikörper nach Tumor-Ausbreitung erklären durch: 1. Maskierung der spezifischen Oberflächen-Antigene (Schwammtheorie), 2. Veränderungen der antigenen Determinanten des Tumors, 3. Blockierung der TAA durch zirkulierende Immunkomplexe und spezifische Antikörper und 4. Iso-Antikörperproduktion.

Im Dschungel serologischer und zellulärer Untersuchungsmethoden – in vitro und in vivo durchgeführt – gibt es eine große Reihe anderer Phänomene, deren Bedeutung wir noch gar nicht abschätzen können, die aber unser noch sehr grobes immunotherapeutisches Vorgehen sicher beeinflussen werden. Denn zweifellos ist es ein Widerspruch, daß in Gegenwart einer anscheinend funktionierenden Tumor-gerichteten Immunität unter Umständen ein rapides Tumorwachstum stattfinden kann. Wir müssen uns im klaren darüber sein, daß wir von Anfang an mit „Patienten" (also nicht mit Gesunden) zu tun haben. D. h. in irgendeiner Weise ist die Beziehung Tumor: Wirt zu Gunsten des neoplastischen Geschehens verschoben. In der Tabelle 2, die keinen Anspruch auf Vollständigkeit erhebt, sind die zum Versagen der Immunantwort führenden Faktoren angegeben.

Berücksichtigt man alle angeführten Faktoren und überlegt, wie viele Mechanismen noch gar nicht bekannt sind, dann erhebt sich natürlich die Frage: Können wir durch eine sog. Immunotherapie am Ende mehr schaden als nützen? D. h. kann sich die sog. Ankurbelung der Immunantwort nicht gegenteilig auswirken und die Tumor-gerichtete Immunität verursacht ein „Enhancement" des Tumorwachstums? Zweifellos besteht diese Möglichkeit und die Antwort auf diese Frage kann nur die exakt durchgeführte randomisierte klinische Studie geben.

Ein möglichst breites Spektrum an Kontrollsystemen ist daher notwendig, um diese wichtige Frage zu beantworten. Mit Hilfe verschiedener in vivo- und in vitro-Testsysteme kann ein Überblick über die Funktion des Immunsystems beim individuellen Patienten gewonnen werden (Tabelle 3). Einzelne Reaktionen sollen dabei nicht überbewertet werden. Nur ein Querschnitt der Reaktionsergebnisse gibt eine Aussage für Prognose sowie Therapieverlauf und sollte daher vor Therapiebeginn und im Laufe einer Behandlung immer wieder durchgeführt werden.

Wir haben also bisher 2 wesentliche Voraussetzungen einer zielführenden Immunotherapie kennengelernt:

1. Das Tumorvolumen soll so klein wie möglich sein; daher sind wir für radikale Operation auch noch im Stadium III, bzw. wenn dies nicht möglich ist, für zytostatische Therapie bis zur Grenze des Möglichen.
2. Wir müssen uns vor Beginn der Therapie und dann laufend weiter über die Immunkompetenz des Patienten informieren, um inverse Reaktionen zu vermeiden.

Die 3. Forderung ergibt sich zwingend aus der Beantwortung einer Frage, die selbst von Laien immer wieder gestellt wird: Gibt es Hinweise, daß konventionelle Therapieformen über das Immunsystem den Krankheitsverlauf (ungünstig) beeinflussen? Zumindest theoretisch ist diese Frage zu bejahen:

Hingewiesen sei auf die postoperative Immundepression, die bis 22 Tage anhält und um so größer ist, je größer das Trauma war (daher Beginn der Immunothera-

Tabelle 2.

Versagen der Tumor-Immunität durch:

A) den Wirt betreffende Faktoren:
 1. Defekt der immunologischen Integrität (Alter, Medikamente, andere Krankheiten usw.)
 2. Mangel immunkompetenter Zellen bzw. Blockierung der Immunozyten-Rezeptoren
 3. Zunahme von Suppressorzellen oder suppressoraktiven Substanzen

B) den Tumor betreffende Faktoren:
 1. AG-Modulation (qualitativ, quantitativ)
 2. Immunresistenz

C) Die Wirt-Tumor-Beziehung betreffende Faktoren:
 zirkulierende spezifische und unspezifische blockierende Faktoren

Tabelle 3. Methoden zur Bestimmung des Immunstatus

In vivo-Untersuchungen
– Hauttest (Immunreaktion vom verzögerten Typ)
– ABS. Lymphozytenzahl und Subpopulation (T, B)
– Monozytenzahl
– Primäre Antikörperreaktionen
– Serum-Immunglobuline

In vitro-Untersuchungen

Lymphozytenfunktion:
– Transformation
– Mediator-Produktion
– Direkte Zytotoxizität
– AK-abhängige Zytotoxizität

Monozyten-Makrophagenfunktion:
– Zytotoxizität
– Chemotaxis
– Phagozytose

Tabelle 4. Immunotherapieschemata malignes Melanom

Immunmodulatoren	Präparate	Applikationsmodus	Trendbeurteilung
Tumor nicht spez. AG mikrobiell	BCG	i.d. (Heafgun, Multipunktion)	Pos.
		Intratumoral (i.t.)	Pos.
		Oral	Abwartend
		Intralymphatisch	Abwartend
	Corynebacterium parvum	s.c.	Neg.
	Corynebacterium parvum	i.v.	Pos.
	Streptokokkus pyogenes	i.c., i.v., i.t.	Pos.
	Vakzinevirus	i.t.	Abwartend
Synthetisch	DNCB	Lokal	Pos.
	Levamisole	Oral	Neg.
	BM 06 002	i.v.	Abwartend
	Retinoide	Oral	Pos.
	Transferfaktor	i.m.	Abwartend
	Interferon	i.m., i.t.	Abwartend
Tumorspez. AG	Allogene ganze Melanomzelle	i.d.	Abwartend
	Autologe Melanomzellbestandteile	i.d.	Abwartend
	Allogene / Autologe Melanomzellen u. BCG.	i.d.	Pos.
	Spez. AK.	i.v.	Neg.
	Spez. sensibil. Lymphozyten	i.v.	Geringe Erfahrung
Kombinationstherapie	Unspez. AG u. Chemotherapie	i.v., i.d., oral	Pos.
	Spez. AG u. Chemotherapie	i.d.	Pos.
	Spez. AK u. Chemotherapie	i.v.	Abwartend

pie sofort nach der Operation!), oder auf die Immundepression bei jeder Form der Chemotherapie. Aber gerade nach der durch Chemotherapie induzierten Immundepression folgt sehr häufig ein immunologisches Rebound-Phänomen, d.h. die immunologischen Parameter steigen unter Umständen stark an, was ausgenützt werden soll. Daher bezieht sich unsere 3. Forderung auf das „Timing" der Immunotherapie, nämlich:

a) Immunotherapie sofort nach der Operation und
b) bei Kombination mit Chemotherapie immer intermittierend im Zyklusintervall.

Berücksichtigen wir diese 3 Forderungen, dann wird sich auch der Einsatz der Immunotherapie nach unseren Beobachtungen als vorteilhaft erweisen. Es werden sich damit, wie Cochran 1978 schreibt, „kleine Siege erringen lassen". Welche Technik der Immunmanipulation wir dabei anwenden, darüber können derzeit keine allgemein gültigen Regeln aufgestellt werden. Ich will in diesem Referat nur eine tabellarisch zusammengefaßte Empfehlung geben (Tabelle 4).

Wir wissen heute, sowohl aus Tierversuchen als auch aus verläßlichen Studien beim Menschen, daß die unspezifische Immuntherapie in Verbindung mit der kon-

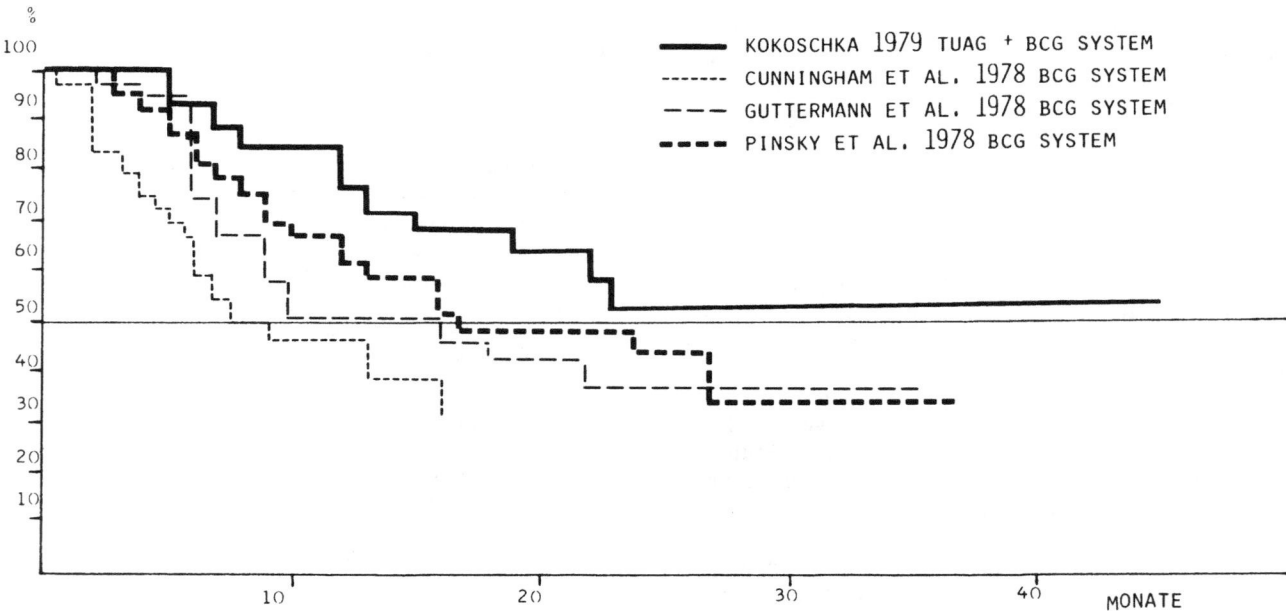

Abb. 1. Adjuvante aktive Immunotherapie bei Patienten im klinischen Stadium II B rezidivfreies Intervall (N = 41)

ventionellen Therapie Erfolge zeigt. Es wird bewußt keine Empfehlung einer bestimmten Form der unspezifischen Immunotherapie gegeben. Gleichzeitig ist zu bedenken, daß vielleicht diejenigen Recht haben, die ähnlich wie bei der Polychemotherapie auch bei der Immunotherapie eine gleichzeitige Anwendung mehrerer Adjuvanten empfehlen.

Es gibt natürlich viel mehr klinische Studien über unspezifische Immunmodulatoren als über spezifische (bedingt durch die Schwierigkeit der Präparation, Ungleichheit der Antigenität beim gleichen Patienten usw.). Aber auch bei Anwendung einer aktiven spezifischen Immunisierung wird eine Potenzierung durch Kombination mit einem unspezifischen Antigen erzielt.

An der II. Universitäts-Hautklinik in Wien wird eine kombinierte aktive – spezifische Immunotherapie als randomisierte Studie bei Melanompatienten im klinischen Stadium II B seit 4 Jahren erfolgreich durchgeführt (Abb. 1). Als Antigene dienen Membranpräparationen autologer Tumorzellen aus dem Operationspräparat des jeweiligen Patienten, welche mit kleinen BCG-Mengen vermischt dem Patienten dann injiziert werden.

Wir sind uns dabei im klaren, daß die Effektivität einer Immunotherapie, die neuerlich Tumorzellen einem operierten Melanompatienten zuführt, von vornherein unlogisch erscheint. Denn warum sollte eine kleine Zahl von Tumorzellen das zustandebringen, was die große Masse des Tumors nicht konnte. Das Grundkonzept dieser Therapie geht jedoch dahin, daß durch kleine Mengen „gereinigter Melanomantigene" das Immunsystem spezifisch potenziert wird und somit die Möglichkeit hat, eine generalisierte Mikrometastasierung abzuwehren.

Die Bestätigung dieses gedanklichen Modells sind die relativ guten klinischen Ergebnisse sowie eine deutliche Besserung des Immunstatus einzelner Patienten. Es ist nicht ganz absehbar, ob es durch subtilere und spezialisiertere immunologische Forschungsmethoden möglich sein wird, ein klinisch effizienteres Konzept für eine Immunotherapie zu erstellen. Es soll jedoch über diesen leicht pessimistischen Grundtenor zu dieser Thematik nicht vergessen werden, daß erst durch Interaktion zwischen nicht-immunologischen und immunologischen Mechanismen die totale Abwehrkapazität des Wirtsorganismus ausgeschöpft wird. Somit hat die Tumorimmunologie ihren wohl definierten Platz in der Tumortherapie.

Literatur

1. Cochran AJ (1978) Man, cancer and immunity. Academic Press, London New York San Francisco
2. Cunningham TJ, Schoenfeld D, Nathanson L, Wolter J, Bradford Patterson W, Cohen MH (1978) A controlled study of adjuvant therapy in patients with stage I and II malignant melanoma. In: Terry WD, Windhorst D (eds) Immunotherapy of cancer, present status of trials in man. Raven, New York
3. Guttermann JU, Mavligit GM, McBride CM, Richman SP, Burgess MA, Hersh EM (1978) Postoperative immunotherapy for recurrent malignant melanoma: An updated report. In: Terry WD, Windhorst D (eds) Immunotherapy and cancer: Present status of trials in man. Raven, New York
4. Kokoschka EM (1979) Untersuchungen zur Charakterisierung membrangebundener tumorassoziierter Antigene und ihre Anwendung bei der Behandlung des malignen Melanoms. Wien Klin Wochenschr [Suppl] 91:97
5. Weiss DW (1980) Tumor antigenicity and approaches to tumor immunotherapy. Springer, Berlin Heidelberg New York

o. Univ. Prof. Dr. Gustav Niebauer,
Vorstand der II. Universitäts-Hautklinik,
Alserstraße 4,
A-1090 Wien

Chemotherapie maligner Melanome

A. Luger, Wien-Lainz

Das Ansprechen maligner Melanome auf eine Behandlung mit zytotoxischen Substanzen ist weltweit in zunehmendem Maße Gegenstand intensiver klinischer und experimenteller Studien. Ausschlaggebend dafür sind im wesentlichen das allgemein beobachtete Ansteigen der Erkrankungsfälle und die geringe therapeutische Beeinflußbarkeit, vor allem in fortgeschrittenen Stadien.

Während der beiden vergangenen Jahre wurden mehr als 200 Berichte über Behandlungsergebnisse veröffentlicht. Die Auswertung der mitgeteilten Daten ist aber schwierig und Zusammenfassungen können irreführend sein, weil selbst bei gleicher Therapieform das Ausmaß der Malignität meistens nur ungenügend definiert ist. Gewöhnlich wird die Invasionstiefe (Level nach Clark), die Tumorgröße oder das Stadium der Erkrankung angegeben. Allerdings ist gerade der zuletzt erwähnte Parameter ungenau. Der TNM-Klassifikation [124] zufolge würde einem Stadium I die Bezeichnung T1–T3, N0, M0 entsprechen, dem Stadium II die Angabe T1–T3, N1–N3, M0 und dem Stadium III die Angabe T1–T3, N1–N3, M1–M3.

Der vagen klinischen Einteilung ist die exakte histologische Bewertung vorzuziehen, vor allem der von Schmoeckel und Braun-Falco [110] angegebene *prognostische Index*: das Produkt aus der Mitosefrequenz (pro mm²) und der Invasionstiefe. Gerade dieser Wert wurde aber in den bisher vorliegenden Arbeiten noch nicht ermittelt.

Die Vernichtung von Tumorzellen ist mit den bisher zur Verfügung stehenden Präparaten nur in beschränktem Ausmaß möglich. Ein Knoten von 1 cm Durchmesser besteht aus etwa 10^9 Tumorzellen, aber bereits das Vorhandensein von 10^8 Melanomzellen führt unabwendbar zur Progression [78]. Ein Anwachsen der Zellzahl auf mehr als 10^{13} kann der Patient nicht überleben.

Gelänge es mit Hilfe der Therapie bei fortgeschrittener Erkrankung (1 kg Tumorgewebe enthält etwa 10^{12} Zellen) 99,9% der malignen Zellen zu vernichten, blieben also nur 0,1% der ursprünglich vorhandenen Population erhalten, dann wären dies immer noch 10^9 Tumorzellen. Klinisch entspräche dies wahrscheinlich einer kompletten Remission. Bei Infektionskrankheiten könnte eine Verringerung der Krankheitserreger um 99,9% zur Heilung führen, weil die Abwehrmechanismen im Wirtorganismus selbst die große Zahl der übriggebliebenen Organismen zu beseitigen imstande wären [75].

Bei manchen Tumoren, z. B. bei Morbus Hodgkin, gelingt es tatsächlich einen solchen Effekt zu erzielen [76]. Die Melanomzellen sprechen jedoch auf die Chemotherapie nicht annähernd so gut an, und deshalb ist die chirurgische Entfernung aller erreichbaren Tumorabsiedelungen von vordringlicher Bedeutung.

Die zytostatische Behandlung kann auch nur erfolgreich sein, wenn sie so lange fortgesetzt wird, bis die Vernichtung der Melanomzellen gewährleistet ist. Einen Parameter für die Wirksamkeit der Therapie gibt es noch nicht. Vielleicht könnte das Ausscheidungsmuster der Nukleobasen [111] oder Untersuchungen über die T-Zell-Aktivität [120] diesbezügliche Anhaltspunkte bieten, ähnlich wie z. B. das Sistieren der Produktion von Human-Chorionic-Gonadotropin nach Ausrottung der Chorion-Epitheliom-Zellen [Lit. bei 75]. Derzeit ist ein verläßliches Indikatorsystem für den Effekt einer Melanomtherapie jedoch noch nicht verfügbar. Auch die mikrozytotoxische Wirkung von Lymphozyten läßt keinen Unterschied zwischen erfolgreich behandelten und therapieresistenten Patienten erkennen [14].

Der Erfolg einer längerdauernden Behandlung ist außerdem durch das allmähliche Nachlassen der zytostatischen Wirkung auf die Tumorzellen beeinträchtigt. Die Melphalanresistenz kann z. B. experimentell induziert werden: nach Vorbehandlung nimmt die Empfindlichkeit von Zellkulturen um das Fünffache ab [92].

Alle diese Erkenntnisse sind zur Ermittlung der Indikation für eine zytostatische Melanombehandlung ebenso bedeutungsvoll wie die empirischen Erfahrungen. Grundsätzlich müssen alle Herde weit im Gesunden chirurgisch entfernt werden, wobei die Bedeutung der Ausräumung klinisch unveränderter Lymphknoten umstritten ist [59]. Allerdings fanden sich bei 7 von 110 Patienten bereits im Stadium I und bei 29 von 115 Patienten mit Läsionen, deren Tiefenwachstum einem Level IV bzw. V entsprach [36], Mikrometatasen in den regionären Drüsen. Die prophylaktische Exstirpation der Lymphknoten scheint somit gerechtfertigt [1, 78].

Die Zahl der verwendeten Zytostatika ist sprunghaft angestiegen. Vor 1½ Jahren führte Konz [62] in einer Übersicht 15 Präparate an, die hier zitierten Autoren verwendeten 32 verschiedene Verbindungen, davon 12 Alkylantien, 5 Antimetabolite, 5 Pflanzenderivate, 4 Antibiotika, 4 „Andere Substanzen" sowie Fibrinolytika und Interferon (Tabelle 1–5).

Die experimentelle Prüfung der Wirksamkeit von verschiedenen Zytostatika erfolgt teils in Melanomzellkulturen [67, 128], durch die quantitative Bestimmung der Hemmung des Einbaues von ^{3}H-Thymidin [67] und ^{3}H-Uridin [128], unter dem Einfluß der Testsubstanz oder durch Behandlung von Mäusen mit Harding-Passey-[47] sowie B-16- und Cloudman-Melanomen [46, 47]. Ein guter Effekt war bei Anwendung von Actinomycin D, Adriamycin, Mitomycin D [67], DTIC, Methyl-CCNU, Melphalan [46] zu beobachten.

Tabelle 1. Melanombehandlung, bisher verwendete Präparate

I. Alkylierende Substanzen		Literatur
1	Estramustin-Phosphat (=N-Lost-Oestrogen)	51, 72
2	Melphalan	46, 51, 83
3	Cyclophosphamid	1, 60
4	Ifosfamid	62, 108
5	Thio Thepa	6, 49
6	Dianhydrogalactitol (Epoxyd)	123
7	Dibromdulcit	8
8	BCNU	1
9	CCNU	1, 12
10	Methyl CCNU	28, 46, 60, 119
11	Aminochloraethyl Nitrosoharnstoff (ACNU)	50
12	ICRF 159 (Piparazinedione)	2, 3, 11

Tabelle 2. Melanombehandlung, bisher verwendete Präparate

II. Antimetabolite		Literatur
13	Amethopterin (MTX)	1, 6, 49
14	5-Fluoruracil	1
15	Cytosin Arabinosid	31
16	Cyclocytidin	84
17	5-Azacytidin	19

Tabelle 3. Melanombehandlung, bisher verwendete Präparate

III. Pflanzenderivate		Literatur
Podophyllin-Derivate		
18	VM-26	10
19	VP-16213	21
Vinca-Derivate		
20	Vinblastin (VBL)	1, 6, 49, 59
21	Desacetyl-Vinblastin-Amid-Sulfat (Vindesine)	99
22	Vincristin (VCR)	23, 82

Tabelle 4. Melanombehandlung, bisher verwendete Präparate

IV. Antibiotika		Literatur
23	Actinomycin D	42, 63, 67, 98, 128
24	Adriamycin	65
25	Duborimycin (Anthracyclin Derivat)	23
26	Rufocromomycin	6, 49

Tabelle 5. Melanombehandlung

V. Andere Substanzen		Literatur
27	Procarbazin	6, 49
28	Dacarbazin (DTIC)	1, 23
29	Maytansin	20
30	CiS-Dichlor-Diamino-Platinum (Cis-Pt)	2, 108
31	Fibrinolytika	17
32	Interferon	48

Allerdings war das Ergebnis der einzelnen Präparate bei verschiedenen Tumorarten unterschiedlich [46] und die in vitro gefundene Wirkung stimmte mit dem Erfolg im Tierversuch nur bei Anwendung von Actinomycin D, Vincristin, BCNU sowie DTIC, nicht aber nach Verabfolgung von 5-Fluoruracil, Bleomycin und Procarbazin überein [128] (Tabelle 6–9).

Die Bedeutung der Injektion von DTIC und Melphalan wurde im Rahmen der Polychemotherapie von Hill et al. [47] an Mäusen mit Harding-Passey-Melanomen gezeigt. Während der Behandlung von Melanom-Patienten konnte ein paradox erscheinendes Phänomen beobachtet werden: Die Markdepression war weniger stark ausgeprägt und von kürzerer Dauer, wenn statt einer Monotherapie mit Melphalan 7 Tage vor der Injektion dieser Substanz Cyclophosphamid verabfolgt wurde [45] (Tabelle 10).

Die Auswertung der klinischen Behandlungsergebnisse ist, wie erwähnt, kaum möglich, weil die einzelnen Autoren unterschiedliche Kriterien anführen [1], die Beobachtungen meistens nur wenige Patienten umfassen und randomisierte Untersuchungsreihen zum Vergleich der Wirksamkeit einzelner Präparate oder Verfahren ebenso selten durchgeführt wurden wie sorgfältig geplante, prospektive Studien. Manche Therapieformen mußten wegen der geringen Erfolgsquote vorzeitig abgebrochen werden.

Bisher konnten mit der zytostatischen Therapie weder 5-Jahres-Heilungen noch langdauernde Remissionen erzielt werden. Eine Indikation zur Anwendung der Chemotherapie ist daher nur bei Patienten im Stadium III (T1–T4, N1–N4, M1–M4) oder ab einem Tiefenwachstum entsprechend Clark-Level III gegeben.

Die Verkleinerung des Tumors oder der Metastasen auf wenigstens die Hälfte der ursprünglichen Größe wird als ein Ansprechen auf die Therapie gewertet. Manche Autoren geben auch die durchschnittliche ($\bar{X}s$) Überlebenszeit an. Meist ist die klinische Besserung nur

Tabelle 6. Experimentelle Prüfung der Wirksamkeit (Hemmung der ^{3}H-Thymidin-Aufnahme in Melanomzellkulturen von Menschen). Autor: Kuriya et al. [67]

Präparat	Wirksamkeit
Actinomycin-D	+ + + +
Adriamycin	+ + +
Mitomycin-D	+ +
Vincristin	+
Bleomycin	+
5-Fluoruracil	±

Tabelle 7. Vergleichende Auswertung der Chemotherapie-Wirkung im Tierexperiment (Maus). Autor: Hill et al. [46]

Präparat			Art des Tumors	Verdoppelungszeit der Tumorzellen
DTIC	Methyl-CCNU	Melphalan		
+	+	+	B 16	1,5 Tage
+ +	+ +	+	Harding Passey	2 Tage
–*	+	+ +	Cloudman	3 Tage

* DTIC beschleunigt Tod der Tiere
+ Wirksam + + Gut wirksam

Tabelle 8. Vergleich der in vitro-Testung (^{3}H-Thymidin, ^{3}H-Uridinaufnahme) mit der Wirksamkeit in vivo (B 16 Melanom, Maus). Autor: Wiskemann et al. [128]

Übereinstimmung:	Actinomycin D
	Vincristin
	BCNU
	DTIC
Keine Übereinstimmung:	5-Fluoruracil
	Bleomycin
	Procarbazin

Tabelle 9. Vergleichende Auswertung der Chemotherapie-Wirkung im Tierexperiment (Maus). Autor: Hill et al. [47]

Präparat	Dosis	Tag der Verabfolgung
		1. 2. 3. 4. 5.
DTIC	100–200/mg/kg/i.v.	
Melphalan	7,5/mg/kg/i.v.	

Inokulation mit Harding-Passey Melanom

Vorliegende Reihenfolge übertrifft additiven Effekt.
Andere Schemata: Wirkung – rein additiv oder geringer als Monotherapie mit Melphalan

Tabelle 10. Vergleichende Chemotherapie. Autor: Hedley et al. [45]

Präparat	Dosis	Tag der Verabfolgung
		1. 2. 3. 4. 5. 6. 7. 8.
Cyclophosphamid	500 mg/i.v.	
Melphalan	140 mg/m² i.v.	

Markdepression hält nach Melphalan länger an als nach Kombination mit Cyclophosphamid

Tabelle 11. Monotherapie Phase I

	Remission	Zahl	%	Literatur
DTIC	16	111	14	41
	19	127	14	28
	202	806	25	107

Tabelle 12. Autor: Ahmann et al. 1978 [2]

Präparat	Dosis	Tag der Verabfolgung
		1. 2. 3. 4. 5.
DTIC	300 mg/m²/i.v.	Wiederholung ev. nach 4 Wo.
Cis-Pt	40 mg/m²/i.v.	

Ergebnisse:	Erstbehandl.	n = 20 Remission 2 (10%) Überlebenszeit 15 Wo.
Rezidive	Rezidivbehandl.	n = 10 Remission 1 (10%) Überlebenszeit 11 Wo.

Tabelle 13. Autor: Chauvergne et al. [23]

Präparat	Dosis	Tag der Verabfolgung	
		1. 2. 3. 4. 5. 6. 7. 8. 15. 22. 29. 30. 31. 32. 33.	
Vincristin	0,6 mg/m²/i.v.		4 Wo. Pause
DTIC	250 mg/m²/i.v.		

n = 26, Remissionen 5 (20%)

Tabelle 14. Autor: Chauvergne et al. [23]

Präparat	Dosis	Tag der Verabfolgung	
		1. 2. 3. 4. 5. 6. 7. 8. 15. 22. 29. 30. 31. 32. 33.	
Vincristin	0,6 mg/m²/i.v.		4 Wo. Pause
DTIC	250 mg/m²/i.v.		
Duborimycin	500 mg/m²/i.v.		

n = 20, Remissionen 7 (35%)

von kurzer Dauer und Totalremissionen kommen selten vor (bei etwa 10–20% der Patienten welche auf die Chemotherapie ansprechen).

Am besten scheint sich das Dimethyl-Triazenoimidazolcarboxamid (=Dacarbazine=DTIC) zu bewähren. Meistens werden 250 mg/m² [23, 98] bis 300 mg/m² [2, 62, 75] an 5 [2, 23, 98] –6 [75] aufeinanderfolgenden Tagen in Abständen von 1–2 Wochen als Kurzinfusion i.v. gegeben. Am Beginn der Behandlung treten relativ häufig Nebenwirkungen, meistens Übelkeit, Erbrechen, seltener eine Knochenmarksdepression, ausnahmsweise auch Fieber, Myalgien oder eine Hepatopathie auf.

Die Ergebnisse der Monotherapie mit DTIC sind in Tabelle 11 zusammengefaßt. Etwa 25% der Patienten sprechen auf die Behandlung an [1, 62, 107]. Die Überlebenszeit wird dadurch im Mittel um etwa 6 Monate verlängert.

Die Kombination von DTIC mit anderen Präparaten erweist sich als weniger wirksam, die Erfolgsquote liegt bei 16,5% (Tabelle 12–17).

Der Unterschied der Ergebnisse zwischen der Kombination von DTIC + Vincristin und DTIC + Vincristin + DUBORIMYCIN ist z.B. nicht signifikant und die Nebenwirkungen sind bei zusätzlicher Gabe des Antibiotikums unverhältnismäßig schwerwiegender [23] (Tabelle 13 u. 14).

Als Alternativpräparate für DTIC wurden hauptsächlich alkylierende Substanzen verwendet (Tabelle 19). Die durchschnittliche Erfolgsquote schwankt zwischen 0 und 42%, der Mittelwert liegt bei 23,1% (Tabelle 19). Ein typisches Beispiel für die kritische Beurteilung einer Therapie ist in Tabelle 18 dargestellt.

Die neuerliche Verabfolgung von Zytostatika bei Rezidiven nach einer erfolglosen „ersten" Chemotherapie wird als Phase-II-Behandlung bezeichnet. Tabelle 20 zeigt ausnehmend gute Ergebnisse an einer kleinen Zahl (n = 24) von Patienten. Beobachtungen an einem größeren Krankengut gelangen zu weniger optimistischen Schlußfolgerungen (Tabelle 21 u. 22). Erfolge sind bei 0–42% der Behandelten zu beobachten, der Mittelwert liegt bei 7,7% (Tabelle 22).

Tabelle 15. Polychemotherapie mit DTIC Phase I

	Remission	Zahl	%	Literatur
DTIC +				
VCR	5	26	20	23
VBL	6	34	18	129
Cis-Pt	2	20	10	2
Methyl CCNU	36	241	14	28
Actinomycin-D	5	22	23	106
	1	15	6,7	89
Cyclophospham.	7	29	24	129
Procarbazin	4	32	13	129
	66	419	15,8	

Tabelle 16. Polychemotherapie mit DTIC Phase I

	Remission	Zahl	%	Literatur
DTIC +				
VCR + Duborimycin	7	20	35	23
VCR, Bleomycin, Adriamycin	3	24	12,5	65
B CCNU, ME CCNU, VCR, Bleomycin	4	22	12	58
Insgesamt	80	485	16,5	

Tabelle 17. Vergleichende Auswertung der Chemotherapie-Erfolge. Autor: Constanza et al. [28]

Therapie	Remission	Zahl der Patienten	Remission %
DTIC	19	127	14
Methyl CCNU	18	119	15
DTIC + Methyl CCNU	18	122	14

Die geringe therapeutische Beeinflußbarkeit der Melanome regte die Suche nach unterstützenden Maßnahmen für die Chemotherapie an. Der eingangs erwähnte Vergleich mit der antibiotischen Behandlung rückte im Verlaufe der Suche nach geeigneten Maßnahmen die Immunstimulierung in den Mittelpunkt der Forschung. Die Zytostatika wirken zwar immunsuppressiv und 24 Stunden nach der Verabfolgung von Adriamycin mit hohen Dosen von Amethopterin (Rescue-Schema) [75] war im Epikutan-Test und im Lymphozytentransformations-Test eine Hemmung der zellulären Immunität gegenüber einer Reihe von Antigenen nachweisbar [104]. Eine in gleicher Weise durchgeführte Langzeittherapie beeinträchtigt dagegen die Lymphozytenfunktion nicht [104]. Ähnliche Ergebnisse wurden auch von anderen Autoren mitgeteilt (Literatur in den Tabellen 23 u. 24).

Die Ansichten über den Erfolg der Immunstimulation durch Injektion von Aufschwemmungen, welche

Tabelle 18. Autor: Ahmann et al. [2]

Präparat	Dosis	Tag der Verabfolgung
		1. 2. 3. 4. 5. 6. 7.
ICRF-159	1000 mg/m²/p.os	0 0 0

Ergebnisse: Erstbehandl.   n = 17 Remission 0
                          Überlebenszeit x̄s 15 Wo.
          Rezidivbehandl. n = 9 Remission 0
                          Überlebenszeit x̄s 11 Wo.

Tabelle 19. Chemotherapie Phase I

	Remission	Zahl	%	Literatur
Methyl-CCNU	5	24	26,3	54
	0	16	0	119
Methyl-CCNU	8	21	38	61
+Cyclophosphamid	10	24	42	60
Methyl-CCNU+VCR	7	31	22,6	82
ICRF 159	0	28	0	3
Ifosfamid+Cis-Pt	8	15	53	108
VBL+Actinom. D +Procarbazin	8	40	20	63
	46	199	23,1	

Tabelle 20. Rezidivbehandlung nach Versagern der 1. Chemotherapie (Phase II-Behandlung). Autor: Kolari [60]

Präparat	Dosis	Tag der Verabreichung	
		1. 2. 3. 4. 5. 6.	
Methyl CCNU	4 mg/kg/p.os.	0	Wiederholung nach 7 Wo.
Cyclophosphamid	8 mg/kg/i.v.		Pause

Ergebnisse: Remission 10/24 = 42% (Tumor u. Metastasen)
Nebenwirkungen: Mehrzahl d. Pat. Brechreiz od. Erbrechen, 50% Markdepression

Tabelle 21. Polychemotherapie Phase II

	Remission	Zahl	%	Literatur
DTIC+Cis-Pt	1	10	10	2
Methyl-CCNU+ Cyclophosphamid	10	24	42	61
VBL-Bleomycin+MTX	3	15	20	95
	14	49	28,6	

Tabelle 22. Chemotherapie Phase II Monotherapie

	Remission	Zahl	%	Literatur
Estramustinphosphat	2	26	7,7	22
Cyclocytidin	1	29	4	84
Dibromdulcit	5	25	20	8
BCNU	1	6	16,7	115
Methyl-CCNU	5	24	26,3	54
ACNC (Dihydrogalactitol)	0	24	0	123
ICRF 159	0	9	0	2
(Piperazinedione)	2	17	12	97
Mytansin	0	33	0	20
5-Azacytidin	0	26	0	9
VM 26	0	22	0	10
VP 16213	0	33	0	21
Vindesine	7	33	30	99
	23	297	7,7	

Tabelle 23. Literaturberichte zur immunstimulierenden Behandlung. Empfohlen 22, abgelehnt 18

	Autor	Zahl der Publikationen
Erfolge	4, 19, 22, 26, 31, 32, 51, 53, 55, 56, 64, 66, 68, 86, 88, 91, 93, 107, 114, 118, 121, 122, 125	23
Experimentell	94, 126	2
Geringgradige Erfolge	7	1
Ungewiß	78, 79, 85, 105	4
Problematisch	80	1
Kein Erfolg	5, 15, 44, 63, 90, 102	6
Keine Nebenwirkungen	51	1
Nebenwirkungen (auch Letal)	27, 30, 35, 43, 66, 91, 100	7

Tabelle 24. Erfolge der Kombination von Immunstimulierung und Chemotherapie. Empfohlen 15, abgelehnt 5

Kombination	Autor	Zahl der Publikationen
Besser als Chemotherapie allein	13, 22, 24, 25, 33, 38, 54, 56, 57, 64, 70, 71, 105, 113, 130	15
Nicht besser	40, 42, 44, 109	4
Schlechter	63	1
Noch ungewiß	18, 78	2

Tabelle 25. Chemo.- + Immuntherapie. Autor: Kokoschka et al. [54]

Methyl-CCNU 200 mg/m²/i.v., alle 8 Wochen 1×

Präparat	Dosis	Tag der Verabfolgung								
		1.	2.	3.	4.	5.	6.	7.	8.	
Coryne Bact. Parvum	1 mg/d/i.v.									Wiederholung nach 7 Wo. Pause
Methyl-CCNU	200 mg/m²/p. os							0		

Ergebnisse:		Remission	Überlebenszeit x̄ s
	Methyl-CCNU	5/19 = 26,3%	6 Mo.
	Methyl-CCNU + Immunstimul.	6/15 = 32,8%	12 Mo.

Tabelle 26. Vergleich Polychemotherapie ± Immunstimulierung. Autor: Kostinas et al. [63]

Präparat	Dosis	Tag der Verabfolgung							
		1.	2.	3.	4.	5.	6.	7.	8.
Vinblastin	5 mg/m²/i.v.								
Actinomycin-D	0,5 mg/m²/i.v.								
Procarbazin	100 mg/m²/p. os	0	0	0	0	0	0	0	0

Ergebnis: Ohne Immunstimulierung
Remission: 8/40 = 20%
Kombiniert mit 200 µg BCG-Methanol-Extrakt
Remission: 6/39 = 15%

Tabelle 27. Vergleich: Polychemotherapie ± Immunstimulierung. Autor: Mastrangelo et al. [82]

Präparat	Dosis	Tag der Verabfolgung		
		1.	29	57
Methyl-CCNU	200 mg/m²/p. os	0		0
Vincristin	2 mg/m²/i.v.			

Immunstimulierung: Bestrahlte Melanomzellen + BCG
Ergebnisse: Chemotherapie: Remission 7/31 = 22,6%
Chemotherap. + Immunstimulat.: Remission 6/31 = 19,4%
Beurteilung: Kein Unterschied

Tabelle 28. Vergleich Polychemotherapie ± Immunstimulation. Autor: Ramseur et al. [98]

Präparat	Dosis	Tag der Verabfolgung				
		1.	2.	3.	4.	5.
DTIC	250 mg/m² i.v.					Wiederholung nach 5 Wo. Pause
Actino-mycin-D	0,5 mg/m² i.v.					

Immunstimulierung (BCG-Methanolextrakt) 0,5 mg ic alle 5 Wo. 1×
Ergebnisse: Chemotherapie: Remission 1/15 = 6,7%
Chemotherap. + Immunstimul.: Remission 1/13 = 7,7%

Bacillus Calmette Guerin (BCG) oder Corynebacterium parvum (CBP) oder bestrahlte Melanomzellen (BNZ) oder ein Methanolextrakt von BCG (MBCG) enthalten, sind geteilt. Tabelle 23 zeigt in einer Übersicht die Meinung von 45 Autoren. In letzter Zeit überwiegen die kritischen Stimmen, vor allem wird auf Nebenwirkungen wie Vitiligo [27], Nierenschäden [30, 35], die Bildung von Granulomen in inneren Organen [43, 66, 91, 100], Erbrechen, Gelbsucht [91], Nekrose, Abszeß, Lymphadenitis und sogar auf Todesfälle [35] hingewiesen.

Vergleichende Untersuchungen über die Ergebnisse der Chemotherapie mit und ohne Immunstimulation wurden von mehreren Forschergruppen durchgeführt, die Schlußfolgerungen sind in Tabelle 24 zusammengefaßt.

Die Tabellen 25–28 enthalten Angaben über Erfolge nach Verabfolgung von Methyl-CCNU ± CBP [54], von Vinblastin + Actinomycin D + Procarbacin ± MBCG [23], von Methyl-CCNU + Vincristin ± BNZ [82] sowie DTIC + Actinomycin D ± MBCG [98]. 105 Patienten wurden ohne, 98 mit adjuvanter Immunstimulierung zytostatisch behandelt. Die Auswahl erfolgte nach dem Random-System. In der ersten Gruppe sprachen 21 (= 20%), in der zweiten Gruppe 19 (= 19,4%) auf die Therapie an.

Tabelle 29. Chemotherapie + Immunstimulierung

	Remission	Zahl	%	Literatur
DTIC + CBP	7	36	19	2
DTIC + BCG	24	89	27	61
DTIC + Actinomycin-D + MBCG	1	13	7,7	95
	32	138	23,2	
VBL + ACT-D + Procarbazin + MBCG	6	39	15	39
Methyl-CCNU + CBP	6	15	32,8	41
Methyl-CCNU + BMZ	6	31	19,4	98
	18	85	21,2	
Insgesamt	50	223	22,4	

BCG = Bacillus Calmette-Guerin
BMZ = Bestrahlte Melanomzellen
CBP = Corynebact. parvum
MBCG = Methanolextrakt v. BCG

Tabelle 30. Autor: Banzet et al. [6]; Jacqillat et al. [49]

Präparat	Dosis	1. Zyklus Tag der Verabfolgung	2. Zyklus
		1. 2. 3. 4. 5. 6. 7. 8. 9. 10. 11. 12. 13. 14. 15.	
Vinblastin	6 mg/m²/i.v.		Insges. 6–12 Zyklen, dann Fortsetzung mit 15 weiteren Zyklen in Abständen von je 4 Wochen
Thio-Tepa	6 mg/m²/i.v.		
Rufocromomycine	60 µg/m²/i.v.		
Amethopterin	15 mg/m²/i.v.		
Procarbazin	30 mg/m²/p. os	0 0 0 0 0 0 0 0 0 0 0 0 0 0 0	
Parameter: Clark LEV III–V n · 65		Überlebensrate 2 J. nach Behandlung: Chir. ohne Chemoth.: 36 v. 55 = 65% Chir + Chemoth.: 38 v. 47 = 81%	

Tabelle 31. Hochdosierte Chemotherapie

	Remission	Zahl	Autor
Melphalan 140 mg/m² + Knochenmark-Autotransplantation	7	8	83
Melphalan Perfusion + Hyperthermie	7	9	117
Adriamycin + MTX (Rescue)			104

Tabelle 32. Neue Wege der zytostatischen Therapie

	Literatur
Na-Butyrat + cAMP-Stimulantien (Prostaglandin E_1, Papaverin, Theophyllin u. a.) + RO 20-1724	96
L-Glutaminsäure γ-(2–5 Dihydroxyanilid) Position der OH-Gruppe Meta statt Para	103
Thymidin	69
Retinoid-Säure	73
Fibrinolytica	17
Hyperthermie	29, 52, 116, 117

Tabelle 33. Ergebnisse der Chemotherapie

	Remission	Zahl	%
DTIC (Monotherapie)	202	806	25,0
DTIC + andere Zytostatika	80	485	16,5
Andere Zytostatica (Mono- + Polychemotherapie)	46	199	23,1
Chemotherapie + Immunstimulierung	68	308	22,1
Chemotherapie Phase II	23	297	7,7

Tabelle 29 faßt die Erfahrungen von 6 Autoren zusammen, Remissionen konnten bei 50 von 223 Patienten (= 22,4%) erzielt werden. Nach Einbeziehung der Berichte von 54, 63 und 82 (Tabelle 25–27) erhöht sich die Zahl der beobachteten Patienten auf 308 und die Summe der Remissionen auf 68 (= 22,1%). Die Ergebnisse nach kombinierter Chemo + Immunotherapie sind somit nicht besser als nach zytostatischer Behandlung ohne adjuvante Maßnahmen.

Diese Übersicht zeigt, daß die Chemotherapie maligner Melanome bisher eher enttäuschende Ergebnisse brachte. Die Suche nach besseren Methoden führte zur Entwicklung einer Polychemotherapie, welche bei Patienten zur Anwendung gelangte, deren Tumoren als Clark-Level III, IV oder V klassifiziert wurden [6, 49]. Die Behandlung wurde unmittelbar nach der chirurgischen Entfernung begonnen und ein Jahr hindurch verabfolgt. 2 Jahre nach der Exzision waren ohne Chemotherapie 36 von 55 Patienten (= 65%) und mit Chemotherapie 38 von 47 Patienten (= 81%) am Leben [6] (Tabelle 30). Die Wundheilung war unter dem Einfluß der Zytostatika nicht gestört. Für eine endgültige Schlußfolgerung ist aber auch in dieser Studie die Zahl der Beobachtungen zu gering und die Dauer der Kontrollen zu kurz [49].

Eine Kombination von chirurgischen Maßnahmen mit Immunstimulierung verbesserte die Ergebnisse nicht [90].

Die Anwendung einer hochdosierten Zytostatika-Behandlung ist riskant, aber anscheinend erfolgreich (Tabelle 31). Die Entnahme von Knochenmark und dessen Reimplantation (Autotransplantation) nach der Injektion von 140 mg/m² Melphalan [83] oder die Verabfolgung von Citrovorum-Faktor (Leukovorin) nach hohen Dosen von Amethopterin (Rescue-Schema, Details bei [75] und [104]) oder die Perfusionsbehandlung + Hyperthermie [116, 117] bewirkte bei 14 von 17 Patienten Remissionen. Die Anwendung der Hyperthermie [29] verbessert auch die Wirkung ionisierender Strahlen [52].

Die enttäuschenden Ergebnisse der zytostatischen Behandlung führten zur Suche nach neuen Wegen für eine selektivere und wirksamere Therapie (Tabelle 32). Derzeit beschäftigen sich einige Forschergruppen mit dem Studium des Stoffwechsels in Melanomzellen, wobei versucht wird, ähnliche Angriffspunkte zu finden, wie L-Asparaginase in der Behandlung mancher Leukämien bietet.

Der Einfluß von Natriumbutyrat + Retinoid-Säure + cAMP-Stimulatoren (z. B. Prostaglandin E_1, Papaverin, Theophyllin, u.a.) sowie L-Glutaminsäure γ (2–5 Dihydroxyanilid) scheinen erfolgversprechend [96, 103]. Die Position der Hydroxyl-Gruppe in der zuletzt genannten Substanz (Meta- statt Para-Stellung) ist für die Wirksamkeit offenbar von Bedeutung [103].

Thymidin kann das Wachstum von Melanomzellen hemmen [69], ebenso die Retinoid-Säure [73], ein Effekt, der auch bei anderen Tumoren beobachtet wurde. Allerdings sind die dafür erforderlichen Konzentrationen in vivo meist toxisch oder wenig wirksam.

Die Gabe von fibrinolytischen Enzymen [17] verringert die Wahrscheinlichkeit des Haftenbleibens zirkulierender Tumorzellen am Endothel [75].

Die Erfahrungen der letzten Jahre zeigen, daß die Chemotherapie bei metastasierenden Melanomen im Rahmen der ersten Verabfolgung bei 16–25% der Behandelten Remissionen bewirkt (Tabelle 33). Am besten bewährt sich das DTIC. Der Kombination von Chemotherapie mit Immunstimulation ist bisher ein eindeutiger Erfolg versagt geblieben. Die Rezidivbehandlung ist bei etwa 92,3% der Patienten erfolglos. Die Überlebensrate nach chirurgischer Entfernung von Melanomen mit einer Eindringtiefe von 2,5–3,5 mm (= Clark-Level V) liegt dagegen bei 29%. Sicherlich ist diese Zahl mit dem Therapieergebnis bei metastasierenden Tumoren nicht vergleichbar, dennoch scheint aufgrund der nunmehr vorliegenden Ergebnisse eine Neuorientierung der Chemotherapie, vor allem die Suche nach anderen Angriffspunkten und nach besser wirksamen Präparaten, Techniken und Methoden sowie die Durchführung multizentrischer prospektiver Studien unter Anwendung einheitlicher Parameter von vordringlicher Bedeutung.

Literatur

1. Adler S, Stutzman L (1979) Systemic chemotherapy. In: Helm F (ed) Cancer dermatology. Lea & Febiger, Philadelphia, pp 450–452
2. Ahmann DL, Edmonson JH, Frytak S, Kvols LK, Bisel HF, Rubin J (1978) Phase II study of ICRF-159 versus combination CIS-DICHLORODIAMINEPLATINUM (II) and DTIC in patients with disseminated malignant melanoma. Cancer Treat Rep 62:151–153
3. Al-Sarraf M, Thigpen T, Groppe CW, Haut A, Padilla F (1978) Piperazinedione in patients with advanced malignant melanoma: A southwest oncology group study. Cancer Treat Rep 62:1101–1103
4. Altmeyer P, Noedl F (1978) Erfahrungen mit der Immuno-BCG-Behandlung des malignen Melanoms. Dtsch Med Wochenschr 103:1214
5. Aranha GV, McKhann CF, Grage TB, Gunnarsson A, Simmons RL (1979) Adjuvant immunotherapy of malignant melanoma. Cancer 43:1297–1303
6. Banzet P, Jacquillat C, Civatte J, Puissant A, Maral J, Chastang C, Israel L, Belaich S, Jourdain JC, Weil M, Auclerc G (1978) Adjuvant chemotherapy in the management of primary malignant melanoma. Cancer 41:1240–1248
7. Bartal A, Cohen Y, Mekori T, Haasz R, Robinson E (1979) The effect of methanol extraction residue of BCG on the cellular immune response in patients with malignant melanoma. Med Pediatr Oncol 6:1–10
8. Bellet RE, Catalano RB, Mastrangelo MJ, Berd D (1978) Positive phase II trial of dibromodulcitol in patients with metastatic melanoma refractory to DTIC and a nitrosourea. Cancer Treat Rep 62:2095–2099
9. Bellet RE, Catalano RB, Mastrangelo MJ, Berd D (1978) Phase II study of subcutaneously administered 5-azacytidine (NSC-102816) in patients with metastatic malignant melanoma. Med Pediatr Oncol 4:11–15
10. Bellet RE, Catalano RB, Mastrangelo MJ, Berd D, Koons LS (1978) Phase II trial of VM-26 in patients with metastatic malignant melanoma. Cancer Treat Rep 62:445–447
11. Benjamin RS, Keatting MJ, Valdivieso M, McCredie KB, Livingston RA, Burgess MA, Rodriguez V, Bodey GP, Gottlieb JA (1979) Phase I–II study of piperazinedione in adults with solid tumors and acute leukemia. Cancer Treat Rep 63:939–943
12. Benjamin RS (1979) Chemotherapy of malignant melanoma. World J Surg 3:321–328
13. Berkelhammer J, Mastrangelo MJ, Bellet RE, Berd D, Prehn RT (1979) Chemoimmunotherapy increases the lymphocyte reactivity of melanoma patients. Eur J Cancer 15:197–204
14. Berkelhammer J, Mastrangelo MJ, Bellet RE, Prehn RT, Thibault LH (1978) Failure of lymphocyte microcytotoxicity to distinguish relapsers from non-relapsers in melanoma patients receiving post-surgical adjuvant chemotherapy. Eur J Cancer 14:793–797
15. Bilgi C, Brown NE, McPherson TA, Lentle B (1979) Pulmonary manifestations in patients with malignant melanoma during BCG immunotherapy. A preliminary report. Chest 75:685–687
16. Bottino JC, Rossen RD, Hersh EM, Rios A, Hester JP, McBride CM (1978) Response of malignant melanoma to plasma exchange, surgical debulking, and corynebacterium parvum. Int J Artif Organs 1:53–57
17. Bramsen T (1978) Effect of tranexamic acid on choroidal melanoma. Acta Ophthalmol (Copenh) 56:264–269
18. Braun-Falco O (1976) Neuere Entwicklungen in der Dermatologie. In: Braun-Falco O, Marghescu S (Hrsg) Fortschritte der praktischen Dermatologie und Venerologie, Bd 8. Springer, Berlin Heidelberg New York, S 417–456
19. Braun-Falco O (1979) Neuere Entwicklungen in der Dermatologie. In: Braun-Falco O, Wolff HH (Hrsg) Fortschritte der praktischen Dermatologie und Venerologie, Bd 9. Springer, Berlin Heidelberg New York, S 279
20. Cabanillas F, Bodey GP, Burgess MA, Freireich EJ (1979) Results of a phase II study of maytansine in patients with breast carcinoma and melanoma. Cancer Treat Rep 63:507–509
21. Cecil JW, Quagliana JM, Coltman CA, Al-Sarraf M, Thigpen T, Groppe CW Jr (1978) Evaluation of VP-16-213 in malignant lymphoma and melanoma. Cancer Treat Rep 62:801–803
22. Chanda JJ, Callen JP, Stawiski MA (1979) Malignant melanoma and its therapy: A review. Cutis 23:759–783
23. Chauvergne J, Clavel B, Klein T, Pommateau E (1978) Chimiothérapie des mélanomes malins. Bull Cancer (Paris) 65:107–109
24. Civatte J, Jourdain JC (1978) Therapie des malignen Melanoms. MMW 120:403–406
25. Coates AS, Peters M (1977) Complete remission of metastatic malignant melanoma following immunotherapy with bacillus Calmette-Guerin (BCG): Report of a case. Aust NZ J Surg 47:362–365
26. Cohen MH, Jessup JM, Felix EL, Weese JL, Herberman RB (1978) Intralesional treatment of recurrent metastatic cutaneous malignant melanoma: A randomized perspective study of intralesional bacillus Calmette-Guerin versus intralesional dinitrochlorobenzene. Cancer 41:2456–2463
27. Cohen Y, Haim S, Bartal A, Robinson E (1979) Vitiligo associated with BCG-methanol extraction residue in malignant melanoma. Report of a case. Dermatologica 158:8–12
28. Costanza ME, Nathanson L, Schoenfeld D, Wolter J, Colsky J, Regelson W, Cunningham T, Sedransk N (1977) Results with methyl-CCNU and DTIC in metastatic melanoma. Cancer 40:1010–1015
29. Dickson JA (1979) Hyperthermia in the treatment of cancer. Lancet I:202–205
30. Dosik GM, Gutterman JU, Hersh EM, Akhtar M, Sonoda T, Horn RG (1978) Nephrotoxicity from cancer immunotherapy. Ann Intern Med 89:41–46
31. Edstroem S, Jacobsson B, Jeppsson PH (1979) Mucosal melanoma. Immunological findings in a rare case treated with BCG vaccine, autologous tumor cells and cytarabine. Arch Otolaryngol 104:48–50

32. Eilber FR, Mortin DL, Holmes EC, Sparks FC, Ramming KF (1976) Adjuvant immunotherapy with BCG in treatment of regional lymphnode from malignant melanoma N Engl J Med 294:237-290
33. El-Domeiri AA, Das Gupta TK, Trippon M, Simo C, Sabet TY, Crispen R (1978) Adjuvant chemotherapy and immunotherapy in high risk patients with melanoma. Surg Gynecol Obstet 146:230-232
34. Epstein WL (1979) Management of malignant melanomas: An overview. J Dermatol Surg Oncol 5:147-149
35. Felix EL, Jessup JM, Cohen MH (1978) Severe complications of intralesional BCG therapy in an unsensitized patient. Case report and clinical implications. Arch Sug 113:893-896
36. Goldman LI (1978) The treatment of malignant melanoma of the skin. Surg Gynecol Obstet 146:779-782
37. Gonzalez RL, Spitler LE, Sagebiel RW (1978) Effect of levamisole as a surgical adjuvant therapy for malignant melanoma. Cancer Treat Rep 62:1703-1707
38. Gordon DS (1977) Clinical immunotherapy experiences in the southeastern cancer study group. Dev Biol Stand 38:13-15
39. Gough IR, Bolton PM, Clunie GJ, Burnett W Chemoimmunotherapy in disseminated melanoma and colorectal carcinoma. Aust NZ J Surg 48:296-300
40. Green MD, Mackay IR, Buckley JC, Coates AS (1979) The survival of patients with malignant melanoma receiving BCG with or without chemotherapy. Aust NZ J Surg 49:335-339
41. Gutterman JU, Mavligit G, Gottlieb JA, Burgess MS, McBride CE, Einhorn L, Feinreich EJ, Hersh EM (1974) Chemoimmunotherapy of disseminated malignant melanoma with dimethyl triazenoimidazole carboxamide and bacillus calmette-guerin. N Engl J Med 291:592-597
42. Hall SW, Bejamin RS, Lewinski U, Mavligit G (1979) Actinomycin D, levamisole chemoimmunotherapy of refractory malignant melanoma. Cancer 43:1195-1200
43. Hatzitheofilou C, Obenchain D, Porter D et al. (1979) Granulomas in autopsy material of melanoma patients treated with BCG immunotherapy. Proc Am Assoc Cancer Res 20:159
44. Hedley DW, McElwain TJ, Currie GA (1978) Specific active immunotherapy does not prolong survival in surgically treated patients with stage IIB malignant melanoma and may promote early recurrence. Br J Cancer 37:491-496
45. Hedley DW, McElwain TJ, Millar JL, Gordon MY (1978) Acceleration of bone-marrow recovery by pre-treatment with cyclophosphamide in patients receiving high-dose melphalan. Lancet II:966-968
46. Hill HZ, Hill GJ, Miller C, Pfaller M, Weiss K, Galin M (1979) Effects of 5-(3,3 dimethyl-1-triazeno)imidazole-4-carboxamide, 1-(2-chlorethyl)-3-(4-methylcyclohexyl)-2-nitrosourea, and L-phenylamine-passey mouse melanomas. Cancer Res 39:934-939
47. Hill HZ, Hill GJ, Szramowski J (1979) Dacarbazine and melphalan. Arch Surg 114:135-138
48. Horoszewicz JS, Leong SS, Ito M, Buffett RF, Karakousis C, Holyoke E, Job L, Doelen JG, Carter WA (1978) Human fibroblast interferon in human neoplasia: Clinical and laboratory study. Cancer Treat Rep 62:1899-1906
49. Jacquillat C, Banzet P, Civatte J, Puissant A, Cottenot F, Israel L, Belaich S, Chastang C, Maral J (1978) Adjuvant chemotherapy or chemoimmunotherapy in the management of primary malignant melanoma of Level III, IV or V. Recent Results Cancer Res 68:346-358
50. Jimbow K, Nishio C, Yambe H (1979) Chemo-immunotherapy of DTIC, ACNU, VCR and OK 432 to disseminated melanomas; evaluation of survival rates, side effects and cellular immunity (Meeting abstract). Proceedings of the 38th Annual Meeting of the Japanese Cancer Association held in Tokyo, Japan, 1979. Japanese Cancer Association, Tokyo, Japan
51. Karakousis CP, Lopez R, Berger JL, Takita H, Friedman M, Holyoke ED (1979) Feasibility of integration of modalities in melanomas and sarcomas. Am J Surg 137:369-373
52. Kim HH, Hahn EW, Tokita N (1978) Combination hyperthermia and radiation therapy for cutaneous malignant melanoma. Cancer 41:2143-2148
53. Kokoschka EM, Cerni C, Micksche M (1977) Active specific and active non-specific immunotherapy in patients with malignant melanoma. Oncology 34:229-233
54. Kokoschka EM, Luger T, Micksche M (1978) Immuno-Chemotherapie bei Patienten mit disseminiert metastasierendem Melanom Stadium III. Onkologie 1:98-103
55. Kokoschka EM, Micksche M (1979) Lokale Immunotherapie. Eine Alternativbehandlung bei Hautmetastasen (Demonstration und 30 Melanomfälle). Local immunotherapy, alternative therapy for malignant cutaneous lesions (demonstration on 30 patients with malignant melanoma). Wien Klin Wochenschr 91:150-154
56. Kokoschka EM, Micksche M (1977) Immunologie und Therapie des malignen Melanoms. Wien Klin Wochenschr 89:612-622
57. Kokoschka EM (1978) Dacarbazin (DTIC) in der Behandlung des malignen Melanoms: Übersicht derzeit vorliegender erster Behandlungsergebnisse. Wien Klin Wochenschr 90:870-874
58. Kokron O, Pridun N, Zischinsky W (1978) DTIC in der Therapie solider Tumoren. Wien Klin Wochenschr 90:864-867
59. Kolari CK, Malenica B, Roth A (1979) A preliminary report of a pilot trial in adjuvant chemotherapy of primary melanoma. Tumori 65:229-236
60. Kolari CK (1977) Combination chemotherapy with 1-methyl-1-nitrosourea (MNU) and cyclophosphamide in solid tumors. Z Krebsforsch 89:311-319
61. Kolari CK, Roth A, Fuss V (1978) Combination chemotherapy with 1-methyl-1-nitrosourea and cyclophosphamide in metastatic melanoma. Tumori 64:89-94
62. Konz B (1979) Melanomtherapie: Zwischenbilanz 1979. In: Braun-Falco O, Wolff HH (Hrsg) Fortschritte der praktischen Dermatologie und Venerologie, Bd 9, Springer, Berlin Heidelberg New York, S 21-30
63. Kostinas JE, Leone LA, Cuttner J, Vinciguerra V, Green M, De Bellis R, Pajak TF (1979) Procarbazine, vinblastine and actinomycin D in stage III and IV melanoma with or without methanol-extracted residue of bacillus Calmette-Guerin. Cancer Treat Rep 63:197-200
64. Krown SE, Hilal EY, Pinsky CM, Hirshaut Y, Wanebo HJ, Hansen JA, Huvos AG, Oettgen HF (1978) Intralesional injection of the methanol extraction residue of bacillus Calmette-Guerin (MER) into cutaneous metastases of malignant melanoma. Cancer 42:2648-2660
65. Kuehboeck J, Pehamberger H, Mach K, Diem E, Kokoschka EM, Poetzi P (1978) Klinische Erfahrungen mit DTIC beim metastasierenden Melanom. Wien Klin Wochenschr 90:856-858
66. Kunze J, Lesch R, Plagwitz R, Hagedorn M (1978) Intrafokale BCG-Therapie des metastasierenden malignen Melanoms. Hautarzt 29:597-600
67. Kuriya Y, Nishihira T, Mori S, Watanabe T, Kasa M (1979) The screening test of various chemotherapeutic drugs in primary malignant melanoma cells and human malignant melanoma cell line (TM-1). Tohoku J Exp Med 128:209-216
68. Laucius JF, Bodurtha AJ, Mastrangelo JM, Bellet RE (1977) A phase II study of autologous irradiated tumor cells plus BCG in patients with metastatic malignant melanoma. Cancer 40:2091-2093
69. Lee SS, Giovanella BC, Stehlin JS Jr (1977) Effect of excess thymidine on the growth of human melanoma cells transplanted in thymus deficient nude mice. Cancer Lett 3:209-214
70. Lewis MG (1978) Möglichkeiten der Immuntherapie beim malignen Melanom. Hautarzt 29:619-624
71. Lichtenfeld K, Wiernik PH (1978) Adjuvant chemotherapy and combination chemoimmunotherapy in the treatment of advanced malignant melanoma. US Department

of Health Education and Welfare, Public Health Service, National Institut of Health; National Cancer Institut
72. Lopez R, Karakousis CP, Didolkar MS, Holyoke ED (1978) Estramustine phosphate in the treatment of advanced malignant melanoma. Cancer Treat Rep 62:1329–1332
73. Lotan R (1979) Different susceptibilities of human melanoma and breast cancer cell lines to retinoic acid-induced growth inhibition. Cancer Res 39:1014–1019
74. Loth H, Ehring F (1978) Die Behandlung des malignen Melanoms mit Dinitrochlorbenzol-Salbe. Hautarzt 29:141–146
75. Luger A (1977) Cystostatica in der Dermatologie. Springer, Berlin Heidelberg New York
76. Luger A (1978) Chemotherapie maligner Lymphome. Hautarzt [Suppl III]
77. Luger A (1980) Hautschäden durch Zytostatika. Schrifttum Prax 11:114–117
78. Macher E (1976) Immuntherapie bei malignen Tumoren. In: Braun-Falco O, Marghescu S (1976) Fortschritte der praktischen Dermatologie und Venerologie. Springer, Berlin Heidelberg New York, S 8, 211–217
79. Macher E (1978) Immuntherapie des malignen Melanoms. Haematol Bluttransfus 21:285–291
80. Macher E, Sorg C, Brüggen J, Suter L (1979) Immunology of malignant melanoma. In: Gonzalez-Ochoa A, Dominguez-Soto L, Ortiz Y (eds) Dermatology. Excerpta Medica, Amsterdam Oxford Princetown, pp 20–27
81. Manelis G, Shasha SM, Manelis J, Suprun H, Robinson E (1978) Spontaneous regression of malignant melanoma. Oncology 35:83–86
82. Mastrangelo MJ, Bellet RE, Berd D (1979) A phase III comparison of methyl-CCNU + vincristine with or without BCG + allogenetic tumor cells in metastatic melanoma. Cancer Immunol Immunother 6:231–236
83. McElwain TJ, Hedley DW, Burton G, Clink HM, Gordon MY, Jarman M, Juttner CA, Millar JL, Milsted RA, Prentice G, Smith IE, Spence D, Woods M (1979) Marrow autotransplantation accelerates haematological recovery in patients with malignant melanoma treated with high-dose melphalan. Br J Cancer 40:72–80
84. McKelvey EM, Hewlett JS, Thigpen T, Whitecar J Cyclocytidine chemotherapy for malignant melanoma. Cancer Treat Rep 62:489–491
85. Milton GW, McCarthy WH (1978) Chemotherapy for malignant melanoma: a brief review and personal experience. Aust NZ J Surg 48:53–55
86. Morton DL, Eilber FR, Holmes EC, Ramming KP (1978) Preliminary results of a randomized trial of adjuvant immunotherapy in patients with malignant melanoma who have lymphnode metastases. Aust NZ J Surg 48:49–52
87. Nagel GA, Rufli T (1978) Das maligne Melanom: Prongosekriterien und Therapie. Schweiz Med Wochenschr 108:1355–1359
88. Nathanson L, Schoenfeld D, Regelson W, Colsky J, Mittelman A (1979) Prospective comparison of intralesional and multipuncture BCG in recurrent intradermal melanoma. Cancer 43:1630–1635
89. Noyes WD (1978) Cutaneous melanoma and its relation to melanoma of the uveal tract. Surv Ophthalmol 23:143–145
90. O'Connor TP, Labandter HP, Hiles RW, Bodenham DC (1978) A clinical trial of BCG immunotherapy as an adjunct to surgery in the treatment of primary malignant melanoma. Br J Plast Surg 31:317–322
91. Orefice S, Cascinelli N, Vaglini M, Veronesi U (1978) Intravenous administration of BCG in advanced melanoma patients. Tumori 64:437–443
92. Parsons PG, Morrison L (1978) Melphalan-induced chromosome damage in sensitive and resistant human melanoma cell lines. Int J Cancer 21:438–443
93. Peter HH, Deutschmann EM, Schultheis W, Deicher H (1977) Experience with BCG adjuvant immunotherapy in stage II malignant melanoma. Dev Biol Stand 38:537–540
94. Pimm MV, Baldwin RW (1978) BCG treatment of human tumour xenografts in athymic nude mice. Br J Cancer 38:699–702
95. Porcile G, Musso M, Boccardo F, Rosso R, Santi L (1979) Combination chemotherapy with vinblastine, bleomycin and methotrexate in DTIC-resistant metastatic melanoma. Tumori 65:237–240
96. Prasad KN, Sakamoto A (1978) Effect of sodium butyrate in combination with prostaglandin E1 and inhibitors of cyclic nucleotide phosphodiesterase on human amelanotic melanoma cells in culture. Experientia 34:1575–1576
97. Presant CA, Bartolucci AA, Ungard P, Oldham R (1979) Phase II trial of piperazinedione in malignant melanoma. A report by the Southeastern Cancer Study Group. Cancer Treat Rep 63:1367–1369
98. Ramseur WL, Richards F, Muss HB, Rhyne L, Cooper MR, White DR, Stuart JJ, Spurr CL (1978) Chemoimmunotherapy for disseminated malignant melanoma: A prospective randomized study. Cancer Treat Rep 62:1085–1087
99. Retsas S, Newton KA, Westbury G (1979) Vindesine as a single agent in the treatment of advanced malignant melanoma. Cancer Chemother Pharmacol 2:257–260
100. Robinson JC (1977) Risks of BCG intralesional therapy: An experience with melanoma. J Surg Oncol 9:587–593
101. Rosato FE, Walburgh EE, Langley J, Cox AD (1979) Malignant melanoma – an overview. Am Surg 45:273–280
102. Rosenberg SA, Seipp C, Sears HF (1978) Clinical and immunologic studies of disseminated BCG infection. Cancer 41:1771–1780
103. Rosowsky A, Wick MM, Kim SH (1979) Structural analogues of L-glutamic acid j-(4-hydroxyanilide) and j-(3-4-dihydroxyanilide) as potential agents against melanoma. J Med Chem 22:1034–1037
104. Roth JA, Eilber FR, Morton DL (1978) Effect of adriamycin and high-dose methotrexate chemotherapy on in vivo and in vitro cell-mediated immunity in cancer patients. Cancer 41:814–819
105. Rufli T, Nagel GA (1979) Tumoren der Haut und Anwendungsmöglichkeiten von Zytostatika in der Dermatologie. In: Brunner KW, Nagel GA (Hrsg) Internistische Krebstherapie. Springer, Berlin Heidelberg New York, 429–432
106. Samson KM, Baker LH, Talley RW, Fraile RJ, McDonald B (1978) Phase I–II study of intermittent bolus administration of DTIC and actinomycin D in metastatic malignant melanoma. Cancer Treat Rep 62:1223–1225
107. Sanderson KV, Mackie R (1979) Tumors of the skin. In: Rook A, Wilkinson DS, Ebling FJG (eds) Textbook of dermatology, 3rd edn, vol II. Blackwell, Oxford London Edinburgh Melbourne, pp 2129–2231
108. Schmidt CG, Becher R (1979) Kombinierte Chemotherapie des metastasierenden Melanoblastoms mit Ifosfamid und cis-Diamino-dichlor-platin (II). Dtsch Med Wochenschr 104:872–875
109. Schmitt E. Meuret G, Waldermann F, Hagedorn M (1979) Monocytopoiesis in malignant melanoma: Untreated, during immunotherapy and chemoimmunotherapy. Arch Dermatol Res 264:319–326
110. Schmoeckel C, Braun-Falco O (1978) Prognostic index in malignant melanoma. Arch Dermatol 114:871–873
111. Schöch G, Winkler K, Heller-Schöch G, Baisch H (1979) Die Analyse von normalen und methylierten Nucleobasen im Urin als neues Kriterium für Diagnose und Verlauf von Malignomen. In: Hertl M, Kornhuber B, Landbeck G (Hrsg) F. Enke, Stuttgart, S 91–98
112. Sim FH, Taylor WF, Ivins JC, Pritchard DJ, Soule EH (1978) A prospective randomized study of the efficacy of routine elective lymphadenectomy in management of malignant melanoma. Preliminary results. Cancer 41:948–956
113. Sober AJ, Mihm MC, Fitzpatrick TB, Clark WH (1979) Malignant melanoma of the skin and benign neoplasms and hyperplasias of the melanocytes in the skin. In: Fitzpatrick TB, Eisen AZ, Wolff K, Freedberg IM, Austen

KF (eds) Dermatology in general medicine, 2nd edn. McGraw-Hill, New York St. Louis, pp 629–654
114. Spitler LE, Wong P, Sagebiel R (1978) Combined immunotherapy of malignant melanoma. Unusual survival following cerebral metastasis. Arch Dermatol 114:1501–1504
115. Spitzer G, Dicke KA, Verma DS, Zander A, McCredie KB (1979) High-dose BCNU therapy with autologous bone marrow infusion: Preliminary observations. Cancer Treat Rep 63:1257–1264
116. Stehlin JS Jr, Giovanella BC, de Ipolyi PD, Anderson RF (1979) Results of eleven years' experience with heated perfusion for melanoma of the extremities. Cancer Res 39:225–2257
117. Storm FK, Sparks FC, Morton DL (1979) Treatment for melanoma of the lower extremity with intralesional injection of bacille Calmette-Guerin and hyperthermic perfusion. Surg Gynecol Obstet 149:17–21
118. Svejda J, Mechl Z, Sopkov'a B, Foukal T (1979) Histologic changes in the human skin melanoma after intratumorous treatment with BCG. Neoplasma 26:215–221
119. Taylor SG, Dewys WD, Perlia CP, Wolter J, Slayton RE, Kosova LA, Khandekar JD (1979) A randomized comparison of two dosage schedules of methyl-CCNU: Three-week versus six-week treatment. Cancer 44:824–830
120. Thatcher N, Palmer MK, Gasiunas N, Crowther D (1977) Lymphocyte function and response to chemo-immunotherapy in patients with metastatic melanoma. Br J Cancer 36:751–762
121. Thatcher N, Palmer MK, Swindell R, Crowther D (1978) Lymphocyte function related to survival curves in patients with metastatic melanoma treated by chemoimmunotherapy. Med Pediatr Oncol 4:59–70
122. Thatcher N, Swindell R, Crowther D (1979) Effects of corynebacterium parvum and BCG therapy on immune parameters in patients with disseminated melanoma. A sequential study over 28 days. II. Changes in non-specific (NK, K and T cell) lymphocytoxicity and delayed hypersensitivity skin reactions. Clin Exp Immuno 35:171–179
123. Thigpen JT, Al-Sharraf M, Hewlett JS (1979) Phase II trial of dianhydrogalactitol in metastatic malignant melanoma. Cancer Treat Rep 63:525–528
124. Union Internationale Contre le Cancer (1976) TNM Klassifizierung der malignen Tumoren, 2. Aufl. Springer, Berlin Heidelberg New York
125. Waetzig V, Knopf B (1979) Klinische Anwendung der BCG-Immuntherapie beim malignen Melanom. Arch Geschwulstforsch 49:140–145
126. Wallack MK (1979) Traitement du mélanome malin évolué par un oncolysat à la vaccine. Nouv Presse Med 8:1919–1921
127. Wick MM (1980) An experimental approach to the chemotherapy of melanoma. Invest Dermatol 74:63–65
128. Wiskemann A, Schussmann M, Rothmann D, Schneider O (1978) Empfindlichkeit tierischer und menschlicher Melanome auf verschiedene Chemotherapeutika in vitro und in vivo. Arch Dermatol Res 262:285–299
129. Wittes RE, Wittes JT, Goldbey RB (1978) Combination chemotherapy in metastatic malignant melanoma. Cancer 41:415–421
130. Wood WC, Cosimi AB, Carey RW, Kaufman SD (1978) Randomized trial of adjuvant therapy for "high risk" primary malignant melanoma. Surgery 83:677–681

Prof. J. A. Luger,
Dermatolog. Abteilung
im Krankenhaus der Stadt Wien-Lainz 13,
Wolkersbergenstr. 1,
A-1130 Wien

Pigmentsystem und Pigmentierung beim Menschen

E. Paul, Gießen

Das Pigmentsystem des Menschen leitet sich vom Neuroektoderm ab. Die Vorläufer der Pigmentzellen wandern während des frühen Embryonallebens von der Neuralleiste aus und erreichen im allgemeinen Ende des 3. Embryonalmonats ihren Bestimmungsort. Dabei gelangen Pigmentzellen nicht nur in die Haut, sondern auch in die Hüllen des Auges und die Schleimhäute. In geringerer Zahl lassen sich auch Pigmentzellen in den weichen Hirnhäuten, im Innenohr, dem Mesenterium und in den Organen des chromaffinen Systems nachweisen (Menon u. Habermann 1977; Fitzpatrick et al. 1979).

Ich möchte hier nur das Pigmentsystem der Haut berücksichtigen, zu dem die Melanozyten der Epidermis und der Hautanhangsgebilde, die den blauen Nävus bildenden Melanozyten der Dermis, sowie die Nävuszellen zu zählen sind.

Der Zelleib der Melanozyten liegt meist in der Basalschicht der Epidermis der Basalmembran unmittelbar an. Ihre oft langen, dendritischen Ausläufer verzweigen sich zwischen den Keratinozyten der oberen Epidermisschichten. Die funktionelle Einheit eines Melanozyten mit etwa 36 Keratinozyten nennt man die epidermale Melanin-Einheit (Fitzpatrick u. Breathnach 1963). Die Melanozytendichte ist sehr starken Schwankungen der Körperregion sowie individuellen Schwankungen unterworfen. Die höchste Dichte findet man im Gesicht sowie perigenital und perianal (Szabó 1959).

Pigmentzellen können aber auch in größerer Zahl in anderen epidermalen Tumoren vorkommen, die sich nicht vom Pigmentsystem ableiten, wie z. B. in pigmentierten Basaliomen, seborrhoischen Warzen oder (selten) auch in Stachelzell-Karzinomen (s. Szodoray 1962; Deppe et al. 1976).

Das Pigmentsystem des Menschen kann selbst aber auch umschriebene Pigmentzellgeschwülste hervorbringen. So die gutartigen Nävuszellnävi und die bösartigen Melanome. Bei Nävi und Melanomen findet man gemeinsame Prinzipien der Entwicklung. Die Zellen beider Tumorgruppen haben zunächst ihren Ursprung in der Epidermis und gelangen erst sekundär in die Dermis. Nur beim blauen Nävus und beim malignen blauen Nävus beginnt der Prozeß bereits in der Dermis. Aus den Melanozyten der Epidermis können also durch mitotische Teilung wieder Melanozyten entstehen. Durch Zusammenballung entstehen Nävuszellen, die dann in die Dermis abtropfen, und durch maligne Entartung entsteht die Melanomzelle.

Die Entwicklung eines Nävuszellnävus läßt sich besonders gut am Modell des oberflächlich traumatisierten Nävuszellnävus beobachten (Paul 1979). Zunächst kommt es nach Planierung eines papillomatösen Nävuszellnävus zu einer starken Vermehrung der pigmentbildenden Dendritenzellen im Bereich der Narbe. Oft schon nach wenigen Wochen lassen sich in der basalen Epidermis typische junktionale Nävuszellnester nachweisen, die ausschließlich aus dendritischen Pigmentzellen bestehen. Beim intraepidermalen verdrängenden Wachstum der Nävuszellnester kommt es in der unmittelbaren Umgebung zu einer starken Ausziehung und Anspannung der Keratinozyten, woraus sich möglicherweise die Kräfte herleiten, die dann das Nävuszellnest aus der Epidermis heraus, entgegen der normalen Wachstumsrichtung in die Dermis gelangen lassen (Gerhard, unveröffentlicht).

Das Wesen der Pigmentzelle liegt in der Pigmentbildung. Pigment wird in Form kleiner Granula, den Melanosomen, in der Zelle synthetisiert. In der klassischen Hypothese zur Melanosomenbildung wird das Enzym Tyrosinase, das die Aminosäure Tyrosin zu Dopa und Dopa-Chinon umwandelt, an membrangebundenen Ribosomen gebildet und gelangt durch das rauhe und glatte endoplasmatische Retikulum zum Golgi-Apparat. Entweder durch Fusion oder Vergrößerung der Golgi-Vesikeln, die mit Protein gefüllt sind, entstehen die frühesten Formen der Melanosomen, die durch Pigmenteinlagerung zu den vollständig melanisierten Melaningranula heranreifen (s. Fitzpatrick et al. 1979).

Zwischen der hellen Haut der Kaukasier und der dunklen Negerhaut gibt es prinzipielle Unterschiede, die sich nicht auf die Zahl der Pigmentzellen, sondern auf die Größe, den Melanisierungsgrad und die Anordnung der Melanosomen beziehen. Während in den Melanozyten der Kaukasierhaut die Melanosomen kleiner, oft unvollständig melanisiert und in den Keratinozyten zu sog. Melanosomenkomplexen zusammengefaßt sind, sind die Melanosomen in der Negerhaut im allgemeinen größer, voll melanisiert und liegen im Zytoplasma der Keratinozyten einzeln (Quevedo 1973).

Die Pigmentierung des Menschen wird über die Funktion der Melanozyten gesteuert. Außer von genetischen Einflüssen werden sie von zahlreichen äußeren oder inneren Faktoren beeinflußt. Stimulierend wirken sich u. a. aus: ultraviolette Bestrahlung, Entzündungen und Hormone wie MSH, ACTH, Östrogene und Progesteron. Auch viele Melanome mit oberflächlich spreitendem Wachstum (SSM und LMM) können in der Epidermis ihrer näheren Umgebung möglicherweise über chemische Induktion die Zahl der Melanozyten vermehren (Paul und Gernand 1975). Hemmend auf die Melanozyten-Population wirken: SH-Gruppen, Kupfer-Ionen-bindende Substanzen und möglicherweise auch ein Hormon, das Melatonin (Lerner und Case 1959). Auch Antikörper, die z. B. in Zusammenhang mit der Rückbildung von Nävuszellen zu einem hellen, pigmentfreien Halo führen.

Chemisch unterscheidet man zwei Formen von Melanin: das schwarz-braune Eumelanin, das ein Polymerisationsprodukt von Dopa-Abkömmlingen ist, und das gelbe Phäomelanin, das vornehmlich ein Polymerisationsprodukt von Cysteinyldopa darstellt (Prota 1980).

Man muß annehmen, daß Melanozyten, wie auch Nävuszellen und Melanomzellen neben Eumelanin auch Phäomelanin bilden, da sonst eine positive Formalininduzierte Fluoreszenz nicht möglich wäre. Das mit dieser Methode dargestellte Fluorophor ist nämlich ein Kondensationsprodukt von Cysteinyldopa und Formaldehyd.

Das Melaninpigment der Haut besitzt zahlreiche Schutzfunktionen, die weit über eine einfache Lichtabschirmung oder die Umwandlung elektromagnetischer Strahlen in Wärme hinausgeht (Larsson 1979). Melanin ist außerdem nämlich noch ein Akzeptor für freie Radikale und weist Eigenschaften eines Ionenaustauschers auf und hat besondere Affinität zu manchen Medikamenten. Es besitzt eine hohe Redoxkapazität, in deren Zusammenhang auch noch eine mögliche bakterizide Wirkung zu sehen ist. Aufgrund seiner vielseitigen Funktionen ist Melanin die ideale Substanz, um an exponierter Stelle seinen Schutz für die Zellen des Organismus zu entfalten.

Literatur

1. Deppe R, Pullmann H, Steigleder GK (1976) Dopa-positive cells and melanin in basal cell epithelioma (BCE). Arch Dermatol Res 256:79–83
2. Fitzpatrick TB, Breathnach AS (1963) Das epidermale Melanin-Einheit-System. Dermatol Wochenschr 147:481–489
3. Fitzpatrick TB, Szabó G, Seiji M, Quevedo WC Jr (1979) Biology of the melanin pigmentary system. In: Fitzpatrick TB, Eisen AZ, Wolff K, Freedberg IM, Austen KF (eds) Dermatology in general medicine. McGraw-Hill, New York, pp 131–163
4. Larsson B (1979) Mechanisms of accumulation of foreign substances in melanin. Binding to preformed melanin and incorporation into growing melanin. Acta Universitatis Upsaliensis, Uppsala
5. Lerner AB, Case JD (1959) Pigment cell regulatory factors. J Invest Dermatol 32:211–223
6. Menon IA, Haberman HF (1977) Mechanisms of action of melanins. Br J Dermatol 97:109–111
7. Paul E (1979) Traumatisch induzierte junktionale Aktivität von Nävuszellnävi. Arch Dermatol Res 265:23–36
8. Paul E, Gernand E (1975) Increase of melanocytes around malignant melanoma. Arch Dermatol Forsch 252:275–283
9. Prota G (1980) Recent advances in the chemistry of melanogenesis in mammals. J Invest Dermatol 75:122–127
10. Quevedo WC (1973) Genetic control of melanin metabolism within the melanin unit of mammalian epidermis. J Invest Dermatol 60:407–417
11. Szabó G (1959) Quantitative histological investigations on the melanocyte system of the human epidermis. In: Gordon M (ed) Pigment cell biology. Academic Press, New York, pp 99–124
12. Szodoray L (1962) Die Rolle der Melanozyten bei einzelnen Hautgeschwülsten. Zentralbl Allg Pathol 103:81–87

Priv.-Doz. Dr. med. E. Paul,
Abt. für klin. und exp. Dermatologie am Zentrum für Dermatologie, Andrologie und Venerologie der Justus-Liebig-Universität Gießen,
Gaffkystraße 14,
D-6300 Gießen

Onkovirologische Befunde bei malignen Melanomen

B.-R. Balda, München

Neben der offensichtlich weltweit beobachteten Zunahme von malignen Melanomen [9] ist in den letzten Jahren von klinisch-epidemiologischer Seite insbesondere auf zwei Aspekte aufmerksam gemacht worden, die zumindest teilweise den Häufigkeitsanstieg mit erklären können, nämlich erstens eine genetische Disposition der Melanomträger und zweitens eine fragliche Infektiosität dieser Tumoren.

So gibt es ergänzend zu früheren Hinweisen auf den bevorzugten Befall des sog. keltischen Typs [14] neuerdings mehrere Mitteilungen über hereditäre familiäre Melanome [z. B. 8, 12, 13]. Ferner sollen Ehepartner und Stiefkinder von Melanompatienten selbst überdurchschnittlich häufig Melanome entwickeln [15, 16, 18] und verwandte wie auch nicht-verwandte Personen, die mit Melanomträgern in enger räumlicher Nachbarschaft leben, eine verstärkte, gegen Melanomzellen gerichtete zelluläre Immunantwort im Vergleich zu Kontrollpersonen aufweisen (Spitler 1975, persönliche Mitteilung). Diese Feststellungen können durch die Ergebnisse unserer molekularbiologischen Studien über das Vorhandensein und die biologische Bedeutung von onkogenen RNA-Viren (Oncornaviren, Retroviren) in Melanomen wesentlich gestützt werden.

Da Nagertumoren jahrzehntelang als einzig akzeptierte Modelle virusinduzierter Neoplasien galten [11], wurden auch von uns zunächst Hamster- und Mäusemelanome untersucht, die in vielen morphologischen wie „klinischen" Eigenschaften humanen Melanomen entsprechen [1, 10, 11], erst dann auch mit gleicher Methodik menschliche Melanome.

Elektronenmikroskopisch lassen sich in A Mel 3-Hamstermelanomen Partikel nachweisen, die von bestimmten spezieseigenen Besonderheiten abgesehen, in Gestalt und Größe RNA-Viren vom C-Typ ähneln (Abb. 1). Obwohl ungleich seltener, so gelingt doch ausnahmsweise auch in primären menschlichen Melanomen und Metastasen die Darstellung morphologisch vergleichbarer, sicher aber nicht identischer Strukturen [5, 6] (Abb. 2).

Mit Hilfe des „simultaneous detection test" [17], dessen Prinzip in Abb. 3 skizziert ist, wurden von uns diese virusartigen Partikel biophysikalisch und biochemisch weiter charakterisiert [3]. In ein- und demselben Testverfahren können die für Retroviren bezeichnende Dichte von 1,16 (–1,19) g/ml in Saccharose, das virale Genmaterial, eine einsträngige hochmolekulare, im 70 S-Bereich sedimentierende RNA und das Strukturprotein „reverse"-Transkriptase nachgewiesen werden.

Abb. 4 gibt dies für das B 16-Mäusemelanom, Abb. 5 für ein menschliches Melanom wieder. Entsprechende Daten wurden von melanotischen und amelanotischen Hamstertumoren gewonnen [2].

Um tatsächlich die Partikelgebundenheit des Enzyms „reverse"-Transkriptase unter Beweis zu stellen, wurde der in Abb. 3 rechts unten schematisch angedeutete Gradient in seinen verschiedenen Dichtefraktionen auf das Vorhandensein einer endogenen „reverse"-Transkriptase-Reaktion untersucht. Wie Abb. 6 wiederum am Beispiel eines menschlichen Melanoms zeigt, findet sich erwartungsgemäß die höchste Enzymaktivität in der Dichte von 1,17 g/ml, also in der die Viruspartikel enthaltenen Fraktion. In der Zwischenzeit gelang auch die immunologische Identifikation der „reverse"-Transkriptase aus humanen Melanomen [7]. Normale menschliche Haut und Nävuszellnävi verhalten sich im „simultaneous detection-test" vollständig negativ (Abb. 7).

Werden partikelangereicherte subzelluläre Fraktionen von Hamstertumoren präpariert, so ist es möglich,

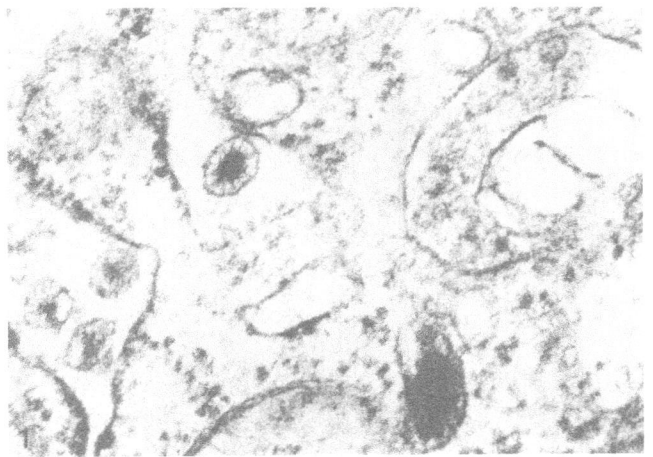
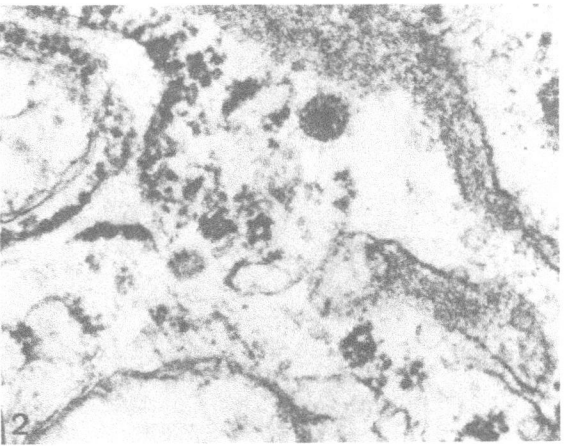

Abb. 1. Hamstermelanom A Mel 3. Im rauhen endoplasmatischen Retikulum sind mehrere Partikel mit einem Durchmesser von 100 nm zu sehen, die einen elektronendichten Kern und eine Hüllmembran besitzen. Vom Kern zur Membran ziehen feine radspeichenartige Ausläufer. Letzteres wird nur bei Hamstermelanomen beobachtet. EM, Originalvergrößerung 20 000 ×

Abb. 2. Primäres menschliches Melanom. Im rauhen endoplasmatischen Retikulum findet sich ein Partikel, das in Größe und Form den Partikeln in Hamstermelanomen ähnelt. Die radspeichenartige Struktur ist gar nicht oder nur sehr diskret ausgeprägt. EM, Originalvergrößerung 20 000 ×

Gleichzeitiger Nachweis von 70 S-RNS und reverser Transkriptase

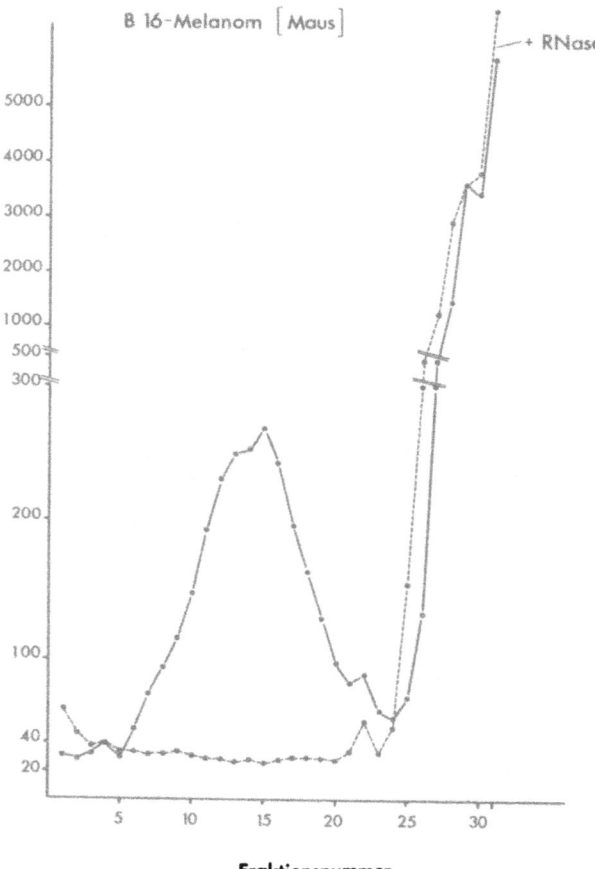

Abb. 3. „Simultaneous detection test." Die Tumorzellen werden durch Homogenisation zerstört und durch differentielle Zentrifugation aufgetrennt. Aus der mikrosomalen Fraktion wird durch hochtourige Zentrifugation eine „rohe" Viruspräparation gewonnen, die über einen Saccharosegradienten nach Dichtefraktionen aufgetrennt wird. Die für Retroviren charakteristische Partikeldichte liegt bei 1,16–1,19 g/ml. Diese Fraktion wird isoliert, und die Virusmembranen werden durch Zugabe eines nicht-ionischen Detergens (NP 40) zerstört. Die verbleibenden Partikelkerne enthalten das virale Genom, eine hochmolekulare, einsträngige RNA und mit ihr komplexgebunden das Enzym „reverse"-Transkriptase. Nach Zugabe der vier Nukleinsäurebausteine, von denen TTP radioaktiv markiert ist, synthetisiert dieses Enzym an der 70 S-RNA eine radioaktiv markierte virusspezifische, in ihrer Basenzusammensetzung der viralen Nukleinsäure entsprechende DNA. Letztere kann aufgrund ihrer Lokalisation in Glyzeringradienten identifiziert werden

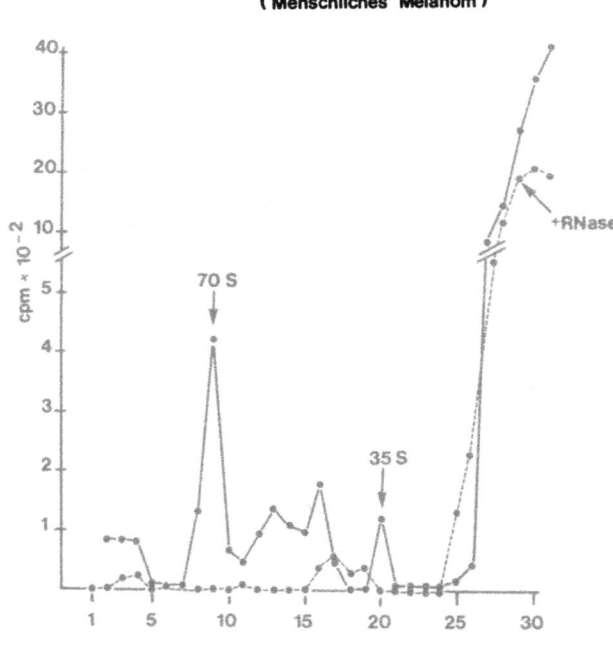

Abb. 5. „Simultaneous detection test" bei einem menschlichen Melanom. Entsprechendes Kurvenbild wie auf Abb. 4. Der Radioaktivitätgipfel im 35 S-Bereich markiert Bruchstücke der 70 S-RNA. Die Kurven wurden hinsichtlich des Backgrounds korrigiert

Abb. 4. „Simultaneous detection test" bei einem B 16-Mäusemelanom. Es ist deutlich der an typischer Stelle befindliche Radioaktivitätsgipfel zu erkennen. Die gepunktete Linie zeigt an, daß nach RNasezugabe die Radioaktivität nicht mehr nachweisbar ist, weil die 70 S-RNA zerstört wurde. Die Radioaktivität ist aber nur bei intakter RNA nachweisbar, weil die neu synthetisierte DNA nur in kleinen Bruchstücken, die komplementär gebunden sind, nachweisbar ist

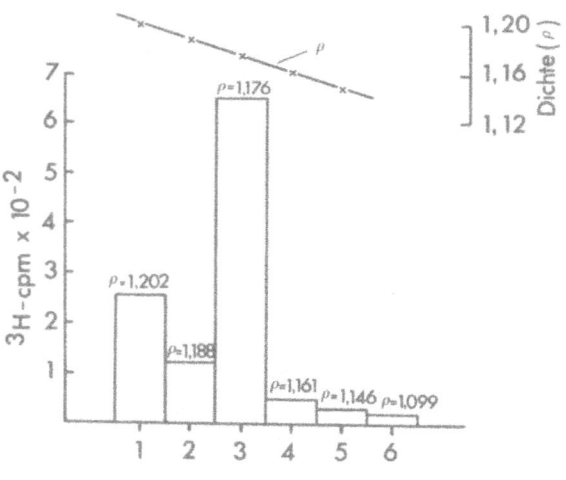

Abb. 6. „Reverse"-Transkriptase-Reaktion in verschiedenen Dichtebereichen des Gradienten, der auf Abb. 3 rechts unten skizziert wurde. Die Skala für die Dichtefraktionen ist rechts angegeben. Es zeigt sich, daß tatsächlich im Viruspartikel-Bereich die höchste Enzymaktivität nachweisbar ist. Menschliches Melanom

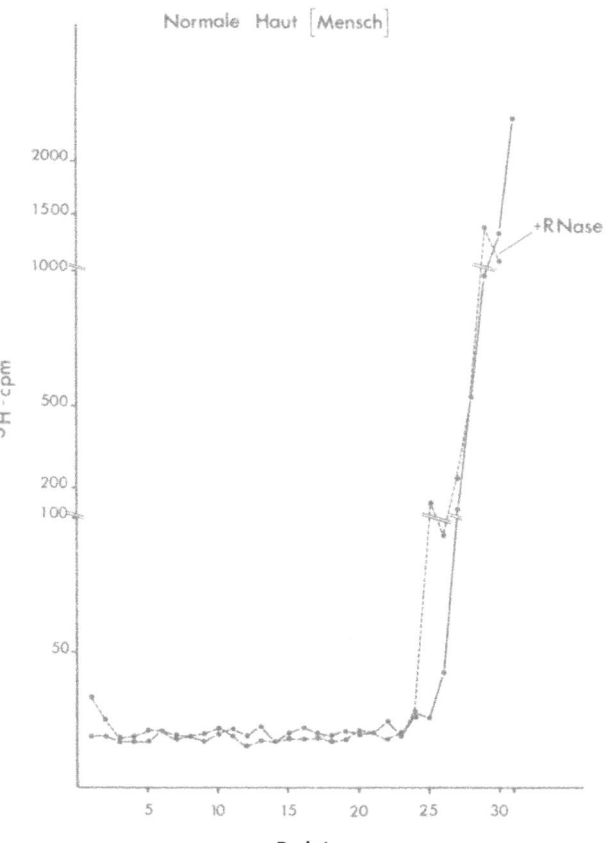

Abb. 7. „Simultaneous detection test", normale menschliche Haut. Kein Nachweis einer „reverse"-Transkriptase-Aktivität in der virustypischen Dichtefraktion

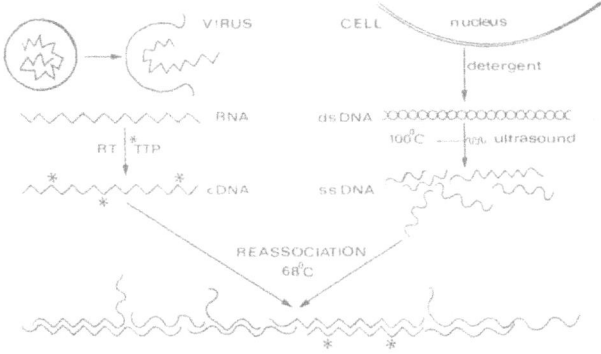

Abb. 8. Nukleinsäurehybridisierung, Prinzip. Links ist wiederum der „reverse"-Transkriptase-Syntheseschritt dargestellt. Die synthetisierte, radioaktiv markierte DNA kann als einsträngige DNA (cDNA) isoliert werden. Entsprechend wird aus verdächtigen Zellen die doppelsträngige DNA gewonnen, durch Hitze- und Ultraschalleinwirkung jedoch in einsträngige Stückchen zerstört. Da Nukleinsäuren spontan zu einer Doppelstrangbildung neigen, sofern ihre Basensequenzen übereinstimmen, findet eine sog. Reassoziierung statt. Durch Hitze kann diese Zusammenlagerung erneut zerstört werden, wobei jedoch die Stabilität insofern temperaturabhängig ist, als sehr ähnliche Nukleinsäurefragmente erst bei höheren Temperaturen (85–90 °C) spaltbar sind

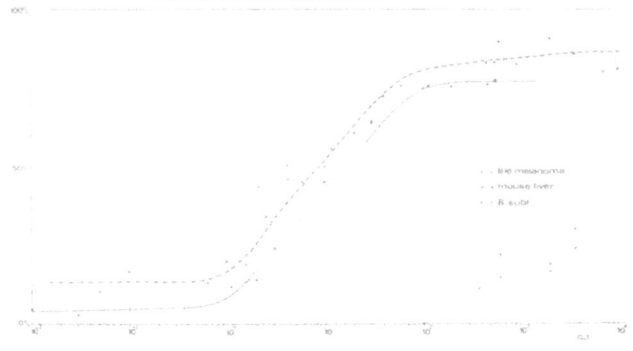

Abb. 9. Reassoziationskurven mit cDNA vom Mäusemelanom mit zellulärer Melanom-DNA, zellulärer Leber-DNA und als Kontrolle DNA von Bacillus subtilis. Die Höhe der Kurven gibt die Reaktionsgeschwindigkeit wieder. Es zeigt sich, daß ein nur geringer Geschwindigkeitsunterschied zwischen Melanom und Lebergewebe besteht. Dieser Unterschied repräsentiert das zusätzlich in Melanomen vorhandene Genmaterial

mit ihnen diese Melanome auf andere Hamster dosisabhängig zellfrei zu übertragen [4] (Zöller u. Balda, in Vorbereitung).

Die „reverse"-Transkriptase-Reaktion eröffnet gleichzeitig Möglichkeiten für weitere Analysen. So kann entsprechend Abb. 8 radioaktiv markierte, virusspezifische cDNA (sog. komplementäre DNA, weil sie in ihrer Basenzusammensetzung das virale RNA-Genmaterial widerspiegelt) gewonnen werden und zur Aufspülung gleichartiger Nukleinsäuresequenzen im Untersuchungsmaterial dienen [2]. Diese als DNA:DNA-Nukleinsäurehybridisierung bezeichnete Technik gab uns beispielsweise Aufschluß darüber, daß im B 16-Mäusemelanom eine zusätzliche genetische Information enthalten sein muß, die in normalen Zellen fehlt (Abb. 9). Noch interessanter sind die Ergebnisse an menschlichen Geweben. Die DNA von Nävi, Basaliomen und normaler Haut reassoziiert mit virusspezifischer Melanom-cDNA in völlig gleichem Ausmaß (Abb. 10). Das bedeutet, daß auch beim Menschen Melanome über zusätzliches, in anderen Zellen nicht vorhandenes Genmaterial verfügen. Vor allem aber konnte somit gezeigt werden, daß Nävi keine „latenten Melanome" darstellen.

Zusammenfassend läßt sich feststellen:

1. Viren in onkovirologischer Definition sind nicht gleichbedeutend mit den Erregern infektiöser Allgemeinerkrankungen, für die die Koch-Henle Postulate um die Jahrhundertwende aufgestellt wurden. Retroviren stellen vielmehr verpackte genetische Informationen dar, die unterschiedliches Verhalten zeigen und unter bestimmten Umständen für die Entstehung maligner Tumoren verantwortlich gemacht werden können.

2. Tierische und menschliche maligne Melanome besitzen eine kleine Menge genetischen Materials, das in Normalgewebe und Tumoren anderer Keimblattabstammung nicht nachweisbar ist. Bei kompletter Expression dieser Information werden Retroviren synthetisiert, die mit molekularbiologischen Techniken einschließlich der Elektronenmikroskopie nachweisbar sind und deren horizontale Übertragung nicht sicher ausgeschlossen werden kann. Überwiegend, möglicherweise auch unterschiedlich von Zellklon zu Zellklon, kommt es jedoch nur zu einer partiellen Realisation der genetischen Information mit inkompletter, defekter oder gar keiner Partikelbildung. Inkorporation viraler Gensequenzen in chromosomale DNA wird als Voraus-

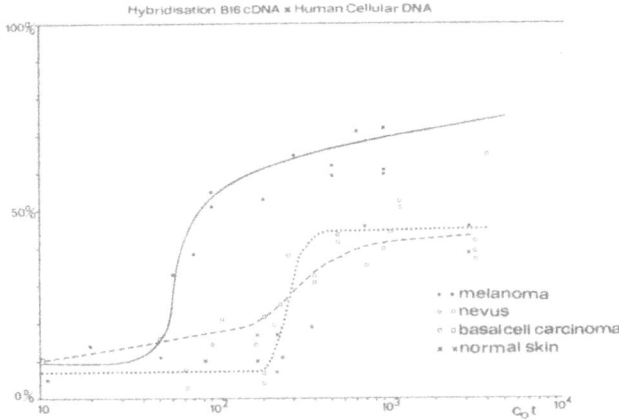

Abb. 10. Molekulare Nukleinsäurehybridisierungen entsprechend Abb. 8. cDNA von Mäusemelanomen wurde reassoziiert mit zellulärer DNA von menschlichen Melanomen, Nävi, Basaliomen und normaler Haut. Deutlicher Geschwindigkeitsunterschied der Reaktion zwischen Melanomgewebe und allen übrigen untersuchten Geweben. Nävuszellen, Basaliomzellen und normale Haut enthalten also kein latentes virales Genmaterial

setzung für eine hereditäre Tumormanifestation angesehen.

3. Wenngleich die geschilderten Befunde im Hinblick auf maligne Melanome sowohl neue diagnostische als auch therapeutische Perspektiven aufzeigen, so bedürfen die Kausalzusammenhänge im einzelnen noch erheblicher weiterer Klärung.

Literatur

1. Balda B-R (1971) Zur Molekularbiologie des Hamstermelanoms A Mel 3, einem möglichen Modell für das menschliche maligne Melanom. Habilitationsschrift, Universität München
2. Balda B-R (to be published) Retroviruses in skin cancers. In: Balda B-R (ed) Current topics in skin neoplasia. Springer, Berlin New York Heidelberg
3. Balda B-R, Hehlmann R, Cho J-R, Spiegelman S (1975) Oncornavirus-like particles in human skin cancers. Proc Natl Acad Sci USA 72:3697–3700
4. Birkmayer GD, Balda B-R, Miller F (1973) The inhibitory effect of proflavine and ethidiumbromide on the cell-free transmission and the growth of the hamster melanoma A Mel 3. Eur J Cancer 9:859–864
5. Birkmayer GD, Balda B-R, Miller F (1974) Oncorna-viral information in human melanoma. Eur J Cancer 10:419–424
6. Birkmayer GD, Balda B-R, Miller F, Braun-Falco O (1972) Virus-like particles in metastases of human malignant melanoma. Naturwissenschaften 59:369–370
7. Chandra P (to be published) DNA polymerizing enzymes in human melanoma tissue. In: Balda B-R (ed) Current topics in skin neoplasia. Springer, Berlin New York Heidelberg
8. Clark WH, Reimer B-R, Grune M, Ainsworth AM, Mastrangelo MJ (1978) Origin of familial malignant melanoma from heritable melanocytic lesions – the B-K mole syndrome. Arch Dermatol 114:732–738
9. Elwood JM, Lee JAH (1979) Recent data on the epidemiology of malignant melanoma. In: Clark WH, Goldman LJ, Mastrangelo MJ (eds) Human malignant melanoma. Grune & Stratton, New York San Francisco London, pp 261–272
10. Fortner JG, Allen AC (1958) Hitherto unreported malignant melanomas in syrian hamster: An experimental counterpart of the human malignant melanomas. Cancer Res 18:98–104
11. Jackson Laboratories (1962) Handbook on genetically standardized JAX mice. Bar Harbor Times, Bar Harbor/ME
12. Korting GW, Brehm G (1969) Multiples primäres und familiäres Melanom. Z. Hautkr 44:87–90
13. Landthaler M, Braun-Falco O (1979) Familiäres hereditäres malignes Melanom. Med Klin 74:353–357
14. McGovern VJ (1976) Malignant melanoma. Clinical and histological diagnosis. Wiley, New York London Sydney Toronto, pp V–VII
15. Robertson MG (1971) Malignant melanoma in husband and wife. JAMA 217:1553
16. Robinson MJ, Mannheimer L (1972) Familial melanomas. JAMA 220:277
17. Schlom J, Spiegelman S (1971) Simultaneous detection of reverse transcriptase and high molecular weight RNA unique to oncogenic RNA viruses. Science 174:840–843
18. Smart CR, Carle BN (1975) Malignant melanoma in husband and wife. JAMA 705–706

Prof. Dr. B.-R. Balda,
Dermatologische Klinik und
Poliklinik der Ludwig-Maximilians-Universität,
Frauenlobstr. 9–11,
D-8000 München 2

B-K-mole-Syndrom

M. Hundeiker, Gießen

Daß maligne Melanome in einzelnen Familien gehäuft und primär multipel auftreten können, ist durch eine Fülle von Einzelbeobachtungen schon lange bekannt. Das ältere Schrifttum hierüber ist bei Korn-Heydt (1966) sowie Korting und Brehm (1968) zusammengestellt. Die Suche nach möglichen Ursachen hat Hinweise auf sehr verschiedene Einflüsse ergeben. Das Spektrum reicht von „primär" genetisch bedingter Tumorentstehung (z. B. Cawley 1952; Salamon et al. 1973; Anderson 1971; Kopf et al. 1977) über Veränderung der genetischen Information durch Viren (z. B. Balda u. Birkmayer 1973) zu den physikalischen Umwelteinflüssen und den erblich und rassisch unterschiedlichen Schutz- und Repairmechanismen dagegen (z. B. Crombie 1979). Klinisch gehören offenbar diese Geschwülste nicht zu einem einzigen einheitlichen Krankheitsbild (Kopf et al. 1979). Unsere Patienten mit familiären Melanomen lassen sich folgenden drei Gruppen zuordnen:

Lentigo-maligna-Melanome bei Xeroderma pigmentosum

1 Patient (42 Jahre) mit bisher drei Primärtumoren an Gesicht und Oberkörper. Der Bruder wurde wegen des gleichen lichtprovozierten Geschwulsttyps, ebenfalls auf dem Boden eines Xeroderma pigmentosum, anderwärts behandelt.

Noduläre und superfiziell spreitende Melanome ohne assoziierte Symptome

3 Familien. In einer erkrankten von 5 Schwestern 3 an Melanomen (46 Jahre, SSM am Oberschenkel, Stadium II mit letalem Ausgang; 47 Jahre, NM am Fußrücken; 57 Jahre, NM am Unterschenkel); eine weitere ist wegen Portiokarzinoms behandelt worden. – In der zweiten hatten zwei Schwestern (49 Jahre, SSM am Rücken, 76 Jahre, SSM an der Hüfte) Melanome, in der dritten Bruder (45 und 46 Jahre, 2 SSM am Rücken) und Schwester (40 Jahre, SSM am Oberarm).

Atypische Melanome und multiple atypische Pigmentmale

4 Familien. In der ersten (Abb. 3) erkrankten alle drei Geschwister an Melanomen, die histologisch nicht in die Tumortypen nach Clark einzuordnen waren (Bruder mit 23 Jahren an der Brust, nach radikaler Therapie trotz Hirnmetastase seither 15 Jahre erscheinungsfrei; 1 Schwester mit 20 an der Schläfe, tödlicher Ausgang nach inadäquater Therapie mit 21; 1 Schwester mit 29 am Rücken, seit 2 Jahren erscheinungsfrei). Alle hatten von Kind auf zahlreiche bizarr geformte „Muttermale" am oberen Stamm und Kopf. – In einer zweiten Familie ist ein Bruder nach Exzision eines atypischen Melanoms und mehrerer bizarrer „Male" 11 Jahre frei, seine Schwester anderwärts nach Behandlung eines Melanoms an der Brust an Metastasen verstorben. In der dritten ist bei unserer Patientin mit 40 Jahren der Tumor im Gesicht exzidiert worden. Bruder und Vater sollen voller „Flecke" sein, konnten aber nicht hier untersucht werden. Die 10jährige Tochter ist frei. In der vierten ist der Patientin (28 Jahre, unklassifiziertes Melanom im Kopfhaar, Abb. 1, 2) erst nach langen Mühen gelungen, ihren Vater ebenfalls zur Untersuchung zu motivieren – dabei fand sich an seiner Brust ebenfalls ein Melanom. Er weist aber keine „atypischen Pigmentmale" auf. Der 2jährige Sohn ist frei.

Die Patienten der zuletzt aufgeführten Gruppe zeigen ein Krankheitsbild, das schon 1820 von Norris anhand zweier Beobachtungen mit tödlichem Verlauf bei Vater und Sohn beschrieben, aber wieder in Vergessenheit geraten war. In den letzten Jahren ist es neu abgegrenzt worden (z. B. Clark et al. 1978; Greene et al. 1978, 1979). Nach den Anfangsbuchstaben zweier junger Patienten der Neubeschreiber wird es meist als „B-K-mole-Syndrom" bezeichnet. Das „FAMM-Syndrom" (Familial atypical multiple moles and melanoma, Lynch) ist nach allen dargestellten Befunden die gleiche Krankheit (vgl. Greene u. Fraumeni 1979). Inzwischen liegen auch mehrere Beobachtungen im deutschen Schrifttum

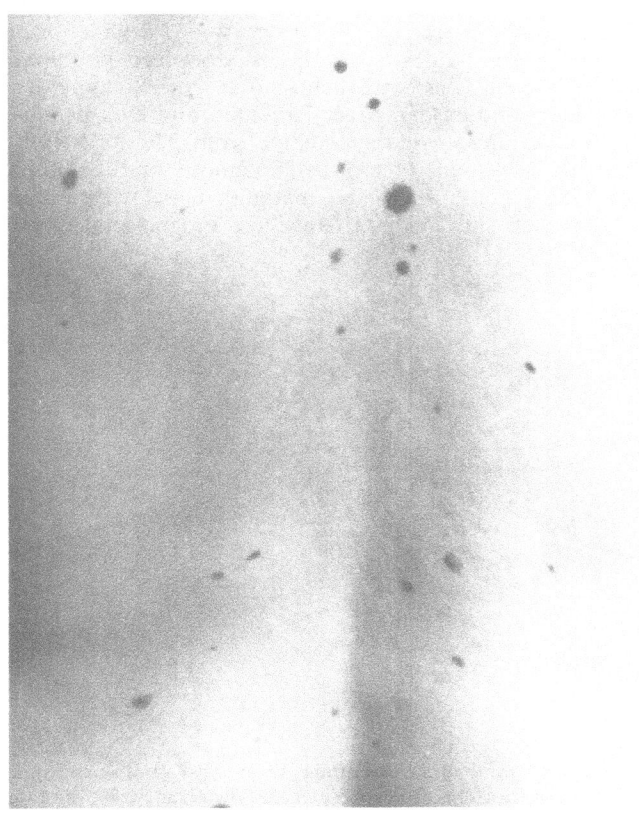 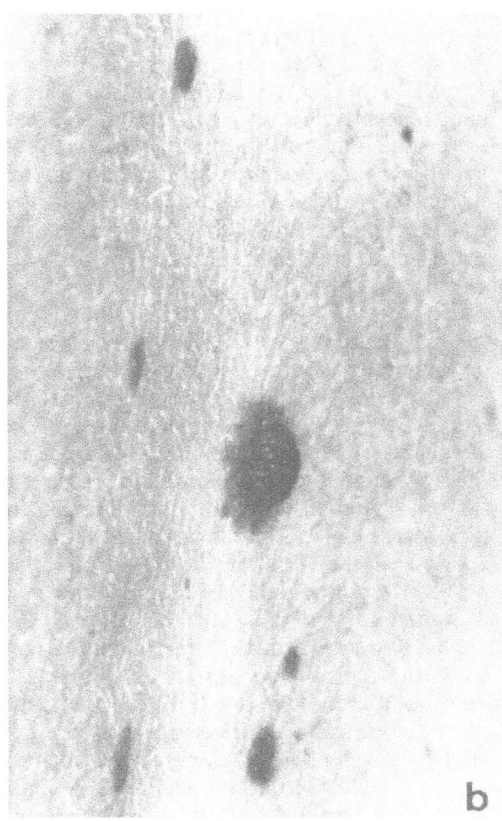

Abb. 1. 28jährige Frau mit „B-K-mole-Syndrom" und Melanom. **a** unregelmäßige Verteilung (mit Schwerpunkt am oberen Rücken und Kopf), **b** unregelmäßige Form (bogige Begrenzung mit Ausläufern) der „atypischen Pigmentmale"

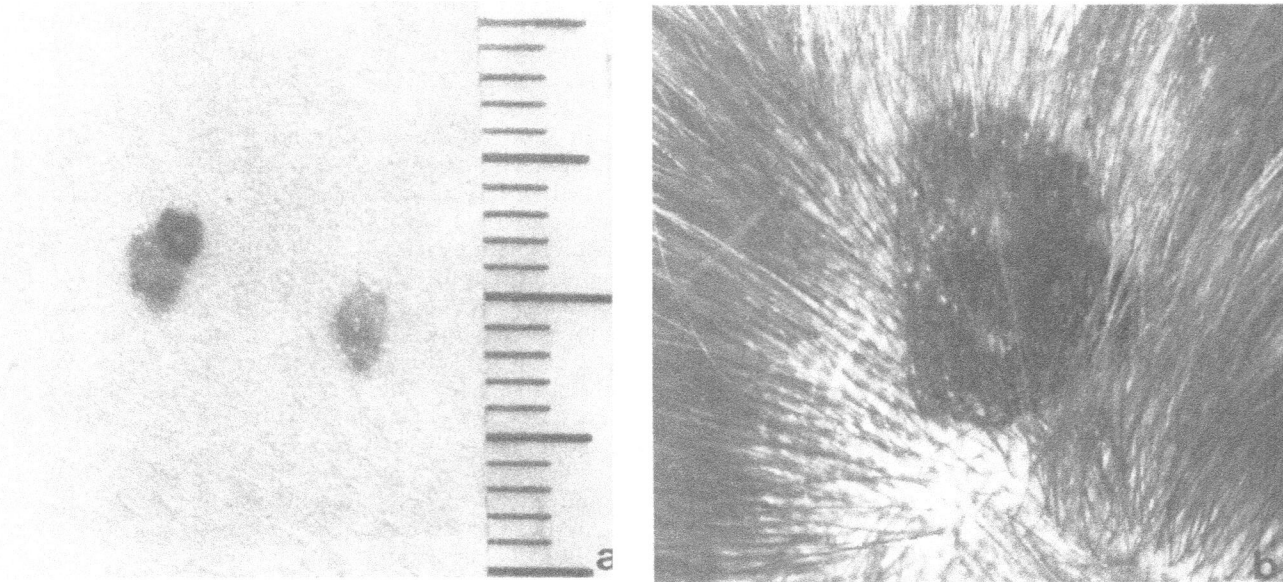

Abb. 2. Gleiche Patientin wie Abb. 1. **a** Ungleichmäßige Pigmentierung der „atypischen Pigmentmale" (rosa Aufhellungszonen, neu entwickelter dunkler Teil am Rand). **b** Klinisch SSM-ähnliches, histologisch nicht in die Klassifikation nach Clark einzuordnendes Melanom der Kopfhaut

vor (z. B. Braun-Falco et al. 1979; Haueisen u. Sarlin 1979; Landthaler u. Braun-Falco 1979; Hundeiker 1979; Hundeiker et al. 1980). Die Krankheit ist aber noch zu wenig bekannt, wie vor allem bei dem Versuch deutlich wurde, Familienuntersuchungen mit Hilfe anderer Kliniken durchzuführen. Deshalb sollen im folgenden die wesentlichen Charakteristika noch einmal zusammengefaßt werden.

Etwa die Hälfte der über 5% familiär gehäuft vorkommenden Melanome betreffen Patienten mit „B-K-mole-Syndrom". Die bisherigen Familienuntersuchungen sprechen teils für eine autosomal dominante Vererbung mit reduzierter Penetranz, teils für eine polygenetische, multifaktorielle Entstehung (Landthaler u. Braun-Falco 1979; Greene u. Fraumeni 1979). Die atypischen Pigmentmale oder „Praecursormale" treten meist in der Kindheit allmählich auf, besonders am oberen Stamm und Kopf. Sie unterscheiden sich klinisch von gewöhnlichen Nävuszellnävi durch unregelmäßige Begrenzung mit Ausläufern und ungleichmäßige Pigmentierung mit rosa Aufhellungszonen.

Plötzliches Wachstum derartiger Herde muß den Verdacht auf Melanomentwicklung lenken und Anlaß zur rechtzeitigen radikalen Exzision sein. Melanome bei diesen Patienten entwickeln sich früher (durchschnittlich im 3. Lebensjahrzehnt) als die z.B. von Schramm und Korting (1978) als besonderes Krankheitsbild herausgearbeiteten familiär multiplen nodulären und superfiziell spreitenden Melanome ohne atypische Nävi (5. Jahrzehnt).

Histologisch werden die malignen Geschwülste in der Literatur meist dem superfiziell spreitenden, seltener dem nodulären Typ zugeordnet. In 6 selbst untersuchten Fällen aus 4 Familien war jedoch eine Zuordnung zu den „klassischen" Melanomtypen nicht möglich. Die atypischen Zellformationen hatten sich innerhalb papillomatöser „Vorläuferveränderungen" entwickelt. Diese „B-K-moles" unterscheiden sich von gewöhnlichen Nävuszellnävi durch starke Proliferation einzeln liegender, teils unauffälliger, teils atypischer Melanozyten an der Junktion neben gewöhnlich aussehenden Nävuszellnestern sowie durch unregelmäßigen Aufbau: Das im allgemeinen sonst deutliche Kleinerwerden der Nävuszellen zur Tiefe hin bis zu typischen „C-Zellen" fehlt. In „normalen" Nävuszellnävi finden sich nur bei entzündlicher Rückbildung oder um Haarfollikel mit Trichostase Rundzellinfiltrate. Die atypischen Pigmentmale dagegen sind diffus von lymphohistiozytären Infiltraten durchsetzt.

Die Kenntnis des Syndroms ist deswegen praktisch wichtig, weil sie es ermöglicht, durch Untersuchung der Blutsverwandten derartiger Patienten und evtl. genetische Beratung sowie regelmäßige Kontrolle der Befunde bei Merkmalsträgern Frühdiagnose und Frühbehandlung neu auftretender maligner Geschwülste und damit eine entscheidend günstigere Prognose zu erreichen.

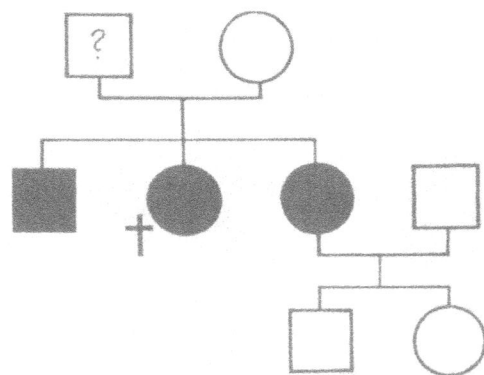

Abb. 3. Stammbaum der Familie W. mit B-K-mole-Syndrom. Über den früh verstorbenen Vater und die Großeltern war aufgrund der Zeitverhältnisse nichts zu erfahren. Die beiden Kinder der Probandin sind bisher erscheinungsfrei. Bei allen 3 Geschwistern multiple atypische Pigmentmale und Melanomentwicklung mit 23, 20 bzw. 29 Jahren

Literatur

1. Anderson DE (1971) Clinical characteristics of the genetic variety of cutaneous melanoma in man. Cancer 28:721–725
2. Balda BR, Birkmayer GD (1973) Further evidence for the viral etiology of human melanoma. Naturwissenschaften 60:304
3. Braun-Falco O, Landthaler M, Ryckmanns F (1979) BK-Mole-Syndrom. Fortschr Med 97:1489–1494
4. Cawley EP (1952) Genetic aspects of malignant melanoma. Arch Dermatol 65:440–450
5. Clark WH, Reimer RR, Greene M, Ainsworth AM, Mastrangelo MJ (1978) Origin of familial malignant melanoma from heritable melanocytic lesions. "The B-K-mole-Syndrome." Arch Dermatol 114:732–738
6. Crombie IK (1979) Racial differences in melanoma incidence. Br J Cancer 40:185–193
7. Greene MH, Reimer RR, Clark WH, Mastrangelo MJ (1978) Precursor lesions in familial melanoma. Semin Oncol 5:85–87
8. Greene MH, Fraumeni, JF (1979) The hereditary variant of malignant melanoma. In: Clark WH, Goldman LI, Mastrangelo MJ (eds) Human malignant melanoma. Grune & Stratton, New York San Francisco London, pp 139–166
9. Haueisen S, Sarlin H (1979) Auftreten des „B-K-Naevus-Syndrom" bei einer Patientin mit Melanom und deren Vater. Aktuel Dermatol 5:61–65
10. Hundeiker M (1979) Pigmentierte Hautgeschwülste. Dtsch Aerztebl 76:2233–2238
11. Hundeiker M (1980) Histologische Diagnose des „B-K-mole-Syndroms". Pathologe 1:164–166
12. Hundeiker M, Ruppel R, Schmitt H (1980) Familiäre maligne Melanome und atypische disseminierte Pigmentmale („B-K-Mole-Syndrom"). Hautarzt 31:42–46
13. Kopf AW, Bart RS, Rodriguez-Sains RS (1977) Malignant melanoma: A review. J Dermatol Surg Oncol 3:41–125
14. Kopf AW, Bart RS, Rodriguez-Sains RS, Ackerman AB (1979) Malignant melanoma. Masson, New York Paris Barcelona Milan Mexico City Rio de Janeiro
15. Korn-Heydt G (1966) Erbliche Aplasien, Hyperplasien und Tumoren (mit Ausnahme von Gefäßtumoren). In: Jadassohn J (Hrsg) Handbuch der Haut- und Geschlechtskrankheiten, Erg.-Werk, Bd 7. Springer, Berlin Heidelberg New York, S 563–694
16. Korting GW, Brehm G (1969) Multiples primäres und familiäres Melanom. Z Haut Geschlechtskr 44:87–90
17. Landthaler M, Braun-Falco O (1979) Familiäres hereditäres malignes Melanom. Med Klin 74:353–357
18. Norris W (1820) A case of fungoid disease. Edinburgh Med Surg J 16:562–565
19. Salamon T, Schnyder UW, Storck H (1963) A contribution to the question of heredity of malignant melanomas. Dermatologica 126:65–75
20. Schramm P, Korting GW (1978) Oberflächlich spreitendes und knotiges Melanom bei zwei Schwestern. Aktuel Dermatol 4:231–232

Prof. Dr. med. M. Hundeiker
Zentrum für Dermatologie Univ.-Klinik,
Gaffkystr. 14,
D-6300 Lahn–Gießen 1

Das akral-lentiginöse Melanom: Eine klinisch-morphologische Studie

H. Kerl und St. Hödl, Graz

Es ist allgemein bekannt, daß das maligne Melanom der Haut verschiedene klinische und histopathologische Erscheinungsbilder aufweist. Prinzipiell unterscheidet man heute das Lentigo-maligna-Melanom, das „superficial spreading"-Melanom und das knotige Melanom. Daneben existieren noch andere Melanomformen, wie Melanome bei Kindern, Schleimhautmelanome, das „B-K-mole-Syndrom", maligne blaue Nävi, das „minimal deviation"-Melanom sowie desmoplastische und neurotrope Melanome. Eine weitere interessante und wichtige Melanomvariante stellt das 1975/76 von Reed [3, 12] beschriebene *akral-lentiginöse Melanom (ALM)* dar, welches durch seine anatomische Lokalisation im palmar-plantar-subungualen Bereich gekennzeichnet ist.

Unsere Untersuchungen basieren auf 60 Patienten mit ALM. Die klinischen Daten sind in Tabelle 1 zusammengefaßt. Das ALM ist offensichtlich nicht allzu selten; seine Häufigkeit beträgt 7,5% in einem Gesamtkollektiv von 804 Melanom-Patienten, die wir in den letzten 20 Jahren an der Universitätsklinik für Dermatologie und Venerologie in Graz beobachtet haben. Dieses Ergebnis steht in guter Übereinstimmung mit anderen Untersuchungsserien, bei denen in 70% „superficial spreading"-Melanome, in 15% knotige Melanome, in 5% Lentigo-maligna-Melanome und in 8–10% Melanome der Hände und Füße gefunden wurden [8]. Aus Abb. 1 ist ersichtlich, daß in unserem Untersuchungsgut am häufigsten die Füße (92%) – mit einer Bevorzugung der Ferse – betroffen sind. Die Zahl der an den Händen lokalisierten ALM ist sehr klein (8%); hier handelt es sich hauptsächlich um subunguale Melanome. Die globale 5-Jahresüberlebensrate der ALM beträgt 59% und entspricht etwa den Ergebnissen beim „superficial spreading"-Melanom. Erwartungsgemäß findet man einen hochsignifikanten Zusammenhang zwischen dem klinischen Stadium und der 5-Jahresüberlebenswahrscheinlichkeit (p=0,0001%). Patienten im Stadium I zeigen eine 5-Jahresüberlebensrate von 90%, Patienten mit Lymphknotenmetastasen (Stadium II) dagegen eine 5-Jahresüberlebenszeit von nur etwa 8%. Die meisten

Tabelle 1. Akral-lentiginöses Melanom – Klinische Daten

Anzahl der Patienten	60
Frauen	35
Männer	25
Durchschnittsalter bei Diagnosestellung	59 J.
Durchschnittliche Zeitdauer bis zur Diagnosestellung	32,5 M.
Lymphknotenbeteiligung – Stadium II (Anzahl der Patienten)	20
5-Jahresüberlebensrate [a]	59%

[a] 39 ausgewertete Fälle

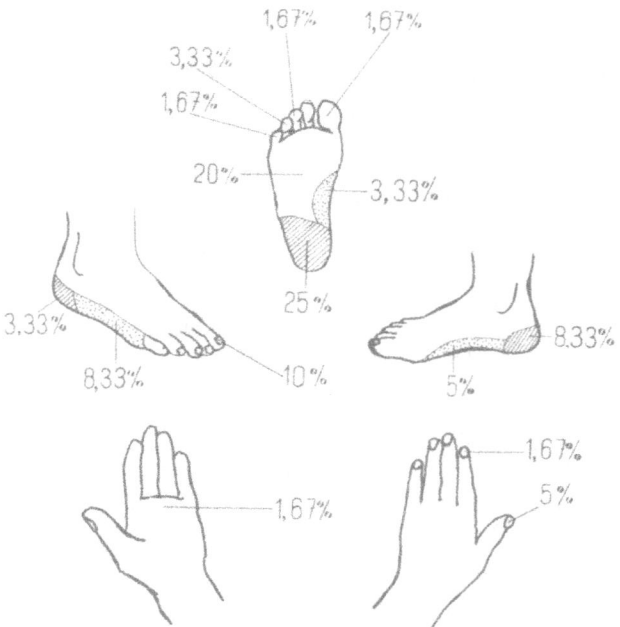

Abb. 1. Anatomische Verteilung von 60 akral-lentiginösen Melanomen

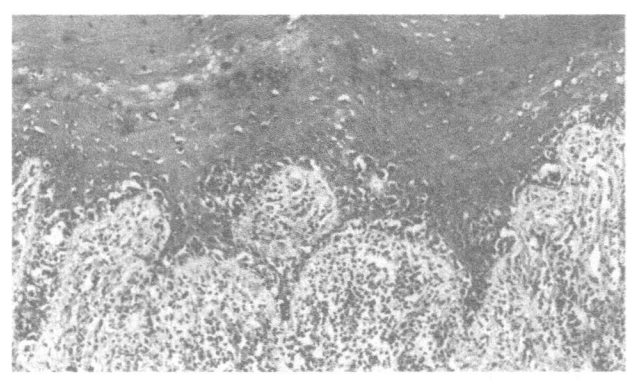

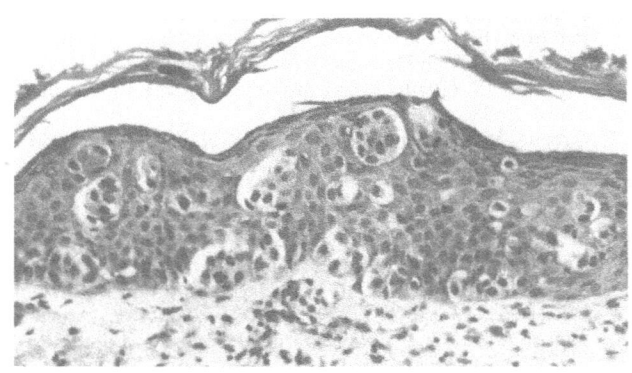

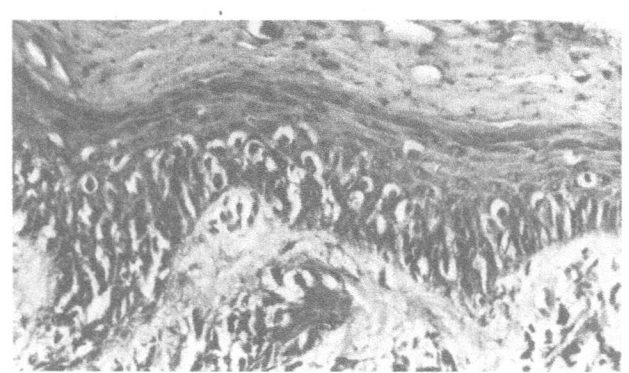

Abb. 3a–c. Histologische Muster intraepidermaler Veränderungen beim akral-lentiginösen Melanom (**a**, HE, ×125), „superficial spreading-Melanom" (**b**, HE, ×200) und bei der Lentigo maligna (**c**, HE, ×200)

Stadium-II-Patienten verstarben bereits 1–2 Jahre nach Behandlungsbeginn [6]. Auch beim ALM ist wie bei den anderen Melanomtypen eine günstigere Prognose beim weiblichen Geschlecht zu verzeichnen.

Die Behandlung wurde im übrigen nach den heute gültigen chirurgischen Grundsätzen mit weiter Exzision und Spalthautplastik durchgeführt. In den meisten Fällen wurde eine Lymphadenektomie (prophylaktisch) durchgeführt. Alle subungualen Melanome wurden durch Exartikulation der Phalanx oder Amputation durch einen Knochen behandelt [14].

Das *klinische Bild* des ALM zeigt viele Facetten. Ganz besonderer Wert ist auf die Frühveränderungen zu legen, die gewöhnlich durch kleine unscheinbare braune bis schwarzbraune lentigoartige Flecke gekennzeichnet sind [6]. Mit der Größenzunahme durch horizontales Wachstum finden sich viele Charakteristika des Lentigo-maligna-Melanoms oder des „superficial spreading"-Melanoms (Abb. 2). Ulzerierte (amelanoti-

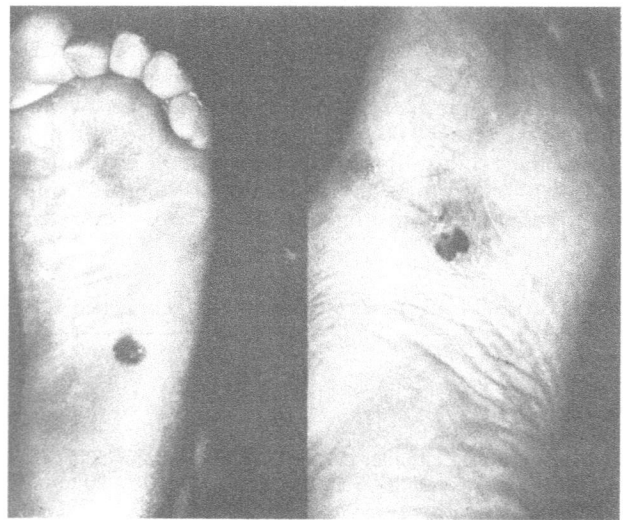

Abb. 2. Klinisches Bild „früherer" Erscheinungsformen akral-lentiginöser Melanome

sche) Knoten werden sehr häufig in späteren Stadien beobachtet. In die Differentialdiagnose sind vor allem die „Tennis-Ferse", trophische Ulzera, Clavi, Plantarwarzen, pyogene Granulome, Näevuszellnävi, das ekkrine Porom, verruköse Karzinome (Epithelioma cuniculatum) und das Epitheloid-Sarkom einzubeziehen. Subunguale Melanome beginnen als braune bzw. schwarz gesprenkelte Flecke oder streifige Pigmentierungen des Nagelbettes [5, 11, 14, 16]. Die Pigmentierung kann auf die Umgebung übergreifen („Hutchinson-Zeichen"). Fortgeschrittene Fälle zeigen Entzündung („Paronychie") und Knoten mit Destruktion der Nagelplatte.

Die wichtigsten *histopathologischen Kriterien* des ALM sind (Abb. 3a):

1. Unregelmäßige Hyperplasie der Epidermis mit ausgeprägter Hyperkeratose.
2. Proliferation atypischer Melanozyten (häufig mit sehr langen dendritischen Fortsätzen) im Bereich der dermoepidermalen Junktionszone. „Lentiginöses Muster." Unscharfe laterale Begrenzung der intraepidermalen Melanozytenkomplexe.

3. Die vorherrschenden intradermalen Tumorzellen sind häufig vom spindelzelligen oder epitheloidzelligen Typ.
4. Lichenoides lymphoidzelliges Infiltrat untermischt mit Makrophagen im Stratum papillare. Nicht selten fibröse Stromareaktion (desmoplastisches Melanom). Fehlen aktinischer Elastose.

Histologisch können beim ALM verschiedene Wachstumsmuster unterschieden werden. Am häufigsten findet man das lentiginöse Muster (in 73%), nicht allzu selten auch histologische Überlappungsformen horizontaler Wachstumsphasen (in 17%), und nur gelegentlich wird ein pagetoides Muster (in 5%) beobachtet. In weiteren 5% unserer ALM-Fälle liegen Knoten vor, bei denen eine Klassifikation der in-situ-Phase der atypischen Melanozyten nicht möglich ist. Man kann annehmen, daß in der Evolution aller ALM (und dies gilt auch für die übrigen Melanomtypen) ein initiales „makulöses" Stadium mit horizontaler Proliferation atypischer Melanozyten in den basalen Epidermislagen vorliegt. Das ALM ist histologisch fast immer ohne Schwierigkeiten vom Lentigo-maligna-Melanom oder „superficial spreading"-Melanom zu differenzieren (Abb. 3 a–c). Wir bezeichnen daher *alle Melanome mit der speziellen Lokalisation im palmo-plantaren oder subungualen Bereich*, im Gegensatz zu anderen Autoren [2, 4, 5, 9, 10, 13, 14], als *akrallentiginöse Melanome* [6]. Besonders die Abgrenzung vom Lentigo-maligna-Melanom erscheint uns sehr wichtig, weil bei diesem eine aktinische Ätiologie impliziert wird und eine bessere Prognose zu erwarten ist. Bekanntlich verhalten sich Tumoren an sonnenexponierten Körperarealen biologisch weniger aggressiv als Neoplasien, die an sonnengeschützten Regionen entstehen [1]. Von manchen Autoren wird das ALM auch den Schleimhautmelanomen an die Seite gestellt [15].

Das akral-lentiginöse Melanom ist ein gutes Beispiel für das Studium der Vor- und Frühstadien des Melanoms [6]. Eine diesbezügliche Klassifikation ist in Abb. 4 dargestellt. Wir möchten darauf hinweisen, daß gerade die histologischen Frühveränderungen des ALM große diagnostische Schwierigkeiten bereiten und nicht selten als benigne melanocytäre Läsionen fehlinterpretiert werden. Was morphologisch einer atypischen melanozytären Hyperplasie (Dysplasie) entspricht, muß natürlich noch lange nicht Ausdruck eines malignen Prozesses sein. Es ist gut bekannt, daß z. B. beim sog. Pseudomelanom [1], beim Spitz-Nävus oder beim lentiginösen melanozytären Nävus zytologische Atypien gefunden werden.

Beim Zervixkarzinom wird heute der Begriff „Cervicale intraepitheliale Neoplasie" (CIN) verwendet [7]. Dieser Termi-

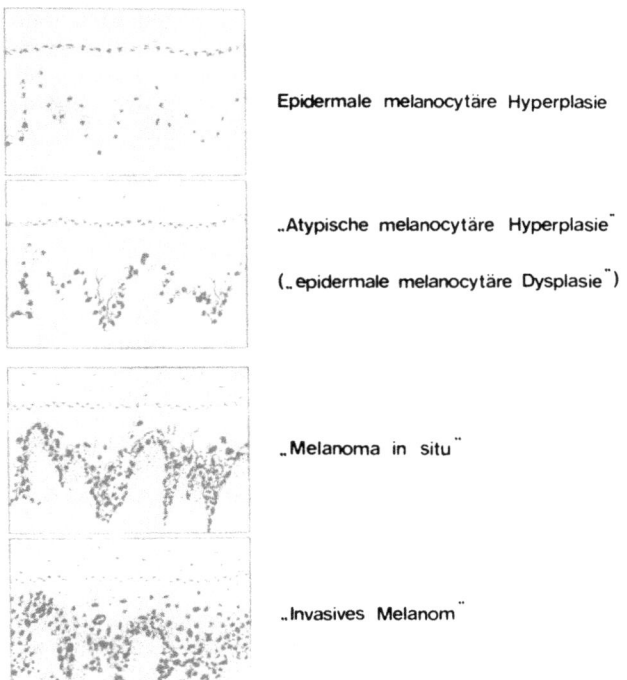

Abb. 4. Akral-lentiginöses Melanom. Entwicklungsstufen und Frühveränderungen

nus umfaßt sowohl die Dysplasie als auch das Carcinoma in situ und beruht auf der Erkenntnis, daß alle präinvasiven Veränderungen verschiedenen Differenzierungsgraden ein und derselben Krankheit entsprechen. Ob es sinnvoll wäre, die Bezeichnung „Melanozytäre intraepidermale Neoplasie" (MIN) für alle Vorstadien und „in-situ"-Melanome einzuführen, ist zumindest vorläufig wohl eher in Frage zu stellen.

Die *Prognose* des ALM wurde im Zusammenhang mit der Tumordicke (Breslow) untersucht (Tabelle 2). Bis zu einer Tumordicke von 1,5 mm findet sich eine 5-Jahresüberlebensrate, die nicht unter 90% liegt. Erst bei größerer Tumordicke kommt es zu einem deutlichen Abfall auf 37,5%. Trennt man andererseits die Fälle mit einer Tumordicke von über 1,5 mm nach klinischen Stadien auf, so ergibt sich für die Patienten im Stadium I eine nahezu 10fach bessere Prognose im Hinblick auf die 5-Jahresüberlebensrate als im Stadium II. Beim Vergleich des Invasions-Levels (Clark) und der Überlebensrate ist ersichtlich, daß Level III–V eine Tendenz zur Prognoseverschlechterung aufweisen [6]. Insgesamt läßt die Auswertung erkennen, daß die Grenze zur ungünstigen Prognose (Übergang in Stadium II) beim ALM bei Level III und bei einer Tumordicke von etwa 1,5 mm liegt.

Tabelle 2. Akral-lentiginöses Melanom. Tumordicke – 5-Jahresüberlebensrate[a]

Dicke (mm)	Anzahl der Patienten	Anzahl der 5 Jahre Überlebenden	5-Jahresüberlebensrate (%)	95%-Konfidenzintervalle
0,00–0,75	3	3	100,00	36,86–100,00
0,76–1,5	11	10	90,91	58,75– 99,77
>1,5	24	9	37,50	18,81– 59,46
>1,5 Stadium I	10	8	80,00	44,40– 97,48
>1,5 Stadium II	12	1	8,33	0,21– 38,48
>1,5 Stadium unbekannt	2	0	0,00	0,00– 77,63

[a] 38 ausgewertete Fälle

Das ALM repräsentiert einen speziellen Melanomtyp, welcher im Hinblick auf Lokalisation, charakteristische Morphologie, Prognose und möglicherweise auch auf die Ätiopathogenese (Trauma?) von den anderen Melanom-Formen abgegrenzt werden sollte.

Literatur

1. Ackerman AB, Su WPD (1979) The histology of cutaneous malignant melanoma. In: Kopf AW, Bart RS, Rodriguez-Sains RS, Ackerman AB (eds) Malignant melanoma. Masson, Paris New York Barcelona Milan, pp 25–147
2. Arrington JH, Reed RJ, Ichinose H, Krementz ET (1979) Plantar lentiginous melanoma: A distinctive variant of human cutaneous malignant melanoma. Am J Surg Pathol 1:131–143
3. Clark WH, Ainsworth AM, Bernardino EA, Yang C-H, Mihm MC, Reed RJ (1975) The developmental biology of primary human malignant melanomas. Semin Oncol 2:83–103
4. Clark WH, Bernardino EA, Reed RJ, Kopf AW (1979) Acral lentiginous melanomas including melanomas of mucous membranes. In: Clark WH, Goldman LI, Mastrangelo MJ (eds) Human malignant melanoma. Grune & Stratton, New York San Francisco London, pp 109–124
5. Haneke E, Binder D (1978) Subunguales Melanom mit streifenförmiger Nagelpigmentierung. Hautarzt 29:389–391
6. Kerl H, Hödl S, Stettner H (to be published) Acral lentiginous melanoma. Early detection, clinical evaluation, histopathology and prognostic factors. In: Malignant melanoma. Masson, Paris New York Barcelona Milan (Monographs in Dermatopathology)
7. Koss LG (1978) Dysplasia – a real concept or a misnomer? In: Burghardt E, Holzer E, Jordan JA (eds) Cervical pathology and colposcopy. Thieme, Stuttgart, pp 69–77
8. Lopansri S, Mihm MC Jr (1979) Clinical and pathological correlation of malignant melanoma. J Cutan Pathol 6:180–194
9. Lupulescu A, Pinkus H, Birmingham DJ, Usndek HE, Posch JL (1973) Lentigo maligna of the fingertip. Arch Dermatol 107:717–722
10. Morishima T, Ishikawa T, Endo M, Tsujiguchi Y (1978) Pagetoid malignant melanoma and lentigo maligna melanoma of toe. Arch Dermatol Res 262:275–283
11. Pannizon R, Krebs A (1980) Das subunguale maligne Melanom. Hautarzt 31:132–140
12. Reed RJ (1976) New concepts in surgical pathology of the skin. Wiley, New York London Sydney Toronto
13. Rippey JJ, Lewin JR (1978) Acral lentiginous melanoma or Hutchinson's melanotic freckle of the extremities. S Afr Med J 53:1076–1077
14. Runne U, Tritsch H (1978) Subunguale Lentigo maligna mit streifenförmiger Nagelpigmentierung – Diagnostik und operative Behandlung. Z Hautkr 53:899–904
15. Seijl M, Mihm MC, Sober AJ, Takahashi M, Kato T, Fitzpatrick TB (1979) Malignant melanoma of the palmar-plantar-subungual-mucosal type. Pigm Cell 5:95–104
16. Undeutsch W, Ott U (1979) Das melanotische Panaritium (melanotic whitlow Hutchinson). Med Welt 30:54–58

Univ. Doz. Dr. Helmut Kerl,
Univ.-Klinik für Dermatologie und Venerologie,
Auenbruggerplatz 8,
A-8036 Graz/Austria

Der prognostische Index zur Einschätzung des Metastasierungsrisikos beim malignen Melanom – Technik und neuere Ergebnisse

Ch. Schmoeckel[*], München

Bei den Bemühungen, bei Patienten mit malignen Melanomen im Stadium I das Metastasierungsrisiko abzuschätzen, besteht im Grunde genommen nur die eine Frage: Ist bei einem bestimmten Patienten mit einer späteren Metastasierung zu rechnen oder nicht? Dies hat unter Umständen therapeutische Konsequenzen, da bei Patienten mit guter Prognose nach der einfachen Exzision des Tumors vermutlich die weitere Beobachtung des Patienten ausreichend ist. Dagegen wären bei Patienten mit hohem Metastasierungsrisiko alle therapeutischen Möglichkeiten auszuschöpfen, die zur Verfügung stehen (z. B. eine prophylaktische Immunochemotherapie). Entschließt man sich zu einer derartigen Behandlung und führt sie ab Invasionstiefe III durch, so heißt dies mit anderen Worten, daß jeder zweite Patient unnötigerweise behandelt wird, weil die Metastasierungsrate bei allen Patienten mit Invasionstiefe III, IV und V nur bei etwa 50% liegt. Würde man dagegen ausschließlich Patienten mit Invasionstiefe V behandeln, so hätte dies zwar den Vorteil, daß nur jeder 5. Patient unnötigerweise behandelt würde, es hätte aber den Nachteil, daß die so behandelte Gruppe relativ klein ist und daß viele Patienten, die diese Behandlung vielleicht nötig hätten, unbehandelt blieben. Eine bessere therapeutische Entscheidungshilfe stellt dagegen die Tumordicke nach Breslow dar: Bei einer Tumordicke von über 3 mm ergibt sich ebenfalls eine Metastasierungsrate von etwa 80%, d. h. nur jeder 5. Patient bleibt metastasenfrei und würde bei einer evtl. Immunochemotherapie unnötigerweise belastet. Jedoch ist dieses Kollektiv mit hohem Metastasierungsrisiko deutlich größer als bei der Invasionstiefe (Abb. 1). Auch die andere klinisch wichtige Gruppe mit niedrigem Metastasierungsrisiko ist bei einer Tumordicke bis 0,75 mm größer als bei der Invasionstiefe II (Abb. 1).

Eine weitere Verbesserung prognostischer Bestimmungen ergibt sich durch eine genaue Untersuchung der mitotischen Aktivität im Tumorgewebe. Um die Mitosendichte relativ objektiv, reproduzierbar und mikroskopunabhängig zu quantifizieren, wurde der Mitoseindex definiert als die maximale Zahl von Mitosen pro mm². In etwa 7 bis 10 zusammenhängenden Blickfeldern mit dem 40er Objektiv werden die Mitosen gezählt und auf einen mm² umgerechnet. Die Fläche eines Blickfeldes läßt sich leicht mittels πr^2 ermitteln; insgesamt sollte die untersuchte Fläche mindestens 1,0, jedoch nicht mehr als 1,5 mm² betragen. Durch diese

---

[*] Unterstützt durch Mittel der Deutschen Forschungsgemeinschaft

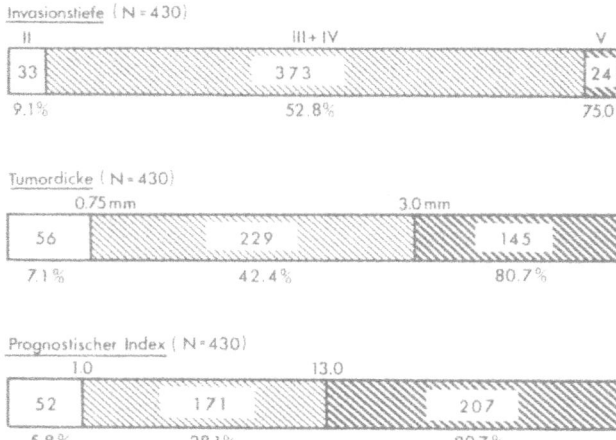
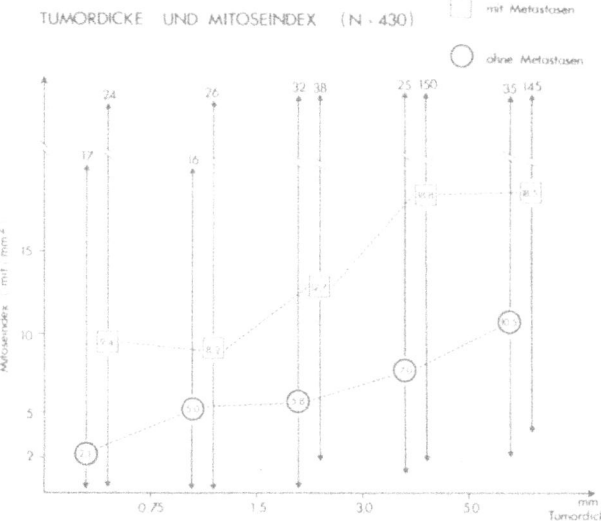

Abb. 1. Prozentuale Verteilung der 430 Melanomfälle auf Gruppen mit unterschiedlichem Metastasierungsrisiko, wobei die prognostischen Kriterien Invasionstiefe, Tumordicke und prognostischer Index vergleichend einander gegenübergestellt sind. Unter den einzelnen Gruppen findet sich in Klammern die prozentuale Häufigkeit der Fälle mit späteren Metastasen. Links (in weiß) niedriges Metastasierungsrisiko, rechts (schwarz schraffiert) hohes Metastasierungsrisiko und in der Mitte (schwach schraffiert) mittleres Metastasierungsrisiko

Abb. 2. Verhältnis von Tumordicke und Mitoseindex: Die Mittelwerte des Mitoseindexes steigen mit zunehmender Tumordicke an, jedoch schwanken die Einzelwerte erheblich auf jeder Tumordickenstufe. Außerdem läßt sich feststellen, daß die Mittelwerte der Fälle mit späteren Metastasen etwa doppelt so hoch liegen wie die Werte der rezidivfreien Fälle

Umrechnung auf einen mm² ist der ermittelte Wert des Mitoseindexes unabhängig vom verwendeten Mikroskop-Typ. In Gebieten, in denen eine erhöhte Mitosendichte vermutet wird, werden mehrere Messungen durchgeführt, wobei der höchste Wert protokolliert wird. Eigene Untersuchungen an einem Kollektiv von 430 Melanomfällen, davon 218 mit und 212 ohne spätere Metastasen für mindestens 5 Jahre, zeigten, daß die Metastasierungsrate mit zunehmendem Mitoseindex deutlich ansteigt: Für einen Mitoseindex unter 1 Mitose pro mm², d. h. es werden im ganzen Tumor keine oder höchstens nur 1 Mitose gefunden, ergab sich eine niedrige Metastasierungsrate von 6,5%. Für einen Mitoseindex von über 10 Mitosen/mm² ergab sich dagegen eine hohe Metastasierungsrate. Für einen Mitoseindex von über 25 mit/mm² konnte sogar eine sehr hohe Metastasierungsrate von 95,0% festgestellt werden, wobei diese Gruppe mit 40 Patienten noch relativ groß ist. Die Mitosendichte ist mit einer gewissen Einschränkung unabhängig von der Tumordicke: Zwar steigen die Mittelwerte des Mitoseindexes mit zunehmender Tumordicke an (Abb. 2), jedoch schwanken die Einzelwerte auf jeder Tumordickenstufe erheblich. Außerdem läßt sich feststellen, daß die Mittelwerte des Mitoseindexes der Fälle mit Metastasen auf jeder Tumordickenstufe praktisch doppelt so hoch sind, wie die Mittelwerte der rezidivfreien Fälle. Werden z. B. die mittelgroßen Melanome mit einer Tumordicke von 0,76 bis 2,9 mm isoliert betrachtet, so ergab sich bei diesen (N=234) insgesamt eine Metastasierungsrate von 43,6%. Bei geringer mitotischer Aktivität mit einem Mitoseindex von unter 5,0 mit/mm² fand sich eine Metastasierungsrate von nur 22,4%, wobei diese Gruppe mit 116 Patienten noch relativ groß ist. Bei hoher mitotischer Aktivität (Mitoseindex mehr als 10,0 mit/mm²) lag die Metastasierungsrate dagegen bei 75,9% (N=58).

Da die beiden Kriterien Tumordicke und Mitoseindex weitgehend unabhängig sind, lag es nahe, sie miteinander zu kombinieren, in dem ihr Produkt, der prognostische Index, errechnet wird. Für einen prognostischen Index von über 13 ergab sich eine hohe Metastasierungsrate von 80,7%, wobei diese Gruppe noch größer als bei einer Tumordicke von 3,0 und mehr mm ist. Bei einem prognostischen Index bis 1,0 ergab sich eine niedrige Metastasierungsrate von 5,8%, wobei diese Gruppe jedoch geringgradig kleiner als bei einer Tumordicke bis 0,75 mm ist (Abb. 1). Allerdings handelt es sich hier nicht immer um dieselben Patienten. Daher ist es möglich, die Kriterien Tumordicke und prognostischer Index bei der Ermittlung von Melanompatienten mit niedrigem Metastasierungsrisiko zu kombinieren. Für diese Gruppe könnte man entweder eine Tumordicke bis 0,75 mm oder einen prognostischen Index bis 1,0 fordern. In diesem Fall wäre diese Gruppe mit niedrigem Metastasierungsrisiko etwas größer, nämlich 74 Patienten gegenüber 56 mit einer Tumordicke bis 0,76 mm in dem untersuchten Kollektiv von 430 Fällen; jedoch enthielt sie hier 6 Fälle mit späteren Metastasen. Es erscheint daher sicherer, bei der Gruppe von Patienten mit niedrigem Metastasierungsrisiko, bei denen z. B. bei der Exzision des Tumors ein Sicherheitsabstand von 1–2 cm ausreichend sein könnte, sowohl eine Tumordicke bis 0,75 mm als auch einen prognostischen Index bis 1,0 zu fordern. In diesem Fall wäre diese Gruppe zwar kleiner, nämlich 38 Fälle im untersuchten Kollektiv, sie enthielt aber nur noch einen Fall mit späterer Metastasierung (Metastasierungsrate 2,6%).

Zusammenfassend läßt sich sagen, daß mit Hilfe der Kriterien Tumordicke und prognostischer Index eine prognostische Einteilung der malignen Melanome möglich wird, wobei die Gruppe mit mittlerem Metastasierungsrisiko relativ klein gehalten wird. Für die beiden klinisch wichtigen Gruppen mit niedrigem und hohem Metastasierungsrisiko ergeben sich die folgenden Kriterien:

1. *Niedriges Metastasierungsrisiko* (ca. 5%): Tumordicke bis 0,75 mm und prognostischer Index bis 1,0.
2. *Hohes Metastasierungsrisiko* (ca. 80%): prognostischer Index 13,0 und höher.

Literatur

1. Schmoeckel C (1979) The prognostic index in malignant melanoma. American Academy of Dermatology, Dallas, 5.12.1977.
2. Schmoeckel C, Braun-Falco O (1978) Prognostic index in malignant melanoma. Arch Dermatol 114:871–873
3. Schmoeckel C, Kaviani Nejad K, Braun-Falco O (1980) Der prognostische Index beim malignen Melanom. Eine verbesserte Methode zur Einschätzung des Metastasierungsrisikos. Pathologe 1:71–78
4. Schmoeckel C, Kaviani Nejad K, Braun-Falco O (to be published) Low and high risk malignant melanoma. Am J Dermatopathol [Suppl]

Priv.-Doz. Dr. Ch. Schmoeckel,
Dermatologische Klinik und Poliklinik der
Universität München (Direktor: Prof. Dr. O. Braun-Falco),
Frauenlobstr. 9–11,
D-8000 München 2

Malignes Melanom im Kindesalter

W. Voss, B. Biess und F. Ehring, Münster

Maligne Melanome im Kindesalter sind selten. Sie stellen etwa 0,4% aller malignen Melanome [1, 7, 11].

Histologisch ist die Unterscheidung vom sog. benignen juvenilen Melanom manchmal sehr schwierig und mitunter unmöglich.

Es gelten deshalb bei Kindern nach der Literatur nur die histologisch gesicherten Tumoren als maligne Melanome, die metastasiert sind, folglich das Stadium II oder III aufweisen [4, 11].

Nach Skov-Jensen [10] und Trozak [11] typisiert man die malignen Melanome des Kindesalters ätiologisch nach 3 Klassen (Tabelle 1). Die erste Gruppe ist sehr klein. Seit 1930 sind nur 3 Fälle beschrieben worden [2, 12]. Die Melanome des zweiten Typs ähneln klinisch am meisten den Erwachsenenmelanomen. Bis 1975 waren 44 Fälle publiziert [11].

Tabelle 1. Maligne Melanome im Kindesalter (nach Skov-Jensen [10] und Trozak [11])

Typ I:	Kongenital transplazentar übertragene metastasierende maligne Melanome
Typ II:	Metastasierende maligne Melanome mit präpubertalem Beginn auf normaler Haut
Typ III:	Metastasierende maligne Melanome mit präpubertalem Beginn in einem kongenitalen Naevus naevozellularis pigmentosus giganteus

Präpubertale maligne Melanome in Naevi gigantei finden sich in der Literatur bis 1980 insgesamt 28 gesicherte Fälle [5, 9, 11].

In der Fachklinik Hornheide behandelten wir in der Zeit von 1970 bis 1980 insgesamt 9 präpubertale metastasierende maligne Melanome. Das Alter der Kinder lag bei der Diagnose zwischen 4 und 14¹¹/₁₂ Jahren.

Transplazentar übertragene maligne Melanome fanden sich darunter nicht.

Vier maligne Melanome entstanden auf normaler Haut.

Kasuistik

Pat. Irmhild P. Klinisch handelte es sich bei diesem Melanom (Abb. 1) um einen rundlichen, derben, der Haut aufsitzenden Tumor von rötlicher Farbe, der nicht wie ein typisches Melanom aussah. Aber aus der Achselhöhle waren auswärts schon vergrößerte Lymphknoten exzidiert worden, und der Pathologe hatte bereits daraus ein amelanotisches malignes Melanom diagnostiziert. Histologisch ergab sich ein spindelzelliges malignes Melanom mit desmoplastischen Anteilen.

Im zweiten Fall handelte es sich klinisch und histologisch um ein stark pigmentiertes oberflächlich spreitendes malignes Melanom.

Die Fälle 3 und 4 waren globoidzellige Tumoren mit Riesenzellen und starker Zellpolymorphie. Dabei macht aber der letzte Fall noch einmal die Schwierigkeit der histologischen Diagnostik deutlich.

Bei einer damals 4jährigen Patientin wurde rechts präaurikulär 1976 auswärts ein klinisch typisches und später von mehreren Untersuchern auch histologisch bestätigtes benignes juveniles Melanom exzidiert. 5 Monate später exzidierten wir das mittlerweile zweite Rezidiv dieses Tumors. 11 Monate danach ergab die histologische Untersuchung eines rechts submandibulär exzidierten Lymphknotens große Melanommetastasen.

Zwei der Patientinnen (Fall 1, Fall 2) verstarben an diffuser Metastasierung innerhalb eines Zeitraumes von 18 Monaten nach der Diagnosestellung. Zwei Patientinnen (Fall 3, Fall 4) sind bis jetzt 12 Monate bzw. 24 Monate nach Diagnosestellung und Therapie erscheinungsfrei. Sie werden weiterhin regelmäßig nachuntersucht.

In 5 Fällen trat das maligne Melanom in einem Naevus naevocellularis pigmentosus giganteus auf.

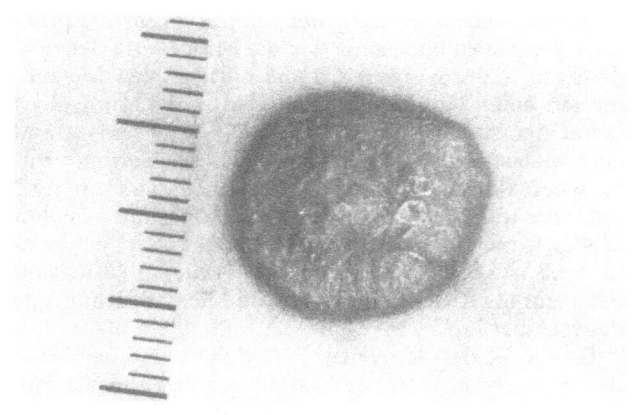

Abb. 1

Kasuistik

Im Alter von 5 Jahren kam die Patientin Bernadette mit einem malignen Melanom in einem Naevus giganteus über dem linken Scheitelbein (Abb. 2) zu uns. Trotz radikaler Operation mit „neck-dissection" und Co^{60}-Kurzdistanzbestrahlung starb sie 2 Jahre und 10 Monate nach der 1. Operation an der diffusen Metastasierung.

Die achtjährige Patientin Adelheid (Abb. 3) stellte sich mit diesem großen Tumor im Naevus giganteus vor. Trotz eingreifender Therapie mit weiter Exzision des Primärtumors, regionärer Lymphknotenausräumung und Co^{60}-Kurzdistanzbestrahlung verstarb die Patientin innerhalb eines Jahres. Regionäre Lymphknotenmetastasen, die einer Co^{60}-Kurzdistanzbestrahlung unterzogen wurden, erwiesen sich überraschenderweise als sehr strahlensensibel.

Die Patientin Martina kam 1976 mit einem malignen Melanom im Bereich des Hinterkopfes zu uns (Abb. 4). Unmittelbar nach der Geburt war 1968, also 8 Jahre zuvor (!), an derselben Stelle schon ein histologisch gesichertes malignes Melanom exzidiert worden. Auf eine Therapie hatte man damals verzichtet. Wider Erwarten war es jedoch dann nicht zur weiteren Metastasierung gekommen. Erst im Alter von 8 Jahren trat dann dieser Tumor auf. Ob es sich dabei um ein zweites malignes Melanom oder um ein spätes Rezidiv handelte, ist nicht zu entscheiden. Klinisch kam es trotz eingreifender Therapie zur rapiden Verschlechterung und zum Exitus nach 4 Monaten.

Die sechsjährige Patientin Anke zeigte ein massives Tumorwachstum in einem Naevus giganteus des Hinterkopfes (Abb. 5). Trotz weitreichender Tumorexzision und „neck-dissection" links kam es bei foudroyantem Verlauf zum Exitus nach 4 Monaten.

Der 11jährige Patient Markus zeigte ein malignes Melanom in einem Naevus giganteus vom Schwimmhosentyp. Er kam mit schon weitreichender diffuser Metastasierung zur Erstbehandlung und verstarb 2 Monate nach der ersten Operation und Diagnosestellung.

Die malignen Melanome in kongenitalen Naevi gigantei entstehen entweder an der Epidermis-Cutis-Grenze wie andere Melanome oder aber im Corium. Wenn sie im Corium ihren Ursprung haben, bestehen sie nach Reed et al. [9] aus undifferenzierten Zellen, die Lymphoblasten-ähnlich und wenig pigmentiert sind. Wir fanden bei allen unseren 5 Fällen solche Zellen, entweder ausschließlich oder zum Teil. Es sind rundliche Zellen mit verhältnismäßig großem, lockeren Kern und deutlich sichtbaren Nukleoli. Nur in einem dieser 5 Melanome reichte das Tumorgewebe bis unmittelbar an die abgeflachte Epidermis.

Wir haben den Eindruck, daß maligne Melanome im Kindesalter in den letzten Jahren häufiger auftreten.

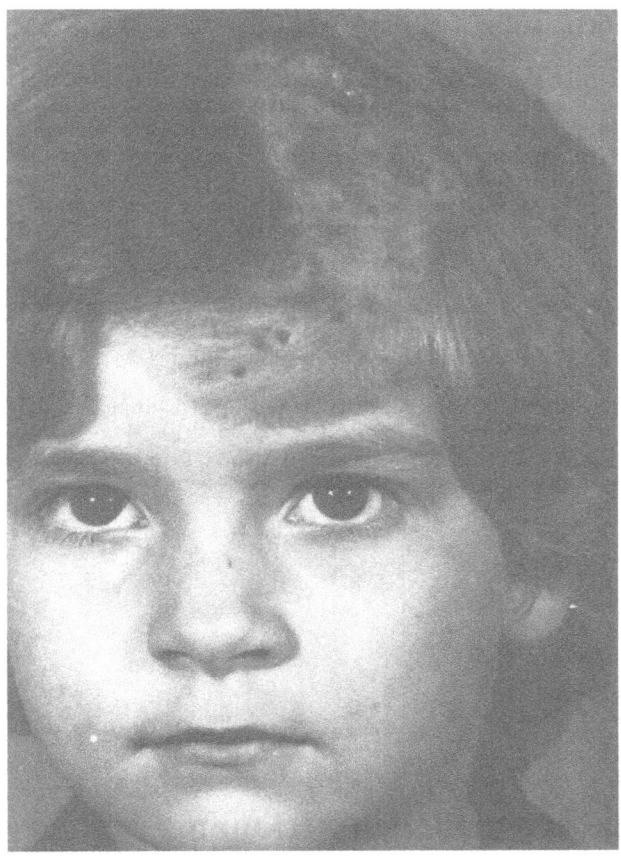

Abb. 2

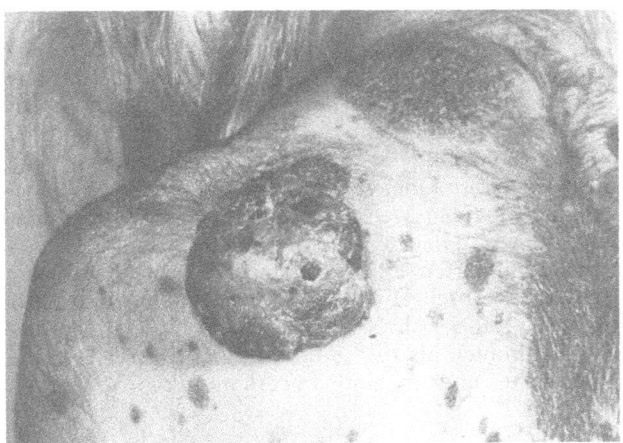

Abb. 3

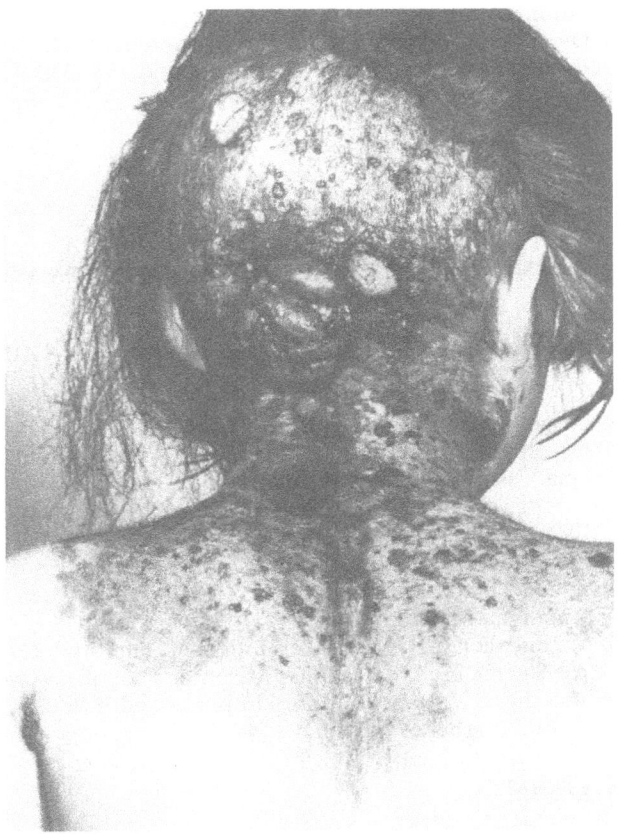

Abb. 4

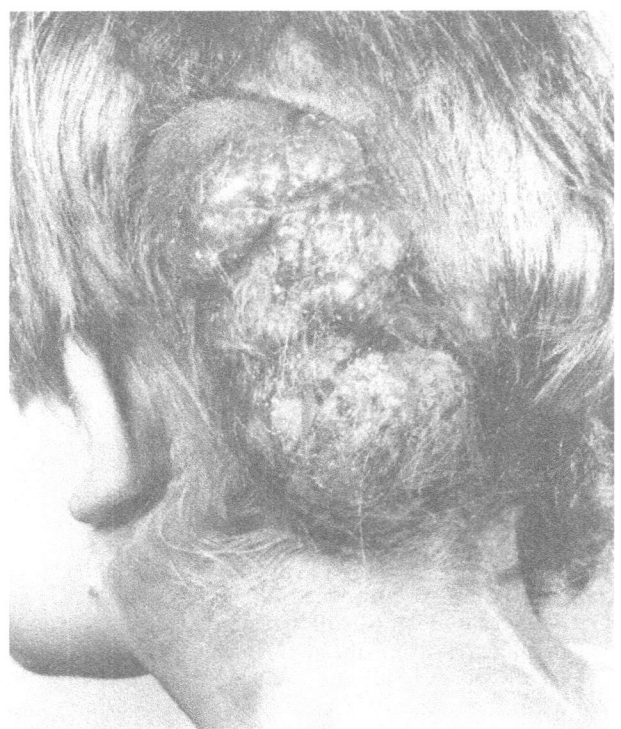

Abb. 5

Die Therapie besteht in möglichst radikalem chirurgischen Vorgehen.

Eine Besonderheit sind aber die Naevi naevozellulares pigmentosi gigantei: maligne Melanome, die in ihnen entstehen, haben möglicherweise deshalb eine so schlechte Prognose, weil sie meist erst sehr spät zur Behandlung kommen.

Die Literaturangaben über die Melanomentstehung in diesen Nävi schwanken zwischen 1,8 und 42% [3, 4, 6, 8].

Wir meinen deshalb, daß kongenitale Nävi dieser Art sorgfältig dermatologisch kontrolliert und möglichst noch im Vorschulalter prophylaktisch exzidiert werden sollten. Plastisch-chirurgisch bestehen in entsprechend ausgerüsteten Kliniken dabei heutzutage keine außergewöhnlichen Schwierigkeiten mehr [5].

Literatur

1. Bäcker U (1970) Malignes Melanom im Kindesalter sowie Alters- und Geschlechtsverteilung des malignen Melanoms. Doktorarbeit, Universität Würzburg
2. Brodsky I et al. (1965) Metastatic malignant melanoma from mother to fetus. Cancer 18:1048–1054
3. Dellon AL et al. (1976) Defining the malignant potential of the giant pigmented nevus. Plast Reconstr Surg 57:611–618
4. Kopf AW et al. (1977) Malignant melanoma: A review. J Dermatol Surg Oncol 3:41–125
5. Lanier VC et al. (1976) Congenital giant nevi: Clinical and pathological considerations. Plast Reconstr Surg 58:48–54
6. Lorentzen M et al. (1977) The incidence of malignant transformation in giant pigmented nevi. Scand J Plast Reconstr Surg 11:163–167
7. Myhre E (1963) Malignant melanomas in children. Arch Pathol Bacteriol Scand 59:184–188
8. Peers M (1963) Naevus pigmentosus giganticus. Ugeskr Laeger 125:613–619
9. Reed WB et al. (1965) Giant pigmented nevi, melanoma and melanozytosis. Arch Dermatol 91:100–119
10. Skov-Jensen T et al. (1966) Malignant melanoma in children. Cancer 19:620–626
11. Trozak DJ et al. (1975) Metastatic malignant melanoma in prepubertal children. Pediatr Clin 55:191–204
12. Weber FP, Schwarz E (1930) Spontaneous inoculation of melanotic sarcoma from mother to foetus. Br Med J I:537

W. Voss,
B. Biess,
F. Ehring,
Fachklinik Hornheide,
Dorbaumstraße 48,
D-4400 Münster

Histologische Besonderheiten des verrukösen malignen Melanoms

Ch. Kühnl-Petzoldt und H. Berger, Göttingen

Warzige Melanomformen haben wir früher als lokalisationsbedingte Variante des „superficial spreading melanoma" (ssm) angesehen [5]. Clark hatte sie 1966 zuerst als vierte, eigenständige Melanomform herausgestellt [3]. Er beschreibt die Zellen dieses Tumors als denen des ssm ähnlich. Mahrle et al. [7] klassifizieren einen warzigen Tumor am Unterschenkel als verruköses Lentigo-maligna-Melanom.

Anhand von 101 warzig-keratotischen Tumoren der „Arbeitsgemeinschaft Malignes Melanom" soll die Verteilung dieser Variante und ihr klinisches und histologisches Bild erarbeitet werden.

Material

Unter den bisher histologisch klassifizierten 1108 Melanomen der „Arbeitsgemeinschaft" waren 151 klinisch oder histologisch warzig, keratotisch oder höckrig. 47 Tumoren konnten nicht ausgewertet werden, weil sie vorbestrahlt waren oder der Schnitt unzulänglich war. Bei 3 Tumoren handelte es sich um ein Melanom über einem Nävuszellnävus, die eine papillomatöse und nicht verruköse Oberfläche hatten. Von den verbliebenen 101 warzigen Melanomen konnte ein routinemäßiger HE-Schnitt beurteilt werden.

Wir definierten einen warzigen Tumor durch eine Epidermisverbreiterung um das Vier- bis Fünffache des intakten Randepithels. Die proliferierenden Epithelstränge mußten bis zum Stratum reticulare reichen, die Oberfläche uneben und hyperkeratotisch sein (vgl. Abb. 1).

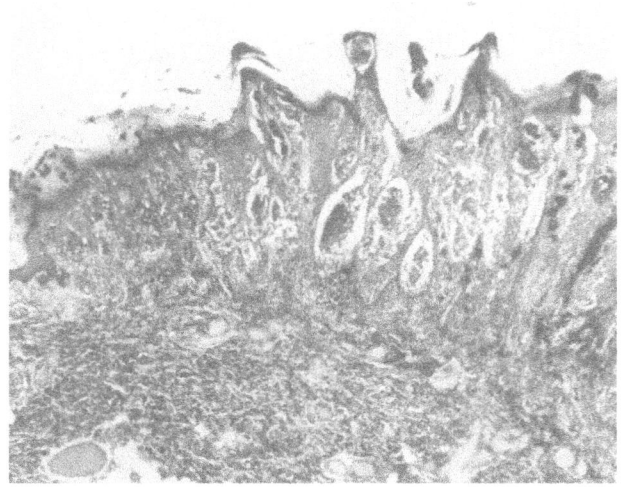

Abb. 1. Warziges Melanom vom superfiziell spreitenden Typ. Die Epidermis ist stark verdickt, der Tumor plateauförmig erhaben. In den Randgebieten sind Tumorzellen pagetoid durch alle Epidermisschichten verteilt. Vergrößerung: ca. 30fach

Geschlechtsverteilung

Es fanden sich 75 keratotische Melanome bei Frauen, 26 bei Männern. Das weibliche Geschlecht dominiert also im Verhältnis 2,9 : 1,0, während sich im Gesamtkollektiv Frauen gegenüber Männer wie 2,1 : 1,0 verhalten. Dieser Unterschied ist aber nicht signifikant.

Lokalisation

55 der Tumoren waren am Bein, 16 am Arm, 18 am Stamm und 12 am Kopf lokalisiert. Verruköse Melanome sind also signifikant häufiger an den Extremitäten zu finden als andere Melanome (Tabelle 1).

Es gibt durchaus warzige Melanome, die makroskopisch und mikroskopisch nach den Kriterien von Clark [4] klassifizierbar sind. Je stärker aber die verruköse Komponente und die Verhornungsneigung, desto schlechter kann man sie einordnen. Die in diesem Sinne nicht klassifizierbaren Tumoren bezeichnen wir im folgenden als „warzig" im engeren Sinne.

Tabelle 1. Lokalisation der verrukösen Melanome

	Bein	Arm	Stamm	Kopf
♀	43	14	8	10
♂	12	2	10	2
Σ	55	16	18	12

Extremitätenmelanome

		Verruköse Melanome (101)	Gesamtkollektiv (1108)
Obere und untere Extremitäten	♀	57 (57%)	376 (33,9%)
	♂	14	105
Σ		71 (71%)	481 (43,4%)

Histologische Diagnosen

Die 101 verrukösen Melanome konnten histologisch folgendermaßen klassifiziert werden:

superficial spreading melanoma (ssm)	36
nodular melanoma (nm)	25
„warziges" Melanom im engeren Sinn	28
lentigo maligna melanoma (lmm)	6
akro-lentiginöses Melanom	2
nävoide Lentigo	1
keine Diagnose	3
	101

Superficial spreading melanoma

Konnte man bei einem warzig-keratotischen Tumor histologisch Nester oder pagetoide Zellen innerhalb der Epidermis finden, wurde er dem superfiziell spreitenden Typ zugeordnet (Abb. 1). Bei diesen Tumoren sieht man durchaus auch die Grobarchitektur eines ssm mit flachem Anteil und Tumorknoten. Die meisten warzigen ssm's sind aber plateauförmig erhaben, schuppend, ohne Knoten und Rückbildungsareale (Abb. 2).

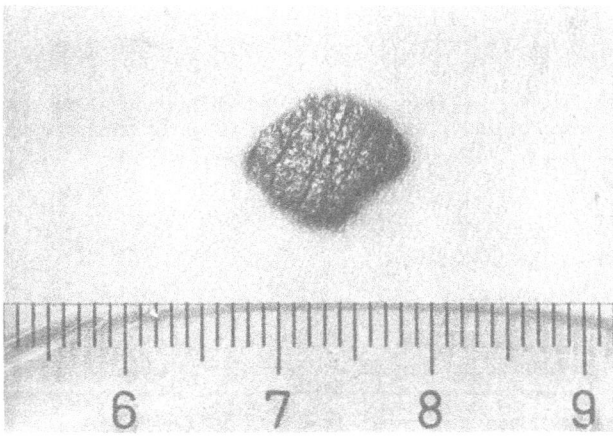

Abb. 2. Warziges Melanom, histologisch vom superfiziell spreitenden Typ. Der Tumor ist scharf begrenzt, gleichmäßig erhaben, ohne Aufhellungen und keratotisch

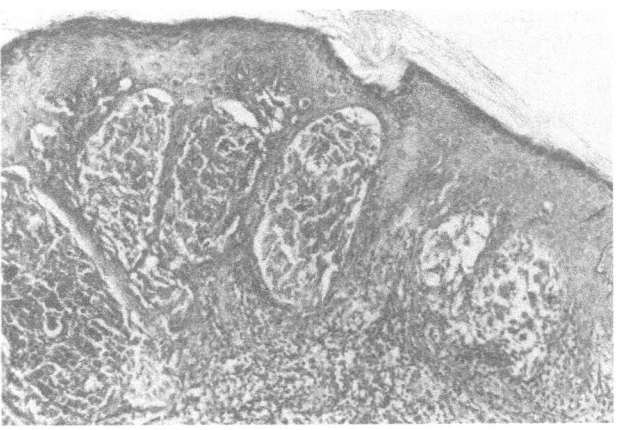

Abb. 3. Warziges, primär knotig wachsendes Melanom. Tumorzellen sind nur unter der Epidermis, abgesetzt vom unveränderten Epithelband zu finden. Im Gegensatz zu anderen nodulären Formen sind diese Tumoren flach. Vergrößerung: ca. 50fach

Noduläres Melanom

War bei einem warzigen Tumor die Epidermis völlig unverändert und nur Zellverbände zwischen den Reteleisten – deutlich getrennt vom Epithel – wurde er als primär knotiges Melanom bezeichnet (Abb. 3). Auffälligerweise sind warzig-noduläre Formen flach. Es bleibt die Frage, ob sie auch in ihrem biologischen Verhalten dem knotigen Typ angehören.

Klinisch sind sie nicht von den anderen verrukösen Melanomen zu unterscheiden: sie haben keinen Knoten, sind plateauförmig mit rauher Oberfläche (Abb. 4).

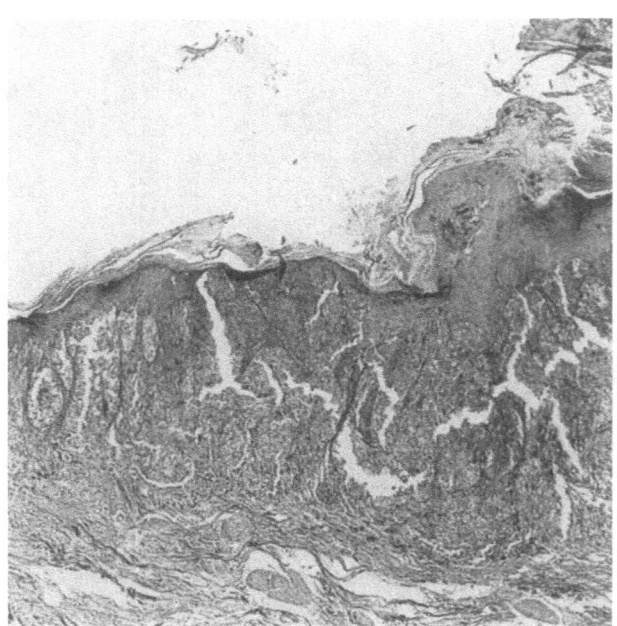

Abb. 5. „Warziges" Melanom im engeren Sinne. Die Tumorzellen proliferieren weder deutlich vom Epithel getrennt noch innerhalb der Epidermis mit pagetoider Verteilung. Man findet Nester an der Junktion, so daß die Grenze zwischen Epithel und Bindegewebe unscharf ist. Vergrößerung: ca. 30fach

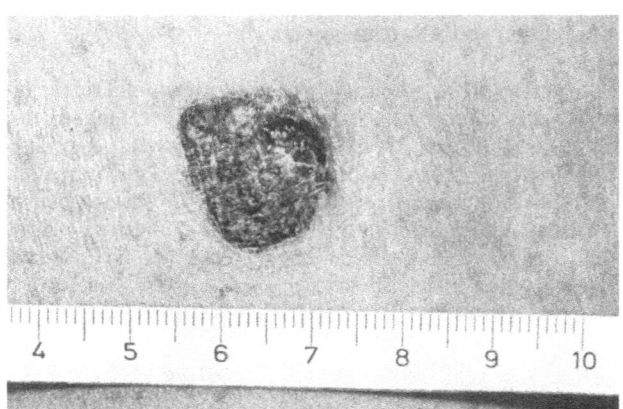

Abb. 4. Warziges Melanom, histologisch nodulär wachsend. Flacher, keratotischer Tumor ohne Knoten. Er unterscheidet sich klinisch nicht von anderen verrukösen Melanomen

„Warzige" Melanome

Fast ein Drittel der Tumoren sind histologisch weder dem superfiziell spreitenden noch dem nodulären Typ zuzuordnen. Sie zeigen weder Zellen in der Epidermis noch sind sie vom Epithel abgesetzt. Die Tumorzellen proliferieren an der Junktion, und die Grenze zwischen Epithel und Bindegewebe ist unscharf (Abb. 5). Das Bild ähnelt dem des akro-lentiginösen Melanoms [9].

Makroskopisch sehen sie aus wie alle verrukösen Melanome: keratotisch, flach erhaben, ohne Knoten und Rückbildungsareale (Abb. 6). Man kann also die histologischen Varianten des warzig-keratotischen Melanoms klinisch nicht voneinander unterscheiden.

Lentigo-maligna-Melanom

Auch Lentigo-maligna-Melanome können verruköse Anteile haben. Sie dominieren aber klinisch nicht. Man sieht den makulösen Teil mit einem rauhen, erhabenen Bezirk (Abb. 7). Histologisch entspricht er bei unseren 6 lmm's der Invasionszone. Er entsteht erst allmählich zum Zentrum hin. In den Randgebieten lassen sich aber immer flache Veränderungen einer Lentigo maligna oder ihres Ephelidenstadiums [2] erkennen (Abb. 8).

Außer dem lmm sind verruköse Melanome jeder Diagnose meist durchgehend erhaben. Knoten fanden sich nur bei 12 Tumoren. Das Plateau ist oft asymmetrisch. Das Infiltratband an der Unterseite ist durchgehend spärlich. Nur dreimal kam das Verteilungsmuster des chronisch-entzündlichen Infiltrats vor, das man sonst beim ssm oder nm findet: dichte Zellansammlung in den Randgebieten und schütteres Infiltrat unter dem invasiven Teil.

Bei der histologischen Untersuchung der Tumoren der „Arbeitsgemeinschaft Malignes Melanom" wurde immer registriert, ob eine Diagnose eindeutig oder mit gewissen Vorbehalten zu stellen war. Immerhin wurden bei etwa einem Drittel der Melanome Einschränkungen protokolliert. In diesem Kollektiv fanden sich ?/3 der verrukösen Melanome. Hier stößt die Clark-Klassifikation an ihre Grenzen [1].

Paul hat kürzlich fluoreszenzhistologisch nachweisen können [8], daß die Form der Melanomzellen eines Tumors variiert, je nachdem ob sie in der Haut oder im

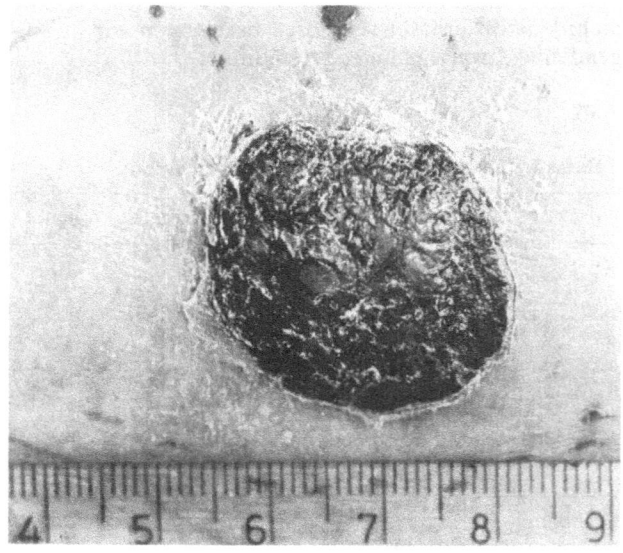

Abb. 6. „Warziges" Melanom. Schuppender, scharf begrenzter Tumor ohne Aufhellungsbezirke. Er ist plateauförmig erhaben und gleicht klinisch den anderen verrukösen Melanomen

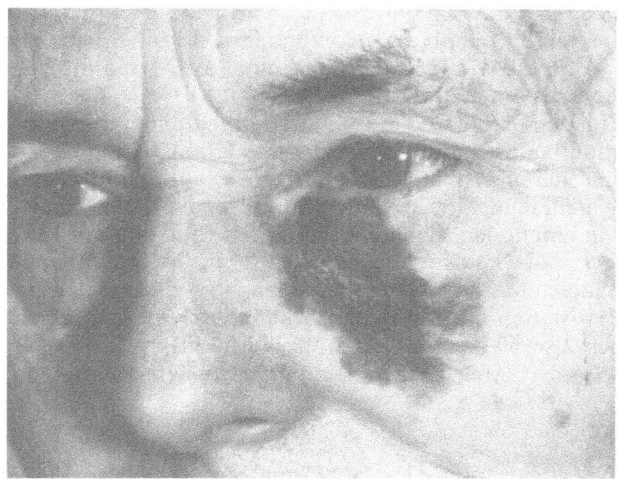

Abb. 7. Lentigo-maligna-Melanom mit warzig-keratotischem invasivem Anteil. Daneben bleiben die makulösen Bezirke bestehen

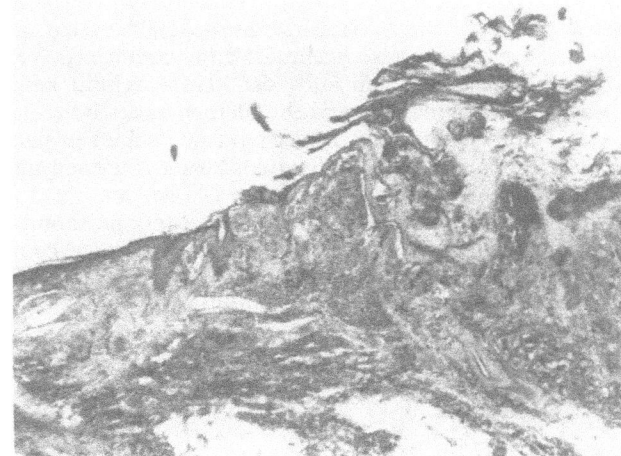

Abb. 8. Warziges Lentigo-maligna-Melanom. Am Rand sind die flachen Veränderungen der Lentigo maligna erkennbar. Der invasive Teil zeigt eine stark proliferierende Epidermis mit massiver Hyperkeratose. Vergrößerung: ca. 30fach

Lymphknoten gefunden werden. Auch unserer Meinung nach spielen nicht Eigenschaften des Tumors selbst, sondern die Lokalisation [6] und andere Terrainfaktoren eine wesentliche Rolle für das klinische wie histologische Erscheinungsbild eines malignen Melanoms.

Literatur

1. Ackermann AB, Su WPD (1979) Histopathology of cutaneous malignant melanoma. In: Kopf et al. (eds) Malignant melanoma. Masson, New York, pp 25–147
2. Anton-Lamprecht I, Schnyder UW, Tilgen W (1971) Das „stade éphélide" der melanotischen Präcancerose. Arch Dermatol Forsch 240:61–78
3. Clark WH Jr (1966) A classification of malignant melanoma in man correlated with histogenesis and biologic behaviour. In: Montagna W, Hu F (eds) Advances in biology of skin. Pergamon, New York, pp 621–647
4. Clark WH Jr, Ainsworth AM, Bernardino EA, Yang CH, Mihm MC Jr (1969) The histogenesis and biologic behavior of primary human malignant melanomas of the skin. Cancer Res 29:705–727
5. Kühnl-Petzoldt C (1974) Superficial spreading melanoma: Histological findings and problems of differentiation. Arch Dermatol Forsch 250:309–321
6. Kühnl-Petzoldt C, Petres J (im Druck) Lokalisationsabhängige klinische und histologische Besonderheiten der malignen Melanome im Kopfbereich. 2. Internationaler Kongreß Kiefer-Gesichts-Chirurgie. 1.–3.9.1976, Basel (Schweiz). Acta Chir Maxillo Facialis 5
7. Mahrle C, Bolling R, Gartmann H (1977) Verruköses Lentigo-maligna-Melanom. Z Hautkr 52:897–905
8. Paul E (1980) Environmental modification of the shape of pigment-producing cells. Acta Derm Venerol (Stockh) 60:27–31
9. Reed RJ, Ichinose H, Clark WH Jr (1975) Common and uncommon melanocytic nevi and borderline melanomas. Semin Oncol 2:119–124

Die Bedeutung feingeweblicher Kriterien für die Diagnose maligner Melanome im intraoperativen Kryostatschnitt

H. C. Korting, B. Konz und O. Braun-Falco, München

Da zum einen nach Kopf [4] die Richtigkeit der klinischen Diagnose: malignes Melanom (MM) nur bei 64,4% liegt, und zum anderen bei Verdacht auf MM die Probebiopsie sich verbietet [1] und die Exzisionsbiopsie zumindest kontrovers diskutiert wird, hat die intraoperative Kryostatschnittdiagnostik auf diesem Gebiet, obwohl nicht unumstritten [3], doch mittlerweile breite Anerkennung erlangt [2, 5]. Aber auch die Befürworter der Methode gestehen ein, daß die Unterscheidung von MM und Nävuszellnävus (NZN) am Kryostatschnitt in manchen Fällen große – und zwar der Methode eigene – Schwierigkeiten bereiten kann [2, 5].

Anhand des eigenen Untersuchungsgutes soll deshalb der Frage nachgegangen werden, wie bei entsprechender Würdigung feingeweblicher Kriterien mehr diagnostische Sicherheit erlangt werden kann. Dabei gilt es zum einen, aus der Erfahrung für wichtig erachtete Einzelkriterien auf ihre Relevanz hin zu untersuchen, zum anderen zudem zu prüfen, inwieweit bestimmte Kombinationen bzw. Quoten erfüllter Kriterien diagnostische Aussagekraft besitzen. Zu Grunde gelegt sei dabei das Untersuchungsgut der Jahre 1978 und 1979, in denen 158mal eine entsprechende Untersuchung vorgenommen wurde. 114 dieser Fälle erwiesen sich schließlich als MM [81] oder NZN [33]; alle zugehörigen Kryostatschnitte wurden jetzt ohne Kenntnis des früheren Untersuchungsergebnisses nochmals durchgemustert. Weitere 11 Fälle, in denen auch der Paraffinschnitt keine eindeutige Abgrenzung erlaubt, bleiben außer Betracht.

Die untersuchten histologischen (unterschieden nach Epidermis und Kutis) und zytologischen Kriterien und ihre Häufigkeit geben die Tabellen 1–3 wieder.

Zur Beurteilung der Wertigkeit von Merkmalskombinationen wurden zunächst jene Kriterien herangezogen, die zu 90 und mehr % bei MM vorkommen, also relativ MM-spezifisch sind: Ulzeration und Erosion, adnexielle und infiltrative Zellausbreitung, Mitosen (Maximalwert pro Gesichtsfeld bei 40facher Vergrößerung), Pleomorphismus und pagetoide Zellformationen. Von den 192 theoretisch denkbaren Kombinationen fanden sich 30 realisiert, davon 14 mehr als einmal und deren 8 sogar mehr als zweimal. Diese letzteren gibt Tabelle 4 wieder. Von den häufigeren Merkmalskombinationen treten somit 3 bei MM *und* NZN auf, diese Kombinationen finden sich in 41 Fällen. Die übrigen 73 Fälle ordnen sich den eindeutig auf Melanom hinweisenden 5 Merkmalskombinationen sowie den durchweg eindeutig mit MM *oder* NZN assoziierten 6 zweimal bzw. 16 einmal beobachteten Merkmalskombinationen zu. Aufgrund der am Kryostatschnitt ermittelten genannten Kriterien lassen sich also 63,2% der Präparate mit 100%iger Sicherheit befunden. Aber auch in den übrigen Fällen gestattet die

Tabelle 1. Häufigkeit bestimmter histologischer Merkmale im Bereich der Epidermis bei malignen Melanomen und Nävuszellnävi sowie Anteil der malignen Melanome an der Gesamthäufigkeit der Fälle, die das Merkmal aufweisen

Kriterium	Häufigkeit bei MM	Häufigkeit bei NZN	Anteil der Melanome an der Gesamthäufigkeit
Transepidermale Elimination von:			
1. Pigment	77,8%	84,8%	69,2%
2. Naevo-resp. Melanozyten	84,0%	45,5%	31,9%
Akanthose			
1. im Randbereich der Läsion	79,0%	45,5%	81,0%
2. im Gesamtbereich der Läsion	46,9%	36,4%	76,0%
Atrophie der Epidermis	25,9%	15,2%	80,8%
Ulzeration	12,3%	0,0%	100,0%
Erosion	9,9%	0,0%	100,0%
Zellausbreitung epidermal	84,0%	51,5%	80,0%

Tabelle 2. Häufigkeit bestimmter histologischer Merkmale im Bereich der Kutis bei MM und NZN sowie Anteil der MM an der Gesamthäufigkeit der Fälle, die das Merkmal aufweisen

Kriterium	Häufigkeit bei MM	Häufigkeit bei NZN	Anteil der Melanome an der Gesamthäufigkeit
Zellausbreitung:			
1. junktional	88,9%	72,7%	75,0%
2. korial	100,0%	100,0%	71,0%
3. adnexiell	21,0%	3,0%	94,4%
4. infiltrativ	85,2%	6,1%	97,2%
Stromareaktion			
1. prinzipiell vorhanden	91,4%	45,5%	83,1%
2. lateral	85,2%	39,4%	84,1%
3. zentral	69,1%	42,2%	80,0%

Tabelle 3. Häufigkeit bestimmter zytologischer Merkmale bei MM und NZN sowie Anteil der MM an der Gesamthäufigkeit der Fälle, die das Merkmal aufweisen

Kriterium	Häufigkeit bei MM	Häufigkeit bei NZN	Anteil der Melanome an der Gesamthäufigkeit
Zellbild			
1. uniform (1 Zellklon)	67,9%	90,0%	64,7%
2. multiform (mehrere Zellklone)	30,9%	9,1%	89,3%
Mitosenzahl je Gesichtsfeld (bei 40×)			
1. 0	32,1%	87,9%	47,3%
2. 1–3	61,7%	12,1%	92,6%
3. 4–7	6,2%	0,0%	100,0%
Pleomorphismus			
1. allgemein	95,1%	15,2%	93,9%
2. speziell (pagetoide Zellen)	17,3%	0,0%	100,0%

Tabelle 4. Häufigkeit und Spezifität typischer Merkmalskombinationen bei MM und NZN

Kriterium	Merkmalskombinationen							
Ulzeration	∅	∅	∅	+	∅	∅	∅	∅
Erosion	∅	∅	+	∅	∅	∅	∅	∅
Infiltration	+	+	+	+	+	+	∅	∅
Adnexbeteiligung	∅	+	∅	∅	∅	∅	∅	∅
Mitosen: 1–3	∅	+	+	+	+	∅	∅	∅
Mitosen: 4–7	∅	∅	∅	∅	∅	∅	∅	∅
Allgemeiner Pleomorphismus	+	+	+	+	+	+	+	∅
Pagetoide Zellen	+	∅	∅	∅	∅	∅	∅	∅
Häufigkeit (n)	4	5	3	5	24	12	5	24
Spezifität (M = MM; N = NZN)	M	M	M	M	M	M/N (11/1)	N/M (4/1)	N/M (22/2)

Erfassung des Patterns eine mit großer Wahrscheinlichkeit richtige Diagnose, da – wie Tabelle 4 ebenfalls zeigt – stets die Häufigkeit einer der beiden Diagnosen weit überwiegt. Nimmt man somit beim Vorliegen einer dieser Merkmalskombinationen stets die häufigere Diagnose an, so werden in bezug auf das gesamte Untersuchungsmaterial 96,5% richtige Entscheidungen getroffen, eine falsch-positive MM-Diagnose nur in 0,9% der Fälle gestellt.

Viel weniger Mühe als die Zuordnung eines gegebenen Kryostatschnittes zu einer der Merkmalskombinationen bereitet die Ermittlung der Anzahl erfüllter Kriterien. Und in der Tat ergibt sich unter Zugrundelegung der in Tabelle 5 wiedergegebenen 6 feingeweblichen Kriterien die gleiche diagnostische Sicherheit, wenn man bei 2 und mehr erfüllten Kriterien ein MM, bei keinem oder 1 erfüllten Kriterium einen NZN annimmt. Die Zahl falsch-positiver MM-Diagnosen beläuft sich wiederum auf 0,9%, die falsch-negativer auf 2,6%. Wie Tabelle 6 ausweist, handelt es sich bei Präparaten mit 3 und mehr erfüllten Kriterien durchweg um MM, was eine diagnostische Sicherheit von 100% in 55,3% der Fälle bedeutet.

Neben diesen Hauptkriterien wurden die zu 80 bis 90% für MM sprechenden Kriterien als Nebenkriterien (vgl. Tabelle 7), die übrigen als unzulängliche Kriterien (Tabelle 8) eingestuft. Zu einer Diagnose aufgrund der Zahl erfüllter Kriterien vermögen die Nebenkriterien aber nichts beizutragen; im Hinblick auf bestimmte Merkmalskombinationen könnten sie jedoch vielleicht die diagnostische Treffsicherheit weiter erhöhen; eine Aussage hierüber läßt sich aber aufgrund der geringen Zahl von Präparaten mit nicht eindeutigen Hauptmerkmalskombinationen noch nicht machen.

Zusammenfassend läßt sich sagen, daß sich am Kryostatschnitt bei der Differentialdiagnose von MM und NZN Haupt-, Neben- und unzulängliche Kriterien unterscheiden lassen. Die Kenntnis der Zugehörigkeit der einzelnen Kriterien zu diesen Gruppen eröffnet unseres Erachtens die Möglichkeit einer sichereren konventionellen Beurteilung. Darüber hinaus erlaubt die Überprüfung eines gegebenen Schnittes auf das Vorliegen der 6 Hauptkriterien, sehr schnell mit hoher Wahrscheinlichkeit die richtige Diagnose zu stellen. Sollte sich diese Erkenntnis auch in einer nach 2 Jahren geplanten Kontrolluntersuchung bestätigen, könnte die aufgezeigte Methode einen Schritt auf dem Weg zu einer noch schnelleren und gleichzeitig auch für den weniger Geübten sichereren MM-Kryostatschnittdiagnostik sein.

Tabelle 5. Hauptkriterien für die Diagnose: Malignes Melanom

Ulzeration
Erosion
Adnexielle Zellausbreitung
Infiltrative Zellausbreitung
Nachweis von Mitosen
Pleomorphismus
Pagetoide Zellen

Tabelle 6. Anzahl erfüllter Hauptkriterien bei MM und NZN

Anzahl erfüllter Kriterien	Anzahl von MM	Anzahl von NZN
5	5	0
4	20	0
3	38	0
2	15	1
1	1	10
0	2	22

Tabelle 7. Nebenkriterien für die Diagnose: Malignes Melanom

Transepidermale Elimination von Zellen
Akanthose im Randbereich
Atrophie der Epidermis
Epidermale Ausbreitung von Melano-/Nävozyten
Multiformes Zellbild (mehrere Zellklone)
Stromareaktion: vorhanden
Stromareaktion: lateral
Stromareaktion: zentral

Tabelle 8. Unzulängliche Kriterien für die Diagnose: Malignes Melanom

Transepidermale Elimination von Pigment
Akanthose im Gesamtbereich
Junktionale Ausbreitung von Melano-/Nävozyten
Koriale Ausbreitung von Melano-/Nävozyten
Uniformes Zellbild
Fehlen von Mitosen

Literatur

1. Braun-Falco O (1975) Probeexzision bei Melanom-verdächtiger Neubildung. Hautarzt 26:390–391
2. Braun-Falco O, Konz B (1980) Intraoperative Kryostatschnittdiagnostik bei Verdacht auf malignes Melanom. MMW 122:193–196
3. Kopf AW, Bart RS, Rodriguez-Sains RS, Ackermann AB (1978) Malignant melanoma, New York, Masson, pp 139–141
4. Kopf AW, Misitzis AS, Bart RS (1975) Diagnostic accuracy in malignant melanoma. Arch Dermatol 111:1291–1295
5. Steigleder GK, Plümmer F (1980) Kryostat-Schnellschnittuntersuchungen (KSU) am malignen Melanom. Z Hautkr 55:702–708

Prof. Dr. med. O. Braun-Falco,
Dermatologische Universitätsklinik und Poliklinik,
Frauenlobstr. 9–11,
D-8000 München 2

Immunchemische Analyse von Anti-Tumorzell-Antikörpern beim malignen Melanom

M. R. Hadam, München und R. Staudhammer, Tübingen

Über Antikörper gegen Melanom-assoziierte Antigene im Serum von Melanompatienten wurde schon oft berichtet (Übersicht bei [2]). Besonderes Gewicht erhalten solche Untersuchungen durch die Bestrebungen, Immunreaktionen als prognostische Parameter in Relation zum Krankheitsverlauf zu beobachten. Unsere hier vorgestellten Arbeiten wollen jedoch nicht auf diesen gleichwohl wichtigen Aspekt eingehen, sondern konzentrieren sich auf die immunchemischen Besonderheiten, die wir bei Serumantikörpern von Melanompatienten beobachten konnten.

Zum Nachweis von Antikörpern gegen kultivierte menschliche Melanomzellen haben wir zwei verschiedene Verfahren eingesetzt: zum ersten die indirekte Immunfluoreszenz-Technik (IF) und zum zweiten die Messung der Antikörper-abhängigen zellvermittelten Zytotoxizität (ADCC).

Für die IF haben wir eine Doppelfluoreszenzmethode angewandt, bei der affinitätsgereinigte Rhodaminkonjugierte Kaninchen-F(ab')$_2$-Antikörper-Fragmente zusammen mit Fluoreszein-markiertem Protein A zum IgG-Nachweis eingesetzt wurden (Hadam, in Vorbereitung). Dadurch können in einer Probe gleichzeitig sämtliche IgG-Antikörper (mit Rhodamin-anti-IgG) und selektiv die IgG-Subklassen 1, 2 und 4 (mittels Fluoreszein-Protein A) nachgewiesen werden; eine differentielle Reaktivität kann man IgG 3 zuordnen, welches nicht an Protein A bindet. Von 164 mit dieser Methode untersuchten Patienten wurden bei 21 (12,8%) Seren-IgG-3-Antikörper gefunden; nur bei 2 Patienten wurden mit beiden Reagenzien deutliche Titer nachgewiesen.

Zur Messung der Antikörperaktivität mit Hilfe der ADCC wird die Lyse von radioaktiv markierten Melanomzellen durch sog. K-Lymphozyten unter Vermittlung von IgG-Antikörpern ausgewertet [5]. Andere Immunglobulin-Isotypen (IgM, IgA) sind in diesem System nicht aktiv; aufgrund der hohen Empfindlichkeit können auch geringste Mengen von IgG-Antikörpern nachgewiesen werden. Bei 20/212 (9,4%) Patienten fanden wir mit dieser Technik Antikörper, die eine signifikante zytotoxische Aktivität aufwiesen.

Ein Vergleich der positiven Seren ergab, daß die jeweils reagierenden Antikörper nur in einem der Testsysteme – ADCC oder IF – aktiv waren, im anderen jedoch keine Reaktivität zeigten. Da in beiden Testsystemen IgG-Antikörper nachgewiesen werden, muß man u.a. Unterschiede in der IgG-Subklassenverteilung diskutieren.

Hierzu haben wir Patientenseren, die in einem der beiden Tests positiv waren, mittels Gelchromatographie auf Sephacryl S-300 aufgetrennt und die erhaltenen Fraktionen immunchemisch charakterisiert (Hadam, in Vorbereitung). Ferner haben wir in den aufgetrennten Seren die Verteilung der IF- und ADCC-Aktivität untersucht. Abb. 2 zeigt zunächst die Verteilung der ADCC-Aktivität in einem ADCC-positiven Serum. Aus dem Elutionsprofil der Säule wird deutlich (Abb. 1), daß die gesamte zytotoxe Aktivität im IgG-Bereich konzentriert ist. Eine IF-Reaktivität dagegen konnte auch nach Auftrennung in keiner Fraktion nachgewiesen werden. Demgegenüber zeigt Abb. 3 die Auftrennung eines IF-positiven Serums: An keiner Stelle des Elutionsprofils wird eine signifikante Zytotoxizität meßbar, auch nicht im IgG-Peak. Selbst die Verwendung der zur Serumspenderin autologen Tumorzell-Linie ermöglicht keinen Nachweis zytotoxer Reaktivität. Dagegen ist die IF-Aktivität in einem Bereich zu finden, der – bei diesem zur Trennung verwendeten Gel-Typ – dem Maximum der IgG-3-Konzentration entspricht.

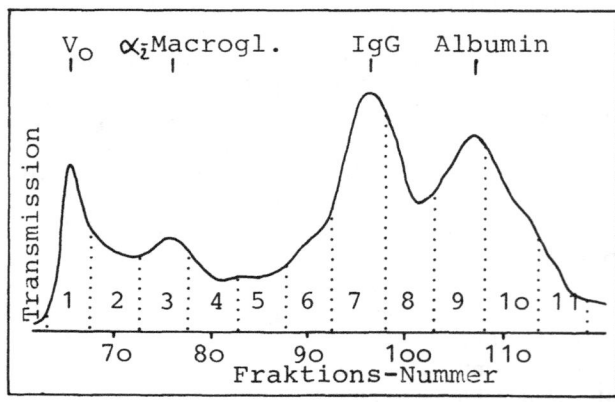

Abb. 1. Gelchromatographie eines Patientenserums (S.J.) auf Sephacryl S-300. Säule 5Φ × 90 cm, Auftrag 10 ml Serum, Druck 40 cm H$_2$O, Fraktionsgröße 10 ml

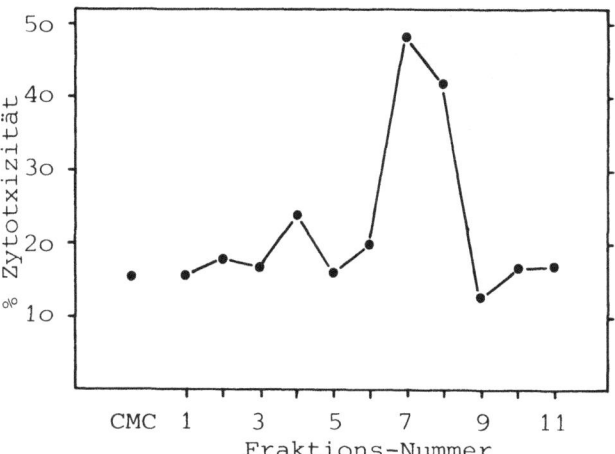

Abb. 2. ADCC eines fraktkonierten ADCC-positiven Serums (M.U.). Trennungsbedingungen wie unter Abb. 1 angegeben. CMC: spontane Zytotoxizität ohne Serumzugabe

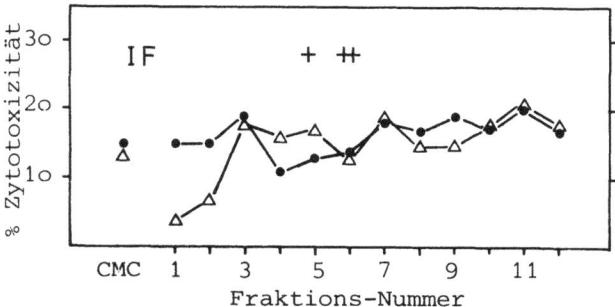

Abb. 3. ADCC eines fraktionierten IF-positiven Serums (S.J.). Trennungsbedingungen wie unter Abb. 1 angegeben.
CMC: spontane Zytotoxizität ohne Serumzugabe
IF: Immunfluoreszenz-Aktivität in + / + +
●—● Mel-Ei-Zielzellen (allogen zur Serumspenderin)
△—△ Mel-Juso-Zielzellen (autolog zur Serumspenderin)

Die Beobachtung, daß IgG-3-Antikörper in der ADCC gegen Tumorzellen nicht aktiv sind, wurde durch affinitätschromatographische Analysen bestätigt (Hadam, in Vorbereitung). Isolierte IgG-3-Antikörper zeigten, trotz Bindung auf Tumorzellen in der IF, keinerlei ADCC-Aktivität mit K-Lymphozyten. Diese ist offenbar ausschließlich durch Antikörper der IgG-Subklassen 1, 2 oder 4 vermittelt.

Dieser differentiellen Beteiligung von IgG-Subklassen an tumorgerichteten Effektormechanismen kommt im Zusammenhang mit kürzlich erschienenen Arbeiten über die prognostische Wertigkeit von ADCC-induzierenden Antikörpern besondere Bedeutung zu. So wurde beim nasopharyngealen Karzinom und beim Burkitt-Lymphom die klare Korrelation von ADCC-Antikörpertitern mit langer Überlebensdauer [1] oder die Remissionsinduktion nach Chemotherapie [4] nachgewiesen; andere Serumantikörper im gleichen Patientenkollektiv dagegen zeigten diese Beziehung nicht. Auch beim Blasenkarzinom wurden erhöhte ADCC-Titer gegen homologe Tumorzellen gefunden [6]. Zur Beurteilung einer in vivo-Reaktivität erscheint deshalb der bloße Nachweis von Antikörpern nicht ausreichend; dieser Nachweis sollte Subklassenverteilungen berücksichtigen und mit einem Testsystem durchgeführt werden, das ein in vitro-Korrelat gewisser tumorgerichteter Effektormechanismen darstellt. Dies ist auch bei der Überwachung immuntherapeutischer Maßnahmen zu beachten.

Die Beschränkung von Antikörper-Aktivitäten auf einzelne IgG-Subklassen läßt vermuten, daß auch tumorgerichtete Immunreaktionen der immunregulatorischen Kontrolle unterliegen.

Literatur

1. Chan SH, Levine PH, De-Thé GB, Mulroney SE, Lavoue MF, Glen SPP, Goh EH, Khor TH, Connelly RR (1979) A comparison of the prognostic value of antibody-dependent lymphocyte cytotoxicity and other EBV antibody assays in Chinese patients with nasopharyngeal carcinoma. Int J Cancer 23:181–185
2. Ferrone S, Pellegrino MA (1979) Serological detection of human melanoma associated antigens. In: Herbermann RB, McIntire KR (eds) Immunodiagnosis of cancer, vol 1. Dekker, New York Basel, pp 588–632
4. Pearson GR, Qualtiere LF, Klein G, Norin T, Bal IS (1979) Epstein-Barr virus-specific antibody-dependent cellular cytotoxicity in patients with Burkitt's Lymphoma. Int J Cancer 24:402–406
5. Saal JG, Rieber EP, Hadam M, Riethmüller G (1977) Lymphocytes with T-cell markers cooperate with IgG antibodies in the lysis of human tumor cells. Nature 265:158–160
6. Troye M, Hansson Y, Paulie S, Perlmann P, Blomgren H, Johansson B (1980) Lymphocyte-mediated lysis of tumor cells in vitro (ADCC), induced by serum antibodies from patients with urinary bladder carcinoma or from controls. Int J Cancer 25:45–51

Auflichtmikroskopie in der Frühdiagnose von Melanomen

P. Fritsch und R. Pechlaner, Innsbruck

Die Erhöhung des Auflösungsvermögens des Auges durch Auflichtmikroskopie [1, 4, 5] kann die Treffsicherheit der klinischen Diagnosestellung, insbesondere pigmentierter Läsionen, beträchtlich verbessern. Maßgeblich hierfür ist unter anderem, daß bei dieser Technik das Verhältnis der pigmentierten Läsionen zur dermoepidermalen Junktionszone direkt beurteilt werden kann. Im folgenden soll über die diagnostischen Kriterien dieser Methode, die an unserer Klinik seit 2 Jahren routinemäßig durchgeführt wird [2, 3], berichtet werden.

Technik der Auflichtmikroskopie

Wir verwenden ein OPMI-6M-Auflichtmikroskop (Carl Zeiss, Oberkochen) mit Zoomautomatik und maximaler Vergrößerung bis 82×. Die Läsionen werden zuerst trocken auf ihre Oberflächenbeschaffenheit untersucht und dann mit Immersionsöl befeuchtet und, mit einem Objektträger bedeckt, betrachtet. Durch das Öl wird die Hornschicht transluzent und damit der Blick auf tieferliegende Strukturen geöffnet.

Die Pigmentierung der normalen Haut

Normale, mäßig gebräunte Haut ist im Auflichtmikroskop nur bei niedrigen Vergrößerungen homogen pigmentiert. Ab Vergrößerung von etwa 50× erscheint über dem Hintergrund einer diffusen Pigmentierung ein Netzwerk bräunlicher, meist kreisförmiger oder ovaler, manchmal mehr linearer Figuren mit angedeuteter Parallelausrichtung. Dieses Pigmentnetz überzieht den ganzen Körper mit Ausnahme der (wenig pigmentierten) Handflächen und Fußsohlen, ist an manchen Körperregionen (Gesicht, Rücken) komplexer und dichter, an anderen (Stellen „dünner" Haut) lockerer und grobmaschiger. Die Dicke dieser Linien schwankt erheblich um ein Mittel von etwa 30 µ; ihre Farbintensität verhält sich parallel zum Grad der diffusen Bräunung, fehlt also in unpigmentierter Haut und ist am stärksten in Negerhaut. Stark gebräunte Haut von Weißen nimmt im Auflichtmikroskop einen scheckigen, an Vitiligo gemahnenden Charakter an; das Pigmentnetz erscheint massiv auf den dunklen und fehlt an den hellen Flecken. Der Übergang zwischen diesen beiden Phasen ist abrupt.

Das Pigmentnetz entsteht durch Projektion des vorwiegend in den basalen Epidermisschichten enthaltenen Melanins. An Stellen mit vertikal verlaufender Junktionszone entsteht somit eine scheinbare Pigmentverdichtung. Das Pigmentnetz entspricht daher dem Abbild der epidermalen Reteleisten [2].

Auflichtmikroskopie pigmentierter Läsionen

Die Beurteilung pigmentierter Läsionen mit dem Auflichtmikroskop richtet sich nach folgenden drei Gruppen von Kriterien: 1. Aufbau der Läsion und Konfiguration der pigmenttragenden Strukturen, 2. Farbton des Pigments und 3. Verhältnis zur dermoepidermalen Junktionszone (Pigmentnetz).

Die Abhängigkeit des Farbtones von der Tiefe des Pigmentes ist wohlbekannt; aufgrund des Tyndall-Effektes erscheint z. B. Melanin innerhalb der Epidermis braunschwarz, in der papillären Dermis grau, und in der retikulären Dermis blau. Die Beurteilung des Farbtones ist somit ein wesentliches Hilfsmittel sowohl bei klinischer Betrachtung als auch bei der Auflichtmikroskopie pigmentierter Läsionen, weil damit die Tiefe der Läsion abgeschätzt werden kann. Die Art der Läsion kann hiermit nur sehr bedingt bestimmt werden. Demgegenüber erlaubt die Beurteilung des Verhaltens der Läsion an der dermoepidermalen Junktionszone eine bessere Abschätzung der Diagnose. Gemessen an diesem Parameter können folgende drei Gruppen pigmentierter Läsionen unterschieden werden:

1. Läsionen ohne Beziehung zur dermoepidermalen Junktionszone

In solchen Läsionen liegt das Pigment unter- oder oberhalb der Junktionszone. Die Läsion erscheint daher im Auflichtmikroskop unabhängig vom Pigmentnetz, das teilweise oder zur Gänze vom Pigment der Läsion überdeckt wird. Beispiele hierfür sind etwa die Pigmentierung bei Stasisdermatitis oder bei Pityriasis versicolor.

2. Läsionen mit Bezug zur aber ohne Zerstörung der dermoepidermalen Junktionszone

Zu dieser Gruppe zählen die meisten benignen Melaninhyperpigmentationen wie Epheliden, Lentigines, oberflächliche seborrhoische Warzen u. ä. Ihre Unterscheidung mit dem Auflichtmikroskop ist wegen des recht ähnlichen Bildes meist nur schwer möglich: alle diese Läsionen erscheinen als umschriebene, unscharf abgegrenzte Intensitätsvermehrung des normalen Pigmentnetzes innerhalb einer homogenen diffusen Hintergrundpigmentierung.

Auch *pigmentierte Nävi* gehören in diese Gruppe, wobei die oft recht unterschiedlichen morphologischen Abarten ein kontinuierliches Spektrum darstellen. Sog. „incipiente" Nävi [6] stellen gleichfalls lediglich eine lokale Betonung des Pigmentnetzes mit einem kontinuierlichen Übergang in das Pigmentnetz der umgebenden Haut dar. Das Auftreten von Nävuszellnestern zeigt sich im Auflichtmikroskop durch das Erscheinen brauner (junktional) oder grauer (dermal) Knötchen an, die teils auf die Linien des Pigmentnetzes aufgefädelt scheinen (junktional) oder zwischen diesen liegen (dermal). Je mehr solcher Knötchen vorhanden sind, desto mehr bestimmen sie das Aussehen der Läsion, die dadurch eine gebuckelte Oberfläche erhält; das Pigmentnetz wird durch die Knötchen verformt und verschwindet schließlich zum Großteil, bleibt aber fast stets bezirksweise – besonders randwärts – erhalten. Stets verläuft der Übergang zum Pigmentnetz der umgebenden Haut kontinuierlich (Abb. 1a), die Läsion als ganze erscheint trotz der gebuckelten Oberfläche und des Vorhandenseins hautfarbener Knötchen regelmäßig, mit einfachen, meist runden Begrenzungslinien, „wie aus einem Stück".

3. Läsionen mit Veränderung und Zerstörung des Pigmentnetzes

In diese Gruppe fallen im wesentlichen das Melanom und das pigmentierte Basaliom.

Die *Lentigo maligna* unterscheidet sich von der Lentigo simplex durch unregelmäßig verbreiterte tiefdunkle Züge des Pigmentnetzes, die am Rand der Läsion wie abgeschnitten (Abb. 1b) in das Pigmentnetz der Umgebung übergehen. Scheckige Depigmentationen und wolkige Pigmentflecken, zusammen mit der scharfen polyzyklischen Begrenzung der Läsion erwecken den Eindruck eines chaotischen multiklonalen zweidimensionalen Wachstums.

Melanome vom *„superficial-spreading"-Typ* können ähnliche Areale aufweisen wie beschrieben, besitzen jedoch meist kein Pigmentnetz mehr, sondern bauen sich aus chaotisch nebeneinander bestehenden und sich gegenseitig überdeckenden streifigen und rundlichen Pigmentflecken aller Farbschattierungen (schwarz, braun, grau, blau) auf. Depigmentierte Areale sind unregelmäßig konfiguriert, meist atroph und besitzen reichlich erweiterte Gefäße. Der Rand ist durch zahlreiche in die Umgebung ziehende Tumorstränge komplex gestaltet, die Begrenzung meist scharf. Im ganzen bietet sich wieder ein chaotisches Bild multiklonalen Tumorwachstums, jedoch wegen des Besiedelns verschiedener anatomischer Ebenen von heterogener Charakteristik.

Noduläre Melanome bieten, ebenso wie knotige Herde innerhalb von Melanomen der oben besprochenen Typen, weniger Charakteristisches. Sie stellen sich als

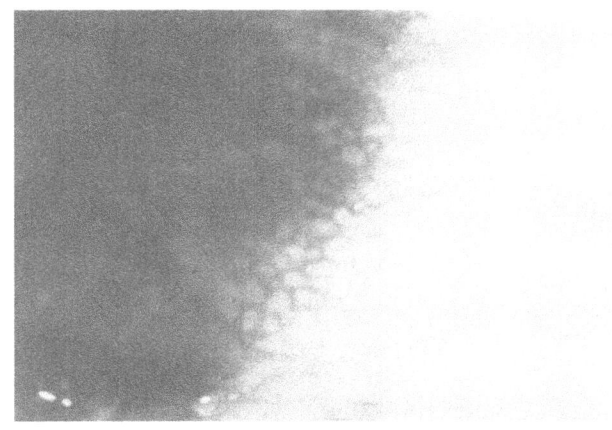
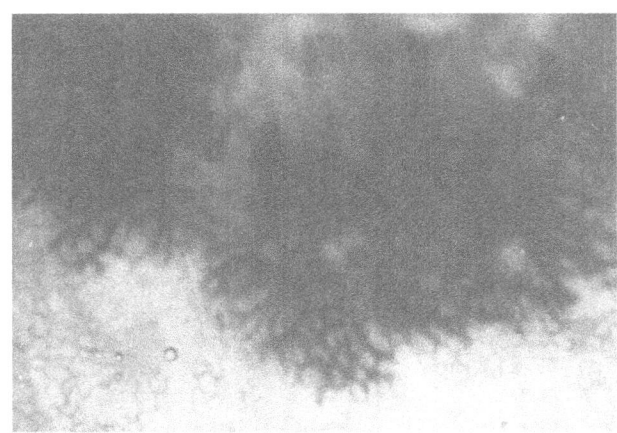
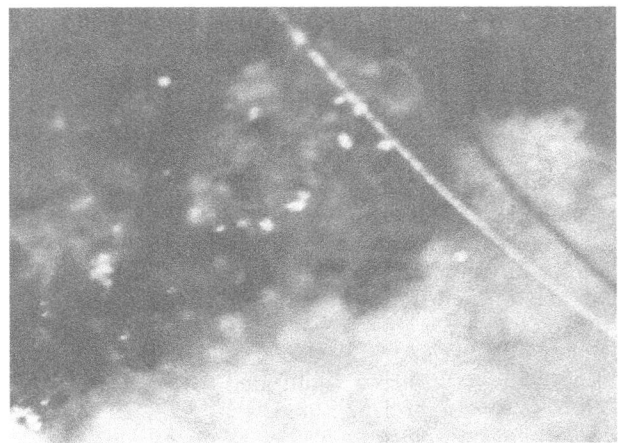

Abb. 1. a Randzone eines Junktionsnävus: Allmählicher Übergang des im Bereich des Nävus intensivierten Pigmentnetzes in das der umgebenden Haut. **b** Randzone einer Lentigo maligna: Abrupter Übergang des im Bereich der Läsion unregelmäßig verbreiterten Pigmentnetzes in das der Umgebung. Polyzyklische Begrenzung. **c** Randzone eines Melanoms vom „superficial-spreading" Typ: Polyzyklische Begrenzung durch Tumorzellherde, die in verschiedenen Höhenlagen in die umgebende Haut vorwachsen und daher verschiedene Farbtöne (in Schwarz-Weiß-Bildern nicht erkennbar) und verschiedene Schärfen der Begrenzung besitzen. Keine Beziehung zum Pigmentnetz. Original-Vergrößerung: ×50

meist gescheckte Knoten braunschwarzer Farbe dar; an ihrer Peripherie sind jedoch meist kleine Areale horizontalen Tumorwachstums vorhanden, die den oben gegebenen Beschreibungen entsprechen.

Pigmentierte Basaliome besitzen gleichfalls kein Pigmentnetz. Im Auflichtmikroskop unterscheiden sie sich von den Melanomen durch den meist leicht erkennbaren traubenartigen Aufbau aus Basaliomknötchen, deren Farbe durch Einlagerung scheckiger grau-blauer Pigmentinseln zustande kommt.

Klinische Leistung der Auflichtmikroskopie

Die Auflichtmikroskopie kann in jenen Fällen gute Dienste leisten, wo eine eindeutige klinische Diagnose von pigmentierten Läsionen nicht gestellt werden kann, und vermag damit aus dem Dilemma zwischen möglicherweise unnötigen chirurgischen Eingriffen und dem Risiko des beobachtenden Zuwartens zu helfen. In einer Serie von 69 derartiger Läsionen konnten wir mit Hilfe des Auflichtmikroskopes in 67 Fällen, gemessen an der nachträglichen histologischen Untersuchung, die richtige Diagnose stellen.

Die Auflichtmikroskopie kann daher als auxiliäre diagnostische Maßnahme eingesetzt werden, die sich besonders zur Untersuchung multipler Nävi bei melanomgefährdeten Personen eignet. Da mit ihrer Hilfe schon sehr subtile Verdachtszeichen auf das Vorliegen eines Melanoms wahrgenommen werden können, sind die Auswahl verdächtiger Läsionen zur Exzision erleichtert und die Chancen zur Frühdiagnose von Melanomen verbessert.

Literatur

1. Cunliffe WJ, Forster RA, Williams M (1974) A surface microscope for clinical and laboratory use. Br J Dermatol 90:619–622
2. Fritsch P, Pechlaner R (1980) The pigment network: A new tool for the diagnosis of pigmented lesions. J Invest Dermatol 74:458–459
3. Fritsch P, Pechlaner R (to be published) Differentiation of benign from malignant melanocytic lesions with incident light microscopy. Am J Dermatopathol
4. Knoth W, Boepple D, Lang WH (1979) Differentialdiagnostische Untersuchungen mit dem Dermatoskop bei ausgewählten Erkrankungen. Hautarzt 30:7–11
5. MacKie R (1971) An aid for the preoperative assessment of pigmented lesions of the skin. Br J Dermatol 85:232–238
6. Pinkus H, Mehregan AH (1976) A guide to dermato-histopathology. Appleton-Century-Crofts, New York, p 459

P. Fritsch,
Univ.-Hautklinik,
Anichstraße 35,
A-6020 Innsbruck

Unterschiede der in vitro-Migration von kultivierten Melanomzellen

E. M. Kokoschka, M. Micksche, M. Colot und M. Vetterlein, Wien

Eines der spezifischen Charakteristika maligne entarteter Tumoren ist das lokal destruktive Wachstum sowie die Tendenz zur Bildung von fernmetastatischen Absiedelungen. Diese Ausbreitungstendenz der Zellen aus Primärtumoren kann wahrscheinlich durch sehr unterschiedliche Mechanismen, die sowohl vom Wirtsorganismus als auch durch die Tumorzellen selbst induziert sind, unterstützt werden.

Einzelne der von Tumorzellen sezernierten Produkte mit „tumor spreading"-Effekt konnten bereits genauer untersucht, teilweise auch isoliert werden; wie z. B. der angiogenetische Faktor, lokale immunsuppressive Faktoren, Plasminogenaktivatoren.

Hingegen ist das derzeitige Wissen über eine aktive Tumorzellbewegung als eine weitere Ursache für die Tumorausbreitung per continuitatem noch sehr beschränkt, obwohl bereits 1878 erstmals der große Pathologe Waldayer die amöboide Motilität von Tumorzellen als wesentlichen Faktor im Mechanismus der metastatischen Absiedelungen von malignen Zellen erkannt hat. Erst in den letzten Jahren wurde dieses Gedankenmodell wieder aufgenommen und mittels verschiedener in vivo-Testsysteme weiter erforscht.

In der vorliegenden Studie sollte mittels eines reproduzierbaren in vitro-Systems untersucht werden, ob kurzzeitig kultivierte Melanomzellen aus Operationspräparaten über eine aktive Beweglichkeit verfügen bzw. ob dieses Zellcharakteristikum individuell unterschiedlich ausgeprägt ist. Außerdem wurden alle Tumorzellmobilitätsstudien dahingehend noch erweitert, als verschiedene Substanzen, mit unterschiedlichen biochemischen Funktionen, auf ihre Modifikationsfähigkeit der aktiven Zellbewegung überprüft wurden. Bisher wurden 9 etablierte Melanomzellinien aus primären Tumoren, Metastasen und sowie eines Lipizzaner- und Hamstermelanoms untersucht (Tabelle 1). Die Diagnose malignes Melanom war sowohl histomorphologisch als auch histochemisch verifiziert und die Zellkulturen durch Elektronenmikroskopie und Karyotypisierung charakterisiert worden.

Die Untersuchungen wurden mittels eines nach Varani et al. (1978) modifizierten Agarosetropfentest durchgeführt, bei welchem die Zellen aus einem halbfesten Medium in ein flüssiges Milieu einwandern können.

Durch dieses Zweiphasensystem scheint eine relativ gute Reflexion zur Situation in vivo gegeben. Für jeden Versuchsansatz wurden 4×10^4 Melanomzellen in 2 µg Agargemisch (0,2 Agarose [Seaham], 5% FCS [Gibco] 50 PBS, pH 7,2) mit Kulturmedium (RPMI 6640) überschichtet und in 5% CO_2-Atmosphäre bei $+37\,°C$ bis zu 40 Stunden inkubiert. Die Teste wurden jeweils in 12fach-Ansätzen durchgeführt. Die in die flüssige Phase eingewanderten Zellen wurden nach 4, 8, 21 und 40 Stunden mittels Phasenkontrastmikroskop einzeln ausgezählt und morphologisch beurteilt.

Folgende Beobachtungen konnten bisher gemacht werden:

7 von 9 untersuchten kultivierten Melanomzellen zeigen eine deutliche aktive Beweglichkeit in vitro (Abb. 1). Menschliche Fibroblasten hingegen unterliegen bei gleichen Bedingungen einer ausgeprägten Kontaktinhibition, die die Wanderung der Einzelzelle verhindert. Das aktive Bewegungspotential ist jedoch bei den einzelnen untersuchten Melanomkulturzellinien individuell unterschiedlich stark ausgeprägt. Zellen aus LNN-Metastasen haben eine signifikant höhere Motilitätsfähigkeit als solche aus primären Tumoren. Hingegen zeigen Zellen aus Operationspräparaten von Knochenmetastasen und Aszites nur eine geringe Beweglichkeit. Morphologische Untersuchungen zeigen, daß es sich bei den migrierten Zellen zum überwiegenden Teil um sphärische Zellen, zum kleineren um spindelige handelt, eine Tatsache die bereits auch bei Lymphomzellen im Tierversuch beschrieben wurde (Hammerli u. Stauli 1978). Wurde dem Kulturmedium (Flüssigphase) fetales Kälberserum (10%) zugesetzt, konnte die individuelle Migrationsrate der einzelnen Melanomkulturzellen deutlich angehoben werden (Abb. 2).

Dieser Motilitätsantieg ist bei statistischer Auswertung (Fisher-Berence-Test) signifikant. Auch der Anteil migrierter sphärisch konfigurierter Zellen konnte durch 10%iges fetales Kälberserum im Medium deutlich angehoben werden (Abb. 3). Bei Zusatz von $0,7 \times 10^{-3}$ M Colchicin (Gibco) zum Kulturmedium konnte ebenfalls ein signifikanter Anstieg migrierender Zellen aus dem Agarosetropfen gesehen werden (Abb. 4). Die maximale Auswanderung von Zellen erfolgte jedoch bereits nach 4 Stunden Inkubation (Abb. 5).

Tabelle 1. Unterschiede der in-vitro-Migration von kultivierten Melanomzellen. Etablierung von Melanomzellinien aus Operationspräparaten

Code	Zellinie	Tumortyp	Spender
A	GLJ	Meta-LNN	Patient männlich
B	GSTA	Meta-LNN	Patient männlich
C	FTSLB	Meta-LNN	Patient weiblich
D	GCRF	Meta-Haut	Patient männlich
E	GTBS	Nod. Melanom	Patient weiblich[a]
F	GESP	Meta-Aszites	Patient weiblich
G	GRBD	Meta-LNN	Patient weiblich
H	GYK	Meta-Knochen	Patient weiblich
I	HOM	Prim.-Tumor	Pferd
J	GTBSA	Meta-LNN	Patient weiblich[a]

[a] Derselbe Patient

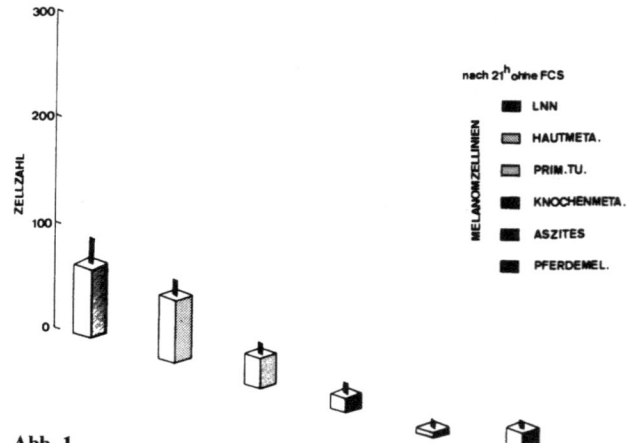

Abb. 1

Alle Untersuchungen wurden auch mikrokinematographisch dokumentiert (Abb. 6). Welche Rückschlüsse können aus den Beobachtungen der vorliegenden Untersuchungsreihe gemacht werden?

Kultivierte Melanomzellen, sowohl aus Patienten- als auch Tiertumoren zeigen in einem in vitro-Modellsystem die Fähigkeit aktiv aus einer semifesten Materie auswandern zu können. Dieses Charakteristikum konnte bei normalen Hautzellen in der Kultur nicht gefunden werden. Somit scheint die aktive Migrationstendenz ein biologischer Parameter für maligne entartete Zellen zu sein.

Vergleicht man die Motilität verschiedener Melanomzellinien untereinander, finden sich individuelle Unterschiede. Zellen aus Lymphknotenmetastasen scheinen potentiell bewegungsaktiver als vergleichbare aus primären Tumoren. Melanomzellen aus Knochenmetastasen oder Aszites gewonnen, sind relativ inmobil.

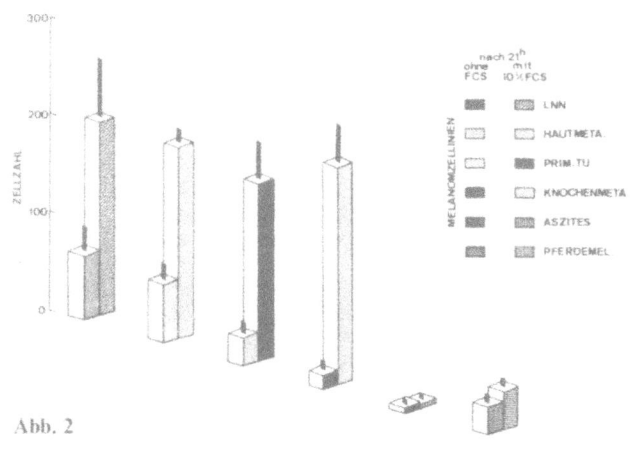

Abb. 2

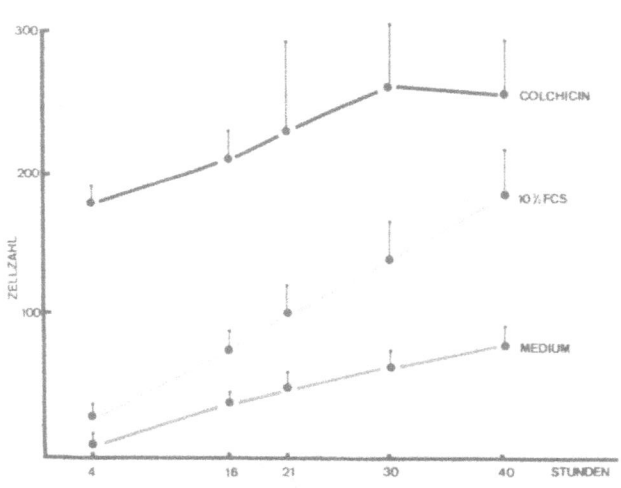

Abb. 5

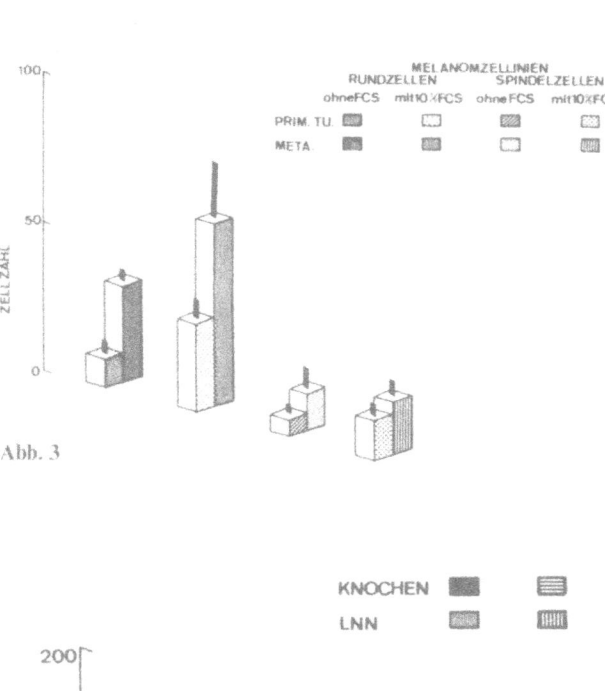

Abb. 3

Abb. 4

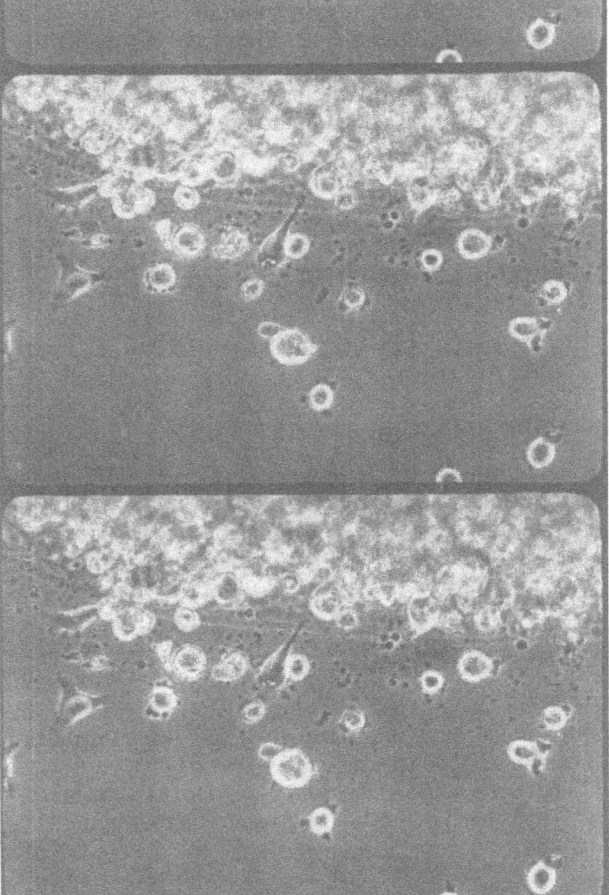

Abb. 6

Ebenso zeigen Zellen aus dem biologisch relativ gutartig verlaufenden Pferdemelanom nur eine mäßige Migrationstendenz. Eine Erklärung für dieses in vivo-Phänomen könnte vielleicht dahingehend erfolgen, daß die gesteigerte Mobilität ein Ausdruck für eine unterschiedliche Klonierungstendenz von Zellen aus verschiedenen Tumoren darstellt.

Morphologische Untersuchungen haben gezeigt, daß migrierte Zellen zum überwiegenden Teil sphärisch konfiguriert sind und nur vereinzelt Spindelzellen beobachtet werden können. Die Rundform von Tumorzellen könnte aber als morphologisches Substrat für die defiziente Kontaktfähigkeit von Tumorzellen untereinander bzw. auch zu normalen Zellen angesehen werden (Abercrombie u. Ambrose 1958; Vesely u. Weiss 1973; Projan u. Tanneberger 1973).

Die Malignität des Tumorzellklones scheint somit auch durch die Mobilitätsfähigkeit und fehlende Interzellulärkontakte charakterisiert zu sein. Ein Beweis dafür, daß es sich bei der Tumorzellmobilität in vitro nicht um Artefaktphänomene, sondern um spezifische Zellcharakteristika handelt, ist die Tatsache, daß diese Bewegungsfähigkeit unter verschiedenen Umständen modifiziert werden kann. So konnte durch Zusatz von fötalem Kälberserum im Überschuß zum Kulturmedium die individuelle Bewegungsaktivität signifikant angehoben werden. Eine Erklärung dafür wäre der hohe Anteil von Protease-Inhibitoren in fötalem Kälberserum, der die Adhäsionsfähigkeit der Einzelzellen weiterhin vermindert und so eine verbesserte Fortbewegung der Tumorzellen ermöglicht. Eine Anhebung der Migrationstendenz konnte auch durch Zusatz von Cholchicin erzielt werden. Diese Substanz interferiert direkt mit spezifischen Zellorganellen (Mikrotubuli und Mikrofilamente), die wahrscheinlich für die aktive Beweglichkeit der Zellen mitverantwortlich sind.

In den vorliegenden Untersuchungen wurde der Versuch unternommen, eine Facette aus dem Problemkomplex der unterschiedlichen Metastasierungstendenz von Tumorzellen in einem in vitro-Modell etwas näher zu beleuchten. Aufgrund der Ergebnisse scheint es wahrscheinlich, daß die aktive Mobilitätstendenz der einzelnen Tumorzellen in vitro mit der invasiven Natur von Tumoren in vivo korrellierbar ist. Da dieses individuelle Bewegungspotential unter Kulturbedingung modifizierbar ist, besteht die berechtigte Hoffnung, durch verschiedene Serumfaktoren oder therapeutisch eingesetzte Substanzen dieses für maligne Zellen spezifische Faktum kontrollieren zu können. Konsektive Untersuchungen in vivo sind bereits im Gange.

Literatur

1. Abercrombie M, Ambrose EJ (1958) Interference microscope studies of cell contracts in tissue culture. Exp Cell Res 15:332–345
2. Haemmerli G, Stauli P (1978) Motility of L5222 leukemia cells within the mesentery. Virchows Arch [Cell Pathol] 29:167–177
3. Projan A, Tanneberger S (1973) Some findings on movement and contact of human normal and tumour cells in vitro. Eur J Cancer 9:703–709
4. Varani J, Orr W, Ward PA (1978) A comparison of the migration patterns of normal and malignant cells in two assay systems. Am J Pathol 1:159–171
5. Vesely P, Weiss RA (1973) Cell locomotion and contact inhibition of normal and neoplastic rat cells. Int J Cancer 11:64–76
6. Waldeyer A (1872) Die Entwicklung der Carcinome. Virchows Arch [Pathol Anat] 55:67–159

Univ.-Dozent Dr. Eva Kokoschka
II. Univ.-Hautklinik
Spitalgasse 2
A-1090 Wien

Zytogenetik maligner Melanome*

J. Schumann, H. Tilkorn, W. Göhde, F. Ehring und C. Straub, Münster-Handorf

Zusammenfassung

Die DNA-Mengenverteilungen in 84 Primärtumoren und 266 Metastasen wurden bei 225 Patienten mit malignen Melanomen bestimmt. Bei 78% der Patienten wurden aneuploide Zellinien gefunden, wobei 36% der Primärtumoren mehr als eine maligne Zellinie aufwiesen, also multiclonal waren.

Folgende zytogenetische Befunde sind bemerkenswert:

1. Es konnten unterschiedliche DNA-Verteilungen in spreitenden und nodulären Anteilen von Primärtumoren nachgewiesen werden.
2. Gleichzeitig können bei einem Patienten verschiedene Metastasen mit genetisch unterschiedlichen Zellinien auftreten.
3. Der DNA-Index einer Tumorzellinie kann sich im Laufe der Zeit verändern.
4. Es können im Laufe der Chemotherapie, möglicherweise aber auch spontan, neue Zellinien auftreten.
5. Durch Chemotherapie kann es zu erheblichen Veränderungen der DNA-Verteilungsmuster in Metastasen kommen.
6. Verschiedene Zellinien eines Tumors können unterschiedliche Sensibilitäten bei der Chemotherapie zeigen.

Einführung

Zytogenetische Untersuchungen haben durch Chromosomenanalysen gezeigt, daß nahezu alle menschlichen malignen Tumoren in ihren Zellen chromosomale Aberrationen aufweisen (Sandberg 1980). Solche genetischen Veränderungen in Tumorzellen bestimmen, wenn diese Zellen clonogen sind, natürlich das biologi-

---

* Die Untersuchungen wurden von der Arbeitsgemeinschaft für Krebsbekämpfung im Lande NRW, der LVA-Westfalen und der BfA Berlin unterstützt

sche Verhalten der Tumoren. Dies wiederum kann besonders für die Chemotherapie und für die Strahlentherapie von großer Bedeutung sein; denn die Effekte dieser beiden Therapieformen sind abhängig von einer Reihe von biologischen Parametern der Tumorzellen wie z. B. proliferative Aktivität, Repairmechanismen der DNA, Penetrationsmöglichkeiten der Zytostatika und Tumor-Wirt-Beziehungen.

Anhand von Chromosomenanalysen ist es jedoch nicht möglich festzustellen, ob Zellen mit chromosomalen Aberrationen clonogen sind. Das weitere Schicksal der Tumoren bzw. der Patienten ist bestimmt durch das Vorhandensein von clonogenen Zellen. Soweit diese nun Chromosomenaberrationen aufweisen, lassen sie sich mit Hilfe der Durchflußzytophotometrie (FCM) mit akzeptablem Aufwand entdecken (Schumann u. Göhde 1979; Barlogie et al. 1978; Göhde et al. 1979; Tribukait et al. 1979). So hat sich dieses Verfahren in den letzten Jahren auch als zytogenetische Methode etablieren können.

Mit diesem Verfahren kann der DNA-Gehalt der Zellen in Zellinien sehr exakt und äußerst schnell bestimmt werden. Da die Chromosomenmasse (Produkt aus Chromosomenzahl und -gewicht) dem DNA-Gehalt entspricht, ist die Chromosomenzahl im Mittel dem zellulären DNA-Gehalt proportional (Paulette-Vanrell 1970). Setzt man für diploide G_1-Phase-Zellen einen DNA-Index = 2, so entspricht ein DNA-Index von 3 in etwa einem triploiden und ein DNA-Index von 4 in etwa einem tetraploiden Chromosomensatz.

Mit Hilfe des hochauflösenden Impulszytophotometers und geeigneter Präparationsverfahren ist es sogar möglich Zellinien nachzuweisen, deren Zellen sich nur durch ein zusätzliches kleines Chromosom – z. B. der F-Reihe – von normalen diploiden Zellen unterscheiden (Göhde et al. 1979; Otto et al. 1979; Meistrich et al. 1979). Es können also nahezu alle numerischen Chromosomenaberrationen, die zu neuen Zellinien führen, erkannt werden.

Material und Technik

Für unsere Untersuchungen stand uns das Operationsmaterial der eigenen Klinik zur Verfügung. Wir verwenden für die Durchflußzytophotometrie ein Impulszytophotometer (ICP) mit einer speziellen Glas-Durchflußkammer (Göhde et al. 1979). Das Gerät ist on-line mit einem Rechner verbunden (Multi 20, Intertechnique), der die DNA-Indizes sowie die Zellzyklusphasenanteile und die Variationskoeffizienten (CV) direkt errechnet und die Daten speichert. Mit Hilfe der von Zante et al. (1976) entwickelten Präparationstechnik konnten wir jedes Operationsmaterial verwerten. Wir erzielten bei den Melanomen CV's von 1,1% bis 6,2% mit einem Mittelwert von 2,6%. (Näheres zur Technik siehe Göhde et al. 1979.)

Ergebnisse

Von 1976 bis 1980 haben wir 350 Messungen am Operationsmaterial von 225 Patienten durchgeführt: 84mal bei Primärtumoren und 266mal bei Metastasen.

Die DNA-Mengenverteilungen in malignen Melanomen zeigen sehr unterschiedliche Bilder. In Abb. 1 sind sechs Beispiele zusammengestellt. Zwei Histogramme (rechts oben und rechts Mitte) repräsentieren diploide bzw. pseudodiploide Tumoren. Die anderen DNA-Histogramme lassen abnormale Zellinien mit DNA-Indizes von 3.0–3.6 erkennen. Diese Zellinien liegen also im triploid-tetraploiden Bereich.

In Tabelle 1 ist die Häufigkeit abnormaler Tumorzellinien bei malignen Melanomen zusammengestellt und

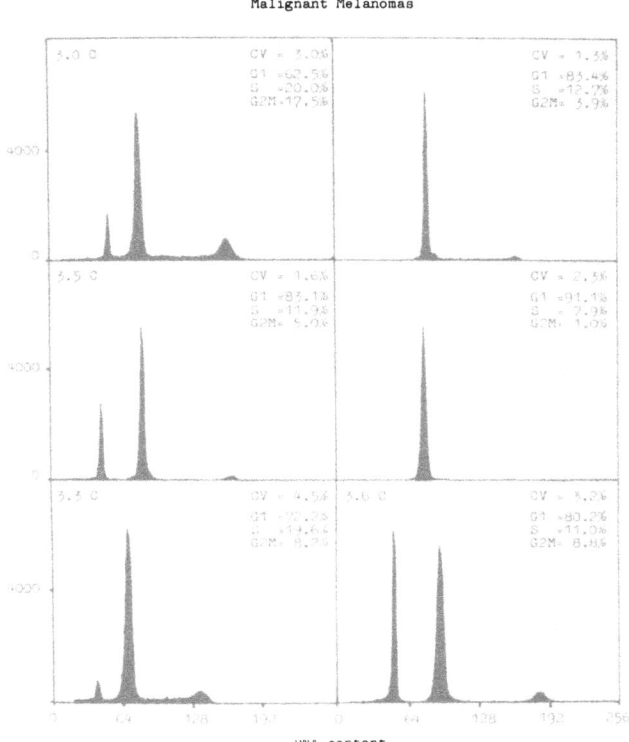

Abb. 1. DNA-Mengenverteilungen von sechs verschiedenen malignen Melanomen. Die ersten Gipfel (links und rechts unten) repräsentieren jeweils normale diploide Zellen

Tabelle 1. Durchflußzytophotometrische Charakterisierung von Zellinien in malignen Melanomen

	Zellinien mit DNA-Index = 2 (diploide Tumoren)	Zellinien mit DNA-Index > 2 (aneuploide Tumoren)	Mehrere Zellinien mit DNA-Index > 2 (multiclonale Tumoren)
Primärtumoren N = 84	27 (32%)	57 (68%)	30 (36%)
Metastasen N = 266	50 (19%)	216 (81%)	10 (4%)
Gesamtzahl N = 350	77 (22%)	273 (78%)	40 (11%)

DNA-Index diploider Zellen = 2

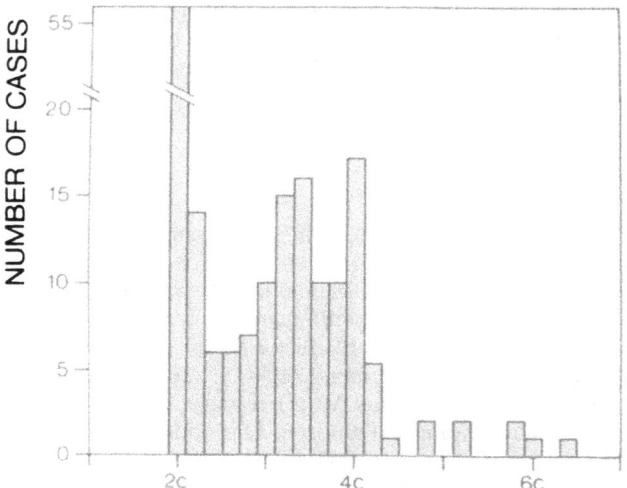

Abb. 2. Häufigkeitsverteilung der DNA-Indizes der Tumorzelllinien über den Ploidie-Bereich von 2C bis 6C

für Primärtumoren und Metastasen aufgeschlüsselt: 68% der Primärtumoren und 81% der Metastasen wiesen Zellinien mit einem DNA-Index > 2 - also aneuploide Linien - auf. Dieser Unterschied ist noch nicht signifikant.

36% der Primärtumoren hatten jedoch mehr als eine Zellinie mit abnormalem DNA-Gehalt, sie waren multiclonal. Von den gemessenen Metastasen waren nur 4% multiclonal.

Die DNA-Indizes der abnormalen Tumorzellinien der Melanome streuen über den gesamten Bereich von 2 bis 4 (Abb. 2). Nur wenige Werte liegen oberhalb 4. Eine gewisse Häufung ist nahe 2 und zwischen 3 und 4 zu erkennen.

Bei unseren Untersuchungen konnten wir mehrfach unterschiedliche DNA-Verteilungsmuster in spreitenden und nodulären Anteilen desselben Primärtumors finden. Abb. 3 zeigt oben das DNA-Histogramm aus dem spreitenden Anteil eines Tumors. Es zeigt vier aneuploide Zellinien. Im Histogramm des nodulären Anteils (unten) konnte nur noch eine dieser Linien nachgewiesen werden.

Bei bisher 12 Patienten haben wir das Auftreten von Metastasen mit genetisch verschiedenen Zellinien beobachtet. In Abb. 4 zeigt das obere Histogramm Zellinien mit dem DNA-Index 2 und 4, das untere dagegen mit dem DNA-Index 2 und 2.1. Der DNA-Index 2 repräsentiert hier jeweils die normalen diploiden Zellen.

Auch waren Verschiebungen der DNA-Indizes von Tumorzellinien im Laufe der Zeit sowohl zu höheren als auch zu niedrigeren Werten zu beobachten.

In einigen Fällen konnte auch das Auftreten neuer aneuploider Zellinien nachgewiesen werden: Bei einer Patientin ergaben die Messungen bis zum Juni 1980 stets die in Abb. 5a dargestellte DNA-Mengenverteilung mit einer aneuploiden Tumorzellinie, deren DNA-Index 3.7 betrug. Am 2. September 1980 wurden bei der Patientin erneut 4 Hautmetastasen operativ entfernt. Alle vier Hautmetastasen zeigten nun eine zusätzliche Zellinie mit dem DNA-Index 2.3 (Abb. 5b).

Effekte der Chemotherapie, die auch klinisch sichtbar wurden und zu Remissionen führten, zeigten sich mehrfach durch massive Veränderungen der DNA-Mengenverteilungen frühzeitig an. Das Beispiel in Abb. 6 zeigt oben das DNA-Histogramm vor Beginn der Therapie: der $G_2 + M$-Anteil der Tumorzellen betrug hier 2,8%.

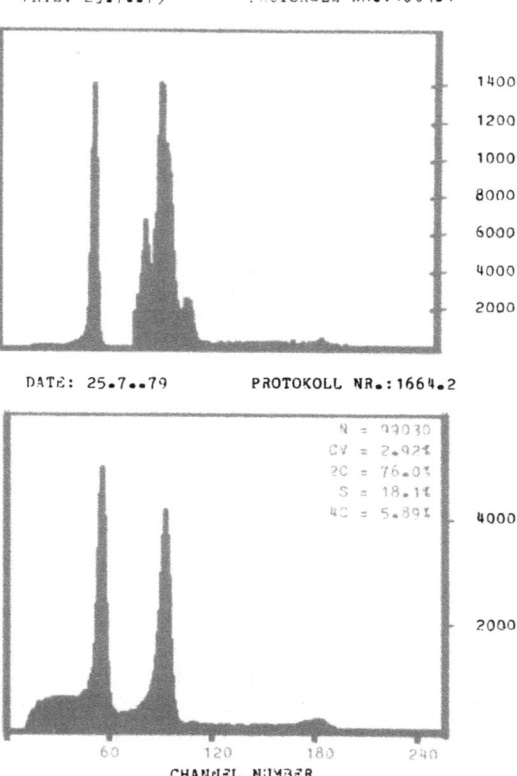

Abb. 3. DNA-Mengenverteilungen aus dem Primärtumor eines malignen Melanoms. Die Verteilung oben stammt aus dem spreitenden Anteil des Tumors. Sie zeigt neben normalen diploiden Zellen (linker Gipfel) drei aneuploide Zellinien. Die untere Verteilung wurde aus dem knotigen Anteil des Tumors gewonnen. Sie zeigt nur noch eine aneuploide Zellinie

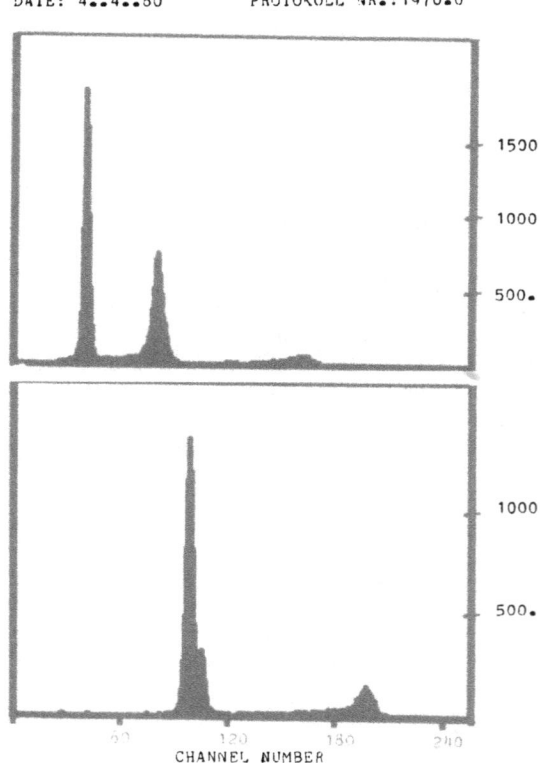

Abb. 4. DNA-Mengenverteilungen aus zwei Melanometastasen eines Patienten, die am gleichen Tag exzidiert wurden. Die obere Verteilung weist DNA-Indizes von 2 (normale Zellen) und 4 auf, die untere von 2 (normale Zellen) und 2.1 auf

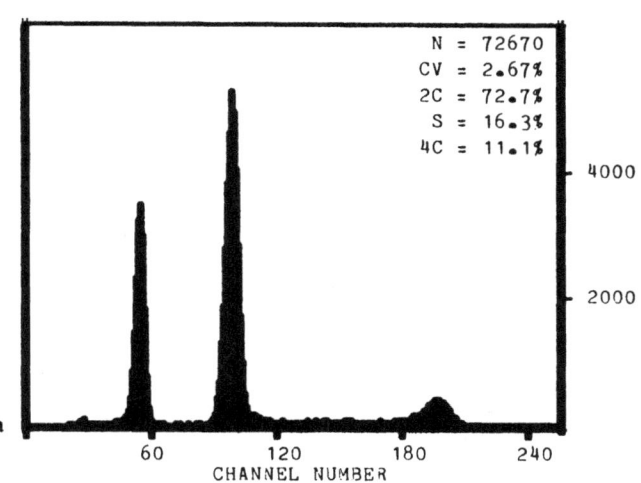

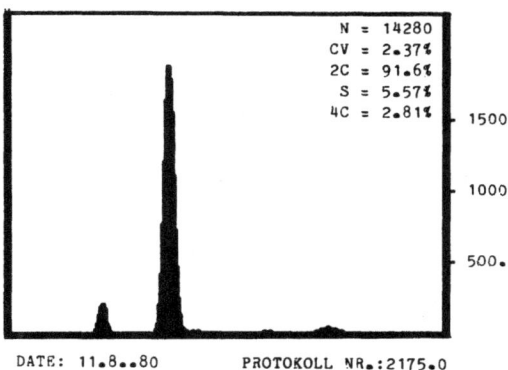

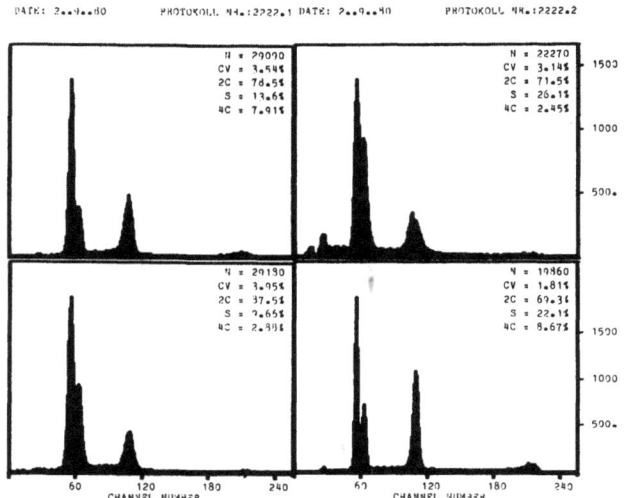

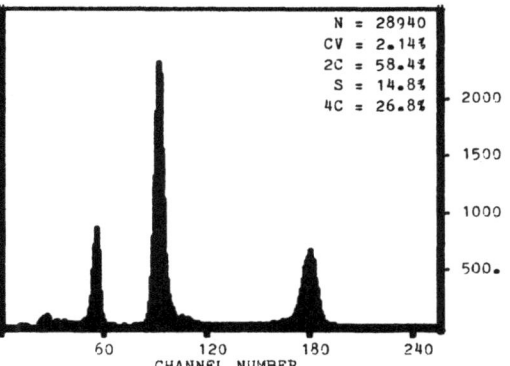

Abb. 6. Zwei DNA-Mengenverteilungen von einer Melanommetastase. Vor Beginn der Chemotherapie betrug der G_2+M-Anteil der Tumorzellpopulation nur 2,8% (oben). Durch Chemotherapie mit Cis-Platin, Bleomycin und Holoxan wurde der G_2+M-Anteil der Tumorzellen um den Faktor 9.5 auf 26,8% erhöht

Abb. 5. a DNA-Mengenverteilung aus einer Melanommetastase vom Juni 1980. Der Tumor hat eine aneuploide Zellinie mit dem DNA-Index 3.7. b Vier DNA-Verteilungsmuster von vier verschiedenen Melanommetastasen des gleichen Patienten wie Abb. 5a vom September 1980. Die Metastasen zeigen alle eine neue Zellinie mit dem DNA-Index 2.3

Sechs Tage nach Beginn der Chemotherapie (Kombinationstherapie mit Cis-Platin, Bleomycin und Holoxan) wurde ein G_2+M-Anteil von 26,8% (Abb. 6, unten) gemessen. Die unterschiedliche Sensibilität verschiedener Zellinien in multiclonalen Metastasen auf die Chemotherapie konnten wir bereits beschreiben (Schumann und Göhde 1979).

Diskussion

Die hier beschriebenen zytogenetischen Befunde sind noch verwirrend und zum Teil schwer einzuordnen. Einige Aussagen sind jedoch schon möglich:

Die Zahl der multiclonalen Primärtumoren ist bei den Melanomen mit 36% sehr hoch. Von keinem anderen Tumor sind bisher ähnlich hohe Prozentzahlen beschrieben worden. Den zweithöchsten Anteil multiclonaler Tumoren konnten wir mit ca. 22% bei Hodentumoren nachweisen.

Die Tatsache, daß 36% der Primärtumoren, jedoch nur 4% der Metastasen multiclonal waren, deutet darauf hin, daß in der Mehrzahl der Fälle von den aneuploiden Tumorzellinien des Primärtumors nur eine Zellinie metastasierte – wahrscheinlich die Zellinie mit der höchsten Clonogenität. Dafür spricht auch der Befund, daß in spreitenden Anteilen eines Primärtumors mehrfach mehrere aneuploide Zellinien nachgewiesen werden konnten, der sekundär knotig gewordene Anteil aber nur noch eine dieser Zellinien aufwies.

Für die Chemotherapie aber sind sicher die Befunde von großer Bedeutung, die zeigen, daß das Genom der Tumorzellen in malignen Melanomen offensichtlich sehr labil ist. Sandberg (1974) hat einmal geschrieben: „the human genome is a fragile thing." Für die Melanome scheint dieser Satz besonders zutreffend zu sein. Die Metastasen dieses Tumors scheinen immer wieder in der Lage zu sein ihr Genom zu verändern, praktisch neue Tumoren zu werden und sich so möglicherweise einer zunächst erfolgreichen Chemotherapie entziehen zu können.

Das metastasierte maligne Melanom verlangt daher wie wohl kein anderer Tumor nach einer individuell geplanten und, wenn möglich, individuell kontrollierten Therapie.

Weitere zytogenetische Untersuchungen sollten es ermöglichen, das biologische Verhalten dieser Tumoren besser zu verstehen.

Literatur

1. Barlogie B, Göhde W, Johnston DA, Smallwood L, Schumann J, Drewinko B, Freireich EJ (1978) Determination of ploidy and proliferative characteristics of human solid tumors by pulse cytophotometry. Cancer Res 38:3333-3339
2. Göhde W, Schumann J, Büchner T, Otto F, Barlogie B (1979) Pulse cytophotometry: Application in tumor cell biology and clinical oncology. In: Melamed M, Mullaney PF, Mendelsohn ML (eds) Flow cytometry and sorting. Wiley, New York, pp 599-620
3. Meistrich ML, Göhde W, White RA, Longin JL (1979) "Cytogenetic" studies of spermatids of mice carrying Cattanach's translocation by flow cytometry. Chromosoma 74:141-151
4. Otto FJ, Hacker U, Zante J, Schumann J, Göhde W, Meistrich ML (1979) Flow cytometry of human spermatozoa. Histochemistry 61:249-254
5. Paulette-Vanrell J (1970) DNA content and chromosome number in twenty-five human carcinomas. Oncology 24:48-57
   Sandberg AA (1974) Chromosome changes in human malignant tumors: An evaluation. In: Grundmann E (ed) Special topics in carcinogenesis. Springer, Berlin Heidelberg New York, pp 75-85
6. Sandberg AA (1980) The chromosomes in human cancer and leukemia. Elsevier, New York Amsterdam
   Schumann J, Göhde W, Zante J (1978) Aneuploidies in solid human tumors. In: Lutz D (ed) Pulse cytophotometry III. European Press, Ghent, pp 447-457
7. Schumann J, Göhde W (1979) Experimentelle Studien zur Inaktivierung von Tumorzellen durch Kombination von Chemo- und Strahlentherapie. In: Wannenmacher M (ed) Kombinierte Strahlen- und Chemotherapie. Urban & Schwarzenberg, München Wien Baltimore, pp 27-33
8. Tribukait B, Gustafson H, Esposti P (1979) Ploidy and proliferation in human bladder tumors as measured by flow-cytofluorometric DNA-analysis and its relationship to histopathology and cytology. Cancer 43:1742-1751
9. Zante J, Schumann J, Barlogie B, Göhde W, Büchner T (1976) New preparating and staining procedures for specific and rapid analysis of DNA-distributions. In: Göhde W, Schumann J, Büchner T (eds) Pulse cytophotometry II. European Press, Ghent, pp 97-106

J. Schumann,
Fachklinik Hornheide,
Universität Münster,
D-4400 Münster

Zytodiagnostische Merkmale beim malignen Melanom

R. V. Ilea, Arad/Rumänien

Eine zweifelhafte klinische Diagnose des malignen Melanoms bedeutet eine dramatische Situation für den Arzt. Eine Fehldiagnose kann schwere Folgen für den Kranken und für den Arzt haben. Wenn ein malignes Melanom als benigner Tumor angenommen wird, folgt eine restriktive unerlaubte operative Intervention mit schlimmen Folgen für den Kranken und einer schweren Belastung des Gewissens des Arztes.

Wenn ein benigner Tumor als Melanom angesehen wird, folgt eine vergebliche, mutilierende operative Entfernung des Tumors. Ein Stigma für das ganze Leben, ein Zeuge eines ärztlichen Fehlers. Aus den oben erwähnten Gründen ist eine präoperative präzise Diagnose unentbehrlich.

Die präoperative Biopsie wird von den meisten europäischen Verfassern abgelehnt. Die Kühnheit einiger Autoren, eine beschränkte Biopsie im Gesunden vorzunehmen, scheint uns riskant.

Die verschiedenen Methoden zur präoperativen Klärung der Diagnose, wie Radioisotopen, Thermographie etc., beweisen beschränkte Indikationen oder Möglichkeiten und brauchen spezielle Einrichtungen, die dem praktischen Arzt nur selten zur Verfügung stehen. Deswegen haben wir in den letzten 20 Jahren die zytologische Untersuchung der Hauttumoren und speziell die auf Melanom verdächtigen Tumoren routinemäßig durchgeführt.

Die Meinung über den Wert der Zytodiagnose in der präoperativen Klärung einer zweifelhaften Diagnose des malignen Melanoms ist widersprüchlich.

Autoren wie Longhin et al. (1967), Duperrat (1972) und Hering (1970) verteidigten die Methode, während Degos (1973) sie verurteilte: „Nous n'avons jamais osé pratiquer un cytodiagnostique qui en dehors des risques inhérents à toute irritation, a une valeur encore plus dicutable" (1973). Die Zytodiagnose wurde zum erstenmal in der Onkologie von dem rumänischen Forscher Babeş (1927-1928) und von dem Amerikaner Papanicolau (1928-1931) angewendet (Chiricuţă, J. 1978).

Unsere Erfahrung hat uns gelehrt, daß eine zweifelhafte klinische Diagnose mehr schaden kann als eine Zytodiagnose.

Der praktische Wert der Zelldiagnose in der präoperativen Klärung der Melanomdiagnose steht für uns außer Zweifel. Über unsere Erfahrung haben wir schon an anderer Stelle berichtet, teilweise auch in der deutschen Fachliteratur (Z Hautkr 50:23, 971, 1975).

In diesem Vortrag möchten wir nur einige Merkmale zum Wert der Zytodiagnose des malignen Melanoms vorführen. Es scheint uns, als ob eine so einfache Methode ihren richtigen Stellenwert in der Praxis noch nicht gefunden hat.

Zu diesem Studium wurden nur 200 Fälle (aus statistischen Gründen) der letzten Jahre herangezogen, die mit Verdacht auf malignes Melanom aufgenommen wurden und bei welchen eine komperative klinische, zytologische und histologische Auswertung möglich war. Aus Tabele 1 resultiert, daß nur 65 Fälle (32,5%) des gesamten untersuchten Krankengutes endgültig als maligne Melanome erkannt werden konnten. 122 Fälle (61%) waren pseudomelanoblastische Tumoren; 11 Fälle (5,5%) wurden bei der stationären Aufnahme als verschiedene Tumoren angesehen, und die endgültige Diagnose war malignes Melanom. In zwei Fällen waren die klinischen, zytologischen und histologischen Resultate nicht vereinbar.

Tabelle 1. Statistische Auswertung von 200 auf malignes Melanom verdächtigen Fällen. Klinisch-zytologisch-histologische Untersuchungen

Diagnose	Fälle	%	Endgültige Diagnose	Fälle	%
Verdacht auf malignes Melanom	189	94,5%	Malignes Melanom	65	32,5%
			Andere Tumoren	122	61%
Andere Tumoren	11	5,5%	Malignes Melanom	11	5,5%
Malignes Melanom	2	1%	Nicht vereinbar klinisch-zytologisch-histologisch	2	1%

Tabelle 2 zeigt, daß die Irrtumsquoten, Zweifel oder nur Verdacht auf malignes Melanom, in 62% bei der ersten klinischen Untersuchung, vorlagen.

Bei der klinisch-zytologischen Untersuchung konnten die Zweifel auf 6% reduziert werden.

Die klinisch-histologische Auswertung lautet 4% und die klinisch-zytologisch-histologische Konfrontation verringert die Irrtumsquote auf bis zu 1%.

Tabelle 2. Irrtumsquoten (oder zweifelhafte Diagnose) der Untersuchungsmethoden bei 200 Fällen von malignem Melanom

Methode	Irrtumsquote (Zweifel – Verdacht)
Klinisch	62%
Klinisch-zytologisch	6%
Klinisch-histologisch	4%
Klinisch-zytologisch-histologisch	1%

Tabelle 3 präsentiert die Kasuistik von 16 verschiedenen melano- und pseudomelanoblastischen Tumoren. Der höchste Prozentsatz der klinischen Fehldiagnosen wurden von den vaskulären Tumoren, Nävuszellnävi und pigmentierten Basaliomen repräsentiert.

Im folgenden werden wir unseren Vortrag in zwei Abschnitte unterteilen: 1. Die positive Zytodiagnose des malignen Melanoms, wie sie aus der klinischen, zytologischen und histologischen Gegenüberstellung resultiert. In diesem Rahmen werden wir die wichtigsten Zellanomalien beschreiben und eine zytologische Zellentypologie festlegen.

2. Es wird eine kurze Übersicht der zytologischen Differentialdiagnose pseudomelanoblastischer Tumoren präsentiert.

Methode: May-Grünwald-Giemsa-gefärbte Abstriche von ulzerierten Tumoren, Punktionsprodukte. Abstriche von der Schnittfläche der entfernten Tumoren.

1. Die positive Zytodiagnose des malignen Melanoms beruht auf folgenden Kriterien:

Tabelle 3. Kasuistik der melano- und pseudomelanoblastischen Tumoren auf 200 Fälle

Mutmaßliche oder Verdachtsdiagnose bei stationärer Aufnahme	Endgültige Diagnose	Zahl Fälle	%
Malignes Melanom	Malignes Melanom	65	32,5%
Malignes Melanom	Angiomatöse Tumoren: – Spät erscheinende noduläre Angiome – Thrombosierte oder ulzerierte Angiome – Pseudobotriomycom Wilson-Jones – Granuloma teleangiectaticum	57	28,5%
Malignes Melanom	Nävuszellnävus (pigmentiert oder achromisch), verletzt	13	6,5%
Malignes Melanom	Nävuszellnävus mit Folliculitis subnaevica	11	5,5%
Malignes Melanom	Nävus epidermicus, ulzeriert (pigmentiert oder achromisch)	5	2,5%
Malignes Melanom	Nävus epidermicus verrucosus et pigmentosus, dominant-gonosomale Transmission in 3 Generationen	2	1%
Malignes Melanom	Nävobasaliom (pigmentiert, ulzeriert)	12	6%
Malignes Melanom	Botryomycoma plantaris	5	2,5%
Malignes Melanom	Melanotische Basalzellpapillome	6	3%
Malignes Melanom	Fibrohistiozytom (pigmentiert)	5	2,5%
Malignes Melanom	Carcinoma spinocellulare vegetans plantaris	3	1,5%
Malignes Melanom	Glomustumor (pigmentiert, trombosiert, aneurysmatisch)	1	0,5%
Malignes Melanom	Osteo-fibrosarcoma subungale	1	0,5%
Malignes Melanom	Fusosarcoma cutis	1	0,5%
Malignes Melanom	Reticulosarcoma cutis	1	0,5%
Malignes Melanom	Apokrines Hidrozystom	1	0,5%
Andere Tumoren	Malignes Melanom	11	5,5%

a) Polyzytose: Sehr eindrucksvoll ist die große Zahl der Zellen, die in den meisten Fällen isoliert, separiert voneinander liegen, deswegen sind die Zellen oft von runder Form. Die Segregation ist ein Zeichen der Diffusionspotenz des Tumors, charakteristisch für das maligne Melanom.

b) Die Poikilozytose, Polymorphismus der Zellen, ist auch charakteristisch; die nebeneinanderliegenden Zellen sind von sehr verschiedenen Dimensionen und Formen.

c) Die Monstrositäten des Zytoplasmas und des Kernes sind die eindrucksvollsten Eigenschaften der Melanomzellen. Die Kern-Plasma-Relation ist verschoben zugunsten des Kerns. Das Zytoplasma ist manchmal gering basophil, aber auch breiter mit Vakuolen. Der Kern dominiert fast die ganze Zelle, rundförmig, ovalär oder unregelmäßig, meistens exzentrisch, mit Vakuolen und basophilen oder azidophilen Nukleolen. Das Chromatin ist grobschollig. Häufig scheinen die Zellen und die Kerne zerfetzt.

d) Charakteristisch sind die Riesenzellen. Am häufigsten sieht man zweikernige Riesenzellen. Zwei runde und scharf begrenzte Kerne sind an den zwei Polen der Zelle gelegen.

Der zweite Typ der Riesenzellen ist eine einkernige stark basophile Zelle mit unscharfen Konturen, die als Unna-Zelle angenommen werden kann.

Abweichend von den oben beschriebenen Aspekten, sieht man auch verwirrende zytologische Typen.

Speziell beim plantaren malignen Melanom zeigt die Zytologie ein pseudoepitheliales Bild. Die Zellen liegen nebeneinander wie die Stachelzellen, aber mit unregelmäßigen Kernen und einer ausgeprägten Poikilozytose. Hierbei handelt es sich um ein irreführendes zytologisches Bild, welches manchmal von einem verwirrenden histologischen Bild begleitet ist.

Einen anderen Zelltyp repräsentieren die spindelförmigen Zellen mit Pseudopodien.

Eine für das maligne Melanom spezifische Zelle ist die zweikernige Riesenzelle mit Pigmentgranula, die unterschieden werden muß von einer ähnlichen, einkernigen Zelle beim pigmentierten Basaliom.

Das achromische Nävokarzinom zeigt häufig ein typisches zytologisches Bild, mit rundzelliger Segregation und von einem unvergleichbaren Reichtum an neoplastischen Zellen begleitet.

Bei Haut- oder Lymphknotenmetastasen haben wir eine außerordentliche zelluläre Malignität, besonders nach 7000–8000 rd Kobaltbestrahlungen, festgestellt.

Als Schlußfolgerung können wir behaupten, daß die Feststellung einer Zellentypologie beim malignen Melanom nur mit Approximation möglich ist. Wir konnten folgende zytologische Typen feststellen:

1. Polymorphzelliger Typ mit hoher zytologischer Malignität (Metastasen und achromisches Nävokarzinom). Zytologisch typisch.
2. Epithelialzellulärer Typ. Zytologisch verwirrend, besonders beim plantären Melanom.
3. Spindelzelliger Typ. Zytologisch mit Fusosarkomen und Histiozytomen verwechselbar.
4. Mischtyp, epithelial, spindelzellig und polymorphzellig.

Eine häufige Irrtumsquelle ist die Vorbereitung der Abstriche von einem Arzt und die Ablesung von einem anderen. Um die Sicherheitsquote der Zytodiagnose zu steigern, muß der Arzt, der die Zytologie der Tumoren kennt, selbst die Abstriche vorbereiten, um über die Bedingungen der Vorbereitung genau Bescheid zu wissen, den Tumor makroskopisch zu untersuchen und selbst zu wählen, von wo er das Abstrichmaterial entnimmt.

Die zytologische Differentialdiagnose mit pseudomelanoblastischen Tumoren

In dieser Hinsicht fehlen Hinweise in der Fachliteratur völlig. Im folgenden, werden wir nur einige repräsentative Beispiele vorstellen.

Am häufigsten kommen angiomatöse Tumoren in Frage. Die Abstriche zeigen ein zytologisches Bild mit Erythrozyten und Endothelialzellen von normaler Beschaffenheit.

Der aktive Pigmentnävus ohne maligne Proliferation zeigt ruhige Nävuszellen in epithel-ähnlicher Anordnung ohne Monstrositäten. Histologisch ist das Bild schwer zu interpretieren, und eine Entscheidung für Malignität oder Benignität des Vorganges ist nicht immer möglich.

Schwere zytologische differential-diagnostische Probleme machen die Pigmentnävi, bei welchen die Zellen isomorph sind mit normalem Aspekt.

Ein Tumor, der anamnestisch als Nävustumor erscheint und in den letzten Monaten gewachsen ist, ist immer auf Melanom verdächtig (pigmentiert oder amelanotisch). Das Nävobasaliom kann ein Beispiel sein.

Wie schon bekannt, kann ein pigmentiertes Basaliom das Melanom imitieren, aber die Zytologie zeigt das typische Bild der Basalzellen. Man findet aber auch Zellen, die von melanotischem Pigment belegt sind und so auf den ersten Blick den Verdacht auf Melanom erregen. Die melanotische Zelle des Basalioms aber ist einkernig und in einen anderen zytologischen Kontext gesetzt. Die spezifische melanotische Zelle des Melanoms ist – wie schon erwähnt wurde – zweikernig, mit monstruösen Nukleolen.

Häufig in Frage kommt die mono-tumorale melanotische Form der Basalzellpapillome, wenn sie traumatisiert, ulzeriert oder entzündet sind.

Ein pigmentiertes Fibrohistiozytom zeigt zytologisch einen zellarmen Abstrich mit Spindelzellen.

In einem melanotischen Tumor eines Kindes fanden wir bei zytologischer Untersuchung viele hämolysierte Erytrozyten und speziell epithel-ähnliche Zellen mit hellem Zytoplasma, rundem Kern, von Steigleder als epitheloid-ähnliche Zellen betrachtet, spezifisch für die Glomuszellen. Wir konnten aus diesem Grund das Vorhandensein eines Melanoms ausschließen. Histologisch wurde ein thrombosiertes Aneurysma eines Glomustumors mit Talgdrüsen – Hypertrophie diagnostiziert.

Ein klinisch ähnlicher Tumor zeigte zytologisch nur einige schwarze Veränderungen ohne andere Zellen, so daß ein Melanom ausgeschlossen wurde. Histologisch lag ein melanotisches apokrines Hydrozystom der Wange vor. Die Gegenüberstellung dieser schwarzen zytologischen Bildungen und der Histologie beweist, daß von apokrinen Sekretionsprodukten die Rede ist, die auch im histologischen Bild an den apikalen Polen der sekretorischen Zellen als fransen-ähnliche Bildungen sichtbar sind.

Als Schußfolgerung möchten wir eine breitere Anwendung der zytodiagnostischen Methode in der Praxis empfehlen.

Die Methode ist nur hochwertig, wenn die Zytologie mit dem klinischen und histologischen Bild vereinbar ist.

Literatur

1. Babes A (1928) Diagnostic du cancer du col uterin par les frottis. Presse Med 29:451–454
2. Chiricuta I (1978) Pap-test or Babeş-method? „Un dosar neîncheiat al istoriei medicinii: cine a descoperit metoda citodiagnosticului oncologic? Indreptar de citologie pentru diagnosticul precoce al cancerului colului uterin. (Natalia Galatar). Medicală, Bucureşti
3. Degos R (1973) Dermatologie. Flammarion, Paris
4. Dimitrescu A (1975) Cancerul pielii. Medicală, Bucureşti, pp 212–215
5. Dimitrescu A (1975b) Cancerul pielii. Medicală, Bucureşti
6. Dimitrescu A (1972) Cytodiagnosis in malignant melanoma. Possibilities advantages and disadvantages. Excerpta Medica Int Congr Ser 248:96
7. Duperrat B (1972) La forme la plus trompeuse des mélanomes acromiques. J Med Lyon 53:1061
8. Faucon M, Guillaud-Bourgeois M, Dargent M (1966) Bull Soc Fr Dermatol Syphilgr 73:732
9. Faucon M, Noel P, Dargent M (1971) Rev Inst Pasteur Lyon 4:383
10. Gans O, Steigleder GK (1957) Histologie der Hautkrankheiten 2. Aufl., Bd 2. Springer, Berlin Heidelberg New York
11. De Graciansky, Juilaine J, Beer F (1974) Tumeur á myeloplaxes de l'inde avec extension cutanée. Bull Soc Fr Dermatol Syphilgr 81 2:141
12. Hering H (1970) Wert der Zelldiagnose bei malignem Melanom. Dermatol Monatsschr 156:385–391
13. Ilea R (1975a) Cytodiagnostische Betrachtungen bei malignem Melanom und pseudomelanoblastischen Tumoren. Hautarzt 26:802
14. Ilea R (1975b) Z Hautkr 50 23:972
15. Lever W (1967) Histopathology of the skin, 4th edn. Pitman Tunbridge Wells UK
16. Longhin S, Dimitrescu A, Trifu P (1967) Valoarea citodiagnosticului în melanomul malign, Derm Venerol 6:481

Dr. Dr. sc. med. R. Ilea,
2900–Arad,
str. Buşteni 25,
Rumänien.

Ergebnisse der Chemo-Immuntherapie in fortgeschrittenen Stadien des malignen Melanoms

C. Longhin, S. Ionescu-Goga, D. Motan und R. Blajovici, Bukarest

Das Ziel der Arbeit ist die Abschätzung einer kombinierten chemo-immunologischen Behandlung der fortgeschrittenen Stadien des inoperablen malignen Melanoms oder des operierten Melanoms mit Metastasen der Haut, der Lymphdrüsen und/oder der Viszera.

Es wird hervorgehoben, daß die Anweisung für Chemotherapie (Mono- oder Polychemotherapie) und Immuntherapie den fortgeschrittenen Stadien mit entfernten Metastasen vorbehalten wurde.

Dieses Prinzip wurde um so mehr respektiert, als das maligne Melanom bekanntlich ein widerstandsfähiger Tumor gegen therapeutische Mittel ist. Die Patienten die bei Mono- oder Polychemotherapie oder Chemo-Immuntherapie eine günstige (positive) Reaktion aufweisen, haben eine bedeutend bessere Überlebenszeit als die Patienten mit negativer Reaktion auf Zytostatika oder Immuntherapie.

Das Studium umfaßt eine Gruppe von 40 Patienten, unter ihnen 7 Frauen; die Altersgrenze beträgt 13–65 Jahre. Die Patienten wurden in 2 Gruppen eingeteilt: a) Fälle, die vorher überhaupt keine Behandlung erfahren haben und bei denen die Aufspürung erst durch das Erscheinen von Haut- oder Lymphdrüsenmetastasen erfolgte, b) Fälle mit einer vorausgehenden Exerese des Melanoms, welche zur Zeit lokale Rückfälle und/oder regionale Metastasen der Lymphdrüsen und/oder entfernte Metastasen der Haut oder Viszera aufwiesen.

Entsprechend der pTNM-Einteilung, vom Standpunkt der klinischen Stadialisierung, gliedern sich die Fälle in folgende Stadien ein: Stadium II (pTbNlM$_0$), Stadium III (pTa, bN$_4$M$_0$) und Stadium IV (pTa, bN$_{0,14}$M$_1$) oder, laut OMS-Auswertung (Internationale Gruppe des Melanoms), werden die Fälle entsprechend des primitiven Tumors T$_3$ eingestuft, d. h. Melanom mit Satellitknoten in einer Entfernung von 2 cm oder mehr als 2 cm vom Rand des primitiven Tumors.

7 Patienten hatten ulzerierte, erweiterte kutane Verletzungen. Vor der Behandlung wurde eine Untersuchung der Ausbreitung der Tumoren und der immunbiologischen Bilanz durchgeführt.

Von der Gesamtheit der Patienten wurde bei 17 Personen eine positive Melanurie festgestellt.

Nach der Häufigkeit des Auftretens entwickelten sich Metastasen der Haut, der Lymphdrüsen (regional und juxtaregional), Metastasen der Lunge, Leber, des Abdomens, des Hirns etc.

Die Behandlung erfolgte durch Chemo-Immuntherapie kombiniert mit Radiotherapie (Kobalttherapie) in den Fällen mit Metastasen der Haut und der Lymphdrüsen (regional oder juxta-regional) oder auch in anderen Fällen (wie z.B. bei einer Metastase der Mammadrüse). Die Chemotherapie wurde folgendermaßen durchgeführt:

a) Eine Gruppe von 15 Patienten erhielt DTIC in Serien von 5 Tagen, je 200 mg/Tag in einem Abstand von 3–4 Wochen; im ganzen erhielten sie 6–10 Serien Chemotherapie.

b) Eine Gruppe von 21 Patienten erhielt 6–10 Serien Polychemotherapie durch Vincristin, Methotrexat, Levophalan und Cyclophosphamid in einem Abstand von 3–4 Wochen und CCNU in einem Abstand von 6 Wochen (bei Fällen mit Hirnmetastase). Im ganzen erhielten sie 6–10 Serien.

Die Kobalttherapie wurde nicht gleichzeitig mit der Chemotherapie verabreicht, mit Ausnahme von 2 Fällen mit besonders aggressiver Entwicklung. Normalerweise erfolgte die Radiotherapie nach einigen Serien Chemotherapie, gefolgt wiederum von Chemotherapie.

Die Behandlung wurde fortgesetzt bis die Zeichen einer weiteren Entwicklung verschwanden oder bis eine persistente Leukopenie sich zeigte.

Die Immuntherapie erfolgte durch das Verabreichen von Immuno-BCG-Pasteur oder BCG-Cantacuzino in Dosen von 75 mg oder 75 mg × 2, alle 7–14 Tage, durch Skarifikation auf 15 Fälle oder auch durch intradermische Gabe von BCG-Endotoxinen in 25 Fällen.

Die Wirkung der BCG-Endotoxine in malignen Neoplasien ist erklärbar durch die Stimulation der immunitären Reaktionen durch das lymphoretikuläre System.

Sowohl BCG-Endotoxine als auch BCG im allgemeinen besitzen eine sehr starke Wirkung im bezug auf die Stimulierung der unspezifischen Selbstschutzmechanismen. Die intradermische Spritze enthält 0,1 cc BCG-Endotoxine verdünnt 1/10. Die Dosis wächst dann bis 0,1, 0,2, 0,3, 0,4, 0,5 cc (unverdünnt) einmal alle 7 Tage, je nach lokaler Reaktion.

Da sehr gut vertragbar, wird die Behandlung im Falle der Neoplasien auf Monate oder auch auf Jahre hinaus fortgesetzt.

Die Ergebnisse der kombinierten Behandlung werden ausgewertet im Verhältnis zu den Daten der Literatur.

Die Behandlung mit DTIC wird gut vertragen, und es wurden subjektive und objektive Ergebnisse erzielt (Rückgang der Tumoren, Verschwinden der Hautmetastasen, Rückgang im Umfang der Adenopatien) in einer Zeitspanne von 3–6 Wochen. Die Wiederholung der Chemotherapieserien und die Kombination von Immuntherapie und Radiotherapie in Fällen mit Metastasen der Lymphdrüsen ergab langfristige Ergebnisse und erlaubte in einigen Fällen mit Melanurie und Generalmetastasen eine Überlebenszeit von 6–8 Monaten.

Eine bessere Wirkung der Behandlung als bei Metastasen der Viszera erfolgte bei den diffusen Metastasen der Weichteile und der Lymphdrüsen.

Die Polychemotherapie-Schemata, welche Derivate von Imidasole-Carboxamide oder Derivate des Nitroseharnstoffs kombinieren, haben ihre Wirksamkeit bewiesen in den malignen Melanomen; ihre klinische Verwendung beruht auf zahlreichen experimentellen Daten.

Zusammenfassend kann man behaupten, daß die kombinierten Methoden der Chemo-Immuntherapie therapeutische Ergebnisse in den fortgeschrittenen Stadien des malignen Melanoms erwiesen haben. Die therapeutischen Mittel sind jedoch begrenzt, besonders in den Fällen mit rascher Entwicklung und massiver Verbreitung.

Literatur

1. Breslow A (1970) Thickness, cross-sectional areas and depth of invasion in the prognosis of cutaneous melanoma. Ann Surg 172:902–908
2. Clark HW, From L, Bernardino EA, Mihm MC (1969) The histogenesis and biologic behavior of primary human malignant melanomas of the skin. Cancer Res 29:705–715
3. Fisher RI, Chabner BA, Myers CE (1979) Phase II study of high-dose methotrexate in patients with advanced malignant melanoma. Cancer Treat Rep 63:147–148
4. Goodnight JE, Moseley HS, Eilber FR, Sarna G, Morton DL (1979) Cis-dichlorodiammineplatinum (II) alone and combined with DTIC for treatment of disseminated malignant melanoma. Cancer Treat Rep 63:2005–2007
5. Gromet MA, Epstein WL, Blois MS (1978) The regressing thin malignant melanoma. A distinctive lesion with metastatic potential. Cancer 42:2282–2292
6. Hersey P, Edwards A, Honeyman M, McCarthy WH (1979) Low natural-killer-cell activity in familial melanoma patients and their relatives. Br J Cancer 40:113–122
7. Hortobagyi GN, Richman SP, Dandridge K, Gutterman JU, Blumenschein GR, Hersh EM (1978) Immunotherapy with BCG administered by scarification. Standardization of reactions and management of side effects. Cancer 42:2293–2303
8. Hill GJ II, Metter GE, Krementz ET, Fletcher WS, Golomb FM, Ramirez G, Grage TB, Moss SE (1979) DTIC and combination therapy for melanoma. II. Escalating schedules of DTIC with BCNU, CCNU, and vincristine. Cancer Treat Rep 63:1989–1992
9. Karakousis CP, Didolkar MS, Lopez R, Baffi R, Moore R, Holyoke ED (1979) Chemoimmunotherapy (DTIC and corynebacterium parvum) as adjuvant treatment in malignant melanoma. Cancer Treat Rep 63:1739–1743
10. Iiog M, Hoshi A, Nakamura A, Kuretani K (1979) Antineoplastic effect of orally administered 1-alkyl carbamoyl derivatives of 5-fluorouracil on Sc implanted Lewis lung carcinoma and B16 melanoma. Cancer Treat Rep 63:1895–1899
11. Longhin S (1975) Med Hyg 1148 33:746–750
12. Thigpen JT, Al-Sarraf M, Hewlett JS (1979) Phase II trial of dianhydrogalactitol in metastatic malignant melanoma: A Southwest Oncology Group Study. Cancer Treat Rep 63:525–528

C. Longhin, S. Ionescu-Goga,
D. Motan, R. Blajovici,
Institut für Onkologie, Bd. 1 Mai No. 11,
P. O. Box 1005, 79645 Bukarest, Romania

Steroidhormon-Rezeptoranalyse an malignen Melanomen

E. M. Kokoschka, Th. Luger, J. Schmidt, J. Spona und Ch. Bieglmayer, Wien

Der potentielle Einfluß von Steroidhormonen auf das biologische Verhalten des malignen Melanoms wurde auf Grund klinischer Beobachtungen bereits seit langem diskutiert. So war bekannt, daß vor der Pubertät die Inzidenz des Tumors überaus selten ist. Bei Frauen tritt er hingegen am häufigsten zu Beginn der Menopause auf. Eine rasche Disseminierung des Melanoms während der Schwangerschaft und spontane Regression nach der Entbindung sind beschrieben; andererseits haben Frauen eine bessere Krankheitsprognose als Männer.

Es war daher naheliegend zu erörtern, ob das Melanom eine steroidabhängige Neoplasie sei, wie dies beim Mammakarzinom und Korpuskarzinom nachgewiesen wurde.

Das Charakteristikum von hormonabhängigen Geweben ist das Auftreten spezifischer Proteine im Zytosol, den sog. Hormonrezeptoren, die eine hohe Spezifität und Bindungsaffinität zu Steroidhormonen wie Östrogene, Progesterone, Androgene und Glukokortikoide haben. Diese Rezeptoren sind aber nicht nur für die intrazelluläre Hormonretention verantwortlich, sondern spielen auch eine wesentliche Rolle bei der biologischen Wirksamkeit von Steroidhormonen an der Target-Zelle.

Die Gruppe um Lippmann (Fisher et al. 1976) hat erstmals erfolgreich Östrogen-, Androgen- und Progesteronrezeptoren an Melanomgeweben nachgewiesen. Diese Erfahrungen resultieren aus einem relativ sehr kleinen Untersuchungskontingent und sollten daher durch weitere Studien überprüft werden.

In den eigenen vorliegenden Untersuchungen wurde für die qualitative und quantitative Darstellung von Östrogen- und Testosteronrezeptoren in Melanomzellen ein nach Neifeld et al. (1976) modifizierter Radioimmunoassay angewendet (Tabelle 1).

Bei dieser Methode werden durch Ultrazentrifugation Zytosolfraktionen aus lebenden Tumorzellen gewonnen und diese mit aliquoten Anteilen von Tritium markiertem Hormon inkubiert. Eine unspezifische Bindung kann durch Zugabe von unmarkiertem Hormon im Überschuß verhindert werden. Nach der Inkubationsphase erfolgt die Absorption der nicht-gebundenen Rezeptormoleküle an mit Dextran gekoppelter Tierkohle. Mittels Computer wurde eine Standardbindungskurve entsprechend der Methode von Scatchard erstellt, aus der auch die Zahl der bindungsfähigen Rezeptoren und die Dissoziationskonstante ablesbar ist. Voruntersuchungen haben gezeigt, daß die mittlere Rezeptorkonzentration in Melanomzellen im Vergleich zu anderen Geweben relativ niedrig ist. Aus diesem Grunde wurde bei unseren Untersuchungen Rezeptormengen unter 20 fento (10^{-15}) mol/mg Zytosolprotein als negativ interpretiert, um gröbere Ungenauigkeiten zu vermeiden.

Von den insgesamt 75 untersuchten Tumorproben zeigten 9 (12%) ein spezifische Östrogenrezeptoraktivität, 33 (44%) eine spezifische Androgenbindungsaktivität (Tabelle 2).

Untersucht man den Östrogenrezeptorgehalt in Melanomzellen, entsprechend dem klinischen Stadium und der Geschlechtsabhängigkeit, findet sich ein Prädominanz rezeptorpositiver Tumoren bei Frauen (15% pos. bei Frauen, 8% pos. bei Männern). Vergleicht man primäre Tumoren mit Melanommetastasen, so zeigt sich, daß bei zunehmender Entdifferenzierung der Tumorzellen anscheinend auch die spezifische Hormonbindungsaktivität abnimmt (Tabelle 3).

Die gleiche Fragestellung, bezogen auf den Androgenrezeptorgehalt von Melanomzellen, ergab bei weiblichen Patienten in 52% ein positives Untersuchungsergebnis, bei männlichen hingegen in 34% (Tabelle 4).

Geht man von der Voraussetzung aus, daß der Krankheitsverlauf des malignen Melanoms durch das endokrine System beeinflußt wird, erhebt sich die Frage der unterschiedlichen Hormonansprechbarkeit von Tumor- zu normalen Hautzellen. Bei 66 Biopsien aus der gesunden Haut der Patienten konnten wir in keinem Fall einen aktiven Östrogenrezeptorkomplex nachweisen. Hingegen zeigten Testosteronrezeptorbestimmungen an Normalhaut annähernd ein ähnliches Verteilungsmuster beider Geschlechter, wie bei Tumorzellen (35% Androgenrezeptor positiv bei Frauen, 26% bei Männern). Insgesamt scheint jedoch die Expression eines aktiven Androgenrezeptors in Tumorzellen höher zu sein.

Ein weiterer Gesichtspunkt unserer Untersuchungen über die hormonabhängige Ätiopathogenese beim malignen Melanom war der Hormonstatus dieser Patienten. Mit radioimmunologischen Methoden wurden Serumspiegel von 3 Hypophysenhormonen, nämlich das luteinisierende Hormon (LH), follikelstimulierende

Tabelle 1. Erläuterungen s. Text

Gewebe
↓
Lagerung in flüssigem N_2
↓
Mikro-Dismembrator
↓
Ultrazentrifugation
↓
Zytosol
↓
Inkubation mit ^3H-$E_2 \pm 100 \times$ DES
↓
Dextran beschichtete Tierkohle
↓
Zentrifugation
↓
Radioaktivitätsmessung
↓
Computer

Tabelle 2. Steroidhormon – Rezeptorbestimmungen an Melanomen

	ER positiv	TR positiv
Gesamtkollektiv an Melanomen	9/75 (12%)	33/75 (44%)
Normalhaut	0/66	21/66 (32%)

ER = Östrogenrezeptor
TR = Androgenrezeptor

Tabelle 3. Östrogenrezeptor – Analyse an Melanomen (Erläuterungen s. Text)

Klin. Stadium	♀ ER pos.	♂ ER pos.	Total
I	4/22 (18%)	1/13 (7,6%)	5/35 (14,2%)
II	2/12	1/16	3/28 (10,7%)
III	0/6	1/6	1/12 (8,3%)
Total	6/40 (15%)	3/35 (8,6%)	9/75 (12%)
Normalhaut	0/40	0/26	0/66

Tabelle 4. Androgenrezeptor – Analyse an Melanomen (Erläuterungen s. Text)

Klin. Stadium	♀ TR pos.	♂ TR pos.	Total
I	12/22 (54%)	5/13 (38%)	17/35 (48,5%)
II	7/12	4/16	11/28 (39,2%)
III	2/6	3/6	5/12 (41%)
Total	21/40 (52%)	12/35 (34%)	33/75 (44%)
Normalhaut	14/40 (35%)	7/26 (26%)	21/66 (32%)

Tabelle 5. Serumspiegel von Sexualhormonen bei Melanompatienten

Klinisches Stadium	I	II und III		
Weibliche Patienten	15	11		
Alter (A)	64,4 ± 8	64,6 ± 10,8		
LH (M.I.E./ml)	16,8 ± 6,1	21,4 ± 10,8		
FSH (M.E.E./ml)	59,5 ± 20	56,2 ± 14,1	75 ± 25	Normalwerte
HPRL (ng/ml)	6,3 ± 2	14,2 ± 14	15 ± 10	
T (ng/ml)	0,33 ± 0,32	0,28 ± 0,77	0,33 ± 0,2	
P (pg/ml)	356,1 ± 82,4 ↑	480,2 ± 219 ↑	155 ± 45	
E_2 (pg/ml)	42,2 ± 37,2 ↑	37 ± 27 ↑	16 ± 10	

Tabelle 6. Serumspiegel von Sexualhormonen bei Melanompatienten

Klinisches Stadium	I	II und III		
Männliche Patienten	12	21		
Alter (A)	48,3 ± 17,2	51,5 ± 14,3		
LH (M.I.E./ml)	8,7 ± 3,7	7,4 ± 3,3	5,7 ± 3,5	Normalwerte
FSH (M.I./ml)	19,9 ± 20,9	10,9 ± 8,9	12,5 ± 7,5	
HPRL (ng/ml)	14,6 ± 9,8	7,5 ± 4,4	10 ± 5	
T (ng/ml)	4,5 ± 3,0	4,6 ± 2,3	3,1 ± 2	
P (pg/ml)	446,9 ± 212,4 ↑	452,7 ± 191 ↑	207,5 ± 47,5	
E_2 (pg/ml)	71,2 ± 35,9 ↑	46,6 ± 34 ↑	25 ± 11	

Hormon (FSH) und Plazentolaktogen (HPL), sowie 3 Steroidhormone, das Testosteron (T), Progesteron (P) und Östradiol (E) bestimmt.

In der Tabelle 5 wurden die Hormonserumspiegel von 26 postmenopausalen Melanomträgerinnen mit einer altersmäßig gleichen Gruppe gesunder Frauen verglichen. Wie ersichtbar, ist der Progesteron- und Östradiolspiegel bei den Tumorträgerinnen deutlich erhöht. Ähnliche Ergebnisse wurden auch bei männlichen Patienten erzielt (Tabelle 6).

Versucht man einen Vergleich zwischen der Östrogenrezeptorexpression in Melanomzellen und dem Serumspiegel der Sexualhormone bei diesen Patienten herzustellen, zeigt sich, daß signifikant erhöhte Progesteron- und Östradiolspiegel prädominant bei Patienten zu finden sind, die keinen Östrogenrezeptor an ihren Tumorzellen exprimieren. Bisher fehlt eine Interpretation dieser Ergebnisse. Es wäre momentan noch spekulativ zu sagen, daß Patienten mit unphysiologischem Hormonstatus eine Risikogruppe darstellen.

Zusammenfassend kann gesagt werden: In der vorliegenden Untersuchungsreihe an malignen Melanomzellen konnte gezeigt werden, daß in ca. 12% Östrogenrezeptoren, in 44% Androgenrezeptoren nachweisbar sind. Die krankheitsprognostische Bedeutung dieser Befunde ist jedoch bisher noch nicht eindeutig geklärt. Erste Versuche mit einer Hormontherapie mit Diethylstilboestrol, sowie Tamoxifen beim metastasierenden Melanom haben ergeben, daß Therapieerfolge nicht in jedem Fall mit dem Nachweis aktiver Östrogenrezeptoren korrelierbar waren. Anderseits aber auch, daß eine Hormontherapie trotz nachweisbaren Zytosolrezeptoren unwirksam war (Beretta et al. 1979; Fisher et al. 1978; Neifeld u. Lippman 1980).

Aus klinischer Sicht bleibt daher bislang folgende Frage unbeantwortet: Was repräsentiert die nachgewiesene spezifische Steroidhormonrezeptoraktivität an malignen Melanomzellen? Handelt es sich um sog. „ektopische" Hormonrezeptoren als Ausdruck einer Verschiebung onkogenetischer Charakteristika in der Tumorzelle? Oder handelt es sich um Rezeptoren ohne biologische Signifikanz? Oder ist das maligne Melanom eine hormonabhängige Neoplasie mit spezifischer Steroidhormonbindung bzw. Steroidhormonansprechbarkeit der Tumorzelle? Auf diesem Gebiet fehlt bisher ein größerer Erfahrungswert.

Biochemische, zellbiologische und schließlich auch größere klinische Studien werden hoffentlich in Zukunft dieses Problem klären helfen.

Literatur

1. Beretta G, Tabiadon D, Fossati P (1979) Clinical evaluation of medroxyprogesterase acetat (MAP) in malignant melanoma. Lanc Treat Rep 63 : 1200
2. Fisher RI, Neifeld JP, Lippman ME (1976) Ostrogenrecptors in human malignant melanoma. Lancet II:337–339
3. Fisher RI, Young RC, Lippman ME (1978) Diethylstilbesterol therapy of surgically non-resectable malignant melanoma. Proc Am Assac Cancer Res 130
5. Neifeld JP, Lippman ME, Fisher RI (1976) Receptor steroid hormones in human melanoma. Surg Forum 27: 108–110
4. Neifeld JP, Lippman ME (1980) Steroid hormon receptors and melanoma. J Invest Dermatol 74: 379–381

Univ.-Dozent Dr. Eva Kokoschka
II. Univ.-Hautklinik
Spitalgasse 2
A-1090 Wien

Der Einfluß von Chloroquin auf die Proliferationshemmung durch Dacarbacin beim B-16-Melanom der Maus

J. Stute und A. Wiskemann, Hamburg

Über die Anwendung von Chloroquin (Resochin) bei der Behandlung maligner Tumoren liegen unterschiedliche Ergebnisse vor. Eine Kombinationstherapie scheint bessere Effekte zu verzeichnen (Tanneberger 1967). Obwohl die Melaninaffinität des Chloroquins schon lange bekannt ist (Counsell et al. 1967; Beierwalters u. Varma 1968; Blois 1968; Bedoya 1970; Woert et al. 1971; Kim et al. 1973), gibt es bisher keine Anwendung einer Kombinationstherapie mit Chloroquin beim malignen Melanom.

Ziel der Untersuchung ist es, anhand eines Tumormodells, des B-16-Melanoms der Maus, die Wirkung einer Kombinationstherapie mit dem Imidazolabkömmling Dacarbacin (DTIC) in Kombination mit dem Chinolin-Abkömmling Chloroquin (Resochin) auf das Wachstum des Tumors in vivo zu prüfen.

Erhofft wurde vom Chloroquin eine zusätzliche Proliferationshemmung durch eine Störung des DNA-Repairs auf die pigmentbildenden Zellen.

Tabelle 1. Dosierungen der Versuchsgruppen mit Dacarbacin (DTIC) und Chloroquin (Resochin)

Gruppe	N	DTIC (mg/kg)	Resochin (mg/kg)
1	20	1,35	–
2	20	1,35	0,75
3	20	1,35	0,37
4	20	1,35	1,5
5	20	–	1,5
6	20	–	–

Bei der Wahl der Konzentration für DTIC richteten wir uns nach den Höchstwerten der für dieses Medikament angegebenen Dosierung. Wir gaben den Mäusen eine Dosis, die einer 10fachen Tagesdosis, bezogen auf einen 70 kg schweren Menschen, entspricht.

Die gewählten Testkonzentrationen für Resochin entsprachen der 5- bis 20fachen Menge der von der Herstellerfirma (Beyer) empfohlenen Dosierung von 250 mg/die, bezogen auf einen 70 kg schweren Menschen.

In Vorversuchen wurde die therapeutisch wirksamste Dosis von Chloroquin abgeklärt.

In diese Voruntersuchungen wurden 6 Gruppen a 20 Mäuse eines subkutan transplantierten B-16-Melanoms einbezogen (Tabelle 1).

Es zeigte sich, daß die Tiere der Gruppe 2 die Überlebenszeiten nach Tumorimplantation am meisten verlängerten.

Deshalb wurde das Dosierungsschema dieser Gruppe gewählt, um es mit einer Monotherapie mit DTIC und mit einer unbehandelten Kontrollgruppe zu vergleichen.

Versuchstiere und Tumor

Versuchstiere

Als Versuchstiere dienten ausschließlich weibliche Mäuse des Inzuchtstammes C 57/BL/6 DBA/2.
Das Durchschnittsgewicht der Tiere lag bei 20 ± 1 g.

Tumor

Das B-16-Melanom hat sich in der Vergangenheit als Tiermodell für das maligne Melanom bewährt. Der Tumor bildete sich 1954 spontan am Ohrgrund einer C 57/BL/6J-Maus. Seine Histologie und Zellgenetik sind inzwischen hinreichend bekannt (Bertalanffy u. McAskill 1964).

Die konstante Wachstumsrate nimmt durchschnittlich um 34–36% der Gesamtzellzahl pro Tag zu, so daß eine Verdoppelung der gesamten Tumormasse in 2,8 Tagen erreicht wird.

Gewinnung und Überimpfung der Tumorsuspension

Das für unsere Versuche benötigte Tumormaterial war vor Versuchsbeginn, während der in 10- bis 14tägigem Rhythmus erfolgten Tumorerhaltungsüberimpfungen, in entsprechender Menge aufgestockt worden. Zur Überimpfung wurden Homogenate nach einem standardisierten Verfahren hergestellt (Cancer Chemotherapy Reports, vol. 3, No 2, Pt 3, 1972).

Versuchsablauf

Vom 3.–10. Tag nach der Tumorimplantation wurden täglich die folgenden Konzentrationen i.p. appliziert (Tabelle 2).

Die überlebenden Versuchstiere wurden täglich bis zum Ableben des letzten gezählt.

Tabelle 2. Dosierungen der definitiven Versuchsgruppen mit Dacarbacin (DTIC) und Chloroquin (Resochin)

Gruppe	N	DTIC (mg/kg)	Resochin (mg/kg)
1	55	–	–
2	55	1,35	–
3	60	1,35	0,75

Ergebnisse

Berechnet wurde für alle Gruppen die mediane Überlebenszeit

$$M = \frac{x+4}{2}$$

Die Unterschiede der Medianwerte wurden nach dem H-Test von Kruskall und Wallis ermittelt (s. Abb. 1 u. Tabelle 3).

Aus (Abb. 1 und Tabelle 3) geht hervor, daß die Verlängerung der Überlebenszeit der mit Dacarbacin und Chloroquin behandelten B-16-Mäuse gegenüber den beiden anderen Gruppen mit einer Irrtumswahrscheinlichkeit von 5% gesichert ist.

Der Effekt des Chloroquins ist zwar zufallskritisch abgesichert, jedoch verändert er die Lebenszeit um nur etwa 10%.

Der Wirkmechanismus des Chloroquins ist bisher nicht aufgeklärt. Am wahrscheinlichsten ist die Annahme, daß mit der DNA Komplexe gebildet werden, so daß eine Replikation verhindert wird (Allison u. Young 1964). Es gibt auch Hinweise, daß Chloroquin in der Lage ist, Membranen von Kernstrukturen zu zerstören (Bedoya 1970). Untersuchungen aus der Strahlenabteilung der Hautklinik des UKE hatten das Ziel, eine Zellproliferationshemmung des Tumorstoffwechsels bei gleichzeitiger Gabe von Dacarbacin und Chloroquin nachzuweisen (Bartels 1979) (Abb. 2 u. 3).

Tabelle 3. Überlebenszeiten der Versuchsgruppen (N = Anzahl; Max = maximale Überlebenszeit; Min = minimale Überlebenszeit; M = mediane Überlebenszeit; R = range)

Gruppe	N	M	Min	Max	R
1	55	32	19	49	30
2	55	33	20	47	27
3	60	36	19	49	30

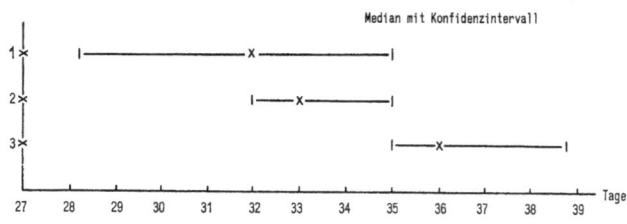

Abb. 1. Mediane Überlebenszeit mit Konfidenzintervall ($\alpha = 0,05$)

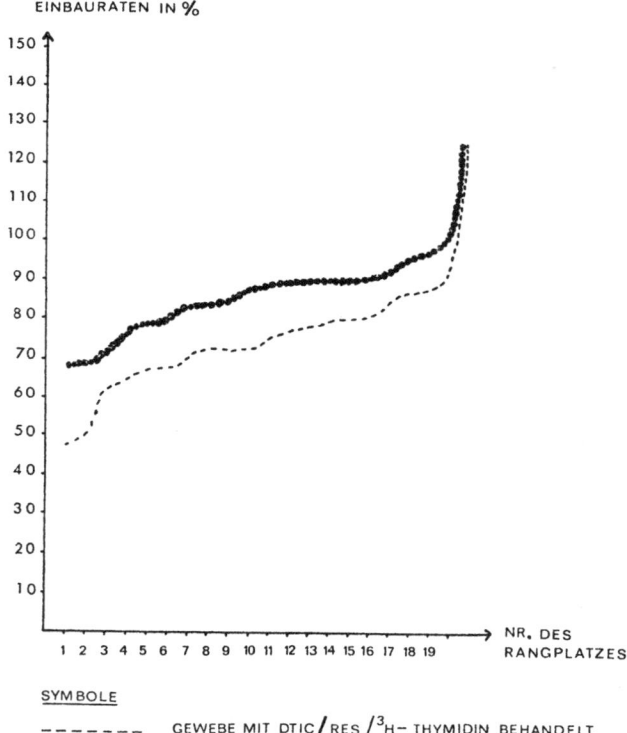

Abb. 2. Mit zunehmender Dosierung hemmt die Kombinationstherapie von DTIC und Resochin gegenüber der Monotherapie mit DTIC die Einbaurate von ^{3}H-Thymidin

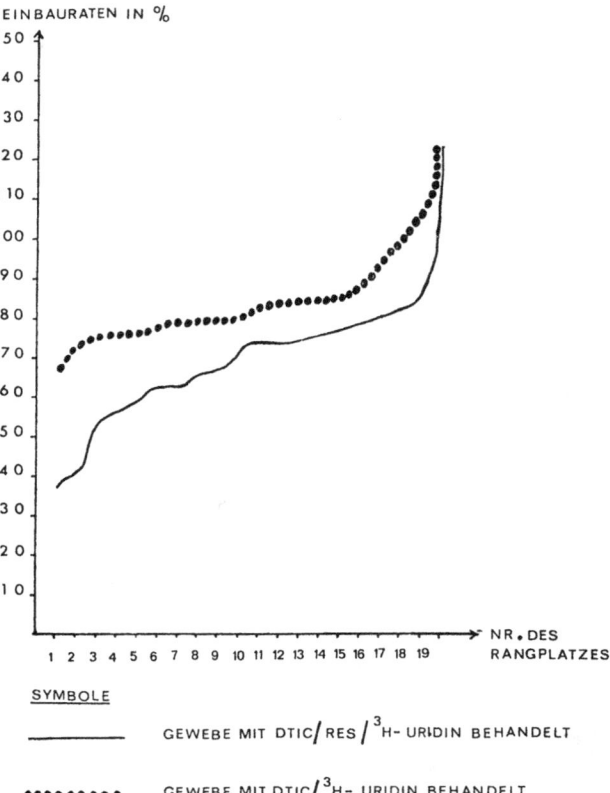

Abb. 3. Mit zunehmender Dosierung hemmt die Kombinationstherapie von DTIC und Resochin gegenüber der Monotherapie mit DTIC die Einbaurate von ^{3}H-Uridin. In den höchsten Dosierungen ist die Hemmung des Einbaus von ^{3}H-Uridin noch stärker als von ^{3}H-Thymidin

Es wurde gezeigt, daß diese Kombinationstherapie hinsichtlich der Hemmung des Einbaus von ^{3}H-Thymidin und ^{3}H-Uridin der Monotherapie mit Dacarbacin deutlich überlegen war. Der Zusatz von Chloroquin verbesserte die Proliferationshemmung statistisch gesichert (1%-Niveau) signifikant. Dabei wurde der ^{3}H-Uridin-Einbau stärker gehemmt als der ^{3}H-Thymidin-Einbau, d.h. die RNA-Synthese stärker gehemmt als die DNA-Synthese. Diese Befunde sprechen für die in dieser Untersuchung ermittelte Verlängerung der Überlebenszeit der B-16-Melanom-Mäuse, die eine Kombinationstherapie erhielten.

Literatur

1. Allison AC, Young MR (1964) Uptake of dyes and drugs by living cells in culture. Life Sci 3:1407–1414
2. Bartels R (1979) Zur Beeinflussung der proliferationshemmenden Wirkung von Darcabazin (DTIC) durch Chloroquin (Resochin) am B-16-Melanom der Maus. Doktorarbeit, Universität Hamburg
3. Bedoya V (1970) Effect of chloroquine on malignant lymphoreticular and pigmented cells in vitro. Cancer Res 30:1262–1275
4. Beierwalters WH, Varma VM, Liebermann LM, Counsell RE, Morales JO (1968) Scintillation scanning of malignant melanoma with radionated quinoline derivates. J Lab Clin Med 72:485–495
5. Bertalanffy FD, McAskill CH (1964) Rate of cell division of malignant mouse melanoma B-16. J Nat Cancer Inst 32:3–4

6. Blois MS (1968) Melanine binding properties of iodoquine. J Invest Dermatol 50:175–186
7. Counsell RE, Pocha P, Morales JO, Beierwalters WH (1967) Tumor localizing agents III, radionated quinoline derivates. J Pharm Sci 56:96–102
8. Grundmann M, Vrublowsky P, Demkova V, Mikulikova I, Pregrimova E (1972) Tissue distribution and urinary exkretion of chloroquin in rats. Arzneim Forsch 22:82–88
9. Kim JH, Fried J, Kim SH (1973) Chloroquine may aid X-raying of tumor cells. Med Trib 14
10. Tanneberger S, Bacigalupo G (1967) Über den Wert von Chloroquin bei der Behandlung maligner Tumorerkrankungen. Arch Geschwulstforsch 29:266–273
11. Upjohn, Beierwalters WH, Wickreme, Sinha AJ (1974) A new radiolabeled quinoline analog in mice with malignant melanomas Clin Res 22:640
12. Upjohn, Bednarczyk DJ, Medzihradsky F (1977) Mechanism of chloroquine transport in the isolated retina. Mol Pharmacol 13:99–112
13. Woert MH von, Korb F, Prasad KN (1971) Regulation of tyrosinase activity in mouse melanoma and skin by changes in melanosomal membrane permeability. J Invest Dermatol 56:343–348

Prof. Dr. A. Wiskemann
Univ.-Hautklinik
Martinistraße 52
D-2000 Hamburg 20

Die geschichtliche Entwicklung des Melanombegriffs

M. J. Stübich, Münster-Handorf

Man weiß heute, daß das maligne Melanom eine bösartige Geschwulst ist, die sich in mehreren charakteristischen Formen manifestiert. Alle diese Formen gehen jedoch sehr wahrscheinlich, wie neueste Erkenntnisse von Paul nahelegen, von einer Zelle, dem Melanozyten, aus.

Wie hat sich dieser unser Standpunkt von heute in der Vergangenheit entwickelt?

Hippokrates [8] (460–359 v. Chr.) beschreibt in seinen Aphorismen erstmals schwarze Geschwülste als Melasmata (s. Abb. 1 u. Tabelle 1). Die hippokratischen Beschreibungen lassen unwillkürlich an ein malignes Melanom in unserem heutigen Sinne denken. Entsprechend der Säftelehre Galens (131–203 n. Chr.), die bis ins späte 18. Jahrhundert und darüber hinaus die Medizinlehre beherrscht, werden die Melasmata auf die „Atra bilis" und auf „Blutverderbnis" zurückgeführt. Erst Morgagni [11] (1682–1772) erkennt die schwarzen Tumoren als eigene Erkrankung, beschreibt sie jedoch nicht näher; er erwähnt die Melasmata nur in Form von schwarzen Lungentumoren.

Eine nähere und ausführliche Beschreibung der schwarzen Geschwülste als Melanosis erhalten wir 1806 erstmals von Laënnec [9], der in ihr eine Krebsart sieht. Laënnec bezeichnet mit Melanosis alle schwarzen Veränderungen in den Geweben, mit Ausnahme des Lungenschwamms.

Zu dieser Zeit, wie auch in den folgenden Jahrzehnten, befindet sich die Krebslehre erst in ihren Anfängen, viele Theorien werden aufgestellt und wieder verworfen.

Laënnec teilt Geschwülste in homologe und heterologe ein. Homologe Geschwülste bestehen aus solchen Geweben, die im Menschen eine Analogie haben, die heterologen werden durch pathologische Zustände erzeugt und weisen kein analoges normales Gewebe auf. Die Melanosis gehört nach Laënnec zu den heterologen Geschwülsten.

Nach Laënnec sind auch andere Forscher mit den schwarzen Tumoren beschäftigt. Französische, englische und deutsche Forscher entwickeln eigene Auffassungen über die Einteilung der Geschwülste und über die Zugehörigkeit der Melanose.

Wie vor Beginn der histologischen Periode allgemein üblich, betrachten noch viele französische Autoren die Melanosis als eigenständige Krankheit; Forscher, wie z. B. Cayol und Bayle [4] zählen die Melanosis als Anhänger der Diathesenlehre nicht zu den Geschwülsten, die „krebsiger Natur" sind.

Die englischen Autoren bemühen sich, den Krebs rein anatomisch zu untersuchen und die Formen somit genauer zu differenzieren. Sie unterscheiden vom üblichen „Cancer" eine andere, eigenständige, bösartige Geschwulst: „den Fungus haematodes." Hey [7] und Wardrop [20] sind die bedeutendsten unter den englischen Forschern dieser Periode. Die Melanosis zählen sie zum Fungus haematodes. – In der Krebslehre hat der Fungus haematodes wegen seiner unklaren Definition und seiner undeutlichen Abgrenzung vom Cancer unter den europäischen Krebsforschern eine erhebliche Verunsicherung herbeigeführt. Die deutschen Forscher haben den Fungus scharf vom Krebs getrennt, dafür geben sie mikroskopische und makroskopische Gründe an. Die Melanosis ist nach ihrer Ansicht eine Abart des Fungus. Meckel [12] und Walther [19] erkennen als erste die absolute Bösartigkeit der schwarzen Geschwülste und nennen sie „bösartige Melanose".

So mannigfaltig wie das weitgefächerte Spektrum der damals aufgestellten Tumortheorien sind die Bezeichnungen für die schwarzen Geschwülste (Tabelle 2). Gebräuchlich sind Markschwamm mit Pigment, Pigmentkrebs, Carcinoma melanodes, tuberöser Krebs, globulö-

Tabelle 1. Geschichte des Melanombegriffs

460–359 v. Chr. Hippokrates	Schwarze Geschwülste = Melasmata
131–203 n. Chr. Galen bis ca. 1800	„Atra bilis" und Blutverderbnis als Ursache der schwarzen Tumoren
1806 Laennec	Erste Beschreibung der „Melanosis"; bösartige Form = Cancer
1809 Wardrop	Englische Forscher zählen die „Melanosis" zum Fungus haematodes, nicht zum Cancer
1818 Meckel 1825 v. Walther	Deutscher Forscher: Melanosis kein Cancer, Fungusabart, absolut bösartig

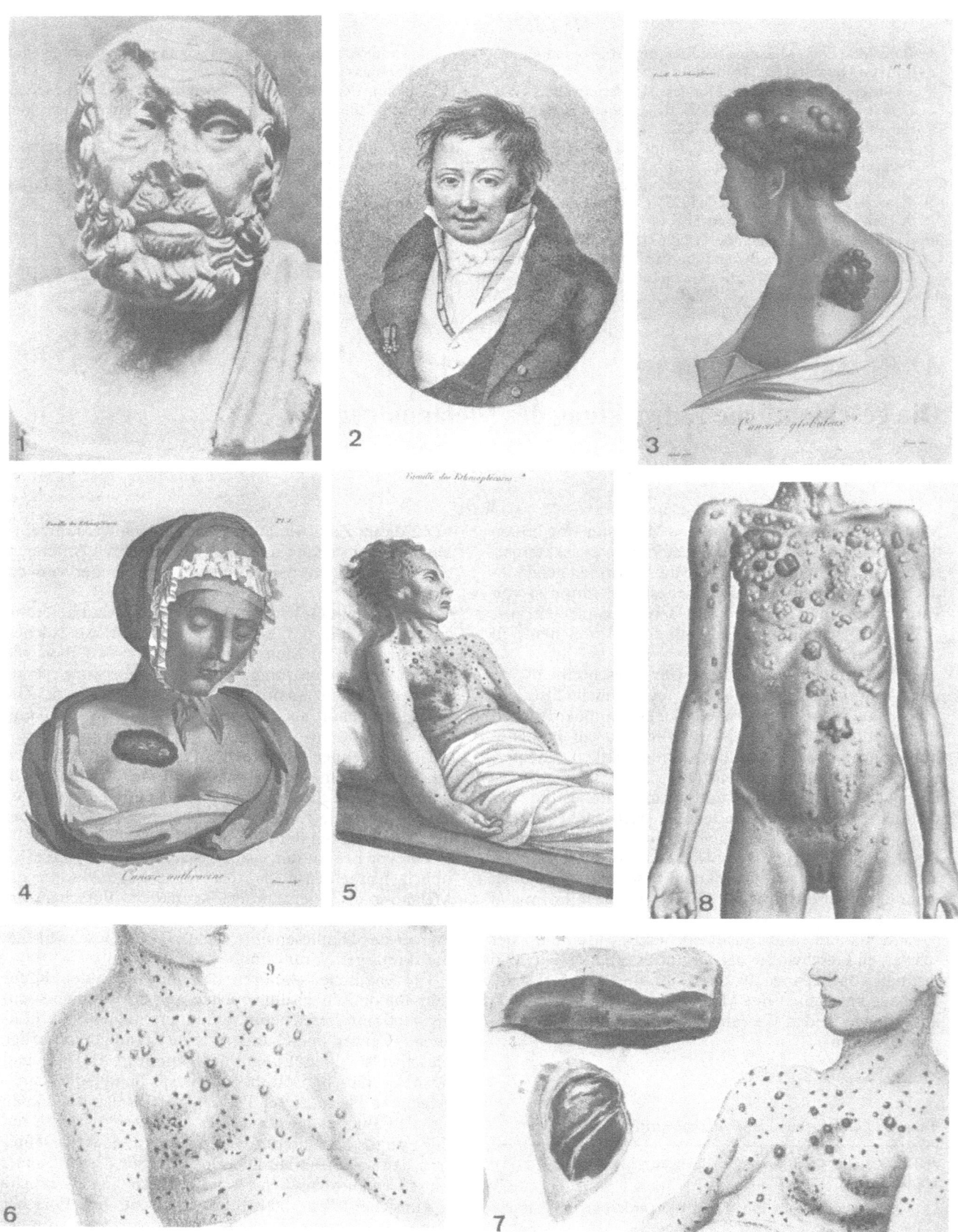

Abb. 1. Lichtenthäler, C.: Geschichte der Medizin, Deutscher Ärzteverlag, Köln 1977, Abb. Seite 119 (1. Band)
Abb. 2. Alibert, J. L.: Nosologie Naturelle ou Les Maladies Corp Humai, Paris 1938
Abb. 3. Alibert, J. L.: Nosologie Naturelle ou Les Maladies Corp Humai, Paris 1938
Abb. 4. Alibert, J. L.: Nosologie Naturelle ou Les Maladies Corp Humai, Paris 1938
Abb. 5. Alibert, J. L.: Nosologie Naturelle ou Les Maladies Corp Humai, Paris 1938
Abb. 6. Fuchs, C. A. Prof.: Afbeeldingen der Huidziekten, met verklarenden Tekst, Tabelle IX, Abb. 9, Leyden 1844
Abb. 7. Rayer, P.: Traité des Maladies de la Peau, Atlas, Planche 15, Brüssel 1836
Abb. 8. Putscher, M.: Geschichte der medizinischen Abbildung, Hans-Moos-Verlag, München 1972, Seite 58, Abb.2, Farblithographie aus Cruveilhier Atlas 1829–1842

Tabelle 2. Geschichte des Melanombegriffs

1830–1860 Alibert Fuchs u.a.	Dyskrasie Ursache des schwarzen Krebses Synonyma: Globulöser Krebs Anthrazitfarbener Krebs Tuberöser Krebs Fungus mit Pigment Pigmentkrebs Carcinoma melanodes Melanotisches Sarkom
1833 Carswell	Erstmals Begriff: Melanom

ser Krebs, anthrazitfarbener Krebs, melanotisches Sarkom, Melanosis maligna u.a.

Alibert [1] beschreibt in seinem Atlas neben drei unpigmentierten Krebsarten auch drei mit Pigment, die wir nach heutigen Erkenntnissen zum malignen Melanom zählen können (Abb. 2).

Die erste Form bezeichnet Alibert als globulösen Krebs oder Cancrum globosum (Abb. 3). Dieser Krebs manifestiert sich als globulöse Geschwulst, die meist nicht schmerzhaft ist. Er zeigt rote, violette oder auch schwarze Färbung, die man am ehesten mit der kleiner, wilder Pflaumen vergleichen kann. Der globulöse Krebs verteilt sich über den gesamten Körper. Man trifft ihn großflächig auf der behaarten Haut, an den Extremitäten, aber auch am Rumpf. Dieser zuvor noch nicht beschriebene Krebs ist nach Alibert wahrscheinlich zu den fungoiden Geschwülsten gezählt worden.

Eine zweite Form von pigmentierten Tumoren bezeichnet Alibert als anthrazitfarbenen Krebs oder Cancrum anthracicum (Abb. 4). Diese Bezeichnung hat Jurine erstmals für den von ihm entdeckten Krebs benutzt. Alibert schreibt: „Der Name paßt perfekt wegen seiner schwarzen Farbe; sie ist das offensichtlichste Unterscheidungsmerkmal." Der anthrazitfarbene Krebs befindet sich in den Gewebszellen der Haut. An anderen Körperteilen ist er nicht beobachtet worden. Zu Beginn der Erkrankung erscheint auf der Haut ein schwärzlicher Fleck mit oft wenig bemerktem Juckreiz. Bald danach dehnt sich der Fleck aus und nimmt zentral eine dunklere Farbe an, die zu den Rändern hin schwächer wird. Die Epidermis ist durch blaubeerähnliche Granulationen leicht erhaben.

Die dritte Art ist der „Cancer mélané" oder das „Cancrum melaneum" (Abb. 5). Alibert nennt sie auch den tuberösen Krebs. Dieser zeigt sich unter dem Aspekt einer Mehrzahl von Tumoren, die in Farbe und Form verblüffend den Trüffeln ähneln. Sie haben dieselbe Konsistenz, sind manchmal nicht größer als eine Erbse, einige werden jedoch auch faustgroß. Zerfallen die Massen, so liefern sie eine flüssige Substanz, die am ehesten schwarzer Tinte gleicht.

Carswell [3] erkennt 1833 die Melanose als Neoplasma; als erster verwendet er die Bezeichnung „Melanom". Unter diesem Begriff versteht er *alle* pigmentierten Tumoren, auch die gutartigen Nävi.

Neben Alibert beschreiben auch Fuchs [5], Rayer [15], Putscher [13] u.a. in ihren Atlanten und Schriften den schwarzen Tumor (Abb. 6–8). Wie der größte Teil der damaligen Autoren sind auch sie sich in der Beurteilung der Melanosis nicht im klaren; dennoch ist in ihren Beschreibungen und Abbildungen unser heutiges malignes Melanom zu erkennen; bei Rayer ist auch [15] ein Primärtumor der Fußsohle beschrieben (Abb. 9).

Virchow [17, 18] (1821–1902) hat durch seine „Zellularpathologie" und seine Abhandlung „Geschwülste" (Abb. 10) die vorherrschende Krasenlehre endgültig beseitigt. Nach Virchow (Tabelle 3) entstammen die Tumoren den Gewebezellen des Organismus und enthalten keine körperfremden Elemente. Auch er benutzt wie Laënnec die Bezeichnung homolog und heterolog. Homologe Geschwülste zählen nach Virchow zu den gutartigen, heterologe „*meist*" zu den bösartigen. Ursache für die Bösartigkeit sind Heterotopie, Heterochromie und Heterometrie des Tumorwachstums. Bei den melanotischen Tumoren beziehen sich diese Parameter

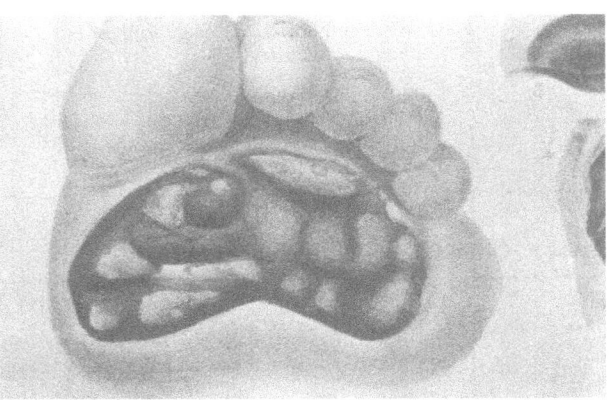

Abb. 9. Rayer, P.: Traité des Maladies de la Peau, Atlas, Planche 15, Brüssel 1836

Tabelle 3. Geschichte des Melanombegriffs

1861 Zellularpathologie	Einteilung der melanotischen Geschwülste:	
1864/65 Geschwülste Rudolf Virchow	1. Einfache Melanome	Gutartig
	2. Melanosarkome 3. Melanokarzinome 4. Sarkokarzinome	Bösartig

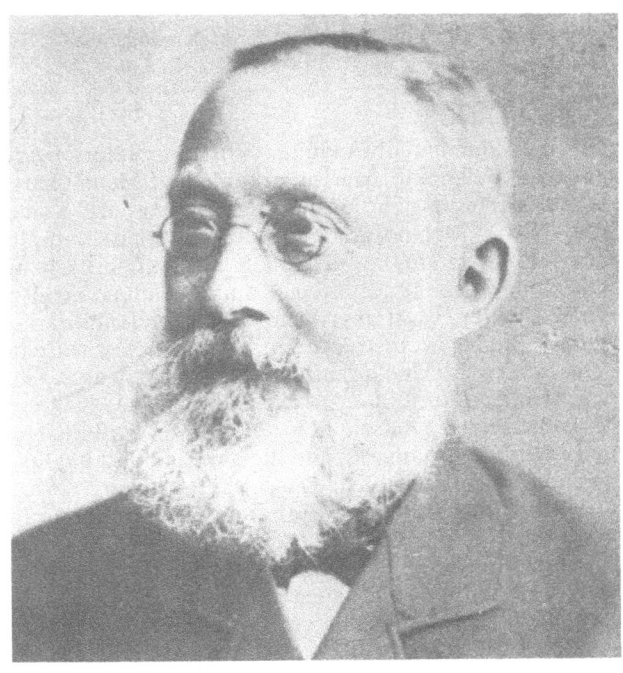

Abb. 10. Lichtenthäler, C.: Geschichte der Medizin, Deutscher Ärzteverlag, Köln 1977, Abb. Seite 531 (2. Band)

Tabelle 4. Geschichte des Melanombegriffs

1890 Hutchinson	„Senile Freckles"
1899 Soldau	Erstmals Theorie der Neurogenennävogenese
1910 Harrison	Nachweis von Zellkomplexen mit Pigmentbildung in der Neuralleiste bei Kaltblütern
1912 Dubreuilh	Lentigo maligna (Präkanzerose)
1922 El Bahravi	Kutane Pigmentlager bei allen Menschen im 4.–5. Embryonalmonat, die danach „verschwinden"

Tabelle 5. Geschichte des Melanombegriffs

1926 Masson 1933 Miescher	Histologischer Nachweis neurogenen Ursprungs pigmentbildender Zellen
1948 Spitz	Juveniles Melanom
1965 Mishima	„Zweiwegetheorie" der Melanomgenese (Nävozyt, Melanozyt)
1966 Clark	Einteilung der Melanome: 1. Lentigo-Maligna-Melanom (LLM) 2. Superficial Spreading Melanoma (SSM) 3. Noduläres Melanom (NM)

Tabelle 6. Geschichte des Melanombegriffs

1967 Clark	Einteilung nach Tiefenwachstum Level I–V
1969 Clark	Spontanes Auftreten auf unveränderter Haut
1970 Breslow	Einteilung nach gemessener Tumordicke
1979 Clark	Akrolentiginöses Melanom (ALM)
1980 Paul	„Einwegtheorie" der Melanomgenese (Melanozyten)

auf die Pigmententwicklung. Virchow unterscheidet einfache Melanome, Melanosarkome und Melanokarzinome. Melanom steht für gutartige pigmentierte Tumoren (Nävi), Melanosarkom und Melanokarzinom für bösartige; letztere können auch als Karzinosarkome und ohne Pigment auftreten. Klinisch sind sie nicht zu unterscheiden, wohl aber histologisch. Melanosarkome zeigen Bindegewebsstruktur mit spärlicher Interzellularsubstanz, Melanokarzinome alveoläre Struktur mit vollständiger Auffüllung durch große Zellen; Karzinosarkome zeigen gemischten histologischen Aufbau. Diese Einteilung ist lange Zeit gültig gewesen und hat auch heute noch eine begrenzte Daseinsberechtigung.

Nach Virchow ist die Melanomgenese mit der Frage nach der Nävusgenese verknüpft (Tabelle 4). Während Virchow und seine Schüler von der Theorie ausgehen, daß die Nävi und somit auch die malignen Formen aus der Nävuszelle als alleinigem Bildungselement entstehen, hält Masson [10] 1926 aufbauend auf eine Theorie von Soldau [16] 1899 die Nervenendigungen der Haut für den Ursprungsort. Alle Nävuselemente gehören demnach einem genetisch einheitlichen System an. Auch Miescher kommt 1933 zum selben Schluß, daß die Nävusstrukturen den Formationen der nervösen Endorgane am nächsten stehen.

Schon 1910 hat Harrison [6] durch entwicklungsmechanische Experimente nachgewiesen, daß Zellkomplexe im Bereich der Neuralleiste bei Kaltblütern die potentielle Fähigkeit der Pigmentbildung besitzen. Analogien bei Säugetieren werden später durch Rawles [14] u. a. nachgewiesen.

El Bahravi [2] hat 1922 kutane Pigmentlager gesehen, die im 4.–5. Embryonalmonat auftreten, danach aber „verschwinden".

Nach allgemeiner Auffassung der Autoren wandern diese Zellen in die Haut, bilden dort Nävoblasten, dann Nävozyten, die zu nävozytischen Melanomen führen können; oder sie werden zu Melanoblasten, bzw. Melanozyten, die sich in Epidermis und Dermis ansiedeln und ebenfalls zu Melanomen führen können (Tabelle 5 u. 6). Die Melanozyten der Epidermis werden als benigne Tumoren zu Pigmentnävi, die der Kutis zu blauen Nävi. Die bösartige Form aus den Melanozyten der Epidermis wird als malignes Melanom mit ihren verschiedenen Untergruppen (LMM, SSM, NM, ALM) bezeichnet, der entartete blaue Nävus als Melanosarkom.

Diese Auffassungen der Melanomgenese sind bis in jüngster Zeit gültig gewesen. – Die Frage, ob die Ergebnisse von Paul in nächster Zeit anerkannt werden, wird durch weitere Erkenntnisse beantwortet werden. Endgültige Resultate in der Melanomforschung lassen noch weiter auf sich warten.

Literatur

1. Alibert JL (1938) Nosologie naturelle ou les maladies. Corp Humai, Paris
2. El Bahravi A (1922) Arch Dermatol 141–171
3. Carswell R (1833) Pathologic anatomy Illustration of the elementary formes of diseases, part 9. Melanoma, London
4. Cayol JB, Bayle GL (1812) Dictionnaire de sciences médicales. Paris, pp 537–679
5. Fuchs CH (1844) Afbeeldingen der Huidziekten, met verklarenden Tekst, Tab IX, Abb 9. Leyden
6. Harrison RG (1910) The antgrowth of the nervefiber as a mode of protoplasmic movement. J Exp Zool 9:787
7. Hey W (1814) Practical observations in surgery, 3rd edn. London
8. Hippokrates (1844) Aphorismen. Ausgabe von Littré, Paris
9. Laënnec RTH (1806) Bulletin de la Société de l' École de Medicine, Paris
10. Masson P (1926) Arch Anat 3:417
11. Mogagni GB (1762) De sedibus et causis morborum, ep. IV/4, Neapel
12. Meckel JF (1812–1818) Pathologische Anatomie, Bd II/2. Leipzig
13. Putscher M (1972) Geschichte der medizinischen Abbildung. Moos, München, S 58, Abb 2
14. Rawles et al. (1940) Physiol Zool 18:1
15. Rayer P (1836) Traité des maladies de la peau. Atlas, Planche 15, Brüssel
16. Soldau (1899) Arch Klin Chir 59
17. Virchow R (1864–1865) Geschwülste, Bd 2. Berlin
18. Virchow R (1861) Die Zellularpathologie in ihrer Begründung auf physiologische und pathologische Gewebslehre, 3. Aufl. Berlin
19. Walther von (1825) J Chir Augenheilk 5:567
20. Wardrop J (1809) Observations on fungus haematodes or soft cancer in several of the most important organs of the human body. Edinburgh

M. J. Stübich,
Fachklinik Hornheide,
Dorbaum 48,
D-4400 Münster-Handorf

Hauptthema II: Allergologie, Immunologie

Effektorzellen der anaphylaktischen Reaktion

B. M. Czarnetzki, Münster

Einführung

Während Makrophagen und T- und B-Lymphozyten für die Stimulierung und Regulierung der IgE-spezifischen Immunreaktion verantwortlich sind, fällt die eigentliche Effektorfunktion im akuten allergischen Geschehen der Gewebemastzelle und dem dieser Zelle sehr ähnlichen Blutbasophilen zu. Beide Zellen können innerhalb von Sekunden nach einer spezifischen Stimulierung verschiedene Vermittlersubstanzen freilassen, worauf es lokal oder im gesamten Organismus zu massiven Veränderungen kommt. Durch Einwirken dieser primären Mediatoren können weitere Effektorzellen, hauptsächlich eosinophile und neutrophile Zellen, zu Hilfe gerufen werden und den Ablauf der Entzündungsreaktionen durch Mediatoren und modulierende Substanzen entscheidend verändern. Diese Zellen und die komplexen Vorgänge, die durch sie verursacht werden, sollen hier anhand neuerer Befunde diskutiert werden, um auf diese Weise den klinischen Ablauf der akuten allergischen Reaktion verständlicher werden zu lassen.

Ontogenese der Mastzelle

Der Entstehungsmodus der Mastzelle ist bis heute umstritten. Obwohl diese Zelle schon vor ungefähr 100 Jahren von Paul Ehrlich entdeckt [14] und wegen ihrer sich metachromatisch anfärbenden zytoplasmatischen Granula von anderen mononukleären Zellen abgegrenzt worden war, wurden Mastzellen und Blutbasophile erst in den letzten Jahren als die einzigen Entzündungszellen, die Histamin ausschütten können, identifiziert [19, 31]. Bei der akuten allergischen Reaktion geschieht dies durch das IgE [17], das nur an Mastzellen und basophilen Leukozyten durch spezielle, hochaffine Membranrezeptoren gebunden ist [19, 20].

Erst kürzlich wurde in überzeugenden Experimenten der Beweis erbracht, daß sowohl Mastzellen als auch basophile Leukozyten aus dem Knochenmark stammen [22]. Durch spezielle in-vitro-Kulturmethoden ist es inzwischen gelungen, die Entwicklung der Mastzellen bei Ratte und Mensch aus mononukleären Phagozyten nachzuweisen [2, 10] (Krüger et al., unveröffentlicht). Abb. 1a zeigt die elektronenoptische Aufnahme einer Rattenperitonealzelle zu Beginn der Kultur und Abb. 1b nach zweiwöchiger in-vitro-Züchtung. Die Umwandlung einer makrophagenähnlichen Zelle in eine typische Mastzelle mit großen, elektronendichten zytoplasmatischen Granula ist deutlich erkennbar. Der Anstieg von Histamin, der Heparingehalt der Granula sowie die Bindung des IgE an die Zellmembran sind weitere Beweise, daß hier in vitro Mastzellen entstanden sind.

Die neue Beziehung, die sich hier zwischen Makrophagen und Mastzellen auftut, wird dadurch unterstrichen, daß beide Zellen im Aussehen und im Enzymgehalt viele Gemeinsamkeiten aufweisen. So ist die Mastzelle fähig, größere Partikel wie Zymosan und Latex zu phagozytieren [28, 33], wenn auch mit weniger Effizienz als der Makrophage. Beide Zelltypen können während der Phagozytose nichtpräformierte Mediatoren, wie den eosinophil-chemotaktischen Faktor (ECF) [6], erzeugen, und beide tragen funktionelle IgE-Rezeptoren an der Zelloberfläche [13], obgleich der Rezeptor des Makrophagen nur eine schwache Bindung für das Immunglobulin E hat. Da der Makrophage selbst bei der akuten allergischen Reaktion wohl kaum eine Rolle

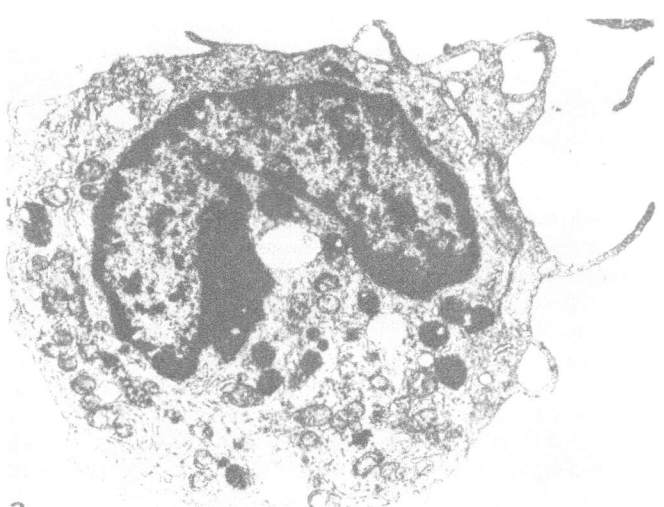
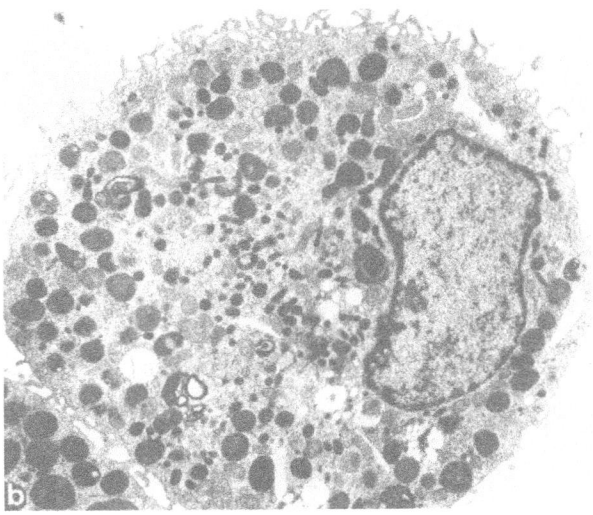

Abb. 1. Elektronenmikroskopische Darstellung der Rattenperitonealzelle nach 3 (**a**) und 17 (**b**) Tagen der in-vitro-Kultivierung. Verg. 6000×

spielt, kann die Mastzelle im Lichte der dargestellten Befunde als eine für Effektorfunktionen im anaphylaktischen Geschehen besonders ausgerüstete Spezialisierungsform des Makrophagen angesehen werden.

Stimulierung der Mastzelle

Der Sekretion von Vermittlersubstanzen und der anschließenden akuten Entzündungsreaktion muß eine Stimulierung der Mastzelle vorausgehen. Wenn dies auch auf vielfache Weise geschehen kann, so wird die klassische, anaphylaktische Reaktion durch IgE-Antikörper vermittelt. Dabei muß das Antigen, z. B. Pollen, jeweils ein Fab-Ende zweier spezifisch gegen Pollen gerichteter und nebeneinander an der Zellmembran liegender IgE-Moleküle verbinden. Durch dieses sogenannte Brückenphänomen kommt es zu Veränderungen in der Anordnung der Membranmoleküle sowie Aktivierung von Phospholipase A und zur Erzeugung und Ausschüttung von Prostaglandinen und anderen Vermittlersubstanzen in der Membran (s. auch Abb. 4). Der Stimulus selbst wird an das Zytosol weitergeleitet, und nach noch wenig erforschten weiteren intrazellulären Vorgängen wird der Inhalt der Mastzellgranula ausgeschüttet. Dieser Vorgang kann durch modulierende Substanzen, z.B. durch das zyklische AMP/GMP-System, gedrosselt oder verstärkt werden.

Außer dieser klassischen IgE-vermittelten Stimulierung der Mastzelle kann die Freisetzung der Mastzellprodukte auch durch die Komplementfragmente C3a und C5a, Lymphozytenprodukte, Azetylcholin, Enzyme und durch phagozytische Stimuli bewirkt werden. Ferner können die Wirkstoffe der Mastzelle auch durch Zytolyse freigesetzt werden, z.B. durch die Endkomponenten des Komplementsystems oder durch zytotoxische Chemikalien wie Dimethylsulfoxid. Sicher spielen diese Stimuli allein oder in Kombination eine wichtige Rolle bei verschiedenen Formen der Urtikaria [s. Übersichten 18 u. 29].

Biologische Eigenschaften der Mastzellprodukte

Die wichtigsten biologischen Eigenschaften der präformierten, mit dem gesamten Granulainhalt ausgeschütteten Substanzen sind in Abb. 2 zusammengefaßt. Nach dem heutigen Wissensstand ist Histamin die wichtigste Wirksubstanz. Dieses biogene Amin hat vielfältige Effektorfunktionen in verschiedenen Geweben. Es kontrahiert die Muskeln des Bronchialsystems, erweitert die Gefäße und erhöht die Durchlässigkeit der Kapillaren, so daß es zu Ödem und Rötung kommt, und es bewirkt den Juckreiz an den Nervenenden der Haut. Durch Histamin allein sind sowohl die akuten Symptome des Asthma bronchiale wie auch die Quaddeln der akuten Urtikaria zu erklären. Darüber hinaus wirkt Histamin in hohen Konzentrationen auf Suppressor-T-Lymphozyten und zytotoxische T-Zellen ein und kann auf diese Weise Immunreaktionen vom verzögerten Typ inhibieren und die IgE-Produktion regulieren. Ferner kann Histamin in hohen Konzentrationen die Histaminfreisetzung aus basophilen Leukozyten und die Einwanderung von Leukozyten ins Gewebe verhindern, wodurch der relative Zellmangel in der akuten Quaddel zu erklären sein mag [29]. Berichte über eosinophil chemotaktische Eigenschaften des Histamins haben wir nicht bestätigen können [9].

Andere präformierte Produkte der Mastzelle haben ebenfalls wichtige Funktionen im Entzündungsprozeß, wenn auch diese Substanzen weit weniger gut untersucht sind. Durch Kallikrein und Heparin (Abb. 2) ergeben sich Beziehungen zum Gerinnungssystem und damit wiederum zur Komplementkaskade. Interessant ist die nachgewiesene Bindung von Mediatoren wie ECF und MIF an Heparin, wodurch es zur Inaktivierung dieser Moleküle kommt [11, 36]. Die von den Mastzellgranula freigesetzten Enzyme können auf vielfältige Weise die Entzündungsmechanismen beeinflussen. Erwähnt seien die Komplementaktivierung, zytotoxische Aktivitäten durch Peroxidase und die Inaktivierung von SRS durch Arylsulfatase. Ferner sei auf einen hochmolekularen neutrophil chemotaktischen Faktor hingewiesen [35], der allerdings nur sehr langsam von der Matrix der Mastzellgranula freigesetzt wird [34] und somit in der Frühphase der akuten anaphylaktischen Reaktion keine große Rolle spielen dürfte.

Die nichtpräformierten Mediatoren der Mastzelle

Im Gegensatz zu den in Mastzellgranula gespeicherten Vermittlersubstanzen werden slow reacting substance (SRS), platelet activating factor (PAF) und ECF von den Zellen de novo während der Stimulierung erzeugt. Diese Mediatoren waren zunächst ausschließlich in Mastzellen und basophilen Leukozyten nachgewiesen und somit als für das akute allergische Geschehen spezifisch angesehen worden. Bald darauf konnten Faktoren mit gleichen biologischen Aktivitäten aber auch aus polymorphkernigen Leukozyten [4, 8, 24] und aus Makrophagen [1, 5, 26] gewonnen werden. Weitere Gemeinsamkeiten dieser Substanzen sind eine schnelle Erzeugung (innerhalb von Sekunden) nach einer Stimulierung der Zellen und ein ähnliches Molekulargewicht (300–500 Dalton).

PAF ist inzwischen als Phospholipid charakterisiert worden [12], und man hat neben den Eigenschaften, die diesem Mediator den Namen gegeben haben, auch neutrophilchemotaktische und gefäßerweiternde Wirkungen des Moleküls nachgewiesen [25] (s. Abb. 3). Wird PAF dem Kaninchen intravenös gegeben, so kommt es zur vorübergehenden Thrombozytopenie, Leukopenie und Hypotonie.

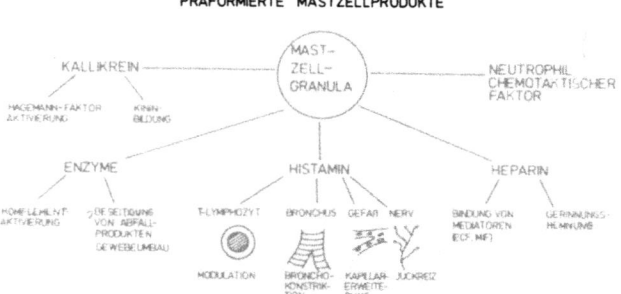

Abb. 2. Darstellung der in Mastzellgranula enthaltenen präformierten Vermittlersubstanzen und ihrer biologischen Wirksamkeit

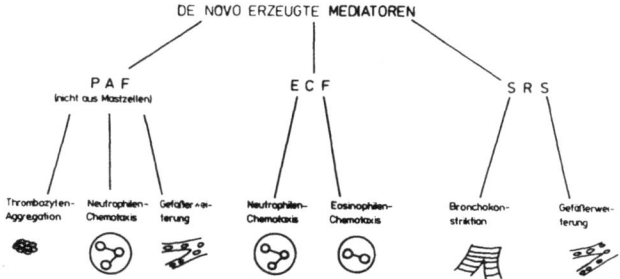

Abb. 3. Vermittlersubstanzen, die erst nach Stimulation der Mastzelle erzeugt werden

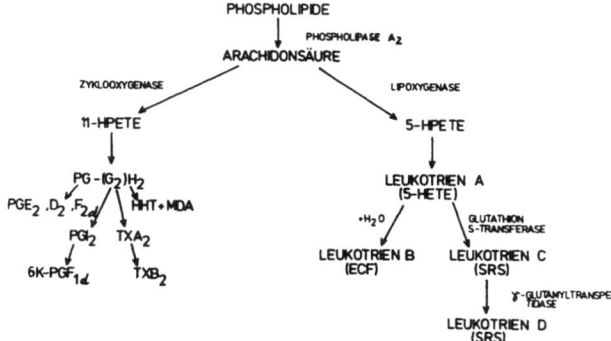

Abb. 4. Schema der Prostaglandinerzeugung sowie der neuentdeckten Kaskade, wodurch ECF und SRS produziert werden (nach Samuelsson, CIA Meeting, Konstanz 1980)

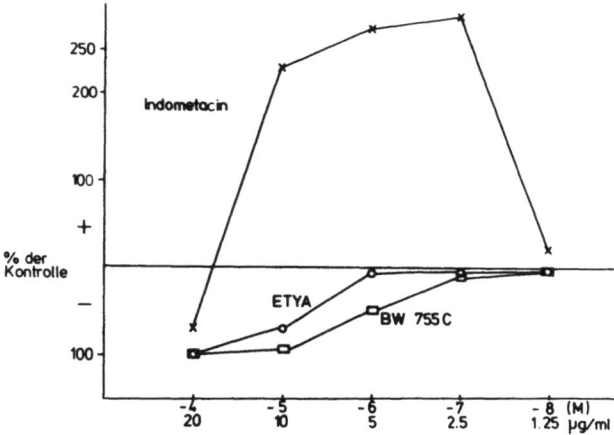

Abb. 5. Modulation der ECF-Produktion aus menschlichen neutrophilen Leukozyten während der Immunphagozytose von Zymosan. Indometacin, ein Zyklooxygenase-Inhibitor, verstärkt diesen Vorgang, während eine Inhibition bewirkt wird durch ETYA, eine der Arachidonsäure analoge Substanz, und durch BW 755C (Wellcome, London), einen Hemmer der Lipoxygenase und Zyklooxygenase

ECF und SRS sind kürzlich als Produkte einer neu entdeckten Enzymkaskade identifiziert worden, die von der Arachidonsäure ausgeht (Abb. 4) [15, 27, 32]. Während von der Arachidonsäure durch die Wirkung einer Zyklooxygenase Prostaglandine erzeugt werden, kommt es durch eine Lipoxygenase zur Produktion der sogenannten Leukotriene. Leukotrien A wird, wie in Abb. 4 dargestellt, enzymatisch weiter umgebaut in Leukotrien C und Leukotrien D, die eine langsam ansteigende, langdauernde Kontraktion der Bronchialmuskeln hervorrufen und somit SRS darstellen. Leukotrien C ist 100mal aktiver als Histamin in seiner Wirkung auf die Gefäßdurchlässigkeit, und Leukotrien D hat wiederum größere bronchokonstriktive Wirkungen als Leukotrien C. Beide Substanzen senken ebenso wie auch PAF [25] den Blutdruck nach intravenöser Gabe.

Den Beweis für die Identität des ECF mit Leukotrien B ist bisher erst indirekt erbracht worden. Durch Inhibition der Enzyme des Arachidonsäureabbaus haben wir zeigen können, daß ECF in Mastzellen, Makrophagen und neutrophilen Zellen mit Hilfe der Lipoxygenase produziert wird [7]. In Abb. 5 ist am Beispiel der ECF-Erzeugung durch neutrophile Zellen die Wirkung verschiedener modulierender Substanzen dargestellt. Bei Inhibition der Zyklooxygenase durch Indometacin produzieren die Zellen mehr ECF, wahrscheinlich weil größere Mengen der Arachidonsäure als Substrat zur Verfügung stehen. Eine Hemmung der Lipoxygenase durch die Substanz BW 755C (freundlicherweise von Dr. R. F. Flower, Wellcome, London, überlassen) erniedrigt die ECF-Produktion, und das gleiche gilt für ETYA, eine der Arachidonsäure analoge Substanz, die den Abbau der Arachidonsäure durch kompetitive Hemmung verhindert. Diese beiden Pharmaka sind von großem therapeutischen Interesse, da im Gegensatz zu Indometacin und Aspirin nicht nur die Produktion der Prostaglandine, sondern auch die der biologisch hochaktiven Leukotriene unterdrückt wird. Leukotrien A (s. Abb. 4), ein im Gegensatz zum ECF recht unstabiles Molekül, hat in den von uns untersuchten Chemotaxissystemen überwiegend neutrophil- und in nur geringem Maße eosinophil-chemotaktische Wirkungen und ist deshalb nicht mit ECF identisch. Leukotrien B und ECF sind beide sehr stabil, ätherlöslich bei pH 3, nicht jedoch bei pH 10, haben ein Absorptionsspektrum um 270 nm und wirken stark neutrophil chemotaktisch auf Granulozyten [7, 30]. Ob Leukotrien B allein die biologische Aktivität des ECF aus Mastzellen, Makrophagen und neutrophilen Granulozyten ausmacht, oder ob ähnlich wie bei der SRS mehrere chemische Verbindungen dafür verantwortlich sind, muß noch offen bleiben.

Amplifikation der Wirkung von Mastzellmediatoren

Betrachtet man die von der Mastzelle primär ausgelösten Reaktionsketten, so wird klar, daß die ins Gewebe ausgeschütteten Mastzellmediatoren sekundär andere Effektorzellen, wie neutrophile und eosinophile Zellen, an den Ort der Entzündung locken können. Diese Granulozyten sezernieren wiederum selbst Mediatoren wie SRS oder ECF, oder aber sie steigern durch ihre Produkte die sekretorische Aktivität der Mastzellen. Die gleichen Zellen verfügen durch die Sekretion von Histaminase, SRS-inaktivierender Arylsulfatase und PAF-inaktivierender Phospholipase über Mechanismen, welche die von den Mastzellen in Gang gesetzte Entzündungsreaktion drosseln können. Von Art, Dauer und Intensität der primären Stimuli hängt es schließlich ab, ob im Gewebe nur eine kurzfristige, Mastzell-vermittelte anaphylaktische Reaktion ausgelöst wird, oder ob weitere Amplifikationsmechanismen mit einbezogen werden. Damit wird auch entschieden, ob nur eine flüchtige Hautquaddel als Ausdruck der akuten allergischen Reaktion entsteht, oder ob länger andauernde, von anderen Entzündungszellen infiltrierte Hautschwellungen das Krankheitsbild bestimmen.

Danksagung

Die Elektronenmikroskopie wurde in Kooperation mit Prof. Dr. H. Niedorf, Pathologisches Institut, Universität, Münster, durchgeführt.

Fr. B. Unnerstall sei gedankt für ihre ausgezeichnete sekretarielle Hilfe.

Unterstützt durch DFG Cz 22/3.

Literatur

1. Bach MK, Brashler JR (1978) Ionophore A 23 187 – induced production of slow reacting substance of anaphylaxis (SRS-A) by rat peritoneal cells in vitro: Evidence for production by mononuclear cells. J Immunol 120:998–1005
2. Behrendt H, Czarnetzki BM, Seemayer N (1980) Differentiation of mast cells from mononuclear phagocytes. Fed Proc 39:453
3. Brocklehurst WE (1960) The release of histamine and formation of a slow reacting substance (SRS-A) during anaphylactic shock. J Physiol (Lond) 151:416–435
4. Conroy MC, Orange RP, Lichtenstein LM (1976) Release of slow reacting substance (SRS-A) from human leukocytes by the calcium ionophore A 23 187. J Immunol 116:1677–1681
5. Czarnetzki BM (1980) Low molecular weight eosinophil chemotactic factor (ECF) production by rat peritoneal mononuclear phagocytes. Immunbiology 157:62–66
6. Czarnetzki BM (1980) Generation of eosinophil chemotactic factor (ECF) during phagocytosis of macrophages and mast cells. Fed Proc 39:691
7. Czarnetzki BM, Zimmermann RE (to be published) Further characterization of the neutrophil-derived eosinophil chemotactic factor (ECF) and comparison to eosinophil chemotactic activity from mast cells. Monogr Allergy
8. Czarnetzki BM, König W, Lichtenstein LM (1975) Eosinophil chemotactic factor release from human polymorphonuclear neutrophils by calcium ionophore A23 187 and by phagocytosis. Nature 258:725–726
9. Czarnetzki BM, König W, Lichtenstein LM (1976) Antigen-induced eosinophil chemotactic factor (ECF) release by human leukocytes. Inflammation 1:201–215
10. Czarnetzki BM, Hannich D, Niedorf H (1980) Generation of mast cells from tissue precursor cells in vitro. Immunbiology 156:470–476
11. Czarnetzki BM, Panneck W, Frosch PJ (1980) Inhibitory effect of heparin on leukocyte chemotactic factors. Clin Exp Immunol 39:526–531
12. Demopoulos CA, Pinckard RN, Hanahan DJ (1979) Platelet-activating factor. Evidence for 1-O-alkyl-2-acetyl-sn-glyceryl-3-phosphorylcholine as the active component (A new class of lipid chemical mediators). J Biol Chem 254:9355–9358
13. Dessaint JP, Capron A, Joseph M, Bazin H (1979) Cytophilic binding of IgE to the macrophage II. Immunologic release of lysosomal enzyme from macrophage by IgE and anti-IgE in the rat: A new mechanism of macrophage activation. Cell Immunol 46:24–34
14. Ehrlich P (1879) Beiträge zur Kenntnis der granulierten Bindegewebszellen und der eosinophilen Leukocyten. Arch Anat Physiol Abt 3:166–169
15. Hamberg M, Samuelsson B (1974) Prostaglandin endoperoxides. Novel transformations of arachidonic acid in human platelets. Proc Natl Acad Sci USA 71:3400–3404
16. Henson PM (1970) Release of vasoactive amines from rabbit platelets induced by sensitized mononuclear leukocytes and antigen. J Exp Med 131:287–306
17. Ishizaka K, Ishizaka T (1967) Identification of E-antibodies as carrier of reaginic activity. J Immunol 99:1187–1198
18. Ishizaka K, Ishizaka T (1979) Immunoglobulin E: Biosynthesis and immunological mechanisms of IgE-mediated hypersensitivity. In: Gupta S, Good RA (eds) Cellular, molecular and chemical aspects of allergic disorders. Plenum New York, pp 153–178
19. Ishizaka T, deBernardo R, Tomioka H, Lichtenstein LM, Ishizaka K (1972) Identification of basophil granulocytes as a site of allergic histamine release. J Immunol 108:1000–1008
20. Ishizaka T, Ishizaka K, Tomioka H (1972) Release of histamine and slow reacting substance of anaphylaxis (SRS-A) by IgE-anti-IgE-reactions on monkey mast cells. J Immunol 108:513–520
21. Kay AB, Austen KF (1971) The IgE-mediated release of an eosinophil leukocyte chemotactic factor from human lung. J Immunol 107:899–902
22. Kitamura Y, Shimada M, Hatanaka K, Miyano Y (1977) Development of mast cells from grafted bone marrow cells in irradiated mice. Nature 268:442–443
24. Lotner GZ, Lynch JM, Betz SJ, Henson PM (1980) Human neutrophil-derived platelet activating factor. J Immunol 124:676–684
25. McManus LM, Hanahan DJ, Demopoulos CA, Pinckard RN (1980) Pathobiology of the intravenous infusion of acetyl glyceryl ether phosphorylcholine (AGEPC), a synthetic platelet activating factor (PAF) in the rabbit. J Immunol 124:2919–2924
26. Mencia-Huerta JM, Benveniste J (1979) Platelet-activating factor and macrophages I. Evidence for the release from rat and mouse peritoneal macrophages and not from mastocytes. Eur J Immunol 9:409–415
27. Murphy RC, Hammarström S, Samuelsson B (1979) Leukotriene C: A slow reacting substance from murine mastocytoma cells. Proc Natl Acad Sci USA 76:4275–4279
28. Padawer J (1971) Phagocytosis of particulate substances by mast cells. Lab Invest 25:320–330
29. Plaut M, Lichtenstein LM (1978) Histamine, 5-hydroxytryptamine, SRS-A: Discussion of type I hypersensitivity. In: Vane JR, Ferreira SH (eds) Inflammation. Springer, Berlin Heidelberg New York, pp 345–373
30. Radmark O, Malmsten C, Samuelsson B (1980) Leukotriene A: Stereochemistry and enzymatic conversion to leukotriene B. Biochem Biophys Res Commun 92:954–961
31. Riley JF, West GB (1953) The presence of histamine in tissue mast cells. J Physiol 120:528–537
32. Samuelsson B, Borgeat P, Hammarström S, Murphy RC (1979) Introduction of a nomenclature of leukotrienes. Prostaglandins 17:785–787
33. Sher A, Hein A, Moser G, Caufield JP (1979) Complement receptors promote the phagocytosis of bacteria by rat peritoneal mast cells. Lab Invest 41:490–499
34. Tannenbaum S, Oerkel H, Henderson W, Kaliner M (1980) The biologic activity of mast cell granules. I. Elicitation of inflammatory responses in rat skin. J Immunol 125:325–335
35. Wassermann SI, Soter NA, Center DM, Austen KF (1977) Cold urticaria: Recognition and characterization of a neutrophil chemotactic factor which appears in serum during experimental cold challenge. J Clin Invest 60:189–196
36. Yoshida T, Amsden A, Ksiazek J, Cohen S (1978) The effect of heparin on chemotactic and migration inhibitory lymphokines. Clin Immunol Immunopathol 10:287–291

B. M. Czarnetzki,
Universitäts-Hautklinik,
von Esmarchstr. 56,
D-4400 Münster

Struktur und Eigenschaften der atopischen Allergene

L. Berrens, Utrecht

Zusammenfassung

Eine ganze Reihe von Beobachtungen kann nicht erklärt werden, indem angenommen wird, daß atopische Allergene nur IgE-bindende Antigene sind mit einem beschränkten Molekulargewicht. Es ist ganz offenbar so, daß die Mehrzahl der atopischen Allergene Produkte einer chemischen Zersetzung sind, die additionelle Aktivitäten haben, außer einer immunologischen Bindung an Antikörper. Die meisten atopischen Allergene fixieren hämolytisches Komplement im Humanserum auf nichtimmunologische Weise und sind sonst nur wirksam als Indikatoren des atopischen Status von Patienten. Die Strukturen in Allergenen, die dafür verantwortlich sind, dürften direkt cholinergisch wirksam sein.

Seit der Entdeckung des IgE wird jetzt allgemein angenommen, daß alle allergischen Erkrankungen bei atopischen Patienten von diesem Immunglobulin mediiert werden. Logischerweise werden jetzt also die Mechanismen der allergischen Reaktion primär aufgefaßt als Konsequenz immunologischer Reaktionen zwischen IgE-Antikörpern und Allergenen als Antigenen. Es ist daher verständlich, daß man in modernen Übersichtsreferaten den nachstehenden Aussagen begegnen kann:

„Naturally occurring allergens can elicit immediate hypersensitivity reactions when combining with homologous IgE antibodies in human individuals", und, „all scientific data to the present time show that naturally occurring allergens are proteins" [1]. King [19] führt dies noch einen Schritt weiter, indem er sagt, daß „many different proteins from animal, plant, or microbial sources can be allergens in man. The known allergens are usually in the molecular size range of 20–40 000 daltons and they do not have any distinguishing features."

Aufgrund dieser Philosophie haben insbesondere skandinavische Forscher jetzt angefangen, moderne Fraktionierungsmethoden der Eiweißchemie anzuwenden zur Identifizierung und Klassifizierung aller IgE-bindenden Inhaltsstoffe sämtlicher Allergenextrakte [20]. Wenn man nun diesen Gesichtspunkt als richtig anerkennt, so wäre es am einfachsten, falls man sich über Allergene und ihre Heterogenität erkundigen will, sich im nächsten biochemischen Labor die gesamte Literatur über Proteinen anzuschauen, denn bei dieser Auffassung gibt es nichts Besonderes bei Allergenen: Es sind IgE-bindende, immunologisch-spezifische Eiweißantigene mit einem beschränkten Molekulargewicht, und das ist alles.

So einfach ist es eben nicht. Vom biochemischen Gesichtspunkt her ist es außerordentlich naiv, zu postulieren, daß die vielgebrauchten und hochpotenten Allergene in Extrakten vom Hausstaub [6], Insektenemanationen [23], tierischen Epithelien oder Hitze-behandelten Nahrungsmittelextrakten [3] nichtdenaturierte „globuläre" [19] Eiweißkörper darstellen. Die obengenannte Auffassung kann ebensowenig erklären, daß es niedermolekulare, sogar flüchtige Allergene in der Umwelt gibt, die bei bestimmten Patienten stark allergisierend wirksam sein können [18]. Ganz im allgemeinen kann das Konzept der Allergene als individuelle Proteinantigene nicht erklären, warum die Allergene verschiedener Herkunft – sei es im Hauttest [17] oder im RAST [15] – sich offenbar in einer beschränkten Anzahl von Reaktivitäten gruppieren und daß eine genaue bestimmte Reihenfolge der Aktivität zusammengefaßt werden kann [4]. In der Praxis stimmt der IgE-RAST im Blutserum nur in etwa 50 Prozent der Fälle mit der Diagnose einer spezifischen Überempfindlichkeit überein (Tabelle 1).

Einheitliche Beweise für die Eiweißnatur gibt es tatsächlich nur für sehr wenige Allergene [19, 21]. Es gibt aber eine ganze Menge Hinweise dafür, daß die meisten atopischen Allergene Produkte der Zersetzung sind, welche darüber hinaus nicht immer als Antigene im immunologischen Sinne wirken, sondern eine biologische Wirksamkeit entfalten als Aktivatoren physiologischer Enzymsysteme [5].

Atopische Allergene, ganz bestimmt solche der Hausstaubgruppe, sind Produkte der chemischen Zersetzung [2, 3, 5, 6]. Sie entstehen durch nichtenzymatische Reaktionen zwischen den freien Aminogruppen des Lysins in (Glyko-)Proteinen mit reduzierenden Zuckern während der Zersetzung in faulendem Material pflanzlicher oder tierischer Herkunft [2]. Die Beweise dazu sind herbeigeführt worden durch zahlreiche physikochemische, biochemische und klinische Daten und auch durch die künstliche Erzeugung im Laboratorium von aktiven Allergenen aus inaktivem Ausgangsmaterial [3, 10, 16]. Es stehen jetzt zahlreiche Experimente zu Verfügung, die darauf hinweisen, daß es diese „Lysinzucker"-Seitenketten sind, die, in einer gewissen Konfiguration, verantwortlich sind für die Aktivität der atopischen Aller-

Tabelle 1. Total-IgE (RIST, geometrische Mittelwerte) und spezifisches IgE (RAST, mehr als 2% Bindung) in einer Gruppe von Asthma- und Rhinitispatienten mit klinisch gesicherter Allergie

Allergen	RIST, IU/ml		n	RAST	
	RAST +	RAST –		Positiv	% Positiv
Hausstaub	1335	315	70	34	48,6
Menschliche Hautschuppen	2936	399	48	20	41,7
Pferd	2517	421	16	9	56,3
Katze	797	341	105	55	52,4
Meerschweinchen	561	343	34	18	52,9
Hund (Cockerspaniel)	1381	243	23	11	47,8
Pollen (Lolium perenne)	440	306	59	39	66,1
Normale	–	76	27	–	–

gene im Haut- und Provokationstest. Diese Experimente haben auch gezeigt, daß diese nichtphysiologischen Seitenketten beteiligt sind am leicht reproduzierbaren in-vitro-Phänomen der Komplementbindung im Humanserum [5, 11].

Die meisten atopischen Allergene können im Laboratorium ganz einfach nachgewiesen - und standardisiert [8] - werden durch Quantifizierung ihrer Kapazität, eine Standarddosierung des Humankomplementes zu konsumieren. In diesem Zusammenhang soll auf zwei wichtige Beobachtungen hingewiesen werden. Erstens hat es sich herausgestellt, daß verschiedene Allergene sich nur quantitativ, nicht aber qualitativ in ihrer Kapazität zur Komplementbindung unterscheiden. In dieser Hinsicht läuft die Reihenfolge der Reaktivitäten parallel zu der, welche früher bereits schon für die Durchschnittshautreaktivitäten festgestellt worden war [4]. Und zweitens bleibt diese Reihenfolge konstant von einem Serum zum anderen, unabhängig von der Reaktionsfähigkeit des Komplementes in individuellen überprüften Seren (Abb. 1).

Diese Tatsachen weisen darauf hin, daß atopische Allergene eine gemeinsame Wirkung haben, die nicht abhängt von der Primärstruktur der Trägermoleküle. Diese Schlußfolgerung ist überhaupt nicht in Einklang zu bringen mit der Auffassung, daß die Allergene individuelle Eiweißmoleküle darstellen, die als Antigene unabhängig sind. Es soll hier gesagt werden, daß die durch Zersetzungsreaktionen entstandenen gemeinsamen Seitenketten selbstverständlich nicht selektiv für die Proteinpartner sind und daß auch in dieser Auffassung die

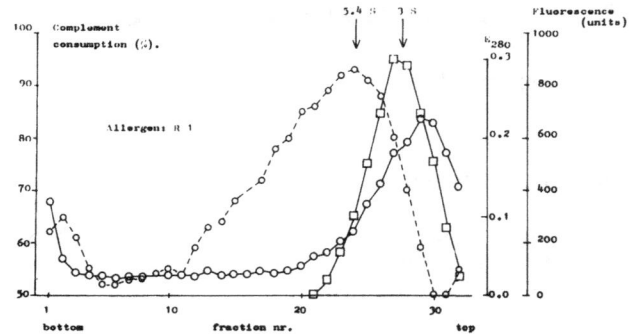

Abb. 2. Ultrazentrifugierung eines hochgereinigten Hausstaubpräparates (R4) in einem Sukrose-Gradient. Die Heterogenität der komplementbindenden Bestandteile (oberste Kurve) ist ganz ausgesprochen

natürlichen Allergene ganz heterogen sein müssen (Abb. 2).

Das Obenerwähnte soll klar machen, daß es auf dem Gebiet der Allergene zwei Auffassungen gibt, die scheinbar entgegengesetzt sind. Wie immer, liegt die Wahrheit auch hier wahrscheinlich in der Mitte. Es erheben sich an diesem Punkt einige wichtige Fragen. Erstens: Welches sind die Mechanismen, die auf immunologisch unspezifische Weise durch Atopene in Gang gesetzt werden? Zweitens: Welche chemische Strukturen in Allergenen sind für diese Aktivierung verantwortlich? Und drittens: Gibt es eine Beziehung zwischen dem IgE-System und der Antigen-spezifischen Wirkung der Allergene?

Wie schon erwähnt, sind die atopischen Allergene, sogar die niedermolekularen Pollenallergene (Berrens, unveröffentlicht), sehr starke Aktivatoren des Humankomplementes. Die chemischen Strukturen, die dafür verantwortlich sind, sind die gleichen, welche auch schon für die unspezifischen Hautreaktionen angezeigt worden waren, nämlich Aminoderivate von einfachen Zuckern am Proteinmolekül [10, 11]. Diese chemischen Gruppen am Makromolekül müssen eine bestimmte Konfiguration haben und sind stark reduzierend: Oxidation mit UV-Licht oder mit Perjodsäure eliminiert die Hautreaktivität in vivo und auch den Komplementverbrauch in vitro [3, 8]. Es ist interessant, daß UV-bestrahlte Hausstauballergene auch die Fähigkeit verlieren, IgE im RAST oder RAST-Inhibition zu binden (Berrens, unveröffentlicht). Wir haben hier also ein Beispiel für „unnatürliche" Seitenketten an Eiweißmolekülen, die offensichtlich eine Funktion haben bei der Hautreaktivität, der Komplementfixierung und der IgE-Bindung.

Studien über den Molekularmechanismus der Allergen-induzierten Komplementbindung haben gezeigt, daß diese Aktivierung über die erste Komponente C1 verläuft [11]. Die Wirkung ist indirekt und wird mediiert von einem bisher unidentifizierten Lipo- oder Glykoprotein [4]. Humanseren sind verschieden in ihrer Reaktivität zur autologen Komplementbindung durch Allergene [5, 8, 12]. Eine hohe Reaktivität (in atopischen Seren) kann mit der Pseudoglobulinfraktion auf unempfindliche Seren übertragen werden: ein passive Übertragungsreaktion im Reagenzglas [14]. Es soll deutlich sein, daß die Allergen-unspezifische Aktivierung vom Komplement zur Bildung des C3 a-Fragmentes (Anaphylatoxin) führt, das ohne Beteiligung von Antikörpern zur Histaminfreisetzung aus Mastzellen befähigt ist.

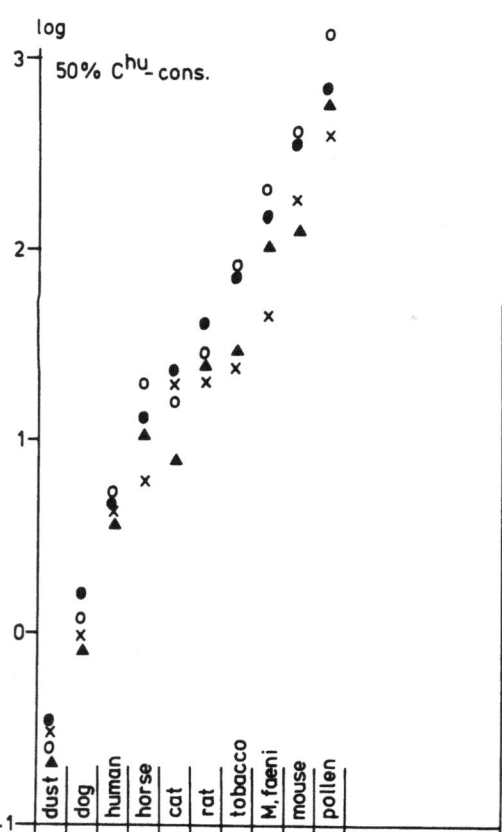

Abb. 1. Komplementbindung (Dosis in μg für 50 Prozent Komplementschwund aus 25 μl Serum) durch verschiedene Allergenextrakte im Serum von 4 Patienten mit ernsthaftem konstitutionellem Ekzem. Die Reihenfolge der Reaktionsfähigkeit der Allergene ist in diesen Seren genau dieselbe.

Der andere Weg zur Histaminfreisetzung führt bekanntlich über die Allergen-spezifische IgE-Bindung an Rezeptoren der Mastzellen. Diese beiden Wege sind kürzlich in einem Integralbild zusammengefügt worden [9].

Vergleichende Untersuchungen haben gezeigt, daß es keine Korrelation gibt zwischen Parametern für die IgE-Bindung und Komplementbindung durch Allergene in menschlichen Seren [12]. Trotzdem weisen neuere Experimente darauf hin, daß diese unterschiedlichen Phänomene doch verknüpft sein können. Pepys et al. [22] haben auf überzeugende Weise gezeigt, daß IgE-Antikörper in Mäusen nicht hervorgerufen werden können, wenn die Tiere vorher mit cobra venom factor dekomplementiert worden waren. Während der Herstellung von gesäuberten Hausstaubextrakten laufen die Hautreaktivität, die Komplementbindungsfähigkeit und die IgE-Bindung im RAST der Unterfraktionen genau parallel [13]. Zur Erklärung wurde kürzlich vorgeschlagen, daß die Bindung von IgE an Allergene im (Hausstaub-)RAST gegebenenfalls indirekt sein könnte, und zwar mediiert von dem Faktor, der auch beim Komplementverbrauch beteiligt ist [13]. Diese Untersuchungen sind noch nicht abgeschlossen.

Es soll schließlich noch auf eine dritte Möglichkeit der Wirkung von Allergenen hingewiesen werden. Die chemische Reaktion zwischen den ε-Aminogruppen des Lysins in Proteinmolekülen und reduzierenden Zuckern (eine sogenannte „Maillard"-Reaktion) führt via labile Zwischenstufen zur Bildung von Amadori-Produkten und zur Schlüsselverbindung 3-Deoxyglykosulose (Abb. 3). Bei fortschreitender Reaktion findet ein Ringschluß statt, wobei ein Furanderivat entstehen kann, das am Beispiel der L-Fukose, eine ausgesprochene strukturelle Verwandtschaft zu Muscarin und Azetylcholin hat (Abb. 3). Bekanntlich sind viele Atopiker gekennzeichnet durch eine Hyperreaktivität der Muscarin- und Azetylcholin-Rezeptoren. Die obenerwähnte strukturelle Verwandtschaft mit Strukturen an Atopenen eröffnet die ganz neue Möglichkeit, sich die Wirkung sämtlicher Allergene der Hausstaubgruppe als direkt angreifende hochmolekulare und polyvalente Cholinergika vorzustellen, ohne Mitbeteiligung von entweder IgE oder Komplement. Dieses Programm wird jetzt in unserem Laboratorium weiter bearbeitet.

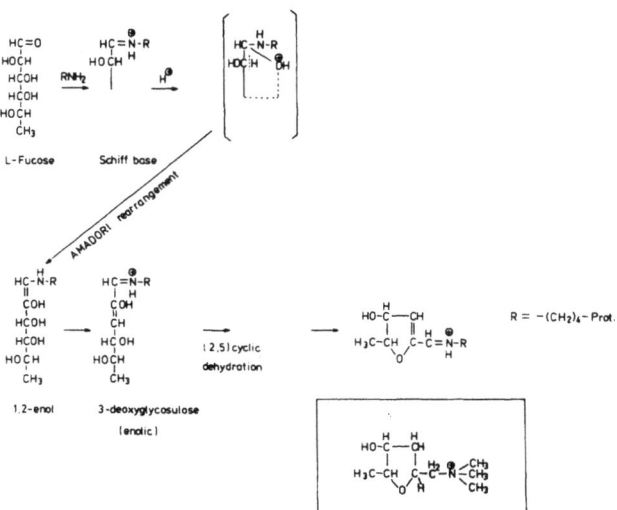

Abb. 3. Beispiel der möglichen chemischen Vorgänge bei einer Maillard-Reaktion zwischen den freien Aminogruppen eines Eiweißes und L-Fucose als Zucker

Danksagung.
Diese Untersuchungen wurden teilweise unterstützt von der Niederländischen Asthma-Stiftung (Stipend no. 288).

Literatur

1. Aas K (1976) Common characteristics of major allergens. In: Johansson SGO, Strandberg R, Uvnäs B (eds) Molecular and biological aspects of the acute allergic reaction, vd 3. Plenum, New York/London
2. Berrens L (1962) Eine Theorie über die Entstehung der Inhalationsallergene. Allerg Asthmaforsch 8:75
3. Berrens L (1971) The chemistry of atopic allergens. Karger, Basel
4. Berrens L (1971) An analytical approach to the frequency distribution of positive skin reactions to atopic allergens. Ann Allergy 29:118
5. Berrens L (1974) Inhalant allergens in human atopic disease: Their chemistry and modes of action. Ann NY Acad Sci 221:183
6. Berrens L (1975) Hausstaub-Allergie als Modell der unspezifischen Überempfindlichkeit. Naturwissenschaften 62:29
7. Berrens L, Guikers CLH (1975) Value of fluid phase complement consumption as a means of „in vitro" allergen standardization. Dev Biol Stand 29:235
8. Berrens L, Kersten W (1979) Das Atopiesyndrom: derzeitiger Stand. Med Klin 74:125
9. Berrens L, van Liempt PMJ (1974) Synthetic protein-sugar conjugates as models for the complement-inactivating property of atopic allergens. Clin Exp Immunol 17:703
10. Berrens L, Guikers CLH, van Rijswijk-Verbeek J (1976) Characteristics of complement consumption by atopic allergens. Immunochemistry 13:367
11. Berrens L, Schoonenwolf DA, Bruynzeel PLB (1978) Complement consumption and IgE binding by house dust allergen in the serum of atopic patients. Allergol Immunopathol (Madr) 6:45
12. Berrens L, Guikers CLH, Bruynzeel PLB (1979) Possible indirect binding of IgE in house dust RAST. Ann Allergy 43:38
13. Berrens L, Guikers CLH, van Dijk AG (1979) Studies on serum factors mediating complement consumption by house dust allergens. Monogr Allergy 14:150
14. Björksten F, Johansson SGO (1975) In vitro diagnosis of atopic allergy. The occurrence and clustering of positive RAST results as a function of age and total IgE concentration. Clin Allergy 5:363
15. Bleumink E, Berrens L (1966) Synthetic approaches to the biological activity of β-lactoglobulin in human allergy to cow's milk. Nature 212:541
16. Holley JW, Willén K (1969) The factor analysis method of studying intracutaneous skin reactions. Acta Allergol 24:284
17. Horesch AJ (1966) The role of odors and vapors in allergic disease. J Asthma Res 4:125
18. King TP (1976) Chemical and biological properties of some atopic allergens. Adv Immunol 23:77
19. Løwenstein H (1978) Quantitative immunoelectrophoretic methods as a tool for the analysis and isolation of allergens. Prog Allergy 25:1
20. Marsh DG (1975) Allergens and the genetics of allergy. In: Sela M (ed) The antigens, vol III. Academic Press, New York, p 271
21. Pepys MB, Brighton WD, Hewitt BE, Bryant DEK, Pepys J (1977) Complement in the induction of IgE antibody formation. Clin Exp Immunol 27:397
22. Perlman F (1958) Insects as inhalant allergens. J Allergy Clin Immunol 29:302

Prof. Dr. L. Berrens,
Universitäts-Klinik für Hautkrankheiten,
Abt. für experimentelle Allergologie,
Universitäts-Krankenhaus,
Catharijnesingel 101,
3500 CG Utrecht,
Niederlande

Regulation der Immunantwort

J. Knop, Münster

Die immunologische Antwort auf einen antigenen Stimulus, sei es durch Mikroorganismen, durch Soforttypallergene oder durch Kontaktallergene, kann individuell sehr unterschiedlich ausfallen. Bestimmte ingezüchtete Mäuse- oder Meerschweinchenstämme können auf chemisch exakt definierte, im Reagenzglas synthetisierte Antigene entweder mit einer schwachen oder starken Immunantwort (sog. low oder high responders) reagieren. Entsteht eine Immunantwort, z. B. nach einer Infektion mit einem Mikroorganismus, so erreicht diese einen Höhepunkt, um danach in einem bestimmten Zeitraum wieder abzufallen. Wir wissen inzwischen, daß diese Phänomene – nämlich individuelle Immunantwort bzw. die natürliche Beendigung einer erfolgten Immunantwort – durch immunregulatorische Mechanismen, die einer genetischen Kontrolle unterliegen, zu erklären sind. Ein Schwerpunkt der immunologischen Grundlagenforschung der letzten Jahre ist es, diese regulatorischen Mechanismen zu analysieren. Die bisher erworbenen Erkenntnisse zeigen, daß die Immunantwort durch sehr komplexe Mechanismen kontrolliert wird, mit dem Ziel, unerwünschte Immunreaktionen zu supprimieren, erwünschte zu verstärken. Eine Störung in dem komplizierten Gefüge dieser Kontrollmechanismen mag zum Entstehen einer Autoimmunerkrankung oder auch zu einer Allergie vom Sofort- oder Spättyp führen. Zwar gibt es für den jeweiligen Typ der Immunantwort, sei er humoral oder zellvermittelt, gemeinsame Prinzipien der Immunregulation, jedoch sind Art und Wertigkeit der regulierenden Faktoren jeweils so unterschiedlich, daß es nicht möglich ist, diese gemeinsam im Detail in diesem Beitrag abzuhandeln. Daher soll im folgenden lediglich auf die Regulation der Immunantwort vom verzögerten Typ am Beispiel des allergischen Kontaktekzems eingegangen werden.

Für Untersuchungen über den Ablauf der Immunreaktion beim allergischen Kontaktekzem stehen hervorragende Tiermodelle zur Verfügung, wie z. B. das durch 2.4-Dinitrochlorbenzol (DNCB) induzierte Kontaktekzem beim Meerschweinchen oder der Maus. In der Tat sind die meisten Kenntnisse über immunregulatorische Mechanismen beim Ablauf des allergischen Kontaktekzems an diesen beiden Tiermodellen erworben worden. In der Regel erreicht man eine Sensibilisierung durch eine einmalige oder mehrmalige Applikation des Kontaktallergens auf die Bauch- bzw. Rückenhaut. Die Sensibilisierung wird durch einen „Epikutantest" mit einer niedrigen Allergenkonzentration an der gegenüberliegenden Seite bzw. am Ohr des Tieres nachgewiesen. Die Kontaktreaktion geht mit einer Rötung und Schwellung einher, die quantitativ erfaßt werden können. In Abb. 1 ist schematisch der Ablauf der Immunreaktion nach Applikation des Kontaktallergens dargestellt. Das Kontaktallergen, das in der Regel ein sehr reaktives Molekül sein muß, verbindet sich in der Epidermis mit einem Trägermolekül; dieser Komplex wird von einem vorbeiwandernden T-Lymphozyten, der einen spezifischen Rezeptor bzw. eine spezifische Erkennungsstruktur an seiner Oberfläche besitzt, erkannt [11]. Dies ist das Signal zur T-Proliferation. Die Proliferation erfolgt in der parakortikalen Zone des regionalen Lymphknotens. Diese erste Phase der Immunreaktion bezeichnet man als Induktionsphase. Die nun zahlreichen, spezifisch sensibilisierten Lymphozyten verlassen den Lymphknoten auf dem Lymphweg und gelangen via Ductus thoracicus auf dem Blutweg zu dem Ort der erneuten Allergenexposition. Die nun durch den erneuten Antigenkontakt aktivierten Lymphozyten setzen Lymphokine [3] frei, die wiederum Entzündungszellen wie Makrophagen und basophile Leukozyten an den Ort des Geschehens locken [7]. Diese Phase nennt man die Effektorphase. Auf die Effektorphase, d. h. auf den Prozeß, der sich im sensibilisierten Tier am Ort der Antigenapplikation abspielt, soll nicht weiter eingegangen werden; vielmehr soll mit folgenden Fragen die Regulation der oben skizzierten Immunantwort beschrieben werden:

1. Wie erfolgt die Antigenerkennung?
2. Welche Mechanismen stimulieren bzw. unterdrücken die Lymphozytenproliferation?
3. Durch welche Mechanismen wird die Immunantwort beendet?

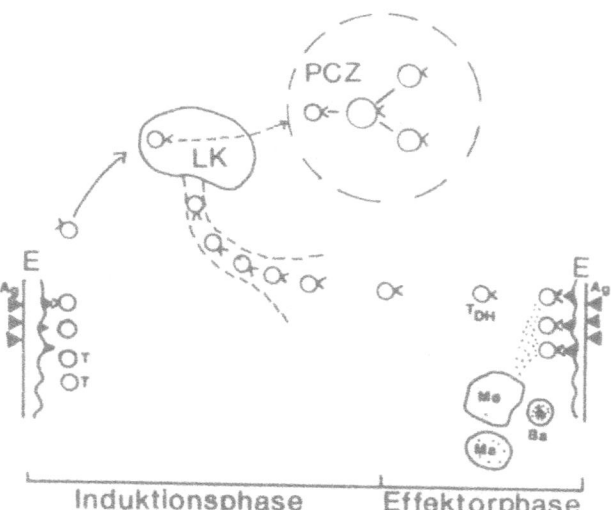

Abb. 1. Ablauf der Immunreaktion beim allergischen Kontaktekzem.
E = Epidermis; Ag = Antigen; PCZ = parakortikale Zone des Lymphknotens; Lk = Lymphknoten; M = Makrophage; Ba = basophiler Leukozyt; Ma = Mastzellen. Erklärung im Text

Wie erfolgt die Antigenerkennung?

Am Anfang der Immunantwort steht die Erkennung des Antigens durch antigenspezifische T-Lymphozyten. Hierbei spielt eine Zelle eine sehr große Rolle, die wir in Zusammenhang mit dem Kontaktekzem in der Effektorphase kennengelernt haben: der Makrophage. Der Makrophage wird in der Regel mit der Effektorfunktion des Immunsystems in Verbindung gebracht, nämlich als phagozytierende, bakterien- und auch pilzfressende und -zerstörende Zelle; er ist auch eine zentrale Zelle beim Entzündungsvorgang, wie oben bereits beschrieben. Dieser Makrophage nun nimmt eine ebenso zentrale Stellung bei der Induktion der Immunant-

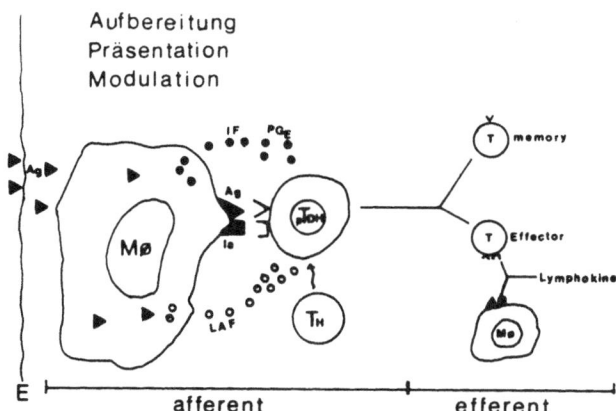

Abb. 2. Antigenpräsentation und -erkennung.
E = Epidermis; Ag = Antigen; Mø = Makrophage; Ia = Ia-Antigen; pTDH = Vorläufer-(precursor-)T-Lymphozyt der Reaktion vom verzögerten Typ; TH = T-Helfer-Zelle; IF = Interferon; PGE Prostaglandin E, LAF = Lymphozyten-aktivierende Faktoren. Erklärung siehe Text

wort ein. Er erfüllt hierbei folgende Funktionen (Abb. 2): Er nimmt das in die Epidermis penetrierte bzw. durch die Epidermis penetrierte Allergen auf, verändert dieses Antigen je nach der Art des Antigens und präsentiert es schließlich auf seiner Oberfläche dem vorbeiwandernden, antigenspezifischen Lymphozyten [4]. Allerdings reicht die Erkennung des Antigens auf der Makrophagenoberfläche noch nicht aus, um den erkennenden T-Lymphozyten zur Proliferation anzuregen; der T-Lymphozyt muß zusammen mit dem Allergen eine Struktur auf der Makrophagenzellmembran erkennen, die als Ia-Antigen identifiziert worden ist [14, 18]. Die gleichzeitige Erkennung des Allergens und des Ia-Antigens bzw. des durch das Allergen veränderten Ia-Antigens stellt das Signal zur Proliferation des T-Lymphozyten dar.

Was verstehen wir unter Ia-Antigenen?

Es handelt sich hierbei um Glykoproteinstrukturen, bestehend aus zwei Polypeptidketten [4], die im Gegensatz zu den Transplantationsantigenen nicht auf allen somatischen Zellen gefunden werden, sondern exklusiv auf den Zellen des Immunsystems, wie Lymphozyten und Makrophagen [12]. Ia-Antigene sind jedoch nicht nur auf den Membranen dieser Zellen lokalisiert, sondern sind auch als Bestandteil einer Anzahl von Faktoren beschrieben worden, die von Lymphozyten und Makrophagen freigesetzt werden und immunregulatorische Funktionen haben [20]. Die Expression der Ia-Antigene unterliegt der genetischen Kontrolle; die Gene, die

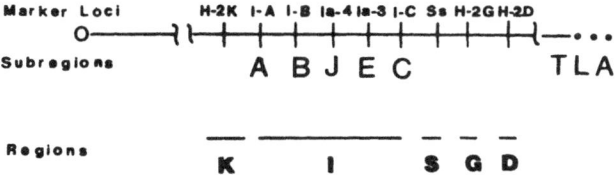

Abb. 3. Haupthistokompatibilitätskomplex auf dem Chromosom 17 der Maus

hierfür kodieren, liegen im Bereich des Haupthistokompatibilitätskomplexes (MHC) (Abb. 3). Bei der Maus liegt dieser Komplex auf dem Chromosom 17; die K- und D-Loci an beiden Enden dieses Bereiches kodieren für die starken Transplantationsantigene. Zwischen diesen Loci liegt die I-Region, die eine Anzahl sog. immune response-Gene (Ir-Gene) enthält; die Ia-Subregion wiederum kontrolliert die Ia-Antigene, die man auf B-Zellen und Makrophagen findet. Die Regulation der Immunantwort unterliegt also der genetischen Kontrolle; die Gene, die hierfür kodieren, befinden sich im wesentlichen in der I-Region.

Neben der Antigenpräsentation erfüllt der Makrophage noch eine weitere Funktion: Er moduliert die Proliferation der durch den Antigen-Ia-Komplex aktivierten T-Zelle durch unspezifische Faktoren (Abb. 2). Je nach dem Aktivitätszustand werden Faktoren freigesetzt, die die Lymphozytenproliferation hemmen (Interferon, Prostaglandine und andere niedrigmolekulare Hemmfaktoren) oder stimulieren können (Lymphozyten-aktivierender Faktor (LAF), mitogenes Protein (MP) [1, 21]. Der Makrophage ist Bestandteil des monozytärphagozytierenden Systems [22] und tritt innerhalb dieses Systems in verschiedener, zum Teil funktionell spezialisierter Form auf; wir finden ihn als Kupffersche

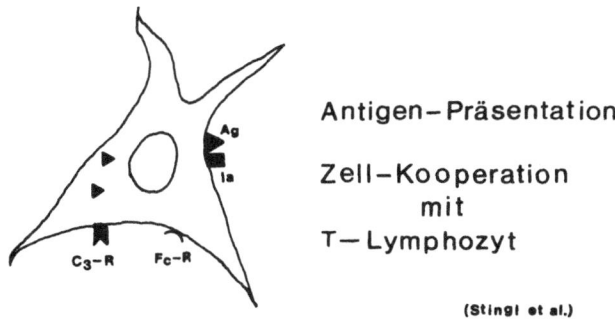

Abb. 4. Die Langerhans-Zelle.
Fc-R = Fc(Immunglobulin-)Rezeptor; C3-R = C3-Komplement-Rezeptor (nach Stingl et al. [16])

Sternzelle, in der Leber, als Milzmakrophagen, als Makrophagen im Bronchialsystem, als Monozyt im Blut. In neuerer Zeit ist ein spezialisierter Makrophage der Epidermis wiederentdeckt worden: Es handelt sich um die Langerhans-Zelle. Der Langerhans-Zelle ist in der letzten Zeit sehr viel Aufmerksamkeit gewidmet worden, und es hat sich, insbesondere durch die Arbeiten von Silberberg et al. [15] und Stingl et al. [16], herausgestellt, daß diese Zelle genau die Eigenschaften besitzt, die von einem Makrophagen am Beginn der Immunantwort gefordert wird (Abb. 4): Auf ihrer Oberfläche lassen sich, ebenso wie beim Makrophagen, neben Ia-Antigenen Immunglobulin (Fc)- und Komplement(C3-)-Rezeptoren nachweisen. Des weiteren ist diese Zelle zur Antigenpräsentation und zur Interaktion mit dem erkennenden T-Lymphozyten geeignet. Diese Zelle ist also sowohl für die Induktion der Immunantwort beim allergischen Kontaktekzem wie auch für die Effektorphase, hier als Zielzelle (s. Abb. 2) der sensibilisierten Lymphozyten, von großer Bedeutung.

Regulation der Lymphozytenproliferation

Neben der oben beschriebenen unspezifischen Modulation der Lymphozytenproliferation durch Makrophagenfaktoren besteht ein antigenspezifischer Suppressormechanismus, der die Proliferation der T-Lymphozyten hemmen bzw. die funktionelle Expression dieser Zellen unterdrücken kann: Es handelt sich um die T-Suppressor-Lymphozyten [5, 19]. Die Wirkung dieser Subpopulation von T-Lymphozyten soll im folgenden Experiment, welches wir kürzlich beschrieben und analysiert haben [9], demonstriert werden. Mäuse eines bestimmten Inzuchtstammes (Balb/C) können durch zweimaliges Auftragen von 0,5%igem Dinitrofluorbenzol sensibilisiert werden. 5 Tage nach der Sensibilisierung läßt sich am Ohr dieser Tiere durch eine niedrigere Dosis des Kontaktallergens eine Kontaktreaktion auslösen, die exakt quantifizierbar ist (Abb. 5). Im folgenden Experiment wurden die Mäuse mit einer optimalen Dosis des Kontaktallergens (15 µl) und in einer zweiten Versuchsreihe mit einer gering erhöhten Dosis (50 µl) der gleichen Konzentration des Kontaktallergens sensibilisiert. Das Ergebnis des Experimentes ist in Abb. 6 dargestellt. Die Stärke der Kontaktreaktion ist in 1/100 mm Ohrschwellung ausgedrückt. Nach Sensibilisierung mit der optimalen Allergendosis kommt es zu einer deutlichen

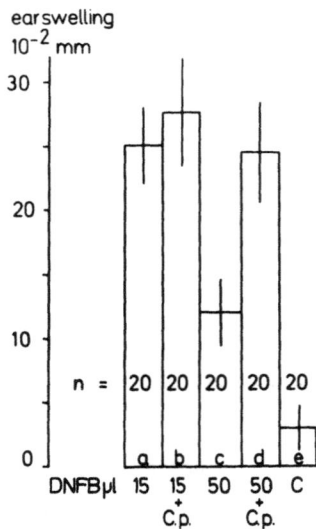

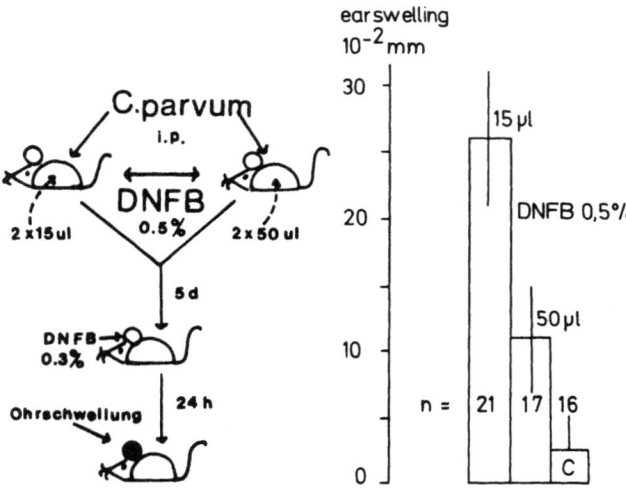

Abb. 5a. Unterdrückung der kontaktallergischen Reaktion bei der Maus durch erhöhte Allergen-(DNFB-)Dosis

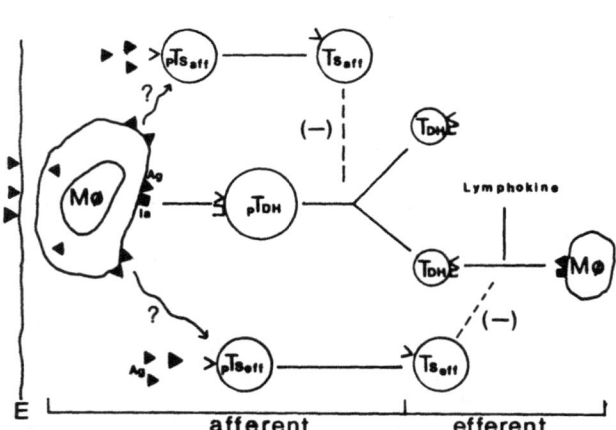

Abb. 5b. Regulation der T-Effektor-Lymphozytenproliferation und Funktion durch T-Suppressor-Lymphozyten. Siehe auch Erläuterungen in Abb. 2 und Text. (–) Hemmung

Abb. 6. Verstärkung einer durch Antigenüberladung supprimierten allergischen Kontaktreaktion der Maus durch eine immunstimulierende Behandlung mit C. parvum. Der zugrundeliegende Mechanismus ist die Unterdrückung der Suppressor-T-Lymphozyten durch die C. parvum-(C. p.-)Behandlung

Schwellung der Ohren. Dagegen ist die Kontaktreaktion bei einer erhöhten Dosis wesentlich reduziert. Die wider Erwarten nach erhöhter Allergenapplikation unterdrückte Kontaktreaktion wird – und dies kann durch weitere Analysen gezeigt werden – durch T-Suppressor-Zellen verursacht. In der folgenden Abbildung (Abb. 6) ist diese Situation noch einmal schematisch dargestellt. Die Bedingungen für die Induktion dieser T-Suppressorzellen sind im Gegensatz zu denen bei der Induktion der T-Effektorzellen noch schlecht definiert. Wahrscheinlich werden T-Suppressorzellen durch freies Allergen, also durch Allergen, welches nicht durch Makrophagen präsentiert wird, aktiviert. Man unterscheidet im Zusammenhang mit dem Kontaktekzem wenigstens zwei verschiedene Populationen von T-Suppressorzellen, nämlich solche, die die T-Effektorzellproliferation hemmen (Tsaff) [2], und solche, die die funktionelle Expression der T-Effektorzellen(Tseff) [6] unterdrücken (Abb. 6). Die T-Suppressorzellen unterliegen jedoch auch einer regulatorischen Kontrolle. Dieses soll im folgenden Experiment gezeigt werden. Führt man die Sensibilisierung mit einer optimalen Dosis bzw. mit einer Allergenüberdosis bei Mäusen durch, die vorher mit Corynebacterium parvum (C. parvum), einem stark immunstimulierenden Agens, behandelt wurden, so erhält man folgendes Ergebnis (Abb. 7): Die durch die Antigenüberladung hervorgerufene Suppression bzw. Induktion von Suppressorzellen wird durch die C. par-

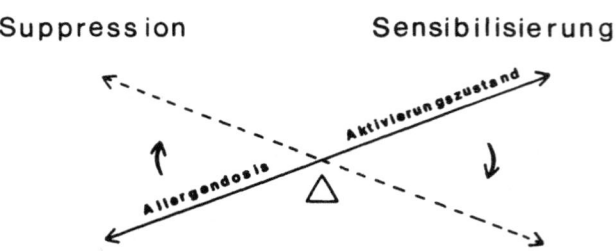

Abb. 7. Regulation der kontaktallergischen Reaktion durch Allergendosis und Aktivierungszustand des Immunsystems

vum-Vorbehandlung rückgängig gemacht [10]. Die Analyse dieses Phänomens erbrachte, daß durch die C. parvum-Behandlung die Induktion und die funktionelle Expression von T-Suppressorzellen unterdrückt wurde. Aufgrund dieser Ergebnisse lassen sich zwei Bedingungen formulieren, die bevorzugt zur Induktion von T-Effektorzellen (Sensibilisierung) oder zur Induktion von Suppressorzellen (Suppression) führen (Abb. 8). Eine optimale Allergendosis bei einem Immunsystem, welches sich im aktivierten Zustand befindet, führt bevorzugt zu einer Sensibilisierung, eine hohe Allergendosis bei einem niedrigen Aktivierungszustand des Immunsystems bevorzugt zu einer Suppression. Neben diesen zwei geschilderten Bedingungen wird die Immunreaktion sicher noch durch viele andere Variable beeinflußt.

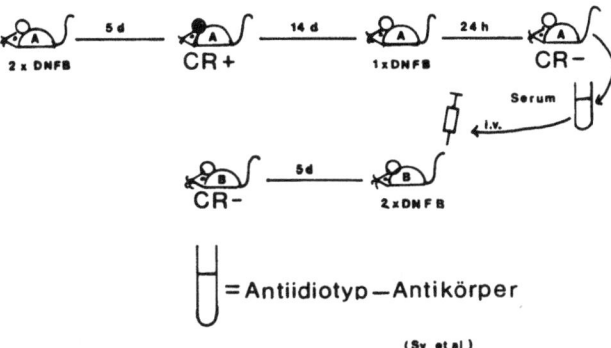

Abb. 8. Experimenteller Nachweis der Unterdrückung des allergischen Kontaktekzems der Maus durch Antiidiotypantikörper. Erläuterung im Text. CR+ = positive, CR− = negative Kontaktreaktion

Welche Mechanismen führen zu einer Beendigung der Immunantwort?

Je nach der Art der Immunantwort, sei sie humoral oder zellvermittelt, gibt es verschiedene Mechanismen der feed-back-Kontrolle, die zu einer Beendigung der Immunantwort führen. So kann eine humorale Immunantwort durch das Produkt dieser Antwort, den Antikörper, unterdrückt bzw. beendet werden. Es soll hier ein Regulationsprinzip beschrieben werden, dessen Bedeutung in der letzten Zeit zunehmend erkannt wird und welches auch beim allergischen Kontaktekzem von biologischer Relevanz sein kann: Es handelt sich um die Regulation der Immunantwort durch Antiidiotypantikörper. Hierzu ein Experiment, welches von Sy et al. [17] beschrieben wurde (Abb. 9): Eine mit Dinitritrofluorbenzol (DNFB) sensibilisierte Maus – wie oben beschrieben – reagiert 5 Tage nach einer erneuten Allergenapplikation mit einer starken Kontaktreaktion. Eine Kontaktreaktion läßt sich jedoch nicht mehr etwa 3 Wochen nach erfolgter Sensibilisierung auslösen. Die Maus befindet sich also nicht mehr in einem sensibilisierten Zustand. Überträgt man nun von dieser Maus Serum auf eine neue Maus, so läßt sich diese Maus nicht mehr sensibilisieren, oder in einer sensibilisierten Maus läßt sich nach Injektion dieses Serums eine Kontaktreaktion nicht mehr auslösen. Der supprimierende Faktor in diesem Serum ist ein Antiidiotypantikörper.

Was versteht man unter einem Antiidiotypantikörper? Der Idiotyp eines Antikörpers bzw. eines antigenspezifischen Rezeptors auf die Lymphozyten ist der Anteil des Moleküls, der ein spezifisches Antigen binden bzw. erkennen kann [13]. Es handelt sich hierbei um die hypervariable Region des Antikörpers. Diese bezeichnet man als Idiotyp (Abb. 9). Der Antigen-spezifische Rezeptor auf B-Lymphozyten ist identisch mit dem Antikörper, der von der sich aus dem B-Lymphozyten entwickelnden Plasmazelle gebildet wird. Nach Antigenexposition kommt es also zu einer Proliferation einer antigenspezifischen B-Zelle (B1), es werden in großen Mengen antigenspezifische Antikörper gebildet. Der Idiotyp dieser Antikörper, der vorher ja nur in geringsten Mengen vorhanden war, wird jetzt von einer zweiten B-Zelle (B2) als fremd erkannt. Diese B-Zelle erkennt also den Idiotyp des Antikörpers der B-Zelle 1 und bildet ihrerseits Antikörper, die gegen den Idiotyp der B-Zelle 1 gerichtet sind: sogenannte Antiidiotypantikörper. Diese Antiidiotypantikörper können je nach experimentellen Bedingungen die B-Zelle 1 supprimieren, d. h. die Bildung von antigenspezifischen Antikör-

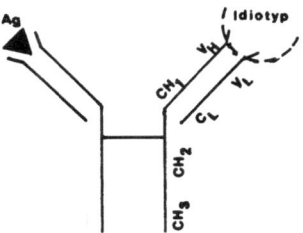

Abb. 9. Idiotyp und Antiidiotypantikörper. Erläuterungen im Text (nach Sy et al.)

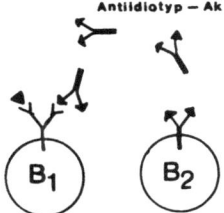

Netzwerk−Theorie (Jerne)

Abb. 10. Schematischer Ablauf der Antiidiotypantikörper-Regulation der Immunantwort beim allergischen Kontaktekzem (s. auch Abb. 8) (Netzwerk-Theorie). Erläuterungen im Text (nach Jerne [8])

pern unterdrücken oder gelegentlich auch stimulieren. Diese Interaktion zweier antigenspezifischer Zellsysteme bilden die Grundlagen für die Netzwerktheorie von Jerne [8] (Abb. 10).

Wie wirken diese Antiidiotypantikörper nun in dem eben geschilderten Kontaktekzemmodell? Durch Allergenpräsentation und Stimulation der T-Effektorzelle kommt es zu einer Proliferation der antigenspezifischen T-Zellen, d.h. es bildet sich eine große Anzahl von T-Zellen, die antigenspezifische Rezeptoren (Idiotypen) an ihrer Oberfläche tragen. Diese Idiotypen werden nun von einer B-Zelle als fremd erkannt, diese wiederum proliferiert und produziert Antiidiotypantikörper, die ihrerseits durch Bindung, möglicherweise aber auch durch Induktion von antigenspezifischen Suppressorzellen, die T-Effektorzellen der Kontaktallergie hemmen.

Dieser Überblick über die regulatorischen Mechanismen bei der Induktion des allergischen Kontaktekzems zeigt, auf wie komplexe Weise dieser Vorgang reguliert wird. Welche Ansätze für eine praktische Auswertung, d. h. welche Möglichkeiten der Desensibilisierung ergeben sich aus diesen Erkenntnissen? Wie allgemein bekannt ist, ist es relativ einfach, in einem nichtsensibilisierten Tier eine Toleranz gegenüber einem bestimmten Kontaktallergen zu erzeugen, z. B. durch intravenöse Injektion oder durch orale Gabe des Kontaktallergens. Wesentlich schwieriger und – beim Menschen nicht anwendbar – gestaltet sich eine Desensibilisierung in einem sensibilisierten Tier. Folgende Ansatzpunkte ergeben sich hierfür und müssen weiter ausgebaut werden:

1. Aktivierung von Suppressorzellen auch im sensibilisierten Tier.
2. Klonale Deletion bzw. Inaktivierung und
3. die Induktion von Antiidiotypantikörpern.

Die Lösung dieser Aufgabe ist nach allen bisherigen Erkenntnissen sicher schwierig und erfordert ein tieferes Eindringen in die komplexe Materie der Regulation der Immunantwort.

Literatur

1. Allison AC (1980) Mechanisms by which activated macrophages inhibit lymphocyte responses. Immunol Rev 40:3–27
2. Asherson GL, Zembala M, Thomas WR, Perera MACC (1980) Suppressor cells and the handling of antigen. Immunol Rev 50:3–45
3. Bloom BR, Bennet B (1966) Mechanism of a reaction in vitro associated with delayed type hypersensitivity. Science 153:80–82
4. Cecka M, McMillan M, Murphy D, Silver J, McDevitt H, Hood L (1978) Partial amino acid sequence analyses of Ia molecules. In: McDevitt HO (ed) Ir genes and Ia antigens. Academic Press, New York, pp 275–286
5. Claman HN, Moorhead JW (1976) Tolerance to contact hypersensitivity. Contemp Top Immunobiol 5:211–236
6. Claman HN, Miller SD, Sy MS, Moorhead JW (1980) Suppressive mechanisms involving sensitization and tolerance in contact allergy. Immunol Rev 50:105–132
7. Dvorak HF (1976) Cutaneous basophil hypersensitivity. J Allergy Clin Immunol 58:229–240
8. Jerne NK (1976) Towards a network of the immune system. Ann Immunol (Paris) 125:373
9. Knop J, Riechmann R, Macher E (to be published) Modulation of suppressor mechanisms in contact allergy. I. Effect of C. parvum on tolerance induction in mice. J Invest Dermatol
10. Knop J, Riechmann R, Macher E (to be published) Modulation of suppressor mechanisms in contact allergy. II. Inhibition of suppressor T-lymphocytes by C. parvum. J Invest Dermatol
12. McDevitt HO (1978) Selected expression of I region gene products in functionally distinct immunocompetent cell populations. In: McDevitt HO (ed) Ir genes and Ia antigens. Academic Press, New York, pp 275–286
13. Oudin J, Cazenave PA, Similar idiotypic specificities in immunoglobulin fractions with different antibody function or even without detectable antibody function. Proc Natl Acad Sci USA 68:2616
14. Schwartz RH, Yano A, Paul WE (1978) Interaction between antigenpresenting cells and primed T lymphocytes. Immunol Rev 40:153–180
15. Silberberg-Sinakin I, Thorbecke J (1980) Contact hypersensitivity and Langerhans cells. J Invest Dermatol 75:61–67
16. Stingl G, Katz SI, Shevach EM, Wolff-Schreiner EC, Green I (1978) Detection of Ia antigens on Langerhans cells in guinea pig skin. J Immunol 120:570–578
17. Sy MS, Moorhead JW, Claman HN (to be published) Possible role of antireceptor antibodies in regulation of contact sensitivity to DNFB in mice. J Immunol
18. Thomas DW, Clement L, Shevach EM (1978) T lymphocyte stimulation by hapten-conjugated macrophages: A model system for the study of immunocompetent cell interactions. Immunol Rev 40:181–201
19. Turk JL, Polak L, Parker D (1976) Control mechanism in delayed-type hypersensitivity. Br Med Bull 32:165–170
20. Uhr J (1978) T cell factors bearing Ia determinants. In: McDevitt HO (ed) Ir genes and Ia antigens. Academic Press, New York, pp 275–286
21. Unanue ER (1978) The regulation of lymphocyte functions by the macrophage. Immunol Rev 40:227–255
22. Van Furth R, Cohn ZA, Hirsch JS, Humphrey JH, Spector WG, Langevoort HL (1972) The mononuclear phagocyte system: A new classification of macrophages, monocytes, and their precursor cells. Bull WHO 46:845

Privatdozent Dr. med. J. Knop, Ph. D.,
Universitäts-Hautklinik,
Von-Esmarch-Str. 56,
D-4400 Münster

Häufige und seltene Kontaktallergene

B. M. Hausen, Hamburg

Einleitung

Die Zahl der niedermolekularen Verbindungen, die als Berufs- und Umweltnoxen eine allergische Kontaktdermatitis verursachen können, ist fast unübersehbar groß. Die Induktion einer Kontaktsensibilisierung wird im wesentlichen durch drei Faktoren bestimmt:

1. Exposition, d. h. Dauer und Intensität der Einwirkung des Allergens,
2. Prädisposition des Organismus, auf den das Allergen einwirkt,
3. Sensibilisierungspotenz des Allergens.

Liegt einer der Faktoren in erhöhtem Maße vor, oder treten mehrere der Faktoren in Kombination auf, so heben sich aus der Vielzahl der Ekzematogene jene 30 bis 50 Substanzen heraus, die uns besonders häufig als die Ursache einer Sensibilisierung begegnen.

Seit mehr als zehn Jahren bemüht sich die „International Contact Dermatitis Research Group" (ICDRG) um die Standardisierung von Epikutan-Testreihen, die es heute ermöglicht, ubiquitär verbreitete Sensibilisatoren und Arbeitsnoxen zahlenmäßig zu erfassen und die Befunde der einzelnen Länder-Arbeitsgruppen einander gegenüberzustellen.

Tabelle 1. Die acht wichtigsten Umwelt- und Berufsnoxen. Untersuchungszeitraum: 1973–1978 (nach [9, 12, 27, 63]). TMTD = Tetramethylthiuramdisulfid

International Contact Dermatitis Research Group			
Dänemark	*Schweiz*	*Spanien*	*USA*
Nickel	Terpentin	Nickel	Nickel
Chrom	Nickel	Chrom	Chrom
Perubalsam	Chrom	Kobalt	Lokalanästhetika
Holzteer	Quecksilber-Verbindungen	TMTD	Perubalsam
Carbo Mix.	p-Phenylendiamin	p-Phenylendiamin	p-Phenylendiamin
Wollwachsalkohole	Perubalsam	Merkapto-Verbindungen	Äthylendiamin
Neomycin	Kobalt	Lokalanästhetika	Neomycin
Kobalt	Parabene	Neomycin	Formaldehyd

Tabelle 2. Übersicht über die häufigsten Kontaktallergene aus Umwelt und Beruf in (hoch-)industrialisierten Ländern Mitteleuropas. Untersuchungszeitraum: 1970–1978 (nach [6, 42, 44, 66]). MBT = Merkaptobenzthiazol; TMTD = Tetramethylthiuramdisulfid; IPPD = Isopropylaminodiphenylamin; p-PD = p-Phenylendiamin

Bundesrepublik Deutschland		COMECON-Länder				
Frankfurt	*München*	*Bulgarien*	*CSSR*	*DDR*	*Polen*	*Ungarn*
Kobalt	Kobalt	Chrom	Chrom	Nickel	Chrom	Chrom
Chrom	p-PD	MBT	IPPD	IPPD	Formaldehyd	p-PD
p-PD	Nickel	IPPD	Epoxidharze	Formaldehyd	Terpentin	IPPD
Perubalsam	Chrom	Benzocain	Nickel	Chrom	TMTD	Formaldehyd
Eucerin anh.	Formaldehyd	Kobalt	p-PD	Chloramphenicol	IPPD	Nickel
Nickel	Neomycin	Formaldehyd	Terpentin	p-PD	p-PD	Quecksilber-Verbindungen
Benzocain	Eucerin anh.	Chloramphenicol	Formaldehyd	Epoxidharze	Kolophonium	Wollwachsalkohole
Wollwachsalkohole	p-Aminodiphenylamin	TMTD	TMTD	Parabene	Kobalt	TMTD

Der Vergleich der acht wichtigsten Berufs- und Umweltallergene am Beispiel weniger Länder (Tabelle 1 u. 2) macht deutlich, daß in hochindustrialisierten Staaten Nickel, Chrom, p-Phenylendiamin und Gummiinhaltsstoffe am häufigsten ätiologisch in Erscheinung treten. Naturgemäß gibt die Reihenfolge der Ekzematogene nur eine Momentaufnahme des Untersuchungsjahres bzw. -zeitraumes wieder. Da eine Vereinheitlichung der „Standardreihen" und eine Abstimmung der Untersuchungszeitpunkte in den ICDRG-Arbeitsgruppen noch der Vervollständigung bedarf, treten Differenzen von Land zu Land auf. Dadurch entsteht ein heterogenes Bild, das z. B. bei der Schweiz (Tabelle 1) Terpentin an der ersten Stelle der „Hitliste" ausweist. Dies entspricht keinesfalls mehr den heutigen Gegebenheiten, sondern spiegelt den Zustand vor 6 Jahren wider. Änderungen in der Technologie, lokale Gegebenheiten, administrative Maßnahmen und der unterschiedliche Grad der Industrialisierung eines Landes bestimmen darüber hinaus wesentlich die Befunde bei den Berufsekzematogenen.

Ein gutes Beispiel dafür ist das p-Phenylendiamin, welches in einigen Ländern verboten wurde. Obwohl es bei uns durch p-Toluylendiamin ersetzt wurde, bestehen für parasubstituierte Aminoverbindungen ebenso wie seit längerem für das Terpentinöl eine rückläufige Tendenz [17].

Im Gegensatz dazu besteht bei der Nickelallergie in fast allen hochindustrialisierten Staaten eine stark steigende Tendenz (Tabelle 1). Die Formaldehyd-, Äthylendiamin- und Lanolin-Allergie gewinnt nach Meinung verschiedener Autoren ebenfalls stark an Bedeutung [7, 37, 40, 53, 58]. Der von Pevny und Schäfer [58] als „meteorhaft" apostrophierte Anstieg der Äthylendiamin-Allergie kann allerdings weder durch eigene Fallbeobachtungen in der Hamburger Universitätshautklinik noch durch Befunde im Münchner Raum (Bandmann, persönliche Mitteilung) bestätigt werden.

Bemerkenswert ist die Entwicklungstendenz von Kontaktdermatitiden gegenüber Isopropylaminodiphenylamin (IPPD), die aus England [1] und den COMECON-Ländern (Tabelle 2) gemeldet wird [66].

Berufs- und Umweltallergene
(Abb. 1, Tabelle 3)

In den Bauberufen ist die Hälfte aller allergischen Hauterkrankungen durch Chromat bedingt; überwiegend sind Männer betroffen. Fregert et al. [24] haben zur Eindämmung der berufsbedingten Chromatallergie den Vorschlag gemacht, das sechswertige Chrom im Zement durch Zugabe von Eisensulfat zum dreiwertigen Chrom zu reduzieren:

$$Cr^{6+} + 3\ Fe^{2+} \rightarrow Cr^{3+} + 3\ Fe^{3+}$$

Im Laborversuch genügen 0,35% $FeSO_4 \cdot 7\ H_2O$ zur Reduktion von 20 µg Cr^{6+}/g Zement.

Der Nachweis, daß sich dieses Verfahren auch im großtechnischen Maßstab in der Industrie durchführen läßt, ohne daß es dabei zu Verfärbungen des Zements durch das Eisensulfat kommt, steht noch aus.

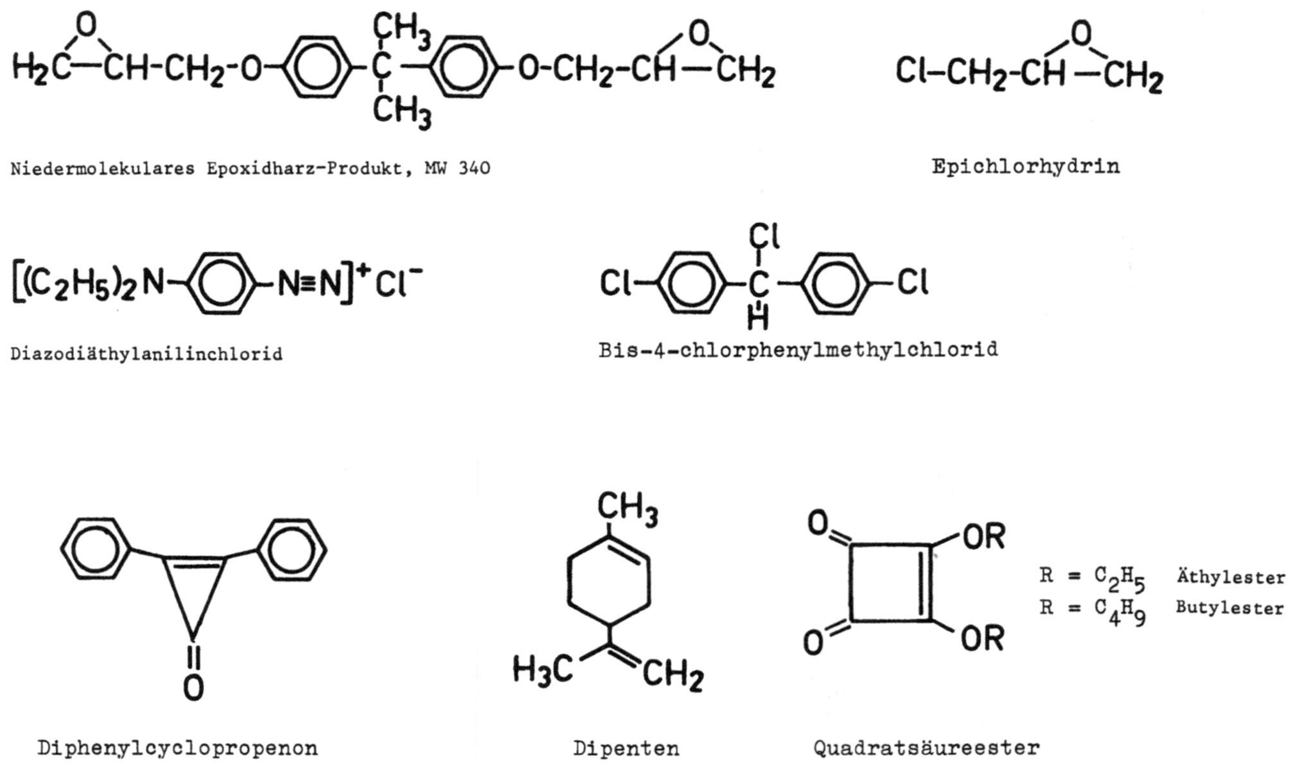

Abb. 1. Strukturformeln der häufigen und seltenen Kontaktallergene – Beruf (näheres siehe Text)

Tabelle 3. Beispiele für häufige und seltene Kontaktallergene – BERUF (Formeln Abb. 1)

Häufig		Selten	
Chrom	– Bauberufe (50% durch Zement), Fliesenleger, Bäcker (Chromat in Mehlen), Galvaniseure, Gerber, Graphiker etc.	Epichlorhydrin	– Chemisches Labor, Kunststoffindustrie [43]
		Bis-4-chlorphenylmethylchlorid	– Labor, Chemische Fabrik [4]
Nickel	– Friseusen, Kassierer, Reinigungs- und Restaurantpersonal, Elektroschweißer, Metallarbeiter, Galvaniseure, Ärzte, Schwestern, Schneider, Näherinnen	Diazodiäthylanilinchlorid	– Schnittmustervervielfältigung [69]
Epoxidharze	– Kunststoff- und Elektroindustrie, Bauberufe, Boots- und Modellbauer, Werkzeugmacher, Gießer	Diphenylcyclopropenon	– Chemisches Labor, Industrie, Universität [34]
		Dipenten	– Autolackiererei [11]
Lokal anästhetika	– Ärzte, Zahnärzte, medizinisch-technische Assistentinnen (Beispiele: Procain, Benzocain, Lidocain)	Isopropanol, Äthanol	– Ärzte, Reinigungspersonal, Chemielaboranten [46]
Gummiinhaltsstoffe	– Pfleger, Ärzte, Reinigungspersonal, Reifen- und Elektroindustrie, Heizer, Maschinisten, Mechaniker	Ester der Quadratsäure	– Chemisches Labor, Industrie, Universität [55]
p-Phenylendiamin	– Friseusen (heute: p-Toluylendiamin), Pelzfärbung, Gummiindustrie, Druckgewerbe		

Bei der Überempfindlichkeit gegenüber Nickel steht der ganztägige Kontakt mit nickelhaltigen Gegenständen bei Friseusen (Scheren, Nadeln, Klammern), Bedienungspersonal im Hotel- und Gaststättengewerbe (Besteck, Griffe, Münzen), Näherinnen (Nadeln) und Kassierern (Münzen) im Vordergrund.

Eine weitere Gruppe von Kontaktallergenen sind die Lokalanästhetika, die bei Ärzten und Zahnärzten ekzematische Veränderungen an den Fingerendgliedern verursachen [21]. In der Kunststoffherstellung und -verarbeitung spielen Polymerisationsprodukte mit niedrigem Molekulargewicht (MW 340–1 000) als Sensibilisatoren der Epoxidverbindungen eine entscheidende Rolle [71]. Unter den medizinischen Externa mit antibiotischer Wirkung steht Neomycin im Vordergrund (Tabelle 1) [45].

Die Liste der Umweltnoxen mit ubiquitärer Verbreitung führt Nickel an 1. Stelle (Tabelle 4). Das Ausmaß der Nickelallergie nimmt ständig zu. In der Mehrzahl der Fälle sind Frauen betroffen (Tabelle 4); ein hoher Prozentsatz manifestiert sich als Handekzem (bis zu 60%) [57]. Ursache sind Modeschmuck, Griffe und Haushaltsgegenstände (u.a. Scheren, Nadeln) und Knöpfe von Jeanshosen. Nach Brandrup und Larsen

Tabelle 4. Beispiele für häufige Kontaktallergene – UMWELT (ppm = parts per million)

Nickel	– Haushaltsgegenstände, Kochtöpfe, Waschmittel, Modeschmuck, Jeansknöpfe (früher Strumpfhalter), BH-Verschlüsse, Scheren, Griffe, Nadeln, Haarklemmen, Brillengestelle, Werkzeuge, Instrumente, Armbanduhren, Münzen etc.			
	– Ursache der Nickelallergie bei 40% der Frauen unter 30: Jeans-Knöpfe	*Männer*	*Frauen*	*Land*
	Nickelfreisetzung aus Jeans-Knöpfen durch künstlichen Schweiß: 0,01–14 ppm [68]	0,8%	8,0%	SF [57]
		2,8%	9,5%	DK [39]
	– Häufigkeit der Nickelallergie:	0,9%	9,0%	USA [63]
	In hochindustrialisierten Ländern: 10% der Bevölkerung	1,0%	9,5%	S [47]
	In anderen Ländern: 2% der Bevölkerung	1,8%	10,8%	S [23]
	[42]	0,9	10,5%	DK [36]
Chrom	– Schuhe, Handschuhe, Lederarmbänder, Haushaltsgegenstände, Streichhölzer, Griffe, Detergentien, Bleichmittel, Papier, Tinte, Farben, Beizen, Bohnerwachs, Schuhcreme, technische Öle, Imprägnierungsmittel in Textilien und Pelzen etc.			
Formaldehyd	– Geschirrspül- und Waschmittel (–0,08%), Reinigungs- und Pflegemittel (–0,09%), Möbelpolituren (0,03%), Textilappreturen, Kosmetika, Lotionen, Shampoos (0,1–0,15%), Haarwässer, Desinfektionsmittel, Schnittblumen-Frischhaltemittel (0,18%), Nagellack-Härter, Gummi, Leder, Papier etc. [40]			

liegt das Alter bei 40% der Frauen, die durch Jeansknöpfe eine Nickelallergie erwarben, unter 30 Jahren [8, 68]. Die Freisetzung von Nickel aus Jeansknöpfen kann Werte über 14 ppm (parts per million) erreichen [68]. Eindeutig höhere Sensibilisierungsraten durch Nickel sind auch bei der Stadtbevölkerung im Vergleich zu Landbewohnern nachweisbar [49]. Bestehende Nickelläsionen sollen unterhalten werden, weil beim Kochen von Speisen aus rostfreiem Stahl kontinuierlich Nickel freigesetzt wird und mit der Nahrung in den Organismus gelangt [10, 13].

Bevorzugte Nickel-„Löser" sind Milch- und Oxalsäure. Orale Verabreichung von Nickel führt zum schnellen Ausscheiden des Metalls durch den Urin und erhöhte „Nickelgehalte" im Handschweiß [14]. Die nickelfreie Diät ist problematisch und nur in wenigen Fällen erfolgreich durchzuführen [38]. Unter den *seltenen* Berufsnoxen sind als Beispiele die Sensibilisierung durch Isopropanol und Äthanol [46] (Reinigungspersonal, Ärzte), Epichlorhydrin (2 Fälle in der Hamburger Universitätshautklinik) und Dipenten (Autolackierung) [11] (Abb. 1) anzuführen (Tabelle 3).

Kürzlich synthetisierte Verbindungen sind allergologisch in den chemischen Laboratorien der Universitäten und Industrie in Erscheinung getreten. Zu diesen zählen die Ester der Quadratsäure [55] und das Diphenylcyclopropenon (Hausen, in Vorbereitung) (Abb. 1, Tabelle 3), deren Sensibilisierungspotenz der des Dinitrochlorbenzols (DNCB) gleichkommt. Der Dibutylester der Quadratsäure wird seit kurzem in die Therapie der Alopecia areata eingesetzt (Hausen, unveröffentlicht).

Als seltene Kontaktallergene des Alltagslebens sind Gold [25], Silber, Platin (vorwiegend als Schmuck), Propylgallat (in Lippenstiften) [18] und als Rarität die Sensibilisierung durch Kupfer [50] anzusehen.

Sensibilisierende Naturstoffe

In ihrer ausgezeichneten Übersicht „Botanical Dermatology" nennen Mitchell und Rook [50] mehr als 2 500 Pflanzen mit primär hautreizender oder sensibilisierender Wirkung. Unter den exotischen Holzarten, deren Nutzung als Möbel-, Furnier- und Bootsbauholz bei uns ein ständiges Wachstum verzeichnet, weisen etwa 90 Spezies sensibilisierende Inhaltsstoffe auf [33]. Häufiger Kontakt mit Zier- und Drogenpflanzen (Kamille,

Tabelle 5. Beispiele für häufige und seltene Kontaktallergene – NATUR [32] (Formeln: Abb. 2)

Allergen	*Artname*	*Botanische Bezeichnung*
Häufig		
3-(8-Pentadekenyl)-catechol	poison ivy (USA)	*Rhus toxicodendron* L.
Arteglasin A	Chrysantheme	*Chrysanthemum indicum* L.
Primin	Becherprimel	*Primula obconica* Hance
Tulipalin A	Tulpe	*Tulipa gesneriana* L.
Helenalin und Derivate	Arnika	*Arnica montana* L.
Desoxylapachol	Teak	*Tectona grandis* L.
Dalbergione	Rio- und Ostindischer Palisander	*Dalbergia nigra* All. und *Dalbergia latifolia* Roxb.
R-3,4-Dimethoxydalbergion	Pao ferro, Caviuna	*Machaerium scleroxylon* Tul.
Selten		
Taraxinsäure-1'-O-β-D-glukopyranosid	Löwenzahn	*Taraxacum officinale* Wiggers
(Geranyl-)geranylhydrochinon	Büschelschön	*Phacelia crenulata* Torrey
p-Hemigossypolon	Baumwolle	*Gossypium hirsutum* L.
Cypripedin	(Wild-)Frauenschuh	*Cypripedium calceolus* L.
Acamelin	Australian Blackwood	*Acacia melanoxylon* R. Brown

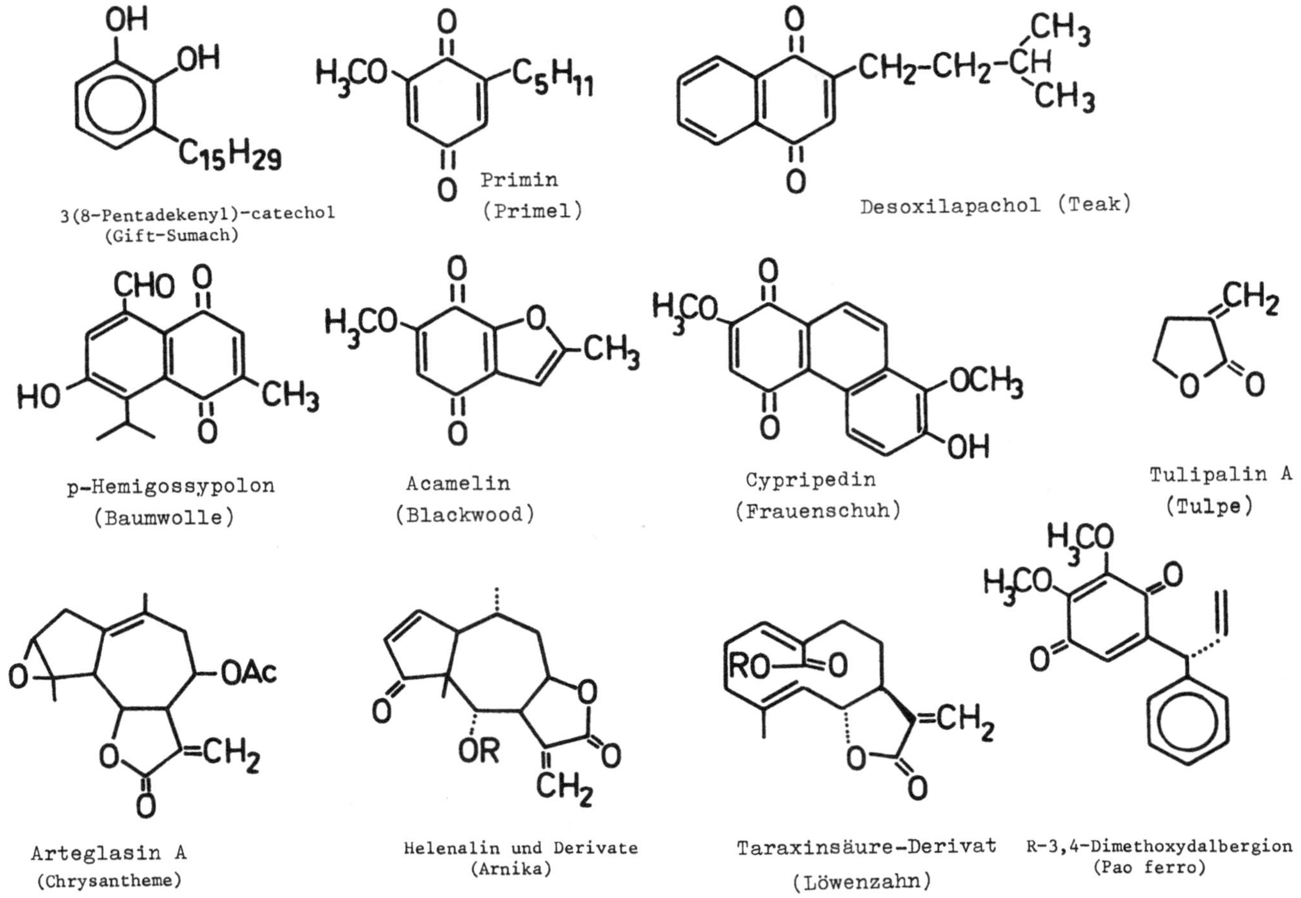

Abb. 2. Strukturformeln einiger häufiger und seltener Kontaktallergene – Natur (näheres siehe Text)

Arnika) sowie mit Arten, die als Nahrungsmittel angebaut werden (Sonnenblume), und mit Unkräutern (Schafgarbe, Rainfarn, Löwenzahn, Beifuß) kann allergische Hautveränderungen hervorrufen. Als wichtigste Gruppe der pflanzlichen Kontaktallergene stellen sich die Chinone und Sesquiterpenlaktone dar (Tabelle 5), (Abb. 2). Chrysanthemen, Primeln und Tulpen zählen zu den am häufigsten eine Kontaktallergie induzierenden Zierblumenarten [32].

Das in den letzten Jahren diagnostizierte leichte Ansteigen von Arnikasensibilisierungen ist sehr wahrscheinlich im Zusammenhang mit dem z. Z. bestehenden Trend „zurück zur Natur" und der damit verbundenen vermehrten unkritischen Anwendung der Arnikatinktur bei Prellungen, Verstauchungen und kleineren Verletzungen zu sehen [31]. Ein Risiko für das Auftreten von Rezidiven bei bestehender Arnikaallergie ist vor allem bei unaufmerksamer Verwendung von arnikahaltigen Externa (mehr als 150 Präparate der „Roten Liste" wie Heil- und Wundsalben, Venenmittel, Antirheumatika enthalten Arnika) und des weiteren durch Haarwässer, Kosmetika, Shampoos, Badezusätze und Kräuterliköre gegeben, die Arnikaauszüge aufweisen.

Zu einer auffälligen Häufung von allergischen Kontaktdermatitiden kommt es in den letzten Jahren durch die brasilianische Holzart *Machaerium scleroxylon* TUL (über 40 beobachtete Fälle), die als Ersatz für Rio-Palisander (*Dalbergia nigra* ALL.) unter der irreführenden Bezeichnung „Santos-Palisander" auf den europäischen Markt gelangt [16, 35]. Verantwortlich für die z.T. schweren ekzematischen Hautveränderungen zeichnet das R-3, 4-Dimethoxy-dalbergion (Abb. 2), das sich im Tierexperiment als das am stärksten sensibilisierend wirksame Chinon der sechs bekannten Dalbergione erwies [67].

In der Reihe der seltenen Kontaktallergene der Natur sind die Inhaltsstoffe des Löwenzahn (Taraxinsäure-1'-O-β-D-Glukopyranosid) [30], der Baumwolle (p-Hemigossypolon) [29], des Frauenschuh (Cypripedin) [64] und des Australian Blackwood (Acamelin) [65] erwähnenswert (Abb. 2). Drei der genannten Ekzematogene präsentieren eine chinoide Struktur; das kürzlich aus dem Büschelschön (*Phacelia crenulata* und *P. minor*) isolierte und stark sensibilisierend wirksame Geranylhydrochinon und Geranylgeranylhydrochinon wird in der Haut ebenfalls enzymatisch zum Chinon oxidiert [60, 61].

Ekzematogene der Tierwelt

Der ständig anwachsende Zustrom von Touristen an die Nord- und Ostseeküste, an das Mittelmeer und in die Karibik während der Urlaubszeit birgt das Risiko des Kontaktes mit hautreizenden Meerestieren und -pflanzen, wie Algen, Korallen, Quallen, Schwämmen, Seeigeln, -sternen, -anemonen, -gurken etc [20].

Während jedermann die Berührung mit Quallen wegen ihrer primären Reizwirkung meidet, dürfte weniger bekannt sein, daß der wiederholte Kontakt mit bestimmten Algen [56], Schwämmen und Seeigeln – besonders beim Tauchen, Schwimmen und Surfen – gelegentlich eine Sensibilisierung induzieren kann [20] (Tabelle 6).

Tabelle 6. Kontaktallergien durch Meerestiere und -pflanzen [20]

Häufig		
"Dogger bank itch"		– Ursache: Gallert-Moostierchen *Alcyonidium* Allergen: Alkohollöslich, aromatisch (?) Sensibilisierungsversuche: Positiv [2, 19] Fallbeschreibungen: Bonnevie 1939/1948 [5], Seville 1957 [69], Guldager 1959 [25], Fraser 1963 [21], Newhouse 1966 [53], Dubos et al. 1977 [18], Audebert 1978 [2]
Selten		

Algen (Grün-, Braun-, Blaualgen)
 Hummer, Krabben, Fische
 Korallen
   Larven, Würmer
 Quallen
 Schwämme
 Seegras, -igel, -sterne
	Seeigel	– *Paracentrotus lividus* Lam.
		   Zusammensetzung der Stachel
		 Oberfläche: Dünne organische Schicht aus epidermalen Resten, Pigmente (Chinone?)
		 Inneres: $CaCO_3$ (95%), $MgCO_3$ (5%), $CaSO_4$ und SiO_2 (0,05%) [62]
		 Sensibilisierung (?): Meneghini 1972 [48]

Seeanemonen, -gurken, -nesseln	Seeigel	– *Echinothrix diadema* L. (Juglon- und Naphthazarin-Derivate) [52]

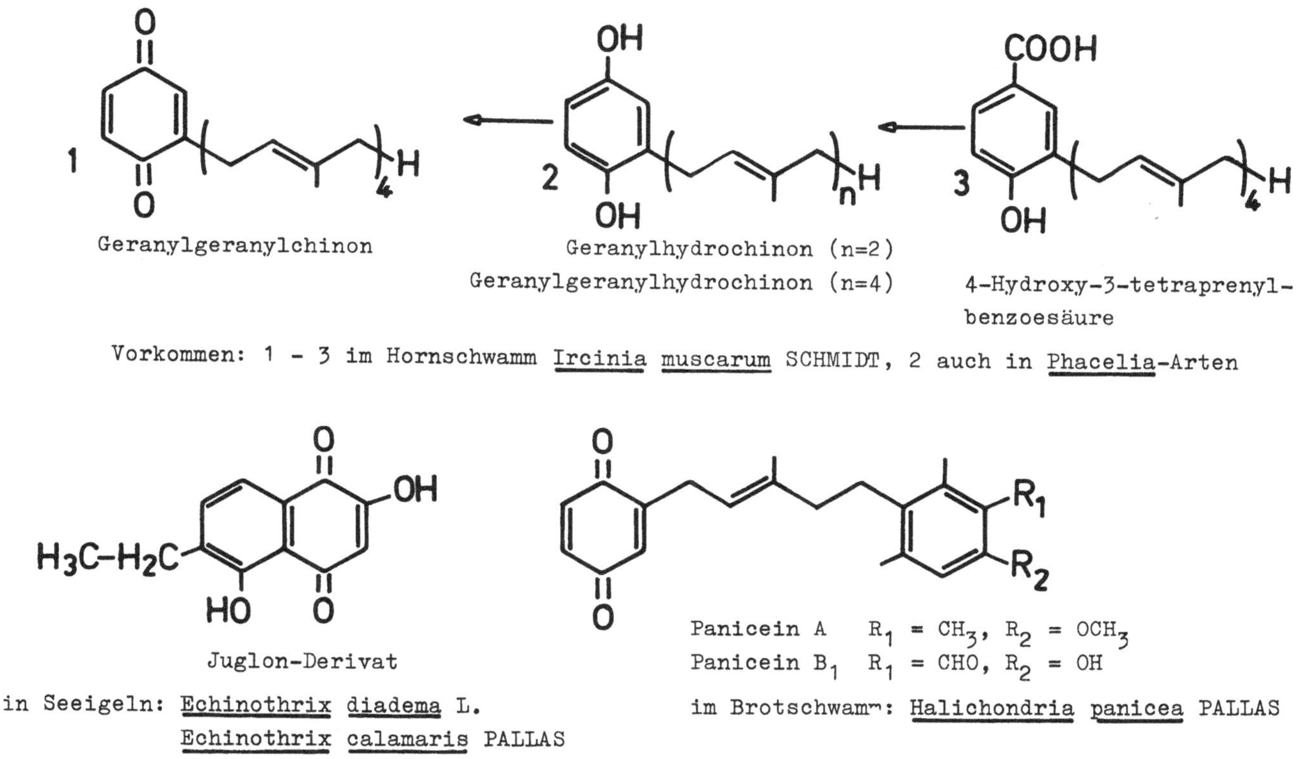

1   Geranylgeranylchinon

2   Geranylhydrochinon (n=2)
    Geranylgeranylhydrochinon (n=4)

3   4-Hydroxy-3-tetraprenyl-benzoesäure

Vorkommen: 1 – 3 im Hornschwamm <u>Ircinia muscarum</u> SCHMIDT, 2 auch in <u>Phacelia</u>-Arten

Juglon-Derivat

Panicein A $R_1 = CH_3$, $R_2 = OCH_3$
Panicein B_1 $R_1 = CHO$, $R_2 = OH$

in Seeigeln: <u>Echinothrix diadema</u> L.
            <u>Echinothrix calamaris</u> PALLAS

im Brotschwamm: <u>Halichondria panicea</u> PALLAS

Abb. 3. Chinone und ihre Vorstufen aus Meerestieren und -pflanzen

Der *berufsmäßige* Umgang mit Meerestieren und -pflanzen führt nach russischen Beobachtungen bei mehr als 25% der Fischer zu einer Dermatose [59].

Als Berufserkrankung *anerkannt* wird aber bisher als einzige nur die spezifische Überempfindlichkeit auf das Gallert-Moostierchen *Alcyonidium gelatinosum* L. [5] (Tabelle 6). Sie ist unter dem Namen „Dogger bank itch" bekannt [5]. Das winzige sessile Gallert-Moostierchen kommt in der Nordsee – auch auf Sylt [41] – vor und an der Ostküste der USA. Es bildet große Kolonien, die beim Fischen in die Netze gelangen. Zwischen April und November bedecken oftmals riesige rotgefärbte Teppiche von *Alcyonidium gelatinosum* die Küstengewässer und Hafenbecken (z. B. Le Havre) [2], wodurch eine Berührung beim Einholen der Netze unvermeidbar wird. Die tierexperimentell gesicherte Kontaktallergie durch *A. gelatinosum* [19] ist auf eine niedermolekulare, sehr wahrscheinlich aromatische Verbindung zurückzuführen, deren Strukturaufklärung noch aussteht.[1]

Verletzungen durch Seeigel-Stacheln werden häufig beschrieben. Nicht immer gelingt die vollständige Ent-

---

1 Das Allergen des Gallert-Moostierchens *Alcyonidium gelatinosum* wurde soeben aufgeklärt. Es handelt sich um das (2-Hydroxyethyl)dimethylsulfonium ion.
Carle JS, Christophersen C (1980) Dogger bank itch. The allergen is (2-Hydroxyethyl)dimethylsulfonium ion. J Am Chem Soc 102:5107)

fernung der leicht abbrechenden Stacheln. In der Haut verbleibende Reste führen nach 2 bis 6 Monaten zu Granulomen, die dem Dermatologen von den aus dem Urlaub zurückkehrenden Touristen präsentiert werden. Bei der Entfernung von Stachelresten beobachtete Meneghini [47], daß neben den durch die Kalzium- und Silizium-haltigen Stacheln verursachten Granulomen offenbar eine Sensibilisierung induziert worden war, da mit Extrakten aus der organischen Oberfläche der Stacheln (Reste von epidermalen Zellpigmenten) [62] positive Tests zu erzielen waren. Chemische Untersuchungen und tierexperimentelle Befunde mit der aus dem Mittelmeer stammenden Art *Paracentrotus lividus* LAM. (Steinseeigel) weisen darauf hin, daß es sich bei den organischen Pigmenten sehr wahrscheinlich um allergen wirksame Chinone handelt [29]. Chinoide Verbindungen vom Typ des Juglons und Naphthazarins wurden bereits aus hawaiianischen See-Igeln (z. B. *Echinothrix diadema* L. und *E. calamaris* Pallis) [52] isoliert (Abb. 3).

Sollten sich die Beobachtungen von Meneghini [47] bestätigen, so ist mit dem Auftreten von Kreuzreaktionen auf strukturchemisch verwandte Chinone zu rechnen.

Zum Abschluß sei angemerkt, daß ekzematische Veränderungen an den Händen von Mittelmeeranwohnern beobachtet werden [20], die nach Schwämmen tauchen, um diese nach dem Trocknen als Naturschwamm zu verkaufen. Nach Cimino et al. [14] enthalten 300 g des getrockneten Hornschwammes *Iricinia muscarum* Schmidt 0,8 g Geranylgeranylchinon, etwa 16,5 g Geranylgeranylhydrochinon und 5,2 g dessen Vorstufe (Abb. 3). Der ätiologische Zusammenhang mit dem Auftreten von irritativen und sehr wahrscheinlich auch allergischen Kontaktdermatitiden an den Händen der Schwammtaucher wird erklärlich, wenn man sich daran erinnert, daß dieselbe Verbindung (Geranylgeranylhydrochinon) in den oben erwähnten Büschelschön-Arten (*Phacelia spec.*), die bei uns als Bienenfutter angepflanzt werden, als starker Sensibilisator erkannt wurde [61].

Danksagung

Herrn Bernd Urbanek, Düsseldorf, danke ich für die Übersetzung der beiden Arbeiten aus dem Russischen.

Literatur

1. Alfonzo C (1979) Allergic contact dermatitis to isopropyl-aminodiphenylamin (IPPD). Contact Dermatitis 5: 145–147
2. Audebert C, Lamoureux P (1978) Eczéma professionnel du marin pêcheur par contact de bryozoaires en baie de Seine. Ann Dermatol Venereol 105: 187–192
4. Bang Pedersen N, Thormann J, Senning A (1980) Occupational contact allergy to bis-(4-chlorophenyl)methyl chloride. Contact Dermatitis 6: 56
5. Bonnevie P (1948) Fishermen's Dogger bank itch, an allergic contact eczema due to the coralline Alcyonidium hirsutum. Acta Allergol 1: 40–46
6. Borelli S (1979) Neuere Berufsdermatosen. Fortschr Prakt Dermatol Venerol 9: 261–270
7. Bork K, Heise D, Rosinus A (1979) Formaldehyd in Haarshampoos. Derm Beruf Umwelt 27: 10–12
8. Brandrup F, Schultz Larsen F (1979) Nickel dermatitis provoked by bottom in blue jeans. Contact Dermatitis 5: 148–150
9. Brun R (1975) Statistique des tests épicutanés positifs de 1000 cas d'eczéma de contacts. Dermatologica 150: 193–199
10. Brun R (1979) Nickel in food: The role of stainless-steel utensils. Contact Dermatitis 5: 43–45
11. Calnan CD (1979) Allergy to dipentene in paint thinner. Contact Dermatitis 5: 123–124
11. Camarasa JMG (1979) First epidemiological study of contact dermatitis in Spain – 1977. Acta Derm Venerol (Stockh) [Suppl 89] 59: 34–37
12. Christensen OB, Möller H (1978) Release of nickel from cooking utensils. Contact Dermatitis 4: 343–346
13. Christensen OB, Möller H, Andrasko L, Lagesson V (1979) Nickel concentration of blood, urin and sweat after oral administration. Contact Dermatitis 5: 312–316
14. Cimino G, de Stefano S, Minale C (1972) Prenylated quinones in marine sponges: Ircinia sp. Experientia 28: 1401–1402
15. Conde-Salazar L, Garcia Diez A, Rafeensperger F, Hausen BM (1980) Contact allergy to the Brazilian rosewood substitute *Machaerium scleroxylon* TUL. (Pao ferro). Contact Dermatitis 6: 246–250
16. Cronin E (1979) Oil of turpentine – a disapearing allergen. Contact Dermatitis 5: 308–311
17. Cronin E (1980) Lipstick dermatitis due to propyl gallate. Contact Dermatitis 6: 213–214
18. Dubos M et al. (1977) Alcyonidium gelatinosum et réactions cutanées d'hypersensitivité. Bull Soc Pathol Exot Filiales 70: 82–89
19. Fisher AA (1978) The atlas of aquatic dermatology. Grune & Stratton, New York
20. Forck G (1978) Fingerekzem beim Zahnarzt. Ursache, Diagnostik, Therapie. Zahnaerztl Welt 87: 726–731
21. Fraser JH, Lyell A (1963) Dogger bank itch. Lancet I: 63
22. Fregert S et al. (1969) Epidemiology of contact dermatitis. Trans St John's Hosp Dermatol Soc 55: 17–35
23. Fregert S, Gruvberger B, Sandahl E (1979) Reduction of chromate in cement by iron sulfate. Contact Dermatol 5: 39–42
24. Fregert S, Kollander M, Poulsen J (1979) Allergic contact stomatitis from gold dentures. Contact Dermatol 5: 63–64
25. Guldager A (1959) Dogger bank itch. Legeskr Laeg 41: 1567–1571
26. Hammershøy O (1980) Standard patch test results in 3225 consecutive Danish patients from 1973–1977. Contact Dermatitis 6: 263–268
27. Happle R, Kalveram KJ, Büchner U, Echternacht-Happle K, Goggelmann W, Summer K-H (1980) Contact allergy as a therapeutic tool for alopecia areata. Dermatologica 161: 289–297
29. Hausen BM (1978) Berufsbedingte Kontaktdermatitiden durch Pflanzen und Hölzer. Arbeitsmed Sozial med Praeventivmed 13: 161–166
30. Hausen BM (1980) Arnikaallergie. Hautarzt 31: 10–17
31. Hausen BM (to be published) Woods injurious to health. Gruyter, Berlin New York
32. Hausen BM, Schulz KH (1978) Allergische Kontaktdermatitis durch Löwenzahn (Taraxacum officinale Wiggers). Derm Beruf Umwelt 26: 198
33. Hausen BM, Stute J (to be published) Diphenylcyclopropenon – a strong contact sensitizer. Chem Ind
35. Hjorth N, Fregert S, Magnusson B (1979) Einige Berufe und ihre Kontaktallergene. Allergologie 2: 296–297
36. Ippen H (1980) Contact reactions to different types and derivates of woolwax. 5th International Symposium on Contact Dermatitis, Barcelona, Spain, 28–30. 3. 1980 p 72
37. Kaaber K, Veien NK, Tjell JC (1978) Low nickel diet in the treatment of patients with chronic nickel dermatitis. Br J Dermatol 98: 197–201
38. Kiefer M (1979) Nickel sensitivity: Relationships between history and patch test reactions. Contact Dermatitis 5: 398–401
39. Kleinhans D, Dayss U (1980) Aktuelles zur Formaldehyd-Kontaktallergie. Derm Beruf Umwelt 28: 101–103
40. Kuckuck P (1974) Der Strandwanderer, 11. Aufl. Lehmann, München

41. Lämmer D (1979) Testergebnisse von 1008 Patienten mit Kontaktallergie. Z Hautkr 54:571–579
42. Lambert D, Lacroix M, Journet F, Chapuis J-L (1978) L'allergie cutanée à l'épichlorhydrine. Ann Dermatol Venereol 105:521–525
43. Laubstein H, Mönnich H-T (1980) Zur Epidemiologie der Berufsdermatosen. III. Dermatol Monatsschr 166:368–381
44. Leyden JJ, Kligman AM (1979) Contact dermatitis to neomycin sulfate. JAMA 242:1276–1278
45. Ludwig H, Hausen BM (1977) Sensitivity to isopropyl alcohol. Contact Dermatol 3:240–244
46. Magnusson B, Blohm S-V, Fregert S, Hjorth N, Høvding G, Pirilä V (1968) Routine patch testing. IV. Acta Derm Venerol (Stockh) 48:110–114
47. Meneghini CL (1972) Cases of sea-urchin granuloma with positive tests to spines extracts. Contact Dermatitis 12:316
48. Menné T, Bachmann E (1979) Permanent disability from skin diseases. Derm Beruf Umwelt 27:37–42
49. Miranda A, Quinones PA (1980) Allergic contact sensitization to copper. 5th International Symposium Contact Dermatitis, Barcelona, 28.–30. 3. 1980, p 26
50. Mitchell JC, Rook A (1979) Botanical dermatology. Greengrass, Vancouver
51. Moore RE, Higa T, Scheuer PJ (1966) Isolation of eleven new spinochromes from echinoids of the genus echinthrix. J Org Chem 31:3645–3650
52. Mortensen T (1979) Allergy to lanolin. Contact Dermatitis 5:137–139
53. Newhouse ML (1966) Dogger bank itch. Br Med J I:1142–1145
54. Noster U, Hausen BM, Krische H, Schulz KH (1976) Squaricacid-diethylester – a strong sensitizer. Contact Dermatitis 2:99–101
55. Pashkevich IAA (1979) Zur Frage der Ätiologie der Entstehung von Hauterkrankungen durch Kontakt mit blaugrünen Algen (in Russisch). Vestn Dermatol Venerol 47–51
56. Peltonen L (1979) Nickel sensitivity in the genral population. Contact Dermatitis 5:27–32
57. Pevny I, Schäfer U (1980) Äthylendiamin-Allergie. Derm Beruf Umwelt 28:35–40
58. Rascheja-Kotelba B, Choezka, Karas A, Preisler A (1979) Über die Erkrankungen der Haut bei Fischern (in Russisch). Vestn Dermatol Venerol
59. Reynolds, Rodriguez E (1979) Geranylhydroquinone: A contact allergen from trichomes of phacelia crenulata. Phytochemistry 18:1567–1568
60. Reynolds G, Epstein W, Terry D, Rodriguez E (1980) A potent contact allergen of phacelia (hydrophyllaceae). Contact Dermatitis 6:272–274
61. Rocha G, Fraga S (1962) Sea urchin granuloma of the skin. Arch Dermatol 85:406–408
62. Rudner EJ (1978) Diagnosis of allergic eczematous contact dermatitis. Int J Dermatol 17:398–400
63. Schmalle H, Hausen BM (1979) A new sensitizing quinone from lady slipper (cypripedium calceolus). Naturwissenschaften 66:527
64. Schmalle H, Hausen BM (1980) Acamelin, a new sensitizing furano-quinone from acacia melanoxylon R. BR. Tetrahedron Lett 21:149–152
65. Schubert H, Zschunke E, Prater E, Rothe A (1980) Some epidemiological datas about contact allergy in several socialist countries. 5th International Symposium of Contact Dermatitis, Barcelona, 28–30. 5. 1980, p 13
66. Schulz KH, Garbe I, Hausen BM, Simatupang MH (1979) The sensitizing capacity of naturally occurring quinones. II. Benzoquinones. Arch Dermatol Res 264:275–284
67. Schultz Larsen F, Brandrup F (1980) Nickel release from metallic buttons in blue jeans. Contact Dermatitis 6:298–299
68. Sengel D, Khelladi A, Foussereau J (1979) Berufsbedingte Allergie gegen Diazopapier in der Textilindustrie. Derm Beruf Umwelt 27:178–179
69. Seville RH (1957) Dogger bank itch. Br J Dermatol 69:92–93
70. Thorgeirsson A, Fregert S (1977) Allergenicity of epoxy resins in the guinea pig. Acta Derm Venerol (Stockh) 57:253–256
71. Turk JL, Parker D, Rudner EJ (1966) Preliminary results on the purification of the chemical sensitizing agent in alcyonidium gelatinosum. Proc R Soc Med 59:1122–1124

Priv.-Doz. Dr. rer. nat. Björn M. Hausen,
Labor für experimentelle Allergologie,
Hautklinik des Universitäts-Krankenhauses,
Martinistr. 52,
D-2000 Hamburg 20

Das „Angry Back-Syndrom" – Untersuchungsergebnisse mit Sequenztestungen, Wiederholungstestungen und dem Cocarden-(Target-)Test

H.-J. Bandmann und M. Agathos, München

Zusammenfassung

Von Mitchell wurde der Begriff „Angry Back" geprägt. Er stellte bei 35 Patienten, welche er mit insgesamt 28 Testsubstanzen testete, fest, daß von den im ersten Testverfahren erzielten positiven Reaktionen 42% bei einer Wiederholung der Testung verlorengingen. Die Resultate werden so gedeutet, daß die allergischen Reaktionen im ersten Standardtest einander so stark beeinflußten, daß falsch positive Testungen zustande kamen. Wegen dieses alarmierenden Befundes, der die gesamte Standard-Epikutantestung in Frage stellte, wurde von uns an 50 Patienten eine ähnliche Untersuchung mit Sequenz- und Wiederholungstestungen durchgeführt. Wir konnten – im Gegensatz zu Mitchell – jedoch nur 8,2% der ursprünglich erzielten Testreaktion bei Sequenztestungen nicht reproduzieren. Darüberhinaus konnten wir mit Hilfe eines neuen Testverfahrens (Cocarden-(Target-)Test) demonstrieren, daß eine Beeinflussung der umliegenden, klinisch erscheinungsfreien Haut auch durch starke Testreaktionen weder makroskopisch noch histologisch erfolgt.

Einleitung und Problemstellung

„A single strong positive patch-test reaction creates an angry back which is hyperreactive to other patch test applications. Concomitant false positive reactions are thus frequently obtained. Most often test sites adjacent

Tabelle 1. Ergebnisse von Mitchell 1977

N	35
Anzahl der Tests	28
Positive Reaktionen	90
Reaktion/Patient	2,6
Verlorene Reaktionen	42%

to the patch test dermatitis are those which react as false positive, but the whole back, if not the whole skin, may be „hyperreactive".

Diese grundsätzliche, zunächst noch rein theoretische Aussage Mitchell's [14] wurde durch seine Beobachtungen an 35 Patienten, welche mehrere Testreaktionen gleichzeitig aufwiesen, belegt [15]: Alle Substanzen, welche bei der 1. Testung positiv reagiert hatten, wurden eine Woche später nochmals aufgelegt. Bei dieser Art der Nachtestung gingen 42% der ursprünglich positiven Testreaktionen verloren (Tabelle 1). Als Ursache für diese falsch positiv gewerteten Testreaktionen wurde der „Angry back" gemäß der o. a. Definition angesehen.

Bei Bestätigung dieser Untersuchungsergebnisse müßte der Aussagewert einer Blocktestung, also auch einer Standardtestung, bezweifelt werden, und ein gänzlich anderes Vorgehen bei der Epikutantestung stünde dann zur Diskussion. Die hier vorgelegten Untersuchungsergebnisse teilen unsere Resultate von Nachtestungen – Sequenztestungen und Wiederholungstestungen – mit. Außerdem werden einige weitere Untersuchungen mit einem modifizierten Testverfahren zur Frage der erhöhten Reagibilität der Umgebung einer starken Testreaktion mitgeteilt.

Untersuchungen mit Sequenztestungen

Material und Methode

Es wurden 55 Patienten für diese Untersuchung ausgewählt. 54 litten an allergischen Kontaktdermatitiden bei Stauungsdermatitis der Unterschenkel mit oder ohne Ulcus cruris. Ein Patient wies eine generalisierte allergische Kontaktdermatitis auf. Alle Patienten wurden während ihres stationären Aufenthaltes getestet, stets nach völliger Abheilung aller Streuherde und des Testortes Rücken. Testpflaster: Al-Test auf Scanpor. Testsubstanzen: Tabelle 2. Expositionszeit: 2 Tage. Ablesung: D2, D3 und D7. Die halbquantitative Auswertung wurde nach den Regeln der ICDRG [17] vorge-

Tabelle 2. In München-Schwabing verwendeter Standard-Test

ICDRG und Schwabinger Ergänzung: 26

Metall-Salze:	Cr^{6+}, Co, Ni
Para-Stoffe:	Cainemix, PPD, Mafenid, Benzocain
Medikamente:	Neomycin, Gentamycin, Vioform
Vehikel, Parabene:	Lanolin, Eucerin, Lanette N, Parabene, Äthylendiamin
Gummichemikalien:	Mercaptomix, Thiurammix PPD-Mix, Naphthylmix
Balsame:	Perubalsam, Kolophonium, Terpentinöl, Zimtaldehyd
Formaldehyd, Epoxidharze, Sublimat	

Tabelle 3. Beginn der Sequenztestungen

D 7 =	2	Ablesung der Reaktionen
D 14 =	18	jeweils D2, D3 u. D7
D 21 =	6	
D 28 =	6	
D 35 =	2	
später =	21	

Tabelle 4. Ergebnisse der Sequenztestungen (nach Testung mit 1. Standardtest)

Positive Reaktionen	1. Standard-Test	Verlorene R.
Metallsalze	12	1
Para-Stoffe	58	4
Medikamente	36	4
Vehikel, Parabene	52	6
Gummichemikalien	7	–
Balsame	28	–
Formaldehyd	3	1
	196	16 ≙ 8,2%

Tabelle 5. Ergebnisse von Bandmann/Agathos 1980

N	55
Anzahl der Tests	26
Positive Reaktionen	196
Reaktion/Patient	3,6
Verlorene Reaktionen	8,2%

nommen. Diese Auswertung erscheint nicht in diesem Teil des Ergebnisberichtes, jedoch wurden nur solche Reaktionen positiv gewertet, welche mindestens einfach positiv waren.

Die Sequenztestung erfolgte bei 41/55 mit je einer der ursprünglich positiv reagierenden Testsubstanzen pro Woche. Die Testtechnik blieb unverändert. Bei 14/55 wurden 3 Testsubstanzen simultan auf dem Rücken und den beiden Oberarmaußenseiten geprüft. Der Beginn der Sequenztestung schwankte (Tabelle 3).

Ergebnisse der Sequenztestung

Die Einzelheiten der Untersuchungen und deren Ergebnisse sind tabellarisch zusammengefaßt (Tabelle 5). Das Spektrum der aufgeführten Allergene entsprach demjenigen, welche bei Unterschenkeldermatitiden zu erwarten waren [8] (Tabelle 4).

Untersuchungen mit Wiederholungstestungen

Material und Methode

Die Testtechnik entspricht in allen hier mitgeteilten Fällen den unter Kapitel „Material und Methode" aufgeführten. Zunächst wurden die Wiederholungstestungen, welche an 20 zu begutachtenden Personen durchgeführt worden waren, ausgewertet. Der Zeitraum zwischen der 1. und 2. Standardtestung betrug zwischen 1 und 5 Jahren. Außerdem wurden bei 37 der 55 von uns

Tabelle 6. Ergebnisse von Sequenz- und Wiederholungstestungen bei 37 Patienten

N = 37	1. Standardtest	Sequenztest	2. Standardtest	− Sequenztest + 2. Standardtest	+ Sequenztest − 2. Standardtest	− Sequenztest − 2. Standardtest
Metallsalze	8	8	8			1 (Kobalt)
Para-Stoffe	42	38	39	2	1	2 (PPD, Benzoicain)
Medikamente	16	14	12	1	3	1 (Neomycin)
Vehikel, Parabene	38	36	34	1	3	1 (Eucerin)
Gummichemikalien	5	5	4	1		
Balsame	18	18	18			
Formaldehyd						
Epoxidharze, Sublimat	1	1	1			

Tabelle 7. Im Wiederholungstest zusätzlich positive Substanzen

Bei 14/37 Patienten zusätzlich 23 Substanzen positiv im 2. Standardtest:
  6 Kopplungsallergene
 10 Gruppenallergene oder gleiche Substanzen
  7 neue Allergene

Tabelle 8. Beispiele für die Wertung im Wiederholungstest zusätzlich positiver Substanzen

1. Standard	Zusätzlich im 2. Standard	Beurteilung
Perubalsam Parabene Lanette O	Neomycin	Kopplungsallergie
Neomycin Lanolin	Eucerin	Gruppenallergie
Neomycin Gentamycin PPD Nickel	Thiurammix	Neu

mit der Sequenztestung untersuchten Patienten nach Abschluß dieser ein zweiter Standardtest mindestens 1 Woche nach Ablesung des letzten Sequenztestes aufgelegt.

Ergebnisse der Wiederholungstestung

Bei 20 zu begutachtenden Personen waren im 1. Standardtest 33 positive Reaktionen aufgespürt worden. Bei der Wiederholungstestung gingen von diesen 4 verloren, während 9/20 Patienten 21 zusätzliche Reaktionen aufwiesen.

Bei der 2. Serie von Wiederholungstestungen zeigte sich, daß in der Sequenztestung verlorengegangene Reaktionen wieder positiv wurden, weiterhin verloren blieben oder erstmalig nicht mehr reproduzierbar waren. Einzelheiten sind tabellarisch aufgeführt (Tabelle 6).

Bei der 2. Standardtestung fanden sich bei 14/37 Patienten 23 zusätzlich positive Reaktionen. Von diesen waren die meisten Gruppenallergene, gleiche Allergene in Testcocktails oder Kopplungsallergene, gleiche Allergene in Testcocktails oder Kopplungsallergene. Nur wenige waren „neue" Allergene (Tabelle 7). Beispiele für die Wertung dieser Angaben sind der Tabelle 8 zu entnehmen.

Untersuchungen mit dem Cocardentest (Targettest)

Aufgabe, Material und Methode

Es sollte geprüft werden, in welcher Weise eine starke, sicher allergische epikutan ausgelöste Testreaktion Testvorgänge in der Nachbarschaft beeinflussen könnte.

Für die Untersuchungen wurden Patienten ausgewählt, welche auf eine Testsubstanz bei der Standardtestung eine starke oder sehr starke Reaktion gezeigt hatten. Die Standardtestung wurde in der gleichen Weise wie unter Kapitel „Material und Methode" aufgeführt vorgenommen. Bei der nachfolgenden Cocardentestung wählten wir zwei Testpflaster folgender Beschaffenheit aus: Im Zentrum wurde das originale Testläppchen des Al-Tests aufgelegt. In der genau gleichen Entfernung, in welcher sonst der nächste Al-Test aufgelegt worden wäre, kam ein ca. 0,5 cm breiter Ring aus der Absorptionsschicht des Al-Testes zur Anwendung. Das ganze wurde mit der Aluminiumfolie des Al-Tests bedeckt und mit Scanpor zusätzlich fixiert. Zur Testung gelangten im Zentrum eine in Tabelle 2 genannte aufgelegte reaktionsauslösende Testsubstanz. Im Ring kam entweder die gleiche Testsubstanz in einer anderen Konzentration oder andere Testsubstanzen. Die Expositionszeit mit diesem Test dauerte ebenfalls 2 Tage. Die Ablesung wurde an D2, D3 und D7 vorgenommen. Der Testort (Rücken) mußte zum Zeitpunkt der Testung klinisch erscheinungsfrei sein. Vorangegangene Testreaktionen der Standardtestung waren mit einer Ausnahme abgeheilt. Weitere Einzelheiten zur Testtechnik werden bei der Schilderung der verschiedenen Untersuchungen aufgeführt.

Ergebnisse der Cocarden-Testung

Zentrum: Starke Reaktion durch 5% Nickelsulfat
Ring: Expositionen mit unter der Reizschwelle liegendem 0,1% Nickelsulfat

Standardtestung: 5% Nickelsulfat in Vaseline + + (nach Wilkinson), + + + (nach Bandmann-Dohn). Ablesung: D3 = kissenartig aggregierte Bläschen. Feststellung der Reizschwelle: Testung mit Nickelsulfat in Wasser 2,5%, 1,2%, 0,6% und 0,3%, Reaktion noch auf 0,6%. Cocardentest: Zentrum: Nickelsulfat 5%, Ring 0,1% in Wasser (Abb. 1a und b). Die starke Reaktion im Zentrum beeinflußte die ringförmige Testung nicht. Bei dieser wurde während der Beobachtungszeit D2-D7 keine Reaktion festgestellt. Die Zone um die sehr starke Reaktion im Zentrum blieb erscheinungsfrei.

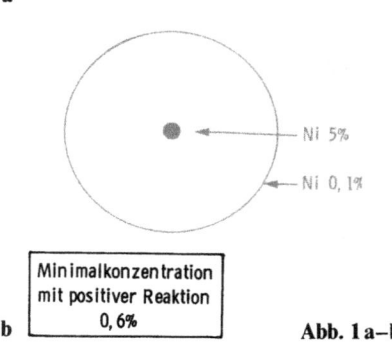

Abb. 1 a–b

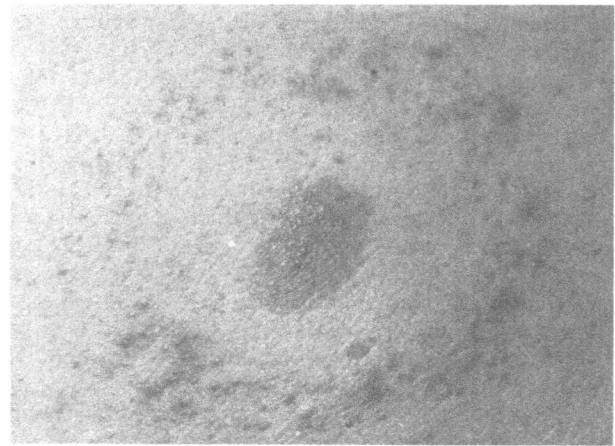
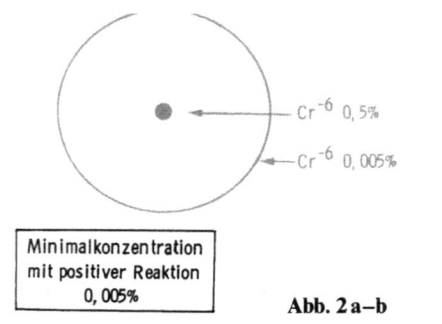

Abb. 2 a–b

Zentrum: Auslösung mit Standardtestkonzentrationen
Ring: Auslösung mit 1/100 der Standardtestkonzentration

1. Versuch: Auf 0,5% Kaliumdichromat in Vaseline starke (kissenartig nebeneinanderstehende Bläschen) + + Testreaktion. Bestimmung der Reizschwelle: Mit 0,005% Kaliumdichromat in Wasser einfach positive Reaktion. Auf 0,0025% ⌀ (Abb. 2a und b). Cocardentest: Kaliumdichromat zentral 0,5% in Wasser. Ring: 0,005% in Wasser. D3: + + Reaktion (Zentrum), + Reaktion (Ring). Zwischenzone: Erscheinungsfrei. Die Ringreaktion war überall gleich ausgeprägt und entsprach in ihrer Quantität in etwa der Reaktion, welche innerhalb der Verdünnungsreihe vorher ausgelöst worden war. 2. Versuch: Dreifach positive (blasige) Reaktion durch 2% MBT im Cocardenversuch zentral. Die Blasenreaktion übte keinen Einfluß auf die einfach positive Reaktion mit 0,02% MBT in Vaseline im Ring aus. Zwischenzone: Erscheinungsfrei. Der Ring wurde auch an einer Seite (7⁰⁰) in etwa gleicher Entfernung von der abheilenden (2 Wochen vorher provozierten) alten MBT-Testreaktion aufgelegt. Auch hier erfolgte weder im Ring bei 7⁰⁰ noch in der äußeren Zwischenzone zwischen dem alten Test und dem Ring eine Reaktion (Abb. 3a und b).

Zentrum mit Ring: Auslösung mit Standardtestkonzentration

Es wurden 2 Patienten geprüft. Die Zwischenräume waren frei, die Ringe reagierten quantitativ nicht unterschiedlich.

Zentrum: Standardtestkonzentration PPD

Ring (segmentiert): Gruppenallergene und andere Allergene der Standardtestreihe

Alle hier zur Anwendung gelangten Testsubstanzen waren beim Standardtest positiv: PPD/Ethoform

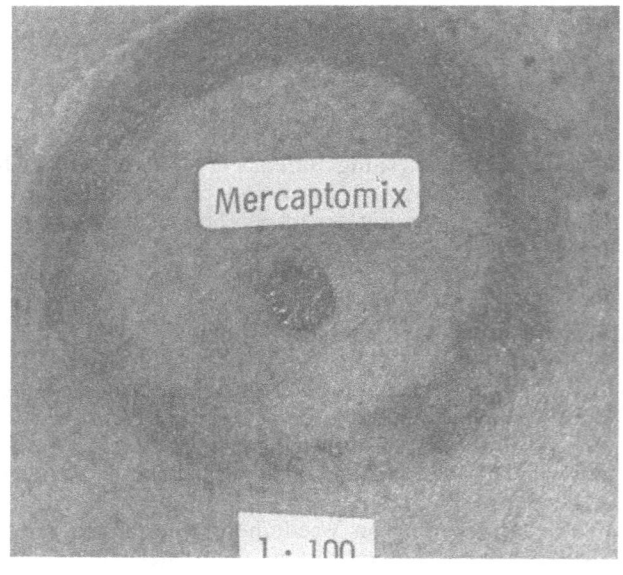
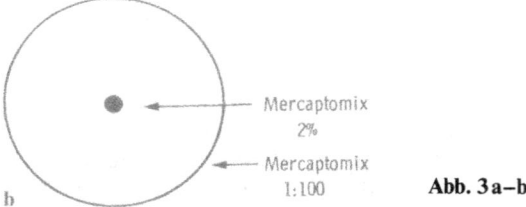

Abb. 3 a–b

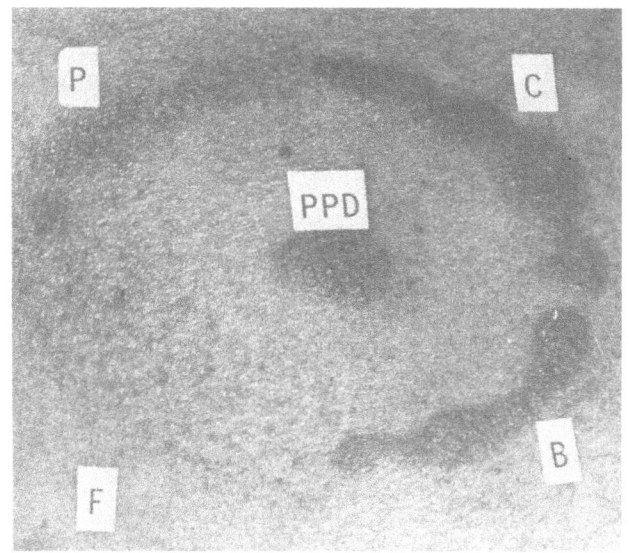

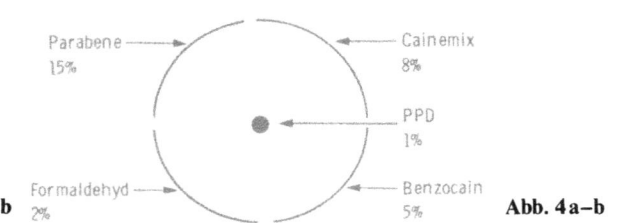

Abb. 4 a–b

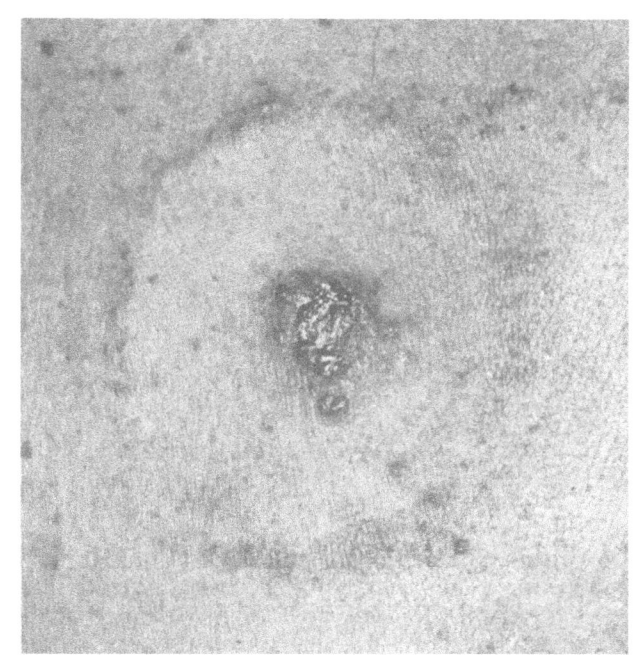

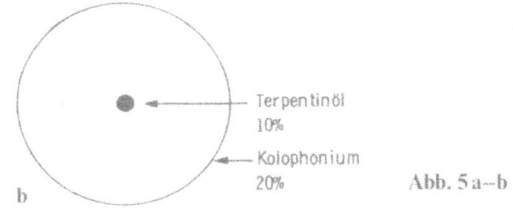

Abb. 5 a–b

(= Benzocain), Caine-Mix und Parabene. Halbquantitative Auswertung: + +. Formaldehyd: schwach +. Bei der Cocardentestung wurde das relativ stark reagierende PPD zentral und die Gruppenallergene Ethoform, der ebenfalls Ethoform enthaltende Caine-Mix sowie Parabene in den Segmenten der Ringe bei 11, 2 und 5 Uhr aufgelegt, bei 8 Uhr das schwach reagierende Formaldehyd. Nach 2 Tagen Exposition zeigte die Ablesung an D3 eine reaktionslose Zwischenzone. Die ursprüngliche zweifach positiv reagierenden Reaktionen zeigten wiederum zweifach positive Reaktionen (Abb. 4a und b), das im Ring unmittelbar den anderen Substanzen anliegende Formaldehyd rief auch hier nur eine schwach positive Reaktion hervor. Die Zwischenzone war wiederum erscheinungsfrei. Ein weiterer analoger Versuch wurde mit einem etwas anderen Testspektrum mit vergleichbaren Resultaten vorgenommen.

Zentrum: Sehr stark reagierendes Terpentinöl 10% in Vaseline
Ring: Schwach reagierende 20% Kolophonium in Vaseline

Um eine im Standardtest extrem stark ausgeprägte Terpentinölreaktion (über 400 negative Kontrolltests an Ekzematikern mit der gleichen Testsubstanz und gleichen Konzentration) wurde im Ring beim Cocardentest aus dem Standardtest nur schwach reagierendes 20% Kolophonium aufgelegt. Die Zwischenzone blieb wiederum erscheinungsfrei. Die im Cocardentest reproduzierten Reaktionen entsprachen denen im Standardtest (Abb. 5 a und b).

Histologische Untersuchungen zur Cocardentestung

Um das mikroskopische Bild des gesamten Areals, insbesondere der Zwischenzone, zu erfassen, wurde ein Cocardentest mit einem zentral stark reagierenden Pa-

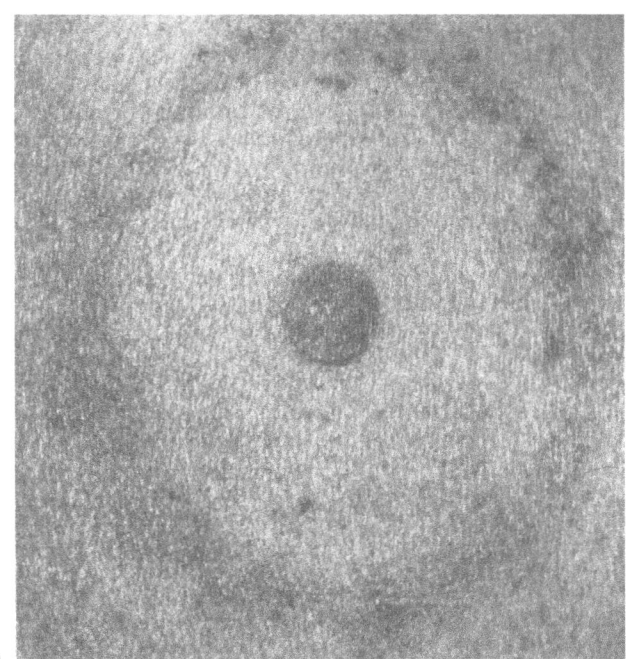

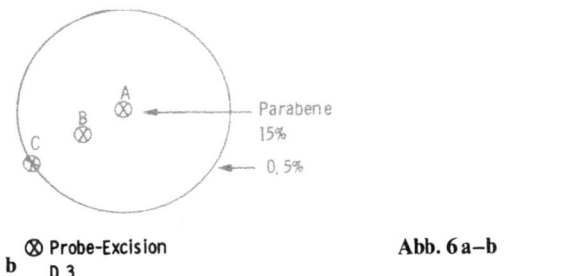

Abb. 6 a–b

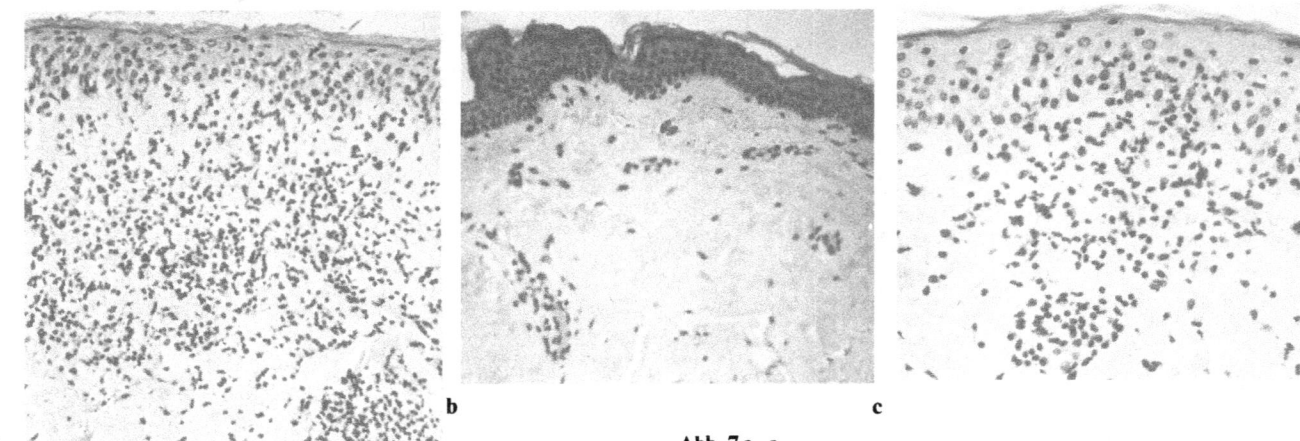

Abb. 7a–c

raben-Cocktail vorgenommen. Die Konzentration des Parabene dort betrug 15%. Beim Ring-Test kam ca. 1/30 des Paraben-Cocktails (=0,5%) in Vaseline zur Anwendung. Nach zwei Tagen Exposition wurde an D3 das gezeigte Bild ausgelöst (Abb. 6a und b) und 4 Millimeter Stanzen im Zentrum, der Zwischenzone und im Ring vorgenommen. Das mikroskopische Untersuchungsergebnis entsprach dem makroskopischen Bild (Abb. 7a, b, c). Besonders wird auf die auch mikroskopisch reaktionslos bleibende Mittelzone hingewiesen (Abb. 7b).

Besprechung der Untersuchungsergebnisse

Der Begriff „concomitant reactions" wird von Mitchell [15] in einem anderen Sinn als von Wilkinson et al. [17] angewandt. Diese empfehlen den Begriff genauso wie er ursprünglich im Deutschen als Kopplungsallergie definiert worden ist [3, 4]. Dort bedeutet er eine gleichzeitig zu beobachtende Allergie gegen Substanzen, welche dadurch erfolgte, daß diese expositionell gebündelt zur Sensibilisierung angeboten wurden. Mitchell [15] versteht jedoch darunter lediglich gleichzeitig in einem Test vorkommende Testreaktionen.

Solche Testreaktionen können nach seiner Meinung durch starke allergische Reaktionen in der Umgebung oder auch fern vom eigentlichen Testort unspezifisch provoziert und deshalb nicht als Nachweis für eine vorhandene Allergie gewertet werden. Seine Beobachtungen an 35 Patienten, bei denen bei unmittelbar anschließender Zweittestung 42% der ursprünglich ausgelösten Testreaktionen verloren gingen, konnten durch unsere eigenen Untersuchungen an 50 Patienten mit einem Verlust von nur 8,2% der ursprünglich positiven Testreaktionen nicht bestätigt werden.

Jedoch die Methoden der Untersuchungen waren nicht vollkommen identisch: Es wurden nur 15 der 28 bzw. 26 Testsubstanzen gleicher Zubereitung aufgelegt (Tabelle 9). Die größte Zahl der Reaktionen wurde aber mit den 15 gleichen Substanzen erzielt, und ein Teil der verschiedenen Substanzen war in den Cocktails der gleich verwendeten Standard-Testsubstanzen enthalten oder mit diesen chemisch verwandt. Die Auswahl der Substanzen richtete sich nach den unterschiedlichen Bedürfnissen und Allergenhäufigkeitsbeobachtungen der beiden Kliniken.

Unserer Meinung nach sind sie für die voneinander abweichenden Testresultate der Wiederholungstestung nicht verantwortlich.

Expositionszeit, Ablesezeit und Bewertung der Testreaktionen erfolgte bei beiden Versuchsanordnungen nach den Empfehlungen der ICDRG [17]. Wie Mitchell [16] lasen auch wir zusätzlich an D7 die Reaktion nochmals ab.

Wir untersuchten ausschließlich hospitalisierte Patienten. Sie litten mit einer Ausnahme alle an einer se-

Tabelle 9. In Vancouver und München-Schwabing verwendete Testsubstanzen

Nur in Vancouver [13]	In Vancouver und München-Schwabing [15]	Nur in München-Schwabing [11]
Lanolin	Neomycinsulfat	Chinoform
Benzylalkohol	Kaliumdichromat	Kobaltchlorid
Zimtalkohol	Mercaptomix	Parabene
p-Tertiärbutyl-phenol	Cainemix	Kolophonium
Hydroxycitronellal	Nickelsulfat	PPD-Mix
Quaternium 15	Epoxidharze	Mafenid
Imidozolidinyl-harnstoff	Perubalsam	Eucerinum anhydricum
Captan	Thiurammix	Oleum terpentini
Cosmetic red dye 219	PPD	Gentamycinsulfat
Amerchol	Lanolinalkohole	Zimtaldehyd
Frullania	Naphthylmix	Lanette O
Carbamix	Formaldehyd	
Merkaptobenzthiazol	Quecksilber	
	Benzocain	
	Äthylendiamin-HCL	

kundär allergischen Kontaktdermatitis bei ursprünglicher Stauungsdermatitis mit und ohne Ulcus cruris. Mitchell [15] testete von Hautärzten überwiesene Patienten ambulant. Die ursprüngliche Diagnose seiner Patienten ist nicht veröffentlicht worden.

Der Einwand, daß Patienten mit Unterschenkelgeschwüren mit und ohne Stauungsdermatitis vielleicht nur Reaktionen aufgrund einer erhöhten Instabilität der Haut aufweisen und nicht wirklich allergisch sind [10], halten wir nicht für berechtigt. Für die Relevanz der Testreaktion bei diesem Patientenkreis sprechen die oft unfreiwillig zustandegekommenen Reexpositionsversuche durch falsche therapeutische Maßnahmen mit entsprechenden Rezidiven der allergischen Kontaktdermatitis im Erkrankungsbereich und die Reproduzierbarkeit der Testreaktion, wie sie auch aus unseren Ergebnissen zu erkennen ist.

Inwieweit klimatische, ethnische oder geographische Bedingungen die Testreaktion beeinflussen können (Maibachs Diskussionsbeiträge in San Francisco 1979, Barcelona 1980 und München 1980), bedarf sicher weiterer Prüfungen.

Die Häufigkeit der positiven Testreaktionen insgesamt war in Schwabing mit 3,6 pro Patient bei 26 aufgelegten Testsubstanzen höher als in Vancouver mit 2,6 bei 28 aufgelegten Testsubstanzen. Eine zurückhaltende Wertung durch uns bei der Ablesung kann also kein Grund für das unterschiedliche Ergebnis bei der Wiederholung sein.

Unterschiedlich war das Vorgehen bei der Wiederholungstestung. Während Mitchell diese zweite Testung simultan unmittelbar also am letzten Tag der Ablesung der ersten Testung vornahm, konnten wir bei unterschiedlichem Beginn der Wiederholungstestung diese sukzessiv, also Test nach Test, durchführen. Der Beginn der ersten und der zweiten Testung konnte stets nach völliger Abheilung der Rückenhaut und weitgehender Abheilung des vorliegenden Ekzems von uns selbst bestimmt werden, während in Vancouver dieser Beginn auch durch Zuweisung durch außerhalb der Klinik tätige Hautärzte erfolgt ist.

Die Frage der Reproduzierbarkeit der Epikutantestreaktionen ist auch mit Wiederholung der Standardtestungen mit zeitlichen Zwischenräumen von 1 bis 36 bzw. 3 bis 25 Monaten überprüft worden [7, 12]. Bei diesen Untersuchungen stellte Meneghini und Angelini [12] bei 108 Ekzematikern einen Verlust der Testreaktionen bei 24% der Patienten und Dooms-Goossens et al. [7] bei 50 entsprechend untersuchten Unterschenkelekzematikern einen Verlust von 46% der Testreaktionen fest.

Neu erworbene Allergene wurden bei 26% der Reaktionen beobachtet.

Ein Wechsel der Allergenspektren zeigt sich auch bei den von uns ausgewerteten wiederholten Standardtestungen. Von besonderem Interesse waren diese Wiederholungen der Standardtestung bei 37/50 Patienten (Tabelle 6), bei welchen auch die sukzessive Nachtestung erfolgt war. Sie zeigte den Wechsel der Reagibilität. Es waren nicht nur während der Sequenztestung verlorengegangene Reaktionen wieder positiv, sondern es gingen auch andere Reaktionen, welche ursprünglich reproduzierbar waren, verloren. Ein kleiner Teil der Reaktionen schließlich war nur bei der ersten ursprünglichen Testung auslösbar. Bei den neu erworbenen Allergenen waren 7/23 völlig neu. Bei den übrigen handelt es sich um Komplettierung der Gruppenallergene oder Deutlichwerden von Kopplungsallergenen (Tabelle 7).

Um die wesentlichen Fragen der Beeinflußbarkeit von Testreaktionen in der Nachbarschaft starker allergischer Testreaktionen zu prüfen, wurden verschiedene Versuchsanordnungen in dem hierfür entwickelten Cocarden-(Target-)Test durchgeführt.

Bei keiner der Modifikation ließ sich eine Beeinflussung der Umgebung feststellen, besonders aber waren auch die Zwischenzonen zwischen dem peripheren und zentralen Testfeld sowohl makroskopisch wie mikroskopisch erscheinungsfrei. Eine starke mit einer normalen Testkonzentration ausgelöste Reaktion führte zu keiner erhöhten Reagibilität in der Peripherie gegenüber der gleichen Substanz, wenn diese gerade unter der Schwellenkonzentration aufgelegt worden war (siehe 1. Reaktion der Cocardentestung). Eine starke mit normaler Testkonzentration ausgelöste Reaktion im Zentrum beeinflußte eine Reaktion in der Peripherie auch quantitativ nicht, wenn diese mit einer gerade auslösenden Konzentration beschickt worden war (siehe 2. Reaktion der Cocardon-Testung). Wurden im Zentrum und peripheren Ring Standardkonzentrationen verschiedener oder gleicher Substanzen getestet, kam es zu keiner wechselseitigen Beeinflussung der Reaktion und zu keiner Streuung in den Zwischenzonen (s. 3., 4. und 5. Reaktion der Cocardentestung). Die Reaktionen zeigen etwa ein gleiches, halb quantitativ faßbares Bild, wie in dem ursprünglich durchgeführten Standardtest. Der Ring reagierte überall gleich stark, gleichgültig unter welchen anatomischen Gegebenheiten der Lymphabfluß erfolgte.

Diese Untersuchungsergebnisse bedürfen einer Bestätigung durch weitere Versuche, bevor die Fragen der Parallergie [9], der Interferenzen [6] und anderer bemerkenswerter Überlegungen [14] diskutiert werden können. Vorläufig wird folgender Schluß gezogen: Bei Beachtung einer vergleichbaren Testtechnik schwanken die Untersuchungsergebnisse von Mitchell [15] und uns so sehr, daß sie weiterer Nachprüfung bedürfen, bevor zu weitgehende Schlußfolgerungen für die Standardtestungen gezogen und möglicherweise nicht erklärbare Testreaktionen als Ausdruck eines „Angry Back" abgewertet werden. Wie sehr der Ort der Testung eine Rolle spielen kann, ist aus verschiedenen Untersuchungen [3, 5, 11] bekannt. Deshalb müssen Nachuntersuchungen die unterschiedliche Reagibilität der verschiedenen Regionen der Hautoberfläche ebenso beachten wie eine völlig reizfreie Haut [3, 4, 8]. Durch die Doppelexpositionsversuche war uns bekannt, daß ältere (5 Tage alte) Testreaktionen durch erneute Testung am gleichen Ort zum schnellen Aufflammen gebracht werden können [1, 2].

Der Cocardentest, bei welchem eine saubere Beschickung der Absorptionsschichten eine unbedingte Voraussetzung zu dessen kritischer Wertung ist, zeigt gleichfalls in den beschriebenen Versuchen die strenge Begrenzung der Reaktion auf den Bereich des aufgelegten Allergens. Streuphänomene in den Zwischenzonen auch außerhalb des peripheren Ringes waren nicht zu beobachten.

Wir werden daher einmal mehr an einen Satz Mieschers [13] erinnert: „Streuphänomene treten in der Regel erst zu einem relativ späten Zeitpunkt auf, d. h. wenn der oder die primären Herde schon chronischen Charakter angenommen haben."

Epikutan ausgelöste allergische Testreaktionen sind biologische Phänomene. Viele Faktoren beeinflussen die Reagibilität der Haut. Es nimmt nicht Wunder, wenn Wiederholungsteste unterschiedliche Allergenspektren erkennen lassen. Der schnelle Wandel der Testreaktionen, wie er von Mitchell [15] beschrieben worden ist, beruht vielleicht doch eher auf technischen Gegebenheiten als auf Reagibilitätsschwankungen durch Reaktionen der Umgebung stark reagierender Testorte.

Literatur

1. Bandmann H-J (1960) Beitrag zur Histopathologie allergischer epicutaner Testreaktionen, Teil III. Hautarzt 11:355–363
2. Bandmann H-J (1962) Die Histologie doppelt exponierter Läppchenproben. Dermatologica 124:205–217
3. Bandmann H-J (1970) Methoden der einfachen Epicutantestung oder die Läppchenprobe. Arch Klin Exp Dermatol 237:425–438
4. Bandmann H-J, Dohn W (1967) Die Epicutantestung. Bergmann, München
5. Bandmann H-J, Rohrbach R (1964) Die epicutane Testreaktion und ihre Abhängigkeit von dem Auflageort der Läppchenprobe. Arch Klin Exp Dermatol 220:155–165
6. Blomberg M von, Boerrigter GH, Scheper RJ (1978) Interference of simultaneous skin tests in delayed hypersensitivity. Immunology 35:361–366
7. Dooms-Goossens A, Degreef H, Parijs M, Maertens M (1979) A retrospective study of patch test results from 163 patients with stasis dermatitis or leg ulcers. II. Retesting of patients. Dermatologica 159:231–238
8. Fregert S, Bandmann H-J (1975) Patch testing. Springer, Berlin Heidelberg New York
9. Kligmann AM, Epstein W (1975) Updating the maximization test for identifying contact allergens. Contact Dermatitis 1:231–239
10. McKenzie AW, Wilkinson DS (1977) Topical therapie. Recent Adv Dermatol 4:316
11. Magnusson B, Husle K (1966) Patch test methods. II Regional variations of patch test response. Acta Derm Venereol (Stockh) 46:275–278
12. Menghini CL, Angelini G (1977) Behaviour of contact allergy and new sensitivities on subsequent patch tests. Contact Dermatitis 3:138–142
13. Miescher G (1962) Ekzem. Histopathologie, Morphologie, Nosologie. In: Marchionini A (Hrsg) Handbuch der Haut-Geschlechtskrankheiten Bd II/1. Springer, Berlin Göttingen Heidelberg
14. Mitchell JC (1975) The angry back syndrome: Eczema creates eczema. Contact Dermatitis 1:193–194
15. Mitchell JC (1977) Multiple concomitant positive patch test reactions. Contact Dermatitis 3:315–320
16. Mitchell JC (1978) Day 7 (D7) patch test reading – valuable or not? Contact Dermatitis 4:139–141
17. Wilkinson DS, Fregert S, Magnusson B, Bandmann H-J, Calnan CD, Cronin E, Hjorth N, Maibach HJ, Malten KE, Meneghini CL, Pirilä V (1970) Terminology of contact dermatitis. Acta Derm Venereol (Stockh) 50:287–292

Prof. Dr. H.-J. Bandmann,
Dr. M. Agathos,
Dermatolog. u. Allergolog. Abteilung,
Städt. Krankenhaus München-Schwabing,
Lehrkrankenhaus d. Ludwig-Maximilians-Universität München,
Kölner Platz 1,
D-8000 München 40

Das Komplementsystem und seine Rolle bei der Entzündung

U. Hadding, Mainz

Einleitung

In der dermatologischen Fachzeitschrift „Der Hautarzt" findet sich 1972 der Artikel eines Mainzer Autors mit dem Thema „Das Komplement: Vermittlungssystem für humorale Abwehrleistung und allergische Entzündung" [40]. Beim Lesen dieser nur fast 10 Jahre alten Arbeit läßt sich erfreulicherweise feststellen, daß sich praktisch nichts von der damaligen Schilderung des Komplementsystems in der Zwischenzeit als falsch erwiesen hat. Das damals noch schlanke Bäumchen der Komplementforschung hat aber nicht nur Jahresringe angesetzt, sondern vor allem mächtige Äste getrieben, wie z.B. die antikörperunabhängige Aktivierung des Systems, den Nachweis von Komplementrezeptoren auf verschiedenen Zellklassen und eine differenzierte Komplementgenetik.

Dem Phänomen der Entzündung selbst und dem bald 1000 Jahre alten zugehörigen Begriff ist es noch stets ähnlich ergangen, indem eine ständig zunehmende Differenzierung eintrat und immer mehr Systeme als an der Entzündung beteiligt und gleichzeitig miteinander verflochten erkannt wurden. Die Reaktionsbereitschaft des Organismus auf traumatisierende Ursachen von der reinen Energieeinwirkung über Verletzungen bis zu Infektionen führt als flexible Antwort zu verschiedenen Entzündungsformen. Es muß betont werden, daß eine Entzündung grundsätzlich zu verstehen ist als gemeinsame Leistung mehrerer Systeme mit folgenden Eigenschaften: Ständige Verfügbarkeit, lockerer, aber einwandfreier Zusammenhang, wechselseitige Beeinflussung und überlappende Reaktionsbereiche. Als wichtigste Vertreter seien von den zellulären Elementen genannt die verschiedenen Granulozyten, Makrophagen, die Mastzellen und Thrombozyten, von den humoralen Systemen das Komplement, die Fibringerinnung, die Kinine, die Prostaglandine, Interferone, Lymphokine, andere Mediatoren und in einer späteren Phase schließlich die Immunprodukte, Antikörper und spezifisch reagiblen T-Zellen.

Aus dieser Komplexität hat sich der heutige merkwürdige Zustand entwickelt, daß das alltägliche und wohlvertraute Bild der Entzündung in seinen theoretischen Voraussetzungen immer undurchschaubarer und verwirrender geworden ist. Eine notwendige Vereinfachung ohne Verfälschung kann nur erreicht werden, wenn auf die isolierte Einzelbetrachtung der vielen sog. selbständigen Systeme verzichtet und der Zusammenhang in der reaktiven Verknüpfung aufgezeigt und hervorgehoben wird.

In diesem Sinne stellt sich auch die Frage nach der Berechtigung der Schilderung auf der Ebene der Moleküle und Zellen, wie sie jetzt folgen soll. Gewiß läßt sich die makroskopische Morphologie nicht unmittelbar aus dem molekularen Bereich ableiten. Meiner Erfahrung nach sieht aber jeder gut weitergebildete Dermatologe das histologische, also mikroskopische Bild vor seinem inneren Auge, wenn er eine Effloreszenz betrachtet. Hier, wo die Einzelzelle in den Blick kommt, wo „flüssige" und „feste", d.h. zelluläre Phase aufs engste miteinander vermischt sind, hier laufen die pathophysiologischen Veränderungen ab, die die Morphe der Effloreszenz bestimmen. Zum anderen ist es dieselbe Ebene, in der ein Großteil der pharmakologischen Therapeutika seine Wirkung ausübt. Somit können Verständnis und Beeinflussung der Entzündung nur aus diesem Bereich kausalanalytisch konzipiert werden.

Wegen der Vielfalt der Entzündungsformen führt die Schilderung eines Spezialfalls in die Irre. Daher soll im folgenden ein Überblick über die biologischen Leistungen des Komplementsystems gegeben werden, um den Arzt in den Stand zu setzen, den Stellenwert der Komplementbeteiligung bei der jeweiligen ihm konkret vorliegenden Entzündung selbst zu bestimmen.

Definition des Systems

Früher wurde Komplement definiert als diejenigen Plasmaproteine, die antikörperbeladene Erythrozyten (EA) lysieren können. Eine moderne Definition würde sich wesentlich stärker auf die weiter unten geschilderten biologischen Leistungen beziehen, deren Hauptmerkmal als Zellstimulierung charakterisiert werden kann. Eine neuere Definition kann daher lauten: *Komplement ist ein Zellaktivator, wobei die äußere Membran der Zelle den Bindungs- und Wirkort darstellt. Die spät reagierenden Komponenten (C5–C9) sind zur Membranzerstörung befähigt.*

Komplement ist mit seinen über 20 Einzelkomponenten ein physiologischer Bestandteil des Plasmas und in wechselnden Konzentrationen auch in anderen Körpersäften enthalten, wie z.B. im Liquor, in der Lymphe und in Gelenkflüssigkeiten. Nach moderner Auffassung gehören zum Komplementsystem einmal die klassischen neun Komponenten (C1–C9) und sodann die Faktoren des Alternativen Weges der Komplementaktivierung (AWK), nämlich B, D und das mit P abgekürzte Properdin. Properdinsystem war der alte Name für den AWK. Diese Bezeichnung sollte aber aufgegeben werden, da es sich nicht um ein selbständiges System handelt und das Properdinmolekül dabei nur eine untergeordnete Rolle spielt. Wie so oft, sind auch in der Komplementforschung die gegenregulatorischen Prinzipien erst relativ spät entdeckt und nur langsam in ihrer überragenden Bedeutung gewürdigt worden. Diese Inhibitoren oder Kontrollproteine werden bei den zugehörigen Reaktionen besprochen.

Alle genannten Faktoren liegen in gereinigter Form vor, sie sind physikochemisch gut definiert, und zwar in vielen Fällen bis hinein in den molekularen Aufbau. Auch die Plasmakonzentrationen (z.B. 1,2 mg/ml für C3 und etwa 5 µg/ml für Faktor D) und die Stoffwechselraten sind für die wichtigsten Komponenten bekannt. Diese Daten sowie die detaillierten biochemischen Reaktionen der Komponenten untereinander stehen in Übersichten zur Verfügung [42, 69, 74, 91]. So machen zusammengefaßt die Proteine des Komplementsystems mit rund 4 mg/ml gut 5% der Plasmaproteinkonzentration aus, nach Abzug des relativ inerten Albumins über 10% der verbliebenen Plasmaproteine.

Komplementaktivierung

Die Kenntnis der Aktivierungsmöglichkeiten des Komplementsystems ist von besonderer Bedeutung, da sich hieraus die Verfügbarkeit und der Anteil der biologischen Leistungen am entzündlichen Geschehen ableiten läßt. Der Zugriff zu den biologischen Leistungen des Komplementsystems kann über drei Wege erfolgen. Diese Wege unterscheiden sich durch den Startmechanismus, führen aber alle zum gleichen Resultat, nämlich dem Auftreten von C3- und dann auch C5-spaltenden Enzymen (Abb. 1). Diese Spaltungsreaktionen tragen insofern zurecht die Bezeichnung Aktivierung, als von den entstehenden Produkten C3a, C5a sowie C3b und C5b die wichtigsten biologischen Leistungen des Komplementsystems ausgehen. Im folgenden sollen die Aktivierungswege in äußerster Vereinfachung skizziert werden.

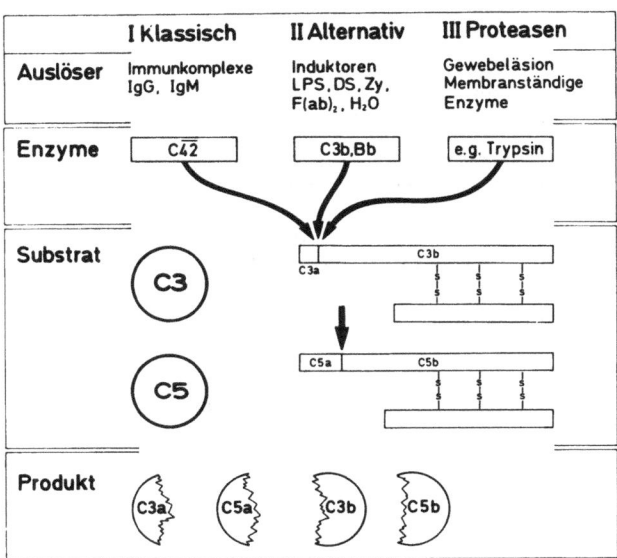

Abb. 1. Schematische Darstellung der verschiedenen Aktivierungswege des Komplementsystems. Die Zweikettenstruktur der Moleküle C3 und C5 entspricht den tatsächlichen Gegebenheiten

Der klassische Weg der Komplementaktivierung

Am längsten bekannt und am Modell der Immunhämolyse untersucht ist der klassische Weg der C-Aktivierung. Er wird ausgelöst durch Immunkomplexe, die aus beliebigen Antigenen und Antikörpern der IgM- oder IgG-Klasse gebildet worden sind. An die Fc-Stücke der Antikörper dieser Immunkomplexe bindet sich die erste Komponente (C1) und gewinnt durch einen komplizierten intramolekularen Aktivierungsmechanismus schließlich Esteraseaktivität. Die C1-Esterase spaltet C4 und C2. Aus den größeren Bruchstücken C4b und C2a bildet sich ein neues, C3-aktivierendes Enzym, die klassische C3-Konvertase ($\overline{C42}$). Diese Konvertase zerlegt C3 in C3a und C3b. Nach seiner Bindung, z.B. an eine Zelloberfläche, dient C3b als Landeplatz für C5, das in dieser Verankerung ebenfalls vom $\overline{C42}$-Enzym aktiviert, d.h. in C5a und C5b gespalten werden kann.

Hier beginnt dann die allen Aktivierungswegen gemeinsame Endstrecke, nämlich die Formation von lytisch wirksamen C5b-C9-Komplexen [83]. Für ihre Entstehung gibt C5b so etwas wie einen Kristallisationskern ab, da sich die restlichen Komponenten C6–C9 ohne Spaltung mit dem C5b zusammenlagern. Kraft ihrer hohen Lipophilie können sich die C5b-C9-Komplexe in Membranen einlagern, deren geordneter Aufbau dadurch so gestört wird, daß schließlich die osmotische Regulation zusammenbricht mit Lyse und Zelltod als Folge [76].

Es ist eine bekannte Tatsache, daß jedes biologische System mit erheblicher Wirksamkeit durch eine potente Gegenregulation gedämpft und sozusagen bewacht wird. Es ist fast eine heuristische Versuchung, vom Nachweis eines Inaktivators auf die „Bewertung" der zugrundeliegenden Reaktion von Seiten des Organismus zu schließen. So ist die oben skizzierte Komplementsequenz an folgenden Stellen überwacht: Die C1-Esterase, aber auch Plasmin und Kallikrein werden vom C1-Inaktivator (C1-INA) blockiert. Die aktiven Bruchstücke C4b und C3b werden durch ein Enzym, den C3b-Inaktivator (C3b-INA, neuerdings kurz I) degradiert, wobei für das C4b das sog. C4b-Bindungsprotein und für C3b der Faktor H (früher β1H) synergistisch zu Hilfe kommen [78]. Den lytisch wirksamen C5b-C9-Komplexen steht ein sog. S-Protein gegenüber, das durch Bindung an die Komplexe deren extreme Lipophilie neutralisiert und dadurch die der Zellzerstörung vorausgehende Insertion in die Membran verhindert [82]. Den Anaphylatoxinen (AT), C3a und C5a, steht schließlich ein AT-Inaktivator gegenüber, der sich als eine Serum-Carboxypeptidase B erwiesen hat, die von C3a und C5a, aber auch von Bradykinin jeweils ein endständiges Arginin abspaltet.

Der alternative Weg der Komplementaktivierung (AWK)

Die Besonderheit des AWK besteht im Gegensatz zum klassischen Weg in seiner Unabhängigkeit von Immunkomplexen und damit von Antikörpern. Das Komplementsystem spielt somit zusätzlich zu seiner Rolle als Erfüllungsgehilfe der Antigen-Antikörper-Reaktion einen Part als primäres Reaktivsystem mit Sensorfunktion gegenüber Störungen der internen Homöostase [41]. Damit besitzt es viele Analogien zum Gerinnungssystem, das mit dem Hageman-Faktor in Richtung Fibringerinnung und den hochreaktiven Blutplättchen in Richtung Thrombusbildung entsprechende Sensorfunktionen ausübt. Diese primären Reaktivsysteme zeichnen sich durch ins Auge springende gemeinsame Charakteristika aus: Ständige, sofortige Verfügbarkeit, leichte Aktivierbarkeit mit Neigung zu Amplifikations- und Rückkopplungsreaktionen und strenge Kontrolle und Gegenregulation.

Das Herzstück des AWK liegt somit auch in folgendem Zirkel mit autokatalytischer Potenz: Das große C3-Bruchstück C3b lagert nativen Faktor B an. Zu dieser Komplexbildung ist nur C3b, nicht aber ungespaltenes C3 befähigt. Im C3bB-Komplex ist B der aktivierenden Spaltung durch das Enzym D besonders gut zugänglich. Von B wird ein Polypeptid, Ba, abgespalten, so daß der C3bB-Komplex in C3bBb übergeht. Dieses C3bBb stellt seinerseits nun wieder ein Enzym dar, nämlich die C3-Konvertase des AWK. Deren aktives Zentrum ist in Bb lokalisiert und zerlegt C3 in C3a und C3b. Das neu entstandene C3b kann zusätzlichen Faktor B binden, womit der Zyklus von vorn beginnt [15]. Theoretisch müßten diese Reaktionen zur Totalaktivierung von allem körpereigenen C3 führen, wenn nicht eine hervorragende Gegenregulation und Kontrolle dies verhinderte. Da ist zunächst die kurze Halbwertszeit des C3bBb-Komplexes. Der Komplex und damit seine enzymatische Wirksamkeit können zwar durch Properdin stabilisiert werden, reichen aber doch über Minuten-Zeiträume nicht hinaus. Die schon erwähnten Kontrollproteine I (früher C3b-INA) und H (früher β1H) zerstören die C3-Konvertase des AWK in einer Zweischritt-Reaktion. Zunächst verdrängt H Bb aus seiner Bindung an C3b. Inaktives Bb (Bbi) wird frei. Die Konvertase ist damit inaktiviert, könnte aber durchaus wieder regeneriert werden. Erst die enzymatische Spaltung des C3b durch I, wie sie nach Verdrängung von Bb durch H möglich wird, macht die Konvertase entgültig unbrauchbar [101].

Dieser Kontrollmechanismus ist deshalb so ausführlich geschildert worden, weil er zum einen erkennen läßt, wie streng der Organismus die autokatalytische Komplementaktivierung bewacht, zum anderen können die Auslösemechanismen des AWK nur bei Kenntnis der Gegenregulation verstanden werden. Da die oben geschilderten Amplifikationsreaktionen das Vorliegen von C3b voraussetzen, stellt sich die zentrale Frage, wo dieses Starter-C3b denn herkommt. Nach jahrelangem Streit sind jetzt folgende Entstehungsmöglichkeiten für das Starter-C3b experimentell bewiesen und allgemein anerkannt worden. Zunächst können der ungespaltene, native Faktor B wie auch andere körpereigene Enzyme C3 spalten, wenn auch nur mit einer sehr geringen Effektivität. Der wichtigere Entstehungsmodus scheint aber ein nichtenzymatischer, spontan ablaufender Prozeß zu sein, bei dem ein H_2O-Molekül eine kritische Thioester-Bindung (-S-C-) im Nativ-C3 in die Sulfhy-
$\|$
O
dryl-(-SH) und Hydroxyl-(-OH) bzw. Carboxylgruppe (-COOH) überführt [54, 70]. Das in seiner Konformation solchermaßen C3 hat aber funktionell die Eigenschaften von C3b, obwohl es vom Muttermolekül C3a nicht abgespalten worden ist. In Abb. 2 ist daher das durch eine Thioester-Öffnung in seiner molekularen

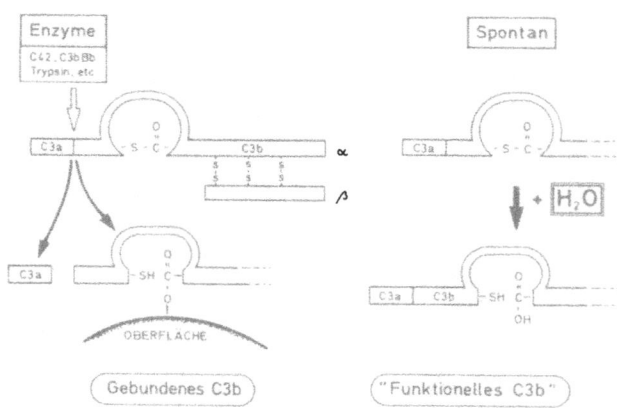

Abb. 2. Die Reaktionsmöglichkeiten von C3 als Funktion eines Thioesters der α-Kette. Links: Nach Abspaltung des Polypeptids C3a bei der enzymatischen Aktivierung kommt es sehr schnell zur kovalenten Bindung von C3b an vielerlei Oberflächen durch Öffnung der Esterbindung. Rechts: Wasser kann spontan die Thioesterbindung öffnen (hydrolysiertes C3). Dieses modifizierte C3 kann im alternativen Weg die Funktion von C3b ausüben (s. Text), ohne daß es zur Abspaltung von C3a gekommen ist

Struktur veränderte C3 als „Funktionelles C3b" bezeichnet worden. Diese Spontanumwandlung des C3 läuft zwar ständig, aber in nur sehr geringem Ausmaß ab. Daher sind die Kontrollproteine H und I konzentrationsmäßig weit in der Übermacht und verhindern die Konvertasebildung des AWK mit der daranhängenden Amplifikation.

Aufgrund dieser Fakten und Überlegungen wird klar, daß ein Induktor des AWK (Lipopolysaccharide, Endotoxine aus gramnegativen Bakterienzellwänden, Zymosan aus Hefezellwänden, Inulin, Polyanionen wie z.B. Dextransulfat, aber auch Fab-Teile von Antikörpern u.v.m.) gar nicht C3b generieren muß, sondern seine Induktoreigenschaft besteht darin, daß er mit der Gegenregulation interferiert, indem entweder H und I gebunden werden oder aber C3b am Induktor in einer Form angelagert wird, die es dem Zugriff der Kontrollproteine entzieht. In beiden Fällen kann jetzt wenigstens lokal die Bildung der AWK C3-Konvertase ablaufen, die zu ständig neuem PC3bBb-Enzym führt (Abb. 1), das wiederum C3a und C3b liefert. Manche Autoren gehen soweit, dem AWK eine Art Erkennungsfunktion zuzuschreiben und zwar deshalb, weil körpereigene Zellen nach Transformation durch ein Virus (z.B. EBV [63] oder Masern) zum Starten des AWK dank neuer Oberflächeneigenschaften führen.

Direkte enzymatische Aktivierung des Komplementsystems

Bei der Schilderung der Aktivierungswege ist an vielen Stellen gezeigt worden, daß die enzymatische Spaltung einer Komponente der zugrundeliegende Vorgang ist. Aus dieser Tatsache ist ohne weiteres verständlich, daß alle Enzyme – ganz gleich welcher Herkunft – zur Aktivierung von Komplement führen können, solange sie die jeweilige Komponente an der „richtigen" Stelle spalten. Somit muß jedes Enzym, das Komponentenbruchstücke generieren kann, wie sie beim AWK oder der klassischen Sequenz auftreten, als Komplementaktivator eingestuft werden. Für Trypsin, Plasmin, Thrombin, Elastase aus neutrophilen Granulozyten [43], aber auch traumatisch freigesetzten Gewebsproteasen sowie bakteriellen Enzymen ist in diesem Sinn die Generierung von C3a und C3b gesichert worden.

Im Tierexperiment wurde gezeigt, daß in der Bronchialflüssigkeit von gesunden Tieren sich C5-aktivierende Enzyme befinden, die zur Bildung von chemotaktisch wirksamem C5a führen. Über diesen Mechanismus ließ sich eine akute Lungenentzündung auslösen, wobei humanes C5 als Substrat angeboten wurde [25, 26]. Es ist damit zu rechnen, daß in Zukunft noch wesentlich mehr solcher „enzymatischer Quereinstiege" in das Komplementsystem gefunden werden. Einen deutlicheren Hinweis auf den artifiziellen Charakter des so gern benutzten Systembegriffs kann die Natur nicht geben.

Biologische Leistungen des Komplementsystems

Die Wirkungen der kleinen Spaltprodukte C3a und C5a

Die Polypeptide C3a und C5a werden jeweils von den α-Ketten des Muttermoleküls abgespalten. Humanes

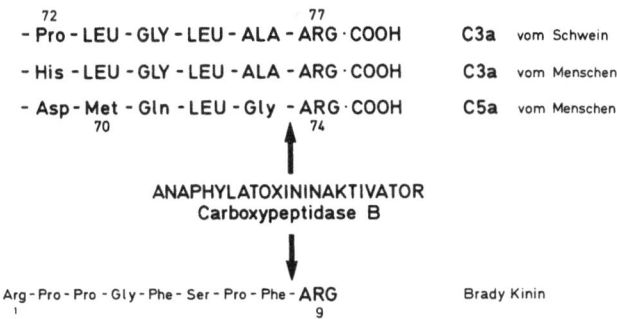

Abb. 3. Aminosäuresequenz des C-terminalen Endes der Anaphylatoxine C3a von Schwein und Mensch sowie C5a vom Menschen [45]. Zum Vergleich ist das Nonapeptid Bradykinin angegeben. Eine Carboxypeptidase B aus Serum führt zur Inaktivierung durch Abspaltung des endständigen Arginins

C3a besteht aus 77, C5a aus 74 Aminosäuren und einem Zuckeranteil. Die Primärstrukturen sind von Hugli aufgeklärt worden [45]. Das endständige Arginin in Position 77 beim C3a und Position 74 beim C5a erwies sich als wesentlicher Träger der biologischen Wirksamkeit. Es ist dieses Arginin, das analog auch im Kinin vorkommt, das von den bereits erwähnten Carboxypeptidasen (AT-Inaktivatoren) abgespalten wird (Abb. 3).

Aus Mastzellen vermag C3a Histamin freizusetzen. Im Gewebeverband tritt durch diesen Mediator Kontraktion der glatten Muskelfasern ein. Als Testsystem dient hierfür die 1910 von Friedberger eingeführte Kontraktionsmessung am Meerschweinchenileum. Sowohl C3a als auch C5a wirken kontraktionsauslösend, so daß beide den damals geprägten Namen Anaphylatoxin tragen [99]. Durch Histaminfreisetzung kommt es zur Steigerung der Vasopermeabilität mit Flüssigkeitsaustritt ins Gewebe bis hin zur Ödembildung. Hierfür wurde ein durch elektronenmikroskopische Untersuchungen gestützter Pathomechanismus postuliert, bei dem sich kontraktile Elemente der Endothelzellen zusammenziehen, so daß in diesen Bereichen Lecks in der Kapillarauskleidung auftreten [19]. – Daß Histamin wesentliche Steuerungsfunktionen bei der Immunantwort ausübt, sei hier nur am Rande vermerkt.

Eine dem C3a zugeschriebene zytolytische Wirksamkeit [30] bedarf noch der experimentellen Konsolidierung. Ein weiteres biologisch aktives C3-Fragment, C3e, soll noch erwähnt werden. Es hat ein Molekulargewicht von 10–12000 Dalton und wird durch enzymatischen Abbau der α-Kette frei. Nach i.v. Injektion induziert es eine Leukozytose [35].

Für die Polypeptide C3a und C5a vom Meerschweinchen, aber auch für humanes C3a ist von unserer Arbeitsgruppe in letzter Zeit eine weitere biologische Wirkung beschrieben worden. Es handelt sich um die selektive Freisetzung von Serotonin aus Meerschweinchenthrombozyten [10]. Die Blutplättchen werden bei dieser sehr schnellen Freisetzungsreaktion nicht geschädigt, da sie zur Wiederaufnahme des Serotonins befähigt sind. In Doppelmarkierungsexperimenten ließ sich zeigen, daß trotz ^{3}H-Serotoninfreisetzung ^{51}Cr-Marker die Zelle nicht verlassen (Abb. 4).

Durch Hemmversuche konnten erste Aussagen über die beteiligten Thrombozytenrezeptoren gemacht werden. Vorinkubation mit C3a vom Meerschweinchen blockiert weitgehend die Serotoninfreisetzung durch einen Zweitstimulus, wenn dieser aus Meerschweinchen-C3a, Human-C3a oder dem synthetischen Hexapeptid besteht, das den Aminosäuren 72–77 des humanen C3a

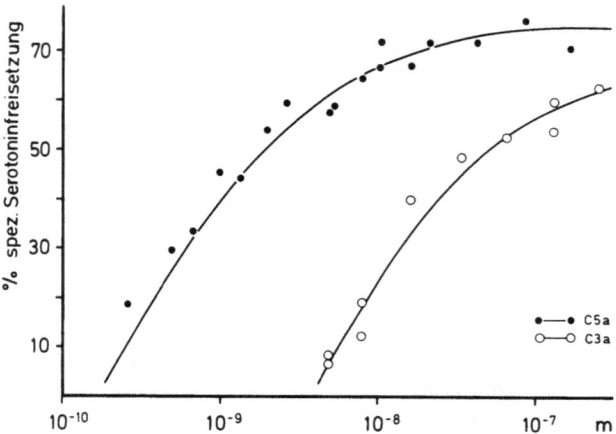

Abb. 4. Serotoninfreisetzung aus Meerschweinchen-Thrombozyten durch C3a und C5a. Die Aktivität von C5a ist etwa 50fach höher (Meuer et al., Manuskript in Vorbereitung)

entspricht (Abb. 3). Die Wirkung von Meerschweinchen-C5a bleibt unberührt. Bei einer Erstinkubation mit C5a tritt der umgekehrte Fall ein, lediglich C5a wird als Zweitstimulus blockiert, während C3a beider Spezies sowie das Hexapeptid eine Freisetzung auslösen. Die in Tabelle 1 wiedergegebenen Ergebnisse lassen sich folgendermaßen zusammenfassen: Die Thrombozyten des Meerschweinchens haben sowohl Rezeptoren, spezifisch für C5a, als auch solche mit einer C3a-Spezifität, beide reagieren unabhängig voneinander. Die C3a-Rezeptoren erkennen sowohl Meerschweinchen- aber auch Human-C3a. Die Erkennungssequenz auf Seiten dieser Polypeptide dürfte durch das Hexapeptid repräsentiert sein. Die Übertragung dieses Experimentalmodells auf Blutplättchen vom Menschen ist z. Z. in Arbeit.

Das C5a kann als Anaphylatoxin mit spasmogener Wirkung auftreten. Wichtiger sind aber seine chemotaktischen Eigenschaften, wofür vermutlich das Methionin in Position 70 verantwortlich ist (Abb. 3). Neutrophile Granulozyten, aber auch Monozyten werden zur gerichteten Wanderung durch C5a angeregt und so ins Entzündungsgebiet gelockt. Komplement führt auf diese Weise im geschädigten Gewebe zum Leukozyteneinstrom, der eines der wichtigsten morphologischen Entzündungskriterien darstellt. Neutrophile Granulozyten werden aber nicht nur leukotaktisch beeinflußt, sondern auch zur Sekretion lysosomaler Enzyme stimuliert [94], denen pathogenetische Wirksamkeit zugeschrieben wird.

Tabelle 1. Rezeptoridentifikation an Meerschweinchen-Thrombozyten durch Inhibitionsversuche: + bedeutet Hemmung der Serotoninfreisetzung; – kein Einfluß der Vorinkubation, also ungehemmte Freisetzung; g.p. = guinea pig = Meerschweinchen; hu = human; n. g. = nicht getestet (Meuer et al., Manuskript in Vorbereitung)

Erststimulus	Inhibition eines Zweitstimulus			
	C3a g.p.	Hexapeptid	C5a g.p.	C3a hu
C3a g.p.	+	+	–	+
Hexapeptid	+	+	–	+
C5a g.p.	–	–	+	n.g.

Die Wirkungen des großen Spaltproduktes C3b

Wird C3 entsprechend Abb. 1 enzymatisch aktiviert, so entsteht am C3b in der Nähe der Spaltungsstelle eine kurzlebige, aber hochreaktive Bindungsstelle. Dank ihrer Fähigkeit zum Eingehen kovalenter Esterbindungen, wahrscheinlich mit Zuckern [20], kann sich C3b in biologischen Membranen, aber auch an vielen anderen Strukturen verankern, wobei hydrophobe Reaktionen noch zu Hilfe kommen mögen (Abb. 2). Wegen der fehlenden Selektivität dieser Bindungsart bezeichnet man die in jeder Zellmembran vorkommenden Bereiche, mit denen C3b über diese labile Bindungsstelle reagiert, als C3b-Akzeptoren. Das C3b-Molekül verfügt zusätzlich noch über stabile Bindungsstellen, die auch nach der Esterbindung oder dem Verfall der labilen Bindungsstelle reaktiv bleiben. C3b stellt somit ein bifunktionales Molekül dar mit je einer labilen und einer stabilen Bindungsstelle, die in der Nähe der Molekülenden zu lokalisieren sind.

Nach der Verankerung an einem ubiquitären C3b-Akzeptor steht das andere Molekülende für die selektive Interaktion mit den spezifischen C3b-Rezeptoren zur Verfügung. Es ist ohne weiteres einleuchtend, daß auf diese Weise jede mit C3b beladene Oberfläche neue Eigenschaften erwirbt, sie wird, bildlich gesprochen, für alle C3b-Rezeptor-tragenden Zellen „erkennbar" und reagiert spontan mit ihnen. Hier liegt eine Analogie zum Antikörpermolekül vor, das die Vielzahl der Antigenspezifitäten in die uniforme Struktur des Fc-Teils überführt, während C3b ebenso beliebige Oberflächen mit einem uniformen „Griffstück" versieht. Nach dieser eleganten, ökonomisierenden Vereinfachung kommen die Fc- bzw. C3b-Rezeptoren des Organismus zum Zuge. Rezeptoren für C3b sind auf Monozyten und Makrophagen, polymorphkernigen Leukozyten und B-Lymphozyten nachgewiesen worden, sie kommen aber auch auf Erythrozyten, Nierenzellen und bei manchen Spezies auf Thrombozyten vor. Der C3b-Rezeptor ist von Dierich [27] weitgehend rein dargestellt worden. Für seine Funktion scheinen sowohl Protein-, als auch Lipidanteile essentiell zu sein.

Immunadhärenz, Opsonisierung:
Erleichterte Phagozytose

Die C3b-Beladung läuft häufig im Rahmen einer immunologischen Reaktion ab, nämlich der Bildung eines Antigen-Antikörper-Komplexes mit nachfolgender Komplementaktivierung. Die schließlich resultierende Interaktion via C3b-Rezeptor mit anderen Zellen wurde daher pauschal als Immunadhärenz bezeichnet. Kaum zu trennen von der Immunadhärenz ist der Vorgang der Opsonisierung, bei dem durch Antikörper- und Komplementbeladung (C3b) schwer aufnehmbare Partikel für Phagozyten leichter freßbar gemacht werden. Die Opsonisierung, an der auch C5 beteiligt sein kann, erscheint für die Erregerabwehr fast noch wichtiger als die Zytolyse. Unter der summarischen Bezeichnung Phagozytose verbergen sich im Grunde mehrere Reaktionen, nämlich die Anheftung der Erreger an die Zelloberfläche, die Aufnahme, die Tötung und der Abbau. Eine Opsonisierung mit C3b steigert hierbei hauptsächlich die Abtötungsrate, während Antikörper mehr die Anheftung und Aufnahme fördern [58].

Virusneutralisation und Virolyse

Viren können durch Antikörper oder Komplement oder beides neutralisiert werden. In quantitativen Experimenten ist gezeigt worden, daß die Virusneutralisation davon abhängt, wie dicht die Virusoberfläche durch körpereigene Proteine bedeckt wird. Liegen Antikörper nur in geringer Konzentration vor, so daß sie allein keine Neutralisation bewirken können, kommt diese nach Ablauf des klassischen Weges durch die Komponenten C2, C4 und C3 zustande. Es muß aber betont werden, daß diese Mechanismen auch gänzlich ohne Beteiligung von Antikörpern ablaufen können. So ist z. B. für das Vesikuläre-Stomatitis-Virus sowohl eine Neutralisation als auch eine Virolyse allein durch die Komponenten des klassischen Weges nachgewiesen worden [22, 67].

Zellzerstörung

Die Komplementbindungsreaktion, basierend auf eine Erythrozytenlyse, ist ein altbekanntes Diagnosehilfsmittel zum Antikörpernachweis, um damit Infektionen anhand der Immunantwort zu erkennen. Auch bei der HLA-Typisierung wird Komplement als zytotoxisches Reagenz genutzt. Durch die oben geschilderten C5b-C9-Komplexe können viele Bakterienstämme, einige Viren, aber auch Tumorzellen sowie gesunde Zellen des Organismus lysiert werden. Ein klinisches Beispiel sind hierfür die schweren Formen der autoimmunhämolytischen Anämien [31].

Zellvernetzung und Brückenbildung

Über C3b wird nicht nur Fremdmaterial wie bei der Opsonisierung mit Zellen in Berührung gebracht, sondern es können auch über Komplementbrücken körpereigene Zellen vernetzt werden [28]. In vitro läßt sich dieses Phänomen als Rosettenbildung nachweisen. Von besonderem Interesse sind hierbei die Lymphozyten mit B-Zellcharakter. Diese Zellen sind Vorläufer der antikörperproduzierenden Plasmazellen. Auf einem Teil der B-Zellen wurden C3b-Rezeptoren nachgewiesen. Die Frage, ob C3b über eine Beeinflussung der B-Zellfunktion an der Steuerung der Antikörperproduktion beteiligt sein könnte, ließ sich bislang nicht schlüssig beantworten. Ein unmittelbarer Effekt war jedenfalls nicht nachzuweisen. Einige in-vivo-Befunde sprechen eher für die Mitwirkung von C3 bei der Zellkooperation während der Induktionsphase, die sich z. B. als follikuläre Antigenlokalisation oder als Beeinflussung der B-Memoryzellausbildung hat belegen lassen [48].

Funktionseinheit Komplement-Makrophage: C3b als endogener Stimulus

Das C3b-Molekül wirkt aber nicht nur in gebundenem Zustand, sondern kann auch aus der flüssigen Phase heraus aktiv werden. Ein besonders wichtiger Reaktionspartner sind hier die C3b-Rezeptor-tragenden Makrophagen. Bei Makrophagen läßt sich für eine ganze Palette von Reizen ein ebenso großes Spektrum von Antworten finden, die zeitlich und qualitativ gestaffelt ablaufen (Abb. 5). Die schnellste Antwort, z. B. auf einen C3b-Stimulus, stellt eine massive respiratorische Stoffwechselphase der Zelle dar, eine respiratorische oder oxidative „Erruption" (englisch: respiratory burst).

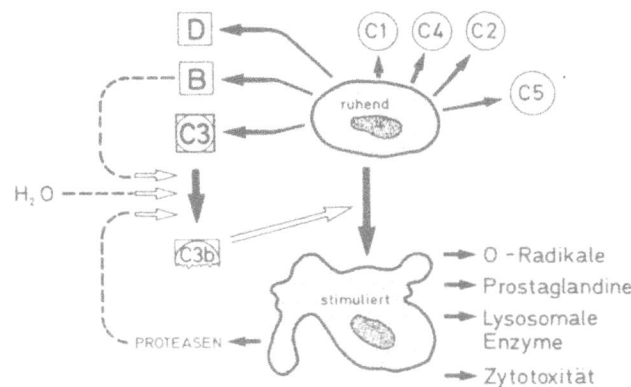

Abb. 5. Schematische Darstellung der Funktionseinheit von Makrophagen und Komplement. Im oberen Teil sind die Syntheseprodukte angegeben, im unteren die Leistungen der Makrophagen nach C3b-Stimulierung bzw. -Aktivierung

In dieser Phase entstehen Sauerstoffradikale (O_2^-, H_2O_2, $\cdot OH$, Singulett-O_2), die entweder einzeln gemessen werden können wie z. B. das H_2O_2 oder pauschal als Chemoluminiszenz, worunter das Auftreten von Lichtimpulsen (Photonen) verstanden wird [7, 38, 92]. Die entstehenden Sauerstoffradikale sind wegen ihrer Reaktivität mit Membranen und anderen biologischen Strukturen sehr toxisch und stellen einen Reaktionsweg für eine zellulär vermittelte Zytotoxizität z. B. gegenüber Bakterien dar. Andererseits wird die „respiratorische Eruption" bzw. die Chemoluminiszenz als Ausdruck der Aktivierung von Makrophagen gewertet. Bei neutrophilen Granulozyten sind diese Phänomene eingehend studiert worden, gerade auch in ihrer Komplementabhängigkeit.

Als neueste Antwort auf einen C3b-Stimulus fanden wir im homologen Meerschweinchensystem eine dosisabhängige Freisetzung von Prostaglandin E (Abb. 6).

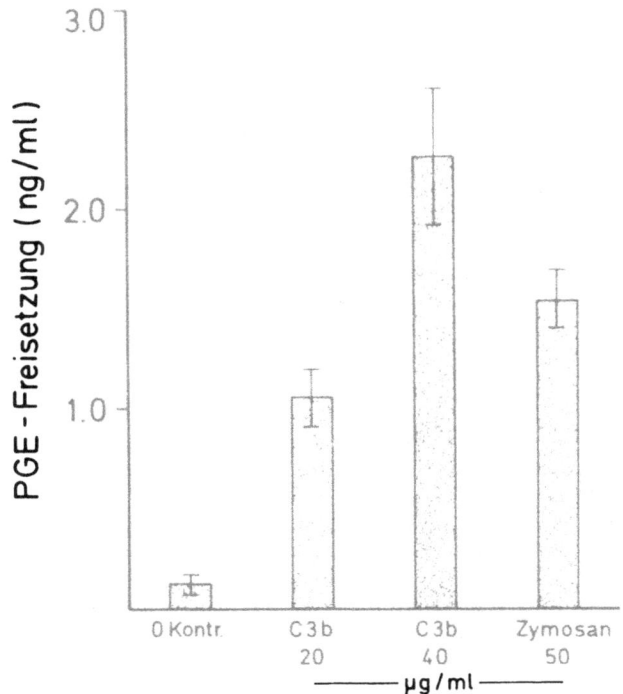

Abb. 6. Prostaglandinfreisetzung aus Makrophagen als Funktion eines C3b-Stimulus. Die Prostaglandinbestimmung wurde von der Arbeitsgruppe Gemsa/Heidelberg durchgeführt

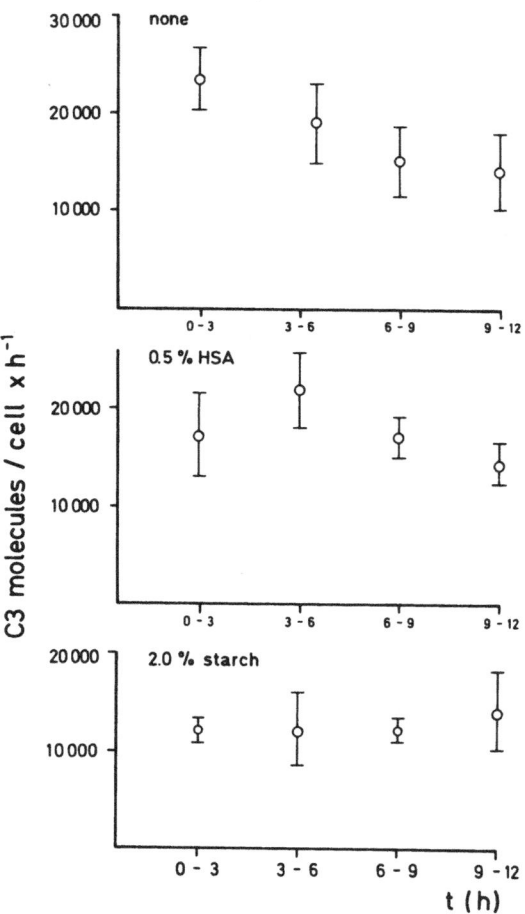

Abb. 7. Syntheserate von C3 pro Makrophage. Durch einen empfindlichen ELISA läßt sich die Zahl der synthetisierten Moleküle pro Stunde ermitteln. Das Synthesemuster wird durch i.p. Vorbehandlung der Zellen beeinflußt. Oben: Puffer, Mitte: 0,5% Humanalbumin, unten: 2% Stärke (nach Zimmer et al., Manuskript in Vorbereitung)

Die PGE-Bestimmung wurde von der Arbeitsgruppe Gemsa in Heidelberg durchgeführt, mit der wir gemeinsam die Erhärtung und Ausarbeitung dieser ersten Ergebnisse durchführen werden. Die Befunde in der Abb. 6 für freies C3b korrespondieren gut mit Phagozytoseexperimenten, bei denen die Prostaglandin-Freisetzung durch Opsonisierung, also Beladung mit Antikörper und Komplement, wesentlich gesteigert werden konnte [34].

Den eher schnellen Antworten folgt als Endergebnis die selektive Freisetzung lysosomaler Enzyme. Diesem Vorgang wird besonders bei der chronischen Entzündung eine pathogenetische Bedeutung beigemessen [93]. Die Enzymausschleusung ist eine biologische Funktion der Zellen und geht ohne Schädigung der Makrophagen einher. Makrophagen scheinen auf einen C3b-Stimulus neben der Chemoluminiszenz und Enzymfreisetzung aber noch eine dritte Antwort, nämlich die Sekretion zytotoxischer Substanzen, zu geben. Zur Zeit können Chemolumineszenz, Enzymfreisetzung und Zytotoxizität nur als getrennte Ereignisse beschrieben werden. Es ist aber wahrscheinlich, daß die genannten Ereignisse gemeinsamer und vermutlich sequentieller Ausdruck der Makrophagenstimulierung durch den C3b-Rezeptor sind, im Sinne einer einheitlichen, zusammenhängenden Antwort.

Die Bezeichnung Funktionseinheit für Komplement und Makrophagen [17] wäre nach dem bisher Geschilderten noch nicht gerechtfertigt. Hierfür wird nun besonders die Fähigkeit der Makrophagen angeführt, selbst Komplement zu synthetisieren [12]. Die Komponenten C1–C5 wurden in funktionell aktiver Form nachgewiesen. Von unserer Arbeitsgruppe ist zusätzlich die Synthese von Faktor B demonstriert worden [11], so daß in ein und derselben Makrophagenkultur das wichtigste Substrat, nämlich C3, und das zu seiner Aktivierung befähigte Enzym B vorkommen (Abb. 7). Am Rande sei vermerkt, daß primäre Fibroblasten aus menschlicher Haut ebenfalls C3 synthetisieren können [102]. – Makrophagen sind somit von der Plasmazufuhr unabhängig, indem sie sich ihr eigenes perizelluläres Komplementmilieu schaffen. Diese Tatsache dürfte insbesondere bei Granulombildungen eine Rolle spielen, wo prinzipiell die Möglichkeit zur Autoaktivierung über selbst synthetisiertes Komplement gegeben ist. Wie modulationsfähig die Reaktionspartner Makrophage und Komplement sind, geht aus Befunden britischer Autoren hervor, die zeigen konnten, daß eine chemotaktische Stimulierung von Makrophagen, z.B. mit C5a, zum vermehrten Auftreten von C3b-Rezeptoren an der Zelloberfläche führt [6, 37].

Hält man sich die vielfältigen Makrophagenfunktionen vor Augen, so kann daraus mit ziemlicher Sicherheit geschlossen werden, daß eine Zelle diese Leistungen nicht alle gleichzeitig erbringen kann. Entweder existieren spezialisierte Subpopulationen oder ein Entwicklungszyklus, bei dem sequentiell die verschiedenen Leistungen realisiert werden. – Eine Antwort auf diese Frage ist noch nicht in Sicht.

Klinische Aspekte

Im Rahmen dieses auf die Entzündung hin zentrierten Überblicks können klinische Bilder [16, 74, 100] nicht detailliert beschrieben werden. Es sollen nur einige grundsätzliche Überlegungen ausgeführt und zugehörige Erkrankungen genannt werden. Aus dem im Abschnitt über die Komplementaktivierung geschilderten Mechanismen geht hervor, daß ein Abrutschen ins Pathologische dort zu erwarten ist, wo eine überschießende Komplementaktivierung abläuft, die dem Entzündungsreiz nicht adäquat ist bzw. an der falschen Stelle abläuft, z.B. bei verschleppten Immunkomplexen oder beim ungebremsten AWK.

Ein gänzlich anderer Pathomechanismus kommt beim Fehlen von Komplementleistungen zum Zuge. Hierbei können entweder Komplementfaktoren erblich fixiert und somit von Geburt an fehlen (primäre Form), oder aber es kommt durch einen gesteigerten Verbrauch, Hyperkatabolismus und erschöpfter Synthese zu einem sekundärem Mangel an Komplementproteinen. Beide Ursachen können zu den gleichen klinischen Bildern führen, sind aber streng auch im Hinblick auf eine Prognose und mögliche Therapie zu unterscheiden.

Krankheitsbilder mit Komplementbeteiligung

Aktivierung über den klassischen Weg

Überall da, wo Antigen-Antikörper-Komplexe auftreten, ist die Komplementaktivierung möglich. Sind diese Immunkomplexe frei beweglich, dann wird ein Großteil der Komplementeffekte fernab vom ursprünglichen Reaktionsort ablaufen. Für folgende klinische Bilder ist eine Komplementbeteiligung gesichert worden: Serumkrankheit mit Immunvaskulitis auch in der modernen, arzneimittelinduzierten Form; Lupus erythematodes (SLE) und alle anderen Formen der Immunkomplexnephritis; immunhämolytische Anämien und Kryoglobulinämien; Rheumatoide Arthritis mit Komplementverbrauch in der Synovialflüssigkeit.

Aktivierung über den alternativen, antikörperunabhängigen Weg

Eine Sonderform der chronischen Nephritis zeichnet sich durch membranoproliferative Veränderungen und eine Hypokomplementämie aus, die bei stark erniedrigtem C3 aber normale Werte für C1, C4 und C2 aufweist. Im Plasma dieser Patienten ließ sich ein „C3-Nephritisfaktor" nachweisen, der als Immunglobulin mit Spezifität für die C3-Konvertase des AWK (C3bBb-Enzym) identifiziert werden konnte. Die Besonderheit dieses Autoantikörpers liegt darin, daß seine Bindung an C3bBb nicht zu einer Blockade, sondern zur Stabilisierung des Enzyms führt, indem es der Einwirkung der Inhibitoren (I und H, s.o.) entzogen und so zum ständigen C3-Umsatz befähigt wird. Dieser massive C3-Umsatz führt einerseits zu einer charakteristischen Hypokomplementämie, zum anderen scheint die Nephritis durch entzündungsfördernde C3-Spaltprodukte aufrechterhalten zu werden.

Bei der paroxysmalen nächtlichen Hämoglobinurie treffen über den AWK generierte C5b–C9-Komplexe auf eine Erythrozytenpopulation, die gegenüber der lytischen Wirkung dieser Komplexe besonders empfindlich ist. Die Auslösemechanismen liegen aber noch weitgehend im Dunkeln.

Einige dermatologische Erkrankungen mit Komplementbeteiligung

a) *Quincke-Ödem [86].* Gemeint ist hier die erbliche, nicht allergische Form, die im englischen Sprachraum als hereditäres, angioneurotisches Ödem (Hane) bezeichnet wird. Die Klinik dieses rezidivierenden, umschriebenen, subepithelialen Ödems kann beim Leser vorausgesetzt werden [75], daß nur der Pathomechanismus kurz erwähnt werden soll. Es liegt ein Synthesedefekt des C1-Inhibitors vor. Daher können die ubiquitär auftretenden Spontanaktivierungen von C1 nicht aufgefangen werden, wie dies beim Gesunden geschieht. Einmal aktivierte C1-Esterase (C1s) führt die Komplementsequenz weiter, so daß schließlich die vasoaktiven Peptide C3a und C5a entstehen, die über eine gesteigerte Gefäßdurchlässigkeit zur Urtikaria und Ödembildung führen.

b) *Herpes gestationis, SLE und bullöses Pemphigoid [85].* Mit Immunfluoreszenztechniken wurde bei Patienten mit Herpes gestationis an der Basalmembran der Haut C3- und C5-Ablagerung nachgewiesen. Bei Patienten mit SLE und bullösem Pemphigoid konnten neben Properdin auch C1q, C4, C3, C5 und Immunglobuline erfaßt werden. Diese Kombination deutet nach lokaler Bildung von Antigen-Antikörper-Komplexen auf die Aktivierung des klassischen Weges hin. Bei den Patienten mit bullösem Pemphigoid und einem Teil der SLE-Patienten war auch der Faktor B in der Basalmembran nachzuweisen, so daß auf eine gleichzeitige Beteiligung des AWK geschlossen werden kann.

Komplementgenetik

Interessanterweise konnten die Strukturgene für diejenigen Enzyme, die C3 aktivieren können (C42 und Faktor B), auf dem humanen Chromosom Nr. 6 lokalisiert werden. Sie befinden sich nebst denjenigen für den C3b-Rezeptor in naher Beziehung zur Region für das HLA-System, so daß hier eine auffällige Genkoppelungsgruppe „Immunologie" vorliegt [47, 88]. Die Aufklärung dieser Zusammenhänge und ihrer Auswirkungen auf den Mechanismus der Immunantwort sind in vollem Gange.

Ein neuer genetischer Befund soll wegen seiner außerordentlichen Bedeutung hier erwähnt werden, obwohl nicht direkt der Entzündungsthematik zugehörig. Es handelt sich um die Koppelung eines bestimmten Faktor B-Phänotyps mit dem jugendlichen insulinpflichtigen Diabetes. Die Ausprägung des seltenen Allotyps B, F1 findet sich mit 22,6% an das erwähnte Krankheitsbild gekoppelt, während das Vorkommen in der normalen Bevölkerung lediglich 1,9% beträgt [87]. Wenn auch z.Z. noch keinerlei kausale Erklärungen für diese auffällige Verknüpfung vorliegen, ja sogar dringend vor leichtfertigen Hypothesen gewarnt werden muß, so scheint sich hier doch eine Spur zu zeigen, deren Verfolgung zu wesentlichen Erkenntnissen führen wird. Die genannten Prozentsätze besagen nämlich, daß fast jeder vierte juvenile Diabetiker diesen Allotyp besitzt und somit erstmals ein Marker für eine genetische Disposition eines Diabetestyps aufgefunden worden ist.

Angeborene, erbliche Defekte des Komplementsystems

Stellen wir die Frage nach der klinischen Relevanz der geschilderten Experimentaldaten im Sinne ihres Beitrags zur Heilung oder Gesunderhaltung des Organismus. Zur Beantwortung soll das übliche induktive Schlußverfahren einmal verlassen werden zugunsten folgender Argumentation: Die klarste Antwort auf die Relevanzfrage ließe sich geben, wenn man einen „komplementfrei" gemachten Organismus in seinen Reaktionen betrachtete im Vergleich zum normalen, also „komplementhaltigen". Diese Forderung läßt sich aber experimentell nicht erfüllen. Zum Glück kam die Natur zu Hilfe, indem sie Individuen mit genetisch fixierten Komplementdefekten hervorgebracht hat (Tabelle 2). Ohne auf Einzelfälle eingehen zu können, scheinen sich im Sinne einer vorsichtigen Zusammenfassung folgende Gesetzmäßigkeiten abzuzeichnen.

Defekte der Komponenten C1, C4 und C2

Ein Mangel der früh in der klassischen Sequenz reagierenden Komponenten ist hauptsächlich mit vaskulären und Bindegewebserkrankungen assoziiert. So finden sich hier gehäuft Lupus-erythematodes-ähnliche Krankheitsbilder mit ausgeprägter Nieren- und Hautbeteiligung. Gestützt wird dieser Befund durch SLE-ähnliche Erscheinungen bei der oben geschilderten Form des Quincke-Ödems, bei der durch eine unkon-

Tabelle 2. Angeborene Komplementdefekte beim Menschen nach Bitter-Suermann [2, 16]

Fehlender Faktor	Fälle	Klinische Befunde
C1q	2	Kutane Vaskulitis plus Angioödem [61], Hautläsionen, chronische Infektionen, proliferative Glomerulonephritis [13, 14]
C1q (stark reduziert)	häufig	Schwere kombinierte Immundefekte, Hypogammaglobulinämie, Agammaglobulinämie [50, 51]
C1r	3	Chronische Glomerulonephritis [80, 81], SLE-ähnliche Erkrankung [68], Häufung chronischer Infektionen des oberen Respirationstraktes und der Haut [23]
C1s	5	SLE [84], SLE-ähnliche Erkrankung, Raynaud-Phänomen [21]
C1-INH (homozygote Defektzustände fraglich)	häufig	Hereditäres angioneurotisches Ödem (Hane) [29, 89], SLE-ähnliche Erkrankung plus Hane [52], Glomerulonephritis, diskoider Lupus erythematodes (LE) [53]
C4	mehrere	SLE [9, 44, 73]
C2	etwa 50	Einige Defekte ohne klinische Befunde [49], SLE, SLE-ähnliche Erkrankung, diskoider LE [3, 24, 36, 95], Membran-proliferative Glomerulonephritis [82], Dermatomyositis [56], anaphylaktoide Purpura, chronische Vaskulitis [32, 33, 96], Häufung schwerer Infektionen (kombiniert mit Faktor B-Defekt? [72], Übersicht bei [2, 47]
C3	5	Häufung schwerer bakterieller Infektionen [5, 8, 39], Arthralgien, Hautausschläge [77]
C3b-INA	2	Pyogene Infektionen [1, 4, 98]
C5	2	Häufung schwerer bakterieller Infektionen, Chemotaxisdefekt, SLE [90]
C5-Dysfunktion	etwa 10	Häufung schwerer bakterieller (gramnegativer) Infektionen, Opsonisierungsdefekt, Leinersche Erkrankung [65, 66]
C6	2	Häufung von Meningokokken-Meningitiden, Gonokokken-Arthritis, Raynaud-Phänomen [55, 59]
C7	6	Häufung von Neisseria-Infektionen (Gonokokken und Meningokokken) [57], SLE, chronische Glomerulonephritis [71], Raynaud-Phänomen plus Sklerodaktylie [18]
C8	2	Häufung von disseminierter Gonokokken-Infektionen [79], SLE-ähnliche Erkrankung mit Membran-proliferativer Glomerulonephritis [46]
C9	2	Keine klinischen Befunde [60]
Faktor B (homozygote Defektzustände nicht bekannt)	1	Häufung schwerer Infektionen (s. o. bei C2-Defekten) [72]
Faktor B-Dysfunktion (nur heterozygot beschrieben)	1	Kein klinischer Befund [62]

trollierte C1-Aktivierung ein sekundärer C4- und C2-Mangel hervorgerufen wird.

Als Erklärungsmöglichkeiten für das Auftreten solcher Autoimmun- bzw. Immunkomplex-Krankheiten werden folgende Mechanismen diskutiert. Zum einen können virale und bakterielle Infektionen nicht effektiv eliminiert werden, es kommt zu chronischen Verläufen mit gesteigertem Anfall von Immunkomplexen. Zum anderen werden diese und alle zusätzlichen Antigen-Antikörper-Komplexe nicht mehr opsonisiert, d. h. die Beladung mit C3b bleibt aus, wodurch die Adhärenz und Phagozytose (s. die Abschnitte „Immunadhärenz, Opsonisierung, Zellvernetzung und Brückenbildung; Funktionseinheit Komplement-Makrophage") als Immunkomplexverarbeitungs- und Beseitigungsmechanismen ausfallen. Zu diesen Verarbeitungsmechanismen für die Immunaggregate gehört auch die von der Nussenzweigschen Arbeitsgruppe [64, 97] beschriebene Fähigkeit des Komplementsystems, Immunkomplexe löslich zu machen und von Oberflächen zu trennen, Effekte also, die sich im Sinne der Metabolisierbarkeit von Immunaggregaten interpretieren lassen. Das Auftreten von Autoimmunphänomenen könnte schließlich durch die aus Tierexperimenten bekannte Tatsache hervorgerufen werden, daß nämlich höhere Konzentrationen an zirkulierenden Immunkomplexen zu polyklonalen B-Zellaktivierungen führen können.

Defekte der Komponenten C3 und C5

Diese Komponenten sind Träger der wichtigsten biologischen Leistungen des Systems. Es ist somit nicht verwunderlich, daß bei ihrem Fehlen schwerste bakterielle Infekte auftreten (Pneumonie, Meningitis, Otitis, Sepsis). Auch beim sekundären C3-Mangel besteht eine Infektanfälligkeit. Hier fehlt das Kontrollprotein I, und somit kann die C3-Konvertase des AWK (s. „Der alternative Weg der Komplementaktivierung") unbewacht in einem Ausmaß ständig C3 umsetzen, das durch eine C3-Synthese schließlich nicht mehr ausgeglichen werden kann [51].

Defekte der Komponenten C6, C7 und C8

Beim Fehlen dieser Komponenten, die alle der gemeinsamen lytischen Endphase der Komplementsequenz angehören, fallen gehäufte Neisserieninfektionen mit der Tendenz zur Generalisierung auf. Bei der Elimination solcher Meningokokken- und Gonokokkeninfektionen scheint die Bakteriolyse von überraschender Bedeutung, da die Mehrzahl der anderen Keime eher über eine Opsonisierung und Phagozytose ausgeschaltet werden.

Zusammenfassung und Bewertung

Komplement stellt im Prinzip ein antikörperunabhängiges primäres Reaktivsystem dar, das bei der Infektabwehr, der Antigenverarbeitung sowie der Entzündungsvermittlung beteiligt ist (Abb. 8). Das entzündliche Ge-

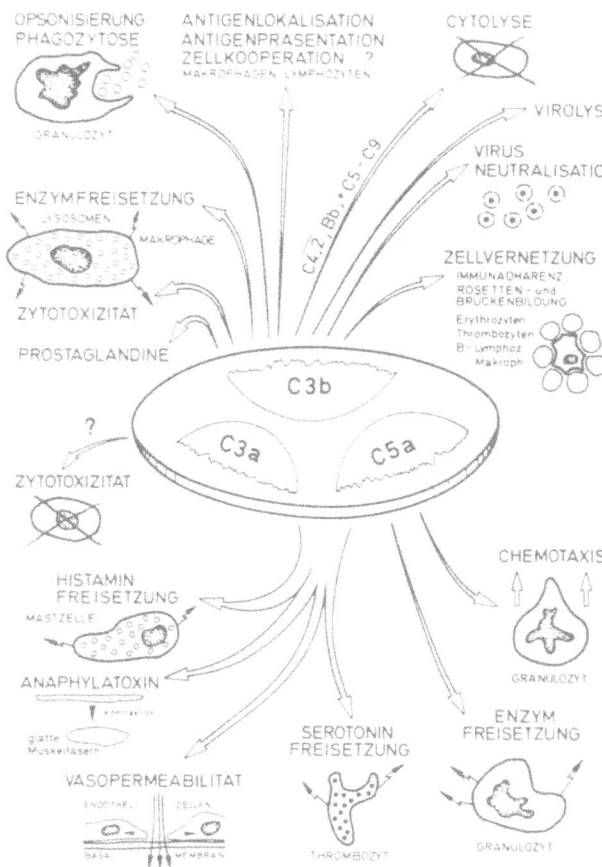

Abb. 8. Schematische Darstellung der biologischen Leistungen des Komplementsystems. Zu jedem Effekt sind die reagierenden Zellen angegeben.

schehen wird über die humoral erreichte Komplementaktivierung dank der C3a-, C5a- und C3b-Rezeptoren zell- und gewebsständig. Makrophagen und Granulozyten werden nicht nur als Phagozyten, sondern auch als stimulierbare, z.B. enzymsezernierende Zellen in die Reaktion einbezogen. Diese Vervielfältigung der Reaktionsebenen sowie die mit Komplementdefekten einhergehenden klinischen Bilder lassen Regulatorfunktionen erkennen, die den Schluß rechtfertigen: *Komplement wirkt bei der Entwicklung inflammatorischer Prozesse dermaßen mit, daß der Organismus in die Lage versetzt wird, den phlogistischen Zustand schnell und definitiv zu beenden.*

Literatur

1. Abramson N, Alper CA, Lachmann PJ, Rosen FS, Jandel JH (1971) Deficiency of C3 inactivator in man. J Immunol 107:19–27
2. Agnello V (1978) Complement deficiency states. Medicine (Baltimore) 57:1–23
3. Agnello V, de Bracco MME, Kunkel HG (1972) Hereditary C2 deficiency with some manifestations of systemic lupus erythematodes. J Immunol 108:837–840
4. Alper CA, Abramson N, Johnston RB, Jandel JH, Rosen FS (1970) Increased susceptibility to infection associated with abnormalities of complement-mediated functions of the third component of complement. N Engl. J Med 282:349–354
5. Alper CA, Colten HR, Rosen FS, Rabson AR, Macnab GM, Gear JSS (1972) Homocygous deficiency of C3 in a patient with repeated infections. Lancet II:1179–1181
6. Anwar ARE, Kay AB (1978) Enhancement of human eosinophil complement receptors by pharmacologic mediators. J Immunol 121:1245–1250
7. Badwey JA, Karnovsky ML (1980) Active oxygen species and the functions of phagocytic leukocytes. Ann Rev Biochem 49:695–726
8. Ballow M, Shira JE, Harden L, Yang SY, Day NK (1975) Complete absence of the third component of complement in man. J Clin Invest 56:703–710
9. Ballow M, McLean RH, Einarson M, Martin S, Yunis EJ, Dupont B, O'Neill GJ (1979) Hereditary C4 deficiency. Genetic studies and linkage to HLA. Transplant Proc 11:1710–1712
10. Becker S, Meuer S, Hadding U, Bitter-Suermann D (1978) Platelet activation: A new biological activity of guinea pig C3a anaphylatoxin. Scand J Immunol 7:173–180
11. Bentley C, Bitter-Suermann D, Hadding U, Brade V (1976) In vitro synthesis of factor B of the alternative pathway of complement activation by mouse peritoneal macrophages. Eur J Immunol 6:393–398
12. Bentley C, Zimmer B, Hadding U (to be published) The macrophage as source of complements. In: Cohen S, Pick E, Oppenheim J (eds) Biology of the lymphokines, vol IV. Academic Press, New York London
13. Berkel AI, Sanal Ö, Thesen R, Loos M (1977) A case of selective C1q deficiency. Turk J Pediat 19:101–108
14. Berkel AI, Loos M, Sanal Ö, Mauff G, Güngen Örs Ü, Ersoy F Yegin O (1979) Clinical and immunological studies in a case of selective complete C1q deficiency. Clin Exp Immunol 38:52–63
15. Bitter-Suermann D (1978) The alternative pathway of complement activation: Biochemical, functional and genetic aspects. In: Roth E (ed) 4th European Immunology Meeting, Budapest, Congress proceedings. Academiai Kiado, Budapest, pp 317–329
16. Bitter-Suermann D (1980) Zur Physiologie, Pathophysiologie und Klinik des Komplementsystem. Schwerpunkt Med 3:43–55
17. Bitter-Suermann D (1980) Die Funktionseinheit Makrophage-Komplement. Verh Dtsch Ges Pathol 64. Tagung
18. Boyer JT, Gall EP, Norman ME, Nilsson UR, Zimmermann TS (1975) Hereditary deficiency of the seventh component of complement. J Clin Invest 56:905–913
19. Brown DL (1974) Complement and coagulation. In: Brent L, Holborow J (eds) Progress in immunology II, vol 1. North-Holland, Amsterdam Oxford New York, pp 191–200
20. Capel PJA, Groeneboer O, Grosveld G, Pondman KW (1978) The binding of activated C3 to polysaccharides and immunoglobulins. J Immunol 121:2566–2572
21. Chase PH, Barone R, Blum L, Wallace SL (1976) „Lupus-like" syndrome associated with deficiency of C1s: Family studies. Ann R Coll Phys Surg 9:93
22. Daniels CA, Borsos T, Rapp HJ, Snyderman R, Notkins AL (1970) Neutralization of sensitized virus by purified

components of complement. Proc Natl Acad Sci USA 65:528–535
23. Day NK, Geiger H, Stroud R, de Bracco M, Moncada D, Windhorst D, Good RA (1972) C1r deficiency: An inborn error associated with cutaneous and renal disease. J Clin Invest 51:1102–1108
24. Day NK, Geiger H, McLean R, Michael A, Good RA (1973) C2-deficiency: Development of lupus erythematodes. J Clin Invest 52:1601–1607
25. Desai U, Kreutzer DL, Showell H, Arroyave CV, Ward PA. Acute inflammatory pulmonary reactions induced by chemotactic factors. Ann u. J Pathol
26. Desai U, Kreutzer DL, Ward PA (1980) A novel C5 cleaving activity in normal hamster lung lavage fluid. Int J Immunopharmacol 2:231
27. Dierich MP (1976) Receptors for C3 and its fragments: Attempts towards a biological and biochemical characterization. Behring Inst Mitt 59:11–21
28. Dierich MP, Landen B (1977) Complement bridges between cells. Analysis of a possible cell-cell interaction mechanism. J Exp Med 146:1484–1499
29. Donaldson VH, Evans RR (1963) A biochemical abnormality in hereditary angioneurotic edema. Absence of serum inhibitor of C1-esterase. Am J Med 35:37–44
30. Ferluga J, Schorlemmer HU, Baptista LC, Allison AC (1976) Cytolytic effects of the complement cleavage product, C3a. Br J Cancer 34:626–634
31. Fischer JT (1976) Zur Bedeutung des Komplementsystems bei immunhämolytischen Anämien. Thieme, Stuttgart
32. Friend P, Repine JE (1975) Deficiency of the second component of complement with chronic vasculitis. Ann Intern Med 83:813–816
33. Gelfand EW, Clarkson JE, Minta JO (1975) Selective deficiency of the second component of complement in a patient with anaphylactoid purpura. Clin Immunol Immunopathol 4:269–276
34. Gemsa D, Seitz M, Menzel J, Grimm W, Kramer W, Till G (1979) Modulation of phagocytosis induced prostaglandin release from macrophages. Adv Exp Med Biol 114:421–426
35. Ghebrehiwet B, Müller-Eberhard HJ (1979) C3e: An acidic fragment of human C3 with leukocytosis inducing activity. J Immunol 123:616–621
36. Glass D, Raum D, Gibson A, Stillman JS, Schur PH (1976) Inherited deficiency of the second component of complement. Rheumatic disease associations. J Clin Invest 58:853–861
37. Glass EJ, Kay AB (1980) Enhanced expression of human monocyte complement (C3b) receptors by chemoattractants. Clin Exp Immunol 39:768
38. Goldstein IM, Roos D, Kaplan HB, Weissmann G (1975) Complement and immunoglobulins stimulate superoxide production by human leukocytes independent of phagocytosis. J Clin Invest 56:1155–1163
39. Grace HJ, Brereton-Stiles GG, Vos G, Schonland M (1976) A family with partial and total deficiency of complement C3. S Afr Med J 50:139–140
40. Hadding U (1972) Das Komplement: Vermittlungssystem für humorale Abwehrleistung und allergische Entzündung. Hautarzt 23:1–8
41. Hadding U (1977) Komplement, Gerinnungsfaktoren und Kinine – in ihrer funktionellen Verknüpfung. Z Immunitaetsforsch Immunobiol Suppl 2:14–26
42. Hadding U (1979) Das Komplementsystem. In: Hämatologie und Humangenetik, 8. Aufl Geigy, Basel Wissenschaftliche Tabellen Geigy, Teilb S. 210–216
43. Hadding U, Löffler C, Gramse M, Havemann K (1978) Influence of elastase-like protease on guinea pig C3, factor B of the properdin system and the tumor cell line EL4. In: Havemann K, Janoff A (eds) Neutral proteases of human polymorphonuclear leukocytes Urban & Schwarzenberg, Baltimore Munich, pp 287–291
44. Hauptmann G, Grosshans E, Heid E, Mayer S, Basset A (1974) Acute lupus erythematosus with total absence of the C4 fraction of complement. Nouv Presse Med 3:881–882
45. Hugli TE (1978) Chemical aspects of the serum anaphylatoxin. Contemp Top Mol Immunol 7:181–214
46. Jasin HE (1977) Absence of the eighth component of complement in association with systemic lupus erythematosus-like disease. J Clin Invest 60:709–715
47. Jersild C, Rubinstein P, Day NK (1976) The HLA system and inherited deficiencies of the complement system. Transplant Rev 32:43–71
48. Klaus GGB, Humphrey JH (1977) The generation of memory cells. I. The role of C3 in the generation of B memory cells. Immunology 33:31–40
49. Klemperer MR, Woodworth HC, Rosen FS, Austen KF (1966) Hereditary deficiency of the second component of complement (C2) in man. J Clin Invest 45:880–890
50. Kohler PF, Müller-Eberhard HJ (1969) Complement-immunoglobulin relation: Deficiency of C1q associated with impaired immunoglobulin G synthesis. Science 163:474–475
51. Kohler PF, Müller-Eberhard HJ (1972) Metabolism of human C1q: Studies in hypogamma globulinemia, myeloma and systemic lupus erythematosus. J Clin Invest 51:868–875
52. Kohler PF, Percy J, Campion WM, Smyth CJ (1974) Hereditary angioedema and „familial" lupus erythematosus in identical twin boys. Am J Med 56:406–411
53. Lachmann PJ, Hobart MJ (1979) The genetics of the complement system. Ciba Found Symp 66:231
54. Law SK, Lichtenberg NA, Levine RP (1979) Evidence for an ester linkage between the labile binding site of C3b and receptive surfaces. J Immunol 123:1388–1394
55. Leddy JP, Frank MM, Gaither T, Baum J, Klemperer MR (1974) Hereditary deficiency of the sixth component of complement in man. I. Immunochemical, biologic and family studies. J Clin Invest 53:544–553
56. Leddy JP, Griggs RC, Klemperer MR, Frank MM (1975) Hereditary complement (C2) deficiency with dermatomyositis. Am J Med 58:83–91
57. Lee TJ, Utsinger PD, Synderman R, Yount WJ, Sparling PF (1978) Familial deficiency of the seventh component of complement associated with recurrent bacteremic infections due to Neisseria. J Infect Dis 138:359–368
58. Leijh PC, van den Barselaar MT, van Zwet TL, Daha MR, van Furth R (1979) Requirement of extracellular complement and immunoglubulin for intracellular killing of micro-organisms by human monocytes. J Clin Invest 63:772–784
59. Lim D, Gewurz A, Lint TF, Ghaze M, Sepheri B, Gewurz H (1976) Absence of the sixth component of complement in a patient with repeated episodes of meningitis. J Pediatr 89:42–47
60. Lint TF, Zeitz HJ, Gewurz H (to be published) Genetic aspects of deficiency of the ninth component of complement in man. Immunobiology
61. Marder RJ, Rent R, Choi EJ, Gewurz H (1976) Selective C1q deficiency associated with urticaria-like lesions and cutaneous vasculitis. Am J Med 61:560–565
62. Mauff G, Hauptmann G, Daha M, Federmann G (1980) Partial congenital inactivity of properdin factor B. J Immunol 124:1531
63. McConnell I, Gorman NT, Raniwalla J, Payne J (to be published) Activation of the alternative complement pathway by normal and transformed cells in homologous and heterologous sera. Eur J Immunol
64. Miller GW, Nussenzweig V (1974) Complement as a regulator of interactions between immune complexes and cell membranes. J Immunol 113:464–469
65. Miller ME, Koblenzer PJ (1972) Leiner's disease and deficiency of C5. J Pediatr 80:879–880
66. Miller ME, Nilsson UR (1970) A familial deficiency of the phagocytosis-enhancing activity of serum related to a dysfunction of the fifth component of complement (C5). N Engl J Med 282:354–358

67. Mills BJ, Beebe DP, Cooper NR (1979) Antibody-independent neutralization of vesicular-stomatitis virus by human complement. II. Formation of VSV-lipoprotein complexes in human serum and complement-dependent viral lysis. J Immunol 123:2518–2524
68. Moncada B, Day NK, Good RA, Windhorst DB (1972) Lupus erythematosus-like syndrome with a familial defect of complement. N Engl J Med 286:689–693
69. Müller-Eberhard HJ (1975) Complement. Annu Rev. Biochem 44:697–724
70. Müller-Eberhard HJ (to be published) Reaction pathways in the complement system. Prog Immunol 4
71. Nemerow GR, Gewurz H, Osofsky SG, Lint TF (1978) Inherited deficiency of the seventh component of complement associated with nephritis. J Clin Invest 61: 1602–1610
72. Newman SL, Vogler LB, Feigin RD, Johnston RB (1978) Recurrent septicemia associated with congenital deficiency of C2 and partial deficiency of factor B and the alternative complement pathway. N Engl J Med 299:290–292
73. Ochs HD, Rosenfeld SI, Thomas ED, Giblett ER, Alper CA, Dupont B, Schaller JG, Gilliand BC, Hansen JA, Wedgwood RJ (1977) Linkage between the gene (or genes) controlling synthesis of the fourth component of complement and the major histocompatibility complex. N Engl J Med 296:470–475
74. Opferkuch W, Rother K, Schultz DR (1978) Clinical aspects of the complement system. Thieme, Stuttgart
75. Opferkuch W, Echternacht K, Gronemeyer W, Hammar C, Jaeger U, Niemczyk H, Rieger C (1980) Klinische Ausprägung und Therapie des hereditären angioneurotischen Ödems (HANE). Immun Infekt 8:56–60
76. Osler AG (1976) Complement. Mechanism and function. Prentice Hall, Englewood Cliffs, New Jersey, USA
77. Osofsky SG, Thompson BH, Lint TF, Gewurz H (1977) Hereditary deficiency of the third component of complement in a child with fever, skin rash, and arthralgias: Response to transfusion of whole blood. J Pediatr 90:180–186
78. Pangburn MK, Schreiber RD, Müller-Eberhard HJ (1977) Human complement C3b inactivator: Isolation, characterization and demonstration of an absolute requirement for the serum protein β1H for cleavage of C3b and C4b in solution. J Exp Med 146:257–277
79. Petersen BH, Graham JA, Brooks GF (1976) Human deficiency of the 8th component of complement: The requirement of C8 for serum Neisseria gonorrhoeae bactericidal activity. J Clin Invest 57:283–290
80. Pickering RJ, Naff GB, Stroud RM, Good RA, Gewurz H (1970) Deficiency of C1r in human serum. Effects of the structure and function of macromolecular C1. J Exp Med 131:803–815
81. Pickering RJ, Michael AF, Herdman RC, Good RA, Gewurz H (1971) The complement system in chronic glomerulonephritis: Three newly associated abberrations. J Pediatr 78:30–43
82. Podack ER, Müller-Eberhard HJ (1979) Isolation of human S-protein, an inhibitor of the membrane attack complex of complement. J Biol Chem 254:9908–9914
83. Podack ER, Esser AF, Biesecker G, Müller-Eberhard HJ (1980) Membrane attack complex of complement. J Exp Med 151:301–313
84. Pondman KW, Stoop JW, Cormane RH, Hannema AJ (1968) Abnormal C1 in a patient with systemic lupus erythematosus. J Immunol 101:811
85. Provost TT, Tomasi TB (1973) Evidence for complement activation via the alternative pathway in skin diseases. I. Herpes gestationis, systemic lupus erythematosus and bullous pemphigoid. J Clin Invest 52:1779–1787
86. Quincke H (882) Über akutes umschriebenes Hautödem. Monatsschr Prakt Dermatol 1:129–131
87. Raum D, Alper CA, Stein R, Gabbay KH (1979) Genetic marker for insulin-dependent diabetes mellitus. Lancet 1208–1210
88. Rittner C (1976) Genetic loci of components of the classical and alternate pathway of complement activation: A new dimension of the immunogenetic linkage group (HLA) on chromosome 6 in man. Hum Genet 35:1–20
89. Rosen FS, Alper CA, Pensky J, Klemperer MR, Donaldson VH (1971) Genetically determined heterogeneity of the C1 esterase inhibitor in patients with hereditary angioneurotic edema. J Clin Invest 50:2143–2149
90. Rosenfeld SI, Kelly ME, Leddy JP (1976) Hereditary deficiency of the fifth component of complement in man. I. Clinical, immunochemical and family studies. J Clin Invest 57:1626–1634
91. Rother K, Hadding U, Till G (1974) Komplement. Biochemie und Pathologie. Steinkopff, Darmstadt
92. Schleupner CJ, Glasgow LA (1978) Peritoneal macrophage activation indicated by enhanced chemiluminescence. Infect Immun 21:886–895
93. Schorlemmer HU, Allison AC (1976) Effects of activated complement components on enzyme secretion by macrophages. Immunology 31:781–788
94. Smolen JE, Weissmann G (1978) The granulocyte: Metabolic properties and mechanisms of lysosomal enzyme release. In: Havemann K, Janoff A (eds) Neutral proteases of human polymorphonuclear leukocytes. Urban & Schwarzenberg, Baltimore München, pp 56–76
95. Stern R, Fu SM, Agnello V, Fotino M, Kunkel HG (1976) Hereditary C2 deficiency: Association with skin lesions resembling the discoid lesion of SLE. Arthritis Rheum 19:517–522
96. Sussman M, Jones JH, Almeida JD (1973) Deficiency of the second component of complement associated with anaphylactoid purpura and presence of mycoplasma in the serum. Clin Exp Immunol 14:531–539
97. Takahashi M, Takahashi S, Brade V, Nussenzweig V (1978) Requirements for the solubilization of immune aggregates by complement. The role of the classical pathway. J Clin Invest 62:349–358
98. Thompson RA, Lachmann PJ (1979) A second case of human C3b inhibitor (KAF) deficiency. Clin Exp Immunol 27:23–29
99. Vogt W (1974) Activation, activities and pharmacologically active products of complement. Pharmacol Rev 26:125–169
100. Wellek B, Opferkuch W (1973) Die klinische Bedeutung des Komplements. Dtsch Med Wochenschr 98: 2356–2361
101. Whaley K, Ruddy S (1976) Modulation of the alternative complement pathway by β1H globulin. J Exp Med 144:1147–1163
102. Whitehead AS, Sim RB, Bodmer WF (to be published) A monoclonal antibody against human complement component C3: The production of C3 by human cells in vitro. Eur J Immunol

Pathogenese pseudoallergischer Reaktionen

G. Till, Heidelberg

Das klinische Erscheinungsbild von Intoleranzreaktionen gegen Antiphlogistika, kolloidale Volumenersatzmittel, Narkosepräparate, Röntgenkontrastmittel und andere Substanzen ist mit dem einer allergischen Sofortreaktion nahezu identisch. Man hat deshalb zunächst angenommen, daß es sich um antikörpervermittelte allergische Reaktionen handle. Heute wissen wir, daß dies nicht der Fall ist und daß Antikörper bei der Auslösung solcher Intoleranzreaktionen keine Rolle spielen. Aus diesem Grunde werden diese Nebenwirkungen als allergoide Reaktionen bezeichnet. Von Schlumberger und Kallós wurde der Begriff pseudoallergische Reaktion geprägt.

Die erste Beschreibung einer Intoleranzreaktion gegen Aspirin mit akut auftretenden Atembeschwerden, Urtikaria und Angioödem reicht fast achtzig Jahre zurück [1]. Seit jener Zeit sind zahllose weitere Mitteilungen über allergoide Nebenreaktionen gegen verschiedenartige Substanzen in der wissenschaftlichen Literatur erschienen. Die zentrale Frage nach der Pathogenese solcher Intoleranzreaktionen ist jedoch trotz intensiver Forschungsanstrengungen bis heute ungeklärt. In jüngster Zeit hat sich das wissenschaftliche Interesse besonders auf die Röntgenkontrastmittel und Antiphlogistika konzentriert. Über einige Ergebnisse dieser Untersuchungen soll nachfolgend berichtet und anhand der vorliegenden Daten ein Bild unserer gegenwärtigen Vorstellungen von der Pathogenese pseudoallergischer Reaktionen skizziert werden.

Effekte von Röntgenkontrastmitteln auf Proteine und Zellen

Die wasserlöslichen Kontrastmittel, bei denen es sich um Derivate der Trijodbenzoesäure handelt, haben die unerwünschte Eigenschaft, mehr oder weniger stark an Serum- und Zellwandproteine zu binden. Dieses Proteinbindungsvermögen scheint bei der Auslösung pseudoallergischer Reaktionen eine Rolle zu spielen. Kontrastmittel, die stärker an Proteine binden, führen häufiger zu Nebenreaktionen als solche Kontrastmittel, die nur ein schwaches Proteinbindungsvermögen besitzen. Festzustehen scheint, daß Röntgenkontrastmittel wichtige Enzymaktivitäten und Kontrollproteine in ihrer Wirkung verändern und Zellfunktionen beeinflussen können. Eine Auswahl solcher Kontrastmitteleffekte ist zusammen mit den entsprechenden Literaturhinweisen in der Tabelle 1 wiedergegeben. Unter den aufgeführten Kontrastmitteleffekten sei besonders auf die Aktivierung von Plasmaenzymsystemen und die Freisetzung von wichtigen Mediatoren aus Mastzellen, Basophilen und Thrombozyten verwiesen.

Nicht zuletzt wegen der Übereinstimmung im klinischen Erscheinungsbild zwischen allergischen und pseudoallergischen Reaktionen wurde dem Histamin eine wichtige Funktion zugeschrieben. Nach anfänglichen methodischen Schwierigkeiten gelang der Nachweis, daß Kontrastmittel Histamin aus isolierten Rattenperitonealmastzellen freisetzen können [19]. Später wurde sowohl beim Tier als auch beim Menschen nach einer intravenösen Infusion von Kontrastmitteln ein Anstieg des Plasmahistaminspiegels beobachtet [20–22]. Allerdings muß gesagt werden, daß eine Korrelation zwischen einem Plasmahistaminanstieg und Kontrastmittelzwischenfällen nicht zu bestehen scheint, da auch bei Patienten ohne Intoleranzreaktionen gelegentlich erhöhte Histaminwerte gemessen wurden [22, 32, 33]. Diese Beobachtungen schließen jedoch eine Mitwirkung von Histamin bei anaphylaktoiden Reaktionen nicht aus.

Aktivierung des Komplementsystems

Wenn man basophile Granulozyten mit Kontrastmittel inkubiert, so läßt sich die Menge freigesetzten Histamins durch die Zugabe von frischem Humanserum ganz erheblich steigern [24]. Ansell [34] hat bereits vor 10 Jahren die Frage gestellt, ob nicht vielleicht Anaphylatoxine bei pseudoallergischen Reaktionen gegen Röntgenkontrastmittel eine Rolle spielen könnten. Anaphylatoxine sind biologisch aktive, histaminfreisetzende Spaltprodukte des Komplementsystems, die bei dessen Aktivierung entstehen. Es lag daher nahe, mögliche Effekte von Kontrastmitteln auf das Komplementsystem experimentell zu überprüfen. Diese Untersuchungen, die unabhängig voneinander in verschiedenen Laboratorien durchgeführt wurden, haben gezeigt, daß Kontrastmittel in der Tat das Komplementsystem zu aktivieren vermögen [7–12]. Diese Aktivierung ist dosis-, zeit- und temperaturabhängig. Der Mechanismus der Kontrastmittel-induzierten Komplementaktivierung ist jedoch noch nicht bekannt, da weder der klassische noch der alternative Aktivierungsweg beschritten wird. Wie dem auch sei, feststeht, daß bei der Kontrastmittel-induzierten Komplementaktivierung Anaphylatoxinaktivitäten freigesetzt werden [11]. Damit ist die Frage nach der Rolle der Anaphylatoxine als Histaminliberatoren bei pseudoallergischen Reaktionen in Überlegungen zur Pathogenese allergoider Reaktionen mit einzubeziehen. In ihrer Fähigkeit zur Komplementaktivierung stehen die Kontrastmittel jedoch nicht allein da, vielmehr konnte gezeigt werden, daß auch Natriumsalizylat und Aspirin in einer dosisabhängigen Weise eine Komplementaktivierung induzieren können [35]. Dar-

Tabelle 1. Kontrastmitteleffekte auf Proteine, Enzyme und Zellfunktionen

Proteinbindung [2, 3]
Ezyminhibition [4–6]
Aktivierung verschiedener Plasmaenzymsysteme [7–18]
Histaminfreisetzung aus Mastzellen und Basophilen [19–24]
Serotoninfreisetzung aus Thrombozyten [24]
Hemmung der Thrombozytenaggregation [24]
Enzymfreisetzung aus Neutrophilen [25, 26]
Leukozytenaggregation [26]
Endothelzellveränderungen [18, 27, 28]
Veränderung der O_2-Dissoziation [29, 30]
Kaliumfreisetzung aus Erythrozyten [31]

über hinaus ließ sich zeigen, daß auch Dextrane das Serumkomplement aktivieren [36]. Diese Aktivierung ist abhängig von der Größe der Dextranmoleküle, d. h., je größer das Molekül, um so stärker der Komplementverbrauch. Die Aktivierung beginnt bei einem Molekulargewicht von etwa 50000. Kleinere Dextranmoleküle haben keinen Effekt auf das Komplementsystem. Bleibt noch zu erwähnen, daß bei einer Komplementaktivierung durch Salizylate Anaphylatoxinaktivität generiert wird [37].

Zusammenfassend sei noch einmal betont, daß Röntgenkontrastmittel, Salizylate und Dextrane das Komplementsystem aktivieren. Dies geschieht allerdings über unterschiedliche Mechanismen. Während der Aktivierungsmechanismus durch Kontrastmittel noch unbekannt ist und sich keinem der beiden bekannten Aktivierungswege zuordnen läßt, beschreiten Salizylate den klassischen Aktivierungsweg, wohingegen Dextrane eine Komplementaktivierung über den Nebenschluß herbeiführen können. Im Zusammenhang mit den hier zu diskutierenden Mechanismen pseudoallergischer Reaktionen sei besonders darauf hingewiesen, daß Salizylate die Aktivität des C1-Esterase-Inhibitors hemmen können [35]. Auf diesen Befund soll später näher eingegangen werden.

So interessant die bisher erwähnten in-vitro-Daten sind, bleibt die Frage, ob solch eine Komplementaktivierung auch im Organismus nach einer Gabe von Kontrastmitteln oder Aspirin abläuft. Dies ist in der Tat der Fall. Allerdings verhalten sich die genannten Substanzen unterschiedlich. Während Kontrastmittel in vitro das Komplementsystem immer aktivieren, läßt sich in vivo nur bei solchen Patienten eine Komplementaktivierung beobachten, die eine pseudoallergische Reaktion entwickelt haben. Bei Personen ohne Kontrastmittelnebenreaktionen findet sich weder eine Komplementaktivierung noch lassen sich biologische Aktivitäten im Serum nachweisen. Anders sieht die Situation aus, wenn Aspirin verabreicht wird. Hier läßt sich auch bei Probanden ohne Intoleranzreaktionen eine Aktivierung des Serumkomplements beobachten [37].

Aktivierung des Gerinnungssystems

Kontrastmittel wirken nicht nur auf das Komplementsystem, sondern auch auf andere Plasmaenzymsysteme. Dazu gehören das Gerinnungs-, Fibrinolyse- und Kininsystem, wenngleich für das letztere System direkte Nachweise einer Aktivierung durch Kontrastmittel noch ausstehen. Aufgrund tierexperimenteller Untersuchungen wird dem Gerinnungs- und Fibrinolysesystem eine besondere Bedeutung zugemessen. So konnten Lasser et al. [16] in einem interessanten Tierexperiment zeigen, daß Kaninchen nach einer Gabe einer tödlichen Kontrastmitteldosis auch dann starben, wenn ihre hämolytische Komplementaktivität durch eine vorherige Injektion von cobra venom factor und einer dadurch herbeigeführten Nebenschlußaktivierung fast völlig erloschen war. Wurde aus der Zirkulation dieser Tiere hingegen allein das Fibrinogen mittels einer Vorbehandlung mit Ancrod entfernt, so überlebten alle Tiere die Injektion einer tödlichen Kontrastmitteldosis. Als Kritik zu diesen Untersuchungen sei jedoch angemerkt, daß nach einer sogenannten Dekomplementierung mittels cobra venom factor die ersten drei Komplementfaktoren nicht betroffen sind und diese somit als Quelle für das C2-Kinin oder das C4-Anaphylatoxin noch zur Verfügung stehen. Diese Beobachtungen deuten darauf hin, daß neben dem Komplementsystem auch das Gerinnungssystem bei pseudoallergischen Reaktionen eine wichtige Rolle spielen dürfte.

Hemmung des C1-Inaktivators

Wie kommt es aber, daß nur bestimmte Menschen auf die Gabe von Kontrastmitteln eine anaphylaktoide Reaktion entwickeln? Wäre es nicht denkbar, daß bei diesen Individuen eine angeborene oder erworbene Defizienz wichtiger regulativer Plasmaenzymfunktionen vorliegt, während der gesunde Organismus ausreichend gegenregulatorische Funktionen bereitzustellen vermag, um ein Übergewicht biologisch aktiver Mediatoren wie z. B. der Kinine und Anaphylatoxine zu verhindern. Im Zusammenhang mit diesen Überlegungen denkt der Komplementforscher natürlich an den C1-Inaktivator, der deshalb besonders attraktiv erscheint, weil er nicht nur die Komplementaktivierung kontrolliert, sondern auch auf den aktivierten Hageman-Faktor, das Kallikrein und Plasmin hemmend einwirken kann.

Interessant ist nun, daß beim hereditären Angioödem die Aktivität des C1-Inaktivators häufig stark vermindert ist oder gar völlig fehlt. Man nimmt an, daß eine mangelhafte Funktion oder ein Fehlen des Inaktivators zu einer unkontrollierten C1-Aktivierung mit einer Freisetzung einer kininähnlichen Aktivität (C2b) aus der zweiten Komplementkomponente führt, welche für die Auslösung des Angioödems bei diesen Patienten verantwortlich gemacht wird. Da beim Auftreten eines hereditären Angioödems neben der zweiten auch die vierte Komplementkomponente aktiviert wird, könnte auch das dabei entstehende C4-Anaphylatoxin (C4a) eine pathologische Rolle spielen. Schließlich sei noch erwähnt, daß bei diesen Patienten aufgrund des fehlenden C1-Inaktivators eine unkontrollierte Kallikreinaktivierung und eine dadurch bedingte gesteigerte Bradykininfreisetzung abläuft [38].

In diesem Zusammenhang sei nun an die Tatsache erinnert, daß bei pseudoallergischen Reaktionen, wie z. B. gegen Kontrastmittel, sehr häufig Angioödeme auftreten. Es erheben sich daher folgende Fragen: 1) Wird die Funktion des C1-Inaktivators durch Kontrastmittelinjektionen verändert? 2) Kommt es bei pseudoallergischen Reaktionen gegen Kontrastmittel zu einer Abnahme der C1-Inaktivatorwirkung und 3) könnte es sein, daß diese Patienten mit Intoleranzreaktionen bereits von vornherein einen verminderten Titer dieser Aktivität in ihrem Serum aufweisen?

Auf der Basis ähnlicher Überlegungen haben Lasser et al. [39] die C1-Inaktivatorspiegel im Serum von Patienten untersucht, die entweder pseudoallergische Reaktionen gegen Kontrastmittel entwickelt hatten oder aber nebenerscheinungsfrei blieben. Diese wichtigen Untersuchungen erbrachten sehr interessante Ergebnisse, welche zeigten, daß bei Patienten mit pseudoallergischen Reaktionen die C1-Inaktivatortiter von vornherein erniedrigt waren und nach Injektion des Kontrastmittels weiter abfielen. Darüberhinaus kam es bei diesen Patienten auch zu einem Abfall der hämolytischen Komplementaktivität, die im Gegensatz zu den erscheinungsfreien Patienten ebenfalls von vornherein deutlich erniedrigt war. Bei Probanden ohne Nebenreaktionen kam es weder zu einer Abnahme der C1-Inaktivatortiter noch zu einer signifikanten Verminderung der gesamthämolytischen Komplementaktivität. Es bleibt somit festzuhalten, daß Kontrastmittel-induzierte pseudoallergische Reaktionen begleitet sind von einer Abnahme der C1-Inaktivatortiter, einer Komplementaktivierung mit Freisetzung von Anaphylatoxinaktivität und einer Aktivierung des Gerinnungs- und Fibrinolysesystems.

Konzept der Pathogenese pseudoallergischer Reaktionen

Wenn alle bisher skizzierten Befunde zusammenfassend betrachtet werden, könnte ein Konzept der Pathomechanismen pseudoallergischer Reaktionen wie folgt aussehen (Abb. 1). Nach intravenöser Applikation von Kontrastmitteln kann es zu Endothelveränderungen kommen, die eine Aktivierung des Hageman-Faktors herbeiführen, gefolgt von der Aktivierung von Kallikrein und der Umwandlung von Plasminogen zu Plasmin. Die enzymatische Aktivität des Plasmins könnte das Komplementsystem via C1 aktivieren [40] und so die Freisetzung von Anaphylatoxinen und der kininähnlichen Aktivität aus C2 induzieren. Neuere Befunde [41] deuten darauf hin, daß aktiviertes C1 seinerseits aus Plasminogen Plasmin freisetzen und auf diesem Weg möglicherweise eine Amplifizierung der Mediatorfreisetzung herbeiführen kann.

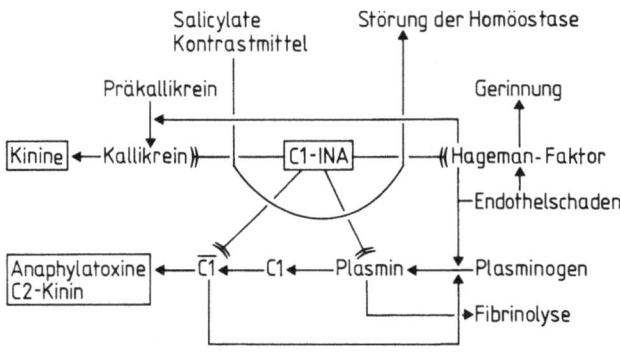

Abb. 1. Hemmung der multifaktoriellen Regulatorfunktion des C1-Inaktivators durch Salizylate und Röntgenkontrastmittel als mögliche Ursache einer unkontrollierten Freisetzung von Kininen und Anaphylatoxinen

Im Zentrum des Geschehens dürfte der C1-Inaktivator stehen, der, wie auf der Abbildung gezeigt, die Aktivitäten des Hageman-Faktors, des Plasmins, des Kallikreins und der C1-Esterase kontrolliert. Bei der pseudoallergischen Reaktion scheint die Funktion dieses wichtigen Kontrollproteins von vornherein vermindert zu sein und nach Kontrastmittelinjektionen oder Aspirineinnahmen weiter abzunehmen. Die Hemmung des C1-Inaktivators könnte eine unkontrollierte Aktivierung der erwähnten Plasmaenzyme zur Folge haben und zu einer überschießenden Freisetzung von Kininen und Anaphylatoxinen und damit zu dem bekannten Symptomen einer allergoiden Reaktion führen. Die pseudoallergische Reaktion wäre demnach auf dem Boden einer angeborenen oder erworbenen Defizienz des C1-Inaktivators als Ausdruck einer gestörten Homöostase anzusehen. Diese stark vereinfachten Vorstellungen können nicht darüber hinwegtäuschen, daß es sich bei den pseudoallergischen Reaktionen um ein sehr komplexes Geschehen handelt. Ob sich die hier entwickelte Arbeitshypothese als brauchbar erweisen wird, bleibt zukünftigen experimentellen Untersuchungen vorbehalten.

Literatur

1. Hirschberg (1902) Mitteilung über einen Fall von Nebenwirkung des Aspirin. Dtsch Med Wochenschr 1902:416
2. Lasser EC, Farr RS, Fujimagari T, Tripp WN (1962) The significance of protein binding of contrast media in roentgen diagnosis. AJR 87:338–360
3. Lang JH, Lasser EC (1967) Binding of roentgenographic contrast media to serum albumen. Invest Radiol 2:396–400
4. Lasser EC, Lang JH (1966) Inhibition of acetylcholinesterase by some organic contrast media. A preliminary communication. Invest Radiol 1:237–242
5. Lasser EC, Lang JH (1970) Contrast-protein interactions. Invest Radiol 5:446–451
6. Lasser EC (1968) Basic mechanisms of contrast media reactions. Theoretical and experimental considerations. Radiology 91:63–65
7. Lang JH, Lasser EC, Kolb WP (1976) Activation of serum complement by contrast media. Invest Radiol 11:303–308
8. Arroyave CM, Bhat KN, Crown R (1976) Activation of the alternative pathway of the complement system by radiographic contrast media. J Immunol 117:1866–1869
9. Arroyave CM, Tan EM (1977) Mechanism of complement activation by radiographic contrast media. Clin Exp Immunol 29:89–94
10. Heideman M, Jacobsson B, Lindholm (1976) Activation of the complement system by water-soluble contrast media. A preliminary report. Acta Radiol [Diagn] (Stockh) 17:733–735
11. Till G, Rother U, Gemsa D (1978) Activation of complement by radiographic contrast media: Generation of chemotactic and anaphylatoxin activities. Int Arch Allergy Appl Immunol 56:543–550
12. Schulze B, Härtling G, Blanke D, Witte H, Hauenstein G, Kotthaus G, Meyen CJ (1978) In vivo- und in vitro-Versuche zur Wirkung trijodierter Röntgenkontrastmittel auf Gerinnung, Fibrinolyse und Komplementsystem. Arzneim Forsch 28:755–764
13. Kolb WP, Lang JH, Lasser EC (1978) Nonimmunologic complement activation in normal human serum induced by radiographic contrast media. J Immunol 121:1232–1238
14. Trinkner RL, Perkins HA (1964) Severe acute fibrinogenopenia apparently caused by reaction to drugs. JAMA 189:184–186
15. Lasser EC, Sovak M, Lang JH (1976) Development of contrast media idiosyncrasy in the dog. Radiology 119:91–95
16. Lasser EC, Slivka J, Lang JH, Kolb WP, Lyon SG, Hamblin AE, Nazareno G (1979) Complement and coagulation: causative considerations in contrast catastrophies. AJR 132:171–176
17. Slivka J, Lasser EC, Lang JH, Lyons S, Hamblin AE (1978) Effect of endotoxemia on contrast media reactions. Invest Radiol 13:21–25
18. Ring J, Endrich B, Intaglietta M (1978) Histamine release, complement consumption and microvascular changes after radiographic contrast media infusion in rabbits. J Lab Clin Med 92:584–594
19. Rockoff SD, Brasch R, Kuhn C, Chraplyvy M (1970) Contrast media as histamine liberators. I. Mast-cell histamine release in vitro by sodium salts of contrast media. Invest Radiol 5:503–509
20. Rockoff SD, Brasch R (1970) Contrast media as histamine liberators. III. Histamine release and some associated

21. Lasser EC, Walters A, Reuter S, Lang J (1971) Histamine release by contrast media. Radiology 100:683–686
22. Seidel G, Groppe G, Meyer-Burgdorf C (1974) Contrast media as histamine liberators in man. Agents Action 4:143–150
23. Siegle RL, Lieberman P (1976) Measurement of histamine, complement components and immune complexes during patient reactions to iodinated contrast material. Invest Radiol 11:98–101
24. Ring J, Arroyave CM, Frizler MJ, Tan EM (1978) In vitro histamine and serotonin release by radiographic contrast media (RCM). Complementdependent and independent release reaction and changes in ultrastructure of human blood cells. Clin Exp Immunol 32:105–118
25. Ring J, Arroyave CM (1979) Alteration of human blood cells and changes in plasma mediators produced by radiographic contrast media. Z Immunitaetsforsch Immunobiol 155:200–211
26. Till G, Voigtländer V, Rother U (to be published) Complement and pseudo-allergic reactions to drugs. In: Dukor P, Kallós P, Schlumberger HD, West GB (eds) (PAR. Pseudo-allergic reactions. Involvement of drugs and chemicals, vol 2). Cytotoxic and complement mediated reactions. Karger, Basel
27. Ausman JL, Young R, Owens G (1964) Radiopaque dyes and other agents in the production of endothelial damage. J Surg Res 4:349–355
28. Wiedeman MP (1963) Vascular and intravascular responses to various contrast media. Angiology 14:107–109
29. Rosenthal A, Litwin SB, Laver MB (1973) Effect of contrast media used in angio-cardiography on hemoglobinoxygen equilibrium. Invest Radiol 8:191–198
30. Lasser EC (1973) Contrast material-red blood cell reactions. Invest Radiol 8:189–190
31. McIntosh HD, Hurst VW, Thompson HK, Morris JJ, Whalen RE (1967) The hemodynamic effects of the injection of contrast medium (isopaque). Angiology 18:306–315
32. Brasch RC, Rockoff D, Kuhn C, Chraplyvy M (1970) Contrast media as histamine liberators. II. Histamine release into venous plasma during intravenous urography in man. Invest Radiol 5:510–513
33. Simon RA, Schatz M, Stevenson DD, Curry N, Yamamoto F, Plow E, Ring J, Arroyave CM (1979) Radiographic contrast media infusions. Measurement of histamine, complement and fibrin split products and correlation with clinical parameters. J Allergy Clin. Immunol 63:281–288
34. Ansell G (1970) Adverse reactions to contrast agents. Scope of problem. Invest Radiol 5:374–384
35. Hänsch GM, Voigtländer V, Rother U (1980) Effect of aspirin on the complement system in vitro. Int Arch Allergy Appl Immunol 61:150–158
36. Hänsch GM, Rother U, Basedow AM, Ebert KH (1979) Activation of complement by dextran. IRCS Med Sci 7:199
37. Voigtländer V, Hänsch GM, Rother U (1980) Effect of aspirin on complement in vivo. Int Arch Allergy Appl Immunol 61:145–149
38. Curd JG, Prograis LJ, Cochrane CG (1980) Detection of active kallikrein in induced blister fluids of hereditary angioedema patients. J Exp Med 152:742–747
39. Lasser EC, Lang JH, Lyon SG, Hamblin BS (1979) Complement and contrast material reactors. J Allergy Clin Immunol 64:105–112
40. Ratnoff OD, Naff GB (1967) The conversion of C1s to C1 esterase by plasmin and trypsin. J Exp Med 125:337–358
41. Naish P, Collins C, Barratt J (1980) Plasminogen activation in heriditary angioodema. In: Abstracts 4th International Congress of Immunology Paris, 21–26 7 1980. Abstract No 15.4.09

Gerd Till, M. D.,
University of Michigan-Medical School,
Department of Pathology,
1335 E. Catherine Street,
Ann Arbor, Michigan 48109,
USA

Diagnose, Therapie und Prophylaxe pseudoallergischer (anaphylaktoider) Reaktionen

D. Kleinhans, Stuttgart

Einleitung

Anaphylaktoide Reaktionen sind allergieähnliche Reaktionen, die klinisch einer allergischanaphylaktischen Reaktion ähneln. Die Ähnlichkeit kommt dadurch zustande, daß Mediatoren der allergischanaphylaktischen Reaktion, z. B. Histamin, auch bei anaphylaktoiden Reaktionen wirksam werden; weiter dadurch, daß einer anaphylaktoiden Reaktion eine Komplementaktivierung zugrunde liegen kann. Der Unterschied zur allergischen Reaktion: Die Mediatoren werden aus Blutbasophilen und Mastzellen ohne vorgeschaltete Antigen-Antikörper-Reaktion freigesetzt; Komplement kann ohne vorhergehende Antigen-Antikörper-Reaktion aktiviert werden. Wie und unter welchen Bedingungen das geschieht, ist nur teilweise bekannt.

Grundzüge der Diagnostik, Therapie und Prophylaxe

Diagnostik

Das diagnostische Vorgehen gleicht weitgehend dem bei allergischen Erkrankungen: Das theoretische Wissen erlaubt eine gezielte Anamnese. Die Befunderhebung führt zu einer sog. Symptomendiagnose, z. B. urtikarielles Exanthem. In bestimmten Fällen erfolgen Hauttests, auch Provokationstests.

Erforderlich ist also die *Kenntnis* der Substanzen, die eine anaphylaktoide Reaktion bewirken können (Tabelle 1).

Die *Anamnese* muß den zeitlichen Bezug der allergieähnlichen Reaktionen zur Einwirkung bestimmter Substanzen, meist sind es Medikamente, so genau wie möglich erfassen.

Die *Befunderhebung* zeigt die von der allergischen Sofortreaktion her bekannten Symptome: Urtikarielles Exanthem, Flush; Niesreiz, konjunktivale Injektion, Bronchialasthma; krampfartige Bauchbeschwerden, Übelkeit, Erbrechen; Tachykardie, Blutdruckabfall, u. U. Schock.

Hauttests sind bei anaphylaktoiden Reaktionen auf bestimmte Substanzen sinnvoll; nicht weil man damit etwa die anaphylaktoide Reaktionsbereitschaft des Patienten fassen könnte, es sind vielmehr für einige Wirkstoffe auch echte allergische Sofortreaktionen bekannt, die man mit dem Hauttest dann oft fassen kann. Für Wirkstoffe, die direkt aus der Mastzelle Histamin freisetzen, z. B. Codein, ist ein Hauttest andererseits obligat „positiv" und damit nicht aussagefähig.

Tabelle 1. Wirkstoffgruppen mit möglichen anaphylaktoider Reaktion

1. Antiphlogistika
2. Nahrungsmitteladditiva
3. Natürliche Nahrungsmittelsubstanzen
4. Röntgenkontrastmittel
5. Kolloidale Volumenersatzmittel
6. Narkosepräparate
7. Unterschiedliche Substanzen

Provokationstests mit der Substanz, die die anaphylaktoide Reaktion wahrscheinlich hervorgerufen hat, wird man wegen des damit verbundenen Risikos selten durchführen; am ehesten wohl dann, wenn der Patient ein bestimmtes Präparat benötigt und man von der Unverträglichkeit nicht unbedingt überzeugt ist. Dagegen wird man solche Patienten öfter vorsorglich mit bestimmten Ausweichpräparaten provozieren, um unter ärztlicher Aufsicht die Verträglichkeit zu beobachten.

Therapie und Prophylaxe

Die *Therapie* anaphylaktoider Reaktionen ist eine symptomatische Therapie mit Glukokortikoiden, Antihistaminika und Broncholytika. Bei akuten anaphylaktoiden Reaktionen unterscheidet sie sich nicht von der bekannten Notfallbehandlung akuter allergischer Reaktionen: Ausschalten der Noxe (z. B. sofortiger Stop einer Infusion); Adrenalin subkutan, im Schock verdünnt intravenös; ein hochdosiertes Glukokortikoid i.v.; ein Antihistaminikum i.v.

Die *Prophylaxe* besteht bei den anaphylaktoiden Reaktionen, wie auch bei allergischen Reaktionen, in erster Linie in der *Expositionsprophylaxe*: Hat ein Patient einmal anaphylaktoid reagiert, so wird man auf die angeschuldigte Substanz und auf Substanzen mit gleichem Wirkungsmechanismus vorsorglich verzichten.

Eine wirksame *medikamentöse Prophylaxe* sollte mit fortschreitenden Erkenntnissen und Erfahrungen in diesem Bereich möglich sein; z. B. mit Antihistaminika, einschließlich der H2-Rezeptor-Antagonisten, mit Ketotifen, mit einer höher dosierten Glukokortikoid-Gabe; auch mit neu zu entwickelnden Substanzen, die in die eines Tages sicher besser bekannten pathophysiologischen Abläufe anaphylaktoider Reaktionen gezielt eingreifen.

Spezielle Diagnostik, Therapie und Prophylaxe

Antiphlogistika-Antirheumatika-Analgetika

Für die anaphylaktoiden Reaktionen auf Antiphlogistika ist auch der Begriff der Aspirinintoleranz üblich. Für die Azetylsalizylsäure sind derartige Reaktionen tatsächlich am längsten bekannt, sie wurden allerdings über lange Zeit als allergisch gedeutet (Übersicht s. Baker u. Moore-Robinson 1970; Vane 1976). Azetylsalizylsäure und andere Antiphlogistika setzen aus Blutbasophilen und Gewebsmastzellen offenbar im Endeffekt Histamin frei (Illig, persönliche Mitteilung). Das geschieht möglicherweise bis wahrscheinlich über einen ihrer Hauptangriffspunkte im Mechanismus, den Prostaglandinstoffwechsel (Vane 1971, 1976): Die diesen Wirkstoffen eigene Hemmung der Prostaglandinsynthese führt einmal zu einem verminderten Prostaglandin E-Gehalt in Mastzellen und Basophilen, was die Freisetzung von Mediatoren begünstigen soll. Weiter wird der Arachidonsäure-Stoffwechsel auf den Lipoxygenase-Weg, der u. a. zur Bildung der slow reacting substance der Anaphylaxie führt, umgelenkt. Offenbar bringen alle Antiphlogistika/Antirheumatika, die die Prostaglandin-Synthese hemmen (Tabelle 2), das Risiko einer anaphylaktoiden Reaktion mit sich (Szczeklik et al. 1977).

Was die *Disposition* zu den Antiphlogistikareaktionen ausmacht, ist nicht bekannt. Es existieren zwei Patientengruppen, die besonders häufig auf Antiphlogistika reagieren: Patienten mit einer chronischen Urtikaria sind in 20% bis 40% der Fälle durch Antiphlogistika zu einem Schub provozierbar bzw. reagieren mit einer akuten anaphylaktoiden Reaktion (Übersichten s. Warin 1977, Illig 1977, 1979; Hoffmann u. Petzoldt 1978). Die Antiphlogistika können dabei einen Urtikaria-Schub etwa in der Weise, wie er auch ohne eine solche Medikamentengabe bei den Betroffenen abläuft, provozieren. Von dieser Provokation einer präexistenten Urtikaria kann man mit Illig die akute anaphylaktoide Antiphlogistika-*Reaktion* unterscheiden, die oft nur nach entsprechender Medikamenteneinnahme auftritt, ohne daß unbedingt eine chronisch rezidivierende Urtikaria vorliegt (Illig 1977, 1979, 1980). Patienten mit einem Bronchialasthma stellen die zweite Risikogruppe für die

Tabelle 2. Antiphlogistika mit möglicher anaphylaktoider Reaktion

Wirkstoff	Präparat (z.B.)
Azetylsalizylsäure	Aspirin
Indometacin	Amuno
Fenoprofen	Feprona
Ibuprofen	Brufen
Ketoprofen	Alrheumun
Diclofenac	Voltaren
Naproxen	Naprosyn
	Proxen
Tolmetin	Tolectin
Mefenaminsäure	Parkemed
Flufenaminsäure	Arlef
Metamizol	Novalgin
Propyphenazon	in Mischpräparaten
Phenylbutazon	Butazolidin
Paracetamol	Ben-u-ron

Antiphlogistika-Reaktionen dar. Bei 10% bis 20% der Asthmatiker kann durch derartige Wirkstoffe ein Asthmaanfall ausgelöst werden (Szczeklik et al. 1976).

Die *Anamnese* ist gelegentlich in der Weise auf eine anaphylaktoide Reaktion hinweisend, daß ein Patient auf chemisch unterschiedliche Antiphlogistika z. B. mit einem urtikariellen Exanthem reagiert hat.

Ein *Hauttest* empfiehlt sich mit den Antiphlogistika als Scratch-, Prick- oder Intrakutantest, um die im Einzelfall mögliche Allergie vom Soforttyp zu fassen. Relativ verläßlich ist der Hauttest für Pyrazolone, weniger für andere Antiphlogistika.

Einen *Provokationstest* wird man bei Antiphlogistikareaktionen mit dem angeschuldigten Wirkstoff nur ausnahmsweise durchführen; z. B. dann, wenn die Vorgeschichte nicht ganz eindeutig ist und der Betroffene unbedingt ein derartiges Präparat braucht. Für eine solche Provokation liegen die in der Literatur genannten Anfangsdosismengen z. B. bei der Azetylsalizylsäure zwischen 1 mg und 50 mg. Beim eigenen Patientengut wird in der Regel eine Anfangsdosis von 10 mg Azetylsalizylsäure gewählt, das sind ¹/₅₀ der mittleren Einzeldosis von 500 mg.

Wenn möglich, sollten derartige Patienten mit Paracetamol als Ausweichpräparat provoziert werden. Paracetamol ist ein schwaches Antiphlogistikum, das von Antiphlogistika-intoleranten Patienten oft, aber nicht immer, vertragen wird. Die Anfangsdosis kann für Paracetamol mit 100 mg in der Regel höher gewählt werden als bei der Azetylsalizylsäure, die Enddosis beträgt 500 mg. Bei anamnestisch sehr akuten anaphylaktoiden Reaktionen, auch bei Bronchialasthma, wird man vorsorglich die gleichen niedrigeren Dosismengen wie bei der Azetylsalizylsäure nehmen.

Die damit angesprochene *Expositionsprophylaxe* kann bei einer Antiphlogistikaintoleranz folgendermaßen aussehen: Als universell einsetzbares Schmerz-, Fieber- und Grippemittel empfiehlt sich z. B. Ben-u-ron (Paracetamol), wenn es bei der Provokation vertragen wurde; auch Mischpräparate wie z. B. Treupel N-Tabletten (Paracetamol, Salizylamid, Codein) und Lonarid (Paracetamol, Amobarbital, Codein, Benzilsäure-Derivat). Ohne Risiko ist das Analgetikum Develin retard (Dextropropoxyphen), dessen Kapsel allerdings Tartrazin enthält (Kapsel kann geöffnet, der Wirkstoff ohne die Kapsel geschluckt werden); weiter Ajan (Nefopam-HCl) sowie als Antiphlogistikum mit begrenztem Indikationsbereich Tantum (Benzydamin, vgl. Tabelle 3).

Tabelle 3. Ausweichpräparate bei Antiphlogistikaintoleranz

Wirkstoff	Präparat
Paracetamol	Ben-u-ron
Paracetamol Salizylamid Codein	Treupel N-Tabl.
Paracetamol Amobarbital Codein, Coffein Benzilsäure-Derivat	Lonarid
Dextropropoxyphen	Develin ret.
Nefopam-HCl	Ajan
Tantum	Benzydamin

Die *orale Provokation der chronischen Urtikaria mit Azetylsalizylsäure* soll anhangsweise kurz erwähnt werden. Sie ist inzwischen bekanntlich eine Routinemaßnahme; beim eigenen Vorgehen im Regelfall mit einer Anfangsdosis von 100 mg und der nachfolgenden Enddosis von 600 mg Azetylsalizylsäure, entsprechend dem Vorgehen von Warin (1977). Bei anamnestisch zusätzlich zu fassenden akuten Reaktionen auf Schmerzmittel oder einem zusätzlich vorhandenen Bronchialasthma wird man, wenn überhaupt, mit den vorher genannten niedrigeren Dosismengen provozieren.

Nahrungsmitteladditiva

Für bestimmte Nahrungsmittel-Zusatzstoffe sind allergieähnliche Reaktionen bekannt. Für Azofarbstoffe wurden solche Reaktionen schon sehr früh beschrieben, wenn auch als Allergie gedeutet (Lockey 1959). Später entdeckten dann Juhlin et al. allergieähnliche Reaktionen auf Konservierungsstoffe vom Benzoesäuretyp (Juhlin et al. 1972). Die Pathogenese der allergieähnlichen Reaktionen auf Azofarbstoffe und Benzoesäurekonservierungsstoffe ist nicht geklärt. Sie finden sich fast nur bei Patienten, die auf Antiphlogistika reagieren; und zwar in 25% bis 50% solcher Antiphlogistikaintoleranten Patienten (Michaelsson u. Juhlin 1973; Doeglas 1975; Warin u. Smith 1976); eine deutlich geringere Häufigkeit wurde von Illig (1979) gesehen.

Die *Anamnese* weist selten einmal auf eine Unverträglichkeit von Farbstoffen oder konservierten Nahrungsmitteln hin.

Eine *orale Provokation* erfolgt bei der chronisch rezidivierenden Urtikaria routinemäßig; beim eigenen Patientengut mit einer Anfangsdosis für Azofarbstoffe von 2 mg Tartrazin + 2 mg Gelborange S, als Enddosis von beiden je 10 mg, jeweils gemischt; bei den Konservierungsstoffen mit einer Anfangsdosis von 50 mg 4-Hydroxybenzoesäure + 50 mg Natriumbenzoat, als Enddosis 200 mg + 500 mg, wiederum gemischt.

Die *Expositionsprophylaxe* besteht im Meiden von chemischen Farbstoffen und Konservierungsstoffen mit Hilfe eines entsprechenden Diätschemas (de Weck 1976; Steigleder 1977). Bei einer dieser Ursachengruppe zuzuordnenden chronischen Urtikaria soll eine entsprechende Diät dann in rund 25% der Fälle zur Erscheinungsfreiheit führen, in rund 50% zu einer deutlichen Besserung, in etwa 25% der Fälle bleibt sie ohne Erfolg (Ros et al. 1976). Wird der Patient unter der Diät erscheinungsfrei, so kann er nach einigen Wochen bewußt diesen oder jenen „Diätfehler" begehen und sehen, ob die Urtikaria dann noch provozierbar ist. Ist das nicht der Fall, kann das Diätschema allmählich weiter gelockert und schließlich verlassen werden.

Bei Arzneimittelgaben sollte darauf geachtet werden, daß die betreffenden Medikamente möglichst ungefärbt sind. Eine in den USA publizierte Liste nennt rund 1000 Tartrazin-haltige Präparate (Smith u. Slavin 1976).

Natürliche Nahrungsmittelsubstanzen

Bestimmte Nahrungsmittel können, wahrscheinlich über eine Histaminfreisetzung, zu allergieähnlichen Reaktionen führen, meist zu einer Urtikaria. Beschrieben ist das für Hühnereiweiß, Muscheln und Krebse, wenn sie in größeren Mengen gegessen werden (Warin u. Champion 1974). Für das Tyramin, das ebenfalls Histamin freisetzt (Warin u. Champion 1974), und das in unterschiedlichen Mengen in Käse enthalten ist, ist die tatsächliche Bedeutung für allergieähnliche Reaktionen noch offen. Erdbeeren sollen über eine Histamin-Freisetzung zur Urtikaria führen können, auch Zitronensäure; schließlich natürliche Salizylate, besonders in Obst (z. B. Blaubeeren, Preiselbeeren, Bananen, auch Erbsen).

Röntgenkontrastmittel

Eine Wirkstoffgruppe von großer Bedeutung stellen die Röntgenkontrastmittel dar. Anaphylaktoide Reaktionen kommen nach intravenöser Injektion der üblichen Röntgenkontrastmittel (Trijodbenzoesäure-Derivate) in 5% bis 10% der Fälle vor (Literatur s. Ring 1979). Auch bei der Bronchographie können neben einem lokal ausgelösten Bronchospasmus allgemeine anaphylaktoide Reaktionen auftreten (Gebauer 1978). Eine Jodallergie liegt diesen Reaktionen nicht zugrunde. Selten soll einmal eine Allergie für das Gesamtmolekül existieren, meist sind es nichtallergische anaphylaktoide Reaktionen, an denen wahrscheinlich das Komplementsystem wesentlich beteiligt ist (s. Vortrag Till in diesem Heft).

Die *Anamnese* führt in diesen Fällen schon zur Verdachtsdiagnose der wahrscheinlich abgelaufenen anaphylaktoiden Reaktion.

Ein *Hauttest* mit den Kontrastmitteln ist heut nicht mehr üblich, weil schwach positive (irritative) Hauttestreaktionen nicht als Allergie gedeutet werden können und weil trotz negativer Hauttestreaktionen naturgemäß eine nichtallergische anaphylaktoide Reaktion immer möglich ist. Wenn mehr aus wissenschaftlichem Interesse ein Hauttest durchgeführt werden soll, so ist er als Pricktest mit den unverdünnten Lösungen und als Intrakutantest mit den 1:100 verdünnten Kontrastmittellösungen möglich.

Eine *medikamentöse Prophylaxe* mit einer Glukokortikoid- und Antihistaminika-Gabe kann offenbar anaphylaktoide Reaktionen schwächen und z. T. verhindern (Schatz et al. 1975; Greenberger et al. 1980), ohne daß zu einem solchen Vorgehen bis jetzt aussagefähige kontrollierte Studien vorliegen. Die eigenen Empfehlungen lauten zur Zeit: Erneute Kontrastmittelgabe nur bei zwingender Indikation; eine Stunde vorher Injektion von 2 mg Tavegil i.v. und mindestens 50 mg eines Prednisolon-Präparats i.v.

Kolloidale Volumenersatzmittel

Kolloidale Volumenersatzmittel werden im wesentlichen zur Behandlung oder Prophylaxe des Volumenmangelschocks eingesetzt. Verwendet werden zur Zeit vier Wirkstoffgruppen (Tabelle 4). Zur Häufigkeit der anaphylaktoiden Reaktionen durch kolloidale Volumenersatzmittel finden sich sehr unterschiedliche Angaben. Die Zahlen sind problematisch, weil sie sehr selten aus kontrollierten Studien resultieren (zur Problematik s. Ahnefeld et al. 1979). Mit Vorbehalt und etwas vereinfachend kann man sagen, daß die Quote anaphylaktoider Reaktionen für die drei künstlichen kolloidalen Volumenersatzmittel jeweils bei etwa 0,1% liegt, wobei für harnstoffvernetzte Gelatine meist höhere Nebenwirkungsquoten angegeben werden. Humanalbumin hat offenbar die niedrigste Rate anaphylaktoider Nebenwirkungen mit rund 0,01% (Ring 1978). Die Pathophy-

Tabelle 4. Kolloidale Volumenersatzmittel

Gelatine	z.B.
Harnstoffvernetzte Gelatine	Haemaccel
Oxypolygelatine	Gelifundol
Modifizierte flüssige Gelatine	Neo-Plasmagel
Dextran	
Höhermolekulares Dextran	Macrodex
Niedermolekulares Dextran	Rheomacrodex
Hydroxyäthylstärke	
Humanalbumin	

siologie ist nur teilweise geklärt: Harnstoffvernetzte Gelatine bewirkt offenbar eine direkte und auch klinisch signifikante Histaminfreisetzung. Andere Gelantinepräparationen, Dextran und Hydroxyäthylstärke können unter experimentellen Bedingungen ebenfalls Histamin freisetzen, ohne daß aber bei den klinischen Reaktionen eine wirkliche Parallele zwischen einer Histaminfreisetzung und einer klinischen Reaktion zu fassen ist (Übersicht s. Lorenz u. Doenicke 1978). Bei den Dextranreaktionen sind immunologische Mechanismen beteiligt: Die betroffenen Patienten weisen z. T. schon vor der Infusion mit Dextran reagierende zirkulierende Antikörper auf. Bei der Dextrangabe bilden sich Dextran-Antidextran-Komplexe, die im Rahmen einer sog. Aggregatanaphylaxie offenbar dann sehr schnell aus Blutbasophilen und Mastzellen Mediatoren freisetzen (Richter et al. 1980). Die Pathophysiologie der seltenen Reaktionen auf Humanalbumin ist nicht geklärt.

Die *Anamnese* bringt auf diesen Reaktionen auf Volumenersatzmitteln meist die wesentlichen Informationen.

Hauttests lassen sich mit den Volumenersatzmitteln durchführen; als Pricktest mit der unverdünnten Lösung, als Intrakutantest mit der 1:100 verdünnten Lösung. Man erhält meist negative Reaktionen, gelegentlich auch schwach positive, die nicht als allergisch gelten können. Ganz selten gibt es einmal eine stark positive Soforttreaktion im Hauttest, so daß eine *Soforttypallergie* wahrscheinlich ist (eigene Beobachtung mit Neo-Plasmagel).

Die *Expositionsprophylaxe* besteht darin, daß man Präparate mit dem Wirkstoff, auf den der Patient nachteilig reagiert hat, aus Vorsorgegründen nicht mehr verabreicht.

Eine *Immunprophylaxe* konnte für die Dextranreaktionen realisiert werden: Dextranfragmente mit wenigen Glukoseeinheiten sind monovalente Haptene. Werden solche Haptene injiziert, binden sie die im Serum vorhandenen Dextranantikörper, so daß die anschließende Dextrangabe ohne anaphylaktoide Reaktion vertragen wird. Diese sog. Haptenhemmung der Dextranreaktionen wird nach vorausgegangenen klinischen Prüfungen (Messmer et al. 1980) inzwischen mit einem kommerziell erhältlichen Präparat (Promit) praktiziert.

Narkosepräparate

Bestimmte Narkosepräparate können zu anaphylaktoiden Reaktionen führen (Übersicht s. Lorenz 1978; Lorenz und Doenicke 1978).

Anamnese und *Kenntnis* der entsprechenden Wirkstoffe bzw. Präparate (s. Tabelle 5) erlauben die Schlußfolgerung einer wahrscheinlich abgelaufenen anaphylaktoiden Reaktion.

Tabelle 5. Narkosepräparate mit möglicher anaphylaktoider Reaktion

Wirkstoff	Präparat
Propanidid	Epontol
Methohexital	Brevimytal
Thiopental	Trapanal
Alfadolone	Althesin
Flunitrazepam	Rohypnol
D-Tubocurarin	Curarin
Suxamethonium	Lysthenon
Gallamin	Flaxedil
Alcuroniumchlorid	Alloferin

Die *Expositionsprophylaxe* und auch die Wahl eines geeigneten Ausweichpräparates sind Angelegenheit der Anaesthesisten, die inzwischen mit dieser Problematik meist vertraut sind.

Unterschiedliche Medikamentenwirkstoffe

In Literaturübersichten werden zahlreiche weitere Substanzen aufgeführt, für die, z. T. nur aufgrund von Tierversuchen, eine histaminfreisetzende Wirkung angenommen wird (Übersichten s. Giertz u. Kunze 1974; Warin u. Champion 1974; Schulz 1979). Einige dieser Substanzen führen in therapeutischen Dosismengen offenbar extrem selten zu einer anaphylaktoiden Reaktion, z. B. Morphin. Andere werden äußerst selten therapeutisch verwandt, z. B. Stilbamidin. Einige sind praktisch wichtig; vor allem wohl Vitamin B_1 und Eisen, die bei parenteraler Gabe ausgeprägte anaphylaktoide Reaktionen verursachen können. Die intravenöse Injektion von Vitamin B_1- und Eisen-Präparaten sollte daher keine Routinemaßnahme sein, sondern unter Kenntnis des Risikos nur dann erfolgen, wenn eine enterale Resorption nicht gewährleistet ist. Die in der Literatur genannten und in diesem Teilkapitel zusammengefaßten Wirkstoffe sind in der Tabelle 6 aufgeführt.

Tabelle 6. Unterschiedliche Wirkstoffe mit möglicher anaphylaktoider Reaktion

Sympathikomimetika
Amphetamin, Phenyläthylamin,
Oxedrin, Tyramin

Blutdrucksenkende Substanzen
Hydralazin, Tolazolin (Priscol),
Trimethaphan (Arfonad)

Narkoanalgetika
Morphin und Derivate,
Pethidin (Dolantin), Codein

Anticholinergika
Atropin, Papaverin

Antibiotika, Chemotherapeutika
Polymyxin, Chlortetracyclin,
Aminoglykoside (Neomycin u. a.),
Stilbamidin, Propamidin, Pentamidin

Verschiedene
Antazolin, Mepyraminmaleat,
Vitamin B_1, Eisen, Decholin

Literatur

1. Ahnefeld FW, Fischer F, Frey R, Kilian J, Schöning B (1979) Der Infusionszwischenfall nach künstlichen Plasmasubstituten im Meldekollektiv der Arzneimittelkommission. Medizinstatistische Problematik, Prophylaxe und Soforttherapie. Anaesthesist 28:207
2. Baker H, Moore-Robinson M (1970) Drug reactions IX. Cutaneous responses to aspirin and its derivatives. Br J Dermatol 82:319
3. Doeglas HMG (1975) Reactions to aspirin and food additives in patients with chronic urticaria, including the physical urticarias. Br J Dermatol 93:135
4. Gebauer A (1978) Kontrastmittel. In: Heintz R (Hrsg) Erkrankungen durch Arzneimittel, 2. Aufl. Thieme, Stuttgart
5. Giertz H, Kunze J (1974) Histaminbedingte Arzneimittelnebenwirkungen. Z Immunitaetsforsch Exp Klin Immunol [Suppl I]
6. Greenberger P, Patterson P, Stevenson D, Simon R, Lieberman P (1980) Pretreatment of high-risk patients receiving radiographic contrast media. J Allergy Clin Immunol 65:220
7. Hoffmann C, Petzoldt D (1978) Die Bedeutung von Aspirin, Farb- und Konservierungsmitteln für die chronische Urtikaria. MMW 120:65
8. Illig L (1979) Moderne Aspekte der Urtikariapathogenese unter besonderer Berücksichtigung des Intoleranzphänomens. Hautarzt 28:102
9. Illig L (1979) Nichtallergische Urticaria-Formen. Diagnostik und Therapie. In: Braun-Falco O, Wolff HH (Hrsg) Fortschritte der praktischen Dermatologie und Venerologie, Bd 9. Springer, Heidelberg
10. Illig L (1980) Urticaria und Intoleranz-Syndrom vom „Aspirin-Typ". Zentralbl Haut Geschlechtskr 144:43
11. Juhlin L, Michaelsson G, Zetterström O (1972) Urticaria and asthma induced by food-and-drug additives in patients with aspirin hypersensitivity. J Allergy Clin Immunol 50:92
12. Lockey SD (1959) Allergic reactions due to FD and C-Yellow Nr. Tartrazine, an aniline dye used as a coloring and identifying agent in various steroids. Ann Allergy 17:719
13. Lorenz W (1978) Histamin H_2-Rezeptorantagonisten. Dtsch Aerztebl 33:173
14. Lorenz W, Doenicke A (1978) Histamine release in clinical conditions. Mt Sinai J Med 45:357
15. Messmer K, Seemann C, Hedin H, Richter W, Peter K (1980) Anaphylaktoide Reaktionen nach Dextran. II. Tierexperimentelle und klinische Ergebnisse der Prophylaxe durch Hapten-Hemmung. Allergologie 3:59
16. Michaelsson G, Juhlin L (1973) Urticaria induced by preservatives and dye additives in food and drugs. Br J Dermatol 88:525
17. Richter W, Hedin H, Ring J, Kraft D, Messmer K (1980) Anaphylaktoide Reaktionen nach Dextran. I. Immunologische Grundlagen und klinische Befunde. Allergologie 3:51
18. Ring J (1978) Anaphylaktoide Reaktionen nach Infusion natürlicher und künstlicher Kolloide. Anaesthesiol Intensivmed 3
19. Ring J (1979) Die Problematik der Kontrastmittelüberempfindlichkeit. Dtsch Med. Wschr 104:517
20. Ros A, Juhlin L, Michaelsson G (1978) A follow-up study of patients with recurrent urticaria and hypersensitivity to aspirin, benzoates and azo dyes. Br J Dermatol 95:19
21. Schatz M, Patterson R, Rourke JO, Nickelsen J, Northup C (1975) The administration of radiographic contrast media to patients with a history of a previous reaction. J Allergy Clin Immunol 55:358
22. Schulz KH (1979) Stellenwert und Aussagekraft von Testmethoden bei allergischen Arzneiexanthemen. In: Braun-Falco O, Wolff HH (Hrsg) Fortschritte der praktischen Dermatologie und Venerologie, Bd 9. Springer, Heidelberg
23. Smith LJ, Slavin RG (1978) Drugs containing tartrazine dye. J Allergy Clin Immununol 58:456

24. Steigleder GK (1977) Therapie der Hautkrankheiten. Thieme, Stuttgart
25. Szczelik A, Gryglewski RJ, Czerniawska-Mysik G, Zmuda A (1976) Aspirin induced asthma. J Allergy Clin Immunol 58:10
26. Szczeklinik A, Gryglewski RJ, Czerniawska-Mysik G (1977) Clinical patterns of hypersensitivity to nonsteroidal antiinflammatory drugs and their pathogenesis. J Allergy Clin Immunol 60:276
27. Vane JR (1971) Inhibition of prostaglandin synthesis as a mechanism of action for aspirin-like drugs. Nature (London) New Biol 231
28. Vane JR (1976) The mode of action of aspirin and similar compounds. J Allergy Clin Immunol 58:691
29. Warin RP (1977) Auslösende Faktoren bei chronischer Urtikaria. Hautarzt 28:511
30. Warin RP, Champion RH (1974) Urticaria. Saunders, London Philadelphia Toronto
31. Warin RP, Smith RJ (1976) Challenge test battery in chronic urticaria. Br J Dermatol 94:401
32. De Weck AL (1976) Dermatol Mitt 24:149

Priv. Doz. Dr. D. Kleinhans,
Abt. f. Allergologie,
Hautklinik,
Prießnitzweg 24,
D-7000 Stuttgart 50

RIST und RAST in der Antigenanalyse von Soforttyp-Allergien

H. Düngemann und S. Borelli, München

Die Radioimmunmethoden RIST, PRIST und RAST sind heute trotz des noch relativ hohen Aufwandes ein fester Bestandteil unserer Allergiediagnostik, speziell wenn Atopiepatienten mit schlechter Hautbeschaffenheit (Erythrodermie, Neurodermitis, chronische Urtikaria etc.) oder einer notwendigen hohen Cortison-Dauerdosis (z. B. bei schwerem Asthma) für die klinischen Methoden nicht „testfähig" sind. Die Interpretation der Ergebnisse muß allerdings stets mit der notwendigen Kritik, d. h. unter Beachtung der einschränkenden Aussagekriterien erfolgen, die sich im Vergleich zu den stets *ausschlaggebenden klinischen Untersuchungsmethoden* ergeben. Erhöhungen der RIST- und PRIST-Werte können als *Antwort auf* einen aktuellen *Antigenkontakt* gewertet werden. Sie kehren „in Ruhe" bei allen noch „banalen Atopie-Fällen" sehr bald wieder in die IgE-Normbereiche zurück. Demgegenüber sind die klinisch aktuellen antigenspezifischen RAST-Ergebnisse – zumindest bei unseren Standardumweltantigenen – jederzeit *auch außerhalb des Krankheitsschubes* im Serum nachzuweisen.

Wie im „konservativen" klinischen Testprogramm gilt dabei die Regel: Es kann nur positiv sein, was in der Testung tatsächlich und exakt geprüft wurde!

Dementsprechend muß unter Zuhilfenahme einer sehr gründlichen Privat-, Umwelt- und Berufsanamnese des Einzelpatienten ein genügend breites Antigenspektrum getestet werden, welches das gegebene „natürliche" und berufsbedingte (Kontakt-)Antigenangebot des Individualfalles genügend berücksichtigt. Derzeit noch bestehende Lücken im RAST-Spektrum müssen also auch verifiziert und durch entsprechende klinische Testmethoden abgedeckt sein.

In *Abb. 1* wird am Beispiel der Pollenallergie gezeigt, wie die *primär monovalente* Sensibilisierung (zumeist durch Gräser) schon sehr schnell die *Tendenz zur Spektrumverbreiterung* erkennen läßt, wobei auch die am Gesamt-IgE-Wert (RIST) ablesbare *Intensität der Antigen-Antikörper-Reaktion* (an den verschiedenen Erfolgsorganen!) entsprechend *zunimmt*. So kann jeweils nur unter Beachtung des *gesamten* klinisch aktuellen Antigenspektrums in jedem Einzelfall ein befriedigen-

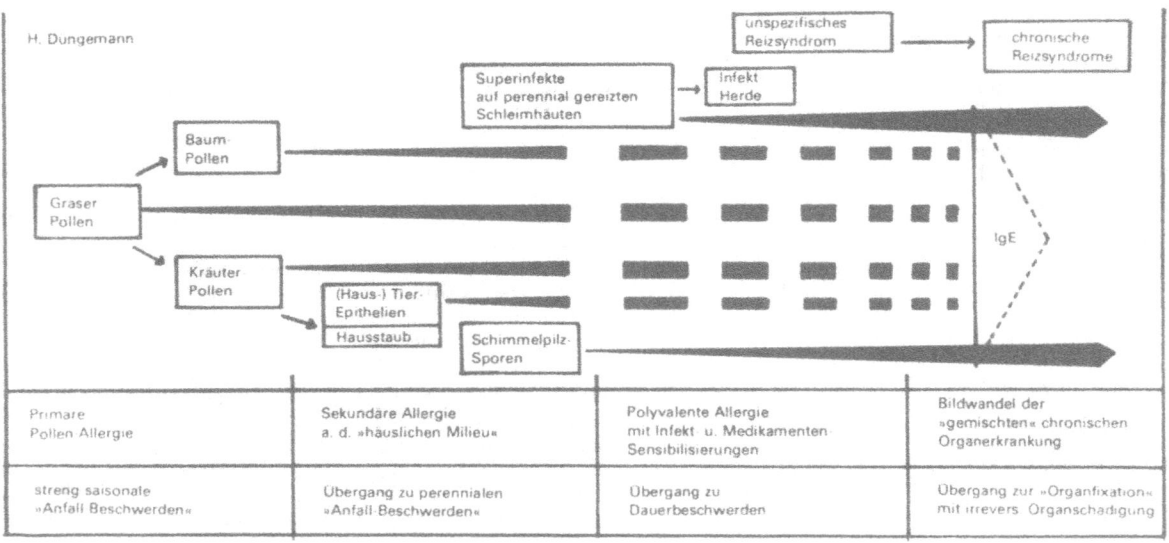

Abb. 1a

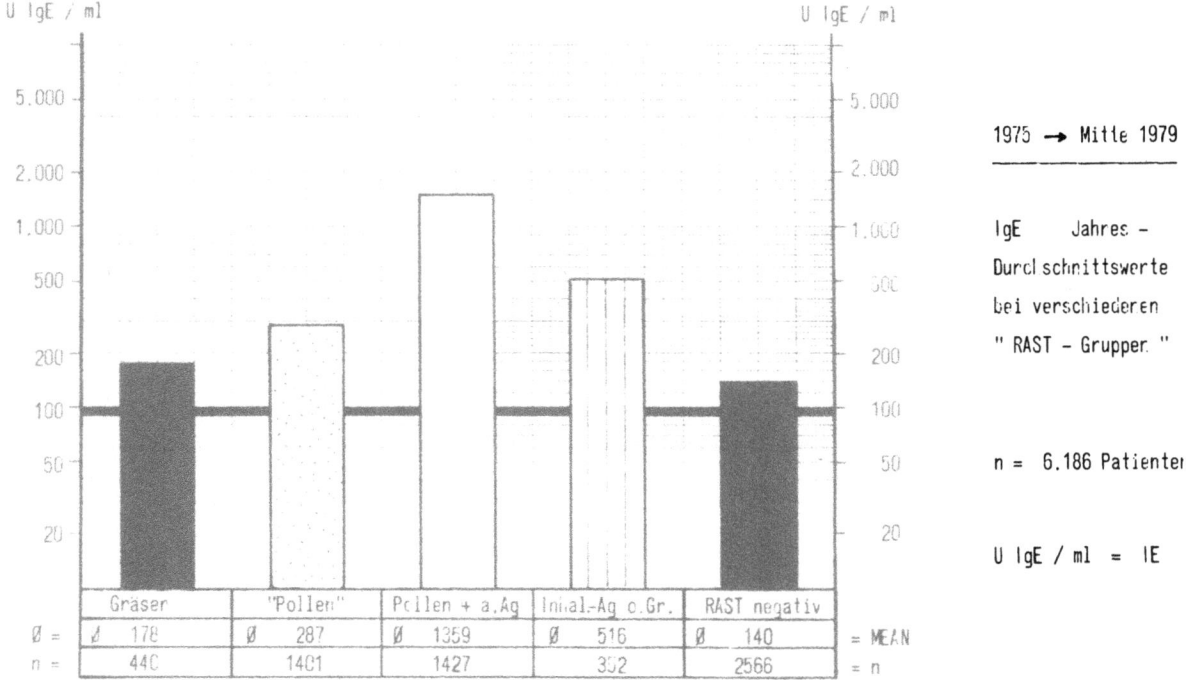

Abb. 1 b

der Erfolg der eingeleiteten ursächlichen Behandlung erwartet werden!

In *Abb. 2* soll gezeigt werden, daß dabei durch eine langfristige *IgE-Verlaufskontrolle* wertvolle Hinweise auf die individuell jeweils erreichte Phase der Spektrumausbreitung und zugleich auf die Vollständigkeit eingeleiteter Antigenkarenzmaßnahmen (= „Karenzerfolgskontrolle") möglich ist.

Bei den atopieverdächtigen, aber *RAST-negativen* Patienten mit deutlich erhöhten IgE-Werten (s. letzte Säule in Abb. 1 b) können über solche IgE-Verlaufskontrollen ggf. wertvolle *zeitliche Hinweise* auf stattgehabte Antigenkontakte und damit auf wichtige *Antigenlücken* im derzeitigen Rast-Spektrum gewonnen werden: Zumeist findet sich eine gute Übereinstimmung mit schon bekannten Antigenhinweisen aus der „konservativen" klinischen Diagnostik!

Scheinbar falschpositive RAST-Ergebnisse auf *exotische* oder rein *insektenbestäubte* Pflanzen (mit nichtflugfähigen Pollen) können, wie Abb. 3 zeigt, im Sinne einer Gruppenallergie wertvolle Hinweise auf Sensibilisierungen gegenüber einheimischen Windblütlern sein! Wir sehen als Beispiele die früher verschiedentlich belächelten zahlreichen Münchener Oliven- und Ragweed-Allergiker, für die wir klinisch manifeste und zum Teil sehr hochgradige Sensibilisierungen auf einheimische Oleaceen und Asteraceen nachweisen konnten.

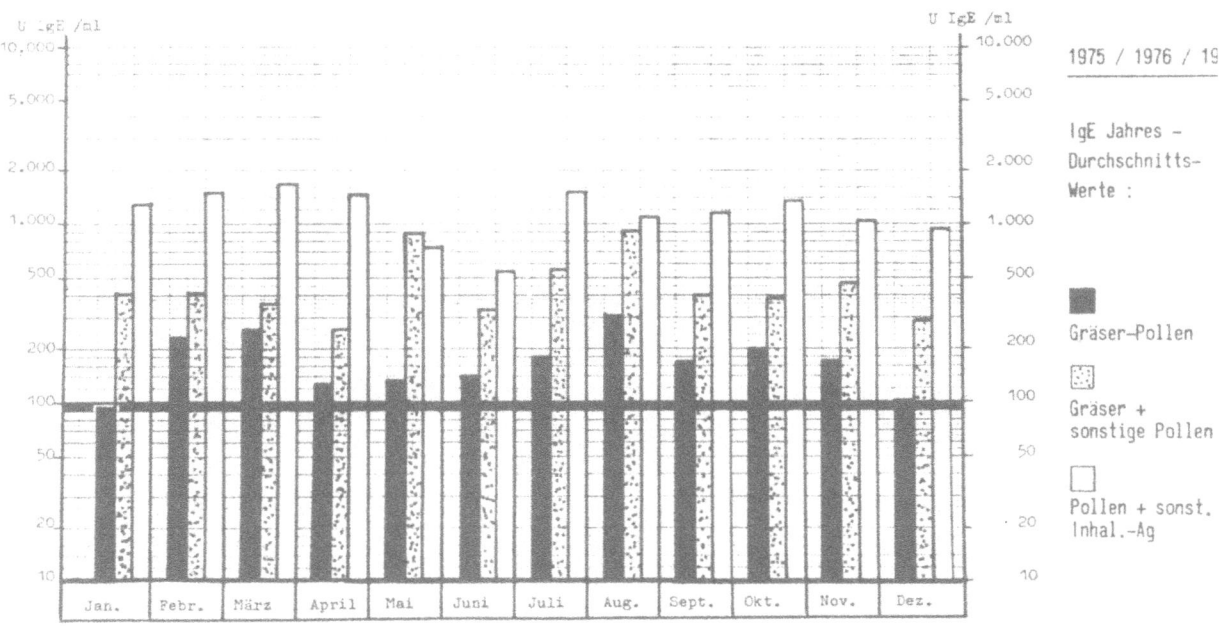

Abb. 2 a

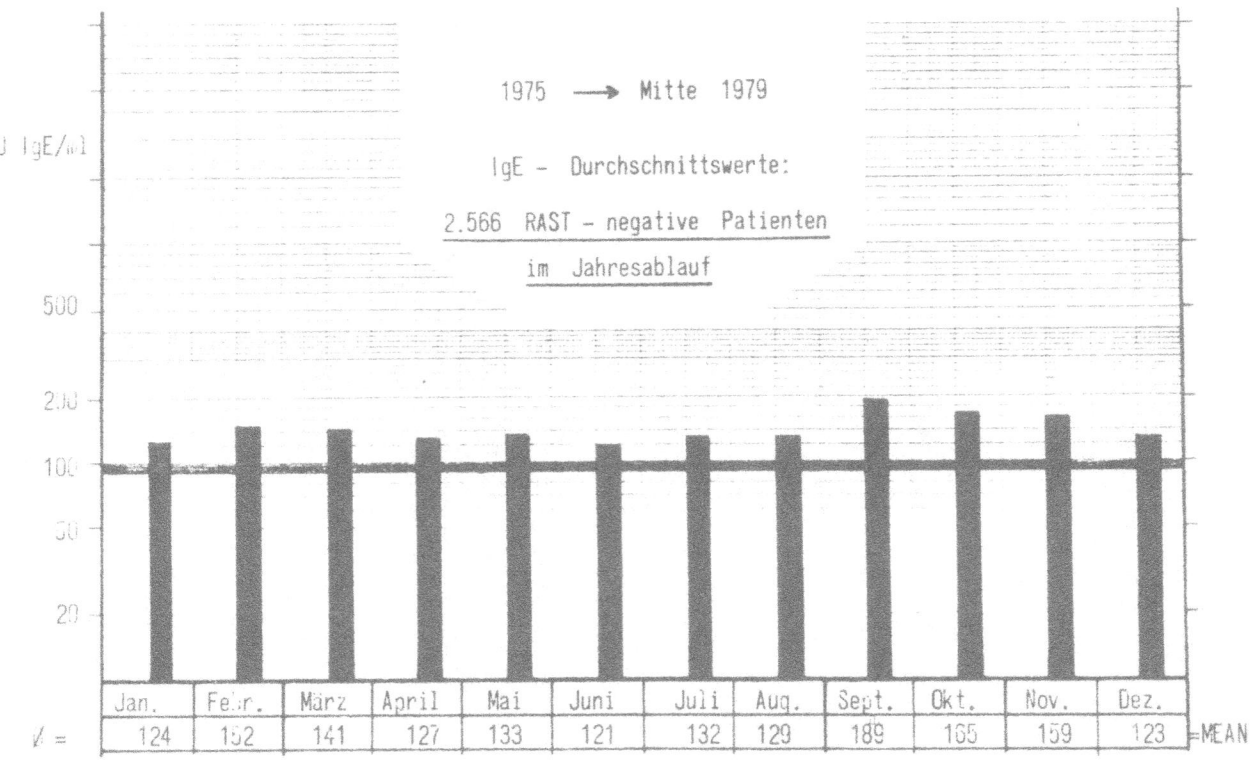

Abb. 2b

Wichtig :

Scheinbar "falsch-positiver" RAST auf EXOTEN oder insekten-bestäubte Pflanzen

in Wirklichkeit :
wertvoller Hinweis auf Gruppen-Allergie mit einheimischen Windblütlern

z. B. : in München pos. RAST :   = Hinweis auf einheimische :
846 X Olive → Oliviaceae (Esche !!)
1 228 X Ragweed → Asteraceae (Beifuss !!)

mit hoher Signif. bestätigt durch
Kutan-Teste mit Expositionsproben
RAST - Vergleich
RAST - Inhibition
z. T. auch : Histamin-Liber.-Test

Dabei ein wichtiger Nebenbefund
erneut bestätigt :   C A V E !

Extrakte
a) der Exoten
b) der insektenbestäubten Vertreter
einer Antigen - Gruppe
können durch ggf. höhere Antigenpotenz
bei allen Formen der Testung
durch höheren pos. Ausfall
von den windbestäubten "Schuldigen"
ablenken !

Abb. 3

RAST bei 977 " Hausstaub - Allergikern "
H = Hausstaub
M = Milben

RAST - Total :
6140 Patienten mit
min. 50 Ag / Pat.

Abb. 4a

(H∅ M+ : 81 = 8.3 %; H+ M∅ : 301 = 30.8 %; H+ M+ : 595 = 60.9 %)

RAST bei 595 " Milben - positiv " Patienten
von 977 "Hausstaub - Allergikern"

M = Milben
T = Tier - Epithel
S = Schimmelpilz - Sporen

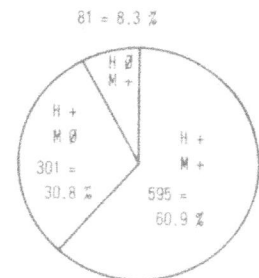

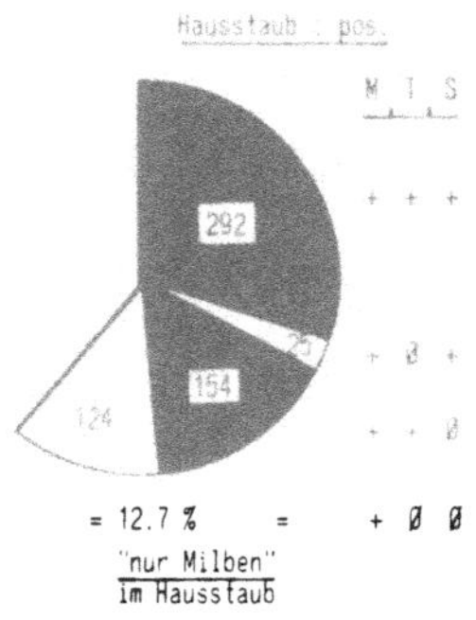

= 12.7 %   "nur Milben" im Hausstaub

Abb. 4b

Der besondere Wert der neuen Radioimmunmethoden liegt in ihrer gleichzeitig ausgezeichneten Anwendbarkeit für die *verschiedenen Phasen* einer *Antigenreindarstellung*, die wir z. B. für eine ständige Verbesserung der Hyposensibilisierungserfolge anzustreben haben. Als besonders eindrucksvolles klinisches Beispiel möchten wir mit Abb. 4 und 5 die *Hausstaub-Allergie* bringen, bei der heute in der Praxis häufig zu sehr, wenn nicht gar ausschließlich, an eine Allergie gegen *Hausstaubmilben* gedacht wird. Man sollte sich aber bewußt sein, daß solche Milben – wie eindeutig nachgewiesen – in manchen Regionen (z. B. im Hochgebirgsklima von Davos) überhaupt nicht existent sind und auch bei uns im Münchener Raum schon aus mehreren rein theoretischen Erwägungen nicht absolut im Vordergrund einer „Hausantigenallergie" stehen können. Unsere Ergebnisse zeigen an einem Kollektiv von *977 Hausstauballergikern* mit *positivem RAST*, daß zwar bei 60% dieser Patienten die Milbe mit Hausstaubreaktionen parallel positiv ausfiel, dabei aber nur für 124 dieser Patienten = 12,7% die Milbe allein die Verantwortung für die Hausstaubreaktion trug: Fast genau die Hälfte aller Patienten hatten *gleichzeitig* auf Milben und *andere häusliche Antigene* Gemeinschaftsreaktionen. Wie Abb. 5 zeigt, waren bei 2,3% der RAST-positiven Patienten scheinbar keine Hinweise auf das ursächliche Antigen im Hausstaub möglich gewesen, doch standen hier in den klinischen Testmethoden vor allem die *Nager* als „Antigenlieferanten" so stark im Vordergrund, daß damit die Lücke gefüllt ist.

Abschließend soll mit Abb. 6 und 7 gezeigt werden, daß die im Handel erhältlichen und im RAST angewandten Hausstaubextrakte *unterschiedlicher Antigenlieferanten* sehr unterschiedliche Reaktionen zeigen und somit einen unterschiedlichen Antigengehalt aufweisen

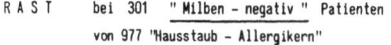

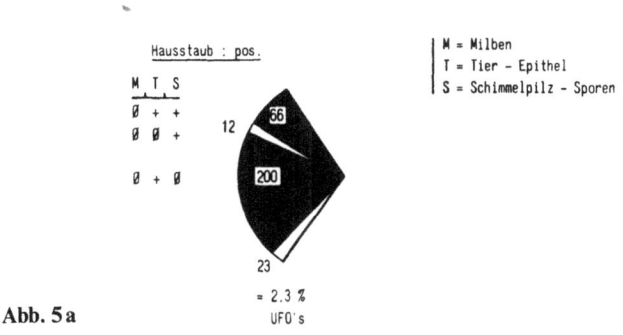

Abb. 5a

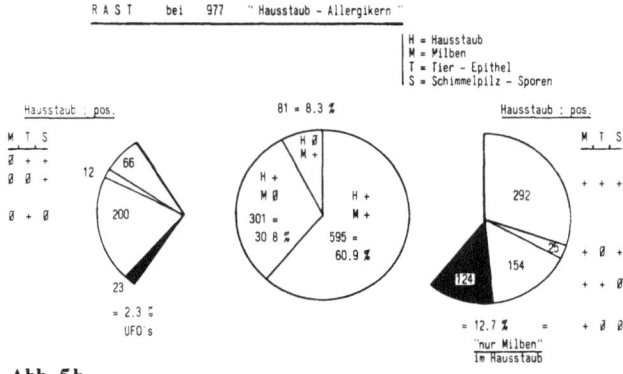

Abb. 5b

müssen. Das ist zwar lange bekannt, doch erhalten wir in immunologischen Laboranalysen jeweils eine verwirrende Fülle von (bis zu 100) einzelnen Antigenen pro Gemisch und kommen selbst über die RAST-Inhibition nur mühsam an die Hauptantigene heran. Benutzen wir aber die *Patienten* mit ihren individuellen Testergebnissen *als Indikatoren* für den Aussagewert dieser so unterschiedlichen Reaktionen auf natürliche Antigengemische, so gelangen wir damit „auf direktem Wege" an die jeweils klinisch aktuellen Antigenfraktionen der Gemische. Zugleich wird am Beispiel des „natürlichen Antigengemisches Hausstaub" dem praktisch tätigen Arzt besonders offenbar, warum wir solche *Mischextrakte* zwar als ausgezeichnete *Hinweise* auf zuvor nicht erfaßte oder nicht ausreichend realisierte Antigenfraktionen nützen können, für die abschließende wirklich *exakte Diagnostik*, vor allem aber für die *daraus abgeleitete Therapie* (Hyposensibilisierung!) unbedingt *isolierte*, möglichst noch *gereinigte Antigenfraktionen* verwenden müssen: Sie sehen z. B. bei einem der drei Standardhausstaubextrakte des Handels die Hausstaubmilben völlig in den Hintergrund gerückt, woraus für die Patienten zu schließen ist, daß bei positiven Reaktionen speziell auf diesen Extrakt in erster Linie Tierhaarallergien zu beachten sind! Gehen wir von den Ergebnissen solcher Untersuchungen aus, die anschließend selbstverständlich durch intensive Antigenanalysen noch zu erhärten sind, so erscheint es kaum erstaunlich, daß allgemein bei einer Benützung „natürlicher Antigenge-

MISCHEXTRAKTE einer
"Natürlichen Antigen-Gemeinschaft"

<u>differieren</u> in der
1) KUTAN-Diagnostik
2) Schleimhaut-EXPOSITION
3) RAST
4) HISTAMIN-Freisetzung

<u>relativ häufig</u> mit den Ergebnissen :
a) in den <u>Prüfmethoden</u> 1 - 4 (s.o.)
b) gegenüber den isolierten <u>Einzel</u>extrakten

ANTIGENGEMISCHE
können im Einzelfall bewirken:
1) Ag.-VERDÜNNUNG
2) Ag.-SUMMATION
3) Ag.-POTENZIERUNG*

*
<u>Scheinbare</u> Potenzierung
z.B. durch:
  noch nicht identifizierte Ag. im Gemisch
  <u>Mehrfach-Ag.</u>-Eigenschaften bestimmter Ag.
  nicht-IgE-vermittelte <u>Direkt-Wirkungen</u>
  a. d. Mastzelle bzw. am Erfolgsorgan!

Abb. 8a

LANDWIRT :

	Kutantest:	Schleimhaut-Exposition:	RAST:
Pferdehaare	+++	++	++++
Rinderhaare	++	(+)	++
Hundehaare	+	−	+
Katzenhaare	++	−	++
Hausstaub	++	++	+++
Milben	0	0	0

Abb. 8b.

Beispiel aus der täglichen Praxis: Landwirt mit Begleitsensibilisierungen bei einer Pferdehaarallergie und positivem Expositionstest auf 3 verschiedene Hausstaubextrakte

mische" deutliche *Unterschiede in den verschiedenen diagnostischen Methoden* (Abb. 8) auftreten. Wir müssen vielmehr sogar erstaunt sein und können es jeweils nur einem speziell ausgewählten Patientengut zuschreiben, wenn unter Anwendung dieser ungereinigten Antigengemische bei einem Vergleich von Kutandiagnostik Expositionsproben und RAST-Ergebnissen so hohe Übereinstimmungen erreicht werden, wie sei teilweise in der Literatur zu finden sind. Das gilt ganz besonders, wenn solche natürlichen Antigengemische (wie der Hausstaub!) Fraktionen enthalten, die bei einem Teil der Patienten auch *Begleitreaktionen anderer immunologischer Typen* (z. B. Typ III-Allergie) hervorrufen oder *cholinergisch wirksame Eigenschaften* besitzen, die unter Umgehung von Ag-Ak-Reaktionen direkt an der Mastzelle bzw. am Erfolgsorgan angreifen. Auf die entsprechenden, in nunmehr über 2 Jahrzehnten gewonnenen Erfahrungen mit Inhalationsproben möchten wir nachdrücklich hinweisen!

Auf Einzelheiten zu diesem Thema wie auch auf die klinisch *nicht mehr relevanten IgE-Erhöhungen* bei gleichzeitigem *spezifischen IgG-Anstieg* (z. B. im Verlauf einer klinisch erfolgreichen Hyposensibilisierung) kann in dieser Kurzübersicht leider nicht mehr ausführlicher eingegangen werden!

Dermatologische Klinik u. Poliklinik,
der Technischen Universität München,
Biedersteiner Straße 21–29
D-8000 München 40

Rosettenbildende B-/T-Lymphozyten bei allergischen Hautreaktionen vom Sofort- und Spättyp

U.-F. Haustein, M. Rytter und Ch. Hofmann, Leipzig

Einleitung

Bei allergischen Hautreaktionen ist das lymphozytäre System mitbeteiligt. Beim Frühtyp findet sich in den Lymphknoten eine Proliferation von B-Lymphozyten in den Keimzentren, beim Spättyp eine solche von T-Lymphozyten in den parakortikalen Zonen sowie ein Nachschub von Stammzellen aus dem Knochenmark zu den drainierenden Lymphknoten [4]. Bei der primären Immunantwort ist die Proliferation von Lymphozyten stärker ausgeprägt als bei der sekundären. Beide Lymphozytensubpopulationen beeinflussen sich gegenseitig, ihre Kooperation ist für die Entwicklung einer normalen Immunantwort notwendig. In Zusammenhang mit dieser Lymphozytenproliferation und -kinetik interessierte die Frage, inwiefern die Anzahl der B- und T-Lymphozyten im peripheren Blut während des Krankheitsverlaufes allergischer Hautreaktionen vom Früh- und Spättyp verändert ist.

Methode und Normalwerte

Die Lymphozytenseparierung erfolgte nach einer modifizierten Methode mittels Visotrast 370 an Stelle von Ficoll bei einem Dichtegradienten von 1,076 g · cm^{-3}. Damit isolierten wir 79 ± 11% der im Ausgangsblut vorhandenen Lymphozyten, von denen 91 ± 4% vital waren. Ihre Reinheit betrug 93 ± 3%, der Anteil an Leukozyten und Monozyten 4 ± 2,5% bzw. 3 ± 1% [10]. Die Kontamination mit anderen Blutzellen war gering (Lymphozyten-/Erythrozyten-/Thrombozyten-Verhältnis 1 : 1 : 3).

Die B- und T-Lymphozyten wurden als spontan rosettenbildende Zellen mit Maus- bzw. Schaferythrozyten nach Inkubation bei 4 °C für 20 Std ohne Glutaraldehydfixierung bestimmt. Die an 25 Gesunden ermittelten Normalwerte betrugen für die B-Zellen 10 ± 2,1%, für die T-Zellen 51 ± 4,9%. In einer Tageslängsschnittstudie an 10 Probanden konnten zirkadiane Einflüsse ausgeschlossen werden [9]. Während der Verlaufsstudie über 5 Tage wurden den Patienten weder Glukokortikoide noch Antihistaminika verabreicht.

Allergische Arzneimittelexantheme vom Frühtyp

Bei 20 Patienten mit Arzneimittelexanthemen ergaben sich im t-Test nur mit 5%iger Irrtumswahrscheinlichkeit signifikant erhöhte Werte der B-Lymphozyten vom 2.–5. Tag (11,7 ± 2,5; 11,3 ± 1,7; 12,4 ± 4,1; 11,2 ± 1,3), während die Anzahl der T-Lymphozyten normal war (Abb. 1). Bekanntlich sind B-Lymphozyten als Vorläufer der Antikörper produzierenden Plasmazellen anzusehen, was ihren Anstieg im Rahmen einer Boosterung erklärt.

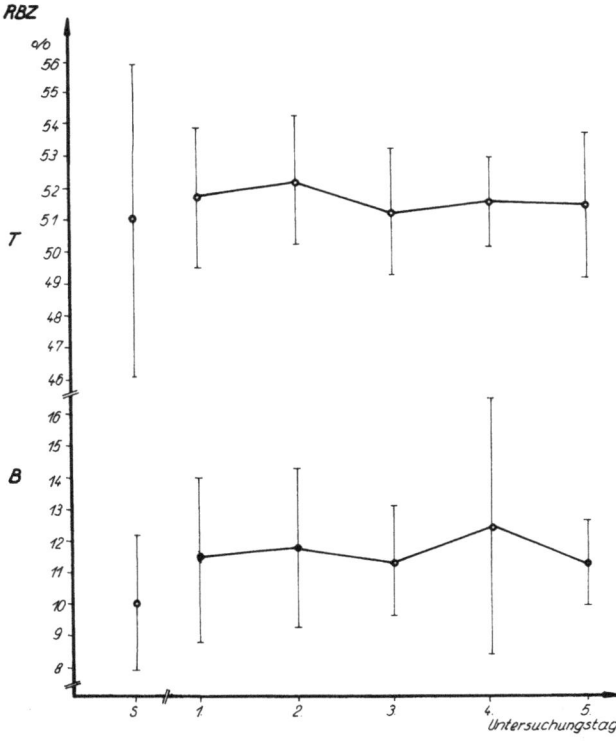

Abb. 1. Anzahl der B- und T-Rosetten im Zeitlängsschnitt beim allergischen Arzneimittelexanthem vom Frühtyp (n = 20)

Allergische Kontaktekzeme vom Spättyp

Während bei mehr lokalisiertem Ekzem mit Streuphänomenen am Integument (16 Patienten) keine Abweichungen von den Normalwerten beobachtet wurden, waren beim generalisierten Ekzem (12 Patienten) die T-Zellen am 1. und 2. Tag mit 59,1 ± 5% (p ≤ 1%) bzw. 55 ± 4,8% (p ≤ 5%) erhöht. Die B-Zellen wiesen demgegenüber nur am 1. Tag mit 12 ± 1,6% (p ≤ 5%) einen Anstieg auf. Danach lagen die Werte wieder im Normbereich (Abb. 2).

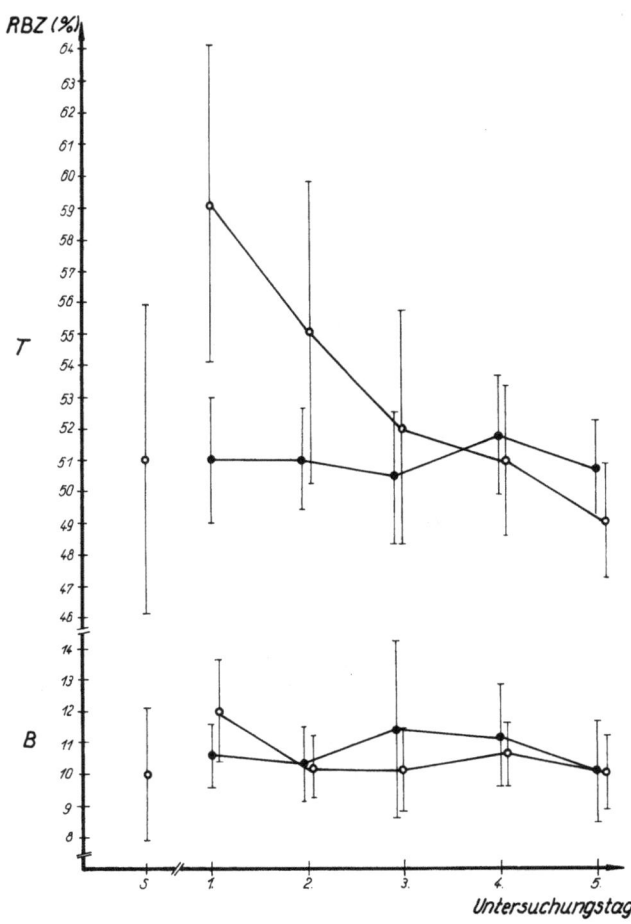

Abb. 2. Anzahl der B- und T-Rosetten im Zeitlängsschnitt beim allergischen Kontaktekzem (n = 28), unterteilt in die mehr lokalisierte Form mit Streuphänomenen (n = 16) und in die generalisierte Form (n = 12)

Diskussion

Unseres Wissens wurden bisher keine derartigen Längsschnittuntersuchungen durchgeführt. Widersprüchliche Berichte über gesteigerte, normale oder gar erniedrigte B- und/oder T-Lymphozytenwerte bei allergischen Hautreaktionen liegen mittels einer einmaligen Bestimmung vor [1, 2, 12, 13]. Wahrscheinlich ist dies auf die Nichtberücksichtigung von Akuität, Schweregrad und Ausdehnung der Hauterkrankung bzw. die nicht immer zuverlässige Zuordnungsmöglichkeit zum vorliegenden immunologischen Reaktionstyp zurückzuführen. Die Karenz differenter Medikamente war dagegen beachtet worden. Bekanntlich fallen die B-Lymphozyten unter Glukokortikoiden längerfristig ab [13]. Nach einmaliger bzw. wiederholter DNCB-Stimulation bei Alopecia areata wurde die Zahl aktiver T-Rosetten kurzfristig bzw. der T-Lymphozyten über Wochen erhöht gefunden [5].

Es ist denkbar, daß bei generalisierten allergischen Hautreaktionen das Gleichgewicht zwischen den aus den lymphoiden Organen in das periphere Blut einströmenden und von dort ins Gewebe auswandernden Lymphozyten vorübergehend gestört ist. So wurden im Hautinfiltrat eine Anreicherung rezirkulierender langlebiger Ductus-thoracicus-Lymphozyten beim DNCB-Ekzem der Ratte gesehen [8]. Auch mit histo- und immunzytochemischen Methoden ist der T-Zellreichtum des Ekzeminfiltrates bestätigt worden.

Die B-Lymphozytenerhöhung beim Ekzem – falls überhaupt spezifisch immunologisch vermittelt – ist vielleicht in Anlehnung an den von anderen gefundenen erhöhten Gehalt an IgD-tragenden Lymphozyten und IgD im Blut [1, 2, 11] zu interpretieren, zumal mit den Mauserythrozytenrosetten B-Lymphozyten mit IgD- und IgM-Marken erfaßt werden [6]. Inwiefern hier Beziehungen zur Bildung und immunregulatorischen Rolle von Anti-Hapten-Antikörpern bestehen – wie an mit DNFB sensibilisierten Mäusen nachgewiesen wurde [14] – ist bisher unklar. Schließlich muß auch offen bleiben, ob Effektor- oder Suppressorzellen [3, 7] für den T-Lymphozytenanstieg verantwortlich sind, wobei letztere wohl beim generalisierten Ekzem erst später aktiviert werden dürften, da die Rückbildung solcher Ekzeme relativ langsam erfolgt.

Zusammenfassung

Generalisierte Hautreaktionen vom Frühtyp führen zu einem vorübergehenden Anstieg der B-Lymphozyten, solche vom Spättyp zum passageren Ansteigen der T- und geringfügiger sowie kürzer auch der B-Lymphozyten im peripheren Blut. Sie sind als Zeichen ihrer pathogenetischen Beteiligung zu werten. Zur Erfassung ihrer immunregulatorischen Funktionen ist die detailliertere Bestimmung von Subpopulationen mittels diffizilerer Methoden im Zeitlängsschnitt notwendig.

Literatur

1. Carapeto FJ, Winkelmann RK, Jordon RE (1976) T and B lymphocytes in contact and atopic dermatitis. Arch Dermatol 112:1095–1100
2. Cormane RH, Husz S, Hammerlinck F (1974) Immunglobuli and complement-bearing lymphocytes in allergic contact dermatitis and atopic dermatitis (eczema). Br J Dermatol 90:597–605
3. Kojima A, Egashira Y (1979) Regulatory role of suppressor T cells in the expression of delayed type hypersensitivity in mice. Immunology 37:569–585
4. Myking AO (1979) Responses of the thymus and the paracortex of draining lymph nodes to repeated applications of oxazolone to mouse skin. Virchows Arch [Cell Pathol] 32:11–20
5. Van Neste D, de Bruyere M, Breuillard F (1979) Immuntherapy of alopecia areata. Increase of T cell subpopulations in the peripheral blood of patients with alopecia areata treated by topical application of 1-Chloro-2:4-Dinitrobenzene (DNCB). Arch Dermatol Res 266:323–325
6. Pandolfi F, Paganelli R, Sivianni MC, d'Amelio R, Aiutti F (1979) Rosette formation with mouse erythrocytes from normal donors and patients with various diseases. Z Immunitaetsforsch 155:378–386
7. Polak L, Rinck C (1977) Effect of the elimination of suppressor cells on the development of DNCB contact sensitivity in guinea-pigs. Immunology 33:305–311
8. Rannie GH, Ford WL (1978) Recirculation of lymphocytes: Its role in implementing immune response in the skin. Lymphology 11:193–201
9. Rytter M, Hofmann C, Haustein U-F (1980) Untersuchungen über die Zahl rosettenbildender Lymphozyten im Tageslängsschnitt. Allerg Immunol 26:154–160
10. Rytter M, Hofmann C, Haustein U-F (1980) Lymphozytenseparierung unter Verwendung von Visotrast 370. Allerg Immunol 26:161–170
11. Schubert H, Göring H-D, Raith L, Schwalm I (1977) Verlaufsbeobachtungen des IgD-Spiegels im Serum bei dem allergischen Kontaktekzem. Dermatol Monatsschr 163:119–121
12. Secher L, Svejgaard E, Sønderstrup Hansen G (1977) T and B lymphocytes in contact and atopic dermatitis. Br J Dermatol 97:537–541
13. Silny W, Karpisiewicz A, Michalkiewicz J, Gibowski M (1980) Effect of corticosteroids on the ability of formation of E, EA and EAC rosettes by peripheral blood lymphocytes in patients with chromium eczema. Przegl Dermatol Wenerol 67:173–176
14. Sy M-S, Moorhead JW, Claman HN (1979) Regulation of cell mediated immunity by antibodies: Possible role of anti-receptor antibodies in the regulation of contact sensitivity to DNFB in mice. J Immunol 123:2593–2598

Prof. Dr. U.-F. Haustein,
Hautklinik der Karl-Marx-Universität,
Liebigstr. 21,
DDR-7010 Leipzig

Genetische Polymorphismen der Komplementkomponenten C2, C4 und Faktor B bei Psoriasis

C.-E. Lange, G. Dewald und H. W. Kreysel, Bonn

In Untersuchungen der vergangenen Jahre wurde überzeugend nachgewiesen, daß dem Haupthistokompatibilitätskomplex (MHC) eine zentrale Bedeutung für die genetische Kontrolle und Regulation der Immunantwort zukommt [10]. Hochinteressant war in diesem Zusammenhang deshalb die Entdeckung, daß die Strukturgene für 3 Komponenten des Komplementsystems, dieses wichtigen Mediatorsystems immunologischer Reaktionen, ebenfalls im MHC lokalisiert sind und daß sie zudem einen genetischen Polymorphismus aufweisen. Es handelt sich um die Komplementfaktoren C2, C4 und Bf [1, 5, 8].

Ausgehend von der gesicherten Assoziation zwischen der Psoriasis und HLA-Antigenen wurde die Frage überprüft, ob die Psoriasis auch eine Assoziation mit bestimmten Phänotypen dieser HLA-gekoppelten Komplementkomponenten aufweist.

Patienten und Methoden

Untersucht wurden 230 Patienten (130♂, 100♀) mit Psoriasis, darunter 11 Patienten mit Psoriasis arthropathica. Als Kontrolle für den C4-Polymorphismus wurden 189 Blutspender untersucht. Die Kontrollgruppen für C2 und Bf wurden früheren Studien entnommen [4, 7].

Zur Untersuchung des C2-Polymorphismus wurde die Auftrennung der Seren von Patienten und Kontrollpersonen mittels isoelektrischer Fokussierung in einem Polyacrylamidgel durchgeführt und das Gel anschließend mit einem spezifischen hämolytischen System entwickelt [4]. Die Typisierung von C4 [1] und Bf [7] erfolgte nach einer Elektrophorese der Seren in Agarosegelen und Immunfixation.

Ergebnisse und Diskussion

Im folgenden können nur die wichtigsten Ergebnisse wiedergegeben werden. Eine ausführliche Darstellung befindet sich in Vorbereitung (Dewald u. Lange, in Vorbereitung).

Bei der C2-Typisierung der Patienten mit Psoriasis wurden die Phänotypen C2 1, C2 2–1 und C2 2 beobachtet. Die Verteilung der Genfrequenzen $C2^1$ und $C2^2$ bei Patienten und Kontrollpersonen ist in Tabelle 1 zusammengefaßt. Es zeigte sich eine signifikante Frequenzerhöhung des Allels $C2^2$. Daraus ließ sich ein relatives Risiko von 1,79 errechnen, d.h. Personen, die das Allel $C2^2$ besitzen, erkranken 1,79mal häufiger als solche Personen, die es nicht besitzen.

Tabelle 1. Frequenzen der C2-Allele bei 230 Patienten und 289 Kontrollpersonen

Allel	Patienten	Kontrollen
$C2^1$	0.939	0.965
$C2^2$	0.061	0.035 [a]

[a] $X^2 = 4,007$; $p < 0.05$

Tabelle 2. Frequenzen der Bf-Allele bei 230 Patienten und 1245 Kontrollpersonen.

Allel	Patienten	Kontrollpersonen
Bf^F	0.1196	0.1743 [a]
Bf^S	0.8413	0.8084
Bf^{F1}	0.0087	0.0076
Bf^{S1}	0.0304	0.0092 [b]
$Bf^{F1.6}$	–	0.0004
	1.0000	0.9999

[a] $X^2 = 8,411$; $p < 0.01$
[b] $X^2 = 14,087$; $p < 0.0005$

Tabelle 3. Vergleich der Frequenzen des C4D-Antigens bei Patienten und Kontrollpersonen

	Patienten	Kontrollpers.	
C4D pos.	66 (28,70%)	18 (9,52%)	84
C4D neg.	164	171	335
	230	189	419

$X^2 = 23,791$; $p < 0.0001$

Relatives Risiko $= \dfrac{66 \cdot 171}{164 \cdot 18} = 3.82$

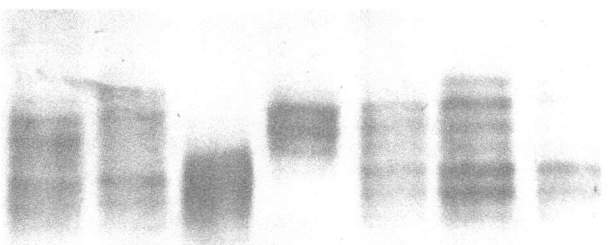

Abb. 1. C4-Phänotypen nach Agarosegelelektrophorese und Immunfixation: C4 FS, C4 DS, C4 MS, C4 F, C4 FS, C4 DSFS, C4 DSS (von links). Kathode am unteren Bildrand

Die statistische Auswertung der Allelfrequenzen des Komplementfaktors Bf erbrachte eine deutlich signifikante Erhöhung des Bf^{S1} bei Psoriasispatienten. Das errechnete relative Risiko beträgt 3,44. Ferner zeigten die Patienten das Allel Bf^F deutlich seltener als die Kontrollpersonen (Tab. 2).

Die elektrophoretische Auftrennung von C4 (Abb. 1) zeigt die bei weitem ausgeprägteste genetische Variabilität von allen untersuchten Komplementkomponenten. Auf Abb. 1 sind einige der häufig beobachteten Phänotypen wiedergegeben. Das hervorstechendste Ergebnis war die erhöhte Frequenz des C4 D-Antigens bei Patienten mit Psoriasis: 28,70% aller Patienten, aber nur 9,52% aller Kontrollpersonen weisen diese Variante auf. Das errechnete relative Risiko beträgt 3,82 (Tab. 3).

In der vorliegenden Untersuchung konnte damit erstmals gezeigt werden, daß bei Patienten mit Psoriasis eine Häufung bestimmter Allele derjenigen Komplementgene, die in unmittelbarer Nähe des Haupthistokompatibilitätskomplexes lokalisiert sind, nachzuweisen ist. Diese Befunde lassen sich gut einordnen, wenn man sie einerseits zu den vorhandenen Daten über Kopplungsungleichgewichte zwischen HLA-Antigenen und Komplementallelen und andererseits zu den beschriebenen Assoziationen zwischen der Psoriasis und HLA-Antigenen in Beziehung setzt:

Kopplungsungleichgewichte bestehen zwischen $C2^2$ und HLA-B 15, Bf^{S1} und HLA-Bw50 (früher Bw 21) und C4 D und HLA-B 17, wobei das letztere Kopplungspaar eine außerordentlich enge Verknüpfung aufweist [3]. Die Assoziation zwischen Psoriasis und HLA-B 17 ist schon 1972 von Russel et al. [9] beschrieben und von zahlreichen Untersuchern bestätigt worden. Auch für die HLA-Antigene Bw 21 und B 15 wurden deutliche, wenn auch nicht von allen Untersuchern signifikante Frequenzerhöhungen nachgewiesen [6]. Besondere Beachtung verdient die Tatsache, daß zwei dieser Komplementallotypen ($C2^2$ und C4 D) eine funktionelle Alteration aufweisen [2, 11]. Die Frage nach der biologischen Bedeutung der funktionell alterierten Allotypen für die Krankheitsentstehung muß derzeit noch offen bleiben.

Literatur

1. Allen FH Jr (1974) Linkage of HLA and GBG. Vox Sang 27:382–384
2. Alper CA (1976) Inherited structural polymorphism in human C2. Evidence for genetic linkage between C2 and Bf. J Exp Med 144:1111–1115
3. Bruun Petersen G, Lamm LU (1980) Population and family studies of complement C4: Demonstration of a new duplication haplotype. V. European complement workshop, Lund, 13.–16. 6. 1980
4. Dewald G, Rittner C (1979) Polymorphism of the second component of human complement (C2). Observation of the rare phenotype C2 2(=C2 B)and data on the localization of the C2 locus in the HLA region. Vox Sang 37:47–54
5. Fu SM, Kunkel HG, Brusman HP, Allen FH, Fotino M (1974) Evidence for linkage between HL-A histocompatibility genes and those involved in the synthesis of the second component of complement. J Exp Med 140:1108–1111
6. Gunn I, Leheny W, Lakshmipathi T, Lamont MA, Faed M (1979) HLA antigens in a Scottish psoriatic population. Tissue Antigens 14:157–167
7. Mauff G, Hummel K, Pulverer G (1975) Properdin factor B (glycine-rich beta-glycoprotein or C3 proactivator)-polymorphism: Genetic and biochemical aspects. First application to paternity cases. Z Immunitaetsforsch 150:327–338
8. Rittner C, Hauptmann G, Grosse-Wilde H, Grosshans E, Tongio MM, Mayer S (1975) Linkage between HL-A (major histocompatibility complex) and genes controlling the synthesis of the fourth component of complement. In: Kissmeyer-Nielsen F (ed) Histocompatibility testing. Munksgaard, Copenhagen
9. Russell TJ, Schultes LM, Kuban DJ (1972) Histocompatibility (HL-A) antigens associated with psoriasis. N Engl. J Med 287:738–739
10. Svejgaard A, Hauge M, Jersild C, Platz P, Ryder LP, Staub Nielsen L, Thomsen M (1979) The HLA system. An introductory survey. Karger, Basel München
11. Teisberg P, Olaisen B, Nordhagen R, Thorsby E, Gedde-Dahl T (to be published) A haemolytically non-active C4 gene product. Immunobiology

Experimentelle Untersuchungen zur Modifikation der Zellmembran bei der Psoriasis

N. Sönnichsen, H. Meffert und W. Diezel, Berlin (Ost)

Sowohl immunologische Studien als auch Untersuchungen zum Wirkungsmechanismus der Photochemotherapie weisen darauf hin, daß den bei der Psoriasis veränderten Eigenschaften der Zellmembranen eine pathogenetische Bedeutung zukommt [1, 4, 7, 8]. Die vorliegenden Ergebnisse unterstützen diese Annahme.

In einer ersten Versuchsserie wurde die Antigenität der Epidermis nach der Einwirkung proteolytischer Enzyme untersucht. Wie ersichtlich (Abb. 1), binden sich nach limitierter Proteolyse vermehrt Antikörper an die proteolytisch alterierten Epidermisstrukturen. Derartige Antikörper konnten nur in den Seren Psoriasiskranker nachgewiesen werden [2]. Offensichtlich erfolgt die Antikörperbindung infolge der Entstehung von determinanten Gruppen durch Proteolyse. Dieser Vorgang ist auch in vivo vorstellbar, da die proteolytische Aktivität von Zellen sezerniert werden kann, die durch die chemotaktische Aktivität der bei der Psoriasis abgelagerten Stratum-corneum-Antigen-Antikörper-Komplexe angelockt werden. Auf die Bedeutung dieser Befunde für die Pathogenese soll nicht näher eingegangen werden; immerhin sind sie ein Hinweis für die Wichtigkeit des zellulären Infiltrates und entzündlicher Prozesse bei der Krankheit.

Bisherige Untersuchungen zum Wirkungsmechanismus der Photochemotherapie haben ergeben, daß sich 8-MOP nicht nur an Nukleinsäuren, sondern auch an definierte Proteine bindet [5]. Die Bindung ist sehr fest und kann durch 1% Natriumdodekylsulfat nicht gelöst werden. Weiterhin wurde gezeigt, daß in der menschlichen Haut als Folge der 8-MOP-Bindung eine Fluoreszenz im Stratum corneum, an den Zellmembranen und im Zytoplasma des Stratum spinosum, nicht jedoch in den Zellkernen vorhanden ist (Abb. 2) [6]. Demnach entstehen in der menschlichen Epidermis 8-MOP-Proteinkomplexe. Weiterführende Untersuchungen sollten klären, ob als Folge der Proteinbindung die therapeutische Wirkung von 8-MOP und UVA erklärbar ist. Zur

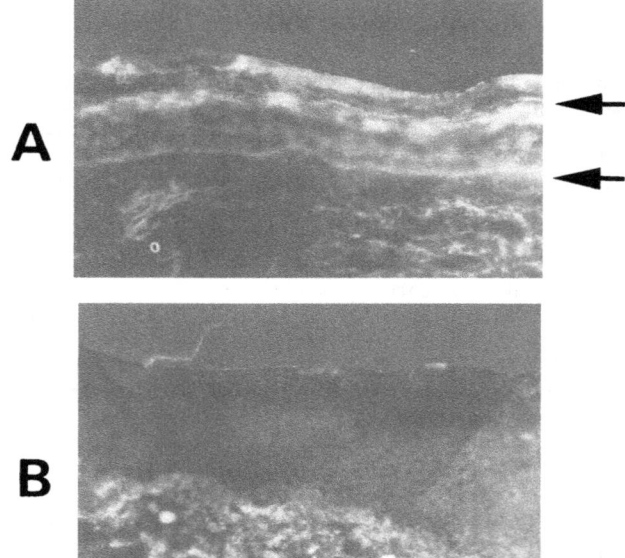

Abb. 1. Bindung von IgG-Antikörpern aus dem Serum Psoriasiskranker an Strukturen menschlicher Epidermis nach limitierter Proteolyse. Indirekte Immunfluoreszenztechnik. Kryostatschnitte normaler menschlicher Haut. Inkubation der Schnitte mit Proteinasen (BAEE-hydrolysierendes Enzym aus menschlicher Epidermis) bzw. Trypsin (**A**) und Inkubation ohne Proteinasen (**B**). Sonst gleiche Versuchsabläufe. Vergrößerung 250fach

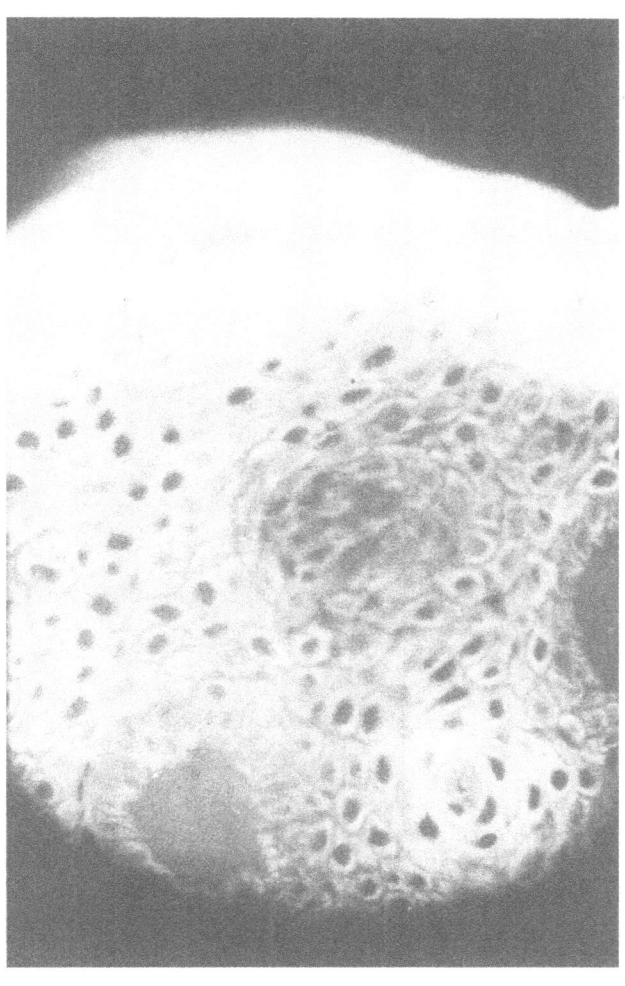

Abb. 2. Kryostatschnitt mit 8-MOP überschichtet und UVA-bestrahlt. Kräftige Fluoreszenz des Stratum corneum. Deutliche Fluoreszenz des Zytoplasma im Stratum spinosum, Zellkerne und Interzellularräume sind ausgespart. Vergrößerung 400fach

Beweisführung wurde die Methodik der Chemolumineszenzmessung genutzt [3]. Die Intensität der Superschwachen Chemolumineszenz (SSCL) korreliert mit der aktuellen Konzentration freier Radikale, besonders von Lipidperoxydationsradikalen und der Geschwindigkeit von Radikalkettenreaktionen. Somit wäre der Nachweis einer vermehrten SSCL durch 8-MOP ein Hinweis dafür, daß 8-MOP und UVA durch die Auslösung radikalischer Reaktionen therapeutisch wirksam sind (lokalisierte zytostatische Wirkung).

Zunächst wurde die Intensität der SSCL nach UV-Bestrahlung eines Lipidgemisches (mit und ohne 8-MOP-Zusatz) untersucht (Tabelle 1). Es ist ersichtlich, daß die kombinierte Anwendung von 8-MOP und UV-Strahlung den größten Einfluß auf die Geschwindigkeit der Lipidperoxydation im Lipidgemisch ausübt, bzw. die SSCL proportional der Menge des zugesetzten

Tabelle 1. Superschwache Chemolumineszenz (SSCL) im Lipidgemisch in Gegenwart von 8-MOP und nach einer UV-Bestrahlung. 1 Arbeitseinheit entspricht der Impulsrate der 1. Minute nach Beendigung der UVC-Bestrahlung des in der 1. Zeile dargestellten Kontrollversuches. 8-MOP-Lösung: Oxsoralen (Gerot Wien) wurde mit 0,15 M Kochsalzlösung auf 10 μM verdünnt

Oleum Arachides (ml)	8-MOP (ml)	UVC (60 sec)	SSCL (Arbeitseinheiten)
1	–	–	1
1	0,1	+	31,8
1	0,2	+	34
1	0,3	+	41
1	0,4	+	42
1	0,5	+	52
1	1,0	+	66,4

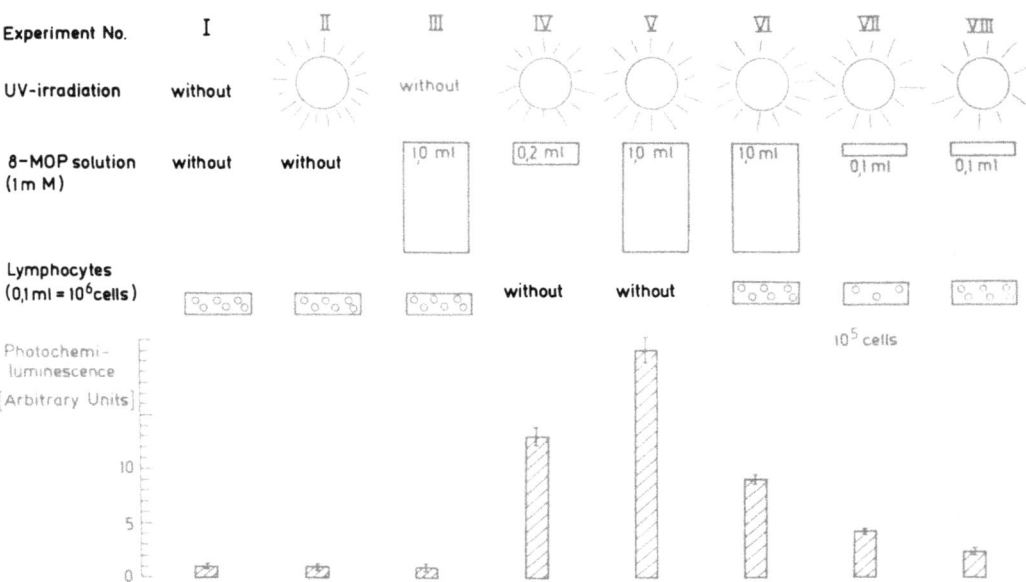

Abb. 3. Superschwache Chemolumineszenz in Lymphozytensuspensionen in Gegenwart von 8-MOP und nach UV-Bestrahlung (Bedingungen vgl. auch Tabelle 1)

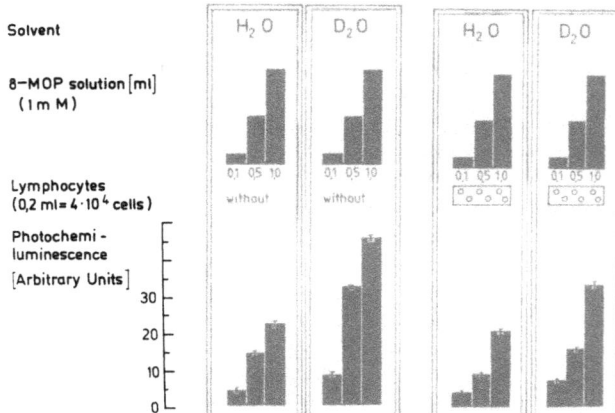

Abb. 4. D$_2$O-Effekt. Superschwache Chemolumineszenz in Lymphozytensuspensionen in Gegenwart von 8-MOP und UV-Bestrahlung bei Verwendung unterschiedlicher Lösungsmittel (H$_2$O; D$_2$O)

8-MOP zunimmt. Anders sind die Ergebnisse, wenn man mit einer Lymphozytensuspension arbeitet (Abb. 3). Hier zeigt sich ein inverses Verhalten. Die SSCL nimmt mit steigender 8-MOP-Konzentration ab. Diese Befunde können so gedeutet werden, daß sich infolge der UV-Bestrahlung eine bestimmte Menge von 8-MOP an definierte Proteine der Lymphozytenoberfläche bindet und hierdurch die meßbaren Photonen infolge unmittelbarer Sekundärreaktionen im Protein vermindert werden. Die mittels SSCL-Messung nachgewiesene radikalische Bindung von 8-MOP an Protein bzw. Lymphozytenmembranen zeigt einen D$_2$O-Effekt: Wird unter sonst identischen Versuchsbedingungen H$_2$O durch D$_2$O ersetzt, so wird die SSCL-Intensität etwa verdoppelt (Abb. 4). Für die vorgestellten Reaktionsabläufe kann deshalb die Beteiligung von angeregtem Singulettsauerstoff angenommen werden.

Lipidperoxydationsreaktionen können nur in Gegenwart von Sauerstoff ablaufen. Sauerstoff ist im nichtpolaren Milieu 7- bis 8mal löslicher als im polaren. Da die einzigen nichtpolaren Regionen der Zelle die hydro-

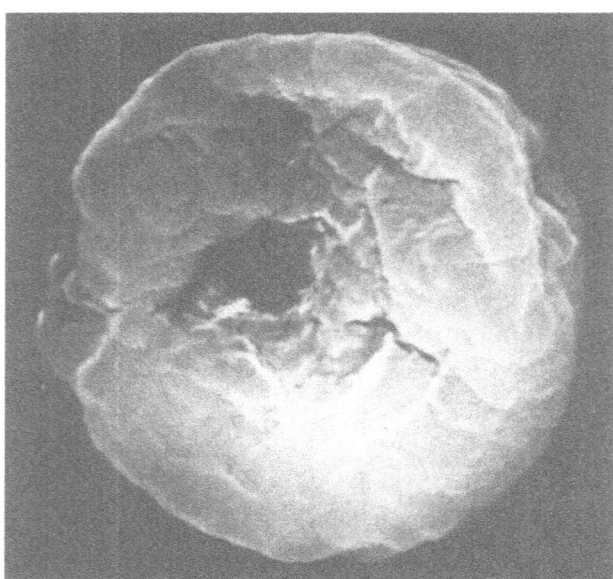

Abb. 5. Rasterelektronenmikroskopische Darstellung eines Lymphozyten nach UVA-Bestrahlung (2 Joule/cm^2) in Gegenwart von 8-MOP (5 μM/l)

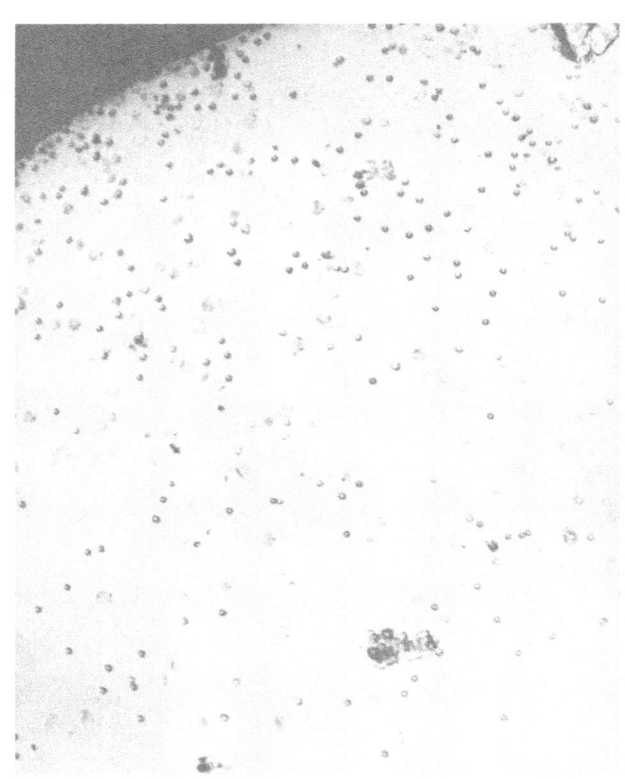

Abb. 6. UVA-Bestrahlung peripherer menschlicher Lymphozyten in Gegenwart von 5 μM 8-MOP. Anteil toter Zellen in Abhängigkeit von der UVA-Dosis. Trypanblaufärbung

phoben Mittelschichten der Zellmembranen sind, sollten demnach wegen der erhöhten Sauerstoffkonzentrationen und wegen des erhöhten Gehaltes ungesättigter Fettsäuren Lipidperoxydationsreaktionen bevorzugt in Membranen ablaufen und diese schädigen. Tatsächlich konnten nach Einwirkung von 8-MOP und UVA auf Lymphozyten mittels Rasterelektronenmikroskopie lochartige Defekte in den Lymphozytenmembranen nachgewiesen werden, deren Ausprägung mit der UVA-Dosis korreliert (Abb. 5). Unter identischen Versuchsbedingungen nahm die Zahl toter Lymphozyten mit steigender UVA-Dosis zu (Abb. 6).

Die therapeutische Wirkung von 8-MOP und UVA könnte demzufolge durch eine Membranschädigung infolge induzierter radikalischer Reaktionen zustande kommen (lokalisierter zytostatischer Effekt). Der vorgestellte Wirkungsmechanismus von 8-MOP ist somit neben der klassischen Vorstellung von der strahleninduzierten Bindung an Nukleinsäuren zu berücksichtigen.

Literatur

1. Bohnert E, Bachtold G, Lischka G, Jung EG (1977) Wirkung von UV-C und von 8-MOP+UV-A auf die T- und B-Populationen menschlicher Lymphozyten in vitro. Arch Dermatol Forsch 260:63–70
2. Diezel W, Günther W, Meffert H, Thoss K, Sönnichsen N (1979) Psoriasis vulgaris – Bindung von Immunglobulinen an menschliche Epidermis nach limitierter Proteolyse. Dermatol Monatsschr 165:629–633
3. Lange B, Meffert H, Böhm F (1980) Chemolumineszenzuntersuchung der Bindung von 8-Methoxypsoralen an Proteine und Lymphozytenoberflächen. Dermatol Monatsschr 166:599

4. Lischka G, Decker E (1978) Dark effect of 8-methoxypsoralen (8 MOP) on lymphocytes. Arch Dermatol Forsch 261:267–272
5. Meffert H, Diezel W, Günther W, Sönnichsen N (1976) Fotochemotherapie der Psoriasis mit 8-Methoxypsoralen und UVA. II. Bindung des Fotosensibilisators an Protein. Dermatol Monatsschr 162:687–692
6. Meffert H, Barthelmes H, Metz D, Sönnichsen N (1977) Fotochemotherapie der Psoriasis mit 8-Methoxypsoralen und UVA. III. Fluoreszenzmikroskopische Untersuchung der Bindung und des Transportes von 8-MOP in der menschlichen Haut. Dermatol Monatsschr 163:619–627
7. Ortonne JP, Schmitt D (1979) Oral photochemotherapy in lichen planus (LP) and mycosis fungoides (MF): Ultrastructural modifications of the infiltrating cells. Acta Derm Venerol (Stockh) 59:211–218
8. Schmöckel C, Scherer R, Dorn B, Braun-Falco (1978) The cytolytic effect of PUVA treatment on PHA-stimulated human peripheral lymphocytes. Acta Derm Venerol (Stockh) 58:203–211

Prof. Dr. sc. med. N. Sönnichsen,
Universitäts-Hautklinik (Charité),
DDR – 1040 Berlin, Schumannstraße 20–21

Zur Immunologie der Sarkoidose

H. Schubert, H.-D. Göring und A. Lukowsky, Erfurt und Berlin

Zusammenfassung

Bei der Sarkoidose sind seit längerem verschiedene Phänomene bekannt, die durch immunsuppressiv wirkende Serumfaktoren hervorgerufen sein könnten. Serum von 20 männlichen Sarkoidosepatienten und 10 gesunden Kontrollpersonen wurde deshalb mittels Gelfiltration fraktioniert und jede der hierdurch erhaltenen 140 Fraktionen im PHA-stimulierten Lymphozytentransformationstest auf eine Inhibitorwirkung geprüft. Die Fraktionen mit einem transformationshemmenden Effekt wurden erneut der Gelfiltration unterworfen und durch Ionenaustauschchromatographie sowie Diskelektrophorese eine schrittweise Anreicherung des suppressiven Faktors erreicht. Auf diese Weise wurde ein Protein mit starkem immunsuppressiven Effekt isoliert, das als Pregnancy Associated alpha-2-Glykoprotein (PAG) identifiziert werden konnte.

Die Sarkoidose gilt als Erkrankung mit einem sekundären partiellen Defekt der zellulären Immunität, weil

- die Hautreaktion auf Tuberkulin und andere Recallantigene abgeschwächt oder aufgehoben ist [18],
- eine artefizielle Sensibilisierung schwieriger ist [3, 5, 7],
- gegenüber heterologen Hauttransplantaten eine gewisse Toleranz besteht [13],
- die Stimulierbarkeit von ungewaschenen Lymphozyten durch Phytohämagglutinin und Tuberkulin vermindert ist [8, 10, 11, 15].

Worauf beruht diese Störung? Diskutiert werden ein Intrinsic-T-Zell-Defekt [15], die Existenz von Lymphozytensubpopulationen mit verminderter Reaktivität [12], eine Verminderung der absoluten Lymphozytenzahl durch relative oder absolute Verminderung der T-Lymphozyten [12, 17], die Wirkung von Lymphozytenantikörpern im Serum [4, 14] und Hemmfaktoren im Serum [1, 2, 16, 18]. Für letztere sprechen Untersuchungen mit dem Lymphozytentransformationstest (LTT) mit und ohne Sarkoidoseserum.

Methodik

Serumproben von 20 männlichen Patienten mit klinisch, röntgenologisch und histologisch gesicherter aktiver Sarkoidose wurden gepoolt und durch Gefiltration an Sephadex G 200 aufgetrennt. Die so gewonnenen Fraktionen wurden im LTT auf eine Hemmung der PHA-Stumulierbarkeit geprüft und die am stärksten supressiv wirkende Fraktion durch Ionenaustauschchromatographie mittels DEAE-Sephadex A-50 weiter aufgetrennt und erneut im LTT geprüft. Die Fraktion mit der stärksten Hemmwirkung wurde der präparativen Diskelektrophorese unterworfen, das so schrittweise angereicherte immunsuppressiv wirkende Material der analytischen Diskelektrophorese und der Immunelektrophorese zur Identifizierung des Hemmfaktors.

Ergebnisse

Erster Schritt: Gelfiltration

Von sechs so gewonnenen Fraktionen vermindert die Fraktion 1 b den Einbau von ^{3}H-Thymidin in PHA-stimulierte Lymphozyten um 90% des Kontrollwertes (Tabelle 1). Aus dem Elutionsprofil läßt sich auf ein hochmolekulares Protein schließen.

Tabelle 1. Gel-Filtration (Sephadex G 200)

Nr. der Fraktion	Aktivitätsindex (PHA-LTT)
1 a	48
1 b	5
2 a	45
2 b	52
3 a	47
3 b	50
Leerwert	1
PHA-LTT	52

Zweiter Schritt: Ionenaustauschchromatographie der Fraktion 1b

Hierdurch wurden vier weitere Fraktionen gewonnen (Tabelle 2), von denen die Fraktion 2 am stärksten suppressiv im LTT wirkt. Die präparativen Bedingungen und die Elutionsposition dieser Fraktion sprechen für einen alpha-Globulincharakter des Hemmfaktors. Mittels analytischer Diskelektrophorese und Immunelektrophorese konnten in dieser Fraktion alpha-2-Makroglobulin, Haptoglobin, schwangerschaftsassoziiertes Protein, geringe Mengen alpha- und beta-Lipoprotein, IgA und IgM sowie alpha-2-Glykoprotein nachgewiesen werden.

Tabelle 2. Ionenaustauschchromatographie der Fraktion 1b der Gelfiltration

Nr. der Fraktion	Aktivitätsindex (PHA-LTT)
1	41
2	7
3	38
4	51

Dritter Schritt: Präparative Diskelektrophorese der Fraktion 2

Es wurden drei weitere Fraktionen gewonnen, von denen die zweite die stärkste Hemmwirkung aufweist (Tabelle 3). Aber auch Fraktion 1 hemmt etwas. Die Untersuchung der Einzelfraktionen mittels analytischer Diskelektrophorese ergibt, daß Fraktion 2 vor allem aus schwangerschaftsassoziiertem alpha-2-Glykoprotein (PAG) und Haptoglobin besteht sowie aus etwa 10% alpha-2-Makroglobulin. Fraktion 1 enthält vor allem alpha-2-Makroglobulin, Haptoglobin und etwas PAG (vermutlich Aggregate). Die nichthemmende Fraktion 3 besteht vorwiegend aus polymorphen Haptoglobinen.

Tabelle 3. Diskelektrophorese der Fraktion 2 der Ionenaustauschchromatographie

Nr. der Fraktion	Aktivitätsindex (PHA-LTT)
1	11
2	6
3	52

Schlußfolgerungen

PAG ist hauptverantwortlich für die immunsuppressiven Phänomene bei der Sarkoidose. Es ist bei unseren männlichen Patienten quantitativ auf 4,5 mg/dl erhöht (Normalwert 0,8 mg/dl), wie mittels Überwanderungselektrophorese und der Rocket-Laurell-Technik gefunden wurde. Im Intrakutantest konnten wir seine Hemmwirkung auf die Tuberkulinreaktion sichtbar machen, die möglicherweise auf einer PAG-bedingten Hemmung der Lymphokinproduktion oder -Sekretion beruht. Die Lymphopenie bei der Sarkoidose möchten wir auf seine Hemmwirkung auf die Lymphozytenproliferation zurückführen. Spielt PAG in der Pathogenese der Sarkoidose eine Rolle? Von seiner schwangerschaftserhaltenden und malignomfördernden Eigenschaft ausgehend (Störung der Surveillance und der Protektivität) erscheint es durchaus möglich, daß sich sarkoidale Granulome quasi als Fremdgewebe nur unter dem Schutz eines erhöhten PAG-Spiegels entwickeln können.

Die seit längerem bereits bekannte immunsuppressive Wirkung von alpha-2-M-Globulin bei der Sarkoidose [6, 9] ist weitaus geringer als die von PAG.

Literatur

1. Belcher RW, Carney JF, Nankervis GA (1974) Effect of sera from patients with sarcoidosis on in vitro lymphocyte response. Int Arch Allergy 46:183–190
2. Caspary EA, Field EJ (1971) Lymphocyte sensitization in sarcoidosis. Br Med J II:143–145
3. Chase MW (1966) Delayed-type hypersensitivity and the immunology of Hodgkin's disease, with a parallel examination of sarcoidosis. Cancer Res 26:1079–1119
4. Daniele RP, Rowlands DT Jr (1976) Antibodies to T-cells in sarcoidosis. In: Siltzbach LE (ed) 7th International Conference on Sarcoidosis and other Granulomatous Disorders. New York Academy of Science, New York, p 88
5. Epstein WL, Mayock RL (1957) Induction of allergic contact dermatitis in patients with sarcoidosis. Proc Soc Exp Biol Med 96:786–787
6. Ford WH, Caspary EA, Shenton B (1973) Clin Exp Immunol 15:169
7. Friou GJ (1952) A study of the cutaneous reactions oidomycin, trichophyton and mumps skin test antigens in patients with sarcoidosis. Yale J Biol Med 24:533–539
8. Girand J-P (1972) Etude in vitro de quelques propriétés de lymphocytes de sarcoidoses. Praxis 61:588–591
9. Goutner S, Simmler JT, Rosenfeld C (1976) Differentiation 5:171
10. Hirschhorn K, Schreibman R, Bach FH, Siltzbach LE (1964) In vitro studies of lymphocytes from patients with sarcoidosis and lymphoproliferative diseases. Lancet II:842–843
11. Kataria YP, Glaus KR (1978) Phytohemagglutinin response of lymphocyte fractions isolated by velocity sedimentation and enhanced helper cell activity. Am Rev Respir Dis 117:519–526
12. Kataria YP, Lo Buglio AF, Bromberg PA, Hurtubise PE (1976) Sarcoid lymphocytes: B- and T-cell quantitation. In: Siltzbach LE (ed) 7th International Conference on Sarcoidosis and other Granulomatous Disorders. New York Academy of Science, New York, p 69
13. Langner A, Moskalewska K, Proniewska M (1969) Studies on the mechanism of lymphocyte transformation inhibition in sarcoidosis. Br J Dermatol 81:829–834
14. Lobo PJ, Suratt PM (1979) Depletion of EA rosette forming lymphocytes (L-cells) and presence of antilymphocyte autoantibody in acute sarcoidosis (abstract). Am Rev Respir Dis 115:266–288
15. Loehnen CP, Deremee RA, Tomasi TB, Stobo JD (1976) Regulation of immunologic reactivity in sarcoidosis. Ann NY Acad Sci 278:117–124
16. Mangi RJ, Dwyer JM, Kantor FS (1974) The effect of plasma upon lymphocyte response in vitro: Demonstration of a humoral inhibitor in patients with sarcoidosis. Clin Exp Immunol 18:514–522
17. Tannenbaum H, Rocklin RE, Schur PH, Sheffer AL (1976) Immune function in sarcoidosis: Studies on delayed hypersensitivity, B and T lymphocytes, serum immunoglobulins and serum complement components. Clin Exp Immunol 26:511–517
18. Wells AQ, Wylie JAH (1949) Tuberculin neutralizing factor in serum of patients with sarcoidosis. Lancet II:439–441

Prof. Dr. sc. med. H. Schubert,
Hautklinik der Medizinischen Akademie,
DDR – 5010 Erfurt,
Postfach 434

Häufige Kontaktallergene

B. Scheuer, Kiel

Die Haut ist ein Abwehrorgan, das in zunehmendem Maße schädigenden Einflüssen der Umwelt, beruflichen Einflüssen und chemischen Noxen ausgesetzt ist. Die Folge einer solchen Belastung sind oft allergische Erkrankungen. Allein 13% der stationären Patienten der Universitäts-Hautklinik Kiel wurden 1978 wegen verschiedener allergischer Erkrankungen behandelt. Davon waren 35% allergische Kontaktekzeme. Als Allergene sind chemische Verbindungen zu nennen, die mehr ubiquitär vorkommen. In dieser Mitteilung soll über die Ergebnisse einer Untersuchung zur Häufigkeit von Kontaktallergenen im Einzugsgebiet der Universität Kiel berichtet werden.

Material und Methode

Die Untersuchung bezieht sich auf die Ergebnisse der Epikutantestungen in der Universitäts-Hautklinik Kiel vom Januar 1976 bis Oktober 1979. Getestet wurden in diesem Zeitraum 1450 Patienten (605 Männer, 845 Frauen) mit insgesamt 49 800 Einzeltestungen. Pro Patient wurden im Schnitt 33 Testsubstanzen angewandt. Dabei hatten wir 1500 positive Reaktionen, das entspricht 3% der Tests.

Die Testung erfolgte nach den üblichen Regeln der Epikutantestung mit AL-Testpflaster (Fa. Hermal-Chemie). Die Ablesung erfolgte 24, 48 und 72 Stunden nach Aufbringen der Testsubstanzen. Alle Testergebnisse wurden in computergerechte Testböden eingetragen. Zur Auswertung wurden die Ergebnisse der Ablesetage in bestimmte Reaktionsmuster zusammengefaßt. So ergeben zum Beispiel die Reaktionen +, ++, +++ den Endwert 3; +++, + und + den Endwert 1. Für unsere jetzigen Auswertungen wurden die Werte 2 und 3 als Ausdruck streng auf das Testareal beschränkter bzw. über das Testareal hinausgehender, eindeutig positiver Reaktionen gemeinsam betrachtet.

Von 1450 Patienten wiesen 1180 einen Verdacht auf eine Kontaktallergie mit einer entsprechenden Anamnese auf. Sie wurden mit dem Epikutanstandardtest nach den Vorschlägen der International Contact Dermatitis Research Group (ICDRG) [2] getestet. Zusätzlich kamen entsprechend einer genau erhobenen Anamnese berufs- oder umweltbezogene Testblöcke zur Anwendung. Diese wurden größtenteils nach den Vorschlägen für Epikutantestungen von Bandmann und Dohn [1] aufgestellt und entsprechend den Empfehlungen der ICDRG und der neueren Literatur ergänzt oder geändert. Wir verfügen nunmehr zusätzlich zum Standardblock über 31 Testblöcke mit 320 Substanzen. Zur Auswertung gelangten alle Testblöcke bzw. Einzelsubstanzen, mit denen im genannten Zeitraum mehr als 100 Patienten getestet wurden.

Eine Untergliederung des Gesamtzeitraums erfolgte durch eine 1978 erfolgte Umstellung der Testblöcke. Der erste Testabschnitt umfaßt 32 Monate, der zweite 12 Monate. Testsubstanzen, die in gleicher Konzentration in beiden Zeitabschnitten getestet wurden, konnten in die Gesamtauswertung übernommen werden. Durch unterschiedlich häufige Anwendung der verschiedenen Testblöcke bzw. der Einzelsubstanzen ergeben sich für die Auswertung zwei Häufigkeitsgruppen. In der Gruppe 1 finden wir Substanzen, mit denen mehr als 100 Personen getestet wurden. Sie sind im wesentlichen in den Testblöcken „Standard", „Salbengrundlagen" und „Konservantien" enthalten. In der Gruppe 2 wurde bis zu 400mal getestet; hier sind hauptsächlich „Antibiotika", „Gummihilfsstoffe" und „Desinfizienzien" zu finden. Verschiedene Allergene, wie zum Beispiel Thymol, kamen in mehreren Testblöcken vor. Sie wurden daher entsprechend häufiger angewendet.

Ergebnisse

Bei der Testung der 1180 Patienten mit Kontaktallergie ergaben sich gegen die in der Tabelle 1 aufgelisteten Allergene in über 2% positive Reaktionen. Nach unseren Untersuchungen ist Nickelsulfat das häufigste Allergen. Es zeigt sich dabei eine deutliche Konzentrationsabhängigkeit. Bei der Testung von Nickelsulfat 2% in Vaseline ergaben sich 7% positive Reaktionen (56 von 848), bei der Konzentration von 5% wurden 11% positive Reaktionen (36 von 319) beobachtet. Neben Nickelsulfat fanden sich die häufigsten Reaktionen (je 5%) auf Kaliumdichromat, Paraphenylendiamin, Lanette N, Benzoetinktur und Kobaltchlorid. Gruppen unterschiedlicher Fallzahlen zu beurteilen, ist schwierig, die Ergebnisse der für Gruppe 2 aufgelisteten Substanzen machen jedoch deutlich, daß ihnen eine der Gruppe 1 entsprechende allergenen Bedeutung zukommt. Zu berücksichtigen ist bei dieser Gruppe jedoch, daß streng anamnesebezogene Testungen weitaus öfter positive Reaktionen zeigen als „Screening-Untersuchungen". So fanden sich bei der Testung von Mafenid im „Standardblock" 3% positive Reaktionen, bei späterer, ausschließlicher Testung im „Antibiotikablock" dagegen 12% (6 von 48).

Durch Aufgliederung der Testungen in zwei Zeitperioden ist es möglich, positive oder negative Tendenzen zu beurteilen. Die einzelnen Daten sind der folgenden Tabelle (Tabelle 2) zu entnehmen.

Seit 1978 ist eine deutliche Abnahme positiver Reaktionen bei Neomycin (von 5 auf 2%), Kanamycin (13 auf 4%), Gentamycin (15 auf 4%) und Chloramphenicol (14 auf 6%) sowie bei Paraphenylendiamin (6 auf 3%) und Lanette N (6 auf 3%) zu beobachten. Zugenommen haben die Reaktionen auf Benzoetinktur (von 4 auf 7%), Kobaltchlorid (von 4 auf 6%), Holzteere (von 3 auf 6%), Lanolinalkohole (von 3 auf 5%) und Eucerin (von 2 auf 5%). Die übrigen Substanzen zeigen meist zu geringe Unterschiede für weitere Schlußfolgerungen.

Von unseren 1180 Testpatienten waren 490 Männer und 690 Frauen. Es ergaben sich bei der Gruppierung nach Geschlechtern unterschiedliche Verteilungen in der Häufigkeit der Allergene, wie sie in der Abb. 1 dargestellt sind. Danach ist sowohl für Männer als auch für Frauen ein Metall das potenteste Allergen. Am häufigsten zeigen Männer eine Chromatallergie, Frauen eine

Tabelle 1. Rangfolge von Kontaktallergenen in den Jahren 1976–1979

Gruppe 1 (n ≧ 700)			Gruppe 2 (100 ≦ n ≧ 400)		
Allergen	Pat./Nr.	%	Allergen	Pat./Nr.	%
Nickelsulfat (2%)	58/ 848	7	TMTM[b]	17/111	15
Kaliumdichromat	60/1179	5	Framycetin	25/185	14
p-Phenylendiamin	59/1179	5	Gentamycin	20/172	12
Lanette N	36/ 721	5	Chloramphenicol	22/186	12
Benzoetinktur	37/ 773	5	Kanamycin	16/155	10
Kobaltchlorid	54/1175	5	Oxalsäure	13/170	8
Holzteere	48/1167	4	Thiomersal	8/150	5
Neomycinsulfat	46/1179	4	IPPD[c]	4/112	4
Lanolinalkohole	42/1179	4	Thymol	8/178	4
Perubalsam	45/1148	4	p-Aminoazotoluol	4/113	4
Mafenid	31/ 904	3	Merkaptobenzimidazol	4/113	4
Benzocain	28/ 898	3	Thiurammix	11/319	3
Eucerin	41/1552	3	Emulgatorwachs	6/181	3
Triäthanolamin	21/ 844	3	Resorcin	6/197	3
Parabene	21/1052	2			
MBT[a]	21/ 960	2			

[a] Merkaptobenzothiazol
[b] Tetramethylthiurammonosulfid
[c] Isopropylaminodiphenylamin

Tabelle 2a. Veränderungen des Allergenspektrums zwischen 1976–78 und 1978–79

Gruppe 1 (n ≧ 700)	1976–79	1976–78		1978–79	
Allergen	%	Nr./Pat.	%	Nr./Pat.	%
Nickelsulfat	7	58/848	7	36/319	11
Kaliumdichromat	5	47/856	5	13/523	1
p-Phenylendiamin	5	49/856	6	10/323	3
Lanette N	5	31/529	6	5/171	3
Benzoetinktur	5	22/581	4	15/192	7
Kobaltchlorid	5	34/853	4	20/320	6
Holzteere	4	28/856	3	20/321	6
Neomycinsulfat	4	39/856	5	7/323	2
Lanolinalkohole	4	26/855	3	16/323	5
Perubalsam	4	33/829	4	12/319	4
Mafenid	3	25/856	3	6/48	12
Benzocain	3	28/847	3	1/52	2
Eucerin	3	32/1381	2	9/171	5
Triäthanolamin	3	14/614	2	7/230	3
Parabene	2	16/730	2	5/322	2
Merkaptobenzothiazol	2	20/926	2	2/35	6

Tabelle 2b. Veränderungen des Allergenspektrums zwischen 1976–78 und 1978–79

Gruppe 2 (100 ≦ n ≦ 400)	1976–79	1976–78		1978–79	
Allergen	%	Nr./Pat.	%	Nr./Pat.	%
Tetraäthylthiurammonosulfid	15	16/76	14	6/35	17
Framycetin	14	17/136	13	8/49	16
Gentamycin	12	18/123	15	2/49	4
Chloramphenicol	12	19/137	14	3/49	6
Kanamycin	10	14/106	13	2/49	4
Oxalsäure	8	9/109	8	4/61	7
Thiomersal	5	0/7	0	8/150	5
Isopropylaminodiphenylamin	4	3/78	4	1/34	3
Thymol		8/92	9	0/86	0
p-Aminoazotoluol	4	1/64	2	3/49	6
Merkaptobenzimidazol	4	3/79	4	1/34	3
Thiurammix	3	–	–	11/319	3
Emulgatorwachs	3	0/13	0	6/168	4
Resorcin	3	4/107	4	2/90	2

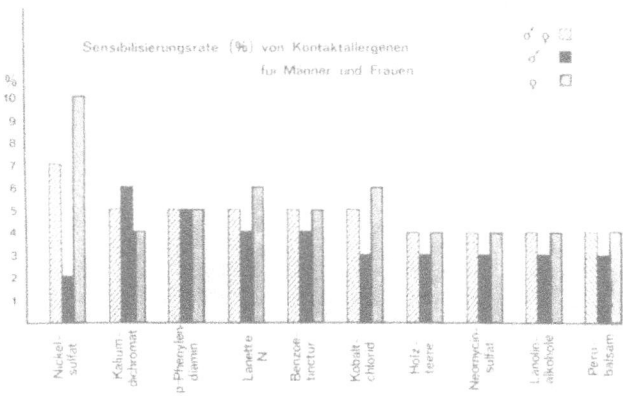

Abb. 1

Nickel- und Kobaltallergie (Abb. 1). Diese beiden Allergene rangieren bei den Männern an 12. und 14. Stelle. Insgesamt zeigten die Frauen auf die aufgelisteten Allergene weit häufiger positive Raktionen.

Diskussion

Nach Literaturberichten gehören Metallverbindungen zu den häufigsten Allergenen. Die folgende Abbildung erlaubt einen Überblick über die Ergebnisse verschiedener Studien [3, 5–11]. Ein Vergleich ist jedoch nur bedingt möglich, da die Untersuchungen sich meist auf verschiedene Jahre beziehen und auch die Auswahl der Testsubstanzen stark differiert (Abb. 2). In Übereinstimmung mit unseren Ergebnissen ist Nickelsulfat in Nordamerika [10], Österreich [6], Dänemark [5] und der Schweiz [3] das wichtigste Allergen. In Spanien [9] fanden sich bei der Testung von 5%igem Nickelsulfat 15% positive Raktionen. Ein Teil dieser Testantworten muß jedoch nach den Untersuchungen von Kligman et al. [7] als toxisch angesehen werden. Bei ihnen ergab die Epikutantestung von 5%igem Nickelsulfat bei 96 hautgesunden Personen 8 positive Reaktionen; die in 3 Fällen durchgeführte histologische Untersuchung zeigte toxische Veränderungen.

An zweiter Stelle rangiert bei uns Kaliumdichromat. Es ist bei Männern sogar führend. Auch hier findet sich wieder Übereinstimmung mit der Literatur.

Kobaltchlorid, bei uns an 6. Stelle, ist führend in Wien [6] und Frankfurt [8]. Von den nichtmetallischen Allergenen ist Paraphenylendiamin das bedeutsamste, lediglich in Dänemark fanden sich nur 1% positive Reaktionen. Leider liegen für viele der bei uns häufigen Allergene keine Angaben vor, wie z. B. für Lanette N und Triäthanolamin. Bei der Beurteilung von Kontaktallergenen sind nicht nur positive Reaktionen, sondern auch negative Ergebnisse interessant. So fanden wir unter 49 800 Einzeltestungen lediglich 1500 positive Reaktionen, das entspricht 3% der Tests. Vorerst ist die Fallzahl meist zu gering, um daraus Schlüsse ziehen zu können. Gemessen an der Zahl der Testungen erscheinen deshalb von unseren Testblöcken nur die Hälfte, nämlich 16 von 32, sinnvoll. Man sollte daher bei Epikutantestungen besser gezielt einige wenige Substanzen als ganze, selten verwendete Testblöcke testen und besonderes Augenmerk auf die Anamnese legen.

Betrachten wir die Allergenverteilung für Männer bzw. Frauen, so ergibt sich die Frage, inwieweit Männer sich häufiger beruflich sensibilisieren, wie im Fall der Chromatallergie, Frauen aber durch Gebrauchsgegenstände, Kleidungszubehör und Kosmetika. Der hohe Anteil weiblicher Nickelallergiker ergibt sich sicherlich durch den direkten Hautkontakt mit Nickel in Schmuck und Kleidung. Auch die hohe Sensibilisierungsrate gegen Lanette N, Benzoetinktur, Holzteere, Perubalsam und Lanolinalkohole dürfte eher durch deren Verwendung als Bestandteil von Kosmetika als durch berufliche Anwendung bedingt sein. Für die genannten Allergene finden sich entsprechende Angaben in der Dänischen [5] und Frankfurter Studie [8]. In Frankfurt erkrankten am häufigsten an einer Chromatallergie Männer zwischen dem 25. und 50. Lebensjahr, während 87% der Fälle von Nickelallergie bei Frauen zwischen dem 16. und 25. Lebensjahr zu verzeichnen waren. Auch in Dänemark ist Kaliumdichromat mit 3% das häufigste Allergen für Männer und Frauen. Das wichtigste Allergen für sie ist jedoch wie bei uns Nickelsulfat mit 5% positiven Reaktionen. Es steht bei Männern mit 1% an 5. Stelle. Für die übrigen Studien liegen keine vergleichenden Angaben vor.

Die abschließende Beurteilung unserer Testergebnisse zeigt, daß die wichtigsten Allergene in 6 Stoffgruppen zu finden sind:

1. Metalle (Nickel, Chrom, Kobalt),
2. Antibiotika (Neomycin, Framycetin, Kanamycin, Chloramphenicol, Gentamycin, Mafenid),
3. Salbengrundlagen (Lanette N, Lanolinalkohole, Eucerin, Emulgatorwachs),
4. Konservantien (Thiomersal, Triäthanolamin, Parabene, Benzoetinktur),
5. Gummihilfsstoffe (Thiuramderivate, Merkaptoderivate),
6. Parastoffe (Paraphenylendiamin, Paraaminoazotoluol, Isopropylaminodiphenylamin, Benzocain).

Die meisten allergologisch bedeutsamen Substanzen enthält der europäische Standardblock, oder es finden sich in ihm Gruppenvertreter wie z. B. Neomycin als Indikator für Antibiotika. Für einige im Block enthaltene Allergene fand sich keine Relevanz zu unseren Testergebnissen. Neu aufgenommen werden sollten außer der zwischenzeitlich vom ICDRG empfohlenen „Cainmischung" Triäthanolamin. Mit einem Anteil von 3% positiven Reaktionen scheint dies gerechtfertigt zu sein, auch wenn Triäthanolamin bisher allgemein als seltenes Kontaktallergen angesehen wird.

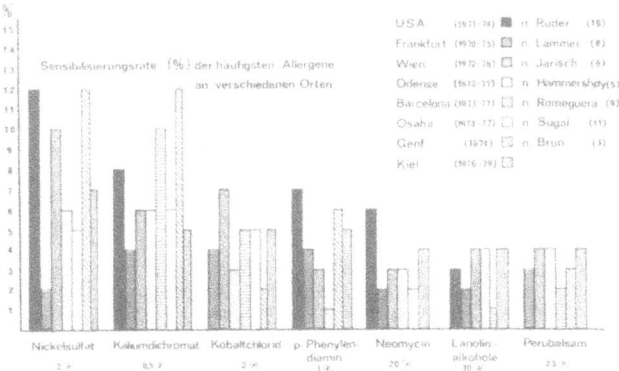

Abb. 2

Literatur

1. Bandmann H-J, Dohn W (1967) Die Epikutantestung. Bergmann, München
2. Bandmann H-J, Fregert S (1973) Epikutantestung. Springer, Berlin Heidelberg New York
3. Brun R (1975) Epidemiology of contact dermatitis in Geneva (1000 cases). Contact Dermatitis 1:214–217
4. Fisher AA (1975) Contact dermatitis. Lea & Feabinger, Philadelphia
5. Hammershoy O (1980) Standard patch test results in 3, 225 consecutive Danish patients from 1973 to 1977. Contact Dermatitis 6:263–268
6. Jarisch R, Sandor I (1978) Epicutan-Standardtestung: Ergebnisse aus fünf Jahren und ihre Auswirkungen auf zukünftige Untersuchungen. Z Hautkr 53:462–470
7. Kligman AM, Leyden JJ (1979) „Reactions" to standard patch test materials. Acta Derm Venerol (Stockh) [Suppl 85] 59:101–103
8. Lämmer D (1979) Testergebnisse von 1008 Patienten mit Kontaktallergie. Z Hautkr 54:571–579
9. Romaguera C, Grimalt F (1980) Statistical and comparative study of 4600 patients tested in Barcelona (1973–1977). Contact Dermatitis 6:309–315
10. Rudner E et al. (1975) The frequency of contact sensitivity in North America 1972–74. Contact Dermatitis 1:277–280
11. Sugai T, Takagi T, Yamamoto S, Takahashi Y (1979) Age distribution of the incidence of contact sensitivity to standard allergens. Contact Dermatitis 5:383–388

Dr. med. B. Scheuer,
Hautklinik der Christian-Albrechts-Universität,
Schittenhelmstr. 7,
D-2300 Kiel

Berufsallergene in Medikamenten

S. Borelli und H. Düngemann, München

Die Diagnostik und Therapie von Berufsallergien nimmt im „Alltag des Dermatologen" einen wichtigen Platz ein, die warnende Information des Patienten und die Ausstellung entsprechender Allergiepässe sind absolut selbstverständliche Routinemaßnahmen der Praxis.

Werden wir damit aber wirklich schon den ernsthaften Gefährdungen gerecht, denen unsere zum Teil mit großer Mühe ausdiagnostizierten Allergiepatienten ausgesetzt sein können, sofern im Spektrum der außerberuflichen Kontaktmöglichkeiten die medizinische Anwendung dieser Antigene ein wichtiger Faktor ist?

Einige aktuelle Anlässe in Form von lebensbedrohlichen Zwischenfällen und die erschreckenden Ergebnisse der durch sie ausgelösten stichprobenartigen Befragungen bei Pharmazeuten und auch von Informationszentren für Vergiftungsfälle veranlassen uns, an dieser Stelle auf die de facto zu mangelhafte warnende Wirkung von Allergiepässen hinzuweisen und einige der möglichen Abhilfe-Maßnahmen zur Debatte zu stellen.

Aus der gar nicht so kleinen Gruppe von erwähnenswerten Berufsantigenen mit entsprechendem breiten „medizinischen Vorkommen" seien hier nur zwei als Beispiele hervorgehoben:

1. Thiuram. Kaum ein Dermatologe wird Berufsallergien auf Thiuram als selten oder unbedeutend ansehen, während die Kollegen der meisten anderen Fachgebiete weder mit dieser Bezeichnung noch mit dem vollen chemischen Namen Tetramethylthiuramdisulfid oder gar

Pharmazeutische Stoffliste

116 335 Thiram (INNv; USAN)

Syn. Bis-(dimethylthiocarbamoyl)-disulfid
Tetramethylthiuramdisulfid (IUP)
Thiramum (NFN)
TMTD

$$\text{H}_3\text{C}\diagdown\text{N}-\text{C}-\text{S}-\text{S}-\text{C}-\text{N}\diagup\text{CH}_3$$
$$\text{H}_3\text{C}\diagup\quad\underset{\text{S}}{\|}\quad\underset{\text{S}}{\|}\quad\diagdown\text{CH}_3$$

$C_6H_{12}N_2S_4$

Anw. Antisepticum
○ Rezifilm: Methacrylsäure-resinat (Squibb, USA) ✧
a ⊙ Nobecutan® (Bastian)

INDEX NOMINUM

Thirame (DCI rec.)   Fungicide

 Thiram USAN   N,N-bis (diméthyl-thiocarbamyl)-
 Thiramum NFN   disulfile
 Tetramethylthiuramdisulfid $(CH_3)_2N-C-S-S-C-N(CH_3)_2$
 TMTD $\underset{S}{\|}\quad\underset{S}{\|}$
 Arasan®
 Désinfectant Rhodia® (Bourcoud)
 Nobeczem® (Bofors)
 Nobepyrol® (Evans)
 Pomarsol forte® (Bayer)
 Rezifilm® (Squibb)
 Thiotex® (Sandoz)
b TUADS®

Abb. 1a u. b

Tetramethylthiuramdisulfid

Vorkommen:
in Hartgummi, Heißluftvulkanisaten, transparenten Gummiartikeln, Gummiklebern, desinfizierenden Hautsprays, Seifen, Pflanzenschutzmitteln, Konservierungsstoffen für Arzneimittel und Insektiziden.

TETRAMETHYLTHIURAMDISULFID

In zahlreichen Gummiartikeln enthalten (Hilfsstoff bei der Herstellung von Gummi aus Rohkautschuk). Wird auch als Desinfiziens und Antimykotikum z. T. in handelsüblichen Externa verwendet.
Auf gruppenallergische Reaktionen gegenüber anderen „Thiuramen" und auf Kopplungsallergien gegenüber den anderen Hilfsstoffen der Gummib industrie ist zu achten.

Abb. 2a u. b Vorgedruckte Warn-Hinweise zum Einkleben in den Allergiepass

mit den verschiedenen Handelsnamen der Hersteller- und Lieferantenfirmen irgend eine konkrete Vorstellung verbinden können – um wieviel weniger dürfen wir dann erwarten, daß eine Beziehung dieser Ekzemnoxe zur Medizin gesehen wird! Bestenfalls sind in den operativen Fächern einige jener Lokalbehandlungsmittel „unangenehm aufgefallen", die Thiuram enthielten. Aktueller Anlaß für die bewußte Beobachtung waren dann zumeist auch noch die von uns zuvor nachgewiesene aktuelle Berufssensibilisierungen auf Thiuram bei diesen chirurgischen Kollegen (Abb. 1).

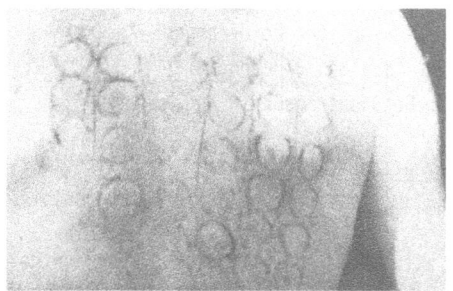

a

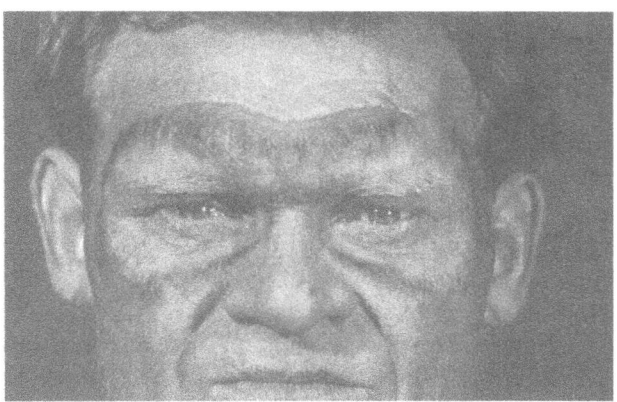

b

Abb. 3a u. b. Kontaktallergie durch Gummibrille. Als eigentliches Antigen zeigte sich im Intracutantest der Gummi-Vulkanisationsbeschleuniger TMTD (Tetra-methyl-thiuram-disulfid) stark positiv. Wegen seiner antibakteriellen und fungiziden Wirkung wird dieser Stoff auch als Pflanzenschutzmittel und in dermatologischen Präparaten angewandt, ferner als Antioxygen zur Konservierung von Ölen und Fetten (d. h. Möglichkeit von Kontaktketten). Durch Gruppenallergie zugleich auch starke Reaktion auf TÄTD (Tetra-äthyl-thiuram-disulfid), das z.B. als Antabus* im Handel ist (Gefahr eines Organwandels bei oraler Gabe!)

Die *Herstellerfirmen von Testreihen* bzw. Testsalben liefern für die wichtigsten Antigene vorgedruckte Warnhinweise über deren Vorkommen, die jeweils in den Allergiepaß eingeklebt werden können. In Abb. 2 sehen Sie zwei der am häufigsten verwendeten Vordrucke für Thiuram: In beiden wird auf ein mögliches Vorkommen in Medikamenten verwiesen, wobei einmal Antimykotika, einmal desinfizierende Hautsprays hervorgehoben werden.

Dabei wird auf einem der Vordrucke auch ausdrücklich auf *gruppenallergische Reaktionen* bei den Thiuramen, ferner auf mögliche Koppelungsallergien hingewiesen.

In Abb. 3 sehen sie eine typische allergische Berufsallergie bei einem Schweißer, hervorgerufen durch eine Gummibrille. Die beiden dazugehörigen Epikutantestreaktionen sind einmal durch TMTD (Tetramethylthiuramdisulfid), das andere Mal durch TÄTD (Tetraäthylthiuramdisulfid) hervorgerufen. Letzteres ist unter der chemischen Kurzbezeichnung Disulfiram als Pharmazeutikum zur Alkoholentwöhnung im Handel, in Deutschland z.B. in Form der Antabus-Tabletten (Abb. 4).

In einer Fülle von Veröffentlichungen zu diesem Thema in vielen Ländern und Sprachen ist nun sowohl auf die Tatsache der Gruppenallergie zwischen den Thiuramen als auch auf die Tatsache der Koppelungs- bzw. Kombinationssensibilisierungen mit (zumeist berufsbedingten) Metallallergien, speziell mit der Nickel- und Kobaltallergie, hingewiesen worden. So unter anderem auch von Bandmann und Dohn (1967) in der Monographie „Epicutan-Testung". Wir haben bei unserem Patientengut folgende Häufigkeiten einer Kombinations- bzw. Koppelungsallergie mit Metallsensibilisierungen gefunden: Abb. 5.

In diesem Zusammenhang ist sicherlich bemerkenswert, daß vor kurzem in unserer Fachpresse eine *orale Disulfirambehandlung* bei Patienten mit Nickeldermatitis empfohlen und auch in unserer deutschsprachigen Literatur positiv referiert wurde, ohne daß die Gefahr von ggf. lebensbedrohlichen Zwischenfällen durch die Gruppenallergie auch nur in einem Nebensatz erwähnt wurde. Gewiß ist ein entsprechender ausdrücklicher Hinweis auf notwendige Vortestungen bei erfahrenen Gewerbedermatologen überflüssig, keineswegs aber bei den jüngeren arbeitsmedizinischen Fachkollegen, noch viel weniger bei den Kollegen anderer Fachgebiete, zumal auch in der Roten Liste kein Hinweis auf eine mögliche Allergiegefährdung zu finden ist.

Von wem nun sollten ernsthafte Warnungen der Kollegenschaft aber noch zu erwarten sein, wenn sie nicht von seiten der erfahrenen Gewerbedermatologen erfolgen? Was können wir Konkretes tun?

Wir haben in den letzten Sitzungen der Arbeitsgruppe Gewerbedermatologie innerhalb der DFG-Senatskommission zur Prüfung gesundheitsschädlicher Arbeitsstoffe lebhaft die Möglichkeit diskutiert, wenigstens im Rahmen der MAK-Liste solche *Berufsstoffe mit einem möglichen Vorkommen in Medikamenten* besonders hervorzuheben. Dabei stand neben den Thiuramen ganz besonders das

2. *Aethylendiamin* (siehe Abb. 6) mit zur Debatte, welches in pharmazeutischen Präparaten, z. B. in Verbindung mit Theophyllin (und damit fatalerweise auch häufig bei Allergiepatienten), angewandt wird.

Da inzwischen Frau Pevny gerade zwei ausführliche Veröffentlichungen zu diesem Thema herausgebracht hat, können wir mit einem Hinweis auf die dort zusammenfassend hervorgehobenen *beruflichen und außerberuflichen Kontaktmöglichkeiten* abschließend kurz noch auf die ähnlichen, zum Teil sehr ernsthaften „medizinischen Gefährdungen" durch besonders häufige Berufssensibilisierungen auf *Kobalt- und Quecksilberionen* und auf das *Formalin mit seinen Abkömmlingen* hinweisen (Pevny 1980; Pevny u. Schäfer 1980). Die dringliche Notwendigkeit einer noch gezielteren Warnung der Kollegen und Pharmazeuten vor solchen Gefährdungen der Berufssensibilisierten durch entsprechende Medikamente bzw. medizinische Anwendungen sollte nicht erst an der zunehmenden Zahl von z. T. lebensbedrohlichen Zwischenfällen demonstriert werden!

Wir halten in diesem Zusammenhang eine exakte *Deklaration aller Medikamentenbestandteile*, d. h. auch

---

Begleitreaktionen bei THIURAM - Allergie :

Von 313 Patienten der Klinik

mit nachgewiesener TMTD - Allergie

hatten zugleich eine

Nickel - Allergie : 35 = 11,2 %

Cobalt - Allergie : 88 = 28,1 %

Chromat - Allergie : 81 = 25,9 %

Abb. 5.

Dringliche Forderungen
zur Schockprophylaxe
gegen Berufsantigene in Medikamenten

1) Exakte Deklaration aller Medikamenten-Bestandteile
   - einschl. Stabilisatoren und Konservierungsmittel.

2) Laufend zu aktualisierende Hinweise auf bekanntgewordene Ag-Eigenschaften von Arzneimittelbestandteilen durch die Hersteller (Rote Liste, Stoffliste etc.) zur Information der Pharmazeuten :
   - auch Apotheker sollen nach Allergie-Paß fragen
   (rezeptfreie Medikamente !).

3) Ausdrücklicher Hinweis im Allergie-Paß :
   "Dieser Berufsstoff kann in Medikamenten vorkommen :
   Allergie-Paß stets dem Apotheker vorlegen !"

4) Auch in der Arbeitsmedizin :
   Exakte Information über das mögliche Vorkommen von Berufs-Allergenen in Medikamenten (z. B. in Hand- und Lehrbüchern, Noxenkatalog, MAK-Liste).

5) Laufende Aktualisierung des Wissensstandes aller Betroffenen :
   Beachtung des Themas in Fortbildungsveranstaltungen!

Abb. 7

$C_2H_8N_2$

$H_2N-CH_2-CH_2-NH_2$

Äthylendiamin

008 550 Aethylendiamin-succinat (IUP)
Syn. Aethylendiaminum succinicum

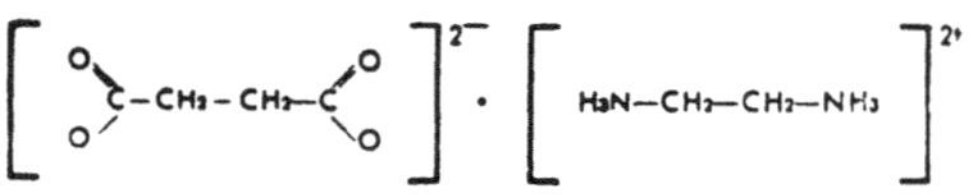

$$\left[\begin{array}{c} O \\ \backslash \\ C-CH_2-CH_2-C \\ / \\ O \end{array} \right]^{2-} \cdot \left[H_3N-CH_2-CH_2-NH_3 \right]^{2+}$$

Anw. Zentrales Sedativum, Regulans
MD. Einnahme 0,3 g

---

115 000 Theophyllin-Aethylendiamin †
Theophyllin-Aethylendiaminum

Ein haltbares Gemisch oder eine haltbare Verbindung von Theophyllin und Aethylendiamin. Enthält mindestens 78% und höchstens 84% wasserfreies Theophyllin, mindestens 13% und höchstens 14% Aethylendiamin und wechselnde Mengen Wasser (Ph. Eur. II).

Syn. **Aminophyllin (INNv)**
Aminophylline (DCF)
1,3-Dimethylxanthin-aethylendiamin
Theophyllaminum (NFN)
Theophyllinum et Éthylenediaminum (Ph. Eur. II)
als 2,5%ige Injektionslösung (G/V):
Injectabilis Theophyllini et Aethylendiamini solutio 2,5% (G/V) (DAC)
Anw. Cardiacum, Broncholyticum, Diureticum, Analepticum

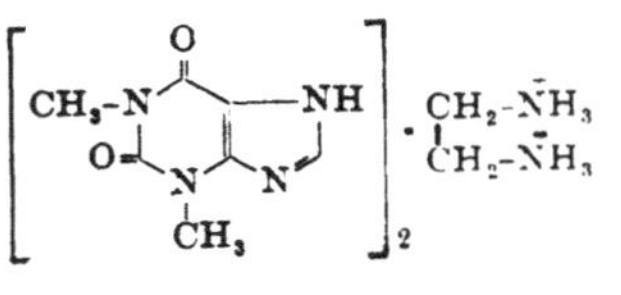

Abb. 6

der Stabilisatoren und Konservierungsmittel, zunächst einmal für unumgänglich (Abb. 7)! Wir sollten uns auch nicht stillschweigend damit abfinden, daß wir zwar bei einer *Procain-Sensibilisierung* (mit Kreuzreaktionen i. S. einer Paragruppen-Allergie) auf *Lidocain als Ausweich-Medikament* verweisen, die pharmazeutische Industrie diesem Lidocain aber (zum Teil undeklariert) Paragruppen-Stoffe zusetzt!

Literatur

1. Bandmann H-J, Dohn W (1967) Die Epicutantestung. Bergmann, München, S 277
2. Kaaber K et al. (1979) Antabuse treatment of nickel dermatitis. Chelation – a new principle in the treatment of nickel dermatitis. Contact Dermatitis 5:221–228
3. Pevny J (1980) Aminophyllin-Allergie. Allergologie 3/3:128–130
4. Pevny J, Schäfer U (1980) Äthylendiamin-Allergie. Derm Beruf Umwelt 28/2:35–40
5. Schnuch A (1980) Ref. Disulfiram bei Nickeldermatitis, Derm Beruf Umwelt 28/4:124

Prof. Dr. Dr. S. Borelli,
Dermatologische Klinik u. Poliklinik,
der Technischen Universität München,
Biedersteiner Straße 21–29
D-8000 München 40

Futtermittelallergien bei Tierhaltern

R. Rudolph, B. Blohm, G. Kunkel, H. Mast, R. Muckelmann und E. Schniggenberg, Berlin

Innerhalb der Respirationsallergien vom immunologischen Typ I nehmen Sensibilisierungen gegen Tierepithelien breiten Raum ein [z. B. 5]. Diagnostisch bereiten Tierallergien meistens keine Schwierigkeiten, andererseits gibt es immer wieder Fälle typisch ortsgebundener Symptome ohne den Nachweis einer Sensibilisierung gegen Speichel, Epithelien oder Exkremente der jeweiligen Haus-, Labor- oder Nutztiere. Hier liegt dann der Verdacht auf Beteiligung anderer Faktoren der Tierhaltung nahe, d. h. Sensibilisierungen gegen Futtermittel, Einstreu, Vogelsand, Wetzmaterial oder Käfigdesinfizienzien.

Nach unseren Erfahrungen sind vor allem die verschiedenen Futtermittel überraschend häufig für Respirationsallergien verantwortlich und sollen daher im Folgenden näher untersucht werden, wobei zwischen direkten und indirekten (d. h. durch Verunreinigungen verursachten) Futtermittelallergien unterschieden wird.

Direkte Futtermittelallergien

Die Untersuchung umfaßte 115 Patienten (60 Männer zwischen 15 und 57 Jahren (Durchschnittsalter 38,4±4,9 Jahre) und 55 Frauen zwischen 17 und 51 Jahren (Durchschnittsalter 32,3±3,8 Jahre)) mit nachgewiesener Futtermittelallergie ohne gleichzeitige Tiersensibilisierung. Im Anschluß an die Routinediagnostik (allergologische Anamnese, Prick- und Intrakutantests, ggf. RAST und nasale Provokation) wurden jeweils die individuell verwendeten Futtermittel getestet (Scratch-Tests mit Nativmaterial, Intrakutantests mit Sonderanfertigungen, im Zweifelsfall nasale Provokationstests unter rhinomanometrischer Kontrolle).

Von den 115 Patienten hatten 80 (69,6%) eine isolierte Rhinitis, die übrigen 35 (30,4%) litten an einer Rhinitis und einem Asthma bronchiale. 12 Patienten (10,4%) hatten zusätzlich typische urtikarielle Sofortreaktionen im Zusammenhang mit einer Futtermittelexposition.

Beurteilt man die *Wertigkeit* der Futtermittelallergie innerhalb des individuellen Allergenspektrums, so ergibt sich folgendes Bild: Bei 13 Patienten (11,3%) handelte es sich um Monoallergien, bei 45 (39,1%) war das Tierfutter ein Hauptallergen (meist in Kombination mit Hausstaub- oder Hausstaubmilbensensibilisierung; diese Patienten berichteten über dramatische Besserungen nach Exmittierung des Futters, wurden aber, im Gegensatz zu den Monoallergikern, nicht völlig beschwerdefrei), bei den übrigen 57 Patienten (49,6%) war die Futtermittelallergie nur eine Sensibilisierung unter vielen, so daß eine Expositionsprophylaxe hier nur einen mäßigen Einfluß auf den Krankheitsverlauf ausüben konnte.

Die *Häufigkeitsverteilung* der Futtermittelallergien ist in *Tabelle 1* zusammengefaßt. Erwartungsgemäß stellt Heu bzw. Heustaub das weitaus häufigste Allergen dar, wobei eine genauere Spezifizierung (Grasheu, Kleeheu etc.) nicht möglich war, da entsprechende Angaben weder von den Herstellerfirmen der Testextrakte noch von den Futtermittellieferanten vorlagen. Der Großstädter kommt mit Heu entweder durch den Reitsport oder während eines Bauernhofurlaubs zusammen, vornehmlich aber in der eigenen Wohnung, wenn Hasen, Kaninchen oder Meerschweinchen gehalten werden. Zoohandlungen bieten Heu entweder lose oder fertig abgepackt an, neuerdings auch in Form gedrehter Heu-„Zigarren". Die von uns untersuchten Materialproben waren derartig trocken, daß sie bei geringster Berührung in kleinste, zweifellos leicht inhalierbare Partikel zerfielen.

Sensibilisierungen gegen Pollen (Klee, Spitzwegerich, Löwenzahn, Sauerampfer) in Form *intra*muralen Heuschnupfens wurden bei der Verfütterung entsprechend frisch gepflückter Pflanzen an Pferde, Zwerghasen, Kaninchen, Meerschweinchen und Schildkröten beobachtet.

Ziervögel sind in Haushalten außerordentlich verbreitet, führen jedoch nur selten zu Sensibilisierungen vom Soforttyp. Es ist aber an Allergien gegen verschiedene Sämereien (Negersaat, Sonnenblumenkerne, Hirse, Mais, Rübsen, Sesam) zu denken. An erster Stelle ist die Negersaat zu nennen, der Samen von Guizotia abyssinica (Ramtil), der für die Zucht vieler einheimischer und exotischer Körnerfresser so wichtig ist, daß

Tabelle 1. Futtermittelsensibilisierungen in Abhängigkeit von der Tierspezies (n = 115)

Futtermittel	Sensibilisierungshäufigkeit	Tierspezies
Heu	32	Pferd, Rind, Kaninchen, Hase, Meerschweinchen
Kleepollen	10	Pferd, Kaninchen, Hase, Meerschweinchen
Mehlwurm	8	Meerkatze, Igel, Fledermaus Vögel, Schildkröten, Eidechsen
Wegerichpollen	6	Kaninchen, Meerschweinchen
Negersaat	6	Vögel
Nicht deklarierte Körnermischungen	5	Vögel
Mäuseepithelien	4	Frettchen, Schlangen
Fliege	4	Fische
Zuckmückenlarve	4	Fische
Fischmehl	3	Schwein
Pellet	3	Ratte
Löwenzahnpollen	3	Schildkröten
Grille	3	Eidechsen
Sonnenblumenkern	3	Goldhamster, Vögel
Garnele	2	Schildkröten, Fische
Hefe	2	Schildkröten, Fische
Sauerampferpollen	2	Kaninchen
Hirse	2	Vögel
Rattenepithel	1	Schlangen
Holunderbeere	1	Vögel
Roggenmehl	1	Fische
Birkenpollen	1	Vögel
Mais	1	Vögel
Rübsen	1	Vögel
Sesam	1	Vögel
Erdnuß	1	Vögel
Haselnuß	1	Streifenhörnchen
Schabe	1	Eidechsen
Nicht deklarierte getrocknete Insekten	1	Schildkröten
Wasserfloh	1	Fische
Aufgußtierchen	1	Fische

eine Negersaatallergie unter Umständen den Patienten zur Aufgabe seiner Vogelhaltung zwingen kann. Der Ramtil ist botanisch mit der Sonnenblume verwandt, so daß möglicherweise eine Kreuzallergie zwischen Negersaat und Sonnenblumenkernen besteht. Das Problem der Sämereiallergien ist vorerst noch sehr unübersichtlich, weil häufig nicht Einzelsorten, sondern Mischungen im Handel angeboten werden, deren Zusammensetzung entweder überhaupt nicht oder nur unvollkommen deklariert ist. Eigene Stichproben mit Fertigfutter zeigten, daß höchstens die Hälfte des Inhalts den auf der Verpackung angegebenen Sämereien entsprach, die andere Hälfte aus verschiedensten Körnern bestand, die z. T. nicht einmal von Sämereikaufleuten identifiziert werden konnten.

Ein wichtiges Futtermittelallergen ist in der Larve des Mehlkäfers Tenebrio molitor Linné, dem sogenannten Mehlwurm enthalten [2, 7]. Dieser wird für viele Tierspezies als Basis- oder Ergänzungsfutter empfohlen [3] und stellt für Allergiker einen erheblichen Risikofaktor dar. Auch gegen andere Insekten (Mücken, Grillen, Fliegen, Schaben) wurden Sensibilisierungen beobachtet. Für Aquarianer sind insbesondere die Larven der Zuckmücken (Tendipedidae, besser bekannt unter ihrem alten Namen Chironomidae) von Interesse. Diese sogenannten „roten Mückenlarven" („bloodworms" im angelsächsischen Raum) stellen u. a. für Diskusfische ein Grundnahrungsmittel dar, das gefriergetrocknet und in frischer Form angeboten wird. Das hochpotente Allergen ist unlängst als Teilstück des Hämoglobinmoleküls identifiziert worden [1].

Fischmehlallergien konnten bei schweineexponierten Patienten festgestellt werden. Unabhängig von diesen relativ seltenen Kontaktmöglichkeiten ist daran zu denken, daß Fischmehl (z. T. undeklariert) zur Herstellung von Hunde- und Katzenfutter verwendet wird, so daß auch hier Sensibilisierungsmöglichkeiten bestehen.

Standardisierte Futterpreßlinge („pellets") finden vor allem bei der Labortierzucht Verwendung. Gemessen an der Verbreitung dieses Fertigfutters war die Zahl der von uns beobachteten Allergien gering, wobei es nicht möglich war, die Allergenträger näher zu identifizieren, weil die Hersteller nur die chemischen Grundbausteine, nicht aber das Ausgangsmaterial angeben.

Schildkröten und Fische gelten als im allergologischen Sinne „ungefährliche" Haustiere, was im Prinzip wohl richtig ist, aber nicht auf einige der üblichen Futtermittel zutrifft. Neben den schon erwähnten Insekten führten auch Hefe, Roggenmehl, getrocknete Garnelen und „Aufgußtierchen" (zu den Ciliatae gehörende Einzeller, die in getrockneten Würfeln angeboten und vor dem Verfüttern aufgelöst werden) zu Allergisierungen.

Auch Daphnien können Allergien auslösen [vgl. 4], wobei gefriergetrocknetes Material eher Symptome auslöst als lebende „Wasserflöhe".

Schädling	n	%	Futter
Trogoderma angustum	38	65,6	Hunde-, Katzen-, Hörnchenfutter, Haferflocken, Mehl, Mais, Heu, „Hamsterwaffeln", Pellets
Anthrenus museorum	6	10,3	Hunde-, Katzen-, Fischfutter, Pellets
Dermestes lardarius	2	3,4	Katzen-, Fischfutter
Attagenus pellio	2	3,4	Katzen-, Fischfutter
Tribolium confusum	8	13,8	Hunde-, Vogel-, Fischfutter, Pellets
Blatta orientalis	1	1,7	Katzenfutter
Ephestia kühniella	1	1,7	Mehl

Tabelle 2. Indirekte Futtermittelallergien (n = 58)

Indirekte Futtermittelallergien

Bei 58 Patienten wurde die Respirationsallergie nicht durch das Futtermittel selbst, sondern durch Insekten, die das (meist seit längerer Zeit eingelagerte) Futter befallen hatten, verursacht. *Tabelle 2* enthält eine Aufstellung der eindeutig identifizierten Schädlinge und der Futtermittel, in denen sie gefunden wurden. Die Larven von Trogoderma angustum Solier, einem in Berlin sehr häufigen Wohnungsschädling [vgl. 1, 6], waren für den weitaus größten Anteil der Sensibilisierungen verantwortlich. Die ebenfalls zur Dermestiden-Familie gehörenden Museumskäfer (Anthrenus museorum), Speckkäfer (Dermestes lardarius) und Pelzkäfer (Attagenus pellio) machten zusammen weitere 17% der Allergisierungen aus.

Auch der amerikanische Reismehlkäfer (Tribolium confusum Duval), dessen Bedeutung als Schädling an bevorrateten Pflanzenprodukten wohlbekannt ist [z. B. 8], spielt eine wichtige Rolle, während Sensibilisierungen gegen Küchenschaben (Blatta orientalis) und Mehlmotten (Ephestia kuehniella) bei Tierhaltern bisher den Charakter von Einzelbeobachtungen haben.

Faßt man die bisherigen Erkenntnisse zusammen, so kommen direkte und indirekte Futtermittelallergien offenbar relativ häufig vor und sollten daher bei entsprechend exponierten Patienten in der Routinediagnostik berücksichtigt werden. Teilweise kann durch sehr einfache Karenzmaßnahmen ein Beschwerderückgang oder sogar eine Symptomfreiheit erreicht werden, ohne daß die Betroffenen zur Aufgabe ihrer Liebhaberei gezwungen werden.

Danksagung

Wir danken Herrn Dr. Dieter Jung (Institut für Allgemeine Zoologie und Experimentelle Morphologie, Freie Universität Berlin) und Herrn Dr. Richard Wohlgemuth (Institut für Vorratsschutz, Biologische Bundesanstalt für Land- und Forstwirtschaft, Berlin) für fachliche Beratung sowie den Firmen Diephuis/AMB Maser (Herne 2) und HAL Allergie (Düsseldorf) für die Sonderanfertigung von Testextrakten aus Nativmaterial.

Literatur

1. Baur X, Aschauer H, Fruhmann G, Braunitzer G (1980) Detection of an antigenically active region within an insect hemoglobin (Chironomus thummi thummi, component CTT VI). Allergol Immunopathol (Madr) 8:407
2. Chinery M (1976) Insekten Mitteleuropas, 1. Aufl. Parey, Hamburg Berlin, S 347
3. Krumbiegel I: Gefangene Tiere richtig füttern, 4. Aufl. DLG-Verlagsgesellschaft, Frankfurt (Main)
4. Meister W (1980) Asthma bronchiale infolge Daphnienallergie. Allergol Immunopathol 8:283
5. Rudolph R, Kunkel G, Diller G, Baumgarten C, Schniggenberg E, Sladek M (1980) Zur Bedeutung der Tierepithelien bei isolierter ganzjähriger Rhinitis allergica. Allergologie 2:107–112
6. Rudolph R, Jung D, Baumgarten C, Kunkel G, Diller G, Kossack G, Schniggenberg E (1980) Zur Häufigkeit positiver Hauttestreaktionen auf Larvenhaut-Extrakte von Trogoderma angustum Sol. Z Hautkr 55:6–13
7. Rudolph R, Wohlgemuth R, Blohm B, Muckelmann R, Mast H, Kunkel G, Schniggenberg E (1980) Allergies against tenebrio molitor, Allergol Immunopathol (Madr) 8:283
8. Weidner H (1971) Bestimmungstabellen der Vorratsschädlinge und des Hausungeziefers Mitteleuropas, 3. Aufl. Fischer, Stuttgart, S 117

Dr. R. Rudolph,
Hautklinik und -poliklinik und Asthma-Poliklinik,
Freie Universität Berlin,
Augustenburger Platz 1,
D-1000 Berlin 65

Contact Allergy for Clioquinol and Neomycin

W. G. van Ketel, Amsterdam

After sensitization for topically applied drugs such as clioquinol and neomycin, systemic eczematous eruptions are sometimes observed after oral provocation with hydroxyquinolines and neomycin (Ekelund and Möller 1969). Especially in clioquinol-sensitized patients, oral therapy with clioquinol-containing drugs may be followed by serious and extensive eruptions.

For these reasons a retrospective study was performed on the persistence of sensitization for clioquinol and neomycin in patients who had avoided contact with these compounds during the 5 years after positive patch test reactions had been demonstrated. Furthermore the cross-reacting pattern of clioquinol and neomycin with chemically related drugs was investigated. There are some reports of a marked decline in positive patch test reactions to pharmaceutical agents, which could easily be avoided. Dooms-Goossens et al. (1979) retested hydroxyquinolines and neomycin during an interval of 3–25 months after the first patch testing. Meneghini and Angelini (1979) examined the persistence of allergy during 3 years. In our study two groups of ten patients with allergy for either clioquinol or neomycin were retested after 5 years. At this time none of the patients showed any symptom of a skin eruption. All patients had been informed about not using clioquinol or neomycin and chemically related compounds. Moreover the clioquinol-allergic patients were instructed to avoid any household remedies which might include hydroxyquinoline-like tablets used for sore throats, coughing, diarrhoea etc. The principal result of retesting ten patients with 5-chloro-7-iodo-8-hydroxyquinoline (clioquinol, Vioform) after 5 years is that all patients still show a clearly positive patch test reaction to clioquinol (5% in Pet).

From the other group of ten neomycin allergic patients, eight show a positive reaction to neomycin (20% in Pet) after 5 years. With regard to the cross-reacting pattern of clioquinol, other halogenated hydroxyquinolines and quinoline-based antimalarial drugs were patch tested. From the ten clioquinol allergic patients nine showed a positive reaction to 5-7-dichloro-2-methyl-8-hydroxy-quinoline (Sterosan) while all ten reacted to a patch test with 5-7-dibromo-8-hydroxyquinoline (Bromoxyquinoline, DBO). Quinoline-based antimalarial drugs sometimes show cross-reactions to halogenated hydroxyquinolines (Bielicky and Novak 1969). In this study four out of ten patients showed a positive reaction to Quinine while one of these patients also reacted to Resoquine, Amodiaquine, and Primoquine. All patients were tested with the pure powders. As the reactions to these drugs in ten control persons were completely negative, the positive patch test reactions to these drugs probably have to regarded as allergic reactions. The cross-reacting pattern of the aminoglycosides in the eight neomycin allergic patients shows no reaction to streptomycin, no reaction to kanamycin in six patients no reaction to framycetin in all eight, and no reaction to gentamicin in four out of the eight patients. Especially as far as gentamicin is concerned the 50% cross-sensitization with neomycin agrees with some data from the literature (Schorr et al. 1973: 55%; Samson et al. 1979: 46%). Other investigators have found less cross-sensitization for neomycin and gentamicin (Braun and Schutz 1969: 25%; Förström et al. 1979: 34,2%).

Concomitant sensitization to bacitracin and gramicidin, antibiotics which are used together with neomycin in some combination products, appeared not to be of great importance. Only one out of the eight neomycin allergic patients showed a positive patch test reaction to bacitracin.

Conclusions

a) In spite of the fact that all patients had avoided contact with clioquinol or neomycin, the sensitization for these compounds appeared to persist in most patients after 5 years.

b) The investigated halogenated hydroxyquinolines show a cross-reacting pattern in nearly all patients. In some patients quinoline-based antimalarial drugs appear to be cross-reacting with clioquinol. One has to bear in mind the possibility of systemic eczematous reactions in for clioquinol-sensitized patients after oral ingestion of these antimalarial drugs because of the increase of the prophylactical and therapeutical use of antimalarial drugs.

c) The use of the local application of aminoglycosides has to be severely restricted, especially with regard to the possibility of serious systemic eruptions by gentamicin, an essential antibiotic in fighting Pseudomonas infections.

Summary

Sensitization for clioquinol and neomycin appeared to persist in most patients after 5 years. Halogenated hydroxyquinolines, may sometimes be cross-reacting with quinoline-based antimalarial drugs. The cross-sensitivity between neomycin and gentamicin is an important argument for restricting the use of the local application of aminoglycosides.

Zusammenfassung

Nach fünf Jahre waren fast alle getesteten Patienten noch sensibilisiert für Clioquinol und Neomycin trotz Eliminierung von beiden Medikamenten nach dem ersten positiven Epikutantests. Gruppenallergische Reaktionen zwischen Clioquinol und einigen Chinolinen (Antimalariamedikamenten) werden beobachtet. Was Neomycin anbelangt, ist die Zunahme von Gruppensensibilisierung für Gentamycin ernst zu nehmen.

References

1. Bielicky I, Novak M (1969) Gruppensensibilisierung gegen Chinolinederivate. Dermatologica 138:45–58
2. Braun W, Schutz R (1969) Beitrag zur Gentamycinallergie. Hautarzt 20:108–112
3. Dooms-Goossens A, Degreef H, Parijs M, Maertens M (1979) A retrospective study of patch testing results from 163 patients with stasis dermatitis or leg ulcers. II: Retesting of 50 patients. Dermatologica 159:231–238
4. Ekelund AG, Möller H (1969) Oral provocation in eczematous contact allergy to neomycin and hydroxyquinolines. Acta Derm Venereol (Stockh) 49:422–426
5. Förström L, Pirilä V, Pirilä L (1979) Cross-sensitivity within the neomycin group of antibiotics. Acta Derm Venereol (Stockh) 59:67–69
6. Meneghini CL, Angelini G (1977) Behaviour of contact allergy and new sensitivities on subsequent patch tests. Contact Dermatitis 3:138–142
7. Samsoen M, Metz R, Melchior E, Foussereau J (1979) Allergie croisée entre les antibiotiques aminosides. Ann Dermatol Venereol 106:683–689
8. Schorr WF, Wenzel FJ, Hegedus SI (1973) Cross sensitivity and aminoglycoside antibiotics. Arch Dermatol 107:533–539

W. G. van Ketel,
Department of Dermatology,
Free University Hospital,
De Boelelaan 1117,
Amsterdam, The Netherlands

Positive Epikutantestreaktionen bei Dermatitis atopica

R. Breit, München

Die klinische Sensibilisierung atopischer Patienten gegenüber Kontaktallergenen ist oft untersucht worden [6]. Während in der älteren Literatur davon gesprochen wird, daß Atopiker ein erhöhtes Risiko tragen, eine Allergie vom verzögerten Typ zu erwerben, berichten Veröffentlichungen der letzten zehn Jahre einmütig über eine verringerte Zahl positiver Testreaktionen bei diesen Patienten [2, 18]. Tatsächlich konnte gezeigt werden, daß bei Atopikern die Zahl der T-Lymphozyten reduziert [11] und die Zell-vermittelte Immunität verringert ist [9, 14]. Jüngste Untersuchungen deuteten allerdings in die Richtung einer T-Suppressor-Zellschwäche [4, 8, 15]. Auch immunologisch ist also die Frage der Sensibilisierbarkeit des Atopikers noch nicht geklärt.

Material und Methode

Wir werteten die Testprotokolle unserer Epikutantestungen der letzten drei Jahre aus, die nach den Richtlinien der ICDRG durchgeführt wurden. 101 unserer Patienten wiesen nach strengen klinischen Kriterien eine Dermatitis atopica auf (Tabelle 1). Das Durchschnittsalter unserer Patienten war mit 39,1 Jahren relativ hoch, da keine Kinderstation der Abteilung angeschlossen ist.

Tabelle 1. Häufigkeit positiver Testreaktionen (mindestens eine positive Reaktion) gegenüber ICDGR-Standard-Allergenen bei 1327 Patienten 1977–1979

Diagnose	Getestet	Positiv	% positiv
Dermatitis atopica	101	37	36,6
Dermatitis (ohne D.a.)	1226	598	48,8

Tabelle 2. Häufigkeit von Medikamentenallergien (%)

	Dermatitis (ohne D.a.)	Dermatitis atopica
Caine-Mix	10,1	3,0
Wollalkohole	9,1	5,0
Benzocain	8,1	2,0
Neomycin	6,0	2,0
Parabene	3,6	–
Vioform	2,0	1,0

Ergebnisse und Diskussion

Bei 36,6% unserer Atopiker fand sich mindestens eine positive Testreaktion. Obwohl dieser Wert signifikant niederer ist als bei unseren nichtatopischen Patienten (Tabelle 1), ist er im Vergleich zur zugänglichen Literatur, in der wir 9,3 bis 34% positive Testungen fanden [1, 2, 7, 12, 13], hoch. Nur Binazzi et al. [3] berichteten über 41,5% Kontaktallergien unter 15- bis 42jährigen Atopikern. Positive Reaktionen gegenüber Medikamenten fanden wir im Vergleich zu unserer Nichtatopikergruppe selten (Tabelle 2). Dies bestätigt Ergebnisse vieler anderer Untersucher, die ebenfalls diesen Befund hervorhoben, da diese Patienten ja im Verlauf ihrer chronischen Erkrankung mit einer großen Zahl von Externa in Kontakt kommen [2, 5, 6, 7, 18]. Nur Rudzki und Grzywa [13] berichteten über eine bevorzugte Sensibilisierung gegenüber Medikamenten bei ihren polnischen Fällen. Wie für Medikamente fanden wir auch eine ähnliche verringerte Häufigkeit von Kontaktallergien gegenüber Balsamen, die zumindest im Falle des Perubalsam als Indikatorstoffe für eine Duftstoffallergie gewertet werden können. Ganz anders stellt sich die Situation bei den Testreaktionen gegenüber Metallsalzen dar. Hier zeigte sich kein Unterschied zwischen den Atopikern und den Nichtatopikern (Tabelle 3). Während Blaylock [4] eine Empfindlichkeit gegenüber Nickel sogar als ein phänotypisches Kennzeichen der Atopie bezeichnet, wird eine Häufung derartiger Kontaktallergien von Cronin et al. [7], Kiefer [10] und Wahlberg [17] nicht bestätigt. Vielleicht kommt es bei der Beurteilung dieser Frage nur auf den richtigen Blickwinkel an. Wenn die Häufigkeit von Kontaktallergien bei Atopikern gegenüber Nichtatopikern verringert ist, das Risiko, eine Nickelallergie zu erwerben, jedoch unverändert bleibt, dann spielen für die Gruppe der Atopiker Nickelallergien eine relativ größere Rolle als bei der Normalbevölkerung. Auffällig ist der hohe Prozentsatz von positiven Dichromattesten bei unseren weiblichen Atopikern. Eine derartige Bevorzugung des weiblichen Geschlechtes wurde bisher nur aus Israel gemeldet [16] und dem hohen Gehalt an Chromaten in israelischen Detergentien zugeschrieben. Die Analyse unserer Patienten zeigte dagegen, daß gerade die positiven Reaktionen gegenüber Metallsalzen den größten Teil der 13 von 37 Patienten umfassen, bei denen es uns nicht gelang, eine Erklärung für die Testreaktionen in der Vorgeschichte der Patienten zu finden (Tabelle 4). Als Beispiel soll das Testergebnis einer 16jährigen Schülerin angeführt werden, die seit über 5 Jahren an einem typischen Ekzem der großen Beugen litt und über kei-

Tabelle 3. Häufigkeit positiver Testreaktionen gegenüber Metallsalzen (%)

	Dermatitis (ohne D.a.) Männer	Dermatitis atopica Männer	Dermatitis (ohne D.a.) Frauen	Dermatits atopica Frauen
Nickel	3,6	–	11,2	10,1
Dichromat	7,5	3,1	5,8	10,1
Kobalt	4,8	3,1	6,3	7,2

Tabelle 4. Positive Testreaktionen, für die in der Anamnese und Klinik keine Erklärung gefunden werden konnte

Dichromat	7
Kobalt	4
Nickel, Perubalsam, Kolophonium, Mafenid	2
Caine-Mix, Epoxidharze, Thiuram-Mix, p-Phenylendiamin, PPD-Mix, Benzocain, Quecksilber	1

nerlei Unverträglichkeitsreaktionen gegenüber Modeschmuck, Jeansknöpfen etc. berichten konnte. Sie wies positive Reaktionen auf Dichromat und Kobalt auf. Da Atopiker bekanntermaßen eine empfindlichere Haut besitzen [6], könnte es sich bei mancher „Metallsalzreaktion" um eine nichtimmunologisch bedingte toxische Reaktion handeln, die als biologisch falsch positiv zu bezeichnen wäre. Hier sind sicher noch Untersuchungen immunologischer und histologischer Art notwendig.

Zusammenfassung

Bei Atopikern ist die Häufigkeit einer sekundären Kontaktallergie verringert, insbesondere sind Sensibilisierungen gegenüber Medikamenten selten. Die Häufigkeit von positiven Testreaktionen gegenüber Metallen ist so hoch wie bei Nichtatopikern. Ob diese Reaktionen wirklich immer als Zeichen einer Kontaktallergie gewertet werden dürfen, muß offen bleiben.

Literatur

1. Angelini G, Meneghini CL (1977) Contact and bacterial allergy in children with atopic dermatitis. Contact Dermatitis 3:163–174
2. Bandmann HJ, Breit R, Leutgeb C (1972) Kontaktallergie und Dermatitis atopica. Arch Dermatol Forsch 244:332–334
3. Binazzi M, Miranda R, Frillici S (1974) Incidence and behaviour of delayed hypersensitivity reactions in patients with atopic dermatitis. Arch Ital Dermatol Sifilogr Venereol 39:61–69
4. Blaylock WK (1976) Atopic dermatitis: Diagnosis and pathobiology. J Allergy Clin Immunol 57:62–79
5. Breit R (1977) Neurodermitis (Dermatitis atopica) im Kindesalter. Z Hautkr [Suppl 2] 52:72–82
6. Cronin E (1980) Contact dermatitis. Churchill Livingstone, Edinburgh London New York
7. Cronin E, Bandmann H-J, Calnan CD, Fregert S, Hjorth N, Magnusson B, Maibach HI, Malten K, Meneghini CL, Pirilä V, Wilkinson DS (1970) Contact dermatitis in the atopic. Acta Derm Venereol (Stockh) 50:183–187
8. Czarnecki N, Sifter M, Stingl G (1979) T-Zell-Subpopulationen bei Neurodermitis constitutionalis. VII. Jahrestagung der Arbeitsgemeinschaft Dermatologische Forschung 16.–18. 11. 1979, Innsbruck
9. Hovmark A (1975) An in vivo and in vitro study of cell-mediated immunity in atopic dermatitis. Acta Derm Venereol (Stockh) 55:181–186
10. Kiefer M (1979) Nickel sensitivity: Relationship between history and patch test reaction. Contact Dermatitis 5:398–401
11. Luckasen JR, Sabad A, Goltz RW, Kersey JH (1974) T and B lymphocytes in atopic eczema. Arch Dermatol 110:375–377
12. Malten KE (1968) The occurrence of hybrids between contact allergic eczema and atopic dermatitis (and vice versa) and their significance. Dermatologica 136:404–406
13. Rudzki E, Grzywa Z (1975) Contact sensitivity in atopic dermatitis. Contact Dermatitis 1:285–287
14. Schöpf E, Böhringer D (1974) Zell-vermittelte Immunität bei Neurodermitis atopica. Hautarzt 25:420–426
15. Stingl G, Gazze LA, Czarnecki N, Wolff K (1979) Suppressor – Defekt bei Neurodermitis constitutionalis. VII. Jahrestagung der Arbeitsgemeinschaft Dermatologische Forschung, 16.–18. 11. 1979, Innsbruck
16. Wahba A, Cohen T (1979) Chrome sensitivity in Israel. Contact Dermatitis 5:101–107
17. Wahlberg JE (1975) Nickel allergy and atopy in hairdressers. Contact Dermatitis 1:161–165
18. Wereide K (1970) Neomycin sensitivity in atopic dermatitis and other eczematous conditions. Acta Derm Venereol (Stockh) 50:114–116

Dr. med. R. Breit,
Dermatologische und Allergologische Abteilung,
Städt. Krankenhaus München-Schwabing,
Lehrkrankenhaus der Ludwig-Maximilians-Universität München,
Kölner Platz 1,
D-8000 München 40

Vergleichende Untersuchungen verschiedener immunologischer Parameter unter der Therapie mit Insektentoxin

H.-J. Glowania, K. H. Schulz, C. Kalveram und K.-J. Kalveram, Hamburg und Münster

Zusammenfassung

In der vorliegenden Arbeit werden mit Hilfe biochemischer Untersuchungstechniken die Therapieerfolge einer Hyposensibilisierung analysiert. Es zeigt sich, daß unter der Therapie – hier Hyposensibilisierung mit Bienen- und Wespengift – die „in-vitro-Freisetzung" von Histamin aus den basophilen Leukozyten von Allergikern unter der Anwesenheit des Allergens reduziert wird. Die übrigen immunologischen Parameter verhalten sich entsprechend.

Einleitung

Seit ca. einem halben Jahr wenden wir in Hamburg für die Grundhyposensibilisierung von Bienen- und Wespengiftallergikern ein besonderes Injektionsschema an. Für uns stellte sich die Frage, ob sich diese Therapieform als ein geeigneter Stimulus für eine ausreichend hohe IgG-Antikörperproduktion erweist. In der Literatur nämlich wird das spezifische IgG immer wieder als Therapiekontrolle empfohlen, da es letztlich den Schutz für den Patienten bewirken soll.

Darüber hinaus bestimmten wir einen weiteren Parameter, den Histamin-Release, d.i. die „in-vitro-Freisetzung" von Histamin aus den Basophilen unter der Einwirkung des Insektentoxins, und verglichen ihn mit den anderen Meßdaten: spezifisches IgE, IgG und Hauttest. Dabei interessierten uns besonders die Veränderungen und die Übereinstimmungen der Veränderungen dieser Laborwerte unter der Hyposensibilisierung.

Patienten, Methodik

In der ersten Tabelle ist unser Patientengut nach verschiedenen Parametern aufgegliedert. Zusammenfassend läßt sich sagen, daß die 22 Wespen- und 5 Bienengiftallergiker, die sich nach Alter und Geschlecht etwa gleichmäßig verteilen, durchweg einen mittleren bis starken Sensibilisierungsgrad aufweisen. Einer besonderen Interpretation bedarf der RAST: Immerhin 9 Patienten mit positiver Anamnese und positivem Hauttest verfügen über nur so geringe Mengen an spezifischem IgE, daß sie in der Klasse 0 eingestuft wurden.

Wie bedeutend in diesem Zusammenhang der Zeitfaktor, d.h. das Intervall zwischen dem letzten Stich und dem Zeitpunkt der RAST-Bestimmung ist, erhellt die Gegenüberstellung von i.c. Test und RAST – hier in Prozent des Referenzserums. Die gute Korrelation wird

Tabelle 1. Darstellung des Patientengutes mit Bienen- oder Wespengiftallergie

	Patientengut					n = 27
Geschlecht	♂		♀			
	11		16			
Alter	< 10	10–20	20–30	30–40	40–50	> 50 Jahre
	1	6	3	7	7	3
Allergen	Bienengift			Wespengift		
	5			22		
anaph. Reaktion Grad n. Müller	I	II	III	IV		
	0	8	15	4		
Endpkt. im i.c. Test	10^{-2}	$^{-3}$	$^{-4}$	$^{-5}$	$^{-6}$	$^{-7}$
	0	6	10	6	4	1
RAST-Klasse	0	1	2	3	4	
	9	0	6	8	4	

Tabelle 2. Erläuterung s. Text

	Hyposensitisation „Hamburger Schema"		
day	volume ml	concentration µg/ml	venom quantity µg
1	0,1	0,0001	0,00001
	0,1	0,001	0,0001
	0,1	0,01	0,001
	0,1	0,1	0,01
2	0,1	1,0	0,1
	0,4	1,0	0,4
	0,7	1,0	0,7
3	0,1	10,0	1,0
	0,4	10,0	4,0
	0,7	10,0	7,0
4	0,1	100,0	10,0
	0,3	100,0	30,0
	0,5	100,0	50,0
5	0,7	100,0	70,0
	1,0	100,0	100,0
			~275,0

noch besser bei einer Begrenzung des Zeitintervalls auf ein Jahr:

r = 0,3915 ——— r = 0,4506.

Wie eingangs erwähnt, haben wir in Hamburg das sonst gebräuchliche Injektionsschema der Schnellhyposensibilisierung modifiziert, indem wir die Zahl der Injektionen reduzierten. Damit verringerte sich sowohl die täglich als auch die insgesamt während der Grundhyposensibilisierung verabreichte Toxinmenge. Die Differenz zwischen dem üblichen und unserem Schema beträgt bei Abschluß der Grundbehandlung immerhin etwa 350 µg Toxin! Der praktische Vorteil der Modifikation: Kürzerer stationärer Aufenthalt und bessere Verträglichkeit.

Vor der Behandlung, am Ende der Grundhyposensibilisierung – also nach einer Woche – und nach drei

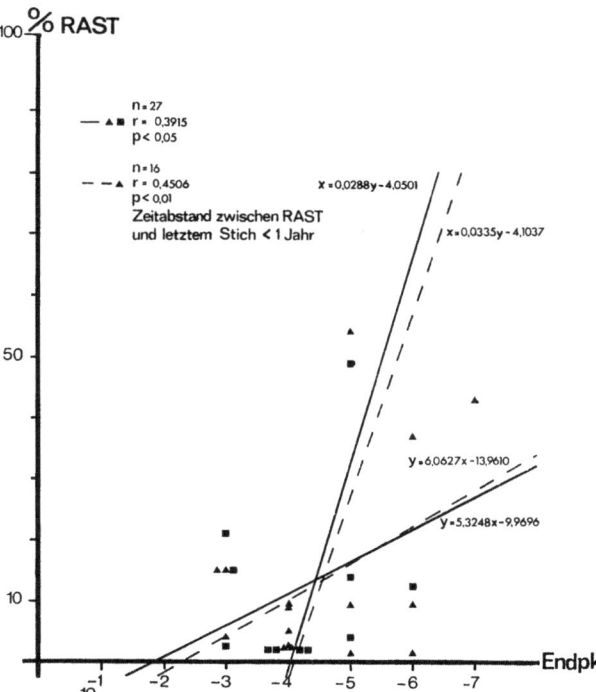

Abb. 1. Korrelation zwischen RAST und den Endpunkten im i.c.-Test des Gesamt- und eines Teilkollektives vor Beginn der Schnellhyposensibilisierung

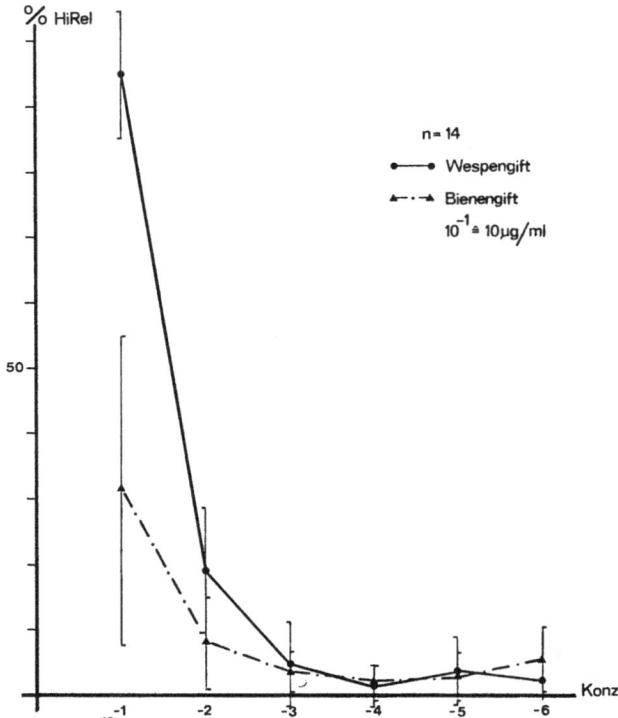

Abb. 2. Histaminrelease durch Wespen- bzw. Bienengift bei Nichtallergikern

Monaten Dauertherapie haben wir folgende Parameter bestimmt:

IgG-Antikörperspiegel
Histamin-Release

RAST und Hauttest wurden vor Beginn der Behandlung und, da nach einer Woche kaum mit Veränderungen gerechnet werden konnte, erst nach drei Monaten durchgeführt. Mit einer Ausnahme: Bei den 5 Bienengiftallergikern untersuchten wir den RAST schon nach einer Woche, weil bei diesem Toxin nach Urbanek et al. (1978) und Light et al. (1977) schon früher mit einem Anstieg zu rechnen war. Überraschenderweise veränderten sich die IgE-Werte so gut wie nicht, vermutlich aufgrund der geringen insgesamt verabreichten Toxinmenge.

Die IgG-Bestimmung erfolgte nach der ELISA-Technik. Bei der Messung des Histamin-Release verwendeten wir die von May et al. 1970 veröffentlichte Methode, bei der durch Inkubation des Patientenserums mit dem Allergen eine Wechselwirkung zwischen protektiven Serumfaktoren und Allergen erfolgte. Erst im Anschluß daran wurden die gewaschenen Leukozyten mit diesem Serum-Allergen-Gemisch inkubiert. Mit dieser Art von Inhibition verringert sich die für den Release aus den Basophilen wirksame Allergenmenge um den Anteil, den der Patient als eigenen Schutz „per se" besitzt oder durch eine Hyposensibilisierung erworben hat. Die Freisetzung wurde über mehrere Allergenkonzentrationsstufen gemessen. Bei der Auswertung berücksichtigten wir allerdings nur die Histaminmenge, die bei der Konzentrationsstufe 10^{-4} liberiert wurde. (Die Ausgangslösung enthielt 100 µg Toxin pro ml.) Nichtallergiker zeigten hier die geringste Beeinflussung durch enzymatische Prozesse bzw. durch den Histaminanteil im Gift. Die Zahlen, die im Folgenden für den Histamin-Release genannt werden, geben den durch das Allergen liberierten, prozentualen Anteil der in den Basophilen befindlichen Gesamtmenge an Histamin wieder.

Ergebnisse

Spezifisches IgE und i.c.-Test nach dreimonatiger Therapie

Von verschiedenen Autoren ist, wie vorher erwähnt, übereinstimmend über Anstiege der bienenspezifischen

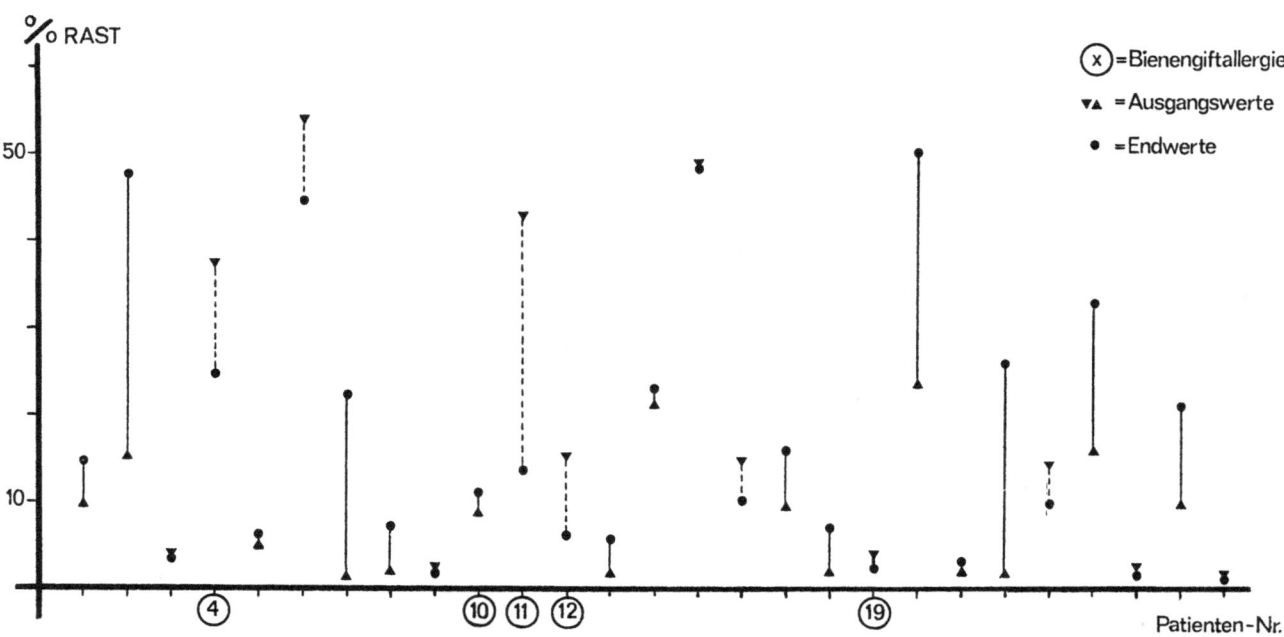

Abb. 3. Veränderungen der spez. IgE-AK(RAST) unter dreimonatiger Hyposensibilisierung

IgE-Antikörper und über unbedeutende Veränderungen der wespenspezifischen IgE-Antikörper unter der Hyposensibilisierung berichtet worden. In Abb. 3 sind die prozentualen Abweichungen der spezifischen IgE-Antikörper nach einer dreimonatigen Hyposensibilisierung aufgezeichnet. Das Bild ist so vielfältig, daß sich zumindest für unser Patientengut ein eindeutiger Trend nicht aufzeigen läßt: Knapp die Hälfte der Patienten zeigte einen Abfall bzw. unbedeutende Veränderungen, die andere Hälfte deutliche Anstiege. Als Therapiekontrolle ist der spezifische IgE-Antikörperspiegel daher wenig geeignet. Ähnlich unbefriedigend scheint die Therapiekontrolle mittels des Hauttestes zu sein: Mehr als 90% der Patienten zeigten nach drei Monaten keine Änderung zum Ausgangswert.

Korrelation von Histamin-Release und spezifischem IgG bzw. zwischen Histamin-Release und i.c. Test vor der Therapie

Die nächste Frage galt der Übereinstimmung zwischen dem Histamin-Release und den spezifischen IgG-Antikörpern einerseits und dem Endpunkt im i.c. Test andererseits vor Therapiebeginn: Es überrascht nicht, daß zwischen den IgG-Antikörpern und dem Hauttest keine Korrelation gefunden wurde (Irrtumswahrscheinlichkeit 15%): Immerhin 23 der 27 Patienten wiesen vor der Therapie keinerlei IgG-Antikörper auf! Anders die Gegenüberstellung Histamin-Release und Hauttest: Hier ließ sich eine gute Übereinstimmung nachweisen (Irrtumswahrscheinlichkeit 5%).

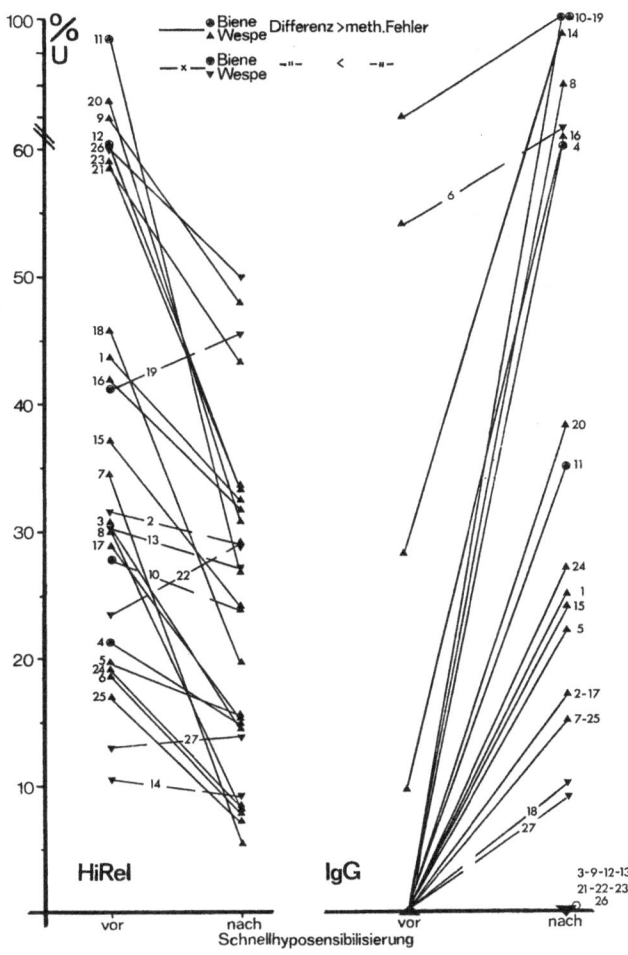

Abb. 5

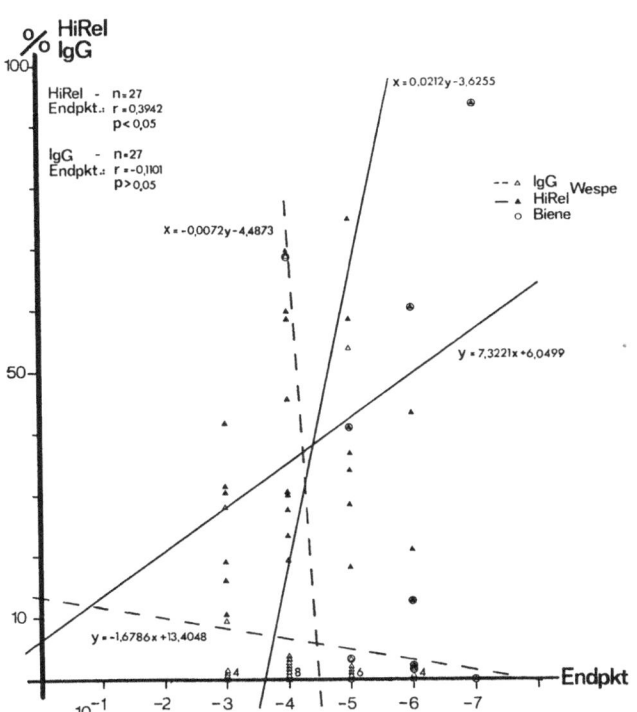

Abb. 4. Korrelation zwischen Histaminrelease bzw. spez. IgG-AK und den Endpunkten im i.c.-Test vor Beginn der Schnellhyposensibilisierung

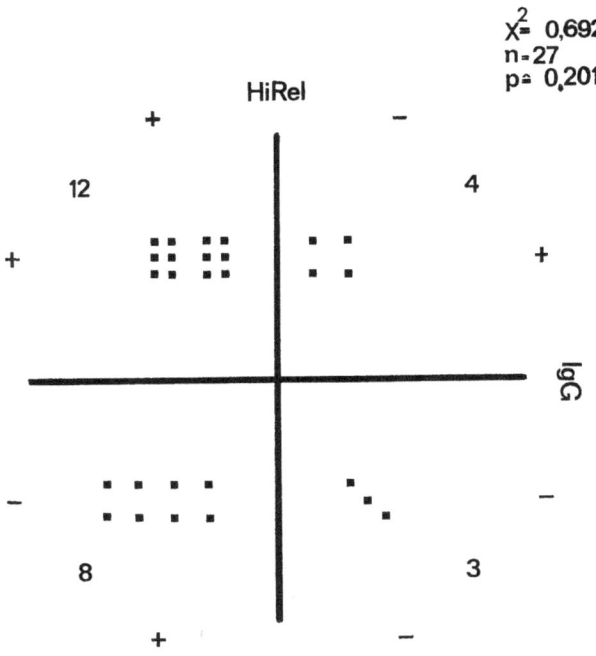

Abb. 6. Zusammenstellung der Veränderungen von Histaminrelease und spez. IgG-AK unter der Schnellhyposensibilisierung (IgG-Anstieg bzw. HiRel-Abfall ≙ +; umgekehrt ≙ −)

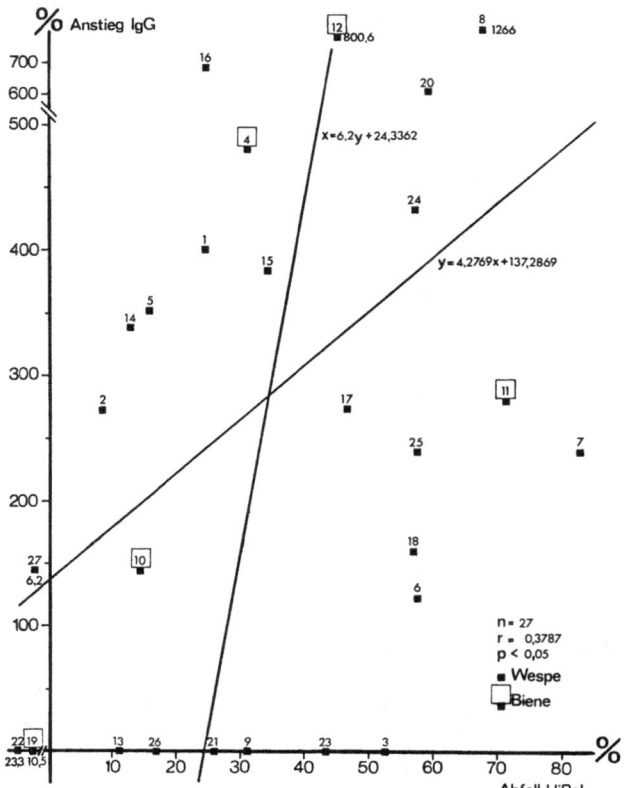

Abb. 7. Korrelation zwischen IgG-AK und Histamin-Release: prozentuale Abweichungen am Ende der Schnellhyposensibilisierung

Veränderungen von Histamin-Release und spezifischem IgG unter einer einwöchigen Therapie

Als nächstes verglichen wir die Ergebnisse des Histamin-Release und des spezifischen IgG vor Therapiebeginn und nach Abschluß der Grundhyposensibilisierung: Es ist deutlich erkennbar, daß sich die jeweilige Menge des freigesetzten Histamins bei der Mehrzahl der Patienten verringerte. Lediglich 7 Patienten zeigten so geringe Differenzen, daß sie vom Fehlerbereich unserer Methode übertroffen werden. Auf der Seite der IgG-Antikörper gilt dies für 3 Patienten. Acht der 27 Patienten zeigten überhaupt keinen Anstieg!

Korrelation der prozentualen Abweichungen von Histamin-Release und spezifischem IgG unter einer einwöchigen Therapie

Die folgende Frage ergibt sich zwangsläufig: Verhalten sich die Veränderungen von Histamin-Release und spezifischen IgG-Antikörper bei den einzelnen Patienten gleichsinnig? Die Vierfeldertafel gibt darüber Aufschluß: 12 Patienten zeigen einen Histamin-Release-Abfall und gleichzeitig einen IgG-Anstieg, 3 Patienten übereinstimmend keine Reaktion auf die Grundhyposensibilisierung. Wir erhalten somit eine +/+ und −/− Übereinstimmung von etwa 56%. Bei 4 Patienten kam es zu einem IgG-Anstieg, aber zu keinem Histamin-Release-Abfall (15%). Doppelt so viele Patienten reagierten umgekehrt. Insgesamt gesehen darf mit einer Irrtumswahrscheinlichkeit von 20% (Vorzeichentest, Mc Nemar) angenommen werden, daß zwischen den beiden Parametern eine Übereinstimmung besteht. Läßt

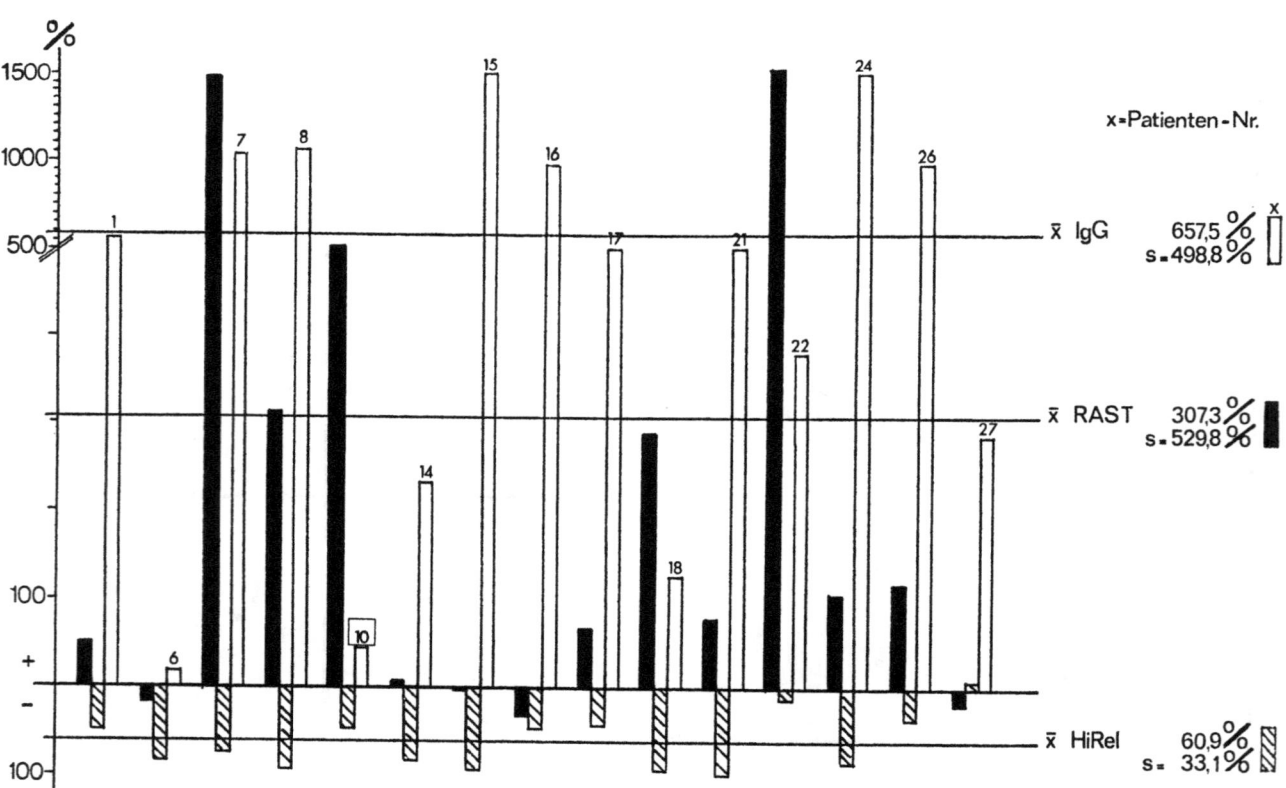

Abb. 8. Prozentuale Abweichungen (Nullwert → 3 Monate Hyposensibilisierung) der jeweiligen Histaminrelease-, IgG- und RAST-Werte bei 15 Allergikern (1 Bienen-, 14 Wespengift)

man den methodischen Fehler außer Acht, nimmt die realen prozentualen Abweichungen von Histamin-Release und spezifischem IgG, jeweils bezogen auf den Ausgangswert vor der Therapie, und stellt sie einander gegenüber, dann ergibt sich eine gute Korrelation (Irrtumswahrscheinlichkeit 5%).

Prozentuale Abweichungen von Histamin-Release, spezifischem IgE und IgG nach dreimonatiger Therapie

In der letzten Abbildung sind die Veränderungen von spezifischem IgE, IgG und Histamin-Release, wieder in Prozent zum Ausgangswert, nach einer dreimonatigen Dauertherapie dargestellt. Leider lagen bei der Fertigstellung des Manuskriptes erst 15 der 27 Ergebnisse vor. Wir verzichteten daher auf eine statistische Analyse. Trotzdem läßt sich soviel schon jetzt sagen:
– Bei allen Patienten hat sich, mit einer Ausnahme, ein Histamin-Release-Abfall eingestellt.
– Alle Patienten produzierten spezifische IgG-Antikörper.
– Das Verhalten der spezifischen IgE-Antikörper ist so unterschiedlich, daß eine sichere Interpretation unmöglich ist.

Diskussion

Die eingangs angeschnittenen Fragen können wir wie folgt beantworten:
Hinsichtlich der Diagnostik stellt der Histamin-Release zweifelsohne eine Bereicherung dar. Demgegenüber scheint die einmalige Bestimmung der spezifischen IgG-Antikörper wenig sinnvoll zu sein.
Hinsichtlich der Brauchbarkeit als Kriterium für den Therapieerfolg scheint der Histamin-Release gegenüber dem IgG Vorteile zu besitzen, weil er das Ergebnis einer kompetitiven Aktion zwischen spezifischen IgE-Antikörper einerseits und protektiven Faktoren – hauptsächlich wohl IgG-Antikörper darstellt.
Berücksichtigt man diese Zusammenhänge, dann ließe sich z. T. auch eine Erklärung dafür finden, daß etwa 44% der Patienten in der Vierfeldertafel bzgl. einer Histamin-Release- und IgG-Reaktion nicht harmonierten:

1. Ein Anstieg der spezifischen IgG-Antikörper – bei gleichbleibendem oder angestiegenem spezifischen IgE-Antikörperspiegel – führt zu einem schwachen oder nicht meßbaren Histamin-Release-Abfall.
2. Eine Abnahme der spezifischen IgE-Antikörper bei unbedeutenden oder gar fehlenden IgG-Veränderungen hat trotzdem einen Histamin-Release-Abfall zur Folge.

Dies erklärt nicht alle Diskrepanzen in der Korrelation. Schließlich muß beim Histamin-Release mit einer Versagerquote von bis zu 15% gerechnet werden.
In jedem Fall aber sei folgende Feststellung erlaubt: Je mehr Parameter wir zu Hilfe nehmen, desto besser lassen sich Nuancen in der Immunantwort verdeutlichen, desto wirklichkeitsnäher auch wird die Bewertung des Therapieerfolges einer Hyposensibilisierung werden.
Darüber hinaus hat sich die Grundhyposensibilisierung nach dem Hamburger Schema als ein praktikables Verfahren erwiesen, das in kürzester Zeit mit relativ geringen Nebenwirkungen zu einem hinreichenden Schutz des behandelten Wespen- bzw. Bienengiftallergikers führt.

Literatur

1. Light WC, Reisman RE, Shimizu M, Arbesman CA (1977) Clinical application of measurements of serum levels of bee venom-specific IgE and IgG. J Allergy Clin Immunol 59:247–253
2. May CD, Lyman M, Alberto R, Cheng J (1970) Procedures for immunochemical study of histamine release from leucocytes with small volumes of blood. J Allergy 46:12–20
3. Urbanek R, Karitzky D, Forster J (1978) Die Hyposensibilisierungsbehandlung mit reinem Bienengift. Dtsch Med Wochenschr 103:1656–1660

H.-J. Glowania, K. H. Schulz,
Univ.-Hautklinik,
Martinistr. 52,
D-2000 Hamburg 20

C. Kalveram, K.-J. Kalveram,
Univ.-Hautklinik,
von-Esmarch-Str. 56,
D-4400 Münster

Ergebnisse der subkutanen und oralen spezifischen Hyposensibilisierung mit Inhalationsallergenen

W. Fischöder, M. Neumann und G. Veltman, Bonn

In den letzten Jahrzehnten hat sich die Hyposensibilisierung als Routinemethode zur Behandlung des exogen allergischen Asthma bronchiale und der Rhinopathien durchgesetzt.
Zur Beurteilung des Therapieerfolges ist eine Beschränkung auf objektive Parameter zur Zeit noch nicht möglich, da an sich geläufige immunologische Phänomene wie der initiale IgE-Anstieg und dessen Abfall im Verlaufe der Hyposensibilisierung sowie der dem IgE-Abfall umgekehrt proportional verlaufende IgG-Anstieg im Individualfall nicht mit genügender Regelmäßigkeit nachweisbar sind bzw. ihre Korrelation zur klinischen Symptomatik unzureichend ist [5, 6].

Die Behandlungsergebnisse der Universitäts-Hautklinik Bonn aus den Jahren 1971 bis 1978 werden daher anhand einer klinischen Studie, basierend auf einem standardisierten Fragebogen, überprüft.

Ausgewertet wurden die Angaben von 576 Patienten (484mal subkutane, 92mal orale Behandlung, letzteres ausschließlich bei Kindern bis zum 11. Lebensjahr), die mit Pangramin bzw. Novohelisen mindestens ein Jahr lang hyposensibilisiert wurden. Die Hyposensibilisierungsindikation war beim Vorliegen einer perennialen oder saisonalen Rhinitis und/oder eines Asthma bronchiale bei der Übereinstimmung von Intrakutantest (bei Kindern Scratchtest) und Anamnese gestellt worden.

Die in dem Fragebogen angebotenen subjektiven Wertungen des Behandlungserfolges „sehr gut" und „gut" wurden bei der tabellarischen Darstellung als Erfolg zusammengefaßt, die Angaben „teilweise bzw. vorübergehend gebessert" und „befriedigend" als Teilerfolg. Die Angaben „ungebessert" und „verschlechtert" wurden als Mißerfolg eingestuft.

Weitere Fragen bezogen sich auf die Hyposensibilisierungsdauer, die Art der verwendeten Allergene, das Auftreten von unerwünschten Nebenreaktionen sowie eine symptomatische Medikation (eventuell eine mögliche Dosisreduktion nach Therapiebeginn).

Subkutane Hyposensibilisierung

Von 484 Patienten werteten 40,1% die Therapie subjektiv als voll erfolgreich. Ein Teilerfolg wurde von 36,8% angegeben, d. h. 76,9% profitierten von der Behandlung (Tabelle 1).

Die Abhängigkeit des Therapieerfolges von der Behandlungsdauer wird aus Tabelle 2 deutlich: Bei nur einjähriger Hyposensibilisierungsdauer wird eine Besserung der Symptomatik nur von 65,1% der Patienten angegeben, während nach dreijähriger Behandlungsdauer 80,9% Besserungen (38,9% Erfolg, 42% Teilerfolg) verzeichnet werden. Bei weiterer Verlängerung der Behandlungsdauer steigt die Erfolgsquote sogar auf 91,3% an (47,4% voller Erfolg, 43,9% Teilerfolg), woraus wir ableiten möchten, daß im Einzelfall auch bei anfänglich erfolgloser Hyposensibilisierung eine Fortsetzung der Behandlung gerechtfertigt sein kann. Die Regel sollte eine mindestens dreijährige Behandlungsdauer sein, die auch von Fuchs und Wortmann vorgeschlagen wird [2, 11].

Tabelle 3 zeigt den Einfluß der Allergenart auf den Erfolg der Hyposensibilisierungsbehandlung. Eine statistisch signifikante Abhängigkeit des Behandlungserfolges von der Allergenart fanden wir zwischen der ausschließlich mit Pollen und der ausschließlich mit perennialen Allergenen behandelten Patientengruppe (83,6% gegenüber 66,7% Besserung für Pollen gegenüber pollenfrei).

Wie aus der Tabelle 4 hervorgeht, konnte eine Abhängigkeit des Behandlungsergebnisses vom Lebensalter der Patienten bis zum 40. Lebensjahr nicht gefunden werden (statistisch relevante Ergebnisse wären jenseits dieses Alters mit unserem Patientengut nicht zu gewinnen gewesen). Im Gegensatz zu unseren Befunden beschreibt Suter-Vetter [8] eine Verringerung der Erfolgsquote auf 82% bei unter 30jährigen, auf 66% bei über 40jährigen Patienten. Werner et al. [9] wiesen signifikant schlechtere Ergebnisse erst nach dem 60. Lebensjahr nach.

Tabelle 1. Therapieerfolg einer subkutanen Hyposensibilisierung

	n	%	
Anzahl der Patienten	484		
Therapieerfolg:			
sehr gut	37		
gut	157		
Erfolg:	194	40,1	+4,9 / −4,4
teilweise gebessert	24		
vorübergehend gebessert	154		
Teilerfolg:	178	36,8	+4,5 / −4,3
ungebessert	99		
verschlechtert	13		
Mißerfolg:	112	23,1	+4,0 / −3,7

Tabelle 2. Therapieerfolg einer subkutanen Hyposensibilisierung in Abhängigkeit von der Behandlungsdauer. Signifikanz: $\chi^2 = 24{,}358$, $p < 0{,}1\%$

Behandlungsdauer	a) 1 Jahr		b) 2 Jahre		c) 3 Jahre		d) 4 Jahre u. länger	
	n	%	n	%	n	%	n	%
Anzahl der Patienten	149		147		131		57	
Therapieerfolg:								
sehr gut	14		15		3		5	
gut	32		55		48		22	
Erfolg:	46	30,9 +7,8/−7,4	70	47,6 +4,8/−8,2	51	38,9 +9,3/−8,1	27	47,4 +13,6/−13,4
teilweise gebessert	3		7		7		7	
vorübergehend gebessert	48		40		48		18	
Teilerfolg:	51	34,2 +8,0/−7,7	47	32,0 +8,2/−7,4	55	42,0 +9,3/−8,2	25	43,9 +13,7/−13,2
ungebessert	47		25		24		3	
verschlechtert	5		5		1		2	
Mißerfolg:	52	34,9 +8,0/−7,7	30	20,4 +7,4/−6,2	25	19,1 +8,0/−7,2	5	8,8 +10,0/−5,9

Tabelle 3. Therapieerfolg einer subkutanen Hyposensibilisierung in Abhängigkeit von der Allergenart. Signifikanz: $\chi^2 = 8{,}711$, $5\% < p < 10\%$

	a) Pollen		b) pollenfrei		c) Pollen und pollenfrei	
	n	%	n	%	n	%
Anzahl der Patienten	144		63		277	
Therapieerfolg:						
sehr gut	13		7		17	
gut	51		17		89	
Erfolg:	64	44 $^{+8,5}_{-8,2}$	24	38,1 $^{+13,1}_{-11,9}$	106	38,3 $^{+6,0}_{-5,7}$
teilweise gebessert	6		0		18	
vorübergehend gebessert	51		18		85	
Teilerfolg:	57	39,6 $^{+8,7}_{-8,0}$	18	28,6 $^{+12,8}_{-10,7}$	103	37,2 $^{+6,0}_{-5,7}$
ungebessert	23		19		57	
verschlechtert	0		2		11	
Mißerfolg:	23	16,0 $^{+7,1}_{-5,6}$	21	33,3 $^{+13,0}_{-11,3}$	68	24,5 $^{+6,0}_{-5,4}$

Tabelle 4. Therapieerfolg einer subkutanen Hyposensibilisierung in Abhängigkeit vom Alter des Patienten. Signifikanz: $\chi^2 = 10{,}626$, $20\% < p < 30\%$

Alter der Patienten	a) 4–10 Jahre		b) 11–20 Jahre		c) 21–30 Jahre		d) 31–40 Jahre		e) älter als 40 Jahre	
	n	%	n	%	n	%	n	%	n	%
Anzahl der Patienten	32		163		91		122		76	
Therapieerfolg:										
sehr gut	0		17		4		10		6	
gut	12		57		23		40		25	
Erfolg:	12	37,5 $^{+18,8}_{-16,4}$	74	45,4 $^{+7,7}_{-7,7}$	27	29,7 $^{+10,5}_{-9,5}$	50	41,0 $^{+9,3}_{-8,7}$	31	40,8 $^{+11,9}_{-11,1}$
teilweise gebessert	5		5		4		6		4	
vorübergehend gebessert	11		52		32		37		22	
Teilerfolg:	16	50,0 $^{+18,1}_{-18,1}$	57	35,0 $^{+7,9}_{-7,1}$	36	39,6 $^{+10,8}_{-10,2}$	43	35,2 $^{+9,2}_{-8,1}$	26	34,2 $^{+11,8}_{-10,5}$
ungebessert	4		32		22		26		15	
verschlechtert	0		0		6		3		4	
Mißerfolg:	4	12,5 $^{+17,5}_{-9,0}$	32	19,6 $^{+7,0}_{-5,8}$	28	30,8 $^{+10,5}_{-9,3}$	29	23,8 $^{+8,6}_{-7,2}$	19	25,0 $^{+11,3}_{-9,2}$

Tabelle 5. Therapieerfolg einer subkutanen Hyposensibilisierung in Abhängigkeit vom Geschlecht des Patienten. Signifikanz: $\chi^2 = 1{,}610$, $25\% < p < 50\%$

Geschlecht	a) männlich		b) weiblich	
	n	%	n	%
Anzahl der Patienten	268		216	
Therapieerfolg:				
sehr gut	16		21	
gut	92		65	
Erfolg:	108	40,3 $^{+6,2}_{-5,9}$	86	39,8 $^{+6,9}_{-6,6}$
teilweise gebessert	14		10	
vorübergehend gebessert	79		75	
Teilerfolg:	93	34,7 $^{+6,7}_{-5,7}$	85	39,4 $^{+6,9}_{-6,5}$
ungebessert	63		36	
verschlechtert	4		9	
Mißerfolg:	67	25,0 $^{+5,7}_{-5,1}$	45	20,8 $^{+6,5}_{-5,9}$

Tabelle 6. Therapieerfolg einer subkutanen Hyposensibilisierung in Abhängigkeit von Nebenwirkungen. Signifikanz: $\chi^2 = 7{,}897$, $1\% < p < 2{,}5\%$

	a) mit Nebenwirkungen		b) ohne Nebenwirkungen	
	n	%	n	%
Anzahl der Patienten	302		182	
Therapieerfolg:				
sehr gut	25		12	
gut	110		47	
Erfolg:	135	44,7 $^{+5,8}_{-5,7}$	59	32,4 $^{+7,5}_{-6,7}$
teilweise gebessert	15		9	
vorübergehend gebessert	84		70	
Teilerfolg:	99	32,8 $^{+5,6}_{-5,2}$	79	43,4 $^{+6,7}_{-7,8}$
ungebessert	57		42	
verschlechtert	11		2	
Mißerfolg:	68	22,5 $^{+5,1}_{-4,6}$	44	24,2 $^{+6,9}_{-6,0}$

Tabelle 7. Therapieerfolg einer subkutanen Hyposensibilisierung in Abhängigkeit vom Behandler. Signifikanz: $\chi^2 = 1{,}610$, $50\% < p < 75\%$.

Behandler	a) Hautklinik der Universität Bonn		b) Hausarzt	
	n	%	n	%
Anzahl der Patienten	85		399	
Therapieerfolg:				
sehr gut	5		32	
gut	28		129	
Erfolg:	33	38,8 $^{+11,2}_{-10,4}$	161	40,4 $^{+4,6}_{-5,2}$
teilweise gebessert	5		19	
vorübergehend gebessert	23		131	
Teilerfolg:	28	32,9 $^{+11,1}_{-9,8}$	150	37,6 $^{+4,9}_{-4,8}$
ungebessert	22		77	
verschlechtert	2		11	
Mißerfolg:	24	28,2 $^{+10,8}_{-9,2}$	88	22,1 $^{+4,9}_{-3,6}$

Das Geschlecht der Patienten hatte in unserem Patientengut keinen Einfluß auf das Behandlungsergebnis (Tabelle 5). Dieser Befund steht im Einklang mit den Angaben in der Literatur [2, 4, 7]. Unerwünschte Nebenreaktionen gaben 62% unserer Patienten an. Es handelte sich bei 28,8% um unspezifische Symptome wie Müdigkeit, Kopfschmerzen, Schwindel und Diarrhoen. 49,4% der Patienten gaben verstärkte Lokalreaktionen an, 29% verstärkte allergische Manifestationen am Respirationstrakt bzw. eine generalisierte Urtikaria mit oder ohne Angioödem. Aus Tabelle 6 ist zu ersehen, daß diese Patienten etwas häufiger einen vollen Erfolg der Behandlung angaben. Ein wesentlicher Einfluß auf die insgesamt erzielte Besserungsrate war nicht zu verzeichnen, was mit den Beobachtungen anderer Autoren [4, 9] übereinstimmt.

Unterschiede im Therapieerfolg zwischen der Patientengruppe, die in der Universitäts-Hautklinik behandelt wurde, und der Gruppe, deren Behandlung an die überweisenden Kollegen delegiert worden war, wurden nicht gefunden (Tabelle 7).

Orale Hyposensibilisierung

Eine Übersicht über die bei der oralen (Kinder bis zum 11. Lebensjahr) Hyposensibilisierung erzielten Behandlungsergebnisse gibt Tabelle 8. Die insgesamt erzielte Besserungsrate liegt mit 67,4% (43,5% Erfolg, 23,9% Teilerfolg) unter der bei der parenteralen Hyposensibilisierung erreichten.

Man erhält jedoch wesentlich günstigere Ergebnisse auch für die orale Applikationsform mit zunehmender

Tabelle 8. Therapieerfolg einer oralen Hyposensibilisierung

	n	%
Anzahl der Patienten	92	
Therapieerfolg:		
sehr gut	10	
gut	30	
Erfolg:	40	43,5 $^{+10,7}_{-10,2}$
teilweise gebessert	7	
vorübergehend gebessert	15	
Teilerfolg:	22	23,9 $^{+10,0}_{-8,3}$
ungebessert	27	
verschlechtert	3	
Mißerfolg:	30	32,6 $^{+10,6}_{-9,4}$

Behandlungsdauer: Nach drei Jahren wurde eine Besserung der Symptomatik bei 82,3% der Kinder angegeben (64% Erfolg, 17,6% Teilerfolg). Auffallend ist die im Vergleich zur parenteralen Hyposensibilisierung größere Zahl von nach Therapieabschluß vollständig beschwerdefreien Patienten.

Insgesamt entsprechen unsere Ergebnisse durchaus den von anderen Autoren mitgeteilten Erfolgsquoten für die orale Behandlungsform [1, 3, 10, 12, 13].

Unerwünschte Nebenreaktionen fanden sich seltener als bei der parenteralen Hyposensibilisierung. Für 40,2% der Kinder wurden Nebenwirkungen im Verlauf der Behandlung angegeben (26,1% verstärkte allergische Organmanifestationen, 20,7% unspezifische Symptome). Somit sind die Risiken der oralen Hyposensibilisierung deutlich geringer zu veranschlagen als die der parenteralen Behandlung. Bei ausreichend langer – d. h. dreijähriger – Hyposensibilisierungsdauer werden Erfolgsquoten erzielt, die die Methode als sehr empfehlenswert für Kinder bis etwa zum 10. Lebensjahr erscheinen lassen.

Insgesamt bestätigen unsere Befunde, daß die spezifische Hyposensibilisierung der Inhalationsallergien bis in das mittlere Lebensalter eine geeignete Methode ist, die Morbidität der Bevölkerung an obstruktiven Atemwegserkrankungen zu mindern, was angesichts einer Gesamtmorbidität der Bevölkerung an allergischen Erkrankungen von etwa 10% [12] von erheblichen sozialmedizinischen Interesse sein dürfte.

Literatur

1. Clasen J, Wüthrich B (1976) Neuere Ergebnisse der peroralen Hyposensibilisierung beim kindlichen Asthma bronchiale. Monatsschr Kinderheilkd 124/5:248
2. Fuchs E (1972) Praktische Durchführung einer spezifischen Hyposensibilisierung. Med Klin 67:988–990
3. Gerber-Hobl E (1976) Perorale Hyposensibilisierung. Monatsschr Kinderheilkd 124/5:249
4. Kersten W, Kasperski J, Worth G (1977) Spezifische Hyposensibilisierung bei allergischen Erkrankungen. Dtsch Med Wochenschr 102:1877–1881
5. Lichtenstein DM, Norman PS, Winkenwerder WL (1971) Ann Intern Med 75:663–671
6. Norman PS (1975) Immuntherapy (desensitization) in allergic disease. Annu Rev Med 26/27:337–344
7. Reinert M, Reinert U (1978) Hyposensibilisierung – Pro und Kontra. Prax Klin Pneumol 32:29–40
8. Sutter-Vetter S (1966) Ergebnisse der spezifischen Desensibilisierung beim Asthma bronchiale. Schweiz Med Wochenschr 96:1684–1688
9. Werner M, Gronemeyer W, Fuchs E (1970) Ergebnisse der spezifischen Desensibilisierung mit wässrigen Allergenextrakten. Dtsch Med Wochenschr 95:877–882
10. Wortmann F (1965) Perorale Desensibilisierung bei Kindern. Allerg Asthmaforsch 11:118
11. Wortmann F (1970) Behandlung mit Halb-Depot und Depotextrakten. In: Letterer E, Gronemeyer W (Hrsg) Allergie- und Immunitätsforschung. Schattauer, Stuttgart New York
12. Wortmann F (1976) Zur oralen Desensibilisierung von Inhalationsallergenen bei Kindern. Monatsschr Kinderheilkd 124:218
13. Wortmann F (1978) Behandlungserfolge bei oraler Desensibilisierung. In: Gronemeyer W, Fuchs E (Hrsg) Allergosen der Atemwege. Dustri, München

Hautschädigungen bei Arbeitern in einer Lackfabrik

I. Kneitner, I. Dostanić und B. Leković, Belgrad

Einleitung

Die zeitgemäße Technologie entdeckt täglich immer mehr neue Materialien. Darunter sind leider viele mit schädlicher Einwirkung auf den Menschen und seine Haut [1–8]. Außer zu Ekzemen und Ätzdermatitis kommt es auch zu anderen Hautschädigungen als Folge der Einwirkung verschiedener chemischer Substanzen [2, 4, 7].

Der Gegenstand dieser Forschungen bezieht sich auf eine große Farben- und Lackfabrik in Beograd, welche eine große Anzahl verschiedener Farben und Lacke für die Bauindustrie, für die Maschinen- und Autoindustrie und für andere Industriezweige erzeugt.

Das Ziel der Forschungen war die Antwort auf folgende Fragen:

Erstens: Ob und welche schädlichen Noxen sind vorhanden, die auf die Haut der Arbeiter einwirken?

Zweitens: Um welche Hautschädigungen handelt es sich, um die allergischen oder toxischen?

Methode

Die gesamte Arbeit an diesen Forschungen wurde in mehreren Phasen durchgeführt.

In der ersten Phase hat die Forschungsequipe alle Betriebe der Fabrik sowie auch deren Arbeiter besichtigt. In dieser Equipe waren ein Dermatologe, der Werksarzt, ein Ingenieur-Technologe und der Betriebschef. Außer der klinischen Untersuchung der Kontaktflächen wurde auch ein Verzeichnis aller chemischen Substanzen, mit welchen die Arbeiter im Erzeugungsprozeß in Berührung kamen, zusammengestellt. In diesem Verzeichnis wurden auch die Arbeitsbedingungen notiert. Es wurde auch eine Umfrage über die Arbeitslänge an diesem Arbeitsplatz durchgeführt sowie auch über die Anwendung von Schutzkleidung bei der Arbeit (Handschuhe und Schürzen).

Nach dem Befund der ersten Untersuchungsphase wurde mit der zweiten Phase fortgesetzt, wobei alle Arbeiter mit Hautschädigungen an Kontaktteilen (Faust und Unterarm) getestet wurden.

Die dritte Phase umfaßte die klinischen und histologischen Untersuchungen in jenen Fällen, wo es sich um professionelle Dermatosen handelte. Über die Resultate wird in einer gesonderten Arbeit berichtet.

Ergebnisse

Wie bereits vorhergehend betont, haben wir zuerst die chemischen Substanzen kennengelernt, die in fünf Betrieben dieser Fabrik verarbeitet wurden. Diese wurden in den Tabellen 1 bis 5 dargestellt.

Die klinischen Untersuchungen der Hautkontaktflächen sind in den Tabellen 6–12 dargestellt.

Tabelle 1. Chemische Substanzen im Betrieb für Aufstriche

Die chemischen Substanzen	Verwenden als oder enthalten in
1. Titandioxid	Farbstoffe
2. Bleichromat	Farbstoffe
3. Fenadur 263	Lackstoff
4. Toluol(m-Toluylendiamin)	Kunstharzlacke
5. Terpentinöl	Lösungsmittel
6. Maprenal MP	Kunstharzlacke
7. Amylazetat	Hilfsstoff
8. Härter HY 850	Härtermittel
9. Härter 840	Härtermittel

Tabelle 2. Chemische Substanzen im Betrieb für Harzsynthesen

Die chemischen Substanzen	Verwendet als oder enthalten in
1. Kolophonium	Lacken
2. Dezmofen	Polyurethanharze
3. Viapal 475	Polyesterharze
4. Formalin	Kunststoffarben
5. Kresol	Hilfsstoff
6. Styrol	Fixativ
7. Amylazetat	Hilfsstoff

Tabelle 3. Chemische Substanzen im Betrieb für Pigmentsynthesen

Die chemischen Substanzen	Verwendet als oder enthalten in
1. Kaliumdichromat	Härtemittel
2. Cyclohexanolperoxyd	Hilfsstoff
3. Toluol	Farbstoffkomponente
4. Auramin	Farben
5. Anilin	Farben

Tabelle 4. Chemische Substanzen im Betrieb für Nitrolack

Die chemischen Substanzen	Verwendet als oder enthalten in
1. Nitrocellulose NC 135	Lackstoffkomponente
2. Toluol	Farbstoffkomponente
3. Terpentinöl	Lösungsmittel
4. Firnis	Lackstoffkomponente
5. Amylazetat	Hilfsstoff

Tabelle 5. Chemische Substanzen im Betrieb für Bauaufstriche

Die chemischen Substanzen	Verwendet als oder enthalten in
1. Rivil L	Polyvinylharze
2. Baryt	Polyvinylharze
3. Terpentinöl	Lösungsmittel
4. Amylazetat	Hilfsstoff
5. Tetralin	Farbstoffkomponente
6. Viacril VC 300	Polyvinylharze

Tabelle 6. Der Hautzustand der Probanden im Betrieb für Anstriche

Anzahl der Beschäftigten: 69
Anzahl der Untersuchten: 88

Gesund	56
Ätzdermatitis	26
Ekzem	6

Tabelle 7. Der Hautzustand der Probanden im Betrieb für Harzsynthesen

Anzahl der Beschäftigten: 44
Anzahl der Untersuchten: 38

Gesund	26
Ätzdermatitis	10
Ekzem	2

Tabelle 8. Der Hautzustand der Probanden im Betrieb Pigmentsynthesen

Anzahl der Beschäftigten: 18
Anzahl der Untersuchten: 14

Gesund	11
Ätzdermatitis	2
Ekzem	1

Tabelle 9. Der Hautzustand der Probanden im Betrieb Nitrolack

Anzahl der Beschäftigten: 14
Anzahl der Untersuchten: 11

Gesund	8
Ätzdermatitis	2
Ekzem	1

Tabelle 10. Der Hautzustand der Probanden im Betrieb Bauaufstriche

Anzahl der Beschäftigten: 10
Anzahl der Untersuchten: 8

Gesund	5
Ätzdermatitis	2
Ekzem	1

Tabelle 11. Der Hautzustand der Probanden in Forschungsinstituten

Anzahl der Beschäftigten: 80
Anzahl der Untersuchten: 72

Gesund	54
Ätzdermatitis	15
Ekzem	3

Tabelle 12. Testblock:

Testsubstanz	Testkonzentration %	Testvehikel
1. Anilin	1	Vasel. flavi
2. p-Aminodiphenylamin	1	Spir. diluti
3. Formalin	1	Wasser
4. Dammar	10	Chloroform
5. Dibutylphtalat	100	Pur
6. Hydrochinon	1	Wasser
7. Kaliumdichromat	0,5	Wasser
8. Kolophonium	10	Ol. olivarum
9. Limonen	5	Ol. olivarum
10. Pentachlorphenol	5	Wasser
11. Sudan III	0,5	Ol. olivarum
12. Terpentinöl	10	Ol. olivarum

Die Arbeiter mit Hautschädigungen haben wir epikutanen Testen unterzogen. Die Testsubstanzen wurden aufgrund der chemischen Angaben ausgesucht im Einvernehmen mit dem Technologen der Fabrik und aufgrund der bekannten Angaben aus der Literatur. Die Allergene im Testblock sind in der Tabelle 12 dargestellt.

Es wurden die Konzentration und die Vehikel angegeben, in welchen die Testsubstanzen zugesetzt wurden.

Die Resultate der Epikutantestungen sind in der Tabelle 13 dargestellt.

Von zweiundzwanzig positiven Resultaten beziehen sich die meisten auf Terpentinöl (zehn Fälle), danach auf Kaliumdichromat (sechs Fälle).

Die Länge der Arbeitsdauer beeinflußte direkt die Erscheinung der Hautschädigungen. Aufgrund der Angaben aus den Umfragen konnte man schließen, daß eine Ätzdermatitis schon in den ersten zwei Jahren erscheint, während Ekzeme erst nach längerer Zeit zum Vorschein kommen.

Jene Arbeiter, die laut Umfrage Schutzhandschuhe benützen, leiden tatsächlich im kleineren Prozentsatz an Hautschädigungen, diese Differenz ist jedoch statistisch unbedeutend.

Besprechung

Unsere Resultate mit siebenundzwanzig Prozent Ätzdermatitis und sechs Prozent Ekzeme stimmen überein mit den Resultaten anderer Forscher auf diesem Gebiet [1, 2, 3, 7, 8].

Was die Resultate der Epikutantestungen anbelangt, können wir folgendes feststellen: Die positiven Resultate bei zehn Prozent gesunder Probanden (Kontrollgruppe) sind statistisch nicht bedeutend. Die elf positiven Resultate in der Gruppe der Probanden mit Ätzdermatitis können verschieden erklärt werden. Es ist entweder ein Fehler in der klinischen Abschätzung unterlaufen, oder die betreffenden Arbeiter haben eine latente Überempfindlichkeit, die als Ekzem nicht zum Vorschein gekommen ist [4, 7]. Unsere weiteren, hauptsächlich klinischen Untersuchungen werden versuchen, eine Antwort auf diese Frage zu finden.

Auch unsere Forschungen bestätigten die Tatsache, daß in diesem Industriezweig die bereits bekannten Allergene zum Vorschein kommen, wie zum Beispiel Terpentinöl und Kaliumdichromat [1–4, 7, 8].

Eine charakteristische Frage bezieht sich auf die Länge der Arbeitsdauer [4, 7]. Ein Großteil der Arbeiter wechselt den Arbeitsplatz innerhalb der Fabrik, das heißt, geht von einem Betrieb in den anderen. Aus diesem Grunde kann man nicht genau feststellen, wie lange der Kontakt mit der schädlichen Materie dauert, da die Substanzen in den einzelnen Betrieben verschieden sind. Die Arbeiter selbst konnten keine genauen Angaben über die Erscheinung der Hautschädigungen geben. Eben deshalb konnte das Verhältnis zwischen der Arbeitsdauer und der Erscheinung von Hautschädigungen nicht festgestellt werden.

Aus der Antwort der Probanden kann man schließen, daß sechzig Prozent der Arbeiter Schutzhandschuhe benützen. Wir haben den Eindruck gewonnen, daß diese Anzahl nicht ganz stimmt und daß die Arbeiter nicht der Wahrheit entsprechende Angaben gaben. Nach den Vorschriften der Fabrik sind die Arbeiter zum Gebrauch der Schutzkleidung verpflichtet. Viele Arbeiter halten diese Vorschrift nicht ein. Deshalb kann man die erwähnten Resultate nur bedingt aufnehmen.

Zum Schluß muß man zugeben, daß eine solche Forschung ohne Rücksicht darauf, mit wieviel Aufmerksamkeit sie durchgeführt wird, eigentlich nur eine Blitzaufnahme des bestehenden Zustandes in einem kontinuierlichen Prozeß darstellt. Dieser Mangel kann durch systematische Beobachtungen dieser Erscheinungen mehrere Jahre hindurch in derselben Population beseitigt werden.

Tabelle 13. Die Ergebnisse der Epikutan Testreaktionen

Probanden	Gesamtzahl	∅	Allergische Reaktion			Toxi. Reak.
			+	+ +	+ + +	
Gesund (Kontrollgruppe)	29	24	1	2	0	2
Ätzdermatitis	57	41	8	2	1	5
Ekzem	14	1	4	5	2	2

Literatur

1. Bandmann H, Dohn W (1967) Die Epicutantestung. Bergmann, München
2. Bandmann H, Fuchs G (1962) Über die Kobaltkontaktallergie. Hautarzt 14:207
3. Boreli S, Manok M, Betetto M (1961) Proff. dermatol. Erforschungen, 1958, 1960. IV. Kongress Dermatovener. Jugoslawie 1961, S 61
4. Bruns H, Münx G (1968) Statistische Auswertung der Berufserkrankungen der Haut im Bezirk Halle/S von 1961–1966. Dermatol Wochenschr 154:553
5. Ippen H (1960) Chemie der Allergene. Aestet Med. 9:291
6. Kimig J, Schmidt P (1967) Lehrbuch der klinischen Allergie. Thieme, Stuttgart
7. Laubstein H, Mönnich (1968) Zur Epidemiologie der Berufsdermatosen. Dermatol Wochenschr 154:28
8. Mokros J (1966) Kasuistischer Beitrag zur Frage der Terpentin-Ölkontakt Allergie. Doktorarbeit, Universität München

Doc. Dr. sc. Mr. sc. I. Kneitner,
Doc. Dr. sc. I. Dostanić,
Prof. Dr. sc. B. Leković,
Klinisches Krankenhaus in Beograd,
Baje Sekulića 172, Beograd, Jugoslavia

Nicht-atopische Dermatitis – Differentialdiagnose und Immunstatus bei einer generalisierten Dermatitis mit extremer IgE-Vermehrung

K. Sönnichsen und N. Brattig, Tübingen

In der dermatologischen Praxis gehört die atopische Dermatitis (endogenes Ekzem, Neurodermitis) zu den häufigen Krankheitsbildern. Sie kann mit weiteren klinischen Zeichen einer Atopie vergesellschaftet sein, z. B. einer respiratorischen Allergie, aber auch in reiner Form auftreten. In der Literatur finden sich vereinzelt Hinweise, daß es Dermatitis-atopica-ähnliche Hauterkrankungen mit einer Erhöhung des Serum-Immunglobulin E (IgE) gibt, die von der Dermatitis atopica abzugrenzen sind und als „non atopic dermatitis" bezeichnet werden [23]. Es wird hier über einen Patienten berichtet, bei dem durch klinische Erhebungen und immunologische Untersuchungen diese Diagnose eingegrenzt werden konnte.

Immunologische in-vitro-Methoden

Mononukleäre Zellen (PBM) wurden aus dem peripheren Blut von Patienten oder gesunden Spendern nach der Standardmethode mit Hilfe eines Ficoll-Hypaque-Gradienten isoliert [4].

Bei der Bestimmung der Mitogen-induzierten Lymphozytenproliferation wurden 10^5 PBM in Gegenwart von 20% autologem Patienten- oder Normalserum für 48 Std mit 0,1–100 µg/ml Phytohämagglutinin (PHA) oder 120 Std mit 0,1–100 µg/ml Pokeweedmitogen (PWM) stimuliert. Die Proliferationsrate wurde durch den Einbau von ^{3}H-Thymidin (^{3}H-TdR) bestimmt.

Zur Erfassung einer spontanen Suppressorzellaktivität wurden 10^5 frisch isolierte PBM von Patienten oder einer Normalperson mit Kontroll-Lymphozyten kokultiviert, zwei Tage mit 4–100 µg/ml PHA stimuliert und der ^{3}H-Thymidin-Einbau der Kokulturen verglichen.

Zur Bestimmung der Concanavalin A-(ConA-)induzierbaren Suppressorzellaktivität wurden in einer Vorkultur PBM von Patienten oder Normalpersonen zwei Tage lang in Gegenwart von autologem Patienten- oder Normalserum mit 0/20 und 60 µg/ml ConA voraktiviert, diese gewaschen, bestrahlt (2000 rad) und als Effektorzellen auf eine suppressive Aktivität in einer Kokultur mit Mitogen-(ConA-)stimulierten Normallymphozyten (Respondzellen) getestet [17, 30].

Die Mittelwerte der Dreifachansätze von Kulturen mit Patienten- oder Kontrollymphozyten wurden errechnet und mit Hilfe des Student-t-Tests auf signifikante Unterschiede geprüft. Die Serum-IgE-Konzentration wurde mittels des Phadebas-IgE-PRIST-Radioimmunoassay bestimmt.

Klinischer Verlauf

Der jetzt 45jährige Modellschreiner S.P. erkrankte 1977 an ausgedehnten Lymphknotenschwellungen und einem generalisierten, hartnäckigen Pruritus sine materia. Aufgrund der klinischen und lymphographischen Befunde wurde eine lymphatische Systemerkrankung vermutet. Nach vier Monaten entwickelte sich im Anschluß an eine vorübergehende xerodermatische Beschaffenheit eine ekzematöse Dermatitis mit infiltrativer Umwandlung des Integumentes und subakuter Inflammation. Dabei bildeten sich flächenhafte, wahllos disseminierte Lichenifikationsfelder und Prurigomorphen in lichter bis dichter Aussaat über das gesamte Integument aus.

Das feingewebliche Bild entsprach einem chronischen Ekzem mit nur anfangs auffälliger Tiefenausdehnung des zugehörigen Infiltrates. Seit Ende des Jahres 1977 wurden mehrfach Übergänge in Erythrodermien beobachtet (Abb. 1).

Bei wiederholten Reduktionsversuchen einer systemischen Glukokortikoidmedikation zeigte sich, daß es bei Unterschreitung einer zirkadianen Dosis von 22,5 mg Prednisolonäquivalenten zum Rezidiv kam (Abb. 1). Dieser wechselhafte Verlauf ging erstmals seit dem Sommer 1980 in eine Remission mit einer Rückbildung der Dermatitis bis zu diskreten, makulösen Erythemen, einer Cutis anserina perpetua und fast vollständiger Abheilung der Prurigoknoten über. Während der 3½jährigen Beobachtungszeit bestand eine Eosinophilie bis zu 35% und ununterbrochen eine polyklonale Hyperimmunglobulinämie E mit Werten bis zu 5000 U/ml. In der jetzigen Remission war der Wert 800 U/ml.

Folgende Erkrankungen wurden in die Differentialdiagnose einbezogen:

Maligne Lymphome, ein Hypereosinophiliesyndrom, eine Spätmanifestation der reinen atopischen Dermatitis, eine nicht-atopische Dermatitis.

Eine Mycosis fungoides wurde weitgehend ausgeschlossen.

Der negative Nachweis einer Monoklonalität des Serum-IgE schloß ein IgE-Plasmozytom aus [21]. Auf-

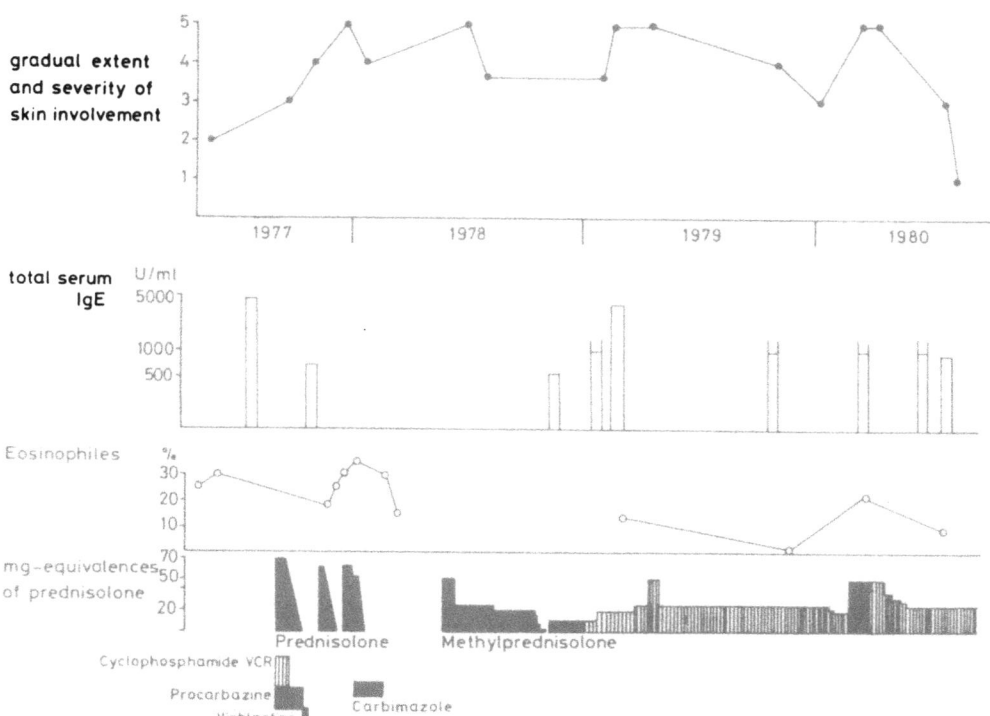

Abb. 1. Klinischer Verlauf bei dem Patienten S.P., geb. 19.1.36, sowie Verhalten von Serum-IgE und peripheren eosinophilen Leukozyten im Verlauf der Therapie. Die Graduierung der Hautmanifestation ist nach Wüthrich [32] folgendermaßen vorgenommen:
0 = weitgehend abgeheilte Hautveränderungen;
1 = diskrete, subakute bis chronische Hautveränderungen;
2 = vereinzelte subakute Läsionen;
3 = mehrere bis zahlreiche Effloreszenzen, frische Kratzeffekte, Pruritus, vereinzelt Lichenifikation;
4 = disseminierte Hautläsionen, zahlreiche Kratzeffekte, starker Juckreiz, disseminierte, exkoriierte Prurigoknoten;
5 = Erythrodermie.
Zu den Serum-IgE-Spiegeln: Es liegen teils absolute Werte (geschlossene Säulen), teils relative Werte (offene Säulen) vor

grund der Histopathologie einer axillären Lymphknotenbiopsie bestand der Verdacht auf ein Hodgkin-Lymphom. Es wurde eine zytostatische Behandlung begonnen (Abb. 1).

Nach 2 Monaten ohne Therapieerfolg wurde die histopathologische Diagnose widerrufen und der Befund einer dermopathischen Lymphadenitis bei zunächst nichtdiagnostiziertem Grundleiden erhoben.

Eine immunoblastische Lymphadenopathie (Lymphogranulomatosis X) wurde wegen untypischer Immunglobulinbefunde und Lymphknotenhistologie ausgeschlossen [18].

Das Nichtansprechen auf Zytostatika und die Remission unter alleiniger Glukokortikoidtherapie sowie die zellulären Reaktionen bei den immunologischen in-vitro-Untersuchungen bei dem Patienten S.P. sprachen gegen ein Sézary-Syndrom [5].

Ein Hypereosinophiliesyndrom schied aus, da keine begleitende Organerkrankung vorlag und die T-Lymphozytenzahl nicht erniedrigt war [7, 25].

Für eine atopische Dermatitis sprachen folgende anamnestische Daten und klinische Befunde: Der weiße Dermographismus als Stigma einer vaskulären Hyperreagibilität, eine Cutis anserina perpetua bei leichtem Kältereiz sowie im Standardepikutantest Irritationseffekte durch Schwermetallsalze.

Dagegen sprachen fehlende persönliche und familiäre Atopieanamnese, keine Prädilektion bei der Ekzemlokalisation, fehlendes Hertoghe-Zeichen, keine jahreszeitlich gebundene Änderung in der Krankheitsdynamik, keine eindeutige Disposition zu Impetiginisation sowie eine ausbleibende Entwicklung eines Eczema herpeticatum während einer interkurrenten Keratitis herpetica.

Ferner sprachen für eine atopische Dermatitis der in-vitro-Nachweis von spezifischen IgE-Antikörpern der RAST-Klasse 2 gegen zwei Gräser und das Unkraut Beifuß.

Dagegen sprachen IgE-Spiegel bis zu 5000 U/ml, die für eine reine atopische Dermatitis im Erwachsenenal-

Tabelle 1. In vitro zellvermittelte Immunreaktionen bei dem Patienten S. P.

| Test Nr. | 1 | 2 | 3 | 4 | 5 | 6 | 7 |
Datum	1/78	4/78	3/79	8/79	11/79	4/80	8/80
Mitogenstimulierbarkeit	(+)	(+)	+/++	+	+	+	+
Suppressive Serumaktivität	+	+	+	++	++	+	+
Suppressorzellaktivität							
– spontan	n.d.	n.d.	n.d.	n.d.	++	++/+	++/+
– ConA-induziert	n.d.	n.d.	+	+	++/+	++	+

(+) = erniedrigt, + = normal, ++ = verstärkte Antwort, n.d. = nicht getestet

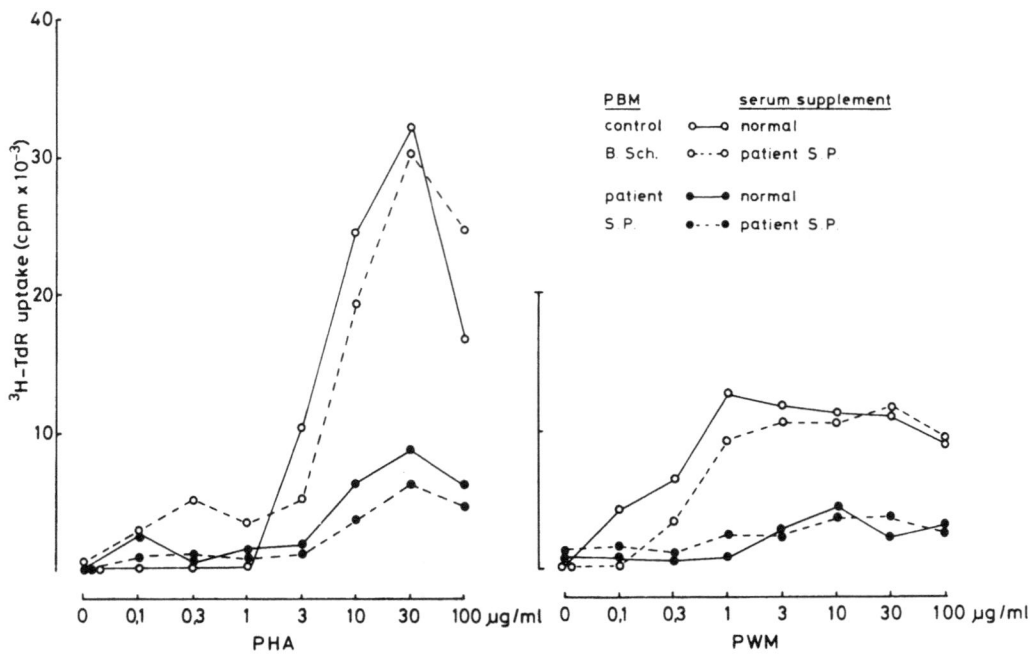

Abb. 2. Erniedrigte Mitogen(PHA, PWM)-induzierte Lymphozytenproliferation, drei Monate nach einer Serie einer zytostatischen Medikation (MOPP-Schema) des Patienten S.P.

ter ungewöhnlich hoch waren [24], und ein negativer Nachweis spezifischer Antikörper in Scratch- und Intrakutantests von Inhalations-, Pollen- und Nahrungsmittelallergenen sowie Holzberufsstoffen.

Im Hinblick auf die schwierige Diagnosestellung – Atopische Dermatitis gegen Nicht-atopische Dermatitis – wurden auch Untersuchungen zur zellulären Immuni-

tät herangezogen. Die Mitogen-induzierte Proliferation der Lymphozyten des Patienten S.P. – induziert durch das T-Zellmitogen Phytohämagglutinin und den T- und B-Zellaktivator Pokeweed – war im Vergleich zu gesunden Spendern 3 und 6 Monate nach Absetzen der zytostatischen Medikation (Tabelle 1, Abb. 2) wiederholt signifikant erniedrigt ($p < 0.01$). Der gleichzeitige Rückgang des Serum-IgE-Spiegels bei einer unverändert ausgeprägten Schwere und Ausdehnung der Dermatitis war in diesem Zusammenhang auffällig. Bei allen folgenden Untersuchungen war die Mitogenstimulation wie bei den Normalpersonen ausgeprägt. Dabei fand sich bei einem als Vergleichspatient mitgetesteten Atopiker mit einer ausgeprägten Dermatitis und polyvalenter, respiratorischer Allergie eine leicht erhöhte Lymphozytenreaktion. Das Serum des Patienten S.P. hatte bei 2 der 7 Untersuchungen eine signifikante ($p < 0.05$) suppressive Wirkung auf die Lymphozytentransformation (Tabelle 1), wie sie vor allem bei Infektions-, Autoimmun- und Tumorerkrankungen gefunden wurde [20].

In Kokulturexperimenten wurde untersucht, inwieweit Lymphozyten des Patienten S.P. die Mitogenantwort von Normallymphozyten supprimierten. In Gegenwart frisch isolierter Lymphozyten von S.P. fand sich im Vergleich zu Kontrollansätzen mit Normallymphozyten wiederholt ein um 15–45% reduzierter ³H-Thymidin-Einbau, ein Befund, der für eine gesteigerte, spontane Suppressorzellaktivität spricht (Tabelle 1). ConA-voraktivierte Lymphozyten des Patienten S.P. supprimierten in 2 von 5 Untersuchungen die Mitogenantwort der Responderzellen stärker als Normallymphozyten (Abb. 3). In den anderen Versuchen war die suppressive Aktivität wie bei den Normalpersonen nachweisbar. Der Atopiker wies dagegen keine signifikante Suppressorzellaktivität auf.

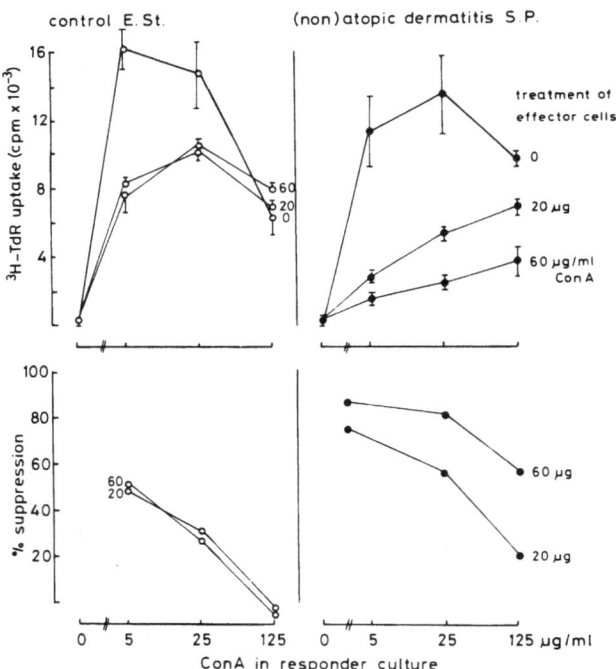

Abb. 3. Suppression der Mitogen-(ConA-)Antwort von Normallymphozyten (Responderkultur) durch ConA(0/20/60 µg/ml)-voraktivierte Zellen (Effektorzellen) von dem gesunden Spender E.St. (linker Bildteil) und dem Patienten S.P. (rechter Bildteil). Im oberen Teil der Abbildung ist der ³H-Thymidin(³H-TdR-)Einbau der Responderzellen unter dem Einfluß der voraktivierten Lymphozyten, im unteren Teil das Ausmaß der Suppression in Prozent durch mit 20 oder 60 µg voraktivierte Effektorzellen angegeben

Diskussion

Die bisher beschriebenen in-vitro-Untersuchungen über zelluläre Immunreaktionen (PHA-Mitogenantwort) bei atopischer Dermatitis haben bei verschiedenen Untersuchern eine teils unterschiedlich stark gestörte Mitogenantwort, teils eine normale Mitogenantwort ergeben [1, 10, 13, 16, 19, 26, 28, 31]. Die vorliegenden Befunde zeigen weder bei dem Patienten S.P., noch bei dem Atopiker eine gestörte Mitogenstimulierbarkeit. Die vorübergehend nach zytostatischer Medikation abgeschwächt gefundene Mitogen-induzierte Lymphozytenproliferation, begleitet von einer kurzfristigen Impetiginisationsneigung und einer torpiden, herpetischen Keratitis mit einer 4monatigen Verlaufsdauer wird als Ausdruck einer – möglicherweise iatrogenen – Störung zellvermittelter Immunreaktionen angesehen. Bei Patienten mit einer atopischen Dermatitis ist eine verminderte Suppressorzellaktivität wiederholt beobachtet worden [2, 11, 22, 29], die auch in der vorliegenden Untersuchung bei dem Atopiker nachweisbar war. Der Patient S.P. dagegen wies eine normale bis verstärkte Reaktion auf. Die differierenden Serumeffekte zeigten erneut ein unterschiedliches immunologisches Verhalten bei den beiden Patienten. Sowohl supprimierende, als auch stimulierende Serumfaktoren sind in Untersuchungen über die Regulation der IgE-Produktion beschrieben worden [14, 15]. Bereits begonnene Untersuchungen über die Immunglobulinsynthese und deren Regulation bei dem Patienten S.P. sollen zeigen, ob sich die Unterschiede zu Atopikern weiter bestätigen und inwieweit eine Regulationsstörung der IgE-Synthese vorliegt. Nach den Ergebnissen von Saxon et al. [29] sind verschiedene Subpopulationen von T-Lymphozyten bei der IgE-Produktion beteiligt. Darüber hinaus ist es möglich, daß die IgE-Hypergammaglobulinämie durch eine persistierende Immunstimulation durch ein unbekanntes Antigen unterhalten wird.

Bei einer Dermatitis mit erhöhtem IgE-Spiegel auf Atopie zu schließen, ist nach Reeves unzulässig, wenn anmnestische Daten und klinische Befunde die Diagnose nicht sichern [27]. Bei Durchsicht der in der Literatur beschriebenen Erkrankungen mit Hyperimmunglobulinämie E und Dermatitis finden sich Syndrome, bei denen klinisch schwere, bakterielle und mykotische Infektionen an verschiedenen Organen im Vordergrund stehen. Dabei sind zelluläre und humorale Immundefekte nachweisbar. Im Hinblick auf das Postulat von Reeves finden sich überwiegend eindeutig für eine Atopie sprechende Anamnesen, Symptome und Befunde [3, 6, 9, 12]. Einzelne Fälle lassen jedoch Hinweise auf eine Atopie vermissen, und die begleitende Dermatitis wird entsprechend als nicht-atopisch-bedingt aufgefaßt [6, 8, 12]. Aufgrund unserer klinischen, serologischen und zellulären Untersuchungsbefunde ergab sich ebenfalls eine Abgrenzung zur Atopie, sowie zu den nicht mit Atopie assoziierten Fällen einer Dermatitis bei primären Immundefekten.

Wir meinen daher, daß aufgrund der herausgefundenen Besonderheiten das Krankheitsbild des Patienten S.P. mit großer Wahrscheinlichkeit als nicht-atopische Dermatitis bezeichnet werden kann.

Danksagung:

Wir danken Frau Eva Jauker für die ausgezeichnete, technische Mitarbeit.

Für die Überlassung der Ergebnisse der durchgeführten Untersuchungen (Epikutan-, Scratch-, und Intrakutantests) danken wir Herrn Priv. Doz. Dr. D. Kleinhans, Abteilung für Allergologie der Hautklinik Stuttgart-Bad Cannstatt.

IgE-Bestimmungen wurden freundlicherweise von dem Immunologischen Labor der Abteilung II der Medizinischen Universitätsklinik Tübingen, Leiter: Dr. P. Wernet, durchgeführt.

Literatur

1. Andersen E, Hjorth N (1975) B lymphocytes, T lymphocytes and phytohaemagglutinin responsiveness in atopic dermatitis. Acta Derm Venereol (Stockh) 55:345–349
2. Berejnaya NM, Bobkova LP, Petrovskaya IA, Poljak NR, Beyko VA (1980) T-suppressor activity and IgE synthesis in allergy. IV. Congress of Immunology, Paris, Abstract 13.2.02
3. Berglund G, Finnström O, Johansson SGO, Möller KL (1968) Wiskott-Aldrich syndrome. A study of 6 cases with determination of the immunoglobulins A, D, G, M and ND. Acta Paediatr Scand 57:89–97
4. Böyum A (1968) Isolation of mononuclear cells and granulocytes from human blood. Scand J Clin Lab Invest [Suppl 97] 21:77–89
5. Broder S, Edelson RL, Lutzner MA, Nelson DL, Mac Dermott RP, Durm ME, Goldman CK, Meade BD, Waldmann TA (1976) The Sézary syndrome. A malignant proliferation of helper T cells. J Clin Invest 58:1297–1306
6. Buckley RH, Becker WG (1978) Abnormalities in the regulation of human IgE synthesis. Immunol Rev 41:288–314
7. Chusid MJ, Dale DC, West BC, Wolff SM (1975) The hypereosinophilic syndrome. Analysis of fourteen cases with review of the literature. Medicine (Baltimore) 54:1–27
8. Clark RA, Root RK, Kimball HR, Kirkpatrick CH (1973) Defective neutrophil chemotaxis and cellular immunity in a child with recurrent infections. Ann Intern Med 78:515–519
9. Fineman SM, Rosen FS, Geha RS (1979) Transient hypogammaglobulinemia, elevated immunoglobulin E levels, and food allergy. J Allergy Clin Immunol 64:216–222
10. Gleich GJ, Muller SA (1980) Atopic dermatitis: A review with emphasis on pathogenesis. In: Parker CW (ed) Clinical immunology, vol II. Saunders, Philadelphia Toronto London, pp 1316–1335
11. Hébert J, Perelmutter L, Beaudoin R, Potvin L (1980) Defect in suppressor T cell activity in atopy. IV. Congress of Immunology, Paris, Abstract 13.2.10
12. Hill HR, Quie PG (1974) Raised serum-IgE levels and defective neutrophil chemotaxis in three children with eczema and recurrent bacterial infections. Lancet 1:183–187
13. Hovmark A (1977) An in vitro study of depressed cell-mediated immunity and of T and B lymphocytes in atopic dermatitis. Acta Derm Venereol (Stockh) 57:237–242
14. Katz DH (1978) Control of IgE antibody production by suppressor substances. J Allergy Clin Immunol 62:44–55
15. Katz DH, Bohn JW, Bargatze RF, Nonaka M, Zuraw BL (1980) Regulation of IgE antibody production by suppressive and enhancing serum substances. IV. Congress of Immunology, Paris, Abstract 13.2.13
16. Lobitz WC Jr, Honeyman JF, Winkler NW (1972) Suppressed cell-mediated immunity in two adults with atopic dermatitis. Br J Dermatol 86:317–328
17. Lobo PI, Spencer CE (1979) Inhibition of humoral and cell-mediated immune responses in man by distinct suppressor cell systems. J Clin Invest 63:1157–1163
18. Lukes RJ, Tindle BH (1975) Immunoblastic lymphadenopathy. A hyperimmune entity resembling Hodgkin's disease. N Engl J Med 292:1–8
19. McGeady SJ, Buckley RH (1975) Depression of cell mediated immunity in atopic eczema. J Allergy Clin Immunol 56:393–406
20. Nelson DS, Gatti RA (1976) Humoral factors influencing lymphocyte transformation Prog Allergy 21:261–341
21. Ogawa M, Kochwa S, Smith C, Ishizaka K, McIntyre OR (1969) Clinical aspects of IgE myeloma. N Engl J Med 281:1217–1220

22. Ogden BE, Krueger GG, Hill HR (1979) Lymphocyte suppressor activity in atopic eczema. Clin Exp Immunol 35:269–275
23. O'Laughlin S, Diaz-Perez JL, Gleich GJ, Winkelmann RK (1977) Serum IgE in dermatitis and dermatosis: An analysis of 497 cases. Arch Dermatol 113:309–315
24. Öhman S, Johansson SGO (1974) Immunoglobulins in atopic dermatitis: With special reference to IgE. Acta Derm Venereol (Stockh) 54:193–202
25. Parillo JE, Lawley TJ, Frank MM, Kaplan AP, Fauci AS (1979) Immunologic reactivity in the hypereosinophilic syndrome. J Allergy Clin Immunol 64:113–121
26. Rachelefsky GS, Opelz, G, Mickey MR, Kiuchi M, Terasaki PI, Siegel SC, Stiehm ER (1976) Defective T cell function in atopic dermatitis. J Allergy Clin Immunol 57:569–576
27. Reeves WG (1977) Atopic disorders. In: Holborow EJ, Reeves WG (eds) Immunology in medicine. Academic Press, London; Grune & Stratton, New York pp 749–776
28. Rogge JI, Hanifin JM (1976) Immunodeficiencies in severe atopic dermatitis. Arch Dermatol 112:1391–1396
29. Saxon A, Morrow C, Stevens RH (1980) Subpopulations of circulating B cells and regulatory T cells involved in in vitro immunoglobulin E production in atopic patients with elevated serum immunoglobulin E. J Clin Invest 65:1457–1468
30. Shou L, Schwartz SA, Good RA (1976) Suppressor cell activity after Concanavalin A treatment of lymphocytes from normal donors. J Exp Med 143:1100–1110
31. Thestrup-Pedersen K, Ellegaard J, Thulin H, Zachariae H (1977) PPD an mitogen responsivenes of lymphocytes from patients with atopic dermatitis. Clin Exp Immunol 27:118–126
32. Wüthrich W (1975) Zur Immunpathologie der Neurodermitis constitutionalis. Huber, Bern Stuttgart Wien

Dr. K. Sönnichsen,
Universitäts-Hautklinik,
Abt. Dermatologie I,
Prof. Dr. G. Rassner,
Liebermeisterstr. 25,
D-7400 Tübingen

Untersuchungen zur Pathogenese der Aspirinintoleranz

V. Voigtländer, E. Walter, R. Siess und U. Rother, Heidelberg

Die Pathogenese der Aspirinintoleranz ist noch weitgehend ungeklärt. Eine Übereinstimmung besteht bisher nur darin, daß Antikörper in den meisten Fällen nicht beteiligt sind. So wurden mehrere antikörperunabhängige Pathomechanismen vorgeschlagen, u. a. eine direkte Freisetzung von Histamin und anderen Mastzellmediatoren (Kallós 1956), eine veränderte Reaktivität der Kininrezeptoren (Samter u. Beers 1967), eine akkumulative Azetylierung körpereigener Proteine (Farr 1970), die Defizienz eines Enzyminhibitors (Yurchak et al. 1970), eine direkte Komplementaktivierung (Yurchak u. Mitarb. 1970) und – derzeit im Mittelpunkt der Diskussion – die nicht ausreichend regulierte Hemmung der Prostaglandinsynthese (Szczeklik et al. 1975, Parker 1977).

Die Hypothese einer direkten Komplementaktivierung durch Aspirin ist bisher nicht systematisch geprüft worden. In einer ersten Versuchsserie hatten wir bei gesunden Probanden nach 1 g Aspirin per os einen frühen und kurzfristigen Komplementverbrauch nachgewiesen

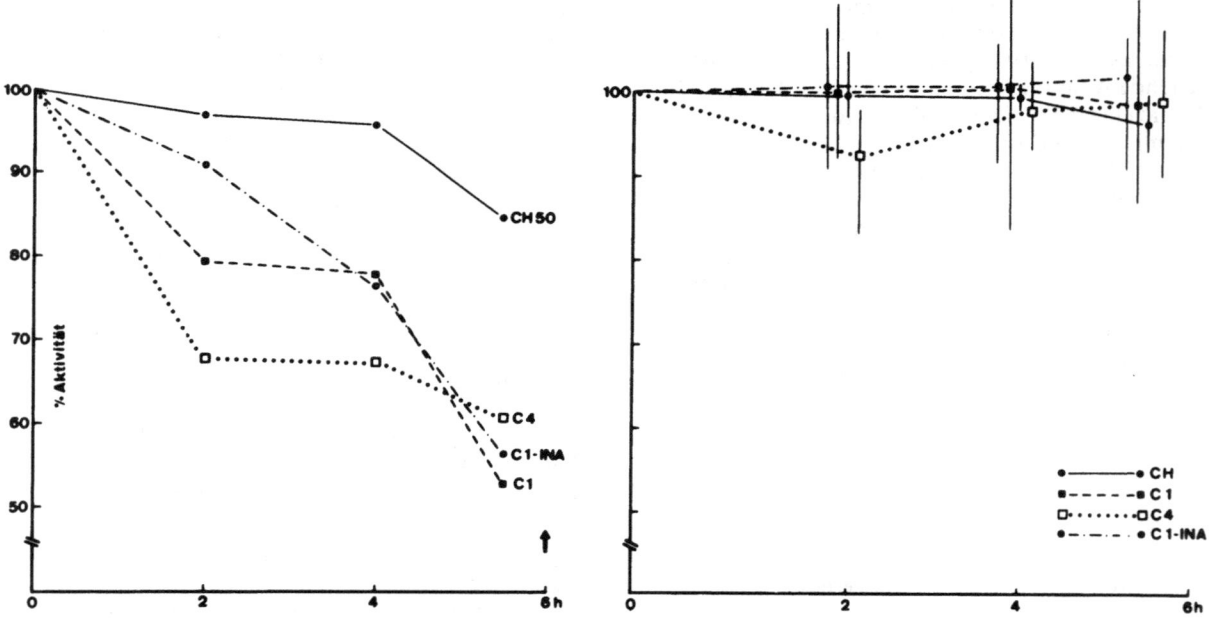

Abb. 1. Gesamtkomplement (CH50), C1, C4 und C1-Inaktivator (C1-INA) nach 4 g Aspirin per os. Aktivität vor der Aspirineinnahme (0 h) = 100%. Linkes Diagramm: Titerverläufe bei einem intolerant reagierenden Probanden (D.W.). ↑ = Beginn der klinischen Symptome. Rechtes Diagramm: Titerverläufe bei 4 Kontrollprobanden (Durchschnittswerte). Die Balken zeigen die jeweils höchsten und niedrigsten Einzelmessungen an

(Voigtländer et al. 1980). Diese Wirkung sollte nun in Abhängigkeit von der Dosis und über einen längeren Zeitraum verfolgt werden.

Bei der ursprünglich für Untersuchungen der Thrombozytenaggregation durchgeführten Studie wurden 5 gesunde männliche Probanden mit 0,3 g, 1,5 g und 4 g Aspirin in 14tägigen Abständen exponiert. Unmittelbar vorher sowie 2,4 und 5½ Stunden danach wurde Blut abgenommen und die folgenden Parameter bestimmt: Gesamtkomplement (CH50), C1, C4 und C1-Inaktivator (funktionelle Titrationen), C4, C3, C3-Proaktivator und C1-Inaktivator (Serumkonzentrationen).

Bei 4 Probanden fanden sich keine signifikanten Abweichungen gegenüber den Ausgangswerten und keine Unterschiede in Abhängigkeit von der verabreichten Dosis. Ein Proband zeigte jedoch – unerwartet und erstmalig in seinem Leben – eine verzögerte Intoleranzreaktion. Der 22jährige Proband bemerkte ca. 6 Stunden nach Versuchsbeginn eine „plötzliche Erkältung": Augentränen, Fließschnupfen, Heiserkeit, hartnäckigen Husten und ein Engegefühl über der Brust. Diese Beschwerden waren nach 4 g Aspirin am stärksten ausgeprägt. Nach 1,5 g waren sie wesentlich geringer und wurden von ihm zunächst auch gar nicht beachtet. 0,3 g Aspirin wurden dagegen reaktionslos vertragen.

Die Komplementtiter nach 4 g Aspirin unterschieden sich erheblich von denen der übrigen 4 Probanden (Abb. 1). Nach 5½ Stunden waren CH50 um 15%, C1 um 47%, C4 um 39% und der C1-Inaktivator um 43% gegenüber den Ausgangswerten vermindert. Die Proteinkonzentrationen der genannten Parameter blieben dagegen im Normbereich.

Die Deutung dieser Befunde ist schwierig. Es kann nicht entschieden werden, ob zwischen verminderten Komplementtitern und der Intoleranzreaktion ein ursächlicher Zusammenhang besteht. Immerhin ist auffällig, daß die Aktivitätsverluste schon vor Manifestation der Unverträglichkeitserscheinungen nachweisbar waren. Biologisch aktive Spaltprodukte bzw. C3-Umwandlungsprodukte (C3b, C3d) als Ausdruck einer stattgehabten Komplementaktivierung konnten wir nicht nachweisen. Allerdings ist eine „lokale" Aktivierung in den reagierenden Geweben damit nicht ausgeschlossen. Untersuchungen an 56 aspirinintoleranten Patienten im erscheinungsfreien Intervall (Voigtländer et al., in Vorbereitung) ergaben bisher keine Hinweise auf einen Komplementdefekt oder einen C1-Inaktivator-Mangel, wie er von Lasser et al. (1979) bei Patienten mit Kontrastmittelunverträglichkeit beschrieben wurde. Der Nachweis einer durch Aspirin ausgelösten und vom intoleranten Organismus nur unzureichend kontrollierten Komplementaktivierung wird jedoch, wenn überhaupt, nur im Expositionstest möglich sein.

Literatur

1. Farr RS (1970) Presidential message. The need to re-evaluate acetyl-salicylic acid (aspirin). J Allergy 45:321–328
2. Kallós P (1956) Violent reactions to food. Letters Intern Corresp Soc Allergy 19:70–72
3. Lasser EC, Lang JH, Lyon SG, Hamblin AE (1979) Complement and contrast material reactors. J Allergy Clin Immunol 64:105–112
4. Parker ChW (1977) New directions in prostaglandin research and their possible implications for immunologic and non-immunologic inflammation. Monogr Allergy 12:150–164
5. Samter M, Beers RF (1967) Concerning the nature of intolerance to aspirin. J Allergy 40:281–293
6. Szczeklik A, Gryglewski G, Czerniawska-Mysik G (1975) Relationship of inhibition of prostaglandin biosynthesis by analgesics to asthma attacks in aspirin-sensitive patients. Br Med J I:67–69
7. Voigtländer V, Hänsch GM, Rother U (1980) Effect of aspirin on complement in vivo. Int Arch Allergy Appl Immunol 61:145–149
8. Yurchak AM, Wicher K, Arbesman CE (1970) Immunologic studies on aspirin. J Allergy 46:245–253

Dr. V. Voigtländer,
Hautklinik Mannheim,
Theodor-Kutzer-Ufer,
D-6800 Mannheim

Immunologische Befunde bei rezidivierendem Herpes simplex

D. Fanta, V. Dostal und E. M. Kokoschka, Wien

Einleitung

Die Problematik, mit der sich die in den letzten Jahren sprunghaft ansteigende Herpes-simplex-Literatur beschäftigt, ist außerordentlich vielfältig: Im Rahmen der sexually transmitted diseases nimmt der Herpes genitalis einen stark zunehmenden Prozentsatz ein; in verschiedenen geographischen Lagen wird die Häufigkeit der Herpessepsis der Neugeborenen mit 1:7000 angegeben; darüber hinaus werden ophthalmologische und neurologische Schäden bei Kindern auf abortive Herpesinfektionen im Neugeborenenalter zurückgeführt; wie bei anderen Viren der Herpesgruppe wird auch beim Herpes-simplex-Virus eine onkogene Potenz angenommen; die wesentliche Frage des Rezidivmechanismus konnte bisher nicht geklärt werden.

Immunologische Befunde

Als erwiesen gilt heute, daß es nach dem ersten Kontakt des Virus mit dem Organismus, der mitunter mit einer klinisch manifesten Erkrankung, meist aber subklinisch verläuft, zur Integration der viralen Nukleinsäure in der Wirts-DNA der Ganglienzellen und somit zur latenten Infektion kommt [1]. Bei etwa 1% der latent infizierten Personen treten dann, trotz Ausbildung komplementbindender und neutralisierender Antikörper, die zeitlebens in relativ hohem Titer bestehen bleiben, Rezidiveruptionen auf. Im Tierversuch an ganzkörperbestrahlten Mäusen konnten Oaks et al. [8] tatsächlich beweisen, daß die Zufuhr spezifischer Antikörper allein keinen Schutz bieten kann, sondern auch die Anwesenheit funktionsfähiger Lymphozyten erforderlich ist.

Klinische Beobachtungen weisen auf einen Defekt des immunkompetenten Systems als mögliche Ursache für die Kontinuität der Viruserkrankung hin: Bei Patienten mit zellulären Immunmangelerkrankungen oder unter einer immunosuppressiven Therapie verläuft eine Herpes-simplex-Infektion wesentlich gravierender als unter normalen Bedingungen [2, 6, 7].

Vermutungen über eine Störung der zellulären Immunität schienen zunächst durch normale Befunde der Lymphozytentransformation widerlegt, doch betrafen diese ersten Untersuchungen von Russel [10] nur unspezifische Mitogene wie Phythämagglutinin und Concanavallin A, schließen also nur eine generelle Suppression der Funktionsfähigkeit mononuklearer Zellen aus. Bei Untersuchungen der Lymphozytenreaktion gegenüber dem Herpes-Antigen war hingegen eine Störung der Lymphozytentransformation [4], der Makrophageninhibitionshemmung und der Zytotoxizität festzustellen [12]. Zusätzlich zeigt auch eine vom Krankheitsstadium unabhängige, herabgesetzte Interferonproduktion eine verminderte zelluläre Immunkompetenz an [11]. Im Folgenden wird über eigene Untersuchungen der humoralen und zellulären Abwehr, die zur weiteren Abklärung des Rezidivmechanismus beitragen sollen, berichtet.

Eigene Untersuchungen

Immunglobuline und C'3

Bei 88 Patienten beiderlei Geschlechts mit rezidivierendem Herpes Typ 1 und 2 mit sehr kurzen Rezidivintervallen und jahrelanger Anamnese wurde die quantitative Bestimmung der Immunglobuline und von C'3 mittels radialer Immundiffusion durchgeführt. Als Zeitpunkt der Untersuchung wurde jeweils das rezidivfreie Intervall gewählt.

Die Quantität der Immunglobuline war beim Großteil der Patienten im wesentlichen unverändert. Bei 25% wurde eine Erhöhung von IgG festgestellt, wobei Werte über 1800 mg% vorlagen. Dieser Befund könnte als Ergebnis der chronischen Infektionen interpretiert werden. Eine ebenfalls zu beobachtende Erhöhung von IgM wird durch die zusätzliche Exazerbation der Erkrankung erklärt. Als nächster Schritt müßte hier eine Differenzierung der spezifischen Antikörper vorgenommen werden. Wesentlich ist jedenfalls, daß in keinem Fall ein Immunglobulinmangel vorlag (Tabelle 1).

Die Komplementfraktion C'3 war bei 8 Patienten erhöht, bei 33 Patienten bis auf 40 mg% (Normwert 80 mg%), bei weiteren 15 Patienten schwach erniedrigt, bei den übrigen unverändert. Ergänzend durchgeführte Verlaufsuntersuchungen an jenen Patienten mit stark erniedrigten Werten ergaben, daß eine spontane Ausdehnung der Rezidivintervalle mit einer Normalisierung der C'3-Werte einhergeht. Ein primärer Komplementmangel ist somit auszuschließen, sondern der Befund als Komplementverbrauch durch Antigen-Antikörper-Komplexe auszulegen. Die Folge des C'3-Mangels könnte allerdings eine Störung im Phagozytoseablauf bzw. der komplementabhängigen Zytolyse bedeuten.

Immunreaktionen vom verzögerten Typ (Hautteste)

An 36 Patienten beiderlei Geschlechts mit rezidivierendem Herpes Typ 1 und 2 wurden die kutanen Überempfindlichkeitsreaktionen vom verzögerten Typ nach der beschriebenen Methode [3] untersucht. Zur Kontrolle wurden 47 freiwillige Probanden mit negativer Herpes-simplex-Anamnese herangezogen.

Recall-Antigene

Zur Erfassung der Ausprägung einer bestehenden allgemeinen zellulären Immunität wurden folgende Antigene i.c. getestet: Tuberculin (GT 10), Streptokinase-Streptodornase (Varidase), Toxoplasmin, Candidin und Mumps-Antigen. Isotone Kochsalzlösung, welche als Lösungsmittel für verschiedene mikrobielle Antigene diente, wurde gleichzeitig als Kontrolle verwendet. Statistisch signifikante Unterschiede ergaben sich bei Tuberkulin und Toxoplasmin. Bei ersterem war die Testreaktion bei nur 14 von 36 Herpespatienten im Vergleich zu 41 von 47 Kontrollen positiv, der außerdem bestimmte mittlere Durchmesser der maximalen Infiltration war mit 2,64 mm gegen 8,99 mm signifikant herabgesetzt. Bei Toxoplasmin war nur bei 41,7% der Patienten der Hauttest positiv, im Gegensatz zu 95,7% der Kontrollen, und der mittlere Infiltrationsdurchmesser ebenfalls mit 4,9 mm gegen 11,13 mm erniedrigt (Tabelle 2). Auch bei den anderen Testsubstanzen waren die Hautreaktionen der Patienten erniedrigt, die Unterschiede aber nicht signifikant.

Gegenüber Herpes-Antigen reagierten nur 8,3% aller getesteten Patienten, obwohl zum Zeitpunkt der Testung bei allen zirkulierende Antikörper gegen das Virus nachgewiesen worden waren. Auf eine gesunde Kontrollgruppe wurde hier verzichtet.

Primäre Antigene und PHA

Um eine Aussage über die Induktion einer Immunität gegenüber Neoantigenen zu erhalten, wurde eine Sensibilisierung mit Dinitrochlorbenzol (DNCB) durchgeführt und als weiteres primäres Antigen Keyhole Limpet Haemocyanin (KLH) verwendet. Schließlich wurde die Reaktivität der Patienten gegenüber dem Mitogen PHA in vivo ermittelt. Die Resultate erwiesen sich in beiden Untersuchungsgruppen als annähernd gleich (Tabelle 3).

Tabelle 1. Immunglobuline und C'3 bei Patienten mit rezidivierendem Herpes simplex

Immundiffusion bei Patienten mit rez. Herpes simplex										
Anzahl d. Patienten	IgG		IgM		IgA		IgD		C'3	
	↑	↓	↑	↓	↑	↓	↑	↓	↑	↓
88	22 25%	2	20 23%	5	7		8		33	15 58,5%

Tabelle 2. Kutane Überempfindlichkeitsreaktionen vom verzögerten Typ bei Patienten mit rezidivierendem Herpes

Recall-Antigene Antigen	Probanden	Anzahl	positiv %	negativ %
GT 1,0	NP	47	82,2	12,8
	HP	36	28,9	61
Varidase	NP	47	100,00	0,0
	HP	36	94,4	5,6
Toxoplasmin	NP	47	95,7	4,3
	HP	24	41,7	58,3
Candidin	NP	41	85,4	14,6
	HP	26	73,0	27,0
Mumps	NP	34	100,0	0,0
	HP	10	90,0	10,0
Herpesvirus (1+2)	HP	36	8,3	91,7

NP = Normale Population, HP = Herpes-Patienten

Tabelle 3. Kutane Überempfindlichkeitsreaktionen vom verzögerten Typ bei Patienten mit rezidivierendem Herpes

Primäre Antigene und PHA Antigen	Probanden	Anzahl	positiv %	negativ %
KLH	NP	33	81,8	18,2
	HP	23	78,3	21,7
DNCB II (100 µg)	NP	27	96,3	3,7
	HP	23	100,0	0,0
DNCB II (50 µg)	NP	37	89,3	10,8
	HP	16	100,0	0,0
PHAp	NP	47	100,0	0,0
	HP	36	100,0	0,0

NP = Normale Population, HP = Herpes-Patienten

Diskussion

Die vorliegenden Befunde – herabgesetzte Reaktivität gegenüber Tuberkulosekeimen und Toxoplasma gondii, andererseits eine normale Reaktion auf die primären Antigen DNCB und KLH und das Mitogen PHA, können so interpretiert werden, daß bei normaler allgemeiner Immunreaktivität eine Störung gegenüber selektionierten Keimen vorliegt. Der Frage, ob es sich um einen primären Defekt handelt oder die Störung erst das Resultat der Virusinfektion ist, gingen Meyers et al. [5] durch eine Untersuchung des HLA-Systems nach: Zwar waren bei einer herpetischen Keratitis HLA AW30 und HLA DRW3 vermehrt vorhanden, signifikant waren die Befunde aber nicht, so daß eine endgültige diesbezügliche Aussage erst durch umfassende weitere Untersuchungen möglich sein wird.

Literatur

1. Baringer JR, Swoveland P (1973) Recovery of herpes simplex virus from human trigeminal ganglions. N Engl J Med 288:648
2. Cooper MD, Chae HP, Lowman JT, Krivit W, Good RA (1968) Wiskott-Aldrich syndrome. An immunologic deficiency disease involving the afferent limb of immunity. Am J Med 44:499
3. Kokoschka EM, Fanta D (1978) Immunreaktionen vom verzögerten Typ bei Patienten mit Herpes simplex rezidivans. Dermatol Monatsschr 164:860
4. Meyers JD, Flournoy N, Thomas ED (1980) Cellular immunity to herpes simplex, cytomegalovirus and varicella-zoster virus after allogenic marrow transplatation. International Conference on Human Herpes Viruses, Atlanta, März 1980
5. Meyers-Elliott RH, Elliott JD, Pettit TH, O'Day DM (1980) HLA antigens in recurrent stromal herpes simplex virus keratitis. Am J Ophthalmol 89:54
6. Montgomery JZ, Becroft DMO, Croxson MC (1969) Herpes simplex infection after renal transplantation. Lancet 2:867
7. Muller SA, Herrmann EC, Winkelmann RK (1972) Herpes simplex infections in hematologic malignancies. Am J Med 52:102
8. Oakes JE, Davis WB, Taylor JA (1980) Antibody specific for herpes simplex virus cannot protect susceptible animals from virus infection without participation of thymus derived lymphocytes. International Conference on Human Herpes Viruses, Atlanta, März 1980
9. Rasmussen LE, Jordan GW, Stevens A (1974) Lymphozyte interferon production and transformation after herpes simplex infections in humans. J Immunol 112:728
10. Russel AS (1973) Cell-mediated immunity to herpes simplex virus in man. Am J Clin Pathol 60:826
11. Russel AS (1974) Cell-mediated immunity to herpes simplex virus in man. J Infect Dis 129:142
12. Wilton JMA, Ivnayi L, Lehner T (1972) Cell-mediated immunity in herpesvirus hominis infection. Br Med J 1:723

D. Fanta,
Ludwig-Boltzmann Institut zur Erfassung venero-dermatologischer Erkrankungen,
Alserstr. 4,
A-1090 Wien

V. Dostal,
Serumprüfinstitut, Kinderspitalg.,
A-1090 Wien

E. M. Kokoschka,
II. Univ. Hautklinik Wien,
Alserstr. 4,
A-1090 Wien

Histaminfreisetzung aus basophilen Leukozyten als praktikabler in-vitro-Test bei der Sofortallergie

K. Bork, W. Bräuninger und W. König, Mainz und Bochum

Die Mastzelle wird durch zahlreiche Substanzen aktiviert, wobei insgesamt die Anzahl der nichtimmunologischen Mechanismen bei weitem die der Antikörpervermittelten Mechanismen übertrifft. Die Mastzellaktivierung wird durch eine Triggerreaktion an der Zelloberfläche ausgelöst; dabei bewirken verschiedene Triggersubstanzen, vor allem Antigene und gegen das IgE gerichtete spezifische Antikörper, eine Brückenbildung, und es kommt hierdurch zu einer Annäherung der IgE-Rezeptormoleküle in der Mastzellmembran, nach heutigem Wissen das entscheidende Kriterium für die Ingangsetzung der Mastzelldegranulation. Die humanen Mastzellen und die basophilen Leukozyten enthalten den Hauptteil, jedoch nicht die Gesamtmenge der Mediatoren allergischer Krankheiten vom Soforttyp. Humane Mastzellen stehen für immunologische in-vitro-Untersuchungen nicht zur Verfügung, jedoch verhalten sich basophile Leukozyten hinsichtlich des IgE-Besatzes und der Histaminfreisetzung praktisch gleichartig, so daß sie als Modell für die Mastzellen dienen können. Basophile Leukozyten der meisten Individuen entlassen Histamin, wenn sie zusammen mit Antihuman-IgE inkubiert werden. Eine Inkubation von Basophilen mit geeigneten Antigenen führt bei den entsprechenden Allergikern vielfach gleichfalls zu einer Histaminausschüttung [2–5], und hierzu wurden die nachfolgenden Untersuchungen vorgenommen.

Die ersten Histamin-Liberationsmessungen aus antigenstimulierten Basophilen erfolgten bereits 1941 [1], jedoch erst seit 5 Jahren können Histaminbestimmungen relativ einfach in großer Zahl durchgeführt werden, so daß jetzt die Anti-IgE- und die Antigen-induzierte Histaminfreisetzung aus Basophilen dabei ist, eine gewisse praktische Bedeutung für die Allergologie zu gewinnen. Dies ist auf die inzwischen weit entwickelte Automatisierung der Histaminbestimmung durch die von Siraganian beschriebene Autoanalyser-Technik zurückzuführen.

Es wurden Basophile von Patienten mit einer Pollinosis mit Anti-IgE und Antigenen in verschiedenen Konzentrationen inkubiert und die Histaminausschüttung gemessen. Dazu wurden 30 Patienten mit positiven Pricktest-Reaktionen auf 1 bis 3 Inhalationsallergene ausgewählt, und bei diesen Patienten der Histamin-Release-Test und ein RAST durchgeführt.

Für den Histamin-Release-Test wurden pro Patient 30 ml Blut entnommen und dies mit einer Dextranlösung 2 Stunden bei Zimmertemperatur stehen gelassen. Im Überstand befanden sich auch die Basophilen. Der Überstand wurde abgehoben, die Basophilen abzentrifugiert, in Pufferlösung aufgeschwemmt, gezählt, und schließlich wurden mit einem Tris-Puffergemisch 30 bis 60 Ansätze hergestellt, wobei jeder Ansatz auf eine Zellzahl von 2 bis 4×10^7 Leukozyten pro ml eingestellt wurde.

Die Ansätze wurden jeweils eine Stunde lang bei 37 °C im Wasserbad inkubiert und der Assay dann in Eis abgestoppt. Anschließend wurde die Probe zentrifugiert und das Histamin im zellfreien Überstand bestimmt. Dies orientiert über die ständige Histaminliberation, die in geringem Maße kontinuierlich von den Basophilen ausgeht. Anschließend wurde der Gesamt-Histamingehalt der Basophilen bestimmt; zu diesem Zweck wurde das Sediment durch Sonikation zerstört und anschließend das Histamin gemessen. Auf diese Weise erhält man einen „100%-Wert" oder „Basiswert".

Ein weiterer Teil der Ansätze wurde mit Anti-IgE-Verdünnung bis 1:10000 inkubiert und der größte Anteil für Antigen-Inkubationen verwendet. Als Antigene wurden kommerzielle Stammlösungen gewählt, wie sie für den Pricktest verwendet werden, in Verdünnungen bis 1:10000.

Die Histaminbestimmung wurde nach der von Siraganian beschriebenen Methode mit dem Autoanalyser der Fa. Technikon, Bad Vilbel, durchgeführt. Dabei wird die Extraktion des Histamins und die Kondensation mit Orthophthaldialdehyd sowie die Messung des Fluorochroms automatisiert. Diese Entwicklung ermöglicht eine Histaminbestimmung von ca. 30 Ansätzen pro Stunde, und dabei läßt sich das Histamin bis zu einem Bereich von 0,5 ng/ml mit genügender Genauigkeit nachweisen. Die Standardabweichung ist geringer als 1%.

Die Histaminfreisetzung nach Stimulation bewegt sich in der Bandbreite zwischen Überstandswert und

	Kontrolle ohne Stimulation [ng/ml]	Gesamthistamin (Pelletwert) [ng/ml]	Stimulation mit Anti-IgE-Verdünnungen [ng/ml]	
Pat. E. L.	1,8	20,0	10^{-2} 10^{-3} 10^{-4}	3,5 14,6 10,2

Stimulation mit Allergenverdünnungen [ng/ml]					
	conc.	1:10	1:100	1:1000	1:10000
Birke	4,6	9,9	14,2	13,4	11,3
Hasel	1,9	4,6	10,3	10,6	9,5
Nessel	1,8	4,9	9,1	10,0	9,3

Abb. 1. Histamin-Release-Test bei Pat. Nr. 19

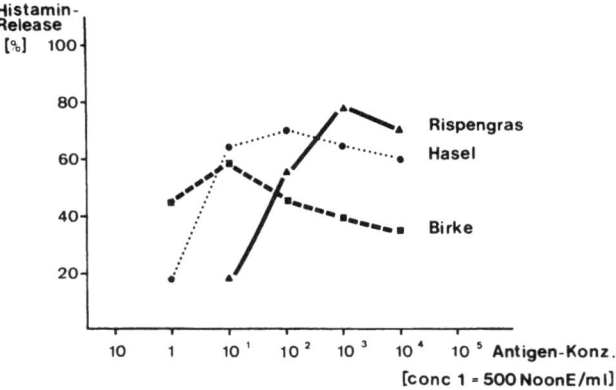

Abb. 2. Histamin-Release-Test bei Pat. Nr. 30

Pelletwert (Abb. 1). Die maximale Freisetzung durch Anti-IgE erfaßt nur bis etwa 80% des vorhandenen Histamins. Die Antigen-induzierte Freisetzung liegt in ihrer maximalen Ausprägung etwa gleich hoch. Auffällig ist, daß das Maximum der Freisetzung bei einer bestimmten, sozusagen mittleren Antigenkonzentration liegt. Hohe Antigenkonzentrationen bewirken also verminderten Histamin-Release. Die Histamin-Freisetzung in Abhängigkeit von der Antigenkonzentration entspricht einer Gaußschen Kurve, die insgesamt ein wenig gedrückt ist (Abb. 2); es muß also eine gewisse Stöchiometrie an den spezifischen IgE-Molekülen erfüllt sein, damit es zu einer maximalen Freisetzung kommt. Wahrscheinlich ist es so, daß bei einem Antigenüberschuß so viele Antigenmoleküle an den Rezeptoren sich drängen und verdrängen, daß es zu keinem „bridging" kommt. Die „gedrückte" Gaußsche Kurve findet sich in gleicher Weise bei einer Stimulation mit Anti-IgE und mit Antigenverdünnungen.

Die ausgewählten 30 Pollinosis-Patienten wurden auf 5 verschiedene Pollenallergene hin untersucht. Jeder dieser Patienten zeigte eine 3fach positive Prick-Reaktion auf 1 bis 3 dieser 5 Allergene und wies eine entsprechende Anamnese auf. Alle Patienten zeigten eine Antigen-induzierte Histaminausschüttung, die durchschnittlich 74% des Gesamt-Histamingehaltes erreichte.

Das Maximum der Ausschüttung lag im Durchschnitt bei einer Antigenverdünnung von 10^{-3}, das entspricht 0,5 Noon Einheiten pro Ansatz. Ähnliche Ergebnisse wurden nach einer Inkubation mit kommerziellen Allergengemischen, in diesem Fall mit Pollengemischen, also Lösungen mit einer großen bzw. noch größeren Zahl von Allergenen, erhalten.

Unter den ausgewählten Patienten befanden sich keine Non-Responder, also Patienten, deren antigenstimulierte Basophile keine Histamin-Liberation zeigen. Aber insgesamt gibt es solche Patienten zu etwa 2 bis 3%, einer der Faktoren, die den Test in seiner klinischen Anwendbarkeit etwas einschränken.

Mit dem Nachweis der praktisch klinischen Eignung des Histamin-Release-Tests ergeben sich weitere diagnostische Möglichkeiten in der klinischen Allergologie; es lassen sich damit beispielsweise auch Informationen über die Degranulationspotenz der kommerziellen Allergenlösungen erhalten, und diese Informationen erlauben mit Vorsicht auch gewisse Rückschlüsse auf den Antigengehalt.

Literatur

1. Katz G, Cohen S (1941) Experimental evidence of histamin release in allergy. JAMA 117:1782–1793
2. Norman PS, Lichtenstein LM (1973) Capacity of purified antigens and whole pollen extracts to release histamine from leukocytes of hay fever patients. J Allergy Clin Immunol 52:94–99
3. Norman PS, Lichtenstein LM (1978) The clinical and immunologic specificity of immunotherapy. J Allergy Clin Immunol 61:370–377
4. Norman PS, Lichtenstein LM, Ishizaka K (1973) Diagnostic tests in ragweed hay fever. J Allergy Clin Immunol 52:210–214
5. Pruzansky JJ, Patterson R (1966) Histamine release from leucocytes of hypersensitive individuals. Use of several antigens. J Allergy 38:315–320

Prof. Dr. K. Bork,
Dr. W. Bräuninger,
Univ.-Hautklinik,
Langenbeckstr. 1,
D-6500 Mainz

Rolle der polymorphkernigen Leukozyten bei der Psoriasis

S. Jabłonska, E. H. Beutner, O. Chowaniec, T Chorzelski, K. Dabski, M. Jarzabek-Chorzelska und M. Tigałonowa, Warschau und Buffalo

Obgleich die Proliferation der Epidermis das Leitsymptom der Psoriasis ist, weist die erfolgreiche Behandlung mittels peritonealer Dialyse und Retinoiden, die den mitotischen Index der Epidermis nicht beeinflussen, darauf hin, daß diese Proliferation nicht primär ist.

Untersuchungen der Pathogenese der Psoriasis betreffen hauptsächlich die epidermale Proliferation und das Einwirken antimitotischer Faktoren auf die DNA der Epidermiszellen. Dagegen ist die Rolle der Infiltrate im Korium und der systemischen humoralen Faktoren bisher nicht genügend berücksichtigt worden.

Für die Rolle der Polymorphkernigen (PMN) bei der Psoriasis sprechen:

- PMN-Ansammlungen in Munro-Abszessen im Stratum corneum (SC),
- Parallelität der Rückbildung der psoriatischen Hautveränderungen während der Dialyse zur Anzahl der im Dialysat beseitigten PMN (Gliński et al. 1979).

Zweck unserer Arbeit waren Untersuchungen, ob PMN in den frühesten Perioden der Psoriasis auftreten, namentlich in spontan entstehenden Läsionen und in denen, die mechanisch durch Kratzen oder Stripping induziert werden und die den psoriatischen pinpoint-Papeln vorausgehen.

Ein weiterer Zweck unserer Arbeit war, die aus PMN gewonnenen hydrolytischen Enzyme zu untersuchen, insbesondere die Bewertung ihrer Einwirkung auf das Stratum corneum (SC).

Munro-Mikroabzesse

Die PMN-Ansammlungen im SC sind die Folge einer Exozytose, die ausschließlich durch verlängerte dermale Papillen auftritt, niemals dagegen durch die intraepithelialen Zapfen. Das weist auf das Vorhandensein chemotaktischer Faktoren im SC hin, welche epidermale Proteasen (Levine et al. 1976; Lazarus et al. 1977) bzw. immunologische Komplexe im SC sein können (Beutner et al. 1975; Jablonska et al. 1975, 1978).

Die Rolle der PMN bei der Entstehung induzierter psoriatischer Veränderungen

Das Koebner-Phänomen, induziert durch Kratzen

Der Entstehung der Psoriasis-Herde geht eine Exozytose entzündlicher Infiltrate mit zahlreichen PMN voraus, wobei sich die Epidermis verdünnt und das Stratum granulosum schwindet. Erst in der Umgebung der zerstörten Epidermis kommt es zur Proliferation. PMN sind bei frühesten präpsoriatischen Veränderungen zahlreich. Bei ausgebildeten, sogar sehr frühen Papeln vom pinpoint-Typ dagegen überwiegen Lymphozyten und Makrophagen.

Stripping bei aktiver Psoriasis

Bei 75 Fällen von aktiver Psoriasis traten im stripping-Areal fast im Haut-Niveau liegende, 1–5 kleine Papeln ohne eine Parakeratose auf, die sich in 67 Fällen weiter in pinpoint-Papeln umwandelten, deshalb nannten wir sie pre-pinpoint-Papeln. In den dermalen Infiltraten waren zahlreiche PMN vorhanden. PMN sammelten sich allmählich im SC, gleichzeitig lagerten sich im SC IgG und Komplement ab. Die Reihenfolge dieser Phänomene zeigt das Diagramm Abb. 1.

PMN bei den frühesten spontanen Veränderungen, die den psoriatischen Effloreszenzen vorausgehen

In den frühesten psoriatischen pinpoint-Papeln überwiegen Lymphozyten und Makrophagen, aber in den

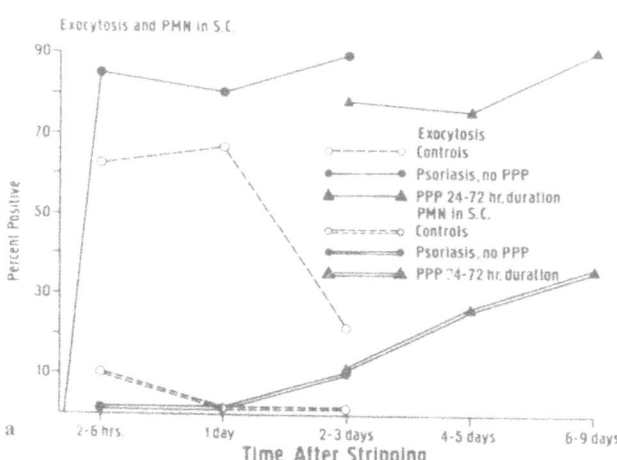

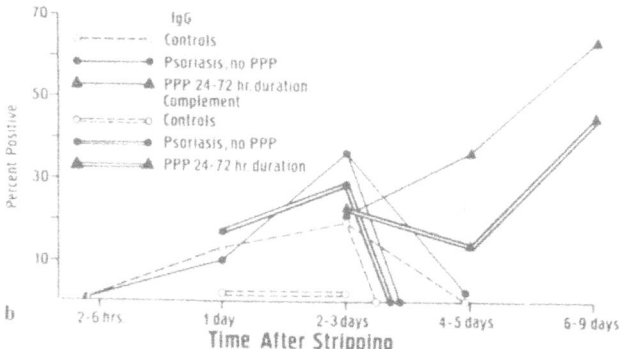

Abb. 1. Reihenfolge von Exozytose, Ablagerungen von IgG und Komplement und Ansammlungen von Polymorphonukleären in dem Stratum corneum nach Stripping. Ordinate: Prozentsatz der positiven Resultate, Abszisse: Zeit nach Stripping in Stunden und Tagen

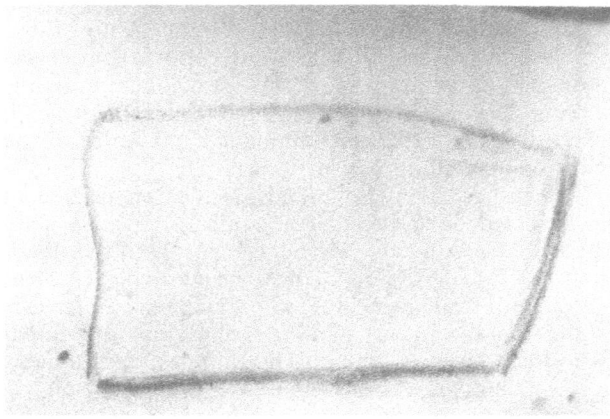

Abb. 2. Pre-pinpoint-Papeln 48–72 Stunden nach Stripping

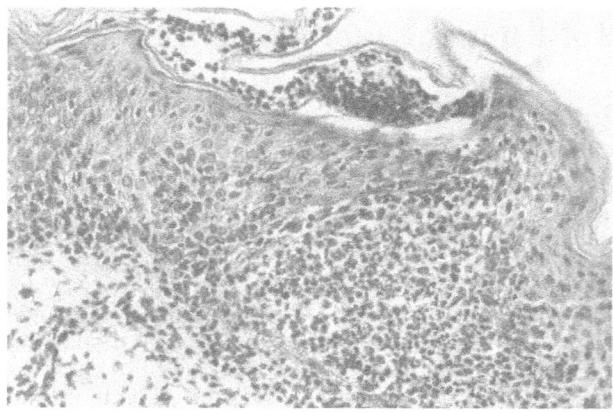

Abb. 3. Spontane pre-pinpoint-Papel. Massive Infiltrate mit zahlreichen PMN, die die Epidermis durchdringen und sie teilweise zerstören. PMN sind besonders zahlreich im Stratum corneum. Es gibt keine histologischen Merkmale der Psoriasis

Tabelle 1. Proteolytische und esterolytische Aktivität des PMN-Extrakts, der Dialysate und der Seren von Patienten mit Psoriasis

	Hydrolyse des Substrats bei neutraler pH					
	Ursprung des Enzyms			Enzyme		
	PMN Extrakt	Serum	Dialysat	Chymotrypsin	Elastase	Trypsin
Substrate						
Kasein	+	+	+	+	±	+
BTEE	+	+	+	+	−	−
BANE	+	+	−	−	+	−
TAME	−			−	−	+
Präinkubation mit Inhibitoren						
DFP 1 mM	−			−	−	−
PMSF 1 mM	−			−	−	−
PCMB 10 μM	+			+	+	+

kleinsten pre-pinpoint-Papeln, die keine klinischen psoriatischen Merkmale hatten, enthielten die Infiltrate eine große Anzahl von PMN Abb. 2 und 3. PMN drangen in die Epidermis ein, die eine Atrophie, Zerstörung der Basalschicht und Verwischen des Stratum granulosum aufwies. Die charakteristischen Merkmale der Psoriasis bildeten sich stufenweise aus.

Rolle der PMN bei der Pathogenese der Psoriasis

Hydrolytische Enzyme der PMN-Extrakte

PMN-Extrakte im Zitratpuffer wurden aus Dialyseflüssigkeit Psoriasis-Kranker, die man mittels peritonealer Dialyse behandelte, gewonnen.

Diese Dialysate enthielten eine sehr bedeutende Menge von PMN (bis 107×10^9).

Neutrale Serin-Protease als Hauptkomponente des Extrakts

Die hydrolytischen Eigenschaften der aus PMN extrahierten Enzyme (unter Modifikation von Levine et al. 1976) wurden an den synthetischen BTEE- und TAME-Substraten sowie an BANE (für die Bestimmung der Elastase-Aktivität) unter Verwendung spezifischer Inhibitoren untersucht (Gliński et al., im Druck).

Der PMN-Extrakt war aktiv im Verhältnis zu BTEE und BANE, inaktiv im Verhältnis zu TAME. Die hydrolytische Aktivität des PMN-Extrakts und den Effekt der Inhibitoren zeigt die Tabelle 1.

Neutrale Serin-Protease der zirkulierenden PMN

Die Menge hydrolytischer Enzyme vom Typ der neutralen Proteinasen war bei Kranken mit aktiver Psoriasis im Vergleich mit nichtaktiver Psoriasis und normalen Kontrollen größer (19,09 p.E. $\times 10^{-8}$ versus 8,59 p.E. $\times 10^{-8}$ und 9,89 p.E. $\times 10^{-8}$).

Das Einwirken der aus PMN gewonnenen Enzyme auf das Stratum corneum

Die aus PMN gewonnenen hydrolytischen Enzyme verursachten eine bedeutende Schädigung des SC, ohne die Immunablagerungen in der psoriatischen Epidermis zu zerstören. Diese Reaktion war von der Enzymkonzentration abhängig. Bei hoher Konzentration kam es zur völligen Zerstörung des SC der unveränderten Haut bei der Psoriasis und bei Kontrollen, so daß kein Substrat für die Fixierung der SC-Antikörper vorhanden war. Bei kleineren Konzentrationen dagegen war die IIF-Reaktion intensiver, wahrscheinlich als Folge der Demaskierung der SC-Antigene.

Schlußfolgerungen

Die durchgeführten Untersuchungen erwiesen, daß die Chemoattraktion von Polymorphkernigen in die Epidermis und deren hydrolytische Enzyme eine wichtige pathogenetische Bedeutung bei der Psoriasis haben.

Literatur

1. Beutner EH, Jabłońska S, Jarząbek-Chorzelska M, Maciejowska E, Rzęsa G, Chorzelski TP (1975) Studies in immunodermatology VI. IF studies of autoantibodies to the stratum corneum and of in vivo fixed IgG in stratum corneum of psoriatic scales. Int Arch Allergy Appl Immunol 48:301–323
2. Beutner EH, Jarząbek-Chorzelska M, Jabłońska S, Chorzelski TP, Rzęsa G (1978) Autoimmunity in psoriasis. A complement immunofluorescence study. Arch Dermatol Res 261:123–134
3. Gliński W, Jabłońska S, Imiela J, Nosarzewski J, Jarząbek-Chorzelska M, Haftek M, Obałek S (1979a) Continuous peritoneal dialysis for treatment of psoriasis. I. Depletion of PMNL as a possible factor clearing of psoriatic lesions. Arch Dermatol Res 266:337–341
4. Gliński W, Jabłońska S, Jarząbek-Chorzelska M, Zerębska Z, Imiela J, Nosarzewski J (1979b) Continuous peritoneal dialysis for treatment of psoriasis. II. Destruction of stratum corneum with peritoneal PMNL serine proteinase. Arch Dermatol Res 266:83–86

5. Gliński W, Zarębska Z, Jabłońska S, Imiela J, Nosarzewski J (im Druck) The activity of polymorphonuclear leucocyte neutral proteinases and their inhibitors in patients with psoriasis treated with a continuous peritoneal dialysis. J Invest Dermatol
6. Jabłońska S, Chorzelski TP, Jarząbek-Chorzelska M, Beutner EH (1975) Studies in immunodermatology. VII. Four compartment system studies of IgG in stratum corneum and of stratum corneum antigen in biopsies of psoriasis and control dermatoses. Int Arch Allergy 48:324–340
7. Jabłońska S, Chorzelski TP, Beutner EH, Maciejowska E, Jarząbek-Chorzelska M, Rzęsa G (1978) Autoimmunity in psoriasis. Relation of disease activity and forms of psoriasis to immunofluorescence findings. Arch Dermatol Res 261:135–146
8. Lazarus GS, Yost FJ, Thomas CA (1977) Polymorphonuclear leucocytes: possibles mechanism of accumulation in psoriasis. Science 198:1162–1163
9. Levine N, Hatcher VB, Lazarus GS (1976) Proteinases of human epidermis: a possible mechanism for polymorphonuclear leucocyte chemotaxis. Biochim Biophys Acta 452:458–467

S. Jabłońska, E. H. Beutner, O. Chowaniek, T. Chorzelski, K. Dabski, M. Jarzabek-Chorzelska und M. Tigałonowa,
02-008 Warszawa,
Koszykowa 82 a,
Hautklinik der medizinischen Akademie

Antigene und mitogene Lymphozytenaktivierbarkeit von Psoriasispatienten mit einer „Psoriasis-HLA-Konstellation"

W. L. Gross, I. Vorwerk, E. Westphal, U. Packhäuser, E. Christophers und M. Schlaak, Kiel

Die Psoriasis (PSO) ist ein Krankheitsbild, bei dem die Erkrankungsbereitschaft erblich bedingt ist [12]. Vererbt werden mit der PSO-Disposition eine Reihe von genetischen Markern [1]. Diese Merkmale, wie z.B. HLA-B13/B17, markieren stets nur einen Teil der Psoriasispatienten [3].

Die Manifestation und der Verlauf der PSO wird wesentlich von nichterblichen Modulationsfaktoren bestimmt. Streptokokkeninfektionen zählen zu den bekanntesten exogenen Provokationsfaktoren der PSO, besonders der Psoriasis guttata [8, 11, 14]. Über Assoziationen zwischen HLA-Antigenen und infektionsinduzierten Manifestationen (oder Exazerbationen) der PSO wurde wiederholt berichtet [9, 13, 15]. Sicherlich sind „krankheitspräzipitierende" Streptokokkeninfekte nur bei einem Teil der PSO wirksam.

Die Störung der T-Zellfunktion bei Patienten mit PSO hat zu neuen Überlegungen bei der Pathogenese der Schuppenflechte geführt [7]. Auch diese Funktionsparameter (z. B. eine mitogene T-Zellaktivierung) lassen keine homogenen Ergebnisse erkennen; dies kann die Folge einer unterschiedlichen Krankheitsaktivität [5], einer differenten Therapie [4], aber auch durch die Beobachtung eines nichteinheitlichen Kollektivs begründet sein.

Hier wurde daher bei einem nach dem genetischen make-up (HLA-B13/B17) aufgetrennten PSO-Kollektiv die mitogene Lymphozytenaktivierbarkeit und die Lymphozytenantwort auf somatische A-Streptokokkenantigene (A-Sc) geprüft. Ziel dieser Untersuchungen war es, Hinweise für genetisch differente Psoriasisverlaufsformen aufzudecken.

Untersucht wurden 23 Patienten mit PSO: Alter, Geschlecht, HLA, Therapie und Serologie (Tabelle 1). Als gesunde Kontrollpersonen dienten angepaßte Blutspender. Die Lymphozytenantwort (LA) auf A-Sc wurde im LIF-Assay und im Lymphozytentransformationstest (LT), die mitogene LA im LT gemessen. Die LA auf A-Sc-Zellwände (A-ScW) war bei PSO stärker als bei Gesunden: (MI: $\bar{x} \pm s_{\bar{x}}$) $0{,}79 \pm 0{,}03$ vs. $0{,}89 \pm 0{,}02$, $p < 0{,}05$; cpm: ($\bar{x} \pm s_{\bar{x}}$) 3868 ± 522 vs. 2707 ± 211, $p < 0.05$. Die mitogene LA war bei PSO schwächer als bei Gesunden: cpm ($\bar{x} \pm s_{\bar{x}}$) PHA:

(20 µg/ml) 1762 ± 235 vs. 2378 ± 131, $p < 0{,}01$; ConA: (50 µg/ml) 1204 ± 195 vs. 2028 ± 161, $p < 0{,}01$; PWM: (10 µg/ml) 452 ± 63 vs. 695 ± 120, $p < 0{,}05$.

Wurde das PSO Kollektiv in Patienten mit den HLA-Antigenen B13 und B17 (B13/B17: „pso-haplotype") unterteilt und wurden die LA-Ergebnisse dem des nach HLA-Merkmalen (HLA-B13/B17) angepaßten Kontrollkollektivs gegenübergestellt, dann zeigte sich, daß die verstärkte LA auf A-ScW als Ausdruck einer erhöhten A-Streptokokken-Sensibilisierung vornehmlich bei PSO-Patienten ohne HLA-B13/B17 nachweisbar ist (Abb. 1).

Demgegenüber besteht eine abgeschwächte LA auf PHA, ConA und PWM der Patienten mit PSO gegen-

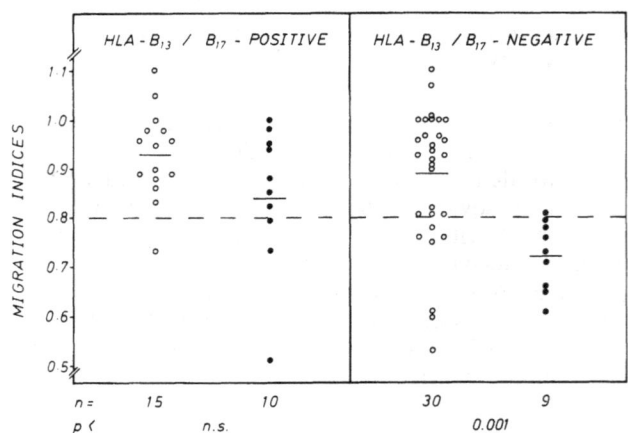

Abb. 1. Migrationsindizes (MI) aus A-ScW-Aktivierten MNC-Kulturen von Patienten mit PSO (●) und von Gesunden (○). Beide Probandengruppen wurden in HLA-definierte Untergruppen aufgeteilt. PSO-Patienten ohne HLA-B13/B17 („HLA-B13/B17-Negative") zeigen eine stärkere zelluläre A-Streptokokkenantigen-Sensibilisierung als Gesunde (oder als PSO-Patienten mit HLAB13/B17). n.s.: nicht signifikant unterschiedlich

Tabelle 1. Humorale und zelluläre Immunantwort auf Streptokokkenantigene bei Patienten mit Psoriasis. Das Gesamtkollektiv ist geordnet nach der Präsenz (oder dem Fehlen) des „pso-haplotype" HLA-B 13/B 17

Patienten-Nr.	Geschlecht	Alter	HLA-A/B/C	Therapie	LIF-A-ScW[a]	ASLT[b]	ADNase[c]
HLA-B 13/B 17+							
1	m	37	1,2/17.1,50/-,-	Steroide	n.d.	-	150
2	m	66	2,11/13,15.1/3,-	PUVA	0,94	-	-
3	w	41	2,-/7,13/-,-	keine	0,79	-	300
4	w	77	1,3/15.1,17.1/3,-	Steroide	0,82	-	-
5	m	39	1,2/13,15.1/3,-	keine	n.d.	-	-
6	w	33	2,3/13,47/-,-	PUVA	0,98	-	-
7	w	70	2,3/15.1,17.1/3,-	Steroide	n.d.	-	-
8	m	30	2,25/8,13/-,-	Steroide	0,88	-	-
9	m	24	1,32/17.2,27/2,-	PUVA	1,00	-	150
10	m	30	2,-/13,15.1/3,-	Steroide	0,95	-	-
11	m	37	2,28/13,40.1/3,-	Steroide	0,73	400	-
12	m	73	2,23/13,14/-,-	Steroide	n.d.	-	-
13	w	51	1,2/13,15.1/3,-	PUVA	0,85	-	-
14	w	23	2,-/13,17.1/-,-	PUVA	0,51	-	225
HLA-B 13/B 17-							
15	m	38	1,3/71,27/2,-	PUVA	0,66	400	600
16	w	12	2,25/18,50/-,-	keine	n.d.	200	100
17	w	52	2,32/38,40.2/2,-	Steroide	0,78	400	450
18	m	72	1,26/7,38/-,-	PUVA	0,80	400	450
19	m	62	2,3/7,40.1/3,-	Steroide	0,76	200	-
20	w	56	3,-/27,53/2,4	PUVA	0,65	-	-
21	m	48	3,23/7,44/4,-	PUVA	0,73	-	-
22	m	60	2,28/18,44/-,-	Steroide	0,81	-	300
23	m	59	2,-/40.1,-/-,-	PUVA	0,61	200	225

[a] Migrationsindex [b] Anti-Streptolysin-O-Titer [c] Anti-DNase-Titer (reziproke Angabe)

über dem gesunden Kontrollkollektiv nur in der Gruppe der Patienten mit dem „pso-haplotype" (Abb. 2).

Infektinduzierte Psoriasis-Verlaufsformen zeigten in früheren Untersuchungen, die anamnestische Angaben oder humorale Immunparameter als Indiz für vorausgehende Streptokokkeninfektionen verwerteten, keine einheitliche Assoziation zu einem der serologisch definierten HLA-Antigene [10, 9, 2]. Die vorliegenden Untersuchungsergebnisse demonstrieren eine Assoziation zwischen der zellulären Immunantwort auf A-ScW und dem Fehlen des „pso-haplotype".

Die abgeschwächte mitogene Lymphozytenantwort zeigt keine Korrelation zur klinischen Aktivität der Erkrankung, war aber mit der Präsenz der HLA-B13/B17-Antigene assoziiert. Über die Assoziation des „pso-haplotype" zu dem häufigeren Auftreten von humoralen Autoimmunphänomenen im Serum ist schon berichtet worden [6].

Zusammenfassend gesehen scheint die Präsenz der PSO-assoziierten HLA-Antigene B13/B17 bei Patienten mit Psoriasis mit einem T-Zelldefekt und (konsekutiv?) mit Autoimmunphänomenen verbunden zu sein. Andererseits zeigen Psoriasispatienten ohne den „pso-haplotyp" eine stärkere Sensibilisierung gegenüber Gruppe A-Streptokokken als Gesunde oder als Patienten mit PSO, die die Markerantigene HLA-B13/B17 tragen. Die HLA-Antigene B13/B17 markieren somit Patienten mit PSO, die sich durch Immunparameter unterscheiden, die der Ätiopathogenese zugeordnet werden.

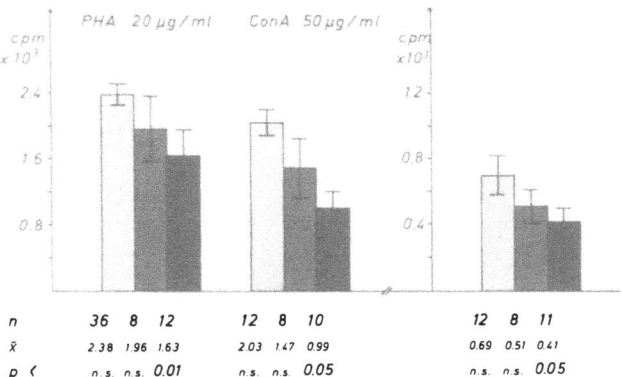

Abb. 2. Darstellung der mitogenen Lymphozytenantwort ($\bar{x} \pm s_{\bar{x}}$) von Gesunden (helle Säule), PSO-Patienten mit HLA-B13/B17 (schwarze Säule) und ohne HLA-B13/B17 (graue Säule). PSO-Patienten mit dem „pso-haplotyp" zeigen eine abgeschwächte Lymphozytenantwort auf PHA, ConA und PWM. n.s.: kein statistisch signifikanter Unterschied

Literatur

1. Baker H, Wilkinson DS (1979) Psoriasis. In: Rook A, Wilkinson DS, Ebling FJG (eds) Textbook of dermatology. Blackwell, Oxford London Edinburgh Melbourne, p 1315
2. Bertrams J, Lattke GL, Kuwert E (1974) Correlation of anti-streptolysin O titre to HL-A 13 in psoriasis. N Engl J Med 292:631
3. Dausset J, Svejgaard A (1977) HLA and disease. Munksgaard, Copenhagen
4. Fräki JE, Eskola J, Hopsu-Havu VK (1979) Effect of 8-methoxypsoralen plus UVA (PUVA) on lymphocyte transformation and T cells in psoriatic patients. Br J Dermatol 100:543
5. Glinski W, Obalek S, Langner A, Jablonska S, Haftek M (1978) Defective function of T lymphocytes in psoriasis. J Invest Dermatol 70:105
6. Gross WL, Packhäuser U, Hahn G, Poschmann A, Christophers E, Westphal E, Schlaak M (1980) Lymphocyte response to streptococcal antigens and humoral autoimmune phenomena as additional markers of HLA-defined sub-

groups of psoriasis. In: Read SE, Zabriskie JB. Streptococcal disease and the immune response. Academic Press, New York, p 377
7. Guilhou JJ, Meynadier J, Clot J (1978) Comment: New concepts in the pathogenesis of psoriasis. Br J Dermatol 98:585
8. Holzmann H, Krapp R, Hoede N, Morsches B (1974) Exogenous and endogenous provocation of psoriasis. Arch Dermatol Forsch 249:1
9. Karvonen (1975) HLA antigens in psoriasis with special reference to the clinical type, age of onset, exacerbations after respiratory infections and occurence of arthritis. Ann Clin Res 7:301
10. Krain LS (1974) Histocompatibility antigens: A laboratory and epidemiologic tool. J Invest Dermatol 62:67
11. Nørholm-Pedersen A (1952) Infection and psoriasis. Acta Derm-Venerol (Stockh) 32:159
12. Rassner G (1980) Erythemaosquamöse Dermatosen: Psoriasis. In: Korting GW (Hrsg) Spezielle Dermatologie, Thieme, Stuttgart (Dermatologie in Praxis und Klinik Bd II)
13. Schoefinius HH, Braun-Falco O, Scholz S, Steinbauer-Rosenthal J, Wank R, Albert ED (1974) HLA antigens and psoriasis. N Engl J Med 291:51
14. Whyte HJ, Baughman RD (1964) Acute guttate psoriasis and streptococcal infection. Arch Dermatol 89:350
15. Williams RC, McKenzie AW, Roger JH, Joysey VC (1976) HLA antigens in patients with guttate psoriasis. Br J Dermatol 95:163

Dr. W. L. Gross,
I. Medizinische Universitätsklinik,
Schittenhelmstraße 12,
D-2300 Kiel

Beziehungen zwischen immunpathologischen und klinischen Befunden beim bullösen Pemphigoid

S. Welke, Kiel

Die Bildung von Auto-Antikörpern (Auto-AK) gegen die Basalmembranzone (BMZ) der Epidermis [1, 4] ist das konstanteste und diagnostisch oft entscheidende Merkmal des bullösen Pemphigoids (BP). In Analogie zur Pathogenese des Arthus-Phänomens formulierte Sams 1970 [8] für das BP eine Arbeitshypothese, wonach sich die im Blut zirkulierenden AK mit Antigenen (AG) der BMZ verbinden, dort in einem linearen Ablagerungsmuster nachweisbar sind und zur Aktivierung von Komplement mit dem Auftreten von leukozytotaktisch wirksamen Komponenten führen. Die in die dermoepidermale Junktion (DEJ) eingewanderten Zellen phagozytieren die Immunkomplexe und setzen dabei lysosomale Enzyme frei, die die Verbindung von Epidermis und Korium zerstören und damit die subepidermale Blasenbildung einleiten.

Wenn wir annehmen, daß die immunologischen Phänomene in der Haut pathogenetisch bedeutsam sind [3, 5], so erstaunt die Tatsache, daß trotz der Exklusivität der immunpathologischen Merkmale des BP, die außer bei den übrigen Erkrankungen der Pemphigoidgruppe nur ausnahmsweise bei anderen Dermatosen beobachtet werden, auch der erfahrene Dermatologe häufig Schwierigkeiten hat, das BP an Hand des klinischen Bildes von bestimmten pathogenetisch unterschiedlichen Dermatosen abzugrenzen. Diese differentialdiagnostische Unschärfe beruht meines Erachtens darauf, daß empirische Merkmale aus der „vorimmunologischen" Ära auch heute noch als diagnostisch richtungsweisend angesehen werden. Es erscheint daher notwendig, diese Merkmale erneut auf ihre Wertigkeit zu untersuchen.

Unter diesem Gesichtspunkt wurden 44 stationär behandelte Patienten mit einem bullösem Pemphigoid überprüft, ob Beziehungen zwischen den immunologischen Veränderungen einerseits und dem klinischen Bild andererseits bestehen. Aufgrund der immunfluoreszenzoptisch erhobenen Befunde wurde das Kollektiv entsprechend der nachgewiesenen AK-Klassen und dem Vorhandensein oder Fehlen zirkulierender Pemphigoid-AK in 4 Gruppen unterteilt (Abb. 1). Die Immunglobulin(Ig)-Ablagerungen waren sowohl in läsionaler als auch in gesund erscheinender Haut und Schleimhaut nachweisbar. Eine Korrelation zwischen der Intensität der IgG- und der Komplement-Ablagerung bestand ebensowenig wie zwischen der Höhe des AK-Titers im Serum und der Intensität der Ig-Ablagerung in der Haut.

Histopathologisch ist das BP neben subepidermalen Blasen und einer mit dem Alter zunehmenden Histoeosinophilie durch ein peribullös lokalisiertes schmales Infiltratband in der DEJ [11, 12] charakterisiert (Abb. 2). Diese subepidermalen Kernketten [13], erstmalig von van der Meer 1972 beschrieben, wurden regelmäßig, oft über lange Strecken, in frischen makulösen oder urtikariellen Erythemen beobachtet. Elektronenoptische Untersuchungen ergaben, daß es sich hierbei vornehmlich um neutrophile und gelegentlich auch eosinophile Granulozyten sowie Makrophagen handelte.

Die klinische Variationsbreite des BP ist außerordentlich groß. Auch wenn gelegentlich prurigoforme,

Gruppe (44 Pat.)	anti-BMZ-Ak (lineares Muster)				
	in der Haut			im Serum	
	IgG	IgA	C₃	IgG	IgA
I (23 Pat.)	23		23	23	
II (14 Pat.)	14		13	∅	
III (5 Pat.)	5		3	∅	∅
IV (2 Pat.)	2		∅		1

Abb. 1. Art der Immunglobulinablagerung in der Haut und Vorhandensein von zirkulierenden anti-BMZ-AK bei Patienten mit bullösem Pemphigoid

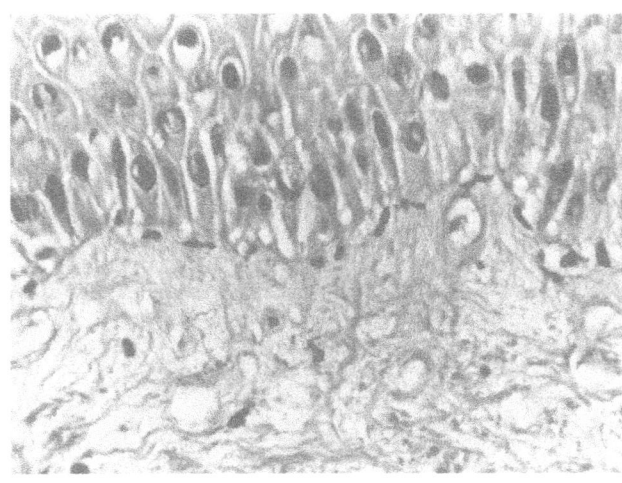

Abb. 2. Unmittelbar unter der Epidermis in Vakuolen gelegene gestreckte Kerne (sog. subepidermale Kernkette) in einem frischen makulösen Erythem bei bullösem Pemphigoid

insektenstichartige, ekzematöse, erosive oder krustige Effloreszenzen das klinische Bild beherrschen, so sind in der überwiegenden Mehrzahl der Fälle Erytheme die dominierenden Effloreszenzen. Es handelt sich dabei um fleckige oder flächige, makulöse oder urtikarielle, oft scharf begrenzte, peripher wandernde, randbetonte und konfluierende, in sich meist homogene Erytheme, in denen sich jederzeit Blasen bilden können, aber nicht müssen [10]. Rein erythematöse Formen sind beschrieben worden [9]. Die von Lever 1965 [6] und von van der Meer 1972 [7] als „monomorph" (also pemphigusähnlich!) bezeichnete Form, bei der sich alle Blasen ausschließlich auf gesunder Haut bilden, wurde in unserem Krankengut nur bei 3 Patienten gesehen.

Parallel durchgeführte histologische und immunfluoreszenzoptische Untersuchungen von Schnittserien unterschiedlicher Effloreszenzen ergaben folgende Befunde: 1. IgG und/oder IgA und Komplement waren regelmäßig in der BMZ abgelagert. 2. Der entzündliche Prozeß in der Haut ging mit dem Verschwinden der Ig-Ablagerung in der BMZ einher und zwar am vollständigsten im Bereich der Blasenbildung. 3. In reepithelisierten Erosionen waren Immunglobuline erneut in identischer Lokalisation zu finden. 4. Hauterscheinungen treten nur so lange auf, wie Immunglobuline oder Komplement in der BMZ abgelagert sind.

Eine vorhandene oder fehlende Komplementablagerung ging mit zwei histopathologisch und klinisch unterschiedlichen Verlaufsformen einher:

1. Eine *intensive* Komplementablagerung, wie in der Mehrzahl der Fälle nachweisbar, führte regelmäßig zu Erythemen als Primäreffloreszenzen, gekennzeichnet durch subepidermale Kernketten, deren Auftreten – unabhängig von der gleichzeitig vorhanden Ig-Ablagerung – weitgehend an die lineare Komplementablagerung gebunden war.

2. Ohne Beteiligung des Komplementsystems wie bei drei Fällen mit gleichzeitiger, aber diskreter Ablagerung von IgG und IgA und in zwei Fällen mit einer isolierten IgA-Ablagerung kam es nicht zur Ausbildung von primären Erythemen. Subepidermale Kernketten wurden bei diesen Patienten nicht beobachtet. Der entzündliche Prozeß lief klinisch stark verlangsamt, meist auf wenige Körperpartien beschränkt in Form Moniliasis-artiger, gelegentlich exzentrisch fortschreitender entzündlicher, perlschnurartiger Bläschensäume ab. Histologisch war diesem Bild ein intensives mikroabszessartiges Infiltrat unmittelbar neben der Blase zugeordnet. Mehr als bohnengroße, runde oder ovale und stets glatt konturierte Blasen wurden nicht beobachtet.

Das Fehlen oder Vorhandensein zirkulierender BP-AK ging nicht mit prinzipiellen Unterschieden im klinischen Bild einher.

Die hier erhobenen immunpathologischen und histologischen Befunde stützen die eingangs erwähnte Arbeitshypothese über die Pathogenese des BP. Die homogene Immunglobulin- und Komplementablagerung in der BMZ führt zur Formation der subepidermalen Kernketten. Diese bereiten die Blasenbildung vor und begünstigen durch die Vakuolisierung der DEJ eine gleichmäßige periphere Ausdehnung der Blase zu großen glattkonturierten, runden oder ovalen, bei Konfluenz „wolkigen" Formen, die typisch für das BP sind (Abb. 3).

Eine völlig andere Morphogenese vollzieht sich bei der Dermatitis herpetiformis (DH). Die inhomogene granuläre IgA-Ablagerung in den dermalen Papillen induziert das Auftreten papillärer Mikroabszesse mit papillären uni- oder multilokulären Vesikeln in herpetiformer Gruppierung. Aufgrund der diskontinuierlichen Infiltratbildung unterhalb der BMZ ist die Bläschenbildung erschwert und erfolgt sozusagen von Papille zu Papille „springend". Das führt einerseits zu der oft unregelmäßig begrenzten, „zipfligen" Kontur der Vesikeln (Abb. 3) und steht andererseits der Ausbildung großer Blasen entgegen. Große Blasen wie beim BP werden bei der DH, wenn überhaupt, nur ausnahmsweise gesehen.

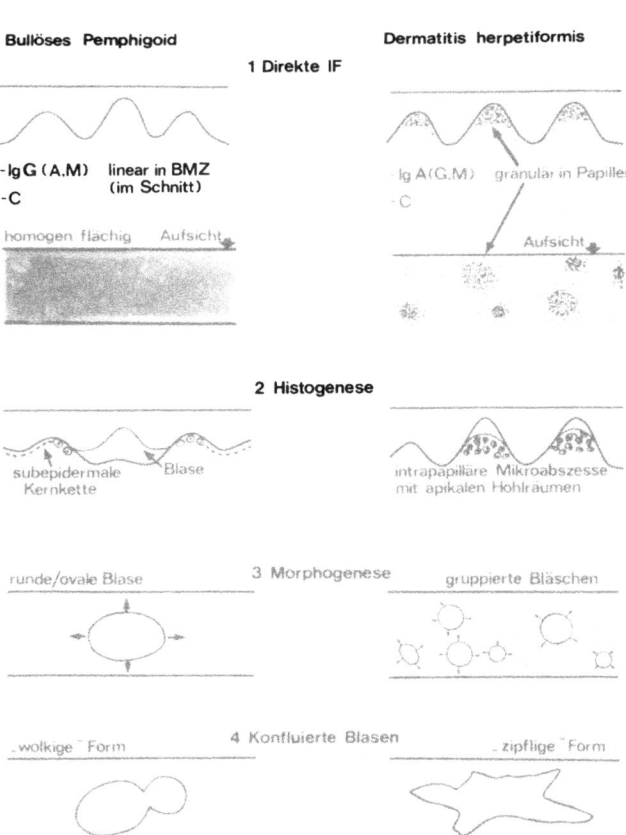

Abb. 3. Beziehungen zwischen den Immunglobulinablagerungsmustern in der Haut und den mikro- und makromorphologischen Veränderungen beim bullösen Pemphigoid und bei der Dermatitis herpetiformis

Zusammenfassend kann das bullöse Pemphigoid als ein zweidimensionales Entzündungsmodell der Haut aufgefaßt werden, dessen Reaktionsdynamik und dessen Erscheinungsbild wesentlich durch die streng auf die BMZ beschränkte homogenflächige Immunglobulinablagerung determiniert wird, wobei die Intensität des entzündlichen Prozesses, der zur Elimination der abgelagerten Immunglobuline führt, weitgehend von der Beteiligung des Komplementsystems abhängt.

Literatur

1. Beutner EH, Jordan RE (1964) Demonstration of skin antibodies in sera of pemphigus vulgaris patients by indirect immunofluorescent staining. Proc Soc Exp Biol Med 117:505–510
2. Chorzelski TP, Jablonska S (1967) Immunpathologische Untersuchungen bei der Duhringschen Krankheit und Pemphigoid. Dermatol Wochenschr 153:558–563
3. Christophers E (1970) Die Bedeutung von Autoantikörpern bei blasenbildenden Dermatosen. Arch Klin Exp Dermatol 237:46–51
4. Christophers E, Braun-Falco O, Chorzelski TP (1967) Über das Verhalten von Autoantikörper bei bullösem Pemphigoid. Hautarzt 18:212–216
5. Jablonska S (1969) Auto-immunité en dermatologie. Arch Belg Dermatol Syph 25:215–227
6. Lever WF (1965) Pemphigus and pemphigoid. Thomas, Springfield
7. Meer JB van der (1972) Dermatitis herpetiformis: a specific (immunpathological?) entity. Battelie & Terpetra, Leiden
8. Sams WM (1970) Bullous pemphigoid, is it an immunologic disease? Arch Dermatol 102:485–497
9. Saurat JH, Didierjean L, Cals-Cadoret F, Collonier C, Puissant A (1978) Pemphigoid papuleuse. Ann Dermatol Venereol 105:973–975
10. Welke S (1975) Differential-Diagnose bullöser Dermatosen. Aktuel Dermatol 1:75–84
11. Welke S (1976) Das Schwangerschafts-Pemphigoid (Herpes gestationis). Aktuel Dermatol 2:171–178
12. Welke S (1978) Diagnostic histologic features of bullous pemphigoid. International Dermatopathology Symposium: histological differential diagnosis of skin disease, München, 16.–18.6.1978
13. Welke S (1978) Subepidermal nuclear chains, histological discriminant of bullous pemphigoid. XI. Central American Dermatological Meeting, San José/Costa Rica, 24.–29.11.1978

Differenzierung treponemenspezifischer Antikörper der IgM- und IgG-Klasse durch den FTA-ABS-Test und den TPHA-Test vor und nach gelchromatographischer Auftrennung der Seren

M. Meurer und H. Holzmann, München

Die erste Abwehrreaktion des Körpers gegen Treponema pallidum besteht in der Bildung spezifischer Antikörper der IgM-Klasse (IgM-AK), welche bei Fortdauer der Infektion von zunehmend produzierten IgG-Antikörpern (IgG-AK) überlagert werden. Während IgG-AK unabhängig vom Infektionsverlauf oft lebenslang persistieren, scheint die Produktion von IgM-AK an die kontinuierliche antigene Stimulation durch den Erreger gebunden zu sein. Die daraus resultierende Bedeutung spezifischer IgM-AK wurde bei zahlreichen Infektionskrankheiten bestätigt und hat auch die Serodiagnostik der Syphilis wesentlich erweitert.

Treponemenspezifische IgM- und IgG-AK können mit dem TPHA- und dem FTA-Test nachgewiesen werden. Im FTA-Test gelingt dies sowohl im Vollserum durch Verwendung von markierten anti-IgM- oder anti-IgG-Seren als auch nach Auftrennung des Serums in der 19 S-Fraktion (großmolekulare IgM-AK) und in der 7 S-Fraktion (kleinere IgG-AK). Im TPHA-Test ist bislang eine nach Antikörperklassen differenzierende Diagnostik nur in den fraktionierten Seren möglich. Eine Übersicht verschiedener Methoden zur Trennung von 19 S- und 7 S-Antikörpern geben Müller und Oelerich [1].

Wir haben die Seren mittels Säulenchromatographie aufgetrennt. Abb. 1 zeigt eine typische Absorptionskurve und die technischen Daten der Fraktionierung. Im 19 S-FTA- bzw. 19 S-TPHA-Test wurden die konzentrierten Fraktionen aus dem ersten Peak der Absorptionskurve untersucht.

Technik des 19 S-IgM-FTA-Tests: Die Konzentrate wurden unverdünnt (1:5 ohne Sorbens) und weiter mit Sorbens bis

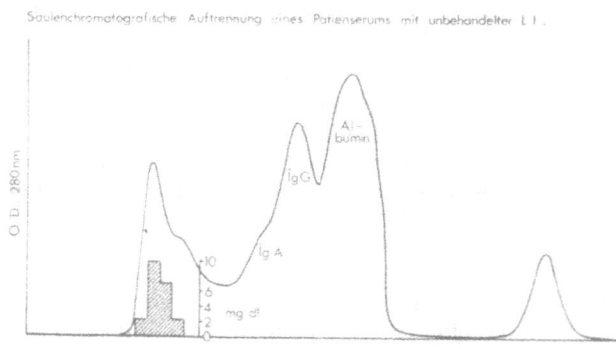

Abb. 1. Säulenchromatographische Auftrennung eines Patienserums mit unbehandelter Lues I. Gel: Ultrogel AcA 34; Säule: 1,6 cm² × 57 cm; Puffer: Tris-HCl, 0,17 M NaCl, pH 7,5; Elutionsgeschwindigkeit: 8 cm/h; Fraktionsvolumen: 2 ml; Serumvolumen: 1 ml. Die schraffierten Säulen zeigen die IgM-haltigen Fraktionen.

Tabelle 1. Antikörperkonstellationen bei Frühlues (L I und floride L II vor und nach der Therapie)

Diagnose	Vollseren		Fraktionierte Seren			Vollseren	
	IgG-FTA	IgM-FTA	19 S-IgM-FTA	19 S-TPHA	7 S-TPHA	TPHA	VDRL
Lues I, unbehandelt	10/10	10/10	10/10	10/10	5/10	10/10	8/10
Lues I, 3 Mo nach Therapie	8/8	4/8	4/8	0/8	8/8	8/8	4/8
Lues II, unbehandelt	17/17	17/17	17/17	17/17	17/17	17/17	17/17
Lues II, 1 Jahr nach Therapie	18/18	8/18	8/18	7/18	18/18	18/18	15/18
Lues II, 2 Jahre nach Therapie	7/7	0/7	0/7	0/7	7/7	7/7	1/7

Tabelle 2. Antikörperkonstellationen bei Spätlues (Lues latens und Lues III) und Reinfektion

Diagnose	Vollseren		Fraktionierte Seren			Vollseren	
	IgG-FTA	IgM-FTA	19 S-IgM-FTA	19 S-TPHA	7 S-TPHA	TPHA	VDRL
Lues latens, fraglich behandelt	20/20	8/20[a]	13/20[a]	6/20	20/20	20/20	15/20
Lues-Reinfektion	5/5	3/5[a]	5/5[a]	5/5	5/5	5/5	5/5
Lues latens, RF-Test +	7/7	7/7[b]	3/7[b]	3/7	7/7	7/7	5/7
Lues III (progressive Paralyse), behandelt	5/5	0/5	1/5	2/5	5/5	5/5	5/5

[a] Kompetitive Hemmung [b] Falsch positiv durch Rheumafaktoren

1:40 verdünnt im IgM-FTA-Test untersucht. Bewertet wurden Titer von 1:5 als zweifelhaft, 1:10 und 1:20 als schwach reaktiv und Titer größer oder gleich 1:40 als reaktiv.

Technik des 19 S- und 7 S-TPHA-Tests: Mit den TPHA-Reagenzien der Fa. Mast Diagnostica wurden ausgehend von den konzentrierten IgM (bzw. IgG)-Fraktionen Endverdünnungen (TPHA-Titer) von 1:20 (ohne Absorptionsmedium) und 1:40 bis 1:640 (mit Absorptionsmedium) hergestellt. Der Test wurde in Mikrotechnik durchgeführt.

Tabelle 1 zeigt die Ergebnisse unserer Untersuchung bei Frühlues. Bemerkenswert an den Befunden bei unbehandelter Primärsyphilis ist, daß der TPHA-Test in der 19 S-Fraktion bereits bei allen, in der 7 S-Fraktion dagegen erst bei der Hälfte der Patienten reaktiv ist – ein Indiz dafür, daß der TPHA-Test in der Frühphase der Infektion vorwiegend oder ausschließlich spezifische IgM-AK erfaßt. Zu vergleichbaren Befunden kamen auch Volkerding und Müller [3]. Drei Monate nach der Therapie ist der TPHA-Titer in allen Fällen auf den Nullwert gesunken, während der IgG-TPHA-Titer erwartungsgemäß persistiert. Im FTA-Test dagegen ist drei Monate nach der Behandlung einer L I der Abfall der IgM-Titer weder im Vollserum noch in der 19 S-Fraktion in allen Fällen erkennbar. Dies liegt wahrscheinlich daran, daß der FTA-Test bei gleicher Spezifität empfindlicher ist und noch sehr niedrige IgM-Konzentrationen erfassen kann.

Bei unbehandelter L II im frühen exanthematischen Stadium sind alle Reaktionen bereits im Vollserum reaktiv. Nach Behandlung der L II fallen auch hier die 19 S-TPHA-Titer schneller ab als die 19 S-FTA-Titer. In der Mehrzahl der Fälle erreichen beide Tests ein Jahr nach der Behandlung den Nullwert. Größere individuelle Schwankungen werden jedoch beobachtet.

Die Hauptindikation der spezifischen IgM-Serologie stellen zweifellos Patienten mit Lues latens seropositiva dar, bei denen auf Grund fehlender oder ungenügender Behandlungsdaten die Therapiebedürftigkeit entschieden werden muß. Tabelle 2 zeigt, daß in einem ausgewählten Kollektiv von 20 Patienten mit Lues latens, die sämtlich nicht nach den heute gültigen Richtlinien behandelt worden waren, 13 Patienten im 19 S-IgM-FTA-Test noch reaktiv waren. Die IgM-Serodiagnostik im Vollserum ist hier nicht ausreichend, da der IgM-FTA-Test in 40–50% der Fälle kompetitiv gehemmt sein kann.

In späteren Infektionsstadien ist die Konzentration der spezifischen IgG-AK oft so hoch, daß diese alle Bindungsstellen am Antigen besetzen und gleichzeitig vorhandene IgM-AK verdrängen. Der Nachweis dieser kompetitiv gehemmten IgM-AK gelingt daher erst nach der Abtrennung der IgG-AK.

Durch kompetitive Hemmung kann auch die Erkennung von Reinfekten erschwert sein, weil durch die antigene Stimulation von immunologischen Gedächtniszellen sehr schnell hohe IgG-Titer aufgebaut werden.

Auf Grund der Beobachtungen von Schmidt und Luger [2], daß bei prädisponierten Patienten Rheumafaktor-artige Autoantikörper der IgM-Klasse gegen treponemenspezifische IgG-AK auftreten können, haben wir alle reaktiven Seren mit Latex-RF-Reagenz untersucht. Bei 7 Patienten mit Lues latens waren Rheumafaktoren nachweisbar. Der IgM-FTA-Test war hier in allen Fällen im Vollserum reaktiv, der 19 S-IgM-FTA- bzw. 19 S-TPHA-Test nach der Auftrennung dagegen nur noch in drei Fällen. Dies bestätigt die Annahme anderer Untersucher, daß Rheumafaktoren zusammen mit spezifischen IgG-AK einen falsch positiven Ausfall der IgM-Diagnostik im Vollserum vortäuschen können.

Für die Serodiagnostik der L III konnten 5 Seren von chronisch hospitalisierten Patienten mit Progressiver Paralyse untersucht werden: Aus Tabelle 2 geht hervor, daß ein Serum noch im 19 S-IgM-FTA-Test und sogar zwei Seren noch im 19 S-TPHA-Test reaktiv waren. Größere Fallzahlen und weitere Untersuchungen sind erforderlich, um die Aussagekraft der IgM-spezifischen Tests bei L III abzuklären.

Literatur

1. Müller F, Oelerich S (1978) Ein modifiziertes Verfahren des IgM-FTA-19 S-Tests zum Nachweis kompetitiv gehemmter Antikörper bei der Syphilis. Aerztl Lab 24:386–391
2. Schmidt B, Luger A (1979) Nachweis von Autoantikörpern der 19 S IgM-Klasse, die gegen treponemenspezifisches IgG gerichtet sind. Schrifttum Praxis 2:116–117
3. Volkerding R, Müller F (1976) Modellversuche zur Wirkung von IgM- und IgG-Antikörpern auf die Reaktivität des Treponema-pallidum-Hämagglutinations (TPHA)-Tests. Hautarzt 27:26–29

Immunologische Stadieneinteilung der Syphilis *

F. Müller, Hamburg

Zusammenfassung

Bei Patienten mit klinisch apparenter Primär-, Sekundär- oder Tertiärsyphilis besteht eine weitgehende Übereinstimmung zwischen dem differenziert erhobenen immunologischen Befund und dem Ricord-Schema. Definierte Antikörperkonstellationen sind aber auch dann für das jeweilige Stadium der Syphilis charakteristisch, wenn klinische Erscheinungen der Infektion fehlen (Latenzstadien). Als wesentliche Parameter für die immunologische Stadieneinteilung werden der 19 S (IgM)-TPHA- und der 19 S (IgM)-FTA-ABS-Test sowie die quantitativ durchgeführte Cardiolipin-Reaktion herangezogen. Die Bedeutung der dargestellten Befunde für die Beurteilung der Behandlungsbedürftigkeit von Patienten ohne Infektionsanamnese oder klinisch uncharakteristischem Befund wird diskutiert.

Seit den Untersuchungen von Bruusgaard [2] ist bekannt, daß die unbehandelte Syphilis einen chronischen Verlauf nehmen kann, aber nicht unbedingt nehmen muß. Die damaligen Kriterien für die Beurteilung, ob ein Patient als spontan geheilt oder vielmehr als chronisch infiziert anzusehen war, müssen heute als unzulänglich erscheinen: Eine gründliche klinische Untersuchung und die Wassermann-Reaktion können nicht mehr als zuverlässige Parameter für die Sanierung der Treponema-Infektion angesehen werden.

Durch immunologische Methoden sind die differentialdiagnostischen Möglichkeiten entscheidend verbessert worden. Der treponemenspezifische TPHA-Test ebenso wie der FTA-ABS-Test in Verbindung mit der Möglichkeit, die 19 S (IgM)- von den 7 S (IgG)-Antikörpern zu trennen und die einzelnen Fraktionen isoliert zu untersuchen, haben in den letzten Jahren zu neuen Erkenntnissen geführt.

In der Abb. 1 wird zunächst gezeigt, mit welchen Antikörperkonstellationen man in den verschiedenen Stadien der unbehandelten Syphilis rechnen kann. In Erweiterung eines früher publizierten Schemas [5] wird der Tatsache Rechnung getragen, daß – wie bei anderen Infektionskrankheiten – auch in jedem Stadium der Treponema-Infektion eine Spontanheilung eintreten kann. Diese ist – wie wir heute recht genau wissen – am Verschwinden der erregerspezifischen 19 S (IgM)-Antikörper aus dem Patientenserum zu erkennen [1–4, 7–9, 12].

Untersuchungen der letzten Jahre haben darüber hinaus gezeigt, daß zwischen dem immunologischen Status und dem Stadium der Infektion (entsprechend dem Ricord-Schema) eine weitgehende Korrelation besteht [6, 8, 10, 11]. Auf diesen Beobachtungen aufbauend haben wir versucht, den umgekehrten Weg zu gehen, nämlich aus dem immunologischen Befund bei Patienten in der Früh- bzw. Spätlatenz auf das Stadium der Infektion zu schließen. Unter dem Aspekt der Möglichkeit von Spontanheilungen spielte dabei die Frage der Behandlungsbedürftigkeit eine besondere Rolle. Daß dies offenbar möglich ist, soll im Folgenden gezeigt werden.

In der Abb. 2 werden die für die einzelnen Stadien der Infektion charakteristischen Verteilungen der treponemenspezifischen 19 S (IgM)- und 7 S (IgG)-Antikörper dargestellt, wie man sie mit der Technik des TPHA-Tests in den Seren unbehandelter Syphilispatienten nach AcA 34-Gelpassage findet.

Unter Einbeziehung weiterer Laborparameter werden in den Tabellen 1–5 die für die einzelnen Stadien der Syphilis charakteristischen Antikörperkonstellatio-

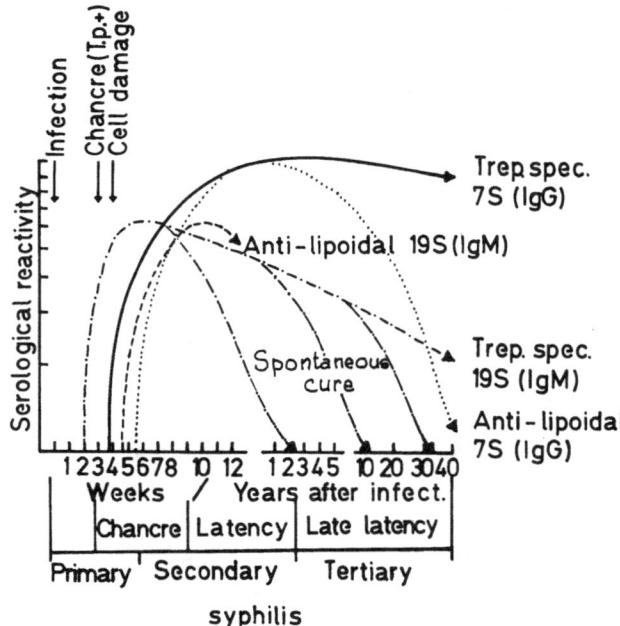

Abb. 1. Schematische Darstellung der Antikörper-Konstellationen in den verschiedenen Stadien der unbehandelten Syphilis

---

* Die Untersuchungen wurden mit finanzieller Unterstützung der Deutschen Forschungsgemeinschaft (Mu 28/10) durchgeführt

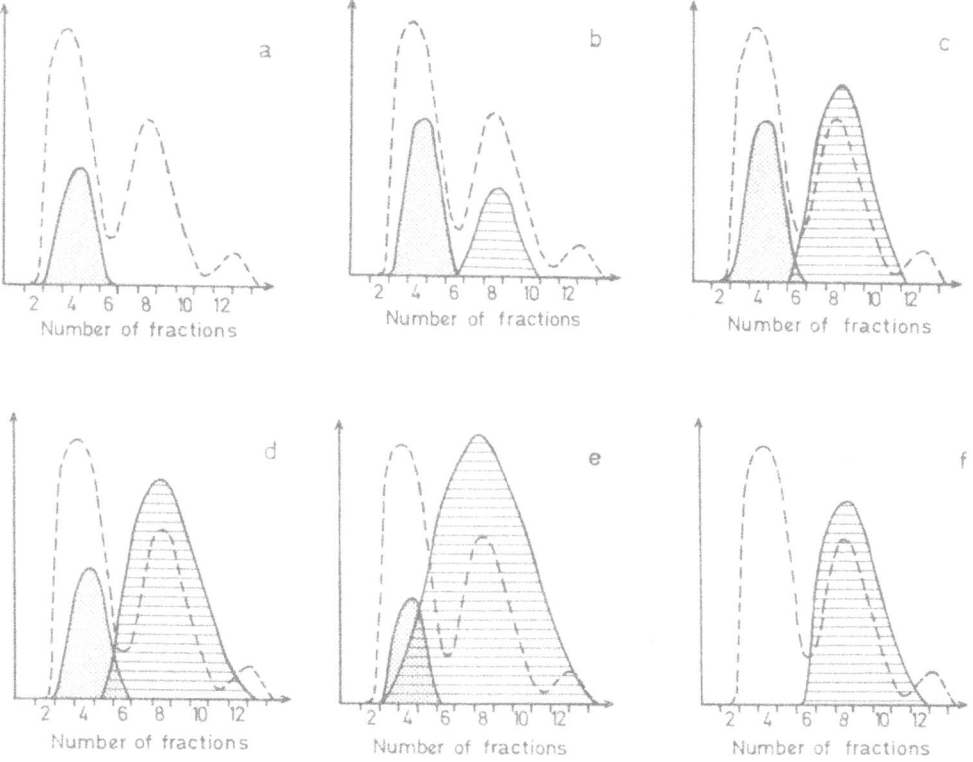

The broken line marks the protein absorption measured at a wave length of 280 nm

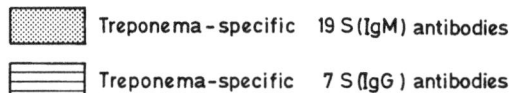   Treponema-specific 19 S (IgM) antibodies

Treponema-specific 7 S (IgG) antibodies

Abb. 2. Typen der TPHA-Antikörper-Verteilungen in den Serumfraktionen nach AcA 34-Gelfiltration. **a** und **b** Verteilungstypen bei „früher" Primärsyphilis. **c** Verteilungstyp bei „später" Primärsyphilis. **d** Verteilungstyp bei Sekundärsyphilis. **e** Verteilungstyp bei Tertiärsyphilis. **f** Verteilungstyp nach sanierender Behandlung oder spontaner Ausheilung der Treponema-Infektion

nen gezeigt. Die für das jeweilige Infektionsstadium (mit oder ohne klinische Erscheinungen) typischen Befunde sind in Kästchen gesetzt. Zwei Anmerkungen seien in diesem Zusammenhang erlaubt: Natürlich gibt es fließende Übergänge in den Befunden, die der Infektionsentwicklung im Einzelfall entsprechen. Und zum zweiten: Die Unterscheidung in „frühe" und „späte" Primärsyphilis darf nicht als Versuch einer über das Ricord-Schema hinausgehenden Klassifizierung gewertet werden. Es soll lediglich gezeigt werden, daß mit fortschreitender Infektion sich auch der Immunstatus beim Patienten ändert.

Unsere Untersuchungen an jetzt mehr als 7000 Seren von behandelten und unbehandelten Syphilispatienten in allen Infektionsstadien haben die Vermutung bekräftigt, daß der Nachweis treponemenspezifischer 19 S

Tabelle 1. Immunologische Befunde bei „früher" Primärsyphilis (mit oder ohne klinische Krankheitserscheinungen)

TPHA:	Reaktiv mit niedrigen Titern zwischen 1 : 20 und 1 : 320
19 S (IgM)-TPHA: (nach Gelfiltration des Patientenserums)	In 94% der Fälle ausschließlich 19 S (IgM)-Antikörper (Abb. 1 a)
IgM-FTA-ABS:	In allen Fällen keine kompetitive Hemmung der 19 S (IgM)-Antikörper durch 7 S (IgG) gleicher Erregerspezifität
19 S (IgM)-FTA-ABS: (nach Gelfiltration des Patientenserums)	Stark reaktiv Titer 1 : 80 oder höher in mehr als 80% der Fälle
TP I: (Lysozym-Modifikation)	0% spezifische Immobilisation in 10% der Fälle; 100% spezifische Immobilisation in 29% der Fälle
Cardiolipin-KBR:	Nicht reaktiv oder nur niedrige Titer (< 1 : 16)

Tabelle 2. Immunologische Befunde bei „später" Primärsyphilis (mit oder ohne klinische Krankheitserscheinungen)

TPHA:	Untypisch im Titer
19 S (IgM)-TPHA: (nach Gelfiltration des Patientenserums)	19 S (IgM) *und* 7 S (IgG)-Antikörper in allen Fällen (Abb. 1 b–d)
IgM-FTA-ABS:	Keine komplette kompetitive 19 S (IgM)-Hemmung durch 7 S (IgG) gleicher Erregerspezifität in 95% der Fälle
19 S (IgM)-FTA-ABS: (nach Gelfiltration des Patientenserums)	Stark reaktiv Titer 1 : 80 oder höher in in 80% der Fälle
TP I: (Lysozym-Modifikation)	0% spezifische Imobilisation in *keinem* Fall 100% spezifische Immobilisation in 85% der Fälle
Cardiolipin-KBR:	Reaktiv in 95% der Fälle Titer zwischen 1 : 32 und > 1 : 4096

Tabelle 3. Immunologische Befunde bei Sekundärsyphilis (mit klinischen Krankheitserscheinungen oder im Stadium der Latenz)

TPHA:	Reaktiv Titer > 1 : 320 in allen Fällen
19 S (IgM)-TPHA: (nach Gelfiltration des Patientenserums)	19 S (IgM) *und* 7 S (IgG)-Antikörper in allen Fällen (Abb. 1 c–e)
IgM-FTA-ABS:	Komplette kompetitive Hemmung der 19 S (IgM)-Antikörper durch 7 S (IgG)-Antikörper gleicher Erregerspezifität in 25% der Fälle
19 S (IgM)-FTA-ABS: (nach Gelfiltration des Patientenserums)	Stark reaktiv Titer 1 : 80 oder höher in 85% der Fälle
TP I: (Lysozym-Modifikation)	100% spezifische Immobilisation in allen Fällen
Cardiolipin-KBR:	Reaktiv in allen Fällen Titer > 1 : 160

Tabelle 4. Immunologische Befunde bei Tertiärsyphilis (mit klinischen Krankheitserscheinungen oder im Stadium der Spätlatenz)

TPHA:	Reaktiv Titer > 1 : 2500 in allen Fällen
19 S (IgM)-TPHA: (nach Gelfiltration des Patientenserums)	19 S (IgM)-Antikörper mit niedrigem Titer (1 : 40–1 : 60); 7 S (IgG)-Antikörper mit hohem Titer (Abb. 1 d–e)
IgM-FTA-ABS:	Komplette kompetitive Hemmung der 19 S (IgM)-Antikörper durch 7 S (IgG)-Antikörper gleicher Erregerspezifität in etwa 50% der Fälle
19 S (IgM)-FTA-ABS: (nach Gelfiltration des Patientenserums)	Reaktiv Titer zwischen 1 : 40 und 1 : 80 in 95% der Fälle
Cardiolipin-KBR:	Nicht reaktiv *oder* stark reaktiv, abhängig von der Lokalisation der durch Treponema pallidum bedingten Organzerstörung

Tabelle 5. Immunologische Befunde bei behandelten oder spontan ausgeheilten Syphilispatienten (ohne klinische Krankheitserscheinungen oder Defekterscheinungen am Zentralnervensystem)

TPHA:	Nicht reaktiv oder reaktiv mit uncharakteristischem Titer
19 S (IgM)-TPHA: (nach Gelfiltration des Patientenserums)	In allen Fällen ausschließlich Antikörper vom 7 S (IgG)-Typ (Abb. 1 f)
IgM-FTA-ABS:	Nicht reaktiv, falls reaktiv, durch Rheumafaktoren bedingt
19 S (IgM)-FTA-ABS: (nach Gelfiltration des Patientenserums)	Nicht reaktiv
TP I: (Lysozym-Modifikation)	0–100% spezifische Immobilisation in Abhängigkeit vom zeitlichen Intervall zwischen Infektion und spezifischer Behandlung
Cardiolipin-KBR:	Nicht reaktiv oder reaktiv mit niedrigen Titern (< 1 : 32) in allen Fällen

(IgM)-Antikörper in der Regel ein Zeichen für die Erregerpersistenz und damit für die Behandlungsbedürftigkeit des Patienten ist. Umgekehrt kann – von wenigen Ausnahmen abgesehen, die noch der Abklärung bedürfen – das Fehlen dieser Antikörper im Sinne einer Infektionssanierung interpretiert werden. Dies gilt grundsätzlich auch für solche Patienten, die über die Infektion und deren Behandlung keine Angaben machen können. Der diagnostische Wert insbesondere des 19 S (IgM)-FTA-ABS-Tests zur Differenzierung zwischen behandlungsbedürftiger bzw. sanierter Infektion ist vor kurzem von Schmidt [10] bestätigt worden.

Die bisher gewonnenen Erfahrungen haben uns ermutigt, aus dem Immunstatus nicht nur über die Behandlungsbedürftigkeit des Patienten eine Aussage zu machen, sondern auch über das Infektionsstadium, soweit dies möglich war. Nur in wenigen Fällen wichen die uns anschließend gegebenen ärztlichen Informationen von der immunologischen Aussage ab. Wir glauben deshalb, mit dieser Diagnostik dem Venerologen insbesondere bei Patienten in der Latenz oder Spätlatenz eine wesentliche Entscheidungshilfe anzubieten. Und wir haben die Hoffnung, daß die bei positiven Lipidreaktionen vielfach noch üblichen Sicherheitskurven bald ebenso der Vergangenheit angehören werden wie man dies heute schon von der Wassermann-Reaktion sagen kann.

Literatur

1. Atwood WG, Miller JL (1969) Fluorescent treponemal antibodies in fractionated syphilitic sera. The immunoglobulin class. Arch Dermatol 100:763–769
2. Bruusgaard E (1929) Über das Schicksal der nicht spezifisch behandelten Luetiker. Arch Dermatol Syph (Bol) 157:309–332
3. Herbst B-R, Goerz G, Müller F (1979) Diagnostischer und therapeutischer Aussagewert des IgM-FTA-ABS- und IgM-FTA-19 S-Tests bei der Syphilis. Aktuel Dermatol 5:175–183
4. Logan LC, Norins LC, Atwood WG, Miller JL (1969) Treated late syphilis: immunoglobulin class of antibodies reactive with Treponema pallidum. J Invest Dermatol 53:300–301
5. Müller F (1977) Serodiagnostik der Syphilis aus der Sicht des Immunologen. Hautarzt 28:167–172
6. Müller F (1978) Syphilis: Immunologische Diagnostik heute. Laboratoriumsbl E v Behring 28:25–33
7. Müller F, Loa PL (1974) Neue Möglichkeiten in der immunologischen Diagnostik der Treponemen-Infektion (Syphilis). Infection 2:127–131
8. Müller F, Oelerich S (1979) Korrelation immunologischer Parameter zu den Stadien der apparenten und der klinisch stummen Syphilis. Dermatol Monatsschr 165:385–395
9. O'Neill P, Nicol CS (1972) IgM class antitreponemal antibody in treated and untreated syphilis. Br J Vener Dis 48:460–463
10. Schmidt B (1979) The 19 S-IgM-FTA-ABS test in the serum diagnosis of syphilis. WHO/VOT Res Doc 362:1–26
11. Shannon R, Booth SD (1977) The pattern of immunological responses at various stages of syphilis. Br J Vener Dis 53:281–286
12. Wilkinson AE, Rodin P (1976) IgM-FTA test in syphilis in adults: its relation to clinical findings. Br J Vener Dis 52:219–223

Prof. Dr. med. F. Müller,
Hygienisches Institut, Abteilung Serologie,
Gorch-Fock-Wall 15/17,
D-2000 Hamburg 36

Immunglobuline im Liquor bei Neurosyphilis

F. Gschnait, B. L. Schmidt und A. Luger, Wien

Spezifische Serum-Immunglobuline gegen Treponema pallidum (T.p.) sind im Zuge der Optimierung der Serodiagnose der Syphilis intensiv untersucht worden, und erst jüngst wurden Methoden (SPHA-Technik) [4] entwickelt, um T.p.-spezifisches 19 S-IgM routinemäßig rasch und sicher nachzuweisen. Hiermit sind nun auch die syphilitische Reinfektion sowie Behandlungsversager exakt serologisch erkennbar [5].

Das Verhalten spezifischer Immunglobuline im Liquor cerebrospinalis (LCS) nach Infektion mit T.p. ist weniger bekannt, nun aber durch die Verfeinerung der serologischen Methoden leicht zu bestimmen.

In der folgenden Arbeit wurde T.p.-spezifisches IgG und IgA in LCS mit dem FTA-abs-Test (unter Verwendung FITC-konjugierter monospezifischer „heavy chain"-Antisera DAKO, 1:30 und 1:100 für IgA bzw. IgG verdünnt) und mittels der SPHA-Technik quantifiziert.

Das Krankengut bestand aus 7 Patienten mit Neurosyphilis. Zur Diagnose „Neurosyphilis" wurde neben den bekannten klinischen und Laborparametern auch der kürzlich entwickelte TPHA-Index (=TPHA-Titer im LCS/Albumin-Quotient) [3] herangezogen. Die TPHA-Titer im LCS der neurosyphilitischen Patienten lagen zwischen 2560 und 40960, die TPHA-Indizes stets über 100.

Zum Vergleich der bei den Patienten mit Neurosyphilis erhobenen Befunde wurden in identischer Weise 6 Patienten im Stadium der Spätlatenz, aber ohne klinische Zeichen bzw. Laborsymptome von Neurosyphilis untersucht. Die TPHA-Titer im LCS dieser Fälle lagen zwischen 40 und 160, die TPHA-Indizes deutlich unter 100.

In allen Fällen wurde T.p.-spezifisches IgG in vergleichbaren Titern im Serum und LCS gefunden, wobei keine statistisch signifikanten Unterschiede in der quantitativen Verteilung zwischen den Gruppen neurosyphilitischer und nichtneurosyphilitischer Patienten bestanden.

T.p.-spezifisches IgA wurde im Serum aller Neurosyphilitiker entdeckt, jedoch nur in 3/6 nicht-neurophilitischer Patienten. Im LCS war T.p.-spezifisches IgA ausschließlich und in jedem Fall in der Gruppe der Neurosyphilitiker nachweisbar.

Es bestehen somit deutliche Unterschiede in der Immunglobulinverteilung bei neurosyphilitischen Patienten und Syphilitikern ohne Mitbeteiligung des Zentralnervensystems. Das Vorhandensein von T.p.-spezifischem IgA im LCS dürfte für die Neurosyphilis charakteristisch sein, und die Untersuchung einer größeren Anzahl von Fällen wird ergeben, ob diesem Befund auch eine diagnostische Bedeutung zukommt.

Sicher ist jedenfalls, daß IgA im LCS das Zentralnervensystem nicht vor der pathogenen Wirkung des T.p. zu schützen vermag. Wie jüngste Untersuchungen an N. meningitidis [1] und Candida albicans [6] zeigten, könnte sogar das Gegenteil der Fall sein. IgA-Moleküle dürften IgG an den Immunglobulin-Rezeptoren des Mikroorganismus kompetitiv hemmen. Da IgA nicht imstande ist, eine Zytotoxizität über die klassische Komplementaktivierung zu bewirken, scheint bei der Anwesenheit von IgA der antibakterielle Effekt von IgG vermindert. Hypothetisch könnte somit gefolgert werden, daß die Anwesenheit von IgA im LCS eines Patienten mit Syphilis den Befall des Zentralnervensystems mit T.p. erst ermöglicht. IgA könnte somit im Krankheitsablauf der Syphilis eine bedeutende Rolle spielen [2].

Literatur

1. Griffis M (1975) Bacterial activity of meningococcal antisera. J Immunol 114:1779–1784
2. Gschnait F, Schmidt BL, Luger A (im Druck) Cerebrospinal fluid immunoglobulins in neurosyphilis. Br J Vener Dis
3. Luger A, Schmidt BL, Steyrer K (im Druck) Diagnosis of neurosyphilis by CSF examination. Br J Vener Dis
4. Schmidt BL (im Druck) Solid phase hemadsorption. A method for rapid detection of Treponema pallidum specific IgM. Sex Transm Dis
5. Schmidt BL, Luger A (1979) Eine neue Methode zum Nachweis einer Syphilis-Reinfektion. Hautarzt 30:662–665
6. Wilton JMA (1978) Suppression by IgA of IgG mediated phagocytosis by human polymorphonuclear leucocytes. Clin Exp Immunol 34:423–428

Prof. Dr. A. Luger,
Dermatologische Abteilung,
Krankenhaus der Stadt Wien – Lainz
und Ludwig Boltzmann-Institut für
dermato-venerologische Serodiagnostik

Abnormes Komplementprofil bei paraproteinämischer Xanthomatose

P. M. Kövary, W. Opferkuch, J.-P. Cassuto, R. Maiolini, J. J. Herzberg, W. Schwartzkopff, T. Cermak und W. Gebhart, Bochum, Nizza, Münster, Bremen, Berlin und Wien

Generalisierte plane Xanthome (g.p.X.) gehen oft mit einer Paraproteinämie einher, nicht selten besteht ein Plasmozytom [Übersichten 1, 7, 8]. – Bei 2 der 6 von uns untersuchten Patienten mit g.p.X. und IgG_1-Paraproteinämie (Ra., Ca.) wurde ein Plasmozytom nachgewiesen. Die Cholesterin- und Triglyzeridwerte lagen bei allen im mittleren und oberen Normbereich. In der Lipoproteinelektrophorese wurden nur vereinzelt geringfügige Vermehrungen der Prä-beta-Lipoproteine gefunden.

Tabelle 1. Komplementbefunde bei paraproteinämischer Xanthomatose

Patient Paraprotein	Ra. IgG$_1$-lambda	Ku. IgG$_1$-kappa	Ca. IgG$_1$-lambda	Ju. IgG$_1$-kappa	Be. IgG$_1$-kappa	Wi. IgG$_1$-lambda
CH50 normal: 16,5–60 U/ml	*10,1*	7,5	44,6	7,2	*14,5*	23,1
C1 (HT) normal: 1,15–4,0 × 10^{13} Mol/ml	*0,1*	*0,1*	2,0	*0,2*	*0,1*	*0,2*
C2 (HT) normal: 1,75–9,0 × 10^{11} Mol/ml	*1,1*	*1,6*	10,6	*1,1*	*0,7*	6,6
C4 (HT) normal: 0,7–3,6 × 10^{13} Mol/ml	*0,01*	*0,04*	1,2	*0,06*	*0,13*	*0,06*
C1 INH (Aktivität) normal: 12–60 U/ml	24,0	23,0	25,0	*9,0*	*11,0*	19,0
C1 INH (RID) normal: 17–44 mg/100 ml	24,8	19,8	44,2	*9,0*	*10,2*	32,8
C4 (RID) normal: 11,5–57,5 mg/100 ml	*< 1,0*	*< 1,0*	7,4	*< 1,0*	*< 1,0*	2,4
C3c (RID) normal: 55–135 mg/100 ml	74,0	66,0	60,0	*50,0*	65,0	114,0
C3PA (RID) normal: 11–37 mg/100 ml	15,0	17,2	19,8	12,0	16,8	29,2
IC (ELISA) normal: < 14%	3,3	6,7	12,9	11,7	8,9	4,8
C3 Konversion	–	–	–	–	–	–

Ein Grund für das Zusammentreffen einer Paraproteinämie mit g.p.X. kann in Autoantikörpereigenschaften der Paraproteine zu suchen sein. In der Regel besteht eine Hyperlipämie, wenn entsprechende Aktivitäten von Paraproteinen nachweisbar sind [2, 11]. – Bei unseren Patienten lag eine Normolipämie vor. Eine abnorme Lipidbindung war dabei in keinem Fall im Bereich der bei der Lipoproteinelektrophorese in Auftragsnähe verbleibenden Paraproteine nachweisbar. Eine Kryoglobulinbildung oder zirkulierende Immunkomplexe [Methode 9] haben wir im Serum der Patienten nicht nachweisen können. Mit Anti-alpha-Lipoprotein- und Anti-beta-Lipoprotein-Antiseren fanden sich in der Immunelektrophorese auch keine Lipoproteinanlagerungen an die Paraproteine. Die Patientenseren selbst reagierten nach Einsatz als Antikörper in der Immunelektrophorese nicht mit Normalseren. Dies gilt auch für die Doppeldiffusionstechnik. Auch hier reagierten die paraproteinhaltigen Seren in verschiedenen Verdünnungen nicht mit normalen Seren.

In Seren von Patienten mit g.p.X. und IgG-Paraproteinämie sind Verminderungen früher Komplementkomponenten beschrieben worden (5,6 = Fall Ra.) [10], wie man sie beim erworbenen angioneurotischen Ödem antrifft, bei dem gleichfalls häufig eine Paraproteinämie besteht [4]. – Wir haben dies mittlerweile bei 5 weiteren Patienten mit g.p.X. und IgG-Paraproteinämie bestätigen können (Tabelle 1). Dabei sei noch erwähnt, daß bei unseren Patienten bisher keine Schwellungen oder gastrointestinale Symptome auftraten.

In den Veränderungen im Komplementprofil ist sicher nicht die Ursache der planen Xanthome zu sehen. Man kann annehmen, daß die Paraproteine auch bei normolipämischen g.p.X. mit einer IgG-Paraproteinämie wie Autoantikörper unter Komplementverbrauch mit Substanzen reagieren, die mit dem Fettstoffwechsel etwas zu tun haben. Allerdings gehen die Verminderungen von Komplementkomponenten nicht über die C4-Stufe der Komplementkaskade hinaus. Dies konnten wir aufgrund des Fehlens einer Konversion von C3 in den nativen Seren der Patienten mit Hilfe der zweidimensionalen Immunelektrophorese [12] nachweisen (Abb. 1, Antiserum der Fa. Dako, Kopenhagen). Schon frühere Untersucher [5] hatten aufgrund einer normalen C3-Aktivität angenommen, daß die Komplementaktivierung nur bis C4 geht. Zirkulierende Antigen-Antikörper-Komplexe waren mit einem Rheumafaktor-Inhibitionstest [9] in den Seren unserer Patienten nicht nachweisbar. Bei dem in der Literatur zuerst beschriebenen Fall hatte sich gleichfalls kein Hinweis auf das Vorliegen zirkulierender Immunkomplexe ergeben: Die hämolytische Aktivität von Normalseren (gemessen als CH50, C1- und C3-Aktivität) hatte sich durch das Serum nicht inhibieren lassen [5]. Die Antikörpereigenschaften der Paraproteine sowie ihre möglicherweise im Serum vorhandenen korrespondierenden Antigene konnten wir bisher nicht nachweisen. Dies war auch anderen Untersuchern [10] mit den gleichen Methoden, die auch wir verwendet haben, bei ihren Fällen von hypokomplementämischer Xanthomatose mit Paraproteinämie nicht möglich. Vielleicht findet die Reaktion außerhalb der Blutzirkulation statt. Allerdings haben andere Untersucher [10] in der xanthomatösen Haut

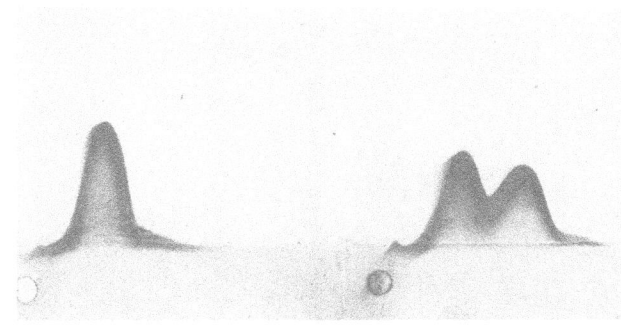

Abb. 1. Zweidimensionale Immunelektrophorese des Serums Ra. gegen Anti-C3. Im nativen Serum ist eine C3-Konversion nicht nachweisbar. Links: natives Serum, rechts: Serum versetzt mit Rinderalbumin/Anti-Rinderalbumin-Komplexen. Präinkubation beider Proben 60 min, 37 °C

keine IgG-Ablagerungen gefunden. Auch wir konnten IgG-Ablagerungen in der Haut unserer Patientin Ra. mit Hilfe der direkten Immunfluoreszenz nicht nachweisen. – Schließlich kann nicht ausgeschlossen werden, daß an den Verminderungen von C2 und C4 auch eine Überladung der Makrophagen (in denen diese Komponenten schließlich gebildet werden [3]) mit gespeicherten Fetten mitverantwortlich ist. Für die bei einigen Fällen beobachteten Verminderungen des C1-Inaktivator [5, 10], (Fälle Ju. und Be.) kann eine Funktionsstörung der Makrophagen nicht verantwortlich gemacht werden, da diese Komponente in Leberparenchymzellen gebildet wird [3].

Literatur

1. Bazex A, Dupré A, Christol-Jalby B (1970) Xanthomatoses et dysglobulinémies. Bull Soc Fr Dermatol Syph 77:654–665
2. Beaumont J-L, Beaumont V (1977) Autoimmune hyperlipidemia. Atherosclerosis 26:405–418
3. Colten HR (1977) Complement synthesis. In: Good RA, Day SB (eds) Comprehensive immunology. Plenum, New York, p 47–67
4. Gelfand JA, Boss GR, Conley CL, Reinhart R, Frank MM (1979) Acquired C1 esterase inhibitor deficiency and angioedema: a review. Medicine (Baltimore) 58:321–328
5. Jordon RE, McDuffie FC, Good RA, Day NK (1974) Diffuse normolipaemic plane xanthomatosis. An abnormal complement component profile. Clin Exp Immunol 18:407–415
6. Kövary PM, Janning G, Neumann K, Opferkuch W (1978) Anomalies des composants du complément chez une malade atteinte de xanthomatose diffuse paraprotéinémique. Les colloques de l'Inserm. Immunopathologie cutanée/Cutaneous immunopathology 80:405–408
7. Krain LS (1974) Cutaneous xanthomatosis and multiple myeloma: analysis and review. Cutis 14:423–427
8. Rivat MH, Colomb D, Normand J, Cavailles M (1979) Xanthomes et dysglobulinémies myélomateuses. A propos d'un cas associé également à une amyloidose systématisée, dite primitive, type Lubarsch-Pick. Revue de 42 cas de la littérature. Ann Dermatol Venereol 106:755–766
9. Roda L, Maiolini R, Ferrua B, Masseyeff R (1979) An enzyme immunoassay method for detecting circulating immune complexes by inhibition of polyclonal rheumatoid factor. J Immunol Methods 29:207–220
10. Russell-Jones RR, Baughan ASJ, Cream JJ, Levantine A, Whicher JT (1979) Complement abnormalities in diffuse plane xanthomatosis with paraproteinaemia. Br J Dermatol 101:711–716
11. Taylor JS, Lewis LA, Battle JD, Butkus A, Robertson AL, Deodhar S, Roenigk HH (1978) Plane xanthoma and multiple myeloma with lipoprotein – paraprotein complexing. Arch Dermatol 114:425–431
12. Teisberg P (1975) In vivo activation of Ce revealed by crossed immunoelectrophoresis as a parameter of immunological activity in disease. Clin Chim Acta 62:35–41

Priv.-Doz. Dr. med. Peter Michael Kövary,
Lehrstuhl für Medizinische Mikrobiologie und Immunologie,
Ruhr-Universität Bochum,
Postfach 10 21 48,
D-4630 Bochum 1

Hauptthema III: Maligne Lymphome, sarkomatöse und leukämische Hauterkrankungen

Einführung zum Hauptthema

W. Knoth, Stuttgart

Als Hauptthema für den dritten Verhandlungstag unseres 32. Kongresses der Deutschen Gesellschaft für Dermatologie war schon in der Planung vorgesehen, daß über maligne Lymphome und Pseudolymphome gesprochen werden sollte. Einvernehmlich mit der Tagungsleitung glaubten wir jedoch, diese in der letzten Zeit wiederholt diskutierten Krankheiten und Krankheitsbegriffe aus aktuellen Gründen und wegen der Verzahnung der einzelnen Gebiete untereinander durch die Sarkome anderer Zytogenese und durch leukämische Hauterkrankungen erweitern zu müssen. Beabsichtigt war, daß wir Ihnen auf diese Weise ein etwas umfassenderes Bild des derzeitigen Wissenstandes über die drei sehr wichtigen Gebiete der malignen Lymphome, der nicht-lymphozyto-proliferativen Sarkome und der Leukämien vermitteln. Bezüglich der beiden zuletzt genannten Geschwulsterkrankungen kommt hinzu, daß sie lange nicht mehr auf einer unserer großen Tagungen besprochen wurden.

Auf zwei internationalen und auf zwei deutschsprachigen Kongressen in München (1967), Venedig – Padua (1972), Graz (1974) und jetzt hier referiere oder moderiere ich zum vierten Male über besondere Tumorleiden, die noch vor 10 Jahren namentlich hinsichtlich maligner Lymphome mit einer anderen Überschrift hätten versehen werden müssen.

Die Kolleginnen und Kollegen, und ich hoffe es sind noch viele, die vor den 30er Jahren studiert haben, werden den heutigen Ausführungen im Umgang mit den Begriffen Lymphomen, Sarkomen und Leukämien unbeeinträchtigt durch spätere zytogenetische Diskussionen, ich meine also ohne besondere Anstrengung folgen können. Sie haben noch in der sog. Urform pathologisch-anatomischer Onkologie die Begriffe Lymphom, Sarkom und Leukämie im klinischen Unterricht und in ihren ersten Assistentenjahren so erfahren, daß sie heute nur noch das, was zytogenetisch Neues gefunden worden ist, dazuzuordnen brauchen, um komplett auch begrifflich wieder auf dem neuesten Stand zu sein. Wir und alle die, die nach den 30er Jahren Medizin studierten, Assistenten waren und wissenschaftlich arbeiteten, tun uns schwerer mit der Ablösung einer in zytogenetischer und histogenetischer Forschung sehr wichtigen Zeit.

Einige historische Hinweise sind meines Erachtens nötig, um noch mehr zu verdeutlichen, was ich eben mit den verschiedenen Ärztegenerationen und deren Kenntnissen angesprochen habe. Thomas Hodgkin veröffentlichte 1832 eine monographische Bearbeitung der Lymphknotenerkrankungen. Schon Virchow wußte, daß Hodgkins Übersicht zwar verdienstvoll, aber nicht präzise war oder noch nicht präzise sein konnte. Paltauf und Sternberg haben die Lymphogranulomatose erstmalig beschrieben. Der Lymphknoten-Pathologie hat aber Hodgkin entscheidende Impulse gegeben.

Keineswegs handelt es sich bei der Verwendung der Worte Lymphome, maligne Lymphome, Sarkome, Leukämien, Pseudoleukämien und Pseudolymphomen um eine neue Nomenklatur. Das ist für jeden, der hier zuhört, hinsichtlich der Sarkome und Leukämien klar. Eine Reihe unserer jüngeren Kollegen mag sich vielleicht aber wundern, daß der Lymphom-Begriff mehr als 100 Jahre alt ist und wahrscheinlich von Rudolf Virchow geprägt und von Billroth in seiner Eigenschaft als Pathologe und Chirurg, er war Ordinarius für beide Fächer, im vermehrtem Maße in der Klinik angeboten wurde. Im Wintersemester 1862/1863 hielt Rudolf Virchow Vorlesungen über „Die krankhaften Geschwülste". Sie sind 1864/65 in Buchform erschienen. Auf Seite 563 findet man möglicherweise die Stelle der Geburt des Begriffes Lymphom. Wörtlich heißt es dort: „... unter dem Namen der lymphatischen Geschwülste oder, um ein ‚Om' dabeizuhaben, der Lymphome" behandelt Virchow im einzelnen das, was damals in der Reihe der Lymphknoten-Tumoren zu finden war.

Virchow hatte ein außerordentliches Gedächtnis und war sehr genau im Zitieren seiner Vorarbeiter. Hier fehlt jedoch ein Hinweis auf denjenigen, der vor ihm den Begriff Lymphom geprägt haben könnte. Bezüglich des Wortes Sarkom liegen die Dinge weiter zurück. Im gleichen Buch auf Seite 173 sagt Virchow, daß nur in der Dermatologie das Sarkom ein ausgedehnteres Gebiet erhielt. Er bezieht sich auf Lorry, der 1779 in „Abhandlung von den Krankheiten der Haut" bereits hier den Terminus Sarkom mit gewissen „unförmlichen fleischigen Massen" zusammenbrachte.

Virchow war ein Meister begrifflicher Kurzformen, wie auch die Entstehung des Wortes Leukämie ausweist. Hier verficht er seinen Standpunkt im schon zitierten Buch auf Seite 565 gegenüber dem Engländer Bennett, der 1851 den Begriff Leukozytämie vorgeschlagen hatte. Die griffige Kurzform schien für Virchow aber die treffendere zu sein. Heute würden wir sagen, daß sie nur bedingt genau ist, zweifellos aber gut merkbar und eingängig. Diese Eingängigkeit und leichte begriffliche Handhabung gab zunächst auch dem Wort Lymphom schnell Eingang namentlich in die Klinik, schließlich auch mehr und mehr in die Pathologische Anatomie. Man kam zu der Differenzierung der verschiedenen Lymphome und stellte zunächst das Rundzellsarkom, später das Lymphosarkom und die Lymphosarkomatose heraus. An dieser Stelle muß die österreichische Pathologenschule besonders erwähnt werden. Hinsichtlich der Lymphosarkomatose und deren subtiler Beschreibung ist insbesondere Kundrat zu nennen.

Man beschäftigte sich bis in die Anfänge der 20er Jahre des 20. Jahrhunderts eingehend mit den Lymphozyten. Ich erinnere an das große Lymphozyten-Referat von Felix Marchand anläßlich der Verhandlungen der Deutschen Gesellschaft für Pathologie in Marburg 1913. Eindrucksvolle Erkenntnisse konnten wir weiter von der Marchand-Schule, namentlich von meinem Lehrer in pathologischer Anatomie, Georg Herzog, und seinem Schüler Werner Schopper erfahren. Die gewebezüchterische Beschäftigung mit Thymus- und Milzlymphozyten, an denen ich mich auch beteiligte, gab uns wesentliche Einblicke, besonders in die lokomotorischen und funktionellen, kinetischen Aktivitäten dieser Zellen.

Mit dem Jahr 1924 wurde das Wort „Retikulose" geboren. Eine aleukämische Retikulose, veröffentlicht von Letterer, wurde zu einer sehr beachteten Erkrankung, nicht nur in spezieller, sondern in allgemein pathologisch-anatomischer Hinsicht, ohne eine Retikulose zu sein. Aschoff hatte sein retikulo-endotheliales System umrissen, das später von Fresen zu retikulo-histiozytär modifiziert wurde. Die erste Beschreibung eines Retikulosarkoms von dem französischen Pathologen Oberling 1928 und die eingehende Beschäftigung der Rößle-Schule in Berlin mit den damaligen Mitarbeitern Roulet, de Oliveira und Apitz führten zur Beschreibung weiterer Retikulosarkome und zur Einführung des Begriffes Retothelsarkom (R. Rößle: Das Retothelsarkom der Lymphknoten. Beitr Pathol Anat 103:385 1939). Die Pathologen waren also nicht mehr zufrieden mit dem in der Klinik für jede Lymphknotenschwellung gebrauchten und verwässerten Lymphom-Begriff.

In unserem Fachgebiet kamen solche Beschreibungen primär-kutaner Erkrankungen des retikulo-histiozytären Systems ab 1930 (Rusch) vermehrt zur Veröffentlichung. Ausweitungen des einstmals gesteckten Rahmens blieben nicht aus. Die Geschwulsterkrankungen des lymphozytären Systems wurden hinsichtlich der reinen lymphozytoproliferativen Blastome vernachlässigt. Schallock, Angehöriger der Marchand-Schule, gelang noch der Versuch, eine Verbindung mit dem Begriff Lympho-Retikulose aufrecht zu halten. Ich selbst habe mich bemüht, neben den Retikulosen sowie Retikulosarkomatosen die malignen blastomatösen Erkrankungen der Lymphozyten weiterhin zu beachten und zu beschreiben (Habil.-Schrift, Med. Fakultät, Gießen 1958). In einer Reihe von Arbeiten wandte ich mich gegen Mycosis fungoides, lipidige Pathothesaurimosen, diffuse und systemische Mastzell-Vermehrungen, eosinophile sowie plasmazelluläre Erkrankungen als Retikulosen in der engeren und eigentlichen Bedeutung. Arbeiten über histoarchitektonische, zytophotometrische und enzymzytochemische Befunde kamen hinzu.

An dieser Stelle ist es eine historische Pflicht, viele, die heute hier sind, haben ihn gekannt, Heinrich Gottron zu nennen, der in der Dermatologie, namentlich in seiner letzten Schaffensperiode, von den 50er Jahren an, uns beispiellos unterrichtete, wie er die Erkrankungen bewertete, die damals im speziellen Sinne Retikulosen oder Retikulosarkome genannt werden konnten. Gottron beschrieb im engeren Sinne das Krankheitsbild, das in der Dissertation von Frau Scheicher-Gottron erstmalig eine besondere nosologische Bewertung bekam. Ihm kam es darauf an, eine Trennung zwischen unilokulären Sarkomen und solchen blastomatösen Erkrankungen zu treffen, die multizentrisch in autochthon-autonomer Weise auftreten und sich diskontinuierlich weiterentwickeln und den Menschen bedrohen. Er sagte mir während der 24. Tagung der Deutschen Gesellschaft für Dermatologie in Düsseldorf 1958, er habe unter großen Mühen das schwierige Kapitel „Retikulosen der Haut" allein geschrieben und fertiggestellt. Es würde bald in dem Handbuch Dermatologie und Venerologie von Schönfeld und ihm 1960 herauskommen. Ich möge es eingehend lesen und finden, daß er mich als Neounitarier eingereiht habe, was er nicht für falsch hielt. Dieser Beitrag von Gottron ist schwer zu lesen. Er bringt eine Fülle von persönlichen Beobachtungen, speziellen Untersuchungen und Krankheitsdeutungen, so daß ich meine, daß er auch heute noch uns viel zu sagen hat, selbst wenn wir mit den einzelnen Krankheitsbildern jetzt andere zytogenetische Vorstellungen verbinden, die damals ihm noch nicht bekannt sein konnten.

Ungefähr 50 Jahre, von 1924 bis 1974, wurden Retikulosen, Retikulosarkome und Retikulosarkomatosen beschrieben (siehe J. Kimmig und M. Jänner: Retikulosen. In: Handb. Haut- u. Geschl. Krkht. v. J. Jadassohn, Ergänzungswerk Bd. III/a, 1969, herausgegeben v. H. A. Gottron), von anderen Erkrankungen abgetrennt und zum Teil zu diesen Begriffen auch Ausweitungen vorgenommen, die nicht berechtigt waren. Diese 50 Jahre wurden zu einem Zeitpunkt abgelöst, als Lennert et al. eine neue Einteilung blastomatöser Lymphknoten-Erkrankungen vorlegten (sarkomatöse Entwicklung interdigitierender Retikulumzellen bei Mycosis fungoides: beobachtet von K. Lennert, persönl. Mitteilung). Interessant ist zu bemerken, daß namentlich im amerikanischen pathologisch-anatomischen und dermatologischen Schrifttum die früheren mitteleuropäischen und westeuropäischen Begriffsbildungen Lymphome, Lymphosarkome etc. immer, trotz unserer verstärkten Hinwendung zu den blastomatösen Retikulosen (Roulet), Grundbestandteil differentialdiagnostischer Erwägungen blieben. Insofern kann der amerikanische Kollege wahrscheinlich sehr viel leichter die Zeit von 1924 bis 1974 überbrücken und an die alten onkologischen begrifflichen Vorstellungen des 19. Jahrhunderts anknüpfen.

Wenn Sie nun meinen Ausführungen gefolgt sind, könnte dieser und jener den Eindruck gewinnen, daß wir heute in ein neues Wirrwar der Nomenklatur hineingeraten sind. Hier möchte ich aber vorab sogleich etwas Beruhigendes sagen: Die Krankheitsbilder, die Sie klinisch, hinsichtlich ihrer nosologischen Wertung und im Ablauf kennen, haben sich in ihrer Ausprägung nicht verändert. Es gibt selbstverständlich weiterhin primärkutane Geschwulsterkrankungen des extralymphatischen, blastopotenten Systems, die jetzt nach neuen Erkenntnissen, unter dem Stichwort maligne Lymphome subsummiert, anders zytogenetisch, begrifflich differenter, bewertet werden können. Klassische Krankheitsbilder erlöschen nicht oder sehr selten; Geschwulstkrankheiten derzeit überhaupt nicht, sondern sie nehmen eher zu. Neue Begriffe oder wiederbelebte Begriffe sollen helfen, eine gemeinsame Sprache zwischen den Disziplinen zu ermöglichen. In dieser Hinsicht und aus Gründen der fortgeschrittenen Zelldifferenzierung bin ich Befürworter einer neuen Einteilung.

Anläßlich der heutigen Verhandlung wird pathologisch-anatomischer- und dermatologischerseits der Versuch unternommen, die malignen Lymphome nach dem aktuellen Wissensstand zu präsentieren und evtl. auch hier und da, ich weiß es noch nicht, Beziehungen zu den bisherigen Krankheitsbegriffen, wie Retikulosarkom und Retikulosarkomatose, herzustellen. Ich darf es zum Ausdruck bringen, daß ich mich freue, diesen Teil unserer 32. Tagung moderieren zu dürfen, um in der Nähe der Referenten und für Sie mitinterpretierend zu erleben, was schon bekannt ist und was wir neu zu bedenken haben. Untersuchungsergebnisse an T- und B-Lymphozyten, Zentrozyten sowie Zentroblasten mittels enzymzytochemischer, immunzytochemischer und ultramikroskopischer Methoden (z. B. Esterase- und Immunperoxidase-Technik, Nachweis von Fc-, C- und Antigen-Rezeptoren, Rosettenverhalten, Laktin-Stimulierung, evtl. monoklonale Antikörper-Befunde, um nur

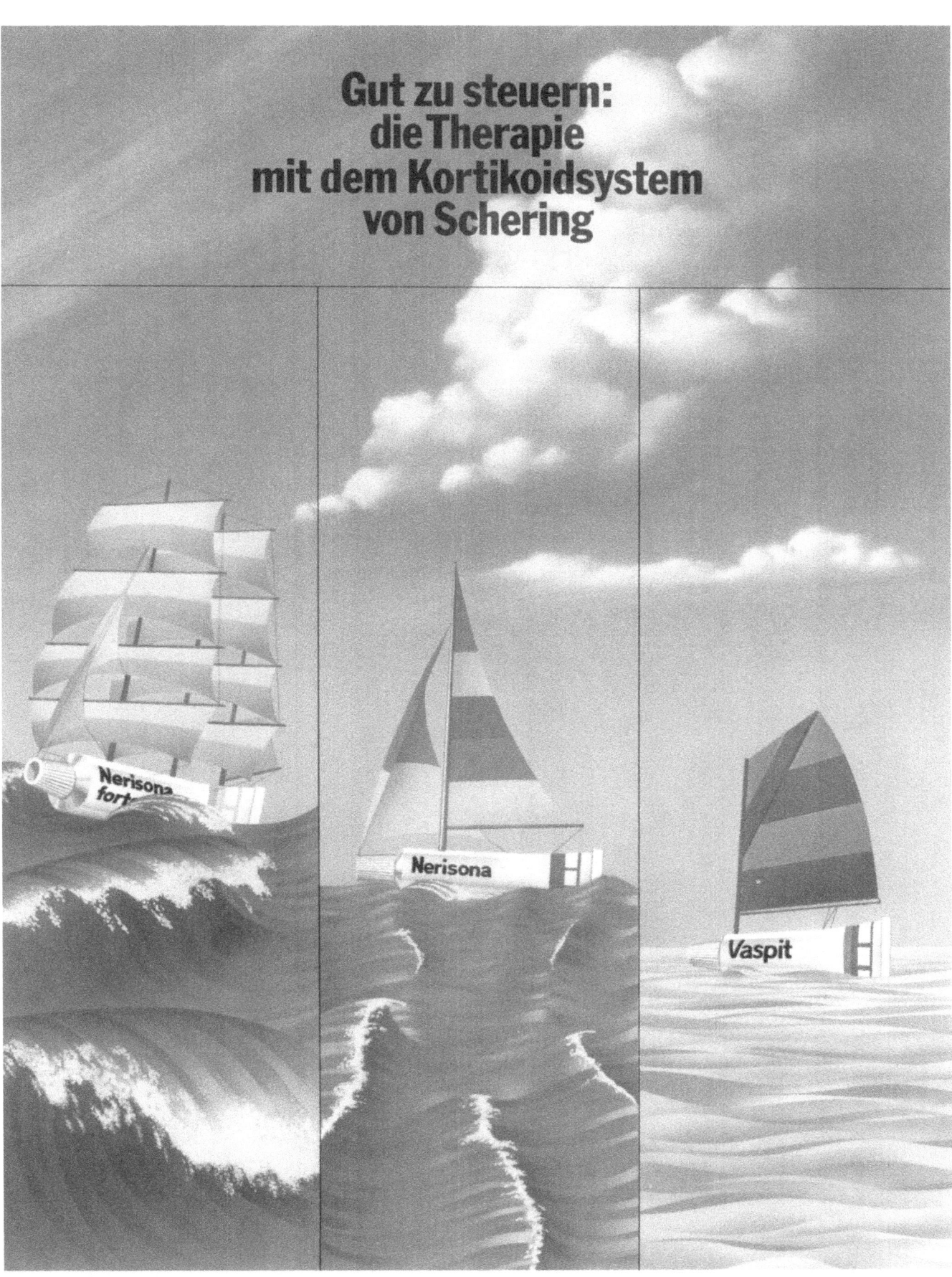

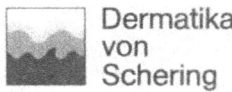 Dermatika von Schering

Nerisona forte

Wegen seiner Wirkungsstärke: exklusiv für Problem-Dermatosen und speziell für den Dermatologen.

Zur Anfangs- und Zwischen-Behandlung von Problem-Dermatosen wie schweren chronischen Ekzemen und Psoriasis. Nerisona forte gibt es als Fettsalbe, also in der richtigen Grundlage für den meist sehr trockenen Hautzustand bei diesen Erkrankungen.

Zusammensetzung: 1 g Nerisona®-forte-Fettsalbe enthält 3 mg (0,3%) Diflucortolon-21-valerat. **Anwendungsgebiete:** Zur Anfangs- und zwischenzeitlichen Behandlung von besonders schwer zu beeinflussenden, auf eine lokale Kortikoidtherapie ansprechenden Hautkrankheiten, wie Psoriasis vulgaris, Neurodermitis, Lichen ruber planus et verrucosus, Erythematodes chronicus discoides, schwere chronische Ekzeme. **Gegenanzeigen:** Spezifische Hautprozesse (Lues, Tuberkulose), Varizellen, Vakzinationsreaktionen, periorale Dermatitis. Für Säuglinge und Kleinkinder bis zu 4 Jahren nicht geeignet. Nicht im Gesicht anwenden. Bei bakteriell infizierten Hautkrankheiten und/oder bei Pilzbefall ist zusätzlich eine spezifische Therapie erforderlich. Strenge Indikationsstellung im 1. Schwangerschaftsdrittel. Von einer Ganzkörperokklusionsbehandlung sollte abgesehen werden. **Nebenwirkungen:** Bei großflächiger (etwa 10% Körperoberfläche und mehr) und/oder langdauernder (über 10 Tage hinaus) Anwendung ist wie bei fast allen Kortikoiden folgendes nicht auszuschließen: lokale Hautveränderungen – wie Atrophien, Teleangiektasien, Striae, akneförmige Erscheinungen – sowie systemische Wirkungen des Kortikoids durch Resorption.

Packungen und Preise lt. AT: Tube mit 15/60 g, DM 12,69/40,42. **Dosierung:** Im allgemeinen 2mal täglich dünn auftragen. Nur 1 bis höchstens 2 Wochen anwenden, vorwiegend zum Therapiebeginn und im akuten Schub. Dies gilt besonders für Patienten mit Neurodermitis. Anschließend auf die geringer konzentrierten 0,1%igen Nerisona-Standardzubereitungen übergehen. **Besondere Hinweise:** Ausführlichere Informationen zum Präparat enthält der wissenschaftliche Prospekt (z. Z. ist die 4. Auflage, Stand September 1980, gültig).

April 1981

Nerisona

Das ausgewogene Kortikoid-Präparat für fast alle entzündlichen und allergischen Dermatosen.

Nerisona besitzt hohe Wirksamkeit bei relativ geringem Nebenwirkungsrisiko. Nerisona gibt es als Creme, Salbe und Fettsalbe – also in drei Grundlagen für eine hautzustandsgerechte Therapie. Bestimmte von uns untersuchte, individuelle Zubereitungen mit Nerisona und zusätzlichen Wirkstoffen (z.B. bis 5% Salicylsäure) sind mindestens 4 Wochen stabil. (Eine entsprechende Tabelle steht auf Wunsch zur Verfügung.)

Zusammensetzung: 1g Nerisona®-Creme, -Salbe oder -Fettsalbe enthält 1mg (0,1%) Diflucortolon-21-valerat. **Anwendungsgebiete:** Alle auf eine lokale Kortikoidbehandlung ansprechenden Hautkrankheiten. Creme besonders bei akuten und nässenden Stadien, bei seborrhoischer Haut sowie auf sichtbaren oder behaarten Körperstellen; Salbe bei allen Hautzuständen, die weder nässend noch trocken sind; Fettsalbe vor allem bei chronischen und trockenen Prozessen. **Gegenanzeigen:** Spezifische Hautprozesse (Lues, Tuberkulose), Varizellen, Vakzinationsreaktionen, periorale Dermatitis. Bei bakteriell infizierten Hautkrankheiten und/oder bei Pilzbefall ist zusätzlich eine spezifische Therapie erforderlich. Strenge Indikationsstellung im 1. Schwangerschaftsdrittel. **Nebenwirkungen:** Bei großflächiger (etwa 10% Körperoberfläche und mehr) und/oder langdauernder (über 4 Wochen hinaus) Anwendung, besonders der Fettsalbe, sowie unter Okklusivverbänden ist wie bei fast allen Kortikoiden folgendes nicht auszuschließen: lokale Hautveränderungen – wie Atrophien, Teleangiektasien, Striae, akneförmige Erscheinungen – sowie systemische Wirkungen des Kortikoids durch Resorption.

Packungen und Preise lt. AT: Creme, Salbe oder Fettsalbe. Tube mit 15/30/60 g, DM 11,37/20,76/36,58. **Dosierung:** Anfangs 2–3mal täglich dünn auftragen. Säuglinge und Kleinkinder bis zu 4 Jahren möglichst nur kurzfristig, höchstens bis zu 3 Wochen behandeln. Nicht am Auge anwenden. **Besondere Hinweise:** Ausführlichere Informationen zum Präparat enthält der wissenschaftliche Prospekt (z. Z. ist die 4. Auflage, Stand September 1980, gültig).

April 1981

Vaspit

Besonders für Kinder* und Schwangere das richtige Kortikoid-Präparat.

*Auch für Säuglinge!

Vaspit ist mindestens so wirksam wie 1%ige Hydrocortisonacetat-Zubereitungen. Unter einer Vaspit-Behandlung treten keine systemischen Wirkungen auf. Bedeutende lokale Nebenwirkungen sind nicht zu erwarten. Vaspit gibt es als Creme, Salbe und Fettsalbe.

Zusammensetzung: 1g Vaspit®-Creme, -Salbe, -Fettsalbe enthält 7,5mg (0,75%) Fluocortinbutyl. **Anwendungsgebiete:** Entzündliche und allergische Hautkrankheiten. Wegen der fehlenden systemischen Wirkung vorzugsweise zur Behandlung von Säuglingen, Kindern, Schwangeren und Diabetikern sowie zur großflächigen und/oder langdauernden Anwendung. Creme besonders bei akuten und nässenden Stadien, bei seborrhoischer Haut sowie auf sichtbaren oder behaarten Körperstellen; Salbe bei allen Hautzuständen, die weder nässend noch trocken sind; Fettsalbe vor allem bei chronischen und trockenen Prozessen. **Gegenanzeigen:** Spezifische Hautprozesse (Lues, Tuberkulose), Varizellen, Vakzinationsreaktionen. Bei bakteriell infizierten Hautkrankheiten und/oder bei Pilzbefall ist zusätzlich eine spezifische Therapie erforderlich. Bei Überempfindlichkeit gegen Cetylstearylalkohol (enthalten in Vaspit-Creme) ist von der Anwendung Abstand zu nehmen. **Nebenwirkungen:** In Ausnahmefällen kann es zu lokalen Reizerscheinungen wie Brennen oder Rötung kommen.

Packungen und Preise lt. AT: Vaspit-Creme, -Salbe, -Fettsalbe. Tube mit 15/60 g, DM 16,03/53,90. **Dosierung:** Anfangs 2–3mal, später 1mal täglich dünn auftragen. Wenn unter längerer Therapie mit Vaspit-Creme die Haut zu stark austrocknet, empfiehlt es sich, auf eine fetthaltige Zubereitung (Salbe oder Fettsalbe) überzugehen. Nicht am Auge anwenden. **Besondere Hinweise:** Ausführlichere Informationen zum Präparat enthält der wissenschaftliche Prospekt (z. Z. ist die 5. Auflage, Stand März 1980, gültig).

April 1981 ©

einiges zu nennen) bekommen wir wahrscheinlich gezeigt. Viele Einzelergebnisse und Detailbefunde müssen dann wieder im Rahmen einer biologischen Tumorbewertung mit den klinischen und histologischen Untersuchungen zusammen zu einem Gesamturteil verdichtet werden. Mein Wunsch wäre es, auch künftig parallel zu den anderen Techniken die Zytophotometrie und die Gewebezüchtung weiter einzusetzen.

Über Sarkome sollte in der Dermatologie aktuell wieder mehr gesprochen werden. Aus diesem Grunde waren wir uns bald einig, daß diese Teilthematik unbedingt in Kontrast zu den lymphozytopoetischen malignen Geschwülsten gebracht werden muß. Besonders die peripheren Weichteilsarkome gewinnen pathologisch-anatomischerseits, seitens der Chirurgen und auch seitens der Dermatologen verstärkte Bedeutung. Sie lösen vor allen Dingen wichtige differentialdiagnostische Erörterungen aus, die mit dem etwas unpräzisen und nicht so griffigen Terminus Pseudosarkome zu umreißen wären. Außerdem sind die noch nicht klassifizierbaren sog. malignen Lymphome in ihrer Nähe zu beachten. Wird es ein malignes Makrophagozytom, ein malignes Makrophago-Histiozytom geben? Die Beobachtung eines kleinerbsgroßen Liposarkoms im unteren Korium am Oberschenkel einer jüngeren Frau vor etwa 9 Wochen ließ mich in dieser Ansicht bestärken und wissen, daß wir eben nicht nur große Liposarkome etwa im Retroperitonealraum pathologisch-anatomischerseits haben und alles andere eine Rarität äußersten Grades sei. Ein neuer wichtiger Aspekt kam hinzu, als Enzinger 1965 und 1970 zwei neue periphere Weichteilsarkome beschrieb, die z.T. von Sehnen und Faszien, z.T. von periossalem Gewebe ausgehen, aber auch höher liegend die Kutis miteinbeziehen und noch nicht genau angesprochen werden können. Gemeint sind das Klarzellensarkom und das sog. Epiteloidsarkom.

Unter leukämischen Hauterkrankungen verstehen wir natürlicherweise die Einbeziehung der Kutis in eine allgemeine leukämische Geschwulsterkrankung. Da in dieser Krankheitsgruppe, z.T. angestoßen durch die zytogenetische Forschung auf dem Gebiet der Lymphome, neue Gesichtspunkte auftraten und leukämische Infiltrate an der Haut bedeutsame differentialdiagnostische Probleme aufwerfen, erschien mir ihre Erörterung in diesem Rahmen ebenso notwendig wie aktuell zwingend zu sein.

Zu den malignen Lymphomen, Sarkomen- und Leukämie-Themen, die wie Sie während der Verhandlung merken werden, Berührungen, Überschneidungen oder Ergänzungen mit sich bringen, ist der Mycosis fungoides als einer auch lymphozyto-proliferativen Erkrankung ein Referat bezüglich der Frühdiagnostik gewidmet. Eine Ergänzung hierzu werden wir später noch durch die Bewertung von atrophisierenden Parapsoriasis-Fällen mit den auf ihrem Boden auftretenden Geschwulsterkrankungen bekommen. Neben Diagnostik, nosologischer Bewertung, sowie differentialdiagnostischer Erörterung wird die Therapie ebenfalls eine Rolle spielen und alles zusammen während zweier Diskussionszeiten diesen oder jenen neuen Aspekt bekommen. Wenn Sie nun mit der Erinnerung an den kurz skizzierten historischen Hintergrund unseren Referenten zuhören, so bin ich sicher, daß Sie mit Interesse die einzelnen Themen verfolgen und fasziniert sein werden von der Vielfalt der dermatologischen, pathologisch-anatomischen und allgemeinen onkologischen Aspekte. Wir gehen bei der Erörterung aller Themen von einem literarischen Fundus aus: z.B. Handb. Haut- u. Geschl. Krkht., v.J. Jadassohn, Ergänzungswerk III/3 B, herausgegeben v. H. A. Gottron u. G. W. Korting, Springer-Verlag 1979, spez. „Sarkom der Haut" v. H. Fischer u. W. Undeutsch sowie „Leukämien" v. A. Musger; „Malignant Lymphomas" v. K. Lennert et al., Springer-Verlag 1978; „Retikulosen und Lymphome der Haut aus heutiger Sicht", herausgegeben von H. Kresbach, H. Kerl, O. Braun-Falco u. G. Burg: Der Hautarzt, Suppl. III, 29. Jg. 1978; „Lymphoid Neoplasias" I and II v. G. Mathé, M. Seligman and M. Tubiana, Springer-Verlag, 1979; „Atlas der klinischen Hämatologie" v. H. Begemann u. J. Rastetter, Springer-Verlag, 1978; Treatment of Cancer and allied Diseases, Vol. 9, 2. Aufl., „Lymphomas and allied Diseases", herausgegeben v. G. T. Pack and J. M. Ariel, Harper and Row Publ. Inc. New York, 1964. Ich glaube wir sind uns alle einig in der Feststellung, daß auch neue Erkenntnisse nur auf dem Boden früherer Forschungen gewonnen werden können. In der Auseinandersetzung und im Abwägen gegenüber Bekanntem und Neuem läßt sich am besten der Fortschritt feststellen. Manchmal ist auch eine Rückbesinnung ein Fortschritt. Bei der verstärkten Beachtung der Lymphozyten war dies von Nutzen.

Der Moderator eines solchen Tages darf sich aber nicht weiter programmatisch oder nosologisch-kritisch äußern. Er würde dadurch unter Umständen die kommenden Referate unnötigerweise wertend belasten. Allen Vortragenden, die sich zu diesem Verhandlungstag zur Verfügung stellten oder um ein Referat bewarben, möchte ich jetzt schon danken. Unseren beiden Gästen aus der Pathologie, Herrn Kollegen Stein, Mitarbeiter von K. Lennert, und aus der Hämatologie, Herrn Kollegen Theml, Mitarbeiter von H. Begemann, gilt mein besonderer Gruß und Dank. Da ich sie alle persönlich und/oder aus dem Schrifttum kenne, weiß ich jetzt schon, daß wir einen wichtigen und interessanten Verhandlungstag vor uns haben. In Praxis und Klinik wird man von diesem Tag an, so hoffe ich, über unser Hauptthema nach dem augenblicklichen Kenntnisstand genau Bescheid wissen. Die Diskussionen um die wahre nosologische und zytogenetische Bewertungen bei Lymphomen, Sarkomen und Leukämien müssen weitergehen. Von ihnen erhoffen wir uns immer wieder neue therapeutische Impulse.

Prof. Dr. W. Knoth,
Ärztl. Direktor der Hautklinik der Landeshauptstadt Stuttgart,
Prießnitzweg 23,
D-7000 Stuttgart 50 (Bad Cannstatt).

Zytologische Ableitung der malignen Non-Hodgkin-Lymphome*

H. Stein, A. Bonk, J. G. Gerdes und K. Lennert, Kiel

Einführung

Voraussetzung für die Erforschung der Ätiologie sowie für die Entwicklung von Therapieprogrammen maligner Tumoren und insbesondere für einen Vergleich der Effektivität verschiedener Therapieschemata ist eine wissenschaftlich exakte und reproduzierbare Klassifikation maligner Tumoren. Bekanntlich werden maligne Tumoren in der Tumorpathologie generell nach den Zellen, von denen sie abstammen, klassifiziert (Willis 1960). Bis 1970 war eine solche Ableitung der malignen Non-Hodgkin-Lymphome (NHL) von normalen und reaktiven Vorbildern der Zellen des lymphatischen Systems nicht möglich, weil man zu wenig über ihre Herkunft, Weiterentwicklung und Funktion wußte. Die Entdeckung von zahlreichen immunologischen und enzymzytochemischen Merkmalen („Marker") führte in den letzten 10 Jahren zur Identifikation und genauen Beschreibung einer großen Zahl von Zellpopulationen des lymphatischen Systems. Damit war die Grundlage geschaffen, nach neoplastischen Äquivalenten der verschiedenen physiologischen Zellpopulationen des lymphatischen Systems zu suchen. Durch eine systematische Analyse der wichtigsten immunologischen, enzymzytochemischen und morphologischen Merkmale der normalen und neoplastischen Zellen des lymphatischen Systems konnten wir in Kiel dem Ziel einer wissenschaftlich abgesicherten Klassifikation der malignen NHL näher kommen (Lennert et al. 1975, Stein 1976; Lennert et al. 1978). So gelang es, den größten Teil der NHL in Entitäten aufzugliedern, die einem wichtigen Phänotyp der physiologisch vorkommenden Zellpopulationen des lymphatischen Systems entsprechen. Diese Klassifikation hat inzwischen ihre praktische Brauchbarkeit, d. h. ihre klinische Relevanz, sowohl in einer retrospektiven als auch in einer prospektiven Studie unter Beweis gestellt (Brittinger et al. 1976, 1979).

In diesem Beitrag möchten wir versuchen, das Prinzip und die wissenschaftliche Basis dieser Klassifikation der NHL verständlich zu machen. Das kann wegen der Fülle der Daten und der zahlreichen Subpopulationen des lymphatischen Systems nur exemplarisch geschehen.

Da das Konzept der Neuordnung der NHL auf dem Wissen über die Entwicklung und Differenzierung der Zellen des lymphatischen Systems aufbaut, beginnen wir die Darstellung mit der Beschreibung der Differenzierung und Reifung der Zellen des lymphatischen Systems.

Entwicklung des lymphatischen Systems

Der heutige Wissensstand über die Entwicklung und die Differenzierung des lymphatischen Systems ist in Abb. 1 synoptisch zusammengestellt.

Entwicklung der Zellen des T-Zellsystems

Nach heutiger Erkenntnis gehen die Zellen der T- und B-Zell-Achse aus einer gemeinsamen Vorläuferzelle, der pluripotenten bzw. wahrscheinlicher der lymphopoetischen Stammzelle hervor. Aus dieser entwickeln sich die Vorläufer-T-Zellen, die ab der 5. Schwangerschaftswoche in der Leber und etwas später im Knochenmark nachweisbar sind (Asma et al. 1977). In der 9. Schwangerschaftswoche besiedeln diese Vorläufer-T-Zellen die epitheliale Thymusanlage. Die ersten im Thymus nachweisbaren Thymozyten haben wir Präthymozyten genannt. Die Präthymozyten reifen über Prothymozyten zu reifen Thymozyten aus (Stein und Tolksdorf 1980). Die reifen Thymozyten wandern aus dem Thymus aus und – jetzt T-Zellen genannt – zirkulieren im Blut und besiedeln die sog. T-Zonen im peripheren lymphatischen Gewebe.

Unter den peripheren T-Zellen lassen sich beim Menschen auf Einzelzellebene z.Z. immunregulatorische

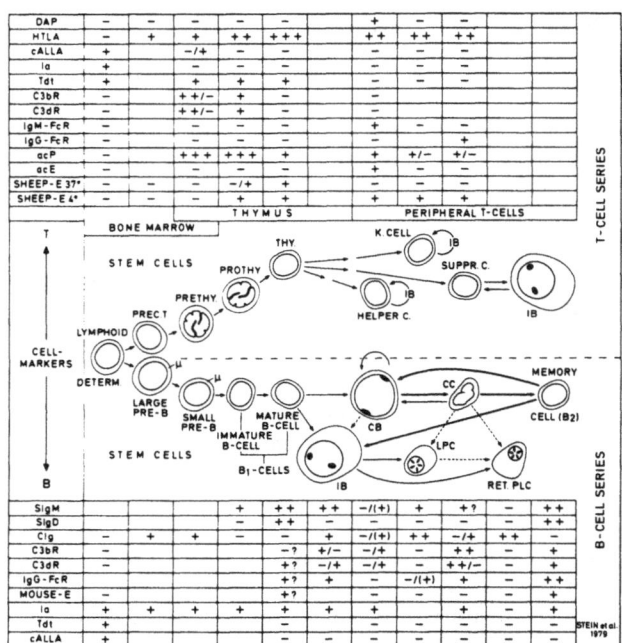

Abb. 1. Heutiger Erkenntnisstand über die Entwicklung der Zellen des lymphatischen Systems.
DAP = Diaminopeptidase IV; HTLA = humanes T-Lymphozytenantigen; cALLA = Antigen der „common" akuten lymphatischen Leukämie; Ia = humanes Transplantationsantigen, das vorwiegend auf B-Zellen vorkommt; Tdt = terminale Desoxinukleotidyltransferase; C3bR = Rezeptoren für das C3b-Bruchstück der 3. Komplementkomponente; C3dR = Rezeptoren für das C3d-Bruchstück der 3. Komplementkomponente; IgM-FcR = Rezeptoren für das Fc-Stück des Immunglobulin M; IgG-FcR = Rezeptoren für Fc-Stück des Immunglobulin G; acP = saure Phosphatase; acE = saure unspezifische Esterase; Sheep-E 37° = Bildung von Rosetten mit Schafserythrozyten bei 37 °C; Sheep-E 4° = Bildung von Rosetten mit Schafserythrozyten bei 4 °C; SIgM = Oberflächenmembran-IgM; SIgD = Oberflächenmembran-IgD; CIg = intrazytoplasmatische Immunglobuline; Mouse-E = Bildung von Rosetten mit Mauserythrozyten; PAA = Bindung von Polyacrylsäurekugeln

---

* Mit Unterstützung durch die Deutsche Forschungsgemeinschaft SFB 111/Teilprojekt CL 1

T-Zellen und T-Effektorzellen, z. B. zytotoxische bzw. Killer-T-Zellen unterscheiden. Die immunoregulatorischen T-Zellen setzen sich, stark vereinfacht, aus Helfer-T-Zellen, das sind Zellen, die die Immunreaktivität steigern, und aus Suppressor-T-Zellen, das sind Zellen, die die Immunreaktivität bremsen, zusammen. Die jeweiligen T-Zell-Subpopulationen vermehren sich offensichtlich über ein Blastenstadium. Diese T-Zellblasten werden T-Immunoblasten genannt.

Die Unterscheidung dieser verschiedenen Reifungs- und Funktionsformen der T-Zell-Achse ist durch eine Analyse von Oberflächen- und Enzymmarkern möglich (s. Abb. 1). Z. B. zeichnet sich der Präthymozyt durch Expression von C_3-Rezeptoren und Fehlen von Schafserythrozyten-Rezeptoren aus. Die Prothymozyten sind durch die simultane Expression von C_3-Rezeptoren und Schafserythrozyten-Rezeptoren definiert (Stein und Müller-Hermelink 1977). Die reifen Thymozyten haben keine C_3-Rezeptoren mehr, besitzen aber zu fast 100% Schafserythrozyten-Rezeptoren, die auch bei 37 °C Schafserythrozyten stabil zu binden vermögen. Alle Thymozyten-Reifungsformen besitzen das Enzym terminale Desoxynukleotidyltransferase (Janossy et al. 1980) und fokale saure Phosphatase (Stein und Müller-Hermelink 1977); dagegen sind sie so gut wie frei von saurer Esterase (Stein et al. 1980).

Die Auswanderung der Thymozyten aus dem Thymus geht mit einer Veränderung des Merkmalmusters dieser Zellen einher. Die aus dem Thymus ausgewanderten Zellen unterscheiden sich von Thymozyten durch das Fehlen von terminaler Desoxynukleotidyltransferase, durch einen geringeren Gehalt an T-Zellantigenen und durch das Unvermögen des Schafserythrozyten-Rezeptors, bei 37 °C Schafserythrozyten zu binden. Die T-Helfer-Zellen sind durch Expression von IgM-Fc-Rezeptoren und eine fokale saure Esterase-Aktivität charakterisiert, während die T-Helfer-Zellen sich dadurch auszeichnen, daß sie IgG-Fc-Rezeptoren und Azurgranula besitzen (Moretta et al. 1977; Grossi et al. 1978).

Entwicklung der Zellen des B-Zellsystems

Die B-Zellen sind grundsätzlich durch ihre Fähigkeit zur Immunglobulinbildung definiert. Die ersten B-Zellen, die im fetalen Organismus nachweisbar sind, enthalten in ihrem Zytoplasma μ-Ketten, besitzen aber keine Oberflächenimmunglobuline und keine leichten Ketten (Raff et al. 1976; Gathings et al. 1977). Diese Zellen wurden Prä-B-Zellen genannt. Die Prä-B-Zellen sind nach der 7. Schwangerschaftswoche in der Leber und im Knochenmark nachweisbar. Aus den Prä-B-Zellen entwickeln sich durch Erwerb von Membran(M)-IgM unreife B-Zellen. Die unreifen B-Zellen sind die Träger der Toleranz, d. h. sie bilden nach einer Antigen-Stimulation keine Antikörper (Raff et al. 1975). Durch Erwerb von IgD gehen aus den reifen B-Zellen reife, sog. immunkompetente B-Zellen (wahrscheinlich sog. B_1-Zellen) hervor (Cambier et al. 1977). Die reifen B-Zellen können in zwei verschiedene antigenabhängige B-Zellreaktionen eintreten: 1. die Keimzentrumsreaktion und 2. die Plasmazellreaktion. Die Keimzentrumsreaktion dient in erster Linie der Vermehrung der B-Zellen, während die Hauptfunktion der Plasmazellreaktion die Produktion von antikörperbildenden Zellen, das sind Plasmazellen, ist.

Keimzentrumsreaktion

Die B_1- und B_2-Lymphozyten besiedeln die Lymphknotenrinde in Form von knötchenartigen Ansammlungen; diese werden als Primärfollikel bezeichnet. Die Zellen der Primärfollikel stehen durch Rezirkulation in ständigem Austausch mit den B_1- und B_2-Zellen des Blutes (Howard u. Scott 1972) und exprimieren wie die Blut-B_1- und B_2-Zellen M-IgM, M-IgD, Ia-like-Antigen und C_3-Rezeptoren. 4 Tage nach einer adäquaten Antigenstimulation und unter dem Einfluß von immunoregulatorischen T-Zellen (Jacobson et al. 1974) entstehen sog. helle Zentren, die Keimzentren. Diese frischen Keimzentren enthalten Zentroblasten, das sind Zellen, die sich morphologisch durch einen großen hellen Kern mit randständigen Nukleolen und einem schmalen, basophilen Zytoplasma auszeichnen. Die ganz überwiegende Mehrzahl der Zentroblasten sind M-IgM- und M-IgD-negativ (Stein et al. 1980). Ein bis drei Wochen später entwickeln sich aus den Zentroblasten Zentrozyten, das sind kleinere bis mittelgroße Zellen, die einen regelmäßig konfigurierten bzw. gekerbten Kern und ein wenig basophiles Zytoplasma besitzen. Durch die Umwandlung von Zentroblasten in Zentrozyten werden zwei Zonen im Keimzentrum unterscheidbar: die sog. dunkle Zone, die reich an Zentroblasten ist und die sog. helle Zone, die vornehmlich Zentrozyten enthält (Abb. 2a). Die Zentrozyten sind wie die Zentroblasten M-IgD-negativ (Abb. 2c), exprimieren aber möglicherweise M-IgM. Letzteres läßt sich bisher nicht klar entscheiden, weil in der hellen Zone ein stark entwickeltes interzelluläres Immunglobulin-Netzwerk mit der selektiven Anfärbung der Zentrozyten interferiert (Abb. 2b). Alle Keimzentrumszellen exprimieren in großer Dichte C_3-Rezeptoren und Ia-like-Antigen (Stein et al. 1978, 1980). Die Follikelmantel-Lymphozyten, die ⅔ des Keimzentrums wallartig umschließen, gehören, wie die Zellen der Primärfollikel, dem rezirkulierenden B-Zellpool an und exprimieren entsprechend auch die gleichen Oberflächenstrukturen wie die Zellen der Primärfollikel (Stein et al. 1980).

Die Zentrozyten verlassen unter Verkleinerung, Verdichtung und Abrundung ihres Kerns die Keimzentren und wandern in die submarginale Region des lymphatischen Gewebes oder zirkulieren als B_2-Zellen im Blut. Die aus den Zentrozyten hervorgegangenen Zellen stehen dann einer erneuten Keimzentrumsreaktion oder aber einer Plasmazellreaktion zur Verfügung.

Plasmazellreaktion

Bei klassischem Ablauf der Plasmazellreaktion kommt es nach Antigenstimulation zu einer Transformation von B_1- oder B_2-Zellen in Immunoblasten, die sich lebhaft vermehren. Die Immunoblasten transformieren sich weiter zu Plasmoblasten und Plasmazellen. Während der Blastenphase schaltet die Synthese von M-Ig mit Rezeptorfunktion auf die Synthese von sekretorischem Ig um, so daß im Zytoplasma der Immunoblasten Immunglobuline nachweisbar werden (Abb. 2e). Mit der weiteren Ausreifung der Immunoblasten in Plasmazellen nimmt die Menge von zytoplasmatischem Ig ständig zu und die Menge der M-Ig ständig ab.

Die Morphologie der Immunoblasten der Plasmazellreaktion läßt sich gut an frischen Fällen von Rötelnlymphadenitis untersuchen. Bei dieser Erkrankung kommt es anfangs zu einer fast selektiven Hyperplasie der Plas-

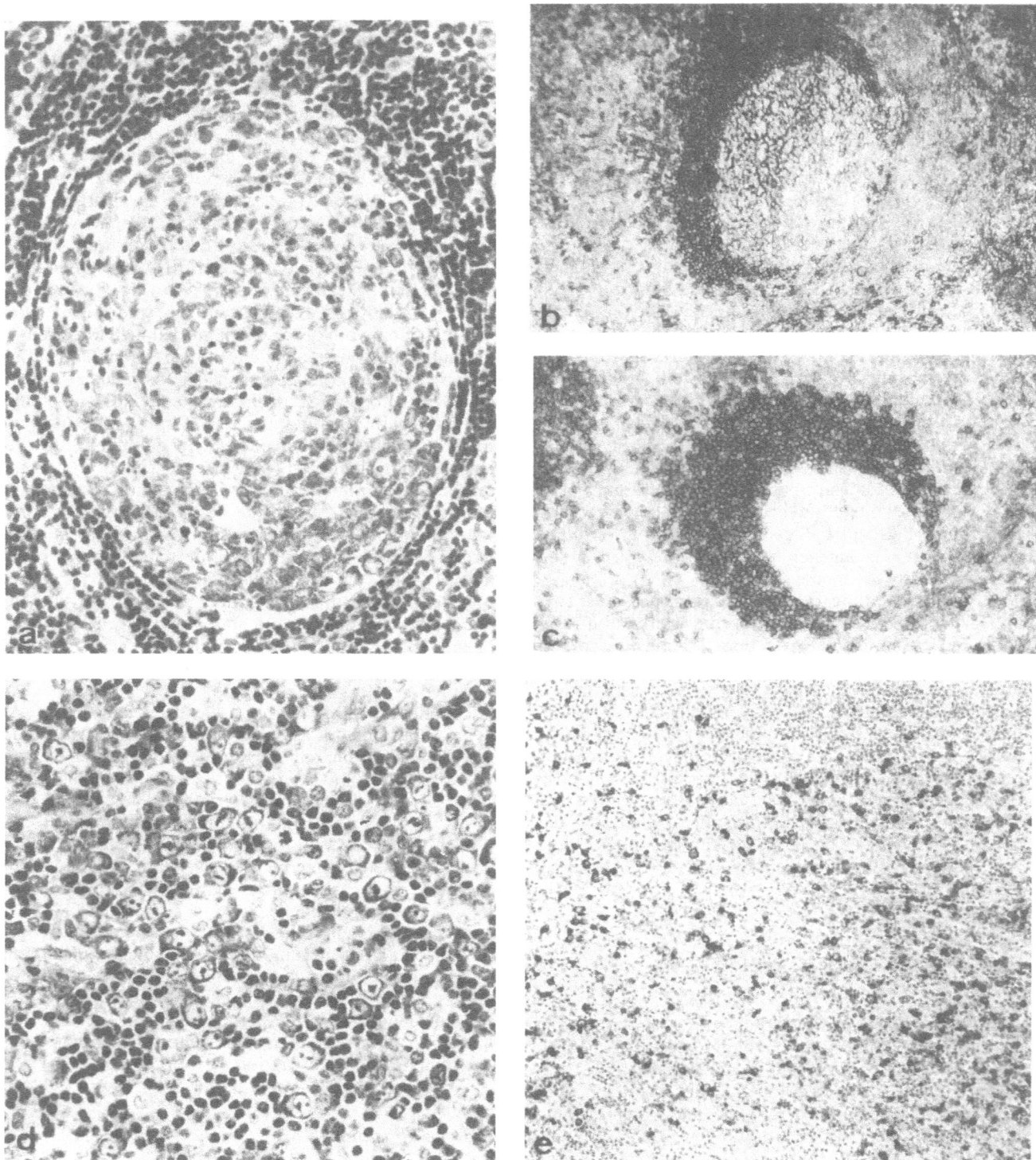

Abb. 2a. Keimzentrum mit Ausbildung der typischen dunklen und hellen Zone. Die dunkle Zone (unteres Viertel des Keimzentrums) enthält vorwiegend Zentroblasten. In der hellen Zone finden sich überwiegend Zentrozyten. Giemsa ×350. **b.** Gefrierschnitt einer Tonsille, gefärbt für IgM. ×50. **c.** Gefrierschnitt einer Tonsille, gefärbt für IgD. ×100. **d.** Hyperplastische Plasmazellreaktion im Stadium der Immunoblasten-Phase bei einer Röteln-Lymphadenitis. Giemsa ×350. **e.** Paraffinschnitt desselben Falles wie in Abb. 2d, gefärbt für Kappa-Ketten. Die Mehrzahl der Immunoblasten ist markiert. ×35

mazellreaktion mit Auftreten zahlreicher Immunoblasten (Abb. 2d). Die Immunoblasten der Plasmazellreaktion sind in der Regel größer als Zentroblasten und haben im Gegensatz zu Zentroblasten meist einen sehr großen zentral gelegenen Nukleolus und ein mittelbreites bis breites basophiles Zytoplasma.

Non-Hodgkin-Lymphome als neoplastische Äquivalente physiologischer Reifungs- und Funktionsformen der Zellen des lymphatischen Systems

Es besteht heute Übereinstimmung darüber, daß B-Zellen im normalen lymphatischen Gewebe die Immunglobulinketten Kappa und Lambda mosaikartig expri-

Tabelle 1.

Neoplasien der T-Zell-Achse

physiologische Zellart	neoplastisches Äquivalent
Zellen der Thymozytopoese	lymphoblastisches Lymphom/ALL vom Thymozyten-Typ
Präthymozyten	Präthymozyten-Subtyp
Prothymozyten	Prothymozyten-Subtyp
reife Thymozyten	reifer Thymozyten-Subtyp
periphere T-Zellen	lymphoblastisches Lymphom/ALL vom peripheren T-Zell-Typ
Helfer-T-Zell-„Blasten"	Helfer-T-Zell-Subtyp
Suppressor-T-Zell-„Blasten"	Suppressor-T-Zell-Subtyp
	lymphozytisches Lymphom vom T-Zell-Typ CLL vom T-Zell-Typ
Helfer-T-Zellen	Helfer-T-Zell-Subtyp
Suppressor-T-Zellen	Suppressor-T-Zell-Subtyp
Subpopulation der Helfer-T-Zellen	kutane T-Zell-Neoplasien Sézary-Syndrom Mycosis fungoides
nich-zirkulierende T-Zell-Fraktion	T-Zonen-Lymphom
T-Immunoblasten	immunoblastisches Lymphom vom T-Zell-Typ

Neoplasien der B-Zell-Achse

physiologische Zellart	neoplastisches Äquivalent
Prä-B-Zellen	lymphoblastisches Lymphom/ALL vom Prä-B-Zell-Typ
unreife B-Zellen	lymphoblastisches Lymphom vom Burkitt-Typ und echtes Burkitt-Lymphom
reife (rezirkulierende) B-Lymphozyten (B_1- und B_2-Zellen)	CLL vom B-Zell-Typ
Keimzentrumszellen	Keimzentrumszell-Tumoren
Zentroblasten u. Centrozyten	zentroblastisch/zentrozytisches Lymphom
Zentrozyten	zentrozytisches Lymphom
Zentroblasten	zentroblastisches Lymphom
Zellen der Plasmazellreaktion	Lymphome der Zellen der Plasmazellreaktion
B-Zellen + Plasmazellen u. Vorstufen	lymphoplasmozytisches/-zytoides Lymphom
B-Immunoblasten	immunoblastisches Lymphom vom B-Zell-Typ
Plasmazellen	Plasmozytom

mieren, daß aber die B-Zellen maligner NHL jeweils nur eine der beiden leichten Ketten (entweder nur Kappa oder Lambda) exprimieren. Auf dieser Entdeckung basiert die Erkenntnis, daß maligne Tumoren als Proliferation eines Zellklons, der von nur einer einzigen transformierten Zelle abstammt, anzusehen sind. Ferner wissen wir aus vielen Beispielen der allgemeinen Tumorpathologie, daß dabei die Tumorzellen in einem der Ausgangszelle entsprechenden Differenzierungs- und Reifungsgrad komplett arretiert sein können; die Tumorzellen können andererseits aber noch zu einer gewissen Differenzierung und Ausreifung befähigt sein. Dies gilt auch für die Zellen der malignen NHL. Mit wenigen Ausnahmen lassen sich deshalb den oben beschriebenen physiologischen Zellreifungsformen des lymphatischen Systems entsprechende Lymphomtypen zuordnen (Tabelle 1).

Neoplasien der pluripotenten bzw. lymphopoetischen Stammzelle

Als Neoplasie der pluripotenten bzw. lymphopoetischen Stammzelle wird das sog. lymphoblastische Lymphom/ALL vom O-Zelltyp bzw. die „Common"-ALL angesehen. Die Zellen dieses Lymphomtyps besitzen wie die nicht-neoplastische Stammzelle das sog. „Common"-ALL-Antigen und das Enzym terminale Desoxynucleotidyltransferase (Janossy et al. 1976). Diese Neoplasie stellt die häufigste Leukämieform des Kindesalters dar. Sie ist inzwischen dank großer Fortschritte in der Polychemotherapie in ca. 70% der Fälle heilbar.

Neoplasien der Zellen der T-Zell-Achse

Die T-Zellneoplasien gliedern sich in solche, die a) von Zellen der Thymozytopoese und b) von peripheren T-Zellen ausgehen. Die Neoplasien der Zellen der Thymozytopoese sind wesentlich häufiger.

Neoplasien der Zellen der Thymozytopoese

Ihr Häufigkeitsgipfel liegt zwischen dem 5. und 20. Lebensjahr. Bisher wurden folgende Subtypen beobachtet: Präthymozytensubtyp, Prothymozytensubtyp und reifer Thymozytensubtyp (Stein et al. 1980). Über 90% der Thymozytenneoplasien zeigen die Merkmale von Prothymozyten (Komplementrezeptoren, T-Zellantigen, terminale Desoxynukleotidyltransferase und Schafserythrozyten-Rezeptoren, fleckförmige saure Phosphatase und Fehlen von saurer Esterase). In 80% der Fälle gehen diese Neoplasien mit einem Mediastinaltumor, d.h. Thymustumor einher. Weiterhin findet man häufig zur Zeit der Diagnosestellung tumorzellhaltige Pleuraergüsse.

Neoplasien der peripheren T-Zellen

Neoplasien, die die Merkmale von peripheren T-Zellen aufweisen, zeigen eine erhebliche Heterogenität. Die exakte Beschreibung dieser T-Zellneoplasien ist noch nicht abgeschlossen, weil diese T-Zelltumoren relativ selten vorkommen. Morphologisch lassen sich 3 Hauptgruppen unterscheiden, nämlich lymphoblastische, lymphozytische und immunoblastische Formen (Stein et al. 1980). Die lymphoblastischen T-Zell-Lymphome kommen hauptsächlich im Kindesalter und die lymphozytischen T-Zell-Lymphome im Erwachsenenalter vor. Die Prognose der lymphoblastischen Lymphome vom peripheren T-Zell-Typ ist nach bisherigen Daten außerordentlich schlecht. Bei den lymphocytischen Lymphomen lassen sich mehrere Unterformen unterscheiden: 1. Die chronische lymphatische Leukämie vom T-Zelltyp. Diese zerfällt nach bisherigen Daten zumindest in einen Helfer-T-Zell- und in einen Suppressor-T-Zell-Subtyp (Uchiyama et al. 1978; Chiao et al. 1979; Stein et al. 1980). 2. Kutane T-Zell-Neoplasien. Hierbei handelt es sich um T-Zell-Neoplasien, deren Tumorzellen eine Affinität zur Epidermis besitzen und diese in unterschiedlichem Ausmaß infiltrieren. Die Mycosis fungoides und das Sézary-Syndrom konnten als Varianten dieser kutanen T-Zell-Neoplasie erkannt werden. Immunologische Untersuchungen ergaben, daß es sich bei den Tumorzellen dieser Lymphomtypen um Abkömmlinge einer Helfer-T-Zell-Fraktion handelt (Broder et al. 1977). 3. T-Zonen-Lymphom. Als T-Zonen-Lymphom wurde eine T-Zell-Neoplasie abgegrenzt, die sich hauptsächlich in den Lymphknoten ausbreitet, beginnend in der parakortikalen T-Zone (Abb. 3). Ein leukämisches Blutbild wurde bisher nicht beobachtet (Lennert 1976; Lennert et al. 1975; Helbron et al. 1979). 4. T-immunoblastisches Lymphom. Diese Tumorform ist außerordentlich selten, so daß bisher nur wenige Daten über diesen Tumortyp vorliegen.

Neoplasien der Zellen der B-Zell-Achse

Die Tumoren der Zellen der B-Zell-Achse sind so heterogen wie ihre physiologischen Differenzierungs- und Reifungsformen (s. Tabelle 1).

Neoplasien der Prä-B-Zellen

Lymphatische Neoplasien, deren Zellen μ-Ketten im Zytoplasma enthalten, aber keine Oberflächenmembran-Immunglobuline und keine leichten Ketten besitzen und damit Merkmale von Prä-B-Zellen zeigen, wurden erst kürzlich beschrieben (Vogler et al. 1978). Die Prä-B-Zell-Neoplasien kommen ganz überwiegend im Kindesalter vor und präsentieren sich in Form der ALL. Die Prognose scheint etwa gleichgünstig wie beim unklassifizierten lymphoblastischen Lymphom bzw. ALL vom Stammzelltyp zu sein.

Neoplasien der „unreifen" B-Zellen

Das 1958 von Burkitt beschriebene und nach ihm benannte Burkitt-Lymphom gleicht in seinem Phänotyp am ehesten dem „unreifer B-Zellen". Das Burkitt-Lymphom tritt endemisch in Afrika und Neuguinea auf und ist fast regelmäßig mit dem Vorkommen von Epstein-Barr-Virus-DNA im Zellkern assoziiert (Klein 1975). In Europa und Nordamerika kommt ein isomorphes Lymphom vor, das meist Epstein-Barr-Virus-DNA-negativ ist (Levine 1972; Andersson 1976). Dieses Lymphom wird von uns als lymphoblastisches Lymphom vom Burkitt-Typ bezeichnet.

Neoplasien der zirkulierenden B-Zellen

Als Neoplasien der B_1- und B_2-Zellen konnte die chronische lymphatische Leukämie vom B-Zelltyp identifiziert werden. Eine klare Unterteilung der B-CLL in eine B_1- und eine B_2-Variante ist bisher nicht gelungen.

Neoplasien der Keimzentrumszellen

Die Hauptmasse der B-Zell-Lymphome geht offensichtlich von den Keimzentrumszellen aus. Folgende Arten von Keimzentrumszell-Tumoren konnten wir beobachten:

a) *Zentroblastisch/zentrozytische Lymphome,* das sind Tumoren, die die Keimzentrumsstrukturen weitgehend nachahmen, unter Beibehaltung des typischen zytologischen Spektrums der Keimzentren, d.h. in diesem Tumor proliferieren Zentroblasten und Zentrozyten meist in einem follikulären Wachstumsbild nebeneinander (Abb. 4a). Entsprechend wurde die Bezeichnung zentroblastisch/zentrozytisches Lymphom gewählt. Zwischen den neoplastischen Follikeln dieses Lymphomtyps findet sich meist eine mehr oder weniger ausgeprägte Zone, die mit ihren kleinen Lymphozyten und reichlichen Venolen der normalen T-Zone ähnelt. Dieser Eindruck wird durch die Immunfärbung von Gefrierschnitten dieses Tumortyps für T-Zell-Antigen bestätigt. Die perifollikuläre und interfollikuläre Zone ist reich an T-Zellen (Abb. 4b). Die nicht-neoplastische interfollikuläre T-Zone kann bei diesem Tumortyp so vollkommen entwickelt sein, daß sie sogar regelmäßig

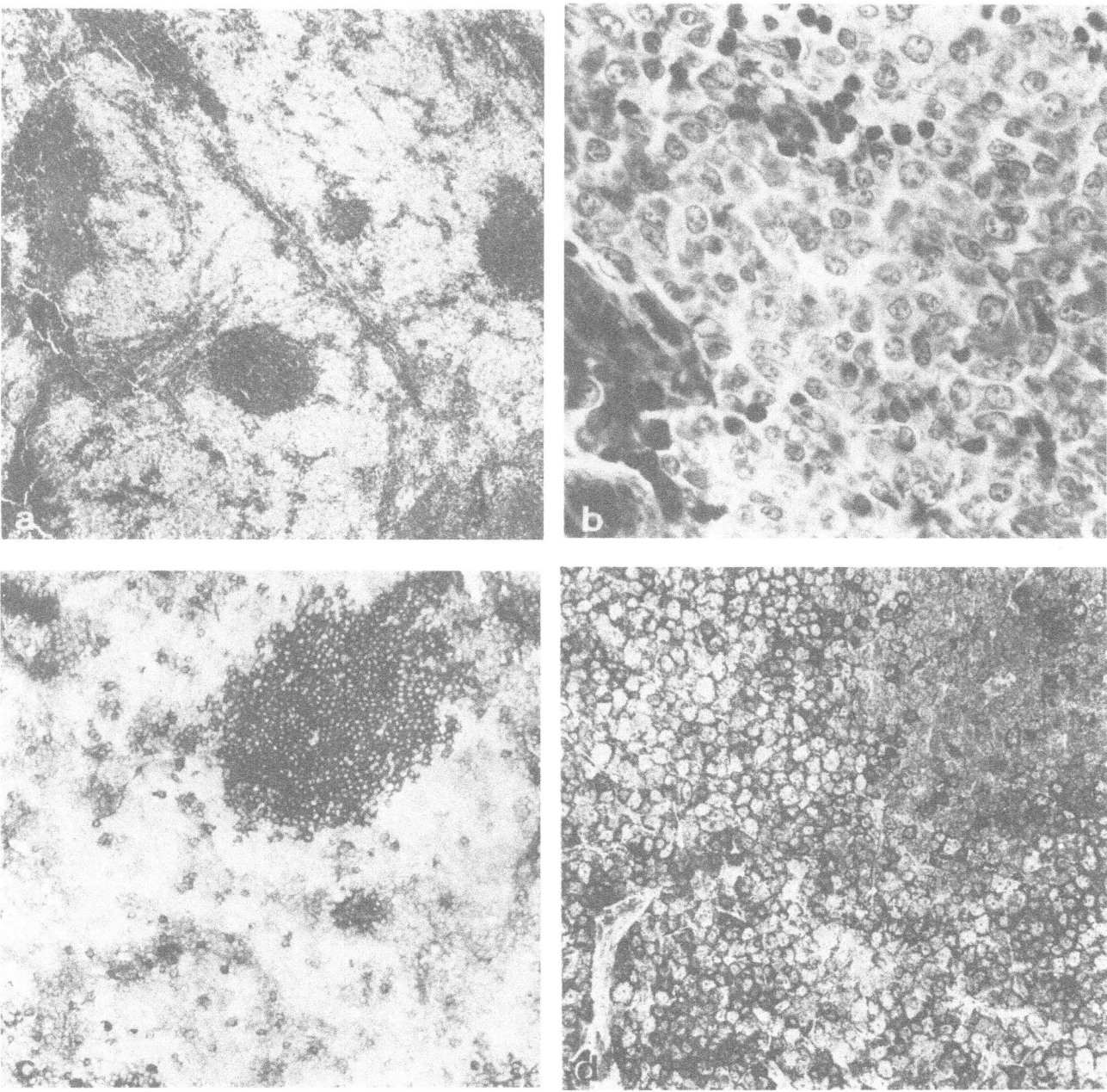

Abb. 3a. T-Zonen-Lymphom. Die dunklen Zellherde sind Restfollikel. Die helle Zone enthält die neoplastischen Zellen. Giemsa ×10. **b** Helle Zone desselben T-Zonen-Lymphoms wie in 3a bei stärkster Vergrößerung. Giemsa×800. **c** Gefrierschnitt desselben T-Zonen-Lymphoms wie in 3a, gefärbt für IgM. Die Zellen der Restfollikel sind stark positiv, während die neoplastischen Zellen negativ sind. ×150. **d** Gefrierschnitt desselben T-Zonen-Lymphoms wie 3a, gefärbt für peripheres T-Zell-Antigen. Die Follikelzellen sind negativ und die Tumorzellen positiv. ×3U0

Ia-like-Antigen-positive interdigitierende Retikulumzellen enthält (Abb. 4c). Die Daten von Ree und Leone (1978) sprechen dafür, daß die Überlebenswahrscheinlichkeit des zentroblastisch/zentrozytischen Lymphoms mit dem Grad der Entwicklung der T-Zone korreliert. Die neoplastischen Zellen des zentroblastisch/zentrozytischen Lymphoms sind nach unseren bisherigen Untersuchungen wie reaktive Keimzentrumszellen M-IgD-negativ. Bei der Darstellung von M-IgM beobachteten wir im Extrem folgende zwei Varianten: In der häufigeren Variante sind die Zellen der neoplastischen Follikel M-IgM-negativ und von einem mehr oder weniger gut ausgebildeten Follikelmantel umgeben (Abb. 4d). Diese Variante des zentroblastisch/zentrozytischen Lymphoms könnte man als eine Neoplasie der M-Ig-negativen Zellen der dunklen Keimzentrumszone auffassen. Bei der anderen Variante färben sich die Zellen der neoplastischen Follikel analog der Zellen der hellen Keimzentrumszone stark für M-IgM an (Abb. 4e).

b) *Zentrozytische Lymphome,* das sind Tumoren, bei denen lediglich kleinere Zellen mit gekerbten Kernen, d. h. Zellen, die Zentrozyten ähnlich sind, proliferieren. Zentroblasten fehlen vollkommen. Das Wachstumsbild ist in der Regel diffus. Auch immunhistologisch ähneln die Tumorzellen dieses Lymphomtyps reaktiven Zentrozyten, d. h. die Tumorzellen des zentrozytischen Lymphoms färben sich wie reaktive Zentrozyten stark für M-IgM an (Abb. 5a–d), exprimieren C_3-Rezeptoren und Ia-like-Antigen in großer Dichte, sind aber M-IgD-negativ oder allenfalls schwach positiv.

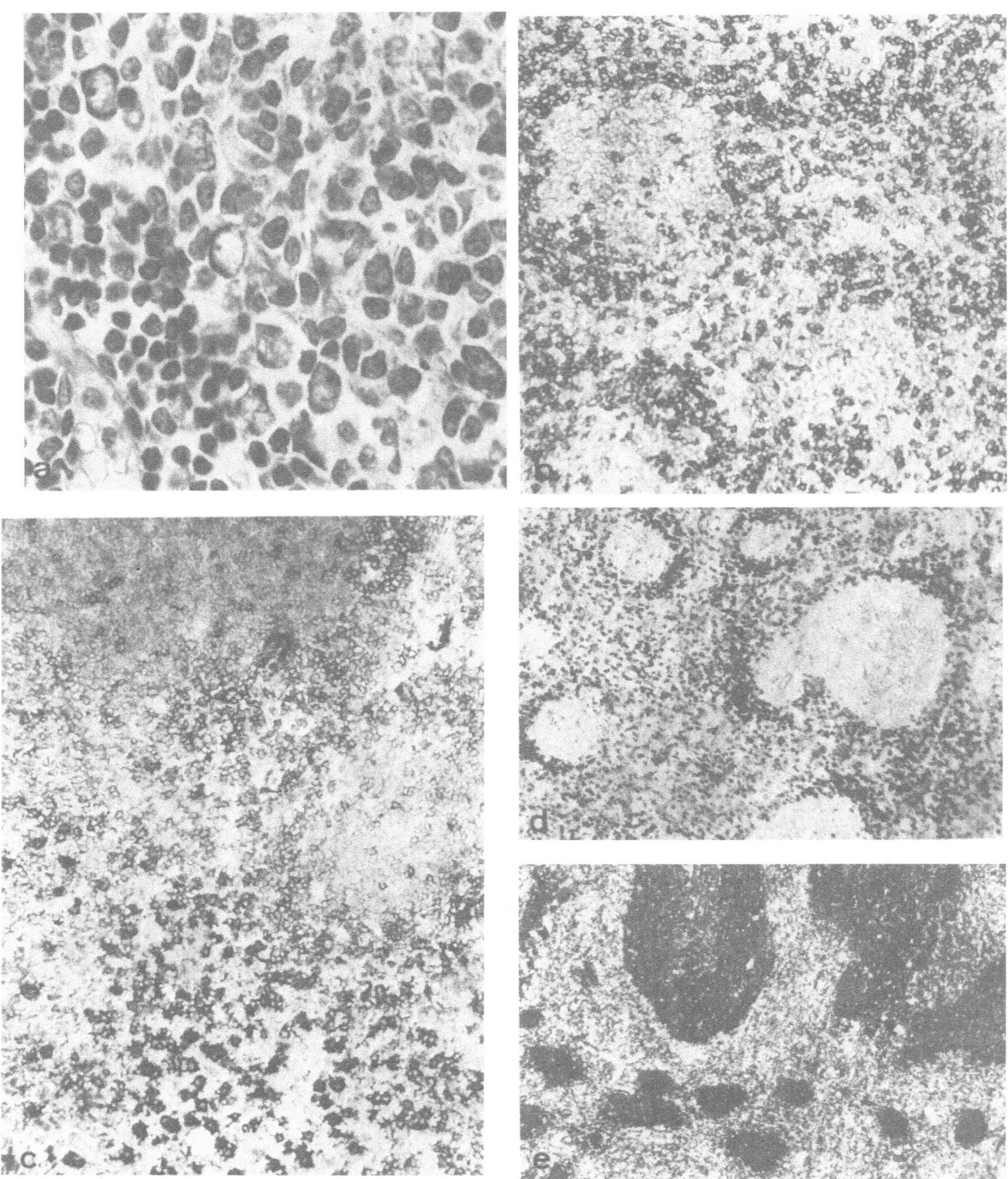

Abb. 4a. Zentroblastisch/zentrozytisches Lymphom (cb/cc). Giemsa ×800. **b** Gefrierschnitt eines cb/cc, gefärbt für peripheres T-Zell-Antigen. ×150. **c** Gefrierschnitt eines cb/cc, gefärbt für Ia-like-Antigen. Beachte die breitzytoplasmatischen Ia-like-Antigen-positiven interdigitierenden Retikulumzellen in der Zone zwischen den neoplastischen Follikeln (besonders untere Bildhälfte). ×150. **d** Gefrierschnitt eines cb/cc, gefärbt für IgM. Die Zellen der neoplastischen Follikel sind negativ. Die neoplastischen Follikel sind von IgM-positiven nicht-malignen Follikelmantellymphozyten umgeben. ×40. **e** Gefrierschnitt eines anderen cb/cc-Falles gefärbt für IgM. Die Zellen der neoplastischen Follikel sind IgM-positiv. ×10

c) *Zentroblastische Lymphome,* das sind Tumoren, bei denen mittelgroße bis große Zellen mit kernmembranständigen Nukleoli und einem schmalen, stark basophilen Zytoplasma, d. h. Zellen, die Zentroblasten ähnlich sind, proliferieren (Abb. 5 d). Kürzlich haben wir die Untersuchung von Paraffinschnitten einer Serie von 25 zentroblastischen Lymphom-Fällen über das Vorkommen von Immunglobulinen in den Tumorzellen abgeschlossen. Diese Studie (Stein et al. 1980) ergab, daß sich die Tumorzellen von über 90% der zentroblastischen Lymphom-Fälle positiv für Ig, meist IgM, anfärbten. Die leichten Ketten waren in allen Fällen be-

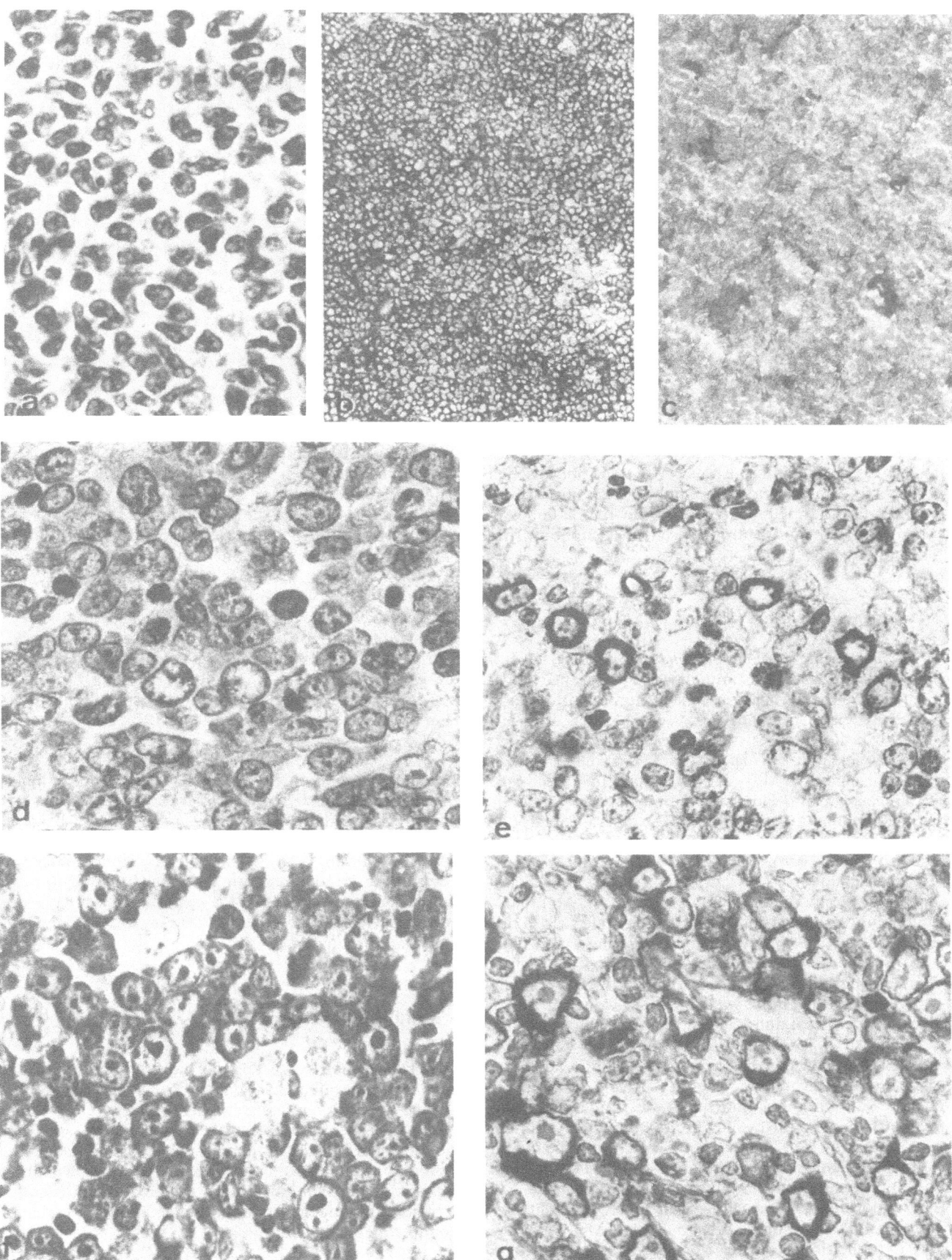

Abb. 5a. Zentrozytisches Lymphom. Giemsa×800. **b** Gefrierschnitt eines zentrozytischen Lymphoms, gefärbt für IgM. Alle Tumorzellen sind positiv. ×75. **c** Gefrierschnitt desselben zentrozytischen Lymphoms wie in Abb. b, gefärbt für IgD. Die Tumorzellen sind negativ wie reaktive Zentrozyten. **d** Zentroblastisches Lymphom. Giemsa ×800. **e** Paraffinschnitt eines zentroblastischen Lymphoms, gefärbt für IgM. ×800. **f** Immunoblastisches Lymphom. Giemsa ×800. **g** Paraffinschnitt eines immunoblastischen Lymphoms, gefärbt für IgM. ×800

Tabelle 2. Zytoplasmatische Immunglobuline, Lysozym, Albumin (N=34) und Joining-Ketten (N=25) in immunoblastischen Lymphomen

	Häufigkeit	Bemerkung
Immunglobuline	24/34	
Typ der schweren und leichten Kette		
µ ohne leichte Kette	4	
µϰ	8	
αϰ	2	absolut monotypisch im Typ der leichten Ketten
δλ	1	
µδλ	5	
µαϰ	1	
µϰ + γ(µ)ϰλ	3	vorwiegend monotypisch im Typ der leichten Ketten
µλ + γ(µ)ϰλ	1	
Joining-Ketten	5/25	
mit Ig-Ketten	4	
ohne Ig-Ketten	1	
Lysozym	0/34	
Albumin	0/34	

schränkt auf nur einen leichten Ketten-Typ. Somit kann als bewiesen gelten, daß es sich beim zentroblastischen Lymphom, wie erwartet, um eine monoklonale B-Zell-Proliferation handelt. Daten über die Expression von Membran-Ig beim zentroblastischen Lymphom sind noch relativ lückenhaft.

Neoplasien der Zellen der Plasmazellreaktion

a) *Lymphoplasmozytoides/zytisches Lymphom* (LP-Immunozytom). Das LP-Immunozytom wurde neu abgegrenzt als ein Lymphom, das sich durch Proliferation von B-Zellen auszeichnet, die, wie die Zellen der Plasmazellreaktion, eine Ausreifung bis zur Plasmazelle zeigen (Lennert et al. 1975 a, b; Stein 1976). Diese Tumoren bilden meist IgM, selten aber auch IgG oder IgA. Im Gegensatz zum Plasmozytom, das in 99% der Fälle die gebildeten Immunglobuline sezerniert, geben 70% der LP-Immunozytome das gebildete IgM nicht an das Blut ab (Stein 1976). Die 30% der LP-Immunozytome, die das gebildete IgM sezernieren, sind identisch mit der Makroglobulinämie Waldenström. Die Makroglobulinämie Waldenström ist somit als sekretorisch aktive Variante des LP-Immunozytoms anzusehen.

b) *Immunoblastisches Lymphom vom B-Zell-Typ.* Es handelt sich hierbei um die dritte Tumorentität, die in der Mehrzahl der Fälle wahrscheinlich von den Zellen der Plasmazellreaktion ausgeht. Dieses Lymphom wurde früher als Neoplasie der Retikulumzellen (sog. Retikulosarkom) bzw. der Histiozyten (histiozytisches Lymphom) fehlinterpretiert (Lennert 1964; Rappaport 1966). Während die Tumorzellen dieses Lymphomtyps bei der Hämatoxylin-Eosin-Färbung durchaus Ähnlichkeit mit Histiozyten haben können, zeigt doch die Giemsa-Färbung eine stärkere Ähnlichkeit der Tumorzellen mit Immunoblasten der Plasmazellreaktion (Abb. 5f). Diese morphologische Ähnlichkeit findet ihre Entsprechung in den immunologischen Daten. Mehr als 70% der Lymphome mit dieser Morphologie färbte sich in einer kürzlich durchgeführten Studie positiv für Immunglobuline an (s. Abb. 5g und Tabelle 2). Aus Tabelle 2 geht hervor, daß wir im Gegensatz zu anderen Autoren bei allen untersuchten Fällen in den Tumorzellen nur einen leichten Ig-Ketten-Typ, nämlich nur Kappa oder nur Lambda vorfanden. Damit ist auch die Monoklonalität dieses Lymphomtyps unter Beweis gestellt.

In keinem der Fälle, auch nicht in den Ig-negativen Fällen, beobachteten wir eine positive Färbung der Tumorzellen für Lysozym oder Albumin. Wir schließen aus diesen Daten, daß die Mehrzahl der Lymphome mit dieser Morphologie zytoplasmatisches Ig bildet und somit von B-Zellen abstammt. Aufgrund der negativen Lysozym-Färbung erscheint eine Abstammung der Ig-negativen Fälle von Histiozyten unwahrscheinlich. Die Ig-negativen Fälle dürften nach unserer Meinung in der Mehrzahl auch von B-Zellen abstammen. Ein Beispiel für diese Möglichkeit ist jenes Lymphom, in dessen Tumorzellen sich keine Ig, wohl aber joining (J)-Ketten nachweisen ließen. J-Ketten sind ein spezifischer Marker für B-Zellen (Brandtzaeg et al. 1975, Isaacson et al. 1980).

c) *Plasmozytome.* Es handelt sich hierbei um die reinrassige Proliferation der Endzellen der Plasmazellreaktion, den Plasmazellen. Die Plasmozytome sollen hier nicht abgehandelt werden, da sie seit langem bekannt sind. Da die Knochenmarksplasmozytome nur selten mit der Bildung von „Lymphomen" einhergehen (im Gegensatz zu den extramedullären Plasmozytomen), zählt der eine von uns (K. L.) aus pragmatischen Gründen nur die extramedullären Plasmozytome zu den malignen Lymphomen.

Schlußbemerkung

Die zahlreichen vorgestellten Daten sollen keineswegs darüber hinwegtäuschen, daß z. Z. noch erhebliche Probleme bei der zuverlässigen Klassifizierung einer Reihe von NHL bestehen, selbst bei Anwendung aller beschriebenen Methoden. Diese Lücke wird sich nach unserer Überzeugung in naher Zukunft durch Anwendung monoklonaler Antikörper, die gegen bestimmte Differenzierungsantigene lymphatischer Zellen gerichtet sind, schließen lassen.

Literatur

1. Andersson LC, Gahmberg CG (1979) Membrane glycoprotein patterns of normal and malignant human leukocytes. Adv Exp Med Biol 114:623–628

2. Asma GEM, Pichler W, Schuit HRE, Knapp W, Hijmans W (1977) The development of lymphocytes with T- or B-membrane determinants in the human. Clin Exp Immunol 29:278–285
3. Brandtzaeg P, Surjan L Jr, Berdal P (1978) Immunoglobulin systems of human tonsils. I. Control subjects of various ages: Quantification of Ig-producing cells, tonsillar morphometry and serum Ig concentrations. Clin Exp Immunol 31:367–381
4. Brittinger G, Bartels H, Bremer K, Dühmke E, Gunzer U, König E, Stein H (1976) Klinik der malignen Non-Hodgkin-Lymphome entsprechend der Kiel-Klassifikation: Centrocytisches Lymphom, centroblastisch-centrocytisches Lymphom, lymphoblastisches Lymphom, immunoblastisches Lymphom. Hämatol Bluttransfus 18:211–223
5. Brittinger G, Schmalhorst U, Bartels H, Bremer K, Brunswicker F, Burger A, Common H, Dühmke E, Fülle HH, Heinz R, Huber H, König E, Koeppen K-M, Leopold H, Meusers P, Nowicki L, Nürnberger R, Oertel J, Pees HW, Pfoch M, Pralle H, Schmidt M (1979) Chemotherapy of non-Hodgkin's lymphomas – Indications and results. In: Crowther DG (ed) Advances in medical oncology, research and education, vol. VII. Pergamon, Oxford New York Toronto Sydney Paris Frankfurt, pp 229–241
6. Broder S, Lawrence E, Durm M, Goldman C, Muul L, Waldmann TA (1977) Further characterization of neoplastic helper T cells from patients with the Sézary syndrome. In: Lucas DO (ed) Regulatory mechanisms in lymphocyte activation. Academic Press, New York, pp 689–691
7. Cambier JC, Vitetta ES, Kettman JR, Wetzel GM, Uhr JW (1977) B-cell tolerance. III. Effect of papain-mediated cleavage of cell surface IgD on tolerance susceptibility of murine B cells. J Exp Med 146:107–117
8. Gathings WE, Lawton AR, Cooper MD (1977) Immunofluorescent studies of the development of pre-B cells, B lymphocytes and immunoglobulin isotype diversity in humans. Eur J Immunol 7:804–810
9. Grossi CE, Webb SR, Zicca A, Lydyard PM, Moretta L, Mingari MC, Cooper MD (1978) Morphological and histochemical analysis of two human T-cell subpopulations bearing receptors for IgM or IgG. J Exp Med 147:1405–1417
10. Helbron D, Brittinger G, Lennert K (1979) T-Zonen-Lymphom. Klinisches Bild, Therapie und Prognose. Blut 39:117–131
11. Howard JC, Scott DW (1972) The role of recirculating lymphocytes in the immunological competence of rat bone marrow cells. Cell Immunol 3:421–429
12. Isaacson P, Wright DH, Judd MA, Jones DB, Payne SV (1980) The nature of the immunoglobulin-containing cells in malignant lymphoma: An immunoperoxidase study. J Histochem Cytochem 28:761–770
13. Jacobson EB, Caporale LH, Thorbecke GJ (1974) Effect of thymus cell injections on germinal center formation in lymphoid tissues of nude (thymusless) mice. Cell Immunol 13:416–430
14. Janossy G, Roberts M, Greaves MF (1976) Target cell in chronic myeloid leukaemia and its relationship to acute lymphoid leukaemia. Lancet II:1058–1061
15. Keuning FJ (1972) Dynamics of immunoglobulin forming cells and their precursors. In: Immunoglobulins. North Holland, Amsterdam, pp 1–14
16. Klein G (1975) The Epstein-Barr virus and neoplasia. N Engl J Med 293:1353–1357
17. Lennert K (1964) Pathologie der Halslymphknoten. Ein Abriß für Pathologen, Kliniker und praktizierende Ärzte. Springer, Berlin Göttingen Heidelberg New York
18. Lennert K (1976) Klassifikation und Morphologie der Non-Hodgkin-Lymphome. Hämatol Bluttransfus 18:145–166
19. Lennert K, Mohri N, Stein H, Kaiserling E (1975a) The histopathology of malignant lymphoma. Br J Haematol [Suppl] 31:193–203
20. Lennert K, Stein H, Kaiserling E (1975b) Cytological and functional criteria for the classification of malignant lymphomata. J Cancer [Suppl II] 31:29–43
21. Lennert K, Mohri N, Stein H, Haiserling E, Müller-Hermelink HK (1978) Malignant lymphomas other than Hodgkin's disease. In: Uehlinger E (Hrg) Handbuch der speziellen pathologischen Anatomie und Histologie, Bd I/3B. Springer, Berlin Heidelberg New York
22. Levine PH (1972) Relationship of Epstein-Barr virus antibodies to disease state in Hodgkin's disease, chronic lymphocytic leukemia and American Burkitt's lymphoma. In: Biggs PM, de Thé G, Payne LN (eds) Oncogenesis and herpesviruses. IARC Scientific Publications, Lyon, pp 384–389
23. Moretta L, Webb SR, Grossi CE, Lydyard PM, Cooper MD (1977) Functional analysis of two human T-cell subpopulations: Help and suppression of B-cell responses by T cells bearing receptors for IgM or IgG. J Exp Med 146:184–200
24. Nieuwenhuis P, Keuning FJ (1974) Germinal centres and the origin of the B-cell system. II. Germinal centres in the rabbit spleen and popliteal lymph nodes. Immunology 26:509–519
25. Opstelten D, van der Heijden D, Stikker R, Nieuwenhuis P (1979) Germinal centers and the B-cell system: B-cell differentiation in rabbit appendix germinal centers. Adv Exp Med Biol 114:125–131
26. Raff MC, Owen JJT, Cooper MD, Lawton AR III, Megson M, Gathings WE (1975) Differences in susceptibility of mature and immature mouse B lymphocytes to anti-immunoglobulin-induced immunoglobulin suppression in vitro. Possible implications for B-cell tolerance to self. J Exp Med 142:1052–1064
27. Raff MC, Megson M, Owen JJT, Cooper MD (1976) Early production intracellular IgM by B-lymphocyte precursors in mouse. Nature 159:224–226
28. Rappaport H (1966) Tumors of the hematopoietic system. Atlas of tumor pathology, sect 3, fasc 8, Armed Forces Institute of Pathology, Washington DC
29. Ree HJ, Leone LA (1978) Prognostic significance of parafollicular small lymphocytes in follicular lymphoma. Clinicopathological studies of 82 cases of primary nodal origin. Cancer 41:1500–1510
30. Stein H (1976) Klassifikation der malignen Non-Hodgkin-Lymphome aufgrund gemeinsamer morphologischer und immunologischer Merkmale zwischen normalen und neoplastischen lymphatischen Zellen. Immun Infekt 4:52–69, 95–109
31. Stein H, Müller-Hermelink HK (1977) Simultaneous presence of receptors for complement and sheep red blood cells on human fetal thymocytes. Br J Haematol 36:225–230
32. Stein H, Tolksdorf G (1980) Development and differentiation of the T-cell and B-cell systems: A perspective. In: Van den Tweel JG (ed) Malignant lymphoproliferative diseases. Nijhoff, The Hague Boston London, pp 13–29
33. Stein H, Bonk A, Tolksdorf G, Lennert K, Rodt H, Gerdes J (1980a) Immunohistologic analysis of the organization of normal lymphoid tissue and non-Hodgkin's lymphomas. J Histochem Cytochem 28:746–760
34. Stein H, Tolksdorf G, Lennert K (1980b) T-cell neoplasia in the perspective of normal T-cell differentiation. In: Van den Tweel JG (ed) Malignant lymphoproliferative diseases. Nijhoff, The Hague Boston London, pp 315–329
35. Uchiyama T, Sagawa K, Takatsuki K, Uchino H (1978) Effect of adult T-cell leukemia cells on pokeweed mitogen-induced normal B-cell differentiation. Clin Immunol Immunopathol 10:24–34
36. Vogler LB, Crist WM, Bockman DE, Pearl ER, Lawton AR, Cooper MD (1978) Pre-B-cell leukemia. A new phenotype of childhood lymphoblastic leukemia N Engl J Med 298:872–878
37. Willis RA (1960) Pathology of tumours, 3rd edn. Butterworth, London

Prof. Dr. H. Stein,
Institut für Pathologie,
Hospitalstr. 42,
D-2300 Kiel 1

Maligne Lymphome der Haut – Formale Genese, moderne Klassifikationen, klinisches Erscheinungsbild

M. Goos, Kiel

Die kutanen malignen Lymphome werden wie die Lymphome der primären und sekundären lymphatischen Organe unterteilt in Hodgkin-Lymphome und Non-Hodgkin-Lymphome. Hodgkin-Lymphome der Haut sind extrem selten. Ihre Häufigkeit beträgt etwa 0,5%. Smith und Butler (1980) fanden unter 1810 Patienten mit Morbus Hodgkin 9 Patienten mit sekundärem Hautbefall. Primäre Hodgkin-Lymphome der Haut sind bisher nicht zweifelsfrei beschrieben worden.

Die Non-Hodgkin-Lymphome der Haut sind ebenfalls selten. In Literaturübersichten wird die Häufigkeit sekundär an der Haut auftretender maligner Lymphome mit 4–12% angegeben (Rosenberg et al. 1961; Freeman et al. 1972; Hajnos et al. 1976; Goffinet et al. 1977; Risdall et al. 1979; Steinke et al. 1980).

In den letzten Jahren sind in der Lymphomdiagnostik erhebliche Fortschritte erzielt worden. Sie gründen vor allem auf den Erkenntnissen der experimentellen Immunologie über die Reaktionsmöglichkeiten des Lymphozyten. Diese neuen Kenntnisse haben auch in der Dermatologie Fuß gefaßt und zu einer gänzlich neuen Interpretation einer Gruppe von Tumoren geführt, die bisher als Retikulosen bezeichnet wurden und heute als Neoplasien des Lymphozyten und seiner Differenzierungsformen aufgefaßt werden.

Formale Genese

Die Entstehung maligner Lymphome in der Haut ist vergleichsweise schwierig zu erklären, da einerseits die zytogenetische Ableitung von autochthonen Hautzellen widerlegt ist und andererseits ein organisiertes lymphatisches Gewebe wie z. B. im Lymphknoten, in der Milz und in der Darmwand nicht vorkommt. Zwei grundlegende Erkenntnisse der normalen Lymphozytenphysiologie erleichtern das Verständnis. Die Lymphozyten zeichnen sich morphologisch und funktionell durch eine außerordentliche Variabilität aus und sind zur Rezirkulation befähigt. Unter der Einwirkung von Mitogenen und Antigenen transformieren sich Lymphozyten zu großen Blasten, die sich wiederum lebhaft teilen und kleine Lymphozyten mit spezifischen Funktionen hervorbringen (Abb. 1).

Diese Reagibilität der Lymphozyten macht es möglich, auch die Lymphome der Haut als Neoplasie verschiedener lymphozytärer Differenzierungsformen zu deuten. Außerdem ist die herkömmliche Auffassung, daß die Unterscheidung kleiner Lymphozyten und ihrer Transformationsformen (Blasten) in einfacher Beziehung zum Differenzierungsgrad der Zellen stehe, damit überholt. Da kleine Lymphozyten sich zu großen Blasten transformieren und diese wiederum kleine Lymphozyten bilden können, kann „großzellig" nicht mehr mit „undifferenziert" und „kleinzellig" nicht unbedingt mit „differenziert" gleichgesetzt werden.

Die Absiedelung derart wandlungsfähiger Lymphozyten in der Haut beruht zunächst auf ihrer Fähigkeit zur Rezirkulation. Kleine Lymphozyten durchstreifen nur kurze Zeit das Gewebe, wandern dann über die efferente Lymphe in das Blut und kehren über die epitheloiden Venolen zurück in das lymphatische Gewebe. Auch in der Haut findet sich sowohl im Epithel als auch im Bindegewebe regelmäßig eine unbestimmte Anzahl rezirkulierender Lymphozyten. Dies hat Fichtelius et al. (1970) dazu veranlaßt, in der Haut analog zum Thymus ein lymphatisches Organ zu sehen. Epitheliale Oberflächen und Ansammlungen lymphatischer Zellen bilden zusammen funktionelle Einheiten in der Darmwand (gut associated lymphoid tissue, Galt) und in der Lunge (bronchus associated lymphoid tissue, Balt). Streilein (1978) hat eine solche funktionelle Baueinheit auch für die Haut postuliert (skin associated lymphoid tissue, Salt). Wie aber bereits einleitend zu diesem Kapitel dargelegt, existiert in der Haut kein organoides lymphatisches Gewebe. Dies unterscheidet Haut von Darmwand und Bronchien. Zwar sind die Bausteine (Epithel, Langerhans-Zellen, Fibroblasten, Lymphozyten) vorhanden, im Gegensatz zur Darmwand und den Bronchien kommt es in der Haut jedoch nicht zum Aufbau histologisch faßbarer stationärer lymphatischer Strukturen. Die bekannte Tatsache aber, daß einige T-Zellen-Lymphome (Mycosis fungoides, Sézary-Syndrom, chronische lymphatische Leukämie vom T-Typ) eine selektive Absiedelung in der Haut aufweisen und teilweise (Mycosis fungoides) primär in der Haut lokalisiert sind, gibt der Frage nach der Formalgenese der Hautlymphome einen besonderen Aspekt. Heute werden zwei verschiedene, aber möglicherweise kooperative Mechanismen zur formalgenetischen Deutung der Hautlymphome diskutiert: Humorale Faktoren und ein zelluläres induktives Mikromilieu. Safai et al. (1980) konnten in Epidermiszellkulturen von Mycosis fungoides eine T-Zell-differenzierende Aktivität, ähnlich der des Thymusfaktors nachweisen, die möglicherweise entscheidend ist für die Interaktion von Epidermis und neoplastischen T-Zellen. Eine andere Erklärung für die Interaktion liegt im direkten Kontakt differenter Zellsysteme. Es ist gelungen, in der Haut von Mycosis fungoides und Sézary-Syndrom interdigitierende (Retikulum-)Zellen nachzuweisen (Goos et al. 1976; Goos 1976, 1980), die ein konstitutives Bauelement der Thymus-abhängigen Region von Lymphknoten und Milz darstellen und mit der selektiven Absiedelung sowie Proliferation und Differenzierung von T-Lymphozyten in Zusammenhang gebracht werden (van Ewijk et al. 1974; Rausch et al. 1977). Ähnlich könnte eine „Heimsu-

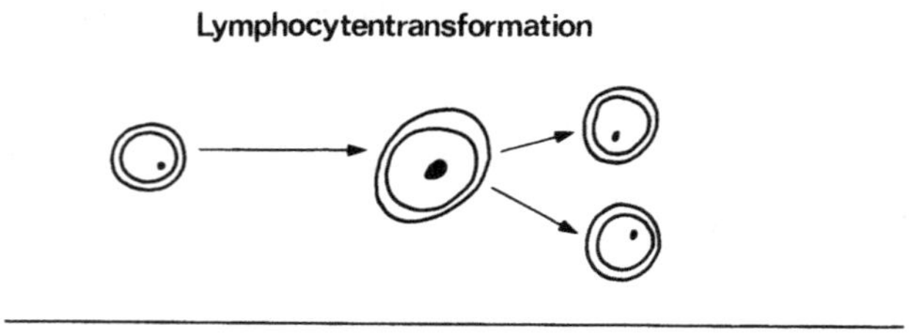

Lymphocytentransformation

Abb. 1. Lymphozytentransformation. Aus kleinen Lymphozyten gehen Immunoblasten hervor, die durch Teilung wieder kleine Lymphozyten bilden

chung" der Haut durch neoplastische T-Lymphozyten unter dem Einfluß eines induktiven Mikromilieus aus Langerhans-Zellen und interdigitierenden Zellen erfolgen. Ein vergleichbarer Mechanismus ist auch für die Entstehung maligner B-Zellen-Lymphome in der Haut denkbar. Seit den Untersuchungen von Nossal et al. (1968) ist bekannt, daß in den Keimzentren spezifische dendritische (Retikulum-)Zellen vorkommen, die an ihrer Oberfläche Antigene binden und den B-Lymphozyten präsentieren. Neuere Untersuchungen (Heusermann et al. 1980) zeigen, daß diese dendritischen Zellen sehr wahrscheinlich aus fibroblastischen Zellen hervorgehen. Damit besteht die Möglichkeit, daß aus derartigen Zellen auch in der Haut ein für B-Lymphozyten spezifisches „Microenvironment" aufgebaut werden kann.

Moderne Klassifikationen

Klassifikationen haben den Sinn, das jeweils vorhandene Wissen eines Sachgebietes in verständlichen Kategorien zu ordnen. Dies kann sowohl unter erkenntnistheoretischen als auch klinisch praktischen Gesichtspunkten erfolgen. Im allgemeinen wird von einer guten Tumorklassifikation gefordert, daß sie wissenschaftlich exakt, einfach und klinisch relevant sei. Wie die zahlreichen Lymphomklassifikationen der letzten Jahre beweisen, sind diese Forderungen nicht leicht zu erfüllen. Zwischen der Formulierung einer auf den neuesten wissenschaftlichen Erkenntnissen beruhenden Klassifikation und dem Nachweis ihrer klinischen Relevanz liegen zahlreiche Schwierigkeiten grundsätzlicher Art. Nach einer bewährten Regel werden maligne Neoplasien zuerst nach ihrer Morphologie, dann nach funktionellen Kriterien und schließlich nach der klinischen Wertigkeit klassifiziert. Dies gilt auch für die malignen Lymphome.

Viele Jahre lang galt die Klassifikation, die Rappaport 1956 formuliert und 1966 modifiziert hatte, als optimal. Hier liegen drei morphologische Ordnungsprinzipien zugrunde: Die Wuchsform (nodulär/diffus), die Zytologie (lymphozytär/histiozytär) und der Differenzierungsgrad der Zellen (Tabelle 1).

Die Rappaport-Klassifikation verdankte ihre weit verbreitete Anwendung in den USA, in Skandinavien, in der Schweiz und den osteuropäischen Ländern der Tatsache, daß sie klinisch und prognostisch relevante Aussagen erlaubte und daß die auf ihr beruhenden

Tabelle 1. Rappaport-Klassifikation (Rappaport 1966)

Günstige Prognose

Nodulär, lymphozytär, gut differenziert
Nodulär, lymphozytär, wenig differenziert
Nodulär, lymphozytär – histiozytär
Diffus, lymphozytär, gut differenziert

Intermediäre Prognose

Nodulär, histiozytär
Diffus, lymphozytär, wenig differenziert

Ungünstige Prognose

Diffus, lymphozytär – histiozytär
Diffus, histiozytär
Diffus undifferenziert

Tabelle 2. Klassifikation nach Lukes und Parker (1978)

B-Zellen-Lymphome

Lymphome kleiner Lymphozyten
Lymphome plasmazytoider Lymphozyten
Lymphome kleiner gekerbter Keimzentrumszellen
Lymphome großer gekerbter Keimzentrumszellen
Lymphome kleiner nicht-gekerbter Keimzentrumszellen
Lymphome großer nicht-gekerbter Keimzentrumszellen
Lymphome der Immunoblasten

T-Zellen-Lymphome

Lymphome kleiner Lymphozyten
Lymphome konvolutierter Lymphozyten
Lymphome zerebriformer Lymphozyten
Lymphome der Immunoblasten

Tabelle 3. Kiel-Klassifikation (Lennert 1978)

Lymphome geringer Malignität

Lymphozytisch
Immunozytisch
Zentrozytisch
Zentroblastisch/zentrozytisch

Lymphome hoher Malignität

Zentroblastisch
Immunoblastisch
Lymphoblastisch

Überlebensstatistiken noch aus der Zeit vor der Polychemotherapie stammten. Erst in den letzten Jahren ist sie auf heftige Kritik gestoßen. Nicht nur die klinische Relevanz wurde bestritten (Brittinger et al. 1980), sondern auch der wissenschaftliche Wert (Lennert 1978). Es besteht heute kein Zweifel mehr, daß die Rappaport-Klassifikation wissenschaftlich nicht mehr haltbar ist, da sie auf einer falschen zytogenetischen Ableitung beruht. Bei den „Histiozyten" dieser Einteilung handelt es sich nach den modernen Erkenntnissen in Wirklichkeit um Immunoblasten. Ferner wurde eingangs schon darauf hingewiesen, daß die Unterscheidung kleiner und großer Lymphomzellen nicht gleichbedeutend ist mit differenziert und undifferenziert. Die Tatsache bleibt jedoch bemerkenswert, daß eine wissenschaftlich falsche Klassifikation offenbar klinisch relevante Aussagen gestatten kann.

Heute stehen vor allem drei Klassifikationen zur Diskussion. In den USA findet die Einteilung von Lukes Beachtung (Lukes und Collins 1974; Lukes und Parker 1978; Lukes et al. 1978). Die zugrundeliegenden Ordnungsprinzipien sind die Zytologie, vor allem die differente Kernstruktur der Zellen, und der immunologische Phänotyp T oder B (Tabelle 2). Die von Lukes und Parker (1978) als wesentlich erachteten zytologischen Merkmale sind in Abb. 2 wiedergegeben. Es wird postuliert, daß der immunologische Phänotyp ohne weiteres aus den zytologischen Merkmalen eines Lymphoms ablesbar sei. Dies wird nur dem Erfahrenen mit einiger Sicherheit gelingen. Außerdem sind die Kriterien T oder B sicher zu grob und möglicherweise ohne praktische Relevanz.

Die Kiel-Klassifikation (Gérart-Marchant et al. 1974) unterscheidet die malignen Lymphome nach ihrer Zytologie und nach dem Malignitätsgrad (low grade/high grade) (Tabelle 3). Lennert selbst hat auf den Über-

Tabelle 4. „New Working Formulation" (zit. nach Krüger 1980)

I. Niedriger Malignitätsgrad	II. Mittlerer Malignitätsgrad	III. Hoher Malignitätsgrad
A. Kleinzellig lymphozytär inkl. CLL und plasmazytoid	D. Follikulär, vorwiegend großzellig, z. T. mit diffuser Sklerose	H. Großzellig immunoblastisch plasmazytoid, klarzellig oder polymorphzellig z. T. mit epitheloidzelliger Komponente
B. Follikulär, vorwiegend kleinzellig („cleaved"), z. T. mit diffuser Sklerose	E. Diffus kleinzellig „cleaved", z. T. mit Sklerose	I. Lymphoblastisch, „convoluted" oder „non-convoluted"
C. Follikulär, gemischt klein- und großzellig, z. T. mit diffuser Sklerose	F. Diffus, gemischt klein- und großzellig, z. T. mit Sklerose, z. T. mit epitheloidzelliger Komponente	J. Kleinzellig, „non-cleaved" Burkitt Burkitt
	G. Diffus großzellig „cleaved" oder „non-cleaved", Sklerose	

gangscharakter dieser Klassifikation hingewiesen (Lennert 1978). In der Tat ist diese Klassifikation nur auf den ersten Blick einfach, sie erfordert im Gegenteil sehr viel Erfahrung. Schwächen liegen darin, daß der Begriff „Malignitätsgrad" unscharf ist, daß die Ordnungsprinzipien nicht einheitlich sind und daß die Einteilung teilweise simplifiziert.

Der Malignitätsgrad eines Tumors umschließt sicher mehr als den morphologisch faßbaren Unterschied zwischen Proliferationsruhe und Proliferationsaktivität. Ist das Plasmozytom, nach der Kiel-Klassifikation den Immunozytomen zuzuordnen, wirklich eine Neoplasie mit niedrigem Malignitätsgrad? Auch Mycosis fungoides und Sézary-Syndrom kann man nicht ohne Einschränkung zu den niedrigmalignen Lymphomen zählen, wenn von 18 Patienten mit generalisierter Erythrodermie nach 3 Jahren nur noch ein Patient lebt (Bunn et al. 1980). In neuester Zeit ist von Autoren der Kieler Lymphomgruppe (Brittinger et al. 1980) darauf hingewiesen worden, daß die zentrozytischen Lymphome und möglicherweise auch die lymphoplasmazytoiden Lymphome als Neoplasien mit intermediärem Malignitätsgrad zu betrachten seien. Die zytologischen Ordnungsprinzipien sind insofern nicht einheitlich, als beim zentroblastisch/zentrozytischen Lymphom die Mischzelligkeit aus Zentroblasten und Zentrozyten besonders betont wird,

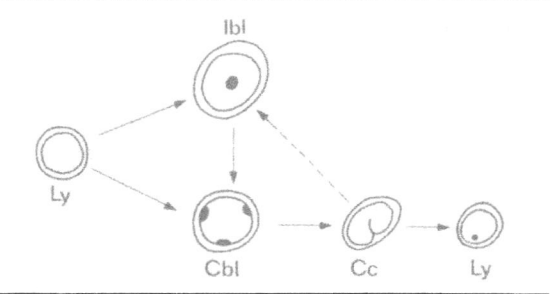
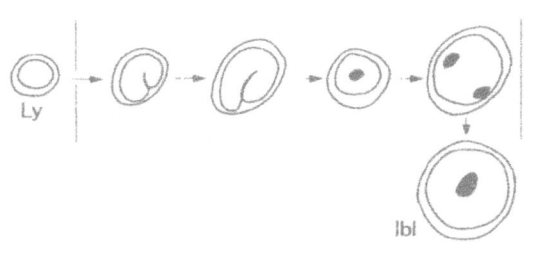

Abb. 3. a Keimzentrumsreaktion nach Lennert. Ly=B-Lymphozyt, Ibl=Immunoblast, Cbl=Zentroblast, Cc=Zentrozyt. **b** Keimzentrumsreaktion nach Lukes. Ly=B-Lymphozyt, Ibl=Immunoblast

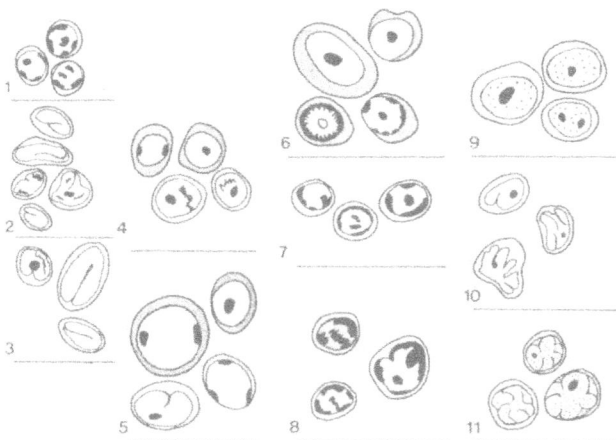

Abb. 2. Zytologisches Spektrum maligner Lymphome nach Lukes. 1: Kleine B-Lymphozyten. 2: Kleine gekerbte Keimzentrumszellen. 3: Größere gekerbte Keimzentrumszellen. 4: Kleine nicht-gekerbte Keimzentrumszellen. 5: Große nicht-gekerbte Keimzentrumszellen. 6: B-Immunoblasten und Plasmazellen. 7: Plasmazytoide Zellen. 8: Kleine T-Lymphozyten. 9: T-Immunoblasten. 10: Mycosis fungoides- und Sézary-Zellen. 11: T-Zellen mit „convolutierten" Kernen

während dies beispielsweise bei Mycosis fungoides, den Immunozytomen und nach unserer Ansicht auch bei einem Teil der lymphoblastischen Lymphome nicht gebührend berücksichtigt wird. Bei dieser letzten Lymphomgruppe muß man hinzufügen, daß der Begriff „lymphoblastisch" eine Einfachheit vorgibt, die nicht vorhanden ist. In dieser Gruppe werden Lymphome gänzlich unterschiedlicher Zytologie zusammengefaßt, z. B. das Burkitt-Lymphom und präthymische Lymphome. Der Anteil nicht-klassifizierbarer Lymphome wird in der Literatur mit 2,5–6,5% angegeben (Steinke et al. 1980; Meugé et al. 1978), ist nach eigenen Erfahrungen und Angaben anderer Autoren (Kerl, persönliche Mitteilung) zumindest bei den kutanen Lymphomen aber wesentlich höher. Einige Publikationen der letzten Zeit, wenngleich ausschließlich von Autoren der Kieler Lymphomgruppe, weisen auf die klinische Relevanz der Kiel-Klassifikation hin (Stacher et al. 1980; Meusers et al. 1980).

Neuerdings ist eine „Working Formulation of Non-Hodgkin's Lymphoma for Clinical Usage" (Tabelle 4,

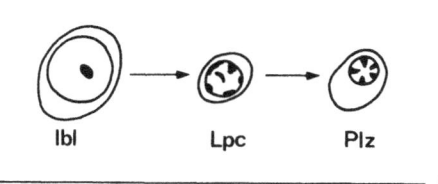

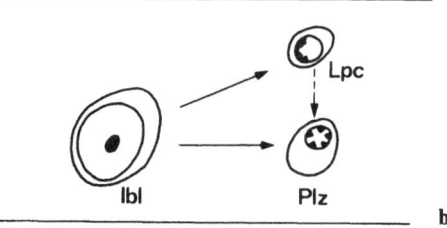

Abb. 4. a Plasmazellreaktion nach Lukes. Ibl = Immunoblast, Lpc = lymphoplasmazytoide Zelle, Plz = Plasmazelle. **b** Plasmazellreaktion nach Lennert. Ibl = Immunoblast, Lpc = lymphoplasmazytoide Zelle, Plz = Plasmazelle

zit. nach Krüger 1980) vorgelegt worden, die auf Empfehlungen eines internationalen Expertenkomitees formuliert wurde. Außer dem Malignitätsgrad werden als Ordnungsprinzip die Zytologie und die Wuchsform der Lymphome in den Vordergrund gestellt. Dagegen spielen immunologische Kriterien keine Rolle. Die Zukunft muß erweisen, ob diese primär von praktischen Gesichtspunkten ausgehende Klassifikation sich behaupten kann. Im Vergleich der modernen Lymphomklassifikationen ist die Kiel-Klassifikation trotz den vorher genannten Bedenken jedoch die wissenschaftlich exaktere und praktisch geeignetste Grundlage der Diagnostik."

Die modernen Lymphomklassifikationen mit wissenschaftlichem Anspruch gehen davon aus, daß maligne Lymphome Differenzierungsneoplasien des Immunsystems sind und klonale Proliferationen lymphatischer Zellen darstellen, die an einem definierten Punkt ihrer Differenzierung „eingefroren" sind (Seligmann 1978).

Das Differenzierungsschema der lymphatischen Zellen, in Abb. 5 synoptisch nach Lennert (1978) sowie Lukes und Parker (1878) dargestellt, ist aber noch weitgehend hypothetisch. Dies trifft insbesondere für die Differenzierungswege der Keimzentrumsreaktion und der Plasmazellreaktion zu. Nach Lennert (1978) beispielsweise geht der Zentrozyt aus dem Zentroblasten hervor, der wiederum entweder aus einem B-Lymphozyten oder auf dem „Umweg" über den Immunoblasten entsteht (Abb. 3a). Bei Lukes und Parker (1978) hingegen verläuft die Differenzierungskette genau umgekehrt: Zentroblasten und Immunoblasten entstehen in direkter Transformationsfolge aus B-Lymphozyten und Zentrozyten (Abb. 3b). Der komplexe Differenzierungsablauf in den Keimzentren ist trotz ausgeklügelter Tierexperimente (z.B. Opstelten et al. 1980) noch völlig unklar. Ähnlich differente Ansichten herrschen über die Differenzierungsschritte der Plasmazellreaktion vor. Nach Lennert beispielsweise (1978) entstehen aus den B-Immunoblasten direkt auf getrennten Wegen die Plasmazellen und die lymphoplasmozytoiden Zellen, wobei eine direkte Ableitung der Plasmazelle aus der lymphoplasmazytoiden Zelle als fraglich gilt (Abb. 4b). Dieser Hypothese der exklusiven Differenzierung steht jene der direkten Konversion (Abb. 4a) gegenüber (Salmon und Seligmann 1974; Nilsson 1978; Cooper et al. 1979).

Dieser teilweise hypothetische Charakter der lymphatischen Differenzierungsschemata ist zu beachten, wenn bei der morphologischen Lymphomdiagnostik von „differenziert", „undifferenziert", „unreif" und „anaplastisch" die Rede ist. Dennoch sind diese Differenzierungsmodelle nicht nur von erkenntnistheoretischer Bedeutung, sondern auch praktisch wichtig, um die malignen Lymphome zunächst einmal auf eine Verständigungsgrundlage zu stellen. Dies gilt insbesondere für das pathogenetische Verständnis der kutanen malignen Lymphome. Abb. 5 zeigt, daß Hautveränderungen um so häufiger vorkommen, je reifer die neoplastischen lymphatischen Zellen sind. Bei den Lymphomen der B-Zellreihe sind die lymphoplasmazytoiden Lymphome, in der T-Zellreihe die Lymphome peripherer T-Zellen (Mycosis fungoides, Sézary-Syndrom, CLL vom T-Typ) am häufigsten.

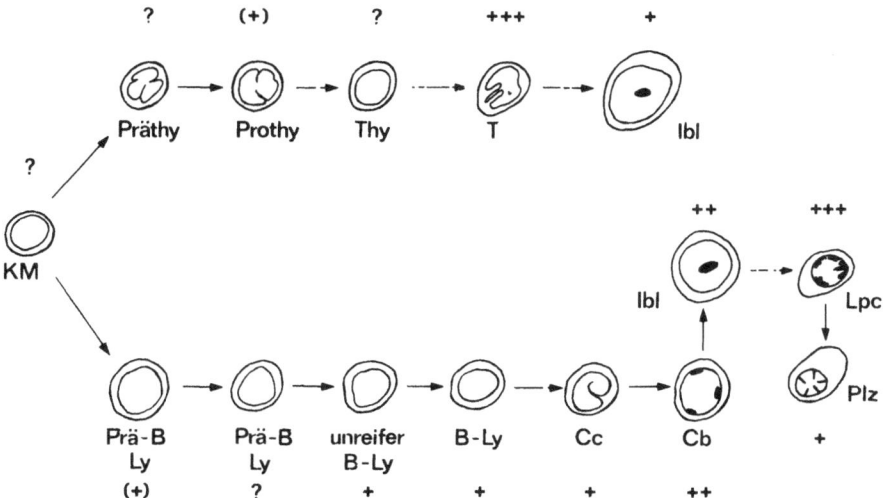

Abb. 5. Hautmanifestationen lymphatischer Differenzierungsneoplasien. KM = Knochenmarksstammzellen, Präthy = Präthymozyt, Prothy = Prothymozyt, Thy = Thymozyt, T = T-Lymphozyt, Ibl = Immunoblast, Prä-B-Ly = Prä-B-Lymphozyt, B-Ly = B-Lymphozyt, Cc = Zentrozyt, Cb = Zentroblast, Lpc = lymphoplasmazytoide Zelle, Plz = Plasmazelle. (+), +, + +, + + +: relative Häufigkeit von spezifischen Hautinfiltraten. ?: Hautinfiltrate bisher nicht beschrieben

Klinisches Erscheinungsbild

Bei der Besprechung der klinischen Merkmale der kutanen malignen Lymphome legen wir das zytogenetische Schema der Abb. 5 und die Terminologie der Kiel-Klassifikation zugrunde. Aus wissenschaftlichen Gründen ist es sinnvoll, in Anlehnung an Stein (1976) von folgender Einteilung auszugehen:

1. Lymphome der lymphatischen Stammzelle.
2. Lymphome der T-Vorläuferzellen: Präthymozyten, Prothymozyten, Thymozyten.
3. Lymphome peripherer T-Zellen.
4. Lymphome der B-Vorläuferzellen: Prä-B-Zellen, unreife B-Zellen.
5. Lymphome peripherer B-Zellen: B-Lymphozyten.
6. Lymphome der Keimzentrumszellen: Zentrozyten, Zentroblasten.
7. Lymphome der Plasmazellreihe: Immunoblasten, lymphoplasmazytoide Zellen, Plasmazellen.

Die früher als *akute lymphatische Leukämie* bezeichnete Krankheit ist heterogen und umfaßt Neoplasien der T-Zellreihe und der B-Zellreihe. In der vorimmunologischen Aera wurden Hautveränderungen bei akuter lymphatischer Leukämie mit einer Häufigkeit von 1% angegeben (Arnerič et al. 1977). Leider ist eine nachträgliche Zuordnung dieser Neoplasien zu den T- und B-Zellsubpopulationen nicht mehr möglich.

Die Lymphome der lymphatischen Stammzellen kommen hauptsächlich im Kindesalter vor. Sie werden auch als lymphoblastische Lymphome vom O-Zelltyp bezeichnet. Hautinfiltrate mit immunologischer Charakterisierung der Tumorzellen sind unseres Wissens bisher nicht publiziert worden. Möglicherweise gehörte der Fall von White und Burns (1931) in diese Gruppe, bei dem an Armen und Abdomen zahlreiche große, rötliche Knoten beobachtet wurden.

Lymphome der lymphatischen Stammzellen

Maligne Lymphome der T-Vorläuferzellen, d. h. der Präthymozyten, Prothymozyten und Thymozyten sind insgesamt relativ häufig (Stein et al. 1980), gehen aber nur selten mit Hautveränderungen einher. Sie finden sich ebenfalls am häufigsten im Kindes- und Jugendlichenalter. In der Kiel-Klassifikation zählen sie in der Gruppe der hochmalignen Lymphome zu den lymphoblastischen Lymphomen. In den meisten Fällen haben die Tumorzellen eine fokal positive Reaktion für saure Phosphatase, Rezeptoren für die C_3-Komponente des Komplements und für unbehandelte Schaferythrozyten. In etwa ⅔ aller Fälle findet man einen Thymustumor. Bei insgesamt 12 eigenen und in Literaturberichten beschriebenen Lymphomen dieses Typs mit Hautveränderungen waren 10mal männliche Patienten betroffen, das Durchschnittsalter betrug 17 Jahre. Die Hautveränderungen bestehen in lividen und rötlichen, kutan und subkutan gelegenen Infiltraten, solitär und multipel, am häufigsten am Rumpf. Histologisch charakteristisch sind nicht-epidermotrope, nicht-kohäsive Infiltrate kleiner bis mittelgroßer Zellen mit kaum sichtbarem Zytoplasma und meist unregelmäßig gewundenen (convoluted) Kernen (Desmons et al. 1972; Blatt et al. 1974; Palutke et al. 1975; Greenberg et al. 1976; Nathwani et al. 1976; Manthorpe et al. 1977).

Maligne Lymphome peripherer T-Zellen zeichnen sich durch ihre Affinität zur Haut aus. Zu ihnen gehören Mycosis fungoides, Sézary-Syndrom, chronische lymphatische Leukämie vom T-Typ und die T-immunoblastischen Lymphome.

Die Mycosis fungoides, 1808 erstmals beschrieben, ist erst in den letzten Jahren immunologisch als Lymphom der T-Zellen definiert worden. In unserem Krankengut fanden wir analog zum Morbus Hodgkin eine bimodale Altersverteilung mit einem Gipfel im 30. Lebensjahr und einem zweiten Gipfel im 60. bis 70. Lebensjahr. Das Krankheitsbild zeichnet sich durch wechselnde histologische Muster und zytologischen Formenreichtum aus (Goos 1979).

Das *Sézary-Syndrom* ist eine Leukämie der T-Helferzellen (Broder et al. 1977). Klinisch findet man infiltrierte Erytheme, rotbraune Plaques und Erythrodermie neben oberflächlicher Lymphadenopathie. Das männliche Geschlecht ist etwas häufiger betroffen, der Erkrankungsgipfel liegt zwischen dem 50. und 60. Lebensjahr (Goos 1979). Die *chronische lymphatische Leukämie (CLL) vom T-Typ* macht etwa 5% aller CLL aus. Sie bietet ein typisches klinisches Bild. Beide Geschlechter sind etwa gleich häufig betroffen. Im Gegensatz zur B-CLL kommt die T-CLL auch bei jüngeren Patienten vor. Es findet sich meist eine Hepatosplenomegalie und im peripheren Blut eine Leukozytose von meist mehr als 100000/ml Blut. In mehr als 30% der Fälle kommen Hautveränderungen vor. Sie bestehen aus infiltrierten Erythemen, Erythrodermie, multiplen Papeln und Knoten von rötlich-violetter Farbe. Histologisch zeigt sich eine monomorphe Infiltration in der mittleren Dermis mit geringer oder fehlender epidermotroper Tendenz. Immunologisch handelt es sich in einigen Fällen um eine Leukämie von T-Suppressorzellen (Brouet et al. 1975; Uchiyama et al. 1978; Marks et al. 1978; Reinherz et al. 1979; Warin u. Roberts 1979; Nair et al. 1979).

T-immunoblastische Lymphome der Haut entstehen meist sekundär aus Mycosis fungoides, Sézary-Syndrom und T-CLL, gelegentlich aber auch primär. Klinisch findet man infiltrierte Erytheme mit braunroten Knoten und Erosionen. Nach Lukes und Parker (1978) beträgt die Häufigkeit der T-immunoblastischen Lymphome 3,5% aller Non-Hodgkin-Lymphome. Die Prognose ist schlecht, die Überlebenszeit ist nicht länger als 3 Jahre nach Diagnosestellung.

Maligne Lymphome der B-Vorläuferzellen gehen aus von Prä-B-Zellen und unreifen B-Zellen. Die *Prä-B-Zell-Lymphome* sind erst vor kurzem immunologisch definiert worden. Sie zeichnen sich durch intrazytoplasmatische IgM-Bildung bei fehlender Expression von Oberflächenmembran-Immunglobulin aus. Das weibliche Geschlecht ist offenbar etwa doppelt so häufig betroffen wie das männliche, das Erkrankungsalter liegt zwischen 1–20 Jahren. In den wenigen bisher vorliegenden Mitteilungen wurde in 2 Fällen eine Hautbeteiligung in Form von Kopfhautinfiltraten beschrieben (Vogler et al. 1978; Brouet et al. 1979; Habeshaw et al. 1979). Maligne Lymphome unreifer B-Zellen sind bisher nicht bekannt.

Zu den malignen Lymphomen peripherer B-Zellen gehört die *chronische lymphatische Leukämie vom B-Typ*. Die Erkrankung tritt vorwiegend im höheren Alter auf. Nach Burg (1979) findet man in 14% spezifische Hautveränderungen. Nach den Untersuchungen der Kieler Lymphomgruppe (Heinz et al. 1979) jedoch betrug der Anteil von Hautveränderungen nur 2,6%. Die Hautveränderungen bestehen aus Erythemen, Erythrodermie, Papeln, Knoten und gelegentlich sogar Vesikeln (Bureau et al. 1971; Fayolle et al. 1973).

Zu den Lymphomen der Keimzentrumszellen gehören das zentrozytische, das zentroblastisch-zentrozytische und das zentroblastische Lymphom.

Das *zentrozytische Lymphom* tritt in jedem Alter und in jeder Lokalisation auf. Nach Burg (1979) ist dieses Lymphom außer dem Immunozytom der häufigste Tumor mit einer Häufigkeit von 20% aller niedrigmalignen Non-Hodgkin-Lymphome. Zytologisch ist die Abgrenzung von T-Lymphozyten häufig schwierig. Zu unterscheiden sind die kleinzelligen von den großzelligen Zentrozytomen, letztere haben eine schlechtere Prognose.

Die *zentroblastisch-zentrozytischen Lymphome* kommen nach Burg (1979) mit einer Häufigkeit von 7% aller Non-Hodgkin-Lymphome der Haut vor. Sie treten im mittleren bis höheren Lebensalter auf, vorwiegend am Oberkörper und im Gesicht, zeichnen sich klinisch durch kutane bis subkutane, derbe, indolente, rötliche bis düsterrote Knoten aus, auf denen gelegentlich ein Kranz von Teleangiektasien zu erkennen ist. Das weibliche Geschlecht ist überwiegend betroffen. Dieser Tumor ist histologisch charakterisiert durch eine mischzellige Proliferation von Zentrozyten und Zentroblasten. Dieses Lymphom hat eine relativ gute Prognose.

Das *zentroblastische Lymphom* gehört nach der Kiel-Klassifikation zu den hochmalignen Lymphomen. Es ist an der Haut seltener als das immunoblastische Lymphom. Allerdings wird es z.T. auch seltener diagnostiziert, da die zytologische Abgrenzung vom immunoblastischen Lymphom nicht immer einfach ist. Burg (1979) fand eine Häufigkeit von 24% der hochmalignen Lymphome. Klinisch findet man vor allem am Rumpf und an den Extremitäten, vor allem bei älteren Patienten, rotbraune, knotige, plattenartig konfluierende, kutane bis subkutane Infiltrate, die sich histologisch als monomorphe Proliferation kleiner bis mittelgroßer Blasten darstellen.

Die *malignen Lymphome der Plasmazellreaktionen* werden in der Kiel-Klassifikation als Immunozytome geführt. Zu unterscheiden sind Immunozytome vom okulokutanen Typ und vom viszeralen Typ. Nach den Untersuchungen von Heinz et al. (1979) zeigen 8,8% aller Immunozytome Hautinfiltrate. Auf die Immunozytome entfallen gut 50% aller malignen Non-Hodgkin-Lymphome der Haut. Der weitaus am häufigsten anzutreffende Typ ist das lymphoplasmazytoide Lymphom. Oberkörper und Gesicht, hier besonders die Augenregion, sind am häufigsten befallen. Das klinische Bild ist vielgestaltig. Man findet erbs- bis faustgroße, hautfarbene bis blaurote, derbe, indolente, solitäre oder multiple Knoten. Bork und Weigand (1975) haben über einen Patienten berichtet, bei dem mehr als 500 Tumoren gezählt wurden. Eine spezifische klinische Erscheinungsform mit symmetrischer Ausbreitung am Oberkörper haben wir im Gegensatz zu Stolzenbach (1979) nicht beobachten können. Über Immunozytome der Haut gibt es zahlreiche kasuistische Mitteilungen u.a. von Meiers (1968), Johnson u. Taylor (1970), Goos (1975), Barriere et al. (1976), Schwarze et al. (1976), Braun-Falco et al. (1978), Kuenn et al. (1978), Goldberg et al. (1978), König et al. (1979), Wetter et al. (1979), Gahlen-Schulte (1980).

Es sind vorwiegend alte Menschen im Alter von 60–80 Jahren betroffen. In etwa 9% ist mit allergischen Reaktionen zu rechnen (Heinz et al. 1979). Eine Geschlechtsbevorzugung besteht nicht. Die Prognose des okulokutanen Typs ist sehr gut.

Immunoblastische Lymphome vom B-Typ sind relativ häufig. In 30% der Fälle treten sie initial in extranodaler Lokalisation auf (Felman et al. 1978). In etwa 7% ist die Haut primär befallen (Kerl und Kresbach 1979; Burg 1979; Goos 1980). Sekundärer Hautbefall kommt in 40% vor (Hoerni et al. 1978). Die immunoblastischen Lymphome vom B-Typ werden in jedem Lebensalter angetroffen, am häufigsten bei älteren Patienten. Das männliche Geschlecht ist leicht bevorzugt. Die Prognose ist schlecht. Klinisch findet man kutane und subkutane, plattenartige oder knotige, solitäre oder auch multiple, gelegentlich exulzerierte, rotbraune bis bläulichrote Infiltrate. Die Histologie zeigt eine monomorphe Infiltration großer Zellen mit mittelbreitem basophilen Zytoplasma und großen Kernen, die häufig zentral gelegene große Nukleolen aufweisen. Immer findet man auch Zentroblasten, gelegentlich eine plasmoblastische Differenzierung.

Zusammenfassung

Die malignen Lymphome der Haut erscheinen heute in einem neuen Licht. Die stürmische Entwicklung auf dem Gebiet der zellulären Immunologie hat zu einer nosologischen Umdeutung dieser früher überwiegend als „Retikulosen" bezeichneten Gruppe von Neoplasien geführt. Außer einem kleinen Teil myeloproliferativer Hautinfiltrate sind die „Retikulosen" überwiegend lymphatische Neoplasien, d.h. Tumoren lymphozytärer Differenzierungsformen. Von der Immunologie sind in Zukunft auch die wesentlichen Impulse für die formalgenetische Erklärung der Hautlymphome zu erwarten. Hierfür gibt es bisher erst Ansätze mit dem Nachweis definierter humoraler Faktoren und B- und T-Zell-spezifischer „Microenvironments". Weitere Aufschlüsse werden jedoch gerade über die Interaktion von epidermalen und dermalen Zellsystemen mit T- und B-Zell-Subpopulationen herauskommen.

Die für die Lymphknotenpathologie formulierten Lymphomklassifikationen lassen sich nicht zwanglos auf die kutanen Lymphome übertragen. Die wissenschaftlichen Informationen sind noch zu dürftig. In dieser Situation ist es sinnvoll, zunächst von erkenntnistheoretisch begründeten, statt gleich von klinisch orientierten Klassifikationen auszugehen. An einem größeren Material muß dann der Stellenwert einzelner Klassifikationen hinsichtlich der klinischen Brauchbarkeit überprüft werden. Es ist sinnvoll, der Einteilung kutaner Lymphome die z.Z. gültigen lymphatischen Differenzierungsmodelle zugrunde zu legen und die zytologische Terminologie der Kieler Arbeitsgruppe anzuwenden.

Klinisch gibt es keine für ein bestimmtes Lymphom spezifischen Hautveränderungen. Allerdings sind Erythrodermien fast nur bei T-Zell-Lymphomen zu finden. B-Zell-Lymphome bilden meist kutan-subkutane Knoten, T-Zell-Lymphome zeigen häufig epidermale Veränderungen. Dies sind Faustregeln. Es ist zu erwarten, daß es in Zukunft mit Hilfe monoklonaler Antikörper und einer schärferen Beschreibung der zytologischen Merkmale gerade der Hautlymphome gelingen wird, nicht nur besser gutartige von bösartigen Neoplasien zu trennen, sondern die bösartigen auch einfach und übersichtlich zu klassifizieren, so daß Aussagen über die Prognose erleichtert werden.

Literatur

1. Arnerič S, Karadaglic D, Krstič C (1977) Skin manifestations in acute lymphatic leukosis. Dermatologica 155:61–64
2. Barrière H, Litoux P, Bureau B et al. (1976) Infiltrats cutanés du visage, specifiques d'une macroglobulinémie de Waldenström. Bull Soc Fr Dermatol Symphiligr 83:28–30
3. Blatt PM, Rothstein G, Miller HL et al (1974) Löffler's endomyocardial fibrosis with eosinophilia in association with acute lymphoblastic leukemia. Blood 44:489–493
4. Bork K, Weigand U (1975) Multiple Plasmocytome der Haut mit IgA-Vermehrung im Serum ohne Knochenmarkbeteiligung. Arch Dermatol Forsch 254:245–252
5. Braun-Falco O, Guggenberger K, Burg G et al. (1978) Immunocytom unter dem Bilde einer Acrodermatitis chronica atrophicans. Hautarzt 29:644–647
6. Brittinger G, Musshoff K, Bremer K et al. (1980) Grundlagen und allgemeine Probleme der Therapie der Non-Hodgkin-Lymphome. Internist (Berlin) 21:493–501
7. Broder S, Lawrence E, Durm M et al. (1977) Further characterization of neoplastic helper T cells from patients with the Sézary-syndrome. In: Lucas DO (ed) Regulatory mechanism in lymphocyte activation. Academic Press, New York, pp 689–691
8. Brouet JC, Flandrin G, Sasportes M et al. (1975) Chronic lymphocytic leukaemia of T-cell origin. Lancet 890–893
9. Brouet JC, Preud'homme JL, Penit C et al. (1979) Acute lymphoblastic leukemia with pre-B-cell characteristics. Blood 54:269–273
10. Bunn P, Hubermann MS, Whang-Peng J et al. (1980) Prospective staging evaluation of patients with cutaneous T-cell lymphomas. Ann Intern Med 93:223–230
11. Bureau Y, Barrière H, Litoux P et al. (1971) Manifestations cutaneés vésiculo-bulleuses specifiques, ou cours des leucoses lymphoïdes. Ann Dermatol Syphiligr 98:261–274
12. Burg G (1979) Moderne Diagnostik und stadiengerechte Therapie kutaner Lymphome. In: Braun-Falco O, Wolff HH (Hrsg) Fortschritte der praktischen Dermatologie und Venerologie. Springer, Berlin Heidelberg New York, S 215–227
13. Cooper MD, Pearl ER, Lawton AR (1979) Consideration of antibody deficiency diseases in relation to normal B-cell development. In: Fauci AS, Ballieux R (eds) Antibody production in man. In vitro synthesis and clinical implications. Academic Press, New York San Francisco London, pp 1–16
14. Desmons F, Delmas-Marsalet Y, Mazuccha M et al. (1972) Lymphome lymphoblastique révélateur d'une leucose aiguë lymphoblastique rapidement mortelle chez un enfant de 5 ans. Bull Soc Fr Dermatol Syphiligr 79:335–336
15. Ewijk W van, Verzijden J, van der Kwast TH et al. (1974) Reconstitution of the thymus-dependent area in the spleen of lethally irradiated mice, a light and electron microscopical study of the T-cell microenvironment. Cell Tissue Res 149:43–6U
16. Fayolle J, Coeur P, Bryon PA et al. (1973) Les manifestations cutaneés des leucémies lymphoides chroniques (LLC). A propos de 44 cas d'une statistique personelle de 430 LLC. Ann Dermatol Syphiligr 100:5–24
17. Felman P, Bryon PA, Coiffier B et al. (1978) Lymphome immunoblastique: Diversité du tableau anatomo-clinique. Nouv Presse Méd 2396–2397
18. Fichtelius KE, Groth O, Liden S (1970) The skin, a first level lymphoid organ? Int Arch Allergy Appl Immunol 37:607–620
19. Freeman C, Berg JW, Cutler SJ (1972) Occurrence and prognosis of extranodal lymphomas. Cancer 29:252–260
20. Gahlen-Schulte S (1980) Primäres Plasmocytom der Haut. Z Hautkr 55:964–965
21. Gérard-Marchant R, Hamlin I, Lennert K et al. (1974) Classification of non-Hodgkin's lymphomas. Lancet II:406–408
22. Goffinet DR, Warnke R, Dunnjk NR et al. (1977) Clinical and surgical (laparotomy) evaluation of patients with non-Hodgkin's lymphoma. Cancer Treat Rep 61:981–992
23. Goldberg J, Darey FR, Lowenstein F et al. (1978) Lymphoma cutis of apparent B cell origin. Arch Pathol Lab Med 102:15–18
24. Goos M (1975) Lymphoplasmacytoid immunocytoma of the skin. J Invest Dermatol 64:297–298
25. Goos M (1976) T-cell specific microenvironment in mycosis fungoides. Arch Dermatol Forsch 255:215–218
26. Goos M (1979) T-Zellenlymphome der Haut. Klinische, morphologische und immunologische Untersuchungen. Habilitationsschrift, Universität Kiel
27. Goos M (1980) Pathologie und Klinik des immunoblastischen Lymphoms der Haut. Z Hautkr 55:1295–1301
28. Goos M, Kaiserling E, Lennert K (1976) Mycosis fungoides: Model for T-lymphocyte homing to the skin? Br J Dermatol 94:221–222
29. Greenberg BR, Peter CR, Glassy F et al. (1976) A case of T-cell lymphoma with convoluted lymphocytes. Cancer 38:1602–1607
30. Habeshaw JA, Catley PF, Stansfeld AG et al. (1979) Surface phenotyping, histology and the nature of non-Hodgkin-lymphoma in 156 patients. Br J Cancer 40:11–34
31. Hajnos G, Pirovino M, Rüttner JR (1976) Extranoduläre Manifestationen generalisierter maligner Lymphome. Schweiz Med Wochenschr 106:234–239
32. Heinz R, Stacher A, Theml H et al. (1979) Immunocytic lymphoma, a clinical entity distinct from chronic lymphocytic leukemia. International Society of Haematology, European and African Division. Fifth Meeting. Hamburg, 26.–31.8.1979
33. Hoerni B, Meugé D, Mascarel A de et al. (1978) Les lymphosarcomas immunoblastiques. Aspects anatomocliniques et évolutifs. Analyse rétrospective d'une série de 50 ma lades. Nouv Presse Med 7:627–631
34. Johnson WH, Taylor BG (1970) Solitary extramedullary plasmacytoma of the skin. Cancer 26:65–68
35. Kerl H, Kresbach H (1979) Lymphoretikuläre Hyperplasien und Neoplasien der Haut. In: Doerr W, Seifert G, Uehlinger E (Hrsg) Stoffwechselkrankheiten und Tumoren. Springer, Berlin Heidelberg New York (Spezielle pathologische Anatomie, Bd 7/2, S 430–432)
36. König HJ, Hartwich G, Roemeling R von (1979) Klinische Verlaufsformen des Plasmocytoms. Med Klin 74:719–724
37. Krüger G (1980) Klassifikation und Prognose maligner Non-Hodgkin-Lymphome. MMW 122:1527–1533
38. Kuenn JW, Weber R, Teague PO et al. (1978) Cryopathic gangrene with IgM lambda cryoprecipitatings cold agglutinin. Cancer 42:1826–1833
39. Lennert K (1978) Malignant lymphomas other than Hodgkin's disease. Springer, Berlin Heidelberg New York
40. Lukes RJ, Collins RD (1974) Immunologic characterization of human malignant lymphomas. Cancer 34:1488–1503
41. Lukes RJ, Parker JW (1978) The pathology of lymphoreticular neoplasms. In: Twomey JJ, Good RA (eds) The immunopathology of lymphoreticular neoplasms. Plenum, New York London, pp 239–279
42. Lukes RJ, Parker JW, Taylor CR et al. (1978) Immunologic approach to non-Hodgkin lymphomas and related leukemias analysis of the results of multiparameter studies of 425 cases. In: Freireich EJ, Miescher PA, Jaffé ER (eds) Leukemia and lymphoma. Grune & Stratton, New York San Francisco London, pp 65–94
43. Manthorpe R, Egeberg J, Hesselvik M et al. (1977) Unique eosinophil granules in a case of T cell lymphoma. Scand J Haematol 19:129–144
44. Marks SM, Yanovich S, Rosenthal DS et al. (1978) Multimarker analysis of T cell chronic lymphocytic leukemia. Blood 51:435–438
45. Meiers HG (1968) Morbus Waldenström der Haut. Dtsch Med Wochenschr 93:1795–1801
46. Meugé C, Hoerni B, Mascarel A de et al. (1978) Non-Hodgkin malignant lymphomas. Clinico-pathologic correlations with the Kiel classification. Retrospective analysis of a series of 274 cases. Eur J Cancer 14:587–592

46. Meusers P, König E, Brittinger G (1980) Why not adhere to the original Kiel classification? Lancet 1194
47. Nair KG, Hau T, Minowada J (1979) T-Cell chronic lymphocytic leukemia. Report of a case and review of the literature. Cancer 44:1652–1655
48. Nathwani BN, Kim H, Rappaport H (1976) Malignant lymphoma, lymphoblastic. Cancer 38:964–983
49. Nilsson K (1978) Established human lymphoid cell lines as models for B-lymphocyte differentiation. INSERM Symp 8:307–317
50. Nossal GJV, Abbott A, Mitchell J et al. (1968) Antigens in immunity. XV: Ultrastructural features of antigen capture in primary and secondary lymphoid follicles. J Exp Med 127:277–290
51. Opstelten D, Stikker R, van der Heijden D et al. (1980) Germinal centres and the B cell system. IV. Functional characteristics of rabbit appendix germinal centre (-derived) cells. Virchows Arch [Cell Pathol] 34:53–62
52. Palutke M, Tranchida L (1975) T-cell lymphoma. Report of a case. Am J Clin Pathol 64:26–33
53. Rappaport H (1966) Tumors of the hematopoietic system. In: Atlas of tumor pathology, sect 3, fasc 8. US Armed Forces Institut of Pathology, Washington
54. Rausch E, Kaiserling E, Goos M (1977) Langerhans cells and interdigitating reticulum cells in the thymus-dependent region in human dermatopathic lymphadenitis. Virchows Arch [Cell Pathol] 25:327–343
55. Reinherz EL, Nadler LM, Rosenthal DS et al. (1979) T cell subset characterization of human T-CLL. Blood 53:1066–1075
56. Risdall R, Hoppe RT, Warnke R (1979) Non-Hodgkin's lymphoma. A study of the evolution of the disease based upon 92 autopsied cases. Cancer 44:529–542
57. Rosenberg SA, Diamond HD, Jaslowitz B (1961) Lymphosarcoma: A review of 1269 cases. Medicine (Baltimore) 40:31–84
58. Safai B, Incefy GS, Good RA et al. (1980) T-cell differentiation activity in tissue cultures containing mycosis fungoides epidermal cells. N Engl J Med 303:113
59. Salmon SE, Seligmann M (1974) "Paraneoplastic" syndromes associated with monoclonal lymphocyte and plasma cell proliferation. Ann NY Acad Sci 230:228–239
60. Schwarze EW, Radaszkiewicz T, Pülhorn G et al. (1976) Maligne und benigne Lymphome des Auges, der Lid- und Orbitalregion. Virchows Arch [Pathol Anat] 370:85–96
61. Seligmann M (1978) Immunologic markers in human malignant lymphomas. In: Müller-Ruchholtz W, Müller-Hermelink HK (eds) Function and structure of the immun system. Plenum, New York London, pp 635–640
62. Smith JL, Butler JJ (1980) Skin involvement in Hodgkin's disease. Cancer 45:354–361
63. Stacher A, Heinz R, Waldner R et al. (1980) Zur klinischen Relevanz der Kieler Klassifikation von Non-Hodgkin-Lymphomen. Wien Klin Wochenschr 92:520–525
64. Stein H (1976) Klassifikation der malignen Non-Hodgkin-Lymphome aufgrund gemeinsamer morphologischer und immunologischer Merkmale zwischen normalen und neoplastischen lymphatischen Zellen. Immun Infekt 4:52–69
65. Stein H, Tolksdorf G, Lennert K (1980) T-cell neoplasia in the perspective of normal T-cell differentiation. In: Van den Tweel JG (ed) Malignant lymphoproliferative diseases. Nijhoff, The Hague Boston London, pp 315–329
66. Steinke B, Heidemann E, Waller HD (1980) Chemotherapie von malignen Non-Hodgkin-Lymphomen unter Berücksichtigung der Kiel-Klassifikation. Therapiewoche 30:5697–5703
67. Stolzenbach G (1979) Diskussionsbemerkung. In: Stacher A, Höcker P (eds) Lymphknotentumoren. Pathophysiologie, Klinik und Therapie. Urban & Schwarzenberg, München Wien Baltimore, S 287
68. Streilein JW (1978) Lymphocyte traffic, T cell malignancies and the skin. J Invest Dermatol 71:167–171
69. Uchiyama T, Sagawa K, Takatsuki K et al. (1978) Effect of adult T-cell leukemia cells on pokeweed mitogen induced normal B-cell differentiation. Clin Immunol Immunopathol 10:24–34
70. Vogler LB, Crist WM, Bickman DE et al. (1978) Pre-B-cell leukemia. A new phenotype of childhood lymphoblastic leukemia. N Engl J Med 298:872–878
71. Warin AP, Roberts MM (1979) Chronic lymphocytic leukemia with cutaneous involvement. Clin Exp Dermatol 4:241–246
72. Wetter O, Schmidt CG, Linder KH et al. (1979) H-Kettenkrankheit: Humorale und celluläre Befunde bei sechs Fällen vom μ-Kettentyp. J Cancer Res Clin Oncol 94:207–223
73. White PJ, Burns EL (1931) Fatal acute lymphoblastic leukemia with great enlargement of the kidneys in an infant three weeks old. Am J Dis Child 41:866–870

Priv.-Doz. Dr. med. Manfred Goos,
Universitäts-Hautklinik,
Schittenhelmstr. 7,
D-2300 Kiel 1

Früherkennung der Mycosis fungoides

E. Grosshans, Straßburg und D. Bonvalet, Paris

Die Frühveränderungen der Mycosis fungoides (M.F.) sind nicht selten unspezifisch und selbst wiederholte histologische, ultrastrukturelle oder immunologische Untersuchungen erlauben nicht immer eine schnelle und sichere Diagnose. Die Erkennung der prämykosiden Natur einer chronischen Dermatose resultiert oft aus einer retrospektiven diagnostischen Analyse, und es ist in der Mehrzahl der Fälle schwierig, den Beginn einer M.F. mit Bestimmtheit festzulegen. Nichtsdestoweniger ergaben kürzliche Studien die unbestreitbare semiologische Bedeutung der Mucinosis follicularis beim Erwachsenen und die Zusammenhänge zwischen M.F. und Parapsoriasis en grandes plaques.

Frühformen mit retrospektiver Diagnose

Es handelt sich um Affektionen, die nosologisch schwer einzuordnen sind und bei denen schließlich allein die Zeichen einer Umwandlung in eine M.F. die retrospektive Diagnose erlauben.

Die glaubwürdigen Beobachtungen einer M.F. im Anschluß an eine Psoriasis sind selten [2] oder zweifelhaft. Häufig dagegen sind Vorkrankheiten wie Ekzem, palmoplantare Dyshidrosis und Medikamentenallergie, ohne daß man jedoch weiß, ob es sich um initiale unspezifische Veränderungen oder Fehldiagnosen handelt, oder aber ob die chronischen Ekzeme – gleich welcher Ätiologie – einen begünstigenden Faktor für eine maligne, epidermotrope T-Lymphozyten-Proliferation darstellen.

Von der diesbezüglichen Literatur möchten wir die Arbeit von Brehmer-Andersson [5] nennen, die über 14 Fälle mit M.F. berichtet, von den 8 Fälle prämykoside Stadien aufwiesen: hiervon waren 4 vom Ezemtyp, 3 vom Typ der Psoriasis und 1 vom Typ der Parapsoriasis en plaques. Diese Veränderungen entwickelten sich spontan in Schüben und mit Remissionsphasen, in loco oder auch vom ursprünglichen Krankheitsort entfernt. Schuppli [20] nennt in einer literarischen Übersichtsarbeit isolierte Fälle mit M.F. im Gefolge eines konstitutionellen Ekzems oder chronischen Kontaktekzems. Rappaport und Thomas [15] fanden im Rahmen einer autoptischen Studie mit 45 Fällen nicht einen einzigen Fall, in dem die klinische Symptomatologie die einer „M.F. d'emblée" war: die frühesten Veränderungen waren erythematös, schuppend, pruriginös, seltener papulös oder urtikariell, generalisiert, in Einzelherden oder erythrodermisch. Und in jedem der Fälle waren mehrfache Biopsien erforderlich, um die Diagnose M.F. mit Wahrscheinlichkeit oder Sicherheit zu stellen.

Epstein et al. [7] heben ebenso aufgrund einer retrospektiven Studie von 144 Fällen, die im National Institute of Health diagnostiziert wurden, die Tatsache hervor, daß vom Beginn der ersten Hautläsionen bis zur endgültigen positiven Diagnosestellung durchschnittlich 3,8 Jahre vergehen und daß 124 der 144 Fälle mit ekzematösen oder unspezifischen Veränderungen begonnen hätten. Belaich und Bonvalet [2] charakterisieren diese polymorphen Veränderungen ohne klinische oder histologische Malignitätszeichen als echte prämykoside Veränderungen; derartige Veränderungen waren bei 37 ihrer 85 Fälle mit M.F. vorhanden und gingen der M.F. durchschnittlich um 8,6 Jahre voraus (im Extremfall 1 bzw. 35 Jahre). In der Mehrzahl der Fälle (16 Fälle) handelte es sich um eruptive, unscharf begrenzte, erythematosquamöse Herde (Abb. 1) ohne bevorzugte Lokalisation, chronisch persistierende, aber in Ausdehnung und Intensität variable Veränderungen, die histologisch eine Parakeratose zeigten und fakultativ mit Juckreiz verbunden waren (21 Fälle). Der Charakter der sekundär in Erscheinung tretenden M.F.-Veränderungen ist ebenso variabel: 16 Formen en plaques, 9 erythrodermische Formen, 7 tumoröse Formen „d'emblée". Man kann also nicht sagen, daß das Vorausgehen prämykosider Veränderungen eher bei der einen oder anderen Form der M.F. auftritt.

In Wirklichkeit ist es fast unmöglich, den „Moment 0" dieser prämykosiden Zustände festzulegen. Der Terminus *Prämykosis* beinhaltet eine vage und ungenaue und nach den verschiedenen Autoren unterschiedliche Bedeutung. Einige gebrauchen ihn nur für die Formen der Parapsoriasis en plaques [18]; bei anderen beinhaltet er neben der Parapsoriasis klinisch unspezifische Veränderungen, die von vielen beobachtet und einigen auch abgestritten wurden [19]; andere gebrauchen diesen Terminus nicht nur bei präexistenten Veränderungen, sondern auch bei infiltrierten Formen, die bereits schon als M.F. zu identifizieren sind [6]. Nun, wenn die diesbezüglichen Publikationen auch nicht wenig zahlreich sind, so sind die klinischen Beschreibungen immer wenig aussagekräftig und untereinander schwer vergleichbar.

Kürzlich unterstrichen nordamerikanische Autoren [8, 10] die Tatsache, daß die M.F.-Patienten häufig che-

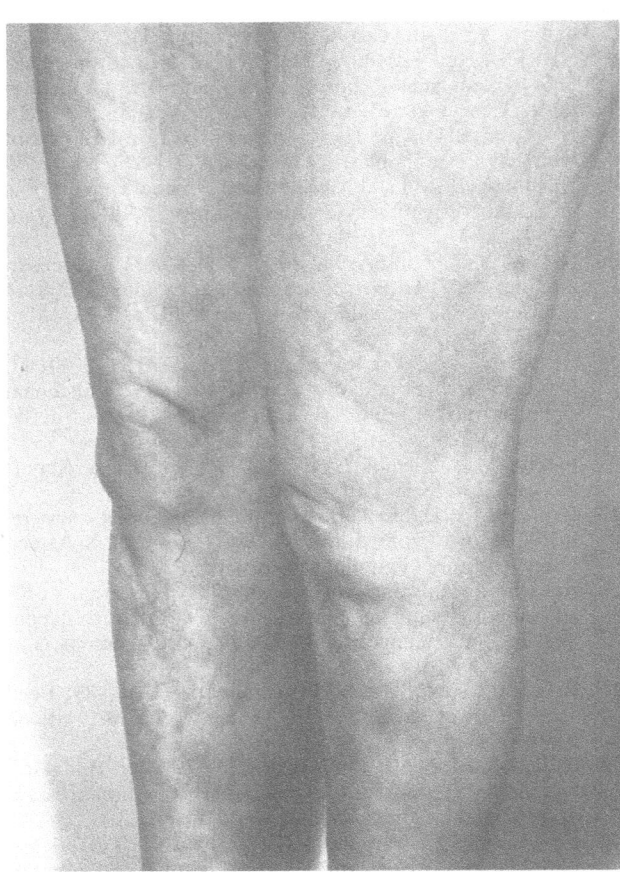

Abb. 1. Erythrematosquamöse unspezifische prämykotische Hauteffloreszenzen der unteren Glieder

mischen oder toxisch-medikamentösen, aggressiven Einwirkungen ausgesetzt sind, daß eine deutliche Prävalenz der M.F. bei den Arbeitern der industriellen Region des Nordostens der Vereinigten Staaten zu erkennen ist und daß eigene mykologische und virale Vorkrankheiten sowie familiäre tumoröse und hämatologische Vorerkrankungen übernormal häufig waren (Tabelle 1).

Diese epidemiologischen Gegebenheiten, die sich perfekt in das Zentralthema der 32. Tagung der Deutschen Dermatologischen Gesellschaft „Dermatologie und Umwelt" einordnen lassen, bedürfen noch umfassender Untersuchungen. Im Moment tragen sie noch nicht zur Erleichterung einer frühzeitigen positiven M.F.-Diagnose bei. Sie beinhalten sicherlich ausgezeichnete Argumente in bezug auf den intraepidermalen Beginn der M.F. [16] und die Rolle in der Epidermis persistierender Antigene bei der Genese dieser Krankheit [23]. Die Studien, die in neuerer Zeit die kooperati-

Tabelle 1. Beitrag der Epidemiologie zur Kenntnis der Mycosis fungoides (M. F. und Umwelt)

Fishmann et al. (44 Fälle)
 91% Chemische Noxen
 86% Andere toxische Noxen (Arzneimittel, Tabakwaren)
Greene et al. (211 Fälle)
 Eigenanamnese: erhebliche Häufigkeit der allergischen, Pilz- und Virenkrankheiten (Herpes 38,9% – Warzen 37,4%) und der Lichtempfindlichkeit
 Familienanamnese: erhöhte Frequenz anderer maligner Krankheiten

ve Rolle der Langerhans-Zellen und der T-Helferzellen bei der Histogenese der M.F. aufzeigen, verleihen diesen epidemiologischen Studien einen noch deutlicheren Wert.

Kann man bei unserem augenblicklichen Wissensstand hoffen, eine frühzeitige Diagnose der M.F. zu erreichen und die Krankheit in einem heilbaren Stadium zu erkennen? Unser wesentlichster Trumpf bleibt die klinische Überwachung: Die Exazerbation eines Pruritus im Laufe der Beobachtung einer noch nicht genau definierten Dermatose, die zirzinäre Begrenzung der erythematosquamösen Herde und das Auftreten eines lividen Farbtones sind verdächtige Zeichen. Vom biologischen Gesichtspunkt aus können multiple, beizeiten wiederholte Biopsien nach und nach einen solchen Verdacht verstärken, den die spezifischeren Untersuchungen erhärten oder bestätigen werden: Lymphozytenansammlungen mit gefalteten Kernen in den Haut- und Lymphknotenbiopsien bei der optischen und elektronenmikroskopischen Untersuchung [11]; Erhöhung des Serum-IgE [23] und in geringerem Ausmaße anderer Immunglobuline als biologische Folgen der starken Anhäufung von T-Helferzellen; frühzeitig verminderte Chemotaxis der Monozyten [21], die die Empfänglichkeit dieser Patienten gegenüber Infektionen (gram-negative Bakterien, Staphylococcus aureus haemolyticus, Candida albicans, Pneumocystis carinii) erklärt; Aufrechterhaltung der Allergie vom verzögerten Typ und der Fähigkeit der Sensibilisierung gegen DNCB oder Karyolysin [20], die die langfristig erhaltene Funktion der T-Lymphozyten anzeigen; man findet manchmal auch einen lymphomatoiden Aspekt bei der Epikutantestung, die anläßlich eines langdauernden Kontaktekzems durchgeführt wird, das trotz des Weglassens des Allergens weiterbesteht und in eine M.F. übergeht.

Frühformen mit Verdacht auf M.F. „d'emblée"

a) Gewisse Formen der *Parapsoriasis en plaques* können Anfangsstadien der M.F. darstellen und bedürfen einer aufmerksamen Überwachung und nach bestimmten Autoren sogar ein energisches therapeutisches Vorgehen. Es ist wichtig, daran zu erinnern, daß der Name „parapsoriasis en plaques" mindestens 3 prognostisch verschiedene Entitäten umfaßt und daß man nicht alle Formen der Parapsoriasis en plaques unter die prämykosiden Dermatosen subsumieren darf. Die Differentialdiagnose zwischen den 3 Varietäten ist im Anfangsstadium nicht immer einfach, jedoch retrospektiv im allgemeinen leicht [4, 18]:

- die „Parapsoriasis en petites plaques" (kleinfleckige Form) ist gutartig, chronisch und geht nie in eine M.F. über;
- die „Parapsoriasis en grandes plaques simples" (großfleckige einfache Form) ist gekennzeichnet durch mehr als 10 cm im Durchmesser große, erythematosquamöse Plaques, die an den Rändern scharf abgegrenzt (Abb. 2), oft merkwürdig quadrangulär, von lividem Farbton und von leichtem und ständigen Juckreiz begleitet sind;
- die „Parapsoriasis en grandes plaques poïkilodermiques" (Syn.: prereticulotic poikiloderma, parapsoriasis lichenoides, parakeratosis variegata, lichen variegatus, poikiloderma atrophicans vasculare, retiform

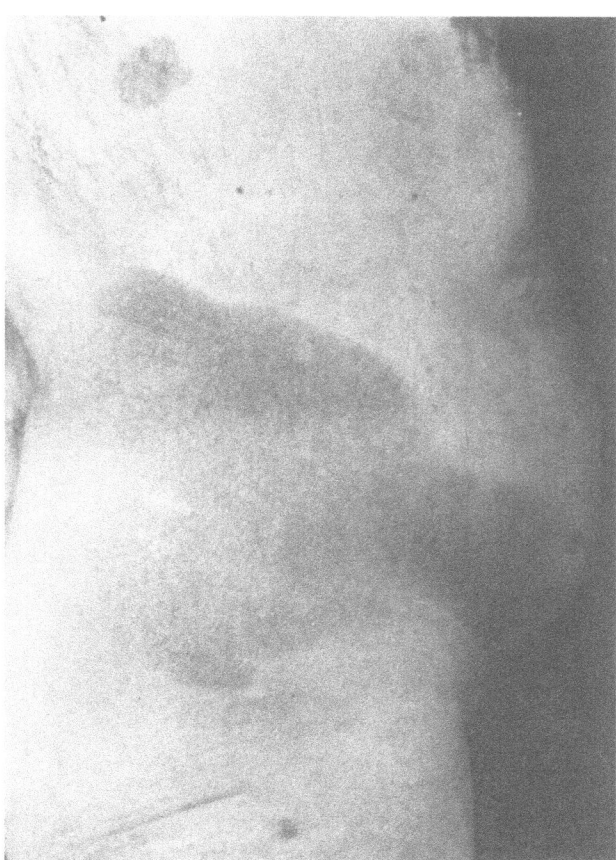

Abb. 2. Großfleckige Parapsoriasis en plaques ohne Atrophie

parapsoriasis [22]) ist gleichfalls durch wenige im Durchmesser mehr als 10 cm große quadranguläre Plaques charakterisiert, deren Oberfläche frühzeitig faltig und schuppig ist und Teleangiektasien und eine retikuläre Pigmentierung aufweisen. Diese Plaques sind bevorzugt in den Körperfalten (Abb. 3), am Gesäß und im Bereich der Mammae lokalisiert, und der Farbton ist mit einer bizarren Polychromasie von Rottönen charakterisierbar. Um die Plaques herum beobachtet man oft atrophische und papulöse lineare Läsionen, die der Haut einen streifigen Aspekt verleihen.

Retrospektive Studien zeigten, daß es vor allem diese poikilodermatischen Formen sind, die eine Tendenz zum Übergang in eine M.F. aufweisen. In einer eigenen retrospektiven Studie [12] entwickelten sich 8 von 31 Fällen mit Parapsoriasis en grandes plaques in eine M.F. In der Studie von Bonvalet et al. [4] gingen 9 von 25 Fällen in eine M.F. über oder boten Symptome, die auf eine maligne Entartung schließen ließen (in einem von 25 Fällen von einfacher Parapsoriasis en grandes plaques trat eine M.F. auf). Die Wahrscheinlichkeit einer solchen Transformation ist also für einen mehr als 10jährigen Beobachtungszeitraum mit ca. 30% anzugeben.

Diese Zahl, die ein 30%iges Risiko beinhaltet, steht zur Diskussion: In der Tat meinen gewisse Autoren, daß alle Parapsoriasis-Formen einschließlich der Parapsoriasis en gouttes [1] ein gewisses malignes Potential besitzen und während des ganzen Lebens einer klinischen und histologischen Überwachung unterstellt werden müssen, auch wenn dieses Entartungsrisiko vor allem für die poikilodermatischen Parapsoriasis-Formen

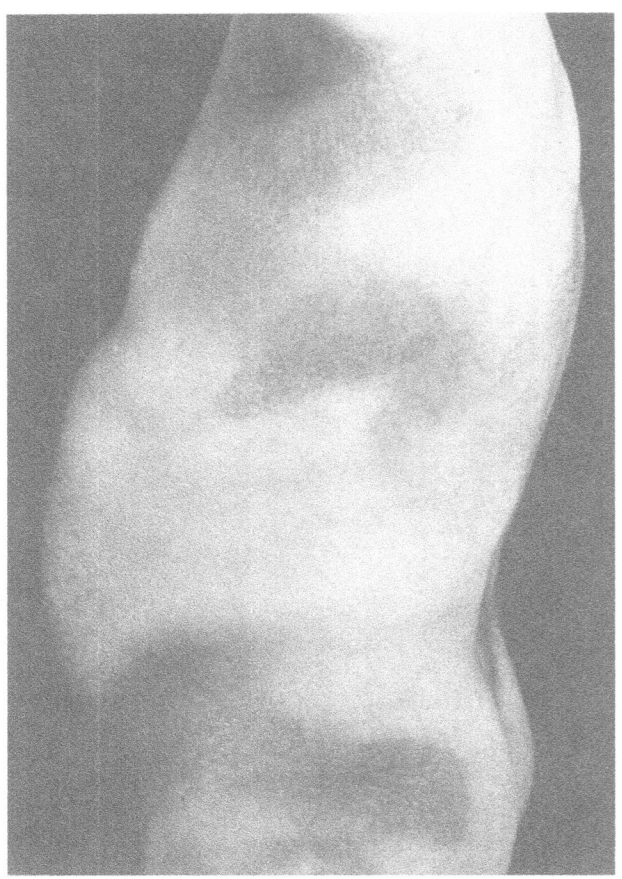

Abb. 3. Großfleckige poikilodermatische Parapsoriasis en plaques

ner beginnenden M.F. anderseits erst im weiteren Krankheitsverlauf gestellt werden kann.

Der Verdacht auf eine M.F. verstärkt sich beim Vorliegen folgender Zeichen: Infiltration und livide Verfärbung (ähnlich einem gekochten Schinken), poikilodermatische Veränderungen, verstärkter Pruritus, Ausdehnung der Plaques und Auftreten frischer, von Anfang an infiltrierter Herde ungewöhnlicher Lokalisation (palmo-plantar, Gesicht und Hals), sowie papulöser Veränderungen (Abb. 4). Das seltene Vorkommen papulonekrotischer Veränderungen, das die Frage einer Assoziation von Pityriasis lichenoides und poikilodermatischer Parapsoriasis aufwirft [17], scheint nicht a priori eine schlechte Prognose anzuzeigen, zumindest was 2 persönliche Fälle anbetrifft, die wir beobachten konnten.

Welche Rolle spielt die Biologie bei der Früherkennung der Entwicklung einer Parapsoriasis en plaques in eine M.F.? Sie ist bescheidener als die der Klinik. Histologisch bestehen die ungünstigen Zeichen in einer Epidermisatrophie vom poikilodermatischen Typ, einem bedeutenden polymorphen Infiltrat mit Sézary-Zellen und einem Epidermotropismus des zellulären Infiltrates mit Bildung sog. Pautrier-Mikroabszessen. In der Tat sind diese histologischen und zytologischen Zeichen entweder gegenüber der Klinik verspätet und daher als zusätzliche Kriterien anzusehen, oder an dem Eindruck einer Verschlechterung der Gesamtsituation schuld, wodurch schließlich die Diagnose M.F. zu häufig gestellt wird und übereilte aggressive Therapieänderungen vorgenommen werden.

b) Andere Hautaffektionen, insbesondere die *Mucinosis follicularis* des Erwachsenen können die Frühdia-

zutrifft. Andere [13] glauben – nach einer Studie von 47 Fällen – daß die Parapsoriasis en plaques keine prämykoside Dermatose darstellt, sondern daß die M.F. in ihrer Anfangsphase gleiche klinische und histologische Merkmale wie die Parapsoriasis en plaques aufweist und daß nur die weitere Entwicklung des Krankheitsbildes nach 2–3 Jahren eine Differentialdiagnose erlaubt.

Diese Meinungen und diese extremen Vermutungen spiegeln die nosologische und terminologische Doppelsinnigkeit wider, die man in der dermatologischen Literatur findet: Vor der Unterteilung des Parapsoriasis-Konzeptes in 2 dann 3 Untergruppen waren sich die Autoren darüber einig, daß der Parapsoriasis en plaques ein fakultatives malignes Potential zuzuschreiben ist: 6 Übergänge in M.F. bei 13 Fällen, die von Fleischmajer et al. [9] beobachtet wurden; 3 von 38 Fällen, die von Osmundsen [14] in den Jahren 1935 bis 1960 beobachtet wurden, während derer dieser Autor 126 Fälle von M.F. sah, denen jedoch nur in 2 Fällen (also weniger als 2%) eine Parapsoriasis en plaques vorausgegangen zu sein schien. Die Autoren, die in der Folge diese weitere Unterteilung anerkannten, insistierten auf der potentiellen Malignität der poikilodermatischen Form in einem jedoch im allgemeinen niedrigen Prozentsatz (2 von 50 nach Samman [18], 3 von 21 nach Binazzi et al. [3]). Diese im Vergleich zu unserer eigenen Schätzung (30%) niedrigen Zahlen resultieren wahrscheinlich aus der Tatsache, daß es Übergangsformen zwischen der einfachen Parapsoriasis en grandes plaques und der poikilodermatischen Form gibt und daß die Differentialdiagnose zwischen beiden Formen einerseits und ei-

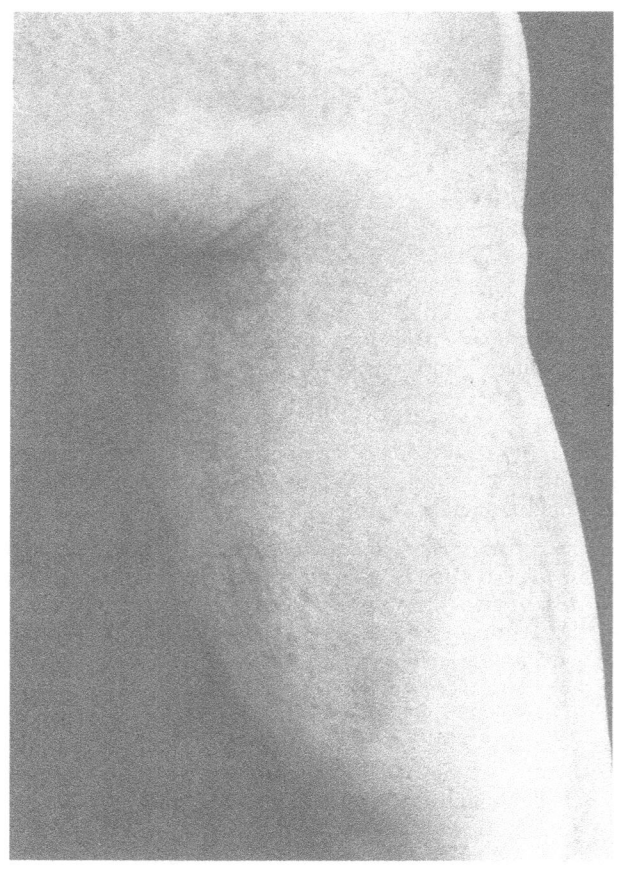

Abb. 4. Parapsoriasis en plaques mit Aussaat zahlreicher Papeln: seltener prämykotischer Befund

gnose einer M.F. erleichtern. Zwei Möglichkeiten stellen sich dar:

– entweder die Entdeckung einer Mucinosis follicularis bei der histologischen Untersuchung anläßlich systematischer Biopsien bei einer chronischen Erkrankung ungeklärter Ursache: Beim erwachsenen Mann jenseits des 40. Lebensjahres bedeutet dies ein wichtiges Verdachtsmoment für ein malignes Lymphom [24], vor allem wenn diese Mucinosis follicularis mit polymorphen Infiltraten, Pautrier-Mikroabszessen in der Epidermis und in den epithelialen Haarscheiden begleitet ist. Wenn man umgekehrt eine M.F. vermutet und das histologische Bild zweifelhaft erscheint (tumoröse lymphozytäre Infiltrate ohne Epidermotropismus, nicht-tumoröse Veränderungen, z. B. Ekzem oder Lichenifikation), wird das Vorliegen einer Mucinosis follicularis ein Hauptverdachtsmoment für die Diagnose M.F. sein. Praktisch aber beobachtet man meistens solche muzinösen Degenerationen als histologisches Epiphänomen in den infiltrierten Plaques und Tumoren der M.F.

– oder das Auftreten einer Alopecia mucinosa beim Erwachsenen: Die klinischen Formen, bei denen man nach einer M.F. suchen muß, sind diejenigen, die mit Pruritus einhergehen, die sich auf andere Regionen als den behaarten Kopf und Gesichtsbereich erstrekken und die generalisiert auftreten, wobei sie einen skleromyxödematösen Aspekt, den einer Leontiasis oder einer erythrodermatischen Pityriasis rubra pilaris annehmen können. Die Alopecia mucinosa hat in diesen Fällen die Bedeutung einer paraneoplastischen Dermatose: diese Eventualität betrifft etwa 25% der Fälle von Mucinosis follicularis des Erwachsenen.

c) Vorsichtiger zu interpretieren sind die Fälle von *Purpura pigmentosa progressiva* der unteren Extremitäten, die rasch in eine M.F. übergehen. Wir haben 3 Fälle beobachtet: es handelte sich um purpuriatische, nicht-pruriginöse Veränderungen mit plaqueförmiger Pigmentierung, die auf Gesäß und Bauch übergingen und an einen Morbus Schamberg erinnerten, jedoch histologisch das Bild einer Parapsoriasis en grandes plaques mit Atrophie erkennen ließen; wahrscheinlich ist, daß die senkrechte Körperhaltung und die Kapillarfragibilität durch die Stase eine Metamorphose der Hautveränderungen nach sich zieht, die infolgedessen nur allmählich erkennbar werden. Man beboachtet analoge semiologische Veränderungen an den oberen Extremitäten, an denen eine frühe, isolierte, palmare Veränderung einen tylotischen Aspekt bieten kann, der bei der klinischen Inspektion unspezifisch, bei der histologischen Untersuchung jedoch charakteristisch erscheint.

Der Beginn der Mycosis fungoides

Er ist schwirig zu datieren, sowohl vom Gesichtspunkt der Klinik, der Histologie als auch der Immunhämatologie, und man ist sich im allgemeinen darüber einig, daß die Prämykosis nur allmählich in eine M.F. übergeht, wobei offensichtlich die klinischen Symptome vor den histologisch verdächtigen Zeichen in Erscheinung treten. Dies ist zumindest die Meinung der meisten Pathologen, die vermuten oder glauben, daß die prämykoside Hautläsion die Struktur einer „chronisch unspezifischen Entzündung" hat. Anderer Meinung sind Sanchez und Ackerman [19], die betonen, daß selbst die histologische Diagnose frühzeitig gestellt werden kann. Tatsächlich beschreiben sie unter dem Terminus „patch stage of mycosis fongoides" nicht-infiltrierte Läsionen von rosa-oranger Farbe ohne oberflächliche Veränderungen, die schließlich sekundär einen bräunlichen, atrophischen Aspekt annehmen, der von diesen Autoren als Stadium der Regression angesehen wurde. Ihr Konzept überrascht, und sie scheinen nicht zu wissen, was wir gewöhnlich unter der Bezeichnung Parapsoriasis en plaques verstehen. Ihre histologischen Kriterien bieten nichts Neues und sind die einer bereits identifizierbaren M.F.-Veränderung.

Nach unserer Erfahrung in der französischen Studiengruppe der M.F. kann die Diagnose gesichert werden, wenn bei einem klinisch verdächtigen Bild eines der 4 folgenden histologischen Bilder zutrifft:

1. unspezifischer histologischer Aspekt jedoch Existenz anderer diagnostischer Kriterien wie z. B. Sézary-Zellen im Blutausstrich oder/und Lymphknoten in ausreichender Quantität; dies trifft u. a. für die Erythrodermatischen Formen zu;
2. histologisch typisches Bild einer M.F., das mindestens 3 der 4 folgenden Charakteristika aufweist: subepidermales, bandförmiges Infiltrat, Pautrier-Mikroabszesse, zelluläre Polymorphie, Sézary-Zellen;
3. sichere M.F., jedoch atypische Zytologie (zahlreiche Lymphoblasten oder Immunoblasten) oder Histologie (rein epidermotrope Form vom Typ der pagetoiden Retikulose Woringer-Kolopp, granulomatöse oder fettspeichernde Formen);
4. zweifelhaftes histologisches Bild, das u. a. ein bandförmiges Infiltrat zeigt, bei jedoch klinisch verdächtigem Bild; in Zweifelsfällen können eine Mucinosis follicularis oder eine poikilodermatische Parapsoriasis mit einem polymorphen epidermotropen Zellinfiltrat oder auch die Anwesenheit kleiner Lymphozytenansammlungen wichtige Kriterien für eine endgültige positive Diagnose darstellen.

Wir danken ganz besonders Frau Dr. Irmgard Brändle (Dermatologische Klinik Essen) für die Übersetzung dieses Referates und Frau Gaby Lefevre für die Bearbeitung des Manuskriptes und der Abbildungen.

Literatur

1. Bardach H, Raff M (1977) Poikilodermatische Parapsoriasis. Hautarzt 28:542–546
2. Belaich S, Bonvalet D (1977) Pre-lymphomas. Excerpta Med Int Congr Ser 451:311–318
3. Binazzi M, Calandra P, Frillici S (197) Le parapsoriasi (dati clinici, strutturali e metabolici). Arch Ital Dermatol Venereol Sessuol 39:269–284
4. Bonvalet D, Colau-Gohm K, Belaich S, Civatte J, Degos R (1977) Les différentes formes du parapsoriasis en plaques. Ann Dermatol Venereol 104:18–25
5. Brehmer-Andersson E (1976) Mycosis fungoides and its relation to Sézary syndrome, lymphomatoid papulosis and primary cutaneous Hodgkin's disease. Acta Derm Venerol (Stockh) [Suppl] 56:75,142
6. Delaunay MM, Géniaux M, Tamisier JM, Texier L (1978) Mycosis fongoïde. Aspects classiques, évolution des idées et conceptions actuelles. Bordeaux Med 11:47–56
7. Epstein EH Jr, Levin DL, Croft JD Jr, Lutzner MA (1972) Mycosis fungoides. Survival, prognostic features, response to therapy and autopsy findings. Medicine (Baltimore) 15:61–72

8. Fischmann AB, Bunn PA Jr, Guccion JG, Matthews MJ, Minna JD (1979) Exposure to chemicals, physical agents and biological agents in mycosis fungoides and the Sézary syndrome. Cancer Treat Rep 63:591–596
9. Fleischmajer R, Pascher F, Sims CF (1965) Parapsoriasis en plaques and mycosis fungoides. Dermatologica 131:149–160
10. Greene MH, Dalager NA, Lamberg SI, Argyropoulos CE, Fraumeni JF Jr (1979) Mycosis fungoides. Cancer Treat Rep 63:597–606
11. Guccion JG, Fischmann AB, Bunn PA Jr, Schechter GP, Patterson RH, Matthews MJ (1979) Ultrastructural appearance of cutaneous T cell-lymphomas in skin, lymphnodes and peripheral blood. Cancer Treat Rep 63:565–574
12. Heid E, Desvaux J, Brändle I, Grosshans E (1977) Der Verlauf der Parapsoriasis en plaques (Brocqsche Krankheit). Z Hautkr 52:658–662
13. Khan M (1974) Parapsoriasis en plaques and mycosis fungoides. Z Hautkr 49:547–554
14. Osmundsen PE (1968) Parapsoriasis en plaques. Acta Derm Venereol (Stockh) 48:345–354
15. Rappaport H, Thomas LB (1974) Mycosis fungoides: The pathology of extracutaneous involvement. Cancer 34:1198–1229
16. Ryan EA, Sanderson KV, Bartak P, Samman PD (1973) Can mycosis fungoides begin in the epidermis? A hypothesis. Br J Dermatol 88:419–429
17. Samman PD (1971) Poikiloderma with pityriasis lichenoides. Trans St John's Hosp Dermatol Soc 57:143–146
18. Samman PD (1972) The natural history of parapsoriasis en plaques (chronic superficial dermatitis) and prereticulotic poikiloderma. Br J Dermatol 87:405–411
19. Sanchez JL, Ackerman AB (1979) The patch stage of mycosis fungoides. Criteria for histologic diagnosis. Am J Dermatopathol 1:5–26
20. Schuppli R (1976) Is mycosis fungoides an "immunoma". Dermatologica 153:1–6
21. Seitz LE, Golitz LE, Weston WL, Aeling JE, Dustin RD (1977) Defective monocyte chemotaxis in mycosis fungoides. Arch Dermatol 113:1055–1057
22. Sina B, Robinson HM Jr (1980) Parapsoriasis. Cutis 25:617–620
23. Tan RSH, Butterworth CM, McLaughlin H, Malka S, Samman PD (1974) Mycosis fungoides – a disease of antigen persistence. Br J Dermatol 91:607–616
24. Touraine R, Beuve-Méry M (1971) Etude clinique et traitement de la mucinose folliculaire. In: XIII. Congrès de l'Association des Dermatologistes et Syphiligraphes de Langue Française, Turin 1969, Rapports et Communications. Masson, Paris, pp 25–46

Prof. Dr. Edouard M. Grosshans,
Clinique Dermatologique,
1, Place de l'Hôpital,
F-67091 Strasbourg Cedex (France)

Möglichkeiten zur Abgrenzung von Pseudolymphomen und malignen B-Zell-Lymphomen der Haut

G. Burg, Ch. Schmoeckel und O. Braun-Falco, München

Definition und Klassifikation kutaner Pseudolymphome

Ähnlich wie die Bezeichnung „malignes Lymphom", so ist auch der Terminus „Pseudolymphom" ein pathologisch-anatomischer Überbegriff, der verschiedene klinisch definierte Krankheitsentitäten umfaßt. Die folgenden Bezeichnungen werden *synonym* für die Krankheitsgruppe oder für einzelne Krankheitsbilder verwendet: Spiegler-Fendt-Sarkoid (Darier 1910), Lymphozytom (Kaufmann-Wolf), Lymphadenosis benigna cutis (Bäfverstedt 1943), benigne Lymphoplasie (Mach), lymphoide Hyperplasie (Caro u. Helwig), retikuläre Hyperplasie (Gottron, Kimmig und Jänner, Korting).

Geht man davon aus, daß hier eine Gruppe von lymphoproliferativen Infiltrationen der Haut gemeint ist, die klinisch und histologisch maligne Lymphome der Haut nachahmen, so erscheint die Bezeichnung „Pseudo"-Lymphome am besten geeignet. Wir *definieren* diese Krankheitsgruppe als reaktive (?), benigne, nicht-systemische, rückbildungsfähige lymphoproliferative Infiltrationen der Haut, die maligne Hautlymphome nachahmen und adäquate Kriterien spezifischer Krankheitsbilder vermissen lassen.

Ähnlich wie bei den malignen Lymphomen, so gibt es auch bei den Pseudolymphomen der Haut zahlreiche Vorschläge für eine *Klassifikation*.

Die Grazer Schule (Kresbach und Kerl 1978; Kerl und Kresbach 1979) empfiehlt folgende Einteilung der Pseudolymphome:

1. Benigne kutane Lymphoplasien. Diese werden weiter unterteilt in:
   a) Lymphadenosis benigna cutis (Lymphozytom)
   b) Lymphozytäre Infiltrationen bestimmter Art
   c) Besondere Arzneireaktionen
   d) Persistierende Arthropoden-Reaktionen
2. Lymphomatoide Papulose
3. Aktinisches Retikuloid
4. Rundzellerythematose. Die Zugehörigkeit dieses Krankheitsbildes zur Gruppe der Pseudolymphome wird als fraglich angesehen.
5. Angiolymphoide Hyperplasie mit Eosinophilie (Kimura)
6. Angioimmunoblastische Lymphadenopathie (Lymphogranulomatosis X).

Gehen wir davon aus, daß Untersuchungen der letzten Jahre die Basis dafür geschaffen haben, in Anlehnung an die nodalen Lymphome (Lennert 1978) auch die Hautlymphome pathologisch-anatomisch und immunologisch nach B-Zell- und T-Zell-Typen zu unterscheiden (Burg et al. 1978; Kerl und Kresbach 1978; Braun-Falco et al. im Druck; Burg und Braun-Falco im Druck), so erscheint es sinnvoll, die Pseudolymphome entsprechend der jeweils korrespondierenden, differen-

Tabelle 1. Klassifikation kutaner Pseudolymphome

A. Pseudolymphome im engeren Sinne[a]
1. Pseudolymphome vom Hodgkin-Typ („Hodgkinoide")
2. Pseudolymphome vom Non-Hodgkin-Typ
2.1 Pseudo-B-Zell-Lymphome
2.1.1 Lymphadenoisis benigna cutis (Bäfverstedt)
2.1.2 Lymphocytic Infiltration (Jessner-Kanof)
2.2 Pseudo-T-Zell-Lymphome
2.2.1 Lymphomatoide Papulose
2.2.2 Nicht-lymphomatöse Erythrodermien unklarer Ätiologie
2.2.3 Parapsoriasis en plaques disseminées [Brocq][b]

B. Pseudolymphome im weiteren Sinne[c]
1. Persistierende Arthropoden-Reaktionen
2. Besondere Arzneireaktionen
3. Reaktionen gegen Tätowierungen, Hypersensibilisierungs-antigene u.a.
4. Aktinisches Retikuloid

[a] Kausalfaktoren weitgehend unbekannt
[b] Eine Einordnung des Morbus Brocq an dieser Stelle kann erwogen werden
[c] Kausalfaktoren bzw. Co-Faktoren weitgehend bekannt

tialdiagnostisch abzugrenzenden Gruppe maligner Lymphome zu klassifizieren (Tabelle 1).

Pseudolymphome im engeren Sinne sind dadurch charakterisiert, daß die Kausalfaktoren weitgehend unbekannt sind.

Hierbei können Pseudolymphome unterschieden werden, die einen Morbus Hodgkin („Hodgkinoide") und solche, die Non-Hodgkin-Lymphome imitieren. Die Gruppe der Non-Hodgkin-Pseudolymphome kann eine weitere Einteilung in B-Zell-Typen und T-Zell-Typen erfahren.

Die Gruppe der *Pseudolymphome im weiteren Sinne* umfaßt reaktive Veränderungen, bei denen die Kausalfaktoren bzw. Co-Faktoren weitgehend bekannt sind.

Steigleder (1978) unterscheidet 3 Formen der Pseudolymphome:

1. Pseudolymphome, die maligne Lymphome imitieren, aber benigne Infiltrate darstellen (sog. imitierte Lymphome).
2. Maligne entartete lymphadenoide Infiltrate, die aber vom Organismus überwunden werden (sog. limitierte Lymphome).
3. Maligne Lymphome, die nicht überwunden, aber vom Organismus so lange beherrscht werden, daß sie benigne erscheinen (sog. prolongierte Lymphome).

Differentialdiagnose kutaner Pseudolymphome

Die Bezeichnung „Pseudolymphom" beinhaltet, daß differentialdiagnostisch in erster Linie kutane maligne Lymphome vom Non-Hodgkin-Typ, in seltenen Fällen auch ein Morbus Hodgkin mit Hautmanifestationen abzugrenzen sind. Daneben findet sich eine Reihe von Erkrankungen, bei denen gelegentlich eine ausgeprägte lympho-„retikuläre" Pseudolymphom- oder Lymphomartige Reaktion gefunden werden kann, die aber sowohl klinisch, als auch pathologisch-anatomisch Krankheitsentitäten darstellen und somit nicht zu den Pseudolymphomen gerechnet werden sollten. Die „echten" Pseudolymphome sind von dieser heterogenen Gruppe („Pseudo-Pseudolymphome") abzutrennen. Tabelle 2 zeigt eine Auswahl von Erkrankungen, die unter diesem Aspekt zu betrachten sind.

Kutane Pseudo-B-Zell-Lymphome und ihre Abgrenzung von malignen B-Zell-Lymphomen der Haut

Bei der *Lymphadenosis benigna cutis* (Bäfverstedt 1943) handelt es sich klinisch um meist solitäre umschriebene Knotenbildungen mit vorwiegender Lokalisation im Bereich des Gesichtes, der Mamillen, des Skrotums, aber auch an anderen Körperregionen. Seltener sind disseminierte miliare Erscheinungsformen. Häufig ist ein Zeckenbiß aus der Anamnese zu erfragen. Histologisch findet sich besonders bei den nur wenige Wochen alten Veränderungen oft ein folliluäres Muster.

Bei der *„Lymphocytic Infiltration"* (Jessner u. Kanof 1953) handelt es sich um nicht-medikamenteninduzierte meist multiple Lupus-erythematodes-artige flache Infiltrate im Gesichts- und hier vornehmlich im Wangenbereich. Hyperkeratose, Atrophie und Hyperästhesie fehlen. Histologisch lassen sich keine follikulären Strukturen erkennen.

Das „Sarkoid Spiegler-Fendt" (Darier 1910) ist eine sehr inhomogene und pathologisch-anatomisch meist nicht klar definierte Krankheitsgruppenbezeichnung. Spiegler (1884) und Fendt (1900) hatten unter Bezugnahme auf Kaposi eine Reihe von z.T. sehr verschiedenen Krankheiten mit oder ohne Organbefall und mit z.T. letalem Verlauf beschrieben, als deren gemeinsame Merkmale die meist disseminierte Verteilung kutaner und kutan-subkutaner Knötchen mit Sarkom-artigen histologischen Bildern ohne Zerstörung der ortsständigen Bindegewebsstruktur und mit überwiegend guter therapeutischer Beeinflußbarkeit angesehen wurde. In Anbetracht der Verschiedenartigkeit der beschriebenen Krankheitsbilder sowohl zwischen den als auch innerhalb der einzelnen Beiträge (Spiegler 1894; Fendt 1900) muß die Aufrechterhaltung des Begriffes „Sarkoid Spiegler-Fendt" heute als sehr fraglich erscheinen. Auch unserer Meinung nach ist diese Bezeichnung überflüssig und sollte vermieden werden (Kerl und Kresbach 1979).

Tabelle 2. Differentialdiagnose kutaner Pseudolymphome

A. Maligne Lymphome der Haut

B. Andere Erkrankungen („Pseudo-Pseudo-Lymphome")

1. Entzündliche Infiltration bei:
   Rupturierte Follikelzysten
   Mollusca contagiosa
   Peritumorale Infiltrate
   Papulo-nodöse Syphilide
   Lupus erythematodes
   Rundzellerythematose

2. Proliferative Infiltrationen:
   Angioimmunoblastische Lymphadenopathie (Lymphogranulomatosis X)
   Angiolymphoide Hyperplasie mit Eosinophilie (Kimura)
   Sinus-Histiozytose (Rosai-Dorfmann) mit Hautmanifestation

Tabelle 3. Histologische, enzymzytochemische und immunzytologische Kriterien zur Abgrenzung kutaner Pseudolymphome von kutanen malignen B-Zell-Lymphomen niedrigen Malignitätsgrades

	Maligne B-Zell-Lymphome	Pseudolymphome (PL)
Topographie der Infiltrate	mittleres und tiefes Korium	oberes und mittleres Korium
Form und Struktur der Infiltrate	kegelförmig, knotig mit scharfer konvexer Begrenzung oder diffus	keilförmig, knotig mit scharfer Begrenzung und konkaven Einbuchtungen oder diffus
Follikulärer Aufbau mit Keimzentren	selten, ggf. ohne scharfe Begrenzung der Keimzentren, keine Schichtung	häufig (besonders bei knotigen Formen von PL), scharfe Begrenzung der Keimzentren mit geschichtetem zonalem Aufbau
Sarkom-artige („sarkoide") Struktur	selten	häufig bei diffusen Formen von PL
Zellulärer Aufbau der Infiltrate	monomorph	polymorph
Große Keimzentrumzellen	gelegentlich	meist zahlreich
Makrophagen	mäßig	zahlreich (Sternhimmelbild)
Riesenzellen	selten	gelegentlich
Eosinophile Granulozyten	fehlen meist	regelmäßig vorhanden
Plasmazellen	gelegentlich	gelegentlich
Mitosen	selten	häufig
Epidermis	normal oder atrophisch	normal oder akanthotisch
Stromareaktion: Ausfall der alkalischen Phosphatase als Ausdruck gesteigerter Fibroblastenaktivität	gelegentlich positiver Reaktionsausfall	häufig positiver Reaktionsausfall
Gefäßproliferation	überwiegend im Infiltrat	überwiegend in der Infiltratrandzone
Argyrophile Fasern im Infiltrat	reduziert	reduziert
Hydrolytische Enzyme: saure Phosphatase, unspezifische Esterasen	Histiozyten und Makrophagen besonders in der Infiltratrandzone	zahlreiche große Makrophagen auch innerhalb der Infiltrate („Sternhimmelbild")
Spontanrosetten mit Schaferythrozyten bildende T-Lymphozyten im Tumorhomogenat	keine oder wenige	20–25% der mononuklearen Zellen
Fixierung von Erythrozyten-Antikörper (IgM) $\simeq$ Komplement-Komplexen am Kryostatschnitt	selten (Keimzentrumstumoren)	häufig und dicht
Membranrezeptoren (Peroxydase-anti-Peroxydase-Technik)		
für Anti-T-Zell-Globulin	fehlen meist oder nur vereinzelt	20–25% positive Zellen, z. T. kappenartig im Randbereich knotiger Formen von PL
für IgG, IgA, IgM, Kappa, Lambda	überwiegend monoklonal	polyklonal

Die folgende Besprechung von Kriterien bezieht sich auf die praktisch wichtige Abgrenzung der Pseudolymphome von B-Zell-Lymphomen niedrigen Malignitätsgrades (Lennert 1979; Kerl u. Kresbach 1979). Maligne Lymphome von hohem Malignitätsgrad sind meist durch den systemischen foudroyanten Krankheitsverlauf frühzeitig ausreichend charakterisiert.

Histologische und zytologische Differenzierung
(Tabelle 3)

Topographie, Form und Struktur der Infiltrate. Bei den malignen B-Zell-Lymphomen finden sich scharf begrenzte, runde oder ovale Infiltrate überwiegend in den mittleren und tieferen Koriumschichten. Dagegen breiten sich pseudolymphomatöse Infiltrate meist keilförmig in den oberen und mittleren Koriumschichten aus. Dabei ist ihre Begrenzung zum Bindegewebe ebenfalls überwiegend scharf, die Form der Infiltrate jedoch weniger rund, sondern zipflig ausgezogen mit konkaven Einbuchtungen.

Bei *knotigen pseudolymphomatösen Infiltraten* findet sich oft eine folliculäre Struktur mit Keimzentrumsbildung. Auffallend ist dabei die meist sehr scharfe Begrenzung zum umgebenden Lymphozytenwall und der gelegentlich zu beobachtende geschichtete zonale Aufbau, wie er der dritten Phase der Keimzentrumsentwicklung im Antigen-stimulierten Lymphknoten entspricht (Lennert u. Müller-Hermelink 1975). Diese strukturellen Besonderheiten lassen sich bei Keimzentrumstumoren mit einer (seltenen) follikulären Hautmanifestation nicht beobachten.

Bei *diffusen pseudolymphomatösen Infiltraten* finden sich häufig Strukturen, wie sie von Kaposi, Spiegler (1894) und Fendt (1900) als „Sarkoide" herausgestellt wurden: fingerförmige, z. T. „indian file"-artige Ausbreitung lymphozytärer Infiltratstraßen zwischen kollagenen Faserbündeln, jedoch ohne Zerstörung der Bindegewebsstruktur.

Zelluläre Zusammensetzung der Infiltrate. Maligne B-Zell-Lymphome der Haut zeigen überwiegend ein monomorphes zytologisches Bild mit meist nur einem vorherrschenden morphologischen Zelltyp. Die Zytomorphologie der Pseudo-B-Zell-Lymphome der Haut ist polymorph. Aus der lymphozytären Reihe finden sich große und kleine Keimzentrumszellen und ihre Übergangsformen, Lymphozyten, gelegentlich auch zahlreiche Plasmazellen. Besonders auffallend ist die im Gegensatz zu den malignen Lymphomen zahlreiche „Sternhimmel-artige" Beteiligung großer Makrophagen mit intrazytoplasmatischen Einschlüssen von Kerntrümmern (tingible Körperchen). Eosinophile Granulozyten finden sich regelmäßig bei den Pseudolymphomen, nicht jedoch bei den malignen Lymphomen der Haut. Mitosen sind besonders bei „frischen" (wenige Wochen) Pseudolymphomen mit Keimzentrumsbildung ein häufiger Befund und Ausdruck einer hohen Proliferationstendenz ohne Hinweis für Malignität.

Epidermis und Stromareaktion. Die *Epidermis* ist bei den Pseudolymphomen gelegentlich akanthotisch verbreitert, bei den malignen Lymphomen eher atrophisch. Besonders mit Hilfe der alkalischen Phosphatase läßt sich bei den Pseudolymphomen häufig eine starke *Fibroblastenaktivität* in der Umgebung der Infiltrate nachweisen. *Fettvakuolen* („Lipozyten") finden sich in pseudolymphomatösen Infiltraten häufiger als in malignen Lymphomen. Die Proliferation von alkalischen Phosphatase-positiven *Kapillaren* findet sich bei Pseudolymphomen ähnlich wie im Lymphknoten besonders im Randbereich follikulärer Strukturen, bei den malignen Lymphomen vermehrt auch innerhalb der Infiltrate. Die Beurteilung der *argyrophilen Fasern* bietet keinen Aufschluß der Dignität der lymphozytären Proliferation.

Enzymzytochemische und immunologische Differenzierung (Tabelle 3)

Saure Phosphatase und unspezifische Esterasen. Diese Enzyme eignen sich besonders zur Darstellung der Makrophagen, die im routinegefärbten histologischen Präparat mit großen Keimzentrumszellen verwechselt werden können und die in den Pseudolymphomen in auffallend starkem Maße am Aufbau des Infiltrates beteiligt sind, während bei den malignen Lymphomen Histiozyten und Makrophagen vorwiegend in den Randbereichen und in geringerer Zahl vorkommen.

Spontanrosetten mit SRBC. Werden Einzelzellsuspensionen aus Tumorinfiltraten hergestellt (Burg u. Braun-Falco 1977), so finden sich bei den malignen Lymphomen keine oder vergleichsweise wenige rosettenbildende Zellen, während bei den Pseudolymphomen 20–25% der extrahierten Zellen Spontanrosetten mit Schafbluterythrocyten (SRBC) bilden (Braun-Falco u. Burg 1975).

Fixierung von EAC-Komplexen an Kryostatschnitt (Tabelle 4). Bei über der Hälfte der pseudolymphoma-

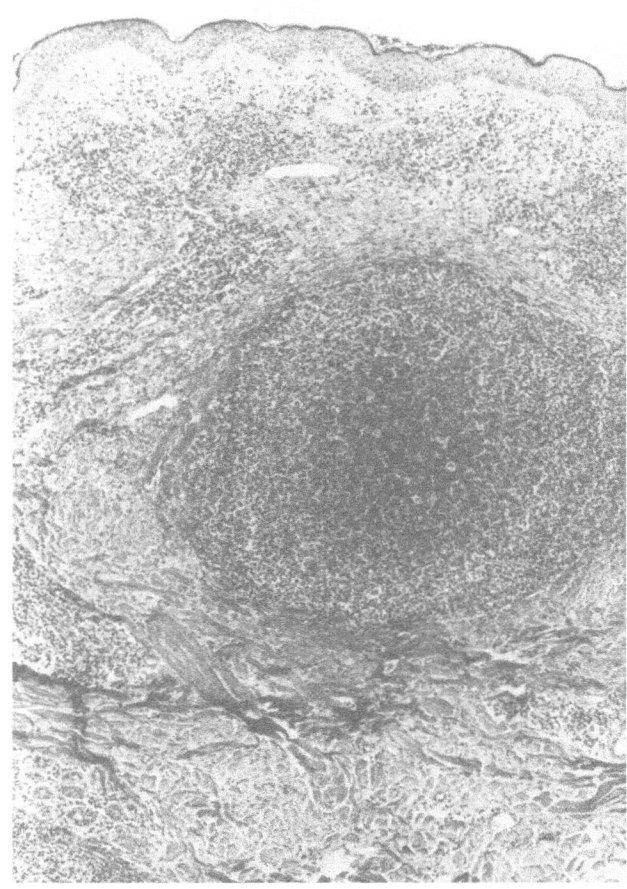

Abb. 1. Lymphadenosis benigna cutis mit follikulärem Aufbau und Keimzentrumsbildung

tösen Infiltrate findet sich auch bei Fehlen von in der Routinehistologie erkennbaren follikulären Strukturen Fixierung von Erythrozyten-Antikörper-(IgM)-Komplement (EAC)-Komplexen, wie es für B-Lymphozyten in bestimmten Phasen ihrer Entwicklung typisch ist. Bei malignen B-Zell-Lymphomen der Haut fehlen avide C_3-Rezeptoren oder sind – wie beim zentroblastisch-/zentrophytischen Lymphom – nur schwach ausgeprägt (Abb. 1).

Nachweis von Membranrezeptoren mit der PAP-Technik. An Kryostatschnitten können bei Verwendung mit entsprechenden Antiseren T-Lymphozyten und B-Lymphozyten mit Hilfe der Peroxidase-Anti-Peroxidase (PAP)-Technik differenziert werden (Sternberger et al. 1970; Hoffmann-Fezer et al. 1976; Burg et al. 1978; MacDonald et al. 1980; Chu et al. 1980). In Übereinstimmung mit Befunden von Einzelzellsuspensionen

	EAC positiv	EAC fraglich positiv	EAC negativ
Pseudolymphome n = 16	56%	19%	25%[a]
Mycosis fungoides n = 14	–	–	100%
Maligne B-Zell-Lymphome (außer Immunozytom) n = 11	–	18%[b]	82%
Immunozytome n = 13	38%	54%	8%

Tabelle 4. Fixierung von Erythrozyten-Antikörper (IgM)-Komplement (EAC)-Komplexen an Kryostatschnitten bei 54 Lymphoproliferativen Infiltraten der Haut

[a] Überwiegend vom Typ der „Lymphocytic Infiltration"
[b] Zentroblastisch/zentrozytische Lymphome

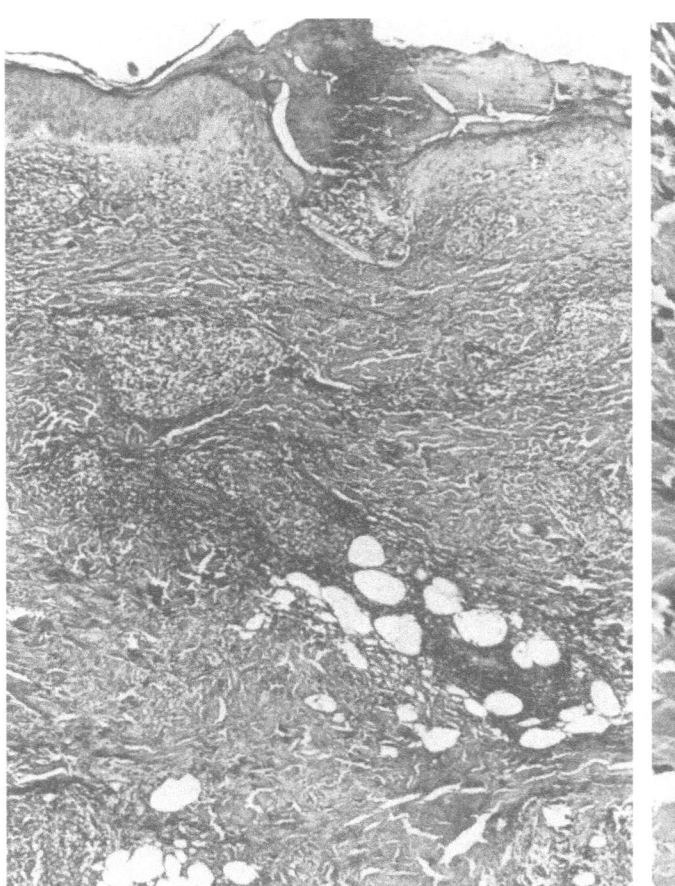 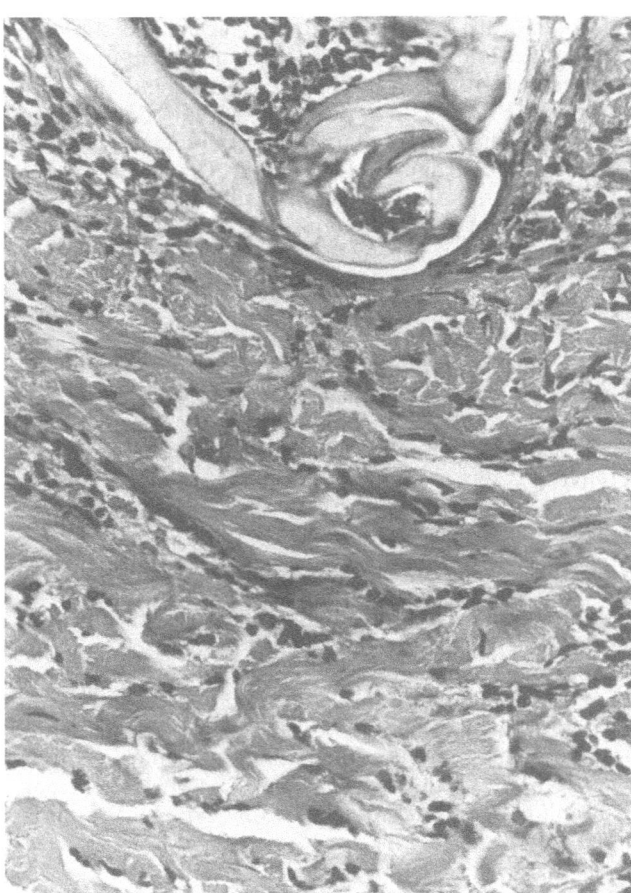

Abb. 2. Lymphadenosis benigna cutis 10 Tage nach Zeckenbiß mit Anteilen des Zeckenkopfes. Knotige und diffuse Infiltration (**a**) mit fingerförmiger „sarkoider" Ausbreitung des lymphozytären Infiltrates zwischen kollagenen Faserbündeln (**b**)

aus Gewebehomogenaten läßt sich auch mit der PAP-Methode eine starke Beteiligung von meist in der Infiltratzone oder subepidermal lokalisierten T-Lymphozyten nachweisen (Abb. 2), während bei den malignen B-Zell-Lymphomen der Haut nur wenige T-Lymphozyten nachweisbar sind.

Pseudo-T-Zell-Lymphome und Pseudo-Hodgkin der Haut

Lymphomatoide Papulose

Dupont beschrieb 1965 eine „langsam verlaufende und klinisch gutartige Retikulopathie mit höchst maligner histologischer Struktur". Verallo und Haserick berichteten 1966 über zwei Fälle von „Mucha-Habermann's disease simulating lymphoma cutis". Es ist das Verdienst von McCaulay (1968), derartige Krankheitsbilder unter der Bezeichnung „lymphomatoide Papulose" als besondere Krankheitsentität herausgestellt und von der Pityriasis lichenoides et varioliformis acuta (Mucha-Habermann) abgegrenzt zu haben.

Enzymzytochemisch und immunologisch zeigen die lymphoiden, z.T. blastenartigen Zellen Charakteristika von T-Lymphozyten (Nikolowski et al. 1980; Burg und Braun-Falco im Druck), so daß diese Erkrankung im Hinblick auf den trotz des histologisch malignen Erscheinungsbildes klinisch (meist) gutartigen Verlauf als Pseudo-T-Zell-Lymphom der Haut einzuordnen ist.

Nicht-lymphomatöse Erythrodermien unklarer Ätiologie. Diese vorwiegend negativ definierte Krankheitsgruppe (Ausschluß einer sekundären Erythrodermie im Rahmen einer Kontaktallergie, einer Psoriasis, einer Pityriasis rubra pilaris; Ausschluß eines Sézary-Syndroms) umfaßt Krankheitsbilder, die klinisch durch eine Erythrodermie, histologisch durch ein (T-)lymphozytäres Infiltrat, z.T. Riesenzellen und Eosinophile (Burg et al. 1980) gekennzeichnet sind und einen gutartigen Verlauf mit Spontanremission zeigen.

Parapsoriasis en plaques disseminées (Brocq). Ob es berechtigt ist, dieses einerseits den Dermatitiden, andererseits der Mycosis fungoides nahestehende Krankheitsbild den Pseudo-T-Zell-Lymphomen zuzuordnen, muß offen bleiben. Da es für die bisherige Einordnung der Parapsoriasisgruppe lediglich historische Gründe gibt, sollte die hier vorgeschlagene pathologisch-anatomische Zuordnung erwogen werden.

Schlußfolgerungen

Durch eine sorgfältige Anamnese, besonders im Hinblick auf Insektenstiche und Medikamenteneinnahme, durch Beurteilung des *klinischen Bildes* und des natürlichen *Krankheitsverlaufes* ist in Verbindung mit der Routinehistologie die Abgrenzung eines kutanen Pseudolymphoms von einem malignen B-Zell-Lymphom in der überwiegenden Zahl der Fälle realisierbar.

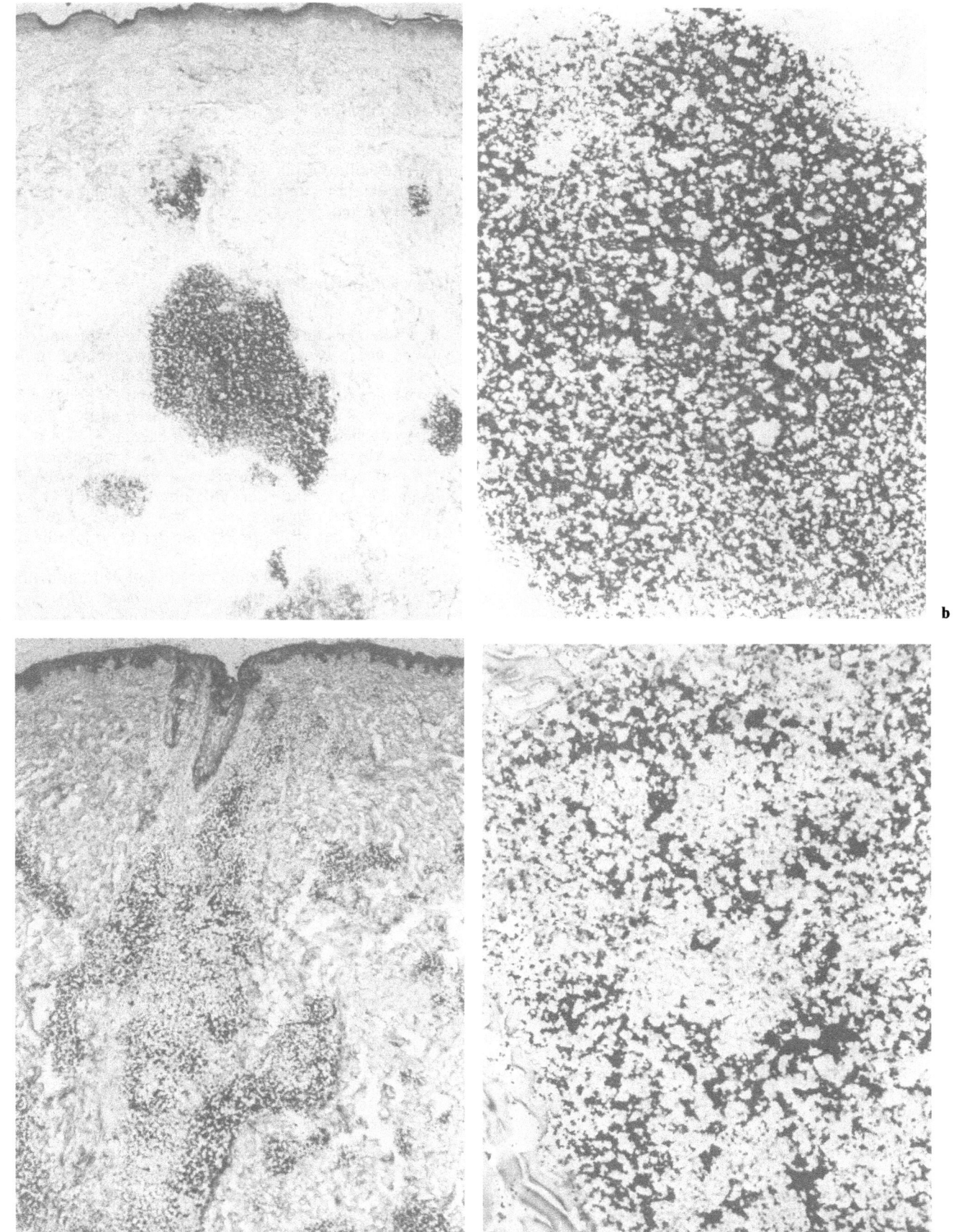

Abb. 3. Kryostatschnitte, Inkubation mit Erythrocyten-Antikörper-(IgM)-Komplement (EAC)-Komplexen zum Nachweis von C_3-Rezeptoren. **a und b** Dichte Fixierung im Bereich pseudolymphomatöser Infiltrationen. **c und d** Schwache Fixierung besonders in den Infiltratrandbereichen bei einem zentroblastisch/zentrozytischen Lymphom mit Hautbeteiligung

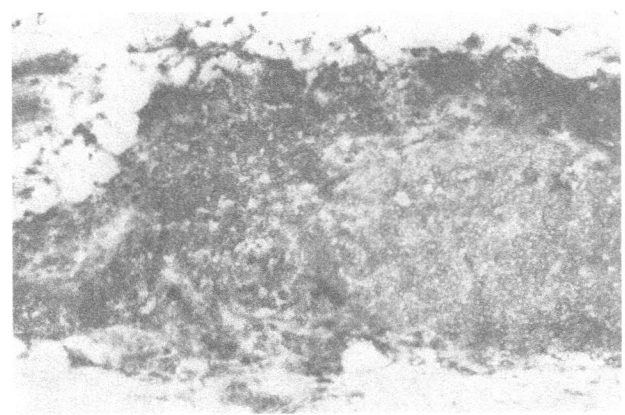

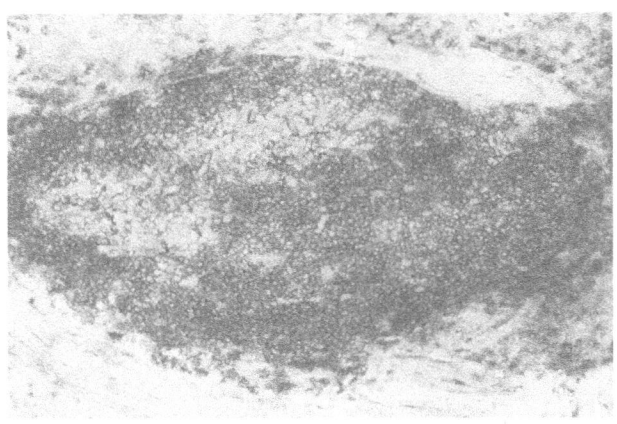

Abb. 4. Kryostatschnitte eines kutanen Pseudolymphoms. Peroxydase-anti-Peroxydase (PAP)-Methode. **a** Darstellung von T-Lymphozyten kappenartig im Infiltratrandbereich bei Verwendung eines spezifischen Anti-T-Zell-Globulins. **b** Nachweis von Lymphozyten mit Membranrezeptoren für anti-μ-Serum im zentralen Anteil des Infiltrates

Histologisch ist bei follikulärem Aufbau besonders auf das Vorhandensein von Strukturbesonderheiten zu achten, wie sie auch im normalen oder Antigen-stimulierten Lymphknoten zu finden sind. Hierzu gehören in erster Linie die scharfe Begrenzung der Keimzentren und der geschichtete zonale Aufbau. Bei Fehlen eines follikulären Infiltratmusters findet sich bei den Pseudolymphomen der Haut häufig eine „sarkoide" Struktur mit fingerförmiger Ausbreitung des lymphoiden Infiltrates zwischen den kollagenen Faserbündeln, jedoch ohne Zerstörung der ortsständigen Textur. Ein weiteres Argument für die Diagnose eines Pseudolymphoms ist die Polymorphie des Infiltrates mit Beteiligung von Lymphozyten, Keimzentrenzellen der unterschiedlichen morphologischen Klassen, Plasmazellen, eosinophilen Granulozyten, Makrophagen und gelegentlich Riesenzellen.

In Zweifelsfällen kann die Anwendung *spezieller Methoden* zur enzym-zytochemischen und immunologischen Charakterisierung der Infiltratzellen hilfreich sein. Hierbei ist die starke Beteiligung von großen an hydrolytischen Enzymen reichen Makrophagen bei den Pseudolymphomen auffallend („Sternhimmel-Bild"). Immunzytologisch ist das lymphozytäre Infiltrat bei dem malignen B-Zell-Lymphom der Haut durch Monoklonalität gekennzeichnet, während sich der Aufbau der Pseudolymphome polyklonal mit 20–25% Beteiligung von T-Lymphozyten darstellt. Schließlich ist der Nachweis avider EAC-Komplexe fixierender C_3-Rezeptoren an Kryostatschnitten von Pseudolymphomen ein weiterer Hinweis für den pseudolymphomatösen Charakter eines Infiltrates.

Läßt sich bei Anwendung der geschilderten Kriterien eine sichere Zuordnung eines Infiltrates zu den Pseudolymphomen der Haut nicht vornehmen, so ist vor einer zu frühen aggressiven systemischen Therapie zu warnen. In diesen Fällen sollte einer ex-juvantibus-Therapie (Penizillin, Glukokortikoide) lokal oder kurzfristig systemisch mit sorgfältiger Beobachtung der Vorzug gegeben werden.

Zusammenfassung

Es wird eine neue *Einteilung* der Pseudolymphome (PL) im engeren Sinne (Kausalfaktoren weitgehend unbekannt) vom Hodgkin-Typ („Hodgkinoide") und vom Non-Hodgkin-Typ (B-Zell-Typen und T-Zell-Typen) und im weiteren Sinne (Kausalfaktoren und Co-Faktoren weitgehend bekannt) vorgeschlagen.

Die Abgrenzung der Pseudo-B-Zell-Lymphome von den malignen B-Zell-Lymphomen der Haut erfolgt *histologisch* aufgrund der Besonderheiten follikulärer Strukturen bei den nodalen PL bzw. eines „sarkoiden" Musters bei den diffusen PL und der Polymorphie des Infiltrataufbaus.

In Zweifelsfällen kann der pseudolymphomatöse Charakter eines Infiltrates *enzymzytochemisch* durch Nachweis Hydrolasen-reicher Makrophagen und *immunzytochemisch* durch den Nachweis avider C_3-Rezeptoren, sowie der Polyklonalität des lymphozytären Infiltrates (Beteiligung von 20 bis 25% T-Lymphozyten) weiter untermauert werden.

Frau E. Ebmeyer danken wir für selbsttätige technische Assistenz. Die Untersuchungen mit der Peroxydase-anti-Peroxydase-Technik wurden von Frau Dr. G. Hoffmann-Fezer durchgeführt; die Bereitstellung der Seren verdanken wir Herrn Priv.-Doz. Dr. H. Rodt; beide Institut für Hämatologie, Abteilung Immunologie, GSF München.

Literatur

1. Alario A, Ortonne JP, Schmitt D, Thivolet J (1978) Lichen planus: Study with anti-human T lymphocyte antigen (anti-HTLA) serum on frozen tissue sections. Br J Dermatol 98:601–604
2. Bäfverstedt B (1943) Über Lymphadenosis benigna cutis: Eine klinische und pathologisch-anatomische Studie. Acta Derm Venereol (Stockh) [Suppl XI] 24:1–102
3. Braun-Falco O, Burg G (1975) Lymphoretikuläre Proliferation in der Haut. Zytochemische und immunzytologische Untersuchungen bei Lymphadenosis benigna cutis. Hautarzt 26:124–132
4. Braun-Falco O, Burg G, Schmoeckel C (to be published) Recent advances in the understanding of cutaneous lymphomas. Clin Exp Dermatol
5. Burg G, Braun-Falco O (1977) Morphological and functional differentiation and classification of cutaneous lymphomas. Bull Cancer 64:225–240
6. Burg G, Braun-Falco O (to be published) Cutaneous lymphomas, pseudolymphomas, and related disorders. Springer, Berlin Heidelberg New York
7. Burg G, Braun-Falco O, Hoffmann-Fezer G, Rodt H, Schmoeckel C (1978) Patterns of cutaneous lymphomas. Dermatologica 157:282–291

8. Burg G, Kerl H, Schmoeckel C, Braun-Falco O (1980) Granulomatous erythroderma with eosinophilia. Dermatopathology Colloquium. Wien 8.5.1980
9. Chu AC, Fergin P, MacDonald DM (1979) Light and electron microscopic identification of T-lymphocytes in cutaneous infiltrates. Br J Dermatol 101:14–15
10. Darier J (1910) Die kutanen und subkutanen Sarkoide, ihre Beziehungen zum Sarkom, zur Lymphodermie, zur Tuberkulose usw. Monatsh Prakt Dermatol Bd LN 10:zit. n. Ztbl. 365–366
11. Dupont A (1965) Langsam verlaufende und klinisch gutartige Reticulopathie mit höchst maligner histologischer Struktur. Hautarzt 16:284–286
12. Fendt H (1900) Beiträge zur Kenntnis der sogenannten sarcoiden Geschwulst der Haut. Arch Dermatol Syph 53:213–242
13. Hoffman-Fezer G, Rodt H, Eulitz M, Thierfelder S (1976) Immunohistochemical identification of T and B lymphocytes delinated by the unlabeled antibody enzyme method. I. Anatomical distribution O-positive and Ig-positive cells in lymphoid organs of mice. J Immunol Methods 13:261–270
14. Jessner M, Kanof NB (1953) Lymphocytic infiltration of the skin. Arch Dermatol Syph 68:447–449
15. Kerl H, Kresbach H (1979) Lymphoretikuläre Hyperplasien und Neoplasien. In: Doerr W, Seifert G, Uehlinger E (Hrsg) Haut und Anhangsgebilde. Springer, Berlin Heidelberg New York (Handbuch der speziellen pathologischen Anatomie und Histologie, Bd 7/2)
16. Kresbach H, Kerl H (1978) Pseudolymphome der Haut. Hautarzt [Suppl III] 29:79–82
17. Lennert K (1975) Lymphozyten und ihre Funktionsformen. Morphologie, Organisation und immunologische Bedeutung. Verh Anat Ges 69:19–62
18. Lennert K (1978) Malignant lymphomas. Other than Hodgkin's disease. In: Uehlinger E (Hrsg) Handbuch der speziellen pathologischen Anatomie und Histologie, Bd I/3B. Springer, Berlin Heidelberg New York
19. Mac Donald DM, Schmitt D, Germain D, Thivolet J (1978) Ultrastructural demonstration of T cells in cutaneous tissue sections using specific anti-human T cell antiserum. Br Dermatol 99:641–646
20. McCaulay WL (1968) Lymphomatoid papulosis. A continuing self-healing eruption, clinically benign – histologically malignant. Arch Dermatol 97:23–30
21. Spiegler E (1894) Über die sogenannte Sarcomatosis cutis. Arch Dermatol Syph 27:163–174
22. Steigleder GG (1978) Zur Pathogenese der kutanen malignen Lymphome und Pseudolymphome der Haut. Hautarzt [Suppl III] 29:31–33
23. Sternberger LA, Hardy T Jr, Cuculit JJ, Meyer HG (1970) The unlabeled enzyme method of immunohistochemistry. Preparation and properties of soluble antigen-antibody complex (horse radish peroxidase-anti horse radish peroxidase) and its use in identification of spirochetes. J Histochem Cytochem 18:315–333
24. Verallo VM, Haerick JR (1966) Mucha-Habermann's disease simulating lymphomas cutis. Arch Dermatol 94:295–299

Prof. Dr. G. Burg,
Dermatologische Klinik,
Frauenlobstr. 9,
D-8000 München 2

Zur Histologie der Keimzentrumstumoren anhand von kunststoff-eingebetteten Präparaten

P. Altmeyer, Frankfurt

Die Diagnosestellung bei kutanen Lymphomen erfolgt heute ebenso wie bei Lymphomen anderer Organe in erster Linie aufgrund histologischer Kriterien. Diagnostische Hilfestellungen leisten immunbiologische und histo-chemische Verfahren. Insofern wurden den histologischen Präparationstechniken in den letzten Jahren besondere Aufmerksamkeit geschenkt.

Spezielle Färbemethoden, wie die Giemsa-Färbung, fanden allgemeine Verbreitung, zumal sie als hämatologische Routinefärbungen Vergleichsmöglichkeiten mit Blutausstrichen und Tupfpräparaten bieten. Besondere Einbettverfahren auf Plastikbasis wurden entwickelt, die eine bessere Auswertung der histologischen Präparate zulassen, als dies bei Paraffinschnitten möglich ist. Hierbei haben sich nach unserer Erfahrung Methacrylate besonders bewährt.

In Hydroxyaethylmethacrylat eingebettete und für lichtmikroskopische Zwecke „normal"-dimensionierte Gewebeproben lassen routinemäßig Schnitte zwischen 1–3 µ zu und ermöglichen darüber hinaus die Anfärbung mit allen gängigen Farbstoffen und Imprägnierungsmitteln. Der zeitliche Aufwand entspricht demjenigen der Paraffintechnik.

Einsendematerial kann ebenso verarbeitet werden, da eine Formalinfixierung kein Hindernis für die Plastikeinbettung ist, von uns sogar bevorzugt wird. Somit eröffnet sich mit vergleichbar geringem technischen Aufwand eine lichtmikroskopische Möglichkeit, unter standardisierten Bedingungen zu einer exakten Zytodiagnose zu kommen.

Maligne Lymphome, die sich von den Zellen der Keimzentren ableiten, stellen erfahrungsgemäß die weitaus größte Gruppe der B-Zell-Lymphome der Haut dar. Wir unterscheiden bei Lymphomen des niedrigen Malignitätsgrades das zentrozytische (Abb. 1) und das zentroblastisch-zentrozytische maligne Lymphom (Abb. 2). Hinzu kommt das zentroblastische maligne Lymphom, das zu den hochgradig malignen Geschwülsten des lymphatischen Systems gehört.

Welche hautspezifischen Merkmale sind bei der Diagnostik maligner B-Zell-Lymphome zu beachten und diagnostisch hilfreich? Es sind die folgenden Kriterien:

1. Lokalisation und Ausbreitungsmodus der Tumorzellen.

2. Beziehungen des Lymphoms zu der Epidermis und den epidermalen Adnexen.

3. Reaktion des kutanen Bindegewebes auf die Invasion der Tumorzellen.

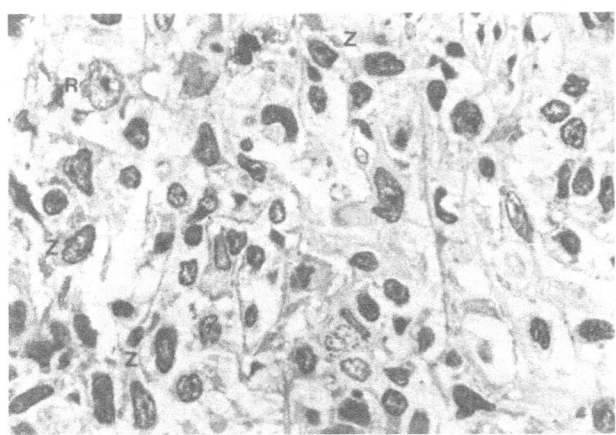

Abb. 1. Zentrozytisches malignes Lymphom. Z = Zentrozyt, R = Retikulumzelle. Giemsa, Hydroxyaethylmethacrylat ×900

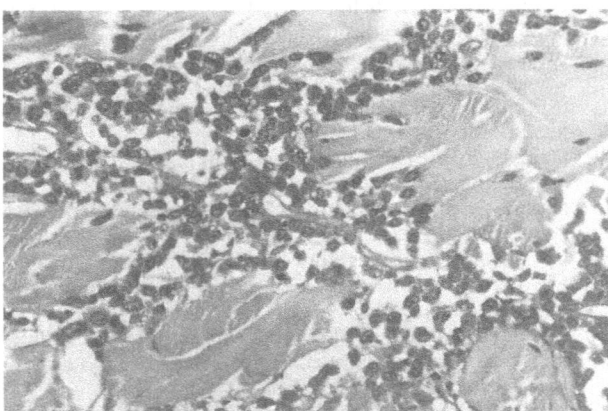

Abb. 3. Zentroblastisch-zentrozytisches malignes Lymphom der Haut, Randzone, areaktives keloidiges Bindegewebe. Giemsa, Hydroxyaethylmethacrylat ×300

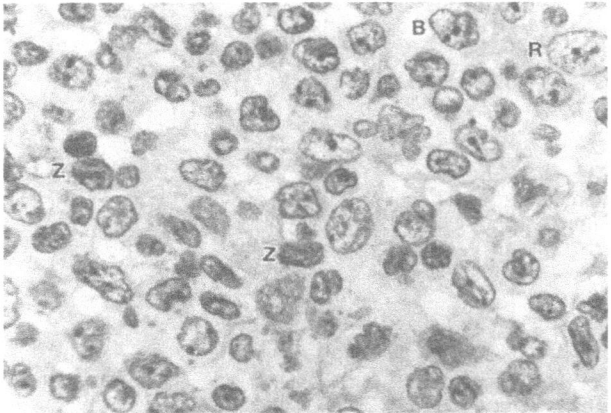

Abb. 2. Zentroblastisch-zentrozytisches malignes Lymphom. Z = Zentrozyt, B = Zentroblast, R = Retikulumzelle. Giemsa, Hydroxyaethylmethacrylat ×900

Bezüglich der Lokalisation und des Ausbreitungsmodus ergibt sich bei den Tumoren, die sich von den Keimzentrumszellen ableiten, kein einheitliches Schema. Das Lymphom wächst, ausgehend von den perivasalen Quellpunkten im Korium, nach allen Seiten verdrängend. Zur Epidermis bleibt ein freier Grenzstreifen, der als pathognomisch für das Retikulosarkom der alten Nomenklatur angesehen wurde. Die Mycosis fungoides breitet sich entsprechend ihrem klinisch und histologisch dem Ekzem vergleichbaren Vorstadium bandförmig subepidermal aus. Das Infiltrat neigt zur Epidermotropie. Pautrier-Mikroabszesse sind eine Momentaufnahme dieses Epidermotropismus. Ihre Spezifität für die Mycosis fungoides muß bezweifelt werden. Bei der sog. pagetoiden Retikulose, die unserer Auffassung nach der Mycosis fungoides nahesteht oder mit ihr identisch ist, wird der Epidermotropismus entscheidendes histologisches Kriterium.

Die hier angesprochenen Lymphome der B-Zell-Reihe verhalten sich nicht epidermotrop und nicht adnexotrop. Ein Phänomen wie die pseudomuzinöse Follikel-Degeneration, die im Tumorstadium der Mycosis fungoides regelmäßig beobachtet werden kann, fehlt. Die Follikel werden durch den Druck des Infiltrates zerstört, jedoch nicht durch dessen primäre Aggression.

Ebenso wichtig wie das Verhalten der Lymphomzellen zu Epithelstrukturen ist ihre Beziehung zum Bindegewebe.

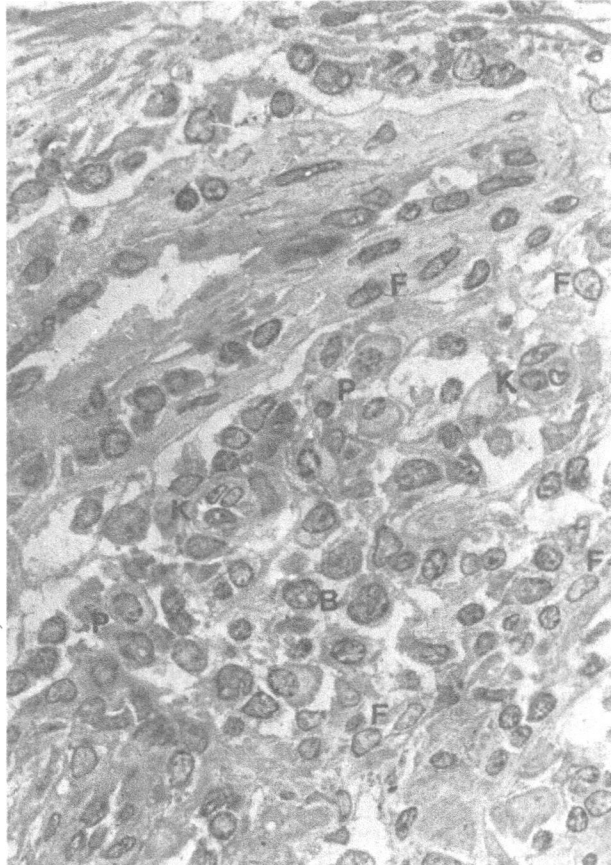

Abb. 4. Lymphadenosis benigna cutis, Randzone des Infiltrates. F = Fibroblasten, P = Plasmazellen, K = Kapillare, B = Zentroblast. Giemsa, Hydroxyaethylmethacrylt ×480

gewebe. Hier unterscheiden sich die Keimzentrumstumoren ganz wesentlich von reaktiven Prozessen, von der Mycosis fungoides, der Lymphogranulomatosis cutis, nicht jedoch von immunoblastischen oder lymphoblastischen malignen Lymphomen.

Die Tumorzellen infiltrieren das kutane Bindegewebe. Dieses verhält sich hierbei areaktiv; die kollagenen Fasern neigen zur keloidigen Reaktion; eine Transformation der Bindegewebszellen findet nicht statt (Abb. 3).

Ganz anders hingegen das bunte Bild, welches wir bei der Lymphadenosis benigna cutis, bei der Mycosis fungoides oder der Lymphogranulomatose beobachten. Neben einer reichlichen Vermehrung ortsständiger Bindegewebszellen kann man Plasmazellen, eosinophile Granulozyten, Makrophagen und auch reichlich Mastzellen beobachten (Abb. 4). Auch syphilitische Infiltrate, die gelegentlich Abgrenzungsschwierigkeiten zu immunozytischen Lymphomen bereiten, zeige zeigen diese bunte Bindegewebsreaktion.

Zusammenfassend ergibt sich für den Dermatohistologen eine Reihe von Kriterien, die es aufgrund lichtmikroskopischer Merkmale gestatten, maligne Lymphome, die sich von Keimzentrumszellen ableiten lassen, zu klassifizieren.

Prof. Dr. H. Holzmann,
Zentrum der Dermatologie und Venerologie der Johann-Wolfgang-Goethe-Universität Frankfurt am Main,
Abteilung Dermatologie I,

Nicht-lymphomatöse Sarkome

W. Undeutsch und H. Fischer, Tübingen

Ewing schrieb 1931 in seinen 1919 erstmals erschienenen „Neoplastic Diseases" [12], daß das Karzinom wohl das aktuelle ärztliche Hauptproblem sei, daß man aber, wenn man den ganzen Umfang der Verschiedenartigkeit und der Feinheiten in Form, Struktur und Verlauf von Sarkomen betrachte, zu dem Schluß kommen müsse, daß Sarkome ein viel weiteres und komplexeres Bild der Onkologie darstellen als die epithelialen Tumoren. Diese Ausführungen haben auch nach 50 Jahren noch nichts von ihrer Gültigkeit verloren. Sie bedingen die Schwierigkeiten der Nomenklatur und der Einteilung: Die 40 Hauptformen der Weichteiltumoren werden so unter mehr als 300 Synonyma in der Literatur beschrieben.

Hinzu kommt, daß die Grenzen zwischen gut- und bösartig bei den Sarkomen ungleich schwerer zu ziehen sind als bei Karzinomen. So erwiesen sich nach Pritchard et al. [34] von 330 an der Mayo Clinic von 1910–1968 als Fibrosarkom diagnostizierte Tumoren bei nachträglicher Überprüfung der histologischen Schnitte 34 mit großer Wahrscheinlichkeit als gutartig. Das bedeutet eine falsche Malignitätsdiagnose in über 10%. Bei weiteren 69 Fällen, also bei mehr als ⅕, mußte die Diagnose im Lichte unserer heutigen Kenntnisse revidiert werden, z. B. im Sinne eines Liposarkoms, Synovialsarkoms, Rhabdo- oder Leiomyosarkoms.

Die folgenden Ausführungen werden zeigen, daß wir auch heute noch beträchtliche Schwierigkeiten bei der Klassifizierung und der Beurteilung der Dignität der Sarkome zu bewältigen haben.

Während die Präkanzerose und das „Carcinoma in situ" aus klinischer Erfahrung gewonnene und auch histologisch untermauerte Begriffe geworden sind, kennen wir beim Sarkom nichts Analoges. Das infiltrierende und destruierende Wachstum als eindeutiges Malignitätszeichen epithelialer Krebse finden wir bei zahlreichen gutartigen histiozytären und fibroblastischen Tumoren (Abb. 1). Auch die Mitosenzahl ist bei den Sarkomen nur von geringem Wert. Gutartige zellreiche Histiozytome, die sog. pseudosarkomatöse Fasciitis, ja selbst das Granuloma pyogenicum haben oft mehr Mitosen als Sarkome hoher Malignität!

Es ist daher anzunehmen, daß die Unterschiede zwischen einer normalen und neoplastischen Mesenchymzelle viel mehr in ihrem Stoffwechsel, in ihrem genetischen Code, in der Immunologie, in den strukturellen Eigenheiten ihrer Umgebung, in der Molekularbiologie und in anderen Faktoren liegen als in dem, was wir heute licht- und auch elektronenoptisch erfassen können.

Stout und Lattes [50] zweifeln daher mit Recht, daß mit morphologischen Methoden auch ultrastruktureller Art eine bessere und exaktere Klassifikation der Weichteiltumoren zu erreichen ist. Hilfreicher ist ihrer Meinung nach die Anlage einer Gewebekultur, weil trotz der Anaplasie vieler Geschwulstzellen diese in ihrem Wachstumsverhalten in vitro genügend Ähnlichkeit mit ihrem normalen Vorbild aufweisen und damit eine Identifizierung ermöglichen.

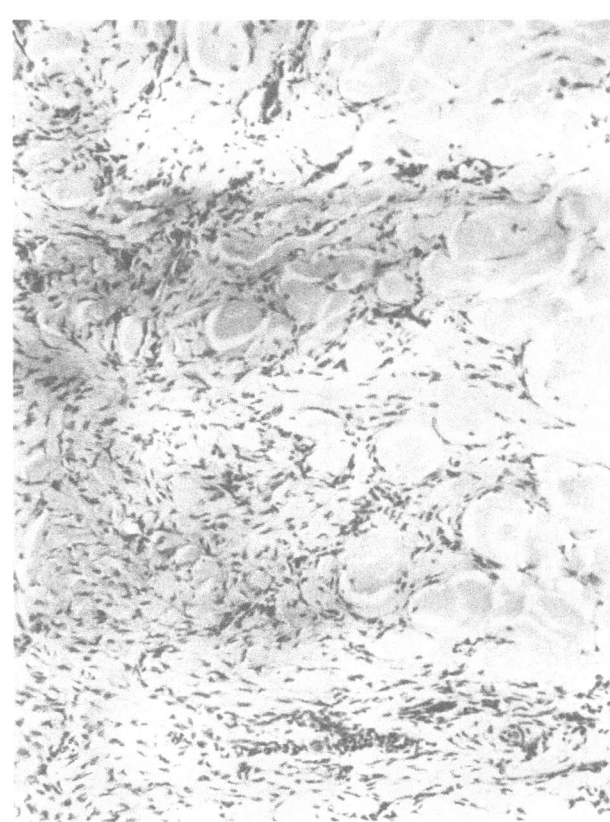

Abb. 1. Fibröses Histiozytom. Infiltrierendes Wachstum unter Zerstörung des ortsständigen Gewebes. HE 128×

Obwohl nun in den letzten Jahrzehnten unser Kenntnisstand über die Weichteiltumoren durch viele Arbeiten auch von dermatologischer Seite außerordentlich erweitert wurde – es sei in diesem Zusammenhang nur an die Herausarbeitung des Begriffes des paradoxen Fibrosarkoms oder Pseudosarkoms der Haut durch Bourne [7] und des atypischen Fibroxanthoms durch Helwig [19] erinnert –, so herrscht doch noch viel Verwirrung und Unsicherheit, was ihre Klassifikation anbelangt. Dies wird am ehesten deutlich bei der Erörterung des *malignen fibrösen Histiozytoms*, auf das wir auf Wunsch des Tagungsleiters kurz eingehen:

Im Jahre 1964 überprüften O'Brien und Stout [31] 1516 Fälle angeblich gutartiger histiozytärer Tumoren, nämlich 979 fibröse Histiozytome und sog. Dermatofibrosarcomata protuberantia, weiter 537 Fälle von Riesenzelltumoren der Weichteile sowie villonodulärer Synovitis auf ihr malignes Verhalten anhand von Mitosenzahl, eines aktiven und infiltrativen Wachstums sowie bekannter Metastasen. Der Einschluß des Dermatofibrosarcoma protuberans (Abb. 2) in dieser Untersuchungsreihe scheint uns ein Beweis dafür zu sein, daß die Autoren die Ansicht vieler Pathologen (z. B. von Albertini [2]) teilen, daß diese Veränderung kein echtes Sarkom ist, sondern nur ein aggressives zellreiches Fibrom – trotz gelegentlicher – wenn auch sehr seltener und meist später Metastasierung.

Von den 1516 überprüften Fällen wurden 53 als potentiell maligne ausgesondert. O'Brien und Stout [31] betonen, daß die Mitosenzahl bei diesen malignen fibrösen Xanthomen, wie sie zuerst genannt wurden, gänzlich unzuverlässig sei. So starb ein 74jähriger Patient 18 Monate nach der ersten Exzision an Metastasen, obwohl histologisch nur 1 Mitose in 50 Gesichtsfeldern gefunden wurde. Ein 56jähriger Mann mit einem histologisch gutartigen fibrösen Histiozytom am rechten Gesäß starb 17 Wochen nach der Exzision an diffuser Metastasierung.

Zwar sind nach O'Brien und Stout [31] nur 1% der fibrösen Xanthome oder Histiozytome maligne, aber es sei alarmierend für den Histologen, daß es keine verläßlichen Kriterien gibt, aus dem feingeweblichen Bild die Malignität zu erkennen. Inzwischen zeigen Statistiken aus den USA, daß das maligne fibröse Histiozytom der Häufigkeit nach mit an erster Stelle unter den Weichteilsarkomen steht. Taxy und Battifora [51] ist daher zuzustimmen, daß diese Tumorform offenbar eine „etwas modische Popularität" („a somewhat fashionable popularity") in der Diagnostik der Pathologen erworben hat.

Wir selbst verfügen über keine eigenen Erfahrungen mit dieser Geschwulst, was vielleicht auf die etwas unklare Definition, die unscharfe Abgrenzung gegen die progressiven Fibromatosen, das Fibrosarkom und das Dermatofibrosarcoma protuberans zurückzuführen ist. Wir glauben, daß unter Zugrundelegung der Abbildungen von Stout und Lattes [50] am ehesten dieser Tumor vom rechten Oberschenkel eines 14jährigen Mädchens unter dem Begriff des malignen fibrösen Histiozytoms einzureihen ist (Abb. 3 a u. b).

Es ist sicher eine dringliche Aufgabe, sich über diese Konzeption zu verständigen und eine gemeinsame Stellungnahme herauszuarbeiten, was – ähnlich wie beim malignen Melanom – nur aufgrund einer großen Fallzahl und einer längeren Nachbeobachtungszeit möglich ist.

Vielleicht wird dieses Problem leichter verständlich, wenn man der Ansicht von Hajdu und Hajdu [18] folgt, daß nämlich die Zellen des fibrösen Histiozytoms sich nicht in einem unveränderlichen Status befinden, sondern die Möglichkeit einer Transformation mit Differenzierung und Dedifferenzierung besitzen – ähnlich wie uns das heute von den Lymphozyten bekannt ist. Dies deckt sich auch mit der Ansicht von Gottron [15], daß das Histiozytom sarkomatös werden kann.

Es wird dadurch auch verständlich, daß die histologische Differentialdiagnose zwischen einer zellreichen Fibromatose, wie am Beispiel einer digitalen Fibromatose bei einem Kind, und einem echten Fibrosarkom sehr schwierig sein kann.

Zwischen den Fibrosarkomen, die reichlich kollagene Fasern bilden und ihrer malignen zellreichen Variante, die keine oder nur sehr wenig kollagene Fasern bildet, dem sog. *Spindelzellsarkom*, sind wiederum fließende Übergänge möglich (Abb. 4).

Das *Fibrosarkom*, erstmals von Virchow [55] in seinem Buch „die krankhaften Geschwülste" 1863 so benannt, ist nach Stout [47] der maligne Tumor der Fibroblasten, der zur Metastasierung fähig ist.

Wenn man – wie Stout das fordert – das Fibrosarkom so eng faßt und alle Tumoren aussondert, die nur fakultative Fibroblasten enthalten, weiter gemischte mesenchymale Tumoren und sog. „differenzierte Fibrosarkome" beiseite läßt, ist die Zahl dieser Geschwülste nicht groß. Wichtig ist besonders die Abtrennung von aktiven Formen juveniler Fibromatosen und von der infiltrativen subkutanen pseudosarkomatösen Fibromatosis oder Fasciitis, was den Histologen – ähnlich wie beim Keratoakanthom oder beim sog. juvenilen Melanom – oft vor ganz besonders schwierige und ohne Kenntnis des klinischen Zusammenhanges manchmal vor kaum lösbare Probleme stellt.

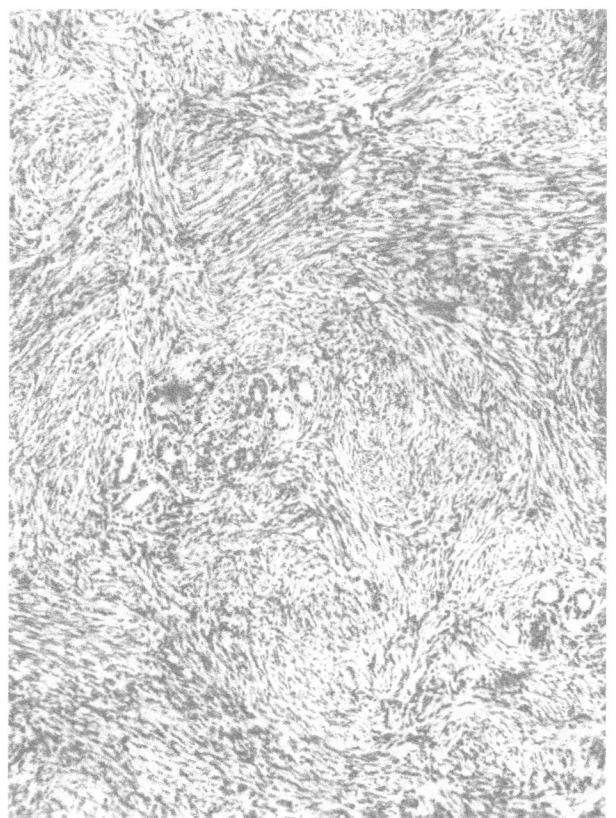

Abb. 2. Dermatofibrosarcoma protuberans. Sich durchflechtende spindlige Zellzüge (sog. „storiform pattern"). HE 94×

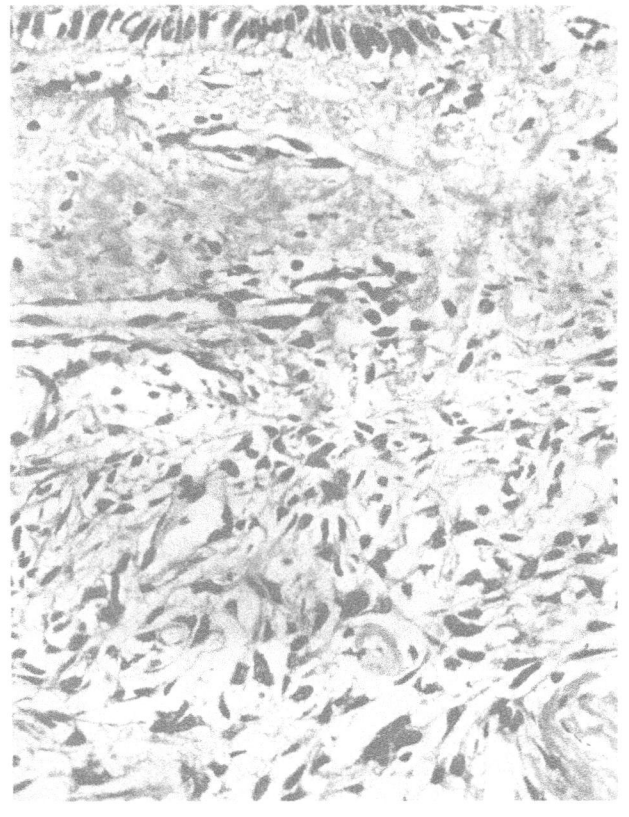

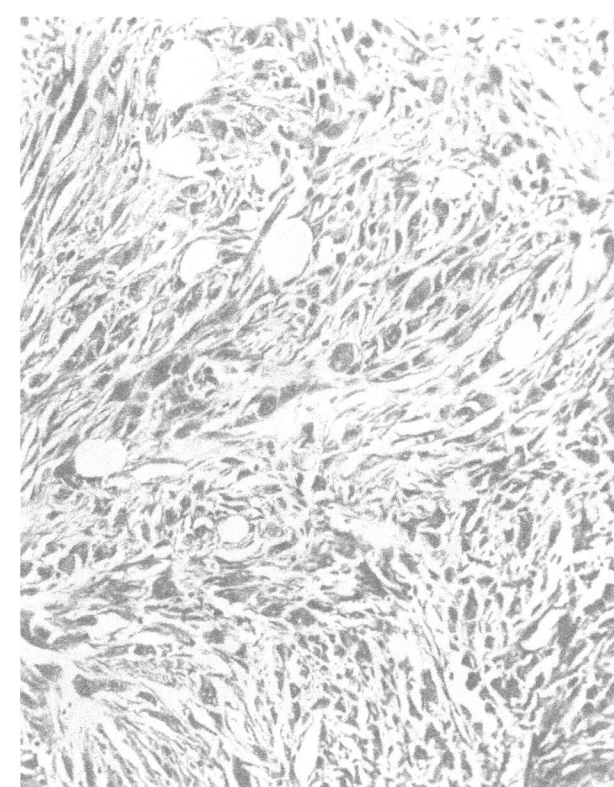

Abb. 4. Zellreiches Fibrosarkom mit Übergang in ein sog. Spindelzellsarkom. HE 160×

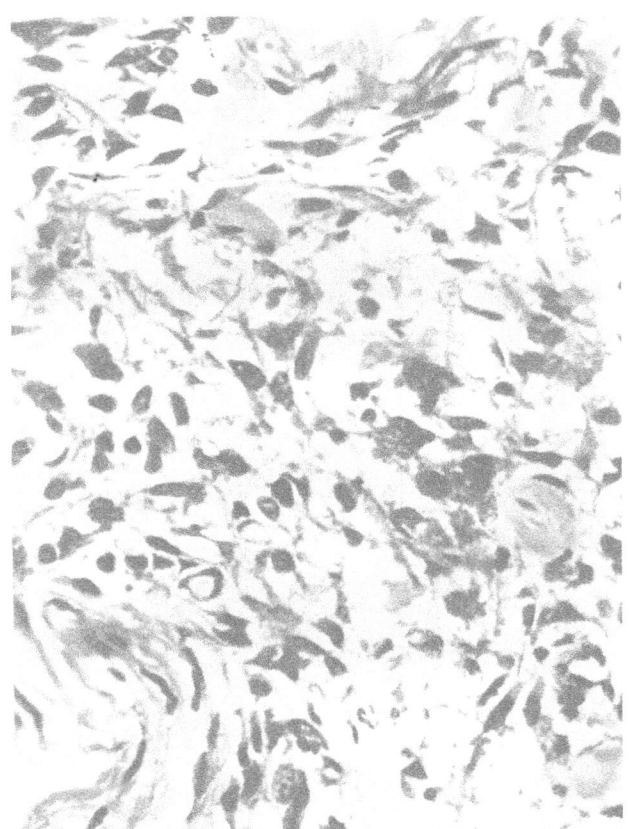

Abb. 3a. Malignes fibröses Histiozytom. HE 320×. **b** Malignes fibröses Histiozytom. Deutliche Poymorphie der Histiozyten. HE 320×

Für den Dermatologen ist diese Gruppe der Fibrosarkome wichtig, weil die große Mehrzahl in dem äußeren weichen Binde- und Stützgewebe beobachtet wird, während sie in der Bauch-, Augen- und Mundhöhle nur selten auftreten. Es liegt nahe, diese bevorzugte Lokalisation auf die größere Irritation der äußeren Körperdecke und auf die Entwicklung von Fibrosarkomen in Narben zurückzuführen, wie die von Knoth [25] beobachtete Entstehung eines Fibrosarkoms auf dem Boden eines chronisch gereizten Granulationsgewebes eines Jahrzehnte bestehenden Ulcus cruris und die von Schneider [42] zusammengestellten Röntgenlupussarkome. Wir beobachteten ein Fibrosarkom bei einem 14jährigen Mädchen, bei dem im Alter von 6 Wochen ein Hämangiom mit 1900 R Chaoul bestrahlt worden war (Abb. 5). Nach Stout [47] sind derartige Ereignisse aber sehr selten, oft handelt es sich nur um strahlenbedingte Fibromatosen mit atypischen Fibroblasten, die jedoch nicht metastasieren. Stout gibt weiter zu bedenken, daß die chronischen Umbauvorgänge mit Entzündung und Vernarbung bei Leberzirrhose trotz langjährigen Bestandes niemals zur Fibrosarkomentstehung führen.

Wachstum und Verlauf des Fibrosarkoms sind wesentlich langsamer als bei den meisten anderen malignen Tumoren. Deshalb gilt hier – noch mehr als beim Melanom –, daß eine 5jährige Rezidiv- und Metastasenfreiheit nach Primärbehandlung keine Garantie für eine endgültige Heilung ist!

Van der Werf-Messing und van Unnik [56] beobachteten unter 139 Fibrosarkomfällen 3 Patienten, die noch nach 18 Jahren und 2, die sogar noch nach 25 Jahren an Metastasen verstarben!

Dem ganzen Dilemma der Sarkomdefinition begegnen wir wieder beim *Morbus Kaposi*. Kaposi [21] be-

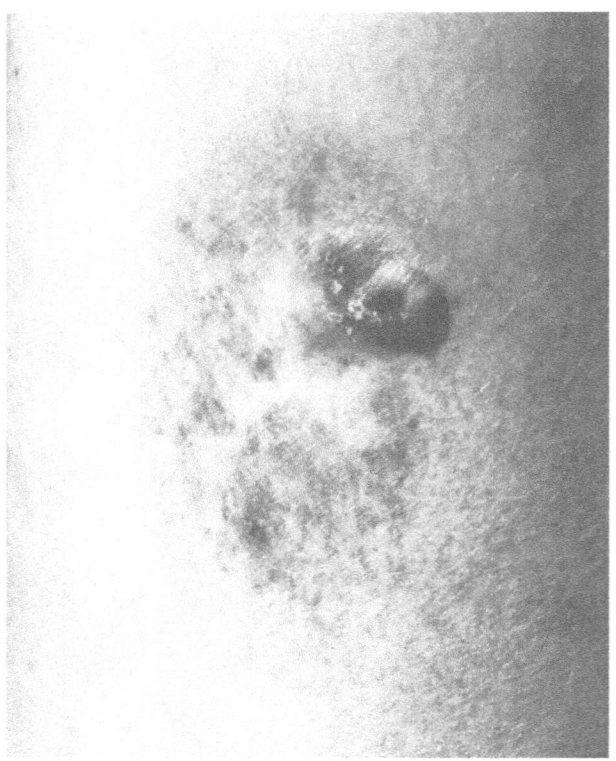

Abb. 5. Fibrosarkomentwicklung bei 14jährigem Mädchen nach Chaoul-Bestrahlung eines Hämangioms im Alter von 6 Wochen

schrieb diese Krankheit zuerst 1872 als „Idiopathisches multiples Pigmentsarkom der Haut", änderte die Bezeichnung 1894 in „Sarcoma idiopathicum multiplex haemorrhagicum". Die wichtigste und kennzeichnende Eigenschaft echter bösartiger Geschwülste, nämlich die Metastasenbildung, kommt bei diesem Leiden aber nur ausnahmsweise vor. Die systemische oder – wie Gottron [15] es nannte – multipel-autochthone Entstehung der Tumoren an Haut und inneren Organen ist dabei sozusagen die Regel. Vom Histologischen ist die Erkrankung vor allem deshalb von Interesse, weil sich zwei proliferative Prozesse, nämlich ein gefäßbildender-angioblastischer (also eine „Angiomatose"), und ein tumorös-spindelzellig-fibroblastischer, in enger Nachbarschaft nebeneinander entwickeln und sich vermischen, wobei zwischen beiden alle Übergänge möglich sind, der letztere bei fortgeschrittenen Fällen allerdings die Oberhand gewinnt.

Das „Markenzeichen" des M. Kaposi [21] ist die spindelzellig-fibroblastische Proliferation, die für die feingewebliche Diagnose der Krankheit eine ähnliche Bedeutung hat wie der Nachweis der Hodgkin-Zelle für die Lymphogranulomatose und erst eine sichere Erkennung und Einordnung ermöglicht, während man in der frühen granulomatösen Phase – ähnlich wie bei der Prämykose – über die Äußerung eines Verdachtes nicht hinausgehen kann. Ein besonderes Charakteristikum ist dabei auch die Neubildung kapillärer Spalten, der sog. „vascular slits" zwischen den sich durchflechtenden Spindelzellen. Diese sind z.T. blutgefüllte enge Kanäle, ohne sichtbaren Endothelbelag (Abb. 6). Neuere elektronenmikroskopische Untersuchungen, wie z.B. von Ramos [26], Taylor und Hernandez, Gokel et al. [14] sowie von Braun-Falco et al. [9] haben ohne Zweifel nachgewiesen, daß die meisten der Tumorzellen Endothelzellen ähneln. Nach Sterry et al. [44] sprechen sowohl histochemische als auch elektronenoptische Untersuchungen für einen Ursprung aus den Endothelien des venösen kapillären Schenkels.

Die Häufigkeit der Erkrankung in bestimmten Gebieten Afrikas, wo der M. Kaposi 10% aller malignen Neubildungen ausmacht, und sein dort gegenüber den europäischen Formen anderes Erscheinungsbild haben zu Diskussionen Anlaß gegeben, ob es sich überhaupt noch um eine gemeinsame Krankheit handle. Mangels eigener Erfahrung schließen wir uns Basset [3] an, der aufgrund langjähriger Tätigkeit in Dakar und in Paris am Hôpital Saint Louis zu der Ansicht kam, daß die Unterschiede mehr im Äußerlichen als in der Realität zu suchen sind. Nach Basset [3] haben der afrikanische und der europäische M. Kaposi noch zahlreiche Gemeinsamkeiten aufzuweisen, wie den vorwiegenden Beginn an den unteren Extremitäten, die angiomatösen Knotenbildungen, die Elephantiasis mit Pachydermie oder den Verlauf in Schüben mit möglichen Regressionen. Allerdings ist der afrikanische M. Kaposi tumoröser (Abb. 7) und die Skelettbeteiligung dabei sehr viel häufiger, auch kennen wir in Europa nicht den kindlichen M. Kaposi mit vorwiegender Lymphknotenbeteiligung des Halses, der Leisten, der Achselhöhlen und der Hili, wobei letztere differentialdiagnostisch bedeutsam gegen die in Afrika nicht seltene Tuberkulose sein kann.

Ein Krankheitsbild, das dem Kaposi-Sarkom klinisch und histologisch zum Verwechseln ähnlich sein kann, ist das *Stewart-Treves-Syndrom*. Bereits in der Originalmitteilung über 6 Fälle von Lymphangiosarkom in ödematös gestauten Armen nach Mastektomie wurde bei Fall I, V und VI histologisch zunächst die Diagnose eines M. Kaposi gestellt. Stewart und Treves [45] betonen

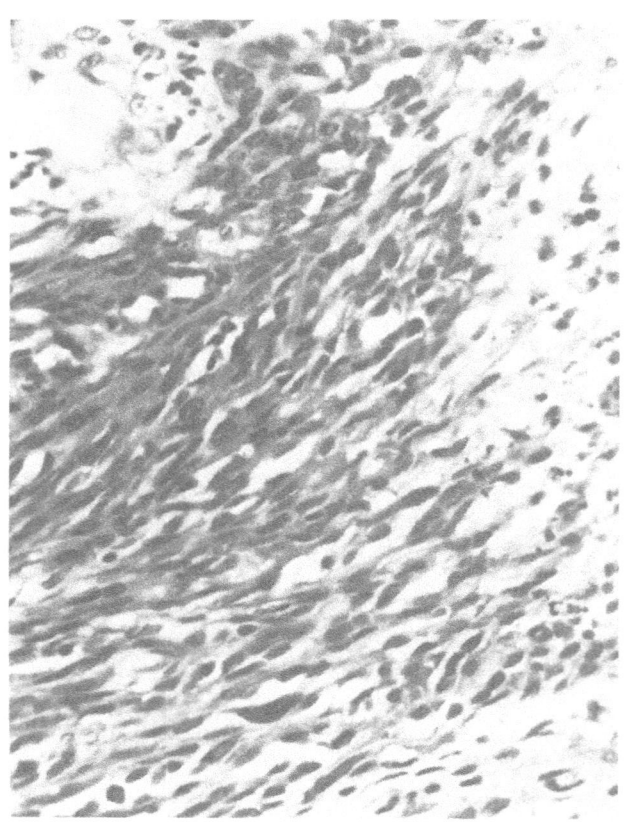

Abb. 6. M. Kaposi. Spindelzellige Proliferation mit Ausbildung sog. „vascular slits". HE 440×

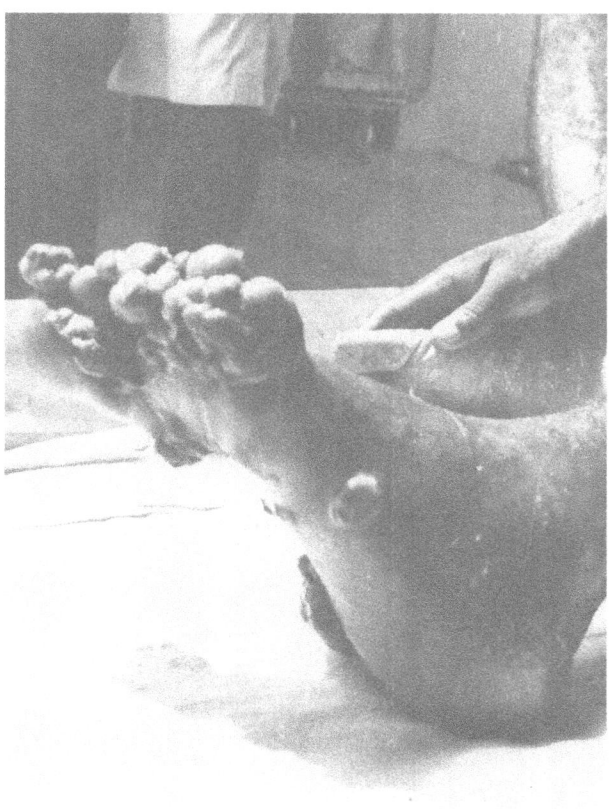

Abb. 7. Afrikanischer M. Kaposi mit zahlreichen Knotenbildungen am Fuß

selbst, daß die differentialdiagnostische Entscheidung unmöglich sein kann, wenn man die Vorgeschichte nicht kennt und nur auf Biopsiematerial einer kleinen oberflächlichen Veränderung angewiesen ist. Nach K. Wolff [57] können die einzelnen, oft hämorrhagischen und z.T. ulzerierenden Knoten und Infiltrate in frappierender Weise den Effloreszenzen beim Sarcoma idiopathicum haemorrhagicum multiplex Kaposi ähneln. Auch die multipel-autochthone Entstehung der Knoten entspricht denen des M. Kaposi, wenn auch K. Wolff [57] daneben die Möglichkeit eines zunächst einzeln auftretenden Knotens und dann erst eines metastatischen Geschehens ins Auge faßt.

In unserem Handbuchbeitrag berichteten wir über einen Fall von Frau Leyh, einer 62jährigen Frau, bei der 1947 ein Vaginalkarzinom und Leisten- und Oberschenkellymphknoten beiderseits entfernt und anschließend nachbestrahlt wurde. Es entwickelte sich ein Ödem des rechten Oberschenkels und 1974, also 27 Jahre nach der Operation, ein Stewart-Treves-Syndrom mit erbs- bis handtellergroßen bläulich-lividen, z.T. hämorrhagischen Knoten bzw. Infiltraten.

Bezüglich der Histogenese vertritt man heute überwiegend eine dualistische Linie, wonach sowohl Blut- als auch Lymphgefäße als Mutterboden für die Tumorentstehung in Frage kommen. Deshalb ist auch die Bezeichnung „Angiosarkom" der ursprünglich von Stewart und Treves gebrauchten „Lymphangiosarkom" vorzuziehen.

Die Prognose des Leidens ist deprimierend. Bei den bisher mehr als 200 berichteten histologisch gesicherten Fällen liegt die Überlebensrate nach 5 Jahren nur wenig über 5%. Auch heroische Eingriffe konnten die hohe Letalität meist nicht senken, weshalb die Frage nach der Berechtigung solch großer Operationen gestellt werden muß.

Die Bezeichnung *Angiosarkom* ist unglücklich, weil sie eigentlich nur besagt, daß Blutgefäße und maligne Bindegewebszellen in räumlicher Nachbarschaft zusammen auftreten. Dies ist aber in zahlreichen Sarkomen der verschiedensten Art der Fall, weshalb Borst [6] diesen Ausdruck ganz ablehnte. Durch häufigen Gebrauch hat er sich aber inzwischen so durchgesetzt, daß er wie andere wenig geeignete Benennungen dieser Art – man denke nur an das „juvenile Melanom" – kaum durch eine bessere Bezeichnung ersetzt werden kann. Uns scheint der Endotheliombegriff von Bolck eher geeignet, das Wesentliche dieses Tumors wiederzugeben. Wie Stout [46] bereits 1943 feststellte, werden dabei nämlich zuerst atypische Endothelzellen in größerer Zahl gebildet, als sie für die Gefäßauskleidung gebraucht werden.

Undeutsch hat 1966 diesen Fall einer damals 70jährigen Frau unter der Bezeichnung „*malignes Hämangioendotheliom der Haut*" veröffentlicht (Abb. 8). Die Patientin hatte ein kutan-subkutan gelegenes derbes Infiltrat im Bereich der rechten Wange, die darüber gelegene Haut war wie bei einem tiefen Bluterguß blaß-bläulich verfärbt. Histologisch sieht man Wucherungen atypischer Endothelzellen, die bei Versilberung innerhalb der Basalmembran liegen (Abb. 9).

Derartige Geschwülste wurden auch in der Leber bei Arbeitern in Betrieben beobachtet, in denen mit Polyvinylchlorid (PVC) gearbeitet wird und nach Applikation von Thorotrast sowie nach Arsenbehandlung [8, 53].

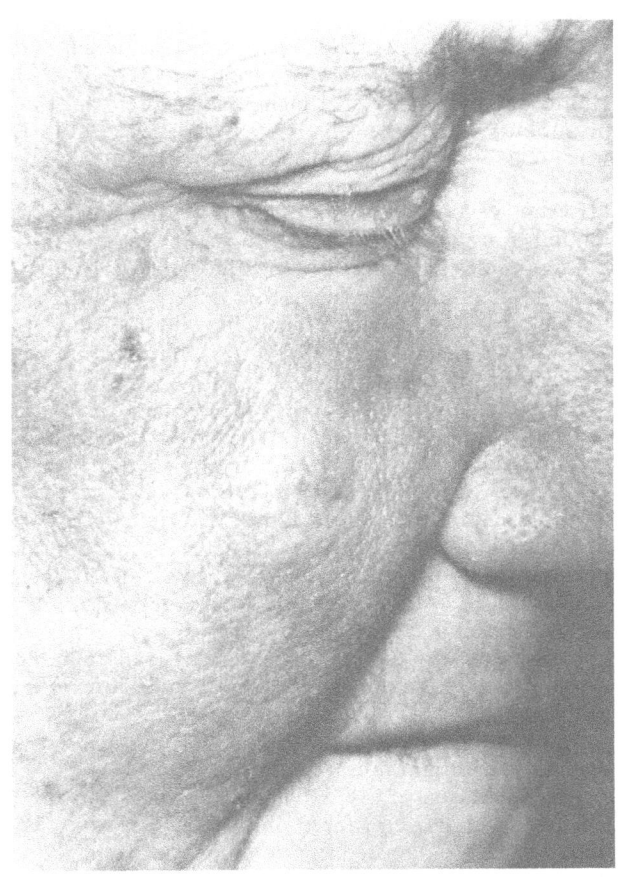

Abb. 8. Hämangioendotheliom der rechten Wange mit kutan-subkutan gelegenem derben Infiltrat bei 70jähriger Frau

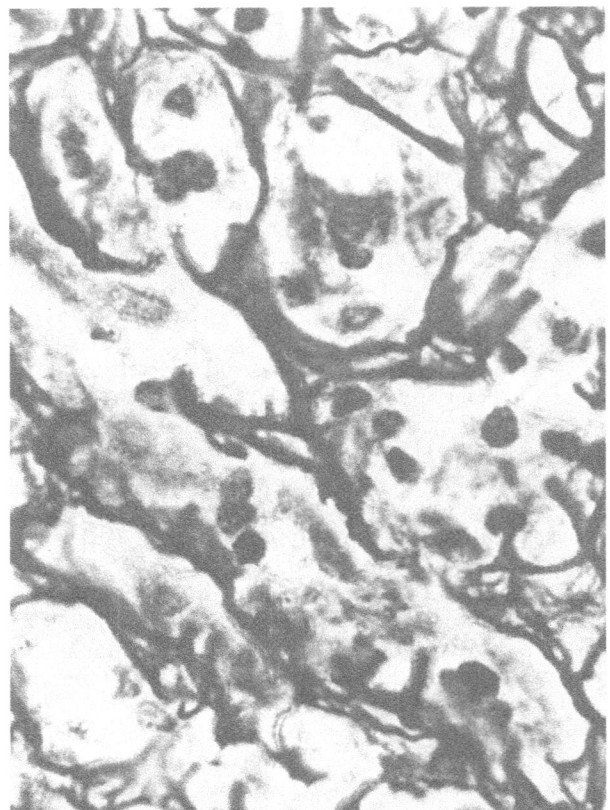

Abb. 9. Hämangioendotheliom. Die atypischen Endothelzellen liegen bei Versilberung innerhalb der Basalmembran. Ag. 1134×

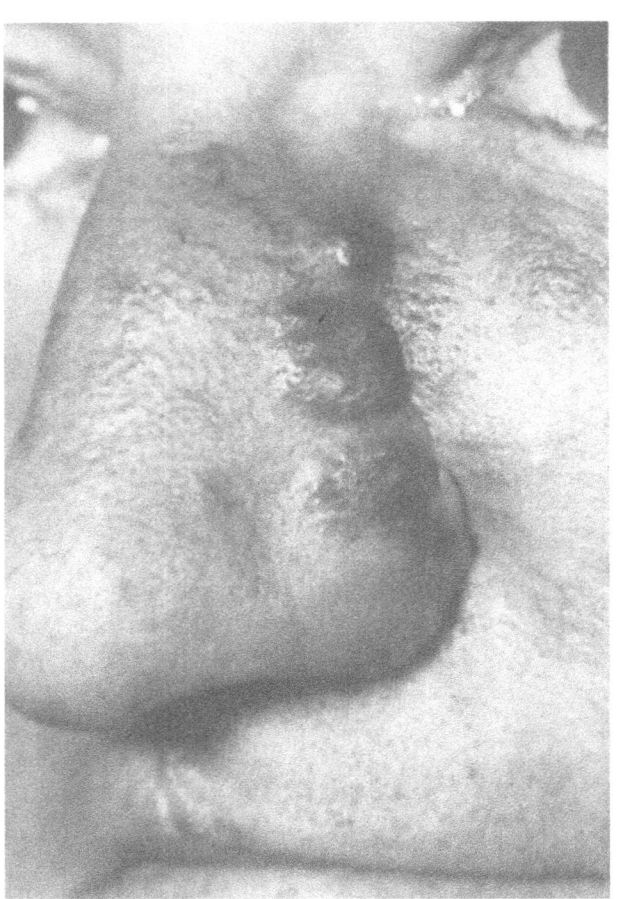

Abb. 10. Hämangioperizytom. Multiple Knoten an der linken Nasenseite

Eine Blutgefäßgeschwulst mit nur potentieller Malignität ist das sog. *Hämangioperizytom* [57]. Etwa die Hälfte der Fälle tritt oberflächennah in der Haut auf, im subkutanen Fettgewebe bzw. in der Muskulatur. Etwa $^1/_3$ zeigt einen bösartigen Verlauf.

Stout hat mehrfach darauf hingewiesen, daß es auch hier kein verläßliches histologisches Kriterium für Malignität gibt und daß man bei ausschließlicher Berücksichtigung des feingeweblichen Bildes alle diese Tumoren als potentiell maligne ansehen soll. Wegen der Unberechenbarkeit des klinischen Verlaufes hat Reich diese Geschwulst daher mit Recht als „Sphinx unter den Gewächsen" bezeichnet.

Schneider und Undeutsch veröffentlichten 1967 diesen Fall eines sehr seltenen primär multiplen Hämangioperizytoms: Die damals 65jährige Patientin wies an der linken Nasenseite einen blaurötlichen Knoten auf (Abb. 10). Im Laufe von 6 Jahren entwickelte sich ein Einbruch in die Kieferhöhle, in die Nase mit Septumperforation und in die Orbita. Mehrere Rezidivoperationen und Bestrahlungsserien waren ergebnislos. Fernmetastasen fanden sich jedoch nicht.

Histologisch ist typisch, daß sich das Hämangioperizytom peritheliomatös außerhalb der Basalmembran ausbreitet (Abb. 11), wobei jede einzelne Geschwulstzelle – worauf auch Reich [37] hingewiesen hat – ihre eigene Gitterfaserumhüllung aufweist.

Von McMaster et al. [29] sowie Enzinger und Smith [11] ist in den letzten Jahren die Ansicht vertreten worden, daß es – entgegen der Meinung von Stout – doch möglich wäre, benigne und maligne Hämangioperizytome feingeweblich zu unterscheiden. Sicherlich geben Zellreichtum, Anaplasie und die Zahl der Teilungsfigu-

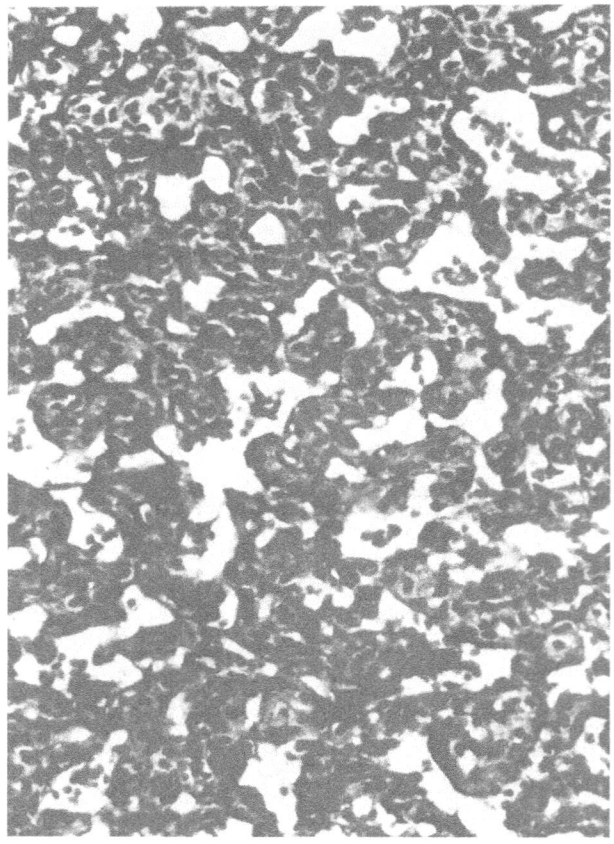

Abb. 11. Hämangioperizytom mit peritheliomatöser Ausbreitung außerhalb der Basalmembran. HE 272×

ren einen Hinweis für eine mehr oder weniger ungünstige Prognose. Wir raten jedoch – in Anbetracht der erwähnten Unberechenbarkeit des Verlaufes dieser Geschwülste – lieber der alten Konzeption von Stout zu folgen und alle Hämangioperizytome als potentiell maligne anzusehen. Es ist bezeichnend und sollte zu großer Vorsicht Anlaß geben, daß ausgerechnet von den erwähnten Verfassern eine Anzahl dieser Veränderungen als „borderline – malignant" bezeichnet wird, was letztlich ein Ausweichen vor einer klaren Entscheidung bedeutet.

Enzinger und Smith [11] haben außerdem 1976 ein *kindliches Hämangioperizytom* als eigenständige Einheit herausgestellt. Es tritt bei Säuglingen und ganz jungen Kindern auf, sitzt meist in der Subkutis, ist multilobulär und immer benigne. Histologisch ist der Tumor dadurch gekennzeichnet, daß er eine kollagenreiche Matrix aufweist und daß die Gefäße ziemlich unregelmäßig angeordnet sind. Daneben werden Übergangsformen zum Hämangioendotheliom beobachtet. Es erscheint uns zumindest zweifelhaft, ob diese Veränderung nach der Definition von Stout und Murray [49] noch als Hämangioperizytom anzusehen ist.

Histogenetisch wird das Hämangioperizytom auf die von Rouget [39] als kontraktile Zellen erkannten und von Zimmermann [58] als „Perizyten" bezeichneten periadventitiellen Kapillarwandzellen zurückgeführt. Diese sind multipotentielle Bindegewebszellen, die sich in glatte Muskelzellen, Endothelzellen, Fibroblasten und anderes mehr differenzieren können, was auch experimentell bei der Wundheilung beobachtet wurde.

Die *neurogenen Sarkome* entstehen auf dem Boden peripherer Nerven und werden in solche unterteilt, die Stigmata von Neurofibromatosis Recklinghausen aufweisen und solche, die ohne deren Symptomatik auftreten [17]. Die ersteren bilden in der Mehrzahl Fasern vom Kollagentyp I, die anderen ohne Neurofibromatose weisen fast alle keine Kollagenfasern auf und werden als *maligne nicht-kollagene Schwannome* bezeichnet. In die letztere Gruppe gehört wohl auch der von Gottron [15] in seinem Sarkom-Artikel als „Neurinomatosis maligna" veröffentlichte Fall eines 3 Monate alten Säuglings mit multiplen Knoten der Haut, der inneren Organe und der Knochen, der im 4. Lebensmonat starb. Gottron [15] schrieb damals noch, daß er nicht wisse, inwieweit und in welche Form diese neuroektodermalen Tumoren vom M. Recklinghausen abzutrennen seien, was nach der gegebenen Einteilung nunmehr aber klar sein dürfte.

Undeutsch berichtete 1957 über 3 Fälle von *maligne entarteter Neurofibromatose* mit letalem Ausgang unter diffuser Metastasierung bzw. Entwicklung eines Querschnittssyndroms. Er vertrat damals die Ansicht, daß diese Sarkome, die feingeweblich das Bild eines Spindelzell- bzw. eines Fibrosarkoms und eines polymorphzelligen Sarkoms boten, aus dem Endo- und Perineurium der Nerven entstehen und damit bindegewebig-mesenchymaler Abkunft seien. Neuere Forschungen haben nun gezeigt, daß der Schwann-Zelle pluripotente Eigenschaften zuzuerkennen sind. Danach kann sie Form und Gestalt verschiedener Mesenchymzellen, wie Fibroblasten, Myoblasten, Chondroblasten, Osteoblasten usw. annehmen, sich aber auch wieder in eine primitive neuroektodermale Form zurückverwandeln. Damit ist die mesenchymale Genese dieser *Neurofibrosarkome* zumindest in Frage gestellt und eine neuroektodermale Entstehung aus den Schwann-Zellen wieder in den Vordergrund gerückt.

Entsprechend dem Wunsch unseres Herrn Vorsitzenden wollen wir am Schluß noch auf eine besondere Form des tendosynovialen Sarkoms kurz eingehen, das von Enzinger [10] als *Epitheloidsarkom* beschrieben worden ist. Wie schon Albertini [2] ausführte, zeigen diese Sarkome neben den Teratomen die größte morphologische Mannigfaltigkeit, die man bei Tumoren zu sehen bekommt. Man findet neben den histologischen Bildern verschiedener Sarkomarten, wie dem eines Spindelzell-, eines Fibro- oder eines polymorphzelligen Sarkoms auch pseudoepitheliomatöse Strukturen mit drüsenartiger Hohlraumbildung.

Hornstein [20], Kleinhans und Knoth [24] wiesen in diesem Zusammenhang bei Fällen mit Hautbeteiligung auf die Verwechslungsmöglichkeit mit Hidradenomen, Mischgeschwülsten bzw. den früher als Klarzellmyoepitheliomen bezeichneten Tumoren hin.

Vielleicht ist dieser Formenreichtum der tendosynovialen Sarkome darauf zurückzuführen, daß die Synovia ebenso wie die Bursae und die Sehnenscheiden aus 2 Zelltypen bestehen, nämlich histiozytären hellen Zellen mit Speicherungsfähigkeit – sog. A-Zellen, die in der Nähe der inneren Hohlraumbegrenzung zu finden sind und dunklen fibroblastenähnlichen B-Zellen, die tiefer liegen.

Dementsprechend ist auch der Aufbau dieser Geschwülste entweder mono- oder biphasisch. Das Epitheloidsarkom ist dabei unter die biphasischen Formen einzuordnen. Die beiden Phasen, nämlich ein fibroblastisches-spindelzelliges und ein epithelähnliches Element, liegen dabei dicht nebeneinander, vermischen sich teilweise, und es finden sich häufige Nekrosen sowie hyalinisierte Kollagenfaserzüge. Eine auffallend starke entzündliche Begleitreaktion kann in vielen Fällen die zugrundeliegende Geschwulst geradezu verdecken.

Der Tumor tritt hauptsächlich im jungen Erwachsenenalter mit Bevorzugung des männlichen Geschlechtes auf, am häufigsten an den Gliedmaßen. Im Cancer wurde 1975 der Fall eines 23jährigen Studenten mit Epitheloidsarkom des Penis mitgeteilt, bei dem zunächst klinisch als auch bioptisch die Fehldiagnose einer Induratio penis plastica gestellt wurde. Unter Röntgenbestrahlung erfolgte zeitweise Besserung der Beschwerden, bis dann 6 Jahre später eine durch Tumorwachstum mit Gangrän ausgelöste erneute Probeexzision den wahren Charakter des Leidens offenbarte, das bereits zur Lungenmetastasierung geführt hatte.

Die epitheloide Komponente wird häufiger als Karzinom oder auch als Melanom und malignes Hämangioendotheliom fehlinterpretiert [41].

Der Tumor bezieht oft die Haut in Form von harten Einzelknoten mit ein, und nicht selten bildet sich ein nur wenig schmerzhaftes derbes kallöses Ulkus, wenn nicht Nerven mit einbezogen sind. Das Wachstum ist langsam, und Lokalrezidive sind häufig – besonders bei nicht ausreichend weiter Entfernung im Gesunden. Metastasierung setzt erst relativ spät ein.

Nach unserer Meinung ist das Epitheloidsarkom am einfachsten zu definieren als Sonderform des Synovialoms oder synovialen Sarkoms, bei der die epithelähnliche Komponente noch nicht die hohe adenoide Ausdifferenzierung mit Ausbildung pseudoglandulärer Strukturen erreicht hat wie in den von Hornstein [20] und Kleinhans und Knoth [24] beobachteten Fällen. Hier liegen die epitheloiden Zellen meist noch relativ ungeordnet in Haufen und Ballen neben den spindelzelligen und fibroblastischen Zügen. Es verwundert deshalb auch nicht, daß sich in früheren Arbeiten über das syn-

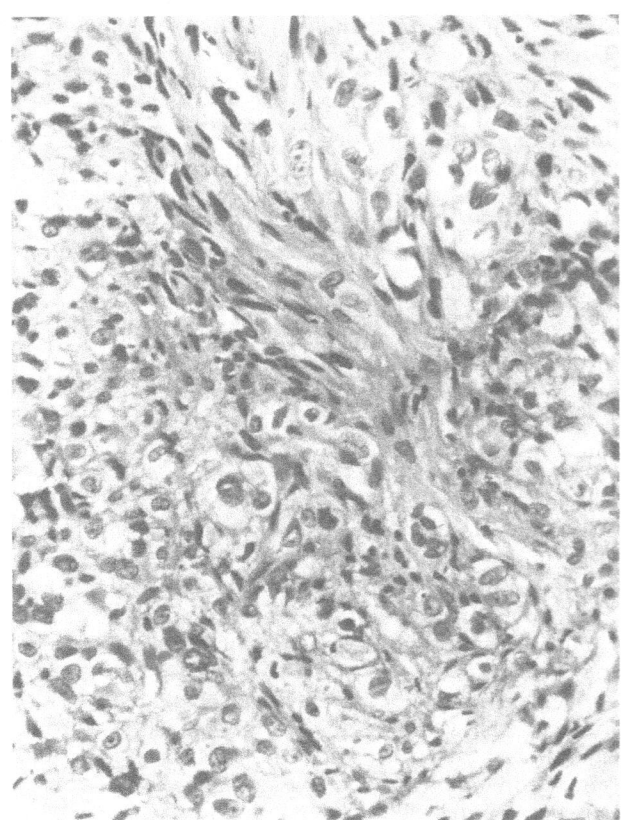

Abb. 12. Epitheloidsarkom (Enzinger). Epitheloide Zellhaufen und spindelzellig-fibroblastische Züge dicht beieinander. HE 320×

oviale Sarkom eindeutige Abbildungen von dem finden, was Enzinger [10] später als Epitheloidsarkom herausgestellt hat.

Wir hatten in unserer Eingangshistologie eine Biopsie von einem hartnäckigen Ulkus am Unterschenkel einer 44jährigen Frau zu beurteilen, bei dem wir die Diagnose Epitheloidzellsarkom stellten (Abb. 12).

Die einzig wirksame und zweckmäßige Therapie bei diesen Tumoren ist eine weite Exzision im Gesunden in einem möglichst frühen Stadium. Bei größenmäßig ausgedehnteren Veränderungen sowie bei Rezidiven, die in ca. 80% der Fälle beobachtet wurden, wird die Amputation im allgemeinen nicht zu umgehen sein.

Unsere Ausführungen sollten anhand von Einzelbeispielen die ganze cytologische und histogenetische Vielfalt der Sarkome und ihre auch heute noch der Lösung harrenden Probleme zeigen. Gegenüber der Elektronenmikroskopie muß dabei betont werden, daß – von wenigen Ausnahmen abgesehen – die lichtmikroskopische Beurteilung des histologischen und cytologischen Substrates – wie zu Rudolf Virchows Zeiten – auch in Zukunft die Hauptrolle beibehalten wird. Das Elektronenmikroskop mit seinem hohen Auflösungsvermögen liefert uns zwar wertvolle Aufschlüsse über den Feinbau der Zelle. Es ist aber unmöglich, mit seiner Hilfe etwas über ihr biologisches Verhalten in Bezug auf Gut- oder Bösartigkeit und manchmal sogar über die Histogenese auszusagen.

Literatur

1. Ackerman V, Murray JF (1963) Symposium on Kaposi's sarcoma. Karger, Basel New York
2. Albertini A (1974) Histologische Geschwulstdiagnostik, 2. Aufl. Thieme, Stuttgart
3. Basset A, Payet M (1963) Caracterès cliniques de la maladie de Kaposi dans l'ouest africain – différences avec le Kaposi européen. In: Ackerman V, Murray J Symposium on Kaposi's sarcoma. Karger, Basel New York, pp 63–66
4. Bluefarb SM (1957) Kaposi's Sarcoma. Multiple idiopathic hemorrhagic sarcoma. CC Thomas, Springfield
5. Bolck F (1952) Die Endotheliome. Thieme, VEB, Leipzig
6. Borst M (1950) Pathologische Histologie. Bergmann, München
7. Bourne RG (1963) Paradoxical fibrosarcoma of skin (pseudosarcoma). A review of 13 cases. Med J Aust 1:504–510
8. Brady J (1977) Angiosarcoma of the liver. An epidemiologic study. J Nat Cancer Inst 59:1383–1385
9. Braun-Falco O, Schmöckel Ch, Hübner G (1976) Zur Histogenese des Sarkoma idiopathicum multiplex haemorrhagicum (Morbus Kaposi). Eine histochemische und elektronenmikroskopische Studie. Virchows Arch [Pathol Anat] 369:215–227
10. Enzinger FH (1970) Epitheloid sarcoma. A sarcoma simulating a granuloma or a carcinoma. Cancer 26:1029–1041
11. Enzinger FH, Smith BH (1976) Hemangiopericytoma; an analysis of 106 cases. Hum Pathol 7:61–82
12. Ewing J (1919) Neoplastic Diseases. Saunders, Philadelphia
13. Fischer H, Undeutsch W (1979) Sarkom der Haut. In: Jadassohn (Hrsg) Handbuch der Haut- und Geschlechtskrankheiten, Ergänzungswerk, Bd III/3B. Springer, Berlin Heidelberg New York, S 1–129
14. Gokel JM, Kurzl R, Hübner G (1976) Fine structure and origin of Kaposi's sarcoma. Pathol Eur 11:45
15. Gottron HA (1953) Sarkom der Haut. Teil I + II. Hautarzt 4:1–11 Teil 1, 49–56 Teil II
16. Gottron HA, Nikolowski W (1960) Sarkom der Haut. In: Gottron HA, Schönfeld (Hrsg) Dermatologie und Venerologie, Bd IV. Thieme, Stuttgart, S 407–500
17. Hajdu SI (1979) Pathology of soft tissue tumors. Lea and Febiger, Philadelphia
18. Hajdu SI, Hajdu EO (1976) Cytopathology of sarcomas and other non-epithelial malignant tumors. Saunders, Philadelphia
19. Helwig EB (1963) Tumor seminar. Tex Med 59:652–689
20. Hornstein O (1962) Über maligne Synovialome der Haut. Arch Klin Exp Dermatol 215:17–32
21. Kaposi M (1872) Idiopathisches multiples Pigmentsarkom der Haut. Arch Dermatol Syph 4:265–273
22. Kaposi M (1894) Zur Nomenclatur des idiopathischen Pigmentsarkoms Kaposi. Arch Dermatol Syph 29:164
23. Kirchner T, Wünsch PH (1981) Weichgewebstumoren. Bioptische Diagnostik und statistische Analyse. Urban und Schwarzenberg, München Wien Baltimore
24. Kleinhans D, Knoth W (1969) Das Synovialom und sein Malignitätsproblem. Z Haut Geschlechtskr 44:311–317
25. Knoth W (1955) Plattenepithel-Karzinom und Fibrosarkom auf dem Boden eines Ulcus cruris varicosum. Zentralbl Allg Pathol 93:345–349
26. Knoth W (1956) Periostales osteoplastisches Sarkom auf dem Boden eines Ulcus cruris. Dermatol Wochenschr 134:941–946
27. Knoth W (1958) Osteoid-bildende Hautmetastasen eines periostalen osteoplastischen Sarkoms des Unterschenkels. Dermatol Wochenschr 138:925–930
28. Knoth W, Lanz W (1955) Geschwülste auf dem Boden chronischer Ulzerationen. Dermatol Wochenschr 131:569–578
29. McMaster MJ, Soule EH, Ivins JC (1975) Hemangiopericytoma. A clinicopathologic study and long-term followup of 60 patients. Cancer 36:2232–2244
30. Moore SW, Wheeler JE, Hefter LG (1975) Epitheloid sarcoma masquerading Peyronie's disease. Cancer 35:1706–1710
31. O'Brien JE, Stout AP (1964) Malignant fibrous xanthomas. Cancer 17:1445–1455

32. Ozzello L, Stout AP, Murray MR (1963) Cultural characteristics of malignant histiocytomas and fibrous xanthomas. Cancer 16:331–344
33. Popper H (1978) Development of hepatic angiosarcoma in man induced by vinyl chloride, thorotrast and arsenic. Amer J Pathol 92:349–369
34. Pritchard DJ (1974) Fibrosarcoma – a clinicopathologic and statistical study of 199 tumors of the soft tissues of the extremities and trunk. Cancer 33:888–897
35. Rachmaninoff N, McDonald JR, Cook JC (1961) Sarcoma-like tumors of the skin following irradiation. Am J Clin Pathol 36:427–437
36. Ramos CV (1976) Primary Kaposi's sarcoma of lymph nodes. Amer. J Clin Pathol 66:998–1003
37. Reich H (1973) Das Hämangioperizytom. Hautarzt 24:275–285
38. Rouget C (1873) Arch Physiol (Paris) 5:603
39. Rouget C (1874) C R Acad Sci (Paris) 79:559–562
40. Rouget C (1879) C R Acad Sci (Paris) 88:916–918
41. Santiago H, Feinerman LK, Lattes R (1972) Epithelioid sarcoma. A clinical and pathologic study of nine cases. Hum Pathol 3:133–147
42. Schneider W (1949) Sarkome und Carcinome in ihren Wechselbeziehungen auf röntgenbestrahltem Lupus vulgaris. Strahlentherapie 80:335–366
43. Schneider W, Undeutsch W (1967) Seltene Blutgeschwülste der Haut. Klinik, pathologische Anatomie und Histologie sowie Systematik. Hautarzt 18:437–445
44. Sterry W, Steigleder GK, Bodeux E (1979) Kaposi's Sarcoma: venous capillary haemangioblastoma. Arch Dermatol Res 266:253–267
45. Stewart FW, Treves N (1948) Lymphangiosarcoma in postmastectomy lymphedema Cancer 1:64–81
46. Stout AP (1943) Haemangio-Endothelioma; a tumor of blood vessels featuring vascular endothelial cells. Ann Surg 118:445–464
47. Stout AP (1948) Fibrosarcoma. The malignant tumor of fibroblasts. Cancer 1:30–63
48. Stout AP (1949) Hemangiopericytoma. A study of twenty-five new cases. Cancer 2:1027–1054
49. Stout AP, Murray MR (1942) Hemangiopericytoma: a vascular tumor featuring Zimmermann's pericytes. Ann Surg 116:26–33
50. Stout AP, Lattes R (1967) Tumors of the Soft Tissues. In: Atlas of Tumor Pathology, Sec Ser. Armed Forces Inst Path, Bethesda
51. Taxy JB, Battifora H (1977) Malignant fibrous histiocytomas. An electron microscopic study. Cancer 40:254–267
52. Undeutsch W (1957) Zum Problem der malignen Entartung der Neurofibromatosis Recklinghausen. Dermatol Wochenschr 136:1145–1153
53. Undeutsch W (1966) Das Hämangioendothelium der Haut. Arch Klin Exp Dermatol 225:181–193
54. Undeutsch W (1970) Entwicklung eines Fibrosarkoms auf einem nach Chaoulscher Nahbestrahlung eines Hämangioms im frühen Säuglingsalter entstandenen Röntgoderm. Ärztl Forsch 24:290–293
55. Virchow R (1863) Die krankhaften Geschwülste. Hirschwald, Berlin
56. van der Werf-Messing B, van Unnik JAM (1965) Fibrosarcoma of the soft tissues. A clinocopathologic study. Cancer 18:1113–1123
57. Wolff K (1963) Das Stewart-Treves-Syndrom. Angiosarcoma in elephantiasi bracchii post ablationem mammae. Arch Klin Exp Dermatol 216:468–496
58. Zimmermann KW (1923) Die Pericyten des Menschen und der Säugetiere. Z Anat Entwicklungsgesch 68:78–86

Aktuelle Aspekte der Leukämie – Forschung und Systematik

H. Theml und W. Kaboth, München

Der Terminus „Leukämie" wurde 1849 von Virchow zuerst verwendet [37], nachdem 1845 Bennett ein entsprechendes Krankheitsbild als „Leukocythaemia" [3] und im gleichen Jahr Virchow selbst als „Weißblütigkeit" beschrieben hatte.

Definition

Wenn es uns heute um die aktuelle Definition dieser Erkrankungsgruppe geht, kann auf dem Boden seither gewonnener klinischer und pathophysiologischer Aspekte nicht mehr das im Namen angedeutete Symptom eines Überwiegens weißer Blutkörperchen das leitende Charakteristikum sein. Vielmehr ist die funktionelle Anomalität der auftretenden Zellen und die Generalisation der Erkrankung entscheidendes Definitions-Kriterium: „Die Leukämie ist eine generalisierte neoplastische Erkrankung eines der leukozytenbildenden Systeme. Die entstehenden Zellen sind abnorm, ihre Zahl ist häufig vermehrt. Es kommt zu Anämie, Thrombozytopenie und schließlich zum Tode" [27]. Hinzuzufügen ist, daß die Ätiologie derzeit letztlich ungeklärt bleibt. Verschiedene auslösende Faktoren und Konstellationen wurden allerdings beschrieben.

Hinweise zur Krankheitsentstehung

1. *Die Bedeutung genetischer Faktoren* wird an verschiedenen Beispielen deutlich: So beträgt die Konkordanzrate bei monozygoten Zwillingen 25% [15], und das Risiko weiterer Geschwister ist vierfach höher als bei nicht-verwandten Personen [23]. Über Familien mit auffallenden Leukämiehäufungen liegen für jeden Erkrankungstyp Berichte vor. Weiterhin ist zur Rolle chromosomal-genetischer Faktoren bedeutsam, daß bei Trisomie 21 das Leukämierisiko bis auf das 20fache erhöht ist [8].

2. *Strahlenexpositionen.* Die tragischen Ergebnisse der japanischen Atombomben-Expositionen ergaben eine 4fach höhere Inzidenz für Leukosen (außer chronischer Lymphadenose), von einer Exposition gegenüber 20–50 rd an mit einer Latenz von 6–8 Jahren [39]. Die Leukoserate bei Radiologen der 40er Jahre lag 10fach über der anderer Ärzte [22]. Für diagnostische Strahlenbelastungen ist eine statistische Häufung myeloischer Leukosen bei Männern von der Größenordnung über 10 Thoraxaufnahmen belegt [11]. Der Alpha-Strahler Thorotrast als Kontrastmittel erhöhte das Leukämierisiko auf das 12–16fache [13]. Unter den einschlägigen Auswirkungen strahlentherapeutischer Maßnahmen ist

besonders bemerkenswert, daß die relativ niedrige Dosis von 30–50 rd in der Studie von Court-Brown [6] die Leukämieinzidenz nach 5–7 Jahren bereits verdoppelte.

3. *Chemikalien* (Übersicht bei [27]). Erwiesenermaßen führt *Benzol* aus Farb- und Klebestoffdämpfen zu erhöhter Inzidenz von Knochenmarkaplasien und z.T. über diese, zum anderen Teil direkt zu Leukosen incl. chronischer Lymphadenose. Mit geringerer Penetranz können *Phenylbutazon und Chloramphenicol* meist über aplastische Anämien zu einer Leukose führen. *Zytostatika*-Therapie solider Tumoren und Lymphome induziert mit zunehmender Aggressivität der Therapieverfahren erschreckende Leukämie-Häufigkeiten (2,4% bei MOPP-Schema, 5,4% bei zusätzlicher Strahlenbelastung) [36].

4. *Viren.* Die bewiesene ätiologische Rolle von RNA-Viren bei einer Reihe von Tierleukosen (die sich z.B. beim Katzenleukämie-Virus über aplastische Anämien entwickeln) gibt der Frage einer Virusgenese besondere Brisanz. Auch wenn bisher im Gegensatz zu den Tierleukosen keine direkten Nachweise zu führen waren, halten Virologen (Übersicht bei [10]) Viren für den entscheidenden Faktor in der Leukämieentstehung, der lediglich wohl „maskiert" vorläge. Die letztlichen Auswirkungen dieser Viren würden nach der Onkogen-Hypothese durch die obengenannten Faktoren (genetische Disposition, Strahlen- und Chemikalien) realisiert.

Pathomechanismus

Zur Orientierung bei der Lokalisation des Angriffspunktes dieser Noxen und ihrer Realisationsfaktoren können die Ergebnisse der Stammzellforschung in Anlehnung an Moore und Metcalf [24] dienen (s. Abb. 1). Die mesenchymale Natur einer Stammzelle ist nur während der frühen Embryonalzeit evident; später geht die gesamte Hämatopoese von einer morphologisch lymphoid-zelligen pluripotenten Stammzelle aus. Die Ausprägung zu spezifisch determinierten Stammzellen erfolgt vorwiegend durch trope humorale Faktoren wie Erythropoetin, Granulopoetin und Thrombopoetin (Übersicht bei [9]). Obwohl nun bekanntermaßen die klinischen Bilder der verschiedenen Leukosen sich durchaus in verschiedenen Zellformen auf offenbar unterschiedlichen Differenzierungsstufen ausprägen, gibt es eine Reihe von Hinweisen, daß es sich primär um Stammzellstörungen handelt: Chromosomenanalysen [17] und Enzymdefizienzen [18] als Marker fanden bei den myeloischen Leukosen die gleichen Defekte in den Zellen der roten und der thrombozytären Reihen, wie sie die leukämische weiße Zellreihe aufwies. Gerade die Erythropoese ist nicht nur durch Zellverdrängung beeinträchtigt, sondern durch eine Reihe von zellkinetischen Störungen geprägt, wie sie z.B. bei aplastischen Anämien, Sideroachrestischen Anämien und paroxysmaler nächtlicher Hämoglobinurie beobachtet wurden (Übersicht bei [4, 12]). Andererseits gehen, wie schon bei den Auslösern angemerkt, diese Erythropoesestörungen häufig in Leukämien über, so daß sie als „Präleukämien" angesehen werden können. Sachs [30] konnte einen Faktor isolieren (Makrophagen- und Granulozyten-Induktor = MGI), der in konzentrierter Form leukämische Blasten zur Differenzierung bringen kann. Die Malignität dieser Blasten liegt nach diesen Ergebnissen darin, daß sie sich unabhängig von diesem Differenzierungsprotein ohne Ausreifung selbst reduplizieren können. Diese Eigenschaft scheint in ihrem alterierten Genom fixiert zu sein.

Alle diese Beobachtungen unterstützen das Konzept von Killman [19], wonach die obigen Noxen und Realisationsfaktoren auf Stammzellebene angreifen. Diese alterierten Stammzellen erwachen auch physiologischerweise oft erst nach längerer Latenz aus einem Sleeper-Stadium (was der jahrelangen Latenz zwischen Noxen und Krankheitsausbruch entspricht). Dann beginnt die erkennbare Entwicklung einer Zellinie, die unter Steuerung der hämatopoetischen Hormone eine bestimmte Richtung nimmt (Abb. 1), aber hier nicht ausreift, sondern selbst-verdoppelnd zum krankheitsbestimmenden Element in den blutbildenden Organen und meist auch im Blut wird. Parallel zu diesem Prozeß versiegen die nicht mehr von normalen Stammzellen gespeisten Zellreihen.

Einteilung der Leukosen

Die vorangestellten Daten zur möglichen Ätiologie und Pathophysiologie haben durchaus praktische Relevanz. Diese liegt darin, daß hierdurch die Bedeutung der Leukämieklassifizierungen etwas relativiert wird, da es sich bei diesen Erkrankungen (jedenfalls was die nicht-lymphatischen Leukosen angeht) primär um Erkrankungen der gesamten Hämatopoese auf Stammzellebene handelt und den verschiedenen „pathognomonischen" Zellfamilien, die das klinische Bild bestimmen, aus praktischer Sicht mehr die Rolle eines allgemeinen Erkennungszeichens für diese verborgene gemeinsame Grundstörung zukommt. Überdies erleichtert dieses Konzept das Verständnis für die Möglichkeit von Übergangsformen einzelner Krankheitsbilder.

Was die Ausprägung auf der Achse der Myelo- und Monozytopoese angeht, hat sich eine Einteilung bewährt, die klassische morphologische Kriterien, wie sie bereits um die Jahrhundertwende die Schulen von Nägeli [25] und Schilling [29] definierten, mit quantifizierter zytochemischer Charakterisierung verbindet, wie sie Löffler vorschlug [21] (Tabelle 1).

Die akuten myeloischen Leukosen

1. *Myeloblastenleukose.* Der häufigste Typ ist durch eine relativ variable Population von runden bis ovalen Zellen von doppelter bis dreifacher Lymphozytengröße gekennzeichnet. Das Kerngerüst weist eine feinretikuläre Struktur und ab und an Nukleolen auf. Das relativ schmale, zart-basophile Zytoplasma enthält in der Regel keine Strukturen, kann jedoch ab und an Azur-Gra-

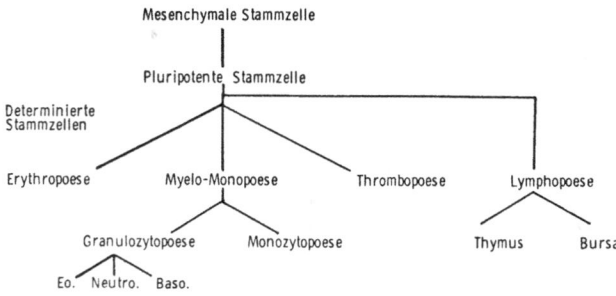

Abb. 1

Tabelle 1. Morphologisch-zytochemische Differenzierung akuter Leukämien

	PAS	Peroxydase % positiv	Naphthyl-acetat-esterase	Morphol. Typ	Häufigkeit[a] %
Peroxydase-Typ I – II	–	1 – 64	25	Myelobl.	49
Peroxydase-Typ III	–	> 65	< 25	Promyeloz.	9
Peroxydase-Esterase	–	> 50	25 – 49	Monoz. + Myelobl.	6
Esterase-Typ	–	< 25	> 50	Monoz.	11
PAS-Typ	+ schollig	–	–	Lymphobl.	12
Undiff.	–	–	–	„Stammz."	9

[a] Häufigkeit nach [1]

nula und kristalline Formationen im Sinne von Auer-Stäbchen enthalten. Die Peroxydasereaktion ist in einem Teil der Zellen positiv, Alpha-Naphthylacetat-Esterase ist nur in wenigen Zellen nachweisbar.

2. Es bestehen fließende Übergänge zur *Promyelozytenleukose*. Hier überwiegen Blasten mit deutlicher Granulation und häufigen Auer-Stäbchen. Bei dieser Ausprägung der myeloischen Leukose kommen besonders häufig Fälle mit normalen oder erniedrigten Gesamtleukozytenzahlen vor. Die Peroxydasereaktion ist extrem stark und kann Kern und Zytoplasma überdecken. Alpha-Naphthylacetat-Esterase fällt mittelstark aus, Naphthol-ASD stärker. Meist ist auch die saure Phosphatase positiv.

3. Die *Myelo-Monozytenleukämie* weist besonders deutlich auf den höheren Sitz des Defektes in der Stammzellreihe hin. Sie stellt ein Nebeneinander von granulozytären und monozytären leukämischen Vorstufen dar, wobei im Blut über 20% Myeloblasten und Promyelozyten neben monozytären Elementen vorliegen müssen. Letztere sind relativ unreif mit weitem Zytoplasma oder – besonders im zirkulierenden Blut – reifer mit typischer Monozytenstruktur. Das zytochemische Muster (Tabelle 1) entspricht der gemischten Zellzusammensetzung. Insgesamt sind das klinische Bild und Blut- wie Knochenmarkmorphologie bei dieser Form besonders vielgestaltig. Neben der akuten läßt sich eine chronische Verlaufsform abgrenzen, die in enger Verwandtschaft zu den chronischen Myelosen im Rahmen des myeloproliferativen Syndroms steht [40].

4. Die *akute Monozytenleukämie* ist relativ homogen durch unreife weitplasmatische Monoblasten oder typische reifere Monozyten gekennzeichnet, die durchwegs stark positiv in der Alpha-Naphthylacetat-Esterase reagieren. Im Blut imponieren die Zellen auch hier in der Regel „reifer" als im Mark.

5. *Akute Erythrämie und Erythroleukämie.* An dieser Stelle muß im Rahmen der akuten myeloischen Leukosen dieses Krankheitsbild erwähnt werden, auch wenn es in der zytochemisch-morphologischen Tabelle nicht aufgeführt ist, da spezifische Enzymmarker fehlen. Es ist durch Verlaufsbeobachtungen deutlich geworden, daß jede akute Erythrämie als maligne Proliferation erythroblastärer Vorstufen in ein Nebeneinander dieser Zellen mit pathologischen Myeloblasten im Sinne einer Erythroleukämie und schließlich in einer reinen Myeloblastenleukämie übergeht [28]. Diese relativ seltene Erkrankung ist ein deutlicher Beleg für die Theorie der leukämischen Stammzellstörung mit wechselnder Ausprägung unter dem Einfluß humoraler Regulatoren [31]. Zytochemisch fällt der hohe Gehalt der Erythroblasten an Glykogen in der PAS-Färbung in scholligen Niederschlägen auf.

6. *Akute Eosinophilen- und Basophilen-Leukämie.* Entsprechend dem Differenzierungsschema (Abb. 1) sind analog zu den neutrophilen granulozytären Leukosen solche in der Reihe der eosinophilen und basophilen Granulozyten zu erwarten, die sehr seltene Erkrankungen darstellen.

Die akuten lymphatischen und undifferenzierten Leukosen

Die in den letzten beiden Dezennien die praktische Hämatologie prägende morphologisch-zytochemische Einteilung der Leukosen gerät bei Krankheitsbildern an ihre Grenzen, die keine sicher faßbaren Analogien in den physiologischen Zellreihen erkennen lassen:

1. Zytochemische Einteilung. Als *PAS-positive akute Lymphoblastenleukämie* wird eine Leukämieform vorwiegend des Kindesalters beschrieben, bei der dichte retikuläre runde Blasten ohne Zytoplasmastrukturen, in Peroxydase und Esterase völlig negativ, grobschollige PAS-Niederschläge bilden. Die Zellmorphologie und Klinik legt Verwandtschaft zu lymphatischen Blasten nahe, woher sich der Name ableitete. *Die akute, undifferenzierte Leukose (AUL, Stammzelleukose)* ist als zytochemisch negative akute Leukose meist von kleinen Blasten geprägt, die oft nur eine gewisse Variabilität und eine fein-retikuläre Kernstruktur von Lymphozy-

Tabelle 2. Charakterisierung der ALL durch Immun-Marker (Thierfelder et al. R.R.C.Res. 69, 41/1979)

Typ	cALL-A	HuTL-A	E-R	SmIg	Häufigkt.
c-ALL	+	0	0	0	38%
c/T-ALL	+	+	0	0	22%
preT-ALL	+	+	0	0	13%
T-ALL	0	+	+	0	16%
c/B-ALL	+	0	0	+	0,5%
B-ALL	0	0	0	+	1,5%
AUL	0	0	0	0	8%

ten unterscheiden läßt. Die Bezeichnung als Stammzellleukose ist funktionell nicht sicher berechtigt.

2. Die *immunologische Einteilung der akuten lymphatischen und undifferenzierten Leukosen*. Einer der verwirrendsten Fortschritte gerade in der Differenzierung morphologisch nicht sicher einzuordnender Leukosen wurde durch die Entdeckung von verschiedenen Oberflächenmarkern an diesen Zellen eröffnet, die in der letzten Dekade eine rapide Entwicklung nahm. (Übersicht bei [33].) Verschiedenen Reifungsstufen der T- und B-Lymphozytenreihe können hier nach verschiedenen Markerzusammensetzungen zugeordnet werden. Dies resultiert in einer hochdifferenzierten Neueinteilung der akuten Leukoseformen, die bisher in ALL und AUL inbegriffen waren [34] (Tabelle 2). Das hierbei leitende c-ALL-Antigen ist eine immunisierende Zelleigenschaft eines bestimmten Leukämiezelltyps, während das humane T-Zellantigen (HUTL-A) dem von Thymuszellen entspricht. Die Rosettenbildung mit Schaferythrozyten (ER) ist eine bekannte Eigenschaft reifer T-Zellen, der Oberflächenimmunglobulinbesatz (SmIg) wird bei B-Zellen gefunden. Von den resultierenden Subentitäten akuter Leukosen sind besonders hervorzuheben:

a) *Die Common-ALL (c-ALL)*. Sie stellt die häufigste Leukoseform der Kinder dar und entspricht zum großen Teil der PAS-positiven (saure Phosphatase-Negativen) ALL der früheren Klassifikationen [5].

b) *Die T-ALL* ist ein gut umschriebenes eindrucksvolles Krankheitsbild, das sich häufig mit Mediastinaltumoren und Befall des ZNS ausprägt und dessen morphologisch oft auffällige gewundene (gyriforme) Zellen PAS-positiv oder negativ, jedenfalls aber in der sauren Phosphatase paranukleär positiv ausfallen.

c) *Die B-ALL* ist dadurch interessant, daß ihre Elemente denen des Burkitt-Lymphoms entsprechen. Auch wenn sich bei europäischen Erkrankungen das EBV-Virus nicht direkt nachweisen ließ, ist diese immunologische Zellidentität mit dem EBV-assoziierten Burkitt-Lymphom von besonderer Bedeutung für die Diskussion möglicher Leukämie-Ätiologien (s. oben).

d) *Marker-negative-AL (AUL)*. Auch in immunologischen Techniken bleibt ein kleiner Prozentsatz meist kleinzelliger Leukosen völlig negativ. Diese Form ist z. T. identisch mit der zytochemischen AUL (s. oben).

Daß diese Einteilungen nicht nur akademische Relevanz haben, läßt sich z. B. daraus ablesen, daß neben unterschiedlichen Ausprägungen des klinischen Bildes (z. B. Mediastinaltumor bei T-ALL) die durchschnittliche Prognose der beiden bedeutendsten Gruppen stark differiert, wobei die T-ALL deutlich schlechter liegt als die c- und O-ALL.

Die chronischen myeloischen Leukosen und das myelo-proliferative Syndrom

Eine umschriebene Erkrankung der granulozytären Reihe, die sich durch ihre Klinik von den akuten Leukosen myeloischer und lymphatischer Herkunft abhebt, ist die chronische myeloische Leukämie (CML). Auf sie an dieser Stelle ausführlicher einzugehen erübrigt sich, da sich in der Definition dieses Krankheitsbildes keine grundsätzlichen Neuerungen ergeben. Daß in 80% der Fälle alle Elemente dieser ausreifenden Leukose das Markerchromosom 22 (= Ph[1]) tragen, ist seit 1960 bekannt [26]. Neuere Untersuchungen belegten im Sinne der Stammzelltheorie, daß dieses Chromosom auch in der Erythro- und Megakaryopoese vorliegt [38]. Von praktischer Bedeutung ist der Defekt der alkalischen Leukozytenphosphatase [2].

Ein in sich anderes, nur hämato-zytologisch anfangs ähnlich ausgeprägtes Krankheitsbild ist die Ph[1]-negative CML, wie sich allein aus der Überlebenszeit von 8 gegenüber 40 Monaten (bei positiver CML) ablesen läßt. Beide Krankheitsbilder gehen nach einiger Zeit in einen Blastenschub über, der dem Bild einer akuten Leukose entspricht. Hierbei ist besonders bemerkenswert, daß ein Teil der Ph[1]-positiven Blastenkrisen in seinen Oberflächen-Eigenschaften den Blasten der T-ALL entspricht [16] und so darauf hinweist, daß eine Ph[1]-positive Stammzelle vorlag, die auch die T-lymphozytäre Zellinie speist. Die CML steht darüber hinaus in klinischer und pathophysiologischer Beziehung zu verschiedenen chronisch-malignen Erkrankungen der Knochenmarkszellreihen (Osteomyelosklerose = OMS, Polycythaemia vera = PV, megakariozytäre Myelose = idiopathische Thrombozythämie). Dieses System von ineinander übergehenden Erkrankungen wird als myeloproliferatives Syndrom bezeichnet [7]. Analog der Möglichkeiten bei den akuten neutrophilen myeloischen Leukämien gibt es auch die Entwicklung einer *chronischen Eosinophilenleukämie und Basophilenleukämie*. Eine gewisse (besonders reifzellige) Variante des CML stellt die chronische *Neutrophilenleukämie* dar.

Leukämien auf dem Boden maligner Lymphome

Im Sinne der eingangs gegebenen Definition sind auch als Leukämien jene malignen Lymphknotenerkrankungen anzusehen, die bei Generalisation ins Knochenmark Normalwerte überschreitende Mengen ihrer spezifischen Zellelemente ausschwemmen. Die sich immer wieder stellende Frage, ob es prinzipiell Unterschiede zwischen einem (ausschwemmenden) Lymphom und einer Leukämie gibt, beantwortet Lennert [20] folgendermaßen: Eine Leukämie weise im Knochenmark, Milz, Leber und Lymphknoten ein diffuses Wachstum ohne Ausbildung von Knoten und Tumoren und ohne destruktives Wachstumsmuster auf. Demgegenüber sind nicht – leukämische Lymphome („Sarkome") als Tumorknoten definiert, die das Gewebe destruieren.

Da neben der immer leukämischen chronischen Lymphadenose so gut wie alle Non-Hodgkin-Lymphome gelegentlich das weiße Blutbild mit ihren Elementen überschwemmen, müßte man nach obiger Unterscheidung von lymphomatösen Leukämien sprechen, wenn die entsprechenden Gewebsbilder nicht destruierend-diffus sind und von sarkomatösen Leukämien, sofern destruierend-tumoröses Wachstum vorbestand.

In diesem Zusammenhang sind unter dem Aspekt der leukämischen Manifestation von praktisch-klinischer Bedeutung:

1. die immer leukämische *chronische lymphatische Leukämie* mit ihren Varianten wie Prolymphozytenleukämie und T-CLL (die dem M. Sezary nahesteht) (Übersicht bei [35]);
2. das *lymphoplasmozytoide Immunozytom* als oft leukämisches Substrat asekretorischer oder sekretorischer Makroglobulinämien;
3. die *Lymphosarkomzelleukämie* als leukämische Form des Zentrozytoms (lymphozytisches Lymphosarkom);
4. die *Plasmazelleukämie* als seltene Form eines ausschwemmenden Plasmozytoms, das ja letztlich den Lymphomen zuzurechnen ist.

5. an dieser Stelle sei schließlich auch die sog. *hairy-cell-Leukose* genannt, die z. T. der früheren kleinzelligen Retikulose entspricht. Obwohl ihre letztliche Zuordnung offen ist, sprechen viele Befunde für eine Zuordnung zur B-Lymphozytenreihe.

Die immunologische Charakterisierung der leukämischen und nicht-leukämischen Non-Hodgkin-Lymphome stellt einen weiteren entscheidenden Schritt in der Leukämieforschung und -einteilung dar (s. auch Referat Stein in diesem Band, S. 188). Hier dokumentiert sich abschließend die Tendenz der letzten Dekaden, rein morphologische Einteilungsprinzipien anhand funktioneller Kriterien zu überprüfen und zu erweitern. Dies begründet rückwirkend eine neu fundierte, praktische Morphologie [35 a].

Literatur

1. Abbrederis K, Schmalzl F, Braunsteiner H (1977) Zytologie der akuten Leukosen-Grenzen der morphologischen Diagnostik. Lab Med 1:106–110
2. Begemann H, Rastetter J (1978) Atlas der klinischen Hämatologie. Springer, Berlin Heidelberg New York
3. Bennett JH (1845) Case of hypertrophy of the spleen and liver, in which death took place from suppuration of the blood. Edinburgh Med Surg J 64:413
4. Bessis M, Brecher G (eds) (1977) Hemopoietic dysplasias (preleukemic states), Springer, Berlin Heidelberg New York
5. Catovsky D, Galton DAG (1977) Cell markers and the classification of acute leukemia. Haemat Bloodtransfus 20:25–32
6. Court-Brown WM, Buckton KE, McLean AS (1965) Quantitative studies of chromosome abberrations in man following acute and chronic exposure to x-rays and gamma rays. Lancet I:1239
7. Dameshek W (1951) Some speculations on the myeloproliferative syndromes. Blood 6:372
8. Evans DT, Steward JK (1972) Down's syndrome and leukaemia. Lancet II:1322
9. Fliedner TM (1975) Hämopoetische Stammzellen: Eine Teilpopulation der „Lymphozyten". In: Theml H, Begemann H (Hrsg) Lymphozyt und klinische Immunologie. Springer, Berlin Heidelberg New York
10. Gallo RC (1977) Viruses and the pathogenesis of human leukemia. Schweiz Med Wochenschr 107:1436–1440
11. Gibson RW, Bross IDJ, Graham S, Lilienfeld AM, Schuman LM, Levin ML, Down JE (1968) Leukemia in children exposed to multiple risk factors. N Engl J Med 279:906
12. Heimpel H, Gordon-Smith EC, Heit W, Kubanek B (eds) (1979) Aplastic anemia. Springer, Berlin Heidelberg New York
13. Horta J, Abbatt JD, Motta LC, Tavares MH (1972) Leukemia, malignancies and other late effects following administration of thorotrast. Z Krebsforsch 77:202–216
14. Huber C, Huber H, Schmalzl F, Braunsteiner H (1971) Decreased proliferative activity of erythroblasts in granulocytic stem cell leukemia. Nature 229:113
15. Jackson EW, Norris FD, Klauber MR (1969) Childhood leukemia in California born twins. Cancer (Philadelphia) 23:913
16. Janossy G, Greaves MF, Capellaro C, Roberts M, Goldstone AH (1977) Membrane marker analysis of „lymphoid" and myeloid blast crisis in Ph[1] positive (chronic myeloid) leukemia. Hematol Bloodtransfus 20:97–108
17. Jensen MK (1968) Chromosome studies in potentially leukemic myeloid disorders. Acta Med Scand 183:535
18. Kleeberg UR, Heimpel H, Kleihauer E, Olischläger A (1971) Relativer Glutathion und/oder Pyruvatkinasemangel in den Erythrozyten bei Panmyelopathien und akuten Leukämien. Klin Wochenschr 49:557
19. Killmann SA (1972) A biased view on the relapse and remission phase of acute myeloid leukaemia. In: Vincent P (ed) The nature of leukemia. Sydney, pp 205–216
20. Lennert K (1978) Malignant lymphomas other than Hodgkin's disease. Springer, Berlin Heidelberg New York
21. Löffler H (1978) Die akuten Leukämien. In: Queisser W (ed) Das Knochenmark. Thieme, Stuttgart
22. March HC (1944) Leukemia in Radiologists. Radiology 43:275–278
23. Miller RW (1968) Relation between cancer and congenital defects: An epidemiologic evaluation. J Natl Cancer Inst 40:1079
24. Moore MAS, Metcalf D (1970) Ontogeny of the haemopoietic system. Br J Haematol 18:279
25. Naegeli O (1900) Über rotes Knochenmark und Myeloblasten. Dtsch Med Wochenschr 26:287
26. Nowell PC, Hungerford DA (1960) A minute chromosome in human granulocytic leukemia. Science 132:1497
27. Obrecht PJ (1978) Historisches, Definition, Klassifikation und Epidemiologie der Leukämien. In: Begemann H (Hrsg) Handbuch der inneren Medizin II/6. Springer, Berlin Heidelberg New York
28. Pribilla W (1972) Erythrämie und Erythroleukämie. In: Gross R, van de Loo J (Hrsg) Leukämie. Springer, Berlin Heidelberg New York
29. Reschad H, Schilling V (1913) Über eine neue Leukämie durch echte Übergangsformen (Splenozytenleukämie) und ihre Bedeutung für die Selbständigkeit dieser Zellen. MMW 60:1981
30. Sachs L (1979) Diagnostic and therapeutic implications of cell cultures for human leukemias. Recent Results Cancer Res 69:15–24
31. Seidel HJ (1973) Faktoren der Leukämogenese. Verh Dtsch Ges Inn Med 79:267–273
32. Seidel HJ (1978) Ätiologie der Leukämien. In: Begemann H (Hrsg) Handbuch der Inneren Medizin II/6. Springer, Berlin Heidelberg New York
33. Trepel F (1976) Das lymphatische Zellsystem: Struktur, allgemeine Physiologie und allgemeine Pathophysiologie. In: Begemann H (Hrsg) Handbuch der Inneren Medizin II/3. Springer, Berlin Heidelberg New York
34. Thierfelder S, Rodt H, Thiel E, Hoffmann-Fezer G, Netzel B, Haas RJ, Wündisch GF, Bender-Götze C (1979) Immunologic markers for classification of leukemias and non-Hodgkin-lymphomas. Recent Results Cancer Res 69:41–48
35. Theml H (1978) Die chronische lymphatische Leukämie. In: Begemann H (Hrsg) Handbuch der Inneren Medizin II/5. Springer, Berlin Heidelberg New York
35a. Theml H, Dietzfelbinger H, Burger-Schüler A, Kaboth W, Rastetter J, Begemann H (1980) Hämato-morphologische Differentialdiagnose kleinzelliger Lymphome. Folia Haematol (Leipz) 107:583–600
36. Valagussa P, Santoro S, Kenda R, Fossati F, Franchi F, Banfi A, Rilke F, Bonadonna G (1980) Second malignancies in Hodgkin's disease: A complication of certain forms of treatment. Br Med J 280:216–219
37. Virchow R (1849) Zur pathologischen Physiologie des Blutes. IV. Farblose, pigmentierte und geschwänzte, nicht spezifische Zellen im Blut. Arch Pathol Anat 2:587
38. Whang-Peng J, Canellos GP, Carbone PP, Tjio JH (1968) Clinical implications of cytogenetic variants in chronic myelocytic leukemia (CML). Blood 32:755
39. Watanabe S, Shimosato Y, Ohkita I, Ezaki H, Shigemitsu T, Kamata N (1972) Leukemia and thyroid carcinoma found among A-bomb survivors in Hiroshima. Recent Results Cancer Res 39:57–83
40. Zittoun R (1976) Subacute and chronic myelomonocytic leukaemia: A distinct haematological entity. Br J Haematol 32:1

Priv. Doz. Dr. H. Theml, Dr. W. Kaboth,
I. Med. Abt. Städt. Krh. München-Schwabing,
Kölner Platz 1,
D-8000 München 40

Leukämische Hauterkrankungen

H. Kresbach und H. Kerl, Graz

Unter *leukämischen Hauterkrankungen im weiteren Sinn* sind alle Haut- und Schleimhauterscheinungen zu verstehen, die mit dem – nosologisch und systematisch hier nicht näher definierten – leukämischen Grundleiden direkt oder indirekt ursächlich zusammenhängen. Zufällige Koinzidenz mit Dermatosen, gelegentliche Assoziation mit Autoimmunkrankheiten [12] und Therapienebenwirkungen bleiben hier unberücksichtigt. Im Verlauf aller Leukämieformen können Haut- und Schleimhauterscheinungen auftreten, wobei es engere Beziehungen zwischen bestimmten Veränderungen und bestimmten Leukämieformen im allgemeinen nicht gibt [11].

Man kann die *histologisch spezifische Leukaemia cutis*, die *histologisch unspezifischen Begleiterscheinungen*, die *charakteristischen Hautsymptome* und *propterleukämische infektiöse Dermatosen* unterscheiden (Tabelle 1). Die *spezifischen* Manifestationen treten außer in ihrer „klassischen" Form auch in der klinischen Maske bestimmter Dermatosen auf (Tabelle 2). Als besondere Beispiele seien das Erythema anulare centrifugum [4] und bullöse Dermatosen [11] angeführt. Die Grenzen zwischen spezifischen und *unspezifischen* Hautveränderungen, die klinisch uncharakteristische entzündliche Syndrome oder das Erscheinungsbild bekannter Dermatosen darbieten (Tabelle 3), sind also unscharf und fließend [14]. Nicht ganz selten entwickeln sich aus sog. unspezifischen Hautveränderungen spezifische leukämische Infiltrate. Dies läßt an der generellen paraneoplastischen Natur der Begleiterscheinungen zweifeln. Eher handelt es sich in solchen Fällen wohl um zunächst reaktiv-entzündliche Infiltrate um leukämische Mikrokolonisationen. Die alte und mißverständliche Bezeichnung „Leukämide" für entsprechende Fälle erscheint uns entbehrlich. In jüngerer Zeit wurden als potentiell spezifische Morphen – besonders bei der akuten myeloischen Leukämie – namentlich blasige hämorrhagisch-nekrotische Läsionen, die Dermatitis ulcerosa (Pyoderma gangraenosum) und die akute febrile neutrophile Dermatose (Sweet-Syndrom) bekannt. Die charakteristischen Haut- und Schleimhautsymptome *Blässe, Blutungen und ulzerös-nekrotisierende Vorgänge* gehen in komplexer Weise auf die leukämischen Störungen der Erythropoese, der Blutgerinnung und der Granulopoese zurück. Petechien, Purpura und Ekchymosen finden sich vor allem bei unreifzelligen akuten Leukämien und bei myeloischen Leukämien. Auch hinter einer reinen Hautblutung kann sich aber einmal ein spezifisches leukämisches Infiltrat verbergen, wie ein solches auch in klinisch unveränderter Haut gelegentlich nachzuweisen ist.

Als Hinweise für Infektanfälligkeit und Abwehrschwäche sind namentlich der hämorrhagisch-nekrotische *Herpes zoster generalisatus* (besonders bei der chronischen lymphatischen Leukämie) und komplizierte Herpes simplex-Verläufe anzusehen („propterleukämische infektiöse Dermatosen"). In Zosternarben können sich sekundär leukämische Infiltrate ansiedeln.

Diese kurze einleitende Übersicht zeigt, daß eine allzu starre Kategorisierung der leukämiebedingten Hautveränderungen nicht angebracht ist und daß diese alle in einem weiteren Sinn pathobiologisch „spezifisch" sind. Daraus ergibt sich immer wieder einmal der *diagnostische Signal- oder Hinweischarakter* einzelner oder kombinierter Hautveränderungen, woraus dem Dermatologen eine große Verantwortung erwächst.

Leukämiebedingte Hautveränderungen sind insgesamt eher *selten*, die histologisch unspezifischen überwiegen. Aus verschiedenen Gründen lassen sich tatsächlich Häufigkeiten derzeit schwer abschätzen oder statistisch erfassen. Die größte Inzidenz findet sich bei akuten (Myelo-)monozytären Leukämien, die meisten dermatologischen Manifestationen gibt es aber bei der chronischen lymphatischen Leukämie, weil sie eben die häufigste Leukämieform ist [13].

Als *leukämische Hauterkrankungen im engeren Sinn* sind die histologisch spezifischen Hautmanifestationen der verschiedenen Leukämieformen aufzufassen, die aller Wahrscheinlichkeit nach durch hämatogene Kolonisation entstehen. In der Regel treten sie erst im Verlauf der klinisch und hämatologisch bereits festgestellten Leukämie auf. Sie können aber auch gleichzeitig mit den ersten Veränderungen im Blut und Knochenmark erfaßt werden bzw. zu deren sofortiger Aufdeckung führen. Schließlich gibt es a- und subleukämische Verlaufsformen und „schwelende" akute Leukämien, bei denen die Leukaemia cutis scheinbar das Primärsymptom und überhaupt den ersten Hinweis auf eine mögliche Leukämieentwicklung darstellt [10, 11]. Wir möchten hier nicht von kutaner Präleukämie sprechen, weil „Präleukämie" ein hämatologischer und nicht ein dermatologisch zu definierender Begriff ist.

Tabelle 1. Hautveränderungen bei Leukämien

1. Histologisch spezifische Leukaemia cutis
2. Histologisch unspezifische Begleiterscheinungen
3. Charakteristische Hautsymptome
4. Propterleukämische infektiöse Dermatosen

Tabelle 2. Histologisch spezifische Leukaemia cutis

1. Klassische Formen
  Kleinknotig
  Großknotig
  Plattenartig infiltrierend
  Universell infiltrierend (Erythrodermie)

2. Maskierte Formen
  In Gestalt polymorpher Begleiterscheinungen

Tabelle 3. Histologisch unspezifische Begleiterscheinungen

Pruritus sine materia
Makulöse, multiforme, nodöse und figurierte Erytheme
Urtikaria und Ödeme
Prurigoartige, lichenoide und sonstige Knötchenexantheme
Vesikulo-bullöse Eruptionen
Erythemato-squamöse Läsionen
Erythrodermien
Gefäßbedingte Läsionen

Tabelle 4. Eigenes Beobachtungsgut mit spezifischen leukämischen Hautinfiltraten (n = 56)

Diagnose	Patientenzahl
Chronische lymphatische Leukämie	29
Haarzell-Leukämie	1
Lymphoblastische Lymphome (einschl. akute lymphatische Leukämie)	9
Myeloische Leukämien	10
(Myelo-) Monozytäre Leukämien	7

Die histologische Diagnose „Hautleukämie" ist schwierig, beruht auf morphologischen und funktionellen Kriterien der proliferierten leukämischen Zellen und führt zumeist nur im Zusammenhang mit entsprechenden Blut-, Knochenmarks- und eventuell Lymphknotenbefunden zu brauchbaren Ergebnissen. Die folgenden schwerpunktmäßigen Ausführungen stützen sich auf klinische und histologische Untersuchungsergebnisse bei *56 Patienten* mit spezifischen leukämischen Hautinfiltraten (Tabelle 4).

Chronische lymphatische Leukämie (CLL)

Die chronische lymphatische Leukämie bevorzugt höhere Altersstufen. Das Prädilektionsalter für die Fälle mit Hautbeteiligung liegt bei 55–64 Jahren. Hautveränderungen insgesamt kommen verhältnismäßig *viel häufiger* als bei den myeloischen Leukämien vor. Die Angaben schwanken zwischen 15–46% [11]. Spezifische Schleimhautveränderungen werden selten beobachtet. Spezifische Hautbeteiligung verschlechtert nach allgemeiner Ansicht nicht die Prognose. Eigene Erfahrungen sprechen allerdings nicht ganz in diesem Sinn.

Unter den *spezifischen* Hautmanifestationen, die meist erst nach vollentwickelter klinisch-hämatologischer Symptomatik auftreten, sind *großknotige Formen* und *plattenförmige Infiltrate* die häufigsten Morphen. Ihre Farbe ist livid- oder blaurot, nicht selten auch bräunlich- bis düsterrot. Als ausgesprochene Akroläsionen sitzen sie vor allem im Gesicht (Facies leonina!) und an den Streckseiten der Extremitäten (Handrücken!). Bei der Rückbildung der an sich nicht statischen Läsionen kann es zu schlaffer Atrophie kommen. Hinweisen möchten wir auf geschwürigen Zerfall nach interkurrenten Infekten und auf die Knotenlokalisation in der Perimamillarregion, die klinisch zu Verwechslungen mit einem Lymphozytom führen könnte. Die selteneren *kleinknotigen* Infiltrate kommen sowohl mehr oder weniger generalisiert als auch regionär-umschrieben vor. Im Gesicht haben letztere Fälle mitunter rosaceaähnliche Frühphasen mit Mucinosis follicularis. Als Besonderheiten möchten wir die pseudopyodermatischen Infiltrate in der Nasen-Lippen-Region, die erosiven Genitalinfiltrate mit pseudovenerischem Aspekt und die Prurigo lymphatica specifica herausstellen, die sich nicht selten aus einer Prurigo lymphatica nonspecifica entwickelt. Spezifische lymphatische *Erythrodermien* sind zweifellos sehr selten, im übrigen aber histologisch schwierig von einer unspezifischen paraleukämischen Begleiterythrodermie zu differenzieren.

Histologisch findet man bei der CLL eine diffuse oder knotige Infiltration in der Kutis. Die dominierenden Zellen sind kleine runde Lymphozyten mit dichter Kernstruktur und spärlichem Zytoplasma. Gelegentlich sieht man Zellansammlungen in Gefäßlichtungen. Mitosen sind äußerst selten. Keimzentren und histiozytäre Elemente fehlen, was differentialdiagnostisch gegenüber Pseudolymphomen wichtig ist. Immunzytologisch handelt es sich fast ausnahmslos wie im peripheren Blut um B-Lymphozyten [7, 9].

Der sehr seltene (2–5%) *T-Zell-Typ der CLL* zeigt ein ziemlich charakteristisches klinisch-hämatologisches Bild (u. a. geringe Knochenmarksinfiltration) und dermatologisch sehr häufig eine Erythrodermie. Histologisch liegen wechselnd dichte herdförmige oder bandförmige Infiltrate aus kleinen Lymphozyten mit fleckförmiger Aktivität lysosomaler Enzyme und Kernformen, die der „kleinzelligen Variante" der Sézary-Zellen ähnlich sind, vor. Epidermotropismus der Zellen mit Pautrier-Abszeß-ähnlichen Strukturen macht die Unterscheidung vom Sézary-Syndrom oder von einer Mycosis fungoides allein hauthistologisch meist unmöglich. Insgesamt dürfte die Abgrenzung zum Sézary-Syndrom noch nicht endgültig geklärt sein [7, 9].

Haarzell-Leukämie

Die dermatologische Bedeutung dieser durch die Leitsymptome Panzytopenie und Splenomegalie gekennzeichneten Leukämieform ist offensichtlich sehr gering [6]. Allein hauthistologisch kann die Diagnose auch nicht gestellt werden. Typische histologische Veränderungen finden sich in der Milz. Die lymphoiden Tumorzellen sind zytochemisch, elektronenmikroskopisch und immunologisch besonders charakterisiert [7]. Ein tartratresistentes Isoenzym (Isoenzym 5) der sauren Phosphatase läßt sich außer bei der Haarzell-Leukämie – in variierter Form – auch in Sézary-Zellen nachweisen.

Akute lymphatische Leukämie (ALL)

Die akute lymphatische Leukämie des Kindesalters (und evtl. auch höherer Altersstufen) gehört ebenso wie die Stammzellenleukämie zu den *lymphoblastischen Lymphomen*, gegenüber deren nicht-leukämischen Erscheinungsformen morphologisch offensichtlich keine Unterschiede bestehen. Eine Differenzierung in prolymphoblastische und prolymphozytische Leukämien ist an Hautschnitten nicht möglich. Wie alle unreifzelligen (akuten) Leukosen beginnt die ALL ohne Prodromi mit Fieber, Hautblässe und hämorrhagischer Diathese.

Spezifische Hautveränderungen sind bei der ALL *viel seltener* als bei der CLL. Klinisch handelt es sich der Hauptsache nach um maculo-papulöse „*Exantheme*" oder um kutan/subkutan gelegene *kleinere und große Knoten*. Die Läsionen sind bräunlich- oder lividrot gefärbt, bei tiefem Sitz auch hautfarben. Die *Histologie* ist durch kutan/subkutane Proliferationen von kleinen oder großen Zellen mit schmalsäumigem basophilen Zytoplasma und rundlichen oder eckigen Kernen charakterisiert. Das Chromatin ist verhältnismäßig gleichmäßig verteilt. Mitosen kommen reichlich vor. Bestimmte lymphoblastische Lymphome sind durch eine besondere Kernstruktur gekennzeichnet. Bei diesem „*T-Zell-Lymphom, convoluted type*" kommt zytochemisch der intrazytoplasmatisch paranukleär positiven sauren Phosphatase-Reaktion große Bedeutung zu. Dieses „Prothymozytenlymphom" hebt sich durch einen häufigen Mediastinaltumor und durch schlechtere Prognose von anderen lymphoblastischen Lymphomen ab.

Schließlich existiert neuerdings noch eine *adulte akut-subakute T-Zell-Leukämie vom pleomorphen Typ* [5], bei der angeblich in 66% der Fälle erythrodermatische Hautveränderungen oder Hautknoten auftreten. Histologisch zeigen die neoplastischen Zellen der knotigen Infiltrate in Kutis und Subkutis eine extreme Vielgestaltigkeit der Kerne mit „verdrehten", gefalteten und gelappten Kernstrukturen.

Die ALL entsprechen in 26% dem T-Typ, in 4% dem B-Typ und in 70% dem markerlosen O-Typ mit günstigerer Prognose. Die Expression von Zellmarkern ist bei leukämischen Lymphoblasten heterogen und von Differenzierung und Reifung der Zellen abhängig. Eine weitere Subklassifizierung dieser Leukämieformen scheint sich auch durch die Aktivitätsbestimmung der terminalen Desoxynukleotidyltransferase (TdT), eines zytochemischen Markers der T-Zell-Präkursoren [1], sowie durch die Bestimmung von Oberflächen-Glykoproteinen (Ia-Antigene) anzubahnen.

Myeloische Leukämien

Die myeloproliferativen Krankheiten der Haut überschneiden sich in ihren klinischen Bildern. Die *akute myeloische Leukämie* (AML) hat eine das ganze Leben umfassende Grundhäufigkeit, die *chronische myeloische Leukämie* (CML) ist vorwiegend eine Krankheit des mittleren Lebensalters. Spezifische Hautveränderungen kommen bei beiden ebenfalls *viel seltener* als bei der CLL vor und sind bei Erwachsenen häufiger als bei Kindern. Sie stellen ein Signum mali ominis dar.

Klinisch lassen sich in erster Linie *erythemato-papulöse, klein- und großknotige Formen* sowie *plattenartige Infiltrate* unterscheiden. Die Einzelherde sind stecknadelkopf- bis nußgroß und meist braunrot, lividrot oder blaugrau gefärbt. Häufig kommt es zu Blutungen und Nekrosen. Prädilektionsstellen sind der Stamm und (seltener) das Gesicht. Manchmal zeigen die eher weichen Knoten einen von der blassen Haut kaum unterscheidbaren oder einen blaßgelblichen Farbton. Das Zahnfleisch zeigt – viel häufiger bei akuten Formen – tumorförmige Infiltrate oder flächige Verdickungen, die die Zahnkronen überwuchern können. Blutungen, Nekrosen und tiefe Ulzera kommen im Schleimhautbereich nicht selten vor.

Histologisch zeigen die myeloischen Leukämien perivaskulär und periadnexiell betonte knotige oder diffuse Infiltrate atypischer Zellen der granulozytären Reihe. Die Subkutis ist meist beteiligt. Bei der AML proliferieren unreife Zellen, wobei Myeloblasten oder Promyelozyten vorherrschen. Bei der CML ist das Infiltratbild eher polymorph, weil Zellen aller Reifungsstadien vorhanden sind. Neben reifen, vorwiegend neutrophilen Granulozyten finden sich also auch größere unreife Zellen. Meist herrschen atypische Myelozyten vor [8, 9].

Die Naphthol-AS-D-Chlorazetatesterase gilt als Leitenzym der Zellen der myeloischen Reihe von den Promyelozyten bis zu den neutrophilen Granulozyten. Der Nachweis eosinophiler Myelozyten in den Infiltraten ist diagnostisch ebenfalls bedeutsam.

Sehr selten ist in der Haut *Tumorbildung* in Gestalt des *Myelosarkoms* zu beobachten. Klinisch handelt es sich um solide, meist subkutane Knoten mit speckigweißen oder grünlichen (Chlorom) Farbschattierungen an der Schnittfläche. Histologisch findet sich eine eher monomorphe neoplastische Proliferation atypischer Myeloblasten, die Naphthol-AS-D-Chlorazetatesterase-negativ sind. Die Unterscheidung von einem histiozytischen Lymphom (Immunoblastom) ist oft sehr schwierig. Die Myelosarkome treten in erster Linie im Rahmen akuter myeloischer Leukämien auf, kommen aber auch bei „Blastenkrisen" chronischer Formen vor [8, 9].

Leukämische Hautinfiltrate werden gelegentlich auch bei den seltenen und schwierig zu diagnostizierenden Varianten *„Eosinophilenleukämie"* und *„Basophilenleukämie"* beobachtet. Im ersten Fall ist die Abgrenzung vom „Hypereosinophilie-Syndrom" [2], im zweiten von der malignen Mastozytose erforderlich.

Spezifische Hautbeteiligung gibt es schließlich bei den extrem seltenen und foudroyant verlaufenden *„konnatalen"* oder *„neonatalen"* Leukämien, die unreifzellige bzw. relativ differenzierte myeloische Leukämien darstellen [11].

(Myelo-)Monozytäre Leukämien

Darunter kann man eine neoplastische Erkrankung des Monozyten-Histiozyten-Makrophagensystems, aber auch Varianten oder Übergangsformen der myeloischen Leukämie verstehen [8]. Viele frühere „Retikulosen" gehören hierher [9]. Die meist *akute* Monozytenleukämie ist hinsichtlich der relativ *sehr häufigen* spezifischen (und unspezifischen) Hautbeteiligung dermatologisch besonders bedeutungsvoll. Meist handelt es sich um mehr oder minder plötzlich aufschießende generalisierte rötliche oder bräunliche *makulo-papulöse* (an sekundär-syphilitische Exantheme erinnernde) *Eruptionen* oder um kleinerbsgroße bis kirschgroße blaßgelbliche, blaßrote, braunrote oder bläuliche *Papeln* in dichter Aussaat. Nach eigener Erfahrung verdichtet sich oft mit zunehmender Größe der Läsion der Farbton. Auch *großknotige Infiltrate* und *Hautblutungen* werden beobachtet. Große diagnostische Bedeutung haben eine diffuse Hyperplasie und Infiltration der Gingiva.

Histologisch finden sich vorwiegend perivaskuläre kutan/subkutane Infiltrate von eher monomorphem Aspekt. Die dominierenden monozytoiden Zellen sind unterschiedlich groß und verschiedenen Reifungsgrades. Die Kerne sind rund, oval, tief gelappt oder segmentiert und haben ein retikuläres Chromatingerüst. Die dünne Kernmembran ist scharf gezeichnet. Es handelt sich um Monoblasten, Promonozyten und unreife Monozyten. Aufgefallen ist uns immer wieder eine reihenförmige bzw. figurierte Anordnung der Zellen. Der größte Teil der Infiltratzellen zeigt positive Reaktionen beim Nachweis der sauren Phosphatase und der unspezifischen Esterasen [3]. Häufig lassen sich auch verschiedene Zellen der granulozytären Reihe nachweisen.

Die Kombination einer myelomonozytären Leukämie mit einer generalisierten normocholesterinämischen Xanthomatose stellt die Symptomatik der seltenen *Xanthomatoleukämie* dar. Diese fast ausschließlich bei Kleinkindern vorkommende leukämische Sonderform führt offensichtlich nie zu spezifischer Hautbeteiligung [11].

Schlußfolgerungen

Die Neoplasien der blutbildenden Gewebe mit leukämischer Generalisation und mit Ansiedlung und Akkumulation der Leukämiezellen in der Haut stellen offensichtlich eine *besondere Krankheitsgruppe* dar. Die Identifizierung der leukämischen Zellformen in Hautexzisaten oder Tupfpräparaten und die Interpretation der Befunde bereiten beträchtliche Schwierigkeiten. Die Klassifikation der Hautleukämien beruht auf der heute üblichen zytologischen Polyparameter-Analyse. Die leukämischen Hauterkrankungen stellen an die klinische und histopathologische Diagnostik des Dermatologen große Anforderungen. Diesen ist im Interesse der Kranken am besten in ständiger Kooperation mit Hämatologen und Onkologen gerecht zu werden.

Literatur

1. Bollum FJ (1979) Terminal deoxynucleotidyltransferase as a hematopoietic cell marker. Review. Blood 54: 1203–1215
2. Brugger F, Treuner J, Undeutsch W (1980) Hypereosinophiliesyndrom (eosinophiles Leukämoid) mit dermaler exanthematischer vesikulo-bullöser Manifestation. Z Hautkr 55: 855–867
3. Burg G, Schmoeckel C, Braun-Falco O, Wolff HH (1978) Monocytic leukemia. Arch Dermatol 114: 418–420
4. Diem E (1975) Spezifische leukämische Infiltration unter dem Bilde des Erythema anulare centrifugum (Darier) bei chronischer Lymphadenose. Z Hautkr 50: 930–937
5. Hanaoka M et al. (1979) Adult T cell leukemia. Histological classification and characteristics. Acta Pathol Jpn 29: 723–738
6. Heyden HW von (1979) Haarzell-Leukämie. II. Diagnostik und Verläufe bei 12 Patienten. Dtsch Med Wochenschr 104: 467–472
7. Kerl H, Kresbach H (1979) Lymphoretikuläre Hyperplasien und Neoplasien der Haut. In: Doerr W, Seifert G, Uehlinger E (Hrsg) Histopathologie der Haut. Springer, Berlin Heidelberg New York. Spezielle pathologische Anatomie, Bd 7/2, S 351–480
8. Kerl H, Kresbach H (1979) Myeloproliferative Erkrankungen der Haut. In: Doerr W, Seifert G, Uehlinger E (Hrsg) Histopathologie der Haut. Springer, Berlin Heidelberg New York. Spezielle pathologische Anatomie, Bd 7/2, S 481–492
9. Kerl H, Kresbach H, Hödl S (1978) Klinische und histologische Kriterien zur Diagnose und Klassifikation der Leukämien der Haut. Hautarzt [Suppl III] 97–101
10. Long JC, Mihm MC (1977) Multiple granulocytic tumors of the skin. Report of six cases of myelogenous leukemia with initial manifestations in the skin. Cancer 39: 2004–2016
11. Musger A (1979) Leukämien. In: Gottron HA, Korting GW (Hrsg) Handbuch der Haut- und Geschlechtskrankheiten, Ergänzungswerk, Bd III/3B. Springer, Berlin Heidelberg New York, S 418–677
12. Sandhofer M, Grond K, Kresbach H (1975) Gemeinsames Vorkommen von progressiver Sklerodermie und chronischer Lymphadenose. Wien Klin Wochenschr 87: 183–185
12. Stawiski MA (1978) Skin manifestations of leukemias and lymphomas. Cutis 21: 814–818
14. Wodniansky P (1956) Über die Spezifität der Leukämide. Wien Klin Wochenschr 68: 440–443

Prof. Dr. Hans Kresbach,
Vorstand der Univ.-Klinik für Dermatologie und Venerologie,
Auenbruggerpl. 8,
A-8036 Graz

Neoplastische Entwicklungen bei der großfleckigen atrophisierenden Parapsoriasis

M. Hagedorn, Freiburg

Die Parapsoriasis en plaques Brocq-Gruppe umfaßt klinisch und histologisch heterogene Krankheitsbilder, so daß es sinnvoll ist, eine weitere Unterteilung vorzunehmen. Dieser Verdienst gebührt vor allem Samman, der in mehreren Publikationen (1964, 1972, 1977) diese Unterschiede herausgearbeitet hat. Nachdem aufgrund dieser Differenzierung auch prognostisch relevante Unterschiede festgestellt werden konnten, hat sich diese Unterteilung allgemein durchgesetzt. Allerdings bestehen noch ganz erhebliche nomenklatorische Schwierigkeiten, die erneut Mißverständnisse zur Folge haben.

Man unterteilt die Parapsoriasis en plaques Brocq-Gruppe heute in die groß- und kleinfleckige Form. Für beide Formen existieren zahlreiche Synonyme (Tabelle 1).

Es besteht heute Übereinstimmung darüber, daß allein auf dem Boden einer großfleckigen oder auch atrophisch genannten Parapsoriasis eine lymphoproliferative Erkrankung entstehen kann. Auf der anderen Seite muß berücksichtigt werden, daß die kleinfleckige Form der Parapsoriasis klinisch differentialdiagnostische Schwierigkeiten zur Mycosis fungoides aufweist (Hagedorn 1978), so daß die früher beschriebenen Übergänge heute sicherlich größtenteils als Fehldiagnosen aufgefaßt werden müssen. Im Verlauf der Mycosis fungoides können aber auch poikilodermatische Läsio-

Tabelle 1. Parapsoriasis en plaques (Brocq)

kleinfleckiger Typ	großfleckiger Typ
benigne Form	maligne Form
digitate-form	poikilodermatische Form
chronic superficial dermatitis	präretikulotische Form
Xanthoerythrodermia perstans	prämykotische Form
	prämaligne Form
	atrophischer Typ
	Poikilodermia vascularis atrophicans

Tabelle 2. Auswertung von 191 großfleckigen Parapsoriasis-Fälle

		%
lymphomat. Papulose	(2)	4
Leukämie	(2)	4
nicht klassifiziert	(2)	4
Retikulose	(5)	10
Morbus Hodgkin	(6)	12
Mycosis fungoides	(33)	66
20 40 60 80		%

nen vorkommen, so daß der Eindruck entstehen könnte, der ja auch von einigen Autoren vertreten wird (Samman 1977; Sanchez u. Ackermann 1979), daß die atrophische oder poikilodermatische Form der Parapsoriasis fakultativ ein Vorstadium zur Mycosis fungoides darstellt oder gar, daß diese großfleckige Form in das prämykoside Stadium der Mycosis fungoides einzuordnen ist, welches ja bekannterweise jahre- bis jahrzehntelange Verläufe aufweisen kann.

Das Anliegen des vorliegenden Beitrages ist es, aufgrund eigener Beobachtungen und einer Literaturzusammenstellung aufzuzeigen, daß die atrophische Form der Parapsoriasis en plaques ein eigenständiges Krankheitsbild darstellt und zu einem gewissen Prozentsatz nach jahrelangem Verlauf in ein Lymphom übergehen kann, daß es aber keinesfalls nur Lymphome vom Typ einer Mycosis fungoides sind. 191 Fälle von atrophischer Parapsoriasis wurden ausgewertet, davon haben sich in 38% (50 Fälle) Lymphome entwickelt, bei 33 Fällen, das sind 66%, entwickelte sich eine Mycosis fungoides, darin eingeschlossen sind 2 Patienten mit einer nicht näher definierten Prämykosis und ein Patient mit einer Woringer-Kalopp-Krankheit. Bei den restlichen 17 Fällen fanden sich andere Lymphome, darunter waren 6mal ein Morbus Hodgkin, 5mal sog. Retikulosen, 2mal Leukämien, davon eine chronisch-lymphatische Leukämie und 2 lymphomatoide Papulosen und 2 nicht näher klassifizierte Lymphome (Tabelle 2).

Die Auswertung der Geschlechtsverteilung konnte in 20 Fällen vorgenommen werden, in 11 Fällen waren Männer und in 9 Fällen Frauen betroffen. Das durchschnittliche Alter bei der Diagnose des Lymphoms betrug bei 20 ausgewerteten Fällen 44 Jahre, mit einer Reichweite von 31 bis 67 Jahren. Besonders interessant ist die Bestandsdauer der atrophischen Parapsoriasis en plaques bis zum Auftreten des Lymphoms. In 18 ausgewerteten Fällen betrug die durchschnittliche Dauer 14 Jahre, mit einer Reichweite von 6 bis 32 Jahren (Tabelle 3).

Vergleicht man nun die Angaben von Tabelle 3 mit den Angaben über die Mycosis fungoides, die ich der Zusammenstellung von Epstein et al. (1972) entnommen habe, so fällt auf, daß das durchschnittliche Alter von Mycosis-fungoides-Patienten bei der Diagnosestellung wesentlich höher liegt. In diesem Vergleich beträgt die durchschnittliche Dauer des prämykosiden Stadiums 6 Jahre, während es durchschnittlich 14 Jahre sind, bis sich aus einer atrophischen Parapsoriasis ein Lymphom entwickelt.

Leider finden sich größtenteils keine detaillierten Angaben über die Verläufe. In der Zusammenstellung von Samman (1977) ergibt sich, daß bei einer bis zu 18jährigen Überwachung von 97 Fällen mit präretikulotischer Poikilodermie 9 Patienten an Mycosis fungoides verstorben sind, und von den insgesamt 6 Hodgkin-Patienten 3 Patienten starben. Bei der eigenen Beobachtung einer 67jährigen Frau, die seit 20 Jahren eine atrophische Parapsoriasis hat, liegt die Entwicklung eines solitären T-Zell-Lymphomknotens im Bereich der poikilodermatischen Haut jetzt 5 Jahre zurück, ohne daß eine weitere Progression festzustellen ist. Außerdem haben wir die Beobachtung gemacht, daß sich auch eine lymphomatoide Papulose im Bereich von atrophischen Parapsoriasisherden entwickeln kann.

Bei der Auswertung der Literaturangaben wurde deutlich, daß teilweise klinische und histologische Kriterien der Parapsoriasis en plaques Brocq außer acht gelassen wurden, so daß die Angaben nur mit großen Vorbehalten zu verwerten sind. Wenn man berücksichtigt, daß sowohl die Mycosis fungoides, als auch der Morbus Hodgkin in ihrem Krankheitsverlauf poikilodermatische Läsionen aufweisen können, wird die besondere Problematik dieser Auswertung klar. Abb. 1 soll auf diese Stellung der Parapsoriasis en plaques vom atrophischen Typ zwischen den Lymphomen, Mycosis fungoides und Morbus Hodgkin hinweisen und die Möglichkeit eines Übergangs zeigen. Nach unserer Meinung neigt die atrophische Parapsoriasis aber besonders zur Entwicklung von solitären T-Zell-Lymphomen, die eine günstige Prognose aufweisen, wobei ich in diese Gruppe auch die lymphomatoide Papulose einreihen möchte. Ob wirklich Retikulosen, also B-Zell-Lymphome, entstehen können, bleibt dahingestellt. Samman erwähnt dies in seiner Publikation von 1964, in späteren Arbeiten geht er aber nicht mehr auf diese Fälle ein. Gesichert dagegen scheint zu sein, daß Leukämien entstehen können.

Aussagen zur kausalen Pathogenese der atrophischen Parapsoriasis können nicht gemacht werden. Es fehlen sogar weitgehend Hinweise auf formalpathogenetische Kriterien. Schlaeger hat 1980 eine IgE-Erhöhung in allen 8 Patienten mit atrophischer Parapsoriasis gefunden, ein Befund, der sich bei uns in keinem der 5 Fälle reproduzieren ließ. Welche Bedeutung den von Hage-

Tabelle 3. Vergleich von Parapsoriasis en plaque atrophischer Typ mit Mycosis fungoides.

	Parapsoriasis en plaques – atrophischer Typ – mit Übergang in Lymphom		Mycosis fungoides[a]	
Geschlechtsverteilung	n=20	11:9	n=144	83:61
Alter bei der Diagnose des Lymphoms	n=20	44 (31–67)	n=144	54 (21–71)
Dauer der Parapsoriasis/ Prämykosis bis zum Auftreten des Lymphoms	n=16	14 (6–32)	n=144	6 (0,1–48)

[a] Nach Epstein et al. (1972)

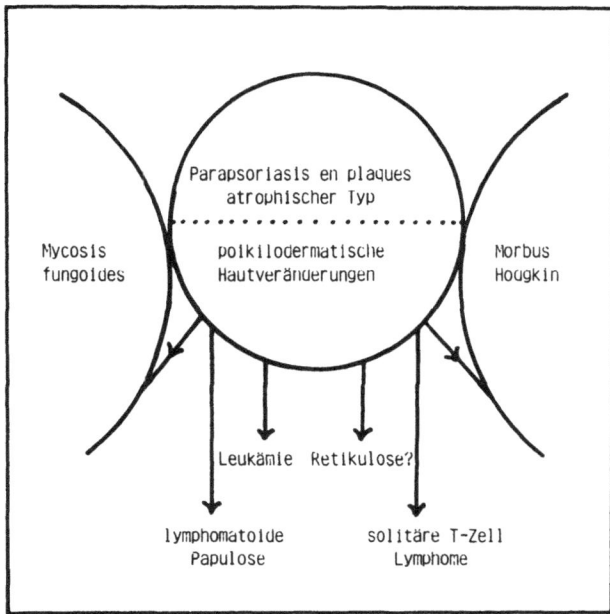

Abb. 1. Nosologische Stellung der atrophischen Parapsoriasis

dorn (im Druck) mitgeteilten Ergebnissen zukommt, daß die atrophische Parapsoriasis eine erhöhte monozytopoetische Aktivität ähnlich der Mycosis fungoides aufweist, ist noch nicht geklärt. So müssen ganz allgemein weitere morphologische, immunologische, ergänzt durch funktionelle Untersuchungen durchgeführt werden, um Aufschlüsse über den Pathomechanismus der Parapsoriasis en plaques Brocq vom großfleckigen Typ, insbesondere beim Übergang in ein Lymphom zu erhalten.

Literatur

1. Binazzi M (1977) Some research on parapsoriasis and lymphomas. Arch Dermatol Res 258:17–23
2. Bluefarb SM (ed) Cutaneous manifestations of the malignant lymphomas, chapter 2, Thomas, Springfield, pp 219–414
3. Epstein EH, Levin DL, Croft JD, Lutzner MA (1972) Mycosis fungoides. Survival, prognostic features, response to therapy, and autopsy findings. Medicine (Baltimore) 15:61–72
4. Fleischmajer R, Pascher F, Sims CF (1965) Parapsoriasis en plaques and mycosis fungoides. Dermatologica 131:149–160
5. Hagedorn M (1978) Electron microscopic findings in parapsoriasis en plaque. J Cutan Pathol 5:295
6. Hagedorn M (to be published) Quantitative and qualitative investigations of blood monocytes and leucocytes in patients with mycosis fungoides, parapsoriasis en plaques atrophic type and chronic superficial type. J Ital Dermatol
7. Heid E, Desvaux J, Brändle J, Grosshans E (1977) Der Verlauf der Parapsoriasis en plaques. Z Hautkr 52:658–662
8. Kawada A, Takada Y, Nishiwaki M, Mon S, Inoue S, Takaiwa A (1969) A case of parapsoriasis en plaques of 18 years duration terminating with Hodgkin's disease or reticulum cell sarcoma of the lymphatic tissue. Dermatologica 138:19–28
9. Keil H (1938) Parapsoriasis en plaques disséminées and incipient mycosis fungoides. Arch Dermatol Syphiligr 37:465–494
10. Lane JE (1923) Poikiloderma atrophicans vasculare. Arch Dermatol Syphiligr 8:373–381
11. Osmundsen (1968) Parapsoriasis en plaques. Acta Derma Venereol (Stockh) 48:345–354
12. Samman PD (1964) Survey of reticuloses and premycotic eruptions. Br J Dermatol 76:1–9
13. Samman PD (1972) The natural history of parapsoriasis en plaques and prereticulotic poikiloderma Br J Dermatol 87:405–411
14. Samman PD (1977) Chronic superficial dermatitis and poikiloderma. Bull Cancer 64:177–186
15. Schlaeger M (1980) Immunglobulin E bei kutanen Lymphomen und bei der Parapsoriasis en plaques (Brocq). Dermatologica 161:1–7
16. Waddington E (1953) Die Beziehung zwischen der Poikilodermia atrophicans vascularis und der Mycosis fungoides. Hautarzt 4:283–286

Prof. Dr. Manfred Hagedorn,
Universitäts-Hautklinik,
Hauptstraße 7,
D-7800 Freiburg i. Br.

Zur Therapie der malignen Lymphome und Sarkome anderer Zytogenese

A. Wiskemann, Hamburg

Einleitung

Bei der Behandlung der kutanen malignen Nicht-Hodgkin-Lymphome dominiert in den frühen Stadien, d.h. bei Begrenzung auf Haut und hautnahe Lymphknoten, die Strahlentherapie, in den späten Stadien der Generalisation die zytostatische Behandlung.

Entscheidend für die Aggressivität der Strahlen- und Chemotherapie ist der Malignitätsgrad. Non-Hodgkin-Lymphome niedrigen Malignitätsgrades mit relativ langer Überlebensdauer – und dazu zählt der weitaus überwiegende Teil der kutanen malignen Lymphome – bilden sich auf relativ geringe Strahlendosen zurück. Non-Hodgkin-Lymphome hohen Malignitätsgrades mit kurzer Überlebensdauer benötigen eine aggressivere Therapie.

Strahlenbehandlung der Non-Hodgkin-Lymphome

Für die Strahlentherapie maligner Lymphome niedrigen Malignitätsgrades liegt die Herdvernichtungsdosis zwischen 2000 und 2500 rd oder geringer. Zur Vernichtung von Lymphomen eines hohen Malignitätsgrades

Tabelle 1. Empfohlene Gesamtdosen im Herd bei der Strahlenbehandlung kutaner maligner Non-Hodgkin-Lymphome

Strahlenbehandlung der kutanen malignen Non-Hodgkin-Lymphome, Stadium I–II

Niedriger Malignitätsgrad	Herddosen in rd
Mycosis fungoides	300–3500
Chronisch lymphatische Leukaemie	300–2500
Zentroblastisch-zentrozytisches M.L.	2500
Immunozytom	3600–4400
Zentrozytisches M.L.	3600–4400
Hoher Malignitätsgrad	4500

werden Herddosen von 4000 bis 4500 rd benötigt. Dabei ist es ziemlich gleichgültig, wie fraktioniert wird [2].

Dies erkennt man auch am Beispiel der Mycosis fungoides. 2×200 rd haben etwa den gleichen Effekt wie einmal 400 rd und zweimal 400 rd den gleichen Effekt wie 1×800 rd. Es ist auch gleichgültig, ob 2×400 rd in 1tägigem Abstand oder in 8tägigem Abstand verabfolgt werden [5].

Unterteilt man die kutanen Lymphome niedrigen Malignitätsgrades in die einzelnen Krankheitsentitäten, so werden für die Stadien I–II die in Tabelle 1 aufgeführten Gesamtdosen empfohlen. Für die Mycosis fungoides schwanken diese in weiten Grenzen, weil einige Therapeuten von hohen Gesamtdosen einer 2,5–3 MeV-Elektronenstrahlung die Chance einer endgültigen Abheilung erwarten.

Behandlung der Mycosis fungoides

Eine Rückbildung von Hautinfiltraten der Mycosis fungoides gelingt nicht nur mit ionisierenden Strahlen, sondern auch mit einer Photochemotherapie. Die dabei verwendete UVA-Strahlung dringt etwa 1 mm in die Haut ein. Damit werden Infiltrate des Stadiums I voll erfaßt. Im Stadium II und III kommt es entweder zu deren schichtweiser Abschmelzung oder zur Rückbildung über immunologische Mechanismen.

Die Röntgenfernbestrahlung erfaßt die Infiltrate des Stadiums I und II. Tiefere Infiltrate sollten mit Röntgenweichstrahlen angegangen werden. 2,5 MeV-Elektronen haben eine Reichweite von 12 mm, d.h. bis in die Muskulatur. Sie penetrieren damit m.E. tiefer als erforderlich (Abb. 1).

Nach meiner Meinung sollten die therapeutischen Möglichkeiten bei der Mycosis fungoides in Abhängigkeit von der Tiefenausdehnung der Infiltrate bzw. vom Stadium der Erkrankung eingesetzt werden (Tabelle 2).

Von den im Stadium I und II der Mycosis fungoides indizierten Bestrahlungsverfahren sollen Aufwand und Ergebnisse der Fotochemotherapie und der Röntgenfernbestrahlung miteinander verglichen werden (Tabelle 3). Die orale PUVA-Therapie ist m.E. vor allem zur Prophylaxe bei Parapsoriasis en plaques und im Stadium I der Mycosis fungoides indiziert. Im Vergleich zur Röntgenfernbestrahlung ist die PUVA-Behandlung erheblich zeitaufwendiger, aber unbegrenzt wiederholbar. Verträglichkeit und Ergebnisse sind etwa gleich gut [14, 15].

Die genannten Daten beziehen sich auf die Hamburger Methode der Röntgenfernbestrahlung. Dabei wird die Hautoberfläche des Patienten in 8 Einstellungen aus 1,2 m Abstand mit 1×300 R bestrahlt. Je nach Erfolg wird die Bestrahlung in 2–3wöchigem Abstand ein bis zweimal wiederholt. Die Gesamtbelastung ist mit 300–900 R relativ gering und kann mehrfach wiederholt werden (Tabelle 4).

Ein weiterer Vergleich bezieht sich auf die Röntgenfernbestrahlung nach der Münchner Methode und auf die Ganzkörper-Elektronenbestrahlung mit 2,5 MeV bei Mycosis fungoides im Stadium II [3, 8]. Im Gegensatz zur Röntgenfernbestrahlung bilden sich unter der sehr viel aggressiveren Elektronenbestrahlung mit 3000–3600 rd alle Infiltrate zu 100% zurück. Die Bestrahlung kann aber nur einmal wiederholt werden (Tabelle 5).

Tabelle 2. Stadiumgerechte Behandlung bei Mycosis fungoides Stadium I–III

Grenzstrahlen	
Glukokortikoide lokal	
Helio-Klimatherapie	I
Photochemotherapie	
Rö-Fernbestrahlung	II
Stickstoff-Lost lokal	
Elektronen Ganzkörper	
Röntgen 3–30 mm GHWT	III
Dinitrochlorbenzol	

Tabelle 3. Therapievergleich zwischen oraler Photochemotherapie und Röntgenfernbestrahlung bei Mycosis fungoides Stadium I und II

Daten von	Wolff 1978	Wiskemann und Buck 1978
Anzahl Bestrahlungen bis Erscheinungsfreiheit	16–20 (70–80 J/cm²)	1–3 (300–900 R)
Verträglichkeit	sehr gut	sehr gut
Rezidivfrei nach		
Monaten 3–42	52%	
> 12		49%
> 48		25%
Wiederholbarkeit	unbegrenzt	bis 15 Bestrahlungen

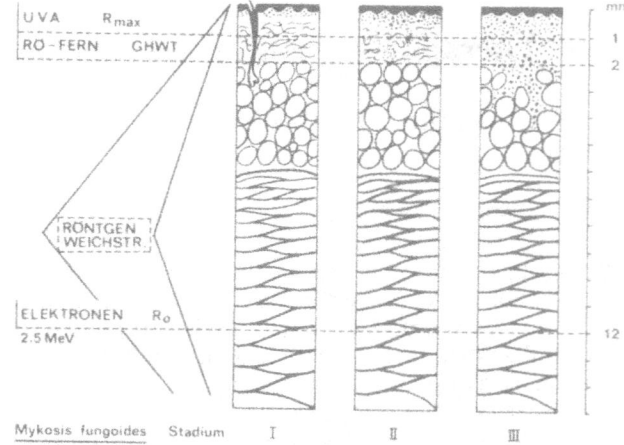

Abb. 1. Eindringtiefe von UVA-Strahlen, ungefilterten 50-kV-Strahlen aus 2 m Abstand, gefilterten Röntgenweichstrahlen aus 10–30 cm Abstand und 2,5-MeV-Elektronen in die Haut bei Mycosis fungoides Stadium I–III

Tabelle 4. Daten zur Methodik der Röntgenfernbestrahlung bei Mycosis fungoides in München und Hamburg

	München	Hamburg
Position	stehend	liegend
FHA cm	200	120
GHWT mm	2	1,5
Anzahl Felder	2	8
R/min	~20	~100
R/Behandlung	80–100	300
Intervall in Tagen	1–2	14–21
R/Serie	500–1500	300–900
Erythem	(+)	⌀

Tabelle 5. Therapievergleich zwischen Röntgen-Fernbestrahlung und 2,5-MeV-Elektronen bei Mycosis fungoides

Mycosis fungoides Stadium I–II	Rö-Fernbestr. 50 oder 100 kV	Elektronen 2,5 MeV
Daten von	Lucacs und Goldschmidt 1977	Hoppe et al. 1977
Gesamtdosis in R	700–2000	3000–3600
Deutliche Besserung	81%	
Vollständige Rückbildung		100% Stadium III 7/8
Nebenwirkungen	Erythem	Radiodermitis
Wiederholbarkeit	mehrfach	einmal

Gemessen an der Überlebenserwartung sind Dosen von 2500–3600 rd deutlich wirksamer als solche von 800–2500 rd. Fünf Jahre nach der ersten Bestrahlungsserie überleben je nach Stadium 100–75% nach hochdosierter Elektronentherapie. Fünf Jahre nach der Röntgenbestrahlung aller Stadien überleben im eigenen Krankengut von 98 Fällen etwas über 50%. Entgegen der bisherigen Anschauung ist es mit einer initial aggressiven Strahlenbehandlung offenbar möglich, das Leben von Patienten mit Mycosis fungoides zu verlängern.

Unabhängig von der Strahlendosis und vom Stadium der Erkrankung steigt die Überlebenschance nach einer kompletten Remission durch die erste Elektronenbestrahlung gegenüber einer teilweisen Remission.

Eine weitere Möglichkeit zur Behandlung der Mycosis fungoides ist die lokale Stickstofflost-Behandlung. Lösungen mit 10 mg auf 40 ml Wasser und 1 Quadratmeter Haut werden täglich aufgetragen. Die Infiltrate bilden sich in den Stadien I–II zu 85–70% zurück, langfristig zu 70–40%, d. h. etwa in gleicher Häufigkeit wie nach der PUVA-Behandlung und nach der Röntgenfernbestrahlung [11]. Nachteilig sind die häufige Sensibilisierung und Resistenzentwicklung gegenüber Stickstofflost.

Auf ausschließlich immunologischem Wege dürfte Dinitrochlorbenzol (DNCB) wirksam werden [12]. Bei einem auf Röntgenstrahlen nicht mehr ansprechenden Mycosis-fungoides-Herd am behaarten Kopf konnten wir durch 4 Lokalbehandlungen mit 1–2%iger DNCB-Vaseline über jeweils 6 Tage nach Abklingen der sehr heftigen Reaktionen eine vollständige, jetzt 4 Jahre andauernde Remission erreichen [13].

Chemotherapie der Non-Hodgkin-Lymphome

Non-Hodgkin-Lymphome mit Lymphknoten- und Organbefall werden zusätzlich oder ausschließlich einer systemischen Polychemotherapie zugeführt. Die Behandlung erfolgt in Zusammenarbeit mit einem onkologisch tätigen Internisten [7]. Wie bei der Strahlentherapie werden Lymphome niedrigen Malignitätsgrades weniger aggressiv angegangen als solche mit hohem Malignitätsgrad.

Bezüglich der zahlreichen empfohlenen Therapieschemata beschränke ich mich auf die in der Onkologischen Ambulanz der 2. Medizinischen Poliklinik des Hamburger Universitätskrankenhauses erprobten Behandlungen. Bei generalisierten Non-Hodgkin-Lymphomen niedrigen Malignitätsgrades einschließlich der Mycosis fungoides werden gut verträgliche Chlorambucil-Prednison-Stöße in 14tägigen Abständen verabfolgt (Tabelle 6). Bei Resistenz wird auf das COP-Schema übergegangen [10b].

Tabelle 6. Chlorambucil-Prednison-Stoßtherapie bei Non-Hodgkin-Lymphomen niedrigen Malignitätsgrades, einschließlich der generalisierten Mycosis fungoides (nach Stolzenbach [10a])

Chlorambucil-Totaldosis	0,4 mg/kg	oral Tag 1 oder 1–3
Prednison	75 mg	oral Tag 1
	50 mg	oral Tag 2
	25 mg	oral Tag 3
Wiederholung Tag 15		

Bei generalisierten Non-Hodgkin-Lymphomen hohen Malignitätsgrades wird das COP-Schema mit Bleomycin kombiniert [10a]. Bei Resistenz kommen das MEV- oder CHOP-Schema in Frage, wobei M für Methotrexat, E für Endoxan bzw. C für Cyclophosphamid, V für Vincristin bzw. O für Oncovin und H für Hydroxy-Daunomycin stehen.

Nach einer Studie von Stolzenbach [10a] beträgt die 5-Jahres-Überlebensrate nach einer Chlorambucil-Prednison-Behandlung im Stadium III–IV bei Non-Hodgkin-Lymphomen niedrigen Malignitätsgrades ohne Mycosis fungoides 70–80%, gleichgültig ob es zu einer vollständigen oder zu einer unvollständigen Remission gekommen ist. Für die Chlorambucil-Prednison-Behandlung fortgeschrittener Stadien der Mycosis fungoides kann ich leider keine Überlebensdaten vorlegen.

Eine retrospektive Sammelstatistik der Kieler Lymphomgruppe ergibt eine geringere Überlebenswahrscheinlichkeit für die Non-Hodgkin-Lymphome niedrigen Malignitätsgrades als die Eppendorfer Studie [1]. Die Überlebenswahrscheinlichkeit der Lymphome hohen Malignitätsgrades ist deutlich geringer als die der Lymphome niedrigen Malignitätsgrades. Erstere läßt sich jedoch durch Chemotherapie verbessern, sofern eine vollständige Remission erzielt wird.

Behandlung anderer kutaner Sarkome

Von den Sarkomen anderer Zytogenese soll nur die Therapie des Kaposi-Sarkoms, des Steward-Treves-Syndroms und des malignen Histiozytoms angesprochen werden. Das Kaposi-Sarkom ist relativ strahlenempfindlich [6]. Generalisierte Herde werden in Uganda relativ häufig gesehen. Sie sprechen auf eine Polychemotherapie mit Actinomycin D, Vincristin und DTIC recht befriedigend an [9].

Beim Steward-Treves-Syndrom wird die Überlebensdauer von ca. 18 Monaten weder durch eine hochdosierte Strahlentherapie noch durch eine radikale Operation verlängert. Ein entsprechender Casus aus der Hamburger Universitäts-Hautklinik wird von Frau Dr. Rothenstein in der DIA-Klinik vorgestellt.

Die lokalisierte Form eines malignen Histiozytoms an der Oberlippe haben wir mit sehr gutem Erfolg mit 4000 R röntgenbestrahlt und die Patientin damit vor einer radikalen Operation bewahrt. Der Casus wird im „Hautarzt" veröffentlicht [4]. Eine Polychemotherapie sollte nur bei generalisierten Formen eingesetzt werden.

Zukünftige Aufgaben

Eine Verbesserung der Therapie der relativ seltenen kutanen malignen Lymphome wird sich nur über Arbeitsgruppen und prospektive Gemeinschaftsstudien erreichen lassen. Voraussetzung ist eine einheitliche Dokumentation. Eine entsprechende kooperative Studiengruppe hat sich im Mai 1980 in München konstituiert. Die Gruppe könnte u.a. die Frage klären, ob eine initial aggressive Therapie der Mycosis fungoides zu besseren Ergebnissen führt, als eine abwartend symptomatische Behandlung. Sie könnte außerdem erforschen, inwieweit therapeutische Maßnahmen über immunologische Mechanismen ablaufen. Schließt man weitere Aktivitäten ein, so müßte es möglich sein, zu ähnlichen Fortschritten zu kommen wie in der Behandlung der Hodgkin-Lymphome.

Literatur

1. Brittinger G, Bartels H, Bremer K et al. (Kieler Lymphomgruppe) (1978) Klinische Bedeutung der Kiel-Klassifikation der malignen Non-Hodgkin-Lymphome. Ergebnisse einer retrospektiven Studie. In: Hartwich G (Hrsg) Diagnose und Therapie von Leukämien und malignen Lymphomen. Perimed, Erlangen
2. Cox JD, Koehl RH, Turner WM, King FM (1974) Irradiation in the local control of malignant lymphoreticular tumors (non-Hodgkin's malignant lymphoma). Radiology 112:179–185
3. Hoppe RT, Fuks Z, Bagshaw MA (1977) The rationale for curative radiotherapy in mycosis fungoides. Int J Radiat Oncol Biol Phys 2:843–851
4. Jänner M, Wiskemann A, Ertle T (im Druck) Malignes Histiozytom. Hautarzt
5. Kim JH, Nisce LZ, D'Anglio GJ (1976) Dose-time fractionation study in patients with mycosis fungoides and lymphoma cutis. Radiology 119:439–442
6. Lo TCM (1980) Radiotherapy for Kaposi's sarkoma. Cancer 45:684–687
7. Luger A (1978) Chemotherapie maligner Lymphome. Hautarzt [Suppl III] 67–73
8. Lukacs S, Goldschmidt H (1978) Teleroentgen therapy of mycosis fungoides and benign dermatoses: In: Goldschmidt H (ed) Physical modalities in dermatologic therapy. Springer, Berlin Heidelberg New York, pp 146–154
9. Olweny CLM, Toya T et al. (1974) Treatment of Kaposi's sarcoma by combination of actinomycin D, vincristine and imidazole carboxamide (NSC-45 388): Results of a randomized clinical trial. Int J Cancer 14:649–656
10a. Stolzenbach G, Garbrecht M (1979) Cyclic induction chemotherapy with cyclophosphamide, vincristine, prednisone and bleomycin of high-grade malignant non-Hodgkin's lymphomas according to the Kiel classification. J Cancer Res Clin Oncol 93:93–98
10b. Stolzenbach G, Garbrecht M (1979) Intermittent combination chemotherapy with chlorambucil and prednisone of low-grade malignant non-Hodgkin's lymphomas according to the Kiel classification. J Cancer Res Clin Oncol 93:189–194
11. Vonderheid EC, van Scott EJ et al. (1977) Topical chemotherapy and immunotherapy of mycosis fungoides. Arch Dermatol 113:454–462
12. Wätzig V (1977) Immuntherapie mit DNCB bei Mycosis fungoides. Dermatol Monatsschr 163:56–57
13. Wassilew SW, Wiskemann A (1978) DNCB-Therapie bei Mycosis fungoides. Posterdemonstration Gemeinschaftstagung Nord- und Westdeutscher Dermatologen in Göttingen
14. Wiskemann A, Buck C (1978) Radiotherapy of mycosis fungoides: Twenty years experience with teleroentgen and low-voltage x-ray therapie. J Dermatol Surg Oncol 4:606–610
15. Wolff K (1978) Photochemotherapie kutaner Lymphome. Hautarzt [Suppl III] 75–78

Prof. Dr. Arthur Wiskemann,
Univ.-Hautklinik,
Martinistr. 52,
D-2000 Hamburg 20

Lymphomatoide Papulose – ein einheitliches Krankheitsbild?

J. Nikolowski, G. Burg, Ch. Schmoeckel und G. Hoffmann-Fezer

Einleitung

Die lymphomatoide Papulose (LP) wurde erstmals 1968 von Macaulay [24] beschrieben. Sie ist gekennzeichnet durch folgende Merkmale: jahrelanger, schubweiser Verlauf, Neigung zu Ulzeration und spontaner Abheilung, ungestörter Allgemeinzustand, kein Befall innerer Organe und weitgehend unauffällige Laborbefunde. Es handelt sich also um eine benigne Erkrankung, die histologisch ein beunruhigendes, einem malignen Lymphom ähnelndes Bild aufweist [16, 19].

Ähnliche Krankenbeobachtungen waren 1965 bereits von Dupont [11], ein Jahr später von Verallo und Haserick [34], wie auch von Kopf und Andrade [20], von Couperus [8] und von Pinol-Aguade [30] veröffentlicht worden. In den folgenden Jahren erschienen eine Reihe von Publikationen über die LP, in denen immer wieder die Beziehungen namentlich zur Pityriasis lichenoides acuta et varioliformis diskutiert wurden [3, 7, 10, 21, 33]. Teilweise wurden auch andere Bezeichnungen geprägt, wie von Chorazak „Paradoxe Retikulopathie" [6], von Dupont 1973 „Réticulose papuleuse" [12] und von Schimpf und Pons „Pseudolymphoma cutis" [31]. Macaulay [25] führte 1978 die Bezeichnung „rhythmic paradoxical eruptions" ein und versteht darunter ein breites Spektrum unterschiedlicher Erkrankungen, die klinisch teilweise unter dem Bilde eines malignen Lymphoms oder aber auch eines Morbus Mucha-Habermann auftreten können. Gemeinsam ist dieser Gruppe von Erkrankungen der periodische gutartige Verlauf und der histologisch einem malignen Lymphom ähnelnde Befund. Innerhalb dieser Gruppe der „rhythmisch paradoxen Eruptionen" stellt die LP nach Macaulay eine Krankheitsentität dar.

Material und Methoden

Anhand von 114 kasuistischen Mitteilungen des Schrifttums [2, 4, 5, 9, 14, 15, 23, 26, 32, 33] und fünf Krankenbeobachtungen der Universitäts-Hautklinik München sollen die klinischen, histologischen, elektronenmikroskopischen, zytochemischen und immunologischen Befunde bei lymphomatoider Papulose beschrieben werden.

Befunde

Klinisches Bild (Tabelle 1)

Die LP befällt vorwiegend ältere Erwachsene mit einer leichten Bevorzugung des männlichen gegenüber dem weiblichen Geschlecht (3:2). Prädilektionsstellen sind Stamm und proximale Extremitätenanteile. Die Einzeleffloreszenz ist eine sukkulente, braunrote, kalottenförmige Papel mit meist glatter Oberfläche. Sie kann aber auch ulzeriert und mit einer hämorrhagischen Kruste bedeckt sein. Die Dauer der Erkrankung schwankt zwischen mehreren Monaten bis zu 40 Jahren. Die Hautveränderungen heilen in der Regel nach 2–4 Wochen unter Ausbildung einer Narbe oder eines hyperpigmentierten Flecks ab.

Histologie (Tabelle 2)

Häufig Ulzeration und umschriebene Nekroseherde der Epidermis. Ödem und Hämorrhagie in den Papillen. Epidermotropes, lymphohistiozytäres Infiltrat im oberen Korium (Abb. 1). Ein wichtiges Merkmal ist das Vorkommen von lymphoiden Blasten, die einen großen, chromatindichten, teils exzentrisch gelegenen Kern mit breitem Zytoplasma aufweisen. Außerdem finden sich Mitosen und auch zwei- und mehrkernige Zellen.

Semidünnschnitt- und elektronenmikroskopische Untersuchungen

Neben kleinen und mittelgroßen Lymphozyten finden sich zahlreiche lymphoide Blasten mit euchromatischen Kernen. Morphologisch entsprechen diese Zellen zum Teil Immuno- und Lymphoblasten.

Enzymzytochemie

Bei den enzymzytochemischen Reaktionen findet sich eine fleckförmige paranukleäre saure Phosphatase- und saure Esterase-Aktivität.

Immunzytologie

Mit Hilfe der Peroxydase-Anti-Peroxydase-Methode lassen sich an den Infiltratzellen der LP Membranrezeptoren für Anti-T-Zell-Globulin nachweisen, jedoch keine Rezeptoren für IgG, IgA, IgM, Kappa oder Lambda. 95% der Infiltratzellen bilden mit Schaferythrozyten Spontanrosetten, dagegen werden Erythrozyten-Antikörper (IgM)-Komplement-Komplexe nicht fixiert.

Tabelle 1. Klinische Kriterien

	Lymphomatoide Papulose	Pityriasis lichenoides
Alter	3.–6. Lebensjahrzehnt	1.–3. Lebensjahrzehnt
Männer : Frauen	3 : 2	3 : 2
Lokalisation	Stamm und Extremitäten	Extremitäten > Stamm
Morphologie	Papeln	Papeln
	Sekundärveränderungen häufig	Sekundärveränderungen regelmäßig
Verlauf	Jahre > 25 Jahre	Monate < 25 Jahre

Tabelle 2. Histologische Kriterien

	Lymphomatoide Papulose	Pityriasis lichenoides
Epidermis: Ulzeration, Nekrose	häufig	regelmäßig
Papillen: Ödem, Hämorrhagie	häufig	regelmäßig
Lymphohistiozytäres Infiltrat	regelmäßig	regelmäßig
Lymphoide Zellen	häufig	selten
Mitosen	ja	nein
Neutrophile Granulozyten	selten	häufig
Gefäßwandveränderungen	selten	häufig

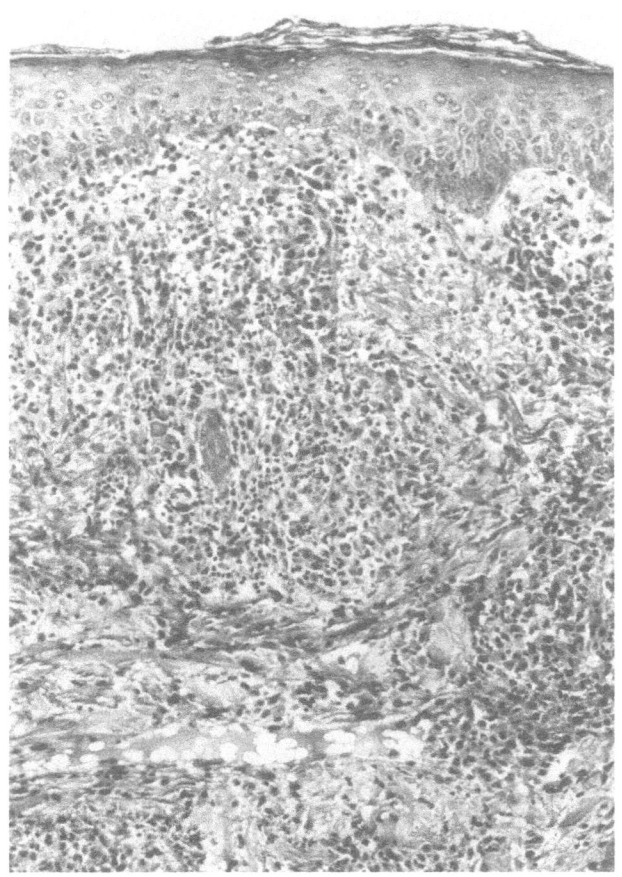

Abb. 1. Lymphomatoide Papulose. Mikr. Vergr. 100fach

Diskussion

Obwohl der Verlauf der lymphomatoiden Papulose gewöhlich gutartig ist, kann die Frage nach der *Dignität* nur mit Vorsicht beantwortet werden. Im Schrifttum existieren 3 kasuistische Mitteilungen [3, 12, 18], bei denen es nach bis zu 40 Jahren Beobachtungszeit zur malignen Umwandlung der LP gekommen ist.

Differentialdiagnostisch kommt in erster Linie eine Pityriasis lichenoides acuta et varioliformis (Mucha-Habermann) in Betracht. Diese Erkrankung tritt jedoch häufig bei Jugendlichen oder jüngeren Erwachsenen auf [27]. Die Geschlechtsverteilung entspricht der bei der lymphomatoiden Papulose. Prädilektionsstellen sind in erster Linie die Arme und Beine mit Betonung der Beugeseiten. Die Einzeleffloreszenzen sind zahlreicher und polymorpher als bei der LP, wobei die papulonekrotischen Effloreszenzen einer LP sehr ähnlich können. Die Dauer der Erkrankung beträgt bei der Pityriasis lichenoides meist nur einige Monate; die Hautveränderungen heilen gewöhnlich auch nach etwa 2–4 Wochen unter Ausbildung einer Narbe ab. Histologisch findet man ebenfalls ein epidermotropes lymphohistiozytäres Infiltrat, jedoch in der Regel ohne lymphoide Blasten und Mitosen.

Zusammenfassend kann man sagen, daß die LP aufgrund der erhobenen Befunde eine Krankheitseinheit darstellt, die histologisch an ein malignes Lymphom denken läßt und klinisch durch einen benignen Krankheitsverlauf gekennzeichnet ist. Typische Krankheitsbilder von LP lassen sich von einem Morbus Mucha-Habermann abgrenzen. Die proliferierenden lymphoiden Zellen zeigen T-Zell-Marker bei Fehlen von B-Zell-Markern. Aus diesem Grund kann die lymphomatoide Papulose als ein Pseudo-T-Zell-Lymphom angesehen werden.

Zusammenfassung

Anhand von 114 kasuistischen Mitteilungen des Schrifttums und fünf eigenen Krankenbeobachtungen werden die bei der lymphomatoiden Papulose erhobenen klinischen, histologischen, elektronenmikroskopischen, zytochemischen und immunologischen Befunde beschrieben. Insbesondere wird auf die Abgrenzung zur Pityriasis lichenoides acuta et varioliformis (Mucha-Habermann) eingegangen. Da die Infiltratzellen der lymphomatoiden Papulose immunzytologisch T-Zell-Marker tragen – bei Fehlen von B-Zell-Marker –, kann die lymphomatoide Papulose als ein Pseudo-T-Zell-Lymphom angesehen werden.

Literatur

1. Agache P, Barale T, Truche C (1972) Papulose lymphomatoide. Bull Soc Fr Dermatol Syphiligr 79:44–46
2. Belaich S, Degos R, Civatte J, Lépine J, Harter P (1972) La papulose lymphomatoide – A propos de trois observations. Ann Dermatol Syphiligr 99:483–492
3. Black MM, Wilson-Jones E (1972) Lymphomatoid pityriasis lichenoides; a variant with histological features simulating a lymphoma. Br J Dermatol 86:329–347
4. Brehmer-Andersson E (1976) Mycosis fungoides and its relation to Sézary's syndrome, lymphomatoid papulosis and primary cutaneous Hodgkin's disease. Acta Derm Venereol (Stockh) [Suppl] 56:117–123
5. Borrie PF (1969) Lymphomatoid papulosis. Proc R Soc Med 62:159–160
6. Chorazak T, Smigla A, Rzempoluch E (1971) Über eine paradoxe Reticulopathie. Hautarzt 22:100–105
7. Chorazak T, Smigla A, Pietrzykowska-Chorazak A (1973) Macaulay's „Lymphomatoid Papulosis". Erscheinungsform einer paradoxen Retikulopathie (pseudolymphoma cutis). Z Hautkr 48:293–297
8. Couperus M (1967) Pityriasis lichenoides et varioliformis (Mucha-Habermann). Arch Dermatol 96:465–467
9. Doutre M-S, Bioulac P, Kern A-M, Brouset A, Beylot C (1977) La papulose lymphomatoide. Étude ultrastructurale. Revue de la litérature. Sem Hop Paris 53:1351–1358
10. Dugois P, Couderc P, Amblard P, Stoebner P, Reymond J-L (1975) Papulose lymphomatoide. Étude ultrastructurale. Bull Soc Fr Dermatol Syphiligr 82:286–287
11. Dupont A (1965) Langsam verlaufende und klinisch gutartige Reticulopathie mit höchst maligner histologischer Struktur. Hautarzt 16:284–286
12. Dupont A (1973) Transformation maligne très tardive d'une réticulose papuleuse a évolution prolongée (Lymphomatoid papulosis). Ann Dermatol Syphiligr 100:141–146
13. Feuerman EJ, Sandbank M (1972) Lymphomatoid papulosis. Arch Dermatol 105:233–235
14. Fine RM, Meltzer HD, Rudner EJ (1974) Lymphomatoid papulosis eventuating in mycosis fungoides. South Med J 67:1492–1497
15. Fuhrmans R, Lange C-E, Seifert HW (1980) Die lymphomatoide Papulose Macaulay. Z Hautkr 55:140–151
16. Gschnait F, Stingl G (1977) Die lymphomatoide Papulose. Z Hautkr 52:663–667
17. Jimbow K, Kato M, Sugiyama S (1978) Immunohistochemical and electron microscopic characterization of lymphomatoid papulosis. J Dermatol 5:110–125

18. Kawada A, Anekoji K, Miyamoto M, Nakai T, Mori S (1969) Unusual manifestation of malignant reticulosis of the skin: Cutaneous lesion simulating parapsoriasis guttata. Dermatologica 138:369–378
19. Kerl H, Kresbach H (1979) Lymphomatoide Papulose. In: Doerr W, Seifert G, Uehlinger E (Hrsg) Spezielle pathologische Anatomie, Bd. 7/2. Springer, Berlin Heidelberg New York, S 381–384
20. Kopf AW, Andrade R, Slowly progressive and clinically benign reticulopathy with histologic structure of highest grade malignancy (discussion of Dupont's paper). Yearb Dermatol 66:208
21. Kresbach H, Kerl H (1978) Pseudolymphome der Haut. Hautarzt [Suppl III] 79–82
22. Laurent R, Agache P (1974) Lymphomatoid papulosis. An ultrastructural study of 2 cases. Arch Dermatol Forsch 251:1–9
23. Lischka G (1978) Lymphomatoide Papulose: Klinisch benigne, histologisch maligne. Aktuel Dermatol 4:203–205
24. Macaulay WL (1968) Lymphomatoid papulosis. A continuing self-healing eruption, clinically benign-histologically malignant. Arch Dermatol 97:23–30
25. Macaulay WL (1978) Lymphomatoid papulosis. Int J Dermatol 17:204–212
26. Maciejewski W, Bandmann H-J (1979) Lymphomatoide Papulose. Ein Beitrag zu „Rhythmic Paradoxical Eruptions". Z Hautkr 54:973–977
27. Marks R, Black M, Wilson-Jones E (1972) Pityriasis lichenoides: A reappraisal. Br J Dermatol 86:215–225
28. Perroud H, Delacrétaz J (1973) La papulose lymphomatoide. Schweiz Med Wochenschr 103:1499–1503
29. Pierard GE, Ackerman AB, Lapiere CM (1980) Follicular lymphomatoid papulosis. Am J Dermatopathol 2:173–180
30. Pinol-Aguade J, Rubio J, Grimalt F (1967) Falsa reticulosis maligna por parapsoriasis varioliformis acuta. Actas Dermo Sifilogr 58:131–136
31. Schimpf A, Pons F (1973) Zum Krankheitsbild des Pseudolymphoma cutis („lymphomatoid papulosis" Macaulay). Z Hautkr 48:913–917
32. Thomsen K, Hjort G, Svendsen D (1972) Lymphomatoid papulosis. Dermatologica 144:65–74
33. Valentino LA, Helwig EB (1973) Lymphomatoid papulosis. Arch Patol 96:409–416
34. Verallo VM, Haserick JR (1966) Mucha-Habermann's disease simulating lymphoma cutis. Arch Dermatol 94:295–299

Dr. Ch. Schmoeckel
Dermatol. Univ.-Klinik
Frauenlobstr. 9–11
D-8000 München 2

Autologe Rosettenbildung bei Sézary-Zellen im Supravitalpräparat

R. Bauer und R. Schütz, Berlin

Dem Morphologen ist die Sézary-Zelle vom Blutausstrich und von der Elektronenmikroskopie her bekannt. Bereits die PAS-Färbung macht die gewundene Chromatinstruktur, die von einem glykogenhaltigen, daher roten granulären Ring umgeben ist, in den atypischen Lymphozyten sichtbar. In den elektronenmikroskopischen Schnitten ist die zerebriforme Struktur des Kerns als Folge der Chromatinwindungen erkennbar. Die Herkunft dieses Zelltyps konnte durch Funktionen und Membran-Marker geklärt werden.

Sézary-Zellen sind zytochemisch Lymphozyten. Sie phagozytieren nicht, sind mit PHA stimulierbar, nicht aber mit Pokeweed-Mitogen oder Concanavalin A. Mit Schafserythrozyten bilden sie Rosetten. Sie tragen keine Oberflächenrezeptoren für die C_3-Komponente oder für das Fc-Fragment. Sie besitzen eine geringe Killer-Aktivität, produzieren den Makrophagen-Migrations-Inhibitions-Faktor und sind mit Anti-T-Lymphozyten-Serum markierbar. Sézary-Zellen sind also T-Lymphozyten, deren weitere Differenzierung noch aussteht.

Blutausstrich, Elektronenmikroskopie und immunologische Marker sind statische Größen, die kaum Rückschlüsse auf funktionelle Eigenschaften der Sézary-Zellen gestatten. Es wurden deshalb bei einer Patientin mit Sézary-Syndrom supravitalmikroskopische Untersuchungen durchgeführt, um vitale, dynamische Funktionen der Sézary-Zellen zu erfassen.

Im Supravitalpräparat fallen sofort die atypischen Lymphozyten auf, die sich von normalen Lymphozyten deutlich unterscheiden. Der normale Lymphozyt von etwa 12 μm Durchmesser zeigt keine Besonderheiten der Kernstruktur; das Chromatin ist dunkel-schollig marmoriert. Die große Sézary-Zelle, mit einem Durchmesser um 18 μm, ist dagegen an ihren bizarren, streifig-tubulären Kernstrukturen deutlich zu erkennen (Abb. 1).

Auch die kleine Variante der Sézary-Zelle mit einem Durchmesser von 8–10 μm weist solche bizarren Kernstrukturen auf und ist damit im Supravitalpräparat ebenfalls leicht als Sézary-Zelle zu identifizieren (Abb. 2).

Mit fortschreitender Zeit konnte in den Supravitalpräparaten ein ungewöhnliches Geschehen beobachtet

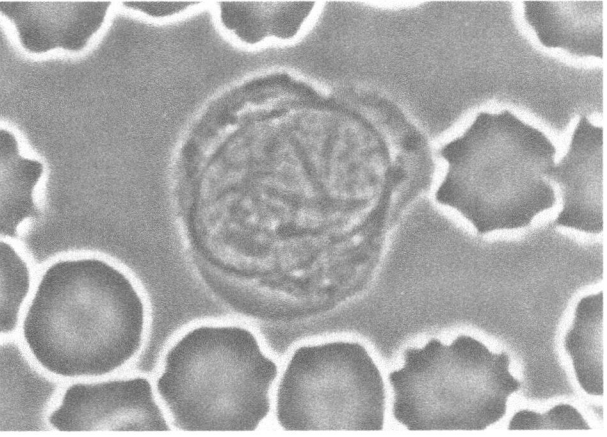

Abb. 1. Große Sézary-Zelle im Ruhestadium mit den typischen, streifig-tubulären Chromatinstrukturen. Supravitalpräparat, Phasenkontrast, Vergrößerung ~1800:1

werden. Es kam zu Interaktionen zwischen Erythrozyten und den atypischen Lymphozyten der Patientin. Dabei bildeten sich Rosetten mit autologen Erythrozyten sowohl um große und kleine Sézary-Zellen als auch um lymphozytäre Blasten (Abb. 3).

Während sich um ruhende Zellen die Erythrozyten rundum anlagerten, die Bindungsrezeptoren also gleichmäßig auf der Zelloberfläche verteilt waren, polarisierten sich die Rezeptoren mit beginnender Aktivität der Sézary-Zellen. Die autologen Erythrozyten wurden während der Wanderung an das Zellende transportiert und hingen dort der Zelle als Cluster an (Abb. 4). Die Bindung zwischen Erythrozyten und Lymphozyten war schließlich so stabil, daß trotz lebhafter Motilität und hoher Wanderungsgeschwindigkeit die Erythrozyten viele Stunden durch das Präparat geschleppt wurden (Abb. 5).

Spontanrosetten zwischen autologen Erythrozyten und peripheren Blutlymphozyten liegen normalerweise unter 5%. Höhere Werte wurden zuerst bei kongenital athymischen Mäusen gefunden. Höchste Werte treten bei erwachsenen Mäusen nach Thymektomie auf, die sich nach Injektion von Thymushormon-Präparationen wieder normalisierten. Diese Befunde sprechen dafür, daß die Rosettenbildung mit autologen Erythrozyten eine unreife T-Zell-Population erfaßt. Autologe Rosetten werden deshalb als Nachweis für Thymozyten angesehen.

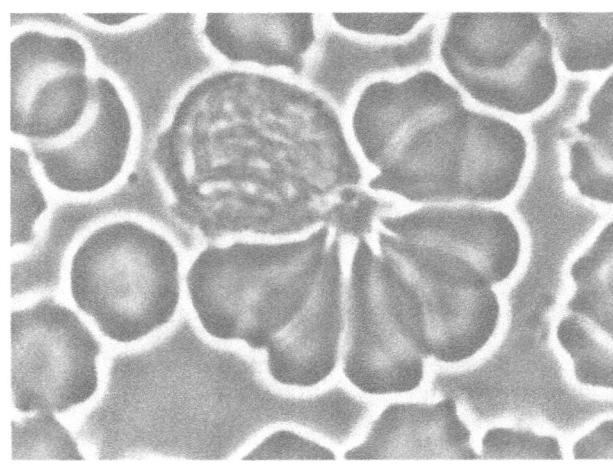

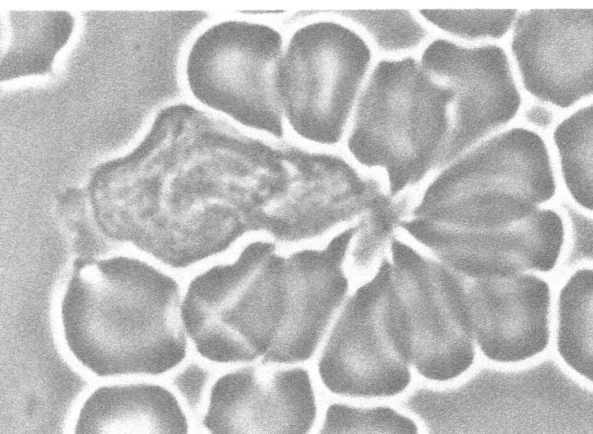

Abb. 4 u. 5. Sézary-Zellen mit Erythrozyten-Cluster im Wanderungsstadium. Supravitalpräparat, Phasenkontrast. Vergrößerung ~1800:1

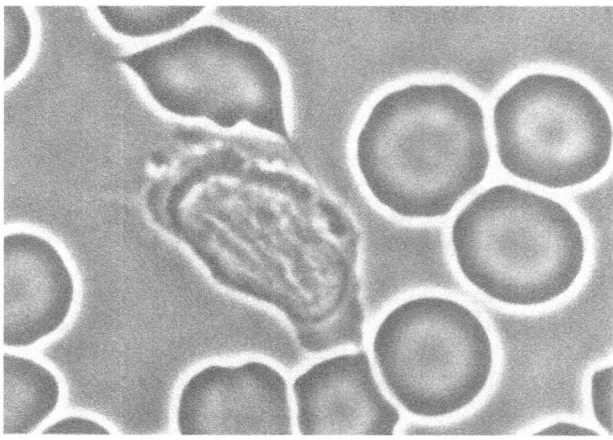

Abb. 2. Kleine Sézary-Zelle im Wanderungsstadium. Supravitalpräparat, Phasenkontrast. Vergrößerung ~1800:1

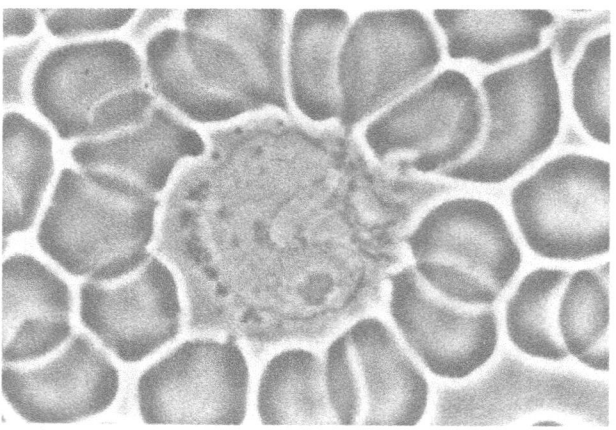

Abb. 3. Rosettenbildung zwischen Lymphoblast und autologen Erythrozyten. Supravitalpräparat. Vergrößerung ~2000:1

Die Entdeckung der autologen Rosettenbildung beim Sézary-Syndrom spricht für das Vorhandensein von autologen E-Rezeptoren auf Sézary-Zellen und für eine selektiv proliferierte T-Zell-Population beim Sézary-Syndrom, möglicherweise für Thymozyten.

Die biologische Bedeutung der Rosettenbildung zwischen autologen Erythrozyten und Lymphozyten ist noch nicht klar. Möglicherweise signalisiert dieses Phänomen eine hohe Affinität des Lymphozyten zu Oberflächenmembranen. Deshalb könnte es sein, daß beim Sézary-Syndrom die T-Zell-vermittelte Zytotoxizität der Lymphozyten gegen die Epidermis eine direkte Folge der gesteigerten Membranaffinität der Sézary-Zellen ist.

Zusammenfassung

Bei Sézary-Zellen konnte im Supravitalpräparat ein ungewöhnliches Geschehen beobachtet und mikrokinematografisch aufgezeichnet werden: Rosettenbildungen zwischen den atypischen Lymphozyten und autologen Erythrozyten. Die Dynamik des Erythrozyten-Transfers auf der Lymphozytenmembran sprach für frei bewegliche autologe E-Rezeptoren. Capping und Cluster-Bildung als aktiver Prozeß der Zelloberfläche konnten, anhand der polaren Umverteilung der Erythrozyten, im Supravitalpräparat gut verfolgt werden.

Die Befunde sprechen für das Vorhandensein autologer E-Rezeptoren auf der Oberfläche von Sézary-Zellen. Die autologe Rosettenbildung war bisher bei Thymozyten bekannt. Das untersuchte Phänomen wird deshalb als Ausdruck dafür gewertet, daß Sézary-Zellen Membran-Marker wie Thymozyten tragen.

Literatur

1. Bauer R, Schütz R (im Druck) Sézary-Zellen im Supravitalpräparat – Autologe Rosettenbildung. Arch Dermatol Res
2. Baxley G, Bishop GB, Cooper AG, Wortis HH (1973) Rosetting of human red blood cells to thymocytes and thymus-derived cells. Clin Exp Immunol 15:385–392
3. Charreire J, Bach JF (1975) Binding of autologous erythrocytes to immature T-cells. Proc Natl Acad Sci USA 72:3201–3205
4. Schütz R, Bauer R (1980) Sézary-Zelle und autologe Rosettenbildung im Supravitalpräparat. Film D 1390 des IWF, Göttingen
5. Schütz R, Bauer R (im Druck) Sézary-Zelle und autologe Rosettenbildung im Supravitalpräparat. Publ Wiss Film Sekt Med

Dr. R. Bauer,
Klinikum Steglitz der Freien Universität Berlin,
Hautklinik,
Hindenburgdamm 30,
D-1000 Berlin 45

Colchizin-Sensitivitätsindex: Parameter zur Differenzierung benigner und maligner lymphozytärer Hautinfiltrate

W. Sterry, Köln

Die feingewebliche Diagnostik kutaner maligner Lymphome hat in den letzten Jahren große Fortschritte gemacht. Dennoch kann die histologische Diagnose, wenn es sich um Frühstadien oder anbehandelte Patienten handelt, sehr schwierig sein. Wir haben in kürzlich veröffentlichten Untersuchungen gezeigt, daß Lymphozyten aus dem Hautinfiltrat bei Mycosis fungoides in vitro hochsensibel gegenüber Colchizin sind (Sterry et al. 1980a, b). Lymphozyten aus reaktiven entzündlichen Hautinfiltraten sind dagegen sehr viel weniger Colchizin-empfindlich. In diesem Forum möchte ich auf die experimentellen Grundlagen dieses Untersuchungsverfahrens eingehen, sowie den gegenwärtigen Stand unserer eigenen weiteren Arbeit darstellen.

Colchizin-Sensitivitätsindex bei extrakutanen malignen Lymphomen

Die abnorme Colchizin-Empfindlichkeit von malignen Lymphozyten wurde von Thomson in England vor etwa zehn Jahren zufällig bei der chronisch lymphatischen Leukämie bemerkt (Thomson u. Robinson 1967). Er und seine Mitarbeiter stimulierten damals Lymphozyten mit Mitogenen und stoppten die ausgelösten Mitosen durch Zugabe von Colchizin ab. Dabei beobachteten sie, daß in ihren Kulturen eine unerwartet große Zahl von Lymphozyten abstarb. In weiteren Untersuchungen zeigten sie, daß der Zelltod schon bei 10^{-7} molaren Colchizinkonzentrationen auftritt, während Lymphozyten gesunder Personen einen vergleichbaren Effekt erst bei Konzentrationen zeigten, die um fünf Zehnerpotenzen höher liegen (Thomson et al. 1972). Der maximale Colchizineffekt ist bei malignen Lymphozyten, verglichen mit dem Kontrollansatz ohne Colchizin, bereits nach 20 Stunden eingetreten (Schrek et al. 1976).

Bei der Zellteilung ist die Colchizinwirkung allgemein bekannt: durch Zerstörung der Mikrotubuli der Zellspindel wird die Mitose unterbrochen. Bei malignen Lymphozyten bewirkt das Colchizin jedoch eine Zytolyse von Zellen der Interphase, die sich nicht teilen. Wie Thomson zeigte, ist auch in diesem Fall das mikrotubuläre System der Angriffspunkt (Thomson et al. 1972). Die Mikrotubuli bestehen aus einem polymeren Protein, das mit seinen Monomeren im Gleichgewicht steht. Dieses Gleichgewicht wird durch Colchizin so beeinflußt, daß keine Mikrotubuli mehr nachweisbar sind. Offenbar wird der Verlust von der malignen Zelle nicht überlebt.

Es lag nahe, diese abnorme zytopharmakologische Reaktion zu diagnostischen Zwecken zu nutzen. Hierfür wurde von Schrek et al. in den Vereinigten Staaten ein Index entwickelt, mit dem sich die Colchizin-Sensitivität von Lymphozyten erfassen läßt (Schrek 1975). Schrek schlug vor, die zu untersuchenden Lymphozyten sowohl mit 0,1 als auch mit 1,0 µg Cholchizin/ml zu inkubieren. Dies entspricht etwa 10^{-7} bis 10^{-5} molaren Lösungen. Der Prozentsatz der noch lebenden Lymphozyten in beiden Konzentrationen wird dann gemittelt und mit dem Kontrollansatz verglichen. Der Colchizin-Sensitivitätsindex nach Schrek stellt also den Mittelwert der noch lebenden Lymphozyten aus der Inkubation mit 0,1 und 1,0 µg Colchizin/ml nach 20 Stunden dar, bereinigt um die im Kontrollansatz noch lebenden Lymphozyten.

Schrek ermittelte bei Blutlymphozyten gesunder Personen stets einen Colchizin-Sensitivitätsindex unter 20. Bei normalen oder reaktiv vergrößerten Lymphknoten lagen die Werte meist unter 30, bei Lymphozyten aus gesunden Milzen unter 40 (Schrek et al. 1976). Die Isolierung aus dem Parenchym ist offenbar mit einer Schädigung der Lymphozyten und einem Anstieg des Index verbunden. Bei chronisch lymphatischer Leukämie beträgt der Index fast immer zwischen 60 und 90 und ist somit deutlich erhöht. Auch maligne Lymphome der Lymphknoten weisen erhöhte Indizes auf, wobei aber eine größere Streubreite auffällt (Schrek et al. 1978).

Colchizin-Sensitivitätsindex bei kutanen malignen Lymphomen

Wir haben bei kutanen malignen Lymphomen Lymphozyten aus dem dermalen Infiltrat isoliert und den Colchizin-Sensitivitätsindex ermittelt (Sterry et al. 1980a, b). Dabei wählten wir das folgende technische Verfahren. Eine 6-mm-Biopsie aus einer repräsentativen Hautläsion wird mit Skalpell und Schere mechanisch möglichst weitgehend zerkleinert und dann über Nacht bei 4 Grad Celsius in Kollagenase-haltigem Medium inkubiert. Die Kollagenase setzt die Infiltratzellen aus dem kollagenen Fasernetz frei, so daß nach vorsichtigem Rühren die Gewebsreste durch einen Metallfilter entfernt werden können und eine fast reine Lymphozytensuspension entsteht. Der morphologische Erhaltungszustand dieser isolierten Zellen ist ganz ausgezeichnet, wie unsere rasterelektronenmikroskpischen Aufnahmen zeigen. Die Zellsuspension wird auf 2 ml Volumen gebracht; die Zahl der isolierten Lymphozyten betrug zwischen einigen Hunderttausend und einigen Millionen. Jeweils 0,2 ml mit der Suspension werden anschließend mit 0,1 mg Colchizin/ml sowie zur Kontrolle ohne Colchizin inkubiert. Nach 20 Stunden wird in allen drei Ansätzen die Zahl der lebenden und toten Lymphozyten mit dem Trypanblau-Exklusionstest ermittelt. Trypanblau dringt nur in tote Lymphozyten ein und färbt diese blau.

Unsere Untersuchungen ergaben, daß der Colchizin-Sensitivitätsindex bei Mycosis fungoides signifikant höher liegt als bei reaktiv entzündlichen Dermatosen (Abb. 1). Die Mittelwerte betragen für Mycosis fungoides 44, für benigne Infiltrate 23.

Eine zur Zeit laufende Studie untersucht, ob sich bei mechanischer Isolierung der Lymphozyten aus dem Hautinfiltrat eine Änderung des Colchizin-Sensitivitätsindex ergibt. Die mechanische Isolierung läßt sich in 1 Stunde durchführen und bedeutet eine erhebliche Zeitersparnis. Um beide Verfahren direkt zu vergleichen, teilen wir eine 6-mm-Biopsie in zwei Hälften; beide Hälften werden dann mit dem Skalpell möglichst weit zerkleinert, die eine dann mit Kollagenase wie beschrieben inkubiert. Die andere wird mit einem Glasmörser noch weiter aufgelöst, so daß die Lymphozyten freigesetzt werden. Der eigentliche Inkubationsvorgang verläuft anschließend unverändert ab. Die Werte für den Colchizin-Sensitivitätsindex weichen nach beiden Verfahren kaum voneinander ab (Abb. 2 u. 3).

Nach dem gegenwärtigen Stand dieser Untersuchung haben wir den Eindruck, daß zusätzlich neben der Zeitersparnis eine Entzerrung des bisherigen Grenzbereichs zwischen benignen und malignen Infiltraten dafür spricht, der mechanischen Isolierung den Vorzug zu geben.

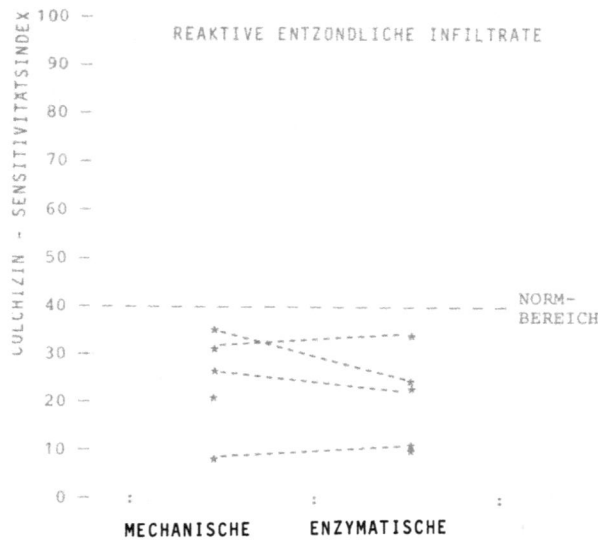

Abb. 2. Vergleich des Colchizin-Sensitivitätsindex bei mechanischer und enzymatischer (Kollagenase) Isolierung der Lymphozyten. Reaktiv entzündliche Infiltrate

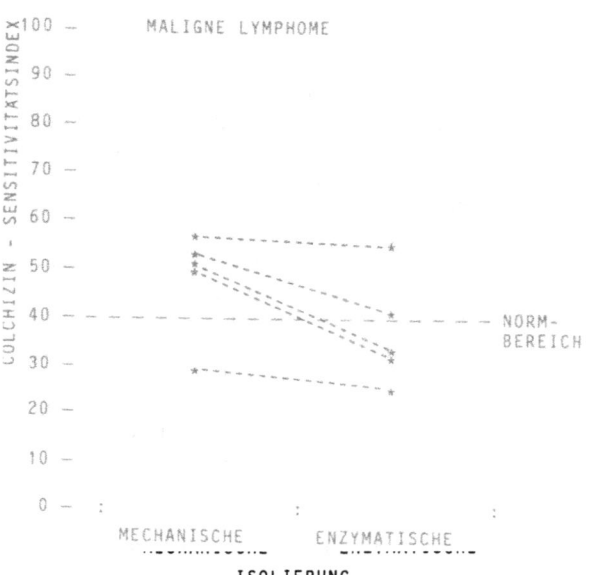

Abb. 3. Vergleich des Colchizin-Sensitivitätsindex bei mechanischer und enzymatischer (Kollagenase) Isolierung der Lymphozyten. Kutane maligne Lymphome

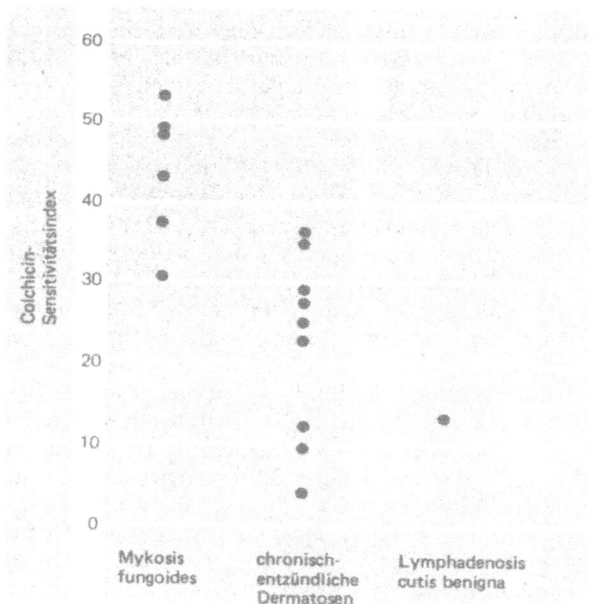

Abb. 1. Colchizin-Sensitivitätsindex bei Mycosis fungoides, chronisch entzündlichen Dermatosen sowie Lymphadenosis cutis benigna. (Aus: Sterry et al. 1980b)

Unsere Arbeiten haben gezeigt, daß Lymphozyten in der Haut bei kutanen malignen Lymphomen eine erhöhte Colchizin-Sensitivität aufweisen, wie dies auch bei anderen malignen Lymphomen der Fall ist. Ehe diese Eigenschaft für einen praktikablen Test in der klinischen Diagnostik eingesetzt werden kann, müssen aber noch weitere Erfahrungen gesammelt werden.

Literatur

1. Schrek R (1975) Sensitivity to colchicine as a test for leucemic lymphocytes. N Engl J Med 293:151
2. Schrek R, Messmore HL, Knospe WH, Stefani SS (1976) A colchicine-sensitivity test for leukaemic lymphocytes. Scand J Haematol 16:357–364
3. Schrek R, Molnar Z, Stefani SS (1978) Cytology and colchicine sensitivity of viable cells from lymph nodes with malignant lymphomas. Cancer 41:1845–1856
4. Sterry W, Steigleder G-K, Nikolai B (1980a) Elevated colchicine sensitivity of dermal lymphocytes in mycosis fungoides. Acta Derm Venereol (Stockh) 60:257–259
5. Sterry W, Steigleder G-K, Nikolai B (1980b) Colchizin-Sensitivitätsindex. Parameter zur Differenzierung benigner und maligner lymphozytärer Hautinfiltrate. Dtsch Med Wochenschr 105:1157–1159
7. Thomson AER, O'Connor TWE, Wetherly-Mein G (1972) Killing and characterizing action of colchicine in vitro on lymphocytes of chronic lymphocytic leukaemia. Scand J Haematol 9:231–247
6. Thomson AER, Robinson MA (1967) Cyticidal action of colchicine in vitro on lymphocytes in chronic lymphocytic leucaemia. Lancet II:868–870

Dr. Wolfram Sterry,
Universitäts-Hautklinik,
Jos.-Stelzmann-Str. 9,
D-5000 Köln 41

Hauptthema IV: Physikalische und chemische Schädigung der Haut

Chemische Karzinogene und ihre Bedeutung für die Krebsentwicklung beim Menschen unter besonderer Berücksichtigung dermatologischer Aspekte

D. Schmähl und B. Bertram, Heidelberg

Seit eine Expertenkommission der WHO Mitte der 60er Jahre die Meinung vertreten hat, daß 80% aller beim Menschen auftretenden Geschwülste durch exogene chemische Noxen verursacht werden, haben chemische Karzinogene als Krebsursache beim Menschen auch in der Öffentlichkeit eine entsprechende Beachtung gefunden. Ohne uns auf eine bestimmte Zahl festlegen zu wollen oder zu können, bleibt als gesicherte Erkenntnis, daß zumindest einige Krebsarten vorwiegend durch chemische Karzinogene ausgelöst werden. Als Prototyp dafür soll das Plattenepithelkarzinom des Bronchus erwähnt werden, das durch Inhalation von Tabakrauch bzw. Ingredienzien der Luftverunreinigung verursacht wird. Als weiteres Beispiel mag das Blasenkarzinom dienen, das nach allgemeiner Auffassung in nahezu der Hälfte der Fälle auf exogene chemische Noxen zurückzuführen ist. Während wir also von einigen Krebsarten mit großer Sicherheit um deren Verursachung durch chemische Karzinogene wissen, liegt die Ätiologie anderer Tumorformen bis heute völlig im Dunkel. Beispiele hierfür sind das Mammakarzinom der Frau, Magen-Darm-Karzinome oder das Prostatakarzinom. Die Ursachenforschung ist bezüglich dieser Tumorarten bis heute noch nicht recht weitergekommen und ist mehr spekulativ denn konklusiv. Aus den soeben angeführten Beispielen mag erneut klar werden, daß Krebs nicht gleich Krebs ist, nicht nur hinsichtlich des klinischen Erscheinungsbildes, der Prognose oder der einzuschlagenden Therapie, sondern auch hinsichtlich der Ätiologie.

Wir wollen uns in den folgenden Ausführungen auf diejenigen Dinge zu konzentrieren versuchen, die für den Dermatologen von Interesse sein könnten. Die Bedeutung des Sonnenlichtes als maßgeblichem Faktor für die Hautkrebsentstehung oder die potentielle Möglichkeit, bei unkontrolliertem Gebrauch von Teersalben einen Hautkrebs zu induzieren, brauchen wir in diesem Kreis sicherlich nicht besonders zu erwähnen. Diese Dinge sind bereits als „historisch" zu betrachten und dem wissenschaftlich interessierten Kollegen zur Genüge bekannt. Wir wollen uns daher vielmehr einigen Zukunftsperspektiven in der Diskussion zuwenden, die sich vornehmlich mit der Arzneimittelbehandlung dermatologischer Erkrankungen auseinandersetzen und die wir vom Standpunkt des Onkologen aus beleuchten wollen. Dabei ist uns durchaus bewußt, daß zwischen theoretischem Anspruch und praktischer Wirklichkeit unterschiedliche Betrachtungsformen bestehen, die nicht nur erlaubt, sondern häufig genug geradezu geboten sind.

Das älteste Pharmakon, welches als Karzinogen bereits Anfang des vorigen Jahrhunderts erkannt wurde, ist das Arsen, das in Form von Fowler-Lösung gerade in der Dermatologie häufig Anwendung fand (und vermutlich gelegentlich noch findet). Wir wissen heute aus den Erfahrungen speziell der iatrogenen Karzinogenese beim Menschen, daß die chronische Zufuhr von Arsen zu Haut-, Lungen- und Leberkrebs führen kann. Aus diesem Grunde ist gerade von Dermatologen schon vor Jahrzehnten vor der unkontrollierten Anwendung von Arsen in der Dermatologie immer wieder gewarnt worden. Das Beispiel des Arsens zeigt sehr klar, daß eine Erkenntnis unter Umständen Jahre bis Jahrzehnte braucht, ehe sie in die praktische Wirklichkeit umgesetzt wird, denn, wie bereits anfangs erwähnt, wissen wir seit vielen Jahrzehnten um die Karzinogenität dieser Substanz, ihre weitgehende Exklusion aus dem Arzneimittelschatz ist aber vergleichsweise jung.

Lassen Sie uns ein anderes Beispiel anführen, das ebenfalls noch von großer Aktualität ist. Es ist noch gar nicht so lange her, als vor allem in den USA gelegentlich empfohlen wurde, auch leichtere Formen der Psoriasis mit alkylierenden Zytostatika (vom Typ des Cyclophosphamids) zu behandeln. Die Karzinogenität dieser Verbindungen ist von uns experimentell seit nahezu zwei Jahrzehnten untersucht worden und wir haben bereits Mitte der 60er Jahre vor der unkontrollierten Anwendung dieser Substanzen gewarnt, zumal seinerzeit nicht nur dermatologische Erkrankungen in den Indikationsbereich hineinrückten, sondern auch z.B. die multiple Sklerose, rheumatische Erkrankungen oder die Dupuytren-Kontraktur. Heute ist durch eine Vielzahl von Beobachtungen beim Menschen bekannt, daß die im Experiment erhobenen Beobachtungen über die Karzinogenität dieser Verbindungen auch für den Menschen zutreffend sind. Aus diesem Grunde dürfen Zytostatika vom Typ alkylierender Verbindungen (und auch Antimetabolite) nur bei zwingender vitaler Indikation eingesetzt werden. In diesem Fall waren den Erfahrungen am Menschen die experimentellen Ergebnisse am Tier vorausgegangen. Es kann wohl angenommen werden, daß in der Dermatologie zytostatische Verbindungen heute nur noch mit der entsprechenden Sorgfalt und Indikationsstellung eingesetzt werden.

Bisher ohne entsprechendes Korrelat in der klinischen Medizin sind experimentelle Untersuchungen, die manchen antimykotisch wirkenden Verbindungen eine karzinogene Wirkung, z.B. bei der Maus, nachsagen. Es sei hier an erster Stelle und als pars pro toto das Griseofulvin genannt [6]. Es kann gar kein Zweifel darüber herrschen, daß diese Verbindung zur Behandlung von Mykosen eine außerordentlich wertvolle Substanz darstellt. Da sich trotz umfangreicher epidemiologischer Untersuchungen bisher kein Anhaltspunkt für eine krebserzeugende Wirkung dieser Verbindung beim Menschen ergeben hat, kann man wohl ihrer weiteren Anwendung das Wort reden. Sie mögen aus dieser Ausführung erkennen, daß wir sehr wohl zwischen realen Gefahren und solchen, die sich nur aus Experimenten an einer einzigen Tierart ergeben, zu unterscheiden wissen. Besonders mögen Sie an dem Beispiel des Griseofulvins ersehen, daß gerade in der Arzneimittelbehandlung die Risiko-Nutzen-Analyse eine entscheidende Rolle zu spielen hat.

Wie möchten nun auf einige äußerlich angewandte Dermatologika zu sprechen kommen. Bei der folgenden

Betrachtung soll die bei der externen Rezeptur sicher sehr viel höhere Wahrscheinlichkeit einer Sensibilisierung nicht beachtet und dafür mehr auf möglicherweise karzinogene oder mutagene Inhaltsstoffe abgehoben werden. Weiterhin sollen Arzneispezialitäten Zubereitungen der eigenen Rezeptur gegenübergestellt werden.

Es werden dabei Präparate oder Zubereitungen mit Substanzen aus verdächtigen Substanzklassen aufgelistet; das bedeutet, daß es sich bei den genannten Substanzen nicht zwangsläufig um Karzinogene handeln muß. Ausdrücklich sei darauf hingewiesen, daß hier nur Externa betrachtet werden sollen (vgl. das bereits genannte Problem Griseofulvin) und dabei vor allem Rezepturstoffe.

Welche (potentiell) verdächtigen Stoffe werden nun in Dermatika verwendet?

Hier wären zunächst die Triphenylmethanfarbstoffe zu nennen. Viel Verwendung als wirksames Antimykotikum – Antiseptikum findet dabei die Solutio Castellani, die nach DRF-Vorschrift rund 1% Fuchsin und nach USP XIV sogar 8% Fuchsin enthält. Ebenfalls antimykotisch-antiseptisch wirken die verwandten Verbindungen Gentianaviolett und Brilliantgrün, die als 1%ige wäßrige Lösungen angewendet werden (Abb. 1). Was aus der Abb. hervorgeht, ist die große Ähnlichkeit der genannten Verbindungen untereinander. Es verwundert daher auch nicht, daß es sich bei dem sogenannten Magenta um ein Gemisch von vier verschiedenen Fuchsinderivaten handelt.

Schon Rehn hat 1895 auf einen möglichen Zusammenhang zwischen der Herstellung von Anilinfarbstoffen und Blasenkrebs hingewiesen [9]. Einen weiteren Hinweis auf eine karzinogene Wirkung solcher Farbstoffe brachte eine epidemiologische Untersuchung von Case und Pearson [2] und eine Arbeit von Druckrey et al. [4] (Lokale Sarkome nach subkutaner Verabreichung von Fuchsin bei Ratten).

In einer erst kürzlich durchgeführten Untersuchung konnten jedoch bei Magenta und bei Pararosanilin keine Befunde erhoben werden und das bei sehr hohen Dosierungen (400 mg/kg Magenta und 300 mg/kg Pararosanilin intragastral beim Hamster [5]).

Als zweite Gruppe, aus der mehrere sowohl in Arzneispezialitäten als auch in der Rezeptur verwendete Substanzen stammen, seien die phenolischen Anthrachinone genannt. Vornehmliche Verwendung finden das Cignolin (Dithranol) und das Anthrarobin und zwar als Antimykotika und Antipsoriatika (Abb. 2).

Das Dithranol wird heutzutage noch sehr viel im Kölner Therapieschema bei Psoriasis eingesetzt, während das Anthrarobin, das in Konzentrationen bis zu 10% verwendet wird, z. B. in Tinctura Arning als Ersatz für das Fuchsin dient. Die vielfältigen pharmakologischen Wirkungen von Anthrachinonderivaten sind bekannt und es liegen auch Daten über die Karzinogenität *einiger* Verbindungen vor; dabei handelt es sich jedoch um Amino- bzw. Nitroverbindungen der Anthrachinone [8] (Abb. 3). Von den phenolischen Anthrachinonderivaten liegen keine Karzinogenitätsdaten vor. Es sei jedoch auf ihre Strukturähnlichkeit zu dem karzinogenen Mykotoxin Luteoskyrin hingewiesen (Abb. 4).

Erwiesen ist die mutagene Wirkung [5] von Anthrarobin in Salmonella typhimurium TA 1537 und seine DNA-schädigenden Eigenschaften in Escherichia coli.

Eine dritte Verbindungsklasse, die in diesem Zusammenhang genannt werden muß, ist die der Acridinverbindungen. Die wichtigste Substanz ist dabei das Rivanol, welches als Aethacridinlaktat im DAB VII aufgeführt ist. Rivanol wird zur Wundbehandlung in Pasten und Pudern verwendet; auffällig ist der Unterschied in der Konzentration bei Rezeptur (1%) und Fertigspezialität (10%) (Abb. 5).

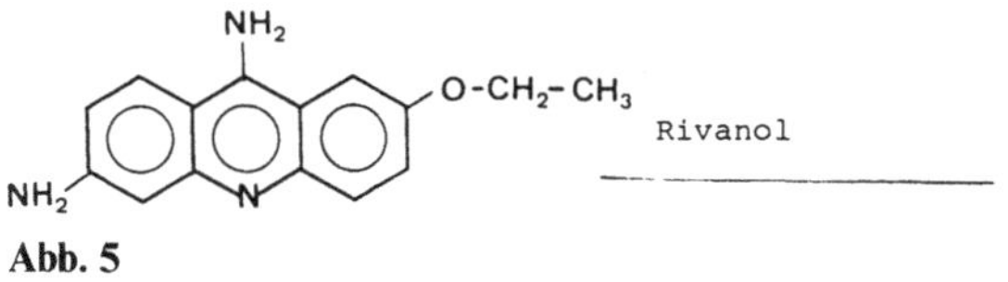

Abb. 5

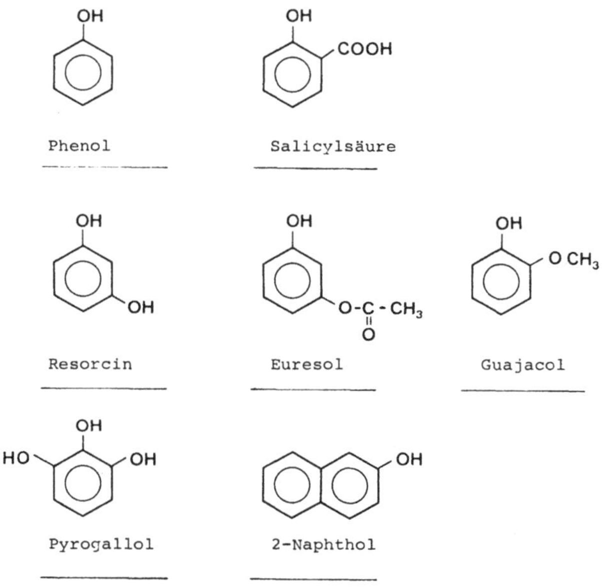

Abb. 6

Obwohl diese Verbindungsgruppe zu den verdächtigen Substanzklassen zu rechnen ist, lassen die vorliegenden Tierversuche keinen eindeutigen Schluß auf eventuelle Karzinogenität zu [7].

In der 4. Gruppe sind die Phenole und Phenolderivate zusammengefaßt, die sehr häufig als Desinfizienzien verwendet werden. Sie sollen hier nur wegen ihrer allgemein toxischen Wirkungen genannt werden; Hinweise auf eine direkte karzinogene Wirkung sind nicht bekannt.

An erster Stelle sei das Phenol selbst genannt (Abb. 6), das als Phenolum liquefactum 2,5%ig bei Hyperpigmentierungen und Lichen ruber eingesetzt wird. Weiterhin wird die Salizylsäure häufig wegen ihres Abschäleffekts verwendet. Von den Diphenolen trifft man häufig in Rezepturen gegen Akne und Ekzeme das Resorzin (5%ig) und sein Monoazetat Euresol (5%ig) an. Auch das Guajacol (Monomethyläther des Brenzkatechins) wird gegen Ekzeme eingesetzt, ebenfalls in 5%iger Konzentration.

Seltener werden Pyrogallol (2%ig bei Morbus Darier) und β-Naphtol (1%ig gegen Krätze) in der Rezeptur verwendet.

Allgemein zu den Phenolen ist zu sagen, daß das viel gebrauchte Resorcin zwar geringere desinfizierende Eigenschaften als das Phenol besitzt, dafür aber besser verträglich ist und darum häufig wegen seiner keratolytischen Eigenschaften in Salben und Haarwassern verwendet wird. Resorcin ist, auf Schleimhäuten und Wunden aufgebracht, nicht ganz ungefährlich und hat z. B. bei Säuglingen, die mit 2–5%igen Salben behandelt wurden, zu Vergiftungen mit Zyanose und Hämoglobinurie geführt [3].

Ähnliche Überlegungen könnte man bei einer ganzen Reihe weiterer Substanzen anstellen, auf die wir hier jedoch nicht weiter eingehen können: Quecksilber- und Bleisalze, verschiedene Antibiotika, Gerbsäuren, Hexachlorophen, Teere, Ichthyol etc. Daß sich auf diesem Gebiet einiges getan hat, beweisen mehrere Beispiele:

1. Der Gebrauch der Azoverbindungen (Chrysoidin und ähnliche), die noch bis vor wenigen Jahren große Anwendung fanden, ist fast völlig zurückgegangen.
2. Im DAB VII ist das Talkum in der Pasta Zinci durch Weizenstärke ersetzt worden.
3. Auch der Gebrauch von Borsäure ist stark zurückgegangen, vor allem wegen der schweren, sogar tödlichen Vergiftungen besonders bei Kindern.

Wir wollen daher vor allem an die Dermatologen appellieren, die noch eigene Rezepturvorschriften besitzen, diese auf möglicherweise gefährliche Substanzen zu überprüfen.

Das Risiko, durch Arzneimittelanwendungen im Rahmen der Dermatologie Tumoren beim Menschen zu induzieren, muß als vergleichsweise sehr gering bezeichnet werden, zumal das wesentliche Human-Karzinogen, nämlich Arsen, aus dem Arzneimittelschatz des Dermatologen verschwunden sein sollte. Ob die heute viel geübte PUVA-Therapie der Psoriasis ein onkogenes Risiko darstellt, bleibt abzuwarten; Vorsicht ist auf jeden Fall geboten [10], besonders in der Anwendung bei Kindern.

Gleichwohl bleiben einige wenige unwägbare Risiken bestehen, deren weitere Verminderung nach dem Grundsatz des „nil nocere" auch in Zukunft vorangetrieben werden sollte. Genau wie jeder Pharmakotherapie betreibende Arzt die Möglichkeit akuter Nebenwirkungen kennen sollte, sollte er auch über Nebenwirkungen Bescheid wissen, die sich möglicherweise erst nach vielen Jahren oder gar Jahrzehnten zeigen können.

Wir möchten in diesem Zusammenhang abschließend ein Beispiel nennen, das ebenso eindrucksvoll wie für die Betroffenen lebensbedrohlich war: Während des 2. Weltkrieges wurden bei Verwundungen speziell nach ausgedehnten Verbrennungen die Wundflächen mit Tannin-haltigen Pudern bestreut. Die so behandelten Personen erkrankten an Lebernekrosen, die nicht selten in Leberzirrhosen mit tödlichem Ausgang übergingen. Schon vorher war bekannt, daß Tannin bei subkutaner Applikation an Ratten zu Leberzirrhosen und Leberkrebs führen kann, allerdings nur, wenn es auf nichtoralem Weg verabreicht wurde (nach oraler Verabreichung, z. B. im Tee oder Wein, besteht eine derartige Gefahr nicht, weil Tannin vom Magen-Darm-Trakt nicht resorbiert wird). Bei Kenntnis der hepatotoxischen Wirkung von Tannin hätten diese iatrogenen Schäden vermieden werden können.

Von jeher hat die Dermatologie eine besonders enge Beziehung zur Toxikologie gehabt. Wenn der diesjährige Vortrag erreicht hat, diese traditionelle Verbindung erneut zu beleben, so glaube ich, mein Vortragsziel erreicht zu haben.

Literatur

1. Brown JP (1980) A review of the genetic effects of naturally occuring flavourids, anthaquinones and related compounds. Mutat Res 75:243–277
2. Case RAM, Pearson JT (1954) Tumors of the urinary bladder in workmen. Br J Ind Med 11:213
3. Deichmann WB, Keplinger ML (1963) Phenols and phenolic compounds. In: Patty FA (ed) Toxicology. Interscience, New York (Industrial hygiene and toxocology, vol II, pp 1363–1383)
4. Druckrey H, Nieper HA, Lo HW (1956) Cancerogene Wirkung von Parafuchsin in Infektionsversuchen an Ratten. Naturwissenschaften 43:543
5. Green U, Holste J, Spikermann AR (1979) A comparative study on the chronic effects of Magenta, Paramagenta and Phenyl-β-naphthylamine in Syrian golden hamsters. J Cancer Res Clin Oncol 95:51–55
6. IARC Monographs (1976) on the evaluation of carcinogenic risk of chemicals to man 10:153–161
7. IARC Monographs (1977/1978) on the evaluation of carcinogenic risk of chemicals to man 13:31–37; und 16:145–152
8. Krishna Murthy AS, Russfield AB, Hagopian M, Monson R, Snell J, Weisburger E (1979) Carcinogenicity and nephrotoxicity of 2-amino-, 1-amino-2methyl- and 2-methyl-1-nitro-anthraquinone. Toxicol Lett 4:71–78
9. Rehn L (1895) Blasengeschwülste bei Fuchsinarbeitern. Arch Klin Chir 50:588
10. Wolff K (1979) Psoriasis und PUVA. Dtsch Med Wochenschr 104:1543

Weiterführende Literatur

Schmähl D (im Druck) Maligne Tumoren – Entstehung, Wachstum und Chemotherapie, 3. Aufl Cantor, Aulendorf

Schmähl D, Thomas C, Auer R (1977) Iatrogenic carcinogenesis. Springer, Berlin Heidelberg New York

Prof. Dr. med. Dietrich Schmähl,
Deutsches Krebsforschungszentrum,
Institut für Toxikologie und Chemotherapie,
Im Neuenheimer Feld 280,
D-6900 Heidelberg

Nicht-allergische Hautschäden durch den Beruf

F. Klaschka, Berlin

Einleitung

Bei der manuellen Tätigkeit am Arbeitsplatz wie auch in Haushalt und Alltag kommt es fortwährend zu unmittelbaren Hautkontakten mit Fremdstoffen, überwiegend differenten chemischen Verbindungen. Das Nationale Institut für Arbeit, Sicherheit und Gesundheit der USA führt in der jährlich neu zu erstellenden Stoffliste über 100000 toxische Substanzen auf [7]. Aus diesen Kontakten mit berufsbedingten und anderen Reizstoffen resultiert ein hohes Schädigungsrisiko für die exponierte Haut.

Unter der Einwirkung chemischer Stoffe entstanden – wie die arbeitsmedizinische Erfahrung zeigt – neue dermato-pathologische Entitäten, insbesondere die Ölakne und Ölfollikulitis, die Teer- und Pechhaut, die „Perna-Krankheit", die Vinylchlorid-Krankheit mit Sklerodermie- und Raynaud-Symptomatik sowie Akroosteolyse, die Lichen-ruber-ähnliche Dermatitis mit Hyperpigmentierung, Vitiligo-artige Depigmentierungen, Koilonychie durch Lösemittelkontakte.

Kontaktdermatitis

Die mit Abstand häufigsten Berufsschäden der Haut sind erfahrungsgemäß entzündliche Kontaktreaktionen allergischer oder nicht-allergischer Natur. Von den etwa 10000 jährlich gemeldeten beruflichen Hautschäden sind rund 95% Kontaktekzeme mit einer Manifestation vorzugsweise an den Fingern und Händen. Den entzündlichen Kontaktreaktionen gilt im folgenden das besondere Augenmerk.

Während die allergische Ekzemgenese von immunologischer wie auch dermatologischer Seite eingehend untersucht wurde, fand die Pathogenese nicht-allergischer Kontaktreaktionen einen vergleichsweise geringen Niederschlag in der neueren Literatur. Dies mag in der Schwierigkeit begründet sein, die Wirkungsweise von Hautreizstoffen im allgemeinen und im besonderen gültig zu definieren.

Pathogenese der nicht-allergischen Kontaktdermatitis

Die Schwere der toxischen Schädigung (K = Konstante Schädigung) ist nach der bekannten Formel von Schreus 1939 [10, 11] im wesentlichen das Produkt aus Schadstoffkonzentration bzw. -dosis (c) und Einwirkungszeit (t), d.h.: $K = c \times t$. Während für die obligattoxische Hautschädigung die Stärke der Noxe ausschlaggebend ist, wie sich insbesondere bei der Einwirkung starker Säuren und Laugen zeigt, tritt bei einer durch iterative Reizwirkungen kumulativ entstehenden Kontaktreaktion der Zeitfaktor weit in den Vordergrund. Bei einer mäßiggradigen Verminderung der Reizstoffkonzentration kann die Einwirkungszeit der Noxe bis zur Ausbildung einer sichtbaren Hautreaktion unverhältnismäßig lange ausgedehnt werden. Neben der Reizstärke und der Reizdauer kommt als dritter genetischer Faktor die individuelle und aktuelle Beschaffenheit der greizten Hautregion in Betracht. Neuere hautoberflächenphysiologische und hornschichtanalytische Studien weisen auf die Bedeutung der individuellen und regionalen Hornschichtbeschaffenheit für die Genese exogener Hautschäden hin [4].

Mit dem klinischen Begriff der toxischen, toxogenen, irritativen, traum-iterativen Dermatitis wird die exogene Reizursache herausgestellt. Demgegenüber findet das individuelle Abwehrvermögen der Haut und ihre Funktionsschwäche eher Ausdruck im Begriff des Empfindlichkeitsekzems nach Carrié.

Ob nun eine toxisch-irritative oder eine traum-iterative bzw. kumulative Reaktionsauslösung erfolgt, jede Form einer nicht-allergischen Kontaktdermatitis ist Ausdruck eines zytotoxischen Effektes von Hautreizstoffen, die nach Überwindung der Hornschichtbarrieren mit oder ohne deren Schädigung in das lebende Zellgewebe vorgedrungen sind. Zytotoxische Effekte, die dem Dosis-Wirkungs-Gesetz folgen, lassen sich einer von drei Grundformen zuordnen: 1. Zelluntergang bei einer bestimmten Giftstoff-Schwellenkonzentration; dabei wird eine vitale Zellfunktion, die Synthese von Makromolekülen oder der Transport in der Zellmembran, aufgehoben. 2. Exponentielle, mit steigender Schadstoffkonzentration zunehmende Zellschädigung und -zerstörung. 3. Kombinationswirkung nach Typ 1 und 2.

Zytopathologisch kann bei der toxischen Kontaktreaktion eine Schädigung der Zellmembran, eine Denaturierung von Zelleiweißkörpern oder eine Alteration von Enzymsystemen angenommen werden. Bei dem Versuch, die stoffspezifische Reizwirkung am Zellsystem aufzuklären, fällt unser Blick zunächst auf die Plasmamembran. Von der Zelloberfläche tauchen Glykoproteinkörper in die Membran ein. Reizstoffkontakte an der Zellperipherie können eine Membrandynamik in Gang setzen und zu mehr oder weniger schweren Veränderungen der Membranfunktionen führen. Diese resultieren wohl in erster Linie aus einer Störung der Rezeptorenfunktion, beispielsweise einem Mangel an Rezeptormolekülen, einer falschen Signalwirkung durch analoge Substanzen oder einem verminderten Stoffabbau am Rezeptor. Unter dem Einfluß chemischer Reizstoffe kommt es zur Aktivierung, Freisetzung und Wirkung der verschiedenartigen Mediatoren entzündlicher Reaktionen. Anzustreben ist die weitere pathophysiologische Aufklärung der reizstoffbezogenen Zellfunktionsstörung.

Reaktionsformen

Abhängig zuweilen von der Art und Dosis toxischer Fremdstoffe weist das Reaktionsbild z.T. charakteristische Morphen auf, denen zelluläre und/oder extra-zelluläre Veränderungen in Epidermis, Kutis und Anhangsgebilden zugrunde liegen. Klinisch kann die Abgrenzung der nicht-allergischen Kontaktreaktion von der allergischen Kontaktdermatitis erschwert oder gar unmöglich sein. Wo aber klinische und allergologische Differenzierungsmethoden, insbesondere epikutane Kontaktproben zum Nachweis allergischer Reaktionsmechanismen, versagen, führen auch histologische Untersuchungen nicht in jedem Falle zur diagnostischen Abklärung.

Miescher [9] erreichte bei dem Versuch, die an Tier- und Menschenhaut mit verschiedenartigen toxischen Substanzen hervorgebrachten Kontaktreaktionen histologisch zu differenzieren, eine Unterscheidung typischer Reaktionsmerkmale und stellte eine achromische sowie pyknotische Spongiose, eine akantholytische Dissoziierung, einen vakuolären Verfall als Zeichen toxischer Reaktionen der „basalen lymphozytären Spongiose" als Charakteristikum der allergischen Ekzemreaktion gegenüber.

Von Letterer [6] wurde die Möglichkeit einer Unterscheidung von toxischen und allergischen Reaktionen aufgrund ihres morphologischen Bildes entschieden bestritten. Mit Hilfe der Elektronenmikroskopie vorgenommene Reaktionsanalysen führten inzwischen zu subtilen Unterscheidungskriterien für die toxische und allergische Kontaktreaktion [8]. Zur objektiven Differenzierung der verschiedenartigen, womöglich stoffspezifischen Irritationsformen fehlen uns jedoch bislang geeignete Methoden.

Wege zur Schadensverhütung

Zur Vermeidung beruflicher und anderer umweltbedingter Gesundheitsschäden werden zunehmend strengere Gesetze und Vorschriften erarbeitet. Die am 1.6.1976 in Kraft getretene Neufassung der Verordnung über gefährliche Arbeitsstoffe enthält neben Regelungen für deren Kennzeichnung und Verpackung auch spezielle Sicherheitsvorschriften [1]. Für neue Stoffverbindungen, insbesondere für Industrie- und Haushaltschemikalien, Werkstoffe, Externa und Kosmetika, wird eine Überprüfung auf mögliche Reizwirkungen an der Humanhaut gefordert. Da zuverlässige Methoden und verbindliche Vorschriften für die Durchführung dermato-toxikologischer Prüfungen noch weithin fehlen, kann die Beurteilung von Reizstoffwirkungen an der Tier- und Menschenhaut nicht einheitlich erfolgen. Mit der von Kligman und Wooding [5] empfohlenen Bestimmung der Irritationsdosis 50 und der Irritationszeit 50 als Parameter für die Reizwirkung von Irritanzien wurde eine Verbesserung früherer Verfahren zur Reiz-Index-Ermittlung angestrebt und erreicht. Neuere Methoden, wie der Skarifikations-Kammer-Test [3], sind geeignet, zur Verfeinerung der Prüfung stofflicher Hautreizeffekte beizutragen. Um an der Humanhaut eine Reizstoffwirkung noch vor dem Auftreten sichtbarer Veränderungen zu erkennen, werden neuerdings Methoden angewendet, die eine Veränderung funktioneller Hornschichtparameter, insbesondere der Wasser- und CO_2-Abgabe sowie der Impedanz, anzeigen [2]. Mit einer solchen Methodik könnte man nicht nur die Aufstellung einer präzisen Skala für exogene Schadstoffwirkungen erreichen, sondern auch die Durchführung einer praxisbezogenen Berufstauglichkeitsprüfung wesentlich verbessern.

Literatur

1. Fiedler HP (1977) Gefährliche Arbeitsstoffe und mögliche Hautreaktionen. Berufsdermatosen 25:89–90
2. Foussereau J, Cavelier C (1978) Toxische Dermatitis und Pseudo-Kontaktallergie. Dermatosen 26:143–180
3. Frosch PJ, Kligman AM (1977) The chamber-scarification test for assessing irritancy of topically applied substances. In: Drill VA, Lazar P (eds) Cutaneous toxicity. Academic Press, New York, pp 127–154
4. Klaschka F (1979) Arbeitsphysiologie der Hornschicht in Grundzügen. In: Jadassohn J (Hrsg) Handbuch der Haut- und Geschlechtskrankheiten, Bd. I/4A. Springer, Berlin Heidelberg New York, S 153–261

5. Kligman AM, Wooding WM (1967) A method for measurement and evaluation of irritants in human skin. J Invest Dermatol 49:78-82
6. Letterer E (1961) Abgrenzung des allergischen und toxischen Geschehens in morphologischer und funktioneller Sicht. Arch Klin Exp Dermatol 213:277-297
7. Lucas JB (1977) Das Nationalinstitut für die Sicherheit und Gesundheit der Arbeiter. Contact Dermatitis 3:321-326
8. Metz J (1972) Elektronenmikroskopische Untersuchungen an allergischen und toxischen Epikutantestreaktionen des Menschen. Arch Dermatol Forsch 245:125-146
9. Miescher G (1961) Abgrenzung des allergischen und toxischen Geschehens in morphologischer und funktioneller Sicht. Arch Klin Exp Dermatol 213:297-313
10. Schreus HT (1939) Dermatol Wochenschr 109:1275-1279
11. Schulz KH (1963) Berufsdermatosen. In: Gottron HA, Schönfeld W (Hrsg) Dermatologie und Venerologie, Bd V/1. Thieme, Stuttgart, S 574-668

Prof. Dr. F. Klaschka,
Hautklinik, Klinikum Steglitz der FU Berlin,
Hindenburgdamm 30,
D-1000 Berlin 45

Hautschäden durch nicht-allergische Arzneimittelwirkungen

G. Goerz und H. Merk, Düsseldorf

Medikamentöse Wechselwirkungen mit Hautveränderungen können sich aus Interaktionen von Pharmaka ergeben. Diese können in Veränderungen der Resorption, des Transportes (Bindung an Plasmaproteine), Interaktionen im Metabolismus, Antagonismus an den Rezeptoren, Elimination oder bisher noch unbekannten Mechanismen bestehen. Aus mehr klinisch orientierten Gesichtspunkten ergibt sich die nachfolgende Differenzierung (Tabelle 1). Im Rahmen dieses Referates können jedoch nur einige Beispiele und Prinzipien, nicht aber das gesamte Spektrum der Problematik abgehandelt werden.

Tabelle 1. Einteilung unerwünschter Arzneimittelreaktionen

1. Überdosierung
2. Intoleranz
3. Idiosynkrasie
4. „Nebenwirkungen"
5. Allergische Reaktionen

Überdosierung

Pathogenetisch können zahlreiche Veränderungen im Arzneimittelhaushalt zu Überdosierungen führen: z. B. verminderte Elimination, verstärkte Resorption oder Störungen der Verteilung im Organismus oder der Einzelzelle.

Die Überdosierung durch verschiedenartige Medikamente kann beim Menschen zu einer Bewußtlosigkeit führen. Da diese Patienten nicht selten über einen längeren Zeitraum unbeaufsichtigt sind, entstehen durch Druckischämie Hautveränderungen in Form von Erythemen, Blasen oder Nekrosen. Die häufig in der Literatur vertretene Auffassung, daß diese Nekrosen Barbiturat-spezifisch sind, ist falsch.

Intoleranz

Hierunter verstehen wir in diesem Zusammenhang überschießende pharmakologische Reaktionen, die Hautkrankheiten imitieren können.

Dies gilt einmal für die *anaphylaktoiden Reaktionen*, welche die anaphylaktischen Reaktionen (Typ-I-Reaktionen nach Gell-Coombs) nachahmen. Unter anaphylaktoiden Reaktionen verstehen wir die medikamentös bedingte Mediatorenfreisetzung aus Basophilen und Mastzellen, wobei eine Antigen-Antikörper-Reaktion ursächlich nicht beteiligt ist. Drei differente Pathomechanismen werden für die anaphylaktoiden Intoleranzreaktionen unterschieden:

1. Medikamentöse Histaminliberation durch folgende Pharmaka:

   Muskelrelaxantien wie d-Tubocurarin oder Alcuronium, Antihypertonika (z. B. Hydralazin), Analgetika (Morphium, Codein), Aminoglykoside, Antimykotika (Stilbamin), Narkotika (Propanidid, Althesin), Röntgenkontrastmittel, Phenothiazine und schließlich auch Synacthen.

2. Komplementaktivierung durch Pharmaka:

   Röntgenkontrastmittel; Dextran (Vernetzung von Immunglobulinmolekülen durch das Kohlenhydrat = Aggregatanaphylaxie)

3. Analgetikaintoleranz

Die medikamentöse Hemmung der Zyclooxygenase führt über eine vermehrte Metabolisierung der Arachidonsäure durch die Lipoxygenase zu einer verstärkten Bildung von Leukotrienen. Samuelsson (1979) konnte zeigen, daß das so gebildete Leukotrien C (LT-C) die pharmakologischen Eigenschaften von SRS-A („slow reacting substances of anaphylaxis") besitzt. Piper (im Druck) konnte nachweisen, daß vier weitere Substanzen, die durch die Lipoxygenase gebildet werden, SRS-A-artige Eigenschaften haben. Zusätzlich können Azetylsalizylsäure und Na-Benzoat durch die Inaktivierung des C1-Esterase-Inhibitors zur Aktivierung des Komplementsystems führen.

Neben den peripher wirkenden Analgetika spielen Konservierungsmittel (Benzoat, Sulfanil- und Salizylsäure), sowie die Farbstoffe Tartrazin und Gelborange als auslösende Ursachen eine Rolle. Die *zweite* bemerkenswerte Intoleranzreaktion an der Haut und an den Schleimhäuten ist die Reaktion auf β-Rezeptoren-Blocker, in erster Linie auf Practolol, die zum „Practolol-Syndrom" oder zur Psoriasis führen können. Es kommt einmal zu akral betonten Hautveränderungen, die meistens mit der Psoriasis vergleichbar sind, zum anderen aber zu einer Erstmanifestation oder zu einer Verschlimmerung einer latenten Psoriasis (Felix et al. 1974). Diese Vorstellung wird noch dadurch unterstützt, daß auch andere β-Rezeptoren-Hemmer (Propranolol, Oxprenolol, Metoprolol) psoriasiforme Hautveränderungen auslösen können. Von diesen Medikamenten ist bisher allerdings noch nie das Vollbild der in einigen Fällen unter dem Bild einer Polyserositis tödlich verlaufenden oder zu Taubheit bzw. Erblindung führenden Practololreaktion beschrieben worden.

Eine ähnliche Verschlimmerung der Psoriasis wurde auch bei Patienten beobachtet, die wegen Depressionen mit Lithium behandelt wurden. Es wird angenommen (allerdings ist das noch nicht gesichert), daß bei der Psoriasis aufgrund einer Veränderung der Plasmamembran eine Verminderung des intrazellulären cAMP vorliegt. Die Minderung des intrazellulären cAMP-Gehaltes durch β-Rezeptoren-Blocker oder die Hemmung der Adenylzyklase durch Lithium führen zu einer Senkung des cAMP-Gehaltes auch in der Epidermis und somit vielleicht zur Ausbildung psoriasiformer Hautveränderungen oder zur Psoriasisprovokation.

Idiosynkrasie

Hierunter verstehen wir quantitativ und qualitativ andersartige Reaktionen auf Pharmaka nach Applikation einer geringen oder „normalen" Dosis. Bei dieser Form einer nicht zu erwartenden, medikamentös induzierten Störung läßt sich eine biochemische Grundlage nachweisen.

Aus der Vielzahl der Beispiele wurden ausgewählt:

Porphyrie

Durch die einmalige Applikation eines die δ-Aminolävulinsäure-Synthetase induzierenden Medikaments läßt sich ein akuter Krankheitsschub bei der Porphyria acuta intermittens, der Porphyria variegata oder der hereditären Koproporphyrie auslösen. Die bei diesen Porphyrien verbotenen bzw. anwendbaren Medikamente sind kürzlich zusammengefaßt worden (Goerz 1979).

Bei der Porphyria cutanea tarda (PCT) ist jedes Medikament – mit Ausnahme einer mittleren oder hohen (250–750 mg/Tag) Chloroquindosis – über einen kurzen Zeitraum anwendbar, ohne daß sich akute Krisen oder Verschlimmerungen einstellen. Im Rahmen einer chronischen Applikation können allerdings zahlreiche Medikamente auch bei der PCT zu Manifestationsfaktoren werden.

Eisen spielt bei der Manifestation der PCT eine erhebliche Rolle und nicht selten finden sich in den Anamnesen unserer PCT-Patienten Hinweise auf orale, parenterale Eisengaben oder Bluttransfusionen.

Hormonale Antikonzeptiva

Diese Substanzen und besonders die Östrogene in den Antikonzeptiva werden in ihrer porphyrogenen Potenz deutlich überschätzt. Die vereinzelten Hinweise auf die Manifestation einer Porphyria cutanea tarda nach Einnahme der „Pille" stehen in keinem Verhältnis zu dem weltweiten Verbrauch dieser hormonalen Verhütungsmittel. Nach einer ausreichenden Behandlung der PCT mit Normalisierung der Stoffwechselstörung haben wir bei Wiedereinsetzen der Präparate oder in einem Fall sogar bei einer Gravidität kein Rezidiv beobachtet.

Bei dieser Form der Idiosynkrasie liegt also ein angeborener Mangel an Enzymen der Hämbiosynthese vor, der kompensiert ist und erst durch Medikamente manifest wird.

INH-Pellagra

Isonikotinsäurehydrazid (INH), ein weltweit verwendetes Tuberkulostatikum, wird durch Azetylierung metabolisiert und so ausscheidungsfähig gemacht. Die Azetylierungsaktivität des Menschen ist genetisch determiniert und man unterscheidet einen schnell, einen langsam azetylierenden und neuerdings auch einen intermediären Typ. Die langsame Azetylierung führt zu einer verlangsamten Ausscheidung, zu höheren Konzentrationen im Organismus und somit kann INH als Niacinamidantagonist (bei fehlender prophylaktischer Vitamin-B6-Behandlung) zu einer Pellagra führen. Es konnte, von wenigen Ausnahmen abgesehen, bei der INH-induzierten Pellagra nachgewiesen werden, daß

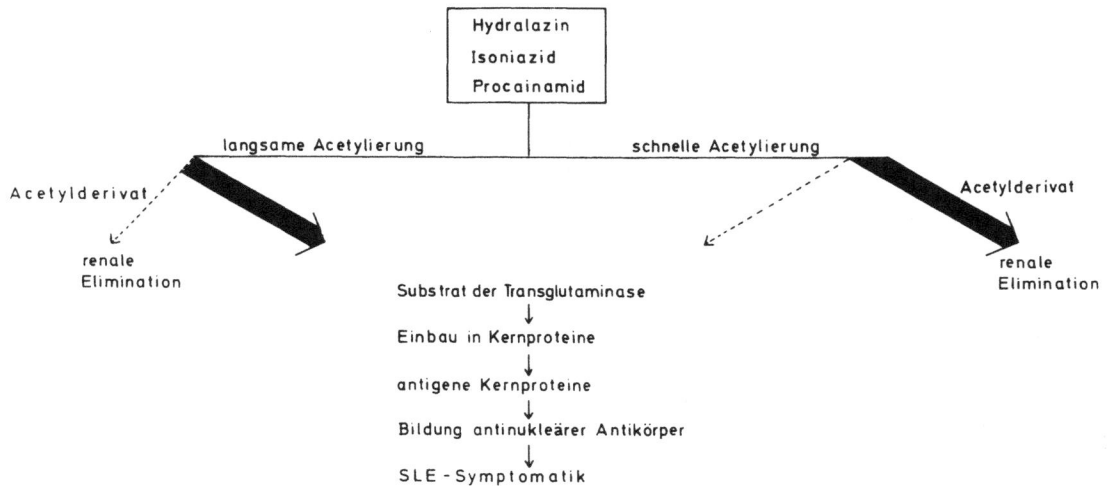

Abb. 1. Die NH$_2$-Gruppen von Hydralazin, Isoniazid und Procainamid werden durch Azetylierung harnpflichtig. Die Aktivität der Azetylierungsreaktion und damit die Metabolisierung dieser Pharmaka ist pharmakogenetisch determiniert. Davon wiederum hängt die Substratkonzentration für die Transglutaminase und damit die Wahrscheinlichkeit der Bildung von antinukleären Antikörpern ab. (M. M. Buxman, 1979)

diese Patienten in die Gruppe der langsam Azetylierenden einzuordnen waren.

Wir haben hier also ein Beispiel, wo der genetisch definierte Arzneimittelmetabolismus durch die Vermehrung eines Antimetaboliten zu einer Vitaminmangelkrankheit – Pellagra – führt.

Medikamentös induzierter Lupus erythematodes (LE)

Unter zahreichen, als LE provozierende Pharmaka beschriebenen Substanzen nehmen wegen ihrer Häufigkeit *INH, Hydralazin und Procainamid* eine besondere Stellung ein.

Diese pharmakologisch so außerordentlich unterschiedlich wirkenden Substanzen haben gemeinsam eine NH_2-Gruppe, die durch Azetylierung metabolisiert werden. Für Hydralazin, Procainamid und INH konnte nachgewiesen werden, daß bei den Patienten mit medikamentös induzierter LE-Symptomatik der Typ der „langsamen Azetylierung" vorlag. Die Medikamente mit ihren freien NH_2-Gruppen stellen Substrate für die Transglutaminase dar (dieses Enzym verknüpft die basische Aminosäure Glutamin mit einer zweiten basischen Aminosäure, dem Lysin, und stellt so Quervernetzungen zwischen Fibrinketten her). Die Medikamente können über ihre NH_2-Gruppe mit Hilfe des Enzymsystems an zahlreiche Proteine intra- und extrazellulär gebunden werden (Buxman 1979). Diese Verbindungen stellen potente Antigene dar, die dann maßgeblich für die klinische Symptomatik des medikamentös induzierten LE sind (Abb. 1).

„Nebenwirkungen" (Tabelle 2)

Dieser sicher nicht mehr auszurottende Begriff ist unrichtig. Weder das Medikament selbst noch das Individuum oder die Einzelzelle weiß natürlich, welche Wirkungen erwünscht und welche Effekte unerwünscht sind. Somit sind die meisten Nebenwirkungen unerwünschte Wirkungen, die auf die pharmakologischen oder biochemischen Effekte dieser Pharmaka zurückzuführen sind. Dies gilt in erster Linie für die *obligaten Nebenwirkungen:* Diese kennen wir am besten von den zytotoxischen Medikamenten (hauptsächlich Zytostatika), die in Abhängigkeit von der verabreichten Dosis pro Zeiteinheit zu entsprechenden Symptomen – z. B. zur Alopezie – führen. Darüber hinaus gibt es aber auch durch Zytostatika bedingte Nebenwirkungen, die fakultativ sind: z. B. Bleomycin-Pigmentierung und -Sklerosierung, Adriamycin-bedingte Hautnekrosen oder Procarbazid-induzierter Pruritus.

Als weitere Nebenwirkungen der Zytostatika an der Haut sind als Folgereaktionen aufgrund der immunsuppressiven Wirkung der Substanzen auftretende Infektionen an der Haut anzusehen, die zum Teil sehr atypisch verlaufen: nekrotisierende Herpesinfektionen, generalisierte Mollusca contagiosa usw.

Den obligaten Nebenwirkungen lassen sich *fakultative Nebenwirkungen* gegenüberstellen, d. h. Hautveränderungen, die sich aus der chemischen Struktur oder der pharmakologischen Wirkung des Medikamentes erklären lassen. Sie treten aber nicht bei jedem Menschen bei gleicher Dosierung auf. Als Beispiele seien hier das Auftreten einer Gynäkomastie nach Psychopharmaka, Spironolacton oder Digitalis-Präparaten angeführt. Neben steroidalen Faktoren, z. B. Rezeptorantagonismus oder Veränderungen in der Pharmakokinetik, spielen hypophysäre Faktoren eine Rolle. Die Hemmung von Dopamin durch zahlreiche Pharmaka [Phenothiazine, Haloperidol, Reserpin, α-Methyldopa, Cimetidin(?)] führt zu einer gesteigerten Prolactin-Freisetzung und somit kann eine Gynäkomastie die Folge sein. Ein Teil der fakultativen Nebenwirkungen wird sich nach Erweiterung unserer Kenntnisse über diese Substanzen vielleicht aus den Kategorien von Nebenwirkungen oder Intoleranzen in die Kategorie Idiosynkrasie umgruppieren lassen.

Schließlich sind noch Folgereaktionen einer medikamentösen Therapie abzugrenzen, wenn diese durch eine entsprechende Prophylaxe zu vermeiden sind (z. B. Nystatin-Prophylaxe bei Antibiotikatherapie).

Tabelle 2. „Nebenwirkungen" sind unerwünschte Arzneimittelwirkungen, welche die gleiche Pharmakodynamik wie die erwünschte Arzneimittelwirkung haben

---

Unerwünschte Arzneimittelwirkungen („Nebenwirkungen") an der Haut

---

1. Obligate „Nebenwirkungen"
   z. B. Zytostatika: Alopezie
   z. B. Androgene: Akne

2. Fakultative „Nebenwirkungen"
   z. B. Retinoid-Alopezie
   z. B. Glukokortikoid-Akne
   z. B. Antikonzeptiva-Chloasma

3. Vermeidbare „Nebenwirkungen" durch entsprechende Prophylaxe
   z. B. Vermeidung von Candida durch Nystatin-Prophylaxe bei Antibiotikatherapie

Literatur

Buxman MM (1979) The role of enzymatic coupling of drugs to proteins in induction of drug specific antibodies. J Invest Dermatol 73:250–255

Felix RH, Ive FA, Dahl MGC (1974) Cutaneous and ocular reactions to practolol. Br Med J 4:321–324

Goerz G (1979) Porphyrinkrankheiten – Hepatische Porphyrien. In: Korting GW (Hrsg) Dermatologie in Praxis und Klinik, Bd III. Thieme, Stuttgart, S 38.48–38.69

Piper P (im Druck) Slow-reacting substances and their formation by lipoxygenase mediated pathways. Proceedings of the 2nd European workshop on inflammation. Agents Actions

Samuelsson B, Hammerström S, Murphy RC, Borgeat P (1980) Leukotrienes and slow reacting substance of anaphylaxis (SRS-A). Allergy 35:375–381

G. Goerz und H. Merk,
Univ.-Hautklinik Düsseldorf,
Moorenstr. 5,
D-4000 Düsseldorf

Der akute Lichtschaden, seine Verhütung und Behandlung

K. Kölmel, Göttingen

Zusammenfassung

Über die Pathophysiologie des Sonnenbrandes sind in letzter Zeit zahlreiche neue Fakten bekannt geworden. Nachgewiesene Entzündungsmediatoren sind die Prostaglandine, die durch gesteigerte Synthese und gebremsten Abbau vermehrt anfallen. Ausgangsprodukt für die PG-Synthese ist Arachidonsäure, die durch das Enzym Phospholipase A_2 aus den Phospholipiden der Zellmembran freigesetzt wird. Die Aktivierung dieses Enzyms ist möglich durch Strukturveränderungen der Phospholipide, die auf die Einwirkung der unmittelbar nach der Bestrahlung in der Haut entstehenden freien Radikale zurückgeführt werden können. Für die Bremsung des Prostaglandinabbaus ist ein Tryptophan-Photoprodukt verantwortlich.

Die Spätphase der Entzündung wird durch die Leukozyten unterhalten. Zur systemischen Therapie können neben den Kortikosteroiden auch nicht-steroidale Antiphlogistika verwendet werden. Die *systemische Prävention* ist noch nicht praxisreif. *Lichtschutzmittel* bieten eine brauchbare topische Prävention.

Physiologie des Sonnenbrandes

Die Begriffe akuter Lichtschaden, Sonnenbrand, UVB-Erythem werden in diesem Kontext synonym gebraucht. Der UVA-Anteil des Sonnenlichtes wird zwar von einigen Untersuchern für nicht unwesentlich bei der Entstehung des Sonnenbrandes gehalten; Tatsache ist jedoch, daß alle pathophysiologischen Kennzeichen dieser Reaktion nach Bestrahlung der Haut mit Wellenlängen des UVB-Bereichs entstehen.

Der Sonnenbrand ist in Verlauf und Gestalt von anderen lichtabhängigen Erythemen, wie UVC- und UVA-Erythem sowie den phototoxischen Erythemen einschließlich des PUVA-Erythems klar zu unterscheiden [44, 45].

Neueren Ergebnissen über die Pathophysiologie des Sonnenbrandes sei eine Einteilung des zeitlichen Verlaufs dieser Reaktion in Initialphase, Frühphase und Spätphase vorangestellt:

Die Initialphase soll der Zeitraum unmittelbar nach der Bestrahlung bis zum Auftreten des Erythems sein, d.h. vor dem Auftreten klinischer Erscheinungen. In ihr finden z. B. alle Vorgänge statt, die schließlich zur Freisetzung der Prostaglandine führen. Ihr schließt sich die Frühphase an, die etwa mit dem Sichtbarwerden des Erythems beginnen soll und mit der Normalisierung des Prostaglandinspiegels in der Haut endet, d.h. nach ca. acht Stunden. Sie geht klinisch nicht abgrenzbar in die Spätphase über, die mit dem Abklingen des Erythems beendet ist.

Unter den zahlreichen Ereignissen, die nach der Bestrahlung von biologischem Material mit ultraviolettem Licht auftreten, lassen sich einige zu einer Kausalkette für die akute Lichtentzündung verknüpfen.

Unmittelbar nach der Bestrahlung kommt es in der Epidermis zur Bildung von freien Radikalen. Freie Radikale sind hochaktive Moleküle mit einem überzähligen Elektron. Wie kommt es zur Bildung von freien Radikalen?

Licht ist ein Teil des elektromagnetischen Spektrums und stellt eine Energieform dar. Moleküle absorbieren in jeweils für sie charakteristischen Bereichen des Spektrums, Absorption heißt nichts anderes als Energieaufnahme. Von den in biologischen Strukturen eingebauten Molekülen absorbieren die aromatischen Aminosäuren Tyrosin, Phenylalanin und Tryptophan stark im UVB-Bereich. Diese Energieaufnahme führt zu Ladungsverteilungen innerhalb und zwischen den Molekülen. Die dabei entstehenden sehr kurzlebigen, da sehr reaktiven Moleküle mit einem überzähligen Elektron werden freie Radikale genannt. Sie reagieren z. B. auch in Phospholipiden der Zellmembran. Unter der Vielzahl der möglichen Reaktionen sei hier die Oxydation und Peroxydation von langkettigen Fettsäuren genannt, die u.a. Bestandteile der Membranphospholipide sind. Es kommt dabei zu Veränderungen der Bindungswinkel der langkettigen Azylgruppen und damit zu einer Änderung der Stellungen der Azylgruppen zueinander. Einige Phospholipide werden „in Unordnung" gebracht.

Diese Unregelmäßigkeiten machen das Phospholipid angreifbar für das Enzym Phospholipase A_2, das daraus u.a. Arachidonsäure freisetzt. Das gleichzeitige Bestehen von geordneten und ungeordneten Regionen innerhalb der Phospholipide aktiviert die Phospholipase. Ein Hinweis dafür, daß die freien Radikale zur Aktivierung der Phospholipase führen, ist auch der Tatbestand, daß bei Zugabe von Antioxydantien, die als Elektronenfänger fungieren, die Aktivierung ausbleibt [3, 5, 8, 27, 28, 32, 33].

Kortikosteroide sind in der Lage, die Phospholipase zu hemmen. Dies geschieht in der Form, daß bei intaktem Kortikosteroidrezeptor an der Zellmembran in der Zelle eine Art „second messenger" synthetisiert wird, der seinerseits das Enzym hemmt [7, 10, 34, 42].

Bestrahlung mit UVB führt erst ab einer bestimmten Energiezufuhr zu den beschriebenen Vorgängen an der Membran. Bleibt die Energie unter diesem Niveau, treten zwar ebenfalls freie Radikale auf, die Zellen sind jedoch in der Lage, durch eine Reihe von Enzymen – z.B. die Superoxiddismutase – oder Radikalfängern – z.B. Melanin – deren Wirkung zu neutralisieren.

Nachgewiesene Mediatoren der akuten UVB-Entzündung in der Frühphase sind die Prostaglandine PGE_2 und $PGF_{2\alpha}$. Sie treten parallel mit dem Erythem bis etwa zur achten Stunde nach der Bestrahlung in der Haut vermehrt auf, anschließend sinken sie wieder zu Normwerten ab, ohne daß das Erythem an Intensität nachgelassen hätte [10, 44]. Vor allem das Prostaglandin E_2 wirkt vasodilatatorisch. Die Synthese der Prostaglandine erfolgt in der sog. Arachidonsäurekaskade, deren erster Schritt die Aktivierung der Phospholipase A_2 darstellt.

Mittels Phospholipase A_2 wird Arachidonsäure aus den Phospholipiden der Membran freigesetzt. Von hier an sind zwei Stoffwechselwege wichtig:

1. Über das Enzym Zyklooxygenase wird eine Reihe von instabilen, biologisch jedoch sehr wirksamen En-

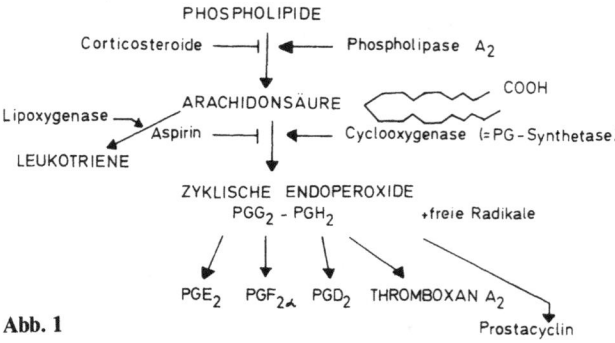

Abb. 1

doperoxiden gebildet. Auch dabei entstehen wahrscheinlich wiederum freie Radikale, die ihrerseits den Entzündungsprozeß fördern können. Die zyklischen Endoperoxide stellen Ausgangsprodukte für die Synthese von Thromboxan, Prostazyklin und die Prostaglandine dar. Letztere werden durch die Prostaglandindehydrogenase inaktiviert. Antiphlogistika vom nicht-steroidalen Typ – z. B. Aspirin, Indomethacin – bremsen die Zyklooxygenase [4, 13, 15, 21, 29, 38].

2. Von der Arachidonsäure führt ein zweiter Stoffwechselweg durch das Enzym Lipoxygenase zu den Leukotrienen [47]. Zwischen den beiden Zweigen des Arachidonsäureabbaus bestehen Abhängigkeiten, z. B. in dem Sinne, daß eine Bremsung der Zyklooxygenase eine vermehrte Aktivität der Lipoxygenase zur Folge haben kann. Die Bedeutung des Lipoxygenasezweiges für den Sonnenbrand ist noch wenig aufgeklärt.

Nach UVB-Bestrahlung wird auch eine Hemmung der Prostaglandindehydrogenase beobachtet. Dadurch stauen sich die vasodilatatorisch wirksamen Prostaglandine vor diesem metabolischen Schritt. Die Inaktivierung dieses Enzyms wird durch ein Photoprodukt des Tryptophans erreicht. Wie schon eingangs erwähnt, gehört Tryptophan zu den Aminosäuren, deren Absorptionsspektrum Ähnlichkeiten mit dem der Erythemwirkungskurve aufweist.

Tryptophan hätte somit während der UVB-Entzündung zwei Funktionen: 1. als Substrat der Photoionisation mit dem Effekt der Bildung von freien Radikalen und 2. als Hemmstoff der Prostaglandindehydrogenase.

Die Prostaglandinanreicherung in der Haut nach UVB-Bestrahlung in der Frühphase der Entzündung ist auch auf einem dritten Wege möglich, der quantitativ wahrscheinlich weniger bedeutungsvoll ist: Nach UVB-Bestrahlung werden Disulfidbrücken an der Membran zu Sulfhydrylgruppen reduziert. Disulfidbrücken stellen einen Teil des Membranrezeptors für Prostaglandine dar. Bei Reduktion dieser Brücken löst sich präformiertes Prostaglandin E_2 von der Membran ab und kann dann gefäßerweiternd wirken [25].

Einige Prostaglandine können zu einer Erhöhung des intrazellulären Spiegels von zyklischem Adenosinmonophosphat führen. Ist cAMP aber vermehrt, verringert sich die Fähigkeit der Zelle zur Teilung. Eine derartig verminderte Zellteilungsrate senkt die Gefahr einer mutagenen Wirkung der Strahlung, die während des Teilungsvorgangs besonders groß ist. Deshalb könnte die Anwendung von Prostaglandinsynthese-Hemmern beim Sonnenbrand nachteilig sein, da die Prostaglandine durch eine solche indirekte Teilungshemmung möglicherweise eine Schutzwirkung vor lichtinduzierten Malignomen besitzen [12, 36, 37, 46].

Ungefähr acht Stunden nach Bestrahlung ist der Prostaglandinspiegel in der Haut wieder normal. Der nachfolgenden Spätphase des Sonnenbrandes muß ein anderer Pathomechanismus zugrunde liegen, der an das Vorhandensein von Leukozyten geknüpft ist. Daß Leukozyten beim Sonnenbrand eine wesentliche Rolle spielen, zeigten schon 1969 Logan und Wilhelm an Meerschweinchen, die sie mit Zyklophosphamid leukopenisch gemacht hatten. Sie wiesen eine erhöhte Kapillarpermeabilität in der Spätphase nach, die bei leukopenischen Tieren fehlte [23, 24]. Aus neuerer Zeit ist bekannt, daß leukopenische Versuchstiere keinen Sonnenbrand entwickeln können, der länger als acht Stunden dauert [6].

Zwei Fragen sind in diesem Zusammenhang bisher nicht beantwortet:

1. Wodurch wird die leukozytenabhängige Spätphase der akuten Lichtentzündung ausgelöst?
2. Wie unterhalten die Leukozyten die Spätphase?

Es ist wenig wahrscheinlich, daß die lokale Prostaglandinvermehrung in der Frühphase der Entzündung allein den Anstoß zur leukozytenabhängigen Spätphase gibt. Es gibt mindestens zwei andere Erythemtypen, deren Mediatoren ebenfalls ausschließlich Prostaglandine sind, bei denen aber keine an Leukozyten gebundene Spätphase auftritt. Bei beiden, dem Nikotinsäureestererythem und dem Ultraviolett-C-Erythem, verlaufen Erythemintensität und lokale Prostaglandinanreicherung parallel [31, 44]. Histologisch unterscheiden sich beide Eritheme vom UVB-Erythem durch das Fehlen bzw. die sehr viel geringere Anzahl von Sunburn-cells. Diese Zellen treten erst in der Spätphase der UVB-Entzündung auf. In der Spätphase lassen sich außerdem eine Reihe von lysosomalen Enzymen vermehrt nachweisen, deren Zusammensetzung auf epidermalen Ursprung hinweist [43]. Ein Zusammenhang von Fortbestand des Erythems, Auftreten von Sunburn-cells und Hydrolasenanstieg ist jedoch bisher offen.

Wie auch in der Frühphase der Entzündung, so lassen sich in der Spätphase andere Entzündungsmediatoren wie Histamin, Serotonin oder Kinine nicht nachweisen [2, 11, 41, 44]. Denkbar ist, daß das Erythem sowie das oft in der Spätphase nachweisbare leichte Ödem durch kurzlebige Zwischenstufen des Prostaglandinstoffwechsels hervorgerufen werden, z. B. durch zyklische Endoperoxide, die wegen technischer Schwierigkeiten bisher nicht nachgewiesen werden konnten. Dagegen spricht jedoch, daß in der Spätphase nicht-steroidale Antiphlogistika wenig effektiv sind.

Therapie

Für die Therapie des Sonnenbrandes werden Mittel benötigt, die in der Frühphase hemmend auf die Prostaglandinsynthese und in der Spätphase hemmend auf die beschriebenen Leukozytenfunktionen einwirken. Zu beiden Leistungen sind die Kortikosteroide in der Lage. Von ihnen ist bekannt, daß sie die Aktivität der Phospholipase A_2 hemmen können [7, 10, 34]. In welcher Weise sie auf die Leukozyten beim Sonnenbrand einwirken, ist dagegen unklar.

Die sog. nicht-steroidalen Antiphlogistika – aus dieser Gruppe ist besonders Indomethacin von vielen Untersuchern erprobt worden – wirken in der Frühphase hemmend auf die Zyklooxygenase ein [38]. Eine Therapie der Frühphase des Sonnenbrandes mit nicht-steroidalen Antiphlogistika mindert auch die Intensität der Spätphase.

Zur systemischen Therapie bei ausgedehntem, schwerem Sonnenbrand sei folgende Medikation vorgeschlagen:

Alter der Reaktion in Stunden	Medikament
1– 8 h	Indomethacin (z. B. Amuno) 100 mg
	Prednison (z. B. Decortin) 100 mg
8–48 h	Prednison (z. B. Decortin) 100 mg

Nach 48 Stunden ist eine innerliche Therapie nicht mehr zweckmäßig.

Ergänzend seien noch einige antiphlogistisch wirksame Substanzen angeführt, die sich in unseren Versuchen als unwirksam am Sonnenbrand erwiesen haben. Es sind dies: Salbutamol als Typ eines β-Mimetikums, Coffein und Heparin.

Diese Stoffe wirken antiphlogistisch, gehören jedoch nicht zu den nicht-steroidalen Antiphlogistika [14, 18, 35]. Auf ihren pharmakologischen Mechanismus soll hier nicht eingegangen werden.

Systemische Prävention

Die systemische Prävention des Sonnenbrandes ist mit Antioxidanzien und Radikalfängern möglich. Zu den experimentell erprobten Antioxidanzien gehören Vitamin E und Butyl-hydroxy-toluol [5, 33]. Bekannte Fänger von freien Radikalen sind Resochin und β-Carotin. Mit den genannten Substanzen ließ sich allerdings nur eine Steigerung der minimalen Erythemdosis (MED) auf das Doppelte erreichen [19, 26]. Angesichts der Kosten und Nebenwirkungen kann diese Art der systemischen Prävention für die Praxis noch nicht empfohlen werden.

Das körpereigene Melanin ist ebenfalls eine Substanz, die freie Radikale einfangen kann. Eine isolierte Anreicherung des Melanins in der Epidermis nach UVA-Bestrahlung hat eine Erhöhung der minimalen Erythemdosis zur Folge. Diese Steigerung – etwa auf das Doppelte – ist jedoch gering und steht im Mißverständnis zur oft grotesken Pigmentierung. Sie kann den Probanden dazu verleiten, sich ebenso lange der Sonne auszusetzen wie Personen mit gleich starker, jedoch in der Sonne erworbener Bräunung und damit erst recht einen Sonnenbrand zur Folge haben. Der durch UVA-Bestrahlung hervorgerufenen Pigmentierung fehlen die lichtschützenden Eigenschaften der Lichtschwiele, nämlich die Verdickung der Hornschicht als Folge der Lichtakanthose [17].

Lichtschutzmittel

Die extern anwendbaren Lichtschutzmittel sind dagegen eine kausale präventive Maßnahme. Durch einen UVB-absorbierenden Schutzfilm auf der Hornschicht werden die UVB-Quanten am Eindringen in die lebende Zelle gehindert und der photochemische Primärprozeß des Sonnenbrandes abgeschwächt oder verhindert. Auf die neueren Entwicklungen bei den Lichtschutzmitteln kann im Rahmen dieses Referats nicht eingegangen werden; nur kurz soviel: Es besteht begründeter Anlaß, daß unabhängig vom Sonnenbrand für einige lichtbedingte Hautschäden auch das UVA als kausaler Faktor angesehen werden muß. Eine Erweiterung des spektralen Schirms von Lichtschutzmitteln auf diesen Bereich wird daher angestrebt [16].

Literatur

1. Camp R, Hensby CN, Greaves MW (1978) The role of 15-hydroxy-prostaglandin dehydrogenase in skin inflammation, Abstract no 34. ESDR-Meeting, Amsterdam, April 1978
2. Claesson S, Wettermark G, Juhlin L (1959) Action of ultra-violet light on skin: Effect of the histamine liberator 48/80 and methotrimeprazine. Nature 4673:1451–1452
3. Demopoulos HB (1973) The basis of free radical pathology. Fed Proc 32:1859–1861
4. Derek AW (1978) Inflammation. Endeavour 2:57–65
5. De Rios G, Chan JT, Black HS, Rudolph AH, Knox JM (1978) Systemic protection by antioxidants against UVL-induced erythema. J Invest Dermatol 70:123–125
6. Eaglstein WH, Sakai M, Mizuno N (1979) Ultraviolet radiation-induced inflammation and leucocytes. J Invest Dermatol 72:59–63
7. Flower RJ, Blackwell GJ (1979) Anti-inflammatory steroids induce biosynthesis of a phospholipase A_2 inhibitor which prevents prostaglandin generation. Nature 278:456–459
8. Fridovich I (1978) The biology of oxygen radicals. The superoxide radical in an agent of oxygen toxicity; superoxide dismutases provide an important defense. Science 201:875–880
9. Galeotti T, Borello S, Seccia A, Farallo E, Bartoli GM, Serri F (1980) Superoxide dismutase content in human epidermis and squamous cell epithelioma. Arch Dermatol Res 267:83–86
10. Greaves MW, McDonald-Gibson W (1972) Inhibition of prostaglandin biosynthesis by corticosteroids. Br Med J 2:83–84
11. Greaves MW, Søndergaard J (1970) Pharmacologic agents released in ultraviolet inflammation studied by continuous skin perfusion. J Invest Dermatol 54:365–367
12. Greaves MW, Hensby CN, Black AK, Plummer NA, Fincham N, Warin AP, Camp R (1978) Inflammatory reactions induced by ultraviolet irradiation. Bull Cancer 65:299–304
13. Greven J (1979) Prostaglandine. Med Klin 74:591–596
14. Hormozdiary F (1978) Kann Heparin perkutan resorbiert werden? Med Welt 29:1060–1062
15. Humes JL, Ham EA, Egan RW, Bonney RJ, Davies P, Kuehl FA Jr (1979) Pathways of arachidonic acid metabolism and modulation by drugs. In: Brune K, Baggiolini M (eds) Arachidonic acid metabolism in inflammation and thrombosis. Birkhäuser, Stuttgart
16. Ippen H (im Druck) Lichtschutzmittel – Entwicklung und Zukunft
17. Kaidbey KH, Kligman AM (1978) Sunburn protection by longwave ultraviolet radiation-induced pigmentation. Arch Dermatol 114:46–48
18. Kaplan RJ, Daman L, Rosenberg EW, Feigenbaum S (1977) Treatment of atopic dermatitis with topically applied caffeine. A follow-up report. Arch Dermatol 113:107
19. Knox JM, Griffin AC, Hakim RE (1960) Effect of chloroquine on erythematous and carcinogenic response to ultraviolet light. Arch Dermatol 81:570–576
20. Kuehl FA Jr, Humes JL, Egan RW, Ham EA, Beveridge GC, van Arman CG (1977) Role of prostaglandin endoperoxide PGG_2 in inflammatory processes. Nature 265:170–172
21. Lands WEM (1979) The biosynthesis and metabolism of prostaglandins. Ann Rev Physiol 41:633–668
22. Lane-Brown M (1977) New concepts in prevention and treatment of sunburn. Drugs 13:366–372
23. Logan G, Wilhelm DL (1963) Ultra-violet injury as an experimental model of the inflammatory reaction. Nature 198:968–969

24. Logan G, Wilhelm DL (1966) Vascular permeability changes in inflammation: I. The role of endogenous permeability factors in ultraviolet injury. Br J Exp Pathol 47:300–314
25. Lord JT, Ziboh VA (1979) Specific binding of prostaglandin E_2 to membrane preparations from human skin: Receptor modulation by UVB-irradiation and chemical agents. J Invest Dermatol 73:373–377
26. Mathews-Roth MM, Pathak MA, Parrish J, Fitzpatrick TB, Kass EH, Toda K, Clemens W (1972) A clinical trial of the effects of oral beta-carotene on the responses of human skin to solar radiation. J Invest Dermatol 59:349–353
27. Meybeck A (1979) E.S.R. study of free radicals formed in skin proteins by u.v. irradiation. Int J Cosmetic Sci 1:199–211
28. Norins AL (1962) Free radical formation in the skin following exposure to ultraviolet light. J Invest Dermatol 39:445–448
29. Oelz O (1979) Die Arachidonsäuremetaboliten (Prostaglandine, Thromboxane, Prostazyklin, Leukotriene): Grundlagen und klinische Implikationen. Ther Umsch 36:882–888
30. Pathak MA, Stratton K (1968) Free radicals in human skin before and after exposure to light. Arch Biochem Biophys 123:468–476
31. Plummer NA, Hensby CN, Black AK, Greaves MW (1977) Prostaglandin activity in sustained inflammation of human skin before and after aspirin. Clin Sci Mol Med 52:615–620
32. Puig-Parellada P, Planas JM (1978) Synovial fluid degradation induced by free radicals. In vitro action of several free radical scavengers and anti-inflammatory drugs. Biochem Pharmacol 27:535–537
33. Roshchupkin DI, Pistov MY, Potapenko AY (1979) Inhibition of ultraviolet light-induced erythema by antioxidants. Arch Dermatol Res 266:91–94
34. Russo-Marie F, Paing M, Duval D (1979) Mechanism of glucocorticoid-induced inhibition of prostaglandin synthesis. In: Brune K, Baggiolini M (eds) Arachidonic acid metabolism in inflammation and thrombosis. Birkhäuser, Stuttgart
35. Seely RJ, Glenn EM (1978) Salbutamol as a topical antiinflammatory drug (40319). Proc Soc Exp Biol Med 159:223–225
36. Sheppard JR (1972) Difference in the cyclic adenosine 3′,5′-monophosphate levels in normal and transformed cells. Nature 236:14–16
37. Siefert WE, Rudland PS (1974) Possible involvement of cyclic GMP in growth control of cultured mouse cells. Nature 248:138–140
38. Simon LS, Mills JA (1980) Nonsteroidal antiinflammatory drugs. N Engl J Med 302:1179–1185, 1237–1243
39. Sobotka AK, Marone G, Lichtenstein LM (1979) Arachidonic acid metabolism and basophil histamine release. J Allergy Clin Immunol 63:130
40. Sun M, Zigman S, Tai H (1979) Inhibition of 15-hydroxyprostaglandindehydrogenase activity by near-ultraviolet light and tryptophan photoproducts. Photochem Photobiol 29:63–66
41. Valtonen EJ (1966) Studies of the mechanism of ultra-violet erythema formation. Acta Derm Venereol (Stockh) 46:301–306
42. Vigo C, Lewis GP, Piper PJ (1980) Mechanism of inhibition of phospholipase A_2. Biochem Pharmacol 29:623–627
43. Volden G (1978) Acid hydrolases in blister fluid. 4. Influence of ultraviolet radiation. Br J Dermatol 99:53–60
44. Warin AP (1978) The ultraviolet erythema in man. Br J Dermatol 98:473–477
45. Willis I, Cylus L (1977) UVA erythema in skin: Is it a sunburn? J Invest Dermatol 68:128–129
46. Anti-inflammatory drugs and tumour growth. Lancet 1:420–421 (1979)
47. Slow-reacting substance of anaphylaxis – leucotrienes. Lancet 1:1226–1227

Dr. med. Klaus Kölmel,
Universitäts-Hautklinik,
Von-Siebold-Str. 3,
D-3400 Göttingen

Ursachen und Entwicklung des chronischen Lichtschadens

H. Berger und D. Tsambaos, Göttingen

Trotz intensiver Forschung ist über die Wirkung der UV-Strahlung auf die gesunde Haut noch recht wenig bekannt. Unser heutiges Schönheitsideal einer gesunden Sonnenbräune kann durch allgemeine Propagierung von Solarien auch in den sonnenarmen Wintermonaten zunehmend realisiert werden. Da die Haut der hellhäutigen Europäer für eine extreme chronische UV-Strahlung nicht maßgeschneidert ist, müssen die Dermatologen vor unsinniger UV-Bestrahlung warnen, führt doch – wie allgemein bekannt ist – eine aktinische Überbelastung 1. zum gehäuften Auftreten von Hauttumoren (z. B. aktinischen Keratosen, Karzinomen, Basaliomen) und 2. zu einer vorzeitigen Alterung des Bindegewebes, der aktinischen Elastose.

Glücklicherweise verfügt unsere Haut über Reparaturmechanismen, mit Hilfe derer die UV-bedingten Schäden an den DNS-Strängen exzidiert und durch korrekte Synthese korrigiert werden. Es konnte gezeigt werden, daß diese Reparaturaktitivät eine individuell variable Größe darstellt, die – neben dem Maß der exogenen Lichtbelastung – mitentscheidend für das zeitliche Auftreten der lichtinduzierten Neoplasien an der Haut ist [6]. Dieser Reparaturmechanismus fehlt beim Xeroderma pigmentosum, wodurch das Auftreten multipler Malignome in lichtexponierten Hautarealen betroffener Patienten schon in jungen Jahren seine Erklärung findet.

Als weitgehend gesichert kann heute – vor allem durch die experimentellen Ergebnisse der Arbeitsgruppe um Urbach – gelten, daß zwischen der Wellenlänge der UV-Strahlung, deren Intensität und Einwirkungsdauer auf der einen und den entstehenden Präkanzerosen und Karzinomen auf der anderen Seite enge Korrelationen bestehen. Dies gilt vor allem für den Bereich der UVB-Strahlung, die bis 315 bzw. 320 nm reicht. Mit UVA, d. h. einer Strahlung oberhalb 315 bzw. 320 nm sollen unter experimentellen Bedingungen keine Karzinome mehr auslösbar sein.

UVA-Strahlung (315 bzw. 320 nm bis 400 nm) induziert im Epithel das Phänomen der direkten Pigmentierung durch reversible Oxydation des Melanins. Ein erheblicher Teil des UVA erreicht auch das koriale Bindegewebe und wird hier absorbiert. Ob aber die UVA-Strahlung – wie postuliert wurde – im Bindegewebe tatsächlich zu einer bleibenden Schädigung im Sinne einer vorzeitigen Alterung führt, wurde bisher experimentell nicht erhärtet.

In den letzten Jahren hat sich zunehmend die Auffassung durchgesetzt, daß dieses elastosische Material zu einem großen Teil nicht auf einen rein degenerativen Prozeß am präexistenten Bindegewebe zurückzuführen ist. Vielmehr handelt es sich wohl überwiegend um ein von den lichtgeschädigten Fibroblasten aktiv-sezerniertes pathologisches Fibroprotein [1, 4]. In seinem färberischen Verhalten und in seiner Aminosäurenzusammensetzung steht das elastosische Material dem Elastin sehr nahe. Es werden zu der Frage UV-Strahlung/Elastose/Karzinom experimentelle Befunde unserer Göttinger Arbeitsgruppe zur Diskussion gestellt:

Gearbeitet wurde mit einer besonderen Albinonacktmaus, der sog. Göttinger Nacktmaus, einer Spontanmutante der NMRI-Maus. Die Haut dieser Maus besitzt ein gut entwickeltes elastisches Fasernetz und schien daher geeignet für photobiologische Untersuchungen am elastischen Gewebe.

In einem 1. Versuch wurden weibliche Ng-Mäuse, die bei Versuchsbeginn 2–3 Monate alt waren, täglich 16 Stunden lang mit UVA-Leuchtstofflampen bestrahlt [3]. Bei der Lampe handelt es sich um einen Strahler, der – verglichen mit anderen Lampen – den „geringen" UVB-Anteil von $\sim 0,6\%$ der UV-Strahlung als „Verunreinigung" enthält.

Am Hautbindegewebe traten etwa vom 7. Monat an Veränderungen auf, die der menschlichen vorzeitigen, lichtbedingten Hautalterung der aktinischen Elastose ähnlich waren.

Bei 38 von insgesamt 47 Tieren entwickelten sich zwischen der 28. und 48. Bestrahlungswoche multiple Hauttumoren, bei denen es sich histologisch um gutartige verhornende Tumoren (Keratoakanthome), Krebsvorstufen und infiltrierend wachsende Hautkarzinome handelte – in einem Verhältnis von etwa 1:2:1. Diese Werte werden z.Z. an einem größeren Zahlenmaterial vervollständigt. Hierbei werden auch die Bestrahlungszeiten und die Bestrahlungsstärken modifiziert, um Werte zur genauen Kalkulation des Karzinomrisikos zu erhalten.

Da die in der ersten Versuchsserie benutzten UVA-Fluoreszenzlampen noch einen UVB-Anteil von $\sim 0,6\%$ der UV-Strahlung enthielten, war die Frage offen geblieben, ob nach Abfilterung des UVB-Anteiles 1. noch epitheliale Tumoren auftreten und 2. noch eine Elastose auszulösen ist.

In einem weiteren Versuch erfolgte deshalb die Bestrahlung der Tiere mit der gleichen Lampe (TL 09/W40), jedoch wurde mit einer 5 mm dicken Spiegelglasscheibe gefiltert, um die UVB-Strahlung weitgehend zu eliminieren.

Die Tiere wurden täglich 16 Stunden lang über 400 Tage bestrahlt. Berücksichtigt man die örtliche Bestrahlungsstärkeverteilung, so betrug die tägliche mittlere Bestrahlung an der Hautoberfläche der Versuchstiere im UVA-Bereich 65 J/cm² und im UVB-Bereich 0,02 J/cm² [2].

Nach Abschluß des Versuches waren außer einer geringen Akanthose keine eindeutigen Veränderungen am Oberflächenepithel nachweisbar. Im korialen Bindegewebe fand sich wieder ein morphologisches Bild, das dem der aktinischen Elastose des Menschen vergleichbar ist: Neben unverändertem elastischem Gewebe fanden sich im ultrastrukturellen Bereich zahlreiche elastische Fasern, die ein polymorphes, pathologisches Muster aufwiesen. Außerdem war auffallend, daß die elastotischen Veränderungen auch im oberen Corium anzutreffen waren. In diesem Areal wurden in der 1. Versuchsserie (ohne Abfilterung des UVB-Anteiles) – wahrscheinlich durch das UVB-indizierte Ödem abgedrängt – keine elastotischen Fasern gesehen.

Im Gegensatz zu dem in der 1. Versuchsreihe zu beobachtenden, teilweise erheblichen Veränderungen am Kollagen konnte – nach weitgehender Eliminierung der UVB-Strahlung – eine eindeutige Alteration des kollagenen Gewebes jetzt morphologisch nicht erfaßt werden.

Dieser Befund stützt die Auffassung, daß zumindest unter diesen experimentellen Bedingungen die Entstehung des elastotischen Materiales nicht auf degenerative Prozesse am Kollagen zurückzuführen ist. Wahrscheinlicher ist, daß (unter dem Einfluß der UVA-Strahlung) bei unseren Versuchstieren Veränderungen des elastischen Gewebes oder auch der synthetischen Leistung der hochaktiven Fibroblasten für die elastotische Transformation verantwortlich sind. Ob auch sichtbares Licht hoher Intensität in der Lage ist, eine Elastose auszulösen, bleibt offen.

In der zweiten Untersuchungsserie waren – außer einer geringen Akanthose – keine Veränderungen im Bereich des Oberflächenepithels anzutreffen, die durch die restliche UVB-Strahlung erklärbar sind. Selbst die Akanthose könnte durch die chronische UVA-Einwirkung mitinduziert bzw. verstärkt worden sein.

Von besonderer Bedeutung erscheint uns die Tatsache, daß bei unseren Versuchstieren auch nach 13monatiger Bestrahlung mit abgefiltertem UVA keine Präkanzerosen oder Karzinome auftraten. Zwar ist nicht auszuschließen, daß bei einer wesentlich verlängerten Versuchsdauer Präkanzerosen und Karzinome verzögert doch noch entstehen. Unsere Ergebnisse scheinen jedoch die Angaben zu stützen, daß mit UV-Strahlung oberhalb von 320 nm keine Tumoren mehr auslösbar sind [5, 7].

Unsere tierexperimentell gewonnenen Ergebnisse sprechen dafür, daß das UVA eine wesentliche Rolle bei der Entwicklung der aktinischen Elastose spielt, während für die Entwicklung von Präkanzerosen und Hautkarzinomen das UVB verantwortlich sein dürfte.

Zwar lassen sich unsere experimentellen Befunde nicht ohne weiteres auf den Menschen übertragen, da sie bei pigmentfreien dünnhäutigen Tieren gewonnen wurden, die über einen längeren Zeitraum bestrahlt wurden; mit aller Vorsicht erhärten unsere Ergebnisse jedoch den Verdacht, daß auch beim Menschen das UVA eine wichtige Rolle bei der vorzeitigen Hautalterung bzw. der Entwicklung der aktinischen Elastose spielt.

Weiterhin zeigen diese Befunde, daß eine chronische Exposition mit sogenannten UVA-Leuchtstofflampen (besonders mit denjenigen, die einen höheren UVB-Anteil aufweisen) das Karzinomrisiko erhöht. Es ergibt sich die Forderung, den UVB-Anteil von Solarienlampen möglichst zu reduzieren bzw. soweit zu senken, daß das Karzinomrisiko für den Benutzer auch bei chronischem Gebrauch tolerabel wird. Vor exzessiver Anwendung der Solarien sollte gewarnt werden.

Literatur

1. Berger H (1969) Elektronenmikroskopische Befunde zur Bindegewebsneubildung bei aktinischer Elastose. Dermatol Monatsschr 155:251
2. Berger H, Tsambaos D, Kaase H (im Druck) Experimentelle aktinische Elastose durch chronische Exposition mit gefilterter UVA-Strahlung. Z Hautkr 55
3. Berger H, Tsambaos D, Mahrle G (im Druck) Experimental elastosis induced by chronic ultraviolet exposure. Light and electron microscopic study. Arch Dermatol Res
4. Braun-Falco O (1969) Die Morphogenese der senil-aktinischen Elastose. Eine elektronenmikroskopische Untersuchung. Arch Klin Exp Dermatol 235:138–160
5. Forbes PD, Davies RE, Urbach F (1978) Experimental ultraviolet photocarcinogenesis: wavelength interactions and time-dose relationships. International conference on ultraviolet carcinogenesis. Natl Cancer Inst Monogr 50:31–38
6. Lambert B, Ringborg U, Swanbeck G (1976) Ultraviolet induced DNA repair synthesis in lymphocytes from patients with actinic keratosis. J Invest Dermatol 67:594–598
7. Parrish TA, Anderson RR, Urbach F, Pitts D (1978) UVA: Biological effects of ultraviolet radiation with emphasis on human responses to longwave ultraviolet. Plenum, New York London, p 168

Der chronische Lichtschaden bei schwarzer Haut

F. Nürnberger, Berlin

Anatomische Unterschiede zwischen weißer und schwarzer Haut

Bevor ich auf den chronischen Lichtschaden der schwarzen Haut und auf eigene Untersuchungen eingehe, möchte ich kurz den anatomischen Unterschied zwischen weißer und schwarzer Haut erklären [1, 9].

Dieser Unterschied beruht hauptsächlich auf dem unterschiedlichen Melaningehalt der Haut. Das Melanin wird in den Melanosomen der Melanozyten gebildet. Durch Sekretion bzw. Pinozytose werden die Melanosomen an Keratinozyten abgegeben, wo diese zum Schutz des Zellkerns meist am apikalen Zellpol kappenartig über den Kernen abgelagert sind (Abb. 1). Ein verzweigter Melanozyt bildet mit meist 36 Keratinozyten eine sog. epidermale Melanineinheit [1]. Regionale Unterschiede sind vorhanden.

Die schwarze Haut unterscheidet sich nun von der weißen Haut nicht durch die Zahl, sondern lediglich durch die Funktion der epidermalen Melanineinheiten. Bei der weißen und der mongoloiden Haut kommt es nach der Sekretion der Melanosomen in den Keratinozyten zu einer Aggregation der Melanosomen innerhalb von lysosomenartigen Organellen (sog. Melanosomen-Komplex-Phagosomen), in denen die Melanosomen dann enzymatisch abgebaut werden. Die oberen Epidermisschichten und die Hornschicht der weißen Haut enthalten deshalb normalerweise kein Melanin. Bei der schwarzen Haut (Neger und australische Ureinwohner, [9]) bilden die Melanozyten mehr Melanin in größeren Melanosomen (größer als $0,8 \times 0,3$ μm). Diese Melano-

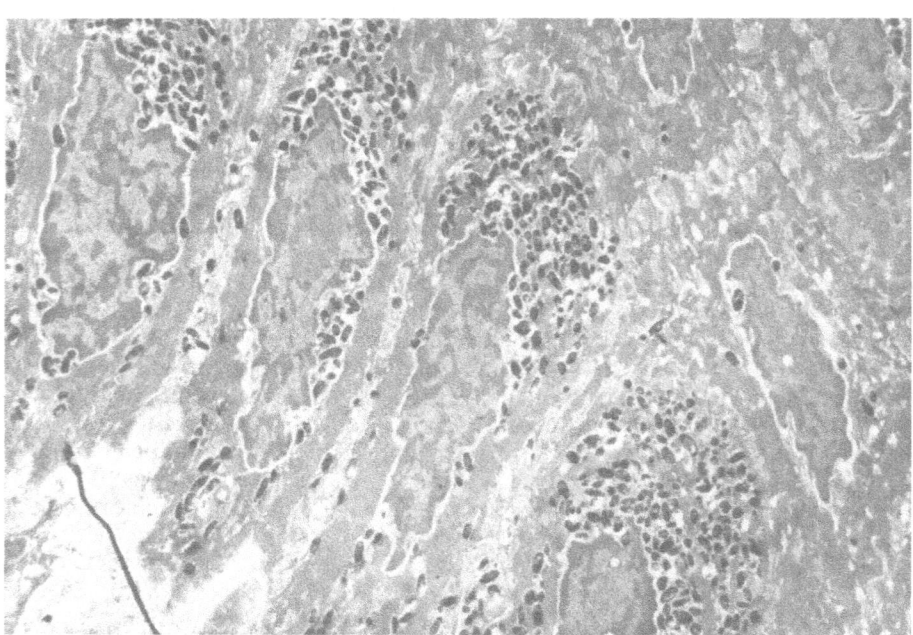

Abb. 1. Unbelichtete schwarze Bantuepidermis (Fall Nr. 9, 72 Jahre, männlich). In den Keratinozyten des Stratum basale sind massenhaft isoliert liegende Melanosomen hauptsächlich im apikalen Zellpol kappenartig über den Kernen angeordnet zum Schutz gegen Ultraviolettbestrahlung. (EM-Vergr. $10000 \times$)

somen liegen in den Keratinozyten isoliert und nicht aggregiert, werden nicht enzymatisch abgebaut und sind deshalb in sämtlichen Epidermisschichten, auch in der Hornschicht, enthalten [1, 9].

Die Funktion des Melanins besteht nun darin, daß es durch Filterwirkung, Lichtstreuung, Absorption der Strahlenenergie und Abfangen freier Radikale eine lichtschützende Wirkung auf die lebenden Zellen der Epidermis und Dermis entfaltet, die ja bei der Negerhaut in Äquatornähe besonders starken Lichtintensitäten ausgesetzt sind. Insbesondere die Zellkerne des Stratum basale müssen geschützt werden, da von dort aus die ständige Regeneration der Epidermis erfolgt.

Aus der Literatur ist bekannt, daß die melaningeschützte, schwarze Haut weniger zu Hautkarzinomen und zur Hautalterung neigt als die weiße Haut [5]. Umgekehrt haben Untersuchungen an afrikanischen Albinos, z. B. in Nigeria, ergeben, daß diese bereits in jungen Jahren an Hautkarzinomen, aktinischer Elastose und anderen chronischen Lichtschäden leiden [6, 7]. F. Schaller berichtete 1976 aus Westafrika, daß sich auf der Haut von Albinos tausendfach häufiger maligne Tumoren entwickeln als bei normalpigmentierten Afrikanern [8]. Dieses Beispiel des nicht-melaningeschützten Albinonegers beweist die wichtige Rolle der Hautpigmentierung für den Schutz der schwarzen Haut vor einer chronischen Lichtschädigung.

Bis vor wenigen Jahren war es die herrschende Lehrmeinung, daß der Melaningehalt der schwarzen Epidermis die darunter liegende Dermis vor dem Auftreten einer aktinischen Elastose schützt. Oettle [5] und vor allem Kligman [2] waren die ersten, die aufgrund lichtmikroskopischer Untersuchungen dieser Ansicht widersprachen. Kligman konnte lichtmikroskopisch zeigen, daß bei hellhäutigen USA-Negern die aktinische Elastose stärker ausgeprägt war als bei dunkelhäutigen. Im 8. Lebensjahrzehnt fand Kligman aber bei rund einem Drittel der untersuchten Neger aktinische Elastose.

Eigene Untersuchungen [3, 4]

Material und Methode

Um diese Fragen auch elektronenmikroskopisch zu klären, haben wir bei neun hautgesunden, schwarzen südafrikanischen Freiwilligen des Baragwanath-Krankenhauses in Johannesburg/S.A. (Head of the Department for Dermatology: Prof. Dr. M. Dogliotti) im Alter von 1-72 Jahren (3 männliche Probanden im Alter von 1, 54 und 72 Jahren; 6 weibliche Probanden im Alter von 13, 23, 28, 40, 47 und 72 Jahren) sonnenlichtexponierte Haut vom rechten Handrücken und nicht-lichtexponierte Haut vom rechten Oberschenkel (proximal-ventral) licht- und elektronenmikroskopisch untersucht unter besonderer Berücksichtigung aktinischer und/oder altersbedingter Veränderungen epidermaler und dermaler Strukturen.

Epidermale Veränderungen (sog. Lichtschwiele)

Tabelle 1 zeigt die Ergebnisse vergleichender lichtmikroskopischer Messungen des Stratum corneum, des Stratum germinativum und der gesamten Epidermisdicke. Die *lichtexponierte Haut* hatte eine durchschnittliche Epidermisdicke von 152 µ, fast das Doppelte der nicht-exponierten Haut, die nur eine durchschnittliche Dicke von 82 µ aufwies. Die Verdickung der Epidermis beruhte hauptsächlich auf einer Zunahme der Hornschichtdicke (Lichtschwiele nach Miescher), die sich mehr als verdreifachte (nicht-exponiert: ca. 23 µ, lichtexponiert: ca. 72 µ). Die Zunahme des Stratum germinativum betrug nur ca. ein Drittel (nicht-exponiert: ca. 59 µ, lichtexponiert: ca. 80 µ). Geschlechts- oder Altersunterschiede waren nicht zu erkennen (Abb. 2, 3).

Melanozytenstimulierung und Melaningehalt der Epidermis

In der *nicht-exponierten Epidermis* waren weniger und kleinere Melanozyten vorhanden mit nur wenigen Stadium-I + II-Melanosomen und weniger Stadium-III + IV-Melanosomen als in der lichtexponierten Haut. Isoliert liegende Melanosomen waren reichlich vorhanden, besonders über den Kernen der basalen Keratinozyten (s. Abb. 1). Die *lichtexponierte Epidermis* hatte offensichtlich mehr und größere Melanozyten mit mehr Stadium-I + II-Melanosomen und mehr Stadium-III + IV-Melanosomen, wahrscheinlich als Ergebnis einer Ultraviolettstimulation. Auch in den oberen Schichten des Stratum germinativum und im Stratum corneum

Tabelle 1. Meßergebnisse bei lichtexponierter Haut (rechter Handrücken) und nicht exponierter Haut (rechter Oberschenkel proximal-ventral) von neun südafrikanischen schwarzen Freiwilligen

Fall-Nr.	Alter, Geschlecht	Stratum corneum (Mikron)		Stratum germinativum (Mikron)		Gesamtepidermis (Mikron)	
		nicht-exponiert	lichtexponiert	nicht-exponiert	lichtexponiert	nicht-exponiert	lichtexponiert
1	1 Jahr, männlich	12	24	72	78	84	102
2	13 Jahre, weiblich	23	73	77	114	100	187
3	23 Jahre, weiblich	24	72	71	84	95	156
4	28 Jahre, weiblich	29	96	66	78	95	174
5	40 Jahre, weiblich	30	84	42	78	72	162
6	47 Jahre, weiblich	17	84	58	84	75	168
7	54 Jahre, männlich	23	108	56	84	79	192
8	72 Jahre, weiblich	22	34	36	40	58	74
9	72 Jahre, männlich	26	72	54	84	80	156
	Mittelwert und Standardabweichung	22,88 ±5,62	71,88 ±27,18	59,11 ±13,87	80,44 ±18,81	82 ±13,25	152,33 ±39,18

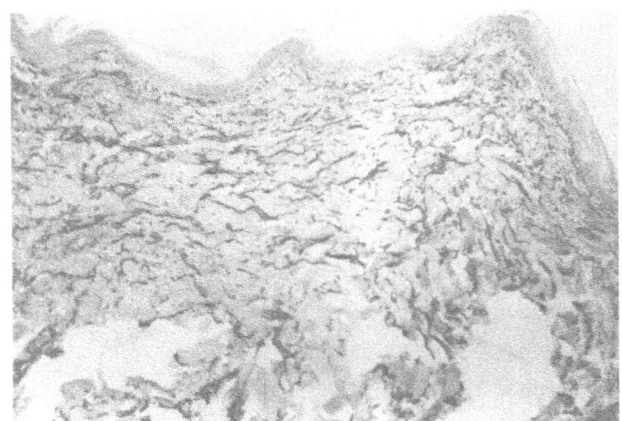

Abb. 2. Unbelichtete schwarze Bantuhaut (Fall Nr. 8, 72 Jahre, weiblich). Altersatrophisches Epidermisband. Im Corium altersentsprechende elastische Fasern, aber keine aktinische Elastose. (Orcein, 125×)

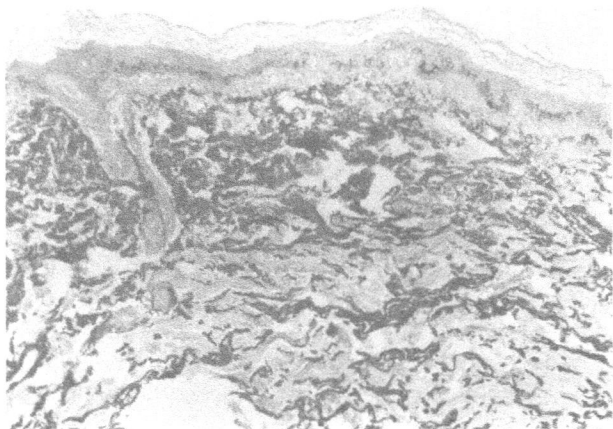

Abb. 3. Belichtete schwarze Bantuhaut (Fall Nr. 8, 72 Jahre, weiblich). Mäßige Akanthose und deutliche Hyperkeratose der Epidermis (sog. Lichtschwiele). Im oberen Corium ausgeprägte aktinische Elastose. (Orcein, 125×)

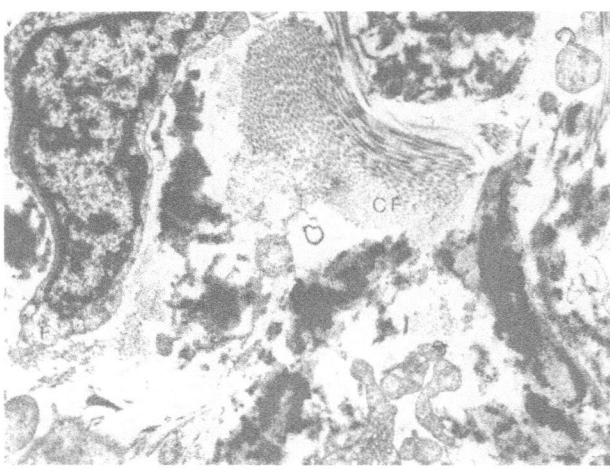

Abb. 4. Belichtete schwarze Bantuhaut (Fall Nr. 8, 72 Jahre, weiblich). Ausgeprägte aktinische Elastose im elektronenmikroskopischen Bild. F Fibroblast, CF kollagene Fasern. (9200×)

waren mehr isoliert liegende Melanosomen vorhanden als in der nicht-exponierten Haut. Die Größe der Melanosomen betrug ca. 1,1–1,3×0,5–0,6 µm, sowohl in belichteter als auch in unbelichteter Haut.

Dermale Veränderungen (aktinische Elastose)

Während bei den sieben Bantus vom 1. bis 54. Lebensjahr keine aktinische Strahlenschäden der Dermis nachweisbar waren, fanden wir bei der 72jährigen Frau licht- und elektronenoptisch im oberen Corium der sonnenexponierten Haut eine ausgeprägte aktinische Elastose (s. Abb. 3, Abb. 4).

Bei dem 72jährigen Mann fand sich in der lichtexponierten Haut eine nur elektronenmikroskopisch nachweisbare aktinische Elastose. Im Gegensatz dazu waren bei diesen beiden Fällen im unteren Corium der lichtexponierten Haut und in allen Schichten der nicht-exponierten Haut nur altersentsprechende elastische Fasern und normales Bindegewebe vorhanden (s. Abb. 2, 3). Durch die getrennte Untersuchung von oberem und unterem Corium konnten wir lichtbedingte von altersbedingten Veränderungen unterscheiden.

Zusammenfassung

Die stark pigmentierte schwarze Haut reagiert – ähnlich wie die weiße Haut – auf chronische Sonnenexposition:

1. Mit einer Verdickung der Epidermis, insbesondere der Hornschicht (sog. Lichtschwiele),
2. mit einer vermehrten Melaninsynthese von isoliert liegenden (nicht aggregierten) Melanosomen, die nicht enzymatisch abgebaut werden und deshalb in allen Epidermisschichten nachweisbar sind,
3. mit aktinischer Elastose im oberen Corium. Diese tritt aber erst nach jahrzehntelanger Sonneneinwirkung, anscheinend erst im hohen Alter, auf.
4. Afrikanische Albinos erkranken bereits in jungen Jahren an Hautkarzinomen, aktinischer Elastose und anderen, akuten und chronischen Lichtschäden, da dieser Haut der Lichtschutz durch Melaninpigment fehlt.
5. Die Hautpigmentierung schützt die schwarze Rasse vor vorzeitigen Hautkarzinomen und läßt auch die aktinische Elastose später auftreten als bei der weißen Rasse. Auch die tiefste Hautbräune schützt aber nicht vor aktinischer Elastose und vor Hautkarzinomen bei entsprechend langer und intensiver Sonneneinwirkung (Dosis-Zeit-Relation).

Literatur

1. Fitzpatrick TB, Szabo G, Seiji M, Quevedo WC Jr (1979) Biology of the melanin pigmentary system. In: Fitzpatrick TB et al. (eds) Dermatology in general medicine, 2nd ed. McGraw-Hill, New York
2. Kligman AM (1974) Solar elastosis in relation to pigmentation. In: Fitzpatrick TB (ed) Sunlight and man. University of Tokyo Press, Tokyo
3. Nürnberger F, Schober E, Marsch WC, Dogliotti M (1978) Epidermal changes in sun-exposed and non-exposed skin of blacks. Fifth European Meeting on Electron Microscopy applied to Cutaneous Pathology, Copenhagen, 12. bis 13.5.1978

4. Nürnberger F, Schober E, Marsch WC, Dogliotti M (1978) Actinic elastosis in black skin. A light- and electronmicroscopic study. Arch Dermatol Res 262:7–14
7. Okoro AN (1976) Degenerative and neoplastic skin changes in albinos. Symposium on Climate and Ecology of Skin Diseases, International Society of Tropical Dermatology, Las Palmas, 1.–3.11.1976
6. Okoro AN (1975) Albinism in Nigeria. A clinical and social study. Br J Dermatol 92:485–492
5. Oettle AG (1963) Skin cancer in Africa. Natl Cancer Inst Monogr 10:197–214
8. Schaller F (1976) Albinismus in Westafrika. Castellania 4:72
9. Szabo G, Gerald AB, Pathak MA, Fitzpatrick TB (1969) Racial differences in the fate of melanosomes in human epidermis. Nature 222:1081–1082

Prof. Dr. med. F. Nürnberger,
Hautklinik und Poliklinik der Freien Universität Berlin
im Rudolf-Virchow-Krankenhaus,
Augustenburger Platz 1,
D-1000 Berlin 65

Hauptthema V: Mikrobiologie der Haut

Transient-, Temporary Resident- und Residentflora der Haut

G. Plewig, München

1938 entwickelte Price das Konzept der Residentflora und Transientflora der Haut. Nach seiner Definition sind Transientkeime solche, die relativ selten an sauberer, von Kleidung bedeckter Haut, aber sehr zahlreich an exponierter (Hände, Unterarme), nicht bedeckter Haut anzutreffen sind. Da die Bakterien von außen auf die Haut gelangen, gibt es keine Begrenzung für Zahl, Art, pathogene und nicht-pathogene Keime.

Residentkeime hingegen sind nach Price anders zu definieren: eine „stabile Population ohne viel qualitative oder quantitative Fluktuation". Die Zunahme der Residentkeime erfolgt vorwiegend über Multiplikation der ansässigen Flora, weniger über Keimdeponierung von außen.

Price erkannte, daß seine Klassifikation zu einfach war. Seine Hände wiesen, als er in einem Kriegslazarett arbeitete, eine über viele Monate konstant nachweisbare Besiedlung mit pathogenen Keimen wie Staphylococcus aureus und Pseudomonas auf, die sonst zu der Transientflora gezählt werden, ohne daß klinische Krankheitssymptome auftraten. Auch ein Trichophyton besiedelte über ein Jahr lang seine Haut, ohne eine Tinea auszulösen.

Noble und Somerville erweiterten den Begriff auf Transientflora, Temporary Residentflora und Residentflora der Haut: *Transientflora* sind kontaminierende, sich nicht oder kaum auf der Haut vermehrende Keime; *Temporary Residentflora* ist diejenige, die kontaminiert, sich vermehrt, aber für kürzere oder längere Zeit auf der Haut verbleibt; *Residentflora* sind solche Keime, die permanent die Haut besiedeln.

Auch diese Klassifikation ist nicht streng anwendbar [3, 16–19]. Die vorliegende Arbeit soll weniger eine Aufzählung der zur Transientflora, Temporary Residentflora und Residentflora gehörigen Keime sein, sondern auf einige Bemühungen verschiedener Autoren hinweisen, die Hautflora qualitativ und quantitativ zu erfassen und topographisch zu lokalisieren. Wichtige Variablen sind dabei: anatomische Unterschiede der Haut, verschiedene Körperregionen, seborrhoische oder sebostatische Haut mit großen und kleinen Talgdrüsenfollikeln, Alter der Patienten und damit zusammenhängende anatomische Veränderungen der Haut, Geschlecht, Beruf, Umwelteinflüsse und viele weitere Variable.

Eine Betrachtung der Hautbesiedlung umfaßt unter dem Begriff Residentflora Bakterien und Pilze (Malassezia spp., Pityrosporum ovale), aber auch die Residentfauna, zu der die Milben Demodex folliculorum gehören. Die Residentfauna soll aber in diesem Zusammenhang nicht besprochen werden.

Die häufigsten Haftkeime der menschlichen Haut sind in einer Aufstellung zusammengefaßt, die der Arbeit von Röckl entnommen wurde [28]. Hingegen gehören beispielsweise Streptokokken und gramnegative Diplokokken nicht zur Residentflora des Unterarms [7]; aerobe Sporenbildner und gramnegative Stäbchen kommen dort kaum vor [8] und können als Transientflora bezeichnet werden. Auch gehören der koagulasepositive Staphylococcus aureus und die hämolysierenden Streptokokken nicht zur normalen Hautflora [28, 29]; sie kommen dort nur passager als Vertreter der Transientflora vor, beispielsweise bei Keimträgern von Schleimhäuten oder Pyodermieläsionen.

Eine weitere Definition der Residentflora wäre, daß in den tieferen Hornhautschichten nur hautansässige Flora anzutreffen ist [1, 20, 29]. Die Standortflora wurde auch als „eintönig" bezeichnet [28]; hingegen bieten sog. Anflugkeime der Transientflora oder Temporary Residentflora je nach Umwelteinflüssen ein außerordentlich vielfältiges Bild, wobei Beruf und Körperhygiene eine Rolle spielen [5–8, 21, 28].

Die häufigsten Haftkeime der menschlichen Haut

Staphylococcus epidermidis } Koagulasenegative
Staphylococcus albus } Staphylokokken
Sarzinen
Korynebakterien aerob
Korynebakterien anaerob (z. B. Corynebacterium acnes)
Enterokokken
Vergrünende Streptokokken
Sporenbildner aerob

Anatomische Lokalisation der Residentflora

In paraffineingebettetem histologischem Material oder auch in Semidünnschnitten von kunststoffeingebettetem Material normaler Haut können Bakterien fast nie auf oder zwischen den Lagen des Stratum corneum nachgewiesen werden. Dies gilt auch für die elektronenmikroskopische Betrachtung. Bakterien finden sich nur bei genauer Suche auf oberflächlichen Lagen der Korneozyten oder auch im Zwischenraum der lockeren Lagen der ersten und zweiten Schicht der Hornzellen. Montes und Wilborn [20] sahen auch in Serienschnitten vieler Präparate kein einziges Kriterium. Eine statistische Auswertung zeigt, daß von 500 kulturell nachgewiesenen Keimen/cm² Hautoberfläche am Unterarm in den etwa 1 µ dünnen elektronenmikrokopischen Schnitten nur selten ein Bakterium auffindbar ist. Bakterien finden sich auf der glatten Hautoberfläche kaum, aber vermehrt in den Furchen des Hornhautreliefs. Die größte Bakteriendichte kommt in den Akro- und Infrainfundibula vor [9, 10, 35]. Schweißdrüsenporen sind normalerweise frei von Bakterien. Puhvel et al. [26] fanden für Aerobier $5{,}7 \times 10^2$ auf der Epidermis und $9{,}2 \times 10^1$ intrafollikulär. Für die Anaerobier sahen diese Werte umgekehrt aus mit $4{,}3 \times 10^4$ auf der Epidermis, und $5{,}3 \times 10^5$ intrafollikulär (geometrisches Mittel). Pro Follikel konnten $3{,}8 \times 10^4$ Diphtheroide isoliert werden.

Aerobe, anaerobe Residentflora und Haarfollikel

Jeder Talgdrüsenfollikel beherbergt eine reiche Mikroflora, deren einzelne Komponenten typische topographische Lokalisation einnehmen [10, 35]. Als orientierende Regel kann gelten, daß ganz in der Nähe der Mündung der Follikel die lipophilen Pityrosporum species liegen, in der Mitte des Akroinfundibulum die aeroben Mikrokokken und in der Tiefe des Infrainfundibulum die anaerob und fakultativ anaerob wachsenden Korynebakterien.

Malassezia spp.

Roberts sowie Noble und Midgley haben mehrfach Stellung zur Residentflora des Pityrosporum ovale genommen. Am Rücken kommt Malassezia bei 100% der untersuchten Probanden, an der Kopfhaut bei 94% und an der Brust bei 92% vor [27]. Bei Altersuntersuchungen konnte Malassezia spp. bei 74% von 589 Kindern im Alter von 7–16 Jahren nachgewiesen werden; dies galt für alle Altersgruppen, beide Geschlechter, Kaukasier sowie Schwarze [22, 25].

Mikrokokken

Nach der Nomenklatur von Baird-Parker kommt Staphylokokkus S I–VI und Mikrokokkus M 1–8 auf der Haut vor. Auf gesunder Haut werden S I, II, IV und VI, jedoch nicht S III gefunden. Ebenso kommen M 1–8 stets vor, jedoch ebenso wie die S-Reihe mit unterschiedlicher Häufigkeit. Durchschnittlich werden $5{,}7 \times 10^2$ aerobe Keime/$0{,}1$ cm^2 Kopfhautoberfläche und $9{,}2 \times 10^1$/Terminalhaarfollikel an der Kopfhaut gefunden. Aerobe Staphylokokken sind sehr selten in normalen Follikeln. In 94 von 138 Isolaten konnten keine aeroben Staphylokokken gefunden werden [26]. Sie müssen daher eher auf der Hautoberfläche lokalisiert sein.

Korynebakterien

Propionibacterium acnes findet sich stets in hoher Zahl in normalen Follikeln. Aus jedem von 138 Isolaten vom oberen Rücken aus normaler Haut konnten anaerobe Organismen gezüchtet werden [26], im Mittel $3{,}8 \times 10^4$.

Mit der Kalziumchloridtechnik nach Kellum lassen sich pro Talgdrüsenfollikel $3{,}4 \times 10^5$ anaerobe Bakterien nachweisen, aber nur sehr wenige aerobe Bakterien in dieser speziellen Lokalisation [26]. Ein noch günstigeres Reservoir für anaerobe Korynebakterien sind die weiten Lakunen in den Hornzellgerüsten von follikulären Hyperkeratosen, z. B. in Komedonen [33].

Propionibacterium acnes bei Hautgesunden

Körperregion

Propionibacterium acnes kann an Stirn und Wangen bei jedem Probanden isoliert werden [11, 12]; Propionibacterium granulosum jedoch nur bei 1–2,4%.

Von der Stirn konnten 70 580 und von der Wange 90 200 Keime/cm^2 isoliert werden (geometrisches Mittel).

Geschlechtsunterschiede

Bei Probanden bis zum 20. Lebensjahr besteht zwischen Frauen und Männern kein Unterschied, wohl aber zwischen dem 20. und 30. Lebensjahr (35 570 gegenüber 673 200 Keimen, geometrisches Mittel).

Altersunterschiede

Hier bestehen sehr deutliche Unterschiede [11, 12]. Sehr niedrige Werte liegen bei Kleinkindern und vor der Pubertät vor, während zwischen dem 15. und 20. Lebensjahr auffallend hohe Werte erreicht werden [11, 12]. In der Altersgruppe von 11–15 Jahren fanden sich 27 Keime, in der Altersgruppe 16–20 Jahre bereits 447 Keime und in der Altersgruppe über 20 Jahre 142 000 Keime/cm^2 (geometrisches Mittel).

Extrazelluläre oder intrazelluläre Lage von Bakterien?

Montes und Wilburn [20] und Tilgen [32] konnten in erkrankter Haut Bakterien innerhalb der Korneozyten sehen. Uns ist dies nicht gelungen [30]. Sonst gilt jedoch, daß Bakterien auf und zwischen den intakten Korneozyten liegen. Gelegentlich hinterlassen Bakterien konkave Eindrücke auf den Korneozytenoberflächen.

Koloniengröße

Die Zahl der Bakterien pro Kolonie auf dem Stratum corneum, im Stratum corneum oder intrafollikulär wechselt erheblich von Region zu Region und von Patient zu Patient, schwankt noch mehr mit der Art der Keime sowie der Nachweismethode [31]. Noble und Somerville [23] geben Zahlen zwischen 16 am Unterarm bei einer Frau und 5093 an der Stirn bei einem Mann an. Holt nennt 1000 am Unterarm eines Mannes und 10^5 am Bauch bei einem anderen Patienten. Malcolm und Hughes [13] sahen im Scanning-Elektronenmikroskop kleine Kolonien auf der Hautoberfläche, aber viel größere Kolonien zwischen den distal gelegenen Korneozytenlagen. Kolonien mit mehr als 200 Bakterien waren häufig.

Follikelgröße und Bakteriendichte

Puhvel et al. [26] konnten zeigen, daß in kleinen Haarfollikeln $3{,}7 \times 10^4$, in großen Follikeln dagegen mit fast dreifach so hohem Gewicht $1{,}7 \times 10^7$ Bakterien vorhanden waren. Gloor und Franke [4] konnten mit der Zyanoakrylattechnik von der Stirnhaut aus erscheinungsfreier Haut bei Aknepatienten $1{,}0 \times 10^4$, bei hautgesunden Kontrollen $1{,}0 \times 10^4$ Propionibakterien (geometrisches Mittel/cm^2) errechnen.

Untersuchungsmethoden

Die Art der Materialgewinnung spielt eine ganz wesentliche Rolle. Die Hautoberfläche oder das tief in der Haut eingelassene Infundibulum erfordern unterschiedliche Entnahmetechniken. Quantitative Daten zur Besiedlungsdichte der Residentflora normaler Haut, wie sie von verschiedensten Autoren angegeben werden, lassen sich nicht ohne weiteres vergleichen, da Abklatschtechnik, Detergensabwaschmethode, Kalziumchloridisolierung einzelner Follikel oder Herauslösen des Follikelinhalts durch Zyanoakrylat von den einzelnen Autorengruppen benutzt, verschiedenen Fragestellungen nachgegangen und einmal Flora/cm² Hautoberfläche, ein anderes Mal pro Follikel errechnet wurde. An der Hautoberfläche können die Keime pro Fläche – meist in 1 cm² – in der Hauttiefe pro Talgdrüsenfollikel angegeben werden. Allerdings ist die Zahl der Follikel in den einzelnen Körperregionen sehr unterschiedlich. In manchen Körperregionen kommen 1–2 Follikel/cm² Hautoberfläche, in anderen aber mehrere hundert Follikel/cm² vor.

Detergenswaschmethode

Meist werden 0,1% gepuffertes Triton-X-100 und die Originalmethode von Williamson [34] genommen; wir haben diese Methode etwas modifiziert [19]. Sie eignet sich gut für die Erfassung der Hautoberflächenflora, da 1–2 Lagen der Korneozyten mit dem Detergens abgelöst werden [21]. Streptokokken sind weniger gut mit dieser Methode nachweisbar.

Kalziumchloridtechnik

Die von Kellum ursprünglich angegebene Methode wurde besonders von Puhvel et al. [26] propagiert. Dazu sind Hautbiopsien notwendig. Von diesen Autoren stammen die ersten größeren systematischen Untersuchungen über die Quantifizierung der Residentflora einzelner isolierter Talgdrüsenfollikel normaler Haut. Daten über Staphylococcus epidermidis, P. acnes und P. granulosum für Hautoberfläche und Talgdrüsenfollikel werden genannt.

Zyanoakrylattechik

Durch Zyanoakrylat [14] kann der gesamte Inhalt von Follikeln herausgezogen werden, ohne daß eine Biopsie erforderlich ist [15]. Holt et al. und Gloor und Franke [4] haben diese Methode benutzt. Etwa 10800 P. acnes wurden bei normalen und 10870 bei Aknepatienten (umgerechnet auf 1 cm² Hautoberfläche, geometrisches Mittel) gefunden, dagegen nur wehr wenige P. granulosum. Außerdem konnte P. granulosum nur in 6 von 42 Isolaten gefunden werden.

Kartographien

In Anbetracht der außergewöhnlichen Variablen wie Alter, Geschlecht, Körperregion, Hautoberfläche und Follikelkanal, Seborrhö und Sebostase erscheint es fast unmöglich, verbindliche Daten über Transientflora, Temporary Residentflora und Residentflora anzugeben. Einzelne „Landkartenzeichner" haben sich an dieses schwierige Territorium gewagt. Bibel und Lovell [2] untersuchten 162 bzw. 175 Hautfelder bei einer 38jährigen Krankenschwester mit schwerer Neurodermitis diffusa und bei einem 26jährigen hautgesunden Mann (der allerdings bei Bibel als Laborant arbeitete). Weder Art noch Dichte der Keime waren symmetrisch am Körper, noch interindividuell verteilt. Keine zwei Regionen glichen sich im Hinblick auf die Verteilung von Keimen. Bibel und Lovell resümieren, daß die Hautoberflächenkartographie hilfreich in der Erfassung der Dynamik der Hautbakterienpopulation sein kann.

Bakterienökologie der Haut und Topographie der Transientflora, Temporary Residentflora und Residentflora der Haut und der Haartalgdrüsenfollikel können mit modernen Untersuchungsmethoden zunehmend besser definiert werden.

Danksagung

Mit freundlicher Unterstützung der Deutschen Forschungsgemeinschaft Pl 58/6.

Die selbständige Mitarbeit der Medizinisch-Technischen Assistentin, Frl. Ruhfus, wird dankend anerkannt.

Literatur

1. Beetz HM (1971) Zur Tiefenverteilung der Hautbakterien im Stratum corneum. Arch. Dermatol. Forsch. 244: 76–81
2. Bibel DJ, Lovell DJ (1976) Skin flora maps: a tool for the study of cutaneous ecology. J Invest Dermatol 67: 265–269
3. Evans CA, Smith WM, Johnston EA, Giblett ER (1950) Bacterial flora of the normal human skin. J Invest Dermatol 15: 305–324
4. Gloor M, Franke M (1978) On the propionibacteria in the pilosebaceous ducts of uninvolved skin of acne patients. Arch Dermatol Res 262: 125–129
5. Hartmann AA (1978) Staphylococci of the normal human skin flora. Variety in biotypes and antibiograms without direct correlations. Arch Dermatol Res 261: 295–302
6. Hartmann AA (1978) Waschverbot und Verhalten der Hautflora. Quantitative und qualitative Untersuchungen der aeroben Hautflora. Arch Dermatol Res 263: 105–114
7. Hartmann AA (1979) Tägliches Baden und Verhalten der Hautflora. Quantitative und qualitative Untersuchungen der aeroben Hautflora. Arch Dermatol Res 265: 153–164
8. Hartmann AA (1980) Duschbaden und sein Einfluß auf die aerobe Residentflora der menschlichen Haut. Halbseitenvergleiche unter Duschen mit und ohne Duschzusätze bei einmaliger Anwendung. Arch Dermatol Res 267: 161–174
9. Holland KT, Roberts CD, Cunliffe WJ, Williams M (1974) A technique for sampling microorganisms from the pilosebaceous duct. J Appl Bacteriol 37: 289–296
10. Kligman AM (1965) The bacteriology of normal skin. In: Maibach HI, Hildick-Smith G (eds) Skin bacteria and their role in infection. McGraw-Hill, New York, pp 13–31
11. Leyden JJ, McGinley KJ, Mills OH, Kligman AM (1975) Propionibacterium levels in patients with and without acne vulgaris. J Invest Dermatol 65: 382–384
12. Leyden JJ, McGinley KJ, Mills OH, Kligman AM (1975) Age-related changes in the resident bacterial flora of the human face. J Invest Dermatol 65: 379–381
13. Malcolm SA, Hughes TC (1980) The demonstration of bacteria on and within the stratum corneum using scanning electron microscopy. Br J Dermatol 102: 267–275
14. Marks R, Dawber RPR (1971) Skin surface biopsy. Br J Dermatol 84: 117–123

15. Marks R, Dawber RPR (1972) In situ microbiology of the stratum corneum. Arch Dermatol 105:216–221
16. Marples MJ (1965) The ecology of human skin. Thomas, Springfield
17. Marples MJ (1969) The normal flora of the human skin. Br J Dermatol 81:2–13
18. Marples RR, McGinley KJ (1974) Corynebacterium acnes and other anaerobic diphtheroids from human skin. J Med Microbiol 7:349–357
19. McGinley KJ, Marples RR, Plewig G (1969) A method for visualizing and quantitating the desquamating portion of the human stratum corneum. J Invest Dermatol 53:107–111
20. Montes LF, Wilborn WH (1970) Anatomical location of normal skin flora. Arch Dermatol 101:145–159
21. Müller E (1967) Zur Ökologie von Staphylococcus aureus auf der menschlichen Hautoberfläche. I. Zum Phänomen der sog. Selbstdesinfektionskraft der Hautoberfläche. Arch Klin Exp Dermatol 230:371–382
22. Noble WC, Midgley G (1978) Scalp carriage of Pityrosporum species: The effect of physiological maturity, sex and race. Sabouraudia 16:229–232
23. Noble WCJ, Sommerville DA (1974) Mikrobiology of human skin. 3. Cutaneous populations. Saunders, London pp 50–75
24. Noble WCJ, Habbema DF, Rvan F, Smith I, De Raay C (1976) Quantitative studies on the dispersal of skin bacteria into the air. J Med Microbiol 9:53–61
25. Plewig G (1978) Pityrosporum in normal sebaceous follicles, comedones, acneiform eruptions, and dandruff. Mykosen [Suppl] 1:155–163
26. Puhvel SM, Reisner RM, Amirian DA (1975) Quantification of bacteria in isolated pilosebaceous follicles in normal skin. J Invest Dermatol 65:525–531
27. Roberts SOB (1969) Pityrosporum orbiculare: incidence and distribution on clinically normal skin. Br J Dermatol 81:264–269
28. Röckl H (1977) Probleme der Bakterienökologie der Haut. Hautarzt 28:155–159
29. Röckl H, Müller E (1959) Lokalisation der Mikroben der Haut. Arch Klin Exp Dermatol 209:13–29
30. Somerville DA (1969) The effect of age on the normal bacterial flora of the skin. Br J Dermatol [Suppl 1] 81:14–22
31. Somerville DA, Noble WC (1973) Microcolony size of microbes on human skin. J Med Microbiol 6:323–328
32. Tilgen W (1979) Pitted keratolysis (keratolysis plantare sulcatum). Ultrastructural study. J Cutan Pathol 6:18–30
33. Whiteside JA, Voss JG (1973) Incidence and lipolytic activity of Propionibacterium acnes (Corynebacterium acnes group I) and P. granulosum (C. acnes group II) in acne and normal skin. J Invest Dermatol 60:94–97
34. Williamson P (1965) Quantitative estimation of cutaneous bacteria. In: Maibach HI, Hildick-Smith G (eds) Skin bacteria and their role in infection. McGraw-Hill, New York, pp 3–11
35. Wolff HH, Plewig G, Januschke E (1976) Ultrastruktur der Mikroflora in Follikeln und Komedonen. Hautarzt 27:432–440

Prof. Dr. med. G. Plewig,
Dermatol. Univ.-Klinik,
Frauenlobstr. 9–11,
D-8000 München 2

Differenzierung koagulasenegativer Staphylokokken und ihre Abtrennung von Mikrokokken

K.-H. Schleifer, München

Die phänotypische Ähnlichkeit der Staphylokokken und Mikrokokken erschwert eine Unterscheidung dieser genotypisch sehr unterschiedlichen Mikroorganismen. In Tabelle 1 sind daher die wichtigsten biochemischen Merkmale zusammengefaßt, die eine eindeutige Abtrennung der Staphylokokken von den Mikrokokken gestattet. Das unterschiedliche Guanosin- und Cytosinverhältnis der Desoxyribonukleinsäure spricht für die genetische Verschiedenheit der beiden Gattungen (Kocur et al. 1971). Weitere Unterscheidungsmerkmale sind die chemische Zusammensetzung der Zellwand (Peptidoglycan und Zellwandteichonsäure; Schleifer u. Kloos 1976), die Fruktose-1,6-diphosphat(FDP)-aldolase und das Zytochrommuster. Die FDP-Aldolase ist ein Schlüsselenzym im Abbauweg der Glukose. Aufgrund ihres Reaktionsmechanismus unterscheidet man zwei Klassen von Aldolasen: Aldolase I reagiert mit dem Substrat unter Bildung einer Schiff-Base und wird vor allem bei Tieren und Pflanzen gefunden. Aldolase II ist ein metallabhängiges (Ca^{2+}, Zn^{2+}) Enzym und tritt bei Bakterien und Pilzen auf. Mikrokokken enthalten die für Bakterien typische Aldolase II, während Staphylokokken eine Aldolase I aufweisen (Götz et al. 1979, 1980). Auch im Zytochrommuster ihrer Atmungskette unterscheiden sich Staphylokokken und Mikrokokken sehr charakteristisch; besonders auffällig ist das Fehlen von Zytochrom C bei Staphylokokken (Faller et al. 1980). Alle diese Merkmale sind jedoch zeitlich und methodisch zu aufwendig, um in den Routinebetrieb Eingang zu finden. Die noch heute am häufigsten verwendete Methode zur Unterscheidung der beiden Gattungen ist der sog. Oxydations-/Fermentationstest (O/F-Test), mit dessen Hilfe die strikt aerob wachsenden Mikrokokken von den fakultativ anaeroben Staphylokokken abgetrennt werden können (ICSB Subcommittee 1965). Leider ist dieser Test in vielen Fällen nicht eindeutig bzw. kann sogar zu Fehlklassifizierungen führen (Kloos u. Schleifer 1975a, Schleifer u. Kloos

Tabelle 1. Biochemische Merkmale zur Unterscheidung von Staphylokokken und Mikrokokken

Merkmale	Staphylokokken	Mikrokokken
% GC der DNA	30–35	70–75
Interpeptidbrücke des Peptidoglycans	viel Glycin	kein Glycin
Zeltwandteichonsäure	+	–
Fruktose-1.6-diphosphat-aldolase	I	II
Zytochrom C	–	+

Tabelle 2. Unterscheidung verschiedener Staphylokokken und Mikrokokken mit Hilfe des O/F-, Lysostaphin-, Oxydase- und Benzidintests

Arten	Fermentation	Lysostaphin Sensitiv	Modifizierte Tests für	
			Oxydase	Benzidin
S. aureus	+	+	–	–
S. epidermidis	+	+	–	–
S. saprophyticus	∓	+	–	–
M. luteus	–	±	+	+
M. varians	∓	–	+	+
M. kristinae	+	–	+	+

1975a, b, 1976). Bessere Methoden zur schnellen Unterscheidung der Staphylokokken von Mikrokokken sind in Tabelle 2 zusammengefaßt. Die Empfindlichkeit der Staphylokokken gegenüber Lysostaphin beruht auf der Quervernetzung des Peptidoglycans durch Oligoglyzinpeptide, die spezifisch durch Lysostaphin aufgespalten werden. Die schwache positive Reaktion einiger M. lutei ist bedingt durch eine zusätzliche lysozymähnliche Aktivität des Lysostaphinpräparats. Basierend auf der Lysostaphinempfindlichkeit und der aeroben Säurebildung aus Glycerin in Anwesenheit von 0,4 µg Erythromycin/ml wurde von Schleifer und Kloos (1975b) ein einfaches System zur Abtrennung der Staphylokokken von den Mikrokokken ausgearbeitet. Eine andere Unterscheidungsmöglichkeit beruht auf der Verschiedenheit der Zytochrommuster. Dies wird mit Hilfe modifizierter Oxydase- bzw. Benzidintests nachgewiesen (Faller 1980; Faller u. Schleifer, in Vorbereitung). Das Oxydasereagenz besteht aus 6% Tetramethylphenylendiamin in Dimethylsulfoxid gelöst. Die Stämme werden auf Blutagar angezogen und nach 15 bzw. 18 Stunden getestet. Mikrokokken und S. sciuri (kommen nur bei Tieren vor) ergeben eine positive Reaktion (Blaufärbung) innerhalb von zwei Minuten nach dem Vermischen mit dem Oxidasereagenz, während alle anderen Staphylokokken negativ reagieren. Ein modifizierter Benzidintest wurde zum spezifischen Nachweis von Zytochrom C entwickelt. Durch Extraktion ganzer Zellen (1–2 Impfösen reichen) mit Azeton/HCl werden alle Hämine entfernt, nur die kovalent gebundene Hämingruppe des Zytochroms C bleibt erhalten und läßt sich mit Benzidin nachweisen (Abb. 1). Alle Staphylokokken (mit Ausnahme von S. sciuri) zeigen keine Färbung, während Mikrokokken unter Blaufärbung reagieren.

Das unterschiedliche Zytochrommuster wurde auch ausgenützt, um ein Selektivmedium zur Isolierung der Staphylokokken zu entwickeln (Schleifer u. Krämer 1980). Die Zusammensetzung dieses Mediums ist der Tabelle 3 zu entnehmen. Als selektive Agentien enthält dieses Medium Natriumazid, Kaliumrhodanid, Lithiumchlorid und Glycin, wobei Lithiumchlorid und Glycin nur zugegeben werden, wenn hohe Keimzahlen an Streptokokken zu erwarten sind. Mikrokokken können auf diesem Medium nicht wachsen. Diese Organismen wachsen jedoch auf einem Nitrofuran enthaltenden Nährboden (FTO-Agar) der das Wachstum von Staphylokokken verhindert (Curry u. Borovian 1976).

Die Staphylokokken wurden für lange Zeit aufgrund ihrer Koagulasereaktion in zwei Arten unterteilt: die koagulasepositiven wurden der Art S. aureus, die ko-

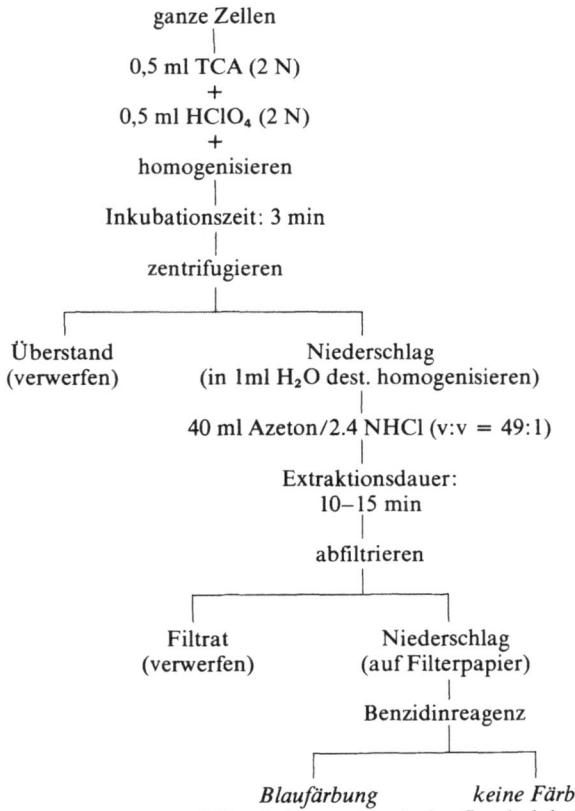

Abb. 1. Schematische Darstellung zur Trennung von Mikrokokken und Staphylokokken mit Hilfe des Benzidinreagenz

Tabelle 3. Grobdifferenzierung der Koagulase-negativen Staphylokokken

Merkmale	S. epidermidis	S. saprophyticus
Koagulase	–	–
Aerobe Säurebildung aus:		
Mannit	–	+
Trehalose	–	+
Saccharose	+	+
Phosphalase	+	–
Novobiocin (1,6 µg/ml)	sensitiv	resistent

Zusammensetzung des -Selektivmediums zur Isolierung von Staphylokokken.
1% Trypton (Oxoid), 0,5% Fleischextrakt (Difco), 0,3% Hefeextrakt (Oxoid), 1% Glycerin, 1% Natriumpyruvat; 0,05% Glycin; 2,25% KSCN; 0,06% $NaH_2PO_4 \times H_2O$; 0,09% $Na_2HPO_4 \times 2H_2O$; 0,28% LiCl; 1,3% Agar (Oxoid Nr. 1).
In dest. Wasser lösen und pH auf 7,1–7,2 einstellen, für 15 min bei 121 °C autoklavieren, anschließend im Wasserbad auf 45 °C abkühlen und 10 ml einer sterilfiltrierten 0,45% Natriumazidlösung pro 1 l Medium zugeben. Gut durchmischen und in Petrischalen gießen.

Tabelle 4. Feindifferenzierung der bei Menschen vorkommenden Koagulase-negativen Staphylokokken nach Kloos und Schleifer: + positiv, ± schwach positiv, – negativ, v variabel, Symbol ohne Klammern: Häufigkeit 90–100%. Symbol mit Klammern: 70–89%, zwei Symbole: jedes für sich unter 70% Häufigkeit, zusammen 80–100%

Merkmale	S. epidermidis	S. capitis	S. warneri	S. hominis	S. haemolyticus	S. saprophyticus	S. xylosus	S. cohnii	S. simulans
Koloniedurchmesser (mm) nach 5 Tagen, 34 °C	2–5	1–3	3–5	3–5	4–8	5–8	5–10	5–9	5–7
O/F-Test	+	v	(+)	v	+,±	±,–	±,–	±,–	+
Novobiocinresistenz (1,6 µg/ml)	–	–	–	–	–	+	+	+	–
Aerobe Säurebildung aus:									
Xylose/Arabinose	–	–	–	–	–	–	+,±	–	–
Saccharose	+	(+)	+	(+)	(+)	+	(+)	(–)	+
Trehalose	–	–	+	+	+	+	+	+	(+)
Mannitol	–	+	+,–	–	+,–	+	+	(+,±)	(+)
Hämolyse (Rinderblut)	–,±	(–)	–,±	(–)	(+)	–	(–)	(–,±)	±,–
Nitratreduktion	(+,±)	(+)	(–)	(+,±)	(+)	–	(+)	–	+
Phosphataseaktivität	+	(–)	(–)	(–)	(–)	(–)	(+)	(–)	(±)

agulasenegativen der Art *S. epidermidis* zugeordnet. Heute weiß man jedoch, daß gerade die koagulasenegativen Staphylokokken eine sehr heterogene Gruppe darstellen, die in mindestens 10 Arten unterteilt werden kann (Schleifer u. Kloos 1975a; Kloss u. Schleifer 1975a, b; Kloos et al. 1976a, b; Schleifer et al. 1979). Auch die mehr konservativ denkenden Taxonomen haben erkannt, daß für die Einordnung der koagulasenegativen Staphylokokken eine Art nicht mehr ausreicht. Bereits in der letzten Auflage von Bergey's Manual (Baird-Parker 1974) wird eine zweite Art, *S. saprophyticus*, erwähnt, die vor allem Novobiocin-resistente Staphylokokken enthält, die früher als Mikrokokken klassifiziert wurden (Baird-Parker 1965). Die Mitglieder des Internationalen Subkomitees für die Taxonomie der Staphylokokken und Mikrokokken haben ein vereinfachtes Schema zur Identifizierung von *S. epidermidis* und *S. saprophyticus* vorgeschlagen (Tabelle 3, Baird-Parker et al. 1975). *S. epidermidis* läßt sich aufgrund seiner Empfindlichkeit gegenüber Novobiocin und der negativen Reaktion in bezug auf Trehalose und Mannit gut von *S. saprophyticus* abtrennen.

Umfassende systematische Untersuchungen, die in Zusammenarbeit mit Dr. Kloos durchgeführt wurden, ergaben, daß die auf der menschlichen Haut vorkommenden koagulasenegativen Staphylokokken in 9 Arten unterteilt werden können (Kloos u. Schleifer 1975a, b; Kloss et al. 1976a; Schleifer u. Kloos 1975a). Die Namen der 9 Arten und Bestimmungsmerkmale zu ihrer Routineidentifikation können der Tabelle 4 entnommen werden.

S. saprophyticus, S. xylosus und *S. cohnii* können aufgrund ihrer Novobiocinresistenz von den anderen Staphylokokken abgetrennt werden. Untereinander unterscheiden sie sich vor allem in der Verwertung von Xylose/Arabinose, Saccharose und der Fähigkeit zur Nitratreduktion. Die Novobiocin-empfindlichen, koagulasenegativen Staphylokokken können aufgrund der aeroben Säurebildung aus Trehalose in zwei Gruppen unterteilt werden, Trehalose-negative (*S. epidermidis, S. capitis*) und Trehalose-positive. *S. epidermidis* und *S. capitis* können in der Regel aufgrund der Mannitverwertung unterschieden werden. Von den Trehalose-positiven, Novobiocin-empfindlichen Stämmen verwertet *S. simulans* in der Regel Mannit, bei *S. haemolyticus* und *S. Warneri* sind dazu über die Hälfte der Stämme in der Lage, während *S. hominis* dieser Zuckeralkohol nicht angreift. *S. haemolyticus* kann aufgrund der meist positiven Hämolyse (auf Rinderblut!) von den anderen Staphylokokken unterschieden werden. Die meisten Stämme von *S. Warneri* können Nitrat nicht reduzieren und lassen sich daher von anderen Novobiocin-empfindlichen Stämmen gut abtrennen. Devriese und van de Kerckhove (1980) weisen in einer kürzlich erschienenen Arbeit darauf hin, daß bei der Untersuchung der Zuckerverwertung die Zusammensetzung der Nährmedien und der verwendete Indikator von Bedeutung sind. Aufgrund ihrer Erfahrung eignet sich Phenolrotbouillon am besten zum Nachweis der Zuckerverwertung.

In einer breit angelegten Studie untersuchten Kloos und Musselwhile (1975) die Verteilung der verschiedenen Staphylokokkenarten auf der Haut von 40 Personen aus North Carolina und New Jersey. Die koagulasenegativen Staphylokokken machen zum Teil über 50% (Nase, Kopf, Axilla) und meist zwischen 10–70% (Beine, Arme) der gesamten aerob wachsenden Bakterien aus. Am häufigsten wurden *S. epidermidis* und *S. hominis* gefunden. Sie konnten bei allen untersuchten Personen isoliert werden. *S. haemolyticus* wurde bei 78%, *S. saprophyticus* bei 70%, *S. capitis* bei 65%, *S. aureus* und *S. Warneri* bei 52%, *S. xylosus* bei 42%, *S. Cohnii* bei 35% und *S. simulans* bei 12% der Personen gefunden. Das Vorhandensein von *S. xylosus* hängt sehr wahrscheinlich vom engen Kontakt mit Haustieren ab, da die Vertreter dieser Art stets bei Haustieren vorkommen und bei Personen fehlen, die keinen oder nur wenig Kontakt mit Tieren haben.

Literatur

1. Baird-Parker AC (1965) The classification of staphylococci and micrococci from world-wide sources. J Gen Microbiol 38:363–387

2. Baird-Parker AC (1974) Micrococcaceae. In: Buchanan RE, Gibbons NE (eds) Bergey's manual of determinative bacteriology, 8th edn. Williams & Wilkins, Baltimore
3. Baird-Parker AC, Hill LR, Kloos WE, Kocur M, Oeding P, Schleifer KH (1976) Identification of staphylococci. Zentralbl Bakteriol [Suppl] 5:127
4. Curry JC, Bŏrovian GE (1976) Selective medium for distinguishing micrococci from staphylococci in the clinical laboratory. J Clin Microbiol 5:455–457
5. Devriese LA, van de Kerckhove A (1980) Carbohydrate dissimilation tests in the identification of staphylococci. Antonie van Leeuwenhoek 46:65–72
6. Faller A (1980) Untersuchungen zum Cytochrommuster bei Gram-positiven Kokken und coryneformen Bakterien. Dissertation, Technische Universität München
7. Faller A, Götz F, Schleifer KH (1980) Cytochrome patterns of staphylococci and micrococci and their taxonomic implication. Zentralbl Bakteriol [Orig C] 1:28–39
8. Götz F, Nürnberger E, Schleifer KH (1979) Distribution of class I and class II D-fructose-1,6-biphosphate aldolase in various gram-positive bacteria. FEMS Microbiol Lett 5:253–257
9. Götz F, Fischer S, Schleifer KH (1980) Purification and characterisation of an unusually heatstable and acid/base-stable class I fructose-1,6-biphosphate aldolase from *Staphylococcus aureus*. Eur J Biochem 108:295–301
10. ICSB (1965) Subcommittee on taxonomy of staphylococci and micrococci. Recommendations. Int Bull Bacteriol Nomencl 15:109–110
11. Kloos WE, Musselwhile MS (1975) Distribution and persistence of *Staphylococcus* and *Micrococcus* species and other aerobic bacteria on human skin. Appl Microbiol 30:381–395
12. Kloos WE, Schleifer KH (1975a) Isolation and characterization of staphylococci from human skin. II. Descriptions of four new species: *Staphylococcus Warneri, Staphylococcus capitis, Staphylococcus hominis* and *Staphylococcus simulans*. Int J System Bacteriol 25:62–79
13. Kloos WE, Schleifer KH (1975b) Simplified scheme for routine identification of human *Staphylococcus* species. J Clin Microbiol 1:82–88
14. Kloos WE, Schleifer KH, Smith RF (1976a) Characterization of *Staphylococcus sciuri* sp. nov. and its subspecies. Int J System Bacteriol 26:22–37
15. Kloos WE, Schleifer KH, Noble WC (1976b) Estimation of character parametus in coagulase-negative *Staphylococcus* species. Zentralbl Bakteriol [Suppl] 5:23–41
16. Kocur M, Bergan T, Mortensen N (1971) DNA base composition of gram-positive cocci. J Gen Microbiol 69:167–183
17. Schleifer KH, Kloos WE (1975a) Isolation and characterization of staphylococci from human skin. I. Amended descriptions of *Staphylococcus epidermidis* and *Staphylococcus saprophyticus* and descriptions of three new species. *Staphylococcus Cohnii, Staphylococcus haemolyticus* and *Staphylococcus xylosus*. Int J System Bacteriol 25:50–61
18. Schleifer KH, Kloos WE (1975b) A simple test system for the separation of staphylococci from micrococci. J Clin Microbiol 1:337–338
19. Schleifer KH, Kloos WE (1976) Separation of staphylococci from micrococci. Zentralbl Bakteriol [Suppl] 5:3–9
20. Schleifer KH, Krämer E (1980) Selective medium for isolating staphylococci. Zentralbl Bakteriol [Orig C] 1:270–280
21. Schleifer KH, Meyer SA, Rupprecht M (1979) Relatedness among coagulase-negative staphylococci: deoxyribonucleic acid reassociation and comparative immunological studies. Arch Microbiol 122:93–101

K.-H. Schleifer,
Lehrstuhl für Mikrobiologie der
Technischen Universität München,
Arcisstr. 21,
D-8000 München 2

Corynebacterium and Related Genera of the Normal Human Skin

D. G. Pitcher, London

Introduction

The coryneform bacteria are Gram-positive, pleomorphic, non-sporing, non-branching rods. They are widespread in nature, being common inhabitants of soil and water, and they may be pathogens or commensals of humans, animals and plants. This diversity is matched by their wide range of biochemical properties and by differences in cell constituents, making them a difficult group of bacteria to classify. The most recent (eighth) edition of Bergey's Manual of Determinative Bacteriology (1974) has, for these reasons, dispensed with the family name Corynebacteriaciae and has loosley grouped them as "coryneform bacteria".

The group contains the genera: *Arthrobacter*, principally soil coryneforms, and *Corynebacterium*. The latter genus is split into group I: human and animal parasites and pathogens; group II: plant pathogens; and group III: non-pathogenic corynebacteria. *Corynebacterium xerosis* and *Corynebacterium pseudodiphtheriticum* (*C. hofmannii*) are the only human skin commensals included which are in the Approved List of Bacterial Names (1980). They are placed in group I as they are related to *C. diphtheriae*. Four other coryneform genera of uncertain taxonomic status are also included in Bergey's Manual of Determinative Bacteriology (1974); these are *Brevibacterium, Microbacterium, Cellulomonas* and *Kurthia*. They are not thought to occur in a mammalian habitat.

Coryneforms on the Human Skin

Aerobic coryneform bacteria are abundant on the human skin, where they are considered to be commensals. For the majority of isolates this may be true but under certain conditions such as poor hygiene, the dominance of one particular coryneform may give rise to clinical conditions such as erythrasma and trichomycosis axillaris (Sarkany et al. 1961; Savin et al. 1970), or they may exacerbate tinea pedis lesions (Leyden and Kligman 1978).

It was widely assumed that skin coryneforms belonged to the genus *Corynebacterium* and that skin isolates were unique to their habitat. However, it is now clear that not all are true corynebacteria, although the majority may be so identified. A substantial proportion of them can be placed in other genera and include isolates which may be aquired from the environment to contaminate or even reproduce on the skin. These factors must be considered when attempting to classify skin coryneforms.

Cell Walls

The work of Cummins and Harris (1956, 1958) established that coryneform bacteria have characteristic diamino acids and neutral sugars in their cell walls, which are useful markers for taxonomic groupings. They showed that the cell walls of *Corynebacterium sensu stricto* contain *meso*-diaminopimelic acid (*m*DAP), arabinose, galactose and usually mannose. In addition, corynebacteria possess unique lipids known as corynemycolic acids (Goodfellow and Minnikin 1977).

With large numbers of isolates, it is convenient to identify diamino acids and sugars in whole cell preparations (Keddie and Cure 1977). Using these criteria, Pitcher (1977) found that corynebacteria constitute at least 60% of coryneforms that may be isolated from skin. Of the remainder, a group containing *m*DAP and galactose but not corynemycolic acids comprised 20% of isolates. The latter pattern is found in *Brevibacterium linens* and closely related species and subsequent studies have shown a close relationship of the above skin isolates to this organism (Sharpe et al. 1977).

A number of other cell wall types can be isolated from the skin though many of these may have been acquired by contact with the environment since they are more frequently encountered on more exposed body sites (Pitcher 1977). However, as several colonies are often seen on a culture plate, perhaps certain strains can reproduce on the skin. Other common cell walls types which occur are lysine with galactose, found in some *Arthrobacter* spp., diaminobutyric acid (DAB) or ornithine, and frequently rhamnose or glucose, which are patterns associated with plant and soil coryneforms (Keddie and Cure 1978).

The unusual pattern of LL-diaminopimelic acid (LL-DAP) with arabinose but not galactose was found in 2% of strains by Pitcher (1976). This combination has not been observed in environmental isolates and may therefore indicate a new resident species on the skin. These strains, though aerobic, produce propionic acid and are considered to be atypical propionibacteria.

Isolation of Coryneforms

The most common medium used for growing skin coryneforms is 5% v/v horse serum nutrient agar containing 0.5% v/v Tween 80. This is the best medium for maintaining stock cultures and for use with pure cultures. For initial isolation, Smith's (1969) "FTO" medium containing furoxone, Tween 80 and oil-red-'O' is selective, suppressing the growth of most cocci but allowing coryneforms to grow. The phenomenon of lipolysis can be observed on this medium and lipophilic strains can be detected when growth is compared with a control culture plate in which Tween 80 is absent. Both brevibacteria and aerobic propionibacteria can grow on "FTO" medium but the former may be selectively grown on agar containing 3% w/v skimmed milk powder, methicillin (20 µg/ml) and K_2HPO_4 (0.1% w/v). Brevibacteria are resistant to methicillin at this concentration, but all corynebacteria so far tested have proved sensitive. In situations where larger numbers of Gram-negative isolates are expected, nalidixic acid (75 µg/ml) can be incorporated to suppress their growth.

Tests Which Separate the Skin Coryneforms

Table 1 shows the principal features of the coryneform genera thought to be resident on the skin. In attempting to distinguish resident from contaminating environmental coryneforms it is helpful first of all to eliminate strict aerobes, motile or catalase negative isolates. Yellow, orange or red pigmented strains are also likely to be environmental in origin.

Brevibacteria from the skin are able to metabolise L-methionine to methanethiol, which can be detected by the method of Sharpe et al. (1977). Alternatively the isolates can be grown on slopes containing skimmed

Table 1. Coryneform taxa on human skin: Principal properties.

Genus	Diamino acid	Principal sugars	Corynemycolic acid	Principal acid product	Methanethiol produced from L-methionine	Nitrite reduced	Sensitive to methicillin	Aerobe Facultative anaerobe
Corynebacterium	mDAP	Arabinose Galactose Mannose	+	Acetic	−	−	+	+
Brevibacterium	mDAP	Galactose	−	Acetic	+	−	−	+
Propionibacterium (aerobic)	LL-DAP	Arabinose Mannose	−	Propionic	−	+	+	+
P. acnes group[a]	LL-DAP	Galactose	−	Propionic	NT	−	NT	−

[a] For comparison
mDAP = meso-Diaminopimelic acid
LL-DAP = LL-Diaminopimelic acid
NT = Not tested

Test strains: C. xerosis ATCC 373
C. pseudodiphtheriticum NCTC 11136
C. minutissimum NCTC 10284
Brevibacterium sp. NCTC 11084
Propionibacterium sp. (aerobic) NCTC 11081

milk powder (3% w/v), L-methionine (0.1% w/v), K_2HPO_4 (0.1% w/v), 5,5'dithiobis-(2-nitrobenzoic acid) (0.01% w/v), agar (2% w/v). A positive result is indicated by a brown-yellow colour in 48 h. Nitrite reduction is best carried out in brain-heart-infusion broth containing 0.05% $NaNO_2$. After incubation for 6 days, the presence of nitrite can be detected by the method of Miller and Neville (1976). Methicillin sensitivity can be tested by adding filter sterilized methicillin solution to serum agar at 50 °C prior to pouring, to give a final concentration of 20 µg/ml. These tests serve to differentiate the genus *Corynebacterium* from the other coryneform genera likely to be encountered on skin. Identification of named corynebacterial species can then be carried out using the tables of Cowan and Steel (1974).

Pitcher (1978), in carrying out a numerical taxonomy of skin coryneforms and reference strains, found that the corynebacteria divided into two broad phena, those which produced acid from glucose (*C. xerosis, C. minutissimum* group) and those which did not (*C. pseudodiphtheriticum, C. bovis* group). In addition, *C. minutissimum*-like isolates were able to degrade tyrosine.

Discussion

It is difficult to formulate tests for the identification of skin coryneforms because of the diversity of their metabolic behaviour, but it is helpful to be able to treat different genera of skin coryneforms individually.

Brevibacteria and the aerobic propionibacteria described here, are fairly homogeneous, well-defined groups. The main problem is the differentation between *Corynebacterium* spp. As there are only two approved named species from skin (*C. xerosis, C. pseudodiphtheriticum*) and one (*C. minutissimum*), which does not appear in the Approved List, most skin isolates cannot be identified by name. Various schemes have been proposed which give numbered groups (Evans 1968; Marples 1969; Somerville 1973); Kasprowicz et al., 1974) but these have gained little acceptance. Workers in skin ecology have, however, noted a certain amount of correlation with some tests, notably the enhancement of growth by Tween 80 and nitrate reduction (Evans 1968; Somerville 1973; Leyden and Kligman 1978). These features, together with glucose metabolism and tyrosine degradation (Cowan and Steel 1974), may assist in future ecological studies on corynebacteria and enable brevibacteria and aerobic propionibacteria to be distinguished by the tests in Table 1.

References

1. Bergey's manual of determinative bacteriology (1974) 8th ed. Buchanan RE, Gibbons NE (eds) Williams and Wilkins, Baltimore
2. Cowan ST, Steel KJ (1974) Manual for the identification of medical bacteria, 2nd ed. Cambridge University Press
3. Cummins CS, Harris H (1956) The chemical composition of the cell-wall in some Gram-positive bacteria and its possible value as a taxonomic character. J Gen Microbiol 14:583–600
4. Cummins CS, Harris H (1958) Studies on the cell-wall composition and taxonomy of actinomycetales and related groups. J Gen Microbiol 18:173–189
5. Evans NM (1968). The classification of aerobic diphtheroids from human skin. Br J Dermatol 80:81–83
6. Goodfellow M, Minnikin DE (1977). Nocardioform bacteria. Ann Rev Microbiol 31:159–180
7. Kasprowicz A, Heczko PB, Kucharoczyk J (1974) A proposed classification of skin corynebacteria. Medycyna Doswiadczalna I Mikrobiollogia 26:267–273
8. Keddie RM, Cure GL (1977) The cell-wall composition and distribution of free mycolic acids in named strains of coryneform bacteria and in isolates from various natural sources. J Appl Bacteriol 42:229–252
9. Keddie RM, Cure GL (1978) Cell-wall composition of coryneform bacteria. In: Bousfield IJ, Callely AG (eds) Coryneform bacteria. Academic Press, London
10. Leyden JJ, Kligman AN (1978). Interdigital athletes foot. Arch Dermatol 114:1466–1472
11. Marples RR (1969) Diphtheroids of normal human skin. Br J Dermatol 81, [Suppl] 1:47–54
12. Miller K, Neville ME (1976). Evaluation of alternative coupling reagents to α naphthylamine, for the detection of nitrate reduction. Microbios 17:207–212
13. Pitcher DG (1976) Arabinose with LL-diaminopimelic acid in the cell-wall of an aerobic coryneform organism isolated from human skin. J Gen Microbiol 94:225–227
14. Pitcher DG (1977) Rapid identification of cell-wall components as as guide to the classification of aerobic coryneform bacteria from human skin. J Med Microbiol 10:439–446
15. Pitcher DG, Noble WC (1978) Aerobic diphtheroids of human skin. In: Bousfield IJ, Callely AG (eds) Coryneform bacteria. Academic Press, London
16. Sarkany I, Taplin D, Blank H (1961) The ecology and treatment of erythrasma. J Invest Dermatol 37:283–290
17. Savin JA, Somerville DA, Noble WC (1970) The bacterial flora of trichomycosis axillaris. J Med Microbiol 3:352–356
18. Sharpe ME, Law BA, Phillips BA, Pitcher DG (1977) Methanethiol production by coryneform bacteria: strains from dairy and human skin sources and Brevibacterium linens. J Gen Microbiol 101:345–349
19. Skerman VBD, McGowan V, Sneath PHA (eds) (1980) Approved lists of bacterial names. Int J System Bacteriol 30:225–420
20. Smith RF (1969) A medium for the study of the ecology of human cutaneous diphtheroids. J Gen Microbiol 57:411–417
21. Somerville DA (1973) A taxonomic scheme for aerobic diphtheroids from human skin. J Med Microbiol 6:215–224

D. G. Pitcher,
National Collection of Type Cultures,
Central Public Health Laboratory
Colindale Avenue,
London NW9 5HT,
England

Fakultativ pathogene Bakterien der Residentflora der menschlichen Haut

U. Höffler und G. Pulverer, Köln

Zusammenfassung

Unter Pathogenität versteht man die Fähigkeit einer bestimmten Keimart, unter natürlichen (d. h. nicht-experimentellen) Bedingungen in einem bestimmten Makroorganismus Krankheiten zu verursachen. In diesem Sinne muß heute auch eine Reihe von Bakterien der Residentflora der menschlichen Haut als zumindest fakultativ pathogen bezeichnet werden, da diese in zunehmender Häufigkeit bei verschiedenen unspezifischen Krankheitsbildern gefunden werden. Besonders hervorzuheben sind plasmakoagulasenegative Staphylokokken (S. epidermidis und S. saprophyticus), Mikrokokken sensu stricto sowie aerobe und anaerobe Korynebakterien (Propionibacterium acnes). Es handelt sich vorwiegend um Wundinfektionen, Implantatinfektionen, Sepsis, Endokarditis und Harnweginfektionen.

Faßt man die genannte Definition von Pathogenität [46] zu streng – „,pathogenic' means causing infectious disease at all times" [63] – so bleiben tatsächlich nur sehr wenige Mikroorganismen übrig, auf die man den Terminus „pathogen" anwenden kann [26], weswegen in der deutschen Literatur der Zusatz „fakultativ" häufig als Ausweg aus diesem Dilemma betrachtet wird. Wie fließend der Begriff heute ist und wie sehr wir in letzter Zeit bei einzelnen Keimen umdenken mußten, soll ein anschauliches Beispiel zeigen.

Noch vor etwa 30 Jahren pflegten viele Mikrobiologen zur optischen Demonstration der aerogenen Keimübertragung folgenden Versuch zu machen: Sie setzten eine Bouillonkultur von Serratia marcescens an, einem damals für gänzlich apathogen gehaltenen aeroben, gramnegativen, farbstoffbildenden Stäbchenbakterium aus der Familie Enterobacteriaceae, spülten damit den Mund aus und hielten anschließend ihre Vorlesung. Auf den Tischen der Hörer wurden Agarschalen offen aufgestellt, auf denen dann die aerogen verbreitete, wunderschön rot pigmentierte Serratia anwuchs.

Heute wagt niemand mehr, dieses didaktisch eindrucksvolle Experiment zu machen, da Serratia marcescens immer häufiger aus klinischem Untersuchungsgut isoliert wird, wegen seiner hohen Antibiotikaresistenz gefürchtet ist und einen der gefährlichsten Erreger nosokomialer Infektionen darstellt, so daß dieser umweltresistente Freiland- und Darmkeim heute als zumindest fakultativ pathogen angesehen werden muß. Ähnliche Beispiele für Bakterienspezies, deren Humanpathogenität und Virulenz nach neueren Kenntnissen höher eingestuft werden müssen, ließen sich zahlreich anführen, nicht nur aus der Gruppe der gramnegativen Stäbchen, die ja auch nur in Feuchtregionen des menschlichen Körpers zur Residentflora, sonst aber zur Transientflora gezählt werden.

Besonders wichtig erscheint vielmehr die Tatsache, daß auch Angehörige der residenten Besiedlungsflora der menschlichen Haut in letzter Zeit gehäuft als Erreger von verschiedenen Infektionsprozessen nachgewiesen worden sind, wobei es sich nahezu ausschließlich um Keime aus der Familie Micrococcaceae und aus der Gruppe der koryneformen Stäbchenbakterien handelt.

Micrococcaceae

In Frage kommen hier die Gruppe der plasmakoagulasenegativen Staphylokokken und die Mikrokokken sensu stricto. Aufgrund taxonomischer Charakteristika werden verschiedene Spezies und/oder Typen plasmakoagulasenegativer Staphylokokken angegeben [4, 19, 20, 34, 48]. Für die Belange der medizinischen Mikrobiologie soll auf das Schema des ICSB Subcommittee on the Taxonomy of Staphylococci and Micrococci von 1976 [5] mit der Unterteilung in Staphylococcus epidermidis, Staphylococcus saprophyticus und weiteren Staphylococcus spp. hingewiesen werden. Hinzu kommen die Mikrokokken im engeren Sinne, die ebenfalls eine gewisse Bedeutung für Infektionsprozesse haben dürften [2, 24, 27, 32, 33, 41, 50].

Das Säulendiagramm in Abb. 1 zeigt die Frequenz von plasmakoagulasenegativen Staphylokokken in klinischem Untersuchungsmaterial nach einer Statistik des Kölner Hygiene-Institutes über die Jahre 1952 bis 1979, in die ausschließlich hospitalisierte Patienten aufgenommen worden sind [64]. Bei den aus Wundinfektionen angezüchteten plasmakoagulasenegativen Staphylokokken ist es wegen des besonderen Problems der Kontamination dieses Materials durch Hautkeime allerdings schwierig, zur tatsächlichen kausalen Bedeutung der Isolathäufigkeiten Stellung zu nehmen. Es gibt zwar heute keinerlei berechtigten Zweifel daran, daß plasmakoagulasenegative Staphylokokken unter bestimmten Bedingungen ätiopathogenetisch bedeutsam sind, doch muß wahrscheinlich eine gewisse Zahl der hier rein statistisch erfaßten Keime als Kontaminanten angesehen werden, die von der Hautoberfläche des Patienten, des Klinik- bzw. Laborpersonals oder aus der Luft stammen. Trotzdem kann heute durch viele Einzelkasuistiken und Übersichtspublikationen eindeutig belegt werden, daß diese Keime Wundinfektionen hervorzurufen vermögen [8, 18, 47, 51, 52, 54, 56–58, 60, 68].

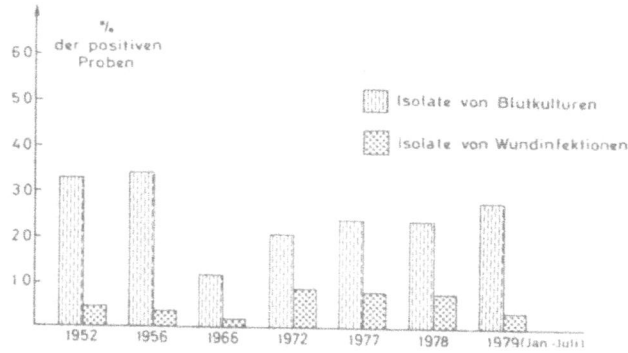

Abb. 1. Graphische Darstellung der Häufigkeit plasmakoagulasenegativer Staphylokokken in klinischem Untersuchungsmaterial nach einer Statistik des Hygiene-Institutes der Universität Köln über die Jahre 1952 bis 1979 von K. P. Schaal, G. Mauff und G. Pulverer (1979, Lit. 11). Es wurden ausschließlich stationäre Patienten berücksichtigt. Angaben in Prozent der Proben mit positivem Kulturergebnis

Bei Isolaten aus Blutproben (s. Abb. 1) muß man natürlich ebenfalls in gewissem Ausmaß mit Verunreinigungen der Haut rechnen, wobei die überraschend hohen Isolierungsraten sicherlich auch die Schwierigkeiten von Probennahme, Transport und Bearbeitung wiedergeben. Aber es kann gerade bei Kultivation aus dem Blut keinerlei Zweifel geben, daß diese Keime auch Erregerqualität haben können, da man im Gegensatz zu den Wundabstrichen primär davon ausgehen darf, daß vor der Punktion zur Blutentnahme eine wirkungsvolle Hautdesinfektion vorgenommen worden ist.

In Deutschland wiesen Pulverer und Halswick [55] bereits 1967 erstmals auf die Bedeutung dieser Keime als Krankheitserreger hin. Sie beschrieben einen Fall von Endokarditis durch einen in mehrfachen Blutkulturen immer wieder in identischen Charakteristika nachgewiesenen plasmakoagulasenegativen Staphylokokkenstamm. Nach gezielter Antibiotikagabe konnte das Krankheitsbild zunächst therapeutisch beherrscht werden, führte dann aber bei einem dritten Rezidiv durch den gleichen, in Blutkulturen nachgewiesenen Keim zum Exitus des Patienten. Schon bei diesem Fall wurde die später häufig vermerkte Tatsache beobachtet, daß von Infektionen mit derartigen fakultativ pathogenen Hautbakterien resistenzgeschwächte Patienten eher betroffen sind. Bei einer kritischen Betrachtung der Literatur läßt sich heute eine Vielzahl von gut recherchierten Kasuistiken finden, in denen Fälle von Endokarditis durch plasmakoagulasenegative Staphylokokken ätiologisch eindeutig belegt werden können [8, 12, 25, 26, 33, 55, 57, 60, 67].

In ähnlicher Weise kann als gesichert gelten, daß insbesondere die Spezies Staphylococcus epidermidis Wundinfektionen hervorzurufen vermag, von denen ausgehend es zu Sepsisfällen mit positiven Blutkulturen kommen kann [12, 26, 55, 57, 60, 68], wobei Bakteriämien nach Implantatinfektionen besonders häufig beschrieben worden sind [3, 10, 12, 24, 25, 55, 57, 60].

Der Nachweis von plasmakoagulasenegativen Staphylokokken in Urinproben muß allerdings in besonderem Maße kritisch betrachtet werden. Bei einem Vergleich von 500 simultan entnommenen Blasenpunktions- und Mittelstrahlurinproben [36] kamen plasmakoagulasenegative Staphylokokken zwar in den Mittelstrahlurinen wesentlich häufiger vor als in den Blasenpunktionsurinen und dürften somit in den meisten Fällen von der Schleimhautoberfläche stammen, aber in einem geringen Prozentsatz finden wir sie auch in Blasenpunktionsurinen und müssen ihnen dann eine pathogenetische Bedeutung zugestehen. So ist in der Literatur eine Reihe von gut belegten Fällen von Harnweginfektionen durch plasmakoagulasenegative Staphylokokken beschrieben worden [12, 21, 25, 27, 40–43, 45, 49, 52, 57, 62], wobei offenbar die Spezies Staphylococcus saprophyticus besonders häufig anzutreffen ist [47, 48].

Koryneforme Stäbchen

Sie werden üblicherweise in aerobe und anaerobe Arten unterteilt. Bei der Identifizierung und Differenzierung bestehen noch besonders große taxonomische Unsicherheiten. Von den aeroben koryneformen Bakterien sind immer wieder einzelne Stämme bei Infektionsprozessen beschrieben worden, wobei analog zu den plasmakoagulasenegativen Staphylokokken Wundinfektionen, Sepsis und Endokarditis vorherrschen. Insbesondere die Spezies Corynebacterium pyogenes und haemolyticum wurden für ätiopathogenetisch bedeutsam gehalten [6, 7, 9, 16, 28–31, 61, 66].

Bei den anaeroben Korynebakterien ist neben immer wieder publizierten Sepsisfällen und Wundinfektionen [11, 15, 17, 35, 37–39, 44, 65] die langjährige Studie von Felner [13, 14] am besten belegt. In diese Statistik über Anaerobierisolate bei 48 Fällen von Endokarditis wurden grundsätzlich nur Patienten aufgenommen, bei denen die internistisch eindeutige Diagnose Endokarditis feststand und zudem die betreffende Keimart mindestens zweimal angezüchtet werden konnte. Felner fand insgesamt 15 Fälle von Endokarditis durch Propionibacterium acnes. Es ließ sich nachweisen, daß in besonderem Maße die Aortenklappe betroffen war; ein Drittel der Patienten kam infolge dieser Erkrankung durch P. acnes ad exitum. Bemerkenswert ist, daß in ähnlicher Weise wie bei den anderen Hautbakterien ein hoher Prozentsatz der Patienten vorher kardiochirurgischen Operationen unterzogen worden war.

Des weiteren kommen Propionibakterien besonders häufig in pyogenen Infektionen der Zervikofazialregion vor, hier insbesondere in Begleitung des Actinomyces israelii, des Erregers der menschlichen Aktinomykose [53, 59]. Dieser Actinomyces wird in pathogenen Prozessen stets von einem Kollektiv weiterer Mikroben begleitet, ohne das er seine pathogene Potenz offenbar nicht entfalten kann. Zu diesen konkomitanten Keimen gehören überraschend oft Propionibakterien, die außerordentlich enzymaktiv sind [22, 23].

Wie bei der menschlichen Aktinomykose dürfte es sich bei den hier zu behandelnden Infektionen durch Hautbakterien überwiegend um endogene Infektionsprozesse handeln, Infektionen durch residente, körpereigene Bakterien. Wie kommt es aber zu einer endogenen Infektion? Mit dieser Frage stehen wir wieder bei dem zu Anfang bereits angeschnittenen Problem: Die Antwort sollte nicht allein bei den Erregereigenschaften (Virulenz, Pathogenität) gesucht werden, sondern vor allem bei der Resistenzlage des Makroorganismus.

Die Zahl der infektanfälligen, immundefizienten Kranken steigt anteilmäßig bei den stationären Patienten, je weiter die Therapiemöglichkeiten fortentwickelt werden. Es darf aber auch nicht übersehen werden, daß eine große Zahl von therapeutischen Maßnahmen eine Immundepression zur Folge hat, teils beabsichtigt, teils als unerwünschte Nebenwirkung.

Schließlich schafft die moderne, technisierte Medizin in vielen Fällen auch erst eine weitere wesentliche Voraussetzung: die Eintrittspforte für den Erreger. Wir verfügen heute über ein großes Arsenal von invasiven Maßnahmen, die auch den schwach virulenten Bakterienspezies der menschlichen Haut das Eindringen in den Körper ermöglichen (Tabelle 1). Besonders hervorzuheben sind Maßnahmen, bei denen ein Implantat über die Hautoberfläche herausragt, wie vor allem liegende Venenkatheter aller Art. Hier wird sozusagen freier Eintritt gegeben für eine perikanalikuläre Infektion. Methoden wie der Cimino-Shunt für einen Gefäßzugang bei der Hämodialyse sind heute soweit wie möglich verlassen worden zugunsten von Verfahren, bei denen Implantate vollständig unter das Integument verlegt werden. Aber auch Vollimplantate neigen zu Infektionen mit körpereigenen Bakterien, wie Langzeiterfahrungen mit Liquordrainagen, arteriovenösen Shunts, permanenten Herzschrittmachern sowie Knochen- und Gelenkimplantaten gezeigt haben. Gerade bei Hüftgelenkendoprothesen ist man daher dazu übergegangen,

Tabelle 1. Invasive Maßnahmen und Implantationen als potentielle Eintrittpforten für fakultativ pathogene Bakterien der residenten Hautflora des Menschen

Injektionen
Infusionen
Transfusionen
Venenkatheter-Subclaviakatheter
                    Cubitalvenenkatheter
                    etc.
Urethralkatheter
Ureterenkatheter
Intubation
Operationen aller Schwierigkeitsgrade
  insbesondere Implantationen –
    zur Hämodialyse-Cimino-Shunt
                    Teflon-Prothesen
                    Scribner-Shunt
                    etc.
    zur Liquordrainage-Spitz-Holter-Ventil
                    Codeman-Ventil
                    Pudenz-Heyer-Ventil
                    Äußere Liquordrainage
                    etc.
Gelenkprothesen-Hüftgelenksendoprothesen
                etc.
Kardiologie-Herzklappen
                Passagere Herzschrittmacher
                Permanente Herzschrittmacher
                etc.

Tabelle 2. Die klinisch wichtigsten Infektionsarten, die durch fakultativ pathogene Bakterien der residenten Hautflora des Menschen hervorgerufen werden können

> Wundinfektionen
> Implantatinfektionen
> Sepsis
> Endokarditis
> Harnwegsinfektionen
  etc.

in die Prothesenmasse Antibiotika einzugeben, die protrahiert in das umgebende Gewebe freigesetzt werden.

Zusammenfassend läßt sich also sagen, daß eine Reihe von Bakterien der residenten Hautflora des Menschen „fakultativ pathogen", d. h. unter bestimmten Umständen in der Lage ist, Infektionen hervorzurufen. Hauptsächlich handelt es sich um Wundinfektionen, Infektionen an körperfremden Implantaten, Sepsis, Endokarditis und Harnwegsinfektionen (Tabelle 2).

Ob sich besondere Charakteristika herausarbeiten lassen, die eine stärkere Pathogenität und/oder Virulenz einzelner Bakterienspezies bedingen, läßt sich heute noch nicht mit Bestimmtheit sagen, obwohl viele, aber bisher wenig übereinstimmende Untersuchungen hierzu unternommen worden sind [1, 10, 18, 24, 26, 27, 47, 48, 50, 51, 54, 57, 60, 67]. Sicher ist hingegen, daß eine Resistenzminderung des Makroorganismus und der Einsatz invasiver und chirurgischer Maßnahmen am Patienten einer Infektion mit Bakterien der residenten Hautflora Vorschub leisten.

Literatur

1. Akatov AK, Khatenever ML (1976) Identification and biological typing of staphylococcus epidermidis strains isolated in hospitals. In: Jeljaszewicz J (ed) Staphylococci and staphylococcal infections. Fischer, Stuttgart
2. Albertson D, Natsios GA, Gleckman R (1978) Septic shock with micrococcus luteus. Arch Intern Med 138:487–488
3. Archer GL (1978) Antimicrobial susceptibility and selection of resistance among staphylococcus epidermidis isolates recovered from patients with infections of indwelling foreign devices. Antimicrob Agents Chemother 14:353–359
4. Baird-Parker AC (1974) Micrococci. In: Buchanan RE, Gibbons NE (eds) Bergey's manual of determinative bacteriology, 8th ed. William & Wilkins, Baltimore
5. Baird-Parker AC, Hill LR, Kloos WE, Kocur M, Oeding P, Schleifer KH (1976) Identification of staphylococci. Statement of the ICBS subcommittee on the taxonomy of staphylococci and micrococci. In: Jeljaszewicz J (ed) Staphylococci and staphylococcal diseases. Fischer, Stuttgart
6. Blount JG (1965) Bacterial endocarditis. Am J Med 38:909–922
7. Bousfield IJ, Callely AG (1978) Coryneform bacteria. Academic Press, London
8. Brandt L, Swahn B (1960) Subacute bacterial endocarditis due to coagulase-negative staphylococcus albus. Acta Med Scand 166:125–132
9. Davis A, Bender MJ, Burroughs JT, Miller AB, Finegold SM (1961) Diphtheroid endocarditis after cardiopulmonary bypass surgery for repair of cardiac valvular defects. Antimicrob Agents Chemother 643
10. Dobrin RS, Day N, Michael A, Vernier RL, Fish AJ, Quie PG (1976) Studies of the immune response and renal injury associated with chronic coagulase-negative staphylococcal bacteriemia. In: Jeljaszewicz J (ed) Staphylococci and staphylococcal diseases. Fischer, Stuttgart
11. Everett ED, Eickhoff TC, Simon R (1976) Cerebrospinal fluid shunt infections with anaerobic diphtheroids (Propionibacterium spezies). J Neurosurg 44:580–584
12. Feigin DR, Shearer WT (1975) Opportunistic infection in children. III. In the normal host. J Pediatr 87:852–866
13. Felner JM (1974) Infective endocarditis caused by anaerobic bacteria. In: Balows A, DeHaan RM, Dowell VR Jr, Guze LB (1974) Anaerobic bacteria: Role in disease. Thomas, Springfield
14. Felner JM, Dowell VR (1970) Anaerobic bacterial endocarditis. N Engl J Med 283:1188–1192
15. Finegold SM, Shepherd WE, Spaulding EH (1977) Practical anaerobic bacteriology, Cumitech 5. American Society for Microbiology, Washington
16. Fleisher MS (1952) Significance of diphtheroid microorganisms in blood cultures from human beings. Am J Med Sci 224:548–553
17. Graber CD, Higgins LS, Davis JS (1965) Seldom-encountered agents of bacterial meningitis. JAMA 192:956–960
18. Grigorova M, Bailjosov D (1976) Enzyme activity and phage sensitivity of staphylococcus epidermidis. In: Jeljaszewicz J (ed) Staphylococci and staphylococcal diseases. Fischer, Stuttgart
19. Heczko PB, Jeljaszewicz J, Pulverer G (1974) Classification of micrococci isolated from clinical sources. Zentralbl Bakteriol [Orig A] 229:171–177
20. Heczko PB, Klein A, Kasprowicz A, Pulverer G (1978) Use of phage set for the ecological typing of coagulasenegative staphylococci. Zentrlbl Bakteriol [Orig A] 241:157–164
21. Hermansson G, Bollgren I, Bergström T, Winberg J (1974) Coagulase-negative staphylococci as a cause of symptomatic urinary tract infection in children. J Pediatr 84:807
22. Höffler U (1979) Production of hyaluronidase by propionibacteria from different origins. Zentralbl Bakteriol [Orig A] 245:123–129
23. Höffler U (1980) Über die pathogenetische Bedeutung der Propionibakterien bei Acne vulgaris. Fette Seifen Anstrichm 82:510–513
24. Holt RJ (1971) The colonisation of ventriculo-atrial shunts by coagulase-negative staphylococci. In: Finland M, Marget W, Bartmann K (eds) Bayer-Symposium III. Springer, Berlin Heidelberg New York, pp 81–87
25. Holt RJ (1972) The pathogenic role of coagulase-negative staphylococci. Br J Dermatol [Suppl 8] 42–47

26. Isenberg HD, Painter BG (1974) Indigenous and pathogenic microorganisms of man. In: Lennette ED, Spaulding EH, Truant JP (1974) Manual of clinical microbiology. American Society for Microbiology, Washington
27. Jakubicz P, Borowski J (1976) Staphylococcus epidermidis and micrococci as an etiological agent in urinary tract infection. In: Jeljaszewicz J (ed) Staphylococci and staphylococcal diseases. Fischer, Stuttgart
28. Johnson WD, Kaye D (1970) Serious infections caused by diphtheroids. Ann NY Acad Sci 174:568–576
29. Johnson WD, Cobbs CG, Arditi LI, Kaye D (1968) Diphtheroid endocarditis after insertion of a prosthetic heart valve. JAMA 203:919–921
30. Jones M (1950) Subacute bacterial endocarditis of nonstreptococcic etiology. Am Heart J 40:106
31. Kaplan K, Weinstein L (1969) Diphtheroid infections of man. Ann Intern Med 70:919–929
32. Kerr H (1973) Urinary infection caused by micrococcus subgroup 3. J Clin Pathol 26:918–920
33. Keys TF, Hewitt WL (1973) Endocarditis due to micrococci and staphylococcus epidermidis. Arch Intern Med 132:216–220
34. Kloos WE, Schleifer KH, Noble WC (1976) Estimation of character parameters in coagulase-negative staphylococcus spezies. In: Jeljaszewicz J (ed) Staphylococci and staphylococcal diseases. Fischer, Stuttgart
35. Kourilsky R, Pieron R, Demay C, Letac B, Kourilsky S (1965) A propos d'un cas de septicémie a Corynebacterium anaerobium. Sem Hop Paris 41:1408–1412
36. Kunz HH, Sieberth HG, Freiberg J, Pulverer G, Schneider FJ (1975) Zur Bedeutung der Blasenpunktion für den sicheren Nachweis der Bakteriurie. Dtsch Med Wochenschr 100:2252–2264
37. Levin J (1966) Diphtheroid bacterial endocarditis after insertion of a Starr valve. Ann Intern Med 64:396–398
38. Linzenmeier G (1957) Serologie anaerober Corynebakterien. II. Mitteilung. Zentralbl Bakteriol [Orig] 170:85–90
39. Lodenkämper H, Fischer M, Nickel H (1957) Über die klinische Bedeutung und Differentialdiagnose der anaeroben Corynebakterien. Z Gesamte Hyg 143:467–479
40. Maskell R (1974) Importance of coagulase-negative staphylococci as pathogens in the urinary tract. Lancet 1:1155–1158
41. Meers PD, Whyte W, Sandys G (1975) Coagulase-negative staphylococci and micrococci in urinary tract infections. J Clin Pathol 28:270–273
42. Mitchell RG (1965) Staphylococci and urinary tract infection. Br Med J 1:1127
43. Mitchell RG (1968) Classification of staphylococcus albus strains isolated from the urinary tract. J Clin Pathol 21:93–96
44. Mohsenifar Z, Klonoff D, Cassan S (1979) Propionibacterium acnes pneumonia in a patient with lymphoma. Infection 7:146–148
45. Mortensen N (1969) Studies in urinary tract infections. Acta Med Scand 186:47–51
46. Müller-Ruchholtz W (1978) Infektion und Infektionskrankheit. In: Otte HJ, Brandis H (1978) Lehrbuch der Medizinischen Mikrobiologie. Fischer, Stuttgart
47. Nord CE, Holta-Öie S, Ljungh A, Wadström T (1976) Characterization of coagulase-negative staphylococcal species from human infections. In: Jeljaszewicz J (ed) Staphylococci and staphylococcal diseases. Fischer, Stuttgart
48. Oeding P, Digranes A (1976) Staphylococcus saprophyticus: Classifications and infections. In: Jeljaszewicz J (ed) Staphylococci and staphylococcal diseases. Fischer, Stuttgart
49. Pereira AT (1962) Coagulase-negative strains of staphylococcus possessing antigen 51 as agents of urinary tract infections. J Clin Pathol 15:252–253
50. Peters G, Pulverer G (1978) Humanmedizinische Bedeutung der Mikrokokken. Zentralbl Bakteriol [Abt Ref] 256:430–431
51. Polaczek-Kornecka B, Dziadur-Goldsztajn Z, Komorowski A (1976) Coagulase-negative staphylococci in clinical surgery. In: Jeljaszewicz J (ed) Staphylococci and staphylococcal diseases. Fischer, Stuttgart
52. Pulverer G (1974) Erregerspektrum im Kölner Raum. Therapiewoche 24:5730–5735
53. Pulverer G (1974) Problems of human actinomycosis. Postepy Hig Med Dosw 28:253–260
54. Pulverer G (1976) Situationsbericht zur Staphylokokken-Forschung. Hippokrates 47:343–354
55. Pulverer G, Halswick R (1967) Coagulase-negative Staphylokokken (Staphylococcus albus) als Krankheitserreger. Dtsch Med Wochenschr 92:1141–1145
56. Pulverer G, Jeljaszewicz J (1977) Staphylokokkeninfektionen unter Berücksichtigung des Hospitalismus. In: Hornbostel H, Kaufmann W, Siegenthaler W (1977) Innere Medizin in Praxis und Klinik. Thieme, Stuttgart
57. Pulverer G, Pillich J (1971) Pathogenic significance of coagulase-negative staphylococci. In: Finland M, Marget W, Bartmann K (eds) Bayer-Symposium III. Springer, Berlin Heidelberg New York, pp 91–96
58. Pulverer G, Schaal KP (1976) Epidemiological report on staphylococcus aureus and staphylococcus albus infections in Western Germany. In: Jeljaszewicz J (ed) Staphylococci and staphylococcal diseases. Fischer, Stuttgart
59. Pulverer G, Schaal KP (1978) Pathogenicity and medical importance of aerobic and anaerobic actinomycetes. In: Modarski M, Kurytowicz W, Jeljaszewicz J (eds) Nocardia and streptomyces. Fischer, Stuttgart
60. Quinn EL, Cox F, Fischer M (1965) The problem of associating coagulase-negative staphylococci with disease. Ann NY Acad Sci 128:428–442
61. Reid JD, Greenwood L (1967) Corynebacterial endocarditis. Arch Intern Med 119:106–110
62. Roberts AP (1967) Micrococcaceae from the urinary tract in pregnancy. J Clin Pathol 20:631–632
63. Rosebury T (1961) Microorganisms indigenous to man. McGraw-Hill, New York
64. Schaal KP, Mauff G, Pulverer G (1979) Recent developments in the epidemiology of staphylococcal infections in the Cologne area. IV. International Symposium on Staphylococci and Staphylococcal Infections, Warschau
65. Seeliger HPR (1953) Ein Beitrag zur Bakteriologie anaerober Corynebakterien und deren Vorkommen in pathologischem Material. Arch Hyg 137:1–10
66. Shiling MS (1939) Bacteriology of endocarditis with report of two unusual cases. Ann Intern Med 13:476
67. Smith HB, Farkas-Himsley H (1969) The relationship of pathogenic coagulase-negative staphylococci to staphylococcus aureus. Can J Microbiol 15:879–890
68. Wilson TS, Stuart RD (1965) Staphylococcus albus in wound infection and in septicemia. Can Med Assoc J 93:8–16

U. Höffler, G. Pulverer,
Hygiene-Institut der Universität Köln,
Goldenfelsstr. 21,
D-5000 Köln 41

Die Rolle der Propionibakterien im Biochemismus der Haut

M. Gloor, Heidelberg

Propionibakterien gehören zu den obligaten saprophytären Keimen auf der Hautoberfläche und vor allem im Talgdrüseninfundibulum. Das Genus Propionibakterium wird heute üblicherweise unterteilt in die Spezies P. acnes, P. granulosum und P. avidum. P. acnes kann weiter in einen indolpositiven und einen indolnegativen Typ differenziert werden. Quantitativ überwiegt bei weitem P. acnes. P. granulosum wird relativ häufig gefunden, P. avidum ist außerhalb der intertriginösen Regionen nur ausnahmsweise nachweisbar.

Die komplexen Stoffwechselleistungen der Propionibakterien haben vor allem aus Gründen der Keimdifferenzierung Interesse gefunden. Die zahlreichen in Bergey's Manual of Determinative Bacteriology [15] aufgeführten biochemischen Funktionen geben einen Eindruck von der Kompliziertheit des Biochemismus der Propionibakterien. Dieser Aufstellung kann auch entnommen werden, daß es erhebliche Differenzen zwischen der Spezies P. acnes und der Spezies P. granulosum gibt. Es besteht aber auch innerhalb der jeweiligen Spezies keine strikte Einheitlichkeit des Biochemismus. Pulverer und Ko [19] haben ein Schema der Biotypisierung entwickelt, das sich ausschließlich auf die Säurebildung aus Inosit, Maltose, Mannit und Sorbit bezieht. Sie konnten mit diesem Schema 8 Biotypen unterscheiden. Umfangreiche Analysen an 295 Isolaten von Propionibakterien, die in jüngster Zeit vom Hygiene-Institut der Universität Köln und der Hautklinik der Universität Heidelberg durchgeführt wurden, haben zur Beschreibung von 7 weiteren Typen geführt. Die 15 Biotypen, die in Tabelle 1 aufgeführt sind, weisen keine feste Zuordnung zu den verschiedenen Spezies auf [11].

Einen guten Überblick über quantitative Verhältnisse bieten Analysen der Ektofermente Chontroitinsulfatase, Hyaluronidase, Desoxyribonuklease, Protease, Phosphatase, Neuraminidase und Lecithinase, über die Höffler [9] berichtet hat. Diese Untersuchungen zeigen, daß es sich bei den drei auf der Haut vorkommenden Spezies P. acnes, P. granulosum und P. avidum um sehr stoffwechselaktive Keime handelt. Die Unterschiede zwischen den Spezies P. acnes und P. granulosum sind beträchtlich. Chontroitinsulfatase, Hyaluronidase und Protease sind bei P. acnes häufiger nachweisbar, Desoxyribonuklease und Lecithinase bei P. granulosum. Lipasen sind bei beiden Spezies in der Regel vorhanden.

Die klinische Bedeutung der verschiedenen Stoffwechselfunktionen ist meist nicht klar. Relativ eindeutige Vorstellungen existieren über die Bedeutung der Lipasen. Einerseits scheint das Ausmaß der mikrobiellen Lipolyse ein entscheidender Faktor für das klinische Aussehen zu sein, denn bei der Seborrhoea oleosa finden sich sehr viel mehr freie Fettsäuren und sehr viel weniger Triglyceride als bei der Seborrhoea sicca [5]. Zum anderen wurde den freien Fettsäuren in der Vergangenheit eine entscheidende Bedeutung in der Aknepathogenese zugebilligt. Wie von uns an anderer Stelle dargestellt, wird die Bedeutung der freien Fettsäuren dabei heute zurückhaltender bewertet [4]. Immerhin hat jedoch das Interesse an dieser Frage dazu geführt, daß über die lipolytische Funktion der Propionibakterien sehr differenzierte Untersuchungen angestellt wurden, die von großem biologischen Interesse sind und ein Licht auf prinzipielle biochemische Probleme der saprophytären Hautflora werfen.

An der Lipasefreisetzung und Lipaseaktivität wurde eindrucksvoll die Abhängigkeit von Umweltbedingungen nachgewiesen. Abb. 1, die der Dissertation von Roberts [20] entnommen ist, zeigt, daß das Optimum der Lipasefreisetzung bei einem pH-Wert zwischen 5,5 und 6,0 liegt. In Abb. 2 findet sich eine Untersuchung der Lipaseaktivität in ihrer Abhängigkeit vom pH-Wert. Das Aktivitätsoptimum liegt sehr viel mehr im neutralen Bereich. Die in Abb. 2 dargestellten Ergebnisse von Fulton et al. [2] stimmen gut mit den Befunden von Hassing [7] überein. Das Optimum von Lipasefreisetzung und Lipaseaktivität ist also nicht identisch. Roberts [20] hat entsprechende Untersuchungen auch mit anderen Ektofermenten angestellt. Während das Optimum der Hyaluronidasefreisetzung nahezu dem Optimum der Lipasefreisetzung bezüglich des pH-Wertes entspricht, liegt das Optimum der Proteasefreisetzung bei einem wesentlich höheren pH-Wert. Daß die Produktion von Ektofermenten auch noch von anderen Faktoren abhängig ist, hat Roberts am Beispiel des Sauerstoffdruckes gezeigt. Erweitert wurden diese Befunde in letzter Zeit von Greeman et al. [6], die fanden, daß die Freisetzung von Ektofermenten durch Propionibakterien durch Glukose im Nährmedium ungünstig beeinflußt wird. Alle diese Befunde machen deutlich, daß im Einzelfall der Biochemismus der Propionibakterien in vivo nur schwer aufgrund von in-vitro-Befunden vorausgesagt werden kann. Es ist möglich, daß sich die Umweltbedingungen in einzelnen Follikeln unterscheiden, so daß die Propionibakterien in verschiedenen Follikeln unterschiedliche Stoffwechselleistungen zeigen. Sicher muß man davon ausgehen, daß sich biochemische Leistungen von Propionibakterien auf der Haut-

Tabelle 1. Biotypisierung der Propionibakterien (erweitertes Schema nach Höffler et al. [9])

Biotyp	Biotypen von Propionibakterien			
	Inosit	Maltose	Mannit	Sorbit
A	−	−	−	−
B	+	−	−	−
C	−	+	−	−
D	−	−	+	−
E	−	−	−	+
F	+	−	−	+
G	−	−	+	+
H	−	+	+	−
J	+	+	−	−
K	+	−	+	−
L	−	+	+	+
M	+	−	+	+
N	+	+	−	+
O	+	+	+	−
P	+	+	+	+

− = Negativer Reaktionsausfall,
+ = Positiver Reaktionsausfall, jeweils gemessen am Umschlag von Phenolrot und/oder pH-Erniedrigung unter pH 5,5.

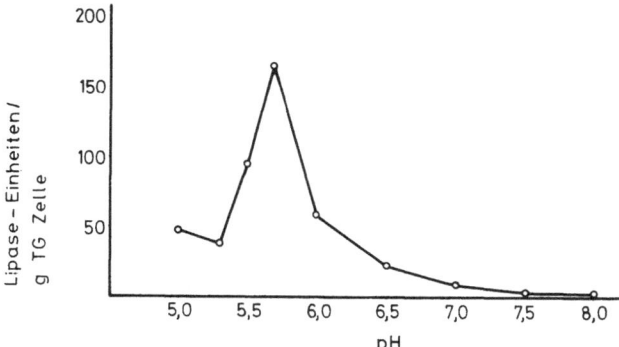

Abb. 1. Abhängigkeit der Lipasefreisetzung durch P. acnes vom pH-Wert (nach Roberts [20])

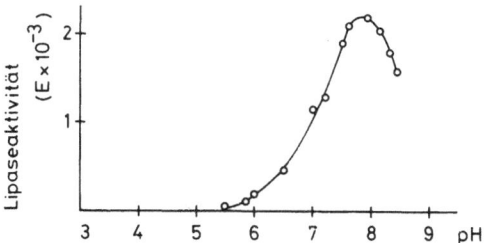

Abb. 2. Abhängigkeit der Lipaseaktivität vom pH-Wert (nach Fulton et al. [2])

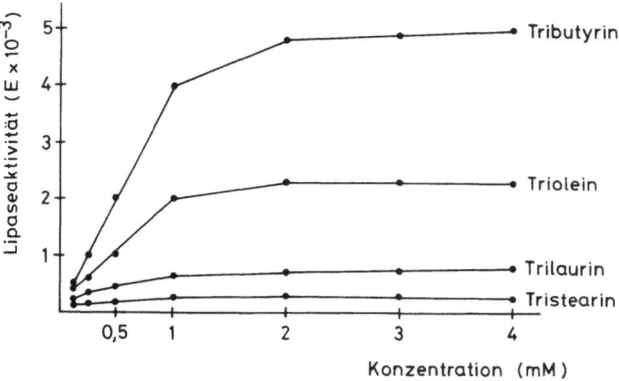

Abb. 3. Substratabhängigkeit der Lipasewirksamkeit (nach Fulton et al. [2])

oberfläche bzw. im Akroinfundibulum und Propionibakterien im Infrainfundibulum unterscheiden.

Im Talgdrüseninhalt finden sich kaum freie Fettsäuren. Erst während der Passage durch das Talgdrüseninfundibulum werden die Triglyceride des Talgdrüsensekretes zu etwa ⅓ aufgespalten. Dabei entstehen kaum Mono- und nur wenig Diglyceride. Auf der Hautoberfläche selbst kommt es außerhalb des behaarten Kopfes nur zu einer geringen weiteren Aufspaltung. Wenn die Passage durch das Infundibulum verlängert ist – wie z. B. im Naevus sebaceus – oder wenn sich das Talgdrüsensekret überhaupt nicht entleeren kann wie im Komedo, so kommt es zu einer sehr viel weitergehenden Aufspaltung. Eine völlige Aufspaltung der Triglyceride wird jedoch kaum beobachtet. In Tabelle 2 sind Ergebnisse von Fettsäurebestimmungen an reinem Talgdrüseninhalt, an Hautoberflächenlipiden, an Talgdrüseninfundibula im Naevus sebaceus und an Komedonen dargestellt.

Der fehlende Nachweis von Monoglyceriden und der geringe Anteil der Diglyceride erlaubt weitgehende

Schlußfolgerungen. Nach Pablo et al. [26] werden bei der Lipolyse durch S. epidermidis reichlich Mono- und auch Diglyceride gebildet, während dies bei der Lipolyse durch P. acnes nicht der Fall ist. Man kann also aus dem fehlenden Nachweis von Monoglyceriden und der geringen Menge an Diglyceriden ableiten, daß S. epidermidis in vivo kaum lipolytisch wirksam ist, obwohl in vitro eine Lipasefreisetzung nachweisbar ist und obwohl S. epidermidis reichlich im Infundibulum vorkommt. Diese Befunde sind ein weiteres Beispiel dafür, daß in-vitro-Analysen nur unzureichende Schlüsse auf in-vivo-Verhältnisse zulassen.

Bemerkenswert ist auch die Substratabhängigkeit der Lipolyse. Abb. 3 zeigt Befunde von Fulton et al. [2]. Es wird deutlich, daß die Unterschiede außerordentlich groß sind. Teilweise mag die Substratabhängigkeit mit der Konsistenz in einen Zusammenhang zu bringen sein. Ein interessanter Hinweis zur Substratabhängigkeit findet sich bei Hassing [7]. Dieser Autor konnte zeigen, daß Palmitinsäure eher aus einem Triglycerid abgespalten wird, in dem die beiden anderen Bindungen mit Ölsäure besetzt sind, wenn Palmitinsäure in der Mittel- als wenn es in der Außenstellung verestert ist. Ähnliche Substratabhängigkeiten werden wahrscheinlich auch bei anderen Ektofermenten vorliegen.

Nicht geklärt ist bisher, ob Unterschiede in den Eigenschaften der Lipasen von P. acnes und P. granulosum bestehen. Unklar ist weiter, ob die 15 Bio- und 17 Phagotypen der Propionibakterien bezüglich ihrer Ektofermente – insbesondere bezüglich der Lipase – Unterschiede aufweisen.

Unter den Ektofermenten der Propionibakterien sind neben den Lipasen die Neuraminidase und die Hyaluronidase von herausragendem Interesse. Hyaluronidase könnte über eine Spaltung der Hyaluronsäure zu einer Auflösung des interzellulären Zementes in den Follikelwänden führen und damit zur Lyse der Follikelwand beitragen, die der primäre pathogenetische Vorgang bei der Entstehung der entzündlichen Akneffloreszenzen ist. Neuraminidase könnte über eine Einwirkung auf die Sialinsäuren an der Zelloberfläche in einer ähnlichen Weise wirksam werden. Erwiesen ist allerdings eine deratige Wirkung in der Aknepathogenese bisher weder für die Hyaluronidase noch für die Neuraminidase. Auffällig ist, daß beide Enzyme in wesentlich höherem Maß von P. acnes als von P. granulosum freigesetzt werden [9, 10].

Auch eine Reihe anderer Stoffwechselprodukte der Propionibakterien werden in einen Zusammenhang mit der Aknepathogenese gebracht. Puhvel und Sakamoto [18] fanden Zytotaxine, die eine Ansammlung polymorphkerniger Neutrophiler in der Initialphase der Entzündung bewirken. P. acnes war dabei in vitro am wirksamsten, es fand sich jedoch auch eine erhebliche Aktivität von S.-epidermidis-Stämmen. Es wird disku-

Tabelle 2. Anteil der freien Fettsäuren an den Lipiden der Hautoberfläche, des Infundibuluminhaltes bei Naevus sebaceus und des Komedo [3]

Literaturangaben über den Gehalt an freien Fettsäuren	
Reiner Talgdrüseninhalt	5%
Hautoberflächenlipide	ca. 15–20%
Infundibulum bei Naevus sebaceus	30,7%
Komedo bei Acne vulgaris	20–57,6%
Komedo bei M. Favre-Racouchot	24,5–44,1%

tiert, ob diese Zytotaxine identisch mit den Lipasen sind, wobei davon auszugehen wäre, daß bereits durch extrem niedrige Antibiotikadosierungen eine Blockierung der zytotaktischen Funktion erreicht werden kann [22]. Nach Hellgren und Vincent [8] werden prostaglandinähnliche Substanzen wirksam, die ähnlich, jedoch nicht identisch mit Prostaglandin E 2 sind. In zahlreichen Modellversuchen wurden diese Substanzen biologisch charakterisiert. In der initialen Entzündungsphase kommt es bei der Akne auch zu einer C-3-Komplimentaktivierung. Sie soll über den alternativen Aktivierungsweg durch Propionibakterien bewirkt werden. Ob dieser Komplimentaktivierung eine pathogenetische Bedeutung bei der Akne zukommt, ist bislang noch nicht geklärt [13]. Ebenso ungeklärt ist es, ob die Prophyrinproduktion durch Propionibakterien dabei von Bedeutung ist. Die von den Propionibakterien freigesetzten Prophyrine wurden von Formanek et al. [1] sorgfältig analysiert.

Unwichtig für die Akne, wichtig jedoch für die normale Physiologie der Haut ist die Cholesterinveresterung. Cholesterin ist vor allem ein Bestandteil der epidermalen Lipide, die – wie Analysen des Komedoneninhaltes zeigen – auch im Infundibulum freigesetzt werden. Nach in-vitro-Analysen von Puhvel [17] ist davon auszugehen, daß diese Cholesterinveresterung zum Teil durch S. epidermidis bewirkt wird. In weitaus geringerem Maß zeigen auch P. acnes und P. granulosum eine derartige Wirkung.

Abschließend muß die Einwirkung des Wirtsorganismus auf das Keimwachstum diskutiert werden. Die Propionibakterien nehmen zu der Zeit, nämlich bei Beginn der Pubertät, stark zu, in der es zu einem gravierenden Anstieg der Talgdrüsensekretion kommt [14]. Es drängt sich der Verdacht auf, daß Propionibakterien Lipide verstoffwechseln. Smith [21] konnte diese Vermutung in vitro bestätigen. Besonders Ölsäure, Erucasäure und Lecithin können durch Propionibakterien utilisiert werden. Glucose scheint umgekehrt das Keimwachstum eher zu hemmen. Dasselbe gilt offenbar für die Octadeca-Diensäure (C 18: 2Δ 9, 12), die auf der Haut in größeren Mengen vorkommt und beim Aknepatienten vermindert sein soll [12]. Besonders stark ist die Hemmung von P. granulosum. Ko et al. [12] halten es für wahrscheinlich, daß dieser Hemm-Mechanismus zur Regulation der saprophytären Keimflora auf der Haut beiträgt und diskutieren, ob die Vermehrung von P. acnes bei sehr jungen Aknepatienten und die vielfach nachgewiesene Vermehrung von P. granulosum bei Aknepatienten in allen Altersstufen dadurch erklärt werden kann.

Zusammenfassung

Propionibakterien, die physiologischerweise im Talgdrüseninfundibulum und wohl auch auf der Hautoberfläche vorkommen – also P. acnes und P. granulosum – setzen eine große Anzahl von Ektofermenten frei. Während den Lipasen eine Bedeutung für die normale Physiologie und die Pathophysiologie der Akne zugeschrieben wird, sind die Hyaluronidase und die Neuraminidase vor allem für die Aknepathogenese von Bedeutung. Über die Lipasen wurden so detaillierte Kenntnisse erarbeitet, daß grundsätzliche Rückschlüsse auf die Funktionsweise von Ektofermenten möglich sind. Abschließend wird eine Beeinflussung des Keimwachstums durch die biochemischen Umweltbedingungen im Wirtsorganismus diskutiert.

Literatur

1. Formanek I, Fanta D, Poitschek C, Thurner J (1977) Porphyrinproduktion des Propionibacterium acnes. Arch Dermatol Res 259:169–176
2. Fulton JE, Noble NL, Awad WM (1974) The glacerol ester hydrolase (EC 3.1.1.3.) from corynebacterium acnes: a serine lipase. Biochemistry 13:2320–2327
3. Gloor M (1977) Zur Therapie der Acne vulgaris mit antimikrobiellen Pharmaka. Z Hautkr 138:1–12
4. Gloor M (1980) Lokale antimikrobielle Aknebehandlung – eine Alternative für die systemische Antibiotikatherapie. Fette Seifen Anstrichm 82:525–532
5. Gloor M, Breitinger J, Friederich HC (1973) Über die Zusammensetzung der Hautoberflächenlipide bei Seborrhoea oleosa und Seborrhoea sicca. Arch Dermatol Forsch 247:59–64
6. Greeman J, Holland KT, Cunliffe WJ (1979) Growth rates and exoenzyme production by P. acnes grown in continuous culture. J Invest Dermatol 72:285–286
7. Hassing GS (1971) Partial purification and some properties of a lipase from corynebacterium acnes. Biochem Biophys Acta 242:381–394
8. Hellgren L, Vincent DJ (im Druck) Prostaglandin line substances – potential factor in the development of inflammatory acne lesions. Fette Seifen Anstrichm
9. Höffler U (1980) Propionibakterium acnes (Corynebacterium acnes): Ökologie, Enzymausstattung und Antibiotikaresistenz. Aerztl Kosmetol 10:99–107
10. Höffler U, Köhler HC, Adam R, Mauff G (1978) Neuraminidase production of propionibacterium acnes and related bacteria. FEMS Microbiol Lett 4:177–179
11. Höffler U, Gloor M, Peters G, Ko HL, Bräutigam A, Thurn A, Pulverer G (1980) Qualitative and quantitative investigations on the saprophytic skin flora in healthy subjects and in patients with seborrheic eczema. Arch Dermatol Res 268:297–312
12. Ko HL, Heczko PB, Pulverer G (1978) Differential susceptibility of propionibacterium acnes, P. granulosum and P. avidum to free fatty acids. J Invest Dermatol 71:363–365
13. Massey A, Mowbray JF, Noble WC (1978) Compliment activation by corynebacterium acnes. Br J Dermatol 98:583–584
14. Matta M (1974) Carriage of corynebacterium acnes in school children in relation to age and race. Br J Dermatol 91:557–561
15. Moore WE, Holdeman LV (1974) Propionibacterium. In: Bergey's manual of determinative bacteriology, 8th edn. Williams & Wilkins, Baltimore, pp 633–641
16. Pablo G, Hammons A, Bradley S, Fulton JE (1974) Characteristics of the extracellular lipase from corynebacterium acnes and staphylococcus epidermidis. J Invest Dermatol 63:231–238
17. Puhvel SM (1975) Esterification of (4 ^{14}C) cholesterol by cutaneous bacteria (staphylococcus epidermidis, propionibacterium acnes and propionibacterium granulosum). J Invest Dermatol 64:397–400
18. Puhvel SM, Sakamoto M (1979) Comparative cytotaxin production by comedonal bacteria. J Invest Dermatol 72:284–284
19. Pulverer G, Ko HL (1972) Fermentative and serological studies on propionibacterium acnes. Appl Microbiol 25:222–229
20. Roberts CD (1975) The role of bacteria in acne vulgaris. PhD dissertation, University of Leeds
21. Smith RF (1970) Fatty acid requirements of human cutaneous lipophilic corynebacteria. J Gen Microbiol 60:259–263
22. Wei-Li, Shalita AR (1978) Neutrophilic chemotaxis by P. acnes and its inhibition by antibiotics. J Invest Dermatol 70:219

Prof. Dr. M. Gloor,
Hautklinik der Universität Heidelberg,
D-6900 Heidelberg

Umweltfaktoren und ihr Einfluß auf die Hautflora

A. A. Hartmann, Würzburg

Im strengen Sinne gehört die Hautflora bereits zur Umwelt. Haut und Residentflora stellen jedoch eine *anatomisch-mikrobiologische* Einheit dar.

Epidermis, Haarfollikel und Talgdrüseninfundibulum sind u. a. mit Zuckern, Talg, Schweiß, Elektrolyten, Aminosäuren und dem jeweiligen pH-Wert das *notwendige Substrat* zur Ansiedelung bestimmter, für verschiedene Hautareale quantitativ unterschiedlicher Keime der Residentflora.

Für die *Residentflora* können – bezogen auf ihre Lage in der Haut – *endogene*, aus dem menschlichen Körper stammende und *exogene*, aus der Umgebung des Menschen stammende *Umweltfaktoren* abgegrenzt werden, deren partielle Änderung unterschiedliche Störungen in der Ökologie der Hautflora hervorrufen können.

So können bekanntlich u. a. Zinkmangel zu Pyodermien, Tumoren innerer Organe wie Glukagonome zur Staphylodermia superficialis circinata, Diabetes mellitus zu Staphylo- und Streptodermien und zur Kandidose, Störungen der zellulären oder humoralen Immunität u. a. zu chronisch vegetierenden Pyodermien führen.

Ebenso können intern oder extern verabfolgte Medikamente wie Antibiotika oder Hormone direkt oder über das Substrat zu Veränderungen in der Bakterienökologie der Haut führen, worauf hier jedoch nicht weiter eingegangen werden soll.

Über Faktoren, die das Verhalten der Residentflora und der Transientflora auf der Haut beeinflussen, wurde bereits berichtet.

Makroklima und *Mikroklima* werden gemeinhin als *eigentliche Umweltfaktoren* angesehen, darüber hinaus sind Maßnahmen der sog. *Körperhygiene* hinzuzurechnen. *Hohe Außentemperaturen* kombiniert mit *hoher Luftfeuchtigkeit* begünstigen eine qualitative und quantitative Verschiebung der Hautflora, wobei schlechte hygienische Verhältnisse einer Pyodermie eher Vorschub leisten als gute hygienische Verhältnisse. Diese allein spielen dabei jedoch nicht die entscheidende Rolle, da bei niedrigen Temperaturen und schlechter Hygiene weniger Pyodermien auftreten können als bei tropischem Klima und guten hygienischen Verhältnissen (Taplin et al. 1973). Christie (1958) konnte bei Polarforschern, die sich *100 Tage nicht wuschen* und Kontakt mit Trägern von Staphylococcus aureus im Nasopharynx hatten, keine Pyodermien und nicht einmal eine Besiedelung der Haut mit Staphylococcus aureus nachweisen. Bei Patienten, die sich 3 Wochen die Arme nicht gewaschen hatten, konnten wir (Hartmann 1978) im Bereich der Unterarmbeugeseite keine signifikante Vermehrung pathogener Keime wie Staphylococcus aureus, beta-hämolysierender Streptokokken oder gramnegativer Stäbchen nachweisen.

An Sommertagen mit *intensiver Sonneneinstrahlung* konnten wir bei Probanden mit sonst normal hohen Keimzahlen der Residentflora der Stirn um 2–3 Zehnerpotenzen niedrigere Keimzahlen nachweisen; bei einem Probanden mit Dermatitis solaris Grad I waren an 4 benachbarten Stirnarealen mit der Detergenswaschmethode keine Keime nachweisbar.

Dem *Mikroklima*, wie wir es uns u. a. durch die Bekleidung im weitesten Sinne schaffen, kommt eine nicht unbedeutende Rolle zu. Aly et al. (1978) konnten zeigen, daß die Hautflora unter mehrtägiger okklusiver Bedeckung mit einem Plastikfilm bis zum 4. Tag um 5 Zehnerpotenzen angestiegen war und am 5. Tag um eine Zehnerpotenz abfiel. Darüber hinaus haben Aly et al. gleichzeitig das Verhalten der einzelnen Vertreter der aeroben Hautflora wie Koagulase-negative Staphylokokken, lipophile und nicht-lipophile Diphtheroide, Mikrokokken sowie gramnegative Stäbchen mituntersucht. Dabei zeigt die Kurve der geometrischen Mittelwerte der Koagulase-negativen Staphylokokken ein identisches Verhalten wie die der gesamten Flora; hingegen steigt die Kurve der geometrischen Mittelwerte der lipophilen Korynebakterien von ca. 1×10^0 zu Beginn auf ca. 1×10^6 am 5. Tag der Okklusion kontinuierlich an und erreicht fast die geometrischen Mittelwerte der Koagulase-negativen Staphylokokken. Einem Anstieg der geometrischen Mittelwerte der Keimzahlen der gramnegativen Stäbchen bis zum 3. Tag auf ca. 1×10^5 folgt ein Abfall am 4. Tag auf ca. 1×10^1, der auch am 5. Tag noch bei 1×10^1 liegt. Die physikalischen Parameter, pCO_2-Abgabe der Haut, Wasserabgabe der Haut und pH-Wert der Haut stiegen gleichzeitig an.

Maßnahmen der sogenannten Körperhygiene wie Baden, Duschen, Waschen, Anwendung von Deodorants und Rasierwasser u. a. können ebenfalls einen Einfluß auf die Hautflora ausüben. Unter *3wöchigem täglichem Baden* konnten keine signifikanten Änderungen in der Bakterienökologie der Haut nachgewiesen werden (Hartmann 1979). Im *Halbseitenvergleich zwischen 3 Wochen mit einem nicht antibakteriell wirksamen Badezusatz gebadetem* und *3 Wochen nicht gebadetem Unterarm* konnte im Verhalten des 24 Stunden nach Beendigung der Badeserie *inokkulierten Staphylococcus aureus* Lysotyp II 3A mittels Wilcoxon-Test (Signifikanzgrenze: 0,01) kein signifikanter Unterschied, weder bei 24stündiger noch bei 48stündiger Belassung unter *luftdurchlässiger Bedeckung*, festgestellt werden (Abb. 1). Auch unter *impermeabler Bedeckung* (Abb. 2) war mittels Wilcoxon-Test kein signifikanter Unterschied zwischen 3 Wochen gebadetem und 3 Wochen nicht geba-

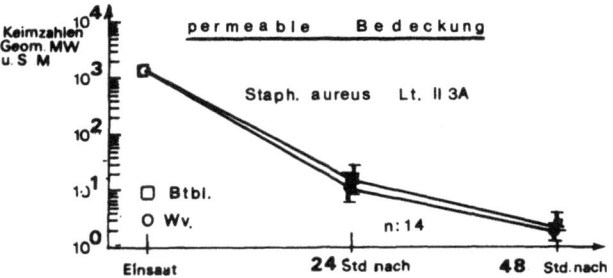

Abb. 1. Verhalten der geometrischen Mittelwerte (Geom. MW) mit standard error of the mean (SM) der Keimzahlen von Staphylococcus (Staph.) aureus Lysotyp (Lt.) II 3A nach Inokkulation auf der Unterarmbeugeseite (Einsaat) und 24stündiger (24 h nach) und 48stündiger (48 h nach) Belassung der Keime unter luftdurchlässiger und die Perspiratio insensibilis nicht behindernder Bedeckung auf dem an 21 aufeinanderfolgenden Tagen jeweils 15 min gebadeten Unterarm (□ Btbl.) und dem 3 Wochen nicht gebadeten Unterarm (○ Wv.)

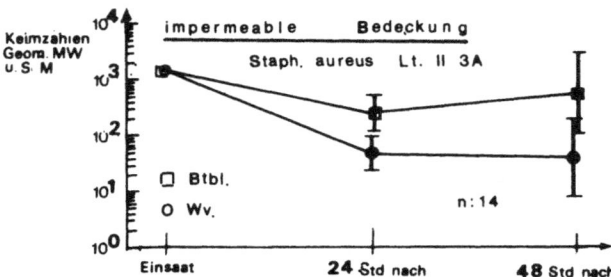

Abb. 2. Wie Abb. 1, jedoch Belassung der Keime unter luft*un*durchlässiger und die Perspiratio insensibilis behindernder Bedeckung

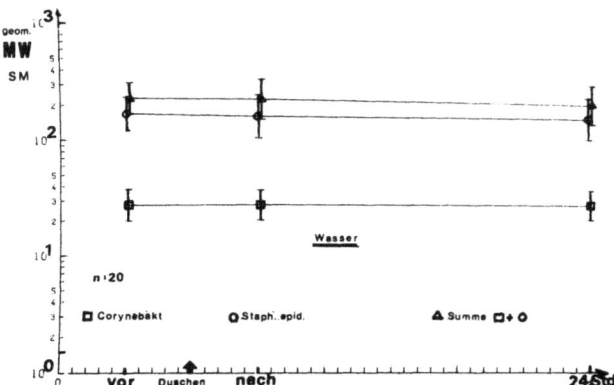

Abb. 3. Verhalten der geometrischen Mittelwerte (Geom. MW) mit standard error of the mean (SM) der Keimzahlen der aeroben Korynebakterien (□), des Staphylococcus epidermidis (○) und der Summe der Keimzahlen von Staphylococcus epidermidis und der aeroben Korynebakterien (△) vor, nach und 24 h nach dem Duschen mit Wasser *ohne* Zusatz

detem Unterarm nachweisbar, auch wenn beim 24-Stunden-Wert die geometrischen Mittelwerte der Keimzahlen statistisch signifikant different waren. Auffällig war, daß unter impermeabler Bedeckung Staphylococcus aureus auf dem gebadeten Unterarm relativ bessere Überlebensbedingungen hatte (Hartmann).

Der Einsatz von *Seifen mit antibakteriell wirksamen Zusätzen* zeigt im Bereich der Hände eine Reduktion um ca. 2 Zehnerpotenzen, während Waschen mit einer Seife ohne antibakteriellen Zusatz nur eine Reduktion der Keimzahlen um eine Zehnerpotenz erbringt (Wilson 1970). Das Wirkungsspektrum der antibakteriellen Zusätze wie Hexachlorophen, Trichlorcarbanilide, Polyvinyl-Pyrolidon-Jod u. a. entscheidet darüber, ob in intertriginösen Arealen gramnegative Stäbchen überhand nehmen oder nicht. Marples et al. (1973) führten vergleichende Untersuchungen über die Wirkung von 3 Seifen, einer 2% hexachlorophenhaltigen (A), einer nicht medizinischen (B) und einer stark medizinisch wirksamen Seife (C) auf die Hautflora in der Axilla durch. Nach 10tägiger Anwendung kam es bei der stark medizinisch wirksamen (C) und der hexachlorophenhaltigen (A) zu einer signifikanten Reduktion der Keimzahlen. Im direkten Vergleich der beiden medizinischen Seifen (A gegen C) konnte keine signifikant höhere Reduktion durch eine der beiden Seifen erreicht werden. McGinley et al. (1973) konnten nachweisen, daß die aeroben Bakterienkeimzahlen und die Zellzahlen der Schuppen auf dem Kapillitium sofort nach einer einzigen Waschung mit Shampoo signifikant reduziert wurden, während die Keimzahlen von Propionibakte-

rium acnes und Pityrosporum species keine Änderung aufwiesen. Einen Tag nach der Kopfwäsche waren sowohl die Keimzahlen aller Mikroorganismen, als auch die Schuppenzahlen niedrig. Die aeroben Keime und Propionibacterium acnes erreichten bzw. überschritten am 4. Tag die Ausgangswerte, Pityrosporum species erst am 7. Tag, während die Korneozytenzahlen noch am 7. Tag nicht ganz den Ausgangswert erreicht hatten.

Holt (1971) wies unmittelbar *nach einem Duschbad* mehr Bakterienkolonienzahlen (Contact count) und gleichzeitig weniger Bakterienkeimzahlen (Scrub count) auf der Haut nach; dabei nahm die Größe der Mikrokolonien auf der Haut ab. 25 Stunden nach dem Duschbad erreichten die Bakterienkeimzahlen wieder den Ausgangswert, während die Bakterienkolonienzahlen noch unter dem Ausgangswert lagen; dies entspricht einer Größenzunahme der Einzelkolonien. Beim *Duschen mit einem Zusatz mit hohem Rückfetteranteil* (Abb. 4) kam es beim Staphylococcus epidermidis sofort danach zu einer nicht signifikanten Reduktion der geometrischen Mittelwerte der Keimzahlen; 24 Stunden danach war der Ausgangswert wieder erreicht. Bei den Korynebakterien kam es nach dem Duschen zu keiner Änderung (Hartmann und Röckl 1978). Im *Halbseitenvergleich zweier in vivo antibakteriell wirksamer Duschzusätze* („D. neu" gegen „D. alt", Abb. 5), die sich in der Formulierung nur gering unterschieden, konnte für beide

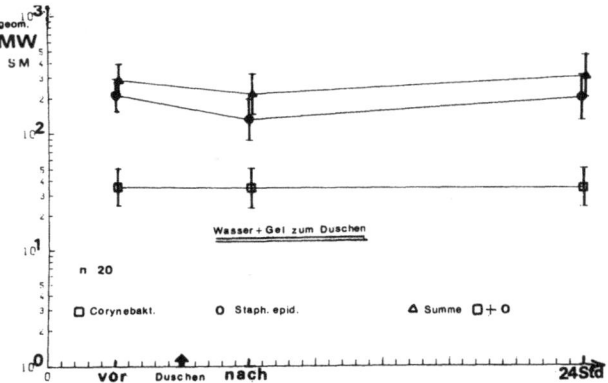

Abb. 4. Wie Abb. 3, aber Duschen *mit* Zusatz (Gel zum Duschen)

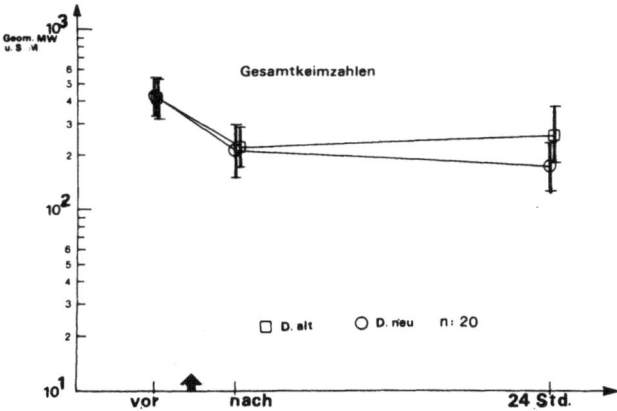

Abb. 5. Halbseitenvergleich zwischen dem Verhalten der geometrischen Mittelwerte (Geom. MW) mit standard error of the mean (SM) der Gesamtkeimzahlen der aeroben Residentflora der Unterarmbeugeseite auf dem mit D, alt (□) und dem mit D. neu (○) geduschten Unterarm vor, nach und 24 h nach dem Duschen

Präparate sofort nach dem standardisierten Duschen eine nicht signifikante Reduktion der geometrischen Mittelwerte der Gesamtkeimzahlen festgestellt werden. 24 Stunden nach dem Duschen waren die geom. Mittelwerte der Ausgangskeimzahlen noch nicht erreicht. Mittels Wilcoxon-Test (Signifikanzgrenze: 0,05) waren jedoch 24 Stunden nach dem Duschen die Keimzahlen auf dem mit „D. neu" geduschten Arm signifikant niedriger als auf dem mit „D. alt" geduschten Unterarm. Dies entsprach auch dem in vitro nachgewiesenen, gering höheren antibakteriellen Effekt von „D. neu" gegenüber „D. alt".

Zusammenfassend läßt sich festhalten: Das Ökosystem der Residentflora der Haut darf nicht im Rahmen eines falsch verstandenen Hygienebewußtseins gestört werden. Wie heute niemand mehr auf den Gedanken kommt, die normale Darmflora mittels Antibiotika oder durch bakterizid wirksame Präparate zu vernichten, so muß es unser Bestreben sein, allgemein die *Angst vor den Bakterien auf der Haut* zu nehmen; diese führt zu übermäßigen und dann schädlichen Maßnahmen der sogenannten Körperhygiene. Störungen im Ökosystem der Haut treten dann auf, wenn Umweltfaktoren für die Residentflora endogener oder exogener Natur so eingreifende Änderungen ihrer Lebensbedingungen zur Folge haben, wie sie bei tagelangem Belassen von Okklusivverbänden, unter schlecht atmender Bekleidung, bei Anwendung von selektiv im grampositiven Bereich bakteriostatisch wirksamen Mitteln in Seifen und Deodorants oder bei verschiedenen inneren Erkrankungen wie Diabetes mellitus, zellulären oder humoralen Immunitätsstörungen u. a. auftreten können.

Eine *normale Residentflora der Haut* ist ein *Zeichen ihrer Gesundheit* und Pyodermien und Mykosen sind Folgen unterschiedlicher Störungen im Ökosystem der Haut.

Literatur

1. Aly R, Shirley C, Cunico B, Maibach MD (1978) Effect of prolonged occlusion on the microbial flora, pH, carbo dioxide and transepidermal water loss on human skin. J Invest Dermatol 71:378–381
2. Christie CA (1958) Bacterial variations in the nasopharynx and skin of isolated arctic scientists. N Engl J Med 258:531–533
3. Hartmann AA (1978a) Staphylococci of the normal human skin flora. Variety in biotypes and antibiograms without direct correlation. Arch Dermatol Res 261:295–302
4. Hartmann AA (1978) Waschverbot und Verhalten der Hautflora. Quantitative und qualitative Untersuchungen der aeroben Hautflora. Arch Dermatol Res 263:105–114
5. Hartmann AA (1979) Tägliches Baden und Verhalten der Hautflora. Quantitative und qualitative Untersuchungen der aeroben Hautflora. Arch Dermatol Res 265:153–164
6. Hartmann AA (1980) Duschbaden und sein Einfluß auf die aerobe Residentflora der menschlichen Haut. Halbseitenvergleiche unter Duschen mit und ohne Duschzusätze bei einmaliger Anwendung. Arch Dermatol Res. 267:161–174
7. Hartmann AA, Röckl H (1979) Vergleichende Untersuchung über den Einfluß von Balneum Hermal Gel® zum Duschen auf die aerobe Residentflora der Haut bei einmaliger Anwendung. Aerztl Kosmetol 9:16–25
8. Marples RR, Kligman AM (1974) Counts of bacteria in acillae treated with medicated or non-medicated soaps. In: Skinner FA, Carr JG (eds) The normal microbial flora of man. Academic Press, London New York, p 40
9. McGinley KJ, Marples RR, Plewig G (1969) A method of visualizing and quantiating the desquamating proportion of the human stratum corneum. J Invest Dermatol 53:107
10. Noble WC, Somerville DA (1974) Microbiology of human skin. Saunders, London Philadelphia Toronto
11. Skinner FA, Carr JG (eds) (1974) The normal microbial flora of man. Academic Press, London New York
12. Taplin D, Landsdell L, Allen AM, Rodriguez R, Cortes A (1973) Prevalence of streptococcal pyoderma in relation to climate and hygiene. Lancet 1:501
13. Wilson PE (1970) A comparison of methods for assessing the value of antibacterial soaps. J Appl Microbiol 33:574

Dr. A. A. Hartmann,
Dermatologische Klinik und Poliklinik
der Universität Würzburg,
Josef-Schneider-Str. 2,
D-8700 Würzburg

Die bakterielle Besiedelung der Haut bei Patienten mit Psoriasis vulgaris vor und nach Behandlung

U. Neubert, F. Litter und K. Herterich, München

Abgesehen von heute wohl als historisch anzusehenden Auffassungen, die Psoriasis sei eine Pyodermie oder komme durch hämatogene Infektion zustande, ist in neuerer Zeit ein Zusammenhang zwischen bakteriellen Infekten und Psoriasis in zweifacher Hinsicht diskutiert worden: Zum einen wurde immer wieder hingewiesen auf Zusammenhänge zwischen Fokalinfekten – insbesondere Angina tonsillaris und Psoriasisschüben – vor allem einer exanthematischen Psoriasis guttata, zum anderen wurde wiederholt auf das Vorkommen von Staphylococcus aureus auf Psoariasisherden aufmerksam gemacht und damit auf die Gefährdung, die ein Psoriatiker als bakterieller Streuherd für seine Umgebung, insbesondere im Klinikbereich, darstelle [1–4]. Unsere eigenen Untersuchungen gingen daher einerseits von der Frage aus, wie häufig und wie reichlich wir potentiell pathogene Keime auf der Haut unserer Psoriatiker finden und ob unsere Behandlung diese Keime reduzieren kann. Unser zweiter Ansatzpunkt war die mehr theoretisch interessante Überlegung, ob die normale bakterielle Hautflora, die „residents" oder Haftkeime, sich in gleicher Häufigkeit und Dichte auf dem veränderten Milieu der Psoriatikerhaut nachweisen lassen wie bei Gesunden. Hieraus ergab sich die Frage, ob ein möglicherweise verändertes Keimspektrum sich mit fortschreitender Abheilung der Psoriasis normalisiert. Dies zu überprüfen, schien die Photochemotherapie mit 8-Methoxypsoralen und UVA insofern gut geeignet, als hier die Hautflora nicht durch lokal applizierte Wirkstoffe beeinflußt wird. Zum Vergleich zogen wir eine kombinierte äußerliche Behandlung nach dem sog. Farber-Schema heran.

Material und Methoden

Untersucht wurden 93 Patienten mit chronisch-stationärer Psoriasis und 50 hautgesunde Kontrollpersonen. Die Psoriatiker wurden in drei Kollektive eingeteilt. Bei 53 Patienten wurde im Vergleich zu 50 Hautgesunden Häufigkeit und Dichte der Bakterien vor der Therapie untersucht. Zwei weitere Gruppen von je 20 Patienten wurden entweder einer Photochemotherapie oder einer äußerlichen Behandlung in Anlehnung an das sog. Farber-Schema (Salizylsäure und Cignolin in Zinkpaste im Wechsel mit Kortikosteroidcreme) zugeführt. Bei diesen beiden Gruppen wurde die Keimdichte unmittelbar vor sowie 7 und 14 Tage nach Einleitung der Therapie bestimmt. Die Materialentnahme erfolgte bei allen Patienten einheitlich von einem Psoriasisherd in der Skapularregion und einer ca. 10 cm davon entfernten unbefallenen Hautpartie, bei den Kontrollpersonen von der gleichen Körperregion.

Zur quantitativen Keimbestimmung benutzten wir die Detergenswaschmethode nach Williamson und Kligman [5]. Die Keimdichte wurde in koloniebildenden Einheiten (KBE) pro cm² ausgedrückt.

Ergebnisse

Zwischen dem Keimspektrum des Psoriasisherds wie auch der unbefallenen Haut des Psoriatikers und der gesunden Haut der Kontrollpersonen fand sich ein signifikanter Unterschied ($p < 0.05$). Das Keimspektrum der unbefallenen Haut des Psoriatikers wich dagegen nicht signifikant von demjenigen der befallenen Haut ab. Die Unterschiede in Nachweishäufigkeit und Dichte der einzelnen Keimgruppen sind den Tabellen 1, 2 und 3 zu entnehmen. Die Keimdichte von S. aureus lag mit einem geometrischen Mittelwert von $6,3 \times 10^3$ KBE/cm² auf den Psoriasisherden annähernd 200fach höher als auf unbefallener und gesunder Haut mit jeweils ca. 3×10^1 KBE/cm².

Von den Keimgruppen der normalen Hautflora zeigten die koagulasenegativen Staphylokokken keinen signifikanten Unterschied in Häufigkeit und Dichte zwischen Psoriasisherd, unbefallener Haut des Psoriatikers und gesunder Haut. Signifikant häufiger und zahlreicher fanden wir dagegen lipophile und nicht-lipophile Korynebakterien auf den Psoriasisherden im Vergleich zur gesunden Haut der Kontrollpersonen ($p < 0.05$). Bei den mikroaerophilen Propionibakterien war zwar die Differenz in der Nachweishäufigkeit zwischen den einzelnen Entnahmestellen gering, im Gegensatz zu den

Tabelle 1. Vorkommen von S. aureus, gramnegativen Stäbchenbakterien und aeroben Sporenbildnern auf befallener (Plaque) und unbefallener Haut (Unv. Haut) von Psoriatikern (N = 53) im Vergleich zu Hautgesunden (N = 50)

	N = 53		
	Plaque	Unv. Haut	Kontrolle
S. aureus	13,2%	3,8%	4%
Gramnegative Stäbchen	9,4%	5,7%	2%
Aerobe Sporenbildner	35,8%	26,4%	30%

Tabelle 2. Vorkommen und Dichte von Koagulase-negativen Staphylokokken (Koag.-neg. Staph.) und nicht-lipophilen Korynebakterien auf befallener (P) und unbefallener (U) Haut von 53 Psoriatikern im Vergleich zu 50 Hautgesunden (K)

		Vorkommen %	Keimdichte KBE/cm²	
			Arithm. MW	Geom. MW
Koag.-neg. Staph.	P	100	$6,6 \times 10^3$	$4,0 \times 10^2$
	U	94,3	$6,8 \times 10^3$	$3,3 \times 10^2$
	K	98	$1,3 \times 10^4$	$5,6 \times 10^2$
Nicht lipophile Korynebakt.	P	41,5	$8,4 \times 10^2$	8,7
	U	34	$4,2 \times 10^2$	5,2
	K	16	$1,4 \times 10^2$	2,2

N = 53/50

Tabelle 3. Vorkommen und Dichte von lipophilen Korynebakterien und Propionibakterien auf befallener (P) und unbefallener (U) Haut von 53 Psoriatikern im Vergleich zu 50 Hautgesunden (K)

		Vorkommen %	Keimdichte KBE/cm²	
			Arithm. MW	Geom. MW
Lipophile Korynebakt.	P	67,9	$2,3 \times 10^3$	$3,2 \times 10$
	U	56,6	$4,3 \times 10^3$	$1,4 \times 10$
	K	32	$3,0 \times 10^2$	5,3
Propionibakt.	P	92,5	$2,2 \times 10^4$	$1,3 \times 10^2$
	U	92,5	$1,4 \times 10^5$	$5,3 \times 10^2$
	K	96	$7,9 \times 10^5$	$6,3 \times 10^4$

N = 53/50

aeroben Korynebakterien wiesen aber die Psoriasisherde wie auch die unbefallene Psoriatikerhaut eine signifikant geringere Keimdichte als die Haut gesunder Kontrollpersonen auf ($p < 0.05$). Die Beeinflussung der Keimzahlen durch die Behandlung wird an anderer Stelle ausführlich dargestellt [3] und soll hier nur kursorisch besprochen werden.

Die Gesamtkeimdichte nahm unter beiden Therapieformen signifikant ab, ohne daß sich ein Unterschied zwischen PUVA- und Farber-Behandlung ergeben hätte. Unterschiedlich entwickelte sich dagegen die Gesamtkeimdichte auf befallener und unbefallener Psoriatikerhaut: Auf den Psoriasisherden sank die Gesamtkeimdichte in der ersten Behandlungswoche stark ab, stieg dann wieder leicht an, auf der unbefallenen Psoriatikerhaut sank dagegen die Keimdichte gleichmäßig ab.

Die einzelnen Keimgruppen zeigten unter der Behandlung folgende Entwicklung: S. aureus fand sich auf den Läsionen der PUVA-Patienten während des gesamten Behandlungszeitraumes in größerer Häufigkeit, nämlich bei 12% der Patienten und mit $1,4 \times 10^3$ KBE/cm² in größerer Dichte als auf der nichtbefallenen Haut. Hier fanden wir S. aureus bei 5% der Patienten und mit 7×10^1 KBE/cm². Bei den nach Farber behandelten Patienten verschwand S. aureus unter der Behandlung von den Plaques, nicht dagegen von der unbefallenen Haut, wo er bei 10% der Probanden nachweisbar war. Insgesamt stieg in beiden Gruppen die Nachweishäufigkeit von S. aureus unter der Behandlung an. Koagulasenegative Staphylokokken fanden sich unter PUVA-Behandlung in durchschnittlich höherer Keimdichte als unter Farber-Therapie. Diese führte in der ersten Behandlungswoche zu einem starken Abfall der Keimdichte, gefolgt von einem leichten Anstieg. Die Unterschiede zwischen beiden Therapieformen sind nicht signifikant.

Die Keimdichte der nicht-lipophilen Korynebakterien sank unter der Behandlung ohne Unterschiede zwischen Therapieverfahren und Entnahmestellen signifikant ab. Auch die lipophilen Korynebakterien zeigen eine Abnahme der Keimdichte unter beiden Therapieformen, wobei der Verlauf auf der befallenen Haut signifikant von dem auf der unbefallenen Haut abweicht: Auf den Psoriasisplaques folgt einer starken Abnahme der Keimdichte in der ersten Woche eine leichte Zunahme in der zweiten, auf der befallenen Haut nimmt die Dichte kontinuierlich über beide Behandlungswochen hin ab.

Die Propionibakterien finden sich während der gesamten Behandlungsdauer unter beiden Therapiearten auf den Psoriasisplaques in signifikant geringerer Dichte als auf unveränderter Haut. Eine Änderung der Keimdichte durch die Behandlung läßt sich dagegen nicht sichern.

Die eingangs gestellten Fragen lassen sich demnach wie folgt beantworten:

1. Weder die Photochemotherapie noch eine Behandlung nach dem Farber-Schema führen zum Verschwinden des potentiell pathogenen S. aureus von der Haut der Psoriatiker, die Nachweishäufigkeit nimmt im Gegenteil während der klinischen Behandlung zu. Das „Abregnen" bakterienbeladener Schuppen begünstigt die Entstehung eines Keimhospitalismus.

2. Die bakterielle Hautflora weicht auf psoriatischer Haut hinsichtlich Nachweishäufigkeit und Dichte der Keime signifikant von derjenigen auf gesunder Haut ab. Photochemotherapie und Farber-Behandlung bewirken eine Reduzierung der häufiger und vermehrt gefundenen aeroben Korynebakterien auf die bei Hautgesunden gefundenen Werte. Die bei Psoriatikern signifikant verminderte Dichte der Propionibakterien wird durch beide Behandlungsformen nur unwesentlich beeinflußt.

Literatur

1. Aly R, Maibach H, Mandel A (1976) Bacterial flora in psoriasis. Br J Dermatol 95:603–606
2. Marples R, Heaton C, Kligman A (1973) Staphylococcus aureus in psoriasis. Arch Dermatol 107:568–570
3. Noble W, Savin J (1968) Carriage of staphylococcus aureus in psoriasis. Br Med J 1:417–418
4. Selwyn S, Charles D (1965) Dispersal of bacteria from skin lesions: a hospital hazard. Br J Dermatol 77:349–355
5. Williamson D, Kligman A (1965) A new method for the quantitative investigation of cutaneous bacteria. J Invest Dermatol 45:498–503

U. Neubert, K. Litter, K. Herterich,
Dermatologische Klinik und Poliklinik
der Universität München,
Frauenlobstr. 9–11,
D-8000 München

Ultrastruktur der Candida-albicans-Mykose der menschlichen Haut

C. Scherwitz, Tübingen

Während zahlreiche lichtmikroskopische Untersuchungen von Candidamykosen der Haut, Schleimhäute oder innerer Organe von Mensch und Tier vorliegen, gibt es nur vereinzelt elektronenmikroskopische Befunde von Schleimhautcandidosen.

Erstmals publizierten 1968 Montes und Wilborn eine Studie über die Wirt-Parasit-Beziehung bei oraler Candidose [1]. Wir teilen hier erstmals ultrastrukturelle Befunde der Candida (C.)-albicans-Mykose der menschlichen Haut mit. Einzelheiten bezüglich Material und Methoden werden in einer ausführlichen Publikation mitgeteilt, die in Vorbereitung ist.

Welche Wuchsformen von C. albicans findet man im Gewebe?

Candida albicans ist ein dimorpher Pilz. Unter Dimorphismus versteht man die reversible Umwandlung der Hefeform in die Myzelform. Als parasitäre Gewebsformen finden sich bei C.-albicans-Mykosen Blastospo-

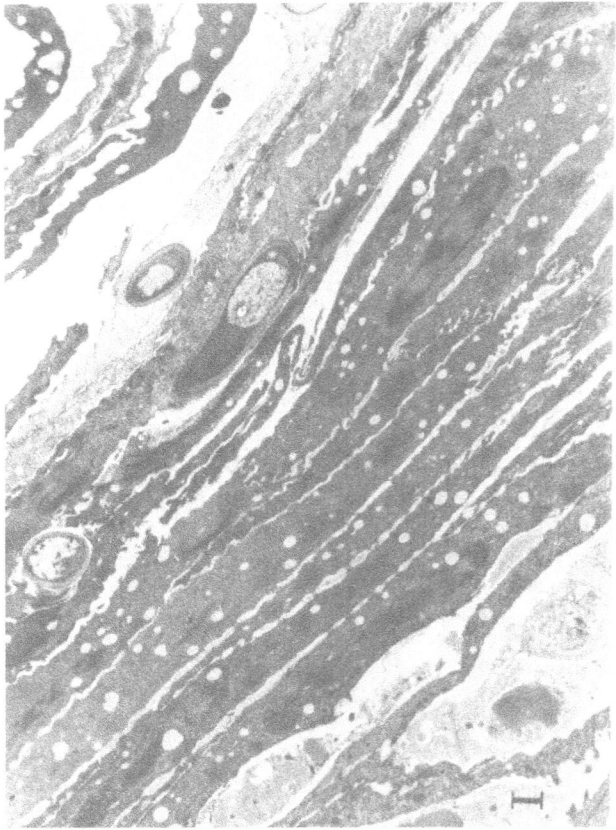

Abb. 1. Candida-albicans-Mykose der menschlichen Haut. Zahlreiche runde und längliche Pilzelemente (linke Bildhälfte) liegen außerhalb und innerhalb von Epithelzellen des Stratum corneum, das Zeichen von Parakeratose zeigt. In tieferen Epithellagen spongiotische Auflockerung der Zellen mit Einwanderung von Entzündungszellen (rechts unten). ×5200. Maßstabslinie entspricht 1,0 µm

ren, Pseudomyzel, Keimschläuche und echtes Myzel. Nicht gefunden werden Chlamydosporen, eine charakteristische Sporenform von C. albicans, die zum Beispiel auf Reisagar im saprophytären Stadium entsteht. Topie des Erregers im Gewebe: Hefezellen sind einmal im Bereich des Stratum corneum, zum anderen in Epidermisschichten anzutreffen, deren Epithelzellen Kerne enthalten. Es bestehen also enge räumliche Beziehungen zu lebenden Epidermiszellen und zu den von Körperflüssigkeit durchspülten Interzellularräumen des Stratum spinosum. Die Vorstellung, C. albicans beschränke sich lediglich auf ein Wachstum in den obersten Schichten des Stratum corneum, muß man verlassen.

Nur die an der Oberfläche des Stratum corneum oder zwischen den oberflächlichsten Hornzellagen befindlichen Pilzelemente lagen extrazellulär, ebenso wie die häufig beobachtete bakterielle Begleitflora. Die überwiegende Mehrzahl der C.-albicans-Zellen wurde innerhalb von Epithelzellen angetroffen. Dies galt sowohl für Blastosporen als auch für Hyphen.

Die langgestreckten Hyphen überschritten häufig epitheliale Zellgrenzen und wuchsen offensichtlich durch mehrere epitheliale Zellen hindurch.

Wie gelangen die Hefezellen aus dem Extrazellularraum in die Epithelzelle hinein?

Sichtlich deformierte und flach zusammengedrängte Epithelzellen wiesen darauf hin, daß mechanischen Faktoren eine gewisse Bedeutung zukommt.

Es ist durchaus vorstellbar, daß diese von den Pilzzellen ausgehenden mechanischen Krafteinwirkungen nachteilige Folgen für den epithelialen Zusammenhalt und das normale Gefüge der entsprechenden Schichten hatten. Erweiterte Interzellularräume in unmittelbarer Nachbarschaft von durch Pilze deformierten Epithelzellen waren möglicherweise ein Hinweis auf einen Verlust des Zusammenhalts des epithelialen Gefüges nach Schädigung der desmosomalen Disken. Durch eine derartige Auflockerung des Stratum corneum könnte nachfolgenden Pilzelementen das weitere Vordringen in das Epithel erleichtert werden.

Ein häufig beobachtetes Phänomen innerhalb der befallenen Epithelzellen war eine perifungale Aufhellungszone unterschiedlicher Breite. Naturgemäß stellte sich die Frage nach einem Zusammenhang zwischen lytischer Aktivität des Hefepilzes zum Zweck der Nährstoffgewinnung aus Wirtsgewebe und der weiteren Ausbreitung im Gewebe.

Solche strukturlosen, um die intrazellulär lokalisierten Erreger vorhandenen Aufhellungszonen wurden auch bei Tinea versicolor und Erythrasma beschrieben [2–4].

Ein auffälliger Befund war das Auftreten von Lomasomen, die in vitro äußerst selten, häufig dagegen im Gewebe beobachtet wurden. Es handelt sich um kleine Vesikeln, die zwischen Zellwand und Plasmamembran bei zahlreichen Pilzen und auch höheren Pflanzen auftreten. Meist treten sie gruppenweise auf. Weder die Art der Entstehung dieser Gebilde noch ihre Funktion sind völlig geklärt.

Die Reaktion der Haut auf den Befall durch C. albicans äußerte sich unter dem Bild einer akuten bis subakuten Dermatitis. Das Stratum papillare des Corium war ödematisiert. Es enthielt gelapptkernige Entzündungszellen. Die Interzellularräume zwischen den Basalzellen waren erweitert, die Interzellularbrücken teilweise auseinandergerissen. Nahm die Einwanderung von Leukozyten zu, so formierten sich intrakorneale und subkorneale Mikroabszesse, die für die C.-albicans-Mykose charakteristisch sind. Im Abszeßbereich selbst konnten wir in keinem Fall Pilzelemente finden. Dieser Befund war überraschend, da von in-vitro-Untersuchungen bekannt ist, daß neutrophile Granulozyten hervorragend befähigt sind, C.-albicans-Zellen zu phagozytieren.

Literatur

1. Montes LF, Wilborn WH (1968) Ultrastructural features of host-parasite relationship in oral candidiasis. J Bacteriol 96:1349–1356
2. Montes LF, Black SH, McBride ME (1967) Bacterial invasion of the stratum corneum in erythrasma. I. Ultrastructural evidence for a keratolytic action exerted by Corynebacterium minutissimum. J Invest Dermatol 49:474–485
3. Piérard J, Dockx P (1968) A propos du parasite du pityriasis versicolor. Arch Belg Dermatol Syph 24:399–407
4. Piérard J, Dockx P (1972) The ultrastructure of tinea versicolor and Malassezia furfur. Int J Dermatol 11:116–124

Priv. Doz. Dr. med. C. Scherwitz,
Hautklinik der Universität Tübingen,
Abt. Dermatologie I,
Liebermeisterstr. 25,
D-7400 Tübingen

Serologische Untersuchungen bei mukokutanen Kandidosen im Greisenalter

H. Hauck, Erlangen

Einleitung

Der zunehmende Anteil alter Menschen an unserer Bevölkerung – im Jahre 1961 waren mehr als 6 Millionen Einwohner der Bundesrepublik Deutschland über 65 Jahre alt, im Jahre 1975 fast 9 Millionen (Statistisches Bundesamt 1974, persönliche Mitteilung) – hat zu einem wachsenden Interesse an den Alterskrankheiten geführt. Personen dieser Altersstufe werden zunehmend in Altenpflegeheimen versorgt. Unter den dauernd Bettlägerigen – meist bei Zustand nach Apoplex – grassieren Soorinfektionen der Haut und der Schleimhäute. Mukokutane Kandidosen werden bei 26 bzw. 48% der Heimbewohner angetroffen (Hauck 1978).

Fragestellung

Im Zusammenhang mit der Massierung dieser Infektionen in Altenpflegestätten interessierte uns die durch serologische Reaktionen nachweisbare humorale Immunantwort dieser Personen auf die Soorerkrankungen der Haut und der Schleimhäute. Insbesondere sollte auch das Verhalten der am Titeraufbau beteiligten Antikörperfraktionen im Verlauf der Candidainfektionen festgestellt werden.

Probanden und Methodik

Untersucht wurden 191 Personen im Alter von 65 bis 98 Jahren. 187 von diesen wurden in 6 Altenpflegeheimen einer westdeutschen Großstadt versorgt. 26 bzw. 48% der Heimbewohner litten an Kandidosen der Haut oder der Schleimhäute. 4 Frauen in der gleichen Altersstufe wurden zur stationären Behandlung wegen mukokutaner Soorinfektionen eingewiesen.

Folgende serologische Methoden wurden angewandt, um humorale Antikörper gegen Candida albicans (C. albicans) nachzuweisen: Der Candida-HA-Test (Candida-Hämagglutinationstest „Roche"), die Agglutinationsprobe und der C.-albicans-IF-Test (Candida-albicans-Immunfluoreszenztest „Roche").

Mit dem C.-albicans-Immunfluoreszenztest wurde zusätzlich der Anteil der einzelnen Antikörperfraktionen am Gesamttiter bestimmt. Es wurden zu diesem Zweck Fluoresceinkonjugierte Plasmaprotein-Antisera (Anti-Human-IgA, Anti-Human-IgM und Anti-Human-IgG) der Firma Behring verwandt.

Der Candida-HA-Test wurde durchgeführt nach den Angaben von Müller (1975).

Die Durchführung der Agglutinationsprobe mit Vollantigen erfolgte nach den Angaben von Seeliger (1958) und Seeliger et al. (1974). Als Antigen diente ein C.-albicans-Stamm Serotyp A (Stamm S1 der Sammlung des Hygieneinstitutes der Universität Würzburg).

Ergebnisse

Die HA-Titer lagen bei 63 klinisch und kulturell kandidosefreien Heimbewohnern in 42 Fällen im Normbereich, bei 1:20 bis 1:160, in 8 Fällen bis zu 3 Titerstufen über dem Titerwert der oberen Normgrenze für gesunde Erwachsene (Abb. 1). Dieser beträgt nach Müller (1975) 1:160. Deutlich erhöhte Titerwerte von 1:640 bis 1:1280 wurden nur bei solchen Personen angetroffen, deren Umgebung soorpilzverseucht war. In diesen Fällen wurde C. albicans in rasenartigem Wachstum aus dem Hautsoor der Zimmerkollegen nachgewiesen. Die Raumluft wie auch die Toilettenartikel waren mit C. albicans infiziert. Zum Vergleich dienen die in Schwerpunkten bei 1:20 und 1:40 liegenden Titerwerte im Candida-HA-Test bei 200 gesunden Erwachsenen im Alter von 20–25 Jahren nach Müller (1967) (Abb. 2).

Für die Agglutinintiter gilt das gleiche wie für die HA-Titer, auch hier werden erhöhte Titerwerte bei klinisch und kulturell kandidosefreien Heimbewohnern angetroffen (Abb. 3), unter 59 Untersuchten in 5 Fällen Titerwerte von 1:320 bei einem Normtiter von 1:80. 4 dieser Personen hatten eine soorpilzverseuchte Umgebung.

Der Candida-IF-Test (Abb. 4) zeigt bei 3 kandidosefreien Heimbewohnern Titerwerte von 1:640 und 1:1280, auch hier wurde ein massiver Soorpilzbefall der Umgebung angetroffen.

Die HA-Titer von 97 über 65jährigen, an mukokutanen Kandidosen erkrankten Heiminsassen sind aus der

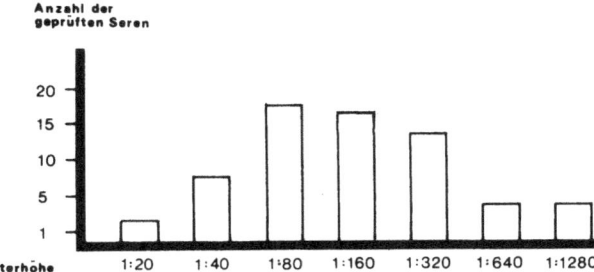

Abb. 1. Titerverteilung im Candida-HA-Test bei 63 soorfreien Heiminsassen

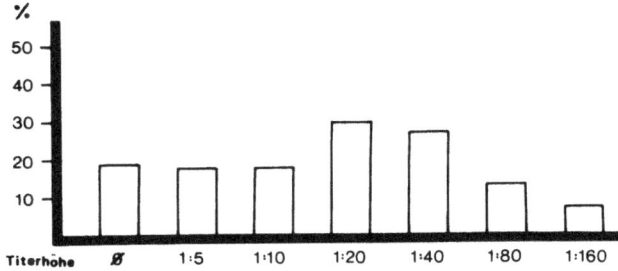

Abb. 2. Candida-HA-Titer, ermittelt an 200 Normalpersonen

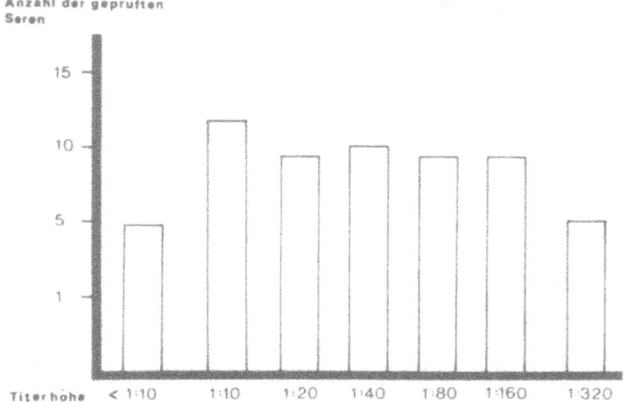

Abb. 3. Agglutinintiter von 59 klinisch soorfreien Pflegeheimbewohnern

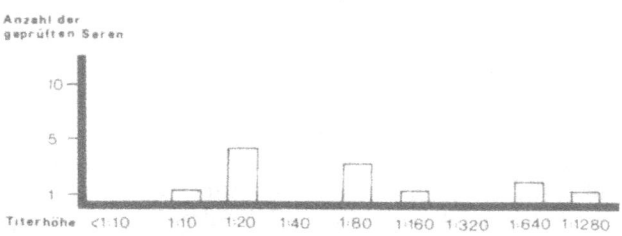

Abb. 4. Candida-IF-Test. Titerverteilung bei 12 über 65jährigen Probanden mit negativer Klinik und Kultur

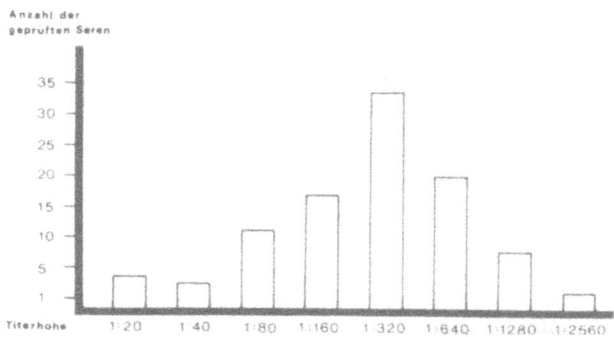

Abb. 5. Candida-HA-Titer, ermittelt an 97 über 65jährigen, an mukokutanen Soorinfektionen Erkrankten

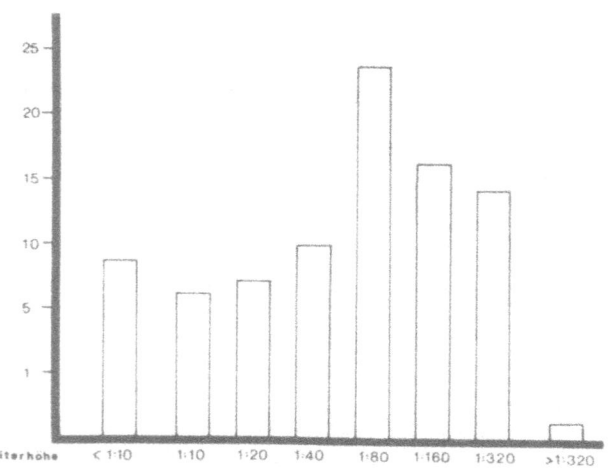

Abb. 6. Agglutinationsprobe. Titerverteilung bei 88 kandidosekranken Heiminsassen

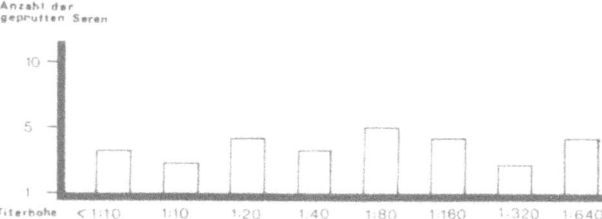

Abb. 7. Candida-IF-Gesamttiter, ermittelt an 27 soorkranken alten Menschen

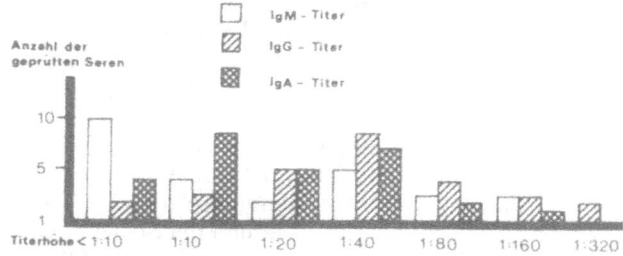

Abb. 8. Verteilung der am IF-Gesamttiteraufbau beteiligten Immunglobuline A, M und G (gleiches Kollektiv wie in Abb. 7)

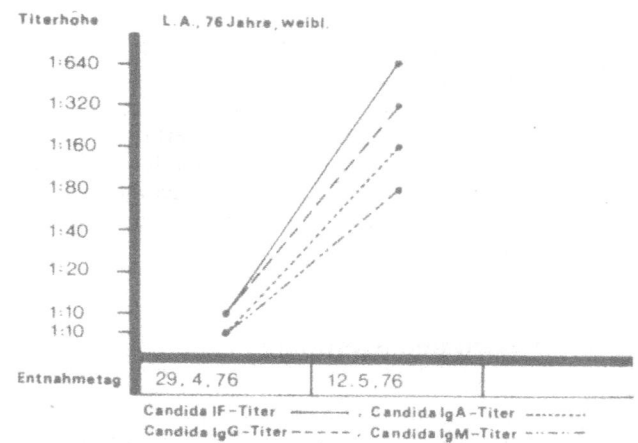

Abb. 9. 76jährige Frau mit mukokutaner Kandidose. Signifikanter Titeranstieg im Candida-IF-Titer gesamt. IgA-, IgM- und IgG-Antikörper am Gesamttiteraufbau beteiligt

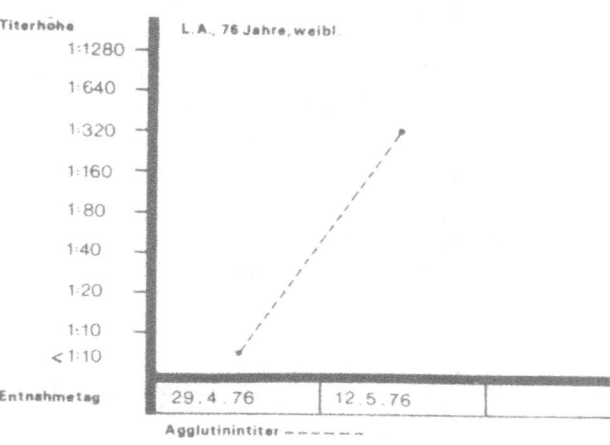

Abb. 10. Gleiche Probandin wie in Abb. 9. Agglutinintiter zeigt gleichen Verlauf wie Candida-IF-Gesamttiter

Abb. 5 ersichtlich; die Titerwerte liegen in Schwerpunkten bei 1:320 und 1:640.

Abb. 6 zeigt die Agglutinintiter bei 88 über 65jährigen Pflegeheimbewohnern mit Zeichen einer Haut- und Schleimhautkandidose; die Titerwerte liegen überwiegend bei 1:80, 1:160 und 1:320.

Die Candida-IF-Gesamttiter bei 27 Erkrankten wiesen eine sehr breite Streuung auf (Abb. 7). Die Verteilung der am IF-Gesamttiteraufbau beteiligten Immunglobulinfraktionen G, A und M zeigt eine überwiegende Beteiligung von IgG-Antikörpern am Gesamttiteraufbau, daneben auch von IgA- und IgM-Antikörpern (Abb. 8).

Das gleichsinnige Verhalten von IF-Gesamttiter und Agglutinintiter wird am Beispiel einer 76jährigen Frau deutlich, die an klinischem und kulturellem Soorbelag des Zungenrückens, interkruraler und submammärer Kandidose und bereits chronischer Infektion leidet: signifikanter Titeranstieg im IF-Gesamttiter, die IgG-, IgA- und IgM-Antikörper sind am Titeraufbau beteiligt (Abb. 9). Der Agglutinintiter verhält sich gleichsinnig (Abb. 10), während der HA-Titer bereits bei der Erstuntersuchung deutlich erhöhte Werte zeigt (Abb. 11).

Bei einer 88jährigen Pflegeheiminsassin, deren klinischer Kandidose der Mundhöhle und der Zwischenzehenräume erst kurzzeitig besteht, zeigt sich ein signifikanter HA-Titeranstieg von 1:80 auf 1:640, während der Agglutinintiter unauffällig bleibt (Abb. 12).

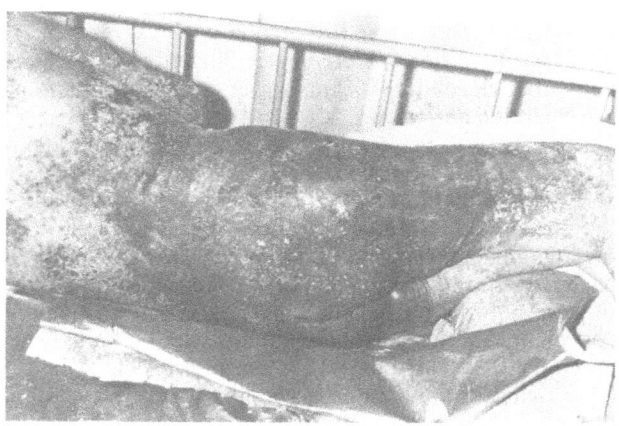

Abb. 13. Generalisierte Hautkandidose. R. J., 70jährige, überwiegend bettlägerige Patientin mit Zustand nach Apoplex

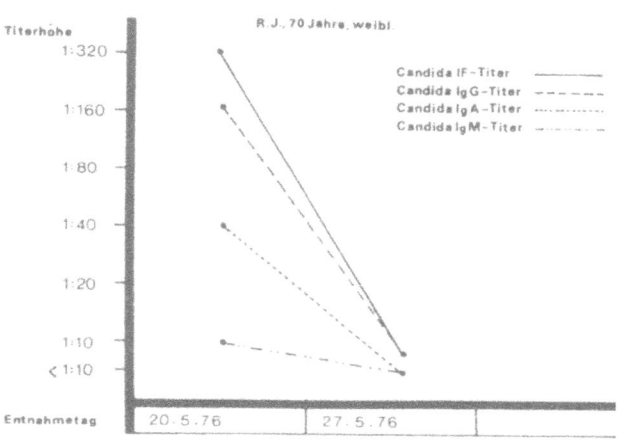

Abb. 14. Titerverlauf im Candida-IF-Test unter lokaler und interner, pilzwirksamer Behandlung der Patientin R. J. (siehe Abb. 13)

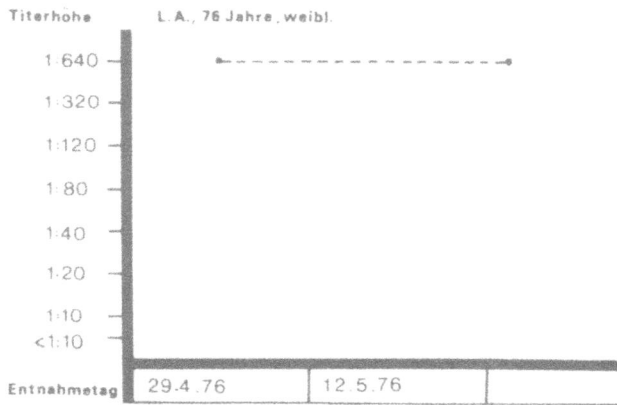

Abb. 11. Titerverlauf im Candida-HA-Test. Titerwert von 1:640 bereits bei der Erstuntersuchung nachweisbar (siehe Abb. 9 und 10)

Das Verhalten des IF-Titers unter lokaler, pilzwirksamer Farbstoffbehandlung der Hautherde einer Patienten (Abb. 13) und interner Medikation von Nystatin zeigt die Abb. 14; ein signifikanter Titerabfall ist nachweisbar.

Diskussion der Ergebnisse

Die Candida-HA-Titer bei über 65jährigen Heimbewohnern entsprachen den Titerwerten, die bei Kandidosekranken mittleren Lebensalters ermittelt wurden (Hauck u. Blaha 1979). Signifikante HA-Titeranstiege waren in dem geriatrischen Kollektiv bereits im Frühstadium der Soorinfektionen nachweisbar. Diese Tatsache kann mit dem empfindlichen Nachweis von IgM-Antikörpern durch den HA-Test erklärt werden (Hauck u. Blaha 1979; Müller u. Holtmannspötter 1975).

Auffallend waren deutlich erhöhte HA-Titerwerte bei soorfreien Heimbewohnern, deren Umgebung C.-albicans-verseucht war. Eine mögliche Erklärung für diese deutlich erhöhten Titerwerte wäre die IgM-Antikörperbildung gegen C. albicans infolge aerogener Exposition der Heiminsassen. Tomsikova und Seeliger ermittelten

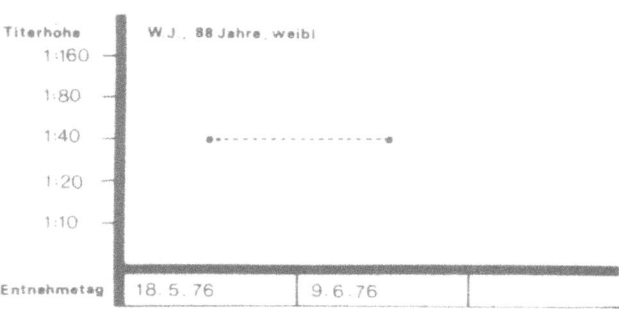

Abb. 12. Unauffällige Agglutinintiter bei frisch aufgetretener mukokutaner Soorinfektion

1968, daß in Seren von Kaninchen nach experimenteller Exposition dieser Tiere gegen Pilzantigene (Inhalation) überwiegend IgM-Antikörper gegen die homologen Pilzarten auftraten.

Die von uns bei Kandidosekranken und gesunden Heiminsassen nachgewiesenen IF-Gesamttiterwerte zeigten eine deutliche Beeinflussung durch Antikörper der Immunglobulinfraktion G. Diese Tatsache wurde bereits im Immunfluoreszenztest mit Gonokokken nachgewiesen (Cohen et al. 1967). Über gleiche Erfahrungen mit dem Candida-IF-Test bei Untersuchung von Neugeborenenseren berichtete Esterly (1968). Aus dieser Tatsache wird erklärbar, daß die IF-Titer erst im chronischen Stadium der Kandidosen positiv werden. In dem Kollektiv der Heiminsassen wurde ein gleichsinniges Verhalten der IF-Gesamttiter und Agglutinintiter beobachtet. Dies stützt die Ergebnisse von Müller (persönliche Mitteilung), der eine deutliche Beeinflussung des Agglutinintiters durch Antikörper der IgG-Klasse ermittelte.

Zusammenfassung

Der Candida-HA-Test zeigt auch bei über 65jährigen Personen mit mukokutanen Kandidosen deutlich erhöhte Titerwerte, entsprechend den Befunden, die an Erkrankten mittleren Lebensalters gewonnen wurden. Er zeigt signifikante Titeranstiege bereits im Frühstadium der Infektionen, wohingegen die Agglutination und der Candida-IF-Test erst bei chronischen Erkrankungen positiv werden. Am IF-Gesamttiter sind neben überwiegend IgG- auch IgA- und IgM-Antikörper beteiligt.

Literatur

1. Cohen JR, Norins LC, Julian AJ (1967) Competition between, and effectiveness of IgG and IgM antibodies in indirect fluorescent antibody and other tests. J Immunol 98:143–149
2. Esterly NB (1968) Serum antibody titers to candida albicans utilizing an immunofluorescent technic. Am J Clin Pathol 50:291–296
3. Hauck H (1978) Die Bedeutung der Candida albicans. Infektionen der Haut und der Schleimhäute für die Geriatrie – mit Beiträgen zur Klinik, Epidemiologie und Serologie. Habilitationsschrift Universität Erlangen
4. Hauck H, Blaha J (1979) Serological diagnosis of candida albicans – balanitis and – balanoposthitis. Arch Dermatol Res 264:131–141
5. Müller HL (1975) Candida-HA-Test „Roche". Robe Diagnostica
6. Müller HL, Holtmannspötter H (1975) Vergleichende Titerbestimmungen mit dem Candidahämagglutinationstest und dem Candida-Immunfluoreszenztest. Mykosen 18:91–96
7. Seeliger HPR (1955) Ein neues Medium zur Pseudomycelbildung von Candida albicans. Z Hyg 141:488–494
8. Seeliger HPR (1958) Mykologische Serodiagnostik. Leipzig: Barth 1958
9. Statistisches Bundesamt Wiesbaden (1974) Bevölkerung in Anstalten. In: Bevölkerung und Kultur. Volkszählung vom 27. Mai 1970, Heft 11. Kohlhammer, Stuttgart Mainz
10. Tomsikova A, Seeliger HPR (1968) Orientierende Untersuchungen zum Nachweis einiger Antikörper gegen Pilze in tierischen und menschlichen Seren. I. Zum Auftreten von 19 S- und 7 S-Antikörpern in Tierimmunseren gegen einige inhalierte Schimmelpilze. Mykosen 11:785–792

Priv. Doz. Dr. med. H. Hauck,
Dermatologische Universitätsklinik,
Hartmannstr. 14,
D-8520 Erlangen

Erythema chronicum migrans mit Arthritis – Eine neue Organmanifestation der durch Zecken übertragenen Infektionskrankheit

U. Runne, W. Klenk und R. Ackermann, Frankfurt und Köln

Das Erythema chronicum migrans (ECM) ist in Europa eine seit langem bekannte *Infektionskrankheit*, die vornehmlich durch Zecken übertragen wird. Obwohl die experimentelle Passage von Mensch zu Mensch bereits im Jahre 1955 gelang [3], ist der Krankheitserreger bis heute nicht bekannt.

Von besonderem Interesse ist, daß neben der Haut auch *andere Organe* befallen werden können. So treten z. B. regionale Lymphknotenschwellungen, Allgemeinsymptome (Fieber, Abgeschlagenheit, Kopfschmerzen) und vor allem ein Befall des Nervensystems auf, in Form der Meningo-Polyneuritis Bannwarth. Diese geht mit anhaltenden Schmerzen, peripheren Lähmungen, Sensibilitätsstörungen und einer chronischen lymphozytären Meningitis einher [2, 6, 8]. Am häufigsten ist der Nervus facialis betroffen.

In der Universitäts-Nervenklinik Köln wurden in den letzten 20 Jahren weit über 100 Patienten mit einer Meningo-Polyneuritis Bannwarth untersucht. Ein großer Teil von ihnen hatte einige Zeit zuvor ein ECM bemerkt.

Als ganz neue Organmanifestation beobachteten wir jetzt erstmals in Europa einen *Gelenkbefall*. Es handelt sich um eine 46jährige Patientin aus dem Kölner Raum.

Klinische Beobachtung und Ergebnisse

Acht Wochen nachBeginn des ECM, das trotz 3wöchiger Penicillinbehandlung fortbestand, traten Schmerzen in mehreren großen Gelenken auf. Beide Sprunggelenke waren zudem geschwollen und überwärmt; die Knie-, Hüft- und Ellenbogengelenke schmerzten.

Eine ursächliche Zuordnung dieser Arthritis gelang zunächst nicht. Alle Röntgen- und Laborbefunde lagen im Normbereich. Lediglich die BSG war mit 20/42 mm n.W. mäßig beschleunigt. Auffallenderweise ließen sich im Serum wiederholt erhöhte Immunkomplexe nachweisen (IgG, IgM, C4). Unter symptomatischer Behandlung klang die Arthritis innerhalb von sechs Wochen folgenlos ab. Spätere Rezidive oder neurologische Komplikationen traten nicht auf. Das ECM selbst verschwand erst nach Gabe von Tetrazyklinen [1].

Diskussion

Wegen der engen zeitlichen Verknüpfung von ECM und Arthritis sehen wir hier einen ursächlichen Zusammenhang zwischen Haut- und Gelenkbefall. Diese Ansicht wird durch Ausschluß anderer Arthritisformen und den Nachweis von zirkulierenden Immunkomplexen gestützt. Den entscheidenden Beleg für einen ursächlichen Zusammenhang liefert ein Vergleich mit der sog. Lyme-Krankheit.

Die *Lyme-Krankheit* wurde in den letzten Jahren als neue Entität beschrieben. Sie tritt epidemisch in mehreren Staaten der USA auf [7, 9, 10]. Im Anschluß an einen Zeckenbiß entwickelt sich dort ebenfalls ein ECM. Bei mehr als der Hälfte der Patienten kommt es außerdem zur Beteiligung eines weiteren Organs: in Form einer Arthritis, von neurologischen Ausfällen oder von EKG-Veränderungen. Auch dort treten vermehrt zirkulierende Immunkomplexe auf [4].

Die *Arthritis* selbst beginnt dabei durchschnittlich vier Wochen (6 Tage bis 22 Wochen) nach dem Zeckenbiß. Sie geht mit Schmerzen, Schwellung und Überwärmung mehrerer großer Gelenke einher, nur selten dagegen mit einer Rötung. Zumeist sind die Kniegelenke betroffen.

Histologisch finden sich eine Hypertrophie der Synovia, eine Gefäßproliferation und ein Infiltrat aus Lymphozyten und Plasmazellen. Auch in der Gelenkflüssigkeit lassen sich vermehrt Immunkomplexe nachweisen [5]. Die Dauer der Arthritis ist mit durchschnittlich acht Tagen am einzelnen Gelenk kurz, sie kann sich aber bis zu drei Monaten ausdehnen. Neuerdings sind sogar chronische Verlaufsformen beobachtet worden [11].

Offensichtlich besteht zwischen der europäischen und der amerikanischen Krankheitsform eine *enge Verwandtschaft*. Während es beim ECM in den USA allerdings häufig zur Beteiligung eines weiteren Organs (Gelenke, Nervensystem, Herz) kommt, ist dies in Europa bisher die Ausnahme. Möglicherweise besitzt der Erreger dort eine stärkere Pathogenität und bewirkt zugleich eine stärkere Immunantwort.

In einer *prospektiven Studie* unter 35 ECM-Patienten beobachteten wir bisher *einen* Patienten mit einer Meningo-Polyneuritis Bannwarth und *einmal* eine Arthritis. Da aber die Meningo-Polyneuritis Bannwarth letztlich keine seltene Krankheit ist, halten wir es für wahrscheinlich, daß auch die Arthritis in Europa häufiger auftritt. Möglicherweise wurde sie bisher übersehen oder fehlgedeutet.

Bei akuten Gelenkbeschwerden insbesondere während der Sommermonate sollte man daher an diese Arthritisform denken und nach einem ECM fahnden.

Literatur

1. Ackermann R, Runne U, Klenk W, Dienst C (im Druck) Erythema chronicum migrans mit Arthritis. Dtsch Med Wochenschr
2. Bannwarth A (1941) Chronische lymphozytäre Meningitis, entzündliche Polyneuritis und „Rheumatismus". Arch Psychiatr Nervenkr 113:284–376
3. Binder E, Doepfmer R, Hornstein O (1955) Experimentelle Übertragung des Erythema chronicum migrans von Mensch zu Mensch. Hautarzt 6:494–496
4. Hardin JA, Walker LC, Steere AC, Trumble TC, Tung KSK, Williams RC Jr, Ruddy S, Malawista SE (1979) Circulating immune complexes in lyme arthritis. Detection by the 125 I-Clq binding, Clq solid phase, and raji cell assays. J Clin Invest 63:468–477
5. Hardin JA, Steere AC, Malawista SE (1979) Immune complexes and the evolution of lyme arthritis. Dissemination and localization of abnormal Clq binding activity. N Engl J Med 301:1358–1363
6. Hörstrup P, Ackermann R (1973) Durch Zecken übertragene Meningopolyneuritis (Garin-Bujadoux-Bannwarth). Fortschr Neurol Psychiatr 41:583–606
7. Reik L, Steere AC, Bartenhagen NH, Shope RE, Malawista SE (1979) Neurologic abnormalities of lyme disease. Medicine (Baltimore) 58:281–294
8. Schaltenbrand G (1966) Durch Arthropoden übertragene Infektionen der Haut und des Nervensystems. MMW 108:1557–1562
9. Steere AC, Malawista SE (1979) Cases of lyme arthritis in the United States: locations correlated with distribution of Ixodes dammini. Ann Intern Med 91:730–733
10. Steere AC, Malawista SE, Hardin JA, Ruddy S, Askenase PW, Andiman WA (1977) Erythema chronicum migrans and lyme arthritis. The enlarging clinical spectrum. Ann Intern Med 86:685–698
11. Steere AC, Gibofsky A, Patarroye ML, Winchester RJ, Hardin JA, Malawista SE (1979) Chronic lyme arthritis. Clinical and immunogenetic differentiation from rheumatoid arthritis. Ann Intern Med 90:896–901

Priv. Doz. Dr. med. U. Runne,
Zentrum der Dermatologie und
Venerologie Universitäts-Klinikum,
Theodor-Stern-Kai 7,
D-6000 Frankfurt/Main 70

Gramnegative Follikulitis: Verlaufsbeobachtungen und therapeutische Möglichkeiten

U. Neubert und G. Plewig, München

Das Krankheitsbild der sog. gramnegativen Follikulitis wurde erstmals von Fulton et al. [1] beschrieben, die es bei 11 von 76 langjährigen Akne-Patienten ihrer Klinik fanden. Die erste Mitteilung im deutschen Schrifttum stammt aus dem Jahre 1974 von Plewig und Braun-Falco [4]. Es handelt sich bei gramnegativen Follikulitiden um meist iatrogen ausgelöste Komplikationen einer Acne vulgaris oder Rosacea. Durch Langzeitanwendung systemisch verabreichter Antibiotika oder lokal applizierter Präparate mit antibiotischen und desinfizierenden Wirkstoffen kann die normale grampositive Hautflora, i.e. koagulasenegative Staphylokokken und Propionibakterien, durch gramnegative Endobakterien wie Escherichia coli, Klebsiella, Enterobacter oder Proteus verdrängt werden. Diese Keime können im Perioral- und Perinasalbereich eine Aussaat follikulärer Pusteln ohne Komedonenpfröpfe (Typ I) oder tieferliegende sukkulente Abszesse (Typ II) hervorrufen. Die meist männlichen Patienten leiden durchweg an starker Seborrhö. Als Keimreservoir ist der obere Respirationstrakt, insbesondere die Nasenhöhle, anzusehen. Gramnegative Follikulitiden gelten als therapieresistent. In vitro wirksame Antibiotika vermögen zwar die Erkrankung vorübergehend zu unterdrücken, führen jedoch kaum zur Eliminierung der Bakterien. Nach Absetzen des Antibiotikums tritt gewöhnlich ein rasches Rezidiv innerhalb weniger Tage ein, anders als bei einer Acne vulgaris, bei der gewöhnlich drei bis vier Wochen verstreichen, ehe es nach Absetzen einer antibiotischen Therapie zur erneuten Exazerbation kommt. Bisher wurden weltweit etwa 60 Patienten mit gramnegativer Follikulitis beschrieben.

In unserer Behandlung stehen zur Zeit zehn männliche Patienten mit gramnegativer Follikulitis in einem Alter zwischen 16 und 41 Jahren. Die Anamnesen reichen 4 bis 25 Jahre zurück. Alle Patienten wurden lange Zeit, meist Jahre hindurch, mit Antibiotika, insbesondere Tetrazyklinen, behandelt, die zuletzt keine Besserung mehr brachten. Bei unseren Patienten konnten wir folgende Keime wiederholt aus Pusteln, aber auch von der Hautoberfläche sowie aus Nasenhöhle und Rachen anzüchten:

Enterobacter (4×), Klebsiella (4×), Escherichia (3×), Proteus (2×), Serratia (1×) und Salmonella (1×). Die Summe beträgt mehr als zehn, da wir bei zwei Patienten zwei, bei einem Patienten drei gramnegative Keimspezies isolierten.

Da frühere Behandlungsversuche, z.B. mit Ampicillin, allenfalls temporäre Besserung erbrachten, entschlossen wir uns, bei einem Teil dieser Patienten 13-cis-Retinsäure (in Erprobung unter der Bezeichnung Ro 4-3780) einzusetzen und weitere Patienten im Vergleich dazu mit Cefotaxim, einem neuen Laktamase-stabilen Cephalosporin mit hoher antibakterieller Aktivität, zu behandeln. 13-cis-Retinsäure zeichnet sich vor allem durch eine intensive sebostatische Wirkung aus, die sowohl auf einer Verringerung der Talgsekretion wie auf einer Verkleinerung der Talgdrüsenazini beruht.

Weitere therapeutisch entscheidende Effekte sind eine Verengung des Talgdrüseninfundibulums als eines wesentlichen Bakterienreservoirs sowie eine unspezifische anti-inflammatorische Wirkung.

Wir haben unsere Patienten zwischen 18 und 25 Wochen lang mit 13-cis-Retinsäure in einer Dosierung von 0,5–1,0 mg/kg Körpergewicht/die p.o. behandelt, bei einigen dauert die Behandlung noch an.

Unser Alternativtherapeutikum, das Breitbandcephalosporin Cefotaxim (Handelsname: Claforan), wurde zwei unserer Patienten verabfolgt. Bei einem dieser Patienten mußte die Behandlung wenige Tage nach Beginn wegen eines hämorrhagischen Exanthems abgebrochen werden. Der andere Patient wurde drei Wochen mit 2 × 3 bzw. 2 × 2 g Cefotaxim täglich i.v. behandelt.

Der Therapieerfolg wurde nach folgenden Kriterien beurteilt: Gewertet wurde der klinische Eindruck, der sich objektivieren läßt durch eine Auszählung der Effloreszenzen (Pusteln, Papeln, Knoten), ferner der Grad der Seborrhö, schließlich der bakteriologische Untersuchungsbefund.

Wir untersuchten hierzu in 14tägigen Abständen Abstriche aus Pusteln von der Gesichtshaut und aus dem Nasenrachenraum und führten darüber hinaus quantitative Keimbestimmungen an der Stirn- und Kinnhaut

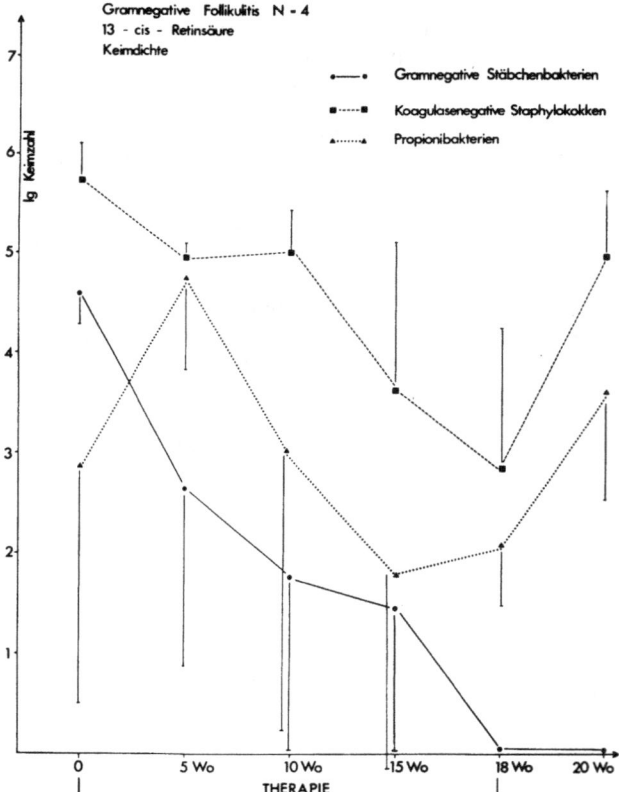

Abb. 1. Geometrische Mittelwerte und Standardabweichungen der Keimzahlen (KBE/cm²) an der Kinnhaut von vier Patienten mit gramnegativer Follikulitis während und nach Behandlung mit 13-cis-Retinsäure (0,5 mg/kg/die)

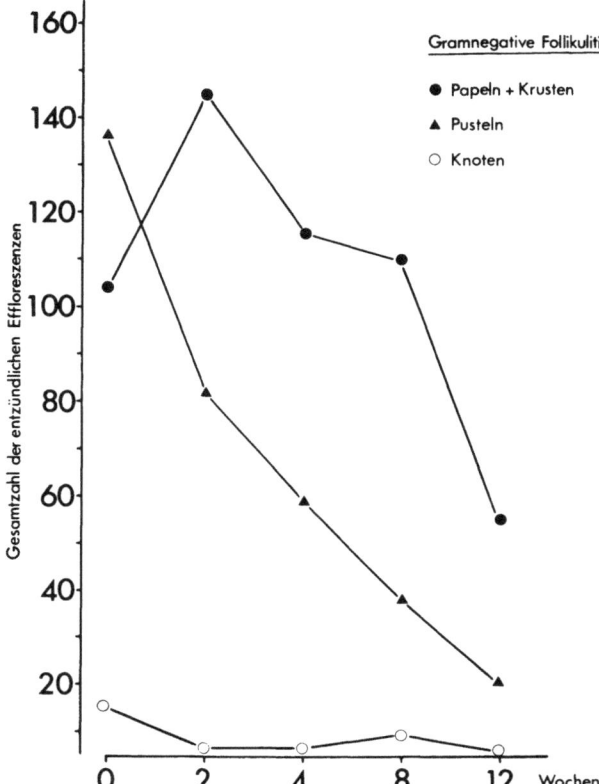

Abb. 2. Entwicklung der Gesamtzahl entzündlicher Effloreszenzen bei vier Patienten mit gramnegativer Follikulitis während der Behandlung mit 13-cis-Retinsäure (0,5 mg/kg/die)

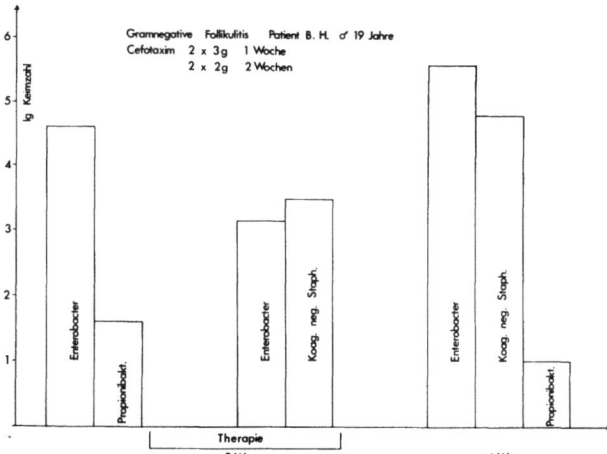

Abb. 3. Darstellung der Keimdichte (KBE/cm²) bei einem Patienten mit gramnegativer Follikulitis im Verlauf einer Behandlung mit Cefotaxim (Claforan)

mit der Detergenswaschmethode nach Williamson und Kligmann [6] durch.

Das Ergebnis solcher Keimzahlbestimmungen an vier mit 13-cis-Retinsäure behandelten Patienten zeigt Abb. 1. Die Patienten erhielten 13-cis-Retinsäure in einer Dosierung von 0,5 mg/kg/die p.o. über eine Dauer von 18 Wochen.

Das Material für die Keimzählungen wurde jeweils von der Kinnhaut entnommen. Die Abbildung zeigt, daß die gramnegativen Bakterien im Verlauf der Behandlung vollkommen verschwinden. Eine ähnliche Entwicklung nehmen – nach einem anfänglichen Anstieg – die mikroaerophilen Propionibakterien.

Diese zeigen allerdings – ebenso wie die koagulasenegativen Staphylokokken – nach 18 Wochen bereits wieder eine ansteigende Tendenz. Abb. 2 zeigt, wie parallel zu dieser Normalisierung der Bakterienflora die Gesamtzahl der entzündlichen Effloreszenzen absinkt.

Abb. 3 zeigt demgegenüber die Ergebnisse der Keimzählungen bei einem drei Wochen lang mit Cefotaxim behandelten Patienten. Es kam während der Behandlung zu einem mäßigen Absinken des in vitro gegenüber Cefotaxim empfindlichen Enterobacters, nach dem Absetzen des Präparates stieg jedoch die Keimdichte über den Ausgangswert an. Auch die klinische Besserung war hier unbefriedigend. Cefotaxim scheint demnach in der Behandlung der gramnegativen Follikulitis anderen Antibiotika nicht überlegen zu sein.

Über die Wirksamkeit der 13-cis-Retinsäure bei gramnegativer Follikulitis ein abschließendes Urteil abgeben zu wollen, wäre verfrüht. Dazu fehlt es vor allem an einer genügend langen Nachbeobachtungszeit. Wir müssen auch berücksichtigen, daß die gramnegative Follikulitis doch wohl mehr ist als nur ein therapeutischer Betriebsunfall, den wir durch die protrahierte Gabe eines Antibiotikums ausgelöst haben und dann einfach durch ein anderes Mittel wieder reparieren können. Bei allen unseren Patienten mit gramnegativer Follikulitis haben wir immunologische Störungen, z.T. schwerer Art, nachweisen können. Diese bilden vermutlich die Basis für die glücklicherweise seltene Entgleisung in der Bakterienökologie. Es wird sich deshalb noch zeigen müssen, in welchem Ausmaß diese Patienten nach Absetzen jeder Therapie zu Rückfällen neigen.

Literatur

1. Fulton J, McGinley KJ, Leyden JJ, Marples RR (1968) Gram-negative folliculitis in acne vulgaris. Arch Dermatol 98:349–353
2. Leyden JJ, Marples RR, Mills OH, Kligman AM (1973) Gram-negative folliculitis – a complication of antibiotic therapy in acne vulgaris. Br J Dermatol 88:533–538
3. Neubert U (1980) Salmonella folliculitis. Poster zum 7. Jahrestreffen der ADF. Arch Dermatol Res 267:213
4. Plewig G, Braun-Falco O (1974) Gram-negative Follikulitis. Hautarzt 25:541–546
5. Plewig G, Wagner A, Braun-Falco O (1980) Orale Behandlung schwerster Akneformen mit 13-cis-Retinsäure. MMW 122:1287–1293
6. Williamson P, Kligman AM (1965) A new method for the quantitative investigation of cutaneous bacteria. J Invest Dermatol 45:498–503

U. Neubert und G. Plewig,
Dermatologische Klinik und Poliklinik
der Universität München,
Frauenlobstr. 9–11,
D-8000 München 2

Symposium I: Orale Aphthosen und Morbus Behçet

Orale Aphthosen und Morbus Behçet – Historische Vorbemerkungen und neue nosologische Konzepte

O. P. Hornstein, Erlangen

Die oralen Aphthenkrankheiten einschließlich des Morbus Behçet waren in der deutschsprachigen Dermatologie zuletzt 1972 – anläßlich der von Grimmer ausgerichteten 101. Südwestdeutschen Dermatologentagung – ein geschlossenes Tagungsthema. Seither sind wesentliche neue, vorwiegend immunpathologische Erkenntnisse über diese Krankheitsgruppe hinzugekommen und es haben in den letzten Jahren entsprechende, vielbeachtete internationale Konferenzen (u. a. in Istanbul, Bethesda, London) stattgefunden, so daß auch bei uns eine Neuorientierung fällig ist. Auch praktische Gründe sprechen dafür: Einerseits sind die ungemein häufigen „benignen" Aphthosen therapeutisch nach wie vor problematisch, andererseits ist der gefährliche Morbus Behçet auch bei uns – nicht nur durch türkische und südeuropäische Gastarbeiter – anscheinend „im Kommen".

Erstbeschreiber der letzteren Krankheit ist weder Hulusi Behçet (1937) noch Adamantiades (1930) oder Gilbert (1920), sondern Hippokrates von Kos (460–377 v. Chr.). Diesem Urvater der abendländisch-antiken Medizin verdanken wir im 3. Buch seines *Epidimion* unter Fall 7 eine typische Beschreibung der Erkrankung, worauf der Ophthalmologe Feigenbaum (1956) hingewiesen hat. Hippokrates betont nicht nur fiebriges Auftreten von Mundaphthen und Genitalulzera, sondern auch schmerzhafte und protrahierte Augenentzündungen (bis zur Erblindung!) sowie verschiedenartige (ekthymatöse, herpetiforme und karbunkuloide) Hautläsionen (Abb. 1). „Klassisch" im historischen Sinn ist also ein *Tetra*-Symptomenkomplex aus uveo-oro-genitalen *und* dermalen Krankheitsmanifestationen.

In der neueren Übersetzung von Jones (1962) lautet das Kapitel (dem längere epidemiologische Prolegomena vorausgehen):

VII. There were other fevers also, which I shall describe in due course. Many had aphthae and sores in the mouth. Fluxes about the genitals were copious sores, tumours external and internal; the swellings which appear in the groin. Watery inflammations of the eyes, chronic and painful. Growths on the eyelids, external and internal, in many cases destroying the sight, which are called "figs". There were also often growths on other sores, particularly in the genitals. Many carbuncles in the summer, and other affections called "rot". Large pustules. Many had large tetters.

Die Erkenntnis, daß wir uns auf uraltem medizinhistorischen Boden bewegen, schmälert nicht Behçets Verdienst, gut 2300 Jahre später den nosologischen Zusammenhang der uveo-oro-genitalen Kardinalsymptome klar erkannt zu haben und eine ätiologische Alternative zu postulieren, deren Diskussion unvermindert aktuell ist: Virale oder immunpathologische Genese (damals als „Fokaltoxikose" bezeichnet). Zwar neigt sich die Waagschale der ätiologischen Indizien heute stark zugunsten einer Immun- bzw. Autoimmungenese des Morbus Behçet, doch ist die Virushypothese keineswegs damit unvereinbar, auch wenn direkte Hinweise nach wie vor fehlen. Auch die neuesten Forschungsergebnisse kulminieren in der Vorstellung, daß der erste Schritt der Immunpathogenese des Morbus Behçet eine gemischt humorallymphozytäre, spezifische Abwehrreaktion gegen kreuzreagierende mikrobielle und/oder mucosaepitheliale Antigene darstellt (Lehner u. Barnes 1979). Ob die zellständige Antigenität strepto- oder virogen induziert ist, ist eine noch ungelöste Frage. Daß sich aus der immunologischen Initialzündung aber ein schweres multisystemisches und polyorganotropes Krankheitsgeschehen entwickeln kann, hängt offenbar mit einer ganzen Kaskade von dysregulierten Immunprozessen zusammen, für deren Entstehung höchstwahrscheinlich auch bestimmte immungenetische HLA-Konstellationen von Bedeutung sind. Hierüber wird im Folgenden zu sprechen sein.

Übrigens hat Behçet's Krankheitsbeschreibung einige – unvollständige – Vorläufer und eine krönende Synopsis in der Aphthosis-Konzeption von Touraine (1941, 1955), (Tabelle 1). Bereits 1894/95 beschrieb der Wiener Dermatologe Neumann eine febrile orogenitale Aphthosis mit generalisierten Hautläsionen. Touraine war es dann, der in den 40er Jahren nosologische Zusammenhänge zwischen mucosaler, mucocutaner und generalisierter Aphthosis im Sinne einer progredient schweren Allgemeinkrankheit („Grande Aphthose") erkannte. Da diese aus zahlreichen klinischen Langzeitbeobachtungen gewonnene Erkenntnis durch die neueren immunologischen Forschungen eine hohe Aktualität gewonnen hat, erscheint es durchaus gerechtfertigt, zumindest im deutschen und französischen Sprachraum von Morbus Behçet-Touraine zu sprechen.

Seit Touraine stellt sich die beklemmende Frage, ob nicht jede rezidivierende orale Aphthosis den Keim zur Entwicklung eines Morbus Behçet in sich trägt. Zwar sind, gemessen an der riesigen Zahl von rezidivierenden Aphthenträgern Entwicklungen zum Morbus Behçet selten, doch kann diese Krankheit umgekehrt auch mit abortiven Aphthenschüben beginnen und erst später ihren perniziösen Systemcharakter erkennen lassen.

ΕΠΙΔΗΜΙΩΝ Γ

VII. Ἦσαν δὲ καὶ ἄλλοι πυρετοί, περὶ ὧν γεγράψεται. στόματα πολλοῖσιν ἀφθώδεα, ἑλκώδεα. ῥεύματα περὶ αἰδοῖα πολλά, ἑλκώματα, φύματα ἔξωθεν, ἔσωθεν· τὰ περὶ βουβῶνας. ὀφθαλμίαι ὑγραί, μακροχρόνιοι μετὰ πόνων. ἐπιφύσιες βλεφάρων ἔξωθεν, ἔσωθεν, πολλῶν φθείροντα τὰς ὄψιας, ἃ σῦκα ἐπονομάζουσιν. ἐφύετο δὲ καὶ ἐπὶ τῶν ἄλλων ἑλκέων πολλὰ καὶ ἐν αἰδοίοισιν. ἄνθρακες πολλοὶ κατὰ θέρος καὶ ἄλλα, ἃ σὴψ καλεῖται. ἐκθύματα μεγάλα. ἕρπητες πολλοῖσι μεγάλοι.

Abb. 1. Griechischer Text aus Hippokrates, Epidemische Erkrankungen, Buch 3, Fall 7

Tabelle 1. Historische Entwicklung des Morbus Behçet-Touraine

Hippokrates von Kos (460–377 ? v. Chr.)	Epidimion, Buch 3, Fall 7
Neumann (1895)	Febrile Aphthosis vulvae mit Exanthem
Gilbert (1925)	„Ophthalmia lenta"
Planner und Remenovsky (1922)	„Rheumatische" Trias: Vulvokolpitis ulzerativa, Iritis (od. Erythema nodosum),
Adamantiades (1931)	Ophthalmia lenta und Aphthosis
Behçet (1937)	Tri-Symptomenkomplex
Touraine (1941, 1955)	„Grande aphtose"

Tabelle 2. Klassifikation der nichtinfektiösen oralen Aphthosen

Sog. benigne Aphthosis
- Typus minor (Aphthosis Mikulicz) ⎫
- Typus maior (Aphthosis Sutton) ⎬ (HLA-B 12 gehäuft?)
- Typus herpetiformis (Aphthosis Cooke) ⎭

Sog. maligne (oder perniziöse) Aphthosis
- mukokutaner Typ (HLA-B 12 gehäuft)
- arthritischer Typ (HLA-B 27 gehäuft)
- neurologischer Typ
- okularer Typ (HLA-B 5 gehäuft)

(nach Lehner und Barnes 1979)

In den letzten Jahren ist es verschiedenen Arbeitsgruppen in Japan, Israel, England und anderen Ländern gelungen, einige immunologische Laborparameter aufzudecken, die sich mit gewissen Einschränkungen zur Unterscheidung einer harmlosen und einer perniziösen Aphthosis im Sinne des Morbus Behçet-Touraine eignen. Hierüber wird besonders Professor Haim berichten. Jedoch erweist sich sowohl die Gruppe der „benignen" als auch der „malignen" Aphthosis als klinisch und immungenetisch mehrschichtig (Tabelle 2).

Ungeachtet verschiedener immunpathologischer Parallelen sind die benignen Aphthosen und der Morbus Behçet-Touraine klinisch meist zu unterscheiden. Rezidivierende orale Aphthenschübe sind – mit Divergenzen in der Lokalisation und Zahl der Läsionen – das gemeinsame Leitsymptom, wozu bei der malignen Aphthosis noch generalisierte Allgemein- und Organsymptome sowie das eigentümliche kutane Pathergiephänomen hinzukommen. Da das breite Spektrum und der häufige Wechsel der Organsymptome im chronisch progredienten Krankheitsverlauf leicht dazu führen kann, den nosologischen Überblick zu verlieren, ist die Erkennung der initialen und scheinbar uncharakteristischen Krankheitsverläufe im Hinblick auf die frühzeitige Einleitung einer adäquaten Therapie sehr wichtig. Hier hat die Dermatologie, die neben der Ophthalmologie bisher am meisten zur Erforschung des Morbus Behçet-Touraine beigetragen hat, in der Praxis erneut eine diagnostische Schlüsselposition zu vertreten.

Literatur

1. Adamantiades B (1931) Sur un cas d'iritis à hypopyon récidivante. Ann Oculist (Paris) 168:271–278
2. Behçet H (1937) Über rezidivierende, aphthöse, durch einen Virus verursachte Geschwüre am Mund, am Auge und an den Genitalien. Dermatol Wochenschr 105:1152–157
3. Feigenbaum A (1956) Description of Behçet's syndrome in the Hippocratic Third Book of endemic disease. Br J Ophthalmol 40:355–357 (1956)
4. Gilbert W (1925) Über chronische Verlaufsform der metastatischen Ophthalmie („Ophthalmia lenta"). Arch Augenheilkd 96:119–130
5. Jones WHS (1962) Hippocrates. With English translation, vol I. Heinemann, London, p 246
6. Lehner T, Barnes CG (1979) Behçet's syndrome. Clinical and immunological features. Academic Press, London
7. Neumann I (1895) Die Aphthen am weiblichen Genitale. Wien Klin Rundsch 9:289–290
8. Planner H, Remenovsky F (1922) Beiträge zur Kenntnis der Ulcerationen am äußeren weiblichen Genitale. Arch Dermatol Syph (Berl) 140:162–188
9. Touraine A (1941) L'aphthose. Grande aphtose. Bull Soc Fr Dermatol Syph 48:61–103
10. Touraine A (1955) L'aptose. Données récentes et synthèse. Presse Med 63:1493–1494

Prof. Dr. med. O. P. Hornstein,
Universitäts-Hautklinik,
Hartmannstr. 14,
D-8520 Erlangen

Benigne orale Aphthosis und Morbus Behçet – Epidemiologie und genetische Aspekte *

D. Djawari, Erlangen

Zusammenfassung

Die rezidivierende orale Aphthosis ist eine sehr häufige Erkrankung, die sich am meisten bei prädisponierten Personen im 2.–3. Lebensjahrzehnt manifestiert und bei Frauen etwa zweimal häufiger vorkommt als bei Männern. An der Manifestation der Erkrankung sind nicht nur genetisch-familiäre Komponenten, sondern auch verschiedene externe und interne sowie Umweltfaktoren beteiligt. HLA-Typisierungen an betroffenen Familienmitgliedern zeigen auch die genetische Disposition deutlich.

Der chronisch progressive Morbus Behçet ist eine Systemerkrankung, die häufig im Nahen Osten und in Ja-

---
* Mit Unterstützung durch die Deutsche Forschungsgemeinschaft (Dj 2/2)

pan, jedoch seltener in Europa und USA auftritt. Bei den Betroffenen überwiegen meist die Männer. Bei der Auslösung der Behçet-Erkrankung spielen außer genetischen und immunologischen Komponenten sehr stark auch die Umweltfaktoren eine wichtige Rolle.

Die orale Aphthosis gehört zu den häufigsten nichtinfektiösen Erkrankungen der Mundschleimhaut, ohne daß alle Betroffenen bei jedem Schub die ärztliche Konsultation in Anspruch nehmen. Nach Nishiyama [27] können bei $^1/_{10}$ der Bevölkerung in Japan rezidivierende orale Aphthen gefunden werden. Nach anderen Berichten an sozial ausgewählten Kollektiven, besonders Studenten, wurde bei 20–50% eine rezidivierende orale Aphthosis gefunden [7, 15, 24, 32]. Diese Variationen der Häufigkeit werden nach den Untersuchungen von Lehner [20] noch deutlicher, der bei 20,1% der Krankenhauspatienten, bei 10,6% der Patienten aus der Allgemeinpraxis und bei 55% der Studenten eine rezidivierende Aphthosis festgestellt hat.

Systematische Feldstudien unter Einschluß psychologischer Explorationen haben ergeben, daß die rezidivierende benigne Aphthosis bei prädisponierten Personen mit bestimmten Charakterstrukturen und Verhaltensweisen (übermäßige Gewissenhaftigkeit und mangelnde Anpassungsfähigkeit, Ängstlichkeit und Hilflosigkeit in Krisensituationen) gehäuft auftritt und eine familiäre Häufung der Erkrankung sehr oft nachzuweisen ist [15, 16]. Nach Ship [32] ist die höchste Rate der Anfälligkeit bei Angehörigen der mittleren und gehobenen sozioökonomischen Schichten und vor allem bei Personen mit neurovegetativer Labilität zu finden.

Die Manifestation der Erkrankung beginnt meist im 2.–3. Lebensjahrzehnt und erreicht ihren Gipfel um das 40. Lebensjahr. Nach Lehner [19] manifestiert sie sich bei 67–85% der Patienten bis zum 30. Lebensjahr. Frauen erkranken an rezidivierender Aphthosis bedeutend häufiger als Männer, im Verhältnis 2,3:1. Bei Rauchern wurden signifikant seltener rezidivierende Mundaphthen als bei Nichtrauchern gefunden [30]. Der Grund wird in einer vermehrten Keratinisation und damit erhöhten mechanischen Belastbarkeit der Schleimhaut bei den Rauchern vermutet.

Miller et al. [24] haben in einer retrospektiven Studie gezeigt, daß die Inzidenzrate der rezidivierenden Aphthosis, die über 60% bei den Studenten der Medizin, Zahnmedizin und Veterinärmedizin sowie bei Schwesternschülerinnen betrug, nach Beendigung des Studiums und Eintritt ins Berufsleben signifikant abnahm. Bei den männlichen Probanden war ein Rückgang von 60,7% auf 48,3%, bei den weiblichen von 68,8% auf 57,2% festzustellen.

Genetische Untersuchungen bei ein- und zweieiigen Zwillingen ergaben, daß 91,5% der eineiigen Zwillinge gegenüber 57% der zweieiigen Zwillinge an rezidivierender oraler Aphthosis litten [25].

Bei chronisch-progressiv verlaufendem Morbus Behçet liegt eine systemische Erkrankung mit ernster Prognose vor. Diese Erkrankung tritt häufiger im mittleren Osten, im östlichen Mittelmeerraum und in Japan, jedoch seltener in Europa und USA auf. Als Vergleich werden die Erkrankungsquoten in Japan mit 1:10000 und in England nur mit 0,064:10000 angegeben. Mit einer Morbidität von 0,01–0,02% steht Japan somit an der Spitze. Das Verhältnis von Mann zu Frau bei Morbus Behçet ist genau umgekehrt wie bei rezidivierender oraler Aphthosis und beträgt 2,3:1, nach manchen Angaben [15] sogar 4:1. Diese Erkrankung ist auch familiär gehäuft und der Beginn des Manifestationsalters liegt meist zwischen dem 20. und 30. Lebensjahr [1, 4, 6, 18, 27].

Bei der Manifestation des Morbus Behçet spielen nicht nur genetisch-familiäre, rassische und autoimmunologische Faktoren sondern auch klimatische und wahrscheinlich auch chemische Umweltfaktoren eine Rolle [27]. So konnten Maeda und Nakae [23] anhand größerer Untersuchungen feststellen, daß der Morbus Behçet im Norden von Japan viel häufiger auftritt als im Süden und im Westen. Diese Autoren konnten auch bei vergleichenden Untersuchungen in Hawaii, wo über 216000 Japaner lebten, keine Patienten mit Behçet-Erkrankung in 4 Jahren zwischen 1969 bis 1973 finden und diagnostizieren. Sie stellen fest, daß Umweltfaktoren bei der Auslösung des Morbus Behçet ursächlich beteiligt sind und eine direkte Rolle spielen. Zusätzlich fanden sie eine Zunahme der Erkrankung nach dem 2. Weltkrieg mit einem Plateau seit 1965.

Familiäre Häufung sowohl von rezidivierender oraler Aphthosis als auch von M. Behçet gab zu genetischen Untersuchungen mittels HLA-Bestimmung Anlaß. Eine Autorengruppe [5] konnte eine signifikante Erhöhung von HLA-B12 bei Patienten mit rezidivierender oraler Aphthosis im Vergleich zu 100 Kontrollpersonen nachweisen, Lehner [21, 22] fand eine signifikante Erhöhung von HLA-A2, HLA-B12 und HLA-AW29 bei Patienten in London. Dagegen trafen Dolby et al. [8] bei 64 Patienten aus Wales auf keine signifikante Häufung irgendeines HLA-Musters (Tabelle 1).

Auch beim Morbus Behçet wurden in letzter Zeit ausgiebige Untersuchungen zur HLA-Typisierung durchgeführt. Goolamali et al. [11] fanden bei 4 Generationen und 11 Personen einer Familie 5 Behçet-erkrankte Familienmitglieder (Abb. 1) mit einer Häufung von HLA-Bw17 bei den Erkrankten. Bei japanischen, türkischen, tunesischen sowie israelischen Behçet-Patienten werden HLA-B5 und/oder HLA-Bw35 gehäuft gefunden [3, 9, 12, 13, 26, 28, 31, 33], nicht jedoch in USA oder England [17, 21].

Familiäre Häufung von Morbus Behçet nach GOOLAMALI et al. 1976

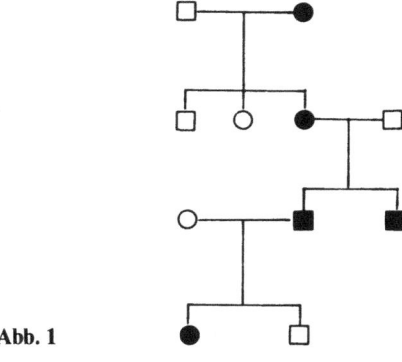

Abb. 1

Tabelle 1. Gehäuft gefundene HL-Antigene bei britischen Patienten mit rezidivierender oraler Aphthosis

Autoren	HLA-Häufung
Challacombe et al. 1977 (London)	HLA-B 12
Lehner 1978 und 1979 (London)	HLA-A 2, B 12, AW 29
Dolby et al. 1977 (Cardiff)	Keine typische HLA-Häufung

Tabelle 2. Einteilung der Behçet-Erkrankung durch HLA-Muster nach Lehner 1979 (n = 65)

1. Mukokutaner Typ (n = 20)	HLA-B 12+
2. Arthritischer Typ (n = 14)	HLA-B 27+
3. Neurologischer Typ (n = 6)	Keine typ. HLA-Häufung
4. Okulärer Typ (n = 25)	HLA-B 5+

Tabelle 3. HLA-Typisierung bei deutschen Patienten mit rezidivierender benigner Aphthosis (RBA, n = 51) und Gesunde (n = 156) (Auszug aus dem Gesamtergebnis)

	RBA	Gesunde
HLA-A 2	56,9%	46,2%
HLA-B 5	15,7%	5,8%
HLA-B 12	21,6%	21,2%
HLA-B 27	11,8%	10,9%
HLA-Bw 35	19,6%	12,2%

Lehner und Batchelor [22] untersuchten 65 britische Patienten mit Morbus Behçet und fanden lediglich 15% HLA-B5 positive Personen gegenüber 12% beim Kontroll-Kollektiv. Die häufigsten Antigene waren HLA-A2, B5, B12 und B27. Deshalb versucht er die Behçet-Erkrankung nach dem HLA-Muster klinisch und immungenetisch in folgende vier Gruppen einzuteilen (Tabelle 2).

Ob diese Einteilung entsprechenden Nachuntersuchungen standhalten wird, bleibt abzuwarten. Jung et al. [17] fanden z. B. HLA-A28 gehäuft bei Behçet-Patienten in England. Auch Ohno et al. [29] konnten nur bei einem von sechs kaukasoiden und bei zwei von drei orientalischen Patienten HLA-B5 finden.

Wir haben HLA-Typisierungen bei 5 Frauen und 9 Männern mit Morbus Behçet (9 Deutschstämmige, 3 Türken, 1 Italiener, 1 Jugoslawe türkischer Abstammung) und bei 51 deutschstämmigen Patienten (29 männlich, 22 weiblich) mit rezidivierender benigner Aphthosis durchgeführt. Gleichzeitig wurden 156 deutschstämmige Kontrollpersonen (86 männlich, 70 weiblich) untersucht. Dabei verwendeten wir 34 HL-Antigene.

In Tabelle 3 sind die Ergebnisse bei rezidivierender benigner Aphthosis (RBA) zusammengefaßt. Entgegen Literaturangaben fanden wir in unserem Kollektiv HLA-B12 nicht häufiger als bei den Kontrollen, dagegen eine deutliche Häufung bei HLA-B5 und eine geringe bei A2 und Bw35.

In Tabelle 4 sind die HLA-Typisierungen bei 9 deutschen Patienten mit Morbus Behçet dargestellt. Nach Lehner's klinischer Einteilung würde je 1 Patient zum neurologischen (J.K.) bzw. arthritischen (M.B.) Typ, die restlichen 7 Patienten zum mukokutanen Typ der Erkrankung gehören. In dem freilich noch sehr kleinen Kollektiv fällt nur auf, daß HLA-B5 und B12 je 3mal (1mal assoziiert) vorkommen.

5 andere Patienten mit Morbus Behçet (3 Türken, 1 Italiener, 1 Jugoslawe türkischer Abstammung) zeigen dagegen durchwegs HLA-B5 und/oder HLA-Bw35 (Tabelle 5). Der italienische Patient bot den okulären Typ, die restlichen 4 litten am mukokutanen Typ der Erkrankung.

Diese Ergebnisse zeigen die Problematik der Einteilung der Behçet-Erkrankung nach HLA-Muster. Bei der HLA-Typisierung muß natürlich berücksichtigt werden, daß das unterschiedliche Vorkommen verschiedener HL-Antigene bei verschiedenen Rassen auch die Ergebnisse der Untersuchungen beeinflussen können. Durch einen Auszug aus einer Tabelle in dem von Albert und Götze herausgegebenen Buch möchte ich dies veranschaulichen. Das HLA-B5 kommt bei den Europäern nur in 11% vor, dagegen bei Japanern in 34% (2, 34).

Zusammenfassend kann gesagt werden, daß bei den untersuchten 51 deutschen Patienten mit rezidivierender benigner Aphthosis eine signifikante Häufung von HLA-B5 gegenüber den 156 gesunden deutschen Kontrollpersonen festgestellt wurde ($p < 0,05$). Die in der Literatur beschriebene Häufung von HLA-A2, HLA-B12 und HLA-Aw29 konnte damit nicht bestätigt werden. Genauso wurde bei den deutschen Patienten mit Morbus Behçet keine signifikante Häufung von HLA-B5 und/oder HLA-Bw35 gefunden. Bei allen anderen

Tabelle 4. HLA-Typisierung bei 9 deutschen Patienten mit Morbus Behçet

Patient	Locus A		Locus B		Locus C	
W.O., ♂	A 2	A 3	B 7	B 14	–	–
A.M., ♂	A 1	A 2	B 5	B 7	Cw 3	–
I.L., ♀	A 1	Aw 30	B 7	B 8	–	–
W.R., ♀	A 1	A 11	B 12	Bw 35	Cw 5	–
M.B., ♂	A 3	–	B 7	B 15	Cw 3	–
R.B., ♂	A 1	A 2	B 5	B 8	Cw 2	–
U.F., ♀	A 2	–	B 5	B 12	–	–
J.K., ♂	A 1	A 2	B 12	B 17	Cw 5	–
D.L., ♀	A 2	Aw 32	B 14	–	–	–

Tabelle 5. HLA-Typisierung bei 5 anderen Patienten mit M. Behçet

Patienten	Locus A		Locus B		Locus C	
türkisch						
R.E. ♂	A 2	A 3	B 5	Bw 35	Cw 4	–
M.U. ♂	A 2	A 28	Bw 35	B 40	–	–
T.T. ♀	A 2	A 9	B 5	–	Cw 2	–
italienisch						
G.F. ♂	A 3	–	B 5	Bw 35	–	–
jugoslawisch mit türkischer Abstammung						
S.S. ♂	A 2	A 9	B 5	Bw 35	–	–

Tabelle 6. Prozent des Vorkommens von einigen HL-Antigenen (aus Albert und Götze 1977)

HLA	Europäer	Japaner	Schwarzafrikaner
A 2	44%	45%	22%
A 11	10%	24%	0%
A 28	7%	6%	23%
B 5	11%	34%	4%
B 12	22%	15%	16%
BW 17	8%	4%	33%
B 27	10%	4%	1%

untersuchten Patienten (3 Türken, 1 Italiener, 1 Jugoslawe türkischer Abstammung) mit Morbus Behçet waren jedoch HLA-B5 und/oder HLA-Bw35 vorhanden. Unsere Zahl der deutschen Patienten mit Morbus Behçet ist zu gering, um eine Aussage über die Häufung von bestimmten HLA-Mustern zu machen. Trotzdem ist die Einteilung der Behçet-Erkrankung nach HLA-Muster wegen der rassischen und genetischen Unterschiede zur Zeit nicht möglich und bedarf weiterer ausgiebiger Untersuchungen.

Literatur

1. Abdel-Aziz AHM, Fairburn EA (1978) Familial Behçet's syndrome. Cutis 21:649–652
2. Albert ED, Götze G (1977) The major histocompatibility system in man and animals. Springer, Berlin Heidelberg New York
3. Aoki K, Ohno S, Ohguchi M, Sugiura S (1978) Familial Behçet's disease. Jpn J Ophthalmol 22:72–75
4. Bergman L, Trappler B, Jenkins T (1979) Behçet's syndrome: Family study and the elucidation of a genitic role. Ann Rheum Dis 38:118–121
5. Challacombe SJ, Batchelor JR, Kennedy LA, Lehner T (1977) HLA antigens in recurrent oral ulceration. Arch Dermatol 113:1717–1719
6. Chamberlain MA (1978) A family study of Behçet's syndrome. Ann Rheum Dis 37:459–465
7. Cohen L (1978) Etiology, pathogenesis and classification of aphthous stomatitis and Behçet's syndrome. J Oral Pathol 7:347–352
8. Dolby AE, Walker DM, Slade M, Allan C (1977) HL-A histocompatibility antigens in recurrent aphthous ulceration. J Dent Res 56:105–107
9. Ersoy F, Berkel AI, Firat T, Kazokoglu H (1977) HLA antigens associated with Behçet's disease. Arch Dermatol 113:1720–1721
10. Francis TC (1970) Recurrent aphthous stomatitis and Behçet's disease. Oral Surg 30:476–487
11. Goolamali SK, Comaish JS, Hassanyeh F, Stephens A (1976) Familial Behçet's syndrome. Br J Dermatol 95:637–642
12. Haim S, Gideoni O, Barzilai A (1977) The histocompatibility antigens in patients with Behçet's disease. Acta Derm Venereol (Stockh) 57:243–245
13. Hamza M, Ben Ayed H, Sohier R, Betuel H (1978) Frequence de l'antigene HLA-B5 au cours de la maladie de Behçet. Nouv Presse Med 7:3262
14. Hornstein OP (1979) Orale Aphthen – Örtliche und allgemein-medizinische Aspekte. Dtsch Zahnaerztl Z 34:808–817
15. Hornstein OP (1979) Orale Schleimhautaffektionen. In: Korting GW (Hrg) Dermatologie in Praxis und Klinik. Thieme, Stuttgart, S. 31.1–31.12
16. Hornstein OP, Weidner F (1974) Nosologische Probleme der Aphthenkrankheiten, insbesondere des Morbus Behçet. In: Hornstein OP (Hrg) Entzündliche und systemische Erkrankungen der Mundschleimhaut. Thieme, Stuttgart, S. 128–143
17. Jung RT, Chalmin TM, Joysey VC (1978) HLA in Behçet's disease. Lancet 2:694
18. Katzenellenbogen I, Feuermann EJ (1965) Beitrag zum M. Behçet (Die Bedeutung der spezifischen Hauthyperreaktivität und der Behçetinreaktion). Hautarzt 16:13–18
19. Lehner T (1967) Autoimmunity in oral diseases, with special reference to recurrent oral ulceration. Proc R Soc Med 61:515–524
20. Lehner T (1977) Progress report: oral ulceration and Behçet's syndrome. Gut 18:491–511
21. Lehner T (1978) Immunological aspects of recurrent oral ulceration and Behçet's syndrome. J Oral Pathol 7:424–430
22. Lehner T, Batchelor JR (1979) Classification and an immunogenetic basis of Behçet's syndrome. In: Lehner T, Barnes CG (eds) Behçet's syndrome. Acadmic Press, London, pp 13–32
23. Maeda K, Nakae K (1977) Recent epidemiological review on Behçet's diesease. Asian Med J 20:16–30
24. Miller MF, Ship II, Ram C (1977) A retrospective study of the prevalence and incidence of recurrent aphthous ulcers in a professional population, 1958–1971. Oral Surg 43:532–537
25. Miller MF, Garfunkel AA, Ram C, Ship II (1977) Inheritance pattern in recurrent aphthous ulcers: Twin and pedigree data. Oral Surg 43:886–891
26. Nahir M, Scharf Y, Gidoni O, Barzilai A, Friedman-Birnbaum R, Haim S (1978) HL-A antigens in Behçet's disease. Dermatologica 156:205–208
27. Nishiyama S (1976) Die habituelle Aphthe und der Morbus Behçet. Vortrag Bonner Dermatologen-Nachmittag, 1.12.1976
28. Ohno S, Sugiura S, Itakura K, Aizawa M (1978) Further studies on HLA antigens in Behçet's disease. Jpn J Ophthalmol 22:62–67
29. Ohno S, Char DH, Kimura SJ, O'Conner GR (1978) Studies on HLA antigens in american patients with Behçet's disease. Jpn J Ophthalmol 22:58–61
30. Sallay K, Banoczy J (1968) Remarks on the possibilities of the simultaneous occurrence of hyperkeratosis of the mucous membranes and recurrent aphthae. I. Clinical investigations. Oral Surg 25:171–175
31. Sekido M, Ohtani T (1976) Studies on HLA antigens in patients with Behçet's syndrome. Yokohama Med Bull 27:1–7
32. Ship II (1972) Epidemiologic aspects of recurrent aphthous ulcerations. Oral Surg 33:400–406
33. Yazici H, Akokan G, Yalcin B, Müftüoglu A (1977) The high prevalence of HLA-B5 in Behçet's disease. Clin Exp Immunol 30:259–261
34. Yazici H, Schreuder I, Chamberlain HA, Müftüoglu A (1979) Regional differences of HLA antigens in Behçets disease. Ann Rheum Dis 38:565

Dr. D. Djawari
Dermatol. Univ.-Klinik
Hartmannstr. 14
D-8520 Erlangen

Pathologische Anatomie oraler Aphthosen

A. Burkhardt* und T. Löning, Hamburg

Aphthosen sind rezidivierend auftretende, solitäre oder multiple entzündliche Epitheldefekte der Mundschleimhaut (Hornstein 1976). Man unterscheidet milde und schwere Formen. Sie können als benigne Form im wesentlichen auf die Mundschleimhaut beschränkt bleiben, oder aber als sog. maligne Aphthose mit generalisierten Krankheitserscheinungen einhergehen. Letztere Form wird – besonders in ihrer typischen Ausprägung mit Ulzeration im Genitalbereich und rezidivierender Iridozyklitis – als Morbus Behçet bezeichnet.

Die Ätiologie beider Aphthoseformen ist unbekannt, aufgrund zahlreicher klinischer und laborchemischer Befunde gilt heute eine Immunpathogenese als wahrscheinlich (Rogers 1977; Lehner 1978). Die Morphologie spielt zwar für die Diagnostik der Aphthosen keine wesentliche Rolle, sie vermag jedoch die formale Pathogenese der Schleimhautläsionen und der systemischen Affektionen aufzuweisen und so zu einem besseren Verständnis der Krankheit zu führen. Die Ultrastruktur und Immunhistochemie gibt darüber hinaus Hinweise zur kausalen Pathogenese.

Die folgenden Ausführungen beruhen auf den Studien von 16 Biopsien (5 elektronenmikroskopische Proben) von benignen rezidivierenden oralen Aphthosen und von 15 Biopsien (3 elektronenmikroskopische Proben) aus oralen, dermalen und genitalen Läsionen bei Patienten mit M. Behçet. Außerdem konnte in 2 Fällen das Obduktionsmaterial von Patienten mit M. Behçet untersucht werden[1].

Orale, genitale und dermale Ulzera

Morphologisch zeigen die oralen Läsionen sowohl der benignen als auch der malignen Aphthose und auch die genitalen und kutanen Ulzera hierbei analoge Veränderungen, die sich nur in der Ausprägung unterscheiden (Lehner 1977). Dabei kann man verschiedene Phasen beobachten, die den klinischen Stadien (Stanley 1972) entsprechen. Man nimmt an, daß die primäre Schleimhautläsion durch eine Störung der epithelialen Barrierefunktion gegenüber exogenem Antigen (Bakterien, Toxine, Nahrungsbestandteile) bedingt ist (Cohen 1978). Dieses wirkt als Allergen oder Hapten und ruft eine Immunantwort hervor. Hierbei kann durch eine Kreuzreaktivität zwischen oraler Mukosa und einigen Bakterien (Lactobacillus acidophilus, Streptococcus sanguinis) ein Autoagressionsmechanismus zur Zerstörung der Schleimhaut führen (Dolby 1969; Donatsky u. Dabelsteen 1974; Rogers et al. 1974; Donatsky 1976, 1978; Rogers 1977).

Die erste morphologisch faßbare Veränderung, die bereits in der prämonitorischen Phase auftritt, besteht

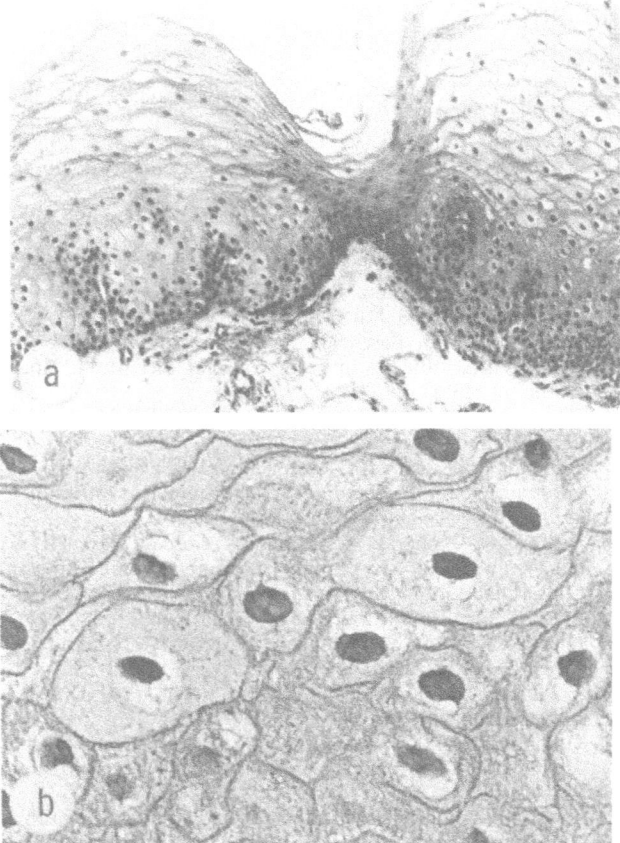

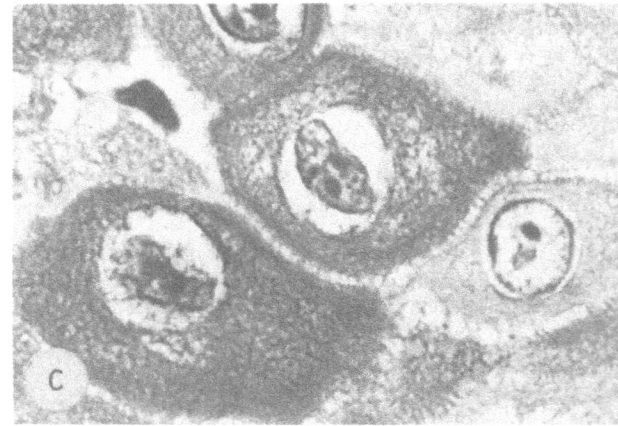

Abb. 1. Epitheliale Schleimhautveränderungen bei benigner Aphthose im prämonitorischen Stadium. *a* Unregelmäßige ödematöse Auflockerung des mehrschichtigen Epithels. Suprabasal und im Stratum spinosum einzelne stark geschwollene und vakuolisierte Keratinozyten. Subepitheliales Ödem. HE, 84×. **b** Ausschnittsvergrößerung, mehrere stark geschwollene und perinukleär vakuolisierte Stachelzellen. HE, 650× **c** Darstellung einer deutlichen IgM-Markierung einzelner Stachelzellen (Immunperoxidase-Methode, im Original dunkelbraun). Perinukleäre Vakuolisierung. 1200×

---

* Mit freundlicher Unterstützung der Deutschen Forschungsgemeinschaft

[1] Die Autoren danken für die Überlassung von Untersuchungsmaterial: Prof. Dr. O. Bulay, Pathol. Institut d. Universität Ankara/Türkei; Prof. Dr. H.-J. Colmant, Institut f. Neuropathologie d. Universität Hamburg; Dr. D. v. Domarus, Universitäts-Augenklinik Hamburg; Priv.-Doz. Dr. M. Goos, Universitäts-Hautklinik Kiel; Prof. Dr. T. Saito, Kawasaki Medical School/Japan; Prof. Dr. J. Thivolet, Clinique Dermatologique Lyon/Frankreich; Prof. Dr. M. Wanke, Pathol. Institut Rendsburg

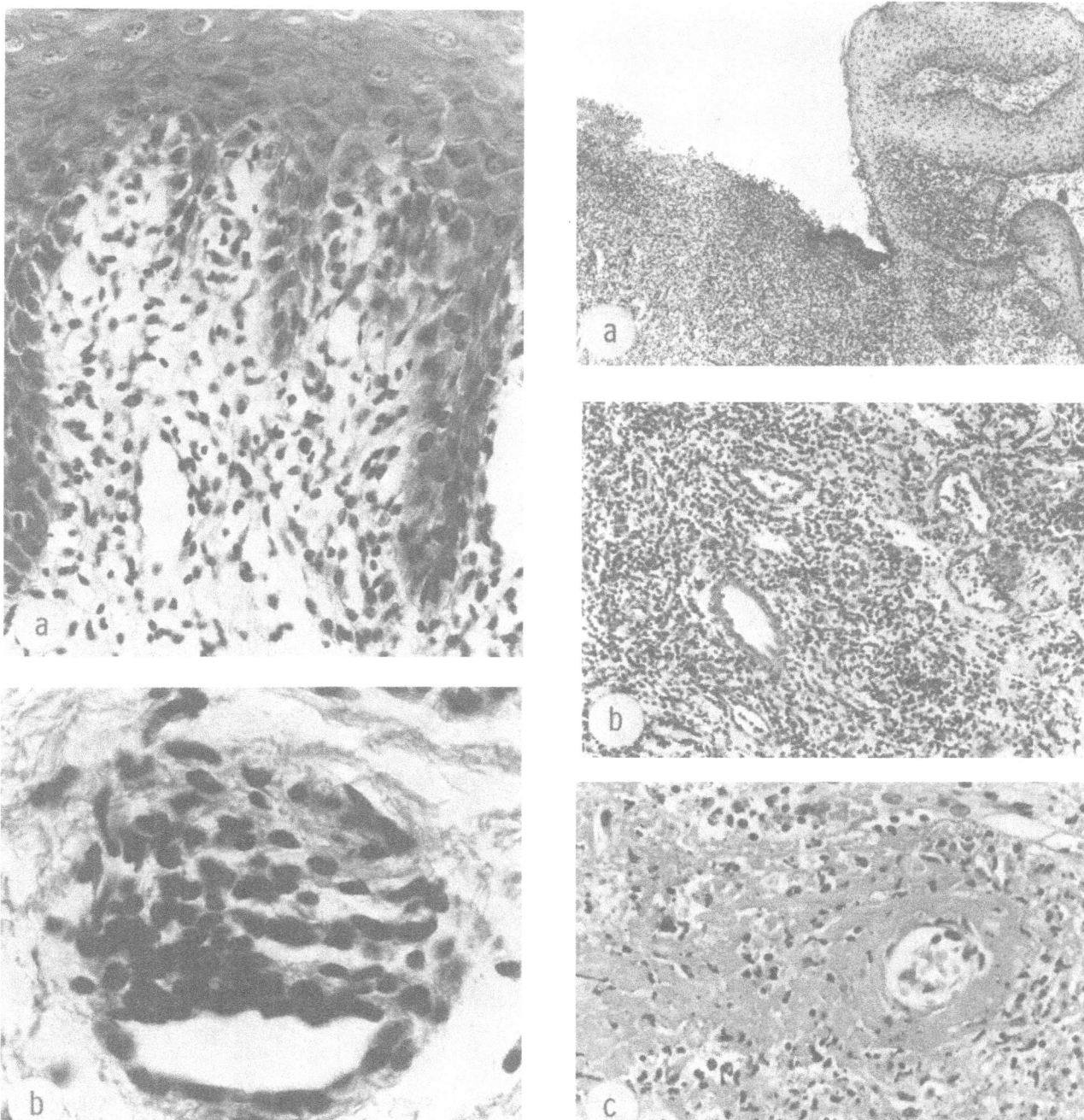

Abb. 2. Subepitheliale Schleimhautveränderungen bei benigner Aphthose zur Zeit des Überganges vom prämonitorischen zum präulzerösen Stadium. **a** Ödematöse Auflockerung des subepithelialen Bindegewebes, Dilatation der Kapillaren. Deutliche Vermehrung von Lymphozyten, teilweise auch im Bereich der Basalzellschicht des Epithels. HE, 300×. **b** Kleine postkapilläre Venole mit dichter perivaskulärer Lymphozytenansammlung. HE, 650×

Abb. 3. Schleimhautveränderungen im ulzerösen Stadium. **a** Tief ausgestanztes Ulkus. Im Randbereich rechts erhebliche Epithelregeneration mit regeneratorischer Dysplasie. An der Oberfläche des Ulkus Nekrosezone mit fibrinöser Durchsetzung und granulozytärer Infiltration. Benigne Aphthose. HE, 84×. **b** In der Tiefe der Läsion dilatierte Kapillaren und Venolen mit geschwollenem Endothel. Perivaskulär dichte lymphozytäre Infiltration. In diesem Bereich weniger Granulozyten. Benigne Aphthose. HE, 200×. **c** Fortgeschrittene vaskuläre Veränderungen bei maligner Aphthose (M. Behçet). Fibrinoide Gefäßwandnekrose mit Übergreifen der Entzündung auf die Umgebung. Durchsetzung der Gefäßwand mit Granulozyten. HE, 300×

in einer Degeneration und Vakuolisierung einzelner suprabasaler Zellen, die immunhistochemisch eine starke IgM-Markierung aufweisen (Abb. 1) (Lehner 1969). Interessanterweise gehören auch die im Serum nachgewiesenen Anti-Mukosa-Antikörper überwiegend der IgM-, im geringeren Maße auch der IgG-Klasse an (Lehner 1969; Rogers 1977). Diese vakuolisierten Zellen sind metabolischenzymatisch alteriert (Stenman u. Heyden 1980) und führen durch Nekrose zu intraepithelialer Blasenbildung.

Gleichzeitig treten subepithelial ein Ödem und entzündliche Veränderungen auf. Als erstes finden sich zunächst einzelne perivaskulär angeordnete Lymphozyten (Abb. 2) (Graykowski et al. 1966; Stanley 1972). In der darauf folgenden *präulzerösen Phase* lockert sich das Epithel zunehmend auf, eine Spongiose der Stachelzel-

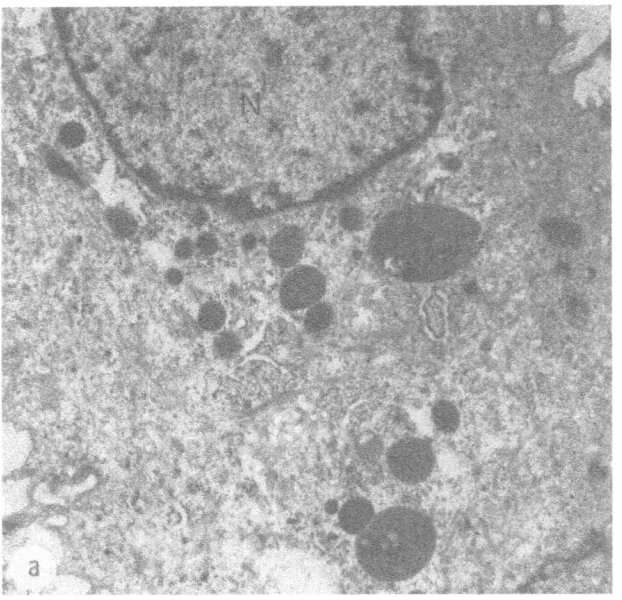
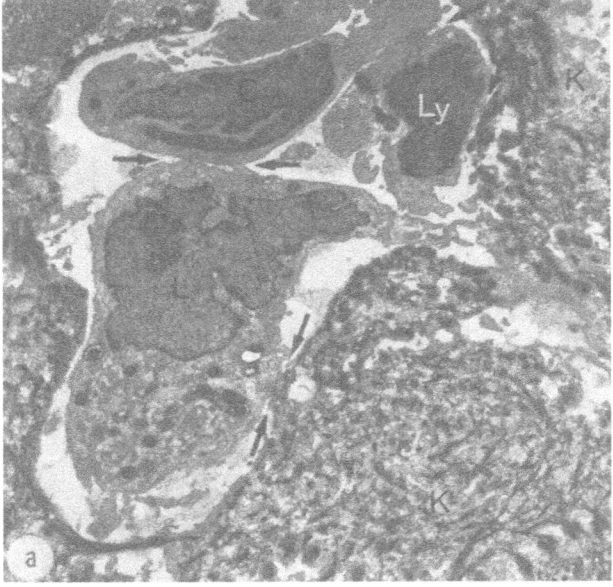
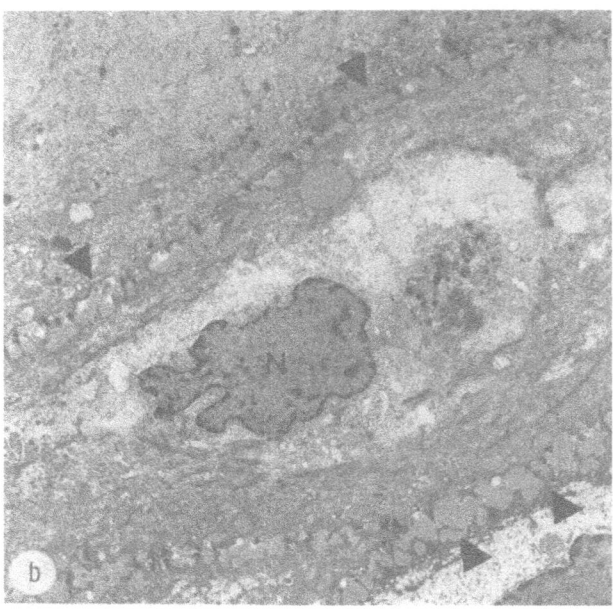
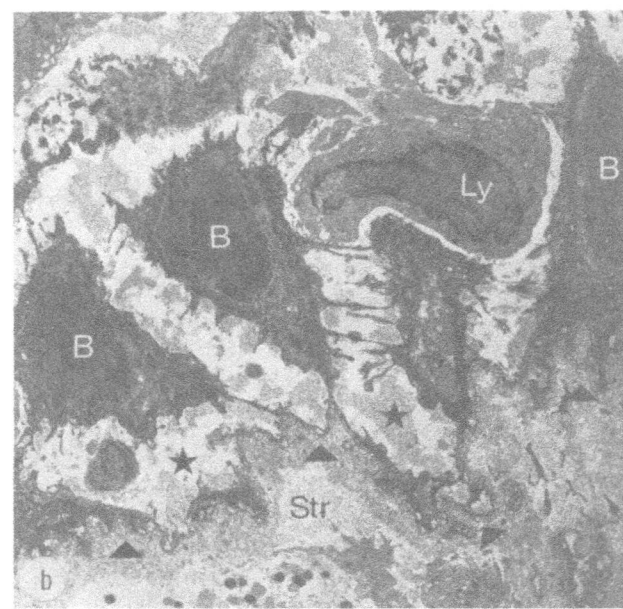

Abb. 4. Ultrastruktur der zellulären Veränderungen der Keratinozyten bei benigner Aphthose. **a** Kernnahes Zytoplasma eines Keratinozyten mit großen elektronendichten Lysosomen (N = Kern). 13800 ×. **b** Keratinozyt (N = Kern) mit perinukleärer Degenerationszone. In diesem Bereich Vakuolen und Lysosomen. Auflockerung der interzellulären Junktionen (Pfeile). 6500 ×

Abb. 5. Interepitheliale Zellen und Akantholyse bei aphthösen Läsionen. **a** Gruppe interepithelialer Zellen (L = Langerhanszelle, C = Zerebriformer Lymphozyt, Ly = Lymphozyt). In der Langerhanszelle vermehrte Lysosomen. Um die Zellen verbreiteter Interzellularspalt, feinfingerige Extensionen des peripheren Zytoplasmas der interepithelialen Zellen als Zeichen der erhöhten Zellmotilität. Zellmembranjunktionen (Pfeile) der interepithelialen Zellen sowohl untereinander als auch zu den umliegenden Keratinozyten (K). Hautläsion bei M. Behçet. 5500 ×. **b** Basalzellen (B) im unmittelbar präulzerösen Stadium. Erhebliche Dilatation der Interzellularräume (Sterne) mit Verlust des desmosomalen Epithelzusammenhaltes (Akantholyse). Die Basalmembran mit feinen Zytoplasmaausläufern ist noch intakt (Pfeile), Ödem des darunter gelegenen bindegewebigen Stromas (Str.). Zwischen den Basalzellen ein aktivierter Lymphozyt (Ly). Benigne Aphthose. 4600 ×

len und schließlich eine Akantholyse führt zu ausgedehntem intraepithelialem Ödem und Blasenbildungen und schließlich zum Zusammenbruch des Epithels (Abb. 5b) (Lehner 1969; Brody u. Silverman 1969; Herrmann 1970). In den Epithelzellen lassen sich ultrastrukturell vor allem in der Umgebung der Zellkerne vermehrt Lysosomen und Vesikelbildungen nachweisen, die schließlich zu fokalen perinukleären Degenerationszonen und zur Zellnekrose führen (Abb. 4a + b) (Lehner 1968; Luzardo-Baptista 1975). Hierbei kann es sich um die Folge einer exogenen (immunologischen) Zellschädigung oder um eine Autolyse der Zellen nach Zerstörung der Zelljunktion und Wegfall der interzellulären Kommunikation handeln (vgl. Burkhardt 1980). Gleichzeitig wird eine Vermehrung der interepithelialen Zellen deutlich (s. u.; Lehner 1969). Subepithelial nimmt das Ödem zu, die Kapillarendothelien schwellen an. Perivaskulär bilden sich jetzt dichte Lymphozytenmanschetten, daneben sind auch neutrophile Granulozyten, Mastzellen und Makrophagen vermehrt (Graykowski et al. 1966; Lehner u. Sagebiel 1966; Brody u.

Tabelle 1. Synopse der histologischen Veränderungen bei oralen Aphthosen in Relation zu den klinischen Stadien

	Prämonitorisches Stadium	Präulzeröses Stadium	Ulzeröses Stadium	Heilungs-Stadium
Epithel	Degeneration und Vakuolisierung einzelner suprabasaler Zellen mit IgM-Markierung, Vermehrung interepithelialer Zellen	Spongiose (Bläschenbildung), Akantholyse, Vermehrung und Cluster-Bildung von interepithelialen Zellen (Lymphozyten/Langerhanszellen)	Zerstörung, Regenerate im Randbereich	Restitutio ad integrum
Bindegewebe oberflächlich	Ödem, geringe perivaskuläre Lymphozytenvermehrung		Fibrinbelag mit Granulozyten, Kapillarsprossen	Granulationsgewebe, geringe Narbenbildung möglich
in der Tiefe		Ödem, Schwellung der Kapillarendothelien, perivaskuläre Lymphozytenmanschetten, Vermehrung von neutrophilen Granulozyten, Mastzellen und Makrophagen, wenig Plasmazellen	„Fibrinoide" Medianekrose von Arteriolen und Venolen, einzelne Thrombosen, Übergreifen auf Speicheldrüsen, Plasmazellvermehrung (IgA/IgG)	

Silverman 1969; Lehner 1969; Haim 1979; Lichtig et al. 1980).

Im ulzerösen Stadium kommt es zur Zerstörung des Epithels und zur Ulkusbildung. Die Ulkusoberfläche zeigt dabei ein unspezifisches Bild mit fibrinösen Belägen, welche dicht an dicht mit Granulozyten durchsetzt sind (Abb. 3a) (Graykowski et al. 1966). Darunter liegt eine Nekrosezone mit angrenzenden Kapillarsprossen. Im Randbereich finden sich bald strangförmige Epithelregenerate mit einer regeneratorisch bedingten Dysplasie (Abb. 3a). Auffallend ist, daß diese „unspezifische" Oberflächenregion oft in der Tiefe scharf begrenzt ist. Es schließt sich hier Entzündungsgewebe an, welches wiederum den Befunden im präulzerösen Stadium entspricht, d. h. Überwiegen der Lymphozyten gegenüber den Granulozyten (Abb. 3b) (Graykowski et al. 1966). Außerdem finden sich wiederum reichlich Mastzellen und Makrophagen, jedoch wenig Plasmazellen. Auch die tiefer gelegenen kleinen Arteriolen und Venolen des subepithelialen Gefäßplexus weisen in diesem Stadium eine starke Schwellung und Proliferation der Endothelzellen auf. Die Media ist verbreitert, ödematös verquollen und homogenisiert bis hin zur sog. fibrinoiden Nekrose. Die gesamte Gefäßwand ist von Entzündungszellen – Lymphozyten und Leukozyten – durchsetzt. Vereinzelte Thromben können nachweisbar sein (Lehner 1969; Nicholas et al. 1975). Diese Gefäßveränderungen der Arteriolen und Venolen sind bei der benignen Aphthose meist nur gering ausgeprägt, demgegenüber bei Ulzera im Rahmen der malignen Aphthose stets nachweisbar und beherrschen als nekrotisierende Vaskulitis das Bild (s. u.). Die fibrinoide Nekrose greift hierbei teilweise auf die Umgebung der Gefäße über und bedingt eine besonders tiefreichende Gewebsnekrose, die bei genitalen Ulzera im allgemeinen stärker ausgeprägt ist als bei oralen oder kutanen Läsionen (Abb. 3c). Bei ausgedehnten ulzerösen Läsionen – im Rahmen der Periadenitis mucosae necroticans recurrens („major aphthous ulcer") – greift die Entzündung auf das unter dem Stratum proprium gelegene Gewebe, d. h. auf die Muskulatur und die kleinen Speicheldrüsen über.

In den Speicheldrüsen findet sich eine fokale Sialadenitis mit stärkerer Vermehrung von Plasmazellen (Monteleone 1967; Lehner 1969), die vor allem IgA und IgM produzieren.

Im Rahmen der *Heilungsphase* bildet sich oberflächlich vermehrt Granulationsgewebe, das Epithel überwächst den Defekt und eine Abheilung ohne Narbenbildung ist die Regel. Lediglich tiefgreifende Läsionen (Periadenitis mucosae necroticans) können eine kollagenfaserreiche Narbe hinterlassen.

Die ultrastrukturelle Untersuchung weist Veränderungen auch der *interepithelialen Zellen* bei aphthösen Läsionen auf. Hierbei interessieren vor allem die Merkelzellen, die interepithelialen Lymphozyten und die immunologisch bedeutsamen Langerhanszellen.

Wilgram (1972) sah in den Merkelzellen eine mögliche Effektorzelle, welche bei der Genese der Ulzera durch neural gesteuerte Freigabe von Katecholaminen eine Rolle spielen könnte. Tatsächlich konnten auch wir diese Zellen in den Epithelläsionen bei benignen und malignen Aphthen häufiger finden. Ihre pathogenetische Rolle muß jedoch offen bleiben.

Saito et al. (1971) und Honma (1976) wiesen auf die Rolle der interepithelialen Lymphozyten und Langerhanszellen bei aphthösen Läsionen hin. Beide Zellarten sind vermehrt, aktiviert (Zytoplasmavermehrung, Zunahme von Lysosomen) und finden sich häufig in kleineren Gruppen zusammengelagert (Abb. 5a). Dabei sind Membranjunktionen dieser Zellen sowohl untereinander als auch zu Keratinozyten, die teilweise degenerativ verändert sind, auffällig. Darüber hinaus finden sich Zeichen der erhöhten Motilität sowie Mitosen von Langerhanszellen, die normalerweise ausgesprochen selten sind. Der Befund spricht für eine erhebliche Aktivierung und Steigerung der Funktion des immunologischen interepithelialen Zellsystems. Hierbei kann es sich um einen immunologisch vermittelten destruktiven Prozeß oder aber – wahrscheinlicher – um die Reaktion auf in das alterierte Epithel vermehrt eindringende Antigene handeln.

Insgesamt unterstützt der morphologische Befund (Tabelle 1), bei dem sowohl subepithelial als auch interepithelial immunologisch bedeutsame Zellen im Vordergrund des Geschehens stehen, die Annahme einer Immunpathogenese des Schleimhautschadens. Insbesondere wird von allen Autoren, die sich mit der Morphologie der Aphthosen befaßt haben, hervorgehoben, daß der Lymphozyt hierbei von Anfang an die Hauptrolle spielt, obwohl es sich in allen Phasen des Geschehens vom Verlauf her um eine akute Entzündung handelt (Cooke 1961; Graykowski et al. 1966; Lehner u. Sagebiel 1966; Nazzaro 1966; Brody u. Silverman 1969; Lehner 1969; Francis 1970; Stanley 1972; Nicholas et al. 1975; Lehner 1977; Haim 1979; Rougier et al. 1979).

Organmanifestationen – M. Behçet

Wahrscheinlich ist der Übergang der lokalisierten Aphthosen in eine generalisierte Erkrankung durch das Auftreten von Immunkomplexen mit Komplementaktivierung bedingt (Lehner 1977, 1978, 1979; Levinsky u. Lehner 1978; Maciejewski u. Bandmann 1979). Das gemeinsame morphologische Merkmal der verschiedenen Organmanifestationen ist eine Vaskulitis vom Typ der *Immunkomplexvaskulitis*. Es findet sich vor allem an den Venolen ein dichtes perivaskuläres Rundzellinfiltrat und eine herdförmige oder generalisierte fibrinoide Gefäßnekrose mit Verlust der L. elastica interna (Abb. 3c) (Cabre u. Brehm 1964; Nazzaro 1966; Dodson et al. 1978; Rougier et al. 1979). Das Gefäßlumen wird verschlossen durch Endothelproliferationen und Thrombosen. Der M. Behçet kann sich an allen Organen, vor allem aber genital, an der äußeren Haut, an den großen Gefäßen, den Gelenken, gastrointestinal, an den Augen und am Zentralnervensystem manifestieren. Seltenere Manifestationen sind die Niere, Lunge, Leber, Myokard, Perikard, Pankreas, periphere Nerven, Nebenhoden und Hoden.

Zu den genitalen Manifestationen (60–80%) muß auch das Ulcus vulvae acutum und die „Aphthosis Neumann" gerechnet werden (Hornstein 1972). Die kutanen Läsionen sind sehr häufig (über 80%) und klinisch polymorph. Histologisch entsprechen sie den Schleimhautveränderungen, wobei jedoch die entzündlichnekrotisierenden Gefäßveränderungen stärker in den Vordergrund treten und Ulzerationen seltener sind (Nazzaro 1966).

Die Beteiligung der großen Gefäße wird in 24% beobachtet und manifestiert sich vorwiegend durch Thrombosen und Thrombophlebitiden.

Eine Beteiligung der Gelenke tritt in 40–60% als Polyarthritis oder Spondylitis auf. Histologisch findet sich eine oberflächliche fibrinöse Synovialitis mit Auftreibung der Synovialiszotten, Destruktion und herdförmiger Proliferation der Mesothelien und darunter gelegenem dichten Granulationsgewebe mit perivaskulären lymphozytären Infiltraten (Fröscher et al. 1973; Vernon-Roberts et al. 1978).

Eine gastrointestinale Beteiligung findet sich in etwa 60% der Fälle. Es handelt sich um Schleimhautentzündungen, die Ähnlichkeit mit der Colitis ulcerosa und auch dem M. Crohn aufweisen (Smith et al. 1973). Befallen ist der Dünndarm häufiger als der Dickdarm, man unterscheidet eine nekrotisierende, eine granulomatöse und eine gemischte Form (Fukuda u. Watanabe 1979). Dabei ist eine Vaskulitis auch außerhalb der ulzerösen Areale nachweisbar (Bernhard et al. 1979). Während die entzündlichen Darmveränderungen im allgemeinen milde, mit nur flachen Ulzerationen verlaufen (Smith et al. 1973; Thach u. Cummings 1976), sind auch Fälle mit tödlich endender Darmperforation beschrieben worden (Lehmann et al. 1975; Kaneko et al. 1976).

In der Lunge findet sich ebenfalls eine Vaskulitis mit Ablagerung von Immunkomplexen und Mikroembolien, die zur Alveolitis und schließlich zur Lungenfibrose führen kann (Sulheim et al. 1959; Lehmann et al. 1975; Akkaynak et al. 1979; Gamble et al. 1979).

Die Nieren sind erstaunlicherweise selten betroffen. Sie können eine fokalsegmentale nekrotisierende Glomerulonephritis mit subendothelialen und gelegentlich intramembranösen Ablagerungen von IgG, C_3, C_4 und Fibrinogen (Kansu et al. 1977; Gamble et al. 1979) oder auch eine Amyloidose aufweisen (Beroniade 1975; Rosenthal et al. 1975; Dilsen et al. 1979).

Die Augenmanifestation des M. Behçet gehört zu dem ursprünglich von Behçet beschriebenen Trisymptomenkomplex. Sie tritt in 70–80% der Fälle auf und ist im allgemeinen doppelseitig. Es handelt sich um eine subchronische bis chronische Panophthalmitis, die bereits 1925 von Gilbert unter der Bezeichnung „Ophthalmia lenta" beschrieben wurde und die schließlich zur Erblindung führt. Hierbei findet sich eine stark exsudative Entzündung mit nekrotisierender Vaskulitis und fibrinoider Degeneration und Nekrose im Bereich der Konjunktiva, Skleren, Iris, Ziliarkörper, Uvea, Glaskörper und Retina (Sulheim et al. 1959; Shikano 1966; Fröscher et al. 1973; Kaneko et al. 1976; Tennstedt 1978).

In den Spätstadien kommt es zu ausgedehnten Vernarbungen und Synechien der Linse mit den umgebenden Strukturen sowie schließlich auch zu Verknöcherungen. Typisch sind narbige Bindegewebsstränge im Glaskörper, die sich in der Übergangszone von Ziliarkörper und Retina bilden und durch Schrumpfung zur Deformierung des Auges führen (Shikano 1966; Fröscher et al. 1973). Im Bereich der Retina kann es zur Ablatio mit subretinaler Knochenspangenbildung kommen. In der Retina imponiert eine vorwiegend im Bereich der kleinen Venolen lokalisierte Entzündung mit perivaskulären lymphozytären Infiltraten und Verquellung der Media (Sulheim et al. 1959; Bietti u. Bruna 1966; Shikano 1966; Tennstedt 1978; Bonamour et al. 1979). Es kommt zur Degeneration der Ganglienzellen, zur reaktiven Gliose und Proliferation von Pigmentepithel.

Eine diskrete neurale Beteiligung liegt in etwa 60% der Fälle vor, etwa 18% zeigen eine beherrschende neurologische Symptomatik (Colmant et al. 1973). Klinisch bietet sich ein sehr wechselvolles meningoenzephalitisches Bild, welches an eine multiple Sklerose erinnern kann („Pseudo-MS"; Moeschlin 1969). Histologisch steht wiederum eine Entzündung der Gefäße mit manschettenartigen perivaskulären lymphozytären Infiltraten und einer Proliferation der Mikroglia bei allen Fällen im Vordergrund, die mit Gefäßthrombosen und Nekrosen einhergehen kann und zu einer *nekrotisierenden Meningoenzephalitis* führt (Alemà u. Bignami 1966;

Norman u. Campbell 1966; Fröscher et al. 1972; Tennstedt 1978; Noyan et al. 1979). Eine akute Verlaufsform mit abszeßartigen histologischen Veränderungen unter Vorherrschen granulozytärer Infiltrate mit Beteiligung der Meningen (Fröscher et al. 1973; Colmant et al. 1973; Kaneko et al. 1976) kann von einer blanden, in Schüben verlaufenden Form (Sulheim et al. 1959; Tennstedt 1978; Noyan et al. 1979) abgegrenzt werden. Hierbei finden sich ältere, teils zystisch organisierte Nekrosen neben lymphozytären Infiltraten und frischen Gefäßnekrosen mit Thrombosen. Als Folge der entzündlichen Nekrosen kommt es zur diffusen Gliose. Einzelne Fälle gehen auch mit einem diffusen Parenchymschwund ohne Gewebsnekrose einher. Die Läsionen sind bevorzugt im Hirnstamm, in den basalen Ganglien der Capsula interna und im Tractus opticus lokalisiert, können aber auch das gesamte Gehirn mit Rinde, Kleinhirn und auch das Rückenmark befallen (Alemà u. Bignami 1966; Colmant et al. 1973).

Zusammenfassung

Anhand der Untersuchung von 31 Biopsiepräparaten (8 elektronenmikroskopische Proben) benigner rezidivierender oraler Aphthosen und aus oralen, dermalen und genitalen Läsionen von Patienten mit einer malignen Aphthose (M. Behçet) sowie von 2 Obduktionsfällen wird die Morphologie der Aphthosen dargestellt. Die benigne Aphthose beginnt mit einer Vakuolisation einzelner IgM-positiver Stachelzellen und dem Auftreten von Lymphozyten subepithelial. Durch zunehmende Akantholyse und intraepitheliale Blasenbildung kommt es schließlich zum Epitheldefekt und zur Ulkusbildung. Auch hierbei ist in der Tiefe der Läsion ein Vorherrschen von Lymphozyten unter den Entzündungszellen auffällig. Während die Gefäße bei der benignen Aphthose eine Schwellung und nur gelegentlich eine fibrinoide Nekrose aufweisen, ist für die malignen Aphthosen eine schwere Vaskulitis vom Typ der Immunkomplexvaskulitis typisch. Sie ist auch die Ursache der Generalisation dieser Form mit verschiedensten Organläsionen, vor allem genital, kutan, okulär und zerebral. Im Auge manifestiert sich der M. Behçet als subchronische bis chronische Panophthalmitis, im Gehirn als nekrotisierende Meningoenzephalitis.

Literatur

1. Akkaynak S, Enacar N, Cobanli B, Ayas G, Ortakaya M, Imecik O, Hacihabioğlu G, Yücel K (1979) Behçet's disease and lungs. In: Dilsen N, Koniçe M, Övül C (eds) Behçet's disease pp 160–162
2. Alemà G, Bignami A (1979) Involvement of the nervous system in Behçet's disease. In: Dilsen N, Koniçe M, Övül C (eds) Behçet's disease. Excerpta Medica, Amsterdam Oxford pp 52–66
3. Bernhard GC, Goldman AL, Kozin F, Heim LR (1979) Further observations on the treatment of Behçet's syndrome with transfer factor. In: Dilsen N, Koniçe, M, Övül C (eds) Behçet's disease. Excerpta Medica, Amsterdam Oxford, pp 293–300
4. Beroniade V (1975) Amyloidosis and Behçet's disease. Ann Intern Med 83:904–905
5. Bietti GB, Bruna F (1966) An ophthalmic report on Behçet's disease. In: Monacelli M, Nazzaro P (eds) Behçet's disease. Karger, Basel pp 79–110
6. Bonamour G, Grange JD, Bonnet M (1979) Retinal vain involvement in Behçet's disease. In: Dilsen N, Koniçe M, Övül C (eds) Behçet's disease. Excerpta Medica, Amsterdam Oxford, pp 142–144
7. Brody HA, Silverman S (1969) Studies on recurrent oral aphthae. I. Clinical and laboratory comparisons. Oral Surg 27:27–34
8. Burkhardt A (1980) Der Mundhöhlenkrebs und seine Vorstadien. Fischer, Stuttgart
9. Cabre J, Brehm G (1964) Histologische und immunbiologische Untersuchungen zum Behçet-Syndrom. Dermatol Wochenschr 150:566
10. Cohen L (1978) Etiology, pathogenesis and classification of aphthous stomatitis and Behçet's syndrome. J Oral Pathol 7:347–352
11. Colmant H-J, Hansen J, Knipp HP (1973) Akute Enzephalitis bei Morbus Behçet. Schweiz Arch Neurol Neurochir Psychiatr 113:227–243
12. Cooke BED (1961) Recurrent Mikulicz's aphthae. Dent Pract 12:119–124
13. Dilsen N, Koniçe M, Erbengi T, Övül C, Berker F, Aral O, Urgancioğlu M, Özdoğan E (1979) Amyloidosis in two cases of Behçet's disease. In: Dilsen N, Koniçe M, Övül C (eds) Behçet's disease. Excerpta Medica, Amsterdam Oxford, pp 171–175
14. Dodson MG, Klegerman ME, Kerman RH, Lange CF, Tessler HH, O'Leary JA (1978) Behçet's syndrome: with immunologic evaluation. Obstet Gynecol 51:621–625
15. Dolby AE (1969) Recurrent aphthous ulceration. Effect of sera and peripheral blood lymphocytes upon oral epithelial tissue culture cells. Immunology 17:709–714
16. Donatzky O (1976) A leukocyte migration study on the cell-mediated immunity against adult human oral mucosa and streptococcal antigens in patients with recurrent aphthous stomatitis. Acta Pathol Microbiol Scand 84:227–234
17. Donatzky O (1978) Cell-mediated and humoral immunity against oral streptococci, neisseria, staphylococci, and adult human oral mucosa antigens in recurrent aphthous stomatitis. Scand J Dent Res 86:25–34
18. Donatzky O, Dabelsteen E (1974) An immunofluorescente study on the humoral immunity to adult humal oral mucosa in recurrent aphthous stomatitis. Acta Allergol (Copenh) 29:308–318
19. Francis TC (1970) Recurrent aphthous stomatitis and Behçet's disease. A review. Oral Surg 30:476–486
20. Fröscher W, Meyer-Lindenberg J, Schlieter F, Gullota F, Bechtelsheimer H (1973) Klinisch-morphologische Befunde beim Morbus Behçet. Dtsch Med Wochenschr 98: 105–109
21. Fukuda Y, Watanabe I (1979) Pathological studies on intestinal Behçet's (Entero-Behçet's) disease. In: Dilsen N, Koniçe M, Övül C (eds) Behçet's disease. Excerpta Medica, Amsterdam Oxford, pp 90–95
22. Gamble CN, Wiesner KB, Shapiro RF (1979) The immune complex pathogenesis of glomerulonephritis and pulmonary vasculitis in Behçet's disease. Am J Med 66:1031–1039
23. Gilbert W (1925) Über chronische Verlaufsform der metastatischen Ophthalmie („Ophthalmia lenta"). Arch Augenheilk 96:119–130
24. Graykowski EA, Barile MF, Lee WB, Stanley HR (1966) Recurrent aphthous stomatitis. Clinical, therapeutic, histopathologic and hypersensitivity aspects. 196:637–644
25. Haim S (1979) The pathogenesis of lesions in Behçet's disease. Dermatologica 158:31–37
26. Herrmann D (1970) Zur Morphogenese der chronisch-recidivierenden Aphthen. Dtsch Zahnaerztl Z 25:993–999
27. Honma T (1976) Electron microscopic study on the pathogenesis of recurrent aphthous ulceration as comapred to Behçet's syndrome. Oral Surg 41:366–377
28. Hornstein OP (1972) Ist die Aphthosis Neumann eine nosologische Einheit? Z Haut Geschlechtskr 47:787–792
29. Hornstein OP (1976) Entzündliche und systemische Reaktionen in der Mundschleimhaut. Arch Oto Rhino Laryngol 213:287–331

30. Kaneko H, Nakajima H, Okamura A, Fuase M, Katano A, Hojo H, Ishikawa S (1976) Histopathology of Behçet's disease. Review of the literature with a case report. Acta Pathol Jpn 26:765-779
31. Kansu E, Deglin S, Cantor RJ, Burke JF, Sho SY, Cathart RT (1977) The expanding spectrum of Behçet's syndrome: a case with renal involvement. JAMA 237:1855-1856
32. Lehmann H, Stutte HJ, Zierott G, Schlaak M (1975) Morbus Behçet und multiple intestinale Ulzerationen. Dtsch Med Wochenschr 100:308-311
33. Lehner T (1968) Autoimmunity in oral diseases with special reference to recurrent oral ulceration. Proc R Soc Med 61:515-524
34. Lehner T (1969) Pathology of recurrent oral ulcerations and ulcerations in Behçet's syndrome: electron and fluorescence microscopy. J Pathol 97:481-494
35. Lehner T (1977) Oral ulceration and Behçet's syndrome. Gut 18:491-511
36. Lehner T (1978) Immunological aspects of recurrent oral ulceration and Behçet's syndrome. J Oral Pathol 7:424-430
37. Lehner T (1979) Immuno-pathology of Behçet's syndrome. In: Lehner T (ed) Behçet's syndrome. Acadmic Press, London New York Toronto Syndney San Francisco
38. Lehner T, Sagebiel RW (1966) Fine structural findings in recurrent oral ulceration. Br Dent J 121:454-456
39. Levinsky RJ, Lehner T (1978) Circulating soluble immune complexes in recurrent oral ulceration and Behçet's syndrome. Clin Exp Immunol 32:193
40. Lichtig C, Haim S, Hammel I, Friedman-Birnbaum R (1980) The quantification and significance of mast cells in lesions of Behçet's disease. Br J Dermatol 102:255-259
41. Luzardo-Baptista MJ (1975) Aspects of the fine anatomy of aphthous stomatitis. Oral Surg 39:239-248
42. Maciejewski W, Bandmann HJ (1979) Immune complex vasculitis in a patient with Behçet's syndrome. Arch Dermatol Res 264:253-256
43. Moeschlin S (1969) Klinische Demonstration neurologischer Fälle. Schweiz Med Wochenschr 99:1632-1640
44. Monteleone L (1967) Periadenitis mucosae necroticans recurrens. Oral Surg 23:586-590
45. Nazzaro P (1966) Cutaneous manifestations of Behçet's disease. In: Monacelli M, Nazzaro P (eds) Behçet's disease. Karger, Basel, pp 15-41
46. Nicholas KC, Bays RA, Lyon ED (1975) Periadenitis mucosa necrotica recurrens. J Oral Surg 33:65-70
47. Norman RM, Campbell AMG (1979) The neuropathology of Behçet's disease. In: Dilsen N, Koniçe M, Övül C (eds) Behçet's disease. Excerpta Medica, Amsterdam Oxford, pp 67-78
48. Noyan B, Aktin E, Tangör A, Özcan H (1979) A post-mortem study on a case of Behçet's disease affecting the central nervous system and the other organs. In: Dilsen N, Koniçe M, Övül C (eds) Behçet's disease. Excerpta Medica, Amsterdam Oxford, pp 99-103
49. Rogers RS (1977) Recurrent aphthous stomatitis: clinical characteristics and evidence for an immunopathogenesis. J Invest Dermatol 69:499-509
50. Rogers RS, Sams WM, Shorter RG (1974) Lymphocytotoxicity in recurrent aphthous stomatitis. Lymphocytotoxicity for oral epithelial cells in recurrent aphthous stomatitis and Behçet syndrome. Arch Dermatol 109:361-363
51. Rosenthal T, Bank H, Aladjem M, Davis R, Gafni J (1975) Systemic amyloidosis in Behçet's disease. Ann Intern Med 83:220-223
52. Rougier M, Kuffer R, Laugier P (1979) L'aphthose. Praxis 68:298-306
53. Saito T, Honma T, Sato T, Fujioka Y (1971) Auto-immune mechanisms as a probable aetiology of Behçet's syndrome, an electron microscopic study of the oral mucosa. Virchows Arch [Pathol Anat] 353:261-272
54. Shikano S (1966) Ocular pathology of Behçet's syndrome. In: Monacelli M, Nazzaro P (eds) Behçet's disease. Karger, Basel, pp 111-136
55. Smith GE, Kime LR, Pitcher JL (1973) The colitis of Behçet's disease: a separate entity? Colonoscopic findings of literature review. Am J Dig Dis 18:987-1000
56. Stanley HR (1972) Aphthous lesions. Oral Surg 33:407-416
57. Stenman G, Heyden G (1980) Premonitory stages of recurrent aphthous stomatitis. I. Histological and enzyme histochemical investigations. J Oral Pathol 9:155-162
58. Sulheim O, Dalgaard JB, Ry Andersen S (1959) Behçet's syndrome: report of a case with complete autopsy performed. Acta Pathol Microbiol Scand 45:145-158
59. Tennstedt A (1978) Zur Kenntnis des Morbus Behçet (ophthalmo-meningo-enzephale Variante). Zentralbl Allg Pathol 122:87-99
60. Thach BT, Cumming NA (1976) Behçet's syndrome with aphthous colitis. Arch Intern Med 136:705-709
61. Vernon-Roberts B, Barnes CG, Revell PA (1978) Synovial pathology in Behçet's syndrome. Ann Rheum Dis 37:139-145
62. Eilgram GF (1972) A possible role of the Merkel cell in aphthous stomatitis. Oral Surg 34:231-238

Arne Burkhardt,
Pathologisches Institut der Universität Bern,
Freiburgstrasse 30,
CH-3010 Bern (Schweiz),
Thomas Löning,
Institut für Pathologie der Universität Hamburg

Klinik der benignen oralen Aphthosis und des Morbus Behçet

R. Haensch, Düsseldorf

Der Begriff „Aphthe" wird häufig unscharf gebraucht. Aphthen sind linsenförmige, umschriebene, scharf begrenzte, von einer Fibrinmembran bedeckte und von einem hochroten Hof umgebene entzündliche Schleimhautdefekte (Hornstein 1979). Weitere Merkmale sind Schmerzhaftigkeit und Rezidivneigung. Die Abstoßung der zunächst festhaftenden, weißlichen Pseudomembran kann zur Weiterentwicklung in eine Ulzeration führen. Vorwiegend finden sich jedoch pseudomembranöse Läsionen, die durch Epithelnekrose und Fibrinabscheidung entstanden sind (Hornstein u. Weidner 1974; Hornstein u. Gorlin 1970; Schuermann et al. 1966; Schuppli 1965). Sie kommen überwiegend in den nicht keratinisierten Schleimhautbezirken vor: labiales und alveoläres Vestibulum oris, Ränder und Unterseite der Zunge, nur selten an der Gingiva und am harten Gaumen. Daneben werden morphologisch modifizierte Läsionen an Penis, Skrotum und den großen Labien auch als – kutane – Aphthen bezeichnet.

Es ist Hornstein zuzustimmen, der den Begriff der Aphthosen auf die nichtinfektiösen, ätiologisch ungeklärten Aphthosen beschränkt wissen will. Im deutschen Sprachraum ist dadurch Verwirrung entstanden, daß die Bezeichnung „Stomatitis aphthosa" für die Herpeserstmanifestation im Kindesalter verwendet worden ist. Die anglomaerikanische Literatur versteht aber unter „aphthous stomatitis" eine echte Aphthosis. Bei ätiologisch geklärten Affektionen ergänzt man die klinische Diagnose zweckmäßig durch das entsprechende Adjektiv, also zum Beispiel Gingivostomatitis herpetica.

Primär vesikulöse Schleimhautläsionen können sich jedoch sekundär – morphologisch nicht unterscheidbar – fibrinös-pseudomembranös umwandeln. Die Unterscheidung ergibt sich jedoch aus dem klinischen Gesamtbefund. Aphthen-ähnliche Veränderungen, die sich zum Beispiel sekundär bei einem Schleimhautherpes entwickeln können, bezeichnet man – dem Vorschlag von Hornstein folgend – als „aphthoid".

Der Terminus „benigne Aphthosen" hat die älteren Synonyma abgelöst (habituelle Aphthen (Flusser), chronisch rezidivierende Aphthen (Kumer 1942), recurrent apthous stomatitis, neurotic ulcers (Sibley u. Knowley 1899), recurrent benign aphthosis).

Charakteristisch sind die hartnäckige, deprimierende Rezidivneigung, die in vitaler Hinsicht benigne Prognose, ihre meist nur geringe Zahl und ihre Beschränkung auf die vordere Mundhöhle. Frauen dominieren mit 2:1. Häufig sind eine vegetative Labilität und gastrointestinale Dysfunktionen vorhanden. Der Beginn liegt meist im 2. oder 3. Lebensjahrzehnt. Familiäre Belastung kommt vor, sog. „Aphthen-Familien" (Hornstein 1977, 1979). Die subjektiven Prodromalerscheinungen dauern nur einige Stunden. Es sind umschriebenes Brennen, Jucken und Kitzelgefühl.

Drei Formen sind zu unterscheiden:

Typus minor	von Mikulicz-Radetzky und Kummel (1909),
Typus maior	Sutton (1911),
Typus herpetiformis	Cooke (1960, 1969).

Beim Minor-Typ – von Mikulicz sprach von „chronisch rezidivierenden Aphthen" – entstehen solitär oder in geringer Anzahl (3 bis 5 Stück) Aphthen. Am Zungenrand, sublingual oder im Vestibulum bilden sich zunächst ganz kleine, höchstens hirsekorngroße, oberflächliche Epitheldefekte, mitunter auch kleine Bläschen. Sie sind von einem schmalen Entzündungshof umgeben, der sich in 4 bis 5 Tagen zur Linsengröße erweitert. Es kann eine leichte Stomatitis eintreten, Foetor ex ore fehlt. Innerhalb von 1 bis 2 Wochen kommt es zur Abheilung, manchmal mit feinen Narben. Rezidive treten in unregelmäßigen Abständen auf.

Der *Maior-Typ* (Sutton) ist selten. Die nekrotische Zerstörung reicht tiefer und ist sehr schmerzhaft. Sutton hatte 1911 von einer Periadenitis mucosae necroticans recurrens gesprochen. Es wird auch die Bezeichnung Periadenitisaphthe verwendet. Bei diesen Aphthen handelt es sich um größere Ulzerationen, die auch im Pharynx und Larynx entstehen können (Mathis u. Herrmann 1970; Nicholas et al. 1975).

Hornstein und Gorling (1970) unterscheiden drei Stadien:

1. Zunächst entsteht ein leicht elevierter, scharf umschriebener, roter Knoten. Die Größe ist unterschiedlich und schwankt zwischen 2 bis 5 mm.
2. Innerhalb kurzer Zeit entsteht eine mit einem festhaftenden Fibrinbelag bedeckte Nekrose, deren Ränder aufgeworfen und induriert sind. Diese Aphthen sind von erheblichen Schmerzen, von Speichelfluß und üblem Mundgeruch, aber auch von Fieber begleitet.
3. Die Abheilung erfolgt langsam. Es verbleiben tief eingezogene Narben von ½ bis 1 cm Durchmesser. Es können sogar mutilierende Schleimhautdefekte entstehen (Hornstein u. Gorlin 1970; Mathis u. Herrmann 1970; Nicholas et al. 1975).

Der *Typus herpetiformis* ist 1960 von Cooke beschrieben worden. Er ist selten und noch wenig bekannt. Er imitiert den rezidivierenden Herpes in seiner gruppierten Anordnung. Die Veränderungen können überall im Mund-Rachen-Raum lokalisiert sein (Brooke u. Sapp 1976; Lehner 1969). Über die Häufigkeit dieser drei Aphthen-Formen informiert Tabelle 1.

Tabelle 1. Häufigkeit der drei Aphthen-Typen (nach Lehner)

Maior-Typ	12%
Minor-Typ	63%
Herpetiformis-Typ	9%
M. Behçet	16%

In den letzten Jahren hat sich durch englische Untersuchungen herausgestellt, daß ein Teil der Patienten mit benigner Aphthosis an einem Malabsorptionssyndrom oder einer Zöliakie leiden oder daß erniedrigte Vitamin B_{12}-, Folsäure- und Eisen-Werte zu finden sein können (Wray et al. 1975, 1979; R. Ferguson et al. 1976; M. M. Ferguson et al. 1980). Einzelbeobachtungen betrafen auch die idiopathische Proktokolitis, Divertikulitis, regionale Enterokolitis und das Adenokarzinom des Zäkums. Bei entsprechender Therapie, also Substitution bei Ernährungs- und Resorptionsdefizit und glutenfreier Diät bei Zöliakie kommt die benigne Aphthosis zur Abheilung. Ferguson et al. (1976) halten eine Jejunalbiopsie jedoch nur dann für indiziert, wenn die Blutfolsäurewerte erniedrigt sind. Derartige Zusammenhänge sind auch gegeben, wenn Mundaphthen unter der Therapie mit Folsäureantagonisten, z. B. Methotrexat, entstehen

M. Behçet (maligne Aphthosis)

Der ursprüngliche Trisymptomenkomplex von Behçet umfaßte rezidivierende Aphthen der Mundschleimhaut, Genitalulzera und Hypopyoniritis. Zu diesen drei Symptomen sind seither zahlreiche weitere gekommen. In seiner Symptomatik ist der M. Behçet von Fall zu Fall und regional unterschiedlich ausgeprägt. Der diagnostischen Bedeutung entsprechend wird eine Einteilung in Haupt- und Nebensymptome vorgenommen. Es sind verschiedene Schemata aufgestellt worden. Ich beschränke mich hier auf die Einteilung des Behçet Syndrome Research Comitee of Japan (Tabelle 2), weil die Japaner die höchste Erkrankungsziffer und damit die größte Erfahrung haben. Diese Liste der Nebensymptome ist insofern nicht ganz vollständig, als auch die Lungen und das Herz beteiligt sein können.

Für die Diagnose des M. Behçet werden unterschiedliche Anforderungen gestellt. Im allgemeinen bedarf es drei Hauptsymptome, um die Diagnose als gesichert anzusehen. Der sehr häufigen, unterschiedlichen Ausprägung der M. Behçet-Symptomatik wird dadurch Rech-

Tabelle 2. Diagnostische Kriterien des M. Behçet (nach Behçet Syndrome Research Commitee of Japan 1972)

Hauptsymptome

1. Rezidivierende Aphthen der Munschleimhaut
2. Hauterscheinungen
   a) Erythema nodosum
   b) Subkutane Thrombophlebitis
   c) Hyperreaktivität der Haut
3. Augenerscheinungen
   a) Rezidivierende Hypopyoniritis oder Iridozyklitis
4. Genitalulzerationen

Nebensymptome

1. Arthritische Symptome (Arthralgie, Schwellung, Rötung)
2. Gastrointestinale Erscheinungen
3. Epididymitis
4. Vaskuläre Veränderungen (Aneurysma, Gefäßverschluß)
5. Zentralnervensystem-Befall
   a) Hirnstammsyndrome
   b) Meningoenzephalomyelitische Syndrome
   c) Verwirrungszustände

Tabelle 3. Charakterisierung des M. Behçet nach der Ausprägung der Symptomatik (nach Shimizu et al. 1974)

	Hauptsymptome	
Komplett	4	
Inkomplett	3	
	1	und Augenbeteiligung
Suspekt	2	
Möglich	1	

Tabelle 4. Klinische Typen des M. Behçet (1.–4. nach Lehner et al. 1979; 5. nach Shimizu u. Ogino 1975)

Typ	Weitere Symptome
1. Mikrokutan (MC)	Mit und ohne Hautbeteiligung
2. Arthritisch	Mit mindestens 2 vom MC-Typ
3. Neurologisch	Wie MC-Typ, auch arthritisch
4. Okular	Fakultativ kombiniert mit 1–3
5. Intestinal	Fakultativ kombiniert mit 1, 2, 4

nung getragen, daß man von komplettem und inkomplettem M. Behçet spricht (Tabelle 3). Diese Abstufung erlaubt eine klare Stellungnahme auf die an der Dermatologen gerichtete Frage nach Vorliegen oder Ausschluß eines M. Behçet. Das jeweilige Überwiegen einer Organmanifestation hat dazu geführt, vier bzw. fünf klinische Typen zu unterscheiden (Lehner 1979) (Tabelle 4). Diese Typeneinteilung hat nicht nur praktische und prognostische Bedeutung, sondern auch immunologische.

Das Erkrankungsalter reicht von der Kindheit bis etwa zum 65. Lebensjahr, das Maximum liegt im 3. Lebensdezennium (Ben Ayed u. Hamza 1976) bzw. jüngerem Erwachsenenalter (Hornstein 1979). Familiäres Vorkommen ist wiederholt beschrieben worden (Goolamali et al. 1976).

Mundschleimhaut

Das Leitsymptom, das in 90 bis 100% der Fälle vorhanden ist, sind chronisch rezidivierende Aphthen. Auch beim M. Behçet können alle drei Aphthenformen vorkommen. Erstmals treten sie meist bereits in den ersten beiden Lebensdezennien auf, besonders wenn eine familiäre Belastung vorliegt. Die Remissionen dauern unterschiedlich lange. Erst etwa vom 6. Lebensjahrzehnt werden die Schübe seltener und schwächer. Bevor die Aphthe entsteht, spürt der Patient ein kleines, etwas schmerzhaftes Knötchen. Eine lokalisierte Hyperämie geht in eine kleine Papel über, die sich zu einer Aphthe mit gerötetem Randsaum weiterentwickelt. Sie ist von einer grauweißen Fibrinmembran bedeckt. Die großen beginnen mit einem tief in der Submukosa gelegenen Knoten in geröteter Umgebung. In der Mitte entsteht eine kraterförmige Ulzeration, die mit einem schmierigen Belag bedeckt ist. Sie heilen mit einer tiefeingezogenen Narbe ab.

Bei der dritten Form, den herpetiformen Aphthen von Cooke, entstehen zunächst gruppiert stecknadelkopfgroße Papeln, die sich vergrößern und in kleine Aphthen übergehen. Sie können überall im Nasenrachenraum entstehen. Frauen sind häufiger als Männer betroffen, insgesamt ist der herpetiforme Typ auch beim M. Behçet selten.

Das Aphthenmuster bleibt bei jedem Patienten lebenslang das gleiche. Traumen und defekte Zähne scheinen eine provozierende Rolle spielen zu können. Dolby (1968) hat beobachtet, daß es in der Postovulationsperiode zu Exazerbationen kommen kann.

Die Mundschleimhautaphthen sind immer dann ein diagnostisches Problem, wenn sie allein oder als erste M. Behçet-Manifestation auftreten. Sie können dann nur im Zusammenhang mit weiteren Symptomen dem M. Behçet zugeordnet werden. Es gibt keine prognostischen klinischen Kriterien in dieser Hinsicht. Dabei bleibt zu berücksichtigen, daß das Intervall bis zum Hinzukommen weiterer Symptome mehrere Jahre dauern kann. Die Aphthen sind häufiger als bei der benignen Aphthosis auch am Gaumen, im Pharynx und an der Gingiva lokalisiert. Sie heilen häufig nur sehr zögernd ab.

Genitalbereich

Gleichzeitig mit den Mundaphthen können – wenn auch seltener – Aphthen im Genitalbereich entstehen, gelegentlich auch als isolierte Erstmanifestation (Dunlop 1979) (Tabelle 5). Auch im Genitalbereich beginnt die Affektion mit einem schmerzhaften, submukösen Knötchen, aus dem sich innerhalb von 1 bis 2 Tagen die Aphthe entwickelt. Diese Aphthen können stärker infiltriert und größer und tiefreichender als in der Mundhöhle sein. Beim Mann sitzen die Hautaphthen bevorzugt am Skrotum und/oder am Glied. Eine Urethritis

Tabelle 5. Erstmanifestation des M. Behçet (nach Dunlop 1979)

Mund	19 ⎫
Mund + Genitalien	13 ⎬ Mund 33
Mund + Gelenke	1 ⎭
Genitalien	7
Genitalien + Gelenke	1
Genitalien + Augen	1
Auge	2
Gelenke	1
Insgesamt	45

und Epididymitis kommen vor. Bei Frauen entstehen die Aphthen vorwiegend an der Vulva, häufig prämenstruell oder während der Menstruation. Während der Schwangerschaft kommt es meist zu einer Besserung. Die Abheilung erfolgt fast immer unter tiefeingezogener Narbenbildung (Nasemann u. Hauck 1974).

Hauterscheinungen

Bei etwa der Hälfte der M. Behçet-Patienten kommen Hautveränderungen vor, davon am häufigsten das Erythema nodosum. Die geröteten, druckschmerzhaften Knoten sind über der Streckseite der Unterschenkel, aber auch an den Unterarmen lokalisiert und können längere Zeit persistieren. Gelegentlich kommen auch Schübe von Erythema exaudativum multiforma an den Extremitäten vor (Haensch).

Häufig sind Pyodermie-artige Hauterscheinungen. An den Extremitäten kommen Ekthyma-artige und ulzeröse Prozesse vor. Nicht selten sind akneiforme Follikulitiden und Pusteln im Gesichts- und Halsbereich. Papulonekrotische Veränderungen kommen vor (Hornstein; Nasemann 1973). Urtikarielle Schübe und generalisierte papulopustulöse Exantheme können, begleitet von fieberhaften Temperaturen, auftreten (Torchi 1957).

Ein diagnostisch außerordentlich wichtiges, pathognomonisches Zeichen ist die *Hauthyperreaktivität*. Bereits 1937 bzw. 1941 ist auf diesen Pathergietest hingewiesen worden (Blobner 1937; Jenson 1941). Nach einem aseptischen Nadelstich oder einer intrakutanen Injektion von physiologischer Kochsalzlösung entwickelt sich innerhalb von 12 bis 48 Stunden eine gerötete Papel, die sich zu einer sterilen Pustel, sogar zu einer Ulzeration weiterentwickeln kann. Die gleiche Reaktion kann durch Injektion von Plasma ausgelöst werden (Sobel et al. 1973). Diese diagnostisch so außerordentlich wichtige Phänomen ist an die Exazerbationsphasen gebunden. In Remissionsphasen ist es nicht nachweisbar. Bei benigner Aphthosis ist es nicht auslösbar, ebenso nicht bei anderen Dermatosen (Katzenellenbogen 1968; Haim et al. 1976). Untersuchungen von Tüzün et al. haben die Spezifität dieser Probe bestätigt. Die Hauthyperreaktivität kann falsch positive intrakutane Testreaktionen vortäuschen (Haensch).

Jadassohn et al. (1961) später auch Katzenellenbogen und Feuerman (1965), haben aus präulzerösen Skrotalpapeln ein Antigen, das sog. Behçetin, gewonnen und eine starke Hautreaktion auslösen können. Die Problematik der Antigengewinnung hat eine weitere Verbreitung verhindert.

Blutgefäßsystem

Eine Mitbeteiligung des arteriellen und venösen Gefäßsystems ist nicht selten. Rezidivierende Thrombophlebitiden der Beine sind eine sehr häufige Begleiterscheinung (Adamantiadis 1931). Haim et al. (1971) geben eine Frequenz von 46% an. Eine Venenbeteiligung kommt auch in Form der Phlebitis saltans vor.

Dramatische Formen kann der Verlauf des M. Behçet dann annehmen, wenn die großen Blutgefäße mitergriffen sind. Shimizu (1977) berichtet, daß von 81 Patienten 16 Patienten an ihrem Gefäßleiden verstarben. Es können alle Gefäßprovinzen befallen sein. Venöse Provinzen sind häufiger befallen als arterielle. Es handelt sich im wesentlichen um vier Typen der Gefäßbeteiligung: 1. arterieller Verschluß (häufig A. subclavia und A. pulmonalis), 2. Aneurysmen, 3. venöser Verschluß und 4. Varizenbildung, letztere allerdings mit geringer Bedeutung.

Aneurysmen der großen Arterien und ihre Ruptur waren in 13 der erwähnten 16 Todesfälle (Shimizu 1977) die Ursache. Auch von anderer Seite liegen zahlreiche Berichte über verschiedenartige Läsionen großer Arterien (Chavatzas 1974; Enoch et al. 1968; Hills 1967), eine nodöse Vaskulitis und Endangiitis obliterans (Schneider 1965) vor. Stenosen der A. femoralis oder poplitea können zur Claudicatio intermittens führen. Es kann auch zum Endgliedgangrän kommen (Enoch 1969; Mowat u. Hothersall 1969).

Im Venensystem finden sich nicht selten Thrombosen der Vena cava cranialis und caudalis mit Ausbildung eines entsprechenden Kollateralkreislaufes (Haim et al. 1971; Hashimoto et al. 1976; Holzmann 1965; Kansu et al. 1972; Forman 1960; Scavo u. Cramarossa 1966). Eine Karditis, Perikarditis mit Perikarderguß und Lungenbeteiligung sind wiederholt beschrieben worden (Godeau et al. 1972; Lewis 1964; Scarlett et al. 1979; Shimizu et al. 1979).

Ophthalmologischer M. Behçet

Den Ophthalmologen ist eine rezidivierende, von einem Hypopyon begleitete Iritis bereits seit über 100 Jahren, also lange vor Behçet, bekannt gewesen (Bitsch 1879, zitiert nach Were 1923). 1906 hat Reis erstmals die Kombination mit dem Erythema nodosum beschrieben, 1921/1925 Gilbert die Kombination der Augenbeteiligungen, als Ophthalmia lenta bezeichnet, mit akneiformen Hautveränderungen, schließlich 1931 Adamantiadis den kompletten Trisymptomenkomplex.

Der okulare M. Behçet scheint im Zunehmen begriffen zu sein. Perkins hatte 1961 unter 1700 ophthalmologischen Neuzugängen nur 7 M. Behçet-Kranke mit Augenbeteiligung beobachten können, Dinning aber 1979 in der gleichen Klinik unter 1000 Patienten 30 M. Behçet-Fälle. Außerdem scheint der M. Behçet der Augen bei Frauen vermehrt vorzukommen. 1961 waren unter den 7 M. Behçet-Patienten keine Frauen, 1979 unter den 30 M. Behçet-Kranken aber 7 Frauen. Über eine Zunahme des ophthalmologischen M. Behçet wird auch aus Japan berichtet (Mamiya 1968, zitiert nach Dinning 1979). Der okulare M. Behçet ist vorwiegend mit dem mukokutanen und arthropathischen assoziiert, selten mit dem Neuro-M. Behçet (Sanders 1979).

Die Augensymptomatik setzt relativ spät ein, mitunter erst 8 bis 10 Jahre nach Auftreten der Aphthen (Bietti u. Bruna 1966). Meist ganz akut kommt es zunächst einseitig zu einer sehr schmerzhaften Iritis oder Iridozyklitis. Diese Iritis kann serösfibrinös sein, ist aber meist purulent, so daß ein Hypopyon entsteht. Diese Entzündung ist aber nicht auf das vordere Augensegment beschränkt, sondern dehnt sich auch auf die untere Uvea aus. Es kommt zu diffuser Glaskörpertrübung. Gleichzeitig ist oft eine konjunktionale Injektion vorhanden. Das Hypopyon kann bei den ersten Schüben schwer auffindbar sein. Es hat jedoch pathognomonischen Wert und ist von der gleichen diagnostischen Bedeutung wie die Mund- und Genitalaphthen, mit denen jedoch kein bestimmter zeitlicher Zusammenhang besteht. Im allgemeinen sind die Rezidive dieser Hypopyoniritis seltener als die der Aphthen. Das Hypopyon wird relativ schnell, in 1 bis 2 Wochen, resorbiert. Die Glaskörpertrübung geht dagegen langsamer, meist erst in 3 bis 4 Monaten, zurück. Mitunter kann es zur Kataraktbildung kommen. Gleichzeitig kann sich eine Keratitis ausbilden. Das Sehvermögen wird zunächst nur passager beeinträchtigt, es verschlechtert sich jedoch mit jedem neuen Schub, bis es schließlich zu Amaurose kommt (Pau 1951).

Bei allen Patienten treten erhebliche Veränderungen der Netzhautgefäße auf. In den meisten Fällen sind sowohl Arterien als auch Venen betroffen. Der häufigste Befund sind weißgelbliche Exsudate. Es entwickelt sich eine Chorioretinitis, ein Makulaödem und eine Optikusneuritis. Es kann eine partielle, von Hämorrhagien begleitete Thrombose der Retinalvenen eintreten (Pau 1951).

Schließlich kommt es zu einem atrophischen Endstadium, das durch destruktive Veränderungen der Retina, Chorioidea und des Nervus opticus gekennzeichnet ist und zu vollkommenem Verlust des Visus führt. Sehr starke Schmerzen bleiben auch nach der Erblindung, so daß der Bulbus enukleiert werden muß.

Neuro-M. Behçet

Der Neuro-M. Behçet ist im wesentlichen erst in den letzten 20 Jahren erarbeitet worden. Wenig bekannt ist, daß er bereits 1941 zum ersten Mal beschrieben worden ist (Knapp 1941).

Neurologische Komplikationen treten meist erst später als die übrigen Symptome des M. Behçet auf. Es kommt jedoch auch vor, daß sie gleichzeitig einsetzen oder sogar – allerdings als Ausnahme – den anderen Symptomen vorausgehen (Herrschaft 1968). Es können alle Abschnitte des Zentralnervensystems ergriffen werden. Der Liquor zeigt meist nur geringe Veränderungen in Form einer leichten Lymphozytose und mässiger Eiweißvermehrung.

Die Prognose verschlechtert sich mit dem Einsetzen neurologischer Symptome dramatisch. Etwa die Hälfte der Patienten verstirbt innerhalb von 1 bis 2 Jahren. Mit einem Befall des Zentralnervensystems bei 10 bis 30% der M. Behçet-Kranken muß gerechnet werden, wobei Männer überwiegen (3:1) (Bietti u. Bruna 1966; Herrschaft 1968; Shimizu 1972). Motorische Störungen stehen ganz im Vordergrund.

Die Erscheinungen setzen meist plötzlich mit Fieber, Kopfschmerzen, Brechreiz und Nackensteife als Zeichen einer Meningitis ein. Passagere zerebrale Herdsymptome kommen vor (Hughes u. Lehner 1979). Tremor, Ataxie, Atonie und Nystagmus als zerebellare Symptome kommen hinzu. Die Symptomatik kann einer multiplen Sklerose gleichen (Becker 1962; Eggerth u. Summer 1968). Pyramidenzeichen sind spastische Paralyse, positives Babinski-Zeichen, Hemi- und Tetraplegie in etwa zwei Drittel der Fälle, Klonus und Sprachstörungen. Das Stammhirn kann mit Symptomen wie Zwangslachen, Schreien und Schluckstörungen ergriffen werden. Diese vorübergehenden oder persistierenden Hirnstammdysfunktionen können einem leichten Schlaganfall gleichen (Hughes u. Lehner 1979). Sie können zu einer fatalen Bulbärparalyse führen.

Etwa die Hälfte der Patienten haben auch psychische Veränderungen im Sinne eines organischen Psychosyndroms mit Gedächtnisschwäche, Charakterstörungen, Aggressivität, Depressionen und Demenz (Epstein et al. 1970a, b; Herrschaft 1968).

Arthritiden

Arthritiden kommen bei durchschnittlich 55% (33 bis 76%) der M. Behçet-Patienten vor (Kalbian u. Challis 1970; Mason u. Barnes 1969; Zizic u. Stevens 1975). Sie treten häufig bereits im Initialstadium auf. Meist handelt es sich um polyarthritische Veränderungen (Strachan u. Wigzell 1963). Vorwiegend betroffen sind das Kniegelenk (61%), das Knöchelgelenk (55%), Ellenbogen- (28%) und Handgelenk (38%) (Zizic u. Stevens 1975). Die klinischen Merkmale sind die einer rezidivierenden fieberhaften Arthritis mit Gelenkschwellung und Morgensteife. Eine Funktionseinschränkung tritt kaum ein. Auch röntgenologisch nachweisbare erosive oder destruktive Gelenkveränderungen sind selten. Sie kommen allerdings vor. Bei einem türkischen Patienten sahen wir schwere Gelenkveränderungen. Die Röntgenaufnahmen zeigten eine sog. Arthrosis nach einer Arthritis. An beiden Kniegelenken stellten sich Randwülste und eine Verlängerung der Eminentia intercondylica dar. Das linke Talonaviculargelenk wies eine subchondrale Sklerosierung, Randwülste und Gelenkspaltverengung auf. Es bestanden erhebliche Beschwerden und Schmerzen (Haensch 1974). Im Gegensatz zum M. Reiter und der psoriatischen Arthropathie ist das Sakroiliakalgelenk selten betroffen. Histologisch zeigt die Synovia ein Ödem mit erweiterten Venolen, Fibrinthromben und perivaskulären Rundzellinfiltraten (Zizic u. Stevens 1975).

Verdauungstrakt

Hinsichtlich der Mitbeteiligung des Verdauungstraktes bestehen erhebliche regionale Unterschiede. Wenn man den Berichten aus Japan folgt, so gewinnt man den Eindruck eines häufigen Vorkommnisses. Shimizu et al. (1979) geben 50% an, Mason und Barnes (1969) sowie Sladen und Lehner (1979) etwa 20% für London. Es handelt sich meist um leichtere dyspeptische Beschwerden ohne röntgenologischen oder endoskopischen Befund.

Als subjektive Beschwerden werden Brechreiz und Erbrechen, Bauchschmerzen, Meteorismus, Diarrhoe und gelegentlich Obstipation erwähnt. Soweit röntgenologisch Veränderungen nachzuweisen sind, handelt es sich um eine Dilatation des Dünndarmes oder multiple Ulzerationen in verschiedenen Darmabschnitten (Oshima et al. 1963).

Schwere Komplikationen betreffen meist Einzelbeobachtungen: ulzerative Ösophagitis (Brodie u. Ochsner 1973; Lebwohl et al. 1977), perforierende Colitis ulcerosa (Ramsay 1967; O'Duffy et al. 1971; Lehmann et al. 1975; Empey 1972), ulzeröse Enterokolitis (Siegismund et al. 1977). Des weiteren kommen Darmulzera mit Perforation vor. Prädilektionsstellen sind das terminale Ileum und das Zäkum (Shimizu u. Ogino 1975). Ein toxisches Megakolon haben Roenspies und Saegesser (1975) bei einer Patientin gesehen. Auch eine Pankreatitis ist beobachtet worden (O'Duffy et al. 1971). Asakura et al. (1973) haben Lymphektasien des Dünndarms beschrieben.

Zu den ursprünglichen drei Kardinalsymptomen von Behçet (1937) sind also seither zahlreiche weitere Organmanifestationen gekommen. Der M. Behçet stellt sich heute als polyorganotrope Gefäßsystemkrankheit dar. Mit dem dermatologischen Leitsymptom Aphthosis hat der M. Behçet den Charakter einer schwersten Allgemeinerkrankung angenommen. Folgerichtig ist es daher, nicht mehr vom Behçet-Symptomenkomplex oder Syndrom, sondern von der Behçet-Krankheit oder malignen Aphthosis zu sprechen.

Literatur

1. Abdou NI, Schumacher HR, Colman RW, Sagawa A, Hebert J, Fascual E, Carroll ET, Miller M, South MA, Abdou NL (1978) Behçet's disease: possible role of secretory component deficiency, synovial inclusions, and fibrinolytic abnormality in the various manifestations of the disease. J Lab Clin Med 91:409–422
2. Adamantiadis B (1931) Sur un cas d'iritis à hypopyon récidivante. Ann Oculist (Paris) 168:271–278
3. Asakura H, Morita H, Morishita T, Tsuchiya M, Watanabe Y, Enomoto Y (1973) Histopathological and electro microscopic studies of lymphangiectasien of the small intestine in Behçet's disease. Gut 14:196–203
4. Becker J (1962) Die Behçet'sche Krankheit. Dtsch med Wochenschr 88:1903–1906
5. Behçet H (1937) Über rezidivierende, aphthöse, durch einen Virus verursachte Geschwüre am Mund, am Auge und an den Genitalien. Dermatol Wochenschr 105:1152–1157
6. Ben Ayed H, Hamza M (1976) La maladie de Behçet. Imprimerie officielle, Tunis
7. Bietti GB, Bruna F (1966) An ophthalmic report on Behçet's disease. In: Monacelli M, Nazzaro P (eds) Behçet's disease. Karger, Basel New York
8. Blobner F (1937) Zur rezidivierenden Hypopyon-Iritis. Z Augenheilkd 91:129–139
9. Brodie TE, Ochsner JL (1973) Behçet's syndrome with ulcerative oesophagitis: report of the first case. Thorax 28:637–640
10. Brooke RL, Sapp JP (1976) Herpetiform ulceration. Oral Surg 42:182–188
11. Chavatzas D (1974) Popliteal artery thrombosis in Behçet's syndrome. A new manifestation of a very little known condition. Angiology 25:773–775
12. Cooke BED (1960) The diagnosis of bullous lesions affecting the oral mucosa. Br Dent J 109:83–96
13. Cooke BED (1969) Recurrent oral ulceration. Br J Dermatol 81:159–161
14. Dinning WJ (1979) Behçet's disease and the eye: epidemiological considerations. In: Lehner T, Barnes CG (eds) Behçet's syndrome. Academic Press, London New York Toronto Sydney San Francisco, pp 177–181
15. Dolby AE (1968) Recurrent Mikulicz's oral aphthae. Br Dent J 124:359–360
16. Dowling GB (1961) Behçet's disease. Proc R Soc Med 54:101–104
17. Dunlop EMC (1979) Genital and other manifestations of Behçet's disease seen in venerological practice. In: Lehner T, Barnes CG (eds) Behçet's syndrome. Academic Press, London New York Toronto Sydney San Francisco
18. Eggerth H, Summer K (1968) Über Symptomatologie und Verlauf zentralnervöser Störungen beim Morbus Behçet. Wien Z Nervenheilkd 26:130–141
19. Empey DW (1972) Rectal and colonic ulceration in Behçet's disease. Br J Surg 59:173–178
20. Enoch BA (1969) Gangrene in Behçet's syndrome. Br Med J 3:54–59
21. Enoch BA, Castillo-Olivares J, Khoo TCL, Grainger RG, Henry L (1968) Major vascular complications in Behçet's syndrome. Postgrad Med J 44:453–459
22. Epstein RS, Cummings NA, Sherwood EB (1970a) Psychiatric aspects of Behçet's syndrome. J Psychosom Res 14:161–169
23. Epstein RS, Cummings NA, Sherwood EB, Bergsma DR (1970b) Psychiatric aspects of Behçet's syndrome. J Psychosom Res 14:169–172
24. Ferguson MM, Wray D, Carmichael HA, Russell RI, Lee FD (1980) Coeliac disease associated with recurrent aphthae. Gut 21:223–226
25. Ferguson R, Basu MK, Asquith P, Cooke WT (1976) Jejunal mucosal abnormalities in patients with recurrent aphthous ulceration. Br Med J 1:11–13
26. Forman L (1960) Behçet's disease as a multiple symptom complex: Report of ten cases. Arch Dermatol 82:73–79
27. Gilbert W (1921) Pathologisch-anatomische Befunde bei Iridocyclitis septica. Arch Augenheilkd 87:27–34
28. Gilbert W (1925) Über chronische Verlaufsform der metastatischen Ophthalmie („Ophthalmia lenta"). Arch Augenheilkd 96:119–130
29. Godeau P, Herreman G, Ben Ismail M, Levassor M, Metzger J-P (1972) Syndrome de Behçet atteintes péricardique et pulmonaire. Nouv Presse Med 1:391–395
30. Goolamali SK, Comaish JS, Hassanyeh F, Stephens A (1976) Familial Behçet's syndrome. Br J Dermatol 95:637–642
31. Haensch R (1953) Chronisch rezidivierende Aphthosis (einschließlich Behçet's Trisymptomenkomplex). Arch Dermatol Syph (Berl) 195:362–381
32. Haensch R (1974) Behçet's disease (aphthosis). Cutis 14:353–359
33. Haim S (1979) The pathogenesis of lesions in Behçet's disease. Dermatologica 158:31–37
34. Haim S, Barzilai D, Hazani E (1971) Involvement in veins in Behçet's syndrome. Br J Dermatol 84:238–241
35. Haim S, Sobel JD, Friedman-Birnbaum R, Lichtig C (1976) Histological and direct immunofluoescence study of cutaneous hyperreactivity in Behçet's disease. Br J Dermatol 95:631–636
36. Hashimoto T, Matsumoto A, Shimizu T (1976) Behçet's disease. Medicina (B Aires) 13:334–341
37. Herrschaft H (1968) Über die Beteiligung des Zentralnervensystems bei der Behçetschen Krankheit. Dtsch med Wochenschr 93:1103–1107
38. Hills E (1967) Behçet's syndrome with aortic aneurisms. Br Med J 4:152–154
39. Holzmann H (1965) Phlebothrombosen größerer Gefäße bei Behçet-Syndrom. Med Welt 33:1857–1858
40. Hornstein OP (1977) Aphthous disorders. XV. Int. Congr. Dermatol., Mexico City, Oct. 1977
41. Hornstein OP (1979a) Orale Aphthen. – Örtliche und allgemeinmedizinische Aspekte. Dtsch Zahnaerztl Z 34:808–817
42. Hornstein OP (1979b) Aphthenkrankheiten. In: Korting GW (Hrsg) Dermatologie in Praxis und Klinik. Thieme, Stuttgart, S. 31.1–31.12
43. Hornstein OP, Gorlin JR (1970) In: Gorlin RJ, Goldman HM (eds) Oral pathology. Mosby, St Louis
44. Hornstein OP, Weidner F (1974) Nosologische Probleme der Aphthenkrankheiten, insbesondere des Morbus Behçet. In: Hornstein OP (Hrsg) Entzündliche und systemische Erkrankungen der Mundschleimhaut. Thieme, Stuttgart S 129–143
45. Hughes RAC, Lehner T (1979) Neurological aspects of Behçet's syndrome. In: Lehner T, Barnes G (eds) Behçet's syndrome. Academic Press, London New York Toronto Sydney San Francisco, pp 241–258
46. Jadassohn W, Franceschetti A, Hunziker X (1961) Zur Behçetin-Reaktion. Hautarzt 12:64–65
47. Jenson T (1941) Sur les ulcérations aphtheuses de la muqueuse de la bouche et de la peau génitale combinées avec les, symptômes oculaires (syndrome Behçet). Acta Derm Venereol (S Fockh) 22:64–69
48. Kalbian V, Challis M (1970) Behçet's disease: Report of twelve cases with three manifesting as papilledema. Am J Med 49:823–831
49. Kansu E, Özer FL, Akalin E, Güler Y, Zileli T, Tanman E, Kaplaman E, Müftüoğlu E (1972) Behçet's syndrome with obstruction of the venae cavae. Q J Med [New Ser] 41 162:151–168
50. Katzenellenbogen I (1968) Survey of 22 cases of Behçet's disease. The significance of specific skin hyperreactivity. In: Jadassohn W, Schirren CG (eds) 13. Congressus Internationals Dermatologiae, München 1967. Springer, Berlin Heidelberg New York, p 321

51. Katzenellenbogen I, Feuerman EJ (1965) Beitrag zum Morbus Behçet. (Die Bedeutung der spezifischen Hauthyperreaktivität und der Behçetinreaktion.) Hautarzt 16: 13–18
52. Knapp P (1941) Beitrag zur Symptomatologie und Therapie der recidivierenden Hypopyoniritis und der begleitenden aphthösen Schleimhauterkrankungen. Schweiz Med Wochenschr 71:1288–1293
53. Kumer L (1942) Aphthen und aphthöse Erkrankungen der Mundschleimhaut. Arch Dermatol Syph (Berl) 182:69–81
54. Lebwohl O, Forde KA, Berdon WE (1977) Ulcerative esophagitis and colitis in a pediatric patient with Behçet's syndrome. Am J Gastroenterol 68:550–554
55. Lehmann H, Stutte H-J, Zierott G, Schlaak M (1975) Morbus Behçet und multiple intestinale Ulcerationen. Dtsch Med Wochenschr 100:308–311
56. Lehner T (1969) Pathology of recurrent oral ulceration and oral ulceration in Behçet's syndrome: light, electron and fluorescence microscopy. J Path 97:481–494
57. Lehner T (1972a) Immunological aspects of recurrent oral ulceration and Behçet's syndrome. J Oral Pathol 7:424–430
58. Lehner T (1972b) Immunologic aspects of recurrent oral ulcers. Oral Surg 33:80–85
59. Lehner T, Barnes CG (eds) (1979) Behçet's syndrome. Academic Press, London New York Toronto Sydney San Francisco
60. Lewis PD (1964) Behçet's disease and carditis. Br Med J 1:1026–1028
61. Mason RM, Barnes CG (1969) Behçet's syndrome with arthritis. Ann Rheum Dis 28:95–101
62. Mathis H, Herrmann D (1970) Zur Periadenitis mucosae necrotica recurrens (Sutton). Dtsch Zahnaerztl Z 25:1159–1163
63. Mikulicz-Radetzky J von, Kümmel W (1909) Die Krankheiten des Mundes. 2. Aufl. Fischer, Jena, S 66 f
64. Mowat AG, Hothersall TE (1969) Gangrene in Behçet's syndrome. Br Med J 2:636–639
65. Nasemann T (1973) Der Morbus Behçet und die Aphthosis Touraine aus dermatologischer Sicht. Z Haut Geschlechtskr 48:515–519
66. Nasemann T, Hauck H (1974) Das Behçet-Syndrom. Castellania 2/6:129–133, 153–158
67. Nicholas KC, Bays RA, Lyon ED (1975) Periadenitis mucosae necrotica recurrens. J Oral Surg 33:65–70
68. O'Duffy JD, Carney JA, Deodhar SH (1971) Behçet's disease – report of 10 cases, 3 with new manifestations. Ann Intern Med 75:561–570
69. Oshima Y, Shimizu T, Yokobari R, Matsumoto T, Kano K, Kagami T, Nagaya H (1963) Clinical studies on Behçet's syndrome. Ann Rheum Dis 22:36–45
70. Pau H (1951) Klinische und bakteriologische Befunde bei Ophthalmia lenta. Klin Monatsbl Augenheilkd 119: 480–486
71. Perkins ES (1961) Ophthalmological aspects of Behçet's disease. Proc Soc Med 54:106–107
72. Ramsay CA (1967) Behçet's syndrome with large bowel involvement. Proc R Soc Med 60:185–187
73. Reis W (1906) Augenerkrankung und Erythema nodosum. Klin Monatsbl Augenheilkd 44:203–224
74. Roenspies U, Saegesser F (1975) Morbus Behçet und toxisches Megacolon. Schweiz Med Wochenschr 105:199–204
75. Sanders MD (1979) Ophthalmic features of Behçet's disease. In: Lehner T, Barnes CG (eds) Behçet's syndrome. Academic Press, London New York Toronto Sydney San Francisco, pp 183–190
76. Scarlett J, Kistner M, Yans L (1979) Behçet's syndrome. Report of a case associated with pericardial effusion and cryoglobulinemia treated with indomethacin. Am J Med 66:146–148
77. Scavo D, Cramarossa L (1966) Mediastinal syndrome. In: Monacelli M, Nazzaro P (eds) Behçet's disease. Karger, Basel New York, pp 137–138
78. Schneider W (1965) Zur Frage der arteriellen Gefäßbeteiligung beim Morbus Behçet (aphthosis Touraine). Z Haut Geschlechtskr 39:185–191
79. Schuermann H, Greither A, Hornstein OP (1966) Krankheiten der Mundschleimhaut und der Lippen, 3. Aufl. Urban & Schwarzenberg, München, S 226–230
80. Schuppli R (1965) Die muco-cutaneo-ocularen Syndrome. In: Jadassohn I (Hrsg) Handbuch der Haut- und Geschlechtskrankheiten, Bd II/2. Springer, Berlin Heidelberg New York S 62–64
81. Shimizu T (1972) Epidemiological and clinico-pathological studies on neuro-Behçet's syndrome. Adv Neurol Sci 16:167–172
82. Shimizu T (1977) Vascular lesions of Behçet's disease. Cardioangiology 1:124–133
83. Shimizu T, Ogino T (1975) Clinico-pathological studies on the intestinal lesions in Behçet's disease – with special reference to entero-Behçet's syndrome. Stomach Intestine 10:1593–1598
84. Shimizu T, Tanak I (1971) Epidemiological studies on Behçet's syndrome. Saishin Igaku 26:451–454
85. Shimizu T, Ehrlich GE, Inaba G, Hayashi K (1979) Behçet disease (Behçet syndrome). Semin Arthritis Rheum 8:223–260
86. Sibley H, Knowley W (1899) Neurotic ulcers of the mouth. Br Med J 1:900–901
87. Siegismund G, Meier F, Götz G (1977) Die ulceröse Enterokolitis, ein Symptom des Morbus Behçet. Hautarzt [Suppl] 28:256–259
88. Sladen GE, Lehner T (1979) Gastro-intestinal disorders in Behçet's syndrome and a comparison with recurrent oral ulcers. In: Lehner T, Barnes CG (eds) Behçet's syndrome. Academic Press, London New York Toronto Sydney San Francisco, pp 151–158
89. Sobel JD, Haim S, Shafrir A, Gellei B (1973) Cutaneous hyperreactivity in Behçet's disease. Dermatologica 146:350–356
90. Sutton RL (1911) Periadenitis mucosa necrotica recurrens. J Cutan Dis 29:65–71
91. Strachan RW, Wigzell FW (1963) Polyarthritis in Behçet's multiple symptom complex. Ann Rheum Dis 22:26–34
92. Torchi M (1957) Grande aftosi. Atti Soc Med Bolzano 5:289–297
93. Tüzün Y, Yazici H, Pazarli H, Yalçin B, Yurdakul S, Müftüoglu A (1979) The usefulness of the nonspecific skin hyperreactivity (The pathergy test) in Behçet's disease in Turkey. Acta Derm Venereol (Stockh) 59:77–79
94. Weve H (1923) Über rezidivierende allergische Staphylokokkenuveitis. Arch Augenheilkd 93:14–39
95. Wray D, Ferguson MM, Mason DK, Hutcheon AW, Dagg JD (1975) Recurrent aphthae: treatment with vitamin B12, folic acid and iron. Br Med J 2:490–493
96. Wray D, Ferguson MM, Hutcheon WA, Dagg JH (1979) Nutritional deficiencies in recurrent aphthae. J Oral Pathol 7:418–423
97. Zizic TM, Stevens MB (1975) The arthropathy of Behçet's disease. Johns Hopkins Med J 136:243–250

Prof. Dr. med. R. Haensch,
Universitäts-Hautklinik,
Moorenstraße 5,
D-4000 Düsseldorf 1

Immunhistologie der Läsionen bei oraler Aphthosis einschließlich Morbus Behçet

Ch. Luderschmidt, H. H. Wolff und R. Scherer, München

Einleitung

Aphthen stellen nosologisch keine Entität sondern ein Symptom dar und werden nach klinischen Kriterien beurteilt [5]. Die Klassifikation der Aphthosen wird in der Literatur nicht einheitlich durchgeführt. Nicht weniger unterschiedlich und vielfältig sind die Hypothesen zur Pathogenese der Aphthen, wie sie auch in einigen Übersichtsarbeiten dargestellt wurden [4, 8, 9].

Immunologie

Bei chronisch rezidivierenden Aphthen (CRA) und Aphthen bei M. Behçet (AMB) wurden Autoantikörper der IgG- und IgM-Klasse beschrieben, die in vitro mit Homogenat von oralem Mukosaepithel reagieren [7, 8]. Die Möglichkeit einer Beteiligung humoraler Immunreaktionen an der Pathogenese der Aphthen wird auch durch den Nachweis zirkulierender, löslicher Immunkomplexe gestützt [10], ohne daß jedoch das beteiligte Antigen identifiziert wurde.

Außer humoralen Faktoren sollen auch zellvermittelte Immunreaktionen an der Pathogenese der Aphthen beteiligt sein. Die Inkubation mit Extrakt oraler Mukosa stimuliert Lymphozyten von Patienten mit CRA zu einer erhöhten Lymphozytentransformationsrate [6]. Desweiteren weisen Lymphozyten von Patienten mit CRA und AMB in vitro gegenüber Mukosaepithel eine erhöhte zytotoxische Aktivität auf [3, 8, 13]. Die Zytotoxizitätsreaktion soll mit dem Krankheitsverlauf parallel gehen [8].

Über die chemotaktische Aktivität der neutrophilen polymorphkernigen Leukozyten liegen in der Literatur gegensätzliche Befunde vor. Von den einen Autoren wurde die Chemotaxis der neutrophilen Granulozyten erhöht gefunden und damit z. B. die pathergische Stichkanalreaktion erklärt [2, 12]. Andere Autoren weisen im Zusammenhang mit einer erniedrigten chemotaktischen Aktivität der Neutrophilen [1] und mit dem lymphohistiozytären Frühinfiltrat im histologischen Bild der Aphthen auf eine Beteiligung einer Typ-IV-Immunreaktion nach Gell und Coombs [9] hin.

Krankengut und Methoden

Untersucht wurden Patienten mit CRA, die mindestens 2 Jahre erkrankt waren und jährlich 8–10 Aphtheneruptionen erlitten sowie 4 bzw. 2 Patienten mit komplettem bzw. inkomplettem M. Behçet. Von 24 Patienten mit CRA (Minor-Typ: 14 Patienten, Major-Typ: 8 Patienten, herpetiformer Typ: 2 Patienten) sowie 6 Patienten mit AMB wurden 28 bzw. 6 Mundschleimhautbiopsien entnommen, die histologisch und immunpathologisch aufgearbeitet wurden. Eine Schleimhautbiopsie bei CRA wurde immunelektronenmikroskopisch untersucht. Als Kontrolle dienten 7 Patienten mit diversen andersartigen entzündlichen Mundschleimhauterkrankungen sowie 3 gesunde Probanden.

Ergebnisse

Immunfluoreszenzmikroskopie

Wie die immunpathologischen Ergebnisse in der Tabelle demonstrieren (Tabelle 1), finden sich Präzipitate von Komplementkomponenten und Immunglobulinen einerseits in der Basalmembranzone des Epithels, andererseits in den Gefäßwänden des Bindegewebes (Abb. 1). Nur in frischen bis zu 24 Stunden bestehenden Läsionen können außer Komplementfaktoren auch IgM- und IgG-Niederschläge nachgewiesen werden.

Elektronenmikroskopie

Immunelektronenmikroskopisch lassen sich die Niederschläge von C3 an der Basalmembran des Epithels un-

Tabelle 1. Immunfluoreszenzbefunde in Gewebsschnitten von Patienten mit CRA und AMB

Typ	Zahl	Gefäßwand					Basalmembranzone		
		C1q	C3	IgM	IgG	Fibrinogen	C3	C4	IgM
Chron. Rez. Aphthen	28	11	24	3	2	7	13	2	1
Total	100%	40%	86%	10%	7%	25%	46%	7%	3,6%
M. Behçet	6	4	6	3	ø	ø	4	ø	1
Total	100%	66%	100%	50%	ø	ø	66%	ø	16%
Kontrollen Mundschleimhaut									
Entzündliche Erkrankungen	7	2	ø	ø	ø		ø	ø	ø
Normale Mundschleimhaut	3	1	ø	ø	ø	ø	ø	ø	ø
Total	100%	30%							

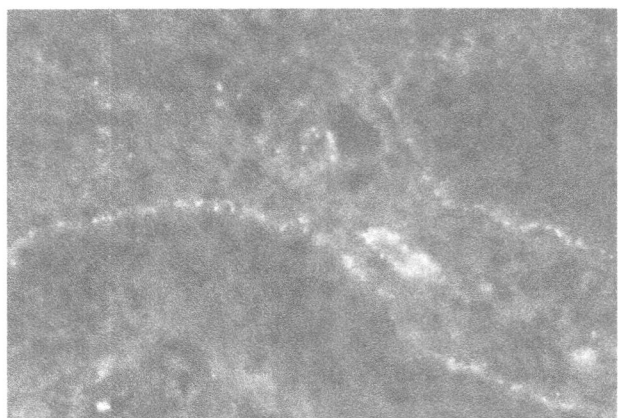

Abb. 1. CRA, frische Aphthe, Immunfluoreszenzmikroskopie. Präzipitate von Komplement C3 perivaskulär sowie feingranulär im Bereich der Basalmembranzone

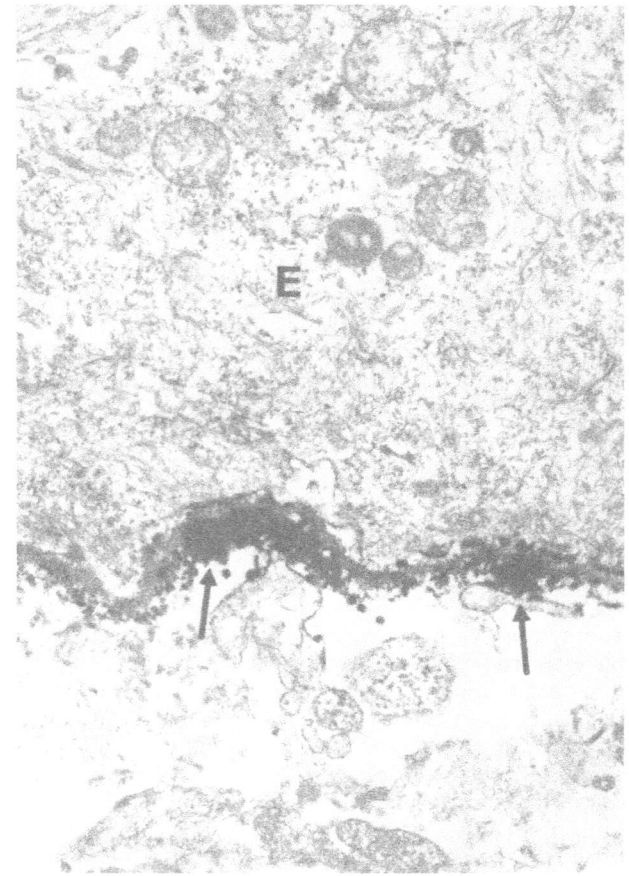

Abb. 2. CRA, frische Aphthe, Immunelektronenmikroskopie. Niederschläge von Komplement C3 (↑) an der Basalmembran des Epithels unterhalb der Lamina densa. E = Epithel. 13600:1

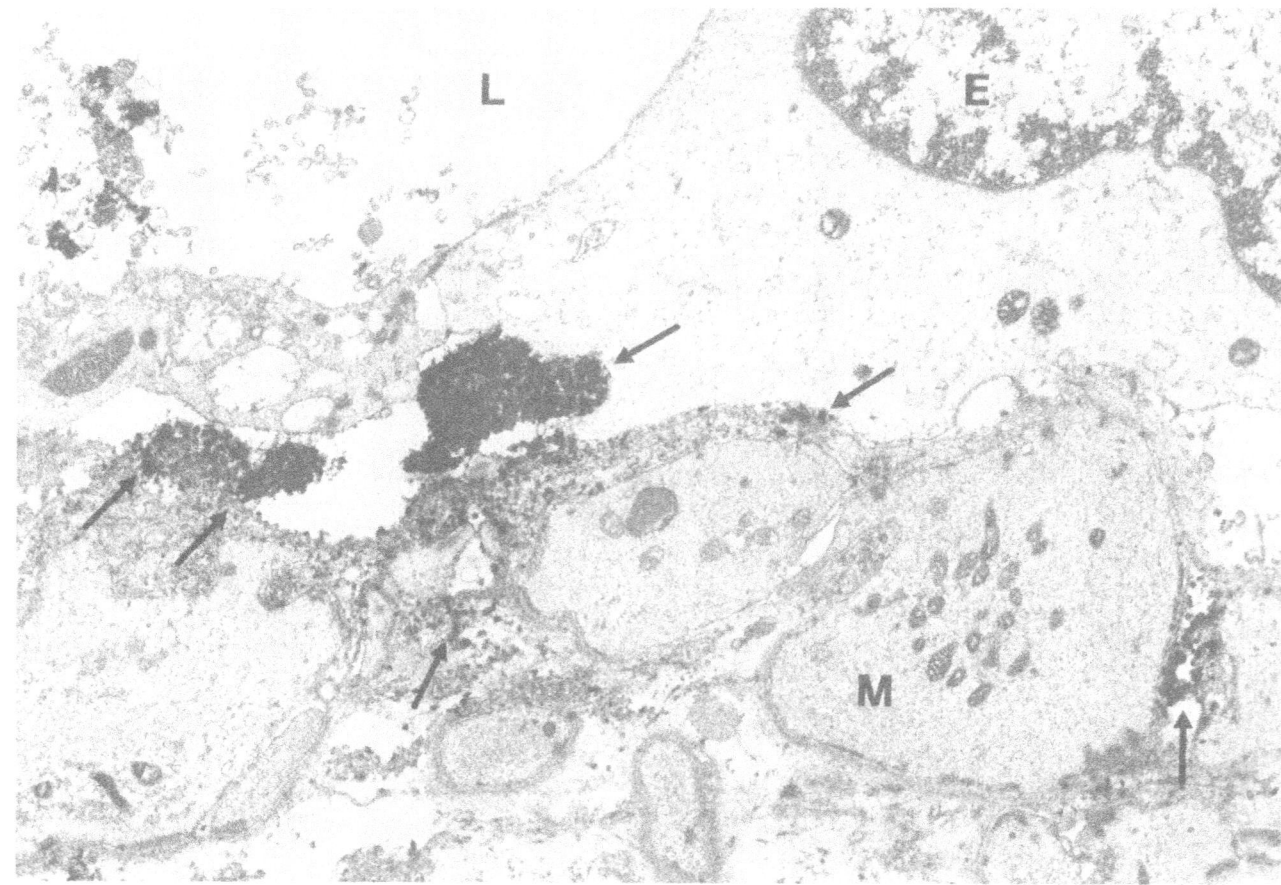

Abb. 3. CRA, frische Aphthe, Immunelektronenmikroskopie. Subendotheliale Präzipitate von Komplement C3 (↑). L = Lumen, E = Endothelzelle, M = glatte Muskelzelle. 12300:1

terhalb der Lamina densa lokalisieren (Abb. 2). In der Gefäßwand wurde C3 in gut abgegrenzten, feingranulären subendothelialen Präzipitaten dargestellt (Abb. 3). Elektronenmikroskopisch erkennt man ferner Fibrinniederschläge in den Gefäßwänden sowie zerfallende neutrophile Granulozyten als typische Zeichen einer leukozytoklastischen Vaskulitis.

Besprechung

In der Immunpathologie konnten in den Gefäßwänden Ablagerungen von Immunglobulinen und Komplementfaktoren nachgewiesen werden, wie sie im typischen Fall bei Immunkomplexvaskulitiden auftreten. IgG- und IgM-Niederschläge wurden nur in frischen Aphthenläsionen gefunden. Der fluoreszenzoptische Nachweis der Komplementkomponenten C1q und C4 in den betroffenen Gefäßwänden deutet auf eine auf klassischem Weg erfolgte Komplementaktivierung durch abgelagerte oder lokal gebildete Immunkomplexe hin. Bei dem Nachweis von C1q in drei Kontrollfällen dürfte es sich um eine unspezifische Markierung handeln, wie sie einmal durch nicht genügend gereinigte FITC-markierte Antikörper oder (und) infolge einer unspezifischen Reaktion der Antikörper mit kollagenen Fasern, die eine biochemische Verwandtschaft mit dem C1q-Protein aufweisen, vorkommen kann.

Zusammenfassend liegt die Vermutung nahe, daß die Entzündungsreaktion im Gewebe durch die Aktivierung der Komplementkaskade sowie durch lysosomale Proteasen, die aus zerfallenden neutrophilen Leukozyten freigesetzt werden, eingeleitet und unterhalten [15] wird.

Literatur

1. Abdulla YH, Lehner T (1979) The effect of immune complexes on chemotaxis in Behçet's syndrome and recurrent oral ulcers. In: Lehner T, Barnes CG (eds) Behçet's syndrome. Clinical and immunological features. Academic Press, London New York Toronto Sydney San Francisco, pp 55–66
2. Djawari D, Schötz J, Wicke K, Weidner F, Hornstein OP (1979) Investigatious on granulocyte and lymphocyte function in patients with Behçet's disease (Abstract). Arch Dermatol Res 264:103
3. Dolby AE (1969) Recurrent aphthous ulceration. Effect of sera and peripheral blood lymphocytes upon oral epithelial tissue culture cells. Immunology 17:709–714
4. Hornstein OP (1979) Orale Schleimhautaffektionen. In: Korting (Hrsg) Dermatologie in Praxis und Klinik. Thieme, Stuttgart, S 31.1–31.12
5. Hornstein OP, Weidner F (1974) Nosologische Probleme der Aphthenkrankheiten, insbesondere des M. Behçet. In: Hornstein OP (Hrsg) Entzündliche und systemische Erkrankungen der Mundschleimhaut. Thieme, Stuttgart, S 128–143
6. Lehner T (1967) Stimulation of lymphocyte transformation by tissue homogenates in recurrent oral ulceration. Immunology 13:159–166
7. Lehner T (1969) Characterization of mucosal antibodies in recurrent aphthous ulcers and Behçet's syndrome. Arch Oral Biol 14:843–852
8. Lehner T (1977) Progress report. Oral ulceration and Behçet's syndrome. GT 18:491–511
9. Lehner T (1979) Immuno-pathology of Behçet's syndrome. In: Lehner T, Barnes CG (eds) Behçet's syndrome. Clinical and immunological features. Academic Press, London New York Toronto Sydney San Francisco, pp 127–139
10. Levinsky RJ, Lehner T (1978) Circulating soluble immune complexes in recurrent oral ulceration and Behçet's syndrome. Clin Exp Immunol 32:193–198
11. Maciejewski W, Bandmann H-J (1979) Immune complex vasculitis in a patient with Behçet's syndrome. Arch Dermatol Res 264:253–256
12. Matsumura N, Mizushima Y (1975) Leucocyte movement and colchicine treatment in Behçet's disease. Lancet 2:813–817
13. Rogers RS, Sams WM, Shorter RG (1974) Lymphocytotoxicity in recurrent aphthous stomatitis. Arch Dermatol 109:361–363
14. Ullmann S, Gorlin RJ (1978) Recurrent aphthous stomatitis. An immunofluorescence study. Arch Dermatol 114:955–956
15. Weissmann G, Zurier RB, Hoffstein S (1972) Leukocytic proteases and the immunologic release of lysosomal enzymes. Am J Pathol 68:539–547

Dr. Chr. Luderschmidt,
Dermatol. Univ.-Klinik,
Frauenlobstr. 9–11,
D-8000 München 2

Etiopathogenesis of Mucocutaneous Lesions in Behçet's Disease

S. Haim, Haifa, Israel

Although more than 4 decades have passed since Behçet defined his triple symptom complex, the exact aetiology and pathogenesis of this process are still undecided. The oral, genital and ocular manifestations initially described have since been extended to include skin, joints, brain, blood vessels, intestine, heart, lungs and kidneys as well [4, 11].

The literature reveals a variety of hypotheses concerning the etiopathogenesis of this disease. These hypotheses can be summarized as follows: viral immunological, fibrinolytic defect, genetic, bacterial and ecological. Each of the above – mentioned causes have evidence for and against.

Behçet himself was the first to claim the role of the viral agent in the aetiology of the disease [3]. Since then various investigations have been reported regarding this matter, either supporting or opposing it. As early as 1945, Alm and Oberg [1] injected rabbits intrathecally with cerebrospinal fluid from patients with the disease and produced encephalitis, optic neuritis, uveitis and keratitis. Sezer [34] and later also Evans et al. [10] reported the successful culture of virus from eye, blood and urine of three patients with Behçet's disease. Rubenstein and Urich [33] demonstrated by light microscopy and lately Tawara et al. [36] by electron microscopy, histological changes similar to those found in viral diseases. Sugiora et al. studied serum levels of antibodies against various pathogenic viruses and found significant levels of complement-fixing antibody in 42.8% of the patients as compared with 5.8% in aged-matched controls [39].

However, similar studies conducted by several other investigators failed to reveal a significant elevation of titres to any of the pathological viruses tested and attempts to isolate virus from Behçet's patients apart from the three cases mentioned, have so far failed. The data at hand suggest that it is unlikely that Behçet's disease is a result of an acute viral infection. At present, investigations are being conducted regarding the possibility of slow virus infection or of an auto-immune mechanism triggered by viral infection [7, 37].

The immunological aspects demonstrated in Behçet's disease constitute an interesting and promising chapter. These aspects can be summarized as follows:

Autoantibodies

In 1963, Oshima et al. [31] demonstrated auto-antibodies to saline homogenates of oral mucosa in 17 of 40 patients with Behçet's disease and discussed the role of the auto-immune process in the pathogenesis of this malady. Lehner [20] confirmed these findings but revealed the same antibodies also in patients with recurrent oral ulceration. He found no correlation between the antibody titre and the activity of the disease. Using the direct fluorescence technique, O'Duffy et al. [28] demonstrated cytoplasmic antibodies to epithelial mucosa in all five patients with the disease who were so tested and in none of the 20 controls. However, it should be emphasized in this respect that nuclear, thyroid and gastric antibodies are usually not present in Behçet's disease and the Rose-Waaler test for rheumatoid factor is also negative, even joint involvement.

Immunoglobulins and Complements

The immunoglobulin estimation in our group of patients showed that during the active stage of the malady there is a minimal increase in IgA, IgG and IgM, as well as a slight increase in α_2-globulin. IgE serum levels were significantly increased in 5 of 12 patients investigated. Serum C3 level was normal, although in 7 of the 21 patients tested the values obtained were around the lower limit of normal. The direct immunofluorescence study of 18 oral and skin specimens showed no deposition of IgA, IgG, IgM or IgE. There was also no deposition of C3, C4, fibrinogen or albumin, suggesting that local humoral factors are not relevant in the pathogenesis of the mucocutaneous lesions [16].

High levels of haemolytic complements titre [18] and concentration of C9 have been reported in patients with the disease [17].

Cell-mediated Immunity

Cell-mediated immunity is being incriminated in the pathogenesis of Behçet's disease. This is based on the following criteria: induction of lymphocyte transformation by oral mucosa; cytotoxic effect of lymphocytes to oral mucosa; delayed hypersensitivity type of skin reaction to skin homogenates; and a histological picture characterized by an early intense lymphocytic infiltration [19, 21, 32]. Lehner, in sequential studies, found a correlation between the clinical activity of the oral ulceration and the cell-mediated immunity [20].

We studied the lymphocyte function in nine of our patients [14]. As assessed by the rosette technique, a reduction in both T- and B-lymphocytes was revealed, mean percentages being 46.5 and 13.9 as compared with the normal percentages of 60 and 25, respectively. However, the in vitro lymphocyte transformation under stimulation with phytohaemagglutinin and concavalin showed that the response of T-lymphocytes to antigen was completely normal, and in two patients the T-lymphocytes revealed a high spontaneous blastogenesis prior to addition of mitogens. The leucocyte migration inhibition (LIF) was estimated in 16 patients using PPD as an antigen. The indices of inhibition during remission of symptoms were generally lower than in controls. During relapse it was significantly higher than in remission and slightly higher than in controls (Table 1). Skin testing with seven different antigens showed, more or less, a correlation between the inhibition indices and the reaction of the skin [13].

The results of our studies may contribute further to the existence of cell-mediated immunity in this process.

Table 1. Results of inhibition index.

	Remission (11)	Relapse (8)	P Value
Patients (19)	23.2 ± 5.28	48.37 ± 2.8	< 0.01
Controls (11)	39.3 ± 3.66		
P value	< 0.02	< 0.1	

PMN Leucocyte Function

Matsumura and Mizushima reported enhanced chemotactic activity of polymorphonuclear leucocytes in Behçet's disease, and colchicine was shown to exert a favourable effect on symptoms [26]. We evaluated the PMN leucocytes function in 19 Behçet's patients during the active stage of their disease [38].

The spontaneous NBT reduction was normal. After stimulation the reduction was significantly higher in controls than in patients. The oxygen consumption, both resting and during phagocytosis of *S. albus*, was

Table 2. Chemotaxis results with E. coli 0127:B 8 lipopolysaccharide

	Behçet's leucocytes (12)	Normal leucocytes (4)	P value
Behçet's serum	9.92 ± 1.71	9.86 ± 1.44	N.S.
Normal serum	9.08 ± 1.75	7.25 ± 0.99	< 0.05
P value	N. S.	< 0.005	

Results recorded as mean ± SD of individual tests expressed in milligrams.
Number of individuals studied in each group in parenthesis. N. S., Not significant.

lower in patients than in controls. Free leucocyte migration as revealed in 12 patients was significantly less in patients than in controls. In response to chemotactic stimuli with *E. coli* and with aggregated gamma-globulin incubated in plasma, leucocyte migration was similar in patients and in controls. Stimulation with *E. coli* 0127:B8 lipopolysaccharide and normal serum was followed by a significant increase in the migration of leucocytes from patients, as compared to controls. No difference was observed when leucocytes from patients were incubated in Behçet's serum, although control leucocytes migrated more efficiently in the presence of Behçet's serum than in the presence of normal serum (Table 2).

The results achieved in this study suggest that the enhanced chemotactic activity in Behçet's disease is due to serum factor as well as to an intrinsic leucocyte component.

Immune Complex

Based on an investigation of C3 haemoagglutination inhibition assay of the macromolecular fraction of plasma, Williams and Lehner [40] increased the possibility of immune complex occurring in the pathogenesis of Behçet's disease. This phenomenon was found in 9 of 17 patients with the disease (55%), in 3 of 11 with recurrent oral ulceration (27%) and in none of 8 controls. Using a method of inhibition of agglutination of IgG-coated particles with anti-IgG serum, Levinsky and Lehner [23] detected IgG immune complex in 60% of 30 patients with the disease, in 40% of 30 patients with recurrent oral ulceration and in 20% of healthy controls. However, there is no evidence to show whether the immune complex found is a causal agent or a result of the increased antigenic entry through the damaged mucosa.

The above immunological features as a whole were interpreted by Lehner as follow: antibodies and cell-mediated immunity to oral mucosal antigens, cross-reacting with other tissue or microbial agents, may account for the damage or for maintaining the recurrent nature of the disease. Circulating immune complex might be responsible for the involvement of a large number of tissues. Immune complex may activate complement at the tissue-binding sites, releasing C5a and C3a which would account for the increased leucocyte migration and chemotactic activity [22].

Following the demonstration by Cunliffe of impaired systemic and local fibrinolytic activity in cases with cutaneous vasculitis, there were reports on successful treatment of Behçet's patients with fibrinolytic enhancement therapy, some of those patients having fibrinolytic defects and others having none [5, 6].

We investigated the fibrinolytic activity in 11 patients with Behçet's disease, 6 with and 5 without venous involvement. No correlation was noted between fibrinolytic activity and venous thrombosis. The euglobulin lysis time was significantly prolonged in three patients only, two with venous disease. The remaining four with venous affection had normal euglobulin lysis time [15].

The geographical distribution of Behçet's disease, its racial distribution, as well as its occurrence in a number of siblings together with the male predominance, are all suggestive of a genetic susceptibility. In addition, an association between the disease and HLA-B_5 has been observed among Japanese patients and reported from France [29, 30]. The HLA-B_5 was detected in 71% of 21 patients typed by us as compared with 18% and 12.5% of control groups [12].

The literature reveals some epidemiological evidence suggesting the influence of environmental factors on the development of Behçet's disease. It has been demonstrated that the contents of chlorine, copper and phosphorus in neutrophils, macrophages, endothelial cells of the vessels and in the epithelial cells of hair follicles of Behçet's patients are significantly elevated. Nishiyama et al. [27] found an increased concentration of organic chloride in sera of patients and Shimizu et al. [35] demonstrated increased serum copper during ocular attacks. Thus, organic chloride and copper have also been suggested in the etiology.

We have discussed the various hypotheses debated so far in the literature concerning the aetiopathogenesis of Behçet's disease. Recent studies conducted at our centre seem likely to raise a new point in this connection.

The phenomenon of skin hyperreactivity, pathergy, is an outstanding feature of Behçet's disease. Twelve 48 h following intracutaneous or needle-prick injection of normal saline solution, an erythematous induration develops. The resulting reactive lesion is similar to those occurring in the skin and mucous membrane spontaneously with the disease. The time sequence of its development does not fully coincide with a delayed or immediate type of reaction. The question arises as to whether a mechanism other than the above two actually exists in this process.

The histological findings of the reactive as well as the spontaneous mucocutaneous lesions consist mainly of round cell infiltrate around the vessels in the upper dermis and around the skin adnexae. We failed to demonstrate changes in the walls of the blood vessels or other signs of vasculitis per se. Staining for mast cells (Toluidine blue, PAS, or NCA = "Naphthol-ASD-Chloracetate Esterase"), revealed a marked increase in the number of these cells in the infiltrate of both the reactive and the spontaneous lesions [16].

We conducted a comparative study of the number of mast cells in reactive as well as in naturally occurring oral and skin lesions, in apparently normal skin of Behçet's patients in the active stage of the disease, and in a variety of other inflammatory and proliferative skin disorders, some of them known to show an increased number of mast cells in their infiltrate. The number of mast cells in all the studied specimens were counted in 30 consecutive light microscopy oil-immersion fields. The number of the cells in the reactive and spontaneous lesions were significantly higher than in the normal skin of active Behçet's patients (Table 3) and than that found in a variety of other skin processes. The mean content of histamine in five reactive lesions studied was twofold higher than that found in five control specimens taken

Table 3. Mast cell quantitation in Behçet's disease.

Specimen	No. of cases	No. of cells	Significance[a]
Normal skin	8	25.5	
Oral lesions	5	101.0	$P < 0.01$
Skin lesions	8	57.4	$P < 0.05$
Pathergy	21	62.0	$P < 0.01$

[a] Between Behçet's lesions and normal skin of active Behçet's patients.

Table 4. Mast cells in a variety of skin diseases.

Disease	No. of cases	No. of cells	Significance[a]
Granuloma anulare	12	47	$p < 0.05$
Chronic dermatitis	14	42	$p < 0.05$
Dermatitis herpetiformis	4	40	$p < 0.05$
Pemphigus	4	37	$p < 0.05$
Sarcoidosis	9	36	$p < 0.01$
Bullous pemphigoid	4	35	$p < 0.01$
Psoriasis	8	29	$p < 0.01$
Lichen planus	3	26	$p < 0.01$
Scleroderma	6	26	$p < 0.01$
Leishmaniasis	8	29	$p < 0.01$
Tuberculosis	6	23	$p < 0.01$
Pityriasis lichenoides	6	22	$p < 0.01$
SLE	6	20	$p < 0.01$
Acute vasculitis	5	19	$p < 0.01$
Erythema nodosum	5	19	$p < 0.01$

[a] Between disease and pathergic lesions.

Table 5. Frequency of mast-cell degranulation in Behçet's disease

	Normal skin	Pathergy	Spontaneous lesion
No. of specimens	6	10	2
Total no. of cells	26	110	23
Granulated	21	25	5
Intermediate	3	23	3
Degranulated	2 (7.7%)	62 (56%)	15 (66%)

from skin contralateral areas of the same patients, 43 ng as compared with 21 ng [25]. Ultramicroscopical study revealed that 56% of the mast cells in the reactive lesions and 66% in the spontaneous lesions were in various states and forms of degranulations (Table 5). This is in comparison with only 7.7% of mast cells detected in the normal skin of active Behçet's patients [24]. The findings are, therefore, suggestive of an active role of mast cells in Behçet's disease.

Dvorak, Askenase and co-workers [2, 8, 9] defined the "cutaneous basophilic hypersensitivity" a form of cell-mediated immunity differing from the classic tuberculin type in that it is induced by several antigens in the absence of Freund's adjuvant. The basophils in this process are attracted to the inflammatory area by various chemotactic factors. It is well proved that mast cells and basophils have similar and complementary functions and we feel justified in ascribing to mast cells in Behçet's disease a function similar to those of basophils in cutaneous basophilic hypersensitivity reactions.

References

1. Alm L, Oberg L (1945) Djugorsok Vid SR Behçet's syndrome. Nord Med 25:603–604
2. Askenase PW (1977) Role of basophils, mast cells, and vasoamines in hypersensitivity reactions with a delayed time course. Prog Allergy 23:199–320
3. Behçet H (1937) Über rezidivierende, aphthöse, durch einen Virus verursachte Geschwüre am Mund, am Auge und an den Genitalien. Dermatol Wochenschr 105:1152–1157
4. Berlin C (1960) Behçet's disease as a multiple symptom complex: report of ten cases. Arch Dermatol 82:73–79
5. Chajek T, Fainaru M (1973) Behçet's disease with decreased fibrinolysis and superior vena caval occlusion. Br Med J I:782–783
6. Cunliffe WJ (1969) An association between cutaneous vasculitis and decreased blood fibrinolytic activity. Lancet I:1239–1240
7. Denman AM, Pinder M (1974) Measurement of immunological function in man: Interaction between virus and human leukocytes. Proc Roy Soc Med 67:1219–1221
8. Dvorak HF (1976) Cutaneous basophil hypersensitivity. J Allerg Clin Immunol 58:229–240
9. Dvorak HF, Dvorak AM (1972) Basophils mast cells and cellular immunity in animals and man. Human Pathol 3:454–456
10. Evans HD, Pallis GA, Spillane JD (1959) Involvement of nervous system in Behçet's syndrome. Report of three cases and isolation of virus. Lancet II:349–353
11. Haim S (1970) Behçet's syndrome as a generalized systemic disease. Harefuah 78:63–65
12. Haim S, Gideoni O, Barzilai A (1977) The histocompatibility antigens in patients with Behçet's disease. Acta Derm Venereol (Stockh) 57:243–245
13. Haim S, Gilhar A, Mekori T, Segal R (1979) Leucocyte migration inhibition in Behçet's disease. Dermatologica 159:302–306
14. Haim S, Mekori T, Sobel JD, Robinson E (1976) Aspects of lymphocyte function in Behçet's disease. Dermatologica 153:34–37
15. Haim S, Sobel JD, Friedman-Birnbaum R (1974) Thrombophlebitis. A cardinal symptom of Behçet's disease. Acta Derm Venereol (Stockh) 54:299–301
16. Haim S, Sobel JD, Friedman-Birnbaum R, Lichtig C (1976) Histological and direct immunofluorescence study of cutaneous hyperreactivity in Behçet's disease. Br J Dermatol 95:631–636
17. Kawachi-Takahashi S, Takahashi M, Kogura M, Kawashima T (1974) Elevation of serum C9 level associated with Behçet's disease. Jap J Exp Med 44:485–487
18. Kogure M, Shimada K, Hara HG (1971) Complement titer in patients with Behçet's disease. Acta Soc Ophthal Jap 75:1260–1268
19. Lehner T (1967) Stimulation of lymphocyte transformation by tissue homogenates in recurrent oral ulcerations. Immunology 13:159–166
20. Lehner T (1969) Characterization of mucosal antibodies in recurrent aphthous ulceration and Behçet's syndrome. Arch Oral Biol 14:843–853
21. Lehner T (1972) Immunological aspects of recurrent oral ulcers. Oral Surg 23:80–85
22. Lehner T (Ref. 10) Immunological aspects of Behçet's syndrome, pp 203–211
23. Levinsky RJ, Lehner T (1978) Circulating soluble immune complexes in recurrent oral ulceration and Behçet's syndrome. Clin Exp Immunol 32:193–198
24. Lichtig C, Haim S, Gilhar A, Hammel I, Ludatscher R (in press) Mast cells in Behçet's disease: Ultrastructural and histamine content studies. Dermatologica
25. Lichtig C, Haim S, Hammel I, Friedman-Birnbaum R (1980) The quantification and significance of mast cells in Behçet's disease. Br J Dermatol 102:255–259
26. Matsumura N, Mizushima Y (1975) Leucocyte movement and colchicine treatment in Behçet's disease (letter). Lancet II:813
27. Nishiyama S, Murakami M, Hori Y (Ref. 10) The etiological role of organic chloride in Behçet's disease, p 60
28. O'Duffy JD, Corney JA, Deodhar S (1971) Behçet's disease: report of 10 cases, 3 with new manifestations. Ann Intern Med 75:561–570
29. Ohno S, Nakayama E, Sugiura S, Itakura K, Aoki K, Aizawa M (1975) Specific histocompatibility antigens associated with Behçet's disease. Am J Ophthal 80:636–640
30. Ohno S, Aoki K, Sugiora S, Nakayama E, Itakura K, Aizawa M (1973) HL-A$_5$ and Behçet's disease (letter). Lancet II:1383

31. Oshima Y, Shimzu T, Yokohari R, Matsumato T, Kano K, Kugami T, Nagaya H, Marugama R (1963) Clinical study on Behçet's syndrome. Ann Rheum Dis 22:36–45
32. Rogers RS, Sams WM, Shorter RG (1974) Lymphocytotoxicity in recurrent aphthous stomatitis. Lymphocytotoxicity for oral epithelial cells in recurrent aphthous stomatitis and Behçet's disease. Arch Dermatol 109:361–363
33. Rubenstein LJ, Urich H (1963) Meningoencephalitis of Behçet's disease. Case report with pathological findings. Brain 86:151–160
34. Sezar N (1953) Isolation of virus as a cause of Behçet's disease. Am J Ophthal 36:301–315
35. Shimizu K, Ishikawa S, Miyata M, Yoshida H, Kubo H (Ref. 10) Relationships between the changes of serum copper levels and ocular attacks in Behçet's disease (an etiological consideration), pp 61–72
36. Shishido A (1976) Nucleocapsid like structures in the tissues of Behçet's disease patients. Jap J Med Sci Biol 29:99–104
37. Shishido A, Yamanouchi K (1979) Viriological studies on etiology of Behçet's disease in Japan. In: Dilşen N, Koniç M, Ovül C (eds) Behçet's disease. International Congress Series 467, Excerpta Medica, Amsterdam Oxford, pp 73–76
38. Sobel JD, Haim S, Obedeanu N, Meshulam T, Merzbach D (1977) Polymorphonuclear leucocyte function in Behçet's disease. Clin Pathol 30:250–253
39. Sugiura S, Aoki K, Fujika K, Kono M (1972) Serum antibodies to various pathogenic agents and lymphocytic transformation in Behçet's disease. Acta Soc Ophthal Jap 76:635–641
40. Williams BD, Lehner T (1977) Immune complexes in recurrent oral ulceration and Behçet's syndrome. Br Med J I:1387–1390

S. Haim, M. D.,
Dept. of Dermatology,
Rambam Medical Center
and Technicon Faculty of Medicine,
Haifa, Israel

Behandlung der rezidivierenden oralen Aphthen und des Morbus Behçet

E. Haneke, Erlangen

Zusammenfassung

Da es eine einheitliche Ursache der Aphthen- und Behçet-Krankheit wahrscheinlich nicht gibt, ist eine kausale Behandlung meist nicht möglich. In Abhängigkeit von der Schwere der Erkrankung, vom subjektiven Krankheitsgefühl und von der Prognose der verschiedenen oralen Aphthosen ist eine örtliche und/oder Allgemeinbehandlung erforderlich, deren Risiko in einem vernünftigen Verhältnis zur Schwere der Erkrankung stehen soll.

Die beachtlichen Forschungsergebnisse der letzten 15 Jahre haben zahlreiche pathogenetische Faktoren der Aphthenkrankheiten aufgedeckt. Sicherlich gibt es keine einheitliche Ursache der Aphthen, sondern sie sind vermutlich Ausdruck einer oft genetisch bedingten spezifischen Reaktionsweise [18], also eher Symptom als eigenständige Krankheit [4]. Diese pessimistische Quintessenz aus generationenalter Erfahrungen und hochmodernen Untersuchungsergebnissen erklärt, warum es so zahlreiche grundverschiedene Behandlungsempfehlungen gibt.

Die Lokalbehandlung der Aphthen soll die Ulzeration verhindern, die Schmerzen lindern, eine Sekundärinfektion verhüten, die Heilung beschleunigen und Rezidiven vorbeugen. Im papulösen Prodromalstadium kann man mit lokaler Steroidanwendung (Volon A Haftsalbe) oft die Ulzeration verhindern. Kortikoide als Haftsalbe oder als Aerosol-Spray [9], 1–2mal täglich angewandt, beschleunigen die Heilung und verhüten eine Narbenbildung [7]. Sie lindern auch meist die Schmerzen. Lösungen, die nicht sensibilisierende Oberflächenanästhetika enthalten, können bei sehr starken Schmerzen angewandt werden. Bewährt haben sich auch milde Adstringentien wie Borax-Glyzerin, Tct. Myrrhae, Tct. Ratanhae und unendlich viele verschiedene Hausmittel, so z. B. Bayerisch Blockmalz [18]. Mundspülungen mit Chlorhexidinlösung (Hexoral, Doreperol), Tetrazyklin-Sirup, Pinselungen mit Glyzero-Merfen, 1%iger Pyoktaninlösung und eine Anwendung von Nystatin-, Amphotericin- oder Pimaricin-Lutschpastillen bekämpfen die besonders bei Steroidbehandlung häufigere Sekundärinfektion mit Bakterien und Hefen. Eine 1%ige wäßrige Methylenblau-Lösung ist nach eigenen Erfahrungen besonders zur Anwendung auf der Schleimhaut geeignet. Sehr gute Erfolge wurden mit 2,5–5%igem Tetrazyklin-Sirup, der 50 mg Triamcinolonacetonid (Volon A pro inject.)/100 ml enthält, auch bei schweren Mund- und Genitalaphthen sowie bei Morbus Behçet erzielt [5]. Eine überzeugende Rezidivprophylaxe ist mit einer Lokalbehandlung nicht erreichbar. Es scheint aber jede für den Patienten eindrucksvolle Therapie auch die aphthenfreien Intervalle zu verlängern.

Genetische Faktoren, die therapeutisch nicht beeinflußbar sind, sind vermutlich auch verantwortlich für eine besondere Empfindlichkeit der Mundschleimhaut gegen Mikrotraumen. Eine entsprechende Aufklärung des Patienten kann wesentlich sein [18]. Deshalb sind auch Ätzmittel kontraindiziert.

Der Erfolg einer Lokalbehandlung läßt sich nicht vorhersagen. Er scheint nicht generell von der subjektiv empfundenen Schwere der Erkrankung abzuhängen.

Ist die Lokalbehandlung nicht oder nicht ausreichend wirksam, ist eine systemische Therapie zu erwägen (Abb. 1). Viele Patienten geben an, daß besondere Anstrengungen, Prüfungssituationen, Streß im weitesten Sinne zu einer Intensivierung der Aphthen führten. In diesen Fällen sind milde Sedativa oder Tranquilizer indiziert. Placeboeffekt und Wirkung mancher Hausmittel dürften ebenfalls so zu erklären sein.

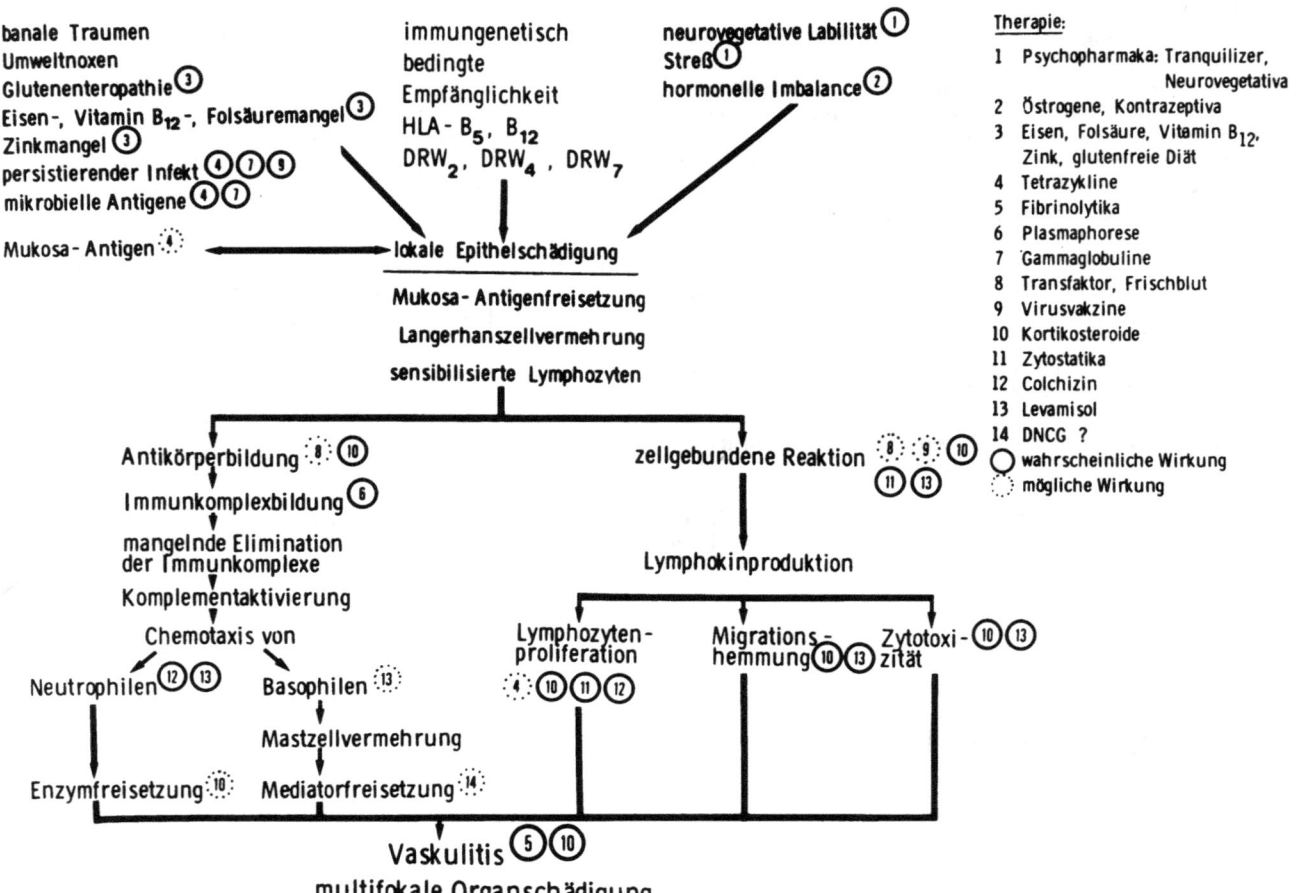

Abb. 1. Pathogenese oraler Aphthen (modifiziert nach Lehner, 1979) und Therapiemöglichkeiten

Bei Frauen mit Verschlechterung in der zweiten Zyklushälfte kann eine Östrogenbehandlung (1 mg Östrogen vom 16. bis 25. Tag) eine deutliche Besserung bewirken [1, 7, 18]. Im 3. Schwangerschaftstrimester wird gelegentlich eine Remission mit prompter Exazerbation nach dem Partus beobachtet. In diesen Fällen ist eine Besserung durch östrogenbetonte Kontrazeptiva zu erwarten [2, 7].

Bei ca. 15% von 330 Aphthenpatienten wurde (mit Untersuchung des großen Blutbildes, des Serumeisens, der Gesamteisenbindungskapazität, der Eisensättigung des Transferrins, des Blut-Folatspiegels und des Serum-Vitamin B_{12}) ein Eisen-, Folsäure- und/oder Vitamin B_{12}-Mangel festgestellt. Eine ausreichende Substitutionsbehandlung bei 39 Patienten führte in ca. 60% zur Vollremission, bei knapp 30% wurde eine Besserung über einen Beobachtungszeitraum von mindestens 6 Monaten erzielt [27]. Da Eisenmangel auch immunsuppressiv wirkt, ist die Eisensubstitution sicherlich auch als eine Immunnormalisation anzusehen. Ferguson et al. [8] fanden bei 8 von 33 Patienten mit Aphthen Veränderungen der Jejunalschleimhaut wie bei einer Glutenenteropathie. Alle 8 Patienten reagierten positiv auf eine glutenfreie Diät. Kürzlich wurde eine Hypozinkämie bei Behçet-Patienten gefunden und Zinköl erwies sich bei experimentellen Aphthen als wirksamer als Triamcinolonacetonid [23].

Die Hypothese einer wesentlichen ätiologischen Rolle von Umweltchemikalien (Hexachlorbenzol, DDT, Sumithion und Kupfer) wurde im Experiment am Minischwein bestätigt [17]. Die Anreicherung an Chlor- und Phosphorverbindungen in neutrophilen Granulozyten, Gefäßendothelien und Infiltratzellen soll nicht einen Autoimmunitätsvorgang, sondern eine unspezifische Hyperreaktivität hervorrufen. Möglicherweise kann hier Kolchizin angreifen.

L-Formen von α-Streptokokken [12] sind vermutlich nicht die Ursache, sondern nur Sekundärinfektionen [3] bei Aphthen. Wahrscheinlich besteht eine Kreuzantigenität von Streptokokken mit Mukosaepithelien. Der Effekt einer Tetrazyklintherapie [11] ist wohl in erster Linie auf eine Verhütung oder Behandlung einer Superinfektion zurückzuführen. Tetrazykline wirken jedoch auch immunsuppressiv, da sie die Lymphozytenproliferation hemmen.

Bei Morbus Behçet findet man histologisch eine Vaskulitis mit Fibrinablagerung. Im Gegensatz zur kutanen Vaskulitis hat jedoch die Behandlung mit Fibrinolytika (anabole Steroide mit/ohne Phenformin) enttäuscht [5].

Eine Plasmapherese ist bisher wohl nur bei wenigen Patienten angewandt worden. Unter der Annahme, daß Aphthen und der Morbus Behçet eine Immunkomplexvaskulitis sind, ist der Wirkungsmechanismus mit der Entfernung zirkulierender Immunkomplexe zu erklären.

Gammaglobulininjektionen [10] werden bei Aphthen oft, aber durchaus nicht immer, mit Erfolg eingesetzt. Ob ihr Effekt über eine unspezifische passive Steigerung der Infektabwehr hinausgeht, ist nicht erwiesen.

Während Frischblutübertragungen Remissionen beim Morbus Behçet bewirken können [13], war ein Transfer-Faktor in einer kontrollierten Studie wirkungslos [6].

Schon lange wurde eine Virusätiologie der Aphthosen angenommen. Virusinterferenzuntersuchungen waren bei der Hälfte der Behçet-Patienten, die keine Steroide oder Zytostatika erhielten, positiv [6], ein direkter Virusbeweis steht aber aus. Der Erfolg von Herpes-simplex-Virusvakzinen [26] ist unsicher. Unspezifische Immunstimulation und Placeboeffekt dürften gleichhoch anzusetzen sein. Gürler und Tat [13] erzielten allerdings mit oraler Poliovakzine bei 45 von 50 Behçet-Patienten eine Remission.

Die sichersten Erfolge wurden mit Kortikosteroiden erzielt. Sie beeinflussen die zellulären und humoralen Immunreaktionen auf mehreren Stufen. Die Kombination mit Zytostatika, die jedoch allein wenig wirksam sind, ist steroidsparend. Zur Kombination ist Azathioprin (Imurek) gut geeignet, da es weniger toxisch ist als die meisten anderen Zytostatika und keine Azoospermie erzeugt [21] wie die an sich wirksameren Zytostatika Cyclophosphamid und Chlorambucil. Steroide sind mit Ausnahme der rein mukokutanen Form in allen Fällen eines Morbus Behçet absolut indiziert.

Ebenfalls ein günstiger Effekt ist mit Colchizin (Colchicum dispert) in einer Tagesdosis von 1 bis 1,5 mg erzielt worden [22]. Colchizin hemmt die Chemotaxis der neutrophilen Leukozyten und ist stark zytotoxisch für Lymphozyten. Eigene Erfahrungen haben nicht nur ein gutes Ansprechen des durch Hyperchemotaxis gekennzeichneten Morbus Behçet, sondern auch bei schweren rezidivierenden Aphthen mit normaler Chemotaxis gezeigt.

Die Wirkung der immunsuppressiven/zytostatischen Behandlung bei schweren Aphthen und bei Morbus Behçet ist relativ sicher. Bei benignen Aphthen sind jedoch die Nebenwirkungen einer langdauernden Kortikosteroidbehandlung im Verhältnis zur Schwere der Erkrankung zu gravierend. Beim Morbus Behçet ist die erforderliche Kortikoiddosis oft so hoch, daß es zum Cushing-Syndrom, zu Steroidkatarakt und zu generalisierten Kandidosen kommt. Wegen dieser Nebenwirkungen und der Suppression aller Abwehrreaktionen hat man, da schon lange eine Störung des Immunsystems ätiologisch vermutet wurde, nach der Möglichkeit einer Immunstimulation gesucht.

Die Behandlung rezidivierender Aphthen mit Levamisol wird seit 1973 durchgeführt [25]. Levamisol hat einen thymopoetischen Effekt und ist daher nicht einfach nur ein unspezifischer Immunstimulator, sondern vielmehr ein Immunnormalisator. Außer der Stimulation gestörter T-Lymphozyten-, Makrophagen- und Mikrophagen-(Neutrophilen-)funktionen wird vermutlich indirekt auch eine erhöhte B-Zellaktivität normalisiert. In sehr hoher Dosis wirkt Levamisol immunsuppressiv [24]. Wegen dieses das gesamte Immunsystem beeinflussenden Effektes läßt sich der Wirkungsort des Levamisols innerhalb der immunologischen Reaktionskette noch nicht exakt bestimmen.

Während offene Studien einen überwiegend positiven Effekt des Levamisol auf den Verlauf der Aphthenerkrankung bei ca. 60% der behandelten Patienten zeigten [15], ergaben Doppelblindstudien meist nur subjektive, statistisch nicht signifikante Besserungen. Immerhin zeigten aber auch Untersuchungen von Kaplan et al. [19] eine Besserung bei 19 von 34 mit Levamisol behandelten Patienten, aber nur bei 5 von 31 Placebo-Patienten. Beim Morbus Behçet wurde in 40% eine Besserung der oralen und genitalen Aphthen beobachtet [20]. Eigene Erfahrungen zeigten sehr gute Besserungen bei ca. einem Drittel, mäßiges bis gutes Ansprechen bei einem weiteren Drittel und Versagen der Behandlung bei dem restlichen Drittel der Aphthenpatienten. Eine Besserung bei Behçet-Patienten wurde nicht erzielt. Ein 15jähriges Mädchen entwickelte unter der Levamisolbehandlung oraler Aphthen ein Ulcus vulvae acutum, das als akute Manifestation eines Morbus Behçet angesehen wurde. Nebenwirkungen wurden bei ca. 10–20% beobachtet. Übelkeit, abnormer Geschmack und Geruch sind am häufigsten. Eine mäßige Leukozytendepression ist sehr häufig, kündigt aber offensichtlich keine Agranulozytose an [24]. Trotz der relativ hohen Rate von Nebenwirkungen, die aber meist harmlos sind, erscheint der Versuch einer Levamisolbehandlung angezeigt, wenn die Patienten mindestens alle 2 Monate einen sie stark belästigenden Aphthenschub erleiden. Mit der jetzt empfohlenen Dosis von 1×150 mg/Woche sind keine Agranulozytosen mehr beobachtet worden [24]. HLA-B27-positive Patienten sollten – wenn überhaupt – wegen des genetisch bedingten hohen Agranulozytoserisikos nur unter besonderen Vorsichtsmaßnahmen mit Levamisol behandelt werden.

Die statistische Auswertung der Behandlungsergebnisse aller unserer mit Levamisol behandelten Patienten hat zwar ergeben, daß im allgemeinen der Effekt bereits nach 6 Wochen eintritt. Einen Beobachtungszeitraum von nur 6 Wochen bis 6 Monaten halten wir für die endgültige Aussage, ob Levamisol wirksam ist oder nicht, für zu kurz. Die meisten Studien, die keinen Unterschied zwischen Levamisol und Placebo fanden, waren zu klein und/oder zu kurz angelegt. Es ist klar, daß bei einer so außerordentlich heterogenen Patientengruppe wie der Aphthenpopulation ein einziges, stets wirksames Arzneimittel nicht existieren kann. Kaplan et al. [19] haben immerhin in ihrer Doppelblindstudie bei 19 von 34 mit Levamisol behandelten Patienten eine Besserung erzielt. Nach Lösen des Codes und Übergehen auf Levamisol bei den Placebopatienten sowie Änderung der Dosierung bei den Patienten, die nicht auf Levamisol angesprochen hatten, wurde bei 46 von 60 Aphthenpatienten eine klinische Besserung erzielt.

Mit Isoprinosine, einer immunstimulierenden Substanz, die einen besseren kurativen als prophylaktischen Effekt besitzt, liegen meines Wissens noch keine Erfahrungen vor.

Aufgrund der Mitteilung in der Literatur und eigener Erfahrungen bei der Behandlung von Aphthenpatienten ergeben sich für künftige Therapiestudien noch zahlreiche zu lösende Aufgaben. Um möglichst einmal homogene Gruppen bilden zu können, sollte bei der Auswertung der Behandlung eine Unterteilung der Aphthen- und Behçetpatienten nach den verschiedenen Ursachengruppen erfolgen. Der Behandlungserfolg muß statistisch auswertbar dokumentiert werden.

Eisen-, Blutfolsäure- und Vitamin-B_{12}-Spiegel müssen bestimmt und evtl. auch Dünndarmbiopsien und Zinkbestimmungen durchgeführt werden, um die Gruppe mit mangelbedingten Aphthen herauszufinden.

Immunologische Untersuchungen der T-Zellfunktionen und der Aktivität der neutrophilen Granulozyten müssen an einem größeren Krankengut vor, während und nach einer Behandlung mit Levamisol und anderen Immuntherapeutika durchgeführt werden. HLA-Bestimmungen liegen noch nicht in ausreichender Zahl von mitteleuropäischen Patienten vor. Es wäre auch zu klären, ob es nicht nur eine besondere HLA-Häufigkeit bei Aphthen gibt, sondern ob evtl. auch der Therapieeffekt und Nebenwirkungen genetisch determiniert sein können, wie es inzwischen vom Agranulozytoserisiko von HLA-B27-Trägern bekannt ist.

Die Behandlung mit Antibiotika und ihr Effekt auf das Immunsystem muß noch überprüft werden.

In der von der modernen Immunologie stark geprägten Forschung der oralen Aphthen und des Morbus Behçet ist die empirisch erwiesene Rolle psychischer Faktoren zu sehr vernachlässigt worden.

Für die Behandlung in der Praxis halten wir folgende Maßnahmen für sinnvoll:

Bei den benignen Minor-Aphthen (Typus Mikulicz) ist eine milde desinfizierende, adstringierende und evtl. lokalanästhetische Lokalbehandlung angezeigt. Im Anfangsstadium sind Kortikoidhaftsalben sehr wirksam. Streßabhängige Aphthenschübe werden zusätzlich mit Neurovegetativa und/oder Tranquilizern behandelt. Bei nachgewiesenen Mangelerscheinungen ist eine gezielte Substitution erforderlich. Zyklusabhängige Aphthenschübe sprechen gut auf Östrogen- und Kontrazeptivatherapie an.

Bei Major-Aphthen (Typus Sutton) sind im Prodromal- und Frühstadium lokale Kortikoidanwendungen zur Verhinderung ausgedehnter Ulzerationen erforderlich. Bei bereits bestehenden Ulzera ist eine kombinierte Kortikosteroid-Tetrazyklin-Lokalbehandlung wirksam. Das Immunstimulans Levamisol kann bei ca. ⅔ der Aphthenpatienten eine Besserung bewirken. Sein Einsatz ist gerechtfertigt, wenn die Schwere der Erkrankung die Patienten zu einer kontinuierlichen Einnahme unabhängig vom Aphthenschub motiviert.

Beim Morbus Behçet ist eine Colchizin- oder Kortikoid-Zytostatika-Therapie erforderlich.

Literatur

1. Bishop PMF, Harris PWR, Trafford JAP (1967) Oestrogen treatment of recurrent aphthous mouth ulcers. Lancet 1:1345–1347
2. Carruthers R (1967) Oral ulcers. Aust Dent J 12:179
3. Cohen L (1978) Etiology, pathogenesis and classification of aphthous stomatitis and Behçet's syndrome. J Oral Pathol 7:347–352
4. Cooke BED (1979) Oral ulceration in Behçet's syndrome: In: Lehner T, Barnes CG (eds) Behçet's syndrome. Clinical and immunological features. Academic Press, London, pp 143–149
5. Cunliffe WJ (1979) Fibrolytic agents (Abstract). Multidisciplinary Symposium on Behçet's Syndrome, London, 20. 2. 1979
6. Denman AM, Fialkow PJ, Pelton BK, Salo AC, Appleford DJ (1979) Attempts to establish a viral aetiology for Behçet's syndrome. In: Lehner T, Barnes CG (eds) Behçet's syndrome. Clinical and immunological features. Academic Press, London, pp 91–105
7. Dunlop EMC (1979) Genital and other manifestations of Behçet's disease seen in venerological practice. In: Lehner T, Barnes CG (eds) Behçet's syndrome. Clinical and immunological features. Academic Press, London pp 159–175
8. Ferguson R, Bosn MK, Asquith P, Cooke WT (1976) Jejunal mucosal abnormalities in patients with recurrent aphthous ulceration. Br Med J 1:11–13
9. Fischer N (1979) Bextasol and aphthous ulcers. Br Med J 1:1357
10. Fraser-Moodie W (1960) The treatment of aphthous ulceration with gamma globulin: The results obtained in a controlled series. Br Dent J 108:326–328
11. Graykowski EA, Kingman A (1978) Double blind trial of tetracycline in recurrent aphthous ulceration. J Oral Pathol 7:376–382
12. Graykowski EA, Barile MF, Lee WB, Stanley HR (1966) Recurrent aphthous stomatitis. JAMA 196:637–644
13. Gürler A, Tat AL (1979) A treatment trial on Behçet's syndrome with Sabin (polio) vaccine. In: Dilşen N, Koniçe M, Övül C (eds) Behçet's disease. Excerpta Medica, Amsterdam Oxford, pp 305–306
14. Haim S, Sherf K (1966) Behçet's disease. Presentation of 11 patients and evaluation of treatment. Jsr J Med Sci 2:269
15. Haneke E (1979) Levamisol-Therapie bei verschiedenen dermatologischen Indikationen. Z Hautkr 54:408–414
16. Honma T (1976) Electronmicroscopic study on the pathogenesis of recurrent aphthous ulceration as compared to Behçet's syndrome. Oral Surg 41:366–377
17. Hori Y, Miyazawa S, Nishiyama S, Miyata M, Ishikawa S (1979) Experimental Behçet's disease and ultrastructural X-ray microanalysis of pathological tissues. J Dermatol (Tokyo) 6:31–37
18. Hornstein OP (1979) Orale Aphthen – örtliche und allgemeinmedizinische Aspekte. Dtsch Zahnaerztl Z 34:808–817
19. Kaplan B, Cardarelli C, Pinnell SR (1978) Double-blind study of levamisole in aphthous stomatitis. J Oral Pathol 7:400–404
20. Lehner T, Wilton JMA (1979) The therapeutic and immunological effects of levamisole in recurrent oral ulcers and Behçet's syndrome. In: Lehner T, Barnes CG (eds) Behçet's syndrome. Clinical and immunological features. Academic Press, London pp 291–305
21. Lessof MH, Jefferys DB, Lehner T, Maltock M, Sanders MD (1979) Corticosteroids and azathioprine; their use in Behçet's syndrome. In: Lehner T, Barnes CG (eds) Behçet's syndrome. Clinical and immunological features. Academic Press, London pp 267–275
22. Matsumura N, Nizushima Y (1975) Leucocyte movement and colchicine in Behçet's disease. Lancet 2:813
23. Mineshita S, Ogino T, Shimizu T (1979) Zinc therapy in Behçet's disease. In: Dilşen N, Koniçe M, Övül C (eds) Behçet's disease. Excerpta Medica, Amsterdam Oxford, pp 301–304
24. Symoens J (1979) Immunpharmakologie des Levamisol. Z Hautkr 54:394–402
25. Verhaegen H, DeCree J, Brugmans J (1973) Treatment of aphthous stomatitis. Lancet 2:542
26. Woodburne AR (1941) Herpetic stomatitis (aphthous stomatitis). Arch Dermatol Syph (Bol) 43:543–547
27. Wray D, Ferguson MM, Hucheon AW, Dagg JH (1978) Nutritional deficiencies in recurrent aphthae. J Oral Pathol 7:418–423

Prof. Dr. O. P. Hornstein,
Dermatologische Universitätsklinik Erlangen,
Hartmannstr. 14,
D-8520 Erlangen

Symposium II: Dermatohistopathologie

Einleitung

U. W. Schnyder, Zürich

Die dermatologische Histopathologie konzentriert sich heute weitgehend auf die spezielle Histopathologie, während die allgemeine Histopathologie der Haut eher stiefmütterlich behandelt wird.

Erst ansatzweise wird im einschlägigen Schrifttum deutlich zum Ausdruck gebracht, daß es nicht nur klinisch, sondern auch histopathologisch stereotype Hautreaktionen gibt. Um mit Louis Brocq zu sprechen: außer „réactions cutanées" im klinischen Sinne gibt es auch „réactions cutanées histopathologiques"! Das Dermato-Histopathologische Symposium der Sylter Tagung der DDG soll diesbezüglich Denkanstöße geben.

Einzig das Referat über die im deutschen Schrifttum noch wenig bekannte „Eosinophile Zellulitis" sprengt scheinbar das einheitliche Konzept. Dieser Beitrag wurde bewußt in dieses Symposium aufgenommen, um zu verdeutlichen, daß auch heute noch mit der Lichtmikroskopie allein gelegentlich neue Krankheitsbilder und Tumoren erkannt werden können.

Prof. Dr. med. Urs Walter Schnyder,
Direktor der Dermatologischen Klinik,
Universitätsspital Zürich,
Gloriastr. 31,
CH-8091 Zürich

Nekrolytische Reaktionen

H. Tritsch, Köln

Der Terminus „Nekrolyse" wurde von *Lyell* in Verbindung mit dem später nach ihm benannten, jedoch bereits früher schon bekannten Syndrom „toxische epidermale Nekrolyse" verwendet [3]. Mit dem Wort „Nekrolyse" sollte, im Gegensatz zur Epidermolyse, ein spezielles pathomorphologisches Phänomen gekennzeichnet werden [9].

Definition

Mit „Nekrolyse" soll die flächenhafte Loslösung im Bereich der Oberhaut durch Nekrose epidermaler Zellen beschrieben werden [10].

Pathologisch-anatomische Grundlagen

Nach pathologisch-anatomischen Gesichtspunkten können in der Epidermis im wesentlichen zwei Nekrose-Typen vorkommen:

1. *Koagulationsnekrose:* Dabei handelt es sich um eine Denaturierung (Gerinnung) von Zellproteinen, die mit einer gesteigerten Bindefähigkeit des nekrotischen Gewebes für saure Farbstoffe wie Eosin einhergeht. Mikroskopisch ist die Koagulationsnekrose an der Umwandlung des Zytoplasmas in eine azidophile Masse mit zunehmendem Verlust von Zellkernen zu erkennen, wobei die groben Umrisse der Elemente zunächst noch soweit erhalten bleiben, daß die allgemeine Architektur des Gewebes wahrnehmbar bleibt. Man spricht von einer „strukturierten" Nekrose, die in eine amorphe granuläre, azidophile Trümmerzone übergeht, um dann sekundär unter Einwirkung hydrolytischer Enzyme autolytisch der Verflüssigung anheim zu fallen.

2. *Kolliquationsnekrose:* Dabei handelt es sich um die primäre Verflüssigung des absterbenden Gewebes. Durch starke Hydratation unter Mitbeteiligung lytischer Enzyme tritt die Zytolyse ein, wodurch sich der Gewebsverband auflöst. Da die Nekrose das Resultat eines dynamischen Prozesses ist, treten die morphologischen Veränderungen als Folgen biochemischer Ausfälle nicht plötzlich auf [1]. Mikroskopisch setzt die Zellschädigung mit einem allgemeinen Zellhydrops ein, der durch Auflösung der Interzellularbrücken zum Kohärenzverlust im Verband führt. Die Zellen verlieren ihre Verankerung und verschwinden.

Beim Zelluntergang lassen sich gestaltlich verschiedenartige Bilder von Kernschäden unterscheiden, die mit Karyorrhexis, Pyknose und Karyolyse bezeichnet werden. All diese Veränderungen von Kernhülle und Karyoplasma führen zum Schwund des Kernes und folgen bei Nekrose in der Regel den Zytoplasmaveränderungen.

Eigene Beobachtungen

Die durch Nekrose epidermaler Zellen bedingte flächenhafte Ablösung der Oberhaut konnten wir mikroskopisch bei drei verschiedenen Zuständen beobachten:

1. Lyell-Syndrom
2. Schweres, rezidivierendes Arzneiexanthem
3. Positive Epikutantest-Reaktion.

1. Beim *Lyell-Syndrom* konnten wir morphogenetisch zwei unterschiedliche Formen der blasigen Abhebung in der Epidermis unterscheiden [8]:

a) *Superfizielle Nekrolyse:* Über ein interzelluläres Ödem, das vorwiegend die obersten Schichten der Epidermis einschließlich Stratum granulosum betrifft, kommt es zum Zellhydrops und damit zur Zytolyse. Ihr folgt die strukturelle Lockerung des Zellverbandes, aus der schließlich die flächenhafte Abhebung der Hornschicht resultiert (Abb. 1). Die Lösung erfolgt überwiegend in dem Stratum granulosum und wird durch eine Kolliquationsnekrose bedingt.

Bei der superfiziellen Nekrose kann der mikroskopische Nachweis der flächenhaften Abhebung von Anteilen der Oberhaut auf Schwierigkeiten stoßen. Häufig geht nämlich der abgehobene Gewebsteil schon bei der Untersuchungsmaterialentnahme oder bei der technischen Aufarbeitung verloren.

b) *Profunde Nekrolyse:* Über Einzelzellnekrosen beginnend, kommt es zur flächenhaften, überwiegend tiefere Schichten der Epidermis betreffenden Koagulationsnekrose. Sie führt zur Abhebung der Epidermis in Form einer strukturierten Nekrosezone, deren Grund aus Epithelien oder einem von PAS-reaktiver Basalmembran überzogenen Papillarkörper dargestellt wird. Die profunde Nekrolyse kann auch durch eine Kolliquationsnekrose im Basalzell-Lager einsetzen (Abb. 2).

2. Beim *schweren Arzneiexanthemen* steht die flächenhafte subkorneale Koagulationsnekrose im Vordergrund. Die Breite der Nekrosezone ist unterschiedlich. Sie betrifft überwiegend obere Zellagen, wobei die ba-

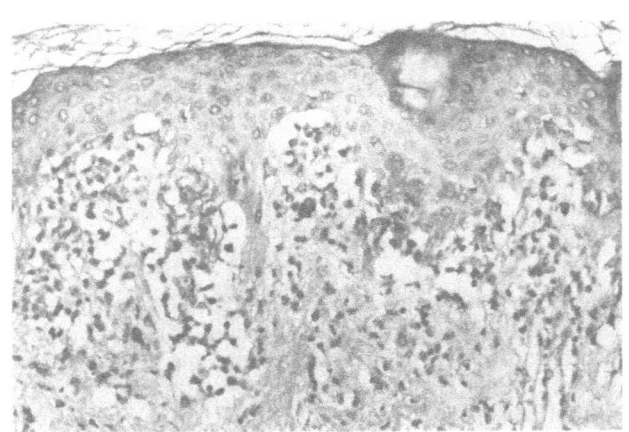

Abb. 3. Fixes Arzneiexanthem, Nekrolyse durch basale Kolliquationsnekrose, nach Phenylbutazon. H.E., 63×

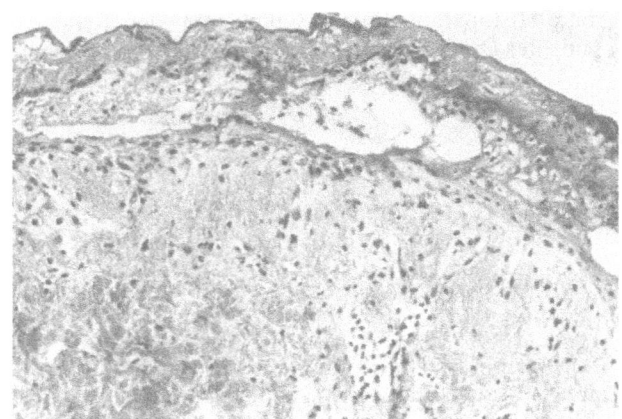

Abb. 4. Positiver Epikutantest auf Ioprep. Nekrolyse durch Koagulationsnekrose. H.E., 25×

salen Lagen durch ein interzelluläres Ödem in ihrem Verband aufgelockert sind. Die PAS-reaktive Membran bleibt erhalten. Bei schwerem fixen Arzneiexanthem kann auch eine basale Kolliquationsnekrose zur Nekrolyse führen (Abb. 3).

3. Bei der *positiven Epikutantest-Reaktion* auf Triäthylentetramin (1:10 in Aceton) und Ioprep (Nonoxinol-Jodid 5 g, Nonoxial 2 g Aqua dest. ad 100 ml) fand sich eine ausgedehnte subkorneale Koagulationsnekrose bei Erhaltung von in der Struktur aufgelockerten Anteilen basaler Epidermis (Abb. 4). Auffallend war die zellig entzündliche Begleitreaktion im Korium aus Rundzellen mit perivaskulärer Anordnung nach Art des zytergischen Reaktionstyps.

Der bei beiden Testreaktionen nachweisbare Entzündungstyp läßt zumindest eine exogentoxische Genese als alleinige Noxe der Koagulationsnekrose in der Epidermis als fraglich erscheinen, zumal nach unseren Erfahrungen Hautreaktionen auf Ioprep zu den Seltenheiten gehören.

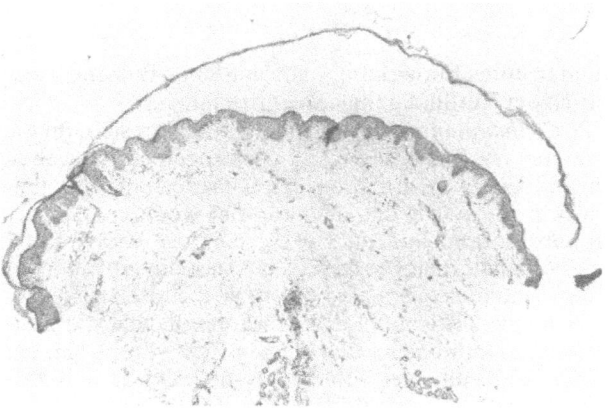

Abb. 1. Lyell-Syndrom, subkorneale Nekrolyse, 5jähriger Junge, 4 Tage nach Tonsillektomie und Penizillin. H.E., 10×

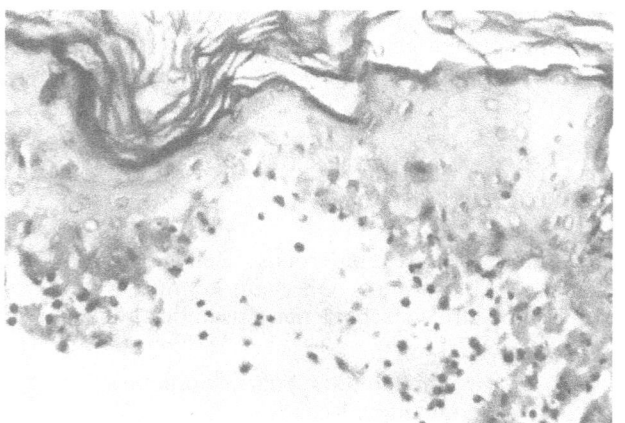

Abb. 2. Lyell-Syndrom, basale Nekrolyse durch Kolliquationsnekrose, 4jähriges Mädchen, 5 Tage nach grippalem Infekt und Aristamid. H.E., 100×

Besprechung

In der Epidermis lassen sich zwei unterschiedliche Nekrosetypen mit unterschiedlichem Etagenbefall unterscheiden, die zur flächenhaften Lösung von Anteilen des Oberhautbelages führen und für die die Bezeichnung „Nekrolyse" zutrifft [2, 6].

Bei der einen Reaktionsform handelt es sich um eine Koagulationsnekrose und bei der anderen um eine Kolliquationsnekrose. Die erstere scheint alle Etagen des Oberhautbelages betreffen zu können. Die letztere hingegen ist im Bereich des Stratum granulosum sowie auch des Stratum basale zu beobachten.

Das Lyell-Syndrom weist sowohl eine subkorneale Kolliquationsnekrose als auch eine subkorneale Koagulationsnekrose auf. Die mit einer Koagulationsnekrose verbundene Reaktionsform reicht oft profunder.

Schwere Arzneiexantheme zeigen gleichfalls nekrolytische Reaktionen. Es wurden dabei eine basale Kolliquationsnekrolyse als auch eine profunde Koagulationsnekrolyse beobachtet.

Eine profunde subkorneale Koagulationsnekrolyse war auch bei positiven Hauttesten auf Triäthylentetramin und Ioprep zu erkennen [7].

Für den diagnostischen Gebrauch hat sich die Bezeichnung „nekrolytische Reaktion" bewährt. Ob den morphologischen Unterscheidungskriterien der Koagulations- bzw. Kolliquationsnekrose irgendeine Bedeutung zukommt, läßt sich an Hand der untersuchten Fälle nicht entscheiden. Gleiches gilt für die Etage der Schädigung.

Bei den aus differentialdiagnostischen Gründen untersuchten Fällen von Erythema exsudativum multiforme konnten gleichfalls Zellnekrosen beobachtet werden. Es handelte sich dabei jedoch mehr um Einzelzellnekrosen. Der Zelluntergang erfolgte sowohl durch Kolliquation als auch Koagulation. Die blasige Abhebung der Epidermis entwickelte sich subepidermal [4, 5].

Zusammenfassung

Unter Nekrolyse ist die flächenhafte Loslösung im Bereich der Oberhaut durch Nekrose epidermaler Zellen zu verstehen, wobei die Diagnose der histologischen Bestätigung bedarf.

Nekrolytische Reaktionen finden sich in Form von Koagulations- und Kolliquationsnekrosen. Die Koagulationsnekrose kann alle Etagen der Epidermis betreffen, wohingegen die Kolliquationsnekrose entweder die subkorneale oder basale Region der Oberhaut befällt.

Nekrolytische Reaktionen wurden beim Lyell-Syndrom, schwerem fixem Arzneiexanthem, schwerem papulösem Arzneiexanthem sowie bei positiven Epikutantesten auf Triäthylentetramin und Ioprep beobachtet.

Der Begriff „nekrolytische Reaktion" bezeichnet ein klinisch-histopathologisches Phänomen, das in die Terminologie aufgenommen werden sollte.

Literatur

1. Gedigk P, Totovic V (1974) Zell- und Gewebsschäden. In: Eder M, Gedigk P (Hrsg) Lehrbuch der allgemeinen Pathologie und der pathologischen Anatomie. Springer, Berlin Heidelberg New York
2. Herzberg E (1980) Erythema exsudativum multiforme. In: Korting GW (Hrsg) Dermatologie in Praxis und Klinik. Thieme, Stuttgart
3. Lyell A (1956) Toxic epidermal necrolysis: An eruption representing scalding of the skin. Br J Dermatol 68:735
4. Misgeld V (1974) Zur Frage der Immunpathogenese des Lyell-Syndroms. Z Hautkr 49:239–246
5. Orfanos CE, Schaumberg-Lever G, Lever WF (1974) Dermal and epidermal types of erythema multiforme. A histopathologic study of 24 cases. Arch Derm 109:682–688
6. Schnyder UW (1978) Bullöse Dermatosen. In: Doerr W, Seifert G, Uehlinger E (Hrsg) VII/1 Histopathologie der Haut. Springer, Berlin Heidelberg New York (Spezielle pathologische Anatomie, Bd VII/1, S 235–263)
7. Schnyder UW, Taugner M, Rossbach J (1969) Zur Histologie pathologischer Jod-Reaktionen der Haut. Dermatologica 139:266–270
8. Tritsch H (1968) Lyell-Syndrom. Z Haut Geschlechtskr 43:63–68
9. Tritsch H (1970) Nekrolyse als histopathologisches Phänomen. Arch Klin Exp Dermatol 237:295–299
10. Tritsch H, Orfanos C, Lückerath I (1968) Nekrolytische Arznei-Exantheme. Hautarzt 19:24–19

Prof. Dr. med. Helmut Tritsch,
Universitäts-Hautklinik,
Josef-Stelzmann-Str. 9,
D-5000 Köln 41

Akantholytische Reaktionen

H. H. Wolff, Lübeck

Einleitung

Als Akantholyse bezeichnet man eine spezielle Form von intraepidermaler Kontinuitätstrennung, die histologisch durch einen Verlust des desmosomalen Zellzusammenhaltes im Str. spinosum unter Abrundung der Keratinozyten und perinukleärer Kondensation der Tonofilamente gekennzeichnet ist. Der Begriff „Akantholyse" wurde 1943 von Civatte in seiner grundlegenden Arbeit über die histologische Unterscheidung zwischen Pemphigus und Dermatitis herpetiformis besonders herausgestellt [9], nachdem das Phänomen bereits 1881 in Wien von Auspitz (vgl. [24, 25]) beschrieben worden war.

Civatte [9] hatte die Akantholyse als charakteristisches histologisches Substrat des Pemphigus vulgaris herausgestellt, und in der Tat steht die Akantholyse bei den Pemphigus-Varianten so sehr im Vordergrund, daß man sie allein unter dem Oberbegriff „Akantholytische Hautkrankheiten" [23] zusammengefaßt hat. Die akantholytischen Zellen sind im übrigen nicht nur im histologischen Schnitt, sondern bekanntlich seit Tzanck 1948 [26] auch im zytologischen Abstrichpräparat gut nachweisbar.

Als Civatte 1943 [9] die Pemphiguserkrankungen histologisch beschrieb, wies er darauf hin, daß ihre Ätiologie und Pathogenese völlig unbekannt seien. Der Pemphigus vulgaris war dann 1964 die erste Krankheit, bei der Beutner und Jordon [4] immunfluoreszenzmikroskopisch spezifische Antikörper nachweisen konnten, und mit der Entwicklung der Immunpathologie sind zumindest diskutable Arbeitshypothesen über den Pathomechanismus der Akantholyse bei Pemphiguskrankheiten möglich [5, 14, 25]. Es zeigte sich andererseits im Laufe der Zeit, daß akantholytische Reaktionen der Epidermis keineswegs nur bei Krankheiten der Pemphigusgruppe vorkommen. Schon ein Blick in die Sachverzeichnisse gängiger Lehrbücher der Dermatohistopathologie zeigt, daß die Akantholyse als wesentliches histologisches Charakteristikum oder als „Nebenbefund" bei einer Vielzahl ganz unterschiedlicher Dermatosen erwähnt wird [24]. Bevor versucht wird, diese offenkundig verschiedenartigen Formen der Akantholyse zu ordnen und zu erklären, werfen wir einen historisch gefärbten Blick auf das morphologische Substrat des normalen Zellzusammenhaltes in der Epidermis [11]: Tonofibrillen, Desmosomen und Interzellularsubstanz.

Tonofibrillen

„Epithelfasern" wurden 1882 erstmals von Ranvier beschrieben, die Bezeichnung „Tonofibrillen" erhielten sie 1907 von Heidenhain. Berühmte Dermatologen und Histologen haben sich immer wieder mit ihnen beschäftigt, und über ihre Natur und Funktion gab es eine Vielzahl von Hypothesen: sie wurden als „Produkte des Protoplasmas" (Ranvier 1882; F. Pinkus 1927), „echtes Protoplasma" (Unna 1894), „Saftkanäle" (Herxheimer 1889), Fibrin (Eddowes 1890), Mitochondrien (Favre, Regaud 1910), Bindegewebsfibrillen (Hoepke 1924), Membransysteme (Kogoj 1925; Kyrle 1925), aber auch immer wieder als Artefakte angesprochen. Als räumliche Anordnung wurden u. a. Geflechte (Ranvier), Spiralen (Herxheimer) oder ein von mechanischen Spannungen beeinflußtes trajektorielles System (Bargmann 1952) angenommen. In lebenden Zellen wurden Tonofibrillen erstmals phasenkontrastmikroskopisch durch von Albertini 1946, elektronenmikroskopisch zuerst 1951/52, überzeugend dann von Porter (1954) und vor allem von Weiss und Ferris (1954) nachgewiesen. Die elektronenmikroskopisch erkennbaren Untereinheiten werden seit den Untersuchungen an menschlicher Haut von Selby (1955) als Tonofilamente bezeichnet.

Desmosomen

Stachelartige Fortsätze der Keratinozyten scheinen im lichtmikroskopischen Bild die Zellzwischenräume zu überbrücken. Zu unseren Vorstellungen über die Natur dieser „Interzellularbrücken" gibt es eine ebenso verwirrende Geschichte wie zu den Tonofibrillen. Wesentliche Frage war, ob die Epidermis ein Synzytium aus miteinander in plasmatischer Verbindung stehenden Zellen sei, ob lediglich die nackten Tonofibrillen kontinuierlich durch die Zellen hindurchzögen, oder ob Fortsätze individueller Epidermiszellen in den sog. Brückenknötchen (Bizzozero 1870) bzw. Desmosomen (Schaffer 1920) lediglich End-zu-End miteinander verkittet seien.

Es bedurfte der Elektronenmikroskopie, um diese Frage zugunsten der letzterwähnten Version endgültig zu klären. Der heute geläufige, komplizierte vielschichtige Aufbau der Desmosomen [20] wurde erstmals von Porter 1954 beschrieben.

Interzellularsubstanz

Mit Hilfe spezieller Markierungssubstanzen (Lanthannitrat, Rutheniumrot) lassen sich elektronenmikroskopisch der Zellmembran der Keratinozyten außen verbundene Hüllsubstanzen aus Glykoproteinen nachweisen, deren Gesamtheit als Glykokalyx bezeichnet wird [16, 25]. Die Glykokalices benachbarter Zellen verschmelzen miteinander und entsprechen damit dem immer wieder postulierten „interzellulären Zement".

Tonofibrillen und Desmosomen in funktionellem Wandel

Die Elektronenmikroskopie hat uns von der Existenz der Tonofibrillen (= Tonofilamentbündel) und Desmosomen überzeugt und den räumlichen Verlauf der Tonofibrillen und den Feinbau der Desmosomen erschlossen; wir dürfen aber nicht vergessen, daß die elektronenmikroskopischen Bilder Momentaufnahmen sind, die ein allzu statisches Bild suggerieren. Die Tonofilamente und Desmosomen sind keine starren Strukturen, sondern bedingen einander gegenseitig und unterliegen in den lebenden Epidermisschichten einem ständigen Wandel. Desmosomale Kontakte müssen ständig gelöst und neu geknüpft werden, und entsprechend muß sich das dreidimensionale System der Tonofibrillen andauernd umorientieren. Die Voraussetzung dafür ist die funktionelle Integrität der Epidermiszellen [29]. Erst durch die Annahme dieser Wandelbarkeit läßt sich beispielsweise verstehen, wie sich die Keratinozyten im Laufe der physiologischen Epidermopoese oder während der Wundheilung gegeneinander gleitend verschieben und im Laufe ihrer Ausdifferenzierung zur Hautoberfläche wandern können [18, 27, 32]. Nicht zuletzt sind aber einige Formen der Akantholyse nur im Lichte unserer heutigen Kenntnisse über die Struktur und Funktion der Tonofilament-Desmosomen-Systeme zu erklären.

Ätiologie und Pathogenese der Akantholyse

Es wurde bereits dargelegt, daß das histologische Bild akantholytischer Epidermisreaktionen bei ganz unterschiedlichen Dermatosen beobachtet wird. Gemeinsam

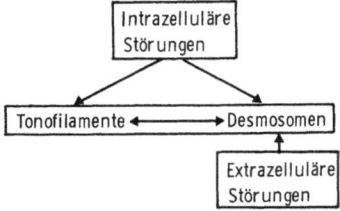

Abb. 1. Mechanismen der Akantholyse (Schema)

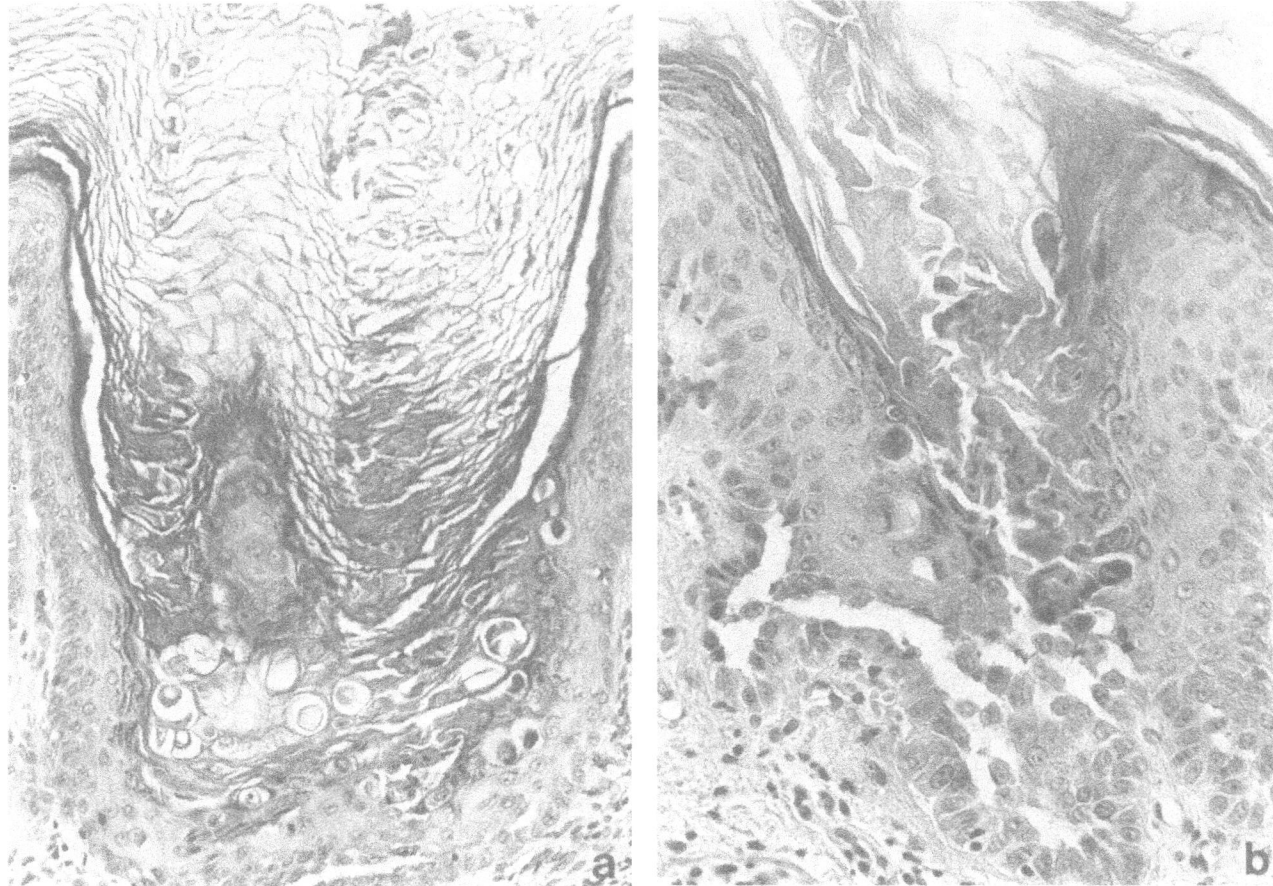

Abb. 2. Fokale akantholytische Dyskeratose **a** bei M. Darier, **b** bei M. Hailey-Hailey. HE, 165:1

ist allen Formen, daß sie durch Einflüsse auf die Tonofilamente oder/und Desmosomen oder die Glykokalyx zustandekommen. Störungen des Tonofilament-Desmosomen-Systems können sowohl intra- als auch extrazelluläre Ursachen haben (Abb. 1, Tabelle 1).

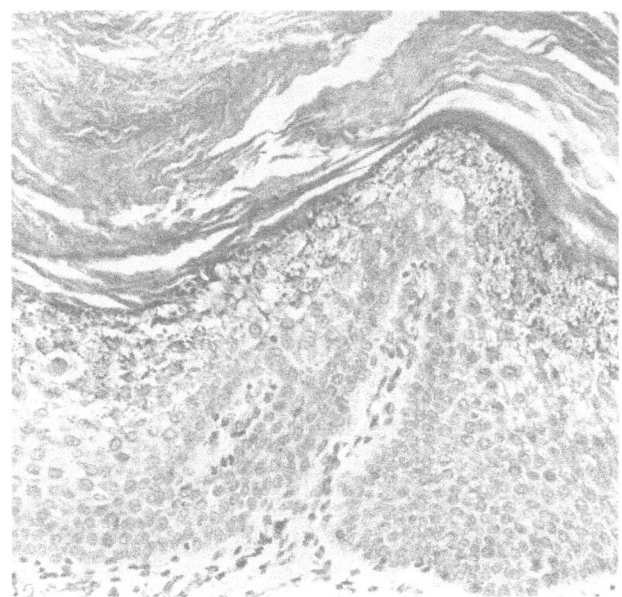

Abb. 3. Akanthokeratolyse (= epidermolytische Hyperkeratose) bei Naevus verrucosus. HE, 100:1

Intrazelluläre Ursachen der Akantholyse

Die *fokale akantholytische Dyskeratose* zeigt folgende histologischen Charakteristika: fokale Akanthose, fokale suprabasale Spaltbildung, akantholytische Zellen, dyskeratotische Zellen („Corps ronds", „grains"), fokale Hyper-Parakeratose [2]. Die Störung ist bei *M. Darier* und bei *M. Hailey-Hailey* (Abb. 2) zweifellos genetisch fixiert, wobei nicht ausdiskutiert ist, ob es sich bei den beiden genannten Krankheiten um verschiedene nosologische Entitäten oder um phänotypische Varianten der gleichen autosomaldominanten Mutation handelt [22]. Die Akantholyse und Dyskeratose sind in beiden Fällen Folge einer bereits in den unteren Epidermisschichten manifesten Differenzierungsstörung des Tonofilament-Desmosomen-Systems, die trotz vorliegender elektronenmikroskopischer Untersuchungen noch nicht genauer abgeklärt ist.

Für die *Akanthokeratolyse* (= epidermolytische Hyperkeratose [1, 22]) gilt gleichfalls, daß es sich um eine genetisch bedingte Differenzierungsstörung im Bereich der Tonofibrillen handelt: Elektronenmikroskopisch findet sich eine Verklumpung der Tonofilamente, die sich schalenförmig um die Zellkerne lagern; normale Desmosomen können sich daher nicht ausbilden. Histologisch ist die sog. granulöse Degeneration mit einer Orthohyperkeratose unverwechselbar. Wenngleich die Kontinuitätstrennung im oberen Str. spinosum als akantholytisch bezeichnet werden kann [22], sind lichtmikroskopisch echte akantholytische Zellen nur selten nachweisbar. Klassisches Beispiel für die akanthokera-

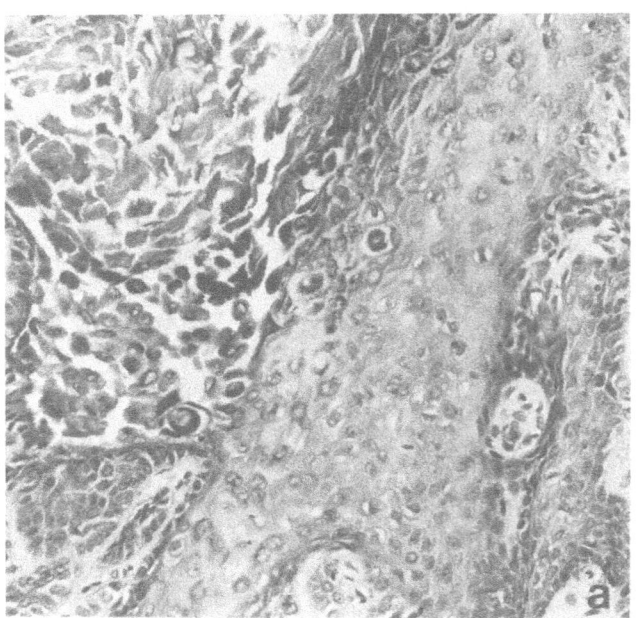 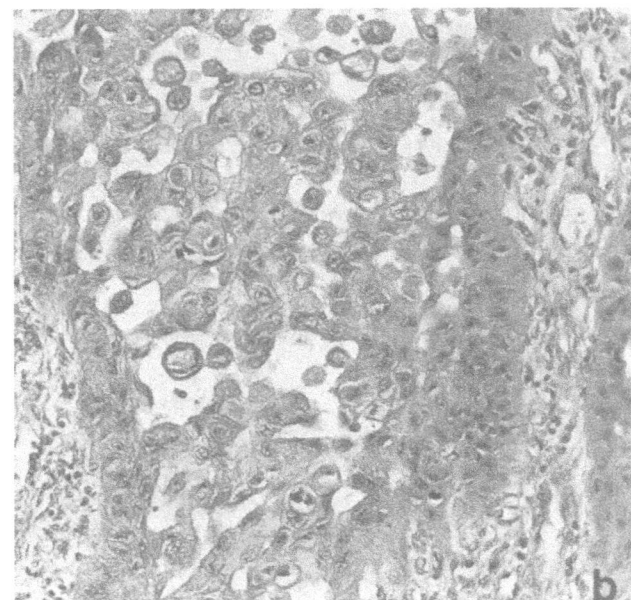

Abb. 4. Akantholyse und Dyskeratose bei **a** warzigem Dyskeratom und **b** spinozellulärem Karzinom. HE, 100:1 bzw. 165:1

Tabelle 1. Pathomechanismen der Akantholyse

I. Intrazelluläre Ursachen

1. Genetisch bedingte Differenzierungsfehler
   Fokale akantholytische Dyskeratose
   - Dyskeratosis follicularis (Darier)
   - Pemphigus chronicus benignus familiaris (Hailey-Hailey) Akanthokeratolyse
   - Naevus verrucosus mit granulöser Degeneration
   - Erythrodermia ichthyosiformis congenitalis bullosa
2. Neoplastische Transformation
   - Aktinische Keratose
   - M. Bowen
   - Warziges Dyskeratom
   - Keratoakanthom
   - Spinozelluläres Karzinom
3. Virusbefall
   - Herpes simplex
   - Varizellen/Herpes zoster
4. Toxisch bedingte Zytolyse
   - Wärme, Kälte
   - Cantharidin

II. Extrazelluläre Ursachen

1. Antikörper auf Zelloberflächen
   - Pemphigus vulgaris
   - Pemphigus vegetans, P. foliaceus
2. Interzelluläre Enzymeinwirkung
   - Trypsin
   - Papain
3. Fremdzelleneinwirkung
   - Neutrophile
   - Andere Entzündungszellen
   - Tumorzellen

III. Unbekannte Ursachen
   - Transitorische akantholytische Dermatose (Grover)
   - Persistierende akantholytische Dermatose
     (= benigne papulöse akantholytische Dermatose [13])
   - Fokale akantholytische Dyskeratose (als „Nebenbefund" [2, 27])
   - Akanthokeratolyse (als „Nebenbefund" [27])

tolytische Reaktion sind die *Erythrodermia ichthyosiformis congenitalis bullosa* und der ihr verwandte epidermale *Naevus verrucosus* (Abb. 3) mit granulöser Degeneration [7, 22].

Neoplastische Transformationen. Eine Akantholyse kommt neben einer Dyskeratose bei benignen und malignen epidermalen Tumoren nicht selten vor [15]; sie kann sogar ein beherrschendes Charakteristikum sein wie beim *warzigen Dyskeratom* (Abb. 4a) und bei manchen *spinozellulären Karzinomen* („akantholytisches Plattenepithelkarzinom" [Pinkus], „Epithelioma spinocellulare segregans" [Delacrétaz], Abb. 4b). Weitere Beispiele finden sich bei *aktinischen Keratosen*, bei *M. Bowen* und dem *Keratoakanthom*. Die Differenzie-

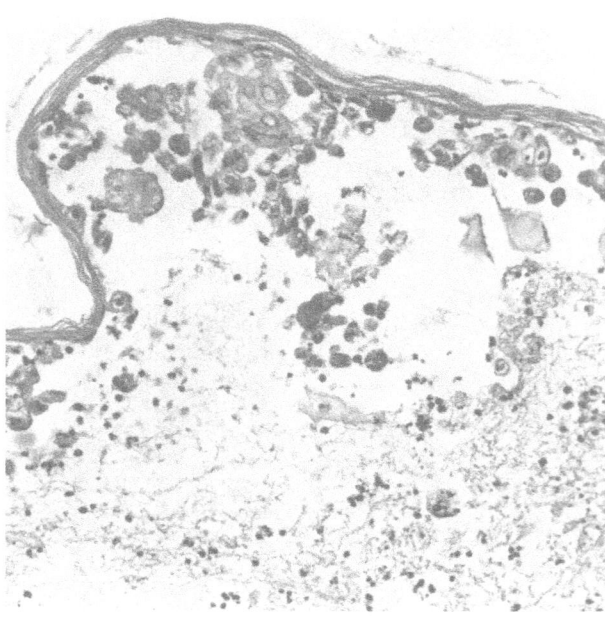

Abb. 5. Akantholyse mit epidermalen Riesenzellen bei Herpes simplex. HE, 125:1

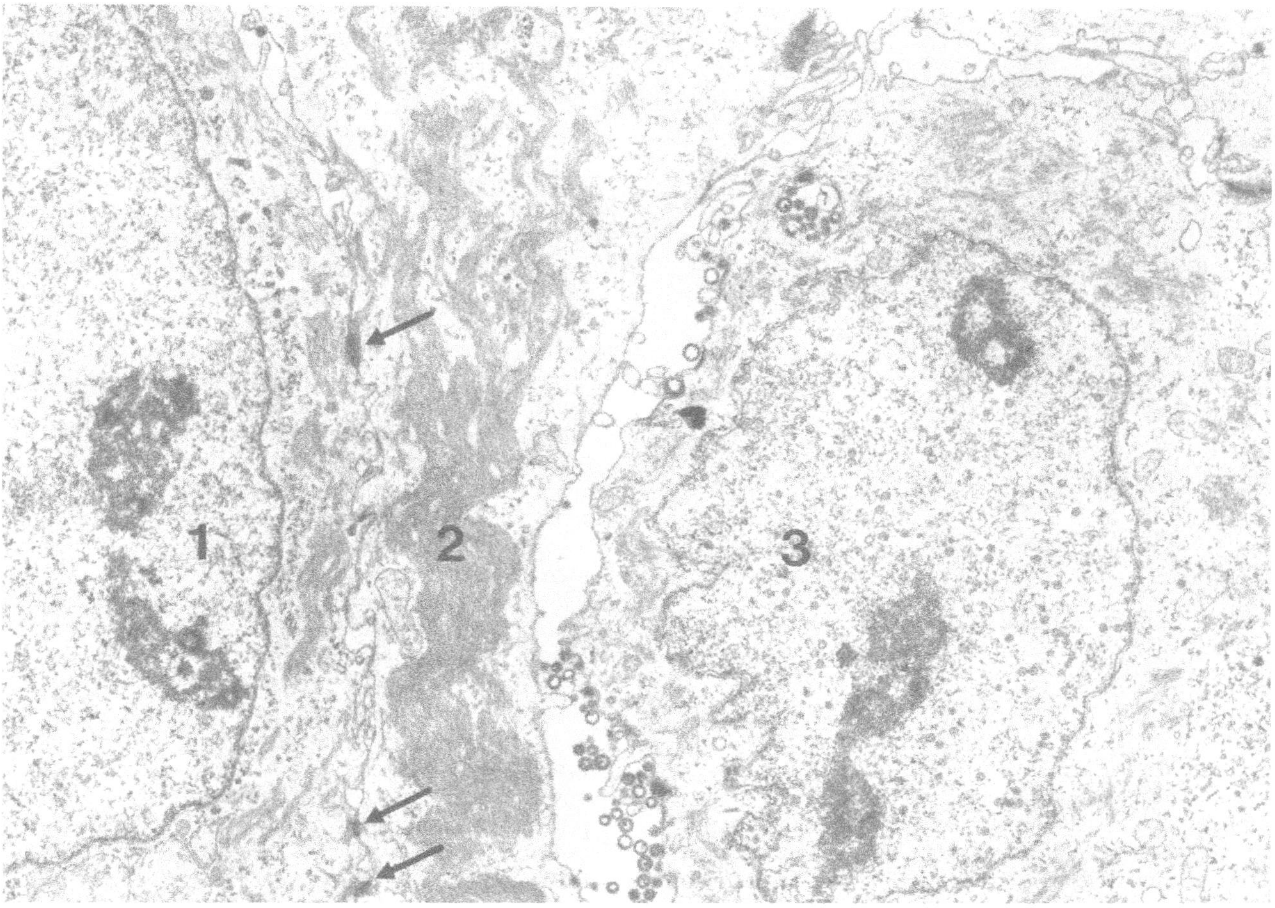

Abb. 6. Elektronenmikroskopische Aufnahme von drei benachbarten Keratinozyten in einer frischen Läsion von Herpes zoster. Zelle 1 ist noch unbefallen, besitzt normale Desmosomen zur Nachbarzelle 2 (Pfeile). Zelle 3 zeigt Viren im Kern, im Zytoplasma und an der Zelloberfläche; an dieser Seite Akantholyse mit Umordnung der Tonofilamente in Zellen 2 und 3. 12000:1

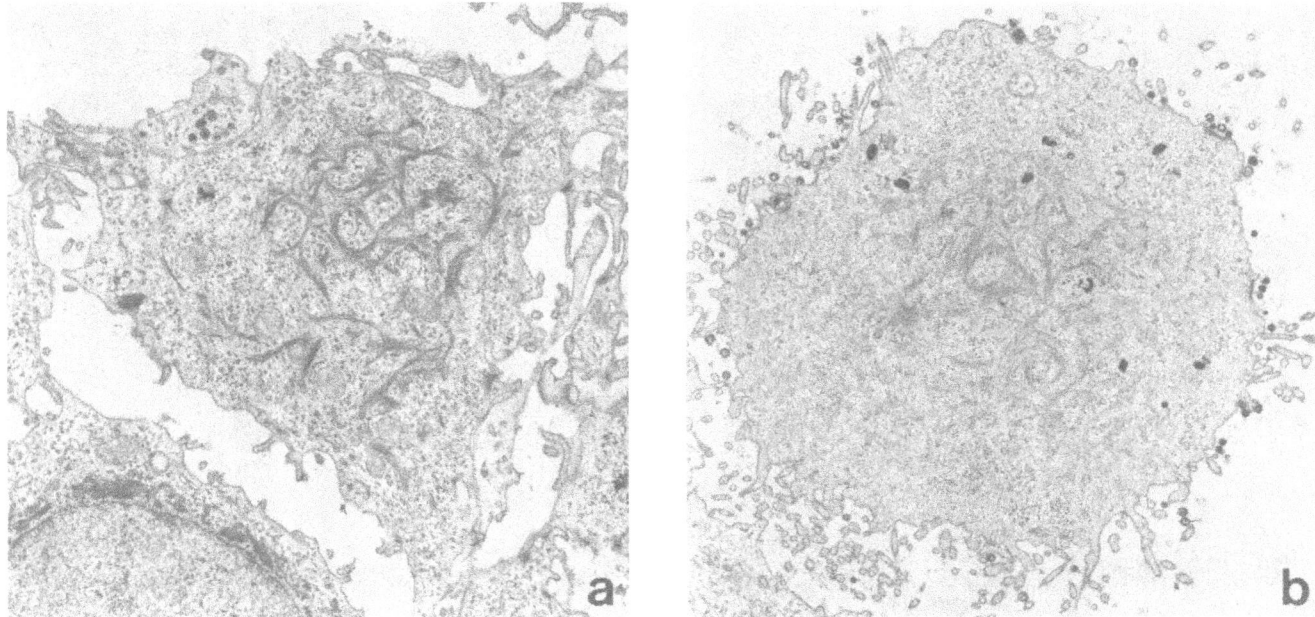

Abb. 7. Weitgehend gleichartiges elektronenmikroskopisches Bild einer akantholytischen Zelle mit wirbeliger Umordnung der Tonofilamente **a** bei M. Hailey-Hailey (8800:1) und **b** bei Herpes zoster (7500:1)

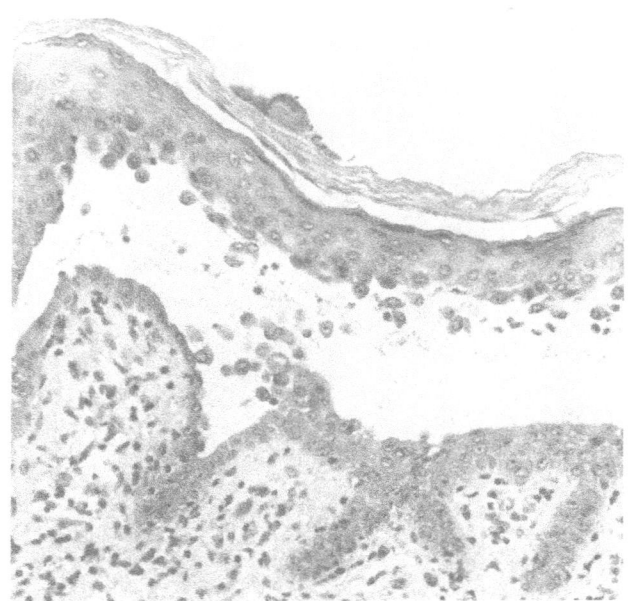

Abb. 8. Typische suprabasale Akantholyse bei Pemphigus vulgaris. HE, 125:1

[17]; mit dem Verlust der Desmosomen ordnen sich die Tonofilamente zirkulär oder unregelmäßig wirbelig um (Abb. 7).

Extrazelluläre Ursachen der Akantholyse

Antikörperbindung auf den Oberflächen der Keratinozyten wird als Ursache der Akantholyse bei *Pemphigus vulgaris* (Abb. 8) und seinen Varianten angenommen, wofür auch in-vitro-Befunde sprechen [21]. Es ist vorstellbar, daß die Haftung der Antikörper auf den Zelloberflächen sowohl zur Auflösung bestehender Desmosomen führt als auch deren ständig notwendige „Neuknüpfung" verhindert [5, 6, 14]. Die Tonofilamente verlieren damit ihren Ansatzpunkt und ordnen sich zirkulär (Abb. 8). Solange einzelne Desmosomen elektronenmikroskopisch erhalten sind, strahlen Tonofilamente in sie ein. Niemals findet man Desmosomen ohne zugehörige Tonofilamente und umgekehrt. Interessant ist im übrigen das unterschiedliche Verhalten der Desmosomen und der Hemidesmosomen der Basalzellen.

Enzymeinwirkung und toxische Zytolyse. Eine Akantholyse kann experimentell durch proteolytische Enzyme (Trypsin, Papain) induziert werden [24], was die Bedeutung der Interzellularsubstanzen für die epidermale Kohärenz unterstreicht. Durch die toxische Wirkung von Cantharidin kommt es zur Zytolyse von Keratinozyten, bei der einzelne relativ intakt gebliebene Zellen aus der Kontinuität ausscheiden und lichtmikroskopisch akantholytischen Zellen ähneln. Sie können, wie elektronenmikroskopisch gezeigt wurde, jedoch noch Membranteile von Nachbarzellen tragen. Die Cantharidin„akantholyse" ist somit als Modell für eine echte Akantholyse ungeeignet [30]. Auch Wärme und Kälte lösen bei entsprechender Dosierung durch toxische Schädigung der Epidermis eine Akantholyse aus. Eine „Auflösung" der Desmosomen mit Verlust der Kohärenz im oberen Str. spinosum ohne nennenswerte Veränderung der Zellstruktur wird bei „staphylogenem

rungsstörung ist in allen diesen Fällen durch die neoplastische Transformation bedingt und dürfte im genetischen Material der Tumorzellkerne verankert sein.

Virusbefall. Akantholytische Zellen sind für das Virusbläschen bei *Herpes simplex* (Abb. 5), *Varizellen* und *Herpes zoster* sehr charakteristisch. Wenngleich die Viren eine exogene Ursache der Erkrankungen darstellen, ist die Akantholyse doch die Folge einer intrazellulären Differenzierungsstörung durch den Virusbefall, wie elektronenmikroskopische Untersuchungen besonders eindringlich zeigen (Abb. 6). Bereits bestehende Desmosomen verschwinden in initialen Veränderungen

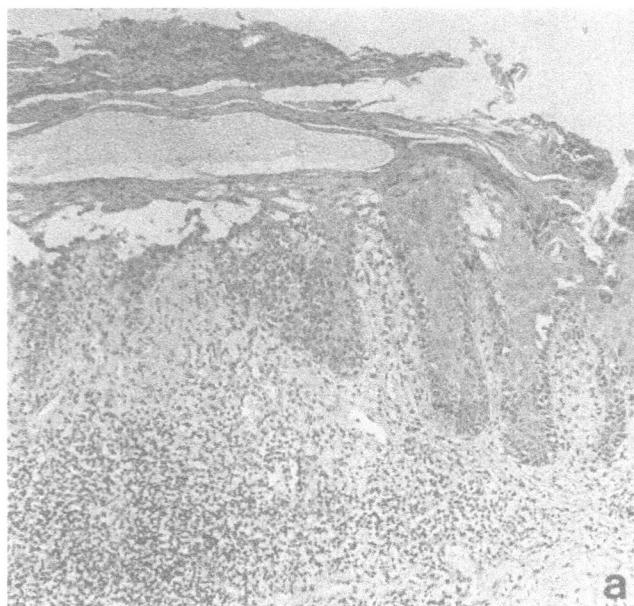
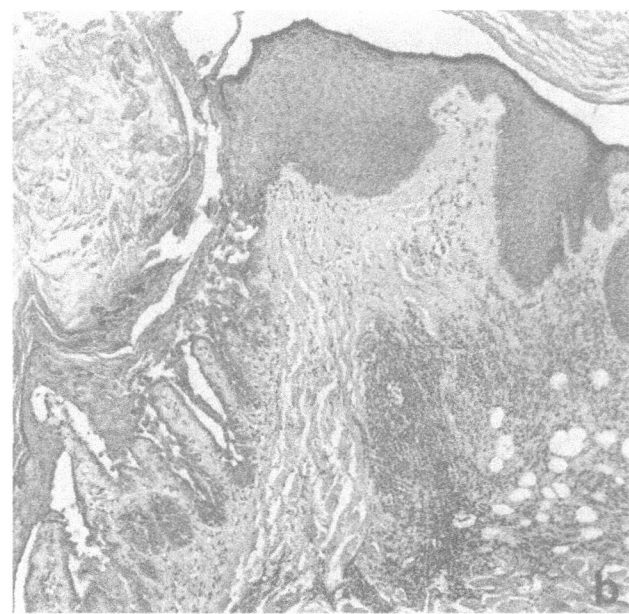

Abb. 9. a Transitorische akantholytische Dermatose (Grover); akantholytische Reaktion, die an Pemphigus (links im Bild) und am M. Darier (rechts im gleichen Bild) erinnert. HE, 65:1. **b** Fokale akantholytische Dyskeratose als Nebenbefund bei einem dermalen Nävuszellnävus. HE, 65:1

Lyell-Syndrom" durch die toxische Wirkung des staphylogenen Exotoxins Epidermolysin hervorgerufen [31], dessen Wirkungsmechanismus bisher unbekannt ist.

Fremdzelleneinwirkung. Die Freisetzung lysosomaler Enzyme aus in die Epidermis einwandernden *Neutrophilen* kann zum Auftreten einzelner akantholytischer Zellen auch bei Krankheiten führen, für die die Akantholyse nicht typisch ist, beispielsweise bei Psoriasis pustulosa, bei Pustulosis subcornealis Sneddon-Wilkinson, Impetigo bullosa, oberhalb von Papillenabszessen bei Dermatitis herpetiformis Duhring [3] sowie bei der Pustulosis generalisata acuta [8]. Fälle von „akantholytischer Dermatitis herpetiformis" [10] mit ausgedehnter Akantholyse werden dagegen heute als Variante des Pemphigus vulgaris („Pemphigus herpetiformis") angesehen. Aber auch andere in die Epidermis eindringende Zellen – sowohl *Entzündungszellen* (Lymphozyten, Histiozyten) als auch *Tumorzellen* (M. Paget, Melanom) – führen zum Verlust der desmosomalen Verbindungen zumindest in umschriebenen Arealen der Zelloberfläche und zu einer Umorientierung des Tonofibrillensystems; ein Vorgang, der als Fremdzellakantholyse [28] bezeichnet wurde.

Unbekannte Ursachen der Akantholyse

Eine klassische Akantholyse findet sich bei der 1970 von Grover beschriebenen „*transitorischen akantholytischen Dermatose*" (Abb. 9a) und ihrer persistierenden Variante [12, 13, 31], ohne daß Hinweise auf die Pathogenese bekannt sind: Weder eine genetische Differenzierungsstörung, noch Antikörper oder eine virale Genese konnten bisher nachgewiesen werden. Schließlich kann man nicht selten eine Akantholyse als nävoide Fehlbildung [19] oder als unerklärten Nebenbefund (Abb. 9b), sowohl in Form der „*fokalen akantholytischen Dyskeratose*" als auch in Form von „*Akanthokeratolyse*" bei einer Vielzahl von Nävi, Tumoren und entzündlichen Dermatosen zufällig finden. Es handelt sich also um allgemeinere histopathologische Phänomene der Epidermis, die besonders Ackerman [1, 2, 27] herausgestellt hat.

Zusammenfassung

Die Akantholyse ist eine histologisch leicht erkennbare, diagnostisch aber vielfältig deutbare Epidermisreaktion, sozusagen eine mikromorphologische „Réaction cutanée". Sie kann sowohl durch intra- als auch extrazelluläre Störungen ausgelöst werden, die letztlich auf das Tonofibrillen-Desmosomen-System oder die Glykokalyx einwirken. Die Wertung des histologischen Befundes „Akantholyse" muß im Einzelfall in Zusammenhang mit dem histologischen Gesamtbild und ggf. mit klinischen, virologischen, immunpathologischen und elektronenmikroskopischen Befunden erfolgen. Die Erforschung der Akantholysephänomene ist über die histopathologische Diagnostik hinaus aber auch für unser Verständnis von Struktur und Funktion der Epidermis unter normalen und pathologischen Bedingungen interessant.

Literatur

1. Ackerman AB (1970) Histopathologic concept of epidermolytic hyperkeratosis. Arch Dermatol 102:253–259
2. Ackerman AB (1978) Focal acantholytic dyskeratosis. Arch Dermatol 106:702–706
3. Ackerman AB (1978) Histologic diagnosis of inflammatory skin diseases. Lea & Febiger, Philadelphia
4. Beutner EH, Jordon RE (1964) Demonstration of skin antibodies in sera of pemphigus vulgaris patients by indirect immunofluorescent staining. Proc Soc Exp Biol 117:505–510
5. Braun-Falco O (1969) The pathology of blister formation. In: Kopf AW, Andrade W (eds) Year book of dermatology. pp 6–42
6. Braun-Falco O, Wolff HH (1975) Elektronenmikroskopie von Mundschleimhautläsionen des Pemphigus vulgaris. Hautarzt 26:483–488
7. Braun-Falco O, Petzoldt D, Christophers E, Wolff HH (1969) Die granulöse Degeneration bei Naevus verrucosus bilateralis. Eine morphologische und funktionelle Studie. Arch Klin Exp Dermatol 236:83–96
8. Braun-Falco O, Luderschmidt C, Maciejewski W, Scherer R (1978) Pustulosis acuta generalisata. Hautarzt 29:371–377
9. Civatte A (1943) Diagnostic histopathologie de la dermatite polymorphe douloureuse ou maladie de Duhring-Brocq. Ann Dermatol Syph 813:1–30
10. De Mento FJ, Grover RWA (1973) Acantholytic herpetiform dermatitis. Arch Dermatol 107:883–887
11. Görgner W (1978) Tonofilamente und Desmosomen der Epidermis. Historische und funktionelle Aspekte des epidermalen Zellzusammenhaltes. Dissertation, Universität München
12. Grover RW (1970) Transient acantholytic dermatosis. Arch Dermatol 101:426–434
13. Heaphy MR, Tucker SB, Winkelmann RK (1976) Benign papular acantholytic dermatosis. Arch Dermatol 112:814–821
14. Hönigsmann H, Holubar K, Wolff K, Beutner EH (1975) Immunochemical localization of in vivo bound immunoglobulins in pemphigus vulgaris epidermis. Arch Dermatol Res 254:113–120
15. Jablonska S, Chorzelski T (1961) Dyskeratoma and epithelioma (carcinoma) dyskeratoticum segregans. Dermatologica 123:24–37
16. Luft JA (1976) The structure and properties of the cell surface coat. Int Rev Cytol 45:291–282
17. Orfanos CE, Runne U (1975) Virus-Ausbreitung, Virus-Replikation and Virus-Elimination in der menschlichen Haut beim Zoster. Hautarzt 26:181–190
18. Petry G, Overbeck L, Vogell W (1961) Sind Desmosomen statische oder temporäre Zellverbindungen? Naturwissenschaften 48:166–167
19. Plewig G, Christophers E (1975) Nevoid follicular epidermolytic hyperkeratosis. Arch Dermatol 111:223–226
20. Rupec M (1966) Über interzelluläre Verbindungen in normaler menschlicher Epidermis. Stratum spinosum und Stratum granulosum. Arch Klin Exp Dermatol 224:32–41
21. Schiltz JR, Michel B, Papay R (1978) Pemphigus antibody interaction with human epidermal cells in culture: proposed mechanism for pemphigus acantholysis. J Clin Invest 62:778–788
22. Schnyder UW (1978) Vorwiegend epidermale Dermatosen. In: Schnyder UW (Hrsg) Histopathologie der Haut, 2. Aufl, Teil 1. Springer, Berlin Heidelberg New York, S 213–233
23. Schnyder UW (1978) Akantholytische Hautkrankheiten. In: Schnyder UW (Hrsg) Histopathologie der Haut, 2. Aufl. Teil 1. Springer, Berlin Heidelberg New York, S 240–247, 260–261
24. Steigleder GK, Gans O (1966) Pathologische Reaktionen der Epidermis; Blasenbildung durch Akantholyse. In: Marchionini A (Hrsg) I/2 Handbuch der Haut- und Geschlechtskrankheiten, Springer, Berlin Göttingen Heidelberg New York, S 230–240
25. Tappeiner J (1976) Die Pemphiguskrankheiten – ein Modell moderner dermatologischer Forschung. Hautarzt 27:181–186

26. Tzanck A (1948) Le cytodiagnostic immédiat en dermatologie. Ann Dermatol Syph 8:205–218
27. Waldo ED, Ackerman AB (1978) Epidermolytic hyperkeratosis and focal acantholytic dyskeratosis: a unified concept. Pathol Annu 13/1:149–175
28. Wolff HH (1973) Foreign cell acantholysis. Electron microscopic study on the pathodynamics of exocytosis. Arch Dermatol Forsch 247:145–160
29. Wolff K, Hönigsmann H (1980) Allgemeine Pathologie der Haut. In: Korting GW (Hrsg) Dermatologie in Praxis und Klinik, Thieme, Stuttgart New York, S 8.7.–8.48.
30. Wolff K, Tappeiner J, Schreiner E (1968) Akantholyse. I. Der Pathomechanismus der Cantharidin – „Akantholyse". Eine elektronenmikroskopische Studie. Arch Klin Exp Dermatol 232:325–344
31. Wolff HH, Chalet MD, Ackerman AB (1977) Transitorische akantholytische Dermatose (Grover). Hautarzt 28:78–82
32. Wolff HH, Dimond RL, Braun-Falco O (1978) Das staphylogene Lyell-Syndrom. In: Herzberg JJ (Hrsg) Pädiatrische Dermatologie Schattauer, Stuttgart New York, S 191–197

Pustulöse Reaktionen

U. W. Schnyder, Zürich

Begriffsbestimmung: Unter Pusteln versteht man Effloreszenzen, die einen klinisch erkennbaren, mit Eiter gefüllten Hohlraum enthalten. Der Pustelinhalt ist eine durch Leukozytenansammlung mehr oder weniger getrübte gelbliche Flüssigkeit. Je nach der Lokalisation liegen Pusteln subkorneal, intraepidermal oder follikulär. Zudem unterscheidet man zwischen primären Pusteln, die in klinisch gesunder Haut aufschießen, und sekundären Pusteln, die auf dem Boden einer vorbestehenden Hautkrankheit entstehen.

Ätiologisch sind die meisten Pusteln infektiöser Genese. Die Art der Ursache wird mit mikrobiologischen Methoden geklärt.

Histopathologisch sind die nichtinfektiösen Pusteln von Interesse, da sie nosologisch nur mit morphologischen Methoden weiter differenziert werden können.

Subkorneale Pustulosen

Pustulosis subcornealis (Sneddon u. Wilkinson 1956)

Bei der subkornealen Pustulose ist das histologische Bild durch subkorneale Pusteln gekennzeichnet, die mit neutrophilen Leukozyten angeschoppt sind. Dem Pustelinhalt können vereinzelt Eosinophile beigemengt sein. In den Randabschnitten älterer Effloreszenzen findet man meist – als Folge proteolytischer Enzyme – akantholytische Zellen. Elektronenmikroskopisch konnten *Metz und Schröpl* (1970) zeigen, daß die Pusteln durch eine herdförmige Zytolyse einzelner Granulosazellen entstehen. Unter den subkornealen Pusteln ist die Epidermis leicht akanthotisch und locker mit Leukozyten durchsetzt. Der Papillarkörper enthält in wechselndem Ausmaß perivaskuläre Infiltrate, bestehend aus Lymphozyten, Histiozyten, neutrophilen Leukozyten und vereinzelt Eosinophilen.

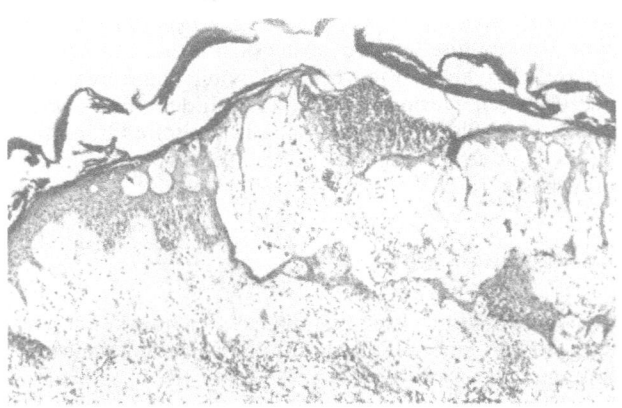

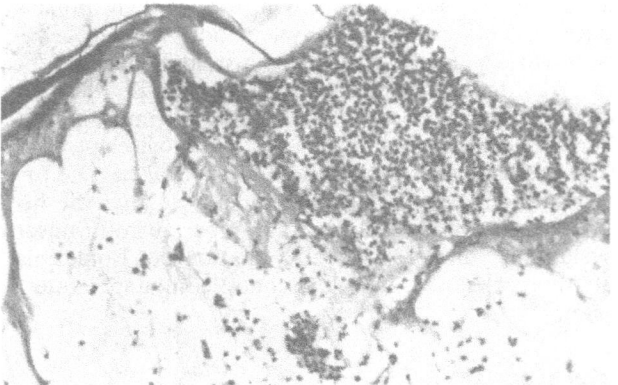

Abb. 2. a Subkorneale Pustel bei Pyoderma gangraenosum (Übersicht). b Subkorneale Pustel bei Pyoderma gangraenosum (Detail)

Abb 1. Subkorneale Pustel bei Morbus Sneddon-Wilkinson

Histologische Differentialdiagnosen: Impetigo contagiosa, Pemphigus seborrhoicus, Pyoderma gangraenosum.

Pyoderma gangraenosum

Nur wenige Autoren haben sich mit der initialen Pustel, welcher diese Dermatose den Namen „Pyoderma gangraenosum" verdankt, histologisch befaßt. *Percival* (1957) beschrieb eine primär abakterielle, subkorneale Pustel. Das Pusteldach wird vom Stratum corneum gebildet. Unter der Pustel ist das Epithel durch den entzündlichen Prozeß arrodiert. Der Inhalt der initialen Effloreszenz besteht zellulär aus Leukozyten, Lymphozyten und einzelnen Keratinozyten. Histologische Präparate von zwei eigenen Fällen entsprechen der Beschreibung von *Percival* (1957). Allerdings fand sich in beiden Fällen zusätzlich ein massives subepidermales Ödem. *Ayres und Ayres* (1958) hingegen beobachteten subepidermale Blasen, die mit einer leukozytären Anschoppung einhergingen. Durch weitere Untersuchungen muß geklärt werden, ob die initiale Pustel beim Pyoderma gangraenosum wirklich obligat subkorneal liegt. Ihre Zuordnung ist somit eine vorläufige. Die Pathogenese und Elektronenmikroskopie dieser primär pustulösen Erkrankung sind unklar resp. nicht untersucht.

Intraepidermale Pustulosen

Spongiforme Pustulosen (Kogoj 1938)

Die spongiforme Pustel liegt in den oberen Schichten des Stratum Malpighii. Rupec (1970) konnte elektronenmikroskopisch zeigen, daß es primär zu einer Zytolyse kommt, die perinukleär in den Granulosazellen und Keratinozyten der oberen Schichten des Stratum spinosum beginnt. Lichtmikroskopisch kommt es herdförmig zu einer massiven Leukozytenimmigration in ödematösen Stachelzellen, wobei die Zellkerne langsam zugrunde gehen, die Zellwände aber erhalten bleiben. Mit zunehmender Anschoppung des spongiformen Zellwandgeflechtes mit Leukozyten kommt es zentral zur Abszedierung. Schließlich trocknen die Pusteln aus, und die Leukozyten wandern ins Stratum corneum aus, wo sie Munroe-Abszesse bilden. Die Epidermis zeigt im übrigen eine psoriasiforme Akanthose, und der Papillarkörper ist ödematös und mit einem lymphohistiozytären Infiltrat durchsetzt. Das Infiltrat in den Papillenspitzen entspricht demjenigen der vulgären Psoriasis.

Solche spongiformen Pusteln kommen vor bei der Psoriasis pustulosa vom Typ Zumbusch und vom Typ des Erythema anulare centrifugum, sowie bei der Acrodermatitis continua Hallopeau. Analoge Veränderungen findet man in Haut- und Schleimhautveränderungen beim Morbus Reiter sowie bei der Lingua geographica. Selbst pustulöse Syphilide können nach *Grosshans* (1978) mit spongiformer Pustelbildung einhergehen. Die spongiforme Pustel ist somit für die Psoriasis nicht pathognomonisch.

Pustulosis palmaris et plantaris (Andrews u. Machacek 1935)

Die in den oberen Schichten der Epidermis gelegenen ovalären Pusteln gehen mit einer auffallend geringen

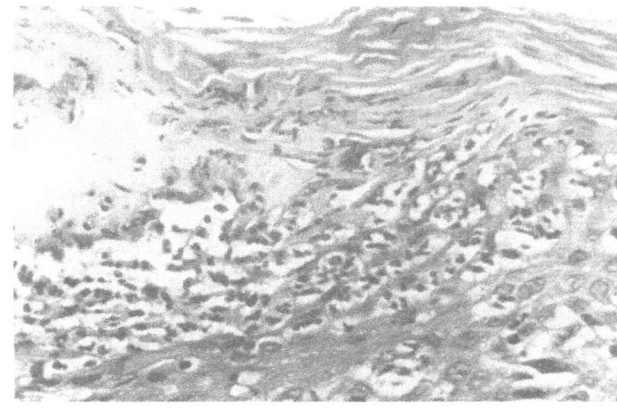

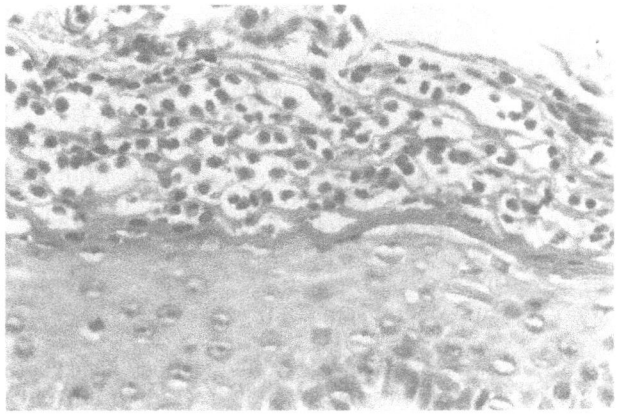

Abb. 3. **a** Spongiforme Pustel (Randabschnitt). **b** Spongiforme Pustel (vollentwickelte Pustel ohne Abszedierung)

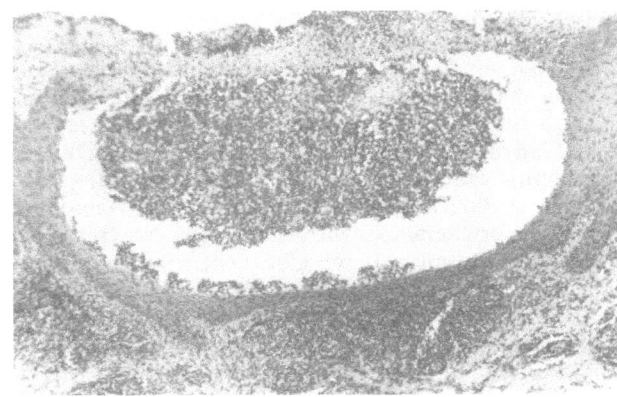

Abb. 4. Intraepidermale Pustel bei Pustulosis plantaris Andrews

entzündlichen Reaktion im umgebenden Epithel und im darunterliegenden Papillarkörper einher. Auch klinisch spricht vieles dafür, daß die klassische Pustulosis palmoplantaris zu den primären Pustulosen gehört. Der horizontale Durchmesser der Pusteln ist größer als der vertikale. Vollentwickelte Pusteln sind einkammerig. Ihr zellulärer Inhalt ist in der Frühphase betont monozytär und in der Spätphase leukozytär (*Lampe u. Undeutsch* 1972). Vereinzelt liegen zwischen den polynukleären Leukozyten degenerierte Keratinozyten. Meist reagiert die Epidermis in der Umgebung solcher Pusteln mit einer leichten Akanthose, die spongiotisch aufgelockert ist. Die papilläre Zellinfiltration bleibt ebenfalls gering und besteht vorwiegend aus Leukozyten und Lymphozyten. *Andrews und Machacek* (1935) haben diese Pustulose als Bakterid aufgefaßt. Ob sie identisch ist mit der Psoriasis palmoplantaris vom Typ Barber, bleibt kontrovers.

Eosinophile Folliculitis pustulosa (Ofuji et al. 1970)

Vor 10 Jahren beschrieb eine japanische Arbeitsgruppe (*Ofuji et al.* 1970) eine weitere abakterielle Pustulose, die einerseits durch follikuläre Lokalisation u. a. am Stamm und andererseits durch ein Überwiegen von Eosinophilen im Pustelinhalt charakterisiert ist. Kürzlich haben *Saruta und Nakamizo* (1980) darauf aufmerksam gemacht, daß etwa ⅕ aller Fälle dieser Art auch mit palmoplantaren Pusteln einhergehen, die sowohl klinisch als auch histologisch von der Pustulosis palmoplantaris vom Typ Andrews abgegrenzt werden können. Unter anderem enthalten die Pusteln vorwiegend Eosinophile, und das umgebende Epithel ist spongiotischer und reichlich mit Eosinophilen durchsetzt. Auch der Papillarkörper zeigt eine auffallende Infiltration mit Eosinophilen. Dieses Krankheitsbild ist außerhalb von Japan bisher kaum beachtet worden.

Pustulosis acuta generalisata (Diaz u. Provost 1973)

Auch im Rahmen einer Vasculitis leukocytoclastica kann es zu einer generalisierten, nichtinfektiösen Pustulose kommen. Im deutschen Schrifttum haben *Braun-Falco et al.* (1972) kürzlich einen typischen Fall dieser Art beschrieben. Histologie und Elektronenmikroskopie zeigen intraepidermale Pusteln, die mit einer Vasculitis leukocytoclastica im oberen Korium einhergehen. Ätiopathogenetisch werden arzneimittel und/oder infektallergische Mechanismen diskutiert.

Bei den erwähnten sechs Krankheitsbildern treten Pusteln obligat auf, weshalb man sie als Pustulosen im engeren Sinne bezeichnen sollte. Nichtinfektiöse Pusteln können aber auch fakultativ auftreten, wie z. B. bei Arzneimittelexanthemen, Dermatitis toxica, Halogenodermen, Histiocytosis X, Mycosis fungoides, Necrolytic migratory erythema, sowie Pemphigus vegetans. Es würde den Rahmen dieser Übersicht sprengen, wenn hier auch das histologische Substrat der Pustulosen im weiteren Sinne besprochen würde. Sie werden sowohl klinisch als auch histologisch von der Grundkrankheit dominiert.

Zusammenfassung

Besprechung der Histopathologie der nichtinfektiösen Pustulosen im engeren Sinne. Es zeigt sich, daß insbesondere die spongiforme Pustel bei Krankheiten verschiedener Genese vorkommt. Aber auch die subkornealen und übrigen intraepidermalen Pusteln sind nicht pathognomonisch für spezielle Dermatosen. Der Autor kommt zum Schluß, daß es histologisch verschiedene nichtinfektiöse Pustulosen gibt, die aber nur zusammen mit dem klinischen Bild sicher einer bestimmten Dermatose zugeordnet werden können.

Literatur

1. Andrews GC, Machacek GF (1935) Pustular bacterids of the hand and feet. Arch Dermatol Syph 32:837
2. Ayres S Jr, Ayres S III (1958) Pyoderma gangrenosum with an unusual syndrome of ulcers, vesicles, and arthritis. Arch Dermatol Syph 77:269
3. Braun-Falco O, Luderschmidt C, Maciejewski W, Scherer R (1978) Pustulosis acuta generalisata. Hautarzt 29:371
4. Diaz LA, Provost TT (1973) Pustular necrotizing angiitis. Arch Dermatol 108:114
5. Grosshans E (1978) Histopathologie der cutanen Syphilisformen und der übrigen Spirochätosen. In: Doerr W, Seifert G, Uehlinger E (Hrsg) Spezielle pathologische Anatomie, Bd 7/1, 2 Aufl Springer, Berlin Heidelberg New York
6. Kogoj F (1938) Die spongiforme (schwammige) Pustel. Dermatol Wochenschr 107:1485
7. Lampe P, Undeutsch W (1972) Cytochemische Untersuchungen zur Morphogenese des pustulösen Bacteriids. Arch Dermatol Forsch 244:550
8. Metz J, Schröpl F (1970) Elektronenmikroskopische Untersuchungen bei subcornealer pustulöser Dermatose. Arch Klin Exp Dermatol 236:190
9. Ofuji S, Ogino A, Horio T, Ohsako T, Uehara M (1970) Eosinophilic pustular folliculitis. Acta Derm Venereol (Stockh) 50:195
10. Percival GA (1957) Pyoderma gangrenosum: The histology of the primary lesion. Br J Dermatol 69:130
11. Rupec M (1970) Zur Ultrastruktur der spongiformen Pustel. Arch Klin Exp Dermatol 239:30
12. Saruta T, Nakamizo Y (1980) Eosinophilic pustular folliculitis. J Dermatol (Tokyo) 7:239
13. Sneddon IB, Wilkinson DS (1956) Subcorneal pustular dermatosis. Br J Dermatol 68:385

Prof. Dr. med. U. W. Schnyder,
Dermatologische Klinik,
Gloriastr. 31,
CH-8091 Zürich

Epidermolytische Reaktionen

K. Wolff, Innsbruck

Nach der Klassifikation von Schnyder [38] stellen epidermolytische Reaktionen dermoepidermale Kontinuitätstrennungen dar. Lichtmikroskopisch manifestieren sie sich durchweg als subepidermale Blasenbildungen, die primär dann zustandekommen, wenn die dermoepidermale Junktionszone zur Zielstruktur des pathologischen Geschehens wird; sekundär entstehen sie als nicht unbedingt gesetzmäßige Folge primär dermaler oder epidermaler Krankheitsvorgänge und stellen daher vielfach lediglich die letzte gemeinsame Wegstrecke einer Reihe unterschiedlicher Prozesse dar. Wie aus Tabelle 1 hervorgeht, umfassen sowohl primär- als auch sekundär-epidermolytische Reaktionen ein ganzes Spektrum ätiologisch und pathogenetisch heterogener

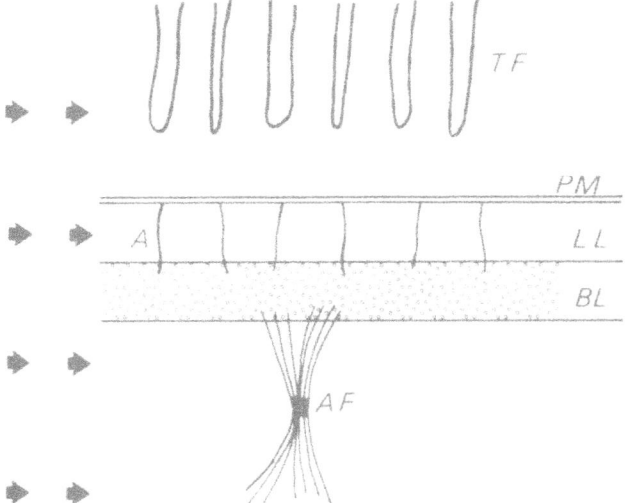

Abb. 1. Schematische Darstellung der dermoepidermalen Junktion. Zwischen der basalen Plasmamembran der Basalzelle (PM) und der Basallamina (BL) die von Ankerfibrillen (A) überquerte Lamina lucida (LL). Die Basallamina ist durch Ankerfilamente (AF) im Korium verankert. TF: Tonofilamente der Basalzelle. Die Pfeile zeigen die verschiedenen Niveaus dermoepidermaler Trennung an

Tabelle 1. Störungen dermoepidermaler Kohärenz

Primär	*Sekundär*
Pemphigoidgruppe	E. multiforme
Herpes gestationis	Fixes Arzneimittelexanthem
Dermatitis herpetiformis	Toxische Epidermonekrolyse
Epidermolysis bullosa	Lupus erythematosus
(hereditäre mechanobullöse	
Dermatosen)	Porphyria cutanea tarda
u. a.	Lichen sclerosus
	u. a.

Tabelle 2. Störungen dermoepidermaler Kohärenz

Intraepidermal (epidermolytisch): Basalzellen
   Beispiele: Epidermolysis bullosa simplex, E. multiforme, Lupus erythematosus u. a.
Junctional: Lamina lucida
   Beispiele: Junctionale Epidermolysis bullosa, Pemphigoid, Herpes gestationis u. a.
Intradermal (dermolytisch): Papillarkörper
   Beispiele: Dermolytische Epidermolysis bullosa, Dermatitis herpetiformis, E. multiforme, Penicillamin, Epidermolysis bullosa acquisita u. a.

und voneinander unabhängiger Vorgänge. Dermoepidermale Kontinuitätstrennungen können mit und ohne Entzündung einhergehen, sie können unter Erhaltung der morphologischen Struktur der dermoepidermalen Grenze ablaufen oder diese völlig zerstören. Da auch innerhalb einer definierten Dermatose häufig mehrere dieser Variationsmöglichkeiten beobachtet werden können, ist die Tatsache einer dermoepidermalen Blasenbildung allein von nur begrenztem diagnostischen Wert.

Eine dermoepidermale Blasenbildung kann entweder durch Zytolyse der epidermalen Basalzellen zustandekommen oder auf eine Kontinuitätstrennung im Bereich der Lamina lucida des Basalmembrankomplexes [10] bzw. auf dermolytische Prozesse im oberen Korium zurückzuführen sein (Abb. 1). Dementsprechend kann man zwischen epidermolytischen (intraepidermalen), junktionalen (Lamina lucida) und dermolytischen (intradermalen) Reaktionen unterscheiden – lichtmikroskopisch präsentieren sich alle drei Reaktionsmuster dem Betrachter meist als subepidermale Blase.

Wie Tabelle 2 zeigt, ist eine ätiologisch oder pathogenetisch orientierte Klassifizierung auch in Bezug auf den feingeweblichen Ort der Kontinuitätstrennung

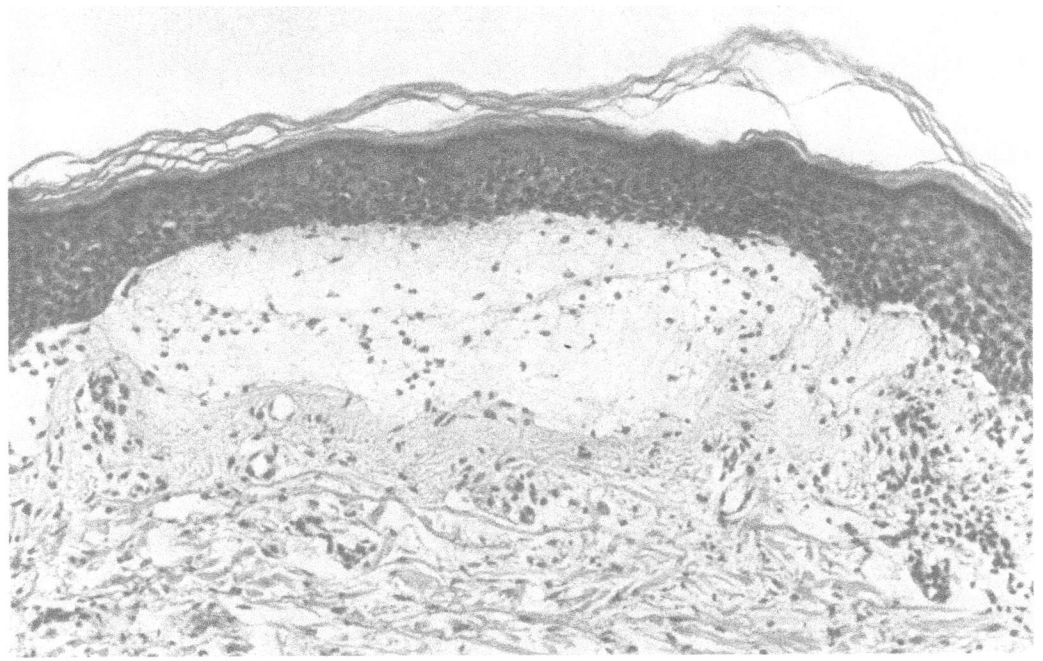

Abb. 2. Subepidermale Blasenbildung bei bullösem Pemphigoid. Der Papillarkörper teilweise in seiner Struktur erhalten. Im Korium vorwiegend perivaskulär ein schütteres entzündliches Infiltrat, Polymorphkernige und Rundzellen sowie Fibrin im Blasenlumen. Lichtmikroskopisch ist die Blase subepidermal, elektronenmikroskopisch entspricht sie einer junktionalen Separation

nicht möglich. Einige Beispiele dermoepidermaler Kontinuitätstrennung seien im folgenden angeführt.

Beim *bullösen Pemphigoid* findet sich histologisch das klassische Bild einer subepidermalen Blase, also einer glatten dermoepidermalen Trennung (Abb. 2); die Konturen des Papillarkörpers bleiben meist erhalten, in atrophischer Haut oder in älteren Läsionen können sie jedoch ausgewalzt erscheinen. In frischen Läsionen ist die Epidermis intakt, das Blasenlumen enthält häufig Fibrin, eine unterschiedliche Zahl neutrophiler Leukozyten, Eosinophilen und Lymphozyten. Die Variationsbreite bullöser Reaktionen beim Pemphigoid umfaßt Blasenbildungen, die auffallend entzündungsarm erscheinen, und Reaktionen, bei denen sowohl das Blasenlumen als auch der Blasenboden von einem dichten entzündlichen Infiltrat durchsetzt sind [1]. Selbst die für Dermatitis herpetiformis typischen papillären Mikroabszesse können gelegentlich beobachtet werden. Elektronenmikroskopisch erfolgt die Blasenbildung junktional, d. h. es kommt im Bereich der Lamina lucida zu einer glatten Trennung zwischen Epidermis und Basallamina [9]. In der Junktionszone finden sich Immunglobulinablagerungen (IgG) und Komplementkomponenten in linearer Anordnung [7, 30], immunelektronmikroskopisch sind diese im Bereiche der Lamina lucida nachweisbar [27], d. h. in jener Ebene, in der auch die Spalt- und damit Blasenbildung erfolgt; zwischen den beim bullösen Pemphigoid im Serum nachweisbaren Antibasalmembran-Autoantikörpern und der intralaminären Spaltbildung läßt sich pathogenetisch insofern ein Zusammenhang herstellen, als angenommen werden kann, daß durch in vivo-Bindung dieser Autoantikörper an antigene Strukturen und Komplementfixation in der Lamina lucida Strukturen zerstört werden, die für die dermoepidermale Kohärenz verantwortlich sind [29]. Die Histologie allein ist für die Diagnose „bullöses Pemphigoid" nicht ausreichend, sie bedarf einer Ergänzung durch zusätzliche Befunde (Tabelle 3).

Tabelle 3. Bullöses Pemphigoid

Histologie: Subepidermale Blase
Elektronenmikroskopie: Junctional
Immunfluoreszenz: IgG, C3
Serum: Anti-Basalmembranantikörper (IgG)

Im Prinzip lassen sich diese Phänomene bei allen Pemphigoidvarianten nachweisen, wenngleich beim vernarbenden Pemphigoid (vernarbendes Schleimhautpemphigoid und vernarbendes Pemphigoid vom Typ Brunsting-Perry) zirkulierende Antibasalmembran-Antikörper nicht immer gefunden werden können [26, 29]. Auch erscheint bei letzterem die Basallamina elektronenmikroskopisch häufig zerstört, eigener Erfahrung nach stellt dies jedoch ein Sekundärphänomen dar.

Auch beim *Herpes gestationis* manifestiert sich die Blasenbildung als subepidermale Blase, die als multilokuläre Mikrovesikulation im Bereich der Junktionszone beginnt (Abb. 3). In den Anfangsstadien lassen sich hier jedoch häufig spongiotische Veränderungen in der Epidermis nachweisen, auch ist die Infiltration mit Leukozyten und Lymphozyten, vor allem aber Eosinophilen, wesentlich ausgeprägter. Elektronenmikroskopisch erfolgt die Spaltbildung ebenfalls junktional, immunfluoreszenzmikroskopisch läßt sich in der Junktionszone immer Komplement und gelegentlich IgG (bandförmiges Muster) nachweisen [31]. Immunelektronenmikroskopisch sind die Komplement- und Immunglobulinablagerungen wie beim Pemphigoid auf die Lamina lucida beschränkt [25]. Im Serum dieser Patienten findet sich ein komplementbindender IgG-Antikörper (HG-Faktor), der mittels der indirekten Immunfluoreszenz nachgewiesen werden kann [31], und es ist daher durchaus denkbar, daß der Herpes gestationis eine in der Schwangerschaft vorkommende oder hormonell präzi-

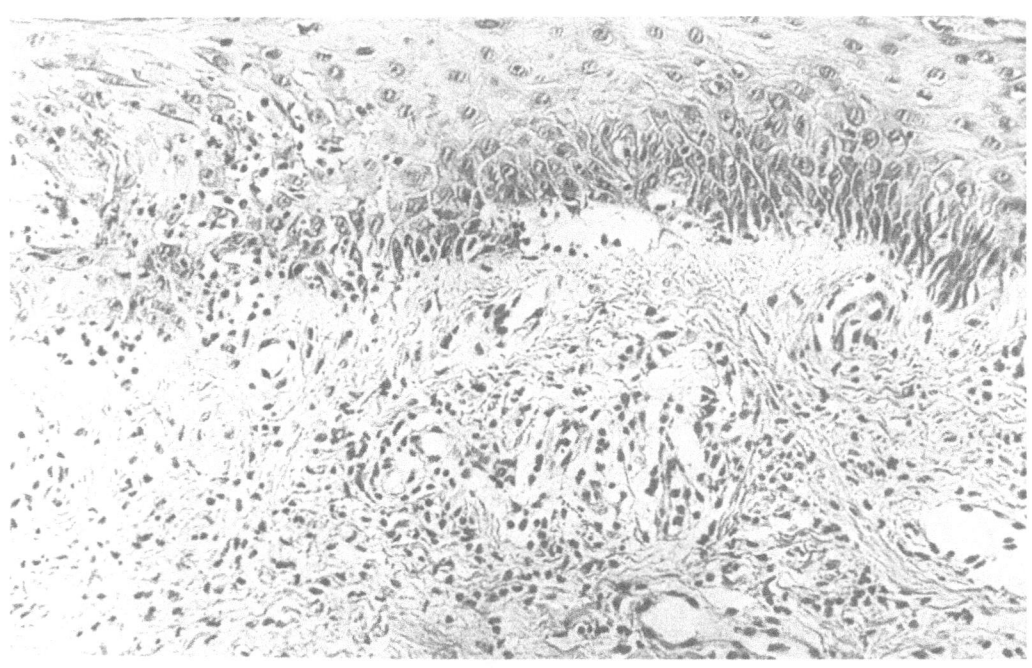

Abb. 3. Beginnende subepidermale Blasenbildung durch Mikrovesikulation an der dermoepidermalen Grenze bei Herpes gestationis. Daneben Spongiose und Exozytose. Lichtmikroskopisch scheint die Hohlraumbildung bereits intraepidermal zu liegen, elektronenmikroskopisch entspricht auch diese Blasenbildung einer junktionalen Kontinuitätstrennung

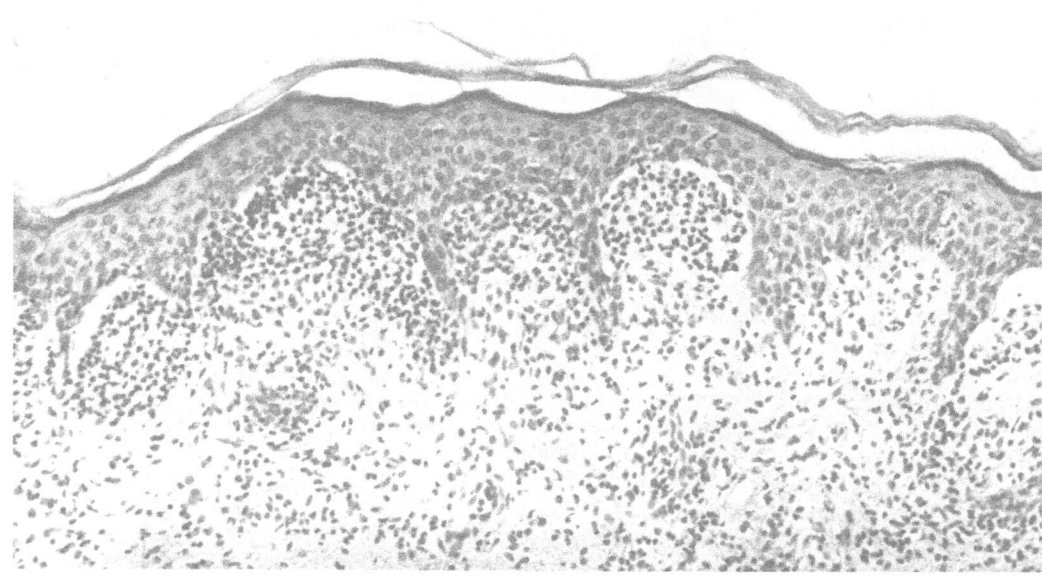

Abb. 4. Beginnende subepidermale Hohlraumbildung und papilläre Mikroabszesse bei Dermatitis herpetiformis. Im Gegensatz zu Abb. 2 und 3 liegt das Niveau der Spaltbildung elektronenmikroskopisch hier intradermal, es liegt also eine dermolytische Kontinuitätstrennung vor

pitierte Sonderform des bullösen Pemphigoids repräsentiert (Tabelle 4).

Auch bei der *Dermatitis herpetiformis* liegt bei ausgeprägten bullösen Effloreszenzen die Spaltbildung lichtmikroskopisch subepidermal, in frischen Läsionen ist jedoch der Pierardsche Mikroabszeß für diese Dermatose typisch: eine dichte leukozytäre Anschoppung in den Papillenspitzen, in deren Bereich es zu einer hochgradigen Ödematisation und anschließend zu einer Kontinuitätstrennung zwischen Papillenkuppen und dem darüber liegenden Epithel kommt (Abb. 4). Wie beim Pemphigoid bleibt die Struktur des Papillarkörpers vorerst erhalten, allerdings findet sich im Korium meist ein wesentlich dichteres, vorwiegend perivaskuläres Infiltrat aus Polymorphkernigen, Rundzellen und histiozytären Elementen, gelegentlich wird auch eine Leukozytoklasie beobachtet.

Granuläre IgA-Ablagerungen und C3 in den Papillenspitzen sind für diese Dermatose typisch und beweisend [32]; elektronenmikroskopisch liegen sie unterhalb der Basallamina in enger räumlicher Assoziation zu den hier gelegenen Mikrofibrillen [41]. Die Spalt- und Hohlraumbildung erfolgt in diesem Bereich, d.h. sie liegt in den obersten Schichten des Koriums, so daß die lichtmikroskopisch subepidermal erscheinende Blase eigentlich einer dermolytischen Kontinuitätstrennung entspricht. Pathogenetisch kommt es wahrscheinlich über die in den Papillenspitzen gelegenen IgA-Komplexe zur Aktivierung des alternativen Wegs der Komplementkaskade, zur Attraktion von Leukozyten und in weiterer Folge zur Gewebszerstörung und Hohlraumbildung. Zusätzliche wichtige diagnostische Phänomene bei der Dermatitis herpetiformis (Tabelle 5) sind die bekannte Assoziation mit einer glutensensitiven Enteropathie [32], das Fehlen zirkulierender Antibasalmembran-Antikörper, sowie eine hochsignifikante Assoziation mit den Transplantationsantigenen HLA-B8, HLA-DW3 und den sogenannten GSE/DH-assoziierten B-Zell-An-

tigenen [32]. Hingegen können bei nur 25% der Fälle zirkulierende IgA-Immunkomplexe im Serum nachgewiesen werden [18], eine große pathogenetische Bedeutung kommt ihnen offenbar nicht zu.

Bei einer Sonderform der Dermatitis herpetiformis, die klinisch und histologisch von der eben besprochen Variante nicht abzutrennen ist, kommt es zur Ablagerung von IgA in linearer Form im Bereich der dermoepidermalen Grenze, und zwar entweder in der Lamina lucida oder intradermal, unterhalb der Basallamina [42]. Bei einzelnen Fällen dieser sogenannten „linearen" Dermatitis herpetiformis-Variante lassen sich auch zirkulierende Antibasalmembran-Antikörper vom IgA-Typ nachweisen [37, 43], ferner ist die Assoziation mit dem angeführten Transplantationsantigen HLA-B8 nicht gegeben [33]. Da beim „linearen" Morbus Duhring auch eine glutensensitive Enteropathie fehlt [33],

Tabelle 4. Herpes gestationis

Histologie: Subepidermale Blase, Spongiose, Eosinophile
Elektronenmikroskopie: Junctional
Immunfluoreszenz: C3 (IgG)
Serum: HG-Faktor (IgG)

Tabelle 5. Dermatitis herpetiformis

Histologie: Subepidermale Blase, papilläre Mikroabszesse
Elektronenmikroskopie: Dermolytisch
Immunfluoreszenz: IgA, C3 (granulär)
Serum: Anti-Reticulin-Antikörper, IgA-Immunkomplexe (25%)
Assoziierte Phänomene: Glutensensitive Enteropathie, HLA-B8, HLA-DW3; GSE/DH-assoziierte B-Zell-Antigene

stellt sich derzeit die Frage, ob diese Variante nicht überhaupt ein eigenes Krankheitsbild repräsentiert.

Wahrscheinlich lassen sich hier auch die histologisch nicht unterscheidbaren sogenannten Übergangsfälle zwischen Dermatitis herpetiformis und bullösem Pemphigoid einordnen [13, 14, 28]. Analog dazu soll kurz die sogenannte *chronische bullöse Dermatose des Kindesalters* [5, 15, 29], ebenfalls eine Dermatose mit subepidermaler Blasenbildung, erwähnt werden. Neben dem echten bullösen Pemphigoid und der Dermatitis herpetiformis gibt es im Kindesalter bullöse Eruptionen, bei denen weder zirkulierende Antikörper noch Immunglobuline im Gewebe nachgewiesen oder aber lineare IgA-Ablagerungen in der Junktionszone beobachtet werden können. Die Abgrenzung dieser bullösen Eruptionen ist auch deswegen gerechtfertigt, als die Dermatose dieser Kinder sehr häufig auf Sulfone oder Sulfapyridin allein nicht anspricht und erst auf zusätzliche Gaben von systemischen Kortikosteroiden eine klinische Besserung erkennen läßt.

Ein klassisches Beispiel für eine epidermolytische Blasenbildung, d.h. eine dermoepidermale Kontinuitätstrennung, stellt die Gruppe der *hereditären Epidermolysen* dar. Klinisch-genetisch läßt sich nach Schnyder und Anton-Lamprecht [3, 39] zwischen nichtvernarbenden und vernarbenden, autosomal dominanten, rezessiven und X-chromosomal rezessiven Typen unterscheiden, wobei insgesamt 14 verschiedene Sonderformen voneinander abgegrenzt werden können. Allen diesen Krankheitsbildern ist gemeinsam, daß sie bei lichtmikroskopischer Betrachtung durch subepidermale Blasen ohne nennenswerte entzündlichen Begleitreaktionen gekennzeichnet sind (Abb. 5). Nach dem feingeweblichen Niveau der Blasenbildung kann vereinfachend zwischen drei Gruppen, und zwar zwischen epidermolytischen (intraepidermalen), junktionalen und dermolytischen (intradermalen) Kontinuitätstrennungen unterschieden werden (Tabelle 6). Wenngleich schon lichtmikroskopisch nicht so selten der Verdacht auf den feingeweblichen Ort der Kontinuitätstrennung geäußert werden kann, ist es heute, vor allem aufgrund der Arbeiten von Pearson [35, 36], der Arbeitsgruppe von Schnyder und Anton-Lamprecht [3, 19–22] sowie Briggaman [4, 11], anerkannt, daß die elektronenmikroskopische Feststellung des feingeweblichen Niveaus der Spaltbildung bei den hereditären Epidermolysen eine conditio sine qua non darstellt. Bei den epidermolytischen Formen der Epidermolysis bullosa (z.B. Epidermolysis bullosa Köbner) erfolgt die Spaltbildung intraepidermal und zwar durch eine Zytolyse der Basalzellen [4, 35]; bei den

Tabelle 6. Epidermolysis bullosa (Vereinfachte Klassifikation nach dem Ort der Spaltbildung)

Sitz der Spaltbildung	Varianten
○ epidermolytisch (intraepidermal)	E.b. simplex
○ junktional (Lamina lucida)	E.b. junctionalis-Gruppe
○ dermolytisch (intradermal)	E.b. dystrophicans-Gruppe

Tabelle 7. Lokalisation antigener Strukturen in der dermoepidermalen Junktionszone

Antigen	Lokalisation
bP-Antigen (Antigen des bullösen Pemphigoids)	Lamina lucida (an der basalen Plasmamembran der Basalzelle)
Laminin	Lamina lucida
Typ IV-Kollagen	Basallamina (Lamina densa)

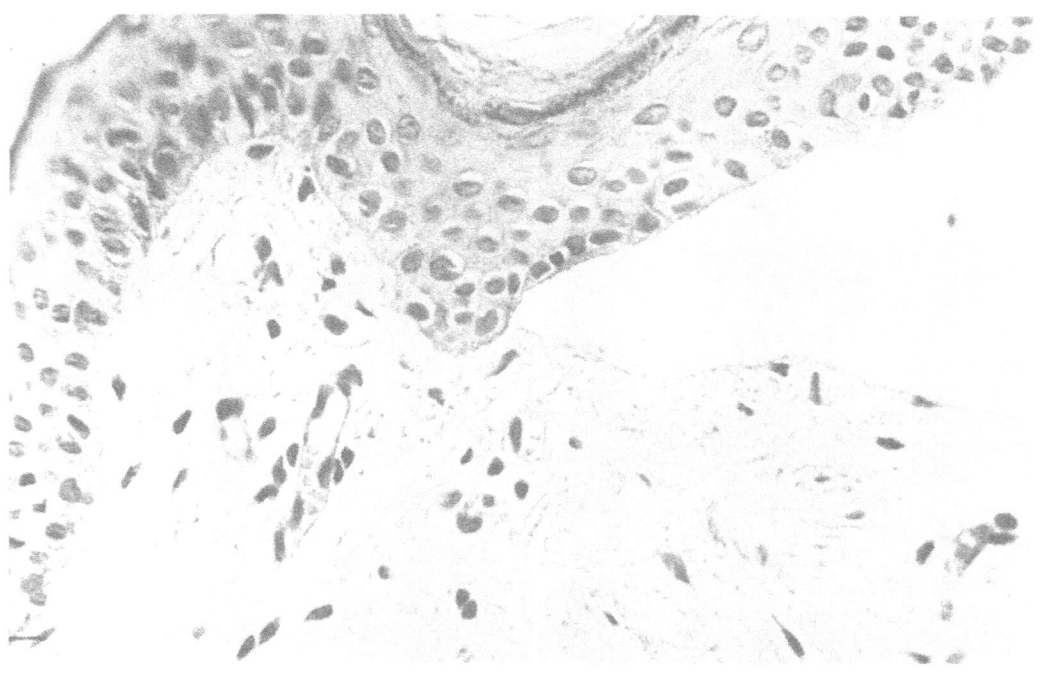

Abb. 5. Subepidermale Blase bei junktionaler Epidermolysis bullosa (generalisata mitis). Klassische dermoepidermale Trennung ohne Entzündung. Obgleich lichtmikroskopisch vermutbar, ist das junktionale Niveau der Blasenbildung mit Sicherheit nur elektronenmikroskopisch zu verifizieren

Variante	Typ-IV-Kollagen	Laminin	bP-Antigen
Epidermolytische E. b.	Blasenboden	Blasenboden	Blasenboden
Junctionale E. b.	Blasenboden	Blasenboden	Blasendach und Blasenboden
Dermolytische E. b.	Blasendach	Blasendach	Blasendach

Tabelle 8. „Antigen Mapping" bei Epidermolysis bullosa (E. b.)

junktionalen Formen geht die Kontinuitätstrennung durch die Lamina lucida [3, 36], während sie bei den dermolytischen Varianten innerhalb des Koriums unter der Basalmembran erfolgt [19, 22]. In letzter Zeit haben wir ein einfaches und rasch durchzuführendes Verfahren ausgearbeitet, das ohne den großen Aufwand elektronenmikroskopischer Untersuchungen die Feststellung des diagnostisch entscheidenden Niveaus der Spaltbildung zweifelsfrei auch lichtmikroskopisch gestattet [24]. Das Prinzip dieses sogenannten „antigen mapping" beruht darauf, daß spezifische antigene Strukturen im Bereich der dermoepidermalen Junktionszone (Tabelle 7) immunfluoreszenzmikroskopisch durch spezifische Antikörper geortet und mit dem Niveau der Spaltbildung korreliert werden (Tabelle 8). Feinere Charakteristika einzelner Untergruppen hereditärer Epidermolysen, die sich nur elektronenmikroskopisch erfassen lassen, z. B. das Fehlen von Hemidesmosomen oder von Ankerfibrillen [19–22], sind durch das „antigen mapping" natürlich nicht nachweisbar, doch ermöglicht diese Methode eine rasche und verläßliche Unterscheidung zwischen den drei Hauptreaktionenmustern epidermolytisch, junktional und dermolytisch.

Die überwiegende Mehrzahl epidermolytischer und damit dermoepidermaler Blasenbildungen tritt sekundär im Rahmen meist entzündlicher, gelegentlich aber auch degenerativer Prozesse auf. Diese sekundäre dermoepidermale Kontinuitätstrennung umfaßt ein breites Spektrum unterschiedlicher Dermatosen verschiedenster Ätiologie und Pathogenese. Erythema exsudativum multiforme, fixe Arzneimittelexantheme, das Lyell-Syndrom, Lichen planus, Lupus erythematodes und bullöse Reaktionen nach Insektenstichen sind ebenso hierher zu zählen wie Porphyria cutanea tarda, Lichen sclerosus u.a. Als Prototyp einer sekundärepidermolytischen Reaktion soll pars pro toto das *Erythema exsudativum multiforme* angeführt werden, bei dem das pathologisch-anatomische Substrat ebenso vielfältig sein kann wie das klinische Bild [2, 6, 34]. Zwei prinzipiell unterschiedliche Reaktionsformen können zwar voneinander unterschieden werden [34], doch sei betont, daß beide nebeneinander bei demselben Patienten vorliegen und auch ineinander übergehen können. Beim sogenannten dermalen Typ steht ein massives entzündliches Infiltrat im Korium im Vordergrund, begleitet von einem hochgradigen Ödem des Papillarkörpers, das sekundär zu einer Abhebung der Epidermis führt; die Blasenbildung kommt im Bindegewebe zustande und ist daher dermolytischer Natur. Gefäßwandveränderungen im Sinne einer Vaskulitis mit Leukozytoklasie, Immunkomplexen und Komplementablagerungen in den Gefäßen und zirkulierende Immunkomplexe werden bei diesem Typ häufig gefunden [12, 44]. Bei dem sogenannten epidermalen Typ ist die Epidermis massiv geschädigt, neben einem interzellulären Ödem kommt es zu nekrobiotischen Veränderungen nicht nur einzelner Epidermalzellen, sondern auch ganzer Epidermisabschnitte; durch Verflüssigung vor allem der Basalzellen entsteht ein Hohlraum oberhalb der Basalmembran und damit eine epidermolytische Blase, bei der noch relativ intakte Reteleisten zwischen bullös abgehobenem nekrobiotischem Epithel und Blasenboden zipfelig, bizarr ausgespannt erscheinen (Abb. 6). Wir finden beim Erythema exsudativum multiforme demnach sowohl dermolytische als auch epidermolytische Hohlraumbildungen, immer jedoch massive entzündlichzelluläre Veränderungen, reichlich Fibrin und Zeichen von primärem Zellschaden.

Fließende Übergänge ergeben sich zu den bullösen Formen der polymorphen Lichtdermatose, aber auch zu den blasigen Manifestationen fixer Arzneimittelexantheme und zur *toxischen epidermalen Nekrolyse*.

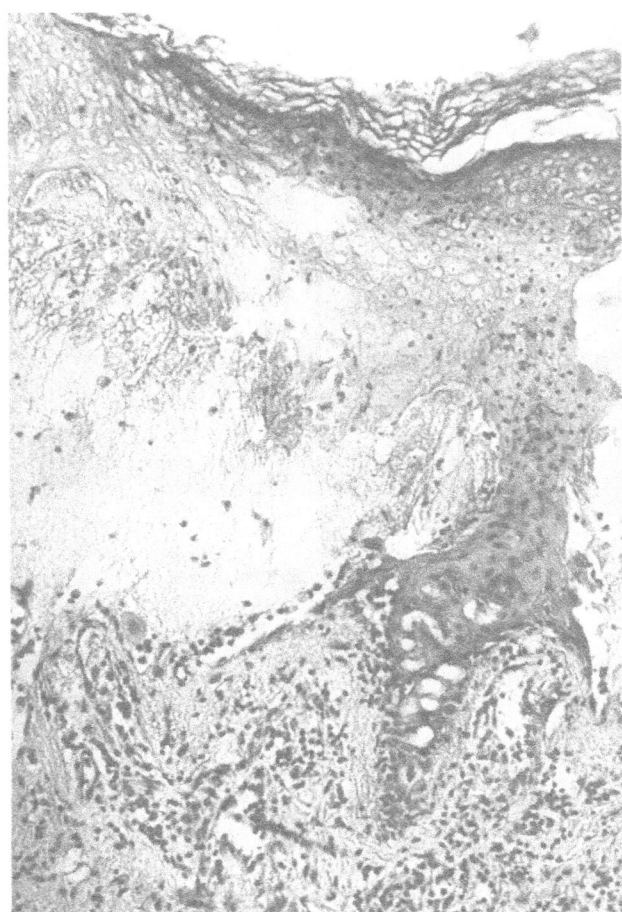

Abb. 6. Subepidermale Blasenbildung bei dem epidermalen Typ des Erythema exsudativum multiforme. Hier ist die Spaltbildung intraepidermal, vorwiegend im Stratum basale bei massiver Nekrolyse des Epithels; es liegt also eine (sekundär) epidermolytische Blasenbildung vor

Letztere ist in ihrer klassischen Form ebenfalls durch eine subepidermale Blase gekennzeichnet [8, 17], wobei die Epidermis von einzelnen nekrobiotischen Keratinozyten durchsetzt ist oder in toto nekrolytisch verändert erscheint [17]. Überraschenderweise sind bei diesem klinisch hochdramatischen Krankheitsbild im Korium nur geringfügige entzündliche Infiltrate vorhanden. Eine Abgrenzung gegenüber der staphylogenen Form der toxischen epidermalen Nekrolyse (SSS-Syndrom, Dermatitis exfoliativa Ritter von Rittershain) ist in jedem Fall leicht möglich, da es bei letzterer nie zu nekrobiotischen oder nekrolytischen Epidermalveränderungen, sondern zu einer subkornealen Hohlraumbildung durch Akantholyse im Stratum granulosum kommt [16].

Als Beispiel einer primär entzündlichen Veränderung im Bereich der dermoepidermalen Junktionszone, die nur ausnahmsweise zu epidermolytischer Blasenbildung führt, kann neben dem Lupus erythematodes der *Lichen planus* angeführt werden. Neben und als Folge des massiven entzündlichen Infiltrates im oberen Papillarkörper, das bis an die Epidermis heranreicht, kommt es bei letzterem zu nekrolytischen Veränderungen im Bereiche des Stratum basale, dadurch zu einem lichtmikroskopisch subepidermalen, elektronenmikroskopisch jedoch intraepidermalen, im Stratum basale gelegenen Spalt (Josefscher Raum), der bei starker Exsudation zu einer bullösen Läsion umgewandelt werden kann. In diesem Zusammenhang sei auf zwei in der neuen Literatur bekannten Fälle verwiesen, bei denen ein klassischer Lichen ruber planus in ein klinisch, histologisch und immunologisch typisches bullöses Pemphigoid überging [23, 40].

Die aufgezählten Beispiele sollen demonstrieren, daß der Haut für subepidermale, epidermolytische Blasenbildungen nur relativ wenige, stereotype Reaktionsmuster zur Verfügung stehen. Dies gilt vor allem für die primären dermoepidermalen Kontinuitätstrennungen, bei denen das histologische Bild allein nur selten als ausreichend diagnostisch angesehen werden kann. Auf eine synoptische Korrelation histologischer, immunologischer und elektronenmikroskopischer Befunde kann gerade bei diesen Reaktionen heute im Sinne einer funktionellen Betrachtungsweise nicht mehr verzichtet werden.

Literatur

1. Ackerman AB (1978) Histologic diagnosis of inflammatory skin diseases. Lea & Febiger, Philadelphia
2. Ackerman AB, Penneys NS, Clark WH (1971) Erythema multiforme exsudativum: Distinctive pathological process. Br J Dermatol 84:554
3. Anton-Lamprecht I, Schnyder UW (1979) Zur Ultrastruktur der Epidermolysen mit junktionaler Blasenbildung. Dermatologica 159:377
4. Bauer EA, Briggaman RA (1979) The mechanobullous diseases (epidermolysis bullosa). In: Fitzpatrick TB, Eisen AZ, Wolff K, Freedberg IM, Austen KF (eds) Dermatology in general medicine. Mc Graw-Hill, New York, pp 334–347
5. Bean SF, Jordon RE (1974) Chronic nonhereditary blistering diseases in children. Arch Dermatol 110:941
6. Bedi TR, Pinkus H (1976) Histopathological spectrum of erythema multiforme. Br J Dermatol 95:243
7. Beutner EH, Chorelski TP, Jordon RE (1970) Autosensitization in pemphigus and bullous pemphigoid. Thomas Springfield
8. Braun-Falco O (1970) Histopathologie des Lyell-Syndrom. In: Braun-Falco O, Bandmann HJ (Hrsg) Das Lyell-Syndrom. Huber, Bern Stuttgart Wien
9. Braun-Falco O, Rupec M (1967) Elektronenmikroskopische Untersuchungen zur Dynamik der Blasenbildung beim bullösen Pemphigoid. Arch Klin Exp Dermatol 230:1
10. Briggaman RA, Wheeler CE (1975) The epidermal-dermal junction. J Invest Dermatol 65:71
11. Briggaman RA, Wheeler CE (1975) Epidermolysis bullosa dystrophica-recessive: a possible role of anchoring fibrils in the pathogenesis. J Invest Dermatol 65:203
12. Bushkell L, Mackel SE, Jordon RE (1980) Erythema multiforme: direct immunofluorescence studies and detection of circulating immune complexes. J Invest Dermatol 74:372
13. Dabrowski J, Jablonska S, Chorzelski TP, Jarzabek-Chorzelska M, Maciejewski W (1977) Electron microscopic studies in dermatitis herpetiformis in relation to the pattern of immune deposits in the skin. Arch Dermatol Res 259:213
14. Dabrowski J, Chorzelski TP, Jablonska S, Krainska T, Jarzabek-Chorzelska M (1978) Ultrastructural localization of IgA in skin of a patient with mixed form of dermatitis herpetiformis and bullous pemphigoid. J Invest Dermatol 70:76
15. Esterly NB, Furey NL, Kirschner BS, Kretschmer RR, Septon RM (1977) Chronic bullous dermatosis of childhood. Arch Dermatol 113:42
16. Fritsch PQ (1975) Staphylogene toxische epidermale Nekrolyse. Teil 1. Krankheit und Symptomatik. Z Hautkr 59:477
17. Fritsch PO, Elias RM (1979) Toxic epidermal necrolysis. In: Fitzpatrick TB, Eisen AZ, Wolff K, Freedberg IM, Austen KF (eds) Dermatology in general medicine. McGraw-Hill, New York, pp 303–306
18. Hall RP, Lawley TJ, Beck JA, Katz SI (1980) IgA-containing circulating immune complexes in dermatitis herpetiformis, Henoch-Schönlein purpura, systemic lupus erythematosus and other diseases. Clin Exp Immunol 40:431
19. Hashimoto I, Anton-Lamprecht I, Gedde-Dahl T, Schnyder UW (1975) Ultrastructural studies in epidermolysis bullosa hereditaria. I. Dominant dystrophic type of Pasini. Arch Dermatol Forsch 252:167
20. Hashimoto I, Gedde-Gahl T, Schnyder UW, Anton-Lamprecht I (1976) Ultrastructural studies in epidermolysis bullosa hereditaria. II. Dominant dystrophic type of Cockayne and Touraine. Arch Dermatol Res 255:285
21. Hashimoto I, Gedde-Dahl T, Schnyder UW, Anton-Lamprecht I (1976) Ultrastructural studies in epidermolysis bullosa hereditaria. IV. Recessive dystrophic types with junctional blistering (infantile or Herlitz-Pearson type and adult type). Arch Dermatol Res 257:17
22. Hashimoto I, Schnyder UW, Anton-Lamprecht I, Gedde-Dahl T, Ward S (1976) Ultrastructural studies in epidermolysis bullosa hereditaria. III. Recessive dystrophic types with dermolytic blistering (Hallopeau-Siemens type and inverse type). Arch Dermatol Res 256:137
23. Hintner H, Tappeiner G, Hönigsmann H, Wolff K (1979) Lichen planus and bullous pemphigoid. Acta Derm Venereol [Suppl] (Stockh) 59:71
24. Hintner H, Stingl G, Schuler G, Fritsch P, Stanley J, Katz SI, Wolff K (im Druck) Immunofluorescent mapping of antigenic determinants within the dermo-epidermal junction in mechanobullous diseases. J Invest Dermatol
25. Hönigsmann H, Stingl G, Holubar K, Wolff K (1976) Herpes gestationis: Fine structural pattern of immunoglobulin deposition in the skin in vivo. J Invest Dermatol 66:389
26. Holubar K, Hönigsmann H, Wolff K (1973) Cicatricial pemphigoid: Immunofluorescent investigations. Arch Dermatol 108:50
27. Holubar K, Wolff K, Konrad K, Beutner EH (1975) Ultrastructural localization of immunoglobulins in bullous pemphigoid skin. Employment of a new peroxidase-antiperoxidase multistep method. J Invest Dermatol 64:220
28. Jablonska S, Chorzelski TB, Beutner EH, Maciejowska E, Rsesà G (1976) Dermatitis herpetiformis and bullous pemphigoid. Arch Dermatol 112:45

29. Jordon RE (1979) Bullous pemphigoid, cicatricial pemphigoid and chronic bullous dermatosis of childhood. In: Fitzpatrick TB, Eisen AZ, Wolff K, Freedberg IM, Austen KF (eds) Dermatology in general medicine. McGraw-Hill, New York, pp 318–323
30. Jordon RE, Beutner EH, Witebsky E, Blumenthal G, Hale WL, Lever EF (1967) Basement zone antibodies in bullous pemphigoid. JAMA 200:751
31. Jordon RE, Heine KG, Tappeiner G, Bushkell LL, Provost TT (1976) The immunopathology of herpes gestationis. Immunfluorescence studies and characterization of "HG factor". J Clin Invest 57:1426
32. Katz SI, Strober W (1978) The pathogenesis of dermatitis herpetiformis. Invest Dermatol 70:63
33. Lawley TJ, Strober W, Yaoita H, Katz SI (1980) Small intestinal biopsies and HLA types in dermatitis herpetiformis patients with granular and linear IgA skin deposits. J Invest Dermatol 74:9
34. Orfanos CE, Schaumberg-Lever G, Lever WF (1974) Dermal and epidermal types of erythema multiforme. A histopathologic study of 24 cases. Arch Dermatol 109:682
35. Pearson RW (1967) Epidermolysis bullosa, porphyria cutanea tarda und erythema multiforma. In: Zelickson AS (eds) Ultrastructure of normal and abnormal skin. Lea & Febiger, Philadelphia, pp 320–334
36. Pearson RW, Potter B, Strauss F (1974) Epidermolysis bullosa hereditaria letalis. Clinical and histological manifestations and course of the disease. Arch Dermatol 109:349
37. Pehamberger H, Konrad K, Holubar K (1977) Circulating IgA anti-basement membrane antibodies in linear dermatitis herpetiformis (Duhring): Immunofluorescence and immunoelectronmicroscopic studies. J Invest Dermatol 69:490
38. Schnyder UW (1978) Epidermolytische Bullosen. In: Schnyder UW (Hrsg) Spezielle pathologische Anatomie, Bd 7/1. Springer, Berlin Heidelberg New York, p 247
39. Schnyder UW (1978) Epidermolysis bullosa hereditaria (Ebh). In: Schnyder UW (Hrsg) Spezielle pathologische Anatomie, Bd 7/1. Springer, Berlin Heidelberg New York
40. Stingl G, Holubar K (1975) Coexistence of lichen planus and bullous pemphigoid. An immunopathological study. Br J Dermatol 93:313
41. Stingl G, Hönigsmann H, Holubar K, Wolff K (1976) Ultrastructural localization of immunoglobulins in dermatitis herpetiformis. J Invest Dermatol 67:507
42. Yaoita H, Katz SI (1976) Immunoelectron microscopic localization of IgA in skin of patients with dermatitis herpetiformis. J Invest Dermatol 67:502
43. Yaoita H, Katz SI (1977) Circulating IgA anti-basement membrane zone antibodies in dermatitis herpetiformis. J Invest Dermatol 69:558
44. Wuepper KD, Watson PA, Kazmierowski JA (1980) Immune complexes in erythema multiforme and the Stevens-Johnson syndrome. J Invest Dermatol 74:368

Prof. Dr. K. Wolff
Universitätsklinik für
Dermatologie u. Venerologie
Anichstr. 35
A-6020 Innsbruck

Palisadenzellartige Reaktionen

F. Weidner, Erlangen

Definition und Vorkommen

Unter palisadenzellartigen Reaktionen (p.R.) versteht man bestimmte knötchenförmige Entzündungen mit perizentral angeordneten, in ihrer Längsachse sozusagen palisadenartig aneinandergereihten Zellelementen.

Die p.R. beschränken sich auf die sog. „palisadenbildenden Granulome", d. h. im wesentlichen auf Granuloma anulare, rheumatisches und rheumatoides Knötchen, Necrobiosis lipoidica mit und ohne Diabetes mellitus [6]. Palisadenzellartiges Arrangement wird hierbei aber nicht generell angetroffen und ist bei der Necrobiosis lipoidica seltener als beim Granuloma anulare (Abb. 1). Überwiegend epitheloidzellig aufgebaute und riesenzellig-tuberkuloide sowie verschiedene exogen verursachte Fremdkörpergranulome lassen dieses Phänomen vermissen.

Zentrale Nekrobiosezone

Allen palisadenbildenden Granulomen gemeinsam ist eine fokale intradermale oder mehr subkutane fibrinoide Bindegewebsalteration, die man in frischen Stadien angesichts inkompletter Degradation als Nekrobiose bezeichnet und die in fortgeschrittenen Stadien bis zur totalen Koagulationsnekrose führt.

Im HE-Schnitt imponiert diese zentrale Zone durch verstärkt eosinophile Anfärbung von hyalin bis feinfibrillär strukturiertem Material, in welches vereinzelt basophile granuläre Reste untergegangener Bindegewebszellen eingestreut sind [3]. Im Zentrum der Nekrobiose-Areale sucht man vergeblich nach Gefäßstrukturen.

Palisadenzell-Lager und Gefäßzone

Das perizentrale Palisadenzell-Lager baut sich aus Histiozyten und interstitiell eingestreuten Fibroblasten auf [9, 10], während Epitheloidzellen als Bestandteile der palisadenbildenden Granulome in den Hintergrund treten. Die Kerne der Palisadenzellen sind, besonders bei ödematös aufgelockertem Zellinfiltrat, untereinander nicht immer streng parallel ausgerichtet, wenn sie auch

---

PALISADENZELL-REAKTION

Häufigkeit:
Granuloma anulare u. rheumatoides Knötchen (ca 25%)
> Necrobiosis lipoidica diabet.   > N. l. non diabet.

Aufbauender Zelltyp:
enzymat. aktive Histiozyten u. Fibroblasten

Nachweisbarkeit:
Kollagen-Degeneration mit Mucin
Epitheloid-, Riesen-, Plasmazellen eher selten

Abb. 1

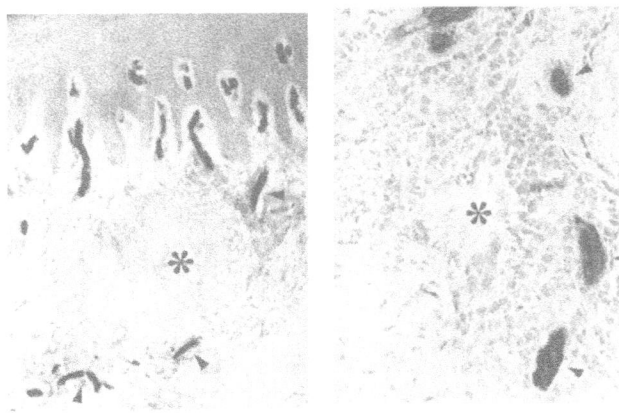

Abb. 2. Histochemie der alkalischen Phosphatase (n. Burstone) in arteriellen Endgefäß-Wandungen (◄) bei Granuloma anulare. ✳ = Zentrum des Granuloms. Links: mikroskopische Vergr. 20 ×. Rechts: mikroskopische Vergr. 80 ×

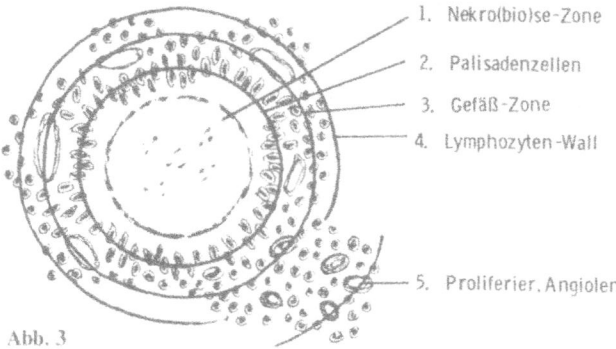

SCHEMA EINES PALISADEN-GRANULOMS

1. Nekro(bio)se-Zone
2. Palisadenzellen
3. Gefäß-Zone
4. Lymphozyten-Wall
5. Proliferier. Angiolen

Abb. 3

insgesamt eine um die Nekrobiose orientierte radiäre Anordnung erkennen lassen.

Die nach außen folgende Gefäßzone läßt sich durch histochemische Darstellung der alkalischen Phosphatase besonders deutlich markieren (Abb. 2). Zentrale Gefäße scheinen zu fehlen, doch ist zu bedenken, daß sich mit dieser Methode nur die Endothelien des arteriellen und nicht des venösen Endgefäßschenkels darstellen [14].

Obwohl die Infiltratzellen in einem histotopischen Bezug zum peripheren Gefäßring stehen, nehmen sie ihre Palisadenstellung nur auf der dem nekrobiotischen Areal zugewandten Seite ein, während sie auf der abgewandten Seite ungeordnet verteilt sind (Abb. 3).

Spezielle Untersuchungsergebnisse

Zum besseren Verständnis der p.R. soll zunächst auf weitere Besonderheiten des nekrobiotischen Areals eingegangen werden, um das sich die Palisadenzellen scharen (Abb. 4):

Histochemisch fallen Metachromasie mit Toluidinblau und positive Anfärbbarkeit mit Alcianblau im sauren pH-Bereich auf. Die sich darstellenden sauren Mukopolysaccharide erweisen sich als Hyaluronidase-labil [6], sind also mit Hyaluronsäure-Bestandteilen identisch. Zusätzlich findet man mit der Methode der direkten Immunfluoreszenz regelmäßig Fibrin eingelagert [4, 11, 15, 16]. Der Zelldetritus stellt sich fleckig PAS-positiv dar. Extrazelluläres Lipid findet sich je nach kutanem oder mehr subkutanem Sitz der Gewebsdestruktion in unterschiedlicher Quantität.

Wie insbesondere elektronenmikroskopische Untersuchungen zeigen, sind die Kollagenfaserbündel in der Nekrobiosezone je nach Art und Stadium des Granuloms mehr oder weniger stark hyalinisiert bis total denaturiert, beim Granuloma anulare i.a. noch gut in ihrem Profil erkennbar [3, 7, 18]. Die Elastika ist bei der Necrobiosis lipoidica i.a. weniger betroffen als beim Granuloma anulare (Tabelle) [6]. Muzin kann bei allen Palisadengranulomen im Zentrum nachgewiesen werden, ebenso Fibrin. Letzteres deckt sich mit eigenen immunfluoreszenzmikroskopischen Ergebnissen an 5 Fäl-

NEKROBIOSE-ZONE BEI PALISADEN-GRANULOMEN

HE: basophiles, granulär-fibrilläres Material
PAS: z.T. + (Zell-Debris)
Alcianblau pH 2,5: + (Hyaluronidase-labil)
Toluidinblau pH 2,8: Metachromasie
v. Gieson; elektronenmikroskop.: Kollagen mäßig denaturiert
Weigert: starker Elastica-Schwund
Direkte Immunfluoreszenz: Fibrin + (Ig, C'3 ∅)

Abb. 4

Tabelle 1. Granulome mit Palisadenzell-artiger Reaktion

	Granuloma anulare	rheumatoides Knötchen	Necrobiosis lip. diabeticorum
1. Nekrobiose-Zone:			
Kollagen	mäßig denaturiert	stark denaturiert	stark denaturiert
Elastica	stark denaturiert	denaturiert	weniger betroffen
Mucin	+++	+	++
Lipid	(+)	+	+
Fibrin	+	+++	++
2. Palisadenbildung:	++	++	+
3. Exsudat. u./oder prolif. Vaskulopathie:	+	++	++
4. Peripherie:			
Plasmazellen	∅	(+)	+
Riesenzellen	+	+	++
Hautetage:	obere-mittlere Dermis	Subcutis	tiefe Dermis-Subcutis

len von Granuloma anulare und 3 Fällen von Necrobiosis lipoidica. Im Unterschied zu Autoren der Mayo-Klinik [4, 16] fanden wir aber beim Granuloma anulare keine Immunglobuline und keine Komplementeinlagerungen in Gefäßwandungen, was mit elektronenmikroskopischen Ergebnissen von Wolff und Maciejewski [18] übereinstimmt, die zwar eine Endothelschwellung und Duplikation der Basallamina, jedoch keine vaskulitischen Defekte sahen. Freilich bleibt es gerade bei den granulomatösen Hautreaktionen problematisch, zur Klärung der Vaskulitis-Frage initiale Läsionen für die Untersuchung ausfinding zu machen.

Beim Granuloma anulare als Paradebeispiel eines Palisadengranuloms wird neuerdings auch eine allergischhyperergische Reaktion vom verzögerten Typ diskutiert, seit im Blut der Patienten vermehrt Lymphokine nachgewiesen wurden [16]. Diese Befunde wären allerdings eher mit dem Auftreten von Epitheloidzellgranulomen vereinbar [5] und widersprechen eigentlich dem Charakter der palisadenförmig angeordneten Zellelemente, die als enzymatisch aktivierte Makrophagen [17] lediglich eines phagozytären und keines spezifisch immunologischen Stimulus durch T-Lymphokine bedürfen [13].

Pathomechanismus

Die Pathogenese der Palisaden-Granulome stellt sich nach bisheriger Kenntnis folgendermaßen dar (Abb. 5):

Eine ätiologisch noch ungeklärte, angesichts der auffallenden akralen Streckseitenlokalisation möglicherweise durch banale mechanische Insulte provozierte fokale Bindegewebs-Nekrobiose mit Zeichen von proteolytischer Aktivität [16] hat eine Entmischung bindegewebiger Grundsubstanz [12] mit Freisetzung von Muzin (Hyaluronsäure) zur Folge. Dieses umgibt die verbliebenen Kollagenfibrillen [3]. Das regelmäßig nachweisbare Fibrin gelangt entweder durch im Zentrum nicht mehr erkennbare Kapillaren bzw. Venolen oder aber doch vom peripheren Gefäßring aus in das Nekrobioseareal. Jedenfalls ergeben sich nicht nur beim Rheumaknötchen und bei der Necrobiosis lipoidica diabeticorum Hinweise auf eine primäre, exsudative Vaskulopathie. Ob diese auf immunologisch-vaskulitischer Grundlage beruht [1], kann auch für das Granuloma anulare – trotz fehlender Beweise – nicht schlüssig widerlegt werden.

Ob die elektronenmikroskopisch und oft auch histologisch nachweisbaren proliferativ-obstruktiven Gefäßwandveränderungen der zirkulären Angiolen im Einzelfall primärer oder sekundärer Natur sind, bleibt offen. Der von kolloidalen Substanzen wie Muzin und Lipid ausgehende phagozytäre Reiz [5, 8] ist als pathogenetischer Trigger für die Palisadenbildung anzusehen [2, 6]. Auf diese Weise wird ein gerichteter Abtransport des Materials über die periphere Gefäßzone am ehesten ermöglicht. Da die Muzinbildung nicht mit dem Ausmaß der kollagenen Bindegewebsdestruktion und ihren Folgeerscheinungen (Atrophie, Ulzeration, Fibrose) schritthält, ist verständlich, warum die p. R. bei der Necrobiosis lipoidica diabeticorum nicht etwa häufiger beobachtet wird als beim Granuloma anulare oder beim rheumatoiden Knötchen.

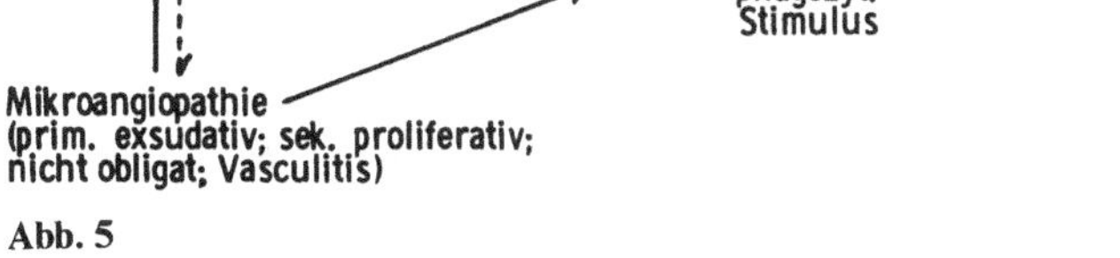

Literatur

1. Ackerman AB (1978) Histologic diagnosis of inflammatory skin diseases. Lea & Febiger, Philadelphia, pp 415–432
2. Beare JM, Wilson Jones E (1968) Necrobiotic disorders. In: Rook A, Wilkinson DS, Ebling FJG (eds) Textbook of dermatology. Blackwell, Oxford Edinburgh, pp 1353–1356
3. Charles CR, Cooper PH, Helwig EB (1977) The fine structure of granuloma annulare. Lab Invest 36:444–451
4. Dahl MV, Ullman S, Goltz RW (1977) Vasculitis in granuloma annulare: histopathology and direct immunofluorescence. Arch Dermatol 113:463–467
5. Epstein WL, Skahen JR, Krasnobrod H (1962) Granulomatous hypersensitivity to zirconium: Localization of allergen in tissue and its role in formation of epithelioid cells. J Invest Dermatol 38:223
6. Gray HR, Graham JH, Johnson WC (1972) Necrobiosis lipoidica diabeticorum and granuloma annulare. In: Graham JH, Johnson WC, Helwig EB (eds) Dermal pathology. Harper Row, Hagerstown New York Evanston, pp 417–422
7. Haustein UF (1976) Ultrastructure of granuloma annulare – Zur Ultrastruktur des Granuloma annulare. Dermatol Monatsschr 162:289–299
8. Hurley HJ, Shelley WB (1959) The colloidal state as a stimulus for nonallergic epitheloid granulomas: Experimental studies in man with pure sodium stearate and palmitate. J Invest Dermatol 33:203
9. Johnson WC (1972) Palisading and miscellaneous granulomas. In: Graham JH, Johnson WC, Helwig EB (eds) Dermal pathology. Harper Row, Hagerstown New York Evanstow, pp 423–432
10. Kerl H (1972) Knotige rheumatische Hautmanifestationen und ihre Differentialdiagnose. Z Haut Geschlechtskr 47:193–208
11. Kleinhans D, Knoth W (1977) Immunhistochemischer Fibrin-Nachweis beim Granuloma anulare. Arch Dermatol Res 258:231–234
12. Letterer E (1967) Die Morphologie der immunopathologischen Reaktionen. Grundsubstanz und Fasern. In: Büchner F, Letterer E, Roulet F (Hrsg) Handbuch der Allgemeinen Pathologie, Bd VII/2. Springer, Berlin Heidelberg New York pp 71–112
13. Müller-Hermelink KH (1980) Morphologische und zytochemische Aspekte der entzündungsbedingten Makrophagendifferenzierung. Seminar „Die Entzündung und ihre Zellen", Reisensburg/Günzburg, Sept. 1980
14. Sterry W, Steigleder GK, Neumann G (1980) Characterization of activity of alkaline phosphatase (AAP) in capillary endothelium of normal and psoriatic skin. Arch Dermatol Res 267:131–139
15. Ullman S, Dahl MV (1977) Necrobiosis lipoidica. An immunofluorescence study. Arch Dermatol 113:1671–1673
16. Umbert P, Winkelmann RK (1977) Histologic, ultrastructural, and histochemical studies of granuloma annulare. Arch Dermatol 113:1681–1686
17. Wilson Jones E (1969) The histopathology of granuloma annulare, necrobiosis lipoidica and rheumatoid nodule. In: Rook A, Wilkinson DS, Ebling FJG (eds) Textbook of dermatology. Blackwell, Oxford, pp 1356–1359
18. Wolff HH, Maciejewski W (1977) The ultrastructure of granuloma annulare. Arch Dermatol Res 259:225–234

Prof. Dr. Frank Weidner,
Dermatologische Univ.-Klinik,
Hartmannstraße 14,
D-8520 Erlangen

PATHOGENESE DER PALISADEN-GRANULOME

fokale Bindegewebs-Zellnekrose → Mucin Debris Fibrin → Palisadenzell-Reaktion
-Nekrobiose
phagozyt. Stimulus

Mikroangiopathie
(prim. exsudativ; sek. proliferativ;
nicht obligat; Vasculitis)

Abb. 5

Epitheloidzellige Reaktionen

G.-K. Steigleder und W. Sterry

Herkunft und Entstehung der Epitheloidzellen

Ziel unserer Abhandlung ist es, die gegenwärtigen Konzepte zur Herkunft, zu den Entstehungsbedingungen und zur Funktion der Epitheloidzellen darzulegen. Diese Konzepte wollen wir dann an den epitheloidzelligen Dermatosen erläutern und anwenden.

Der Begriff der Epitheloidzelle stammt aus der frühen lichtmikroskopischen Ära in der Mitte des vorigen Jahrhunderts [15]. Wegen ihres reichlichen Zytoplasmas sowie des engen Aneinanderrückens wurde dieser Zelltyp als Epitheloid-, manchmal auch als Endotheloidzelle bezeichnet. Die Ähnlichkeit mit den Zellen des Stratum spinosum zeigt Abb. 1. Ihre wichtigste Eigenschaft ist es, Gruppen zu bilden [3].

Woher stammen diese Zellen? Hierzu sind zahlreiche interessante Arbeiten vorgelegt worden [10, 13, 29]. Ein besonders elegantes Modell zur Klärung der Herkunft wurde von der Arbeitsgruppe um Spector entwickelt [19]. Man beobachtete, daß sich bei Mäusen nach subkutaner Implantation von Zellophanstreifen innerhalb von 7 Tagen fast reine Epitheloidzellpopulationen ausbilden. Gleiches geschieht, wenn in vitro Peritonealmakrophagen oder Blutmonozyten auf solche Zellophanstreifen gebracht werden. Bei ganzkörperbestrahlten Mäusen entstehen Epitheloidzellen in diesem System nur, wenn Knochenmark substituiert wird. Wegen dieser und zahlreicher anderer Befunde nehmen wir die in Abb. 2 dargestellte Abstammungssequenz der Epitheloidzellen an. Dieser Gedanke ist allerdings keineswegs völlig neu. Der Erste, der eine Abstammung vom Blutmonozyten annahm, war Elias Metschnikoff 1888 [18].

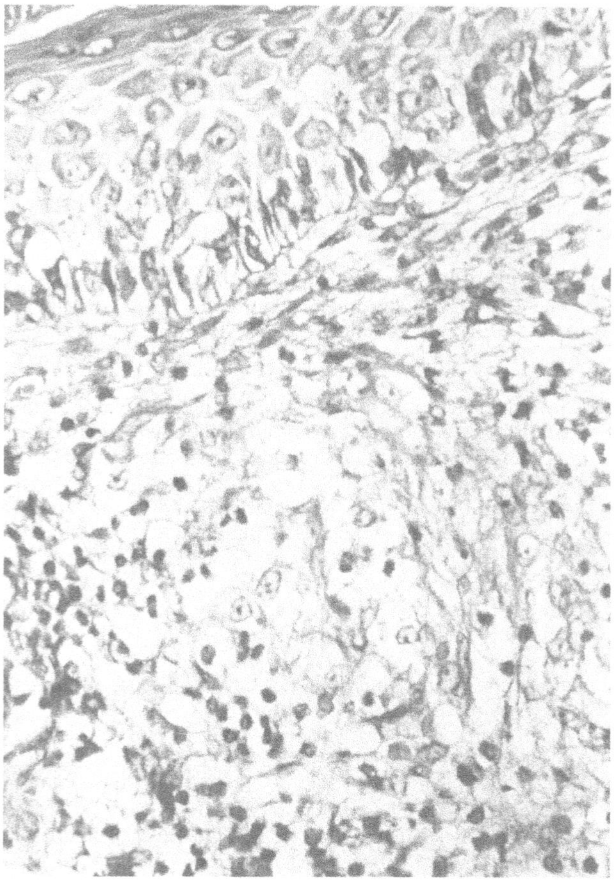

Epitheloidzellen finden wir meist im Infiltrat granulomatöser Erkrankungen. Während sie bei einigen obligat zum feingeweblichen Bild gehören, treten sie bei anderen Granulomen nur in Ausnahmefällen auf [12]. Dies hängt mit der unterschiedlichen Pathogenese der einzelnen Granulome und ihrer Beziehung zum immunologischen System zusammen [33] (Tabelle 1).

Nichtimmunologische Granulome bestehen feingeweblich aus diffusen Makrophagen- und Lymphozyteninfiltraten ohne Epitheloidzellen. Experimentell sind sie dadurch gekennzeichnet, daß auch nach mehrmaliger Exposition gegenüber der auslösenden Substanz die Reaktionsstärke unverändert bleibt. Eine vermehrte Reaktion bei erneutem Kontakt mit der auslösenden Substanz zeichnet immunologische Granulome aus. Sie sind meist durch zelluläre Immunität vermittelt: Als klassisches Beispiel hierfür steht die Tuberkulose. Nur bei immunologischen Granulomen treten Epitheloidzellen auf. Sie sind, im Gegensatz zu den nichtimmunologischen, von einem hohen Zellumsatz des Infiltrats gekennzeichnet [27].

```
Knochenmark-
stammzelle
    ↓
Monoblast
    ↓
Monozyt
    ↓
Makrophage,
Histiozyt
    ↓
Epitheloidzelle
```

Abb. 2. Abstammungssequenz der Epitheloidzelle

Abb. 1. Epitheloidzelliges Granulom unterhalb der Epidermis. Beachte die Ähnlichkeit der Epitheloidzellen mit den Zellen des Stratum spinosum. Lupus vulgaris. HE, ×250

Tabelle 1. Funktionelle Klassifikation der granulomatösen Entzündung (nach Warren 1976 [33])

Granulomatöse Entzündung	Beispiel
I. Immunologische Granulome	
– Zellvermittelt	Tuberkulöse
– Antikörpervermittelt	Schistosoma japonicum – Granulom
II. Nichtimmunologische Granulome	
– Inaktiv	Kunststoffimplantate
– Aktiv	Silikatgranulome

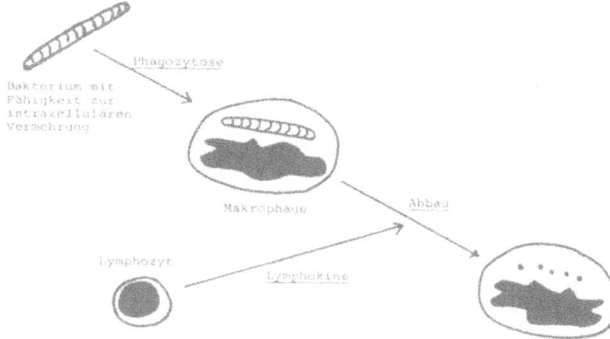

Abb. 3. Rolle der Lymphozyten beim Abbau von Bakterien mit der Fähigkeit zur intrazellulären Vermehrung

Die Ausbildung eines epitheloidzelligen Granuloms im Säugetierorganismus ist von verschiedenen Voraussetzungen abhängig. Die Versuchsanordnung von McGee et al. verdeutlicht dies [16]. Diese Autoren verwendeten Kaninchen mit und ohne BCG-Sensibilisierung. Dann führten sie intratracheal Tuberkuloprotein in löslicher und unlöslicher Form zu; zur Kontrolle diente unlösliches Albumin. Epitheloidzellige Granulome entstanden nur in der BCG-sensibilisierten Gruppe, und zwar nur bei den Tieren, die unlösliches Tuberkuloprotein erhalten hatten. Alle übrigen Reaktionen waren unspezifisch. Somit, so folgerten die Autoren, ist neben der immunologischen Erkennung des Antigens zusätzlich die lokale Antigenpersistenz zur Entstehung der epitheloidzelligen Reaktion erforderlich. Die chemische Natur des Antigens, etwa Lipid- oder Proteincharakter, ist in diesem Zusammenhang nicht von Bedeutung.

Schließlich muß noch eine dritte Voraussetzung erfüllt werden. Wie die Arbeitsgruppe um Spector zeigte, können sich Makrophagen, solange sie phagozytiertes, aber noch nicht abgebautes Material enthalten, nicht zur Epitheloidzelle umwandeln [20]. Erst nach weitgehendem Abbau oder nach Ausschleusung des Materials ist diese Umwandlung möglich. Die Fähigkeit zum Abbau von Bakterien mit der Potenz zur intrazellulären Vermehrung ist nicht von vornherein vorhanden, sondern wird offenbar durch Lymphokine vermittelt [19] (Abb. 3). Zusammenfassend sind also folgende Faktoren zur Entstehung von epitheloidzelligen Granulomen von Bedeutung: 1. Immunologische Antigenerkennung, 2. weitgehender Abbau in den Makrophagen und 3. lokale Antigenpersistenz.

Dermatohistopathologische epitheloidzellige Reaktionen

Die dermatohistopathologischen Reaktionen teilen wir nach ihrer Ätiologie in drei Gruppen ein: in infektiöse Granulome, Granulome durch Fremdkörper sowie Granulome unklarer Ätiologie.

Infektiöse epitheloidzellige Granulome

Die infektiösen epitheloidzelligen Granulome sind in Tabelle 2 zusammengefaßt. Als Schwerpunkt aus dieser Gruppe sei die Tuberkulose herausgegriffen, an der wir nun unsere theoretischen Vorbemerkungen anwenden und überprüfen wollen. Die Entwicklung des typischen tuberkuloiden feingeweblichen Bildes läßt sich an der BCG-Impfung verfolgen. In den ersten 14 Tagen herrschen neutrophile Granulozyten vor, die zusammen mit den Makrophagen die Erreger phagozytieren (Abb. 4). Erst nach dieser Zeit lassen sich zunehmend Lymphozyten beobachten, während die Neutrophilen allmählich verschwinden. Mit dem Markerenzym für T-Lymphozyten, der sauren Esterase, können wir zeigen, daß 75–90% dieser Lymphozyten thymusabhängig sind (Abb. 5). Frühestens nach der zweiten Woche treten die ersten Epitheloidzellen auf.

Das vollentwickelte Granulom der Tuberkulose zeigt eine klassische Dreiteilung: innen Nekrosezone, dann

Tabelle 2. Infektiöse epitheoidzellige Granulome

Mykobakterien	– Tuberkulose
	– Lepra
	– Schwimmbadgranulom
Andere Bakterien	– Lues
	– Tularämie
	– Bruzellose
Viren	– Epitheloidzellgranulome meist nur in Lymphknoten
Protozoen	– Leishmaniose
Pilze	– Nordamerikanische Blastomykose
	– Parkokzidioidomykose
	– Chromoblastose
	– Kokzidioidomykose
	– Sporotrichose

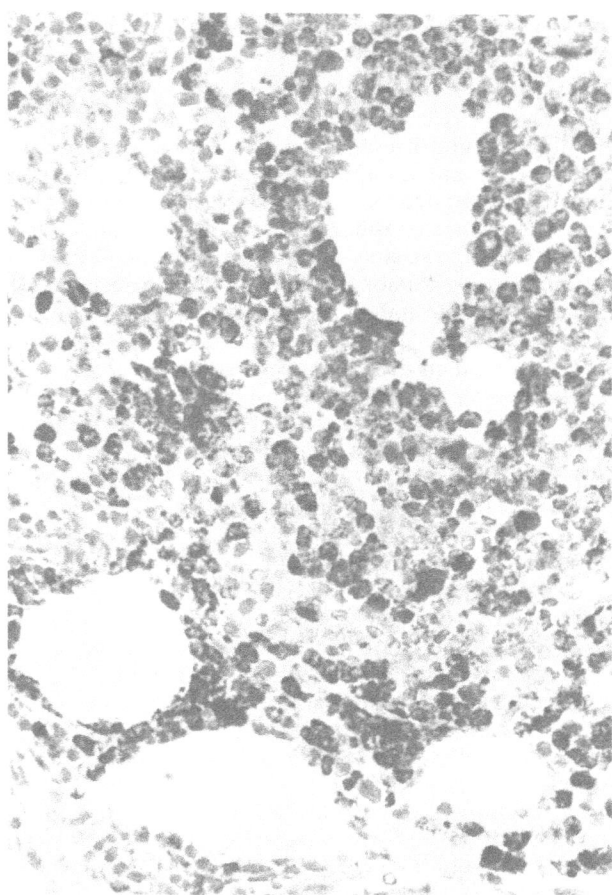

Abb. 4. BCG-Impfung, 17 d p.i. Im tiefen Korium zahlreiche Peroxidase-positive (schwarz) Granulozyten. ×100

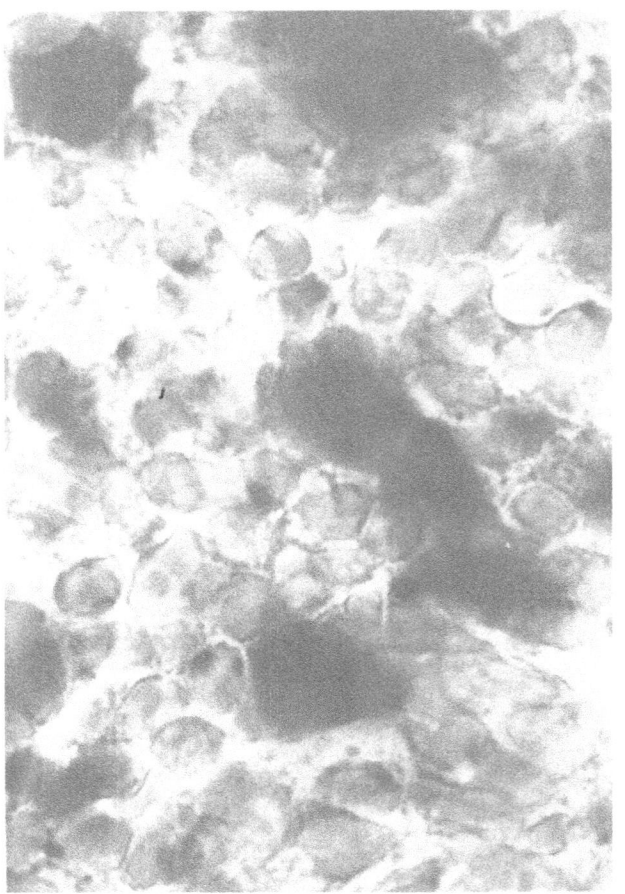

Abb. 5. BCG-Impfung. Infiltrat 27 d p.i. Makrophagen mit diffuser Reaktion und zahlreiche Lymphozyten mit granulärer Reaktion der sauren Esterase. ×250

Epitheloid- und Riesenzellen und außen ein Saum aus Monozyten und Lymphozyten (Abb. 6). Das Vorkommen der zentralen Nekrose ist aber nicht obligat und von der Resistenz abhängig [12]. Beim Lupus vulgaris zeigt das Infiltrat stets eine Affinität zum oberen Korium mit einer Zerstörung der Hautanhangsgebilde [1].

Viele Autoren halten die Epitheloidzelle für eine sekretorische Zelle [19, 26, 30, 32, 34, 35]. Als Hinweis dafür werden auch die vielen sogenannten Vesikel angeführt, die sich elektronenmikroskopisch nachweisen lassen. Diese als Vesikel oder Vakuolen bezeichneten Strukturen stammen aber nach unseren Untersuchungen beim Lupus vulgaris aus einer eigentümlichen Weiterentwicklung der Lysosomen. Diese Entwicklung spielt sich während der Reifung der Makrophagen zu Epitheloidzellen ab. Makrophagen zeigen eine rege Phagozytosetätigkeit; teilweise finden sich zahlreiche Erreger in Phagosomen, sowie alle Stufen ihres Abbaus in Phagolysosomen (Abb. 7a). Daneben scheinen einige Lysosomen mit oder ohne Erregeraufnahme an Größe zuzunehmen, wobei ihr dichter Inhalt immer weiter verdünnt wird (Abb. 7b). In Begleitung zu diesem Prozess beobachtet man eine zunehmende Zahl von Mitochondrien, die sich an den Zellpolen ansammeln (Abb. 8). Dies entspricht dem Bild der reifen Epitheloidzelle (Abb. 9). Im Endstadium treten die Lysosomen untereinander (Abb. 10a), aber auch mit Mitochondrien in Kontakt (Abb. 10b). Schließlich löst sich die Zelle auf.

Die Lepra verläuft, wie die Tuberkulose, in Abhängigkeit von der Fähigkeit des Individuums, sich mit den Mykobakterien auseinanderzusetzen. Die Primärläsion, Lepra indeterminata, ist histologisch unspezifisch [12]. Aus ihr entwickelt sich bei schwacher Resistenz die Lepra lepromatosa. Im mittleren und tiefen Korium liegt ein diffuses Infiltrat aus Makrophagen voller Mykobakterien. Diese Zellen werden als Virchow- oder Leprazellen bezeichnet. Ein Ausstrich aus den Läsionen enthalten massenhaft Mycobakterium leprae. Bei der lepromatösen Lepra ist also eine der Voraussetzungen zur Entstehung epitheloidzelliger Granulome, nämlich der Abbau des phagozytierten Materials, nicht erfüllt.

Bei hoher Resistenz entwickelt sich ein tuberkuloides Infiltrat, das nach Ridley und Joping [22] folgende Charakteristika aufweist: 1) Beteiligung der Epidermis mit Erosionen, 2) Fehlen einer freien subepidermalen Zone, 3) epitheloidzellige Granulome, 4) Granulome liegen um kutane Nerven und 5) keine säurefesten Stäbchen.

Auch bei verschiedenen systemischen Mykosen kommen in wechselnder Häufigkeit Epitheloidzellen im Infiltrat vor (s. Tabelle 2). Auf die epitheloidzelligen Reaktionen bei der Lues im Stadium II und III sowie bei der chronischen Leishmaniose kann in diesem Rahmen nicht eingegangen werden.

Epitheloidzellige Fremdkörpergranulome

Auf nahezu jeden Fremdkörper, der in die Haut gelangt, entwickelt sich ein entzündliches Granulom (Tabelle 3); das Fadengranulom mit seinen zahlreichen

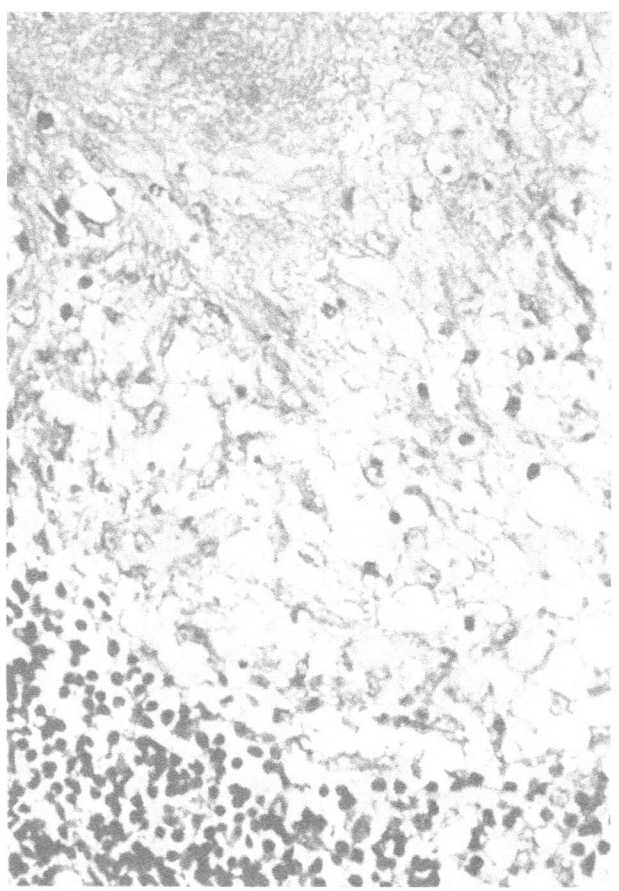

Abb. 6. Granulom bei Tuberkulose mit Nekrosezone (oben), Epitheloidzellen (Mitte) und Rundzellsaum (unten). Giemsa, ×100

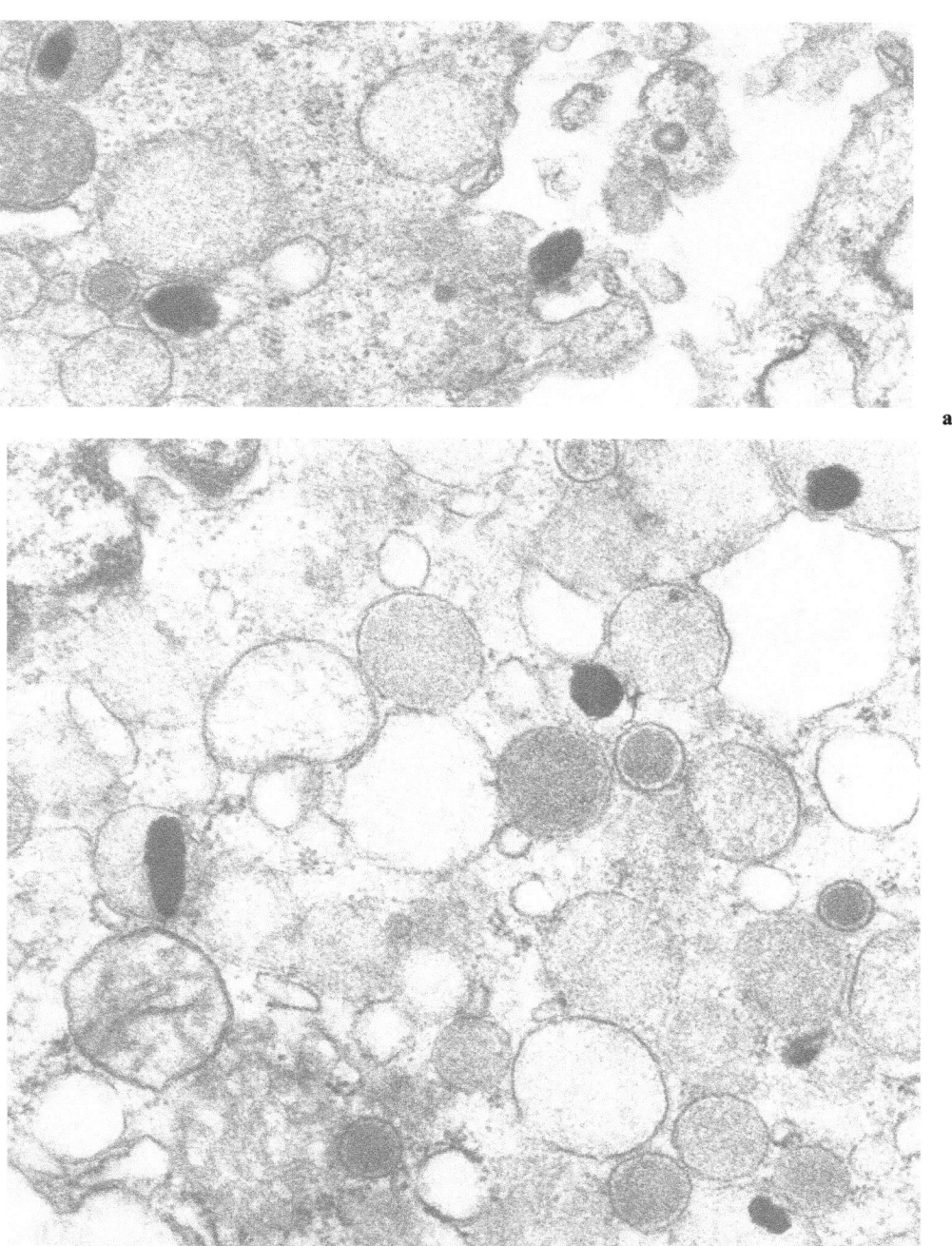

Abb. 7. a Erregeraufnahme durch Phagosomen (Mitte rechts) und Verschmelzung der Phagosomen mit primären Lysosomen (unten links) zu Phagolysosomen (oben links). Lupus vulgaris. ×19000. **b** Primäre Lysosomen in verschiedenen Größen. Mit dieser Größenzunahme scheint sich ihr Inhalt immer weiter zu verdünnen. Lupus vulgaris. ×19000

Tabelle 3. Fremdkörpergranulome

Nichtimmunologisch	Immunologisch
– Diffuses Infiltrat aus Makrophagen und Fremdkörperriesenzellen um das fremde Material	– Tuberkuloides Granulom, mit oder ohne Nekrose
– Lymphozyten und Plasmazellen	
– Hauttests negativ	– Intrakutan-Test: epitheloidzelliges Granulom

Makrophagen und Fremdkörperriesenzellen ist ein alltägliches Beispiel [33]. Nur bei prädisponierten Personen und bestimmten Substanzen kommt es in seltenen Fällen zu einer Sensibilisierung gegen das fremde Material; feingeweblich entwickelt sich ein tuberkuloides Granulom mit oder ohne zentrale Nekrose. Wird dieser Fremdkörper an einer anderen Stelle intrakutan in unlöslicher Form injiziert, so entsteht das gleiche histologische Bild. Epstein spricht daher von „granulomatöser Hypersensitivität" [3]. Folgende Substanzen lösen gelegentlich immunologische Fremdkörpergranulome aus: Zirkonium [4, 30], Silizium [5, 6], Beryllium [3, 17] und manche Tätowierungsstoffe [12].

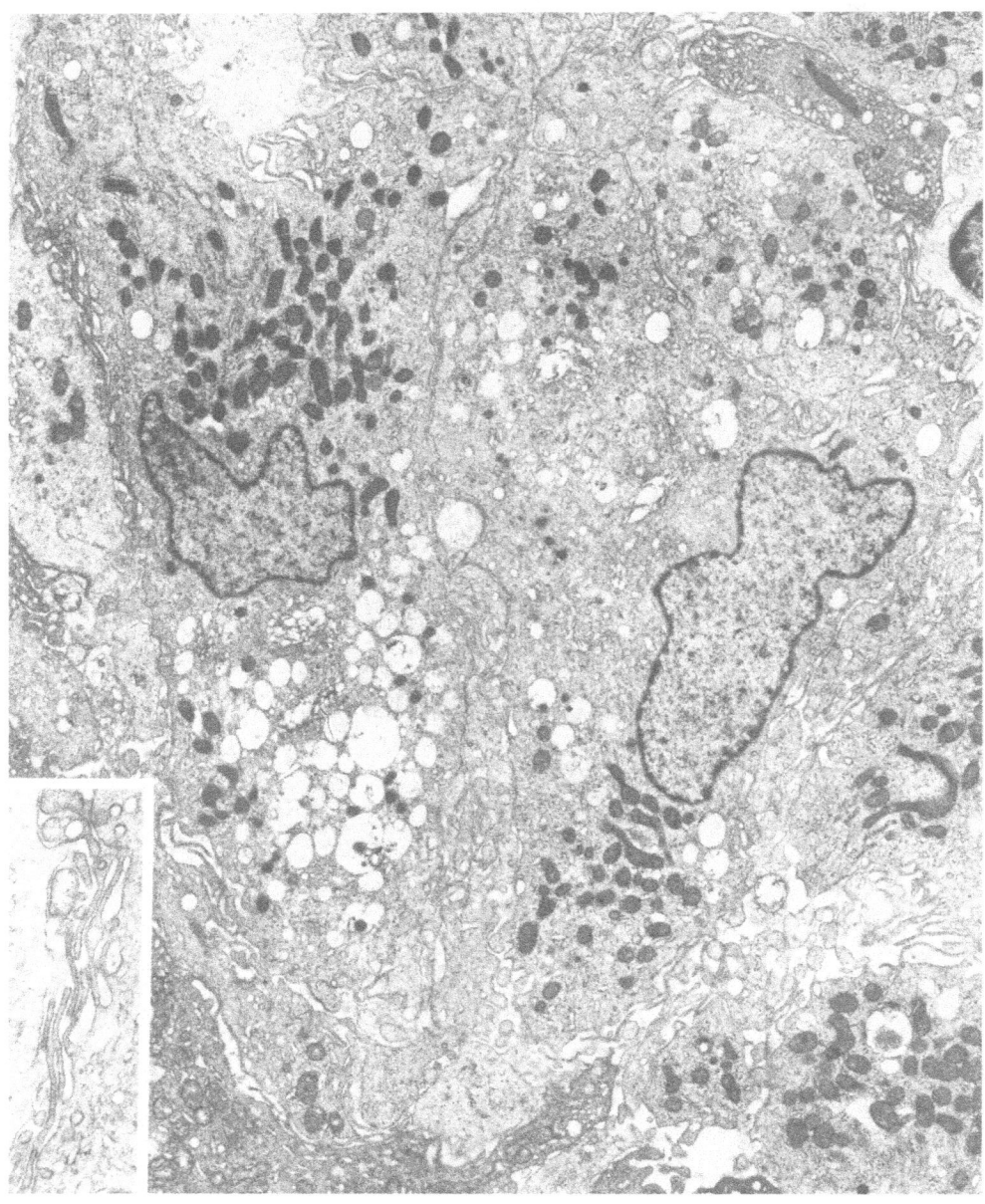

Abb. 8. Gruppe von ausgereiften Epitheloidzellen bei Lupus vulgaris. An den Zellpolen Ansammlung von dunklen Mitochondrien. In der Kernbucht ausgedehnter Golgi-Apparat. Beachte die Haufen weiterentwickelter Lysosomen. Inset: Mikrovillibildung der Zellmembran. ×8200 (Inset: ×18000)

Epitheloidzellige Granulome unbekannter Ätiologie

Die Zahl der Krankheiten unter der Überschrift „Granulome mit unbekannter Ätiologie" ist leider immer noch groß. Hierzu gehört auch die tuberkuloide Rosazea, bei der in der Umgebung von zugrundegehenden Haarfollikeln Granulome aus Epitheloid- und Riesenzellen auftreten. Nach unseren Untersuchungen weisen die Epitheloidzellen folgendes enzymzytochemisches Muster auf. Die Peroxidase-Reaktion ist negativ. Dagegen weisen sie, wie auch die Riesenzellen, eine kräftige Alpha-Naphthylazetat-Esterase und Naphthol-AS-azetat-Esterase-Reaktion auf (Abb. 11). Lysosomale Enzyme sind mit der sauren Phosphatase, einschließlich des tartratresistenten Typs (Abb. 12) und der Beta-Glukuronidase (Abb. 13) ebenfalls deutlich nachweisbar. Dieses enzymzytochemische Muster spricht ebenfalls für die Abstammung der Epitheloidzellen aus der Monozyten-Makrophagen-Reihe. Auch die Enzyme des Pentosezyklus, des Zitratzyklus sowie der Mitochondrien wurden in den Epitheloidzellen nachgewiesen und sind Zeichen der lebhaften metabolischen Aktivität dieser Zellen [33].

Die Sarkoidose zeigt beim Krankheitsbeginn, wie alle immunologischen Granulome, nur unspezifische histologische Veränderungen [23]. Erst nach einiger Zeit entstehen dann in fast allen Organen jene charakteristischen Granulome ohne Nekrose. Der Randsaum aus Monozyten [8] und Lymphozyten ist manchmal so spärlich, daß man von „nackten Tuberkeln" spricht (Abb. 14). Die umgebenden Lymphozyten sind zu 80% T-Lymphozyten [2]. Dies deckt sich mit unseren Werten beim BCG-Granulom. Eine gleichartige Histologie weist der positive Kveim-Test auf (Abb. 15) [28]. Histo-

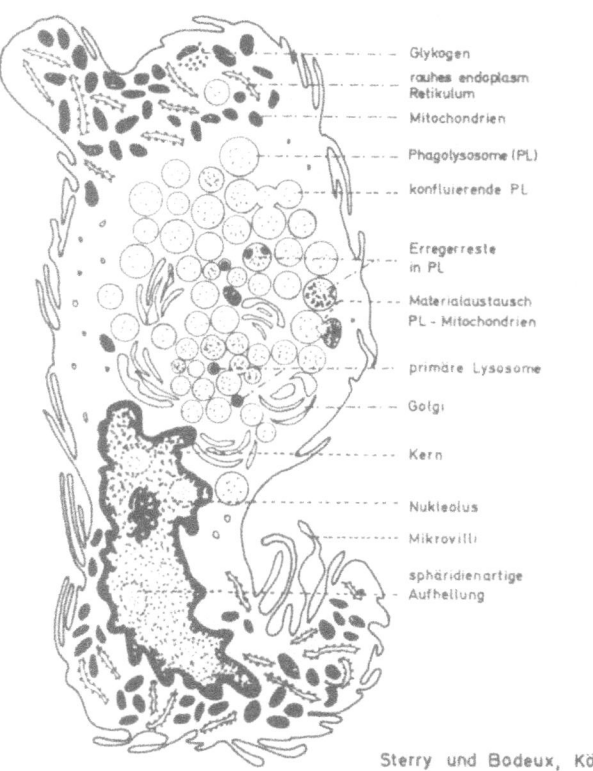

chemisch zeigen die Epitheloidzellen PAS-positive Einschlüsse und, wie Kalkoff nachwies, Ceroid [7, 9].

Die Enzymausstattung der Epitheloidzellen entspricht der bei anderen immunologischen Granulomen, jedoch zieht ein besonderes zusätzliches Enzym die Aufmerksamkeit derzeit auf sich: das angiotensin converting enzyme. Dieses Enzym ist im Serum Sarkoidose-Kranker erhöht und mit dem klinischen Verlauf korreliert [24]. Möglicherweise stammt das Enzym aus den Epitheloidzellen, da es sich dort mit der Immunfluoreszenzmethode nachweisen läßt [25].

Zuletzt muß erwähnt werden, daß auch bei einigen nichtgranulomatösen Erkrankungen Epitheloidzellen vorkommen; dies gilt für das Infiltrat um maligne Tumoren [21], aber auch für maligne Lymphome. Unter letzteren befindet sich das Lennert-Lymphom, nämlich die epitheloidzellreiche Variante der Lymphogranulomatose [11], und ferner die angioimmunoblastische Lymphadenopathie [14]. Auf diese Erkrankungen kann hier jedoch nicht eingegangen werden.

Das Vorkommen von Epitheloidzellen im histologischen Bild sagt uns also mehr als nur die Diagnose einer bestimmten Erkrankung. Es bedeutet eine intensive Auseinandersetzung mit einem persistierenden Antigen,

Abb. 9. Reife Epitheloidzelle. Schemazeichnung

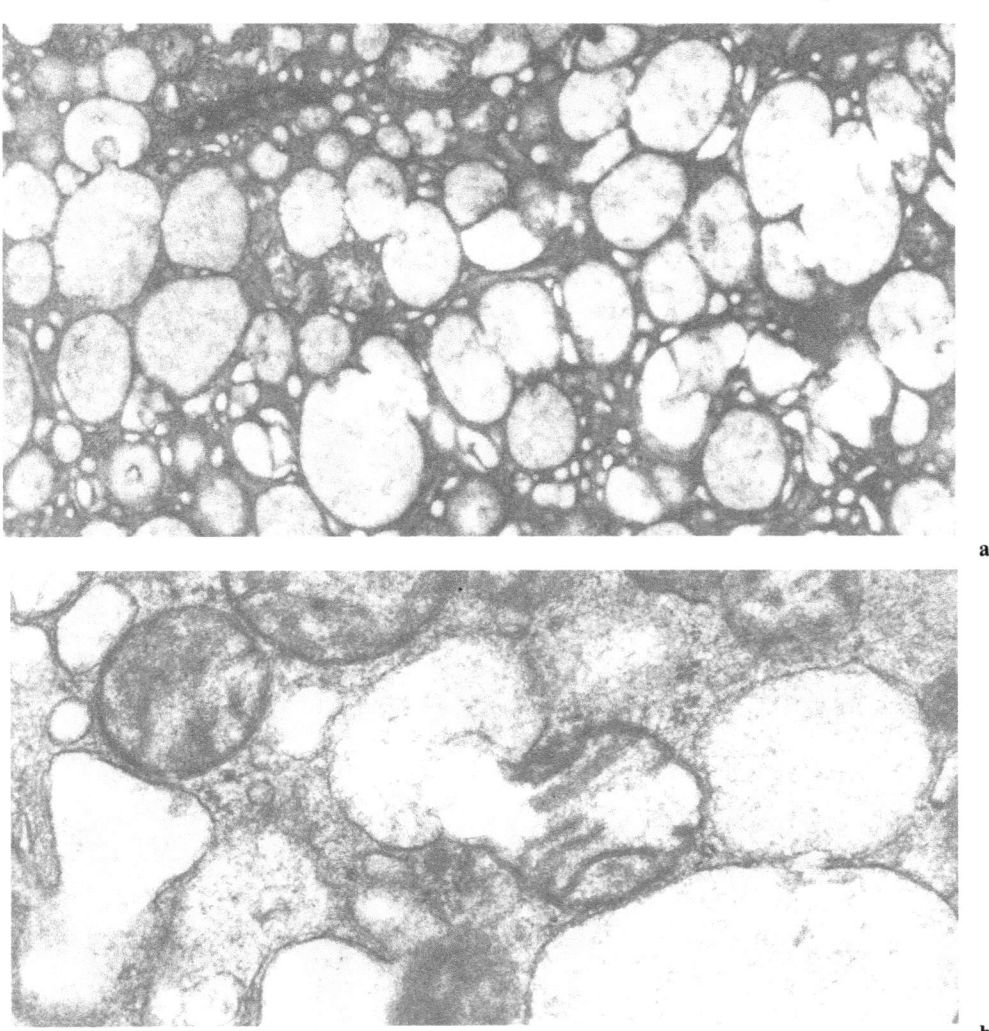

Abb. 10. a Konfluieren weiterentwickelter Lysosomen im Endstadium der Epitheloidzellreifung. Lupus vulgaris. ×15000. **b** Konfluieren weiterentwickelter Lysosomen mit Mitochondrien (Autolysosomen) im Endstadium der Epitheloidzellreifung. Lupus vulgaris. ×52000

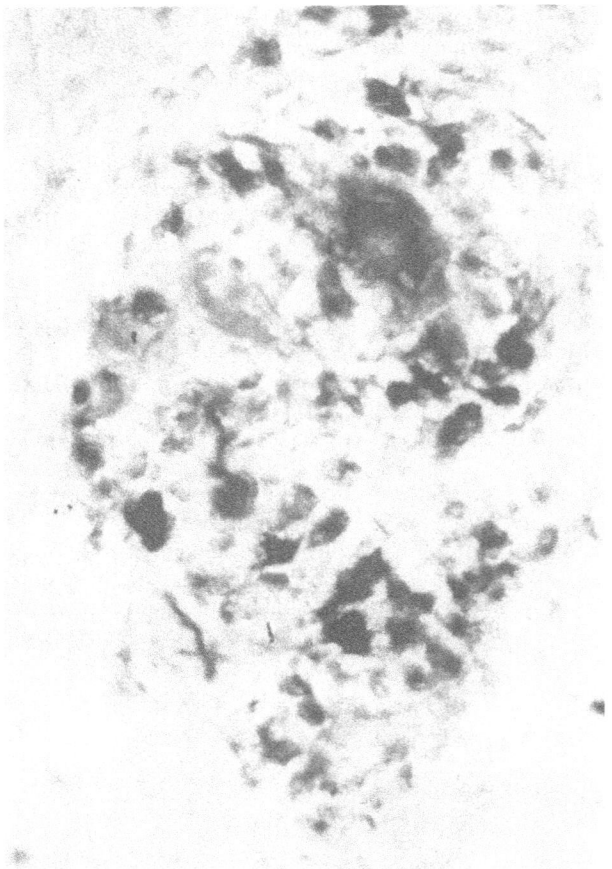

Abb. 11. Tuberkuloide Rosazea. Nachweis der Naphthol-AS-azetat-Esterase in Epitheloid- und Riesenzellen. Keine Kerngegenfärbung. ×250

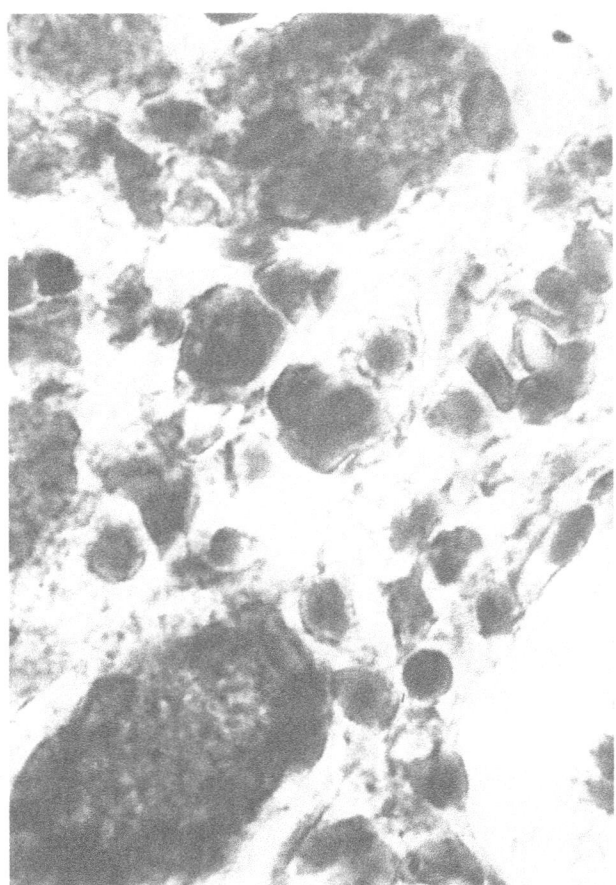

Abb. 13. Tuberkuloide Rosazea. Nachweis der Beta-Glukuronidase in Epitheloid- und Riesenzellen. Hämatoxylingegenfärbung. ×1000

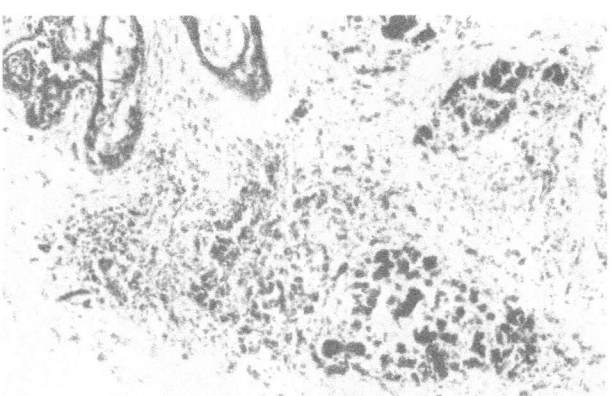

Abb. 12. Tuberkuloide Rosazea. Nachweis der tartratresistenten sauren Phosphatase in Epitheloid- und Riesenzellen. Hämatoxylingegenfärbung. ×100

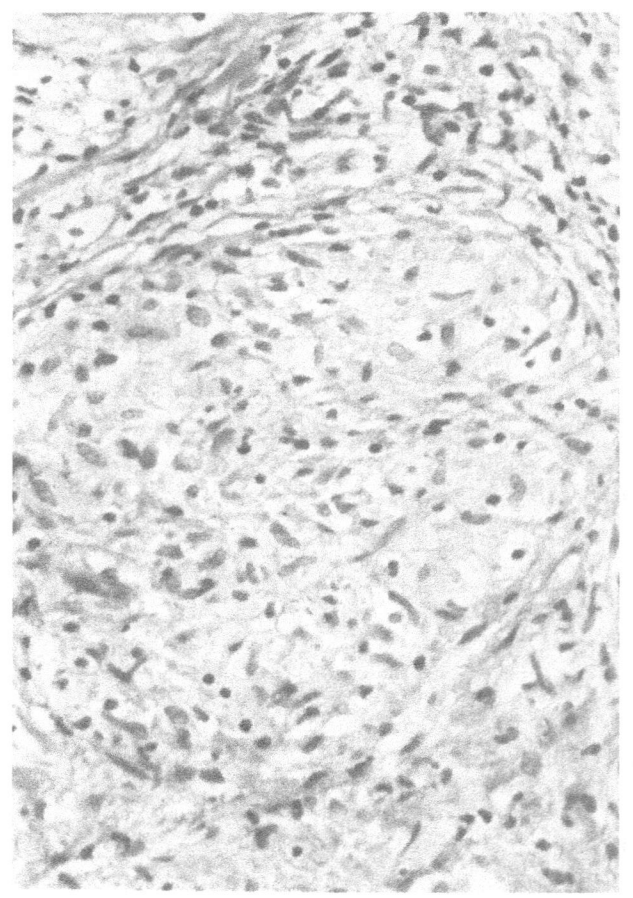

Abb. 14. Sarkoidose der Haut. „Nackte" Epitheloidzellnester ohne umgebenden Lymphozytensaum. Keine Nekrose. HE, ×250

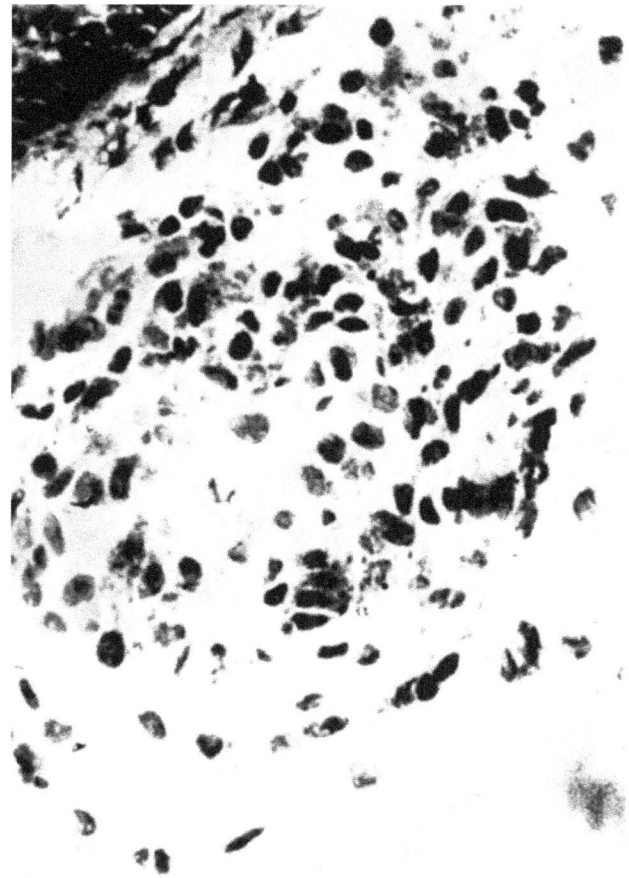

Abb. 15. Positiver Kveim-Test mit epitheloidzelligem Granulom. HE, ×250

welches vom Organismus nicht vollständig überwunden wird. Es signalisiert aber auch ein hochspezialisiertes Abwehrsystem, welches zu einer Lokalisierung des Prozesses führt.

Danksagungen

Frau E. Bodeux und Frau E. Meisterernst danken wir für die ausgezeichnete technische Assistenz.

Literatur

1. Ackerman AB (1978) Histologic diagnosis of inflammatory skin disease. Lea & Febiger, Philadelphia, pp 397–415
2. Alario A, Schmitt D, Thivolet J (1978) Etude cytoimmunologique des lymphocytes du granulome cutané sarcoidosique (cellules extraites et coupes tissulaires). Ann Immunol (Paris) 129C:97–106
3. Epstein WL (1967) Granulomatous hypersensitivity. Prog Allerga 11:36–88
4. Epstein WL, Skahen JR, Krasnobrod H (1962) Granulomatous hypersensitivity to zirconium: localization of allergen in tissue and its role in formation of epitheloid cells. J Invest Dermatol 38:223–232
5. Haneke E, Kölsch I (1980) Seeigelgranulome. Hautarzt 31:159–160
6. Hodel C (1967) Fermenthistochemische Befunde an Riesenzellen in Talkgranulomen der Ratte. Pathol Microbiol (Basel) 30:27–34
7. Holtz KH, Kalkhoff KW (1962) Intrazytoplasmatische Einschlüsse von Lipopigment bei Sarkoidose. Hautarzt 40:337–342
8. Hundeiker M (1969) Zur Abstammung der Zellen des Sarkoidose-Granuloms. Hautarzt 20:164–167
9. Kalkoff KW, Holtz KH (1964) Zur Mikromorphologie des Intrazytoplasmatischen Lipopigments (Ceroid) bei Sarkoidose und anderen Granulomen. Hautarzt 15:544–548
10. Leder L (1967) Der Blutmonozyt. Springer, Berlin Heidelberg New York
11. Lennert K, Mestdagh J (1968) Lymphogranulomatosen mit konstant hohem Epitheloidzellgehalt. Virchows Arch [Pathol Anat] 344:1–20
12. Lever WF, Schaumburg-Lever G (1973) Histopathology of the skin. Lippincott, Philadelphia Toronto
13. Lewis WH (1925/26) The transformation of mononuclear blood cells into macrophages, epithelioid cells, and giant cells. Harvey Lect 21:77–112
14. Lukes RJ, Tindle BH (1975) Immunoblastic lymphadenopathy. A hyperimmune entity resembling Hodgkin's disease. N Engl J Med 292:1–8
15. Macher E (1964) Das entzündliche Hautinfiltrat. In: Gans O, Steigleder G-K (Hrsg) Handbuch der Haut- und Geschlechtskrankheiten, Bd I/2. Springer, Berlin Göttingen Heidelberg New York, S 473–518
16. McGee MP, Myrvik QN, Leake ES (1978) Organization of allergic granulomas and dependence of insoluble antigen. J Reticuloendothel Soc 24:253–262
17. Mestwerdt W, Gusek W (1968) Histomorphologie und Cytochemie von experimentellen Berylliumgranulomen in der Meerschweinchenhaut. Hautarzt 19:56–61
18. Metschnikoff E (1888) Über die phagozytäre Rolle der Tuberkelriesenzellen. Virchows Arch [Pathol Anat] 118:63–94
19. Nishi K (1978) Possible role of lysosomes in cells of the epithelioid cell system. Act Hist Cy 11:252–268
20. Papadimitriou JM, Sepctor WG (1971) The origin, properties and fate of epithelioid cells. J Pathol 105:187–203
21. Pelouze G, Bonenfant JL (1978) Epithelioid-macrophages in gastric carcinoma: four cases with long survival. Clin Res 26:875A
22. Ridley DS, Jopling WH (1962) A classification of leprosy for research purposes. Lepr Rev 33:119–128
23. Rosen Y, Athanassiades TJ, Moon TJ, Lyons HA (1978) Nongranulomatous interstitial pneumonitis in sarcoidosis. Relationship to development of epithelioid granulomas. Chest 74:122–125
24. Silverstein E, Friedland J, Setton C (1978) Angiotensin-converting enzyme in macrophages and Freund's adjuvant granuloma. Isr Med Sci 14:314–318
25. Silverstein E, Friedland J, Drooker M, Setton C, Pertschuk LP (1979) Angiotensin converting enzyme from human lung: purification, preparation of a specific antibody and immunofluorescent localization in sarcoidosis epithelioid and giant cells. Clin Res 27:404A
26. Soler P, Bernaudin J-F, Basset F, Basset G (1977) Epithelioid cells and sarcoid-like granuloma. A review of human and experimental material. Mt Sinai J Med NY 44:767–771
27. Spector W (1969) The granulomatous inflammatory exsudate. Int Rev Exp Pathol 8:1–55
28. Steigleder G-K, Silva A Jr, Nelson CT (1961) Histopathology of the Kveim test. Arch Dermatol 84:828–834
29. Thiede A, Sonntag H-G, Leder L-D, Müller-Ruchholtz W (1977) Parietalantigeneigenschaften zwischen Makrophagen, Epitheloidzellen und Fremdkörperriesenzellen und Untersuchungen an Ratten. Exp Pathol (Jena) 14:16–23
30. Turk L (1980) Immunologic and nonimmunologic activation of macrophages. J Invest Dermatol 74:301–306
31. Turk L, Badenoch-Jones P, Parker D (1978) Ultrastructural observation on epithelioid cell granulomas induced by zirconium in the guinea-pig. J Pathol 124:45–49

32. Valerie James EM, Jones Williams W (1974) Fine structure and histochemistry of epithelioid cells in sarcoidosis. Thorax 29:115–120
33. Warren KS (1976) A functional classification of granulomatous inflammation. Ann NY Acad Sci 278:7–18
34. Williams D, Jones Williams W, Williams JE (1969) Enzyme histochemistry of epithelioid cells in sarcoidosis and sarcoid-like granulomas. J Pathol 97:705–709
35. Yamashita K, Iwamoto T, Iijima S (1978) Immunohistochemical observation of lysozym in macrophages and giant cells in human granulomas. Acta Pathol Jp 28:689–695

Prof. Dr. med. G.-K. Steigleder,
Universitäts-Hautklinik Köln,
Joseph-Stelzmann-Straße 9,
D-5000 Köln 41

Reaktionen des Fettgewebes

J. Metz, Würzburg

Die besondere pathomorphologische Reaktionsweise des subkutanen Fettgewebes wird weitgehend durch die anatomischen Verhältnisse bestimmt. Der Panniculus adiposus ist eine Bindegewebsschicht, die aus kleinen, sehr reaktionsfreudigen Kompartimenten, nämlich den Fettgewebslobuli, zusammengesetzt ist. Die Fettläppchen werden von zarten bindegewebigen Septen voneinander getrennt und sind durch gröbere interlobuläre Bindegewebstrabekel zu größeren Fettgewebseinheiten zusammengefaßt [1, 14].

Das Fettgewebe ist außerordentlich stark vaskularisiert. Größere arterielle Gefäße, aus dem subfaszialen Muskelnetz aufsteigend, verlaufen in den Bindegewebssepten und gabeln sich hier in Endarteriolen auf. Jedes Fettläppchen wird von einer Endarteriole versorgt, welche sich in ein das Fettläppchen durchsetzendes Kapillarnetz aufzweigt. Jede Fettzelle steht somit in engem Kontakt mit einer Kapillare. Der postkapilläre Abfluß erfolgt über die Läppchenperipherie [1, 4, 11, 14].

Fettzellen, Gefäße und Bindegewebssepten sind nun jene Strukturen der Subkutis, an denen sich pathologische Prozesse primär oder sekundär abspielen können, wodurch letztlich die histopathologische Reaktionsweise bestimmt wird. Fettzellen sind hochdifferenzierte Zellen, die nicht nur zur Fettspeicherung, sondern auch zur Fettsynthese befähigt sind. Sie reagieren auf pathogene Noxen jeglicher Art sehr empfindlich, nämlich mit Nekrobiose und Nekrose [4, 11, 13, 20].

Die daraus resultierende Freisetzung von Fettsäuren induziert eine akute leukozytäre entzündliche Reaktion, die von einer histiozytären Aufräumreaktion mit Phagozytose der zerstörten Gewebsanteile gefolgt und schließlich unter Ausbildung von typischen Schaumzellen oder Lipophagen in das sog. Lipogranulom übergeht. Die Abheilung erfolgt mit einer Fibrose und Atrophie der Fettgewebslobuli (Tabelle 1). Diese an sich monotone und stereotype Reaktionsweise der Subkutis ist insofern schwierig zu interpretieren, da die verschiedenen Reaktionsmuster nicht nur nach, sondern auch nebeneinander auftreten können, bzw. zwischen den einzelnen Stadien Wechselwirkungen bestehen [11]. Hinzu kommen Veränderungen an den Gefäßen, die entweder ein Primärereignis oder eine Nekrosefolge sind [11]. Entsprechend der anatomischen Gefäßarchitektonik verursachen Störungen im arteriellen und kapillären Bereich ein das gesamte Fettläppchen erfassende Entzündung im Sinne einer akuten lobulären Pannikulitis, während sich Läsionen am venösen Schenkel vorzugsweise in der Läppchenperipherie unter dem Bild einer septalen oder paraseptalen Pannikulitis ausbilden [1, 2, 6, 11, 14]. Neben der Lokalisation – septal oder lobulär – einer eventuell relevanten Gefäßbeteiligung ist aber auch die Akuität des in der Subkutis ablaufenden Prozesses zu beachten. Ein auf die Subkutis einwirkender Reiz kann mit einer akuten Entzündung, aber auch mit einer langsam vor sich hinschwelenden chronisch granulomatösen Reaktion beantwortet werden. Reizdauer, Reizstärke und -qualität sowie die jeweilige Reaktionslage des Betroffenen sind hier wesentliche konditionierende Faktoren [11].

Histologisch lassen sich in der *Subkutis folgende Reaktionsmuster* unterscheiden, nämlich Prozesse, die sich überwiegend *septal bzw. paraseptal mit und ohne wesentliche Gefäßbeteiligung ausbreiten*, und solche, die *primär das gesamte Fettläppchen* oder größere Einheiten erfassen und ebenfalls mit einer *primären oder nur begleitenden bzw. unwesentlichen Vaskulitis einhergehen* können (Tabelle 2).

Paradebeispiel einer septalen bzw. paraseptalen Entzündung ohne wesentliche Gefäßbeteiligung ist das *Erythema nodosum*. Histomorphologisch besteht unseres Erachtens kein Unterschied zwischen dem klassischen Erythema nodosum und seiner chronischen Verlaufsform [16, 19]. In der Frühphase zeigt sich im Bereich der koriumnahen Subkutis das Bild einer akuten paraseptal sich ausbreitenden Pannikulitis mit einem

Tabelle 1. Entstehungsmodus des Lipogranuloms und der Fibrose

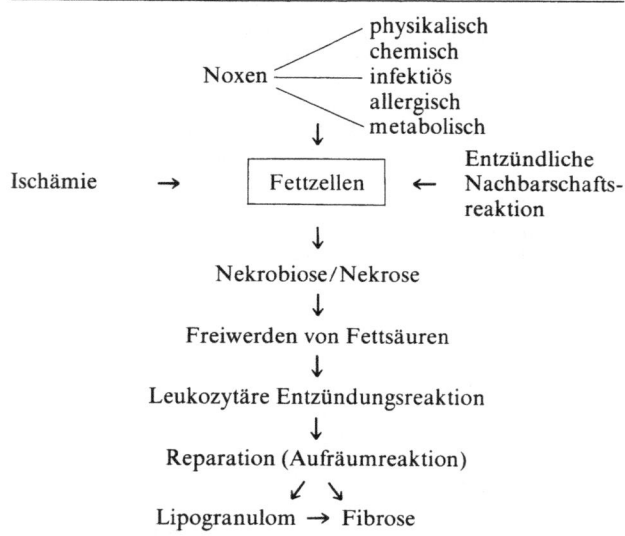

Tabelle 2. Reaktionsmuster der Subkutis

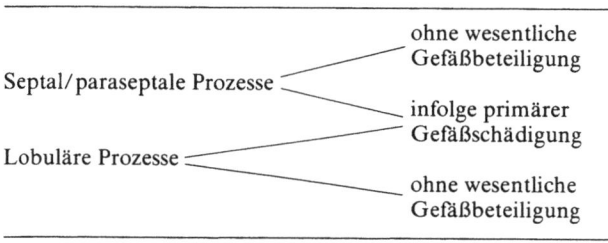

Tabelle 3. Septal/paraseptale Prozesse ohne wesentliche Gefäßbeteiligung

1. Erythema nodosum (perstans, migrans)
2. Necrobiosis lipoidica
3. Sklerodermie
4. Fasziitis mit Eosinophilie

Tabelle 4. Septal/paraseptale Prozesse infolge primärer Gefäßbeschädigung

1. Thrombophlebitis (migrans, saltans)
2. Periarteriitis nodosa cutanea
3. Segmental-hyalinisierende Vaskulitis

Tabelle 5. Lobuläre Prozesse infolge primärer Gefäßschädigung

1. Vasculitis allergica profunda („Vasculitis-nodularis-Komplex")
2. Erythematodes profundus

überwiegend polymorphkernigen Infiltrat und einer herdförmig fibrinösen, gelegentlich auch einmal hämorrhagischen Exsudation innerhalb der verquollenen Septen. Nach 1–2 Tagen wandelt sich die Zusammensetzung des Infiltrates, histiozytäre Zellelemente treten in den Vordergrund und breiten sich auf die peripheren Anteile der Fettläppchen aus, was zu einer Fettzellnekrose und Ausbildung von Lipophagen führen kann. Sehr frühzeitig entwickeln sich die sog. Radiärknötchen, kleine Palisadengranulome aus radiär gestellten länglichen Histiozyten. Sie sind in frischen, nur wenige Tage alten Knoten praktisch immer zu finden und besitzen unseres Erachtens doch eine recht große diagnostische Bedeutung, was vielleicht nicht immer berücksichtigt wird [19].

Aus ihnen bilden sich vermutlich die bizarr konfigurierten Riesenzellen, die neben zum Teil granulomatöstuberkuloiden Strukturen und paraseptalen Fibrosen Kennzeichen der späteren Phasen sind [11]. Hierzu gehören durchaus auch reaktiv bedingte Gefäßwandveränderungen, die von einer Endothelschwellung über entzündliche Wandinfiltration bis hin zur Gefäßwandfibrose reichen können. Es handelt sich hierbei immer um Venen, die gelegentlich – auch im Schrifttum – mit Arterien verwechselt werden. Eine primäre Vaskulitis liegt beim Erythema nodosum nicht vor [19].

Die pathologischen Veränderungen bleiben beim Erythema nodosum auf die Subkutis bzw. koriumnahe Subkutis beschränkt. Im Gegensatz dazu handelt es sich bei den anderen weiter aufgeführten Erkrankungen um vom Korium ausgehende, auf die subkutanen Septen fortgeleitete entzündliche Reaktionen (Tabelle 3).

Dies gilt insbesondere für die *Necrobiosis lipoidica*, die nicht selten auch eine septale, chronischgranulomatöse Pannikulitis mit Fibrosierung und Verdickung der Septen aufweist [1].

Auch bei der *Sklerodermie* ist die Subkutis beteiligt. Charakteristisch sind herdförmig umschriebene entzündliche lymphozytäre Infiltrate zwischen den sklerosierten Bindegewebssepten und der Läppchenperipherie. Bei dem sog. *Shulman-Syndrom* spielen sich histologisch die gleichen Veränderungen wie bei der Sklerodermie ab. Allerdings ist der Reaktionsort etagenmäßig versetzt, da hier nicht die korium-, sondern die fasziennahe Subkutis betroffen ist [3].

Im Gegensatz zu den bisher aufgezeigten Reaktionen führen *primäre Gefäßalterationen* (Thrombophlebitiden, Periarteriitis nodosa cutanea, aber auch die segmental hyalinisierende Vaskulitis) zu einer paraseptalen Begleitpannikulitis. Im Vordergrund stehen jedoch die Veränderungen der in den Bindegewebstrabekel verlaufenden Gefäße (Tabelle 4).

Bei der *Thrombophlebitis saltans* findet sich neben einem thrombotischem Verschluß des Gefäßlumens eine akute leukozytäre Gefäßwandinfiltration, die von einer ausgeprägten perivenösen histiozytären Mesenchymreaktion gefolgt ist. Die septale Begleitpannikulitis ist meist nur angedeutet vorhanden, in späteren Stadien treten eine Rekanalisation und intravasale und intramurale Aufräumgranulome in den Vordergrund [16].

Auch die *Periarteriitis nodosa cutanea* zeigt zumindest in den Frühstadien eine nur geringe pannikulitische Folgereaktion. Pathognomonisch ist die sonnenartige fibrinoide eosinophile Medianekrose und die akute leukozytäre Gefäßwandinfiltration kleiner bis mittlerer Artertien vom muskulären Typ.

In Abhängigkeit von der Größe des betroffenen Gefäßes bilden sich im weiteren Verlauf aseptische Nekrosen mit histiozytärem Randwall, die durchaus auch einmal auf die Gesamtheit der Fettläppchen übergreifen können.

Unter die *primär lobulären Fettgewebsprozesse ohne wesentliche Gefäßbeteiligung* gehören verschiedenartige Krankheitszustände, die sich zwar in ihrem klinischen Verlauf unterscheiden, deren nosologische Eigenständigkeit heute jedoch bezweifelt wird (Tabelle 5).

Dies gilt insbesondere für die spontanen nodulären Pannikulitiden. Histopathologisch sind die Veränderungen, abgesehen von quantitativen Unterschieden, weitgehend identisch [1, 2, 6, 8, 11, 17, 20, 21, 23].

Nach einer kurzfristigen retikulären, auf die Fettläppchen beschränkten Infiltration entwickeln sich fokal Fettgewebsnekrosen, die von einer polymorphkernigen Infiltration mit Kerntrümmern zugrunde gegangener Leukozyten durchsetzt sind. Mikrozysten aus zerfallenden Fettzellen und eine Einwanderung histiozytärer Zellelemente mit beginnender Umwandlung in Lipophagen leiten in das reaktivgranulomatöse Stadium über, das durch von Schaumzellen umgebene Ölzysten und lipophagen und epitheloidzelligen Granulomen mit Riesenzellen sowie durch eine lymphoplasmazelluläre Infiltration gekennzeichnet ist.

Bei einer *sog. pankreopathischen subkutanen Fettgewebsnekrose* bestehen die initialen Veränderungen in einer fokalen Fettgewebsnekrose, welche durch zugrundegegangene Fettzellen mit noch erhaltener Zellmembran und einem granulär und basophil anfärbbaren Zy-

Tabelle 6. Lobuläre Prozesse ohne wesentliche Gefäßbeteiligung

1. Pfeifer-Weber-Christian-Syndrom
2. Lipogranulomatosis subcutanea
3. Pankreopathische subkutane Fettgewebsnekrose
4. Artefizielle Pannikulitiden
5. Infektiöse Pannikulitiden
6. Maligne Systemerkrankungen und subkutane Metastasen
7. Subkutane Sarkoidose
8. Post-Steroid-Pannikulitis
9. Pannikulitiden der Neugeborenen

toplasma charakterisiert ist. Eine reaktiv einsetzende Wucheratrophie soll bei dieser Form fehlen [2, 6, 9, 11].

Die Eigenschaft des subkutanen Fettgewebes, stereotyp mit Nekrose, lobulärer Entzündungsreaktion, Lipogranulom und histiozytärer Aufräumreaktion zu reagieren, zeigt sich auch bei den *artefiziellen Pannikulitiden,* die durch eine Vielzahl exogen zugeführter mechanischer, physikalischer oder chemischer Noxen entstehen können [5, 6, 10, 20, 23].

Bei den durch *bakterielle* oder *mykotische* Keime verursachten *Pannikulitiden* imponieren je nach der Akuität der Infektion und Keimart mehr entzündlichnekrotisierende oder granulomatöse Veränderungen der Subkutis [23].

Weiterhin sind aber auch lobuläre Prozesse in der Subkutis zu berücksichtigen, die im Rahmen *maligner lymphohistiozytärer Systemkrankheiten* oder einer *Sarkoidose* auftreten können. Diese sind charakterisiert durch eine Infiltration der Subkutis mit atypischen histiolymphozytären Zellelementen oder durch Ausbildung umschriebener Epitheloidzellgranulome [23].

Von wesentlicher Bedeutung ist, daß bei diesen verschiedenen Formen eine primäre Gefäßschädigung fehlt.

Es ist deshalb sinnvoll, von diesen subkutanen Prozessen jene lobulären Veränderungen abzutrennen, *die infolge eines primären Gefäßschadens auftreten* (Tabelle 6).

Hierzu gehört vor allem die *Vasculitis allergica profunda.* Histologisch handelt es sich um eine subkutane leukozytoklastische Vaskulitis mit isoliertem Befall der Endarteriolen und einer auf das gesamte Fettläppchen übergreifenden leukozytären Entzündung. Nicht selten werden die sich primär an den Arteriolen abspielenden vaskulitischen Veränderungen – mit Nachweis von Immunglobulin und Komplementablagerungen – bereits initial durch die akute, im weiteren Verlauf chronisch granulomatöse Lobulärpannikulitis unter Einbeziehung größerer Gefäße überlagert [18].

Diese Sekundärphänomene werden unseres Erachtens als charakteristisches histomorphologisches Substrat der sog. *Nodularvaskulitis interpretiert.* Wir sind jedoch nach wie vor der Meinung, daß der Begriff „Nodularvaskulitis" lediglich die Gesamtheit verschiedenster an den subkutanen Gefäßen ablaufenden Veränderungen beinhaltet [18].

Hierunter sind auch jene Gefäßwandläsionen zu rechnen, die weniger durch eine akute Entzündung, sondern vielmehr durch aphlogistischdegenerativ bedingte Intimaschädigungen an größeren Septumgefäßen hervorgerufen werden. Eine Endothelproliferation und eine Intimafibrose bis hin zur völligen Obliteration des Gefäßlumens und einer daraus resultierenden ischämisch bedingten Begleitpannikulitis sind notwendigerweise Folgereaktionen.

Literatur

1. Ackerman AB (1978) Histologic diagnosis of inflammatory skin diseases. Lea & Febiger, Philadelphia
2. Bennett RG, Petrozzi JW (1975) Nodular subcutaneous fat necrosis. Arch Dermatol 111:896–898
3. Coyle HE, Chapman RS (1980) Eosinophilic fasciitis (Shulman syndrome) in association with morphea and systemic sclerosis. Acta Derm Venereol (Stockh) 60:181–182
4. Ehlers G (1968) Allgemeine Pathologie des Fettgewebes. In: Gans O, Steigleder GK (Hrsg) Handbuch der Haut- und Geschlechtskrankheiten, Springer, Berlin Heidelberg New York
5. Förström L, Winkelmann RK (1974) Factitial panniculitis. Arch Dermatol 110:747–750
6. Förström L, Winkelmann RK (1977) Acute panniculitis. A clinical and histopathologic study of 34 cases. Arch Dermatol 113:909–917
7. Günther W, Lehnert W (1971) Chronisch-sukzessive sekundäre Pannikulitis. 157:667–677
8. Hendricks WM, Ahmad M, Gratz E (1978) Weber-Christian syndrome in infancy. Br J Dermatol 98:175–186
9. Hughes P, Apisarnthanarax P, Mullins J (1975) Subcutaneous fat necrosis associated with pancreatic disease. Arch Dermatol 111:506–510
10. Kossard S, Ecker RI, Dicken CH (1980) Povidone panniculitis. Arch Dermatol 116:704–706
11. Kresbach H (1973) Knotige Unterschenkeldermatosen. In: Braun-Falco O, Wolff HH (Hrsg) Fortschritte der praktischen Dermatologie und Venereologie, Bd 9. Springer, Berlin Heidelberg New York
12. Maciejewski W, Bandmann HJ (1979) Lupus erythematosus panniculitis (profundus). Acta Derm Venereol (Stockh) 59:109–112
13. Niemi KM, Förström L, Hannuksela M, Mustakalio KK, Salo OP (1977) Nodules on the legs. A clinical, histological and immunohistological study of 82 patients representing different types of nodular panniculitis. Acta Derm Venereol (Stockh) 57:145–154
14. Nürnberger F (1979) Krankheiten des subkutanen Fettgewebes. In: Korting GW (Hrsg) Dermatologie in Praxis und Klinik, Bd III. Thieme, Stuttgart
15. Pavlik F (1973) Pfeifer-Weber-Christiansche Krankheit bei Pseudocyste des Pankreas. Z Haut Geschlechtskr 48:337–343
16. Röckl H (1968) Die Bedeutung der Histopathologie für die Diagnostik knotiger Unterschenkeldermatosen. Hautarzt 19:540–547
17. Röckl H, Thies W (1957) Herdförmige chronisch rezidivierende Krankheitszustände des subcutanen Fettgewebes. Zur Histopathogenese der Lipogranulomatosis. Hautarzt 8:58–66
18. Röckl H, Metz J, Frank H (1974) Vasculitis allergica profunda. Hautarzt 25:477–481
19. Röckl H, Metz J, Amschler A (1979) Erythema nodosum. Allergologie 2:72–77
20. Schnyder UW (1978) Entzündliche Erkrankungen der Subcutis. In: Doerr W, Seifert G, Uehlinger E (Hrsg) Spezielle pathologische Anatomie, Bd. 7/1, 2. Aufl. Springer, Berlin Heidelberg New York
21. Undeutsch W, Berger HE (1970) Lipogranulomatosis Rothman-Makai-eigenständiges Krankheitsbild oder polyätiologisches Syndrom? Hautarzt 21:221–225
22. Winkelmann RK, Padilha-Goncalves A (1980) Connective tissue panniculitis. Arch Dermatol 116:291–294
23. Wolff K, Hönigsmann H (1980) Allgemeine Pathologie der Haut. In: Korting GW (Hrsg) Dermatologie in Praxis und Klinik, Bd I. Thieme, Stuttgart

Professor Dr. med. J. Metz,
Universitäts-Hautklinik,
Josef-Schneider-Str. 2,
D-8700 Würzburg

Eosinophile Zellulitis

N. P. Smith, London

Der Begriff „rezidivierende granulomatöse Dermatitis mit Eosinophilie" wurde 1971 dazu benutzt, vier Fälle einer ungewöhnlichen rezidivierenden Dermatose, die mit einer sehr kennzeichnenden Histologie einherging, zu beschreiben [3]. Im Jahr 1979 benutzten wir den Begriff „eosinophile Zellulitis", um über 17 weitere Patienten zu berichten, bei denen wir dasselbe histologische Reaktionsmuster beobachtet hatten. Bis heute haben wir insgesamt 26 derartiger Fälle gesehen.

Die typischen Hautveränderungen bestehen aus jukkenden, etwas erhabenen, erythematösen Plaques, die sich im Verlauf weniger Tage ausbreiten, bis sie große Bereiche von Stamm und Extremitäten und gelegentlich auch des Gesichtes bedecken. In den akuten Stadien können sich oberflächliche Blasen entwickeln. Eine grünliche Verfärbung der Haut und eine Sklerodermieartige Verhärtung lassen sich oft in späteren Stadien der Erkrankung beobachten. Der Verlauf der Erkrankung ist gewöhnlich chronisch mit rezidivierenden Krankheitsschüben, aber nach einigen Wochen oder Monaten nehmen Zahl und Schwere der Schübe ab. In der Regel tritt schließlich eine Spontanbildung ein. Orale Kortikosteroide in maßvoller Dosierung (10–60 mg Prednisolon täglich) scheinen die Symptome zu unterdrücken, Dapson und Antihistaminika scheinen demgegenüber keinen Einfluß auf den Verlauf der Erkrankung zu nehmen.

In etwa der Hälfte unserer Fälle traten die typischen anulären erythematösen und infiltrierten urtikariellen Manifestationen der eosinophilen Zellulitis ohne weitere Erklärung auf, bei anderen Fällen haben wir jedoch die klinischen und histologischen Charakteristika der eosinophilen Zellulitis zusammen mit anderen Krankheiten beobachtet. Diese umfassen bullöse Erkrankungen (bullöses Pemphigoid und Herpes gestationis), Insektenstichreaktionen und Pilzinfektionen der Haut. Darüber hinaus wurde die eosinophile Zellulitis im Rahmen von Arzneimittelunverträglichkeiten etwa gegenüber Penizillin beobachtet, schließlich beobachteten wir in einem Fall die typischen klinischen und histologischen Erscheinungen bei einem 17jährigen Mädchen mit nasopharyngealem Karzinom.

Die eosinophile Zellulitis tritt bei beiden Geschlechtern gleichermaßen auf und kann in jeder Altersgruppe auftreten. Bei der Mehrzahl unserer Patienten fand sich während der Krankheitsschübe eine leichte Eosinophilie im peripheren Blut, andere Laboruntersuchungen waren gewöhnlich negativ. Eine schwerwiegende innere Erkrankung scheint nicht mit dem Syndrom verknüpft zu sein. Darüber hinaus hat sich kein Anhalt für irgendeine zugrundeliegende Infestation ergeben.

In den frühen Stadien der Erkrankung zeigt sich histologisch ein Ödem in der Kutis und eine Infiltration mit Eosinophilen. Häufig lassen sich eosinophile Granula frei zwischen kollagenen Faserbündeln liegend beobachten. In 1–2 Wochen alten Veränderungen lassen sich neben den Eosinophilen die charakteristischen „Flammenfiguren" erkennen, die über die gesamte Kutis verstreut sind (Abb. 1). Die „Flammenfiguren" bestehen aus hell eosinophilem Material, das um kollagene Faserbündel herum angeordnet ist, sie stellen ein Gemisch von Zelldetritus, eosinophilen Granula, Fibrin und zerstörtem Kollagen dar. In den späteren Stadien der eosinophilen Zellulitis werden die „Flammenfiguren" von Histiozyten umgeben, darüber hinaus von Fremdkörperriesenzellen, derart, daß ein Palisaden-bildendes Granulom entsteht (Abb. 2). Die Histiozyten scheinen den Detritus der Eosinophilen zu phagozytieren, und schließlich geht in den mehr als 3 Wochen alten Veränderungen die Zahl der Eosinophilen zurück, einige wenige Histiozyten und vielkernige Riesenzellen verbleiben jedoch in der Kutis. Über die vorgenannten

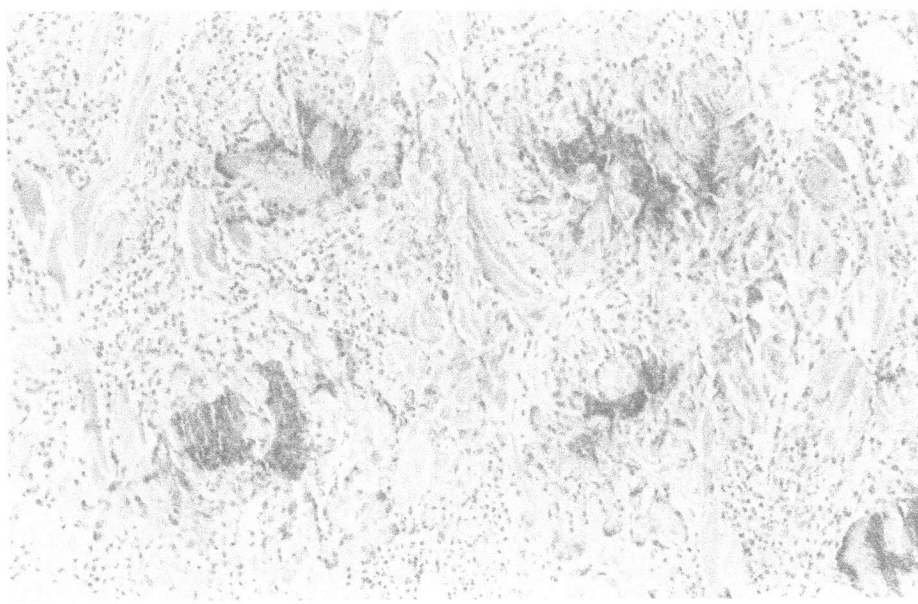

Abb. 1. „Flammenfiguren" verstreut über die Dermis. HE, ×100

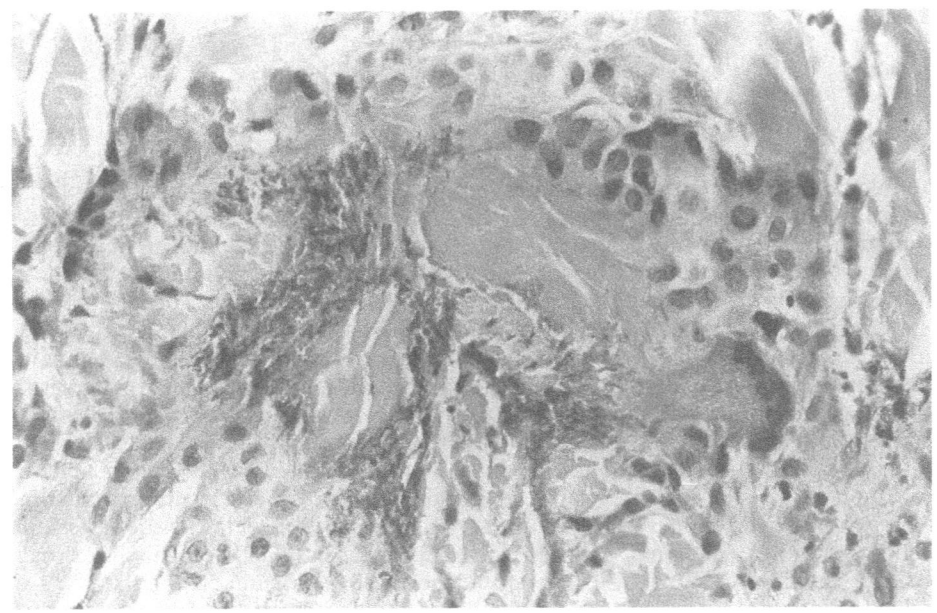

Abb. 2. „Flammenfiguren" umgeben von Histiozyten und Fremdkörperriesen-zellen in späterem Stadium der Erkrankung. HE, ×800

histologischen Befunde hinaus fanden Spiegel und Winkelmann [2] bei einer durchgreifenden Biopsie bei einem ihrer Patienten eine Infiltration der Muskulatur durch Eosinophile und Histiozyten.

Die mikroskopische Untersuchung der Flammenfiguren mit dem Polarisationsmikroskop zeigt zentral angeordnete, lichtbrechende Kollagenfasern, die von nicht-lichtbrechendem granulärem Detritus getrennt werden. Die peripheren Histiozyten zeigen eine intensive Indoxyl-Esterase-Aktivität sowie eine Aktivität von Enzymen der Atmungskette, was mit dem phagozytischen Charakter dieser Zellen zusammenpaßt. Ablagerungen von Fibrin und C3-Komplement in der Nähe von Blutgefäßwänden wurde durch direkte Immunfluoreszenz nachgewiesen [4], elektronenoptische Untersuchungen bestätigen das Fehlen eines Blutgefäßschadens und zeigen, daß die Flammenfiguren aus Fibrin, eosinophilen Granula, Zelldetritus und zerstörtem Kollagen bestehen.

Die genaue Bedeutung der feingeweblichen Befunde bei der eosinophilen Zellulitis ist bis heute unklar. Es gibt gewisse histologische Ähnlichkeiten mit der „allergischen Granulomatose", wie sie von Churg und Strauss [1] beschrieben wurde; bei diesem Krankheitsbild liegt jedoch eine systematisierte Erkrankung mit einer Vaskulitis vor, was bei unseren Fällen nicht der Fall war. Gewebsreaktionen auf Parasiten und Pilze haben viel mit den histologischen Veränderungen gemeinsam, wie sie bei der eosinophilen Zellulitis gefunden werden, und auch Hauterscheinungen bei Toxocara-Infektionen können ähnliche histologische Charakteristika zeigen. Man ist versucht, zu postulieren, daß die eosinophile Zellulitis eine örtliche Überempfindlichkeitsreaktion darstellt, möglicherweise von einem Immunkomplex-Typ, und zwar auf einige äußere Antigene. Eine andere Hypothese geht dahin, daß zerfallende Eosinophile auf dermales Bindegewebe toxisch wirken können. Gegenwärtig läßt sich der Stand der Diskussion so zusammenfassen, daß die eosinophile Zellulitis als eine Art „Super-Urtikaria" aufgefaßt werden kann, bei der infiltrierte Hautveränderungen für 6 oder mehr Wochen bestehen können. Obgleich das Phänomen oft mit einem charakteristischen klinischen Erscheinungsbild einhergeht, kann es doch manchmal auch als eine zufällige Gewebsantwort bei anderen Krankheitsbildern auftreten. Die Eosinophilen scheinen eine Hauptrolle bei dem Erkrankungsgeschehen zu spielen, und obgleich die Erkrankung chronisch und rezidivierend sein kann, ist die schließlich eintretende Spontanheilung die Regel, darüber hinaus haben unsere Patienten keinen Anhalt für eine System-Erkrankung geboten.

Danksagung

Herrn Prof. Dr. U. Schnyder danke ich sehr herzlich für die freundliche Einladung, an dieser Veranstaltung teilzunehmen, Herrn Dr. H. C. Korting danke ich für seine Hilfe bei der Übersetzung der Arbeit.

Literatur

1. Churg J, Strauss L (1951) Allergic granulomatosis, allergic angiitis and periarteriitis nodosa. Am J Pathol 27:277–301
2. Spigel GT, Winkelmann RK (1979) Wells' syndrome. Arch Dermatol 115:611–613
3. Wells GC (1979) Recurrent granulomatous dermatitis with eosinophilia. Trans St Johns Hosp Dermatol Soc 57:46–56
4. Wells GC, Smith NP (1979) Eosinophilic cellulitis. Br J Dermatol 100:101–109

N.P. Smith,
Institut für Dermatologie des St. John's Krankenhauses
für Hautkrankheiten,
Lisle Street, Leicester Square,
London, WC2H 7BJ, Großbritannien

Symposium III: Phototherapie und Photochemotherapie

Phototherapie von Hautkrankheiten

A. Wiskemann, Hamburg

Einleitung

Das Interesse der Dermatologen an der Phototherapie verläuft in Wellen. Nach positiven Erfahrungen bei der Hauttuberkulose und intensiver strahlenbiologischer Forschung in den zwanziger Jahren war die UV-Lichtbehandlung in den fünfziger Jahren so gut wie eingeschlafen.

Erst die guten Erfolge der Photochemotherapie, das damit verbundene differenzierte Angebot der Lampen- und Geräteindustrie sowie das von Tronnier entwickelte Konzept der SUP-Therapie [8] haben die Phototherapie aus ihrer Stagnation befreit.

Wirksamer Spektralbereich

Unmittelbar therapeutisch wirksam sind nur die erythematogenen UV-Strahlen, d.h. der UVB- und UVC-Bereich. Die für die Hornhaut des Auges schädliche UVC-Strahlung $\chi < 280$ nm wird von der Erdatmosphäre wie auch bei den heute auf dem Markt kommenden UV-Bestrahlungsgeräten abgefiltert.

Von dem kontinuierlichen Spektrum der Globalstrahlung und von den künstlich erzeugten optischen Spektren werden also nur der UVB-Anteil und der wärmewirksame Rot- und Infrarot-Anteil phototherapeutisch genutzt. Von der IR-Strahlung soll aber hier nicht die Rede sein.

Grundsätzlich können auch UVA-Strahlen ein Erythem erzeugen. Die Schwellendosen liegen jedoch um den Faktor 500 bis 1000 höher als für die UVB-Strahlung. Früh- und Späterythem gehen ineinander über [3]. Nur UVA-Dosen dieser Größenordnung, d.h. zwischen 20–300 J/cm², sind bei der Psoriasis therapeutisch wirksam [5].

Lampentypen

Die ungefilterte und gefilterte Quecksilberhochdrucklampe ist heute weitgehend durch UVB- und UVA-Leuchtstofflampen sowie durch Metallhalogenidlampen in Teil- und Ganzkörperbestrahlungsanlagen ersetzt worden. Unter Metallhalogenidlampen versteht man Hochdruckstrahler, deren Linienspektrum durch Metallhalogenide zu einem Kontinuum aufgefüllt worden ist.

Mit beiden Lampentypen lassen sich nahezu beliebige Spektren erzeugen. Bei den Fluoreszenzlampen bestimmt der Leuchtstoffbelag die spektralen Eigenschaften der Lampe. Verbreitete Lampentypen sind die sogenannten Fluoreszenz-Sonnenlampen mit einem Kontinuum maximaler Emission bei 313 nm. Die Wolff-B-Lampe ist im Metec-Helarium und ähnlichen Geräten wirksam. Ihre Energieverteilung im UVB-Bereich entspricht nahezu derjenigen der Globalstrahlung.

Vom breiten Spektrum der Metallhalogenidlampen wird die UVC-Strahlung für die Phototherapie und die UVC- + UVB-Strahlung für die Photochemotherapie abgefiltert. Die Wärmeerzeugung dieser gefilterten Hochdruckstrahler ist erheblich. Die Saalmann-Lampe ist eine mit seltenen Erden dotierte Quecksilberhochdrucklampe und erhält dadurch zusätzliche Linien im langwelligen UVB-Anteil.

Die maximale spektrale Erythemwirksamkeit der genannten Lampentypen erhält man durch Multiplikation der spektralen Energieverteilung mit der Erythemwirkungskurve. Die Maxima liegen zwischen 295 und 305 nm, d.h. unterhalb des Maximums der Erythemwirksamkeit der Globalstrahlung.

Als reiner, hochintensiver UVA-Strahler steht die UVASUN zur Verfügung. Es handelt sich um eine mehrfach gefilterte Metallhalogenidlampe. Eine UVA-Dosis von 100 J/cm² wird bei 40 cm Abstand in 50 min verabreicht. Ein Behandlungsversuch bei vulgärer Akne mit UVA-Dosen von 40 J/cm² war leider erfolglos. Die Lampe ist jedoch vorzüglich geeignet zur Provokation von Photodermatosen.

Indikationen

Der Indikationsbereich für die UV-Phototherapie ist mit der Entwicklung spezifischer Behandlungen zunehmend kleiner geworden. Unter den aufgeführten Indikationen (Tabelle 1) dominiert die Psoriasis. Die übrigen Hauterkrankungen können als eingeschränkte Indikationen gelten. Die Phototherapie steht hier in Konkurrenz zu anderen Verfahren oder ergänzt diese. Nachfolgend werde ich mich auf die Phototherapie der Psoriasis beschränken.

Psoriasis

Nach den Untersuchungen von Fischer [2] ist die UVA-Strahlung auch in Dosen von 30 J/cm² kaum wirksam.

Tabelle 1. Anwendungen künstlicher UV-Strahler

Indikationen	Erythemdosis	
Psoriasis	+	(schwach)
Acne vulgaris	(+)	
Acne indurata	+ +	(mittel)
Pityriasis rosea	+	
Alopecia areata	+ + +	(stark)
Folliculitis barbae	+	
Dermatitis nummularis	+	
Lichen planus verruc.	+ + +	

Gut wirksam ist eine minimale Erythemdosis der Wellenlänge 313 nm, d. h. des Maximums der Fluoreszenz-Sonnenlampe. Nach eigenen Untersuchungen bei 10 Psoriatikern sind Erythemschwellendosen einer UVC-Strahlung genau so wirksam wie Erythemschwellendosen einer UVB-Strahlung. Nach neuesten Untersuchungen von Parrish [6] sind das Erythemwirkungsspektrum und das antipsoriatische Wirkungsspektrum jedoch nicht identisch. Maximal wirksam sollen vielmehr die Wellenlänge 295–310 nm sein. Nach einer Studie aus Jena [4] wirkt eine UVA-Strahlung der Wellenlänge 325 nm optimal.

Die als besonders wirksam genannten Wellenlängen decken sich teilweise mit dem von Tronnier eingeführten Begriff der selektiven UV-Phototherapie mit 300–320 nm, kurz als SUP-Therapie bezeichnet [8]. Tronniers Konzept ging in erster Linie von der besseren Eindringtiefe der langwelligen UVB-Strahlung aus. Dafür muß ein Verlust an Strahlenenergie in Kauf genommen werden.

Klinische Erfahrungen bei Psoriasis

Eigene Erfahrungen mit fünf verschiedenen Bestrahlungsspektren haben die Überlegenheit der Strahlung im UVB/UVA-Grenzbereich im klinischen Versuch nicht bestätigen können (Tabelle 2). Unter allen Lampen wurde versucht, die Dosen so zu steigern, daß sie immer etwas unter der Erythemschwellendosis bleiben. Alle Gruppen wurden in gleicher Weise ausgewertet. Die fehlende Randomisierung mag die Ergebnisse verfälschen. Von größerer Bedeutung dürfte die unterschiedlich gleichmäßige Ausleuchtung der Körperoberfläche durch die verschiedenen Bestrahlungsanlagen sein.

Eine Überlegenheit des SUP-Bereiches gegenüber dem klassischen Hg-Hochdruckspektrum der Ultravitaluxlampen ist nicht zu erkennen. Der mäßige Erfolg der Wolff-B-Lampen mit einer maximalen Emission bei 330 nm stützt auch nicht die These von der optimalen Wirksamkeit der Wellenlänge 325 nm.

Vor Beginn der Phototherapie der Psoriasis sollten die Schuppen möglichst entfernt werden. Herkömmlicherweise geschieht dies mit Salizylvaseline. Eine andere Möglichkeit stellen gesättigte Salzwasserlösungen dar. Der diesbezügliche Effekt des Toten Meeres wird in einigen deutschen Kurorten durch Wannenbäder mit gesättigter Sole ersetzt. Anschließend wird die noch nasse Haut einer UVB-Strahlung ausgesetzt, wobei die Hautfeuchtigkeit den Strahleneffekt verstärken soll.

Auch hierbei hat sich eine Stehkabine mit Fluoreszenz-Sonnenlampen besonders gut bewährt [7].

Zur Heimbehandlung der Schuppenflechte werden vorwiegend Anlagen angeboten, die mit Leuchtstoffröhren vom Typ Wolff B ausgerüstet sind. Der kurzwellige Anstieg der Bestrahlungsstärke ähnelt demjenigen der Globalstrahlung, bis ein Maximum bei 330 nm erreicht wird.

In einer Stellungnahme von Herrn Prof. Ippen an die DDG wird die Selbstbehandlung mit diesen und anderen Geräten wegen der Gefährdung des Patienten abgelehnt. Nach einer Stellungsnahme der Deutschen Gesellschaft für Lichtforschung gehört die UV-Therapie in die Hand des Arztes und erfordert geschultes Hilfspersonal. Wenn sich der Patient, z. B. wegen langer Anfahrtswege, ein Heimgerät zulegt, so sollte er in der Praxis des Arztes gelernt haben, mit einem solchen Gerät umzugehen und unter weiterer ärztlicher Kontrolle bleiben. Eine Kostenbeteiligung der Krankenkasse habe ich bisher nicht befürwortet.

Nach eigener Erfahrung bietet eine mit Fluoreszenz-Sonnenlampen ausgestattete Stehbox die meisten Vorteile [10]. Wird nur die Hälfte der Lampenfassungen bestückt, so genügen Bestrahlungszeiten von 0,6 bis ca. 7 min. Der Platzbedarf ist gering, ebenso die Wärmeentwicklung. Die Umgebung und damit auch das Personal sind gegen Strahlung geschützt.

Durch die Kombination mit einer gleichzeitig beginnenden und endenden Retinoidbehandlung läßt sich die Behandlungsdauer um mehr als die Hälfte verkürzen [1]. Bei Frauen im gebärfähigen Alter haben wir diese Zusatzbehandlung wegen einer möglichen teratogenen Wirkung inzwischen aufgegeben.

Verglichen mit der oralen PUVA-Behandlung erzielen wir mit der ausschließlichen Phototherapie bei der chronisch stationären Form etwa gleich gute Ergebnisse in etwas längerer Zeit. Diese Beobachtung wird durch eine randomisierte Doppelblindstudie aus der Utrechter Universitäts-Hautklinik gestützt [9]. Das anschließende erscheinungsfreie Intervall betrug nach beiden Therapieformen etwas über 5 Monate. Von einer Erhaltungstherapie sehen wir wegen des ungünstigen Nutzen-Risi-ko-Verhältnisses ab.

Abgrenzung zur Photochemotherapie

Vergleichen wir die Wirksamkeit der Phototherapie mit derjenigen der oralen Photochemotherapie, so ist die letztere etwas schneller wirksam. Dafür sind der apparative und der zeitliche Aufwand deutlich geringer.

Tabelle 2. Behandlungsergebnisse bei generalisierter Psoriasis mit unterschiedlichen Spektren

	Clearing 90–100	nach Anzahl Bestrahlungen	innerhalb Tagen	Bestrahlungszeit Minuten
Ultravitalux (8 Lampen)Liege	19/20	21	36	2×2–13
Saalmann-Lampe Stativ PR	20/26	26	49	2×2–15
Philips TL 12 Stehkabine	30/30	25	44	1×0,6–7
Wolff-B-Lampe Strahlungscenter	1/20	16	28	1×4–37
Psorilux 9050 ohne Filter (Liege)	9/20	28	48	2×0,5–8

Tabelle 3. Wirksamkeit, Aufwand und Nebenwirkungen bei der Photo- und Photochemotherapie der Psoriasis

	Phototherapie	Photochemotherapie (systemisch)
Wirksamkeit	+ +	+ + +
Apparativer Aufwand	+ +	+ + +
Zeitlicher Aufwand	+	+ + +
Begleituntersuchungen	–	+ + +
Nebenwirkungen	+	+ +
Risiken	?	??

Tabelle 4. Indikationen zur Photo- und Photochemotherapie bei verschiedenen Erscheinungsformen der Psoriasis

Psoriasis	Phototherapie	Photochemotherapie
eruptiv exanthematisch	+	+
chronisch stationär	+	+
erythrodermisch		+
pustulös		+
inverser Typ		+

Vor- oder Begleituntersuchungen sind nicht erforderlich. Nebenwirkungen wie Pruritus und Übelkeit entfallen (Tabelle 3). Über das Risiko einer karzinogenen Wirkung wird Herr Urbach referieren. Der geringere Aufwand der Phototherapie gegenüber der Photochemotherapie hat dazu geführt, daß die Phototherapie von den meisten niedergelassenen Kollegen bevorzugt wird.

Entscheidend für die Wahl des Verfahrens sollte jedoch die Indikation sein (Tabelle 4). Eruptiv exanthematische und chronisch stationäre Formen sprechen auf beide Methoden an. In der Regel, und dies insbesondere bei Patienten unter 30 Jahren, beginnen wir mit der Phototherapie. Dies gilt auch bei Kontraindikationen für die Photochemotherapie und bei Resistenz gegen die orale PUVA-Behandlung. Umgekehrt werden Versager der Phototherapie der Photochemotherapie zugeführt. Bei erythrodermischen und pustulösen Formen sowie bei inverser Lokalisation entscheiden wir uns von vornherein für die Photochemotherapie.

Schlußbetrachtung

Zusammengefaßt hat die Phototherapie im modischen Gewande der SUP-Therapie neben der Photochemotherapie wieder an Interesse und Ansehen gewonnen. Die wichtigste Indikation ist die generalisierte Psoriasis. Ehemals als gleichwertig angesehene Indikationen haben an Gewicht verloren und können als eingeschränkte Indikationen bezeichnet werden. Neue Indikationen wie die Lichturtikaria und andere Photodermatosen sowie die atopische und seborrhoische Dermatitis werden erprobt.

Literatur

1. Beierdörffer H, Wiskemann A (1978) Kombinierte Therapie der Psoriasis mit einem aromatischen Retinoid (Ro. 10–9339) und UVB-Bestrahlung. Aktuel Dermatol 4:183–187
2. Fischer T (1976) UV-light treatment of psoriasis. Acta Derm Venereol (Stockh) 56:473–479
3. Kaidbey KH, Kligman A (1978) The acute effects of longwave ultraviolet radiation on human skin. J Invest Dermatol 72:253–256
4. Lang H, Kluge K, Amlong UJ, Helmke R (1980) An new specific high intensity phototherapie of psoriasis. VIII. Congr. Int. de Photobiologie, Strasbourg 20.–25.7.1980; Résumés, p 151
5. Parrish JA (1977) Treatment of psoriasis with longwave ultraviolet light. Arch Dermatol 113:1525–1528
6. Parrish JA (1980) Advances in phototherapy of skin diseases. VIII. Congr. Int. de Photobiologie, Strasbourg 20.–25.7.1980; Résumés, p 42
7. Ständer M (1979) Erfahrungen mit verschiedenen UV-Strahlern bei der Behandlung der Psoriasis in Verbindung mit einer Thermalsole. Dtsch Dermatol 27:151–158
8. Tronnier H (1978) Photo- und Photochemotherapie in der Dermatologie. Aktuel Dermatol 4:213–223
9. Van Weelden H, Young E, van der Leun JC (1980) Therapy of psoriasis: comparison of photochemotherapy and several variants of phototherapy. Br J Dermatol 103:1–9
10. Wiskemann A (1978) UVB-Phototherapie der Psoriasis mit einer für die PUVA Therapie entwickelten Stehbox. Z Hautkr 53:633–636

Prof. Dr. Arthur Wiskemann
Univ. Hautklinik,
Martinistr. 52
D-2000 Hamburg 20

Makromolekulare und zelluläre Mechanismen bei der Photochemotherapie

E. G. Jung, R. Silla und E. Bohnert, Mannheim

Zusammenfassung

An angezüchteten menschlichen Fibroblasten konnte in der 4. Passage nach in vitro PUVA-Bedingungen eine Exzisionsreparatur im Bereiche von 18 bis 36 mJ/cm² nachgewiesen werden. Energien höher als 60 mJ/cm² führen zu einer Reduzierung der Exzisionsreparatur. Es wird angenommen, daß nur monofunktionelle 8-MOP-DNA-Addukte repariert werden, während bifunktionelle Addukte lange persistieren oder fehlerhaft ersetzt werden. Die Auswirkungen auf zellulärer Ebene sind unterschiedlich.

Ultraviolette Strahlung bewirkt an Säugetierzellen und am menschlichen Gewebe auf makromolekularer Ebene Veränderungen, die sich an den Zellen in vielfältiger Weise auswirken. Die PUVA-Bestrahlung von menschlicher Haut zeigt Wirkungen und Effekte, die zunächst einmal mit den Strahlungseffekten durch eine ultraviolette Bestrahlung verglichen werden können. Dabei fällt auf, daß einzelne Effekte verstärkt hervortreten und andere weniger wirksam erscheinen. Vor allem ist die Eindringungstiefe bei der PUVA-Bestrahlung größer als bei der Bestrahlung mit UVB oder UVC. Die PUVA-Bestrahlung von lebenden Zellen hat verschiedene Angriffspunkte. In einem ersten Schritt erfolgt eine räumliche Zuordnung des Sensibilisators (Psoralen) zu Strukturen der Zelle, demzufolge die UVA-Bestrahlung im nachfolgenden Schritt photochemische Prozesse induziert, die ein- oder mehrstufig zur Bindung des Psoralens an Makromoleküle führen. Dabei kann – und dies ist am besten untersucht – ein Psoralen-DNA-Komplex entstehen, eine Bindung an RNA oder auch an Membranen. Psoralen-DNA-Komplexe führen zu einer Inaktivierung der DNA, was sich auf zellulärer Ebene als Zelltod, Funktionsänderung, Mutagenität oder Karzinogenität auswirken kann [8, 16]. Zelleigene Erholungsvorgänge können Psoralen-DNA-Komplexe ganz oder teilweise durch Reparaturvorgänge verschiedener Art eliminieren, bevor sich die irreversiblen Veränderungen auf zellulärer Ebene auswirken. Im folgenden soll die Exzisionsreparatur nach PUVA-Bedingungen in vitro an menschlichen Fibroblasten untersucht werden.

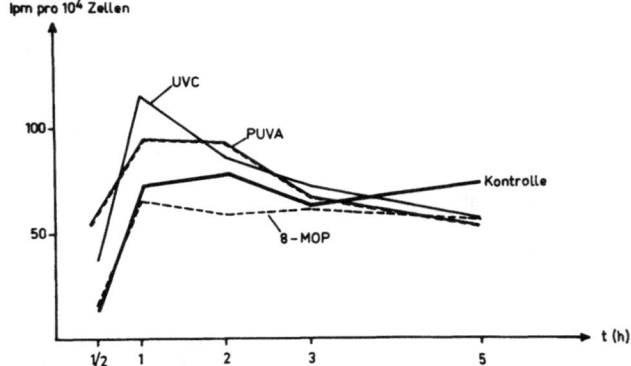

Abb. 1. ^{3}H-Thymidin-Einbau in menschliche Fibroblasten nach PUVA-Bedingungen in vitro

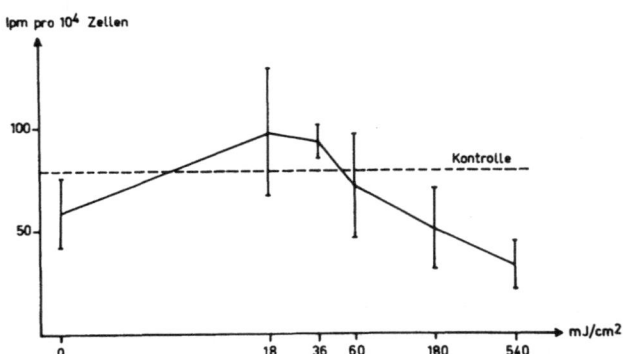

Abb. 2. Mittelwerte und Standardabweichung des ^{3}H-Thymidin-Einbaus von menschlichen Fibroblasten unter PUVA-Bedingungen in vitro

Material und Methode

Menschliche Fibroblasten aus dem dermalen Bindegewebe wurden während der exponentiellen Wachstumsphase der 4. Passage in den Versuch genommen. Kulturmedium: 80 ml Medium RPMI 1640 (Seromed München), 20,0 ml fetales Kälberserum, 1 ml L-Glutamin sowie 40 µg/ml Panoral und 2×10^{-3} M Hydroxyharnstoff. Inkubation bei 37 °C mit 5% CO_2-Begasung. Die Fibroblasten wurden mit und ohne 8-MOP-Zusatz (1 µg/ml) für 1 Std inkubiert und anschließend mit 18–540 mJ/cm² UVA (Camag-Lampe, 365 nm mit Glasfilter) bestrahlt. Parallelversuche wurden ohne 8-MOP mit 20 mJ/cm² UVC (Camag-Lampe, 254 nm) bestrahlt. Die Kulturen wurden sofort oder nach 1 bis 4 Stunden während 60 min mit ^{3}H-Thymidin, 0,2 µC/ml (spez. Aktivität 5 C/mMol) pulsmarkiert, gewaschen, trypsiniert und die Aktivität im Packard-Flüssigkeitsszintillationszähler Typ 2660 als Ipm pro 10⁴ Zellen gemessen.

Resultate

Menschliche Fibroblasten aus dem dermalen Bindegewebe, angezüchtet von Patienten zwischen 12 und 42 Jahren, wurden in der 4. Passage zu in-vitro-Studien über die Exzisionsreparatur nach experimentellen PUVA-Bedingungen angesetzt (n = 17). Als Positivkontrolle wurde eine UVC-bestrahlte Serie angesetzt, eine Leerkontrolle und eine solche mit 8-MOP ohne anschließende UVA-Bestrahlung. Die semikonservative Replikation wurde mit Hydroxyharnstoff gehemmt. Die Exzisionsreparatur wurde anhand des ^{3}H-Thymidin-Einbaus flüssigkeitsszintigraphisch gemessen und über 5 Stunden anhand von Pulsmarkierungen von 60 min verfolgt. In Abb. 1 ist ersichtlich, daß die Exzisionsreparatur in den ersten beiden Stunden nach UVC-Bestrahlung, aber auch nach PUVA-Bestrahlung deutlich und gegenüber der Kontrolle signifikant (p = 0,01) gesteigert ist. Die Kontrolle mit 8-MOP allein zeigt Werte, die niedriger liegen als die Leerkontrolle.

Betrachtet man die Werte der zweiten Stunde und vergleicht diejenigen unter PUVA-Bedingungen mit der Leerkontrolle, so kann eine deutliche Abhängigkeit von der UVA-Bestrahlungsdosis bei gleichbleibender Konzentration von 8-MOP beobachtet werden. Im Bereiche von 18 bis 36 mJ/cm² ist eine Exzisionsreparatur anhand des ^{3}H-Thymidin-Einbaus deutlich nachweisbar, während Energien höher als 60 mJ/cm² eine dosisabhängige Reduzierung der Exzisionsreparatur bedingen. In Abb. 2 sind die Mittelwerte und die Standardabweichungen dieser Versuchsanordnung aufgeführt (n = 8).

Stichproben wurden autoradiographisch kontrolliert: Nach 18 mJ/cm² UVA ist die schwache Markierung der Exzisionsreparatur über den Zellkernen festzustellen, während nach 180 mJ/cm² kaum noch eine solche nachweisbar ist.

Diskussion

Die photochemische Bindung von 8-MOP an die DNA menschlicher Zellkerne ist nachweisbar [8, 16]. Die DNA wird an diesen Stellen inaktiviert, wodurch die Replikation und wichtige Funktionen beeinträchtigt oder gestoppt werden. Je nach Position und Anzahl der

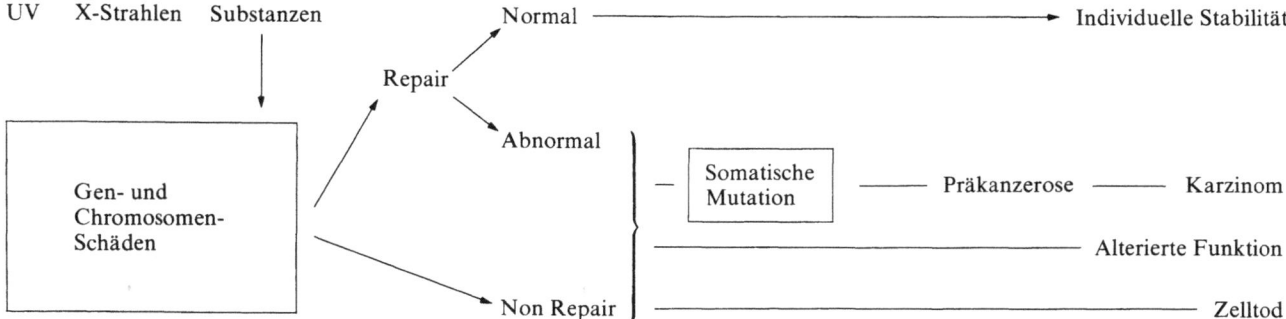

Abb. 3. Schematische Darstellung der Reparatur und der Defektfolgen, die sich an einen exogenen Gen- oder Chromosomenschaden anschließen

Schadstellen kommt es zum Verlust der Funktionen oder zum Absterben der Zellen. Menschliche Zellen verfügen über mehrere Systeme, welche durch Reparatur der photoinaktivierten DNA-Stellen die Erholung ermöglichen. Der wichtigste Mechanismus ist die Exzisions-Reparatur (dark repair), welche UVB und UVC induzierte DNA-Schäden (Thymin-Dimerisierung) ganz oder teilweise ersetzt, bevor bleibende Schäden auf zellulärer Ebene wirksam werden. Eine Reparatur der DNA unter therapeutischen PUVA-Bedingungen kann an Lymphozyten nachgewiesen werden [5, 7]. Während der Zeit der Reparatur ist die semikonservative Replikation gehemmt, und ein Teil der Zellen geht zugrunde oder wird bizarr mißgebildet [11, 12]. Dies läßt vermuten, daß nicht alle DNA-Schäden repariert werden konnten [14, 20].

Während die Exzisions-Reparatur in den Epidermiszellen unter therapeutischen PUVA-Bedingungen nicht eindeutig nachweisbar scheint [3, 4, 15], ist es in den vorliegenden Versuchen gelungen, unter in vitro PUVA-Bedingungen eine Reparatur an angezüchteten menschlichen Fibroblasten nachzuweisen. Diese wird durch intensive UVA-Bestrahlung gehemmt.

Unter PUVA-Bedingungen können monofunktionelle und bifunktionelle Psoralen-DNA-Photoaddukte entstehen. Monofunktionelle Photoaddukte entstehen bei angulären Psoralenen (Angelicine), durch 3-Carbethoxypsoralen [2, 12] und durch 8-MOP bei Bestrahlung durch besonders langwelliges UVA zwischen 380 und 400 nm [9, 24] oder bei einer breitbandigen UVA-Bestrahlung durch besonders niedrige Dosierung [9]. Bifunktionelle Psoralen-DNA-Photoaddukte, „DNA-cross-links", entstehen durch lineare Psoralene mit einem Maximum des Aktionsspektrums bei 350 nm [9, 24] und bei relativ intensiver Bestrahlung [9]. In vitro-Versuche an Meerschweinchen-Fibroblasten [24] und unsere Versuche an menschlichen Fibroblasten legen nahe, daß monofunktionale 8-MOP-DNA-Photoaddukte durch die Exzisions-Reparatur teilweise oder weitgehend behoben werden können, während 8-MOP-DNA-„cross-links" wesentlich hartnäckiger und langlebiger erscheinen. Dies kann an Epidermiszellen unter therapeutischen PUVA-Bedingungen gezeigt werden [3, 4, 15] und ist auch in vitro nachweisbar, wenn durch selektive Bestrahlung mit 350 nm [24] oder durch intensive UVA-Bestrahlung (unsere Versuche) vorwiegend Psoralen-DNA-„cross-links" gebildet werden. Unter diesen Bedingungen persistiert die Hemmung der DNA-Replikation über mehrere Tage [14, 16, 24]. Es scheint, daß persistente Psoralen-DNA-„cross-links" die Exzisions-Reparatur der Zellen im Anschluß an eine zusätzliche UVB-Bestrahlung beeinträchtigen [4, 15].

Die verwirrende Vielzahl von experimentellen Daten läßt sich zu einer plausiblen Deutung zusammensetzen, der allerdings noch in mehreren Punkten hypothetischer Charakter zukommt. Durch PUVA-Bedingungen in vitro wie auch in vivo entstehen je nach Bestrahlungsbedingungen monofunktionelle Psoralen-DNA-Photoaddukte, welche eine Hemmwirkung auf die Replikation der Zellen und eine passagere Beeinträchtigung wichtiger Funktionen ausüben. Diese Schäden können rasch und fehlerfrei durch die Exzisionsreparatur behoben werden, so daß eine weitergehende karzinogene Wirkung gering erscheint. Erfolgt die Bestrahlung mit kurzwelligem oder intensivem UVA, so werden mehr bifunktionelle Psoralen-DNA-Photoaddukte gebildet, die als „cross-links" lange persistieren und während dieser Zeit die Replikation und die Funktion unterbrechen. Die Exzisions-Reparatur kann diese Schäden nicht oder nur unwesentlich beheben, so daß sie persistieren. Die Zellen sterben ab oder werden durch andere Erholungsmechanismen repariert. Hier spielt die postreplikative Reparatur eine Rolle, welche langsam und fehleranfällig ist. Über eine fehlerhafte Reparatur kann es zu somatischen Mutationen kommen, welche ihrerseits Ausgangspunkte einer karzinomatösen Entwicklung sein können. In Abb. 3 ist dies schematisch dargestellt. Eine gewisse Analogie zur fehleranfälligen SOS-Reparatur ist nicht zu verkennen, die durch persistente Thymin-Dimere induziert wird und UVB-induzierte Lichtschäden an Zellen repariert, welche der Exzisionsreparatur entgangen sind.

In Abb. 4 ist schematisch zusammengestellt, welche Einflüsse und Variablen die Wirkung von Psoralen-DNA-Addukten und die zelluläre Reparatur solcher Schäden bestimmen. Für die Praxis ist abzuleiten, daß

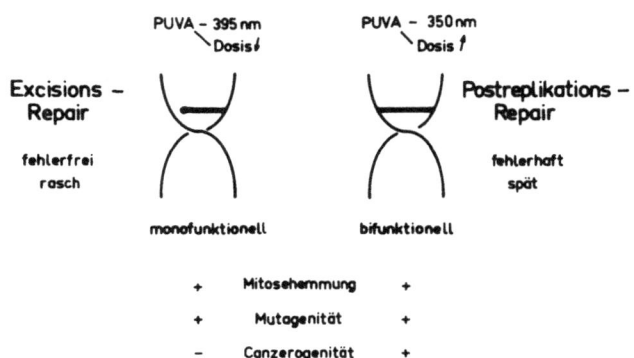

Abb. 4. Schematische Darstellung der monofunktionellen und bifunktionellen Psoralen-DNA-Photoaddukte; Bildung, Reparatur und Auswirkungen

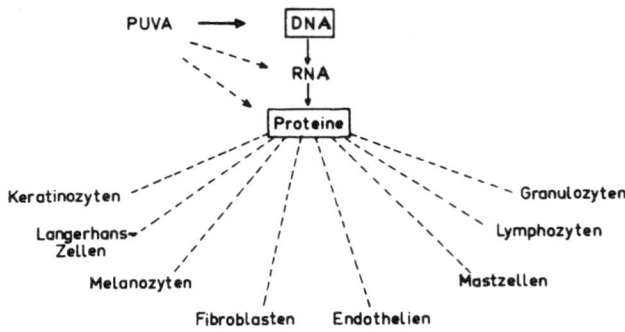

Abb. 5. Das breite Spektrum zellulärer Auswirkungen von PUVA-bedingten DNA-Veränderungen

eine PUVA-Behandlung vom experimentellen und theoretischen Gesichtspunkt aus mit Vorteil häufige Behandlungen mit möglichst niederer UVA-Bestrahlung umfaßt, wobei die Lichtquelle frei vom kurzwelligen UVA (> 360 nm) sein sollte.

Die makromolekularen Effekte und deren zelluläre Auswirkungen durch PUVA-Bedingungen in vitro und in vivo sind dosisabhängig. Sowohl monofunktionelle wie auch bifunktionelle Psoralen-DNA-Addukte erscheinen therapeutisch wirksam, hemmen die Replikation und beeinträchtigen vorübergehend oder bleibend zelluläre Funktionen. Obschon die menschlichen Zellen dasselbe Genom tragen, folgt eine zelltypische Differenzierung, wobei jede Zellart Proteine spezifisch oder selektiv ausbildet und damit bestimmte Funktionen trägt. Die Psoralen-DNA-Photoaddukte bilden sich am Thymin und sind keineswegs positionsspezifisch. Sie treffen hauptsächlich die am stärksten ausgebildeten und wiederholt vorhandenen Informationen. Es ist deshalb nicht verwunderlich, daß die zelltypischen Funktionen jeder Zelle besonders gehemmt werden. In Abb. 5 ist dies schematisch dargestellt, wobei Epidermiszellen [3, 4, 15], Fibroblasten [24], Lymphozyten [6, 10, 13, 18, 19, 21, 23, 25, 26] und Leukozyten [10, 17] besser untersucht sind als andere Zelltypen [1]. Eine Beurteilung der relativen Empfindlichkeit ist nicht zuverlässig möglich.

Literatur

1. Aberer W, Schuler G, Stingl G, Hönigsmann H, Wolff K (1980) Effects of UV-light on epidermal Langerhans cells (Abstract). Invest Dermatol 74:458
2. Averbeck D, Moustacchi E (1980) Decreased photo-induced mutagenicity of monofunctional as opposed to bifunctional furocoumarins in yeast. Photochem Photobiol 31:475–478
3. Bishops S (1979) DNA repair synthesis in human skin exposed to ultraviolett radiation used in PUVA (psoralen and UV-A) therapy for psoriasis. Br J Dermatol 101:399–405
4. Bishop SC, Gray B, Abel EA (1980) Absence of unscheduled DNA synthesis after UVB exposure in the uninvolved skin of psoriatic patients completing a course of PUVA therapy (Abstract). J Invest Dermatol 74:255
5. Bohnert E, Humbel WG (1980) DNA-Reparatur von Lymphozyten unter PUVA-Behandlung. Arch Dermatol Res 267:175–178
6. Bohnert E, Bächtold G, Lischka G, Jung EG (1977) Wirkung von UV-C und von 8-MOP+UV-A auf die T- und B-Population menschlicher Lymphozyten in vitro. Arch Dermatol Res 260:63–70
7. Bohnert E, Badilatti B, Sidler P, Jung EG (1979) DNS-Repair von Lymphozyten nach 8-MOP+UVA und nach UVC. Arch Dermatol Res 264:299–305
8. Bredberg A, Lambert B, Swanbeck G, Thyresson-Hök M (1977) The binding of 8-methoxypsoralen to nuclear DNA of UVA irradiated human fibroblasts in vitro. Acta Derm Venereol (Stockh) 57:389–391
9. Chatterjee PK, Cantor CR (1978) Photochemical production of psoralen-DNA monoadducts capable of subsequent photocrosslinking. Nucleic Acids Res 5:3619–3633
10. Cormane RH, Hamerlinck F, Siddiqui AH (1979) Immunologic implications of PUVA therapy in psoriasis vulgaris. Arch Dermatol Res 265:245–367
11. Cremer T, Peterson S, Cremer C, Berns MW (1979) Laser-UV-microirradiation ($\lambda = 365$ nm) of Chinese hamster cells in the presence of psoralen: observation of shattered chromosomes and formation of micronuclei (Abstract). Eur J Cell Biol 20:119
12. Dubertret L, Averbeck D, Zajdela F, Bisagni E, Moustacchi E, Rouraine R, Latarjet R (1979) Photochemotherapy (PUVA) of psoriasis using 3-carbethoxypsoralen, a noncarcinogenic compound in mice. Br J Dermatol 101:379–389
13. Fränke JE, Eskola J, Hopsu-Havu VK (1979) Effects of 8-methoxypsoralen plus UVA (PUVA) on lymphocyte transformation and T cells in psoriatic patients. Br J Dermatol 100:543–550
14. Friedmann PS, Rogers S (1980) Photochemotherapy of psoriasis: DNA damage in blood lymphocytes. J Invest Dermatol 74:440–443
15. Hönigsmann H, Jaenicke K, Brenner W, Rauschmeier W, Gschnait F, Parrish JA (1980) Kinetics of thymine dimer repair in normal human skin after single and combined doses of UV-A, UV-B and PUVA (Abstract). J Invest Dermatol 74:458
16. Kraemer KH, Waters HL, Ellingson OL, Tarone RE (1979) Psoralen plus ultraviolet radiation-induced inhibition of DNA synthesis and viability in human lymphoid cells in vitro. Photochem Photobiol 30:263–270
17. Langner A, Christophers E (1977) Leukocyte chemotaxis after in vitro treatment with 8-methoxypsoralen and UVA. Arch Dermatol Res 260:51–55
18. Lischka G (1979) Lymphocyte proliferation during PUVA therapy. Arch Dermatol Res 265:213–218
19. Lischka G, Bohnert E, Bächtold G, Jung EG (1977) Effects of 8-methoxypsoralen (8-MOP) and UVA on human lymphocytes. Arch Dermatol Res 259:293–298
20. Meffert H, Böhm F, Sönnichsen N (1980) Zerstörung peripherer Lymphozyten durch 8-MOP+UVA. Dermatol Monatsschr 166:244–246
21. Morison WL, Parrish JA, Bloch KJ, Krugler JI (1979) Transient impairment of peripheral blood lymphocyte function during PUVA therapy. Br J Dermatol 101:391–397
22. Omar A, Wiesmann UN, Krebs A (1979) Polyploidization and hemiploidization induced by PUVA in vivo. Dermatologica 159:195–209
23. Ortonne JP, Claudy A, Alario A, Thivolet J (1978) Impairment of thymus derived rosette forming cells during photochemotherapy (Psoralen-UVA). Arch Dermatol Res 262:143–151
24. Pohl J, Christophers E (1980) Photoinactivation and recovery in skin fibroblasts after formation of mono- and bifunctional adducts by psoralen-plus-UVA (Abstract). J Invest Dermatol 74:451
25. Scherer R, Kern B, Braun-Falco O (1977) UVA-induced inhibition of proliferation of PHA-stimulated lymphocytes from humans treated with 8-methoxypsoralen. Br J Dermatol 97:519–527
26. Wolff-Schreiner EC, Carter DM, Schwarzacher HG, Wolff K (1977) Sister chromatid exchanges in photochemotherapy. J Invest Dermatol 69:387–391

Prof. Dr. E. G. Jung,
Hautklinik der Fakultät
für klinische Medizin Mannheim,
der Universität Heidelberg,
Postfach 28,
D-6800 Mannheim 1

Die europäische PUVA-Studie: Ergebnisse der Photochemotherapie bei Psoriasis

T. Henseler und E. Christophers, Kiel

Die photochemische Behandlung der Psoriasis unter Verwendung von 8-Methoxypsoralen (8-MOP) und langwelligem ultravioletten Licht (UVA) hat nach Untersuchung der ersten Ergebnisse rasch weite Verbreitung gefunden. Inzwischen liegen die Ergebnisse größerer Studien vor, die unter Anwendung unterschiedlicher Behandlungsmodalitäten durchgeführt wurden [1–4]. In Europa wurde 1976 eine PUVA-Studie begonnen, an der 18 europäische Hautkliniken teilnahmen[1]. Sämtliche Patienten dieser Kliniken wurden nach einem einheitlichen Schema behandelt, die Behandlungsergebnisse in EDV-verwertbaren Fragebögen (Abb. 1) protokolliert. In dem bisher ausgewerteten Beobachtungszeitraum von 40 Monaten wurden 3175 Psoriatiker mit PUVA behandelt. Ziel der Studie war es, Aussagen über den Behandlungserfolg zu gewinnen, verschiedene Formen der Intervallbehandlung zu beurteilen und schließlich langfristig auftauchende Nebenwirkungen, insbesondere eventuelle Zusammenhänge zwischen PUVA und dem Auftreten von Neoplasmen zu erfassen. Dieser letzte Punkt kann bis heute noch nicht geklärt werden, soll aber durch langfristige Untersuchungen zu einem späteren Zeitpunkt untersucht werden.

Das Behandlungsschema, nach dem sämtliche Patienten behandelt wurden, besteht aus einer Initialbehandlung und der sich anschließenden sogenannten Intervallbehandlung. Beide Behandlungsphasen unterscheiden sich durch den Bestrahlungsrhythmus. In der Initialphase wird der Patient an zwei aufeinanderfolgenden Tagen bestrahlt; darauf folgt ein Tag ohne PUVA. Dieser Behandlungsrhythmus wird mit einer steigenden Dosis bis zur Erscheinungsfreiheit fortgesetzt. Bei der Intervallbehandlung wird eine PUVA-Behandlung in einer oder in zwei Wochen durchgeführt.

Die Altersverteilung von Psoriatikern, die ärztliche Behandlung suchen, ist zweigipflig. Ein Maximum liegt bei dem Alter zwischen 25 und 35 Jahren und ein weiteres im Altersbereich zwischen 45 und 55 Jahren (Abb. 2). Diese Verteilung spiegelt ein Patientenverhalten wider, das auf womöglich mehreren subjektiven

[1] Amsterdam: R. H. Cormane, A. H. Siddiqui; Barcelona: J. de Moragas; Göteborg: G. Swanbeck; Hamburg: A. Wiskemann; Innsbruck: K. Wolff, H. Hönigsmann, E. Jaschke; Kiel: E. Christophers; Kopenhagen: H. Brodthagen, B. Dahl; Lausanne: E. Frenk; Leiden: P. M. Burger, D. Suurmond; Liege: C. H. Lapiere, M. de la Brassine; London: M. Greaves, P. Warin; Lund: H. Rorsman, E. Tegner; Mannheim: E. Jung; München: O. Braun-Falco, G. Plewig, C. Hofmann; Newcastle: S. Shuster, J. Marks, C. F. Rogers; Paris: C. H. Grupper; Rom: S. Serri, L. Rusciani; Wien: F. Gschnaidt, W. Brenner

COOPERATIVE CLINICAL TRIAL ON PHOTOCHEMOTHERAPY OF PSORIASIS

I. Person

Identification Number 1-4
Sex (1: male 2: female) 5
Age (in years at 1.PUVA) 6-7
Complexion (key as in appendix) 8
Phototoxic testing performed? (0: no 1-7: see appendix) 9
Type of psoriasis (1: vulgaris 2: guttata 3: pustular (Zumbusch) 4: erythrodermic 5: arthritis 6: other type) 1.Diagnosis 10, 2.nd. Diagnosis 11
Age at onset of psoriasis 12-13
Number of relapses during last two years before PUVA (99: if psoriasis persists during last two years) 14-15
Area of skin affected with psoriasis in % (before PUVA treatment; 100%: set to 99%) 16-17

II. PUVA

Single dose of 8-MOP in mg 18-19

A. Initial PUVA (clearing phase)

First single dose in J/cm^2 20-22
Total dose in J/cm^2 (excluding extra dose to arms and legs) 23-25
Number of treatments 26-27
Number of extra treatments to arms and legs 28-29
Last single dose in J/cm^2 30-32
Duration of clearing phase in days 33-34
Response to initial treatment 35
0: Psoriasis worse
1: No change
2: Minimal improvement (slightly less scale)
3: Definitive improvement (less scale)
4: Marked improvement (nearly complete flattening of all plaques)
5: Complete clearing
if possible: % of improvement 100%: set to 99% 36-37
Was a gap without treatment 38
0: no 1: yes, cause: PUVA-complications
2: yes, cause: other complications 3: yes, other reasons
PUVA treatment discontinued? 39
0: no 1: yes, cause: side effects
2: yes, cause: failed to clear 3: yes, other reasons
4: patient was randomized into group C (Protocol edited by Wolff)

B. Interval PUVA since end of Initial PUVA until first relapse

Total dose until 1. relapse in J/cm^2 40-42
Number of treatments 43-44
Number of extra treatments to arms and legs 45-46
Last single dose before 1. relapse in J/cm^2 47-49
Interval between last 2 treatments (before 1. relapse in days) 50-51
Remaining % of improvement (over original status of disease after relapse) 52-53
Time since last Initial treatment (until 1. relapse in weeks) 54-55
Was a gap without treatment 56
0: no 1: yes, cause: PUVA-complications
2: yes, cause: other complications 3: yes, other reasons

C. Interval PUVA not finished until today

Total length of treatment in months 57-58
Total dose of UVA in J/cm^2 59-62
Number of relapses 63-64
{ since last Initial Treatment }

D. Interval PUVA finished

Length of interval treatment in weeks 65-67
Length of time since last treatment until relapse (in weeks) 68-70
% of improvement (over original status of disease after relapse) 71-72

E. Side effects

Clinical (0: no 1: ever occured)
Sunburn 73 Headache 76
Nausea 74 Eye changes 77
Pruritus 75 Koebner reaction 78
not listed .... (write in block letters)

Laboratory
Please see appendix

Abb. 1. Fragebogen zur Europäischen PUVA-Studie

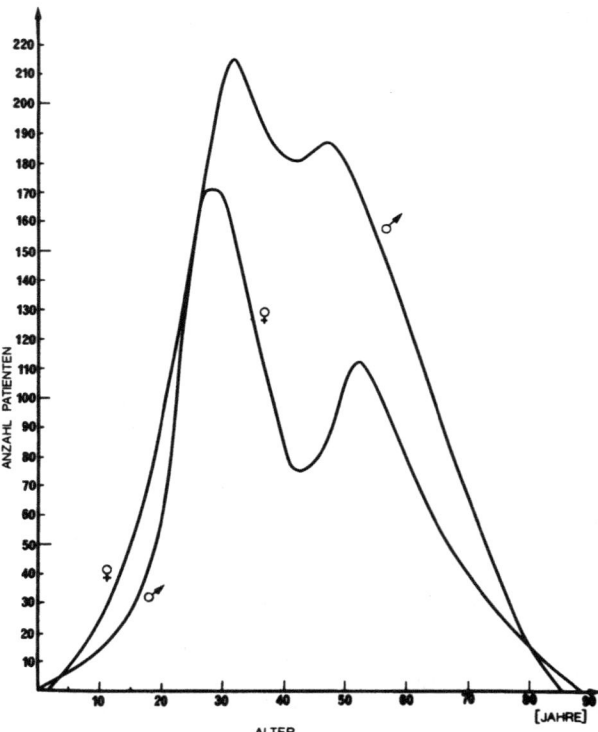

Abb. 2. Altersverteilung der behandelten Patienten

Tabelle 1. Persistenz der Psoriasis in Abhängigkeit vom Patientenalter (Anzahl Patienten)

	Alter < 30 J.	Alter ≧ 30 J.
Persistent	308	1019
Wechselnd	118	202

Faktoren beruht. Während ältere Patienten, die eine Klinik zur Behandlung aufsuchen, überwiegend eine persistierende Psoriasis aufweisen, verläuft bei den jüngeren die Psoriasis häufiger schubweise mit längeren freien Intervallen. In Tabelle 1 werden Patienten gegenübergestellt, die jünger bzw. älter als 30 Jahre sind und bei denen die Erkrankung innerhalb der letzten 2 Jahre andauernd bzw. nicht andauernd in Erscheinung trat. Während sich bei den jüngeren Patienten ein Verhältnis 1:3 ergibt, findet man bei den älteren ein Verhältnis von 1:5. Die Auswertungen zeigen, daß beide Patientengruppen nach der Initialbehandlung gleiche Behandlungsergebnisse aufweisen, daß jedoch die Intervallbehandlung bzw. das Auftreten von Rezidiven sich bei beiden Gruppen unterscheidet (s.u.).

Initialbehandlung

Die Ergebnisse der Initialbehandlung sind in Tabelle 2 dargestellt.

Bei 2,6% der Patienten findet keine Besserung statt. Darin sind 0,9% enthalten, bei denen sogar eine Verschlechterung zu beobachten ist. Ob diese Verschlechterung durch PUVA hervorgerufen wird, läßt sich nicht feststellen. 2,9% der Patienten zeigen eine geringe Besserung, bei 5,7% der Psoriatiker ist der Behandlungserfolg merklich, d.h., daß mehr als 65% der vorher befallenen Haut erscheinungsfrei wird. Eine weitergehende Abheilung – ca. 87% der erkrankten Haut wird frei von einer psoriatischen Veränderung – zeigen 23,6% der Patienten. Bei 65% der Patienten wird eine vollständige Abheilung erzielt.

Betrachtet man die akkumulative Verteilung des Heilerfolges, so findet man, daß nahezu 89% einen sehr guten Heilerfolg aufweisen und 94,5% einen Heilerfolg aufweisen, bei welchem mindestens ⅔ der vorher befallenen Hautfläche abgeheilt ist (Tabelle 2).

Diese Behandlungsergebnisse am Ende der Initialbehandlung werden unter folgenden Bedingungen erreicht: Im Mittel werden 20 Bestrahlungen innerhalb von 37 Tagen appliziert, und die mittlere Einzeldosis wird auf ca. 7,5 J/cm² gesteigert. Die Gesamtdosis in dieser Zeit beträgt etwa 100 J/cm² (Tabelle 3).

Von besonderer Bedeutung für die UVA-Dosis ist der Hauttyp [4, 5]. Die Tabelle 4 zeigt, daß vom Hauttyp I bis zum Hauttyp VI die Dosis um einen Faktor 3,5 gesteigert werden muß. Das Behandlungsergebnis ist jedoch bei allen gleich und liegt im Mittel bei 92% erscheinungsfreier Hautoberfläche.

Die hier dargestellten Ergebnisse der Europäischen PUVA-Studie (EPS) ließen sich nach Umrechnung mit der von Melski et al. [4] durchgeführten amerikanischen Studie (US cooperative clinical trial (USCCT)) vergleichen (Tabelle 5).

Große Unterschiede bestehen zunächst in der Behandlungsdauer. Während in der EPS etwa 5 Wochen bis zur Abheilung benötigt werden, dauerte die Behandlung in der USCCT fast doppelt so lange.

Auch die Anzahl der Behandlungen ist in der US-Studie etwas höher. Um denselben Heilerfolg zu erhalten, wurden bei der Psoriasis vulgaris z.B. 3 Behandlungen mehr benötigt (Tabelle 5).

Tabelle 2. Behandlungsergebnis (Initialbehandlung)

	% Patienten	Σ-% Patienten
Schlechter	0,9	
Keine Änderung	1,7	
Besserung gering	2,9	97,4
Besserung merklich	5,7	94,5
Besserung gut	23,6	88,8
Vollständige Abheilung	65,2	65,2

Tabelle 3. Initialbehandlung

Anzahl der Behandlung	20
Dauer der Behandlung (Wochen)	5,3
Gesamtdosis (J/cm²)	96,0

Tabelle 4. UVA-Dosis während der Initialbehandlung in Abhängigkeit vom Hauttyp

Hauttyp	Gesamtdosis (J/cm²)
I	59
II	90
III	99
IV	114
V	126
VI	207

Tabelle 5. Vergleich zwischen USCCT[b] und EPS[c]

	Guttata		Vulgaris	
	EPS	USCCT	EPS	USCCT
Anzahl Patienten[a]	208	122	1658	831
Anzahl Behandlungen	17,6	20,3	19,3	23,6
Dauer der Behandlung Wochen	5,4	9,8	5,8	11,8
Letzte Dosis (J/cm²)	7,1	13,2	7,4	14,3
Gesamtdosis (J/cm²)	91	208	106	251

[a] Nur für Patienten mit vollständiger Abheilung
[b] US Cooperative Clinical Trial
[c] European Clinical Trial

Die verabreichten UVA-Dosen unterscheiden sich insgesamt noch deutlicher. Im Mittel ist die letzte Einzeldosis um einen Faktor 2 in USCCT höher als sich aus unserer Untersuchung als notwendig erweist (Tabelle 5). Ebenso deutlich ist auch der Unterschied hinsichtlich der verabreichten Gesamtdosis. Der Schluß, den man aus diesen Vergleichen ziehen kann, ist, daß eine PUVA-Behandlung in kurzen Zeitabständen mit kleinen Dosen einen genau so guten Heilerfolg zeigt wie die Verabreichung hoher UVA-Dosen über lange Zeiträume.

Intervallbehandlung

In der Intervallphase wurden zwei Therapieschemata befolgt. Ein Teil der Patienten, der zufällig ausgewählt wurde, erhielt keine weitere Behandlung, ein anderer Teil wurde in verschiedenen Behandlungsrhythmen weiter behandelt. Ein Vergleich verschiedener Behandlungsrhythmen konnte leider nicht durchgeführt werden, da sich während der Auswertung zeigte, daß die Patienten mit verschiedenen Behandlungsrhythmen nicht zufällig ausgewählt wurden: Patienten, bei denen die PUVA-Behandlung schnell anschlug und die einen guten Heilerfolg hatten, wurden vorwiegend einmal in zwei oder sogar 3 Wochen behandelt, während Patienten, deren Heilerfolg nicht so gut war, einmal pro Woche weiterhin behandelt wurden.

Die Voraussetzung gleichartiger Patientengruppen war erfüllt bei dem Vergleich derjenigen Patienten, die weiter behandelt wurden, und derjenigen, die nach einer Initialbehandlung keine weiteren PUVA-Behandlung erhielten.

In Abb. 3 ist in Abhängigkeit von der Zeit die Wahrscheinlichkeit, erscheinungsfrei zu bleiben, aufgetragen. Als Zeitnullpunkt ist der Zeitpunkt am Ende der Initialphase gewählt. Betrachtet man den Zeitraum eines Jah-

Tabelle 6. Stärke des Rezidivs nach bzw. ohne Intervallbehandlung

Intervallbehandlung	Erscheinungsfreie Hautoberfläche (%)
Ja	70
Nein	58

n = 923

res, so scheint es gleich, ob die Patienten weiter PUVA-behandelt werden oder nicht. Die Wahrscheinlichkeit, erscheinungsfrei zu bleiben, nimmt bei beiden Gruppen innerhalb eines Jahres bis auf ca. 35% ab. Erst bei längeren Beobachtungszeiten findet man ein unterschiedliches Verhalten. Während in der nichtbehandelten Gruppe nach etwa 2 Jahren mehr als 90% ein Rezidiv bekommen (nach 130 Wochen ca. 98%), bleiben 20% der PUVA-behandelten Patienten über einen wesentlich längeren Zeitraum erscheinungsfrei (Abb. 3).

Abb. 3 zeigt jedoch nur die Häufigkeit von Rezidiven. (Das Rezidiv ist in dieser Studie wie folgt definiert: Die erscheinungsfreie Hautoberfläche der vorher mit Psoriasis bedeckten Fläche hat sich wieder um 15% verringert.) Die Stärke des Rezidivs unterscheidet sich in

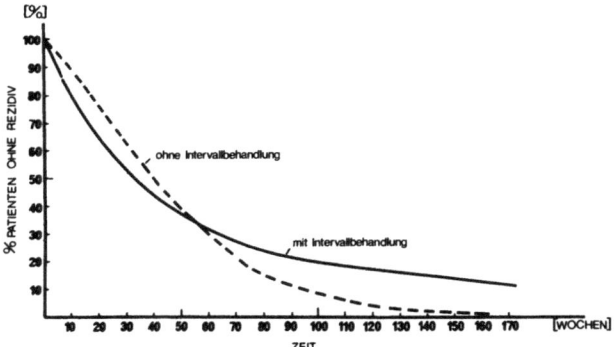

Abb. 3. Wahrscheinlichkeit, erscheinungsfrei zu bleiben, in Abhängigkeit von der Zeit für Patienten mit bzw. ohne weitere Behandlung nach erfolgreicher Initialbehandlung

den beiden oben genannten Gruppen (Tabelle 6). Bei Patienten ohne weitere Intervallbehandlung bewirkt das Rezidiv, daß 42% der durch Initialbehandlung erscheinungsfrei gehaltenen Haut wieder von der Psoriasis befallen werden. Vergleicht man damit die Gruppe der Patienten, die weiter behandelt wurden, so stellt man fest, daß diese Patienten sich nur um 30% wieder verschlechtern, d. h. 70% ihrer ehemals befallenen Haut bleiben immer noch erscheinungsfrei nach einem Rezidiv. Durch die Intervallbehandlung verhindert man also nicht das Rezidiv! Das Rezidiv tritt jedoch nicht so stark in Erscheinung! Und über längere Zeiträume gesehen bewirkt eine Intervallbehandlung darüber hinaus, daß mehr Patienten erscheinungsfrei bleiben.

Diese Ergebnisse machen es zur Aufgabe abzuwägen, ob man bei 20% Rezidivfreiheit alle Patienten über Zeiträume von etwa 1 bis 2 Jahren intervallbehandeln soll oder ob man die Behandlung aussetzt. Im letzteren Fall treten die Rezidive früher und klinisch stärker in Erscheinung und können eine erneut aufzunehmende Initialbehandlung erforderlich machen. Eine Antwort auf diese auch hinsichtlich der Nebenwirkungsproblematik wichtige Frage läßt sich aus den vorliegenden Daten nicht geben. Sicherlich wird man im Einzelfall abwägen, welche Maßnahme man im erscheinungsfreien Intervall ergreift.

Literatur

1. Wolff K, Hönigsmann H, Gschnaidt F, Konrad K (1975) Photochemotherapie bei Psoriasis. Klinische Erfahrungen bei 152 Patienten. Dtsch Med Wochenschr 100:2471–2477

2. Swanbeck G, Thyresson-Hök M, Bredberg A, Lambert B (1975) Treatment of psoriasis with oral psoralen and longwave ultraviolet light. Therapeutic results and cytogenetic hazards. Acta Derm Venereol (Stockh) 55:367–376
3. Hofmann C, Plewig G, Braun-Falco O (1976) Klinische Erfahrungen mit der 8-Methoxypsoralen-UVA-Therapie (Photochemotherapie) bei Psoriasis. Hautarzt 27:588–594
4. Melski JW, Tanenbaum L, Parrish JA, Fitzpatrick TB, Bleich HL, et al (1977) Oral methoxsalen photochemotherapy for the treatment of psoriasis: a cooperative clinical trial. J Invest Dermatol 68:328–335
5. Wolff K, Gschnaidt F, Hönigsmann H, Konrad K, Parrish JA, Fitzpatrick TB (1977) Phototesting and dosimetry for photochemotherapy. Br J Dermatol 96:1–10

Prof. Dr. med. Enno Christophers,
Dr. rer. nat. Tilo Henseler,
Universitäts-Hautklinik,
Schittenhelmstr. 7,
D-2300 Kiel

PUVA-Kombinationstherapie

P. Fritsch und E. Jaschke, Innsbruck

Die Bemühungen, die PUVA-Behandlung der Psoriasis mit anderen Therapieformen zu kombinieren, verfolgen im wesentlichen drei Ziele: die Erhöhung des Therapieeffektes der PUVA im Sinne einer Beschleunigung der Initialphase und der leichteren Beherrschung von Rezidiven in der Folgezeit, die Erfassung jener Fälle, die auf PUVA allein nur unzureichend ansprechen, und schließlich die Senkung der erforderlichen kumulativen Belastung mit UVA-Energie zwecks Herabsetzung der Gefahr potentieller Langzeitnebenwirkungen. Zur Zeit stehen Kombinationsmöglichkeiten sowohl mit systemischen als auch mit lokalen Mitteln zur Verfügung.

Die zweifellos wirkungsvollste Kombinationsform ist die mit dem oralen aromatischen Retinoid (AR)[1] [2, 3]. AR ist ein zur Zeit in großem Umfang in Erprobung stehendes Derivat der all-trans-Retinsäure, das bei einer Reihe von mit einer Hyperkeratose einhergehenden Dermatosen eine oft dramatische, der Vitamin-A-Säure ähnliche Wirkung entfaltet, jedoch einen viel günstigeren Wirkungs-Toxizitätquotienten besitzt als diese [1]. Auch auf Psoriasis wirkt AR (innerhalb von 7–10 Tagen Abschuppung und Abnahme der Infiltration der psoriatischen Plaques), doch erfolgt eine vollständige Abheilung nur selten und nur nach monatelanger Verabreichung. Nicht selten zwingen die zwar harmlosen, aber lästigen Nebenwirkungen (Juckreiz, Cheilitis, Haarausfall) zum Abbruch der Therapie.

Zum Zeitpunkt des initialen Ansprechens auf AR erweisen sich die psoriatischen Plaques als besonders empfänglich gegenüber der PUVA-Therapie: Vollständige Remission wird hierbei in zwei Drittel der für PUVA unter Standardbedingungen erforderlichen Zeit unter Applikation der Hälfte der sonst nötigen UVA-Energie erreicht (Tabelle 1). Als optimal erwies sich eine 10tägige Vorbehandlung mit AR (1 mg/kg/Körpergewicht) vor Beginn der PUVA-Therapie und Beibehaltung dieser Dosis bis zur völligen Remission. Als besonders wertvolle Indikation für diese Kombinationstherapie erwies sich die sonst so therapieresistente palmoplantare Psoriasis; allerdings stellten sich bei dieser zumeist frühzeitig nach Beendigung der Initialphase Rezidive ein.

Durch AR-PUVA-Kombinationen herbeigeführte Remissionen erwiesen sich in unserem Patientenmaterial in einem 10 Monate umfassenden Nachbeobachtungszeitraum als gleich stabil wie die nach unter Standardbedingungen durchgeführter PUVA-Therapie; im Vergleich mit letzterer waren jedoch die zur Erhaltung erforderlichen UVA-Energiedosen erheblich geringer. Als weiterer wichtiger Vorteil der Kombinationstherapie ergab sich, daß Rezidive geringeren Ausmaßes leicht durch kurze Stöße von AR abgefangen werden können, ohne die Frequenz oder die pro Bestrahlung angewendete UVA-Dosis zu erhöhen; letzteres erwies sich nur bei starken Rezidiven als erforderlich. Darüber hinaus konnten alle durch PUVA allein nicht beherrschbaren Fälle von Psoriasis durch Kombination mit AR zur Remission gebracht werden.

Die Wirkungsmechanismen der Augmentation von AR und PUVA sind noch unbekannt. Ausgeschlossen wurde die hypothetische Möglichkeit einer Erhöhung der Photosensibilisierung durch AR, da unter dieser Droge weder die minimale Erythemdosis noch die minimale Phototoxizitätsdosis einer Änderung unterworfen ist [3].

Zusammenfassend ergibt also die Kombinationsbehandlung von AR mit PUVA die Möglichkeit, die Behandlung der Psoriasis zu beschleunigen, die erforderliche UVA-Energiebelastung erheblich zu reduzieren und trotzdem eine gleich stabile Remission zu erzielen. Zusätzlich wird eine übermäßige PUVA-bedingte Bräunung wie auch die lästigen Nebenwirkungen von AR weitgehend vermieden. Inwieweit allerdings die Einsparung von UVA-Energie mit einer Verringerung der biologisch wirksamen Strahlenbelastung gleichzusetzen ist, bedarf weiterer Untersuchungen, da die vergleichsweise

---

[1] Ro 10-9359, freundlicherweise überlassen von Hofmann-La Roche (Wien)

Tabelle 1. AR-PUVA-Kombinationstherapie im Vergleich zu Standard-PUVA

	Dauer der PUVA-Behandlung (Tage)	Zahl der Bestrahlungen	Gesamt UVA (J/cm^2)
Standard-PUVA	29,1 ± 18,2	14,5 ± 8,2	106 ± 115
AR-PUVA	17,9 ± 10,0	9,6 ± 5,3	51,4 ± 52,9

hohe Strahlenbelastung bei einer Standard-PUVA zum Teil die Folge der hier viel stärkeren Pigmentierung ist.

Eine weitere, bisher nur sehr wenig erprobte Kombinationsmöglichkeit ergibt sich durch gleichzeitige Verabreichung von PUVA und Methotrexat. Nach den Ergebnissen von Vukas [8] kommt es auch hier bei erythrodermatischer und generalisierter pustulöser Psoriasis zu einer deutlichen Augmentationswirkung. Unserer Meinung nach sollte eine solche Behandlung, die wegen der Kombination von zwei im Zellkern ansetzenden Agentien ein nicht genau kalkulierbares Risiko beinhaltet, jedoch besonders schweren Fällen vorbehalten bleiben.

Unbedenklich hingegen ist die Kombination von PUVA mit lokalen Kortikoidpräparationen. Übereinstimmend wurde von mehreren Arbeitsgruppen [4–7] wie auch von uns eine erhebliche Verkürzung der Zeitspanne bis zum Erreichen der Remission beobachtet, die in ihrem Ausmaß dem der Kombination von AR und PUVA nahekam. Diskrepanzen bestehen hingegen bei der Beurteilung dieser Kombinationsform in der Erhaltungstherapie: Morison et al. [6] beschreiben eine deutliche Verkürzung des rezidivfreien Intervalls und, darüber hinaus, einen besonders therapieresistenten und aggressiven Charakter des Psoriasisrezidivs, während die anderen Arbeitsgruppen weder in zeitlicher noch qualitativer Beziehung Unterschiede zur Standard-PUVA-Behandlung fanden [4, 7].

Als weniger oder kaum wirkungsvoll werden schließlich Kombinationen von PUVA mit lokal applizierten Teerpräparationen und Cignolin beschrieben [6].

Literatur

1. Fritsch P (im Druck) Oral retinoids in dermatology. Int J Dermat
2. Fritsch P, Hönigsmann H, Jaschke E, W dff K (1978) Augmentation of oral methoxsalen-photochemotherapy with an oral retinoic acid derivative. J Invest Dermatol 70: 178–182
3. Fritsch P, Hönigsmann H, Jaschke E, Wolff K (1978) Photochemotherapie bei Psoriasis: Steigerung der Wirksamkeit durch ein orales aromatisches Retinoid. Klinische Erfahrungen bei 134 Patienten. Dtsch Med Wochenschr 103: 1731–1736
4. Gould PW, Wilson L (1978) Psoriasis treated with clobetasol propionate and photochemotherapy. Br J Dermatol 98: 133–136
5. Hanke CW, Steck WD, Roenigk HH (1979) Combination therapy for psoriasis. Psoralen plus long-wave ultraviolet radiation with betamethasone valerate. Arch Dermatol 115: 1074–1077
6. Morison WL, Parrish JA, Fitzpatrick TB: Controlled study of PUVA and adjunctive topical therapy in the management of psoriasis. Br J Dermatol 98: 125–132
7. Schmoll M, Henseler T, Christophers E (1978) Evaluation of PUVA, topical corticosteroids and the combination of both in the treatment of psoriasis. Br J Dermatol 99: 693–702
8. Vukas V (1977) Photochemotherapy in treatment of psoriasis variants. Dermatologica 155: 355–361

P. Fritsch, E. Jaschke,
Univ. Hautklinik,
Anichstraße 35,
A-6020 Innsbruck/Austria

Langzeiteffekte der Photochemotherapie (PUVA)

H. Hönigsmann, Innsbruck

Die hohe Wirksamkeit und einfache Handhabung der Photochemotherapie (PUVA) (Parrish et al. 1974; Wolff et al. 1975) hat dieser Behandlungsmethode in den letzten 6 Jahren zum Einsatz auf breiter Basis in der Psoristherapie verholfen. Allein in den Vereinigten Staaten werden Schätzungen zufolge derzeit über 35 000 Patienten mit PUVA behandelt (F-D-C Reports 1978), und auch in Europa erreicht die Zahl der Patienten, die sich dieser Therapie unterziehen, ein vergleichbares Ausmaß. Es stellt sich daher die Frage, ob die PUVA in Hinblick auf Langzeitnebenwirkungen als ausreichend sicher bezeichnet werden kann, um einen derart breiten Einsatz zu rechtfertigen (Wolff 1979). Über mögliche Spätfolgen bestehen berechtigte Bedenken (Fitzpatrick et al. 1977; Farber et al. 1978), die sich sowohl auf theoretische Überlegungen als auch auf in-vitro- und Tierversuche und Beobachtungen an photochemotherapeutisch behandelten Patienten stützen. Die potentiellen Gefahren, denen die größte Sorge gilt, umfassen Kataraktentstehung, vorzeitige Alterung und degenerative Veränderungen der Haut, immunologische Störungen und Onkogenese.

Katarakt

Psoralene dringen in die Linse ein und bilden unter UVA-Einwirkung Photoadditionsprodukte mit bestimmten Aminosäuren des Linsenproteins aus (Lerman 1977; Lerman et al. 1977; Goldberg et al. 1979). Da diese Photoprodukte nicht repariert werden, führen wiederholte PUVA-Expositionen zur Anhäufung veränderten Linsenproteins und dadurch möglicherweise zu irreversibler Linsenschädigung (Lerman et al. 1980). In Tierversuchen konnten mit extrem hohen systemischen Psoralendosen und anschließender UVA-Bestrahlung Katarakte erzeugt werden (Griffin 1959; Cloud et al. 1960, 1961); mit Psoralendosen, wie sie therapeutisch verabreicht werden, gelang dies hingegen auch in Langzeituntersuchungen nicht (Parrish et al. 1979b). Zur Zeit besteht kein Hinweis, daß eine Langzeitphotochemotherapie beim Menschen zur Kataraktbildung Anlaß gibt (Melski et al. 1977; Wolff und Hönigsmann im Druck), jedoch sollte wegen der theoretischen Möglichkeit der Linsenschädigung während der therapeutischen Bestrahlung stets auf adäquaten (UVA-undurchlässigen) Augenschutz geachtet werden.

Degenerative Hautveränderungen

Jede Therapieform, die sich ultravioletten Lichtes bedient, läßt bei längerdauernder Anwendung degenerative Umbauvorgänge und eine vorzeitige Alterung der Haut erwarten. Auch die phototoxische PUVA-Reaktion führt zu Veränderungen in der Epidermis und im Korium, die aber, nach Absetzen der Therapie, zumindest teilweise reversibel sind. Die Bedeutung solcher Veränderungen für irreversible Spätschäden ist noch unklar.

Histologische Untersuchungen an Patienten, die über längere Zeit mit PUVA behandelt worden waren, erbrachten zum Teil widersprüchliche Ergebnisse. In drei voneinander unabhängig durchgeführten Studien konnten, nach einer Behandlungsdauer von mehr als einem Jahr, keine aktinischen Schäden in der Haut festgestellt werden (Bergfeld 1977; Braun-Falco et al. 1977; Wolff et al. 1977b). Andererseits beobachteten Cox und Abel (1979) bei fast 50% von 37 Patienten, die bis zu einem Jahr mit relativ niedrigen UVA-Gesamtdosen behandelt worden waren, epidermale Veränderungen, die sie als „fokale Dystrophie" der Epidermis bezeichneten. Diese Veränderungen bestanden aus abnorm großen, hyperchromatischen Zellkernen in einzelnen Epidermalzellen, aus einer herdförmig irregulären Stratifizierung und aus atypischen Zellhaufen mit mehrkernigen Zellen. Im Gegensatz dazu zeigten 243 Patienten einer anderen Studie (Gschnait et al. 1980), die bis zu 4 Jahren mit PUVA behandelt worden waren, keine derartige epidermale Alteration. In dieser Studie, bei der auch auf mögliche Alterungsprozesse wie eine dermale Homogenisierung und elastotische Umbauvorgänge geachtet wurde, konnten keine signifikanten Veränderungen angetroffen werden; wohl aber waren derartige Alterationen bei einer kleinen Patientengruppe nachweisbar, die während der Initialbehandlung massiv überdosiert und mit hohen UVA-Dosen nachbehandelt worden war (Gschnait et al. 1980). Die Diskrepanz zwischen den Beobachtungen von Cox und Abel (1979) und Gschnait et al. (1980) ist nicht völlig erklärbar. Möglicherweise hängt dies damit zusammen, daß unterschiedliche Patientenpopulationen mit unterschiedlicher Empfänglichkeit für aktinische Schäden in diesen beiden Studien untersucht wurden. Auch die ungewöhnlich lange Initialbehandlungsphase der Patientengruppe von Cox und Abel (1979), die eine bis zu sechs Monate dauernde, kontinuierliche PUVA-Behandlung mit 3 Expositionen pro Woche beinhaltete, könnte für die epidermalen Schäden verantwortlich sein.

Bei einer noch nicht abgeschlossenen Untersuchung an einer österreichischen Patientengruppe von 90 Psoriatikern mit einer Behandlung mit extrem hohen kumulativen UVA-Dosen zeigten sich zu 31% Veränderungen, die mit der beschriebenen „fokalen epidermalen Dystrophie" vergleichbar waren (Brenner et al. 1980). Bisherige Verlaufstudien an Hautarealen, die während fortgesetzter PUVA-Behandlung bis zu 4 Monate abgedeckt waren, lassen vermuten, daß diese Veränderungen gänzlich reversibel sein können (Brenner et al. 1980).

Immunologische Veränderungen

Untersuchungen der letzten Zeit haben ergeben, daß PUVA auf verschiedene Weise das Immunsystem zu beeinflussen vermag (Morison et al. 1979), und dies könnte zumindest teilweise das Ansprechen bestimmter Dermatosen erklären, bei denen Immunmechanismen eine pathogenetisch bedeutsame Rolle spielen. Beispiele hierfür sind die Neurodermitis (Gschnait et al. 1977; Morison et al. 1978a), Alopecia areata (Weissmann et al. 1978) und polymorphe Lichtdermatosen (Gschnait et al. 1978; Parrish et al. 1979a). PUVA ist lymphozytotoxisch in vitro (Schmoeckel et al. 1978) und übt vermutlich diesen Effekt auch in vivo auf Infiltratzellen aus. PUVA vermindert die Leukotaxis bei Psoriasis und beeinflußt möglicherweise zirkulierende Leukozyten in den oberflächlichen Gefäßen (Kraemer u. Weinstein 1977). In der Initialphase der PUVA-Therapie kann eine verminderte Stimulierbarkeit der zirkulierenden Lymphozyten mit Phythämagglutinin beobachtet werden (Morison et al. 1978c; Scherer et al. 1977). Ob PUVA einen Einfluß auf die Anzahl zirkulierender T-Zellen ausübt, ist gegenwärtig noch unklar. Bisherige Berichte scheinen einander zu widersprechen (Lischka et al. 1977; Cormane et al. 1979; Fräki et al. 1979; Haftek et al. 1979; Schmitt et al. 1979). Ebenfalls als unsicher gilt die Beobachtung von Roberts et al. (1979), daß – in Analogie zu UVB (Fisher u. Kripke 1977) – eine lokale Psoralenapplikation mit nachfolgender UVA-Bestrahlung zur Generation von T-Suppressor-Zellen führt, die im Maussystem eine Toleranz gegenüber transplantierten UVB-induzierten Tumoren bewirken (Morison u. Kripke, persönliche Mitteilung 1980). Ob und welche Bedeutung immunologischen Phänomenen für Langzeitnebenwirkungen von PUVA zukommt, kann vorläufig nicht beurteilt werden. Rein spekulativ wäre eine Beeinflussung der Infektabwehr und der Tumorgenese denkbar.

Onkogenität

An einer gewissen, derzeit nicht näher definierbaren onkogenen Potenz von PUVA besteht kaum Zweifel. Die Interaktion von Psoralen und DNA bei einer UVA-Einwirkung führt zur Ausbildung von Photoadditionsprodukten („cross-links") (für Literatur siehe Rodighiero u. Dall'Acqua 1976), die im Bakteriensystem mutagen wirken (Igali et al. 1970; Swanbeck u. Thyresson 1974). PUVA bewirkt in vitro an Leukozyten chromosomale Schäden (Swanbeck et al. 1975; Waksvik et al. 1977) und führt, dosisabhängig, zu einer erhöhten Schwester-Chromatid-Austauschrate in vitro (Carter et al. 1976), die allerdings in vivo bei mit PUVA behandelten Psoriatikern nicht gezeigt werden kann (Wolff-Schreiner et al. 1977).

Im Tierversuch entwickeln Mäuse nach lokaler und intraperitonealer Psoralenapplikation und nachfolgender UVA-Bestrahlung unter extremen Bedingungen Hauttumoren (Urbach 1959), hingegen scheint die orale Verabreichung von Psoralenen in therapeutischen Dosen zu keiner vergleichbaren Tumorentstehung beizutragen (Griffin 1959; Griffin et al. 1959; Pathak et al. 1959; Langner et al. 1977; Grube et al. 1977).

Bei Patienten mit Vitiligo, die über Jahrzehnte mit oralem Trimethylpsoralen und Sonnenlicht behandelt worden waren, konnte keine Häufung von Hauttumoren verzeichnet werden (Fitzpatrick et al. 1974). Im Gegensatz dazu wurde vor kurzem bei zwei großen Patientengruppen in den USA und in Europa nach Langzeit-PUVA-Behandlung erstmals über eine im Vergleich zur

Normalbevölkerung erhöhte Inzidenz von Hauttumoren (Basaliome, Plattenepithelkarzinome) berichtet (Stern et al. 1979; Hönigsmann et al., im Druck).

Auffällig ist bei diesen Patienten eine Umkehr der üblichen Häufigkeitsverteilung von Plattenepithelkarzinomen und Basaliomen (Urbach et al. 1966) von 1:3 auf 4:1 und das Auftreten von Tumoren an normalerweise nicht lichtexponierten Körperstellen. Beides könnte für einen ursächlichen Zusammenhang mit der PUVA-Therapie sprechen.

Bei genauer Analyse des Patientengutes zeigt sich allerdings, daß ein erhöhtes Tumorrisiko nur bei jenen Patienten besteht, die einer bestimmten Risikogruppe angehören, und daß das Risiko der übrigen Patienten gleich dem der Kontrollpopulation ist. Zu dieser Risikogruppe zählen Patienten mit extremer Lichtempfindlichkeit und solche, die früher wegen ihrer Psoriasis röntgenbestrahlt worden waren, oder solche, bei denen sich schon vor PUVA-Beginn Epitheliome gebildet hatten (Stern et al. 1979). Bei der europäischen Studie scheinen zudem noch frühere Arsenkuren als Risikofaktor aufzutreten (Hönigsmann et al., im Druck). Aus verständlichen Gründen fehlt bei beiden Untersuchungen die adäquate Kontrollpopulation, wie beispielsweise unbehandelte Psoriatiker oder Psoriatiker mit Risikofaktoren, aber ohne PUVA-Behandlung. Um den Stellenwert einer möglichen PUVA-Karzinogenese in Relation zu Schweregrad und Morbidität der Psoriasis zu bestimmen, wäre es erforderlich, andere gebräuchliche Therapieformen, die erwiesenermaßen karzinogene (UVB, Sonnenlicht, Teer) oder immunsuppressive Eigenschaften (Methotrexat, Kortikosteroide) besitzen, nach denselben Kriterien auf ihren Einfluß auf das Karzinomrisiko bei Psoriatikern zu untersuchen.

Die vordringlich zu klärenden Fragen sind, ob Hauttumoren nur nach exzessiver und langdauernder PUVA-Therapie auftreten, ob dazu bestimmte Bedingungen (Risikofaktoren) erforderlich sind und ob Grenzen bestimmt werden können, innerhalb derer die PUVA-Therapie als relativ ungefährlich gelten kann. Da die Nachbeobachtungszeiten, gemessen an der gewöhnlich langen Latenzzeit zwischen der Einwirkung von Karzinogenen und Karzinomentstehung, zu kurz sind, können diese Fragen heute noch nicht beantwortet werden.

Abgesehen vom Risiko der Induktion relativ leicht behandelbarer Epitheliome wäre auch eine mögliche Begünstigung der Melanomentstehung diskutierbar. Der epidemiologisch gesicherte Zusammenhang zwischen Melanomhäufigkeit und Sonnenstrahlungsstärke einerseits und die massive Melanozytenstimulation unter PUVA andererseits könnten Anlaß zu theoretischen Bedenken geben; allerdings sind bisher weder in klinischen Studien noch bei PUVA-Tiermodellen Melanome beobachtet worden.

Ausblicke

Da die Spätfolgen der Langzeittherapie mit PUVA zur Zeit noch nicht abschätzbar sind, müssen Verbesserungen erarbeitet werden, die auf eine Reduktion gegenwärtig als potentiell gefährlich geltender Faktoren abzielen. Man kann annehmen, daß PUVA-Spätfolgen direkt von der kumulativen PUVA-Gesamtdosis abhängen. Eine Reduktion der Behandlungsfrequenz, die mit einer Reduktion der totalen kumulativen UVA-Dosis einhergeht, könnte somit die Gefahr von Langzeitschäden verringern. Durch genaue Einhaltung von Dosierungsrichtlinien und Therapieschemata für die Intervallbehandlung, wie sie zum Teil empirisch erarbeitet worden sind (Wolff et al. 1977a; Wolff u. Hönigsmann, im Druck), kann bereits erheblich an der UV-Dosis eingespart werden. Verschiedene Kombinationen von PUVA mit anderen therapeutischen Maßnahmen, wie die zusätzliche Lokalbehandlung mit Steroiden oder Cignolin (Gould u. Wilson 1978; Hanke et al. 1979; Morison et al. 1978b; Schmoll et al. 1978) oder die hochwirksame systemische Behandlung mit Retinoiden (Fritsch et al. 1978a,b) – es wurde darüber an anderer Stelle in diesem Symposium berichtet – haben zu einer drastischen Energieeinsparung geführt.

Eine weitere Alternative zur klassischen PUVA-Therapie, die das Tumorrisiko senken könnte, ist die Verwendung anderer Psoralenderivate (Hönigsmann et al. 1979; Dubertret et al. 1980), die entweder durch geringere UV-Dosen aktiviert werden oder die keine DNA-crosslinks ausbilden und somit eine geringere mutagene Wirkung haben. Keine Lösung der Langzeitprobleme bietet die lokale Variante von PUVA, also die lokale Applikation von 8-MOP mit nachfolgender UVA-Bestrahlung (Mortazawi u. Oberste-Lehn 1973; Walter und Voorhees 1973; Weber 1973), da es bei großflächiger Anwendung durch Resorption zu hohen 8-MOP-Serumspiegeln kommt, die damit der systemischen Therapie gleichkommen (Kammerau et al. 1976); überdies entstehen bei lokaler Anwendung unverhältnismäßig mehr DNA-crosslinks als bei oraler Gabe (Cech et al. 1979; Lerche et al. 1979), wodurch das Tumorrisiko entscheidend erhöht wird. Ebenso erscheint es nicht sinnvoll, PUVA durch eine hochenergetische UVB- oder UVB-+UVA-Behandlung, die nachgewiesenermaßen karzinogen ist (Urbach et al. 1974), ersetzen zu wollen.

Trotz aller Bedenken, deren reale Basis erst erarbeitet werden muß, ist PUVA die Therapie der Wahl bei schwerer, ausgedehnter Psoriasis und bei Formen, die eine entscheidende soziale oder berufliche Behinderung bedeuten. Voraussetzung zur Indikationsstellung ist aber, daß in jedem Einzelfall Vor- und Nachteile abgewogen werden, wobei andere Therapieformen, deren Wirksamkeit und deren potentielle Langzeitnebenwirkungen gegenübergestellt und berücksichtigt werden müssen.

Literatur

1. Bergfeld WF (1977) Histopathologic changes in skin after photochemotherapy. Cutis 20:504–507
2. Braun-Falco O, Hofmann C, Plewig G (1977) Feingewebliche Veränderungen unter Photochemotherapie der Psoriasis. Arch Dermatol Res 257:301–317
3. Brenner W, Konrad K, Hönigsmann H, Wolff K (1980) Epidermal and dermal changes in long-term PUVA-treated skin. Int. Congress of Photobiology, Strasbourg, 20.–25.7.1980, Book of abstracts, p 193
4. Carter DM, Wolff K, Schnedl W (1976) 8-methoxypsoralen and UV-A promote sister-chromatid exchanges. J Invest Dermatol 67:548–551
5. Cech T, Pathak MA, Biswas RK (1979) An electron microscopic study of the photochemical cross-linking of DNA in guinea pig epidermis by psoralen derivatives. Biochim Biophys Acta 562:342–360
6. Cloud TM, Hakim R, Griffin AC (1960) Photosensitization of the eye with methoxsalen. I. Acute effects. Arch Ophthalmol 64:346–351

7. Cloud TM, Hakim R, Griffin AC (1961) Photosensitization of the eye with methoxsalen. II. Chronic effects. Arch Ophthalmol 66:689–694
8. Cormane RH, Hamerlinck R, Siddiqui AH (1979) Immunologic implications of PUVA therapy in psoriasis vulgaris. Arch Dermatol Res 265:245–267
9. Cox AJ, Abel EA (1979) Epidermal dystrophy. Occurrence after psoriasis therapy with psoralen and long-wave ultraviolet light. Arch Dermatol 115:567–570
10. Dubertret L, Averbeck D, Zajdela F, Bisagni E, Moustacchi E, Touraine R, Latarjet R (1979) Photochemotherapy (PUVA) of psoriasis using 3-carbethoxypsoralen, a noncarcinogenic compound in mice. Br J Dermatol 101:379–389
11. Farber EM, Abel EA, Schaefer H (1978) PUVA appraisal: Comment. Br J Dermatol 99:715–717
12. F-D-C Reports (1978) Federal Drug Administration, Washington, 30.10.1978
13. Fisher MS, Kripke ML (1977) Systemic ion induced in mice by ultraviolet light irradiation and its relationship to ultraviolet carcinogenesis. Proc Natl Acad Sci USA 74:1688–1692
14. Fitzpatrick TB, Parrish JA, Pathak MA (1974) Phototherapy of vitiligo (idiopathic leukoderma). In: Pathak MA, Harber LC, Seiji M, Kukita (eds) Sunlight and man: Normal and abnormal photobiologic responses. University of Tokyo Press, Tokyo, pp 783–791
15. Fitzpatrick TB, Parrish JA, Pathak MA, Tanenbaum L (1977) The risk and benefits or oral PUVA photochemotherapy of psoriasis. In: Farber EM, Cox AJ (eds) Psoriasis. Yorke, New York, pp 320–327
16. Fräki JE, Eskola J, Hopsu-Havu VK (1979) Effect of 8-methoxypsoralen plus UV-A (PUVA) on lymphocyte transformation and T cells in psoriatic patients. Br J Dermatol 100:543–550
17. Fritsch PO, Hönigsmann H, Jaschke E, Wolff K (1978a) Augmentation of oral methoxsalen-photochemotherapy with an oral retinoic acid derivative. J Invest Dermatol 70:178–182
18. Fritsch P, Hönigsmann H, Jaschke E, Wolff K (1978b) Photochemotherapie bei Psoriasis: Steigerung der Wirksamkeit durch ein orales aromatisches Retinoid. Klinische Erfahrungen bei 134 Patienten. Dtsch Med Wochenschr 103:1731–1736
19. Goldberg LH, Schaefer H, Farber EM (1979) PUVA and the eye (Abstract). J Invest Dermatol 72:278
20. Gould PW, Wilson L (1978) Psoriasis treated with clobetasol propionate and photochemotherapy. Br J Dermatol 98:133–136
21. Griffin AC (1959) Methoxsalen in ultraviolet carcinogenesis in the mouse. J Invest Dermatol 32:367–372
22. Griffin AC, Hakim RE, Knox J (1959) The wavelength effect upon erythemal and carcinogenic response in psoralen treated mice. J Invest Dermatol 31:289–294
23. Grube DD, Ley RD, Fry RJ (1977) Photosensitizing effects of 8-methoxypsoralen on the skin of hairless mice. II. Strain and spectral differences for tumorigenesis. Photochem Photobiol 25:269–276
24. Gschnait F, Hönigsmann H, Konrad K, Fritsch P, Wolff K (1977) Photochemotherapie (PUVA) bei Neurodermitis. Z Hautkr 52:1219–1224
25. Gschnait F, Hönigsmann H, Brenner W, Fritsch P, Wolff K (1978) Induction of UV light tolerance bei PUVA in patients with polymorphous light eruption. Br J Dermatol 99:293–295
26. Gschnait F, Wolff K, Hönigsmann H, Stingl G, Brenner W, Jaschke E, Konrad K (1980) Longterm photochemotherapy: Histopathologic and immunofluorescence observations in 243 patients. Br J Dermatol 103:11–22
27. Haftek M, Glinski W, Jablonska S, Obalek S (1979) T lymphocyte E rosette function during photochemotherapy (PUVA) of psoriasis. J Invest Dermatol 72:214–218
28. Hanke CW, Steck WD, Roenigk HH (1979) Combination therapy for psoriasis. Psoralen plus long-wave ultraviolet radiation with betamethasone valerate. Arch Dermatol 115:1074–1077
29. Hönigsmann H, Jaschke E, Gschnait F, Brenner W, Fritsch PO, Wolff K (1979) 5-methoxypsoralen (Bergapten) in photochemotherapy of psoriasis. Br J Dermatol 101:369–378
30. Hönigsmann H, Wolff K, Gschnait F, Brenner W, Jaschke E (im Druck) Keratoses and non-melanoma skin tumors in long-term photochemotherapy (PUVA). J Am Acad Dermatol
31. Igali S, Bridges BF, Ashwood-Smith, MJ, Scott BR (1970) Mutagenesis in Escherichia coli. Mutat Res 9:21–30
32. Kammerau B, Klebe U, Zesch A, Schaefer H (1976) Penetration, permeation, and resorption of 8-methoxypsoralen. Arch Dermatol Res 255:31–42
33. Kraemer KH, Weinstein GD (1977) Decreased thymidine incorporation in circulating leukocytes after treatment of psoriasis with psoralen and long-wave ultraviolet light. J Invest Dermatol 69:211–214
34. Langner A, Wolska H, Marzulli FN, Jablonska S, Jarzabek-Chorzelska M, Glinski W, Pawinska M (1977) Dermal toxicity of 8-methoxypsoralen administered to hairless mice irradiated with longwave ultraviolet light. J Invest Dermatol 69:451–457
35. Lerche D, Søndergaard J, Wadskov S, Leick V, Bohr V (1979) DNA interstrand crosslinks visualized by electron microscopy in PUVA-treated psoriasis. Acta Derm Venereol (Stockh) 59:15–20
36. Lerman S (1977) A method for detecting 8-methoxypsoralen in the ocular lens. Science 197:1287–1288
37. Lerman S, Jacoy M, Borkman RF (1977) Photosensitization of the lens by 8-methoxypsoralen. Invest Ophthalmol Visual Sci 16:1065–1068
38. Lerman S, Megaw J, Willis I (1980) Potential ocular complication from PUVA therapy and their prevention. J Invest Dermatol 74:197–199
39. Lischka G, Bohnert E, Bachtold G, Jung EG (1977) Effects of 8-methoxypsoralen (8-MOP) and UVA on human lymphocytes. Arch Dermatol Res 259:293–298
40. Melski JW, Tanenbaum L, Parrish JA, Fitzpatrick TB, Bleich HL, et al. (1977) Oral methoxsalen photochemotherapy for the treatment of psoriasis: a cooperative clinical trial. J Invest Dermatol 68:328–335
41. Morison WL, Parrish JA, Fitzpatrick TB (1978a) Oral psoralen photochemotherapy of atopic eczema. Br J Dermatol 98:25–30
42. Morison WL, Parrish JA, Fitzpatrick TB (1978b) Controlled study of PUVA and adjunctive topical therapy in the management of psoriasis. Br J Dermatol 98:125–132
43. Morison WL, Parrish JA, Bloch KJ (1978c) Transient impairment of peripheral blood lymphocyte function during PUVA therapy (Abstract). J Invest Dermatol 70:216–217
44. Morison WL, Parrish JA, Epstein JH (1979) Photoimmunology. Arch Dermatol 115:350–355
45. Mortazawi SAM, Oberste-Lehn H (1973) Lichtsensibilisatoren und ihre therapeutischen Fähigkeiten. Z Haut Geschlechtskr 48:1–9
46. Parrish JA, Fitzpatrick TB, Tanenbaum L, Pathak MA (1974) Photochemotherapy of psoriasis with oral methoxsalen and long wave ultraviolet light. N Engl J Med 291:1207–1211
47. Parrish JA, LeVine MJ, Morison WL, Gonzalez G, Fitzpatrick TB (1979a) Comparison of PUVA and beta-carotene in the treatment of polymorphous light eruption. Br J Dermatol 100:187–191
48. Parrish JA, Chylack LT Jr, Woehler ME, Cheng HM, Pathak MA, Morison WL, Krugler J, Nelson WF (1979b) Dermatological and ocular examinations in rabbits chronically photosensitized with methoxsalen. J Invest Dermatol 73:250–255
49. Pathak MA, Daniels F Jr, Hopkins CE, Fitzpatrick TB (1959) Ultraviolet carcinogenesis in albino and pigmented mice receiving furocoumarins: psoralen and 8-methoxypsoralen. Nature 183:728–730
50. Roberts LK, Schmitt M, Daynes RA (1979) Tumor-susceptibility generated in mice treated with subcarcinogenic doses of 8-methoxypsoralen and long-wave ultraviolet light. J Invest Dermatol 72:306–309

51. Rodighiero G, Dall'Acqua F (1976) Biochemical and medical aspects of psoralens. Photochem Photobiol 24:647–653
52. Scherer R, Kern B, Braun-Falco O (1977) UVA-induced inhibition of proliferation of PHA-stimulated lymphocytes from humans treated with 8-methoxypsoralen. Br J Dermatol 97:519–528
53. Schmitt D, Ortonne JP, Alario A, Thivolet J (1979) Quantification of psoriasis. Arch Dermatol Res 206:227–231
54. Schmoeckel C, Scherer R, Dern B, Braun-Falco O (1978) The cytolytic effect of PUVA treatment on PHA-stimulated human peripheral lymphocytes. Acta Derm Venereol (Stockh) 58:203–211
55. Schmoll M, Henseler T, Christophers E (1978) Evaluation of PUVA, topical corticosteroids and the combination of both in the treatment of psoriasis. Br J Dermatol 99:693–702
56. Stern RS, Thibodeau LA, Kleinerman AB, Parrish JA, Fitzpatrick TB, et al. (1979) Risk of cutaneous carcinoma in patients treated with oral methoxsalen photochemotherapy for psoriasis. N Engl J Med 300:809–813
57. Swanbeck G, Thyresson M (1974) Induction of respiration-deficient mutants in yeasts by psoralen and light. J Invest Dermatol 63:242–244
58. Swanbeck G, Thyresson-Hök M, Bredberg A, Lambert B (1975) Treatment of psoriasis with oral psoralens and long-wave ultraviolet light. Therapeutic results and cytogenetic hazards. Acta Derm Venereol (Stockh) 55:367–376
59. Urbach F (1959) Modification of ultraviolet carcinogenesis by photoactive agents: preliminary report. J Invest Dermatol 32:373–378
60. Urbach F, Davies RE, Forbes PD (1966) Ultraviolet radiation and skin cancer in man. In: Montagna W, Dobson RL (ed) Advances in biology of skin, vol 7. Pergamon, Oxford, pp 195–214
61. Urbach F, Epstein JH, Forbes PD (1974) Ultraviolet carcinogenesis: experimental global and genetic aspects. In: Pathak MA, Harber LC, Seiji M, Kukita A (ed) Sunlight and man: normal and abnormal photobiologic responses. University of Tokyo Press, Tokyo pp 259–283
62. Waksvik H, Brogger A, Stone J (1977) Psoralen/UVA treatment and chromosomes. I. Aberrations and sister chromatid exchange in human lymphocytes in vitro and synergism with caffeine. Hum Genet 38:195–207
63. Walter JF, Voorhees JJ (1973) Psoriasis improved by psoralen plus black light. Acta Derm Venereol (Stockh) 53:469–472
64. Weber G (1973) Combined 8-methoxypsoralen and black light. Therapy of psoriasis: Technique and results. Br J Dermatol 90:317–323
65. Weissmann K, Hofmann C, Wagner G, Plewig G, Braun-Falco O (1978) PUVA-therapy for alopecia areata. Arch Dermatol Res 262:333–336
66. Wolff K (1979) Psoriasis und PUVA. Dtsch Med Wochenschr 104:1543–1546
67. Wolff K, Hönigsmann H (im Druck) Cinical aspects of photochemotherapy. Int Encyclop Ther
68. Wolff K, Hönigsmann H, Gschnait F, Konrad K (1975) Photochemotherapie bei Psoriasis. Klinische Erfahrungen bei 152 Patienten. Dtsch Med Wochenschr 100:2471–2477
69. Wolff K, Gschnait F, Hönigsmann H, Konrad K, Parrish JA, Fitzpatrick TB (1977a) Phototesting and dosimetry for photochemotherapy. Br J Dermatol 96:1–10
70. Wolff K, Gschnait F, Hönigsmann H, Konrad K, Stingl G, Wolff-Schreiner E, Fritsch P (1977b) Oral photochemotherapy. Results follow-up and pathology. In: Farber EM, Cox AJ (eds) Psoriasis. Yorke, pp 300–309
71. Wolff-Schreiner EC, Carter DM, Schwarzacher HG, Wolff K (1977) Sister chromatid exchanges in photochemotherapy. J Invest Dermatol 69:387–391

Univ.-Doz. Dr. Herbert Hönigsmann,
Univ. Hautklinik,
Anichstraße 35,
A-6020 Innsbruck, Österreich

Bestrahlungsgeräte für kosmetische Zwecke

B. Steck, Hannover

Einführung

Mit künstlichen optischen Strahlungsquellen ausgestattete Bestrahlungsgeräte und Sonnenbänke erfreuen sich nach wie vor großer Beliebtheit. Jedoch geht der Trend von Geräten bestückt mit Quecksilberdampf-Hochdruckstrahlern oder mit Verbundstrahlern weg zu Geräten bestückt mit Halogen-Metalldampf-Strahlern und ganz besonders zu Geräten bestückt mit Quecksilberdampf-Niederdruckstrahlern mit Leuchtstoff, sog. UV-Leuchtstofflampen.

Bei Heimgeräten steht die kosmetische Wirkung, also die Bräunung der Haut, im Vordergrund, wenn auch Allgemeinwirkungen wie Erhöhung der Leistungskraft und Förderung des körperlichen und psychischen Wohlbefindens gerne als Zugabe mitgenommen werden. Die Gründe, warum Hg-Hochdruckbrenner und Verbundstrahler mehr und mehr durch UV-Leuchtstofflampen abgelöst werden, treten deutlich zutage, wenn man die strahlungsphysikalischen Eigenschaften der Strahler näher analysiert.

Quecksilberdampf-Niederdruckstrahler mit Leuchtstoff, sog. UV-Leuchtstofflampen

Quecksilberdampf-Niederdruckstrahler mit Leuchtstoff, der hauptsächlich im UV emittiert, sog. UV-Leuchtstofflampen sind unter Namen wie „Sun-Lamps", „Schwarzlicht-Leuchtstofflampen" oder auch als Pausleuchtstofflampen schon lange bekannt. Zunächst hat man sog. UVB-Lampen entwickelt, deren Leuchtstoff hauptsächlich im UVB-Wellenlängenbereich emittiert (Abb. 1).

Seit etwa 5 Jahren sind UVA-Leuchtstofflampen auf dem Markt, Strahler, die hauptsächlich UVA-Strahlung aussenden und die die erwünschte Bräunung über die direkte Pigmentierung erzeugen (Abb. 2).

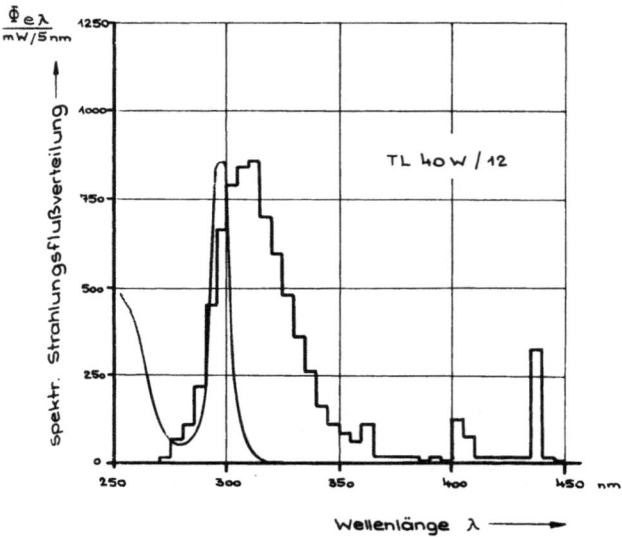

Abb. 1. Spektrale Strahlungsflußverteilung der Lampe TL 40 W/12

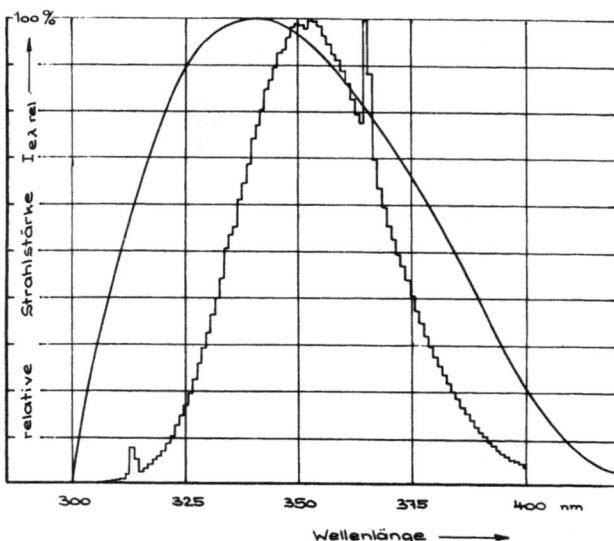

Abb. 2. Relative spektrale Strahlstärkeverteilung einer „UVA-Leuchtstofflampe" 80 W

Halogen-Metalldampf-Strahler

Da, wie bekannt, zur Erzeugung der direkten Pigmentierung eine Dosis von etwa 10 Ws/cm², also eine etwa 400mal größere Dosis notwendig ist als zum Setzen der Erythemschwelle (25 mWs/cm²), erschien es zunächst aussichtslos, eine Bräunung der Haut über die direkte Pigmentierung zu erreichen, da die bekannten Strahler wie Hg-Hochdruck-Brenner oder Verbundstrahler etwa genau so viel UVB-Strahlung bzw. etwa ⅓ UVB-Strahlung wie UVA-Strahlung emittieren. Die Strahlungsanteile in den einzelnen UV-Bereichen betragen beim Hg-Hochdruckbrenner je etwa 4 bis 5% der Gesamtleistungsaufnahme. Die Entwicklung der Halogenmetalldampfstrahler, d. h. Hochdruckstrahler, die außer dem Grundgas und Quecksilber noch Metallhalogenide enthalten, ermöglichte es, Strahler mit hohen UVA-Strahlungsanteilen zu bauen (Abb. 3, 4).

Derartige Strahler mit Leistungsaufnahme von 360 und 1000 W sind bereits einige Jahre auf dem Markt.

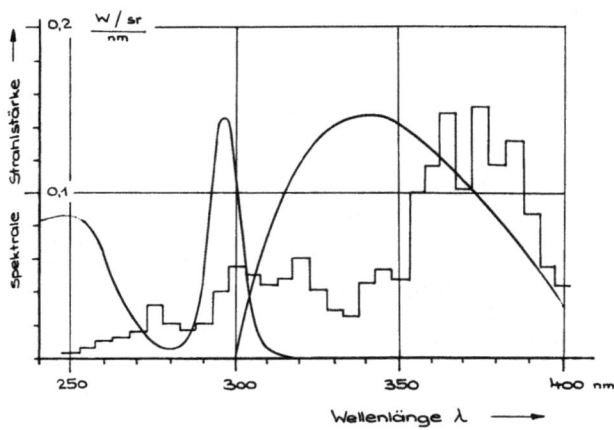

Abb. 3. Spektrale Strahlungsstärkeverteilung eines Halogenmetalldampfstrahlers 360 W

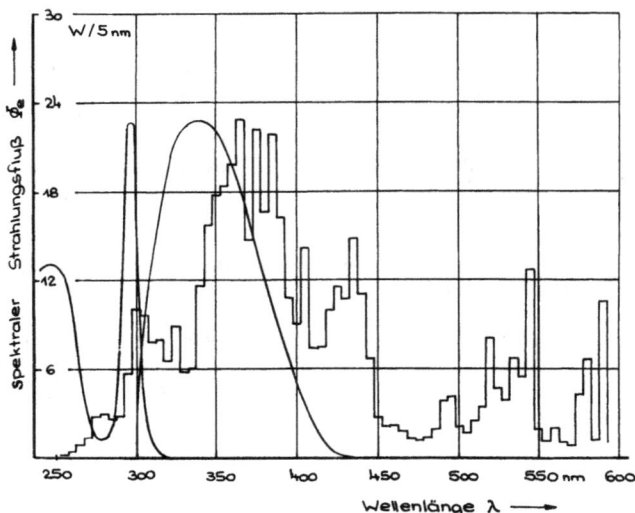

Abb. 4. Spektraler Strahlungsfluß eines Halogenmetalldampfstrahlers 1000 W

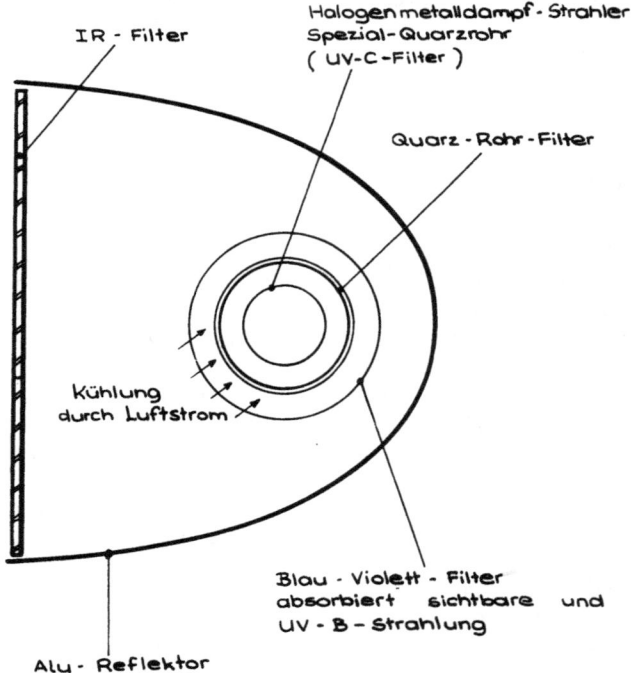

Abb. 5. Aufbau eines Halogenmetalldampfstrahlers

Tabelle 1. Strahlungsquellen für Solarien; Strahlungsleistung

	Hg-Niederdruckstrahler mit Leuchtstoff			Halogenmetalldampfstrahler			Verbund-strahler	Hg-Hoch-druck-strahler
	UVB-Lampe „Sun-Lamp" (TL 40 W/12)	UVA-Lampe (L 80 W/79)	UVA-Lampe (L 100 W/79)	400 W (Ultramed)	1000 W (Ultramed)	2000 W (UVASUN)	(Ultravitalux)	(HPQ 125 W)
Gesamtleistungsaufnahme (einschl. VG), W	48	92	119	390	1060	2200	300	–
Leistungsaufnahme des Strahlers, W	40 (100%)	80 (100%)	100 (100%)	360 (100%)	1000 (100%)	2000 (100%)	300 (100%)	125 (100%)
UVA-Strahlungsleistung (315–380 nm), W	3,0 (7,5%)	17,8 (22%)	21,5 (21,5%)	46,2 (12,8%)	180 (18%)	250 (12,5%)	3,4 (1,14%)	6,7 (5,36%)
UVB-Strahlungsleistung (280–315 nm), W	4,7 (11,7%)	0,1 (0,12%)	0,12 (0,12%)	12 (3,33%)	46 (4,6%)	0	1,5 (0,5%)	6,5 (5,2%)
UVC-Strahlungsleistung (280 nm), W	0,01 (0,025%)	0	0	4 (1,11%)	7 (0,7%)	0	0,004 (0,001%)	1,67 (1,34%)
Pigmentierungswirksame Strahlungsleistung, W	3,6	17,7	21,4	70	195	260	3,62	5,82
Erythemwirksame Strahlungsleistung, W	1,63	$6,8 \cdot 10^{-3}$	$7 \cdot 10^{-3}$	6,3	17,6	$1,2 \cdot 10^{-3}$	0,29	2,37

Tabelle 2. Strahlungsquellen für Solarien; Bestrahlungsstärken

	Hg-Niederdruckstrahler mit Leuchtstoff in 0,1 m Entfernung			Halogenmetalldampfstrahler in 1 m Entfernung			Verbund-strahler in 1 m Entfernung	Hg-Hoch-druck-strahler in 1 m Entfernung	Global-stahlung in Davos, Juni 12.00
	UVB-Lampe, „Sun-Lamp" (TL 40 W/12)	UVA-Lampe (L 80 W/79)	UVA-Lampe (L 100 W/79)	400 W (Ultramed)	1000 W (Ultramed)	2000 W (UVASUN)	300 W (Ultravitalux)	125 W (HPQ 125)	
UVA (315...380 nm), W/m²	4,1	23,2	24	4,6	17,9	120	4,97	0,67	37,9
UVB (280...315 nm), W/m²	6,42	0,114	0,12	1,2	4,59	0	2,19	0,65	1,38
UVC (<280 nm), W/m²	0,014	0	0	0,4	0,69	0	0,0134	0,16	0
E_{pi}, W/m²	4,92	21,6	22,2	7	19,5	125	5,41	0,58	41,7
E_{er}, W/m²	2,23	$6,9 \cdot 10^{-3}$	$7,1 \cdot 10^{-3}$	0,6	1,76	$0,62 \cdot 10^{-3}$	0,433	0,237	0,188
$t_{s,pi}/t_{s,er}$	1/0,006	1/5	1/5	1/0,03	1/0,03	1/500	1/0,03	1/0,006	1/0,55

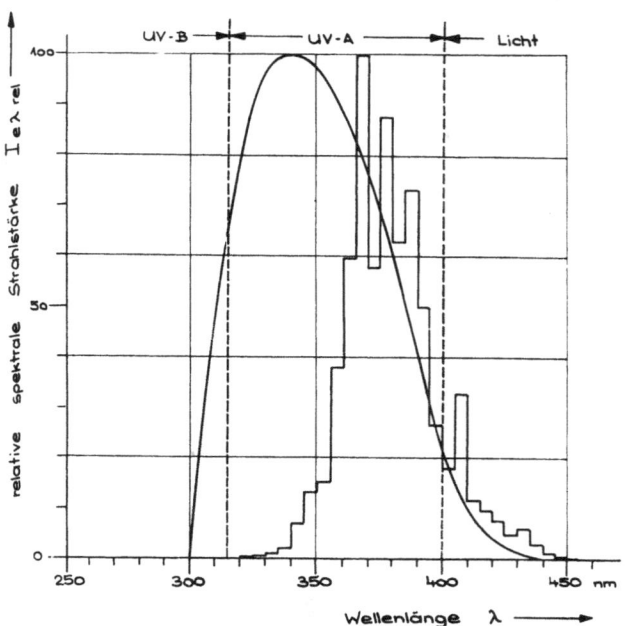

Abb. 6. Relative spektrale Strahlstärke der Lampe UVASUN 2000

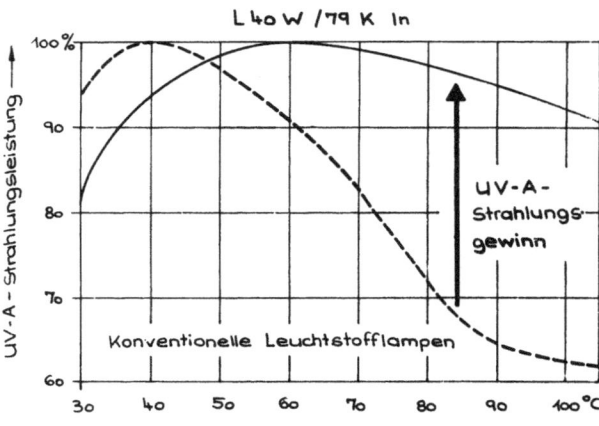

Abb. 7. UVA-Strahlungsleistung in Abhängigkeit von der Temperatur des Lampenkolbens

Jedoch senden sie außer UVA-Strahlung noch beträchtliche Strahlungsanteile im UVB und sogar im UVC aus.

Sie müssen also stets mit Filtern betrieben werden. Soll nur das UVC weggefiltert werden, genügt eine Hartglasscheibe, wie sie z. B. in Scheinwerfern und Anstrahlungsgeräten verwendet wird. Um auch UVB herauszufiltern, bedarf es bei Halogenmetalldampfstrahlern spezieller UVB-Filter.

Sollen auch die infraroten und sichtbaren Strahlungsanteile abgefiltert werden – dies ist notwendig, wenn hohe UVA-Bestrahlungsstärken bzw. kurze Bestrahlungszeiten erzielt werden sollen – so sind spezielle Filterkombinationen erforderlich. Eine derartige Anordnung zeigt Abb. 5.

Die hiermit erreichte spektrale Strahlungsverteilung zeigt Abb. 6.

Bei einer Leistungsaufnahme des Strahlers von 2000 W kommt man zu Bestrahlungsstärken im UVA von ca. 50 mW/cm² und zu einer Schwellenzeit für die direkte Pigmentierung von etwa 3,3 min, das allerdings bei einem Bestrahlungsabstand von nur 20 cm.

Tabelle 1 gibt einen Überblick über die strahlungsphysikalische und photobiologisch wirksame Strahlungsleistung für verschiedene Strahler; Tabelle 2 enthält die entsprechenden Bestrahlungsstärken.

Konstruktiver Aufbau von „Sonnenbänken"

In einem Gehäuse, das das Oberteil einer Liege darstellt, sind meist 10 UVA-Leuchtstofflampen in einzelnen Reflektoren so angeordnet, daß sie nach oben strahlen. Lampen und Reflektoren werden durch eine UV-durchlässige Acrylglasplatte abgedeckt, die als Liegefläche dient. Meist wird die Liegefläche noch mit einer ebenfalls UV-durchlässigen Luftpolsterfolie abgedeckt, um das Liegen auf der harten Acrylglasplatte zu erleichtern. UVA-Leuchtstofflampen mit einer Leistungsaufnahme von 80 W haben eine Länge von 150 cm, ergeben also nicht ganz die notwendige Länge für die Bestrahlungsfläche. UVA-Lampen mit einer Leistungsaufnahme von 100 W sind dagegen ca. 176 cm lang und ergeben eine längere bzw. gleichmäßiger ausgeleuchtete Bestrahlungsfläche.

Zu beachten ist, daß die Strahlung von Leuchtstofflampen von der Umgebungstemperatur bzw. der Rohrwandtemperatur abhängig ist und bei etwa 25 °C ein Maximum an Strahlungsausbeute aufweist (Abb. 7).

Da die Gehäuse der Sonnenliegen relativ eng sind und die Leuchtstofflampen zur Erzielung einer hohen Bestrahlungsstärke eng aneinander liegen, entsteht in den Gehäusen eine relativ hohe Temperatur, die für die Strahlungsausbeute der Lampen nicht optimal und für das physiologische Befinden nicht gerade angenehm ist. Daher werden Sonnenbänke zweckmäßigerweise mit Ventilatoren ausgerüstet, die die Umgebungstemperatur der Lampen nahe dem optimalen Wert halten. Mit einer derartigen Strahleranordnung kann man im UVA-Bereich sowohl mit 80 W-Lampen als auch mit 100 W-Lampen rund 8,0 mW/cm² auf der Liegefläche erreichen, was einer pigmentierungswirksamen Bestrahlungsstärke von ebenfalls rd. 8,0 mW/cm² entspricht. Die Schwellenbestrahlungszeit für die direkte Pigmentierung beträgt hiermit etwa 20 min. Bei Verwendung einer sog. Luftpolsterfolie erhöht sich die Schwellenbestrahlungszeit auf etwa 30 min.

Konstruktiver Aufbau von Solarien mit UVA-Leuchtstofflampen

Leuchtstofflampensolarien, bei denen die Lampen über der Liegefläche in einem Abstand von etwa 20 bis 30 cm von der Körperoberfläche angeordnet sind, erzeugen ebenfalls etwa 6 bis 7 mW/cm² pigmentierungswirksamer Bestrahlungsstärke. Die Vorteile dieser Anordnung sind eine angenehmere Verteilung der Strahlung rund um den Körper, man fröstelt nicht so leicht, wenn die Strahlung von oben kommt, und man muß nicht auf einer relativ harten Fläche liegen.

Unangenehm ist, daß sich die Strahler bzw. das Gerät relativ nahe über dem Körper befinden, was zu einem gewissen „Klaustrophobie"-Effekt führen kann.

Konstruktiver Aufbau von Solarien mit Halogenmetalldampfstrahlern

Mit Halogenmetalldampfstrahlern, die höhere pigmentierungswirksame Strahlungsleistungen aufweisen, lassen sich Solarien bauen, die wie üblich Bestrahlungsabstände von 1,20 bis 1,60 m aufweisen, wo also der „Klaustrophobie"-Effekt vermieden wird.

Je nach Anzahl, Anordnung und Leistungsaufnahme der Strahler sind UVA-Bestrahlungsstärken in der Größenordnung von 5 mW/cm² bis 50 mW/cm² zu erreichen, d. h. man kommt zu Schwellenbestrahlungszeiten, die nur wenige Minuten betragen und beträchtlich kleiner sind als in der natürlichen Sonne.

Normen

Die im November 1979 veröffentlichte Norm DIN 5031 Teil 10 „Strahlungsphysik im optischen Bereich und Lichttechnik; Größen, Formel- und Kurzzeichen für photobiologisch wirksame Strahlung" schuf die Voraussetzungen zur einheitlichen Berechnung und Bewertung von photobiologisch wirksamen Strahlungsgrößen. Hier wurden die relativen spektralen Wirkungsfunktionen wie die Erythemwirksamkeit, die direkte Pigmentierung, die Photokonjunktivitis und die Photokeratitis sowie die entsprechenden Schwellenbestrahlungen (Schwellendosen) festgelegt, so daß aus der spektralen Strahlungsverteilung die entsprechenden photobiologisch wirksamen Größen wie Strahlungsfluß, Bestrahlungsstärke oder Bestrahlung (Dosis) errechnet werden können. Auch der spektrale Angleich von Empfängern an die photobiologisch wirksamen Größen ist damit auf eine einheitliche Basis gestellt worden (Tabelle 3).

DIN 5050 „Photobiologische Bewertung und Kennzeichnung von nichttherapeutischen Bestrahlungsgerä-

Tabelle 3. Photobiologische Wirkungen, Kurzzeichen, Wellenlänge maximaler Empfindlichkeit λ_{max} und Schwellenbestrahlung (Schwellendosis) H_s

Wirkung	Kurzzeichen	λ_{max}, nm	$\dfrac{H_s}{J \cdot m^{-2}}$
UV-Erythem	er	297	300...500
Direkte Pigmentierung	pi	340	100...000
Photokonjunktivitis	ko	260	50
Photokeratitis	ke	270	40

Tabelle 4. Zur Kennzeichnung von Solarien notwendige Angaben (nach DIN 5050, Entwurf Juni 80)

a) Spektrale Bestrahlungsstärke-Verteilung ($E_{e\lambda}$) in der Mitte der Nutzfläche
b) Erythemwirksame Bestrahlungsstärke, E_{er}
c) Pigmentierungswirksame Bestrahlungsstärke, E_{pi}
d) Photokonjunktivitiswirksame Bestrahlungsstärke, E_{ko}
e) Schwellenbestrahlungszeiten für:
   Erythem $t_{s,er}$
   Direkte Pigmentierung $t_{s,pi}$
   Photokonjunktivitis $t_{s,ko}$
f) Örtliche Gleichmäßigkeiten
   $g_1 = E_{biol,\,min}/\bar{E}_{biol}$
   $g_2 = E_{biol,\,min}/E_{biol,\,max}$
   für er, pi und ko
g) Ergänzende Bewertungsgrößen:
   Beleuchtungsstärke E und deren Verteilung auf der Nutzfläche; ähnlichste Farbtemperatur T_n

Tabelle 5. In Bestrahlungsanleitungen zu berücksichtigende Parameter (nach DIN 5050, Entwurf Juni 80)

a) Bestrahlungsabstand
b) Individuelle Empfindlichkeit der Haut gegenüber UV-Strahlung
c) Grad der Gewöhnung, der sich im Lauf mehrmaliger Bestrahlung einstellt
d) Einfluß veränderbarer Filter
e) Augenschutz

ten" Entwurf Juni 80 schließlich gibt dem Hersteller und dem Benutzer eines Bestrahlungsgerätes Hinweise und Empfehlungen, welche Bewertungsgrößen wie

spektrale Strahlungsverteilung,
photobiologisch wirksame Strahlungsgrößen,
Schwellenbestrahlungszeiten und
örtliche Gleichmäßigkeiten

gemessen bzw. bewertet werden müssen.

Außerdem sind unmißverständliche Anweisungen gegeben, welche Werte und Daten in Bestrahlungsanleitungen gegeben sein müssen, um Bestrahlungsgeräte ohne Risiko benutzen zu können (Tabelle 4 u. 5).

Dr. Ing. B. Steck
Fa. Hellux, C. A. Schäfer KG,
Mergenthaler Straße 6,
D-3014 Hannover-Laatzen

Die Anwendung von Bräunungsstrahlern aus ärztlicher Sicht

H. Tronnier, Dortmund

Ganzjährig braun zu sein ist ein Statussymbol des heutigen Menschen. Die „Bräune" soll Gesundheit vortäuschen, vielleicht auch wirtschaftlichen Erfolg signalisieren, weil eine solche ganzjährige Bräune nur durch entsprechende Fernurlaube möglich erscheint.

Es nimmt daher nicht wunder, daß seit einigen Jahren Bemühungen eingesetzt haben, eine solche Bräu-

nung auch mit geringeren wirtschaftlichen Mitteln zu erzielen.

Waren es zunächst die auf der Basis von Dihydroxyaceton hergestellten Selbstbräunungspräparate, die sich aber schließlich wegen einer Reihe von Nachteilen, auf die ich hier nicht eingehen möchte, nicht hielten, so sind es heute die Solarien, die auch dem „kleinen

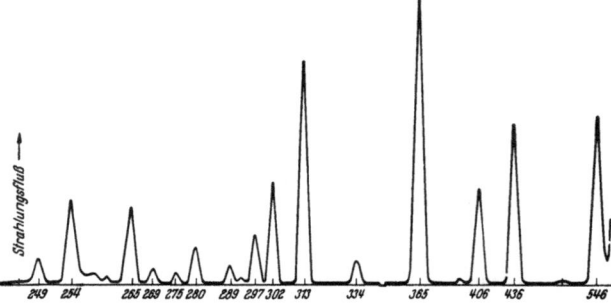

Abb. 1. Spektrum der Hg-Hochdrucklampen (S 500 (QLG))

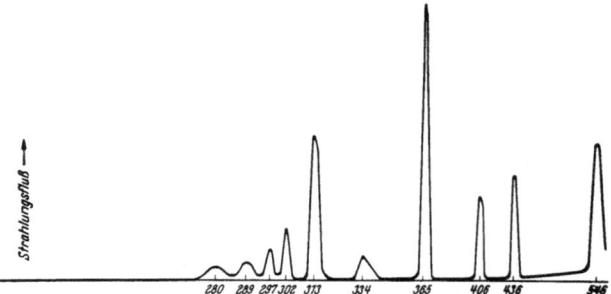

Abb. 2. Spektrum der Osram-Ultravitalux-Lampe (nach Henschke und Schultze, 1943)

A. Technologie
  1. Hg-Niederdrucklampen
  2. Metallhalogenid-Hochdruckstrahler

B. Biologische Wirkung
  1. UVB-UVA-Bestrahlung
  2. UVA- Bestrahlung

Abb. 3. Bräunungslampen und biologische Wirkungen

Mann" eine Bräunung über das ganze Jahr garantieren sollen. Ermöglicht wurde dies durch die Entwicklung neuer Bestrahlungsgeräte.

Wie unterscheiden sich diese neuen Geräte nun von den bisher in der Medizin, aber auch im privaten Bereich verwendeten Quecksilberhochdrucklampen, für die üblicherweise der für die Hanauer Quarzlampen-Gesellschaft geschützte Ausdruck „Höhensonnen" benutzt wird?

Diese im Anfang dieses Jahrhunderts entwickelten Bestrahlungslampen haben sich bis vor etwa 10 Jahren als praktisch einzige UV-Bestrahlungsquellen gehalten, und die technischen Entwicklungen in dieser Zeit betrafen kaum das Quecksilberhochdruckspektrum (Abb. 1), wenn auch z.B. durch die Entwicklung der Ultravitalux-Lampe (Abb. 2) oder der sogenannten „Eva-Lampe" durch Filter besonders der kurzwellige Teil des Quecksilberspektrums bereits ausgefiltert wurde.

Unter den sogenannten Bräunungslampen, die heute verwendet werden, kann man bezüglich ihrer Technologie zwei Typen unterscheiden und auch zwar bezüglich der biologischen Wirkung in Abhängigkeit vom Spektrum (Abb. 3).

Technisch werden sowohl Bestrahlungsgeräte mit Leuchtstofflampen eingesetzt, also Quecksilberniederdruckstrahler mit einer entsprechenden Emission des an der Sonnenseite des Glaskolbens aufgebrachten Materials im ultravioletten Licht. Es handelt sich also dabei um Modifikationen der jedem bekannten Leuchtstofflampen, deren Spektrum lediglich vom sichtbaren auch in den UV-Bereich hinein verlagert wurde. Zum zweiten handelt es sich um Quecksilberhochdrucklampen, denen weitere Elemente, vorwiegend als Metallhalogenide, zugemischt wurden, was zu einer Änderung des UV-Spektrums führt.

Praktisch kann durch eine solche Zumischung jedes UV-Spektrum erzeugt werden (Abb. 4).

Die biologische Unterschiedlichkeit der Lampen ergibt sich aus ihrem UV-Spektrum. Einerseits werden in den Solarien immer noch, und zwar sowohl in den Ge-

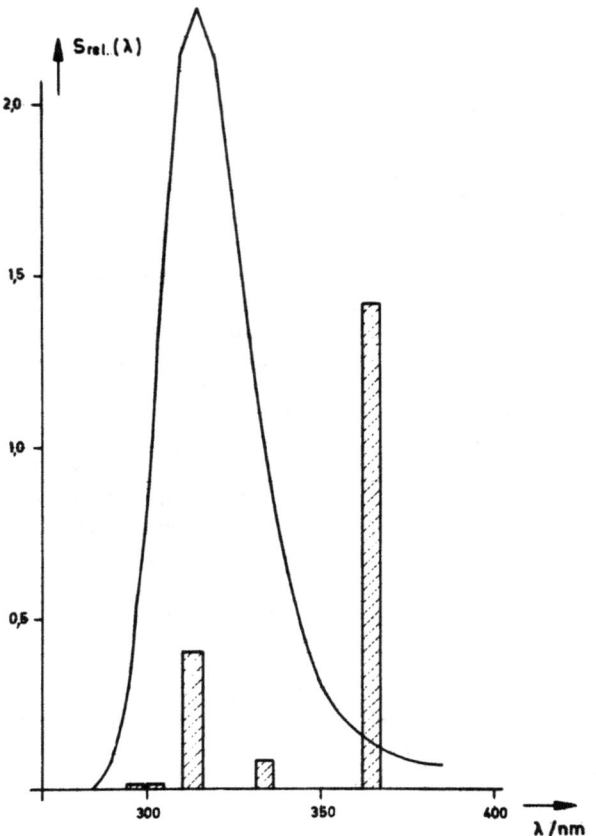

Abb. 4. Spektrum einer (Niederdruck)-Bräunungslampe (Sylvania F75 – 85 W –) mit UVA und UVB

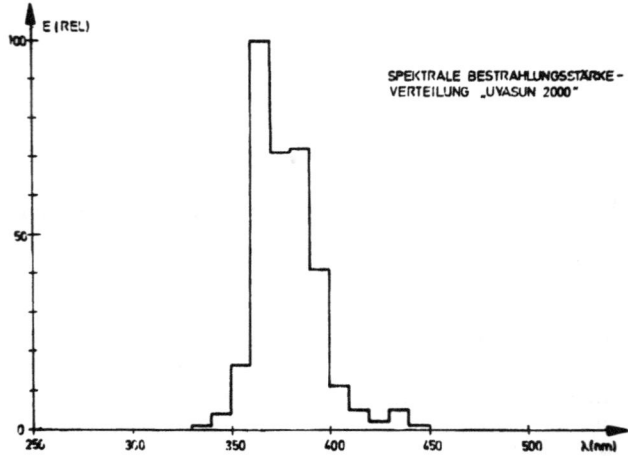

Abb. 5. UVA-Spektrum einer Bräunungslampe (UVASUN 2000)

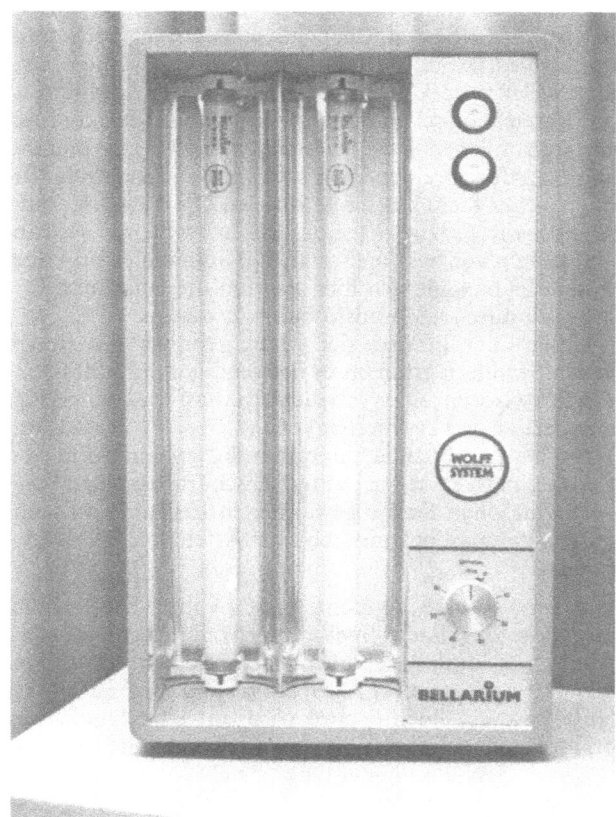

Abb. 6. Teilbestrahlungsgerät mit Leuchtstoffröhren – UVB)

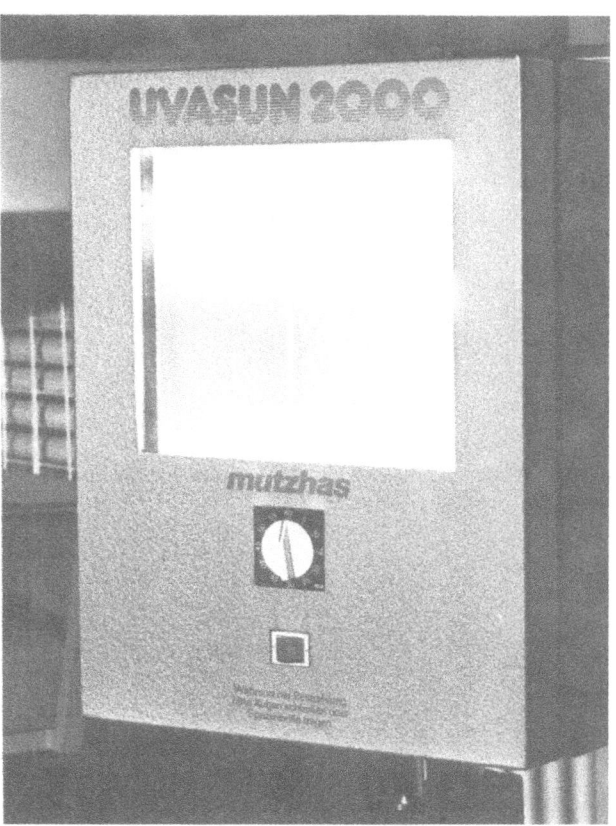

Abb. 8. Ganzbestrahlungsgerät mit Hochdruckstrahlern (UVA)

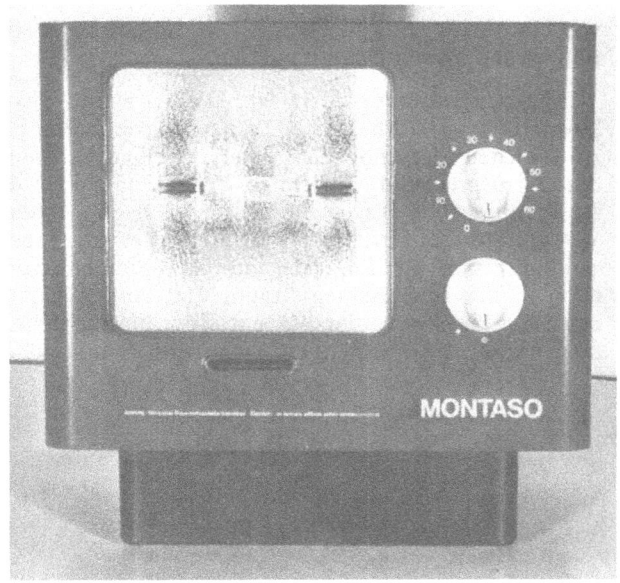

Abb. 7. Teilbestrahlungsgerät mit Hochdruckstrahler

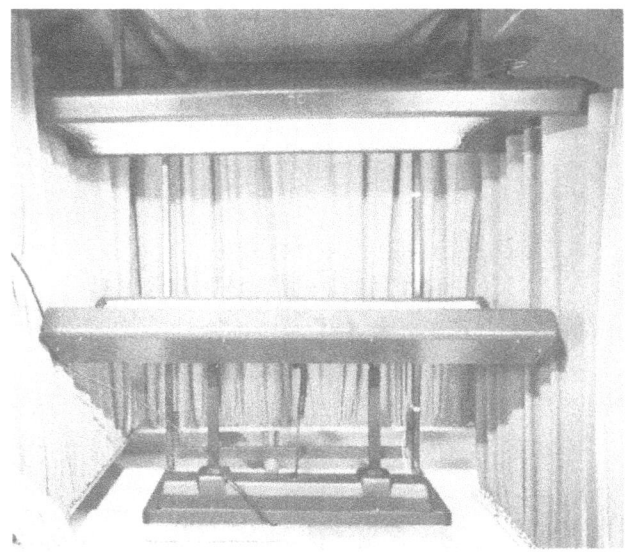

Abb. 9. Ganzbestrahlungsgerät mit Niederdruckstrahlern (UVB+UVA)

räten mit Leuchtstoffröhren als auch mit Hochdruckstrahlern, Lampen mit einem geringen UVB-Anteil, in der Regel unter 10%, und relativ hohem UVA-Anteil eingesetzt. Andere Bestrahlungsgeräte enthalten lediglich ein UVA-Spektrum (Abb. 5), wobei allerdings zur Erzielung einer Pigmentierung relativ hohe Energien erforderlich sind, so daß hierfür vorzugsweise Hochdruckstrahler in Frage kommen.

Technisch werden sowohl Teilbestrahlungsgeräte mit Leuchtstoffröhren (Abb. 6) oder mit Hochdruckstrahlern (Abb. 7) als auch Ganzbestrahlungsgeräte verwendet. Bei Ganzbestrahlungsgeräten mit Hochdruckstrahlern erfolgt (Abb. 8) in der Regel die Bestrahlung nur von oben, bei Röhrengeräten, die ohnehin längere Bestrahlungszeiten fordern, kann die Bestrahlung von oben und – als sogenannte Sonnenliegen – auch von unten (Abb. 9) durchgeführt werden.

Es liegt auf der Hand, daß bei einem UVB-Anteil im Spektrum, besonders bei hoher Dosierung und bestimmten Verbrauchern und vermutlich solchen mit ei-

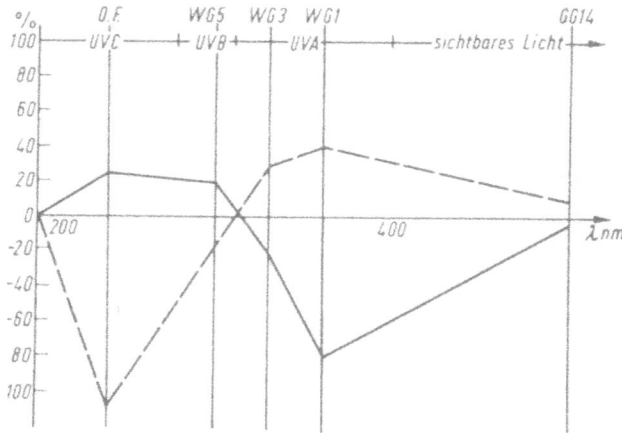

Abb. 10. Abweichende spektrale Empfindlichkeit von Seborrhoikern

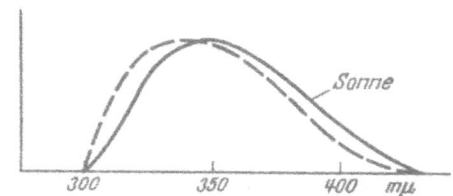

Abb. 11. Spektrum der direkten Pigmentierung (Schwellenwert), bezogen auf monochromatische Strahlung gleicher Energie (gestrichelt) und auf Sonnenlicht (ausgezogen) (nach Henschke u. Schultze, 1939 a u. b)

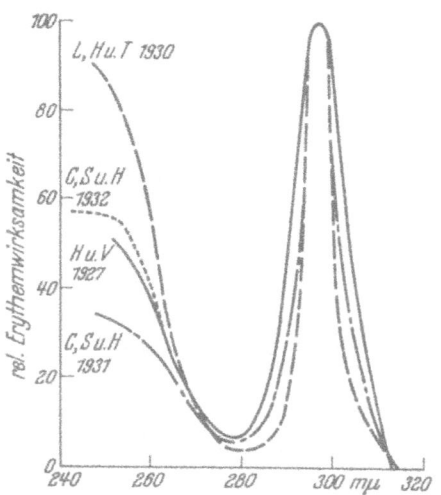

Abb. 12. Erythemwirksamkeitskurve = Spektrum der indirekten Pigmentierung (nach Hauser u. Vahle, 1927; Luckiesh, Holladay u. Taylor, 1930; Coblentz, Stair u. Hogue, 1931, 1932)

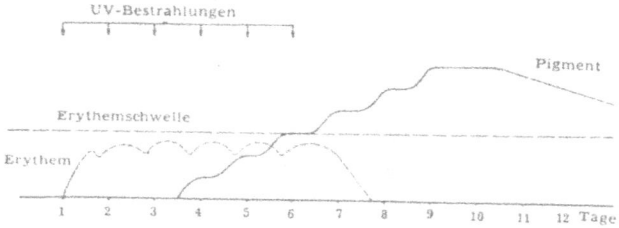

Abb. 13. Schema der „erythematösen" indirekten Pigmentierung

ner von der Norm abweichenden spektralen Lichtempfindlichkeit (Abb. 10), relativ leicht noch Erythemreaktionen auftreten können. Bei reinen UVA-Strahlern ist der Bereich zwischen einer schon bräunenden und der erythematogenen Dosis wesentlich größer. Erythemreaktionen durch reines UVA sind bei den modernen Geräten sicher nicht auf einen Rest an UVB zurückzuführen, da zur Erzeugung eines UVB-Erythems Bestrahlungszeiten von z. T. mehreren 100 Stunden erforderlich wären. Es handelt sich hier also um die bei hohen Dosen auch durch UVA auslösbaren Eytheme.

Unter dem Einfluß der Meßergebnisse mit diesen neuen Strahlern erschien es notwendig, die Zusammenhänge zwischen einer Erythemreaktion und einer Pigmentierung neu zu überdenken.

Nach den üblichen, im wesentlichen aufgrund von Bestrahlungsversuchen unter Hochdrucklampen und der natürlichen Sonne gewonnenen Erkenntnissen unterscheidet man bekanntlich zwei Arten von Pigmentierungen:

1. Eine direkte Pigmentierung (Abb. 11) mit einem im UVA liegenden Spektrum, nach amerikanischen Autoren bis in das Sichtbare hineinreichend. Diese Pigmentierung tritt sofort nach der Bestrahlung auf, ist relativ schwach, flüchtig und wird auf eine Dunkelung präformierter Pigmentvorstufen zurückgeführt.

Dieser direkten Pigmentierung steht

2. die sogenannte indirekte Pigmentierung gegenüber, deren Wirksamkeitsspektrum sich mit dem der Erythemwirksamkeit (Abb. 12) deckt. Nach üblicher Vorstellung stellt diese indirekte Pigmentierung eine Neubildung des Pigmentes als Folge des vorher abgelaufenen Erythems dar und tritt mit einer Verspätung von einigen Tagen auf. Dafür ist sie wesentlich ausgeprägter und stärker dosisabhängig.

Eine Pigmentierung unter dem UV der Sonne, das ja bekanntlich noch erhebliche UVB-Anteile enthält, ist so zu erreichen, daß möglichst unterschwellige Erytheme durch entsprechend vorsichtige Bestrahlung oder die Anwendung von Lichtschutzmitteln erzielt werden. Während diese Erytheme schnell wieder abklingen, summiert sich die folgende indirekte Pigmentierung dann zu der gewünschten Bräune auf (Abb. 13). Nun bewirken die seitens der Dermatologen in zunehmendem Maße empfohlenen Lichtschutzmittel mit hohen

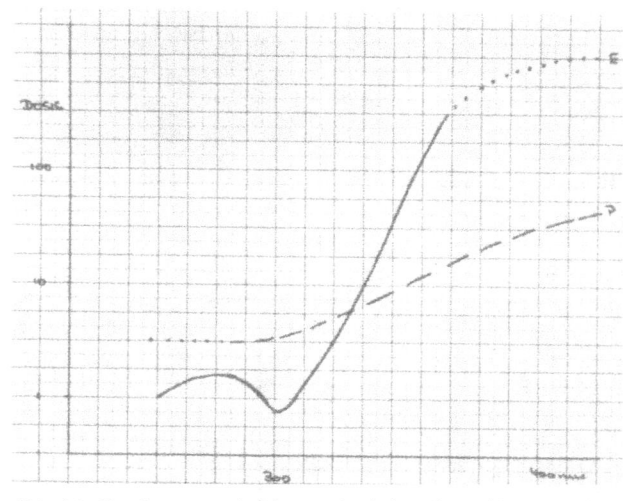

Abb. 14. Erythem- und Pigmentreaktion in Abhängigkeiten von der Wellenlänge

Lichtschutzfaktoren von 8–10 keine absolute Verhinderung der Pigmentierung, was nach üblicher Auffassung als Folge der weitreichenden UVB-Absorption zu erwarten wäre, sondern verschieben das Spektrum der Sonne nur de facto ins UVA hinein.

Weiterhin läßt sich bekanntlich durch reine UVA-Strahler eine ähnlich intensive Pigmentierung wie in der Sonne ohne eine Erythemreaktion erzielen, so daß sich die Frage stellt, ob die enge und bisher unterstellte Verknüpfung zwischen Erythem und Pigment noch zu halten ist, oder ob nicht vielmehr beides zwei völlig voneinander unabhängig ablaufende Vorgänge sind.

Betrachtet man Erythem und Pigmentbildung nun einmal in Abhängigkeit vom UV-Spektrum, so hat man bis weit in den UVB-Bereich hinein fast nur eine Erythemreaktion, eine Erklärung dafür, warum früher unter den Hochdruckstrahlern, deren Bestrahlungszeit durch das auftretende UVC-Erythem begrenzt wurde, keine Pigmentierung aufgetreten ist. Unter der Sonne liegt die Erythemschwelle auch noch höher als die Pigmentierungsschwelle, so daß das oben skizzierte „Pigmentansammlungsverfahren" Anwendung finden muß. Je weiter man in den UVA-Bereich hineinkommt, um so größer wird der Abstand zwischen Pigmentierungs- und Erythemschwelle, d. h. um so sicherer wird man ohne Erythemreaktion eine intensive Pigmentierung erzielen (Abb. 14).

Um zu prüfen, wie dies in der Praxis mit den einzelnen Strahlern zu erreichen ist, haben wir ein Testverfahren entwickelt, das ich Ihnen nachstehend vorstellen möchte (Abb. 15a).

Es handelt sich dabei um schematisch dargestellte 5×5 cm Meßfelder auf dem Rücken der Probanden. Zunächst wird für das zu prüfende einzelne Gerät eine Grenzdosis mit einer Lichttreppe ermittelt, bei der weder ein Erythem noch eine Pigmentierung auftritt. Dieses Feld entspricht dann der niedrigsten Dosis in diesem Bestrahlungsquadrat, und von Feld zu Feld beträgt die Dosissteigerung knapp 50 oder besser 40%, so daß das dritte waagerechte Meßfeld die doppelte und das fünfte die vierfache Dosis erhält. Insgesamt werden so am ersten Tag fünf untereinanderliegende Meßreihen bestrahlt, am folgenden Tag nur die vier untersten mit gleicher Dosis und so fort, bis am 5. Tag nur noch die unterste Reihe bestrahlt wird. Man erhält so ein Diagramm, wie es bisher als Beispiel dargestellt ist.

In dem ersten Meßfeld finden sich überhaupt keine Reaktionen, das zweite, ebenso wie die Meßfelder des zweiten Tages zeigen nur eine Pigmentierung, und lediglich die letzten Meßfelder mit höchster Dosierung bzw. häufigster Bestrahlung lassen eventuell eine Erythemreaktion erkennen.

Die Ablesung der Reaktionen erfolgt in 5 Stufen von 0 beginnend mit entsprechenden einmaligen Unterteilungen (0/0,5/1/1,5 usw.). Eine allfällige Erythemreaktion wird durch eine Anämisierung der Meßfelder bestimmt. Das untere Schema (Abb. 15b) zeigt eine zahlenmäßige Auswertung für einen praktisch durchgeführten Versuch mit den Mittelwerten von 10 Probanden und läßt erkennen, daß hier eine leichte Erythemreaktion bereits bei der 4fachen Dosis am 1. Bestrahlungstag aufgetreten ist.

Für die Auswertung kann man nun das Feld der minimalen Pigmentierung festlegen, weiterhin das Verhältnis der Pigmentierungswerte für eine 1malige bis zur 5maligen Bestrahlung, also in einem Verhältnis von 1:5, außerdem das Verhältnis der Pigmentierungswerte bei einer einmaligen Bestrahlung in Abhängigkeit von der Bestrahlungszeit im Verhältnis 1:2, schließlich das Feld der maximalen Pigmentierung und auch den Umfang des Pigmentierungsbereiches in Zahl der Felder sowohl hinsichtlich der Bestrahlungsfrequenz als auch hinsichtlich der Bestrahlung selbst.

Wir haben nun derartige Bestrahlungsversuche mit einigen Lampen durchgeführt, deren Ergebnisse ich Ihnen zeigen möchte. Es handelt sich in allen Fällen um Teilbestrahlungsgeräte, zum Teil mit Hochdruckstrahlern, zum Teil mit Leuchtstoffröhren. In dem ersten Schema (Abb. 16) ist zu sehen, daß das erste Feld tatsächlich reaktionsfrei geblieben ist, aber eine Dosissteigerung von 1:4 bereits zu einer Erythemreaktion geführt hat.

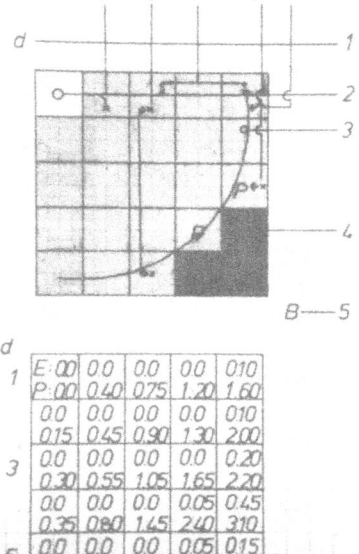

Abb. 15a. Ergebnis eines praktischen Bräunungstests

A. Erläuterung

1. d(Tage) = Zahl der Bestrahlungstage
2. Feld ohne Erythem oder Pigmentreaktion
3. Feld mit Pigmentierung ohne Erythem
4. Feld mit Pigmentierung und Erythem
5. = Dosis Steigerung

B. Auswertung

I. Feld der minimalen Pigmentierung (Angabe in Minuten bzw. Sekunden)
II. Verhältnis der Pigmentierungswerte bei einmaliger zu fünfmaliger Bestrahlung mit gleicher Bestrahlung (Bestrahlung: 1 : 5)
III. Verhältnis der Pigmentierungswerte bei einmaliger Bestrahlung in Abhängigkeit von der Bestrahlungszeit (Bestrahlung: 1 : 2)
IV. Feld mit maximaler Pigmentierung ohne Erythem (Angabe in Pigmentierungsgrad)
V. Umfang des Pigmentierungsbereiches in Zahl der Felder
 a) hinsichtlich der Bestrahlungsfrequenz
 b) hinsichtlich der Bestrahlung

Abb. 15b. Erythem-Pigment-Schema für Solarien

Dagegen war die wiederholte Bestrahlung nur gering stärker erythematogen und die intensivste Pigmentierung fand sich hier bei mehrfacher Bestrahlung.

Bei den Bestrahlungen mit einem zweiten Gerät ist es uns nicht gelungen, ein absolut pigmentfreies Feld zu erhalten, so daß hier natürlich der Umfang des Pigmentierungsbereiches nicht genau festzulegen ist. Hier trat auch im letzten Feld der ersten Bestrahlungsserie ein Erythem auf, das aber in etwa gleicher Weise, eher sogar noch verstärkt bei wiederholter Bestrahlung ebenfalls festzustellen war (Abb. 17).

Im nächsten Versuch blieben die ersten Testfelder reaktionslos, und es kam auch in keinem der weiteren zu einer Erythembildung, so daß auch hier der Pigmentierungsbereich nicht sicher zu ermitteln war (Abb. 18).

Der letzte Versuch zeigt dagegen wieder das erste Feld ohne Reaktion, aber doch sehr deutliche Erythemreaktionen vor allen Dingen in Abhängigkeit von der gesteigerten Dosis (Abb. 19).

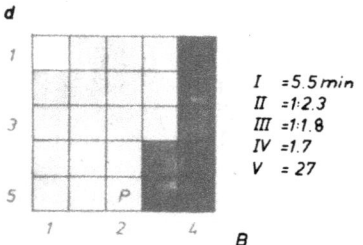

Abb. 16. Bestrahlungsdiagramm I

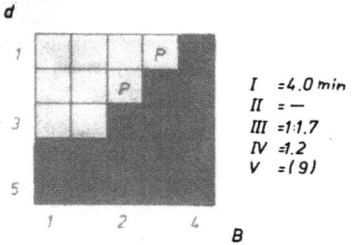

Abb. 17. Bestrahlungsdiagramm II

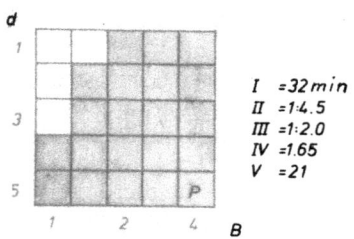

Abb. 18. Bestrahlungsdiagramm III

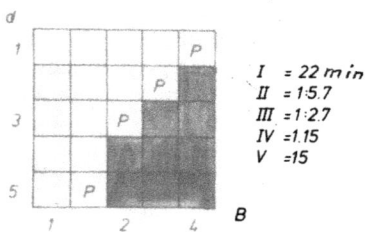

Abb. 19. Bestrahlungsdiagramm IV

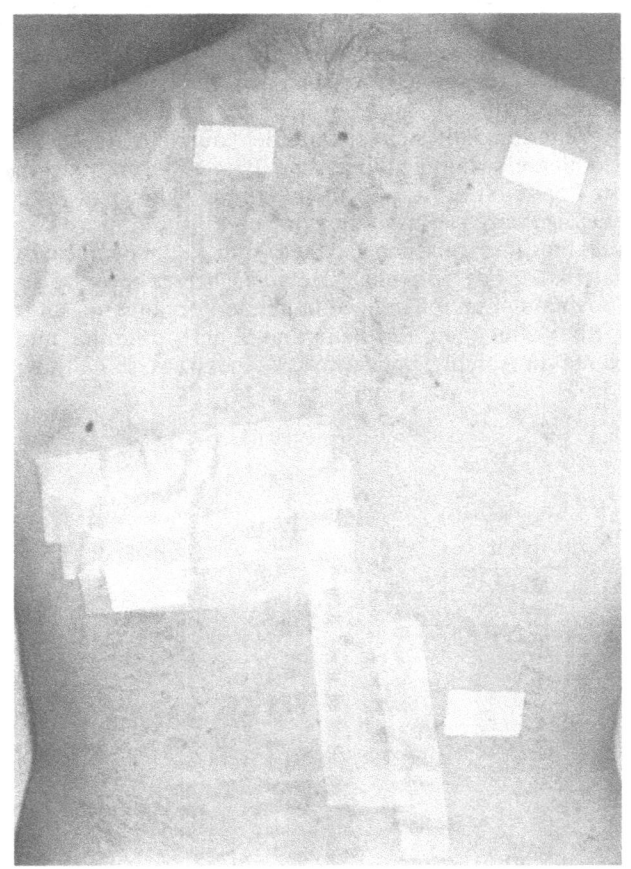

Abb. 20. Bestrahlungsfelder nach einer Bestrahlung (24 h)

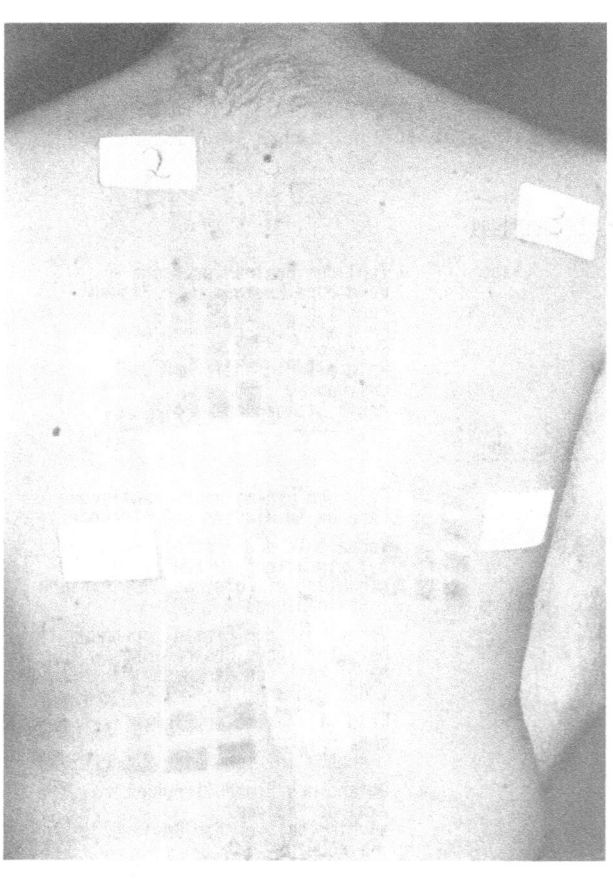

Abb. 21. Bestrahlungsfelder nach drei Bestrahlungen (24 h)

Die nächsten Abbildungen zeigen die Reaktionen 24 Stunden nach der ersten, nach der dritten und nach der fünften Bestrahlung jeweils an der gleichen Versuchsperson aus dieser Versuchsserie (Abb. 20–22).

In den folgenden beiden Abbildungen für zwei Geräte (Abb. 23 und 24) sind nun noch für erythemwirksame Einzeldosen, also für die 4fache Grenzdosis, Erythem- und Pigmentreaktionen aufgetragen. Es sei in diesem Zusammenhang nochmal daran erinnert, daß eine Dosissteigerung im einzelnen Feld bei der wiederholten Bestrahlung nicht erfolgt. Es ist aus den Kurven aber sehr deutlich zu ersehen, daß in der Erythemreaktion in beiden Fällen schließlich eine Gewöhnung, also eine Abnahme der Reaktionsstärke, eintritt, während unabhängig davon die Pigmentreaktion eine steigende Tendenz erkennen läßt. Auch dies spricht eigentlich dafür, daß beide Reaktionen getrennt voneinander ablaufen.

Anzustreben wären aus dermatologischer Sicht Bestrahlungsgeräte, bei denen eine möglichst große Spanne in der Dosis zwischen einer noch nicht pigmentwirksamen Dosis und einem schon auftretendem Erythem besteht, und zwar sowohl in Abhängigkeit von der Einzeldosis als auch bei wiederholter Bestrahlung. Daß hierbei natürlich der absolute Pigmentierungsgrad ebenfalls eine Rolle spielt, versteht sich von selbst.

Bezüglich der sonstigen Wirkungen, übergehend auch in therapeutische, sei darauf hingewiesen, daß UVA-Strahler sich auch in der Therapie der Akne und der Seborrhoe bewähren, weil die Talgsekretion unter einer UVA-Bestrahlung deutlich rückläufig ist (Abb. 25).

Eine klinische Besserung der Erscheinungen mit einem Rückgang der IgE-Werte ist ebenfalls bei der Atopie unter einer reinen UVA-Bestrahlung festzustellen.

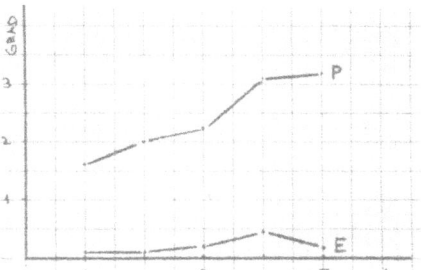

Abb. 23. Erythem-Pigmentierungsgrad bei einem UVA-Strahler

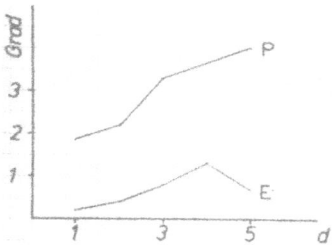

Abb. 24. Erythem-Pigmentierungsgrad bei einem UVA-Strahler

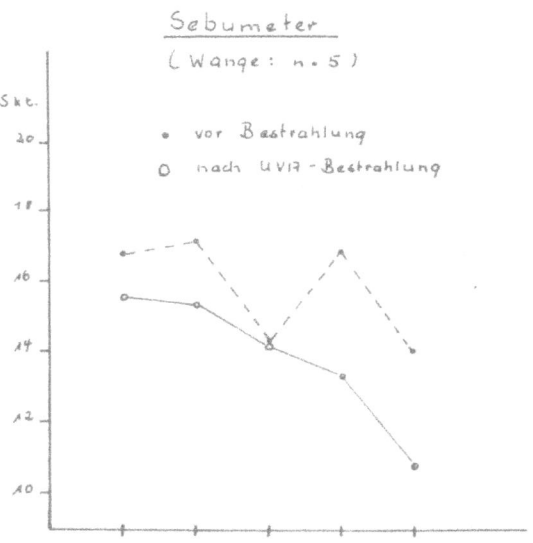

Abb. 25. Abnahme der Talgsekretion nach einer UV-Bestrahlung

Abb. 22. Bestrahlungsfelder nach fünf Bestrahlungen (24 h)

Schließlich ist bei einer unklaren und nicht pathogenetisch abzuklärenden Lichtempfindlichkeit eine Lichtgewöhnung in etwa 60% der Fälle mit UVA zu erzielen. Nicht sehr überzeugend und daher auch zur Rezidivverhütung nicht empfehlenswert sind diese UVA-Strahler bei der Psoriasis, und auch die Vitiligobehandlung, die wir mit diesen Strahlern versucht haben, kann nicht als zufriedenstellend bezeichnet werden. Unabhängig von diesen zusätzlichen Wirkungen würde aber eine Werbung mit dieser therapeutischen Wirkung gegen das Arzneimittelwerbegesetz verstoßen, und von einer entsprechenden Selbstbehandlung der Patienten ist natürlich auch ärztlicherseits abzuraten.

Die Risiken der Anwendung sowohl der kombinierten UVB+UVA emittierenden Strahlen als auch der reinen UVA-Strahler liegen darin, daß natürlich durch

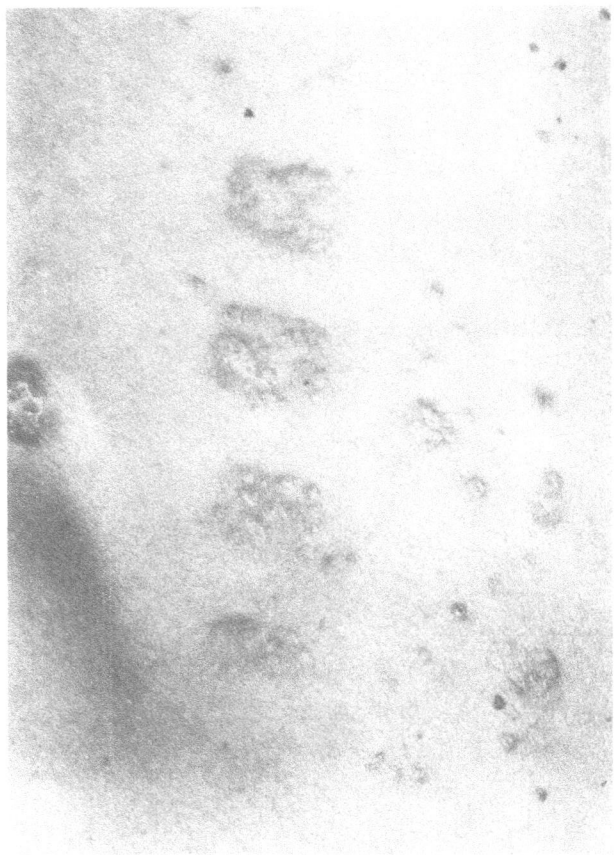

Abb. 26. Abnahme der IgE-Werte bei der Atopie unter einer UV-Bestrahlung

ihre Anwendung praktisch alle lichtbedingten Dermatosen ausgelöst werden können, ebenso wie auch unter Sonnenlicht. Daneben kann es zum Auftreten eines integumentalen Lupus erythematodes kommen, sogar einmal in einer Lichttreppe (Abb. 26). Phototoxische Reaktionen, z.B. nach Medikamenteneinnahme, sind ebenso möglich wie photoallergische Reaktionen, so daß eigentlich, insbesondere beim gewerblichen Betrieb derartiger Einrichtungen, die Gewähr gegeben sein sollte, daß z.B. durch entsprechende Fragebogen das Risiko solcher Nebenwirkungen vermieden wird. Bezüglich der Spätwirkungen hängt deren Auftreten natürlich von der insgesamt verabfolgten Dosis, ebenso wie von zahlreichen endogenen und rassischen Faktoren und der Vorbelastung der Haut mit UV ab. Nach unserem jetzigen Wissensstand deckt sich die Karzinomrisikokurve im langwelligen Teil spektral mit der Erythemwirksamkeitskurve, so daß danach reine UVA-Strahler mit hoher Wahrscheinlichkeit das Epitheliomrisiko nicht erhöhen.

Ob dies auch für Melanome zu gelten hat, muß allerdings noch offenbleiben. Das Risiko reiner UVA-Strahler dürfte insgesamt wesentlich geringer sein als das der kombinierten Bestrahlungseinrichtungen und würde sich allenfalls auf eine Verstärkung der senilen Elastose beschränken, die aber bekanntlich keinen Krankheitswert besitzt. Ob sie wirklich bei nur pigmentwirksamen Dosen, also außerhalb von Erythemreaktionen, auftritt, muß allerdings derzeit noch offenbleiben.

Zusammenfassend ist festzustellen, daß unter den auf dem Markt befindlichen Geräten den reinen UVA-Strahlern gegenüber den kombinierten Bestrahlungsgeräten der Vorzug zu geben ist. Durch ihre Anwendung läßt sich eine gewünschte deutliche Pigmentierung ohne eine Erythemreaktion erzielen, so daß unsere Vorstellungen über die Verknüpfung der Erythemreaktion mit der indirekten Pigmentierung überdacht werden müssen. Insgesamt sind die Risiken der künstlichen Bestrahlungsgeräte hinsichtlich der Auslösung des gesamten Spektrums lichtbedingter Erkrankungen ähnlich hoch wie unter der Sonne, so daß möglichst zuverlässig gefährdete Patienten von solchen Bestrahlungen ferngehalten werden sollten. Die Spätschäden dagegen dürften insbesondere bei reinen UVA-Geräten geringer als unter der Sonne sein und allenfalls zu einer senilen Elastose, wohl aber nicht zu einem erhöhten Karzinomrisiko führen.

Prof. Dr. H. Tronnier,
Hautklinik d. Städt. Krankenanstalten,
Beurhausstr. 40,
D-4600 Dortmund

Epidermale Zellerneuerung unter UV-Bestrahlung

H. Pullmann, Köln

Zusammenfassung

Die Veränderungen der epidermalen Zellproliferation wurden beim Meerschweinchen unter SUP und lokaler sowie bei 83 Psoriasis-Patienten unter SUP und systemischer PUVA-Therapie untersucht. Bei allen Versuchsansätzen fand sich als erste Reaktion eine Blockierung der DNA-Synthese am Übergang vom 1. zum 2. Drittel der Synthesephase. Anschließend erfolgt eine Steigerung des epidermalen ^{3}H-Thymidin-Markierungsindexes durch Addition von in S blockierten Zellen und solchen, die während der Ruhephase G_1/G_0 durch UV zur Aufnahme der DNA-Synthese stimuliert wurden. Bei fortlaufender SUP- und PUVA-Therapie der Psoriasis bewegen sich die zellkinetischen Parameter in Form einer gedämpften Sinusschwingung in Richtung auf den Normbereich, ohne diesen jedoch nach 4 Wochen trotz klinischer Abheilung voll erreicht zu haben.

Den konstantesten Verlauf zeigt die Reaktion nach einer SUP-Therapie. Die lokale PUVA-Therapie beim Meerschweinchen weist eine weit geringere therapeutische Breite auf. Bei der systemischen PUVA-Therapie der Psoriasis sind die epidermalen Reaktionen geringer.

In den nach der UV-Therapie persistierenden psoriatischen Plaques bleibt die S-Blockade bestehen, was sich rechnerisch in einer starken Verlängerung der DNA-Synthesephasen ausdrückt.

Unsere Befunde zeigen bei der Psoriasis eine Diskontinuität der DNA-Synthese, die durch eine UV-Therapie entweder behoben oder im Falle des Nichtansprechens verstärkt wird.

Es ist keine Frage, daß der Haut unter unserem heutigen Schönheitsideal hinsichtlich der Belastung mit UV-Strahlen viel zugemutet wird. Auf der anderen Seite aber gibt es eine Vielzahl von Indikationen in der Dermatologie, bei welchen eine Therapie mit ultravioletten Strahlen vorrangig oder zumindest adjuvant angezeigt ist.

Über allem aber hängt als Damoklesschwert die Frage nach der Karzinogenität. Die Ursache der UV-induzierten Karzinogenese liegt in zellulären Schäden, die sich klinisch in einer Rötung und Blasenbildung, histologisch aber in charakteristischen Einzelzellnekrosen mit einer Kernpyknose und Eosinophilie des Plasmas manifestieren, den sogenannten Sunburncells.

Diese Zellen sind irreversibel geschädigt. In anderen sind geringere Schäden an der DNA entstanden, die anschließend repariert werden. Da hier eine Neusynthese der DNA außerhalb der dafür im Zellzyklus vorprogrammierten DNA-Synthesephase stattfindet, spricht man auch von einer unprogrammierten DNA-Synthese.

Zellzyklus und autoradiographische Methoden

Die stark mit radioaktivem Thymidin markierten proliferierenden Zellen sind in der Epidermis in der Basalzellschicht angeordnet (Abb. 1). Mit einer gewissen Wahrscheinlichkeit erfolgt dieser Nachschub in bestimmten Einheiten und entlang einer schraubenförmigen Bahn, so daß die Epidermis dadurch eine Säulenstruktur erhält. Im Zentrum einer solchen Säule läge dann die eigentliche Germinativzelle, die als einzige dem programierten Ablauf des Zellzyklus unterworfen ist.

Der Lebenszyklus einer Zelle beginnt mit ihrer Entstehung in der Mitose. Nach deren Ende beginnt die eigentliche Arbeitsphase der Zelle G_1. In der Epidermis verlassen aus dieser Phase heraus viele Zellen den Zyklus in Richtung auf die Differenzierung. Möglicherweise bleibt aber auch ein Teil undifferenziert in der Wartephase G_0 liegen, aus der heraus sie wieder nach einer Stimulation in den Zellzyklus eintreten können. Dies erfolgt in einem noch nicht ganz definierten präsynthetischen Intervall, nach dessen Ablauf die Zellen dann in die Phase der DNA-Reduplikation, kurz S-Phase genannt, eintreten. Nach Beendigung dieser Phase bleiben die jetzt tetraploiden Zellen noch in einer kurzen Ruhephase G_2, bevor sie erneut in eine Mitose eintreten.

Bei Dauermarkierung mit Tritium-Thymidin im Tierversuch sind nach Ablauf eines Zellzyklus viele Zellen, einschließlich der Mitose, markiert. Der Anteil dieser Zellen an der Gesamtpopulation heißt Wachstumsfraktion. Verschiebungen der Zellerneuerung in der Epidermis können also durch Veränderungen des Zellzyklus und seiner Teilphasen oder durch Veränderungen der Wachstumsfraktion und damit durch den Anteil der G_0-Zellen hervorgerufen werden.

SUP und PUVAex im Tierversuch

Die einfachste Möglichkeit, die Zellneubildung zu verfolgen, ist, den Prozentsatz der S-Phasenzellen im zeitlichen Verlauf zu untersuchen. Diesen Parameter nennen wir ^{3}H-Thymidin-Markierungsindex (^{3}H-J). Die Schwankungen des ^{3}H-J nach einmaliger Behandlung mit je 4 J/cm² SUP und lokal PUVA am rasierten Meerschweinchenrücken sind in Abb. 2 wiedergegeben. Nach SUP und PUVAex kommt es mit einem Maximum nach 1–2 Stunden etwa in gleicher Weise zu einer Depression der DNA-Synthese.

Anschließend erfolgt eine Hyperregeneration. Diese ist dosisabhängig in Bezug auf den Zeitpunkt des Ein-

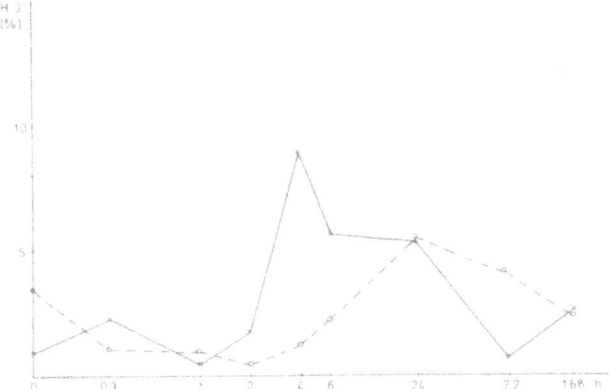

Abb. 2. Epidermisproliferation beim Meerschweinchen nach je 4 J/cm² ×—× SUP und o- - -o PUVAex

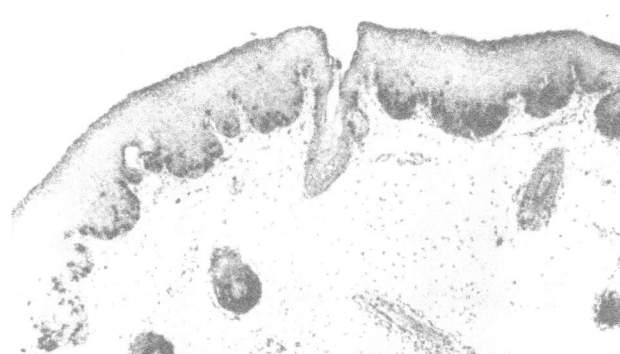

Abb. 1. Meerschweinchenhaut, Autoradiogramm mit ^{14}C- und ^{3}H-Thymidin, HE, 63×

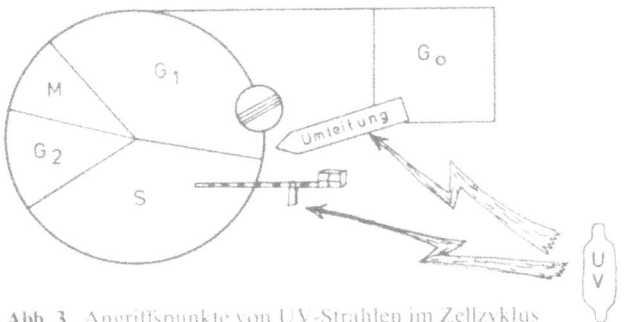

Abb. 3. Angriffspunkte von UV-Strahlen im Zellzyklus

setzens, Höhe und Dauer, jedoch zeichnet sich die SUP-Therapie gegenüber der lokalen PUVA-Therapie in den gewählten Dosisbereichen durch eine größere therapeutische Breite aus. Insbesondere fehlt die Regeneration nach 6 J/cm² bei der lokalen PUVA-Therapie völlig. Die Zellneubildung in der Epidermis kommt vielmehr aufgrund toxischer Schäden weitgehend zum Erliegen.

Der biphasische Verlauf dieser Kurven läßt sich erklären (Abb. 3) durch

1. die Depression durch eine Blockierung zu Beginn der S-Phase, hier durch die herabgelassene Schranke gekennzeichnet,
2. den Anstieg durch eine Stimulation in G_1 oder G_0, das heißt durch eine Aufhebung der vorher angezeigten Geschwindigkeitsbeschränkung, also Beschleunigung des Generationszyklus, und/oder Umleitung, das heißt Übertritt von ruhenden Zellen aus G_0 in den Zellzyklus.

SUP und PUVAin bei Psoriasis

Wir nahmen uns nach unserem Vorversuch am Meerschweinchen vor, den Ablauf der Zellerneuerung nach einer UV-Therapie der Psoriasis einmal in einer konsequenten Längsschnittuntersuchung zu beobachten.

Die wesentlichsten Ergebnisse bei der Psoriasis sind in Abb. 4 wiedergegeben. Auch in der psoriatischen Haut kommt es innerhalb weniger Stunden nach SUP und in diesem Fall nach einer systemischen PUVA-Therapie zu einer Reduktion der Zellneubildung mit einer anschließenden Hyperproliferation.

Die Effekte sind bei zwei Minuten SUP stärker ausgeprägt als bei etwa 2 J/cm² PUVA. Insgesamt wird durch die Bestrahlung offenbar eine Periodizität in Gang gesetzt, die in einer Art gedämpfter Sinusschwingung schließlich in Richtung auf den Normalzustand ausklingt.

Dabei läuft die Normalisierung des Zellzyklus dem histologischen Bild voraus. Es bleibt jetzt die Frage, warum UV-Strahlen in der gesunden Haut eine Akanthose und Hyperkeratose induzieren, bei der Psoriasis aber genau das Gegenteil bewirken, nämlich die gesteigerte Zellneubildung bremsen und damit auch die Schuppenbildung unterbinden.

Wir haben uns an der Kölner Klinik seit Jahren mit den Problemen der Zellproliferation bei der Psoriasis befaßt und dabei eine signifikante Verlängerung der DNA-Synthesezeit in nicht befallener psoriatischer Haut, frischen und voll entwickelten Effloreszenzen gefunden.

Bei unserer Längsschnittuntersuchung zeigt sich ebenfalls dieses Phänomen (Abb. 5). Durch die initialen Synchronisationseffekte, die in den gegenläufigen Zakken deutlich werden, sind die absoluten Zahlen jedoch nicht sicher verwendbar. Da wir aber annehmen, daß die Verlängerung der S-Phase bei der Psoriasis pathogenetisch bedeutsam ist, andererseits die UV-Strahlen sicher in der DNA-Synthesephase eingreifen, haben wir einmal die Zellproliferation in frischen, unbehandelten Herden derjenigen gegenüber gestellt, die sich in Plaques abspielt, die trotz intensiver UV-Therapie persistieren.

In der nicht behandelten Psoriasis sind ³H-J und ts annähernd logarithmisch normal verteilt (Abb. 6). Dies betrifft auch den Markierungsindex in den persistierenden Plaques (Abb. 7). Die DNA-Synthesezeit ist in die-

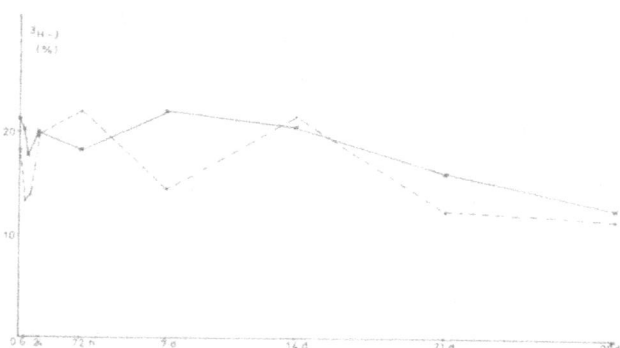

Abb. 4. Ablauf der Zellproliferation in der psoriatischen Epidermis unter der Behandlung mit SUP - - - - - und PUVAin ———

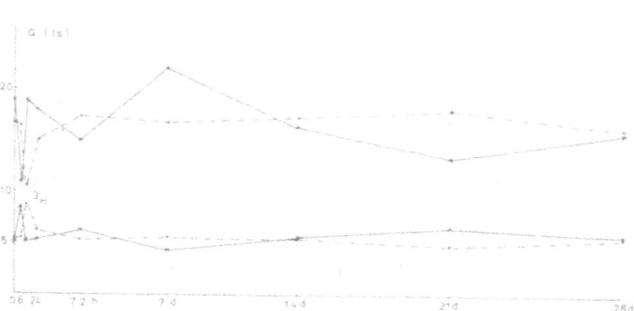

Abb. 5. Schwankungen des Quotienten Q, der unter gleichbleibenden Wachstumsverhältnissen (steady state) die Dauer der DNA-Synthesephase ts wiedergibt, und des Anteils der neu in S eintretenden Zellen ³H bei der Psoriasis unter der Behandlung mit SUP - - - - - und PUVAin ———

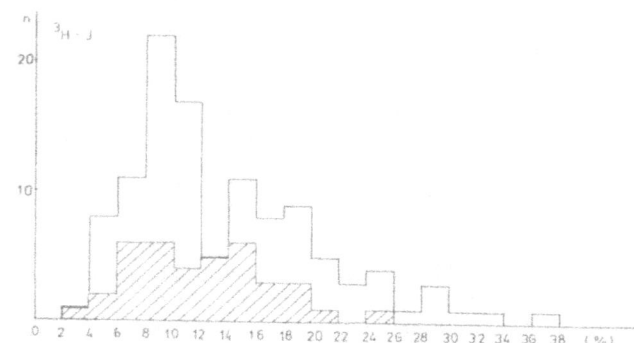

Abb. 6. Verteilung der ³H-Thymidin-Markierungsindizes ³H-J in bestrahlter (schraffierte Fläche) und unbehandelter (helle Fläche) psoriatischer Haut

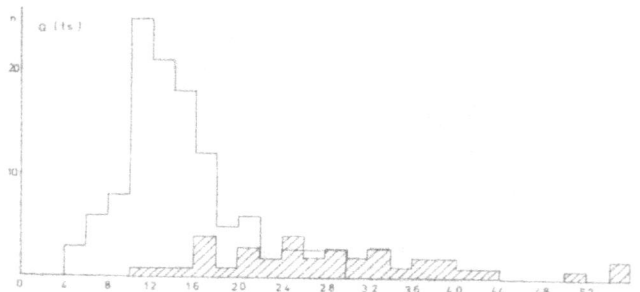

Abb. 7. DNA-Synthesezeiten der Keratinozyten, Verteilung in bestrahlter (schraffierte Fläche) und nicht bestrahlter (helle Fläche) psoriatischer Haut

sen Herden dagegen über einen weiten Raum bis hin zu Extremwerten auseinandergezogen. Übrigens reagierten die Zellen in den persistierenden Plaques auf eine einzelne weitere Bestrahlung nicht mehr mit Veränderungen des Zellzyklus.

Die Deutung dieser Befunde ist schwierig und spekulativ. Es dokumentiert sich aber offenbar hier in besonderer Weise die für die Psoriasis spezifische Schwachstelle im Zellzyklus, in dem eine offenbar vorhandene S-Phasen-Blockierung durch UV noch verstärkt wird.

Nach unseren Befunden müßte diese Blockierung am ehesten am Übergang vom 1. zum 2. Drittel der S-Phase stattfinden. Ein evtl. ererbter, möglicherweise enzymatischer Defekt in der DNA-Reduplikation müßte hier gesucht werden.

Priv.-Doz. Dr. H. K. Pullmann,
Univ.-Hautklinik,
Joseph-Stelzmann-Straße 9,
D-5000 Köln 41

Behandlung der Psoriasis mit UV-Strahlen

F. Schröpl, Wiesbaden

Spricht man über die Behandlung einer Krankheit, so ist es erforderlich, sich zunächst Gedanken über das Wesen der Krankheit selbst zu machen. Die Tabelle 1 zeigt die für die Psoriasisbehandlung wesentlichen Charakteristika. Besonders wichtig ist die fehlende Möglichkeit der Heilung und die Tatsache, daß es sich in der Regel um eine über viele Jahre sich erstreckende Dauertherapie handelt. Allzu oft werden bei Therapievorschlägen auch die Anliegen des betroffenen Anwenders, nämlich des Patienten, außer acht gelassen. Tabelle 2 zeigt die Anforderungen des Patienten an eine Psoriasistherapie. Die hier aufgeführten Punkte sind also von wesentlicher Bedeutung für die Beurteilung der Brauchbarkeit der zu besprechenden Phototherapie.

1976 bis 1980 wurden in der Phototherapieabteilung der Deutschen Klinik für Diagnostik in Wiesbaden 61.125 Bestrahlungen im Rahmen von 25.240 Behandlungen durchgeführt (2,42 Bestrahlungen pro Behandlungen). Tabelle 3 zeigt die Zahl der behandelten Patienten. Unsere Erfahrungen erstrecken sich also auf über 300 Psoriasiskranke.

Ein Hinweis sei noch zur Behandlung der Lichturtikaria an dieser Stelle erlaubt. Die Phototherapie stellt die Methode der Wahl dar, da mit geeigneten Geräten unter Umgehung der auslösenden Wellenlängen (meistens UVA) ein Lichtschutz durch vorsichtige Bestrahlung (Photodensibilisierung) aufgebaut werden kann. Da die Lichturtikaria häufig durch längerwelliges UV ausgelöst wird, erscheint die PUVA-Methode hier selbstverständlich weniger geeignet.

Die Therapieerfolge sind ausgezeichnet, und es gelingt, die Patienten trotz maximaler Lichtbelastung (Aufenthalt am Meer) erscheinungsfrei zu halten.

Tabelle 4 verdeutlicht die für die Phototherapie zur Verfügung stehenden Lichtquellen. Die reinen Quecksilberhochdruckstrahler haben sich für die Therapie nicht sonderlich bewährt. Allgemein im Gebrauch sind Halogen-dotierte Quecksilberhochdruckstrahler sowie Leuchtstofflampen. Die echt selektiven (Hg-freien Halogenstrahler) befinden sich noch in der Erprobung, werden jedoch voraussichtlich in den nächsten Jahren die bisherigen Lichtquellen wegen ihrer günstigeren Eigenschaften ablösen.

Tabelle 1. Für die Psoriasisbehandlung wesentliche Charakteristika

1. Keine „Heilung" möglich
2. Therapie meist über viele Jahre
3. Jeder frische Schub kann sich anders verhalten
4. Rezidivprophylaxe günstiger als Therapie

Tabelle 2. Anforderungen des Psoriasispatienten an die Therapie

1. Praktikabilität
2. Akzeptabilität
    2.1 Sauberkeit
    2.2 Geringe Belastung
    2.3 Behandlungszeiten zumutbar
    2.4 Ambulant durchführbar
3. Risikofaktoren
    3.1 Keine akuten Schädigungen
    3.2 Keine Langzeitschädigungen
    3.3 Möglichst wenig medikamentöse Therapie

Tabelle 3. Patienten unter Phototherapie (ohne Dialysepatienten) (DKD 1976–1980)

Psoriasis	333
Parapsoriasis en plaques	3
Alopecia areata	15
Neurodermitis atopica	21
Akne	26
Lichturtikaria	4
Polymorphes Lichtexanthem	8
Ichthyosis vulgaris	3
Diverse	4
	417

Tabelle 4. Lichtquellen für die Phototherapie

1. Hg-Hochdruckstrahler (= „Höhensonne [R]", abgeblendet = „Solarium")
2. Halogendotierte Hg-Hochdruckstrahler (SUP, SFT)
3. Leuchtstofflampen
4. Selektive (Hg-freie) Halogenstrahler (noch nicht für die Routine verfügbar)

Tabelle 5. Bestrahlungssysteme bei Ganzkörper-Phototherapie

Geschlossene Systeme	= Kabinen, Liegen
Halboffene Systeme	= Strahlerreihen über einer Liege
Offene Systeme	= Standstrahler, Patient zentral stehend oder auf drehbarer Plattform

Derartige Lichtquellen können für die Ganzkörperbestrahlung in verschiedener Form angewendet werden (Tabelle 5). Es lassen sich Kabinen oder Liegen bauen, wo der Patient ganz von Lichtquellen umhüllt ist. Als zweite Möglichkeit bieten sich halboffene Systeme an, wo Strahlerreihen über einer Liege angeordnet sind und der Patient sich dreht. Daneben gibt es die offenen Systeme, wo der Patient steht und eine oder mehrere Strahlersäulen um ihn angeordnet sind.

Lange Zeit war man der Meinung, daß Kabinen besonders günstig seien, weil der Patient damit am gleichmäßigsten „ausgeleuchtet" werden kann. Dabei wird übersehen, daß eine gleichmäßige Ausleuchtung eigentlich völlig unerwünscht ist. Sinn der Behandlung muß es nämlich sein, die Lichtenergie nur dort (oder möglichst nur dort) auf die Haut zu bringen, wo Hauterscheinungen vorliegen. Dies bedeutet, daß gerade das Gesicht (dort ist die Psoriasis relativ selten), welches ohnehin genug Ultraviolett abbekommt, aus der Bestrahlung ausgenommen oder nur gering belastet werden sollte. Ich persönlich vertrete die Meinung, daß künftig die Bestrahlungsanlagen in Richtung assymmetrischer Systeme optimiert werden müssen. Auf diese Weise wird man die Hautbelastung mit UV sicher noch bedeutend verringern können.

Bei den offenen Systemen ist die Strahlenbelastung für das Bedienungspersonal zu beachten. Es finden sich jedoch bereits Ansätze bei den Herstellern (z. B. drehbare Säulen der Fa. QLG Hanau), dies zu verringern. Überhaupt ist das Problem der Strahlenbelastung des Personals bei einer Ultraviolettherapie noch völlig offen, da wir noch keine Angaben über die zulässigen Dosen besitzen. Die folgenden Abbildungen zeigen Ihnen solche Systeme als Ganzkörperbestrahlungsanlagen. Daneben ist jedoch die Verwendung von Teilbestrahlungsgeräten fast immer erforderlich. Auch hierfür gibt es verschiedene technische Möglichkeiten.

In Tabelle 6 finden Sie die Vorteile und Nachteile der verschiedenen Lichtquellen zusammengefaßt. Eine endgültige Aussage darüber, ob die Ergebnisse mit Leuchtstofflampen oder halogendotierten Quecksilberstrahlern besser sind, läßt sich noch nicht machen. Die Therapieerfolge hängen überhaupt außerordentlich von der Bestrahlungstechnik ab. Die Vergleichbarkeit der Resultate wird auch dadurch erschwert, daß es kaum möglich ist, allgemein verbindliche Beurteilungsschemata aufzustellen. Vergleiche zwischen den verschiedenen Geräten sind also nur dann möglich, wenn sie von demselben Untersucher durchgeführt wurden. Die selektiven Halogenstrahler bieten neuerdings die Möglichkeit, die spektrale Energieverteilung noch günstiger zu gestalten, und in eigenen vorläufigen Untersuchungen haben wir sehr viel bessere Resultate gesehen als bei dem Halogen-dotierten Quecksilberstrahler. Nachdem kürzlich Parrish [2] in Straßburg zeigte, daß das Erythemmaximum offenbar nicht absolut identisch mit dem Maximum der therapeutischen Wirksamkeit bei der Psoriasis ist, werden sich hier wohl noch weitere technische Verbesserungen erzielen lassen.

Für die Phototherapie der Psoriasis (Tabelle 7) gibt es eine Reihe von Grundregeln, unabhängig von dem verwendeten Bestrahlungsgerät. Hervorzuheben ist neben der richtigen Technik die Notwendigkeit der kontinuierlichen Dosissteigerung, die Regelmäßigkeit der Therapie, die begleitende lokale Therapie zur Schuppenentfernung usw. sowie der Verzicht auf eine unbegründete Dauertherapie, wie dies ja auch Herr Wiskemann vortrug.

Aus Tabelle 8 geht hervor, welches die häufigsten Fehler bei der Phototherapie sind. Es ist immer wieder erstaunlich, wie wenig Übung die Kollegen und ihr Per-

Tabelle 6. Vor- und Nachteile verschiedener Lichtquellen für die Phototherapie

Halogendotierte Hg-Strahler

Vorteile:

Sehr hohe Energieabgabe = größere FHD möglich
Gut für fokussierte Teilbestrahlung
Relativ kurze Bestrahlungszeiten mit günstiger
therapeutischer Breite (z. B. 20 sec–3 min)
Geeignet für Phototherapie und PUVA

Nachteile:

Schlechte Wiederzündbarkeit = Dauerbetrieb
Kein Kabinenbau möglich
Bei manchen Geräten noch Filter zur Abschirmung von UVC
erforderlich
Starke Wärmeentwicklung

Leuchtstofflampen

Vorteile:

Gute Wiederzündbarkeit
Relativ lange Lebensdauer
Gut für Kabinenbau geeignet
Meist gute Wirksamkeit
Geringe Wärmeentwicklung

Nachteile:

Relativ geringe Energieabgabe = geringe FHD
Ungünstig für fokussierte Teilbestrahlung
Teilweise ungünstige therapeutische Breite (Verhältnis
zwischen Anfangs- und Endbestrahlungszeit)
Nicht alle Typen ausreichend wirksam
Nur für eine Methode (SFT oder PUVA) geeignet

Selektive Halogenstrahler

Vorteile:

Sehr kurze Bestrahlungszeiten
Bessere Wirksamkeit als halogendotierte Hg-Strahler
Relativ gute Wiederzündbarkeit
Verringerung der Gesamt-UV-Belastung der Haut
durch echt selektives Spektrum

Nachteile:

Extrem hohe Leistung = Problem des Strahlenschutzes
für das Personal
Sehr kurze Anfangsbestrahlungszeiten

Tabelle 7. Grundregeln für die Phototherapie

1. Vorsichtiger Beginn
2. Kontinuierliche Steigerung
3. Individuelle Dosisanpassung
4. Regelmäßige Therapie
5. Begleitende lokale Therapie
6. Langsames Ausschleichen
7. Keine unbegründete Dauertherapie

Tabelle 8. Häufige Fehler bei der Phototherapie

1. Ungeeignetes Gerät
2. Falsche Bestrahlungszeiten
3. Mangelnde Aufsicht
4. Unregelmäßige Behandlung
5. Fehlende lokale Maßnahmen (Pflege, Entschuppung, etc.)
6. Unnötige Dauertherapie

sonal im Umgang mit derartigen Geräten haben, was mit großer Regelmäßigkeit zu falschen Bestrahlungszeiten infolge der mangelnden Aufsicht führt. Mehrfach sind Verbrennungen bekanntgeworden, wie sie Herr Ippen heute berichtete.

Wenn auf der einen Seite die DDG die Heimtherapie ablehnt und auf der anderen Seite nicht einmal in allen Kliniken gewährleistet ist, daß der Patient bei der Bestrahlung beaufsichtigt wird, so ergibt sich hier für mich doch ein recht merkwürdiger Widerspruch. Es erscheint deshalb dringend erforderlich, daß praktische Ausbildungskurse in Phototherapie für Hautfachärzte eingerichtet werden, insbesondere jedoch auch für die Helferinnen.

Die folgenden Abbildungen zeigen Ihnen einige Tricks, wie man mit Teilbestrahlungsgeräten am günstigsten arbeitet.

Mein spezielles Anliegen ist die *Phototherapie der Kopfpsoriasis*, die ohne Kürzen der Haare durchführbar ist, was besonders für die Damen von Interesse ist. In unserer Therapieabteilung wird die Kopfbehandlung grundsätzlich nur vom Bedienungspersonal durchgeführt. Verschiedentlich wird empfohlen, daß der Patient selbst während der Bestrahlung mit seinen eigenen Händen die Haare scheitelt. Selbstverständlich sind bei beiden Verfahren Schutzmaßnahmen für die Hände notwendig. Bei Patienten ist jedoch nicht damit zu rechnen, daß solche Schutzmaßnahmen konsequent eingehalten werden. Die Handrücken, die ja dann betroffen wären, sind wiederum eine von Natur aus exponierte Zone, bei der man mit einer UV-Belastung besonders vorsichtig sein muß.

Es ist für die Therapie vorteilhaft, die optischen Eigenschaften der Haut (Lichtdurchlässigkeit) zu optimieren. Hierzu gibt es zweierlei Verfahren:

1. Die Veränderung der optischen Eigenschaften durch rasch wirkende Maßnahmen (optische Aufhellung) und
2. die Veränderung der optischen Eigenschaften der Haut durch balneologische Maßnahmen, die neben geeigneten Einrichtungen auch relativ viel Zeit beanspruchen.

Die Untersuchungen darüber, welche Veränderungen der Haut durch längeres Baden in Salzlösungen hervorgerufen werden, sind noch nicht abgeschlossen. Für die Praxis sind die schnell wirkenden Maßnahmen interessanter. Die beiden Abbildungen (Abb. 1 u. 2) zeigen Ih-

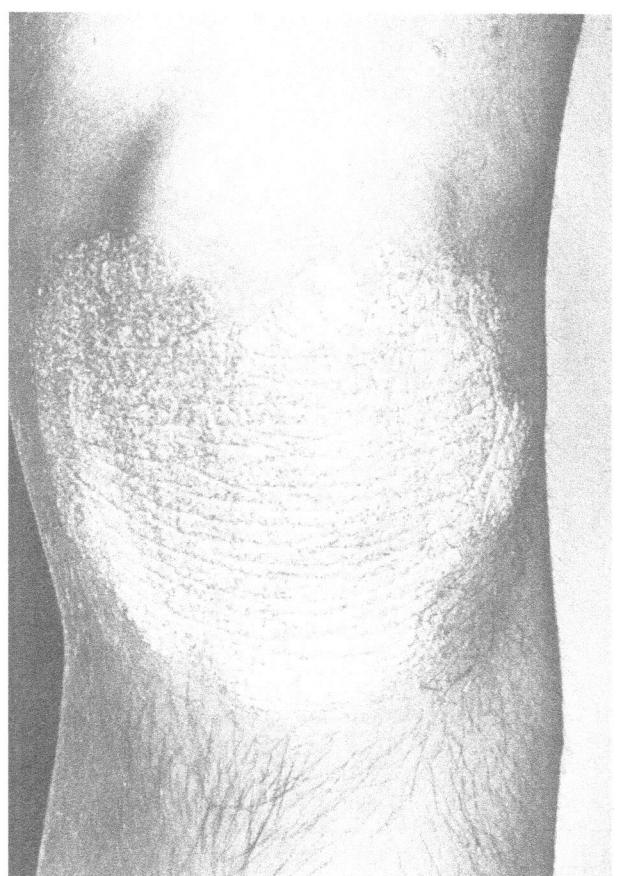

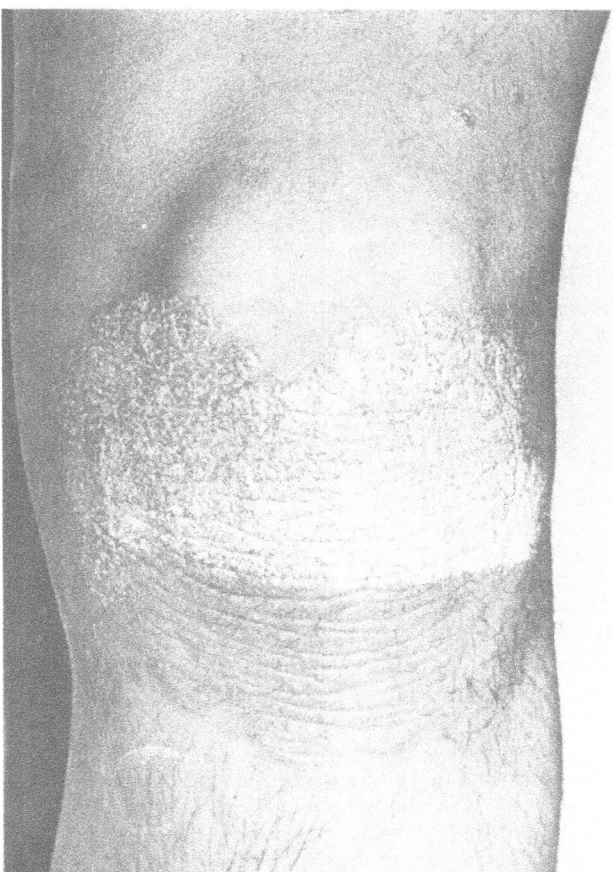

Abb. 1. u. 2. Stark hyperkeratotischer Psoriasisherd, unten kurz nach dem Auftragen einer alkoholischen NaCl-Lösung zur Verbesserung der optischen Transparenz

Tabelle 9. Frequenz von Ganzkörper- und Teilbestrahlungen im Routinebetrieb (DKD 1977–1980)

Ganzkörperbehandlung (Gk)	16 854
Teilbehandlungen (T)	32 783
	49 637

Tabelle 10. Verlauf bei der Phototherapie

Erste Tage	Leichtes Erythem
Nach einigen Tagen	Heller (Woronoffscher) Ring
1.–2. Woche	Schuppung geringer, mehr lammellöse, im Gesicht oft schon Rückbildung
Ca. 2. Woche	Herde flacher, Woronoffscher Ring dunkler, beginnende Rückbildung, kleinerer Herde (Schultern!)
Ca. 3. Woche	Deutliches Ansprechen, bei Plaques oft zentrale Abheilung mit persistierenden Randpartien
Ca. 4. Woche	Meist schon ausreichender Effekt, jetzt Reduzierung der Bestrahlungsfrequenz möglich
4.–6. Woche	Ausreichender Effekt
Ab ca. 6. Woche	Meist 1 bis 2 Bestrahlungen pro Woche
Ab ca. 8.–10. Woche	Meist 1 Bestrahlung pro Woche ausreichend
Ca. 10. Woche	Versuchsweises Absetzen der Therapie

nen einen stark schuppenden Psoriasisherd vor und nach dem Auftragen einer alkoholischen Kochsalzlösung auf die Haut. Innerhalb von wenigen Sekunden kann die trübe Schuppe optisch transparent gemacht werden.

Auch durch die Verwendung von Ölen kann man hier einiges erreichen [2]. Deren Anwendung hat jedoch den Nachteil, daß die Öle sich durch die Hitzeeinwirkung und die UV-Strahlung zersetzen und für den Patienten wegen der Kleiderverschmutzung nicht akzeptabel sind. Im Gegensatz dazu trocknet die alkoholische Lösung während der Therapie ein und hinterläßt keine Flecken. Die Patienten lernen, diese Lösung selbst anzuwenden (3 Teile gesättigte Kochsalzlösung und 7 Teile 70% Isopropylalkohol).

Bei der Einrichtung einer Phototherapieambulanz ist zu bedenken, daß im Routinebetrieb etwa doppelt soviel Teilbestrahlungen wie Ganzkörperbehandlungen anfallen (Tabelle 9).

Der Verlauf unter einer Therapie weist erhebliche individuelle Schwankungen auf. Tabelle 10 zeigt die mittleren Werte, mit denen zu rechnen ist. Nach unseren eigenen mehrjährigen Erfahrungen sind die Angaben in der Literatur doch zu optimistisch.

Der Rückbildungsverlauf hängt in erster Linie vom Typ der Psoriasis ab. Exanthematische kleinfleckige Formen bilden sich sehr rasch zurück, chronisch-stationäre sehr langsam.

Für die Rückbildung der Hauterscheinungen ist die Zuverlässigkeit des Patienten (d. h. die Regelmäßigkeit der Behandlung) von entscheidender Bedeutung. Abb. 3 zeigt die Steigerung der Behandlungszeiten von einer Bestrahlung zur anderen bei 2 Gruppen, von denen die eine (A, n=65) an 20 möglichen Behandlungstagen 17 bis 20mal erschienen war im Vergleich zur Gruppe B (n=34), wo die Patienten im gleichen Zeitraum nur 7 bis 11mal zur Behandlung kamen. Bei letzterer Gruppe ist nach relativ kurzer Zeit die notwendige Steigerung der Behandlungszeiten wegen der zu großen Intervalle nicht mehr möglich und der Therapieeffekt dementsprechend schlecht.

Bei der Gruppe A wird deutlich, daß die Steigerung der Bestrahlungszeiten prinzipiell linear erfolgen kann, da die Mittelwerte eine Gerade bilden. Der Steigungswinkel dieser Geraden schwankt jedoch wiederum und ist direkt proportional der Lichtempfindlichkeit, d. h., daß auch bei sehr lichtempfindlichen Patienten linear gesteigert werden kann, allerdings viel langsamer. Abb. 4 und 7 zeigen die Rückbildungsstadien unter einer Phototherapie bei Psoriasis. Die folgenden Abbildungen (Abb. 8–11) lassen erkennen, wie die Hauterscheinungen z. T. problemlos verschwinden, z. T. aber auch therapieresistent sind.

Die Beurteilung des Behandlungserfolges erscheint mir in Prozentangaben der Besserung äußerst fragwürdig. Unter Bezug auf meine einleitenden Bemerkungen ist darauf hinzuweisen, daß die Therapie nicht soweit getrieben werden soll, wie der Arzt sie wünscht, sondern lediglich so weit, bis der Patient zufrieden ist. Dies bedeutet, daß kleinere Restherde an den Prädilektionsstellen keineswegs als nicht ausreichender Therapieerfolg in jedem Falle anzusehen wären. Abb. 2 zeigt eine Bewertung nach einem anderen Kriterium. Hier ist die Zahl der jeweils in Betreuung stehenden Psoriatiker dargestellt sowie der Prozentsatz dieser Patienten, die wegen nicht ausreichenden Ansprechens mit Retinoid behandelt wurden. Nach anfänglich etwas häufigerer

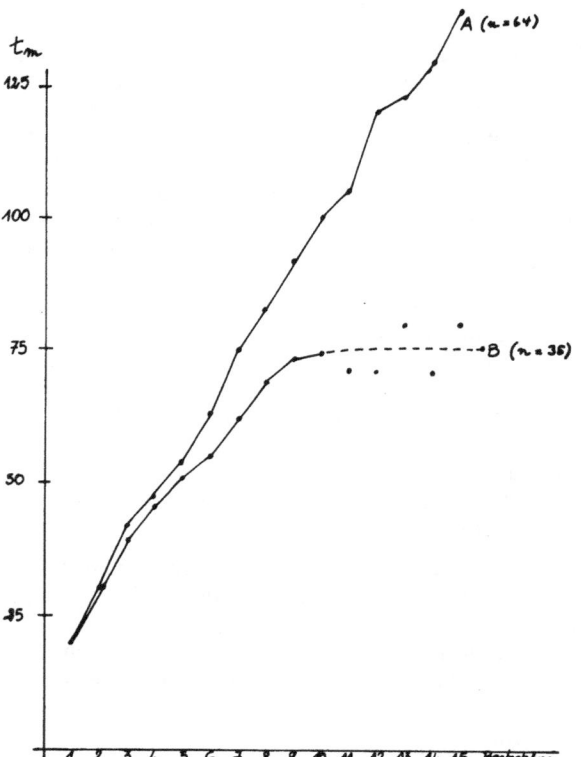

Abb. 3. Mittlere Bestrahlungszeiten und Patientenverhalten. Bei den unregelmäßig zur Behandlung kommenden Patienten der Gruppe B ist bald die notwendige Steigerung der Bestrahlungszeit (in der Tabelle sind die Mittelwerte eingetragen) nicht mehr möglich und der Therapieerfolg schlecht

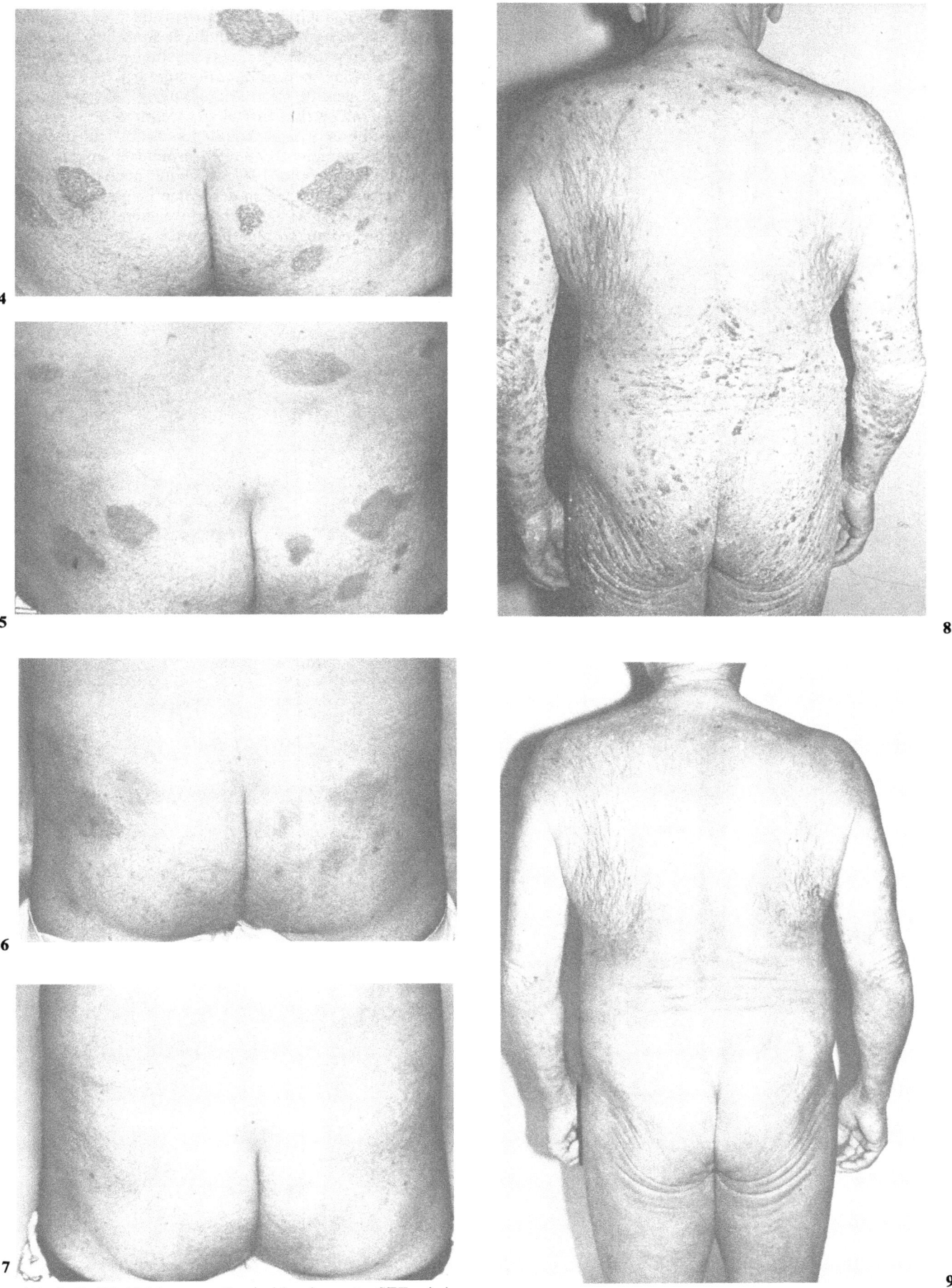

Abb. 4.–7. Rückbildung von Psoriasisherden unter SFT, wie in Tabelle 6 dargestellt. **Abb. 4** unbehandelt, **Abb. 5** nach 10 Tagen, **Abb. 6** nach 4 Wochen, **Abb. 7** Endzustand nach 10 Wochen

Abb. 8. u. 9. 73jähriger Patient, PUVA-Therapie wegen Übelkeit und Klaustrophobie abgebrochen. Nach 4 Wochen SFT bis auf Restherde an den Armen weitgehend erscheinungsfrei

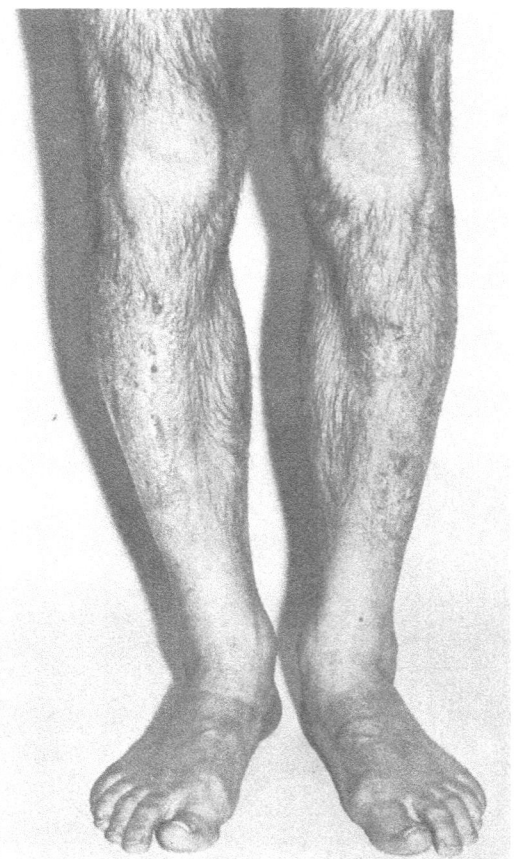

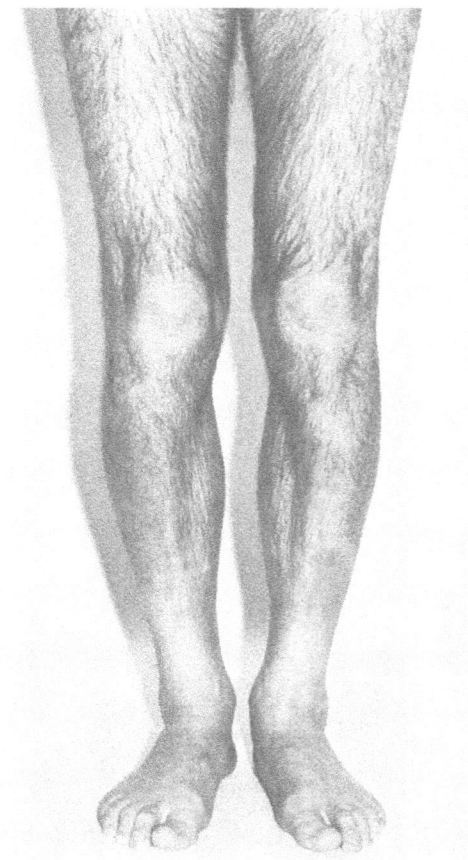

Abb. 10. u. 11. Chronisch stationäre Psoriasisplaques an den Unterschenkeln, nach 8 Wochen SFT bis auf Restpigmentierungen abgeheilt

Anwendung pendelt sich der Prozentsatz in der Gegend von 9% ein. Dies bedeutet, daß bei rund 90% der Patienten die Phototherapie ausgereicht hat. Der Abfall im letzten Monat beruht darauf, daß wir jetzt eine ausreichend ausgereifte Bestrahlungsanlage zur Verfügung haben, die mit selektiven Halogenstrahlern bestückt ist. Mit Hilfe dieser Anlage konnten wir die Zahl der mit Retinoid behandelten Patienten erheblich senken. Für August und September 1980 lag sie nur noch bei 6%.

Die Abb. 13 u. 14 zeigen den guten Erfolg der zusätzlichen Retinoidgabe bei nicht ausreichendem Ansprechen auf die alleinige Phototherapie.

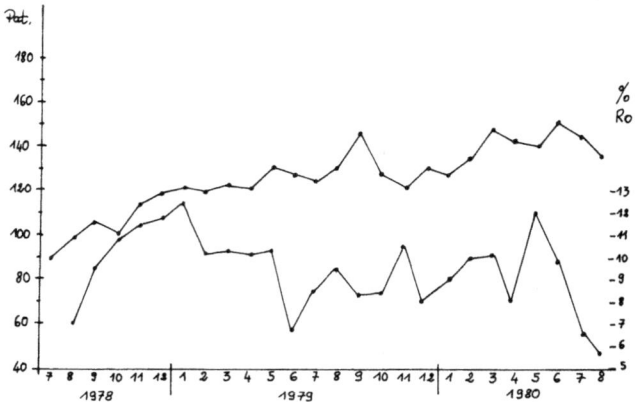

Abb. 12. Anteil der mit Retinoid (ReSFT) behandelten Patienten in Prozent der jeweils in Behandlung stehenden Psoriasispatienten (DKD 1978–1980)

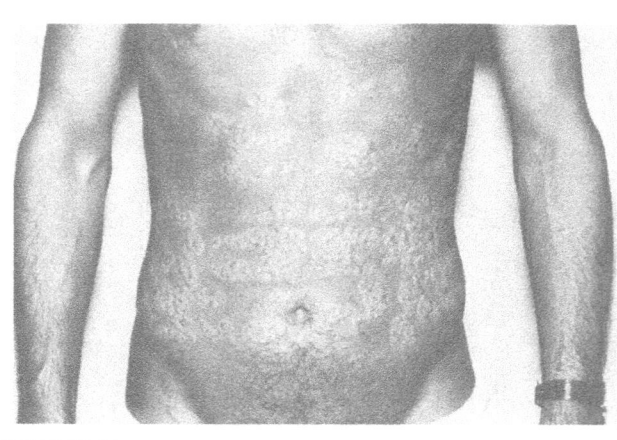

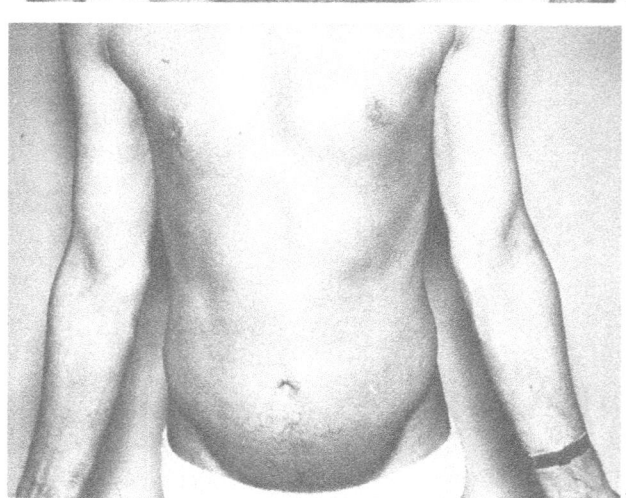

Abb. 13. u. 14. SFT-refraktäre Psoriasis, nach Retinoidzugabe erscheinungsfrei

Bei 40 Patienten wurde bisher eine Retinoidbehandlung durchgeführt, wenn die Phototherapie nicht ausreichte (Tabelle 11). Die Hälfte der Fälle sprach ausreichend an, ein weiteres Drittel ließ eine mäßige Besserung erkennen. Bei 4 Patienten wurde die Therapie abgebrochen (einmal Haarausfall, 3mal Schleimhauttrockenheit). Bei 3 Patienten konnte kein ausreichender Erfolg erzielt werden. Einer von ihnen blieb aus, eine Patientin wurde nach einer 4wöchigen Behandlung am Toten Meer und ein weiterer Patient nach einer 8wöchigen Behandlung mit Thermalsole-Phototherapie in Bad Bentheim erscheinungsfrei.

Wir wenden grundsätzlich die Phototherapie als Methode der Wahl (Tabelle 12) an, geben aber bei erythrodermischen Formen das Retinoid primär zu, um die Krankheitsdauer abzukürzen. Abb. 15 bis 18 zeigen den ausgezeichneten Erfolg dieser Therapie, die bei dem abgebildeten Patienten unter voller Erhaltung der Arbeitsfähigkeit ambulant durchgeführt wurde. Seit Einführung der Phototherapie 1976 in unserem Hause wurde bei den 333 hier behandelten Patienten nur 2mal eine stationäre Aufnahme veranlaßt (1977 und 1978, je ein Fall von schwerster Gelenkbeteiligung und hochfieberhafter Erythrodermie).

Aufgrund unserer Erfahrungen vertreten wir die Auffassung, daß die stationäre Behandlung der Psoriasis in Hautkliniken heute die Ausnahme darstellt und im Prinzip als Notfallmaßnahme anzusehen ist. Selbstverständlich gibt es immer wieder Fälle, wo andere Dinge (schwere Gelenkbeteiligung, mangelnde Pflegemöglichkeit zu Hause, usw.) einmal eine stationäre Einweisung rechtfertigen würden. Es ist daher wünschenswert, daß viel mehr Fachkollegen sich der Phototherapie annehmen.

Rückfälle nach einer Phototherapie treten genauso häufig auf wie nach jeder anderen Therapieform. Es gab vereinzelt Untersucher, die meinten, durch verschiedene Therapieschemata die Rezidivhäufigkeit beeinflussen zu können. Wie Herr Christophers vortrug, ist dies natürlich nicht der Fall.

Tabelle 13 zeigt Ihnen die Gründe, die am häufigsten beim Papienten zu Rückfällen führen. Im Rahmen eigener anamnestischer Studien, die noch nicht abgeschlossen sind, zeigte sich, daß bei rund $2/3$ der Patienten einwandfrei ein Zusammenhang zwischen psychischer Belastung und Rezidiv erkennbar ist. An der Spitze stehen berufliche Belastungen. Bereits 1978 hat Jung darauf hingewiesen, daß bei Rezidiven nach einer PUVA-Therapie derartige Faktoren eine wesentliche Rolle spielen. In Zukunft wird es von großer Bedeutung sein, der psychischen Führung der Psoriasiskranken zur Vermeidung von Rezidiven mehr Aufmerksamkeit zu schenken als bisher. Dies gilt vor allem für Kliniken, die Psoriasiskranke stationär behandeln und die Möglichkeit hätten, durch entsprechende Methoden (z.B. autogenes Training usw.) die Patienten psychisch zu stabilisieren.

Die beiden letzten Abbildungen zeigen den Fortschritt der technischen Entwicklung. Abb. 19 läßt erkennen, daß bei einem heutigen Metallhalogenstrahler neben einem relativ geringen UVB-Anteil der größte Teil der Energie im UVA liegt. Abb. 20 zeigt den von uns jetzt gemeinsam mit der QLG Hanau entwickelten selektiven Halogenstrahler, der sich durch einen schmalen Peak im Bereich des therapeutischen Optimums etwas außerhalb des Erythemmaximums auszeichnet. Rund 90% der überflüssigen UVA-Energie sind dabei entfernt worden.

Die Frage des therapeutischen Risikos bei der UV-Belastung ist zum Schluß anzusprechen. Die eben gezeigten Verbesserungen haben uns in einen Bereich gebracht, wo wir die kalkulierbare UV-Belastung niedriger halten als die UV-Tagesdosis eines Badeurlaubes am Meer. Wir bewegen uns damit in einem Sicherheitsbereich, der nach menschlichem Ermessen als ausreichend anzusehen ist. Aufgrund der jetzigen erreichbaren technischen Verbesserungen ist anzunehmen, daß die selektiven Halogenstrahler sogar langfristig eine geringere Hautschädigung bewirken als die Sonne, insbesondere wegen der Verringerung des möglichen Photoaugmentationeffektes durch das Übermaß an UVA im Sonnenlicht. Im Gegensatz zur PUVA-Therapie, wo die unbekannte Größe des 8-MOP eine Langzeitbeurteilung erschwert, sind die Langzeiteffekte einer übermäßigen Ultraviolettbestrahlung hinreichend bekannt. In der Bundesrepublik stehen weit mehr als eine Million Höhensonnen in privaten Haushalten. Bisher sind in den letzten 40 Jahren keine Fälle veröffentlicht worden, wo bei *sachgemäßer* Anwendung eines derartigen Gerätes nach einer Langzeitanwendung vermehrt Hautkarzinome beobachtet worden wären.

Im eigenen Krankengut haben wir bisher nur bei einer 67jährigen Patientin (arsenvorbehandelt) 2 Basaliome am Rücken gesehen, die wir zu Beginn unserer Therapie entdeckten und die sicherlich nicht auf die Phototherapie zurückzuführen waren[1].

Tabelle 11. Ergebnisse der ReSFT bei Phototherapieversagern (n = 40)

	n	%
Zufriedenstellend	20	50
Mäßig	13	32,5
Ungenügend	3	~ 7,5
Abgebrochen	4	~ 10

Tabelle 12. Indikationen für die Phototherapie bei der Psoriasis[a]

Alle Formen mit Ausnahme von

1. geringe Ausdehnung → Lokalbehandlung
2. palmoplantare PS → ReSFT, PUVAex, RePUVAex
3. erythrodermische PS → ReSFT, RePUVAin
4. Nichtansprechen auf → PUVAin, RePUVAin
   SFT oder ReSFT   Klimatherapie, stat. CSV

[a] Abkürzungen neue Pollmann 1580 [3]

Tabelle 13. Faktoren, welche die Psoriasis verschlechtern (n = 85, DKD-Befragung 1979/80)

	%
Berufliche Belastung	42
Kummer	37
Beruflicher Ärger	35
Streit	21
Alkohol	21
Angst	19
Verlust Angehöriger	19

---

[1] Basaliom an der Wade bei einer weiteren 58jährigen arsenvorbehandelten Patientin im Okt. 1980 festgestellt.

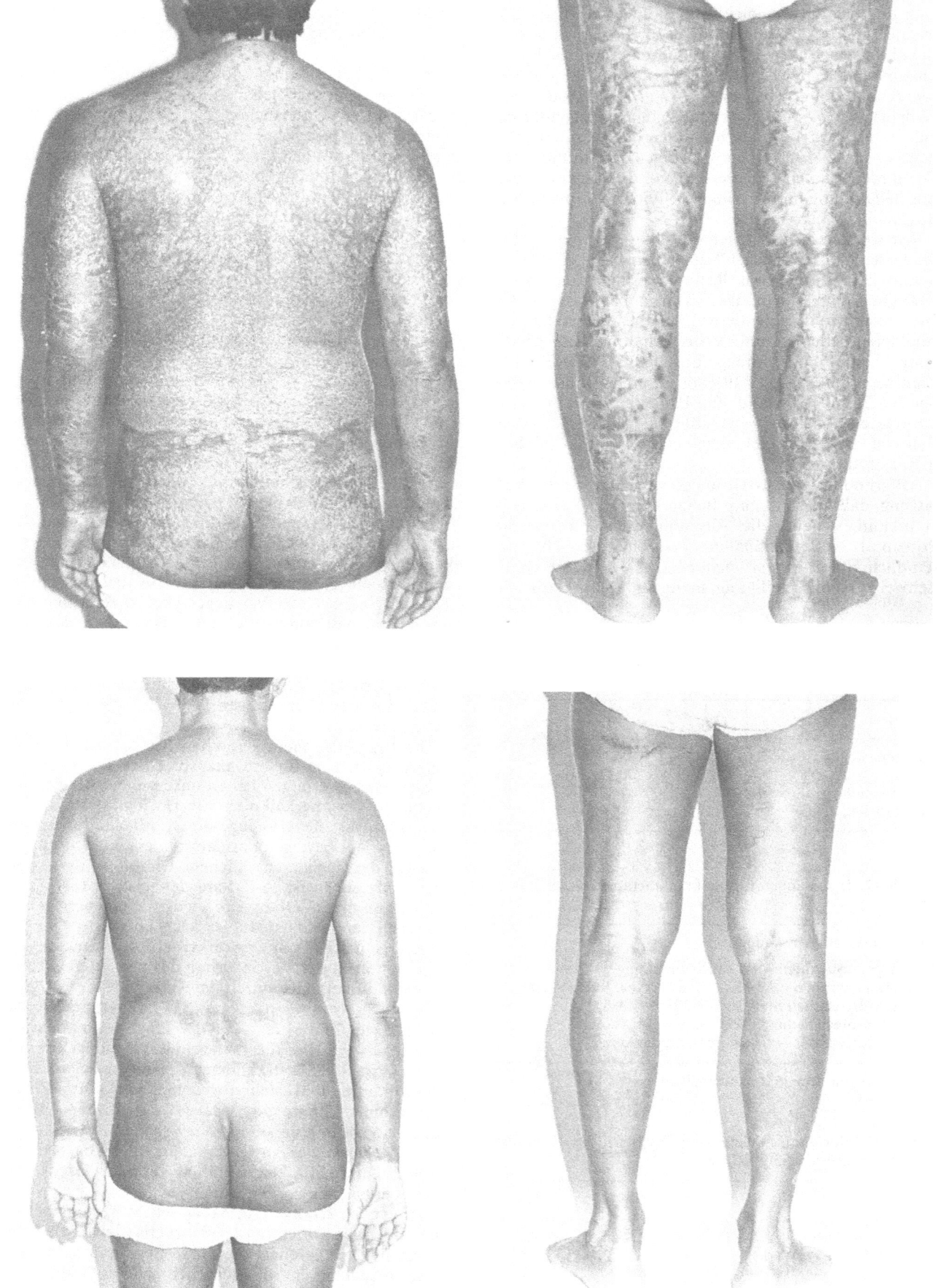

Abb. 15.–18. Fast erythrodermatische Psoriasis, nach ambulanter ReSFT (Retinoidphototherapie) erscheinungsfrei (2 Monate)

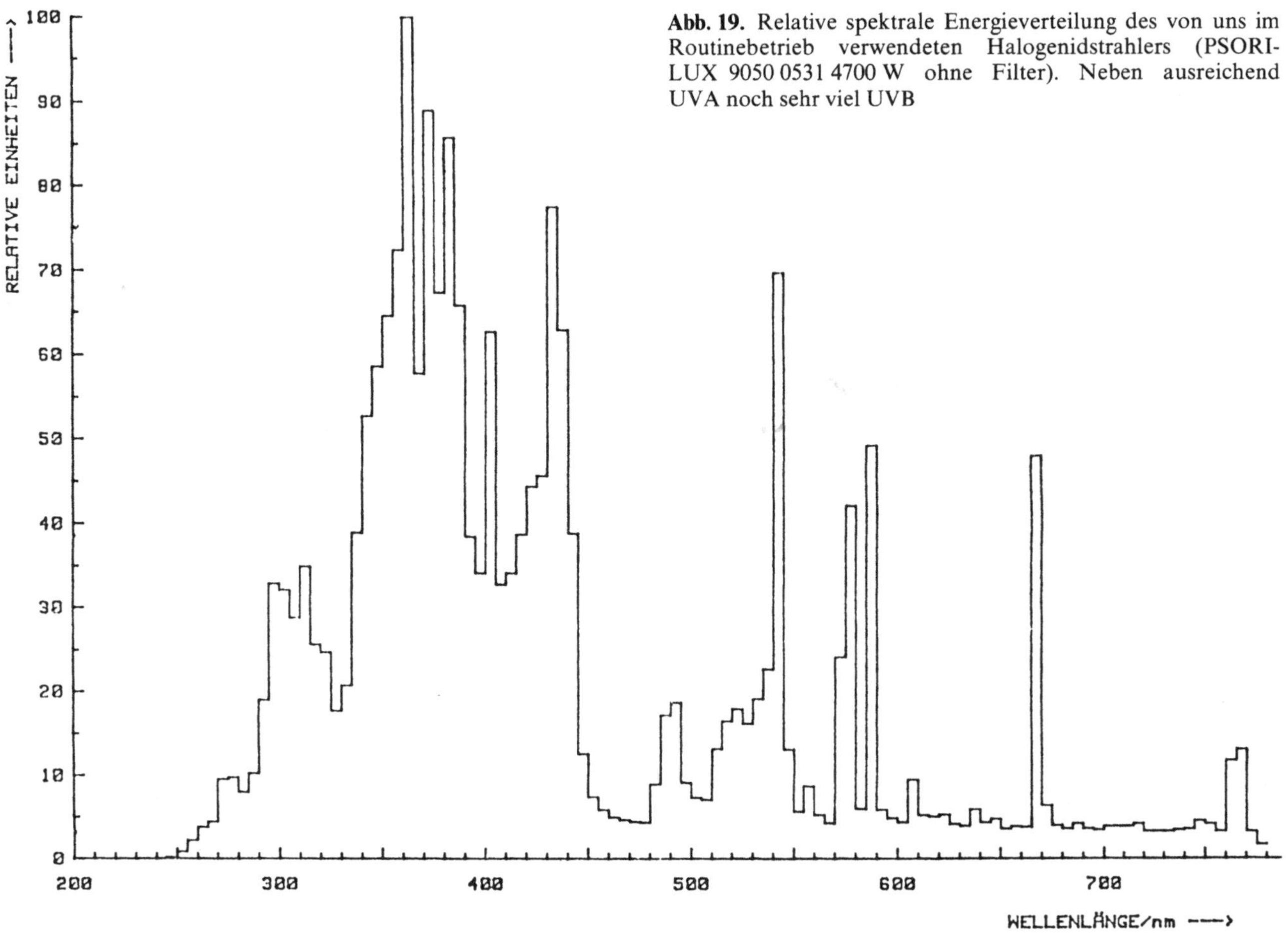

Abb. 19. Relative spektrale Energieverteilung des von uns im Routinebetrieb verwendeten Halogenidstrahlers (PSORI-LUX 9050 0531 4700 W ohne Filter). Neben ausreichend UVA noch sehr viel UVB

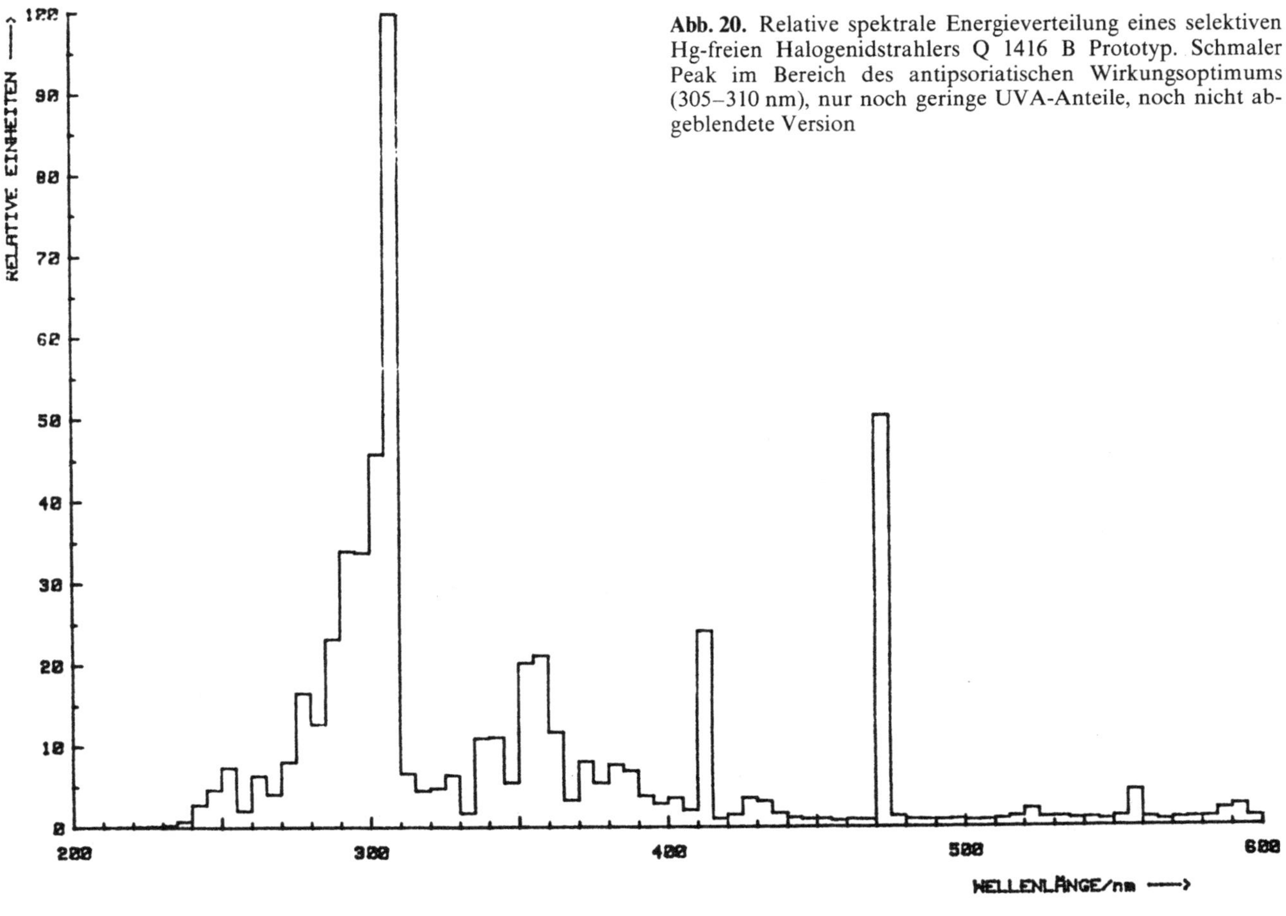

Abb. 20. Relative spektrale Energieverteilung eines selektiven Hg-freien Halogenidstrahlers Q 1416 B Prototyp. Schmaler Peak im Bereich des antipsoriatischen Wirkungsoptimums (305–310 nm), nur noch geringe UVA-Anteile, noch nicht abgeblendete Version

Die Frage der Heimtherapie durch den Patienten ist immer noch Gegenstand heißer Diskussionen. Die Ultraviolettbehandlung sollte grundsätzlich vom Hautfacharzt durchgeführt werden. Es gibt jedoch Gründe, eine Heimtherapie zuzulassen, dann aber auch hautfachärztlich zu überwachen. Die Voraussetzungen hierfür sind:

1. Es muß nachgewiesen sein, daß der Patient auf die Phototherapie ausreichend anspricht (Probebehandlung, notfalls stationär).
2. Während der Probebehandlung muß sichergestellt sein, daß der Patient die nötigen Kenntnisse im Umgang mit einem Bestrahlungsgerät erworben hat.
3. Es müssen ausreichende Gründe dafür vorliegen, daß der Patient nicht zum Arzt zur Behandlung kommen kann (Transportunfähigkeit, kein Behandlungsplatz in der Nähe, usw.).

In solchen Fällen empfehle ich die Durchführung einer Heimtherapie, und die Kollegen sollten sich nicht scheuen, solchen Patienten die ärztliche Überwachung nicht zu versagen.

Anläßlich des Symposiums in Bad Bentheim hatte ich als Moderator den eingeladenen Klinikern die Gretchenfrage gestellt, ob sie schon mal eine Heimtherapie empfohlen hatten, was von allen für Einzelfälle bejaht wurde. Daß es sich dabei eben um besonders gelagerte Fälle handelt, ist selbstverständlich.

Der Einsatz der Phototherapie bei der Psoriasis arthropatica bringt mitunter verblüffende Resultate (10%), ohne medikamentöse Zusatztherapie, wie auch bei der PUVA-Therapie bekanntgeworden ist (Tabelle 14). Der Effekt ist noch völlig unklar, in Verbindung mit Retinoid sind die Ergebnisse manchmal einer systemischen Steroidbehandlung ebenbürtig. Es wird aber noch langjähriger Untersuchungen bedürfen, bis hier verbindliche Aussagen gemacht werden können.

Tabelle 14. Phototherapie bei Psoriasis arthropathica (vorl. Ergebnisse)

1. SFT (allein ca. 10% gute Resultate!)
2. ReSFT (oft Rückbildung von Ergüssen etc.)
3. Klimatherapie!!
4. Ggf. PUVAin und RePUVAin

Wenn wir auch heute durch die moderne Phototherapietechnik ausreichend wirksame Lichtquellen zur Verfügung haben und die optischen Eigenschaften der Haut manipulieren können, so fehlen uns noch 2 Dinge, die die Phototherapie in Form der Klimatherapie am Meer uns voraus hat: Es sind das Klima selbst oder was man darunter verstehen will und die ruhige ausgewogene Atmosphäre der Urlaubssituation. Die Phototherapie im Sinne eines Aufenthaltes in einer geeigneten Klimazone, z. B. hier in Westerland, wird deshalb nach wie vor ihren festen Platz in der Psoriasisbehandlung behalten.

Literatur

1. Jung (1978) Vortrag. Tagung der Deutschen Gesellschaft für Lichtforschung, Ulm
2. Parrish JA (1980) Referat. Int. Kongreß für Photobiologie, Straßburg
3. Pullmann H (1980) UV-Therapie. Dtsch Dermatol 28: 801–811

Prof. Dr. Friedrich Schröpl,
Aukammallee 33,
c/o Deutsche Klinik für Diagnostik,
D-6200 Wiesbaden

Helio-Klimatherapie von Hautkrankheiten an der Nordsee

W. Pürschel, Norderney

Die Dermatologie hat in den letzten Jahrzehnten von der Einführung neuer Behandlungsmaßnahmen mit Antibiotika, Kortikosteroiden, Zytostatika und neuen Bestrahlungsgeräten profitiert. Unbeeinflußt davon hat sich in der Dermatologie die Klimatherapie allgemein durchgesetzt.

Zur Behandlung Hautkranker kommen in unseren Breiten nur Klimata mit starker Reizwirkung in Frage, wie das Klima auf Nordseeinseln und im Hochgebirge (über 1500 m).

Für schwere, therapieresistente Krankheitsfälle stehen im Bereich des Nordseereizklimas einmal seit 27 Jahren die Allergie- und Hautklinik auf Norderney in einem Klinikneubau mit 168 Betten, einschließlich einer Kinderstation, zur Verfügung. Zum anderen arbeitet hier in Westerland auf Sylt eine Dermatologische Abteilung im Rahmen der Nordseeklinik.

Wir sprechen heute von einer dermatologischen Klimatherapie, die für schwere, therapieresistente Krankheitsfälle nur in einer Hautklinik durchzuführen ist, zumal nicht selten eine vorangegangene systemische Behandlung mit Kortikoiden, Synacthen, Amethopterin und Retinoid mit möglichen unerwünschten Nebenwirkungen und Schäden erfolglos war. Leichtere Krankheitsfälle können ambulant behandelt werden.

Die Indikation zur stationären Behandlung im Nordseereizklima stellt sich in Abhängigkeit von den Jahreszeiten. Ganzjährig werden erfolgreich behandelt die Gruppe der Ekzemerkrankungen, das sind das konstitutionelle Ekzematoid (Synonyma: Neurodermitis, endogenes Ekzem, Dermatitis atopica u.a.), das chronisch rezidivierende Kontaktekzem und das seborrhoische Ekzem. Weiter besteht eine ganzjährige Indikation für die chronische Urtikaria, die Erkrankungen der Prurigo-Gruppe, das Erythema exsudativum multiforme, die Dermatitis herpetiformis Duhring und besonders für alle langzeitkortikoidbehandelten Dermatosen.

Die Indikation der Klimatherapie in der strahlungsreichen Jahreszeit (April bis September) unter Ausnutzung der Globalstrahlung hat sich bei den Dermatosen sehr bewährt, die zusätzlich des photoaktinischen Wirkungskomplexes bedürfen. Wir sprechen dann von einer Helio-Klimatherapie. Es sind dies die Psoriasis vulgaris und ihre schweren pustulösen Varianten, die Acne vulgaris/conglobata, die Parapsoriasis-Gruppe, die Mycosis fungoides (malignes T-Zellenlymphom), die Pityriasis rubra pilaris, die Ichthyosis-Formen, der Lichen ruber, der Lichen ruber exanthematicus u. a.

Wir haben geprüft, ob eine stationäre Behandlung im Nordseereizklima im Sinne der Helio-Klimatherapie die Bedingung erfüllt, die man an eine geeignete Behandlung für therapieresistente Dermatosen stellen muß:

1. Die Behandlung soll frei von unerwünschten Nebenwirkungen sein,
2. soll möglichst zur Abheilung der Dermatose führen,
3. soll längere freie Intervalle aufweisen und
4. soll für den Patienten angenehm sein.

Beginnen wir mit der Psoriasis vulgaris. In den letzten 10 Jahren wurden in der Hautklinik Norderney 4124 Psoriasis-Kranke stationär behandelt. Ich will Ihnen nun von einem fortlaufenden Kollektiv von 500 Psoriatikern im Alter von 17 bis 70 Jahre berichten (227 Patienten weiblichen und 273 männlichen Geschlechts), die zweimal stationär behandelt wurden.

Es wurden folgende Formen der Psoriasis festgestellt:

Eruptiv-exanthematische Psoriasis	144 = 29%,
chronisch-stationäre Psoriasis	254 = 51%,
inveterierte Psoriasis	102 = 20%.

74% der Kranken wiesen generalisierende und generalisierte Befunde auf. Es handelte sich also um keine sog. Bagatellfälle. Die Einweisung der Psoriasis-Kranken in die Hautklinik Norderney erfolgte, nachdem eine Therapieresistenz und/oder Rezidivfreudigkeit eindeutig waren. Sogenannte Spontanremissionen hatte kein Patient vorher festgestellt. 66% der Patienten wurden vor der ersten Aufnahme auf Norderney bis zu 13mal in einer Hautklinik im Binnenland behandelt.

Die Vorbehandlung dieses Psoriasis-Kollektivs zeigt folgendes: Systemisch mit Kortikoiden wurden 104 Patienten (20,8%), mit Methotrexat 21 (4,2%), mit Arsen 51 (10,2%) und mit Röntgen-Therapie 58 (11,6%) behandelt. 83 Patienten wurden Kombinationsbehandlungen wie z.B. Kortikoide und Methotrexat unterzogen. Ausschließlich lokal wurden nur 36,6% (183 Patienten) behandelt (Tabelle 1).

Bei den mit Kortikoiden und/oder Methotrexatbehandelten Kranken (n = 177) waren in 74% der Fälle die

Tabelle 1. Vorbehandlung der Psoriasis (N = 500)

	n	%
Kortikoide (systemisch)	104 =	20,8
Methotrexat	21 =	4,2
Arsen	51 =	10,2
Rö.-Therapie	58 =	11,6
Rö.-Kortikoide	34 =	6,8
Rö.-Arsen	31 =	6,2
Kortikoide u. Methotrexat	15 =	3,0
Rö., Arsen u. Kortikoide	2 =	0,4
Rö., Arsen, Kortikoide, Methotrexat	1 =	0,2
Nur Lokalbehandlung	183 =	36,6
	500 =	100,0

Tabelle 2. Rezidivfreie Intervalle nach Helio-Klimatherapie/ Nordsee (bis zu Monaten):

	n	%	
1 Monat	29 =	5,8	
3 Monate	103 =	20,6	
6 Monate	170 =	34,0	
12 Monate	124 =	24,8	71,8%
24 Monate	53 =	10,6	
36 Monate	12 =	2,4	
Keine Angaben	9 =	1,8	
	500 =	100,0	

unerwünschten Nebenwirkungen schwerwiegender als der therapeutische Nutzen. Bei 8 Patienten wurden Arsenkeratosen bzw. Arsenkarzinome festgestellt. Die Röntgentherapie hatte keine Befundbesserung erbracht.

Grundsätzlich gilt für alle Hautkranken während der stationären Behandlung im Reizklima/Nordsee, daß sie auch internistisch untersucht werden, um insbesondere die Belastbarkeit von Herz und Kreislauf zu erfassen. Ferner empfiehlt es sich bei vielen Patienten ihren psychosozialen Bereich bei der Behandlung mitzuberücksichtigen. Die Zeiten der Heliotherapie im Bereich der Strandzone und noch verstärkt in einer Dünenmulde werden zeitlich festgelegt und langsam gesteigert. Die Wirkung der Helio-Klimatherapie wird durch schulmäßige Behandlung und balneologische Maßnahmen (medizinische und Meerwasserbäder im Freien) unterstützt, wobei im Falle der Psoriasis die keratolytische, antiphlogistische und antipsoriatische Wirkung der Dermatotherapeutika je nach Fall berücksichtigt wird. Unter dem Einfluß der Globalstrahlung wird die Effizienz der Lokalbehandlung einschließlich der des Dithranols eindeutig verstärkt. Es gelang in allen Fällen, eine systemische Kortikoid- und/oder Methotrexat-Behandlung abzubauen. Das gleiche gilt für die Lokalbehandlung mit Kortikoiden. Die Behandlungszeit beträgt in schweren Fällen 5 bis 8 Wochen. Bei der Entlassung aus stationärer Behandlung wurden folgende Behandlungsergebnisse bei N = 500 Psoriasiskranken festgestellt:

Sehr gut (erscheinungsfrei)	451 =	90%,
gut (geringe Restherde)	38 =	8%,
befriedigend (Restherde)	11 =	2%.

An zwei Krankheitsfällen einer Psoriasis geographica und einer Psoriasis pustulosa generalisata wird das völlige Abklingen der psoriatischen Hautveränderungen während einer 5- bzw. 8wöchiger Behandlung demonstriert.

Der Wert der Helio-Klimatherapie wird durch die erzielten rezidivfreien Intervalle belegt. Von dem Gesamtkollektiv von 500 Psoriasiskranken hatten 359 Patienten (71,8%) von der ersten bis zur zweiten Behandlung freie Intervalle von 6 Monaten bis zu über 3 Jahren angegeben (Tabelle 2). Mathematisch-statistisch bedeutet das hinsichtlich der rezidivfreien Intervalle eine sog. Halbwertzeit von 9,52 Monaten. Es ist dies die Zeit, nach der die Hälfte des Psoriasiskollektivs von N = 500 rezidivfrei geblieben war. Nach wiederholten stationären Behandlungen zeigt sich in vielen Fällen ein Abbau der Akuität und Lokalisation der Psoriasis (Pürschel u. Pahl 1976).

In den letzten Jahren wurden 45 Psoriasiskranke eingewiesen, die nach einer PUVA-Behandlung keine Befundbesserung bzw. sogar eine richtunggebende Befundverschlechterung mit unerwünschten Nebenwirkungen erfahren hatten. Auch hier war eine stationär durchgeführte Helio-Klimatherapie vorsichtig dosiert kombiniert mit einer Lokalbehandlung erfolgreich. Die PUVA-behandelten Psoriasiskranken zeigten jedoch eine enorme Empfindlichkeitssteigerung des Hautorgans und erforderten eine erhebliche Intensivierung der Lokalbehandlung (Pürschel u. Schulmeyer).

Ähnlich günstig wie bei der Psoriasis liegen die Verhältnisse bei den Erkrankungen der Parapsoriasis-Gruppe, besonders bei der Parapsoriasis en plaques, wie wir gemeinsam mit Hartung 1964 (Hartung u. Pürschel 1964) und Wiehmeyer 1968 (Pürschel u. Wiehmeyer 1968) mitteilten. Wir behandelten 1976 bis 1979 173 Krankheitsfälle. 151 Patienten wurden nach 4 bis 6 Wochen erscheinungsfrei entlassen. 94 Patienten wurden zweimal und öfter stationär behandelt. Die rezidivfreien Intervalle betrugen 1 bis 2 Jahre und länger. Ein Übergang in die Mycosis fungoides wurde bei diesen Patienten von uns nicht beobachtet. Die selteneren Krankheitsbilder der Parapsoriasis en gouttes und Pityriasis lichenoides et varioliformis sprechen gleichfalls günstig auf eine Helio-Klimatherapie an. Bei Kranken mit Parakeratosis variegata sind meist mehrere Behandlungen erforderlich, um ein Abklingen zu erzielen.

Die Helio-Klimatherapie hat sich ferner bei der Mycosis fungoides im Stadium der flachen und knotigen Infiltrate bewährt. In der Zeit von 1976 bis 1979 wurden 64 Patienten stationär behandelt und davon 52 Patienten erscheinungsfrei entlassen. Rezidive können durch wiederholte Behandlungen gleich günstig beeinflußt werden und somit der Übergang in das infauste Tumorstadium zumindest zeitlich hinausgezögert werden. Wir haben so Patienten über 13 Jahre beobachtet und sie im Stadium I bzw. II halten können. Eine jetzt 68jährige Patientin mit Mycosis fungoides mit ausgedehnten knotigen Infiltraten im Bereich des Stammes und der Extremitäten wurde bisher jährlich, jetzt zum 13. Male, stationär behandelt. Das Stadium der knotigen Infiltrate wurde nach der 5. Behandlung zum Abklingen gebracht. Bei der Aufnahme im Juli 1980 befanden sich einige flache Infiltrate im Bereich der Extremitäten. Eine Patientin mit Mycosis fungoides II ist nach 4maliger stationärer Behandlung jetzt 5 Jahre erscheinungsfrei geblieben. Eine Patientin mit Mycosis fungoides Stadium I/II ist ins Nordseeklima umgesiedelt und arbeitet in der Klinik. Sie ist erscheinungsfrei geworden. Sehr wichtig ist für ein gutes Behandlungsergebnis die Zusammenarbeit zwischen einweisenden Kollegen bzw. Klinik und uns im Interesse der Patienten. Im Tumorstadium der Mycosis fungoides wird die Klimatherapie überfordert.

Unter den kosmetisch sehr störenden Hautveränderungen einer Acne vulgaris/conglobata leiden Jugendliche außerordentlich. Bei therapieresistenten Verlaufsformen gelingt es, durch eine Helio-Klimatherapie kosmetisch sehr befriedigende Ergebnisse zu erzielen. Schulmäßige Behandlung zusätzlich ist unerläßlich. Das gleiche gilt für die periorale Dermatitis.

Die Behandlungsaussichten des therapieresistenten Lichen ruber und auch des Lichen ruber exanthematicus im Reizklima sind sehr gut. Der Juckreiz klingt ab. Die Lichen-ruber-Papel bildet sich völlig zurück.

Heliotherapie, Meerwasserbäder und gezielte Lokalbehandlung führen bei der Ichthyosis vulgaris und congenita zu sehr befriedigenden Behandlungsergebnissen. Die Kranken berichten nach der Behandlung über ein längere Zeit anhaltendes „neues Hautgefühl".

Dasselbe gilt für Patienten mit Pityriasis rubra pilaris mit partieller Erythrodermie. Sie werden erscheinungsfrei entlassen. Somit wird die Arbeitsfähigkeit bei diesen Kranken erhalten.

Die Behandlung der Neurodermitis in einer Hautklinik im Reizklima/Nordsee ist für diese Kranken die Behandlung der Wahl. Wenn auch für die Neurodermitis-Kranken die ganzjährige Indikation besteht, sollten Patienten mit Status sebostaticus und Ichthyosis in der strahlungsreichen Jahreszeit stationär behandelt werden. Generell wird in über 90% der Fälle Erscheinungsfreiheit erzielt, eine systemische Kortikoidbehandlung bei diesen Kranken in 98% der Fälle abgebaut und eine Lokalbehandlung mit Kortikoiden durch Pflegesalben ersetzt, was im Binnenlandklima meist mißlingt. Durch wiederholte Behandlungen werden längere freie Intervalle bis zu 10 Jahren erzielt und ein Abbau der Akuität und Rezidivfreudigkeit der Neurodermitis beobachtet. Schwere Krankheitsfälle, die zu Hause immer wieder schwer rezidivieren, sog. wohnortklimakranke Neurodermitiker, sollten ins Nordseereizklima umsiedeln und sich einer Langzeitklimabehandlung unterziehen. Fünf ehemalige Patienten arbeiten seit bis zu 12 Jahren in der Klinik. Sie sind alle erscheinungsfrei. Neurodermitiker sind nach 7 bis 9 Jahren Mitarbeit auf Norderney im Reizklima in das Heimatklima zurückgekehrt und sind bis jetzt 6 bis 9 Jahre erscheinungsfrei geblieben.

Zum Verständnis der vorausgegangenen Ausführungen ist es erforderlich, auf das Nordseeinselklima und seine therapeutische Bedeutung als Basis der Behandlung von Hautkranken in einer Hautklinik näher einzugehen.

Ausgehend von der Klimadefinition von A. von Humboldt (1845): „Klima sind alle atmosphärischen Zustandsänderungen, die unsere menschlichen Organe merklich affizieren...", haben wir gemeinsam mit dem Meteorologen Pahl (Norderney) aufgrund eigener Untersuchungen unter Anerkennung der von Pfleiderer (1958) formulierten Wirkungskomplexe – thermischer, hygrischer und photoaktinischer Komplex – die Nordseeklimawirkung in drei Wirkungsprinzipien unterteilt:

a) Spezifische Wirkung. Sie ist den reinen Meeresluftkörpern eigen und ist besonders im luftchemischen und luftelektrischen Komplex bei Luftkörpern polaren Ursprungs zu suchen. Der Maritimitätsgrad der Luftkörper im Nordseeinselgebiet ist überwiegend.

b) Die Umstimmung. Sie ist durch die gesteigerte Biotropie des Wettergeschehens, besonders des zyklonalen Westwetters, bedingt. Hierunter ist zu verstehen: Anhebung des Reizpegels, Erhöhung der Reizfolge und Variabilität der atmosphärischen Umweltreize mit aperiodischen Schwankungen, wobei die Funktion des Reizkontrastes zwischen Binnenlandwohnortklima einerseits und Nordseeinselklima andererseits voll zum Tragen kommt.

c) Die Schonung. Es ist dies die Meidung schädigender Umwelt- und Klimafaktoren im Nordseeinselgebiet im Gegensatz zum Kontinentalklima der Wohngebiete mit/ohne Industrie.

Gehen wir von diesen Wirkungsprinzipien aus, so können wir eine allgemeine indirekte und eine direkte Klimawirkung unterscheiden. Die allgemeine indirekte Klimawirkung wurde durch korrelationsstatistische Untersuchung der Pruritushäufigkeit, des Abbaus des Juckreizes und der Abheilung neurodermitischer Hautveränderungen in Abhängigkeit von zyklonalen Westwetterlagen erkannt. Die von diesen maritimen Luftkörpern ausgehenden biotropen Reize führen zur Regulierung und Ökonomisierung der vegetativen Gesamtschaltung und zur Stärkung der Funktionsreserven des NNR-Hypophysensystems (Pahl u. Pürschel 1956). Die Normalisierung der Befunde konnten wir auch am Verhalten der eosinophilen Granulozyten und der neurodermitischen Hautbefunde bei zwei Kollektiven von Neurodermitis-Kranken nachweisen. Kollektiv A zeigte bei der Aufnahme akuten Hautbefund und Eosinophilie. Bei der Entlassung bestand Erscheinungsfreiheit und normale Zellzahl der Eosinophilen. Kollektiv B: Bei Langzeitkortikoid-behandelten Neurodermitiker bestand eine Eosinopenie. Abbau der Kortikoide in 2–3 Wochen mit Auftreten einer Eosinophilie. Entlassung nach 8 Wochen hauterscheinungsfrei mit normalen Zellzahlen der Eosinophilen (Pürschel u. Pahl 1976).

Neben der allgemeinen indirekten Klimawirkung ist das direkte Einwirken meteorologischer Elemente und Elementkomplexe auf das erkrankte Hautorgan von hervorragender Bedeutung. Über dem gesamten Nordseeinselgebiet, aber optimal in der Strandzone mit Brandungszone herrschen die Klimagegebenheiten, die die Grundlage der Helio-Klimatherapie darstellen. Diese Zone zeichnet sich aus:

1. durch die intensive Globalstrahlung, d.h. Sonnen- und Himmelsstrahlung, zu der sich die Reflexstrahlung durch Brandung, Sandstrand und in Dünenmulden addiert. Die Albedo, d.h. das Reflexionsvermögen durch Sand beträgt ca. 35% und kann sich in einer Dünenmulde bis zu 70% steigern, die Albedo über bewegter Meeresfläche, selbst bei bedecktem Himmel, beträgt 10%. Ferner sind die geringe Horizontbeschattung und die von Süd nach Nord zunehmende Tageslänge von Bedeutung. Infolge des aperiodischen Wechsels von zyklonalen und strahlungsreichen antizyklonalen Lagen werden bei individueller Dosierung der Globalstrahlung Strahlungsschäden des Hautorgans vermieden.

Fluvographische Messungen bei Psoriasis-Kranken erbrachten signifikante Ergebnisse. Bei der Aufnahme zeigte die Durchblutungsgröße in psoriatischen Hautveränderungen stark erhöhte Meßwerte, die sich im Laufe der Behandlungszeit von 6 Wochen mit Abklingen der Psoriasis normalisierte (Pürschel et al. 1980).

2. In der Strandzone herrscht eine erhebliche Abkühlungsgröße und eine Komplexwirkung der meteorologischen Elemente Luftbewegung, Luftfeuchte und Temperatur, die zur Regulierung und zum Training der terminalen Strombahn beiträgt. Belastende Schwülezustände sind ganz selten.

3. Die Brandungszone zeichnet sich aus durch die größte Konzentration maritimen Kernaerosols mit schwach sauren pH-Werten (Messungen von Cauer und Pahl) mit bakterizider Wirkung im Gegensatz zur schädigenden Wirkung der Industriedunstglocke der Städte. Infolge dieser luftchemischen Verhältnisse verbessert sich die Alkaliresistenzfähigkeit des Hautorgans.

Entscheidend ist jedoch die Feststellung, daß die besonderen direkten Wirkungen des Nordseeklimas untrennbar mit der allgemeinen indirekten Klimawirkung ausgehend vom zyklonalen Westwettergeschehen zu einer Gesamtklimawirkung gekoppelt sind, die den gesamten menschlichen Organismus erfaßt. Unter der Gesamtklimawirkung als Basis, unterstützt durch schulmäßige Behandlung, werden optimale Wirkungseffekte auf das erkrankte Hautorgan erzielt, wie sie im Vorausgegangenen dargestellt wurden.

Kontraindikationen zur Klimatherapie bestehen internerseits bei allen schweren Herz-, Nieren- und Nervenleiden, dermatologischerseits bei Lichtdermatosen.

Die Helio-Klimatherapie im Nordseeklima, stationär in einer Hautklinik für schwere Krankheitsfälle durchgeführt, erfüllt somit alle Bedingungen, die an eine geeignete Behandlung zu stellen sind, zumal keine unerwünschten Nebenwirkungen zu erwarten sind.

Zusammenfassung

Die Klimatherapie von Hautkrankheiten an der Nordsee ist die umfassendste Art der physikalischen Therapie (Pfleiderer 1958), die bei schweren Krankheitsfällen stationär in einer Hautklinik im Reizklima bei gleichzeitig durchgeführter schuldermatologischer Behandlung zu optimalen Behandlungsergebnissen führt. Sie erfaßt den gesamten gesunden wie kranken Organismus.

Auf die Wirkung des Nordseeklimas (Gesamtklimawirkung) wird eingegangen und in eine indirekte und direkte Klimawirkung unterschieden. Von den direkt einwirkenden meteorologischen Elementen und Elementkomplexen auf das Hautorgan wird für bestimmte Hautkrankheiten das dosierte Einwirken der Globalstrahlung genutzt (photoaktinischer Komplex).

Die Behandlungsergebnisse der Helio-Klimatherapie bei der Psoriasis vulgaris, bei den Erkrankungen der Parapsoriasis-Gruppe und der Mycosis fungoides (T-Zell-Lymphom) und den epidermalen Intoleranzreaktionen sowie bei weiteren Dermatosen werden u.a. anhand von Statistiken belegt.

Literatur

1. Hartung J (1958) Klimatherapie. In: Gottron, Schönfeld (Hrsg) Dermatologie und Venerologie, Bd. V/1. Thieme, Stuttgart, S 250–276
2. Hartung J, Pürschel W (1964) Kompendium der Klimatherapie von Hautkrankheiten an der Nordsee. Drei Kronen, Efferen
3. Pfleiderer H (1958) Klimatherapie. In: Physikalische Therapie, Huber, Stuttgart, S 371–395
4. Pahl O, Pürschel W (1956) Pruritus chronischer Ekzematiker und seine Witterungsabhängigkeit im Nordseeklima. Hautarzt 7:27
5. Pahl O, Pürschel W (1968) Das Verhalten eosinophiler Granulozyten beim konstitutionellen Ekzem m./o. Asthma bronchiale während dermatologischer Klimatherapie an der Nordsee. Z Haut Geschlechtskr 43:953
6. Pürschel W (1968) Corticosteroid-Nebenwirkungen und ihre Behandlung durch klinische Klimatherapie an der Nordsee. In: Jadassohn W, Schirren CG (Hrsg) 13. Congressus Internationalis Dermatologiae, München 1967. Springer, Berlin Heidelberg New York
7. Pürschel W (1972) Zur Klimatherapie und Katamnese der Neurodermitis. Arch Dermatol Forsch 244:357
8. Pürschel W (1973) Dermatologische Klimatherapie an der Nordsee. Vol. 146. Suppl. 1. Karger, Basel, S 1–98
9. Pürschel W (1975a) Klimatherapie von Hautkrankheiten. Aktuel Dermatol 1:249
10. Pürschel W (1975b) Psoriasis heute. Hippokrates 46: 495–474
11. Pürschel W (1976) Klimatherapie der Psoriasis. Hautarzt [Suppl] 1:42–44
12. Pürschel W (1977) Neurodermitis im Erwachsenenalter. Z Hautkr [Suppl] 2:81–91
13. Pürschel W, Pahl O (1976) Psoriasis vulgaris: Rezidivfreie Intervalle nach erster Klimatherapie/Nordsee. Z Hautkr 51:39

14. Pürschel W, Schulmeyer M (1973) Psoriasis vulgaris – Katamnesen und Klimatherapie an der Nordsee. Hautarzt 24:475
15. Pürschel W, Schulmeyer M (1980) Zur PUVA-Behandlung und ihren möglichen unerwünschten Nebenwirkungen. Z Hautkr 55:839
16. Pürschel W, Wiehmeyer J (1968) Zur Behandlung der Parapsoriasis und Mykosis fungoides. Z Haut Geschlechtskr 43:775
17. Pürschel W, Pahl O, Knust T (1980) Fluvographische Untersuchungen bei Psoriasis vulgaris während Klimatherapie/Nordsee. Z Hautkr 55:193

Professor Dr. med. W. Pürschel,
Allergie- und Hautklinik Norderney,
Lippestraße 9–11,
D-2982 Norderney

Die Erythemreaktion bei Phototherapie und Photochemotherapie

Reinhard Breit, München

Die medizinischen Wirkungen von Sonnenbädern, also der Phototherapie wurden schon im klassischen Altertum beschrieben [8]. Die therapeutische Anwendung des Prinzips der phototoxischen Reaktion mit Furocoumarinen, also der Photochemotherapie, läßt sich in Indien bis ins 2. Jahrtausend v. Chr. zurückverfolgen [6]. Am Anfang der Photochemotherapie zur Behandlung der Psoriasis vulgaris standen Mortazawi und Oberste-Lehn [10], Tronnier und Schüle [19], Weber [20], die Bostoner Gruppe um Fitzpatrick, Parrish und Pathak [13], sowie die Wiener und Innsbrucker um Wolff [21]. Im Zuge dieser Entwicklung erlebte auch die reine UV-Therapie, zunächst als selektive Ultraviolettlichtphototherapie (SUP) nach Tronnier und Heidbüchel [18] eine Wiederbelebung, insbesondere da das Risiko einer Karzinogenese durch eine Photochemotherapie noch nicht sicher abgeschätzt werden kann [16].

Seit der grundlegenden Arbeit von Haußer und Vahle [7] ist bekannt, daß der Erythemverlauf der Lichtreaktion abhängig ist von der spektralen Zusammensetzung der UV-Lichtquelle. Später wurden Messungen u. a. von Bode [1], Pfleiderer [15], Tronnier [17], Breit und Kligman [3] durchgeführt. Bei der Phototherapie und Photochemotherapie kommen unterschiedliche Geräte zum Einsatz, die entweder mit Leuchtstofflampen oder Metallhalogenidstrahlern ausgerüstet sind und deren spektrale Emission sehr unterschiedlich ist. Wir überprüften nun die Frage, ob mit diesen verschiedenen Systemen unterschiedliche Erythemverläufe zu beobachten sind, die ihrerseits wieder Hinweise für unterschiedliche Angriffspunkte am Hautorgan und damit eventuell gezielte Indikationen ergeben könnten.

Material und Methode

Verwendung fanden drei Bestrahlungsanlagen in insgesamt vier Bestrahlungsanordnungen:

1. Metec Helarium 1480 (UVB + UVA): Phototherapie (Abb. 1).
2. Hönle Blue Light 2000 H2-Filter (UVB + UVA): Phototherapie (Abb. 2).
3. Hönle Blue Light 2000 H1-Filter (UVA): Photochemotherapie (Abb. 3).
4. Waldmann 4000 (UVA): Photochemotherapie (Abb. 4).

Der Grad des Erythems, das durch Probebestrahlungen auf der unteren Rückenhaut der Probanden erzielt

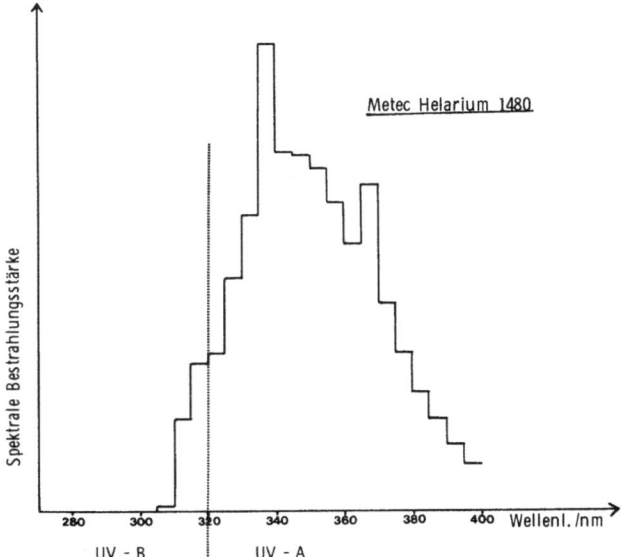

Abb. 1. Relative spektrale Verteilung im Bereich 300 bis 400 nm. Für die Phototherapie ist nur der Bereich unter 320 nm (UVB) von Bedeutung. Leuchtstofflampen (Metec Helarium 1480)

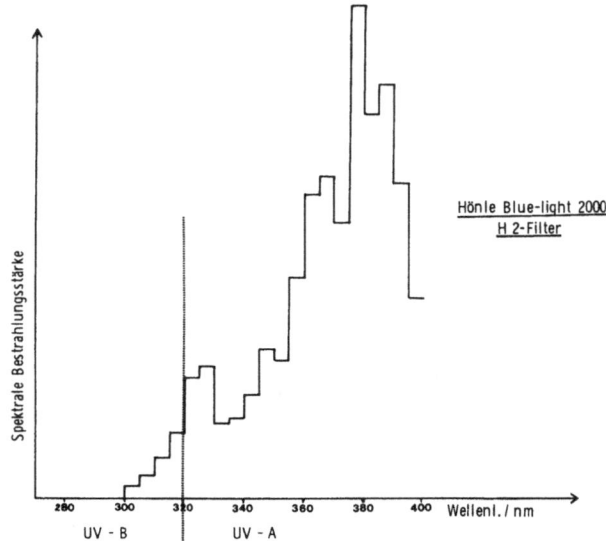

Abb. 2. Relative spektrale Verteilung im Bereich 300 bis 400 nm. Für den Einsatz in der Phototherapie ist nur der Bereich unter 320 nm (UVB) von Bedeutung. Metallhalogenidstrahler gefiltert (Hönle Blue-light 2000, H2-Filter)

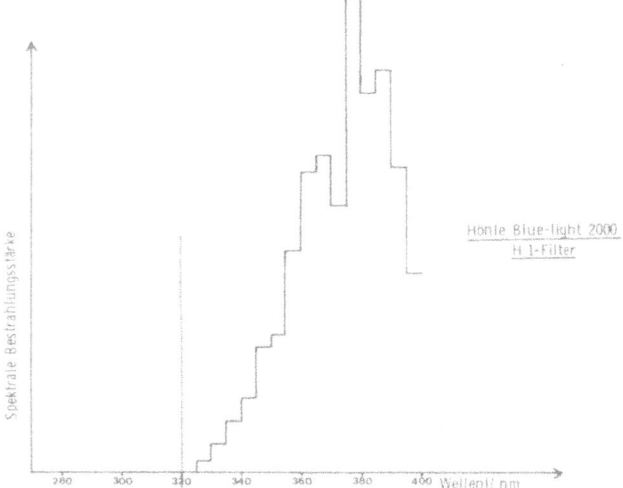

Abb. 3. Relative spektrale Verteilung im Bereich 320 bis 400 nm (UVA) zum Einsatz in der Photochemotherapie. Metallhalogenidstrahler gefiltert (Hönle Blue light 2000, H1-Filter)

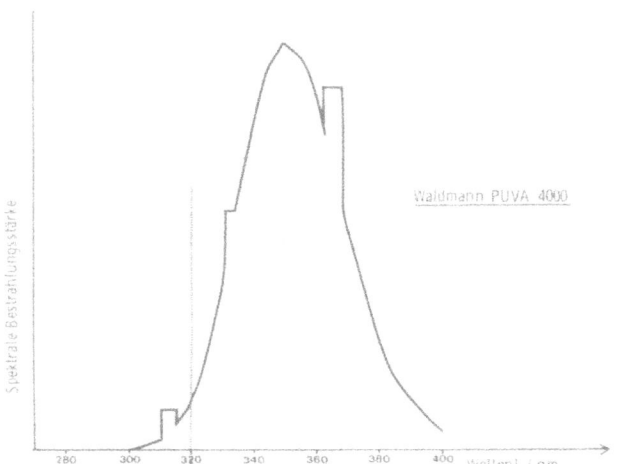

Abb. 4. Relative spektrale Verteilung im Bereich 300 bis 400 nm. Für den Einsatz in der Photochemotherapie ist der Bereich über 320 nm (UVA) von Bedeutung. Leuchtstofflampen (Waldmann PUVA 4000)

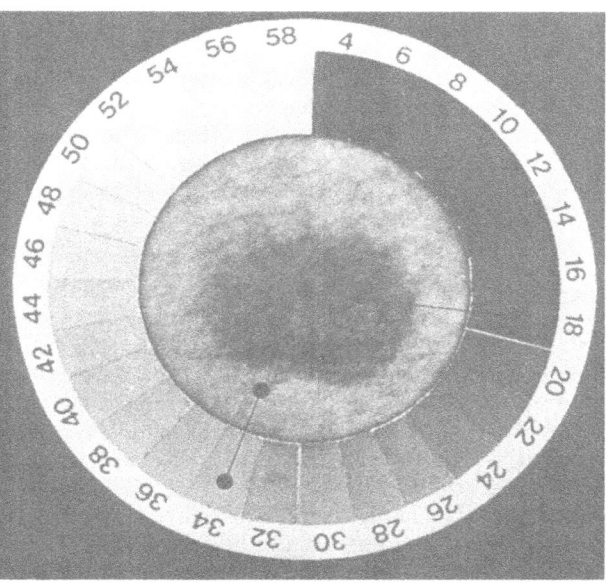

Abb. 5. Erythemmeßphotographie [3]: In der Originalaufnahme läßt sich dem Erythemfleck ein Reflektionswert von 18%, der umgebenden Haut ein solcher von 34% zuordnen. Erythemgrad in diesem Beispiel damit 16%

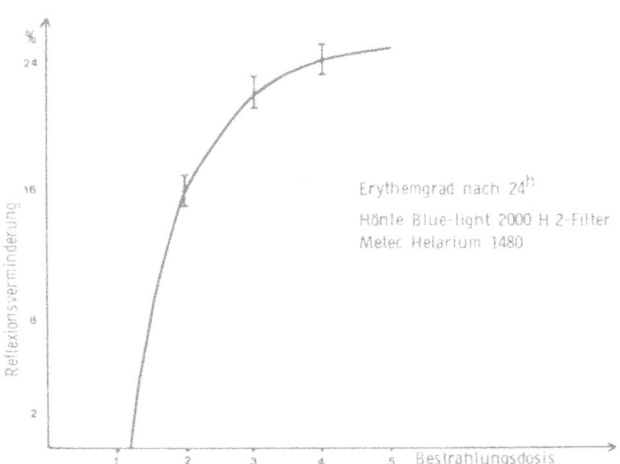

Abb. 6. Abhängigkeit von Rötungsgrad und Bestrahlungsdosis für Metec Helarium 1480 und Hönle Blue Light 2000 H2-Filter nach 24 Std

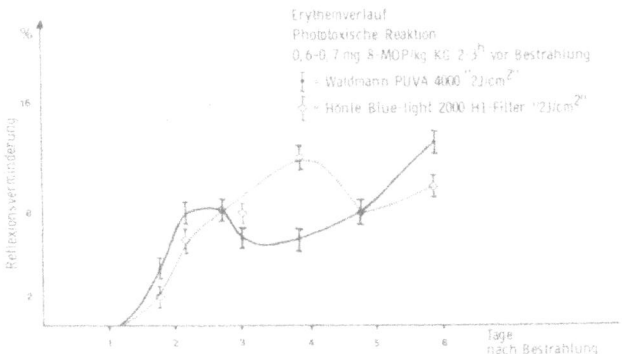

Abb. 7. Erythemverlauf der phototoxischen Reaktion nach Bestrahlung mit Hönle Blue Light 2000 H1-Filter und Waldmann 4000. 0,6–0,7 mg 8-MOP/kg KG 2–3 Std vor Bestrahlung. ◆ Waldmann PUVA 4000 „2 J/cm²". ◇ Hönle Bluelight 2000 H1-Filter „2 J/cm". (Der Anstieg nach dem 4. Tag ist durch die beginnende Pigmentation bedingt)

wurde, wurde durch ein photographisches Meßverfahren registriert [4]. Hierbei wird die Meßstelle zusammen mit einer kalibrierten Grauskala im Bereich der Hämoglobinabsorptionsbanden um 540 nm photographiert und die gewonnenen Grauwerte auf der Aufnahme mit dem Auge als O-Instrument verglichen (Abb. 5). Eine Korrektur für den Pigmentierungsgrad, der ähnlich gemessen werden kann [2], erübrigt sich in den ersten Tagen.

Ergebnisse

Es besteht kein Unterschied im Verlauf des Erythems bei der Anwendung der mit Fluoreszenzlampen ausgerüsteten Metec-Anlage und der Hönle-Anlage, in der Metallhalogenidstrahler Verwendung finden. Die Gradation des Erythems zeigt die gleiche Steilheit als weiterer Hinweis für die Auslösung durch gleiche Spektralbereiche (Abb. 6). Im Gegensatz hierzu zeigen sich im

Erythemverlauf der phototoxischen Reaktion nach Bestrahlung mit dem Hönle-Gerät oder der Waldmann-Liege deutliche Unterschiede. Das Erythem erreicht bei einer Verwendung der Waldmann-Anlage nach 2–3 Tagen seinen Höhepunkt, während dieser beim Einsatz des Hönle-Gerätes erst nach 4 Tagen erreicht wird (Abb. 7). Ein Vergleich der Gradation läßt sich damit nicht durchführen.

Besprechung

Trotz unterschiedlicher Lampentypen und völlig verschiedener Konstruktion sind die Erythemverläufe bei der Anwendung der Geräte Metec-Helarium 1480 und Hönle Blue-Light 2000 H2-Filter gleich. Die Gradationskurve kann als Hinweis darauf verwertet werden, daß das Erythem durch Wellenlängen über 300 nm ausgelöst wurde [7]. Damit eignen sich beide Anlagen nach Parrish [12] sehr gut zur Behandlung der Psoriasis vulgaris. Der unterschiedliche Erythemverlauf der phototoxischen Reaktion nach Bestrahlung mit Hönle Blue Light 2000 H1-Filter und Waldmann 4000 kann nur damit erklärt werden, daß auch hier eine Wellenlängenabhängigkeit besteht, das heißt, daß die PUVA-Reaktion nicht nur durch einen eng begrenzten Wellenlängenbereich bei 360 nm ausgelöst wird. In der Literatur finden sich Hinweise für Aktionsspektra zwischen 320 und 380 nm, allerdings mit unterschiedlichen Maximaangaben [5, 9, 11, 14]. Aus der spektralen Verteilung unserer Anlagen neigen wir eher zu der Ansicht, daß der langwelligere Anteil von größerer Bedeutung ist, der von der Hönle-Anlage vermehrt emittiert wird. Da aber die Eindringtiefe von UV-Licht sicher mit der Wellenlänge zunimmt [8, 18], sehen wir einen Vorteil für die Hönle-Anlage bei der Behandlung tieferer Hautschichten, z. B. bei der Mycosis fungoides. Der klinische Eindruck scheint dies zu bestätigen. Nicht genau vergleichbar waren die Joule-Angaben der Meßeinrichtungen beider Bestrahlungsanlagen, d. h., an der biologischen Wirkung des Erythems gemessen sind die Werte der Hönle-Anlage um etwa 50% zu hoch. Die aktuellen Bestrahlungszeiten sind damit für unsere beiden Vergleichsanlagen etwa gleich lang. Bei Erfahrung ist ein Patientenwechsel von dem einen zum anderen Gerät mit Vorsicht möglich. Ein Vergleich von Behandlungsergebnissen in unterschiedlichen Anlagen ist für Angaben in Joule/cm² allerdings nur sehr bedingt möglich.

Zusammenfassung

Der Erythemverlauf nach Bestrahlung gesunder Haut mit zwei technisch unterschiedlichen Anlagen zur Psoriasistherapie (Metec Helarium 1480 mit Leuchtstofflampen und Hönle Blue Light 2000 H2-Filter mit Metallhalogenidstrahlern) ist gleich. Der Erythemverlauf der phototoxischen Reaktion ist dagegen abhängig von dem verwendeten Gerät (Hönle Blue Light 2000 H1-Filter oder Waldmann 4000 mit Leuchtstofflampen). Möglicherweise ergeben sich dadurch bevorzugte klinische Indikationen.

Literatur

1. Bode HG (1934) Über spektralphotometrische Untersuchungen an menschlicher Haut unter besonderer Berücksichtigung der Erythem- und Pigmentierungsmessung. Strahlentherapie 51:81–118
2. Breit R (1973) Erythemfreie Photographie zur Messung der Hautpigmentierung. Hautarzt 24:431–436
3. Breit R, Kligman AM (1969) Measurement of erythemal and pigmentary responses to ultraviolet radiation of different spectral qualities. In: Urbach F (ed) The biologic effects of ultraviolet radiation. Pergamon, Oxford London Edinburgh
4. Breit R, Agathos M, Kleber H, Will W (1980) Measurement of erythemal response to ultraviolet radiation by monochromatic photography. VIIIème Congres International de Photobiologie, Strasbourg, 20.–25.7.1980
5. Buch HW, Magnus IA, Porter AD (1960) The action spectrum of 8-Methoxypsoralen for erythema in human skin. Br J Dermatol 72:249–255
6. Fitzpatrick TB, Pathak MA (1959) Historical aspects of methoxsalen and other furocoumarins. J Invest Dermatol 32:229–231
7. Haußer KW, Vahle W (1927) Sonnenbrand und Sonnenbräunung. Wissenschaftliche Veröffentlichungen des Siemens Konzerns 6:101–120
8. Kiefer J (1977) Ultraviolette Strahlen. de Gruyter, Berlin New York
9. Morikawa F, Nakayama Y, Fukuda M, Hamano M, Toda K, Pathak MA (1972) Studies on cutaneous photosensitivity action spectra and melanin pigmentation induced by psoralens. VI. International Congress on Photobiology, Bochum, 21.–25.8.1972
10. Mortazawi SAM, Oberste-Lehn H (1973) Lichtsensibilisatoren und ihre therapeutischen Fähigkeiten. Z Haut Geschlechtskr 48:1–9
11. Owens DW, Glickman JM, Freeman RG, Carnes R (1968) Biologic action spectra of 8-Methoxypsoralen determined by monochromatic light. J Invest Dermatol 51:435–440
12. Parrish JA (1980) Advances in phototherapy of skin diseases. VIIIème Congres International de Photobiologie, Strasbourg, 20.–25.7.1980
13. Parrish JA, Fitzpatrick TB, Tanenbaum L, Pathak MA (1974) Photochemotherapy of psoriasis with oral Methoxsalen and longwave ultraviolet light. N Engl J Med 291:1207–1211
14. Pathak MA (1962) Mechanism of Psoralen photosensitization and in vivo biological action spectrum of 8-Methoxypsoralen. J Invest Dermatol 37:397–407
15. Pfleiderer H (1954) Zur Methodik der Erythem- und Pigmentmessung. Proc. 1st International Photobiology Congress, Amsterdam. Veenman, Vageningen, pp 248–250
16. Stern RS, Thibodeau LA, Kleinerman RA, Parrish JA, Fitzpatrick TB (1979) Risk of cutaneous carcinoma in patients treated with oral Methoxsalen photochemotherapie for psoriasis. N Engl J Med 300:809–813
17. Tronnier H (1969) Evaluation and measurement of ultraviolet erythema. In: Urbach F (ed) The biologic effects of ultraviolet radiation. Pergamon, Oxford London Edinburgh
18. Tronnier H, Heidbüchel H (1976) Zur Therapie der Psoriasis vulgaris mit ultravioletten Strahlen. Z Hautkr 51:405–424
19. Tronnier H, Schüle D (1973) Zur dermatologischen Therapie von Dermatosen mit langwelligen UV nach Photosensibilisierung der Haut mit Methoxsalen. Z Haut Geschlechtskr 48:385–393
20. Weber G (1974) Combined 8-Methoxypsoralen and black light therapy of psoriasis. Br J Dermatol 90:317–323
21. Wolff K, Hönigsmann H, Gschnait F, Konrad K (1975) Photochemotherapie bei Psoriasis. Dtsch Med Wochenschr 100:2471–2477

Dr. med. R. Breit,
Dermatologische und Allergologische Abteilung des Städt. Krankenhauses München-Schwabing,
Akademisches Lehrkrankenhaus der Ludwig-Maximilian-Universität München,
Kölner Platz 1,
D-8000 München 40

Lichtschutz durch Psoralen-UVA-Behandlung

F. Gschnait, Wien

Eine Photochemotherapie mittels oraler Verabreichung von Psoralen und anschließender Bestrahlung mit langwelligem UVA-Licht [7] führt als Nebeneffekt zu einer Stimulierung der Melaninpigmentierung und somit zu einer – vom Hauttyp des Patienten abhängigen – meist tiefen Hautbräunung. Da der Melaningehalt der Haut den entscheidenden Schutzmechanismus gegen die schädigenden Wirkungen der UV-Einstrahlung darstellt, lag es nahe, die UV-Absorptionsfähigkeit der Epidermis nach Induktion einer Hautpigmentierung mittels UVA-Licht und Photosensibilisierung mit 8-Methoxypsoralen (8-MOP) zu prüfen. In der vorliegenden Arbeit werden experimentelle und klinische Ergebnisse[1] [4, 5] zusammengefaßt.

Die Versuche wurden an 6 freiwilligen Personen (Hauttyp III und IV) jeweils vor und 10 Tage nach Induktion der Melaninpigmentierung durch 4 innerhalb einer Woche verabreichten 8-MOP-UVA-Behandlungen durchgeführt. Bestimmungen der minimalen Erythemdosen (MED) mittels eines Sonnensimulators (OSRAM XBF Xenonhochdrucklampe) ergaben 4–7fach (5,8 ± 1,6) höhere MED nach der Induktion der Hautbräune als vor der Behandlung. Diesem klinisch beobachteten Schutz vor der erythematogenen Wirkung des Sonnenlichts entsprachen auch die histologischen Ergebnisse: Testareale wurden vor und nach der 8-MOP-UVA-Behandlung mit identischen UV-Dosen des Sonnensimulators (jeweils 1 und 3 MED der ungebräunten Haut) bestrahlt und 24 Stunden später biopsiert. Die histologische Sonnenbrandreaktion nach der Behandlung ergab keinen oder einen wesentlich geringeren Schaden als vor der Induktion der Hautbräunung.

Nach Bestrahlung von Haut mit Sonnenlicht kommt es vornehmlich durch die Wirkung des UVB-Lichtes zur Bildung von Thymin-Dimeren in den mit DNA bestrahlten Zellkernen. Diese DNA-Schadstellen wurden sofort enzymatisch exzidiert und durch monomeres Thymin ersetzt („dark repair") [2]. Dieser Vorgang, der autoradiographisch sichtbar gemacht werden kann [2], läuft innerhalb gewisser Grenzen quantitativ ab, d.h. ein höherer Schaden bedingt eine höhere repair-Aktivität; er kann somit als Maß für die subzellulär ablaufenden UV-Strahlen herangezogen werden.

Autoradiographische Vergleiche (Zahl „locker" markierter Epidermiskerne, durchschnittliche Zahl der „grains" pro Zellkern) von Hautarealen, die vor und nach der 8-MOP-UVA Behandlung mit identischen Dosen des Sonnensimulators bestrahlt worden waren, ergaben eine statistisch signifikant ($p < 0,005$) niedrigere repair-Aktivität nach Induktion der Hautbräunung.

Die vorliegenden Ergebnisse zeigen eine deutliche Schutzwirkung der durch 8-MOP-UVA Behandlung induzierten Hautbräunung vor den schädigenden Wirkungen des Sonnenlichtes auf klinischer, zellulärer und subzellulärer Ebene. Diese experimentellen Resultate sind in jüngerer Zeit von uns [5] und anderen [6] auch klinisch bei der Behandlung schwerster Fälle von polymorpher Lichtdermatose (PLD) bestätigt worden. Eine prophylaktische 8-MOP-UVA-Pigmentierung führt als ein neuartiges photoprotektiv-therapeutisches Prinzip auch bei Patienten mit schwerster, sonst unbeherrschbarer PLD zu einer beträchtlichen Erhöhung der Sonnenlichttoleranz, die auch noch 6–12 Wochen nach der Behandlung dem Betroffenen einen normalen Aufenthalt im Freien ermöglicht.

Es sei ausdrücklich festgestellt, daß eine breite Anwendung der 8-MOP-UVA-Hautbräunung zum Sonnenschutz *Hautgesunder* derzeit und solange nicht gerechtfertigt ist, als nicht bewiesen ist, daß das onkogene Potential des Sonnenlichtes höher eingeschätzt werden muß als jenes einer UVA-Behandlung nach Photosensibilisierung mit Psoralenen. Da auf der anderen Seite jedoch beim *Patienten* mit PLD in vielen Fällen die 8-MOP-UVA-Behandlung die einzige prophylaktisch-therapeutische Möglichkeit darstellt, nur wenige 8-MOP-UVA-Expositionen pro Jahr zur Erreichung eines maximalen Schutzes notwendig sind und somit die kumulative UVA-Dosis, die die Haut des Patienten erreicht, um ein Vielfaches geringer ist als bei einer Photochemotherapie, halten wir die prophylaktische photoprotektive Behandlung der PLD mit 8-MOP-UVA unter jenen strengen Voraussetzungen für vertretbar, die für den Einsatz von 8-MOP-UVA unter den Bedingungen der Photochemotherapie gefordert werden [3, 8].

Literatur

1. Brenner W, Gschnait F (1979) Decreased DNA repair in sunburn cells. A possible pathogenic factor of the epidermal sunburn reaction. Arch Dermatol Res 266: 11–16
2. Cleaver JE (1970) DNA damage and repair in light sensitive human skin disease. J Invest Dermatol 54: 181–190
3. Gschnait F (1977) Orale Photochemotherapie. Wien Klin Wochenschr [Suppl 75] 89: 1–30
4. Gschnait F, Brenner W, Wolff K (1978) Photoprotective effect of a psoralen-UVA-induced tan. Arch Dermatol Res 263: 181–188
5. Gschnait F, Hönigsmann H, Brenner W, Fritsch P, Wolff K (1978) Induction of UV-light tolerance by PUVA in patients with polymorphous light eruption. Br J Dermatol 99: 293–295
6. Parrish JA, Le Vine MJ, Morison WL, Gonzales E, Fitzpatrick TB (1979) Comparison of PUVA and beta-carotene in the treatment of polymorphous light eruption. Br J Dermatol 100: 187–193
7. Wolff K, Fitzpatrick TB, Parrish JA, Gschnait F, Gilchrest B, Hönigsmann H, Pathak MA, Tanenbaum L (1976) Photochemotherapy for psoriasis with oraly administered methoxsalen. Arch Dermatol 112: 943–950
8. Wolff K, Gschnait F, Hönigsmann H, Konrad K, Parrish JA, Fitzpatrick TB (1977) Phototesting and dosimetry for photochemotherapy. Br J Dermatol 96: 1–10

Doz. F. Gschnait,
Dermatologische Abteilung,
Krankenhaus der Stadt Wien – Lainz

---

[1] Die vorliegenden Ergebnisse wurden vom Autor zum Teil an der I. Univ.-Hautklinik Wien (Vorstand Prof. Dr. J. Tappeiner) erarbeitet.

Photochemotherapie von Photodermatosen: Lichturtikaria, persistierende Lichtreaktion und polymorphe Lichtdermatose

E. Hölzle, E. Roser-Maaß, C. Hofmann und G. Plewig, München

Zusammenfassung

Es werden Erfahrungen über die Photochemotherapie von 2 Patienten mit Lichturtikaria (LU), 5 Patienten mit persistierender Lichtreaktion (PLR) und 7 Patienten mit polymorpher Lichtdermatose (PLD) mitgeteilt.

Die PUVA-Therapie der PLD erfolgte nach dem üblichen, standardisierten Schema, es wurde lediglich eine etwas höhere Dosis von 0,8 mg 8-MOP pro kg Körpergewicht verabreicht. Darüber hinaus wurden bei Patienten mit LU oder PLR initial nur Teilbestrahlungen mit extrem niedrigen UVA-Dosen (0,1–0,25 J/cm²) durchgeführt. Erst nach Erreichen einer vollständigen Toleranz gegen 0,5 J/cm² gelangen Ganzkörperbestrahlungen mit vorsichtiger Dosissteigerung.

Jeweils vor und nach der PUVA-Therapie wurde in Phototestungen die individuelle Reaktionsschwelle bestimmt. Bei allen Patienten konnte eine deutliche Erhöhung der Schwellendosen beobachtet werden. Fast alle Patienten erfuhren eine vollständige und langanhaltende Remission, die Patienten konnten sich erstmals nach langer Zeit wieder uneingeschränkt der direkten Sonnenbestrahlung aussetzen.

Neben der persistierenden Lichtreaktion (PLR) als einer Sonderform des photoallergischen Ekzems können nach Magnus [6] auch die Lichturtikaria (LU) und die polymorphe Lichtdermatose (PLD) unter den Begriff der Photoallergie, allerdings mit unbekanntem Lichtsensibilisator, eingeordnet werden. Außer der Lichtkarenz ist eine kausale Therapie der genannten Photodermatosen nicht bekannt. Neben der symptomatischen Therapie mit Kortikosteroiden wurde die Anwendung von Lichtschutzmitteln, β-Karotin und Resochin [1, 5, 7] und für die LU auch eine Hyposensibilisierung durch eine Phototherapie [9] versucht. Ein dauerhafter Therapieerfolg blieb jedoch aus. Kürzlich berichteten Gschnait et al. [2] über eine erfolgreiche Behandlung der PLD durch eine Photochemotherapie (PUVA), ebenso liegen Einzelbeobachtungen über die PUVA-Therapie der PLR vor [8]. Wir konnten diese Ergebnisse an einer größeren Patientengruppe bestätigen und haben darüber hinaus dieses Behandlungsprinzip auch auf Patienten mit LU ausgedehnt [4].

Methode der Photochemotherapie bei Lichtdermatosen

Wie auch bei konventioneller PUVA-Therapie der Psoriasis vulgaris wurde 4mal wöchentlich mit einer Pause nach jeweils zwei aufeinanderfolgenden Bestrahlungen behandelt. Um einen möglichst ausgeprägten phototoxischen Effekt schon bei geringen Lichtdosen zu erreichen, gaben wir 0,8 mg 8-MOP (Meladinine) pro kg Körpergewicht 2 Stunden vor den UVA-Bestrahlungen. Die initiale Bestrahlungsdosis wurde bei Patienten mit LU oder PLR äußerst gering gewählt, sie betrug 0,1–0,25 J/cm². Patienten mit PLD tolerierten eine höhere Initialdosis von 0,5 J/cm² oder mehr. Im weiteren wurde bei der Therapie der PLD ebenso verfahren wie bei der konventionellen PUVA-Therapie. Die Symptome der Lichtdermatose wurden dadurch nicht provoziert, da hierzu erheblich höhere UVA-Dosen von 50–100 J/cm² erforderlich waren (s. Tabelle 3) [3].

Die Behandlung der LU und der PLR zwang jedoch wegen der oft extremen Lichtempfindlichkeit der Patienten im UVA-Bereich zu einem äußerst vorsichtigen Vorgehen mit sehr geringen initialen Bestrahlungsdosen. Wir gaben 0,1–0,25 J/cm² als Teilbestrahlung und steigerten die Dosis schrittweise unter Miteinbeziehung weiterer Körperareale, bis schließlich 0,25–0,5 J/cm² am gesamten Integument vertragen wurden. Dann folgten Ganzkörperbestrahlungen mit langsamer Dosiserhöhung. Das Ziel war es, eine möglichst intensive Bräunung zu erreichen, ohne dabei die Photodermatose zu provozieren.

Lichturtikaria

2 Patientinnen mit LU wurden behandelt. Das Aktionsspektrum reichte bei der 41jährigen Patientin von UVC bis hin in das UVA, im anderen Fall war es ungewöhnlich eng und beschränkte sich auf die sichtbaren Wellenlängen. Die Daten der PUVA-Therapie sowie die Ergebnisse der Phototestungen vor und nach der Photochemotherapie sind in der Tabelle 1 zusammengefaßt.

Tabelle 1. Photochemotherapie der Lichturtikaria

	Photochemotherapie			Schwellenwerte für Quaddelbildung in J/cm²	
	Anzahl der Bestrahlungen	UVA-Dosis in J/cm²		Vor PUVA	Nach PUVA
		Einzeldosen	Kumulative Dosis		
♀, 41	34	0,5–2,5	84	UVA 1,0 UVB 0,0015 UVC 0,01	> 10,0 MED 0,20 0,5
♀, 30	44	0,1–5,0	100	Sichtbares Licht 5,0	> 80,0

Eine deutliche Erhöhung der Schwellenwerte bzw. ein völliges Ausbleiben der pathologischen Lichtreaktion konnte beobachtet werden. Klinisch war der Therapieeffekt jedoch noch überzeugender. Beide Patientinnen konnten nach der Behandlung wieder ungehindert ihren Freilufthobbies nachgehen. Durch eine Erhaltungstherapie mit 1mal wöchentlichen Bestrahlungen gelang es, beide Patientinnen über den gesamten Sommer und Herbst erscheinungsfrei zu halten. Durch eine Behandlungspause während des Winters verloren die Patientinnen jedoch ihre Toleranz, so daß im Frühjahr mit einer neuen Bestrahlungsserie begonnen werden mußte.

gestellt. Lediglich in einem Fall konnte nach 14 Bestrahlungen keine Besserung beobachtet werden. Wegen des Auftretens starken Juckreizes, eine bekannte PUVA-spezifische Nebenwirkung, mußte die Therapie abgebrochen werden. Die übrigen Patienten konnten von ihren Symptomen weitgehend befreit werden, so daß der klinische Erfolg sicherlich den therapeutischen Aufwand rechtfertigte. Erstmals seit Jahren konnten sich die Patienten wieder ungehindert im Freien bewegen. Zur Erzielung eines Dauererfolges war allerdings ebenfalls eine Erhaltungstherapie mit 1–2 Bestrahlungen pro Woche notwendig.

Persistierende Lichtreaktion

5 Patienten mit chronisch lichenifizierten Ekzemen an lichtexponierten Arealen und abnormen Lichtreaktionen, auch ohne Zufuhr des im Photopatchtest identifizierten Lichtsensibilisators (meist halogenierte Salizylanilide oder Phenothiazine), wurden behandelt. Die Daten der Photochemotherapie sowie die Schwellenwerte der pathologischen Lichtreaktionen vor und nach der Therapie sind in der Tabelle 2 in der Übersicht dar-

Polymorphe Lichtdermatose

Die Therapieergebnisse bei der Behandlung von 7 Patienten mit PLD sind in der Tabelle 3 zusammengefaßt. Bei den 4 Patienten, die vor und nach der Therapie getestet werden konnten, wurde eine erhebliche Erhöhung der Schwellendosis für die Auslösung der typischen Hauterscheinungen der PLD beobachtet. Alle Patienten zeigten eine klinische Besserung, die überwiegende Mehrzahl der Patienten sogar eine völlige Normalisie-

Tabelle 2. Photochemotherapie der persistierenden Lichtreaktion

	Photochemotherapie			Schwellenwerte für Erythem oder Papeln in J/cm²		
	Anzahl der Bestrahlungen	UVA-Dosis in J/cm²		Vor PUVA		Nach PUVA
		Einzeldosis	Kumulative Dosis			
♂, 22	33	0,25–4,5	60	UVA	2,0	25,0
				UVB	0,0025	MED 0,027
♂, 76	37	0,35–3,0	49	UVA	0,5	15,0
				UVB	0,003	MED 0,053
				UVC	0,01	MED 0,039
♂, 53	55	0,25–6,0	261	UVA	50,0	Keine pathologische Reaktion auf Sonnenexposition
♀, 56	18	0,3–1,0	20	UVA	60,0	
♂, 65	14	0,2–3,0	20	UVA	60,0	Keine Besserung

Tabelle 3. Photochemotherapie der polymorphen Lichtdermatose

	Photochemotherapie			Schwellenwerte für Papulovesikel in J/cm² UVA		
	Anzahl der Bestrahlungen	UVA-Dosis in J/cm²		Vor PUVA	Nach PUVA	Klinische Besserung
		Einzeldosis	Kumulative Dosis			
♂, 19	24	0,5–4,5	61	60	> 60	+ + +
♀, 23	14	0,5–2,0	16	60	> 60	+ + +
♀, 27	10	0,5–2,5	14	3 × 100	–	+ + +
♀, 27	7	0,5–2,5	12	60	–	+ + +
♀, 28	7	0,5–2,0	9	3 × 60	> 3 × 60	+ + +
♀, 30	27	0,5–4,5	78	60	2 × 100	+
♀, 31	7	0,5–3,0	11	4 × 60	–	+ +

+   Geringfügige Besserung der Sonnentoleranz
+ + Deutliche
+ + + Keine pathologische Reaktion auch bei starker Sonnenbestrahlung

rung der Sonnentoleranz. Eine Behandlungsserie zu Beginn des Sommers erwies sich als ausreichend, um den Patienten einen genügenden Schutz für den Rest der sonnenreichen Jahreszeit zu verleihen. Durch eine fortlaufende Sonnenexposition gelang es, eine normale Lichttoleranz zu erhalten, wie dies auch dem spontanen Verlauf der PLD mit einer Remission im Sommer und Herbst entspricht.

Über den Wirkungsmechanismus der PUVA-Therapie bei Lichtdermatosen können derzeit nur Vermutungen angestellt werden. Sicher vermehrt die induzierte Pigmentierung zusammen mit einer Verdickung der Epidermis die Absorption der auslösenden Wellenlängen in den oberen Hautschichten. Ob darüber hinaus ein immunologischer Mechanismus oder eine direkte Beeinflussung des entzündlichen Infiltrats eine Rolle spielen, muß dahingestellt werden.

Literatur

1. Clorius R, Jung EG (1975) Die polymorphe Lichtdermatose. Z Haut Geschlechtskr 133:291–298
2. Gschnait F, et al. (1978) Induction of UV light tolerance by PUVA in patients with polymorphous light eruption. Br J Dermatol 99:293–295
3. Hölzle E, et al. (1980) Experimental reproduction of skin lesions in polymorphous light eruptions. Arch Dermatol Res 267:215
4. Hölzle E, et al. (im Druck) PUVA-treatment for solar urticaria and persistent light reaction. Arch Dermatol Res
5. Kobza A, et al. (1973) Oral β-carotene therapy in actinic reticuloid and solar urticaria. Br J Dermatol 88:157–166
6. Magnus IA (1976) Dermatological photobiology. Blackwell, Oxford London Edinburgh Melbourne
7. Mathews-Roth MM, et al. (1977) Beta carotene therapy for erythropoietic protoporphyria and other photosensitivity diseases. Arch Dermatol 113:1229–1232
8. Morison WL, et al. (1979) Oral methoxalen photochemotherapy of uncommon photodermatoses. Acta Derm Venereol (Stockh) 59:366–368
9. Ramsay CA (1977) Solar urticaria treatment by inducing tolerance to artificial radiation and natural light. Arch Dermatol 113:1222–1225

Dr. Erhard Hölzle,
Dr. Elke Roser-Maaß,
Dr. Cornelia Hofmann,
Prof. Dr. Gerd Plewig,
Dermatologische Klinik und Poliklinik der Universität,
Frauenlobstraße 9–11,
D-8000 München 2

Forum I: Neuere Dermatosen

X-chromosomal vererbte Ichthyose (XRI)

U. W. Schnyder, Zürich

Die XRI wurde 1965 von Wells und Kerr klinisch, histologisch und genetisch beschrieben.

Häufigkeit und Erbgang. Mit einer auf 1:6000 geschätzten Morbidität in der männlichen Bevölkerung ist sie nach der autosomal-dominanten Ichthyosis vulgaris die zweithäufigste hereditäre Ichthyose. Der Erbgang ist X-chromosomal-rezessiv. Kopplungsstudien haben eine enge Nachbarschaft des XRI-Gens mit dem Genlokus der Xg-Blutgruppe ergeben.

Klinik und Differentialdiagnose. Die Verhornungsstörung wird meist in den ersten Lebensmonaten sichtbar, selten schon bei der Geburt. Ausnahmsweise manifestiert sich die XRI unter einem kollodiumhautähnlichen Bild. Der Verlauf ist bis zur Pubertät progredient und nachher im wesentlichen stationär. Besserung im Sommer ist typisch. Lokalisatorisch handelt es sich um eine vulgäre Ichthyose. Die großen Beugen werden in der Regel weniger deutlich ausgespart als bei der autosomal-dominanten Ichthyose (ADI). Palmae und Plantae sind frei. Follikuläre Keratosen fehlen. Die Schuppung ist stärker als bei der ADI und vorwiegend rhomboid. Die XRI muß differentialdiagnostisch in erster Linie gegen die ADI und milde Formen der Erythrodermie congénitale ichthyosiforme abgegrenzt werden.

Assoziierte Symptome. Kombination mit Respirationsatopien ist nicht überdurchschnittlich häufig (bis 7%). Fakultativ wurden Korneatrübungen in den tieferen Parenchymschichten und im Bereich der Descement-Membran beobachtet.

Histologie und Ultrastruktur. Die XRI gehört zu den Retentionshyperkeratosen. Das Stratum corneum ist verbreitet und lamellär gebaut. Das Stratum granulosum ist zwei- bis dreireihig. Die Epidermis zeigt eher eine gewisse Tendenz zur Atrophie. Die Hautanhangsgebilde sind gut ausgebildet. Entzündliche Veränderungen fehlen. Elektronenmikroskopisch ist das Keratohyalin im Gegensatz zur ADI strukturell normal und fast immer vermehrt (Anton-Lamprecht).

Histochemie und Biochemie. 1976 resp. 1978 berichteten Koppe et al. über histochemisch nachweisbaren Mangel an Arylsulfatase C in der Epidermis. Arylsulfatasemangel C kann bei XRI auch biochemisch in kultivierten Hautfibroblasten ein Mangel an Steroidsulfatase, der erstmals von Shapiro et al. beschrieben und seither von mehreren Arbeitsgruppen bestätigt wurde. In welcher Weise ein kausaler Zusammenhang zwischen dem mikrosomalen Sulfatasemangel und der Verhornungsstörung besteht, ist heute noch unklar.

Therapie. Da der Krankheitswert der XRI in der Regel nicht besonders hoch ist, sollte von einer peroralen Behandlung mit Retinoiden Abstand genommen werden. Die topische Behandlung mit Carbamid und Vitamin-A-säurehaltigen Externa führt nach unserer Erfahrung zu befriedigenden Ergebnissen [11].

Papillomatose papuleuse confluente et réticulée Gougerot-Carteaud (G.-C.)

Die Dermatose wurde 1927 von Gougerot und Carteaud beschrieben. Seit 1965 wurde auf den Befall mit Pityrosporum orbiculare aufmerksam gemacht [1].

Klinik. Prädilektionsstellen sind Intermammär- und Interskapularregion, ferner symmetrisch die Oberarmstreckseiten und die Hautregionen über den Cristae iliacae. Die Primäreffloreszenzen imponieren als 1–3 mm große, hyperpigmentierte, schmutzigbraune bis graue, flache Papeln mit teilweise verruköser Oberfläche. Herdförmig entstehen durch Konfluenz von Einzeleffloreszenzen Plaques oder/und netzartige (retikuläre) Formationen. Zwischen den Einzeleffloreszenzen ist die Haut entweder normal gefärbt oder leicht hypopigmentiert.

Histologie und Histochemie. Bei der Aufarbeitung von drei klinisch typischen Fällen von G.-C. ergab sich folgendes Bild: Die Epidermis ist herdförmig akanthopapillär verändert. Im Bereich der Papeln ist die Basalzellschicht hyperpigmentiert. Unter den Papeln findet sich eine erhebliche Pigmentinkontinenz. Das Stratum granulosum ist verbreitert, und über der akanthopapillären Epidermis ist die Hornschicht hyperkeratotisch verdickt. Im Bereich des Papillarkörpers finden sich neben diskreten lymphohistiozytären perivaskulären Infiltraten bereits in der HE-Färbung deutlich erkennbare schollige, homogene Massen, die teilweise in direktem Kontakt mit der Basalmembran stehen. Die Ablagerungen zeigen ein für Amyloid charakteristisches färberisches Verhalten (Kongorot; Thioflavin-T; Kresylechtviolett positiv).

Ultrastrukturell zeigen die scholligen Ablagerungen die für Amyloid typischen unverzweigten, starren 50–150 Å breiten Fibrillen. Häufig liegt das Amyloid in direkter Nachbarschaft der Basalmembran. Letztere zeigt degenerative Veränderungen. Internmedizinisch fanden sich in keinem der drei Fälle Anhaltspunkte für eine Systemamyloidose.

Kommentar. Somit fand sich in drei Fällen Papillomatose papuleuse confluente et réticulée nach Gougerot-Carteaud im Papillarkörper histochemisch und elektronenoptisch Amyloid. Da eine Systemamyloidose ausgeschlossen werden konnte, stellt sich die Frage, ob diese Hautveränderungen, die klinisch wie eine Papillomatose papuleuse confluente et réticulée imponieren, nosologisch eine Zwischenstellung einnehmen zwischen Lichen amyloidosus einerseits und makulöser Amyloidose andererseits.

Richner-Hanhart-Syndrom (RHS)

Synonyma: Tyrosinämie Typ II; Okulo-kutane Tyrosinämie

Klinik. Dieses seltene, autosomal-rezessiv vererbte Syndrom hat in der Schweiz eine Morbidität von

1:1000000. Klinisch ist das RHS durch folgende Kardinalsymptome charakterisiert:

1. Korneaveränderungen, die das Bild einer herpetiformen Hornhaut-Epithel-Dystrophie zeigen und mit einer starken Photophobie einhergehen. Während die echte Keratitis herpetica im Kindesalter relativ selten ist, treten die Hornhautveränderungen beim RHS schon in früher Kindheit auf. Mit zunehmendem Alter nehmen sie an Intensität ab. Die Augenveränderungen sind das konstanteste Symptom. Die Erstbeschreibung verdanken wir dem Augenarzt Richner [10].

2. Keratosis palmo-plantaris circumscripta (Kppc). Die Keratosen sind inselförmig, warzen- oder schwielenähnlich und auf Druck schmerzhaft. Manuelle Betätigung und Gehen sind deshalb erheblich beeinträchtigt. Ferner findet man häufig unscharf begrenzte, streifige, keratotische Herde über den Knien und Ellenbogen. Die Nägel sind fast immer dystrophisch oder durch subunguale Hyperkeratosen deformiert. Die palmoplantare Keratose kann schon im Kindesalter auftreten, doch erreicht sie erst nach der Pubertät das Vollbild. Im Schrifttum sind auch Fälle ohne Kppc beschrieben. Immerhin stehen die Hautveränderungen häufigkeitsmäßig nach der Korneadystrophie an zweiter Stelle.

3. Der Intelligenzdefekt wird in der Regel erst im Schulalter manifest. Ausgesprochener Intelligenzmangel besteht in etwa der Hälfte aller Fälle von RHS.

Als autosomal-rezessiv vererbtes Syndrom wurde die Trias 1947 von Hanhart [6] erkannt. Für klinische Abbildungen sei auf die Arbeit von Jaeger et al. [7] verwiesen.

4. Tyrosinämie: Goldsmith et al. [2] haben 1973 den Kausalzusammenhang von Tyrosinämie, resp. Tyrosinurie und RHS nachgewiesen und erkannt. Durch tyrosinarme Diät kann nicht nur der Tyrosinblutspiegel normalisiert werden, sondern Korneaveränderungen und Keratitis palmoplantaris bilden sich ebenfalls zurück. Diese Befunde sind seither von verschiedenen Arbeitsgruppen in USA, Deutschland, Frankreich und Italien bestätigt worden (s. bei [7, 8]). Wahrscheinlich liegt der Tyrosinämie ein Mangel der Tyrosin-Aminotransferase zugrunde [3]. Ob durch eine tyrosinarme Diät auch die Entstehung des Intelligenzdefektes verhindert werden kann, wird die Zukunft zeigen.

Literatur

1. Beurey J, Vadot J, Mougeolle JM, Weber M, Sapelier P (1965) Papillomatose confluente et réticulée de Gougerot et Carteaud. Bull Soc Fr Dermatol Syphiligr 72:416
2. Goldsmith LA, Kang E, Bienfang DC, Jimbow K, Gerald P, Baden HP (1973) Tyrosinemia with plantar and palmar keratosis and keratitis. J Pediat 83:798
3. Goldsmith LA, Thorpe J, Roe CR (1979) Hepatic enzymes of tyrosine metabolism in tyrosinemia II. J Invest Dermatol 73:530
4. Gougerot H, Carteaud A (1927) Papillomatose pigmentée innominée. Bull Soc Fr Dermatol Syphiligr 34:719–721
5. Groh V, Schnyder UW, Sigg C (im Druck) Papillomatose papuleuse confluente et réticulée Gougerot-Carteaud. – A further form of skin amyloidosis? Dermatologica
6. Hanhart E (1947) Neue Sonderformen von Keratosis palmo-plantaris u.a., eine regelmäßig dominante Form mit systematisierten Lipomen, ferner zwei einfach rezessive, mit Schwachsinn und z.Z. mit Hornhautveränderungen des Auges (Ektodermalsyndrom). Dermatologica 94:286
7. Jaeger W, Gallasch G, Schnyder UW, Lutz P, Schmidt H (1978) Tyrosinämie als Ursache einer doppelseitigen herpetiformen Hornhaut-Epithel-Dystrophie. Klin Monatsbl Augenheilkd 173:506
8. Larrègue M, de Giacomoni P, Bressieux JM, Odièvre M (1979) Syndrome de Richner-Hanhart ou tyrosinose oculocutanée. Ann Dermatol Venereol 106:53
9. Meyer JC (im Druck) Sulfatasemangel bei X-chromosomal rezessiv vererbter Ichthyosis vulgaris: Biochemische, histochemische und genetische Aspekte (Review). Z Haut Geschlechtskr. Dort weitere Literatur.
10. Richner H (1938) Hornhautaffektion bei Keratoma palmare et plantare hereditarium. Klin Monatsbl Augenheilkd 100:580
11. Würsch TG (1980) Topische Behandlung von vulgären Ichthyosen mit Carbamid und Vitamin-A-Säure-haltigen Externa. Praxis 69:1060–1063

Prof. Dr. med. Urs Walter Schnyder,
Direktor der Dermatologischen Klinik,
Universitätsspital Zürich,
Gloriastr. 31,
CH-8091 Zürich

REM-Syndrom = retikuläre erythematöse Muzinose (REMS)

G. K. Steigleder, Köln

Eine ausführliche Übersicht über das REMS wurde von Kanzow und mir im Hautarzt gegeben [19]. Patienten, die uns erst nach Abschluß dieser Übersicht bekannt wurden, finden sich in den Veröffentlichungen von Mascaro et al. [16], Claudy [6] und Gerfelmeyer et al. [10].

Ich möchte daher an dieser Stelle nur einige wenige Punkte hervorheben:

Das klinische Bild des REMS

Es ist charakteristisch und besteht in einem Erythem in netzartiger oder fleckiger Anordnung, beschränkt auf die vordere und hintere Schweißrinne, vor allem den kranialen Abschnitt, den Brustbereich und das angrenzende Abdomen. Eine Variante bei zu Pigmentierung neigenden Menschen sind bräunlich pigmentierte Flecken und angedeutete Papeln. Papulöse Veränderungen ähnlicher Art und im besonderen regelrechte Plaques weisen auf das differentialdiagnostisch wichtigste Krankheitsbild, die plaque-like form of cutaneous mucinosis (PCM) hin, wie es Perry et al. beschrieben haben. Wir glauben, daß es sich beim REMS und bei der PCM um zwei verschiedene Krankheitsbilder handelt. Übergänge werden von anderen Autoren als möglich erachtet. Ein Unterschied besteht darin, daß das REMS unter längerdauernder Gabe von Chloroquin abheilt, die PCM dagegen nach unseren Erfahrungen sich zwar bessern kann, aber nicht völlig und dauernd schwindet. Feingeweblich liegt bei der PCM eine ausgesprochene Metachromasie in der oberen Dermis vor, bei den typischen Fällen von REMS aber nicht. Es ist auffallend, daß der klinisch typische Fall von Mascaro et al., histologisch aber mit Metachromasie der Dermis, auf Chloroquin nicht ansprach, allerdings bei nur relativ kurzfristiger Behandlung [16]. Charakteristisch für das REMS ist eine Anhäufung Alzianblau-positiven Materials, vor allem im Stratum subpapillare. Das REMS ist offenbar keine Photodermatose, es ist mit dem Lupus erythematodes nicht identisch, alle klinischen, histologischen und immunhistologischen Charakteristika fehlen, es ist kein Pseudolymphom, die Lymphozyten im Infiltrat wirken völlig ausgereift. Weder klinisch noch feingeweblich erinnert das REMS an ein Lymphom.

Das REMS ist keine seltene Entität, es ist offenbar relativ häufig. Eine seltene Variante ist möglicherweise die pigmentierte Form (s. oben).

Warum das REMS nicht früher gesehen wurde oder unter welcher Diagnose die Veränderungen liefen, ist mir unbekannt.

Lymphomatoide Papulose von Macaulay (LP)

Die lymphomatoide Papulose wurde durch eine Veröffentlichung im Jahre 1968 bekannt [15]. Wie Macaulay in dieser Arbeit ausdrücklich hervorhebt, haben andere Autoren dieses Krankheitsbild vorher gesehen und beschrieben, im besonderen Dupont [7, 8] und Verallo et al. [11]. Die Patientin, die ich Ihnen gleich demonstrieren werde, wurde von Tritsch 1966 beim Kölner Dermatologenabend unter der Diagnose vorgestellt: Primäre Lymphogranulomatose der Haut [20, 21].

Die LP, ein wie das REM-Syndrom nicht seltenes Krankheitsbild, ist früher vornehmlich unter der Diagnose: Pityriasis lichenoides chronica (PLC) erfaßt worden [2, 3, 23], im besonderen als Typ Habermann-Mucha. Angesehene Autoren, wie Black und Wilson Jones [3], bezeichnen die LP als lymphomatoide Pityriasis lichenoides. Sehr seltene systemische Erkrankungen, so die histiozytische medulläre Retikulose [9], können unter dem Bilde der PLC verlaufen, und leider sind verschiedene Krankheitsbilder, die ich – um Verwirrung zu vermeiden – hier nicht anführen will, ähnlich der lymphomatoiden Papulose benannt, auch hieraus könnte sich einige Konfusion ergeben. Bei der Differentialdiagnose der akuten PLC werden multiple Lymphozytome angeführt, so von Gertler. Arzneiexantheme sind auszuschließen, sowie andere Formen der oberflächlichen Vaskulitis.

Klinisch ist die LP gekennzeichnet durch schubweise binnen 3–4 Wochen auftretende braune Papeln, die sekundär vesikulös, krustös oder ulzerös sich umwandeln und unter Narbenbildung und Depigmentierung abheilen (Tabelle 1). Im Gegensatz zu den akuten Formen der PLC fehlt die Vaskulitis mit Leukozytoklasie, die Gefäße sind lediglich dilatiert und von einem lymphozytären Infiltrat umgeben. Die Epidermis ist entweder normal oder zeigt eine Spongiose mit Zellinfiltration von der Dermis her, sogar im Sinne von Pautrier-Mikroabszessen. Macaulay [15] weist auf den Epidermotropismus des Infiltrates hin. In älteren Papeln kann die Epidermis nekrotisch werden. In unterschiedlichem Ausmaße enthalten die Papeln atypische Rundzellen,

Tabelle 1. Lymphomatoide Papulose-Pityriasis Lichenoides mit lymphoidem Infiltrat

„Prolongiertes" oder „limitiertes" Pseudolymphom?

Klinik	Histologie
Papeln, schubweise	Lymphoides Infiltrat
erodiert	Atypische Zellen
vesikulös	auch Sézary-Zellen-ähnlich
krustös	
Narben	Mitosen
Mittleres Lebensalter,	Gefässe dilatiert
Dauer: Jahre	

die sich durch Zellgröße (auch Riesenzellen), Kerngröße, Größe der Nukleolen und auch zeribriforme Kernformen ähnlich Sézary-Zellen von den normalen Lymphozyten und anderen dermalen Zellen unterscheiden. Die genaue Klassifizierung der atypischen Zellen ist noch strittig [2–5, 11, 13, 17, 25]. T-Lymphozyten haben offenbar einen wesentlichen Anteil am Infiltrat, histochemische und elektronenmikroskopische Untersuchungen sprechen aber dafür, daß auch Monozyten einen Teil des Infiltrates stellen. Als Begleitveränderungen werden in der Literatur Erythrodermie und auch Veränderungen im Sinne einer Parapsoriasis en plaques erwähnt [1]. Bei einem Teil der Fälle nahm die LP schließlich einen malignen Verlauf [3, 8].

Die lymphomatoide Papulose wurde in Verbindung mit Amöben-Ruhr, Hashimoto-Thyreoiditis, subakuter Glomerulonephritis, Lungentuberkulose, Hypothyreose, perniziöser Anämie, Eisenmangelanämie, rheumatischer Arthritis, rezidivierender Tonsillitis und bei einem Patienten mit Nierentransplantation gesehen [1].

Zwei eigene Patienten stelle ich ihnen vor:

Eine Patientin, heute 55 Jahre alt, hat die Hautveränderungen seit dem 30. Lebensjahr. Neben den oben beschriebenen typischen Papeln (Abb. 1, 2) bestanden gelegentlich auch plaquesartige Herde, die an eine Parapsoriasis en plaques oder auch plaquesartige Herde eines Lymphoms erinnerten.

In mehreren Probeexzisionen fanden sich die typischen Veränderungen wie sie bei der LP beschrieben werden, d.h. mehr oder minder maligne aussehende Infiltrate (Abb. 3–5). Es ist dabei beachtenswert, daß keineswegs die später im Verlauf aufgetretenen Papeln notwendigerweise ein malignes Bild boten als Jahre zurückliegende. Offenbar verhielten sich die Papeln individuell verschieden. Selbst abgekapselte Infiltrate tief in der Dermis und in der Subkutis waren anzutreffen mit

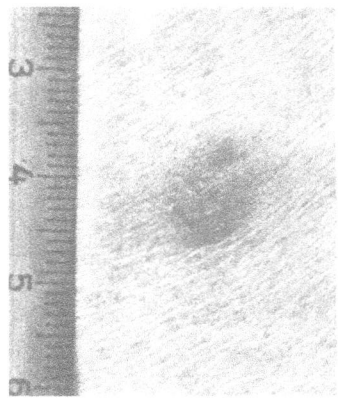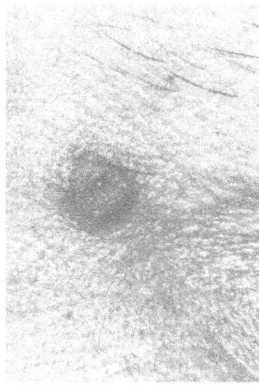

Abb. 1. Links frische Effloreszenz bei lymphomatoider Papulosis (Pat. 2), rechts ältere Effloreszenz mit zentraler Nekrose (Pat. 1)

Epitheloid-artigen Abschnitten in diesen Granulomen, wie man sie bei manchen Lymphomen, z. B. den Lennert-Lymphomen, findet [12].

Ausgedehnte Untersuchungen, auch in der Inneren Medizin und in der Frauenklinik, förderten keinen Befund zutage, der auf eine Beteiligung innerer Organe oder andere relevante Organstörungen hinwies. Die Therapie bestand außer symptomatischen Maßnahmen lange Zeit in einer Röntgenweichbestrahlung der Papeln.

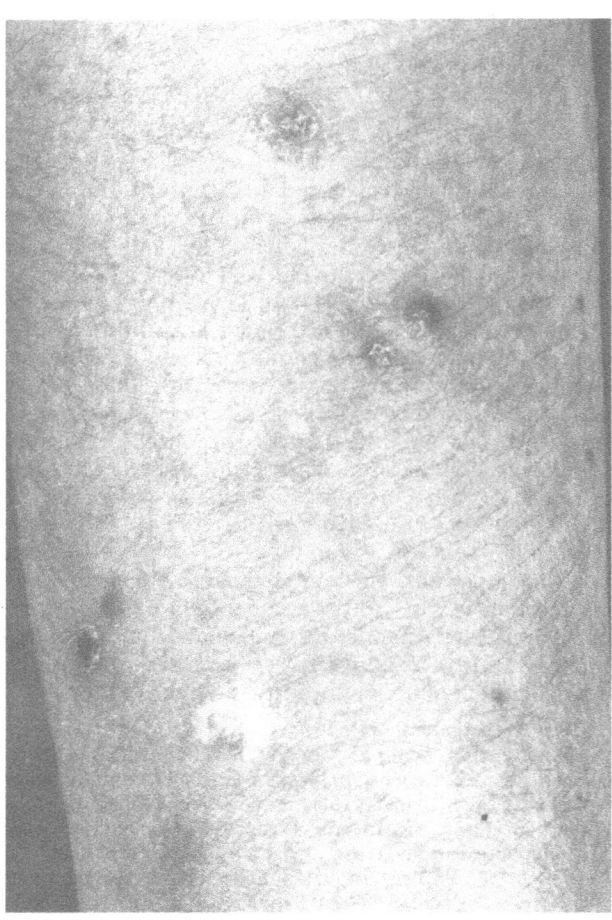

Abb. 2. Papeln bei lymphomatoider Papulosis in verschiedenen Entwicklungsstadien. Links unten Abheilung mit Narbe und Depigmentation (Pat. 1)

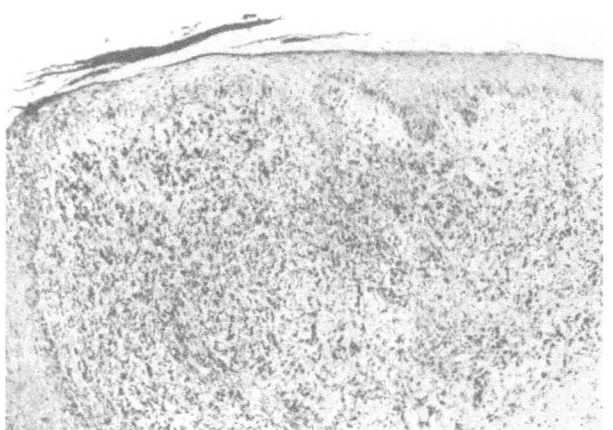

Abb. 3. Histologisches Bild-Infiltrat, vorwiegend aus großen retikulumzellartigen Elementen unmittelbar unter der Epidermis (Giemsa, 65mal, Pat. 1, 1372/78)

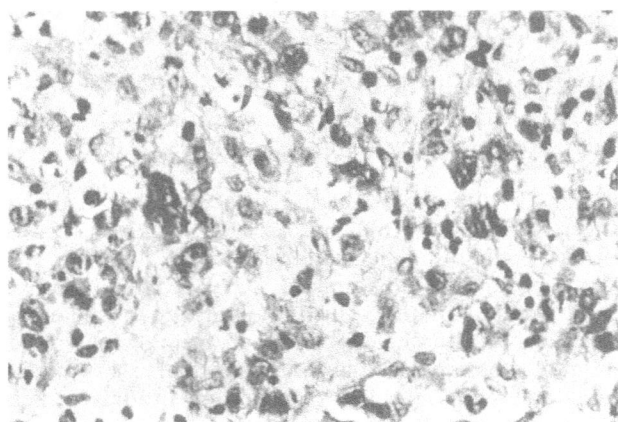

Abb. 4. Das gleiche Infiltrat bei stärkerer Vergrößerung. Man erkennt die atypischen großen Zellen (Giemsa, 400mal)

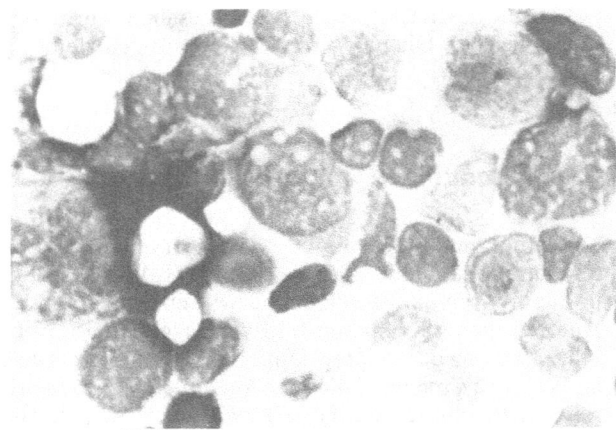

Abb. 5. Gewebsausstrich 1968 vorgenommen von Papel bei lymphomatoider Papulose (Pat. 1). Rechts oben gelappter Kern, zwei große Zellen im Ausstrich in Mitose

Der 2. Patient mit LP wurde von Madeja und Orfanos [14] als Pseudolymphoma cutis unter dem Bilde einer lymphomatoiden Papulose 1978 beim Kölner Dermatologenabend vorgestellt.

Der 1922 geborene Patient hatte seit 1976 Papeln, vornehmlich im Gesicht (Abb. 1), weniger auf dem Rücken und auf den Oberarmen. Die Laboruntersuchungen ergaben keine relevanten Befunde, das IgE lag bei 500 U/ml. Bei der Lichttreppe erwies sich die Reizschwelle als herabgesetzt, die Reaktion auf das Gesamtspektrum war verstärkt. Aus der Anamnese ist die Einnahme von Analgetika bemerkenswert, die etwa einmal wöchentlich genommen wurden.

Das klinische Bild und die Histologie entsprachen den bereits erwähnten Beschreibungen, jedoch waren im Gegensatz zu der vorerwähnten Patientin die Zahl atypisch aussehender Lymphozyten selten.

Selbstverständlich wurde der Patient darauf aufmerksam gemacht, die Einnahme von Arzneimitteln gänzlich zu vermeiden, in diesem Falle habe ich meine Zweifel, ob Patient dieser Anweisung folgt.

Die lymphomatoide Papulose wird trotz malignem Verlauf bei einigen Patienten als Pseudolymphom bezeichnet. Ich habe die Pseudolymphome unterteilt in *imitierte*, *limitierte* und *prolongierte* Pseudolymphome [18]. Möglicherweise gehört die LP in die letzte Gruppe, d. h. der Organismus hält maligne Zellen in Schach, manchmal überwindet er sie (limitiert) und manchmal unterliegt er, so daß das maligne Lymphom nur prolongiert ist. In diesem Sinne sprechen auch die Befunde von Verallo und Fand [25]. Wir haben allerdings nicht gesehen, daß das Infiltrat mit atypischen Zellen beginnt und dann erst eine Infiltration von Lymphozyten hinzukommt. Die Effloreszenzen verhielten sich unterschiedlich.

Bowenoide Papulose (genito-anale Akanthome mit Dysplasie)

Präkanzeröse Veränderungen an und karzinomatöse Umwandlung von spitzen Kondylomen wurden gelegentlich in der Literatur erwähnt. Es ist aber auffällig, daß erst seit der Veröffentlichung von Wade, Kopf und Ackerman nicht nur über Einzelfälle, sondern über Patientengruppen berichtet wird, bei denen sich klinisch im Genito-Analbereich folgende Diagnosen anboten: spitze Kondylome, plane Warzen, Lichen ruber, Psoriasis, Granuloma anulare, pigmentierte Penispapeln und Naevus linearis (Tabelle 2 und Abb. 6). Histologisch aber fanden sich Veränderungen, die einem Morbus Bowen entsprachen. Im Gegensatz zu anderen Autoren, die sich mit dieser Frage beschäftigt haben, bin ich nicht der Ansicht, daß man den Morbus Bowen als Carcinoma in situ bezeichnen und mit der Erythroplasie von Queyrat identifizieren sollte. Die histologische Struktur des Morbus Bowen ist charakteristisch und die Kern- und Zellanomalien, die man im Paraffinschnitt sieht, beruhen auf einer starken Schrumpfung des vorher erheblich ödematösen Gewebe. Sie stellen also nicht ein Zeichen besonderer Bösartigkeit dar und sind auch nicht die übliche Zwischenstufe zwischen normaler Haut und Plattenepithelkarzinom. Das Bowen-Karzinom metastasiert unter dieser Form.

Soweit man aus den wenigen unbehandelten Fällen schließen kann, ist bei der bowenoiden Papulose eine spontane Abheilung möglich. Die Frage wirft sich jedoch auf, warum früher diese Veränderungen nicht häufiger gesehen wurden. Wahrscheinlich wurden nur bei Morbus-Bowen-, Erythroplasie- und Paget-artigen Veränderungen Probeexzisionen entnommen und daher bei den anderen klinisch benigne erscheinenden oben angeführten Veränderungen Exzisionen unterlassen. Unter Podophyllin und anderen Zytostatika kann es zu Morbus-Bowen-ähnlichen Veränderungen kommen, selbst fluorierte Glukokortikoide können sich in dieser Hinsicht auswirken. Es ist wenig bekannt, wie sich die Übergangsepithelien unter den verschiedenen Salbenwirkstoffen verhalten. Wir müssen daher die Konsequenz ziehen und selbst klinisch eindeutige Veränderungen im Genito-Analbereich feingeweblich untersuchen – aber vor jeder Therapie.

Über 6 einschlägige Patienten aus unserer Klinik hat Tritsch kürzlich berichtet und auch eine Literaturübersicht gegeben [22].

Tabelle 2. Bowenoide Papulose

Genito-Anale Akanthome mit Dysplasie

DD: Condylomata acuminata
     Erythroplakie
     Verrucae planae
     Lichen ruber
     Psoriasis
     Granuloma anulare
     M. Paget

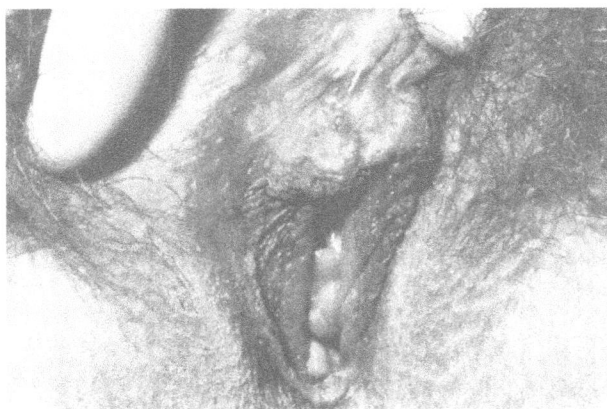

Abb. 6. Bowenoide Papulose an der vorderen Kommissur der Vulva

Literatur

1. Beeaff D, Zugerman C, Roenigk HH, Hasegawa J (1979) Lymphomatoid papulosis occuring in a renal transplant patient. Arch Dermatol 115:498
2. Belaich S, Degos R, Civatte J, Lépine J, Harter P (1972) La papulose lymphomatoide, a propos 3 observations. Ann Dermatol 99:483–492
3. Black MM, Jones EW (1972) Lymphomatoid pityriasis lichenoides; a variant with histological features simulating a lymphoma. Br J Dermatol 86:329–347
4. Brehmer Anderson E (1976) Mycosis fungoides and its relation to Sézary's syndrome, lymphomatoide papulosis, and primary cutaneous Hodgkin's disease. Acta Derm Venereol (Stockh) [Suppl 75] 56:117–123
5. Chorazak T, Smigla A, Pietrzykowska-Chorazak A (1973) Macauley's lymphomatoid papulosis. Erscheinungsform einer paradoxen Retikulopathie (Pseudolymphoma cutis). Z Haut Geschlechtskr 48:293–297
6. Claudy AL (1980) R.E.M. Syndrome ou érythème réticulé idiopathique. Ann Dermatol Venereol 102:453–455
7. Dupont A (1965) Langsam verlaufende und klinisch gutartige Reticulopathie mit höchst maligner histologischer Struktur. Hautarzt 16:284–286
8. Dupont A (1973) Transformation maligne très tardive d'une rèticulose papuleuse a evolution prolongèe. Ann Dermatol Syphiligr 100:141–146
9. Freeman MJ, Taylor JS, Levin HS, Dyment PG, Bergfeld WF (1978) Histiocytic medullary reticulosis presenting as Mucha-Habermann disease. Acta Derm. Venereol (Stockh) 58:57–64
10. Gerfelmeyer G, Flenker H, Zaun H (1979) Retikuläre erythematöse Muzinose (Steigleder). Aktuel Dermatol 5:233–236
11. Gschnait F, Stingl G (1977) Die lymphomatoide Papulose. Z Hautkr 52:663–667
12. Kim H, Nathwani B, Rappaport H (1980) So-called Lennert's lymphoma. Is it a clinicopathologic entity? Cancer 45:1379–1399
13. Laurent R, Agache P (1974) Lymphomatoid papulosis. An ultrastructural study of 2 cases. Arch Dermatol 251:1–9
14. Madeja H-G, Orfanos CE (1978) Pseudolymphoma cutis (unter dem Bild einer lymphomatoiden Papulose). Z Hautkr 53:665
15. Macaulay WL (1968) Lymphomatoid papulosis. A continuing self-healing eruption, clinically benign – histologically malignant. Arch Dermatol 97:23–30

16. Mascaro C, Herrero P, Iranzo, Telese A (1980) Retikuläre Erythematöse Muzinose (REM-Syndrom von Steigleder). Bericht über zwei neue Patienten. Z Hautkr 55:1082–1090
17. Sandbank M, Feuermann EJ (1972) Lymphomatoid papulosis. Acta Derm Venereol (Stockh) 52:337–345
18. Steigleder GK (1978) Zur Pathogenese des kutanen malignen Lymphoms. Z Hautkr 53:719–726
19. Steigleder GK, Kanzow G (im Druck) Muzinablagerungen in der Dermis und REM-Syndrom. Hautarzt 31
20. Tritsch H (1967) Primäre Haut-Lymphogranulomatose. Bericht über 6. KDA vom 23.11.66. Dermatol Wochenschr 153:892
21. Tritsch H (1970) Verdacht auf Lymphogranulomatose der Haut. Z Haut Geschlechtskr 45:679–680
22. Tritsch H (1980) Bowenoide Papulose, genitoanale Akanthome mit Dysplasie. Dtsch Med Wochenschr 105:887–891
23. Valentino LH, Helwig EB (1973) Lymphomatoide Papulosis. Arch Pathol 96:409–416
24. Verallo VM, Haserick JR (1966) Mucha-Habermann's disease simulating lymphoma cutis. Arch Dermatol 94:295–299
25. Verallo VM, Fand SB (1969) DNA measurements in lymphomatoid papulosis: Evidence for this new entity. J Invest Dermatol 53:51–57

Prof. Dr. med. G. K. Steigleder,
Direktor der Univ.-Hautklinik,
Josef-Stelzmann-Str. 9,
D-5000 Köln-Lindenthal 1

Neuere Vaskulitis-Syndrome

K. Wolff, Innsbruck

Der Formenkreis der Vaskulitiden umfaßt ein weites Spektrum von Krankheitsbildern, das sich von der akuten nekrotisierenden Venulitis über chronisch vaskulär-inflammatorische Prozesse zu destruierenden Granulomen erstreckt. Anatomisch schließt dieses Spektrum Prozesse an kleinen und größeren Gefäßen ebenso ein, wie es pathophysiologisch intravasale Zirkulations- und Permeabilitätsstörungen, der durch Immunkomplexe ausgelösten Entzündungen und Gewebszerstörungen oder zellulär mediierte Immunreaktionen umfaßt. Ein einheitliches pathogenetisches Konzept läßt sich für diese Krankheitsgruppe daher kaum erstellen, wenn man davon absieht, daß allen Vaskulitiden primär ein entzündlich destruktiver Gefäßwandprozeß zugrundeliegt [37].

Die letzten Jahre haben die Abgrenzung einiger klinischer Syndrome ermöglicht, die aufgrund neuerer pathophysiologischer Erkenntnisse dem Spektrum Vaskulitis zugeordnet werden können.

Urtikarielle Vaskulitis (hypokomplementämische Urtikaria)

In der klassischen Form manifestiert sich eine nekrotisierende Vaskulitis klinisch als palpable Purpura, selten kann sie aber auch unter dem Bild einer chronisch persistierenden Urtikaria ablaufen. Diese Form einer Vaskulitis wurde erstmals von McDuffie et al. [21], später auch von anderen Autoren beobachtet [5, 28, 31] und von Soter et al. [29] als eigenes klinisches Syndrom abgegrenzt. Klinisch manifestiert sich das Krankheitsbild als äußerst therapieresistente, chronische Urtikaria, deren Effloreszenzen jedoch dadurch gekennzeichnet sind, daß sie relativ lange, d.h. bis zu 24 Stunden und länger persistieren (Abb. 1), einen etwas gelblichen Farbton aufweisen und bei Glasspateldruck kleine petechiale Blutungen erkennen lassen [11]. Nach Abheilung bleibt daher meist eine geringfügige Hämosiderin-Pigmentierung zurück. Gelegentlich kommen neben den urtikariellen Veränderungen auch makulöse Effloreszenzen, Livedozeichnung und Angioödem-ähnliche Schwellungen vor. Die Eruptionen treten schubweise auf, der Krankheitsverlauf erstreckt sich über Monate bis viele Jahre. Im allgemeinen besteht Pruritus oder ein leichtes Brennen, die meisten Patienten leiden unter Steifheit der Gelenke und Arthralgien, gelegentlich findet sich eine echte Arthritis. Selten kommt es zur Nierenbeteiligung (diffuse Glomerulonephritis) [30], zu abdominellen Koliken, Myositis, generalisierter Lymphadenopathie und extrem selten zur Beteiligung des zentralen Nervensystems mit intrakraniellen Drucksteigerungen und neurologischen Ausfällen [30]. Die urtikarielle Vas-

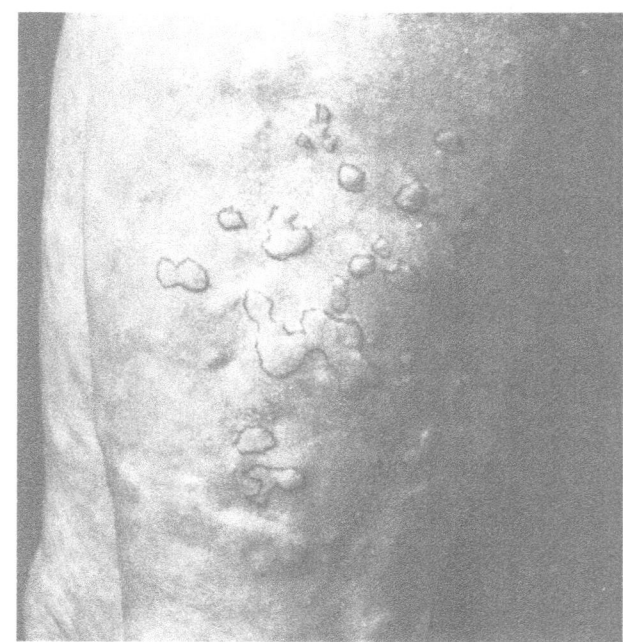

Abb. 1. Urtikarielle Vaskulitis. Die urtikariellen Effloreszenzen sind relativ langlebig, die Markierung erfolgte 24 Stunden vor der Aufnahme

kulitis, die bei Frauen wesentlich häufiger auftritt als bei Männern, ist bisher in den meisten Fällen als idiopathischer Zustand beobachtet worden. Gelegentlich können jedoch urtikarielle Läsionen mit Vaskulitis als Symptom eines systemischen Lupus erythematodes bei Hepatitis B oder einer gemischten Kryoglobulinämie auftreten.

Histopathologisch finden sich die typischen Zeichen einer nekrotisierenden Vaskulitis mit fibrinoider Nekrose der Gefäßwände, Neutrophilen- und Rundzelleninfiltration, Leukozytoklasie und Erythrozytenextravasaten; immunfluoreszenzoptisch Ablagerungen von Immunglobulinen und C3 sowie Fibrin in den Wänden der befallenen Gefäße.

Pathognomonische Laborfunde sind eine erhöhte Blutsenkung und bei ungefähr der Hälfte der Fälle eine Hypokomplementämie [29], zirkulierende Immunkomplexe [11], gelegentlich Leukozytose und Eosinophilie [11]. Ist eine Hypokomplementämie vorhanden, werden häufig niedrige Werte von Clq, C4 und gelegentlich C3 und C5 festgestellt [30], Hinweise also, daß der klassische Weg der Komplementkaskade betroffen ist.

Der Verlauf der Krankheit ist chronisch, wobei derzeit über die Prognose noch keine sicheren Aussagen gemacht werden können. Bei Patienten mit Hypokomplementämie ist auf Nierenbeteiligung zu achten; die Tatsache, daß eine urtikarielle Vaskulitis als Symptom eines systemischen Lupus erythematodes auftreten kann, wirft die Frage auf, ob die „idiopathischen" Fälle nicht doch in einen systemischen Lupus erythematodes übergeben können, doch liegen diesbezüglich Beobachtungen bisher noch nicht vor. Therapeutisch haben bisher Antihistaminika und Sulfone versagt, auch besteht eine relative Kortikosteroidresistenz, d. h. ein Ansprechen ist nur auf höhere Dosen zu erwarten. Bei einem Fall wurde ein positives therapeutisches Ergebnis mit Cyclophosphamid beschrieben [11].

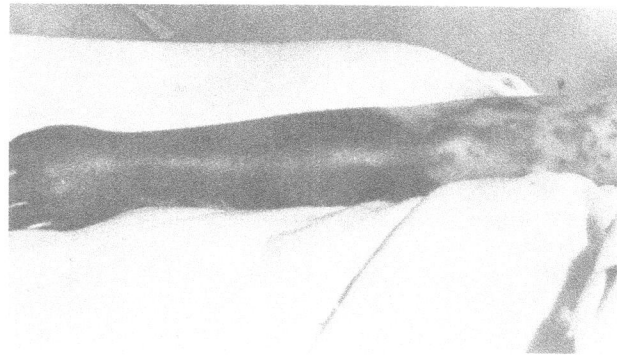

Abb. 2. Purpura fulminans. Hämorrhagische Nekrose der Weichteile des Unterarmes. Proximal noch relativ frische, zakkig begrenzte erythematös-hämorrhagische Effloreszenzen

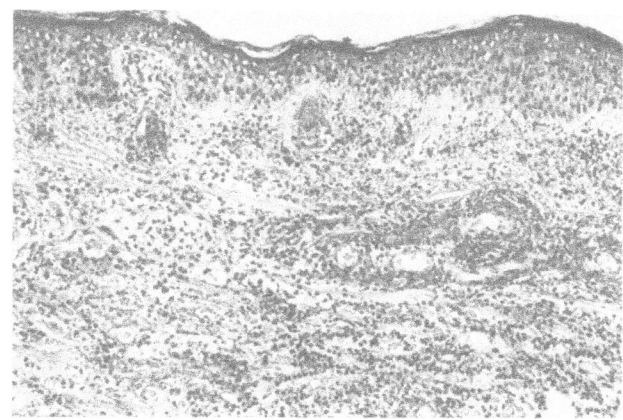

Abb. 3. Purpura fulminans. Biopsie aus einem frischen, erythematös-infiltrierten Randgebiet. Nekrotisierende Venulitis mit fibrinoider Gefäßwandnekrose, leukozytärer Infiltration und Leukozytoklasie

Purpura fulminans – intravaskuläre Koagulationsvaskulitis

Die Purpura fulminans ist eine seltene, äußerst dramatisch ablaufende, häufig letale Folge einer generalisierten intravaskulären Koagulation und Verbrauchskoagulopathie [14]. Klinisch kommt es meist im Anschluß an einen Infekt perakut zu disseminierten blauschwarzen hämorrhagischen Läsionen, die sämtliche Hautschichten erfassen, sich rasch großflächig ausbreiten und nekrotisch werden (Abb. 2). Der Rand dieser scharf begrenzten Blutungen zeigt einen entzündlichen hellrot verfärbten, etwas elevierten Saum, die Initialläsionen entsprechen hämorrhagischen Papeln. Prädilektionsstellen sind (meist symmetrisch) die Extremitäten aber auch der Stamm und das Gesicht.

An Allgemeinsymptomen bestehen schweres Krankheitsgefühl, Schüttelfrost und hohes Fieber. Die entscheidenden Laborbefunde sind typisch für eine Verbrauchskoagulopathie [10, 25, 38] (Tabelle 1). Als Folge einer kompensatorischen Fibrinolyse können erhöhte Werte von Fibrin-Spaltprodukten im Plasma gefunden werden. Histopathologisch finden sich in den hämorrhagischen nekrotischen Hautarealen Fibrinthrombi in kleinen und mittelgroßen Gefäßen, massive Erythrozytenextravasate und in älteren Herden eine komplette Nekrose der gesamten Haut bis in die Subkutis [14]. Im entzündlich geröteten Randsaum oder in frischen in-

Tabelle 1. Purpura fulminans, Laborbefunde

Fibrinogen	erniedrigt
Thrombozyten	vermindert
Prothrombin	erniedrigt
Faktor V	erniedrigt
Faktor VIII	erniedrigt
Cryoprofibrin	vorhanden

flammatorischen Läsionen finden sich typische Zeichen einer leukozytoklastischen Vaskulitis (Abb. 3), nicht nur der kleinen postkapillären Venolen, sondern auch größerer Gefäße [14]. Immunfluoreszenzoptisch sind in frischen Läsionen vaskuläre und perivaskuläre Immunglobulin-, C3- und Fibrinablagerungen gefunden worden [14]; nach zirkulierenden Immunkomplexen wurde bisher noch nicht gefahndet. Vorausgehende Infektionen spielen offenbar eine pathogenetische Rolle, wobei am häufigsten Infektionen mit β-hämolysierenden Streptokokken und gramnegativen Bakterien, wie Escherichia coli und Meningokokken beschrieben worden sind [14, 23, 38]. Allerdings sind auch Fälle mit möglicher viraler Ätiologie [19] und ein Fall bekannt geworden, bei dem als auslösender Faktor ein Medikament angeschuldigt wurde [36].

Pathogenetisch führen bakterielle Toxine zur Thrombozytenaggregation und damit Freisetzung von gerinnungsfördernden Substanzen, zur Aktivierung des Hageman-Faktors und zur Ingangsetzung einer rapide fortschreitenden intravasalen Gerinnung [25, 38]. Der Prozeß ähnelt einer generalisierten Shwartzman-Sanarelli-Reaktion [6, 12]; die histopathologischen und immun-histopathologischen Befunde deuten darauf hin, daß zumindest in der Initialläsion Immunkomplexmechanismen als auslösende Faktoren eine Rolle spielen [14], um so mehr als die Plättchenaggregation auch bei der „gewöhnlichen" Immunkomplexvaskulitis von Bedeutung ist [7]. Es wäre denkbar, daß der primär entzündliche Gefäßschaden die Ingangsetzung der intravasalen Koagulation fördert, weswegen wir die Purpura fulminans als intravasale Koagulationsvaskulitis bezeichnet haben [14].

Therapeutisch steht die Bekämpfung der Verbrauchskoagulopathie durch Heparin im Vordergrund. Bei rechtzeitigem Einsatz dieser Behandlung und gleichzeitiger Bekämpfung der bakteriellen Infektion können die Patienten durchgebracht werden, allerdings ergibt sich bei fortgeschrittenem Gewebsschaden die Notwendigkeit der chirurgischen Abtragung des nekrotischen Materials und Transplantation bzw. Amputation.

Pustulosis acuta generalisata

1974 beschrieb Tan [35] unter dem Titel „akutes generalisiertes pustulöses Bakterid" eine Dermatose, die durch zunächst akrolokalisiertes, dann jedoch generalisiertes pustulöses Exanthem bei gleichzeitigem Auftreten eines erhöhten Antistreoptolysin-Titers gekennzeichnet war. Auffallend war der histologische Befund einer klassischen, leukozytoklastischen Vaskulitis. Ähnliche Fälle waren schon von anderen mitgeteilt worden [22], die Bedeutung der bei diesem Syndrom auftretenden Vaskulitis wurde jedoch erst von Braun-Falco et al. [1] richtig herausgestellt, die die Dermatose als Pustulosis acuta generalisata von anderen pustulösen Eruptionen abgrenzten. Von Ishikawa et al. [17] wurden kürzlich 8 Fälle mitgeteilt. Klinisch ist die Dermatose durch folgende Symptome charakterisiert: (1) akuter Beginn nach einer infektiösen Erkrankung meist der oberen Respirationswege (und/oder medikamentöser Behandlung), (2) eine unter mäßigem Fieber auftretende Eruption multipler disseminierter entzündlicher Pusteln, die zunächst an Handtellern und Fußsohlen beginnend, auf die Dorsalflächen der Extremitäten übergreifend, zu einer diskreten Generalisation führen können, und (3) spontane Remission.

Die pustulösen Effloreszenzen sind durch einen scharf begrenzten entzündlich geröteten Randsaum gekennzeichnet (Abb. 4), sie sind steril, histologisch liegt ihnen als feingewebliches Substrat eine unilokuläre, intraepidermal bis subkorneal gelegene Pustel zugrunde,

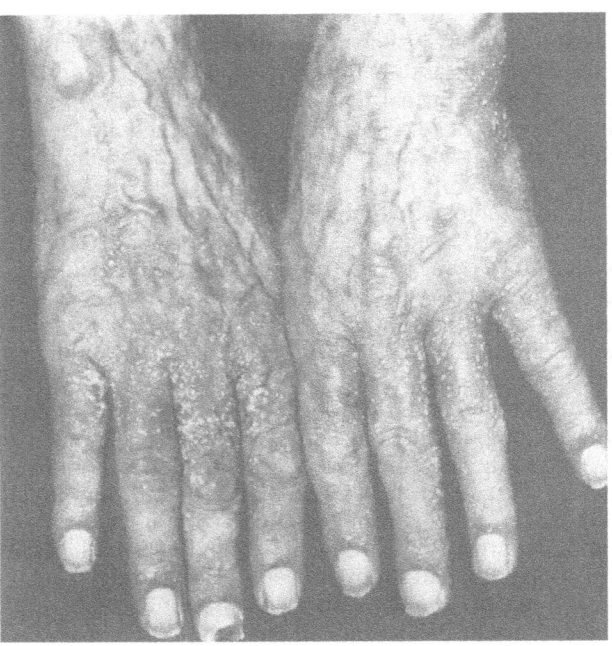

Abb. 4. Akute generalisierte Pustulose. Multiple oberflächliche Pusteln auf erythematös-infiltrierter Basis

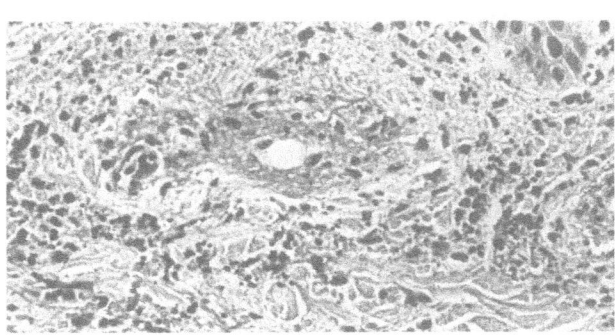

Abb. 5. Akute generalisierte Pustulose. Nekrotisierende Vaskulitis mit fibrinoider Gefäßwandnekrose und Leukozytoklasie im oberen Korium

in der gelegentlich sekundär-akantholytische Zellen auftreten können [1]. Im Korium findet sich eine fibrinoide Nekrose der postkapillären Venolen mit leukozytärer Infiltration und Leukozytoklasie (Abb. 5), auch elektronenmikroskopisch und immunfluoreszenzmikroskopisch sind die typischen Veränderungen einer nekrotisierenden Vaskulitis (C3- und vereinzelt IgM-Ablagerungen) vorhanden [1, 17]. Die wichtigsten Symptome dieses Syndroms sind in Tabelle 2 zusammengefaßt.

Akute febrile neutrophile Dermatose (Sweet-Syndrom)

1964 beschrieb Sweet eine distinkte Dermatose, die er deskriptiv als akute febrile neutrophile Dermatose bezeichnete [32]. Kardinalsymptome sind elevierte, schmerzhafte, inflammatorische Papeln und Plaques der Haut, histologisch dichte polymorphkernige Infiltrate, Leukozytose und Fieber.

Das Syndrom hat eine weltweite Verbreitung [9, 26], seit der Publikation von Sweet sind über 100 Fälle be-

Tabelle 2. Akute generalisierte Pustulose

Symptomatik
- Angina, respiratorischer Infekt (Antibiotika, Baktrim)
- Akutes Auftreten
- sterile Pusteln auf entzündlicher Basis
- Handflächen, Handrücken, disseminiert, generalisiert
- Fieber
- Leukozytose
- erhöhte Blutsenkungsreaktion

schrieben worden [34]. Frauen sind wesentlich häufiger als Männer befallen. Klinisch kommt es zu einer akuten Eruption düsterrot entzündlicher Papeln und Knoten, die zu größeren unregelmäßig aber scharf begrenzten Plaques konfluieren und die eine unregelmäßige gehökkerte Oberfläche aufweisen [2] (Tabelle 3). Durch ein massives Ödem des Papillarkörpers können die Papeln im Zentrum weißlich und vesikulös erscheinen, palpatorisch sind sie jedoch solide und hart (Abb. 5). Prädilektionsstellen sind die oberen Extremitäten, der Stamm, das Gesicht und der Hals. Die Läsionen können einzeln oder multipel und gelegentlich als generalisierte Eruption auftreten, sie sind auf Berührung empfindlich, oft spontan schmerzhaft, breiten sich langsam aus und können ohne Behandlung durch Wochen, gelegentlich sogar durch Monate weiterbestehen. Bemerkenswert ist die Tatsache, daß bei Rezidiven oft die gleichen Stellen befallen werden und daß die Rückbildung fast immer ohne Narbenbildung erfolgt [13].

Die Leitsymptom ist Fieber, das der Eruption einige Tage vorausgehen kann, wieder abklingt oder die Dermatose während ihres Bestehens begleitet [33]. Weitere Symptome sind Kopfschmerzen, allgemeines Krankheitsgefühl, gelegentliches Erbrechen, Konjunktivitis sowie generalisierte Arthralgien [13]. Relativ konstante und damit pathognomonische Laborbefunde sind eine erhöhte Blutsenkung sowie eine Leukozytose mit Linksverschiebung, die jedoch nicht in jedem Fall nachweisbar sein muß [15]. An assoziierten Erkrankungen wurden bisher vereinzelt maligne Tumoren, vor allem myeloische Leukämien [8, 18, 20, 27], auch eine transiente myeloische Proliferation [4] beschrieben, doch ist die Zahl der bisher mitgeteilten Patienten zu klein, um eine

Tabelle 3. Sweet-Syndrom

Symptomatik
○ Gruppierte, schmerzhafte, derbe glasig-transparente Papeln mit Konfluenzneigung
○ Gesicht, Hals, obere Extremitäten, Stamm
○ Fieber
○ Leukozytose
○ hohe Blutsenkungsreaktion

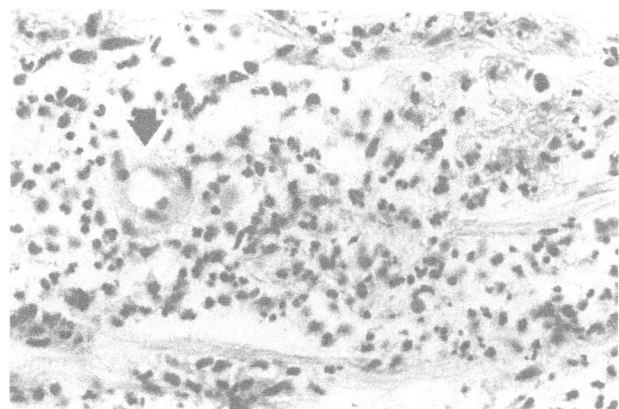

Abb. 7. Sweet-Syndrom, oberes Korium. Dichtes polymorphkerniges Infiltrat und Leukozytoklasie. Die kleine Venole (Pfeil) zeigt zwar Wandhomogenisierung, jedoch keine morphologisch eindeutige Zeichen einer Vaskulitis

Einordnung der Sweet-Erkrankung als paraneoplastisches Syndrom zu gestatten [13].

Histopathologisch findet sich ein hochgradiges Ödem des Papillarkörpers sowie eine außerordentlich dichte Infiltration des Koriums durch polymorphkernige Leukozyten. Typischerweise findet sich eine massive Leukozytoklasie, die im Verein mit dem neutrophilen Infiltrat bei oberflächlicher Betrachtung an eine Vaskulitis erinnert (Abb. 6). Allerdings sind bisher weder fibrinoide Gefäßwandnekrosen noch die für Immunkomplexvaskulitis typischen Immunglobulin- und Komplementablagerungen beschrieben worden. Elektronenmikroskopisch deuten allerdings multiple konzentrische Basallaminae, vereinzelt Endothelzellschäden und aktivierte Endothelien, wie sie bei gefäßregenerativen Prozessen beobachtet werden, darauf hin, daß an den Gefäßen ein pathologischer Prozeß abgelaufen sein muß [15].

Therapeutisch haben Antibiotika keinen Effekt, durch systemisch verabreichte Kortikosteroide läßt sich jedoch eine schlagartig einsetzende Abheilung erzielen. Die klinische Manifestation, die Histologie und das rasche Ansprechen auf Kortikosteroidtherapie deuten darauf hin, daß beim Sweet-Syndrom eine Überempfindlichkeitsreaktion, möglicherweise auf ein infektiöses Agens vorliegt [13]. Obgleich bestimmte morphologische Befunde einen entzündlichen Gefäßprozeß suggerieren, fehlt dafür noch der Beweis. Der Einschluß des Sweet-Syndroms unter „neuere Vaskulitis-Syndrome" erfolgt daher mit dem Zweck, zur weiteren Suche nach initialen Gefäßläsionen, zirkulierenden Immunkomplexen und anderen immunologischer Phänomenen sowie assoziierten, möglicherweise aufschlußreichen Erkrankungen anzuregen.

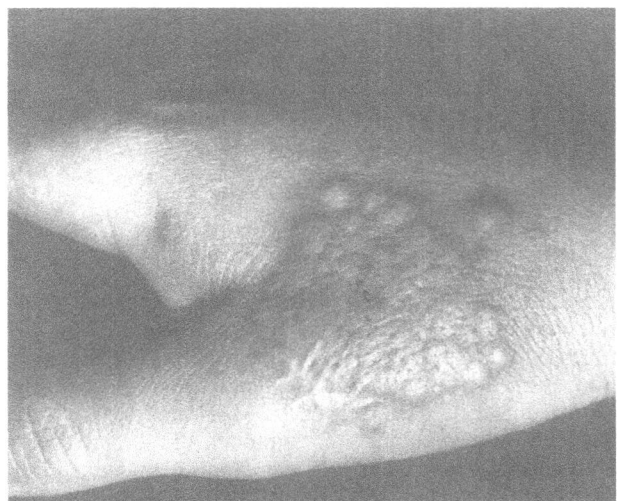

Abb. 6. Sweet-Syndrom. Gruppierte, konfluierende Papeln am Handrücken (aus [15])

Literatur

1. Braun-Falco O, Luderschmidt C, Maciejewski W, Scherer R (1978) Pustulosis acuta generalisata. Hautarzt 29:371
2. Crow KD, Kerdel-Vegas F, Rook A (1969) Akute febrile neutrophilic dermatosis. Sweet's syndrome. Dermatologica 139:123
3. Diaz LA, Provost TT, Tomasi TB Jr (1973) Pustular necrotising angiitis. Arch Dermatol 108:114

4. Dymock RB, van Deth AG, Dale B, Parry WDH (1978) Acute febrile neutrophilic dermatosis (Sweet's syndrome) with myeloid proliferation. Aust J Dermatol 19:24
5. Feig PU, Soter NA, Yager HM, Caplan L, Rosen S (1976) Vasculitis with urticaria, hypocomplementemia and multiple system involvement. JAMA 236:2065
6. Gaynor E, Bouvier C, Spaet TH (1970) Vascular lesions: Possible pathogenetic basis of the generalized Shwartzman reaction. Science 170:896
7. Greaves MW (1980) Pharmacological factors in initiation of cutaneous vasculitis. In: Wolff K, Winkelmann RK (eds) Vasculitis. Lloyd & Luke, London, pp 49–53
8. Greer KW, Pruitt JL, Bishop GF (1975) Acute febrile neutrophilic dermatosis (Sweet's syndrome). Arch Dermatol 111:1461
9. Gunawardena DA, Gunawardena KA, Ratnayka RSRS, Vasantnathan NS (1975) The clinical spectrums of Sweet's syndrome (acute febrile neutrophilic dermatosis) – a report of eighteen cases. Br J Dermatol 92:363
10. Heal FC, Kent G (1953) Purpura fulminans with afibrinogenaemia. Can Med Assoc J 69:367
11. Hintner H, Tappeiner G (1979) Nekrotisierende Vasculitis: Manifestation als Urticaria. Hautarzt 30:484
12. Hjort PF, Rapaport SI (1965) The Shwartzman reaction: Pathogenetic mechanisms and clinical manifestations. Annu Rev Med 16:135
13. Hönigsmann H, Wolff K (1980) Acute febrile neutrophilic dermatosis (Sweet's syndrome). In: Wolff K, Winkelmann RK (eds) Vasculitis. Lloyd & Luke, London, pp 218–227
14. Hönigsmann H, Wolff K (1980) Purpura fulminans – intravascular coagulation vasculitis. In: Wolff K, Winkelmann RK (eds) Vasculitis. Lloyd & Luke, London, pp 218–227
15. Hönigsmann H, Kempter R, Wolff K (1979) Akute febrile neutrophile Dermatose. Wien Klin Wochenschr 91:842
16. Holst R, Mobacken H (1970) Acute febrile neutrophilic dermatosis (Sweet's syndrome). Acta Derm Venereol 51:63
17. Ishikawa I, Nameki H, Hattori A (1979) Akutes generalisiertes pustulöses Bakterid: Eine Abart des pustulösen Bakterid Andrews. Hautarzt 29:144
18. Klock JC, Oken R (1976) Febrile neutrophilic dermatosis in acute myelogenous leukemia. Cancer 37:922
19. Mackay DG, Margaretten W (1976) Disseminated intravascular coagulation in virus diseases. Arch Intern Med 120:129
20. Matta M, Malak J, Tabet E (1973) Sweet's syndrome: Systemic association. Cutis 12:561
21. McDuffie FC, Sams WM Jr, Maldonado JE, Andreini PH, Conn DL, Samayoa EA (1973) Hypocomplementemia with cutaneous vasculitis and arthritis: Possible immune complex syndrome. Mayo Clin Proc 48:340
22. McMillan AL (1973) Generalized pustular drug rash. Dermatologica 146:285
23. Rahal JJ Jr, McMahon ME, Weinstein L (1968) Thrombozytopenia and symmetrical peripheral gangrene associated with staphylococcal and streptococcal bacteriemia. Ann Intern Med 69:35
24. Raimer SS, Duncan C (1978) Febrile neutrophilic dermatosis in acute myelogenous leukemia. Arch Dermatol 114:413
25. Rodriguez-Erdmann F (1965) Bleeding due to increases intravascular blood coagulation. Hemorrhagic syndromes caused by consumption of blood-clotting factors (consumption-coagulopathies). N Engl J Med 273:1370
26. Sanchez de Paz F (1977) Doktorarbeit, Universität Madrid
27. Shapiro L, Baraf CS, Richheimer LL (1971) Sweet's syndrome (acute febrile neutrophilic dermatosis). Arch Dermatol 113:81
28. Sissons JGP, Williams DG, Peters DK, Boulton-Jones JM, Goldsmith HJ (1974) Skin lesions, angioedema, and hypocomplementemia. Lancet II:1350
29. Soter NA (1977) Chronic urticaria as a manifestation of necrotizing venulitis. N Engl J Med 296:1440
30. Soter NA (1980) Urticarial vasculitis. In: Wolff K, Winkelmann R (eds) Vasculitis. Lloyd & Luke, London, pp 183–187
31. Soter NA, Austen KF, Gigli I (1974) Urticaria and arthralgies as manifestations of necrotizing angiitis (vasculitis). J Invest Dermatol 63:485
32. Sweet RD (1964) An acute febrile neutrophilic dermatosis. Br J Dermatol 76:349
33. Sweet RD (1968) Further observations in acute febrile neutrophilic dermatosis. Br J Dermatol 80:800
34. Sweet RD (1979) Acute febrile neutrophilic dermatosis – 1978. Br J Dermatol 100:93
35. Tan RSH (1974) Acute generalized pustular bacterid. An unnormal manifestation of leucocytoclastic vasculitis. Br J Dermatol 91:209
36. Targan SR, Chassin MRG, Guze LB (1975) Dilantin-induced disseminated intravascular coagulation. A case report. Ann Intern Med 83:227
37. Wolff K, Winkelmann RK (eds) (1980) Vasculitis. Lloyd & Luke, London
38. Yoshikawa T, Tanaka RK, Guze LB (1971) Infection and disseminated intravascular coagulation. Medicine (Baltimore) 50:237

Prof. Dr. Klaus Wolff,
Vorstand der Univ.-Hautklinik Innsbruck,
Anichstraße 35,
A-6020 Innsbruck

Transitorische akantholytische Dermatose (Grover)

H. H. Wolff, München

Das Wesen der 1970 von Grover [2] beschriebenen Erkrankung läßt sich am besten aus der Geschichte ihrer Entdeckung verstehen. Es erscheint bezeichnend, daß diese Krankheit nicht zuerst in einer Klinik oder einem histopathologischen Labor erkannt wurde, sondern von einem Dermatologen in der Praxis. Grover beobachtete immer wieder ältere Patienten mit einem meist diskreten, juckenden, aus sukkulenten, manchmal keratotischen, oft gruppiert stehenden Papeln, Papulovesikeln oder Seropapeln bestehendem Exanthem, besonders im oberen Rumpfbereich (Abb. 1), leicht überwiegend bei Männern [2, 5, 6, 8, 11]. Hauterscheinungen und Juckreiz verschwanden meist innerhalb von Wochen bis wenigen Monaten. Grover entnahm regelmäßig Biopsien, und er war erstaunt über die histopathologischen Befunde, die oft einem M. Darier, M. Hailey-Hailey oder gar Pemphigus vulgaris entsprachen [1, 2, 11]. Diese Diagnosen kamen aber von der Anamnese, dem klinischen Bild und dem Verlauf her nicht in Frage. Er war couragiert genug, dieses Krankheitsbild als eigenständig unter der Bezeichnung „Transient Acantholytic Dermatosis" im „Archives of Dermatology" darzustellen, und

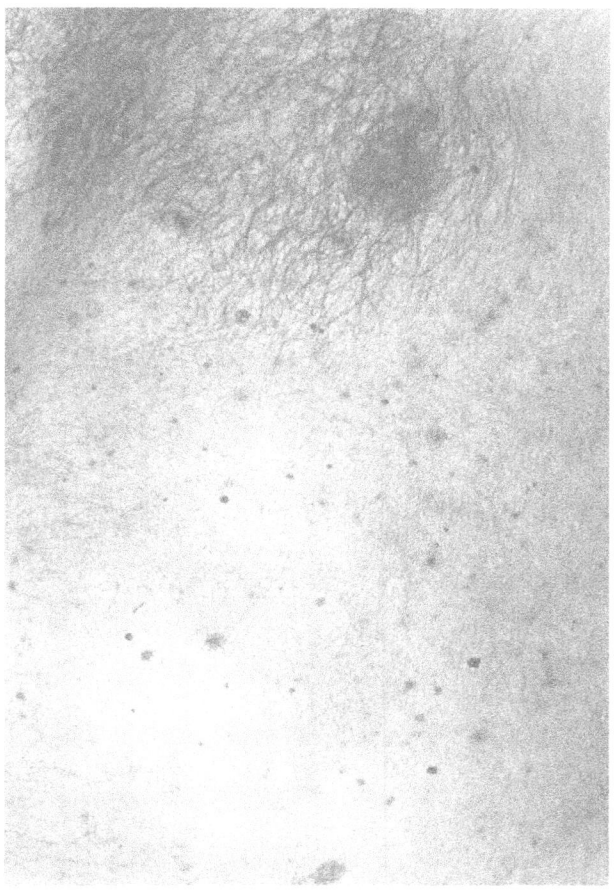

Abb. 1. Transitorische akantholytische Dermatose: diskrete, disseminierte Papeln am Stamm

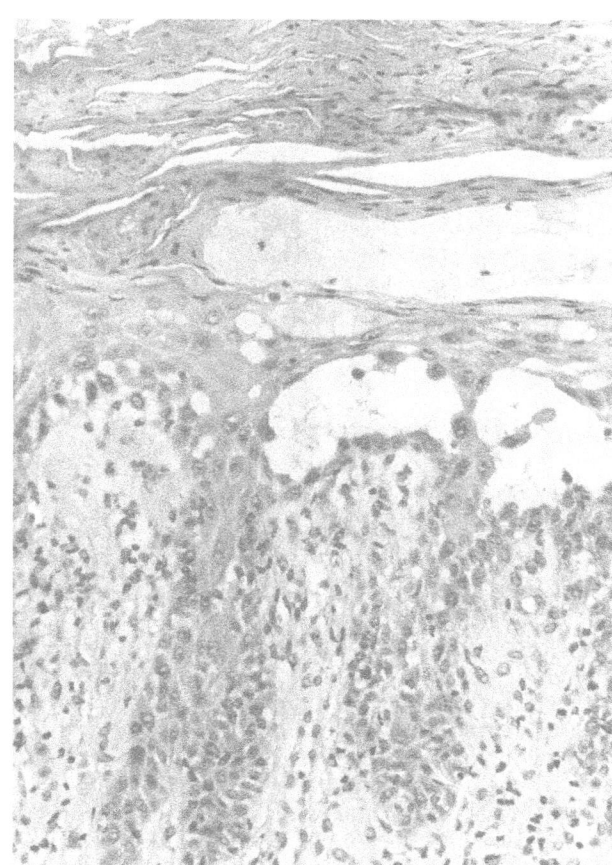

Abb. 3. Transitorische akantholytische Dermatose. Akanthose, suprabasale Akantholyse, Parakeratose, ähnlich wie bei M. Hailey-Hailey. 165:1

nisch verlaufenden „benignen papulösen akantholytischen Dermatose" [4] identisch. Die Diagnose ergibt sich aus der Kombination von klinischem und histopathologischem Bild. Histologisch ist stets Akantholyse nachweisbar, wobei überlappend vier Varianten des mikroskopischen Bildes vorkommen: Darier-Typ (Abb. 2), Hailey-Hailey-Typ (Abb. 3), Pemphigus-Typ und spongiotisch-akantholytischer Typ [1, 11]. Die Elektronenmikroskopie bestätigt die Akantholyse, ohne deren Ursache aufzudecken [3, 6, 7, 11]. Immunpathologische Untersuchungen verliefen stets negativ [5, 6, 8, 11]. Die Ursache der Erkrankung ist unbekannt. Provokation durch Licht kommt vor [2]. Als Therapie empfehlen sich äußerlich Steroidcremes und Lotio alba; über die Wirksamkeit niedriger innerlicher Steroidgaben wurde berichtet [2], ferner neuerdings über Erfolge mit Vitamin A [5, 9].

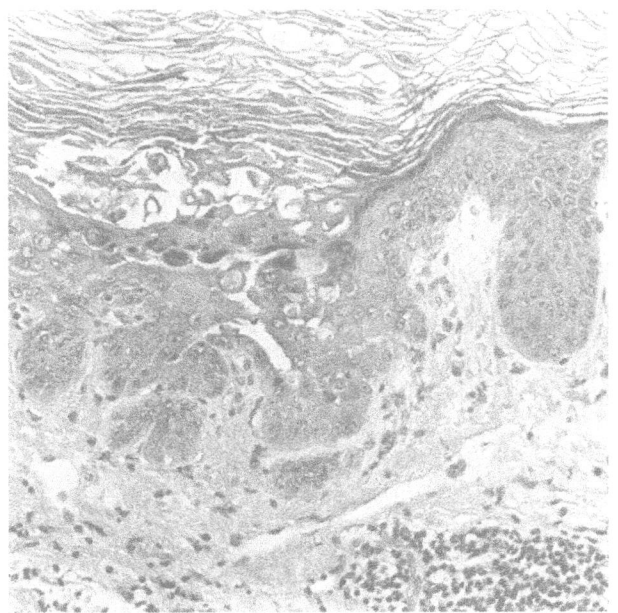

Abb. 2. Transitorische akantholytische Dermatose. Fokale akantholytische Dyskeratose wie bei M. Darier. HE, 105:1

seine Beobachtung wurde inzwischen weithin bestätigt. Neben der „transitorischen" Form gibt es auch Erkrankungen mit längerem Verlauf, die folgerichtig als „persistierende akantholytische Dermatose" [10] bezeichnet wurden. Diese Form ist wahrscheinlich mit der von Heaphy, Tucker und Winkelmann beschriebenen, chro-

Literatur

1. Chalet M, Grover RW, Ackerman AB (1977) Transient acantholytic dermatosis: A reevaluation. Arch Dermatol 113:431–435
2. Grover RW (1970) Transient acantholytic dermatosis. Arch Dermatol 101:426–434
3. Grover RW, Duffy JL (1975) Transient acantholytic dermatosis. Electron microscopic study of the Darier type. J Cutan Pathol 2:111–127
4. Heaphy MR, Tucker SB, Winkelmann RK (1976) Benign papular acantholytic dermatosis. Arch Dermatol 112: 814–821

5. Heenan PJ, Quirk CJ (1980) Transient acantholytic dermatosis. Br J Dermatol 102:515–520
6. Horn F, Gebhart W, Luger T (1978) Dermatose acantholytique transitoire (Grover). Ann Dermatol Venereol 105:581–585
7. Kanzaki T, Hashimoto K (1978) Transient acantholytic dermatosis with involvement of oral mucosa. J Cutan Pathol 5:23–30
8. Pehamberger H, Gschnait F, Konrad K, Holubar K (1977) Transient acantholytic dermatosis Grover. Z Hautkr 52:841–846
9. Rohr JB, Quirk CJ (1979) Treatment of transient acantholytic dermatosis. Arch Dermatol 115:1033–1034
10. Simon RS, Bloom D, Ackerman AB (1976) Persistent acantholytic dermatosis. Arch Dermatol 112:1429–1431
11. Wolff HH, Chalet M, Ackerman AB (1977) Transitorische acantholytische Dermatose (Grover). Hautarzt 28:78–82

Prof. Dr. med. H. H. Wolff,
Klinik für Dermatologie und Venerologie,
Ratzeburger Allee 160
D-2400 Lübeck

Angiolymphoide Hyperplasie mit Eosinophilie

H. H. Wolff, München

Klinisch handelt es sich um solitäre, lokalisiert-multiple (Abb. 1) oder disseminierte, angiomatöse, kutan-subkutane Tumoren, die überwiegend am Kopf (besonders im Gesicht und an den Ohren) vorkommen [5, 7, 9]. An Allgemeinsymptomen können eine Bluteosinophilie, manchmal eine Lymphadenopathie bestehen. Histologisch (Abb. 2 und 3) besteht der Tumor aus bizarr konfigurierten Kapillaren, die von einem pleomorphen, plumpen, pflastersteinartig in das Lumen vorspringenden Endothel ausgekleidet sind. Daneben besteht ein fleckförmiges lymphozytäres Infiltrat, das mit zahlreichen Eosinophilen durchmischt ist. In älteren Läsionen findet sich Lymphfollikelbildung. Semidünnschnitte (Abb. 4) und die Elektronenmikroskopie (Abb. 5) zeigen unregelmäßig gelappte Kerne sowie ungewöhnliche Zytoplasmavakuolen und Zytofilamentbündel in den Endothelzellen [1, 2, 3, 10]. Die Kombination mit Mucinosis follicularis wurde mehrfach beschrieben [6, 10]. Zur Behandlung wird vor allem die Exzision im Gesunden empfohlen, der Wert der Röntgentherapie ist umstritten [6, 7]. Die Prognose ist günstig, aber häufig durch Rezidive belastet.

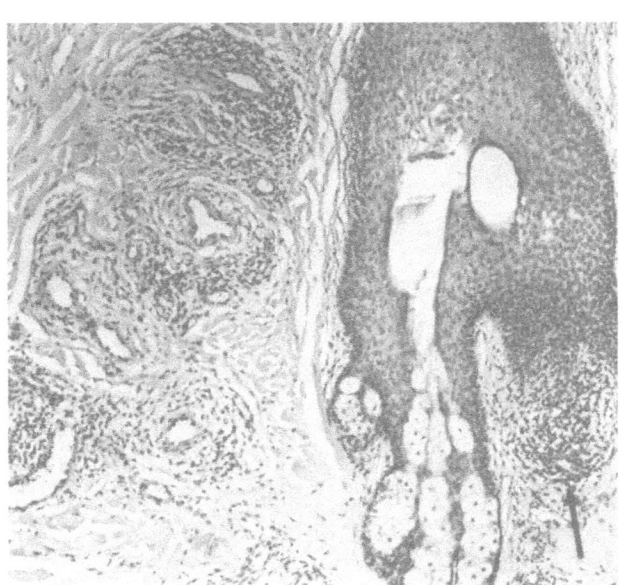

Abb. 2. Histologie, Übersicht: bizarre Kapillaren, fleckiges Rundzellinfiltrat und Mucinosis follicularis (Pfeil). HE, 40:1

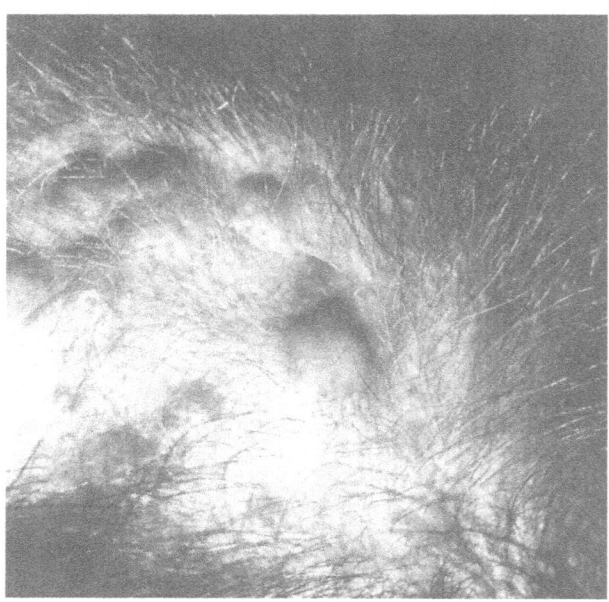

Abb. 1. Angiolymphoide Hyperplasie mit Eosinophilie: klinisch multiple kutan-subkutane Tumoren in einem umschriebenen Bereich des Kapillitiums

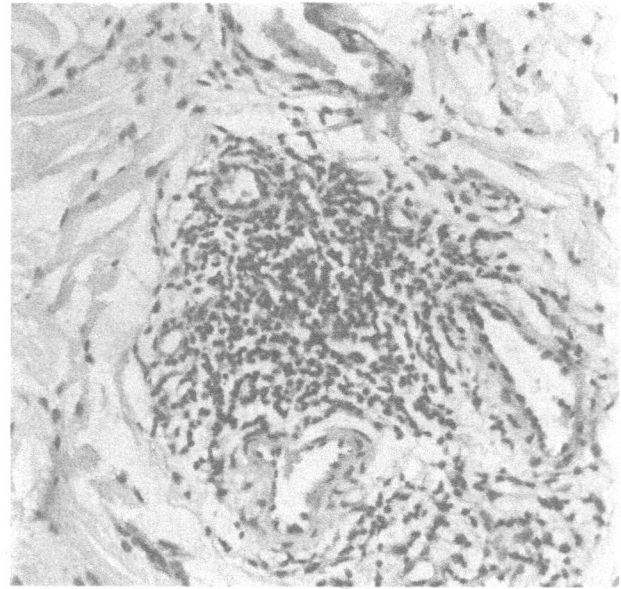

Abb. 3. Angedeutete Lymphfollikelbildung in der Nähe von Anschnitten atypischer Kapillaren. HE, 165:1

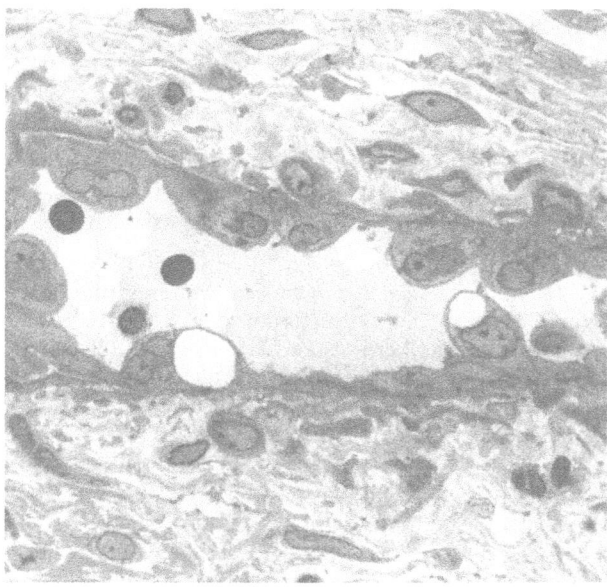

Abb. 4. Semidünnschnitt: plumpe Endothelzellen mit gelappten Kernen und Vakuolen. 264:1

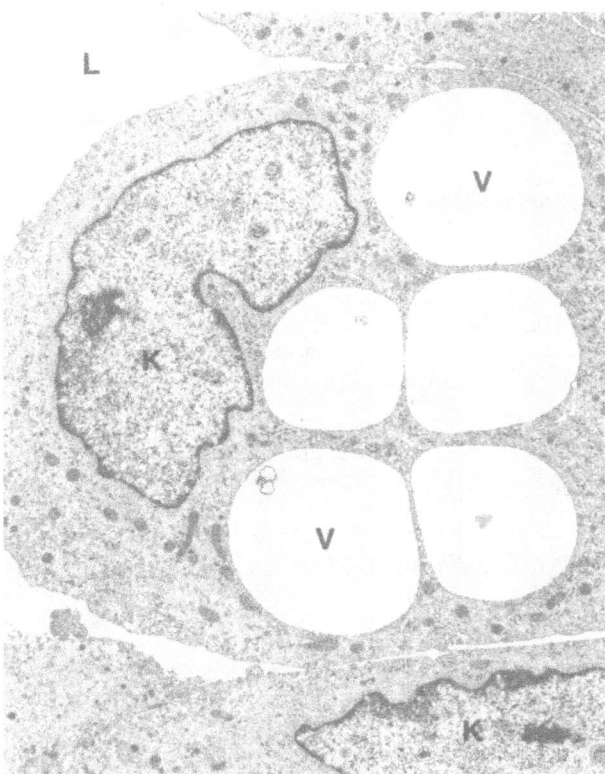

Abb. 5. Elektronenmikroskopie: pflastersteinartig ins Lumen vorspringende Endothelzelle mit großen Vakuolen. L = Lumen, K = Endothelzellkerne, V = Vakuolen. 8000:1

Die Erkrankung wurde unter einer Vielzahl von Bezeichnungen beschrieben, u.a. atypisches oder Pseudo-Granuloma pyogenicum [3, 9], angioblastische lymphoide Hyperplasie mit Eosinophilie [7]. Der deskriptive Begriff „angiolymphoide Hyperplasie mit Eosinophilie" wird heute für ein relativ breites Spektrum dieser Erkrankung benutzt. Es wird aber noch diskutiert, ob alle genannten Bezeichnungen echte Synonyme darstellen, die möglicherweise nur verschiedene Stadien, Verläufe oder Schweregrade der gleichen Krankheit beschreiben, oder ob sich dahinter unterschiedliche Entitäten verbergen. Insbesondere ist die Gleichsetzung der „angiolymphoiden Hyperplasie mit Eosinophilie" (besser wäre: „mit Eosinophilen" oder „Gewebseosinophilie") mit dem im Fernen Osten wesentlich häufigeren, 1948 von Kimura et al. (zit. nach [5]) beschriebenen Krankheitsbild [5, 7] nicht allgemein akzeptiert. Der M. Kimura zeigt stärkere systemische Beteiligung (Lymphknoten, Bluteosinophilie), die Tumoren liegen meist tiefer subkutan, histologisch herrschen Lymphfollikel vor. Diese Erkrankung ist eher den Pseudolymphomen zuzuordnen. Rosai et al. haben andererseits kürzlich vorgeschlagen, die angiolymphoide Hyperplasie mit Eosinophilie und ähnliche angiomatöse Hautveränderungen – aber *ohne* „M. Kimura of the Orient" – mit anderen proliferativ-vaskulären Erkrankungen von Knochen, Periost, Herzmuskel und großen Gefäßen unter dem Konzept der „histiozytoiden Hämangiome" zusammenzufassen [8]. Dies sei erwähnt, um zu zeigen, daß die Einordnung des dargestellten Krankheitsbildes noch nicht allgemein akzeptiert abgeschlossen wurde. Dennoch sollte die Erkrankung in der hier vorgestellten Form von angiomatösen Hautläsionen jedem Dermatologen bekannt sein, da sie auch bei uns nicht allzu selten zu sein scheint, klinisch und histologisch charakteristisch und unserer Therapie zugänglich ist.

Literatur

1. Castro C, Winkelmann RK (1974) Angiolymphoid hyperplasia with eosinophilia in the skin. Cancer 34:1696–1705
2. Daniels DG, Schrodt GR, Fliegelman MT, Owen LG (1974) Ultrastructural study of a case of angiolymphoid hyperplasia with eosinophilia. Arch Dermatol 109:870–872
3. Eady RAJ, Wilson Jones E (1977) Pseudopyogenic granuloma: enzyme histochemical and ultrastructural study. Hum Pathol 8:653–668
4. Grimwood R, Swinehart JM, Aeling JL (1979) Angiolymphoid hyperplasia with eosinophilia. Arch Dermatol 115:205–207
5. Kawada A (1976) Morbus Kimura. Darstellung der Erkrankung und ihre Differentialdiagnose. Hautarzt 27:309–317
6. Konrad K, Gschnait F, Wolff K (1976) Die angiolymphoide Hyperplasie mit Eosinophilie. Z Hautkr 51:545–552
7. Reed RJ, Terazakis N (1972) Subcutaneous angioblastic lymphoid hyperplasia with eosinophilia (Kimura's disease). Cancer 29:489–497
8. Rosai J, Gold J, Landy R (1979) The histiocytoid hemangiomas. A unifying concept embracing several previously described entities of skin, soft tissue, large vessels, bone, and heart. Hum Pathol 10:707–730
9. Wilson Jones E, Bleeken SS (1969) Inflammatory angiomatous nodules with abnormal blood vessels occuring about the ears and scalp (pseudo or atypical pyogenic granuloma). Br J Dermatol 81:804–816
10. Wolff HH, Kinney J, Ackerman AB (1978) Angiolymphoid hyperplasia with follicular mucinosis. Arch Dermatol 114:229–232

Prof. Dr. med. H. H. Wolff,
Klinik für Dermatologie und Venerologie,
Ratzeburger Allee 160,
D-2400 Lübeck

Mixed Connective Tissue Disease (Sharp-Syndrom)

M. Meurer und O. Braun-Falco, München

1972 wurden von Sharp et al. [1] 25 Patienten mit einem Überlappungssyndrom beschrieben, das klinisch durch das gleichzeitige Auftreten von typischen Symptomen des systemischen Lupus erythematodes (SLE), der progressiven systemischen Sklerodermie und der Dermatomyositis und immunologisch durch hochtitrige Antikörper gegen Ribonukleoproteine charakterisiert ist.

Bis heute sind mehrere hundert Fälle mit diesem „Mixed Connective Tissue Disease (MCTD)" oder „Sharp-Syndrom" publiziert. 80% der Patienten sind Frauen, meist im jüngeren und mittleren Lebensalter; vereinzelt ist das Sharp-Syndrom auch bei Kindern beschrieben worden [2].

Klinische Befunde. Die klinischen Merkmale des Sharp-Syndroms sind in Tabelle 1 zusammengefaßt. Diagnostisch wegweisend ist das Zusammentreffen von ausgeprägter Raynaud-Symptomatik mit entzündlicher Weichteilschwellung der Finger und Hände, von Polyarthralgien und proximaler Muskelschwäche mit histologischen und enzymatischen Zeichen der Myositis. Bei allen Patienten mit Verdacht auf Sharp-Syndrom sollte die Ösophagus- und Lungenfunktion untersucht werden, da sklerodermieartige Veränderungen dieser Organe, die über lange Zeit asymptomatisch verlaufen können, bei 60–80% vorkommen [3]. Dagegen entwickeln nur 10–15% der Patienten Nierenfunktionsstörungen und Glomerulonephritis wie bei SLE.

In Tabelle 2 sind die Hautmanifestationen des Sharp-Syndroms aufgeführt. Typische Frühsymptome neben der Raynaud-Symptomatik sind periunguale Teleangiektasien und eine diffuse Alopezie [3]. Hautveränderungen im Sinne eines Lupus erythematodes kommen in mehr als 50% der Fälle vor. Weitere Symptome wie Periorbitalödeme und Vaskulitiden entwickeln sich oft erst im Verlauf von späteren Rezidiven. Eine diffuse Sklerosierung der Haut mit Gelenkskontrakturen und akralen Nekrosen gehören nicht zum typischen Bild des Sharp-Syndroms.

Laborbefunde (Tabelle 3). Bei den meisten Patienten mit Sharp-Syndrom finden sich BKS-Erhöhung, polyklonale Hypergammaglobulinämie, mäßige Anämie und Leukopenie. Häufig lassen sich auch Rheumafaktoren und im akuten Stadium erhöhte Muskelserumenzyme nachweisen. Entscheidend für die Diagnose Sharp-Syndrom ist das Auftreten von antinukleären Antikörpern (AK) in hohen Titern. Diese AK sind spezifisch gegen zellkernständiges Ribonukleoprotein (RNP-Antigen) gerichtet; sie erzeugen in der indirekten Immunfluoreszenz ein typisches gesprenkeltes Kernbindungsmuster (Abb. 1), das charakteristischerweise nach Vorbehandlung des Antigensubstrats verschwindet. RNP-AK können auch direkt durch Hämagglutinations- und Geldiffusionsverfahren nachgewiesen werden.

Das RNP-Antigen gehört aufgrund seiner physiochemischen Eigenschaften zu der sog. ENA-Fraktion („extractable nuclear antigens") des Zellkerns und stellt den Ribonuklease-empfindlichen Anteil dieser löslichen Kernproteine dar. Im Gegensatz zu den DNA-AK bei SLE sind die RNP-AK beim Sharp-Syndrom unabhängig vom Krankheitsverlauf über Jahre in gleichbleibend hohen Titern nachweisbar. Bei anderen systemischen Bindegewebserkrankungen kommen RNP-AK in geringerer prozentualer Häufigkeit und Titerhöhe vor und werden als prognostisch günstiger serologischer Parameter gewertet [4].

Immunfluoreszenzbefunde. Ein weiteres diagnostisch verwertbares Charakteristikum der RNP-AK ist ihre Bindung an Zellkernbestandteile in vivo. Bei fast allen Patienten mit Sharp-Syndrom zeigt daher die klinisch unbefallene Haut in der direkten Immunfluoreszenz das typische gesprenkelte Antikörperbindungsmuster in den Epidermiszellkernen (Abb. 2). Ein positiver Lupusbandtest, d. h. subepidermale Ablagerungen von Im-

Tabelle 1. Sharp-Syndrom/Klinische Befunde

Geschlecht:	80% Frauen
Alter	5–80 Jahre (37 Jahre)
Leitsymptome:	Hand/Fingerschwellungen Raynaud-Syndrom Polyarthralgien/Arthritis Myalgien/Myositis
Häufige Symptome:	Lymphadenopathie Fieber Asymptomatische Ösophagus- und Lungenbeteiligung Polyserositis
Seltene Symptome:	Nierenbeteiligung (> 15%) Sjögren-Syndrom Trigeminusneuralgie

Tabelle 2. Sharp-Syndrom/Hautveränderungen

Häufig	Raynaud-Syndrom	85%
–	Diffuse Alopezie	65%
–	Pigmentverschiebungen	60%
–	LE chronicus discoides	
–	LE superficialis disseminatus	50%
–	Erythema perstans	
–	Periunguale Teleangiektasien	46%
Selten	Photosensibilität	28%
–	Vaskulitis	22%
–	Livide Erytheme	15%
–	Disseminierte Sklerodermie	15%
–	Calcinosis cutis	< 10%

Tabelle 3. Sharp-Syndrom/Laborbefunde

- ANA mit gesprenkelter Kernfluoreszenz (RNP-AK)
- Hypergammaglobulinämie
- BKS ↑
  Rheumafaktor
  Anämie
  Leukopenie
  Thrombozytopenie (bei Kindern)

Tabelle 4. Sharp-Syndrom/Immunfluoreszenz

- Gesprenkelte („speckled") Fluoreszenz der Epidermiszellkerne in klinisch unbefallener Haut (100%)
- Positiver Lupusbandtest in klinisch unbefallener Haut (33%)

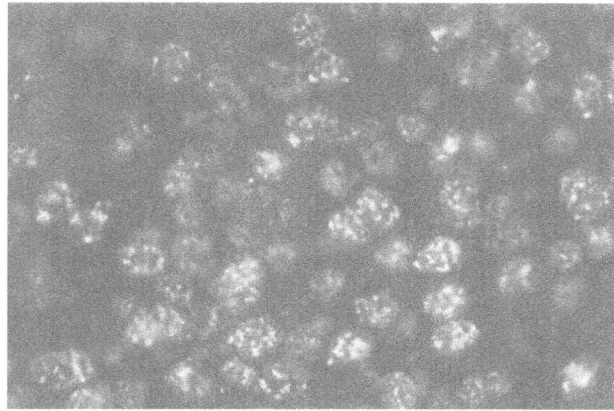

Abb. 1. Indirekte Immunfluoreszenzuntersuchung (Rattenleberschnitt) mit MCTD-Serum: Typisches gesprenkeltes Kernbindungsmuster

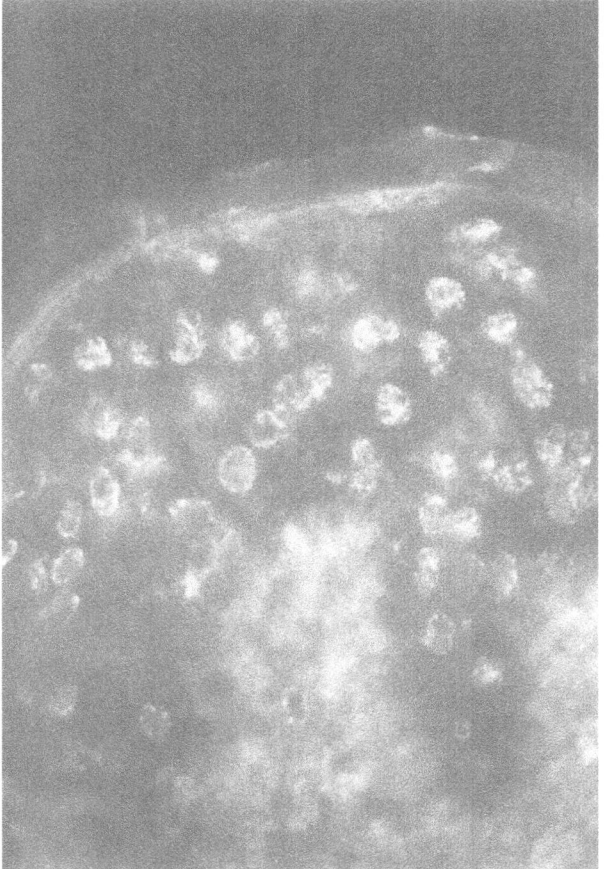

Abb. 2. Direkte Immunfluoreszenzuntersuchung in klinisch nicht-befallener Haut bei MCTD: Teils homogene, teils gesprenkelte Fluoreszenz der Epidermiszellkerne

munglobulinen und Komplement in lichtexponierter Haut ist dagegen nur bei etwa 30% nachweisbar.

Neuere Untersuchungen haben gezeigt, daß RNP-AK auch monozytäre Zellen, insbesondere Makrophagen und T-Lymphozyten penetrieren und sich intranukleär an Ribonukleoproteine anlagern können [5]. Es wird z.Z. diskutiert, ob sich aus diesen Befunden eine biologische oder pathogenetische Funktion dieser Antikörper ableiten läßt.

Verlauf und Therapie. Der Verlauf des Sharp-Syndroms ist chronisch und durch Neigung zu Rezidiven gekennzeichnet. Die mittlere Krankheitsdauer liegt bei etwa 6 Jahren (1–25 Jahre). Die Prognose des Sharp-Syndroms scheint insgesamt günstiger als die des SLE und der progressiven systemischen Sklerodermie zu sein, da einerseits eine Nierenbeteiligung nur in 10–15% auftritt und andererseits ein generalisierter Haut- und Organbefall wie bei Sklerodermie sehr selten ist. Ein Zusammentreffen mit Malignomen wurde bisher nicht beschrieben. Bei Kindern können jedoch schwere Verlaufsformen mit ausgeprägter Thrombozytopenie und Myokarditis vorkommen [2]. In der Erstbeschreibung des Syndroms wurde das gute Ansprechen der klinischen Erscheinungen auf Kortikosteroide hervorgehoben [1, 3]. Diese Beobachtung ließ sich in der Folge nicht bei allen Patienten bestätigen; in schweren Fällen ist oft der zusätzliche Einsatz von Zytostatika erforderlich. Im allgemeinen sind die SLE-artigen Erscheinungen des Sharp-Syndroms therapeutisch besser zu beeinflussen als die sklerodermiformen Symptome [3].

Literatur

1. Sharp GC, Irvin WS, Tan EM, Gould RG, Holman HR (1972) Mixed connective tissue disease – an apparently distinct rheumatic disease syndrome associated with a specific antibody to an extractable antigen (ENA). Am J Med 52:148–159
2. Singsen BH, Bernstein BH, Kornreich HK, King KK, Hanson V, Tan EM (1977) Mixed connective tissue disease in children – a clinical and serological survey. J Pediatr 90:893–900
3. Sharp GC, Anderson PL (1979) Current concepts in the classification of connective tissue diseases. Overlap syndromes and mixed connective tissue disease (MCTD). J Am Acad Dermatol 2:269–279
4. Meurer M, Ring J (1980) Das Spektrum der antinukleären und antizytoplasmatischen Antikörper bei Kollagenosen. Hautarzt 31:478–485
5. Alarcon-Segovia D, Ruiz-Arguelles A, Fishbein E (1978) Antibody to nuclear ribonucleoprotein penetrates live human mononuclear cells through Fc receptors. Nature 271:67–69

Dr. M. Meurer,
Univ.-Hautklinik der
Ludwig-Maximilian-Universität,
Frauenlobstr. 9 – 11,
D-8000 München 2

Eosinophile Fasziitis (Shulman-Syndrom)

O. Braun-Falco und M. Meurer, München

1974 beschrieb Shulman [1] zwei Patienten mit einem Sklerodermie-artigen Krankheitsbild, das sich klinisch durch eine rasch fortschreitende Verhärtung des Unterhautzellgewebes an den Extremitäten mit Kontrakturen benachbarter Gelenke, laborchemisch durch Eosinophilie und Hypergammaglobulinämie sowie histologisch durch eine ausgeprägte Verdickung und Sklerosierung der Muskelfaszie mit vorwiegend lymphozytärer Entzündungsreaktion auszeichnete. Bis heute sind annähernd 40 Patienten mit diesem Krankheitsbild als „eosinophile Fasziitis", auch als „Fasziitis mit Eosinophilie" oder als „Shulman-Syndrom" publiziert worden [2].

Klinische Befunde. Tabelle 1 faßt die wichtigsten klinischen Merkmale des Shulman-Syndroms zusammen. Im Gegensatz zu anderen Sklerodermieformen tritt das Shulman-Syndrom vorwiegend bei Männern auf. Eine bestimmte Altersgruppe ist nicht bevorzugt, der jüngste Patient war 4, der älteste 68 Jahre alt. Auffallend ist, daß mehr als die Hälfte der Patienten über ungewohnte körperliche Anstrengungen vor Krankheitsausbruch berichten. Von einigen Autoren wird daher diskutiert, ob die eosinophile Fasziitis bei disponierten Personen durch physische Überbeanspruchung ausgelöst werden kann [3]. Die ersten Krankheitszeichen treten meist symmetrisch an den distalen Extremitäten auf und greifen dann auf den Rumpf, auf Hände und Füße sowie seltener auf das Gesicht über. Nach initialer Rötung und schmerzhafter Schwellung entwickelt sich rasch eine massive bretthart Induration des Unterhautzellgewebes, die so ausgeprägt sein kann, daß es zu Bewegungseinschränkungen und Beugekontrakturen benachbarter Gelenke, vor allem an den oberen Extremitäten kommt. Auch Sehnen können in Form einer Tendovaginitis mitbefallen sein. Diese Sehnenbeteiligung äußert sich klinisch in den meisten Fällen als Karpal-Tunnel-Syndrom. Die Haut selbst ist meist nicht induriert, aber straff gespannt und zeigt eine höckrig-spiegelnde oder Apfelsinenschalen-artige Oberfläche. Neben der diffusen Form der eosinophilen Fasziitis wurde kürzlich eine lokalisierte Form beschrieben, die auf die Unterarme beschränkt blieb [4]. Abgesehen von dem möglichen Gelenk- und Sehnenbefall fehlt beim Shulman-Syndrom eine systemische Beteiligung. Raynaud-Symptomatik und Sklerodermie-artige Veränderungen im Bereich des Ösophagus und innerer Organe sind nur in wenigen Ausnahmefällen beschrieben worden [2].

Histologische Befunde. Tabelle 2 faßt die wichtigsten histologischen Befunde bei eosinophiler Fasziitis zusammen. Die Erkrankung kann ohne eine histologische Untersuchung nicht diagnostiziert werden: die Biopsie muß ausreichend tief durchgeführt werden und die Faszie sowie die unmittelbar darunterliegenden Muskelschichten miterfassen. Im Frühstadium zeigt sich eine lymphohistiozytäre und plasmazelluläre Entzündung der Faszie und der Bindegewebssepten im unteren Korium. Die Beteiligung eosinophiler Zellen an der entzündlichen Reaktion ist unterschiedlich und oft nur in herdförmiger Verteilung nachweisbar [4]. Durch Neubildung und Ablagerung von Kollagenfasern kann die Muskelfaszie bis auf das 15fache der Norm verdickt sein. Das entzündliche Infiltrat innerhalb der Faszie kann in späteren Stadien auch auf das subkutane Fettgewebe als perilobuläre Pannikulitis übergreifen. Im Spätstadium der Erkrankung breitet sich der sklerotische Prozeß entlang der Bindegewebssepten im Korium bis in das Stratum papillare aus. Die Muskulatur dagegen bleibt immer ausgespart und klar von der Faszie abgrenzbar.

Von einigen Patienten mit eosinophiler Fasziitis liegen immunfluoreszenzoptische Befunde vor: diese zeigen Ablagerungen von IgG und C3 innerhalb der Faszie und im interstitiellen Bindegewebe darunterliegender Muskelschichten [2].

Tabelle 1. Shulman-Syndrom/Klinische Befunde

Geschlecht:	♂ : ♀ = 3 : 1
Alter:	4–68 Jahre
Beginn:	Oft nach ungewohnter körperlicher Anstrengung
Symptome:	– Extremitäten: diffuse symmetrische subkutane Sklerosierung – Beugekontrakturen – Rumpfhautbeteiligung 40% – Karpal-Tunnel-Syndrom 35%

Kein Raynaud-Syndrom
Keine viszerale Beteiligung

Tabelle 2. Shulman-Syndrom/Histologische Befunde

– Epidermis:	frei
– Prädilektion:	– BG-Septen im subkutanen Fettgewebe – Muskelfaszien – interstitielles BG i. d. Muskulatur
– Befund:	Fibrose mit Kollagenhypertrophie, perivaskuläre und fleckige Infiltrate aus Plasmazellen und Lymphozyten; in 75% auch Eosinophilie

Tabelle 3. Shulman-Syndrom/Laborbefunde

– Eosinophilie im Blut (> 400–600 Eos./mm³)
– Hypergammaglobulinämie
– BKS ↑

– Antinukleäre Antikörper negativ

Tabelle 4. Shulman-Syndrom/Prognose und Therapie

– in 10–20% Spontanremissionen
– Häufig gutes Ansprechen auf Glukokortikoide in mittlerer Dosierung über Monate
– Gewöhnlich keine Exazerbation

– In wenigen Fällen Übergang in PSS (Jablonska 1979)
– Bei 5 Patienten aplastische Anämie und thrombozytopenische Purpura (Shulman 1979)

Laborbefunde (Tabelle 3). Die Bezeichnung „Eosinophile Fasziitis" bezieht sich in erster Linie auf die Eosinophilie im peripheren Blut, die im Frühstadium der Erkrankung immer nachweisbar ist und bis zu 50% der absoluten Leukozytenzahl beträgt. Die Ursache dieser auffälligen Eosinophilie ist ungeklärt, Hinweise auf eine allergische Soforttypreaktion oder auf parasitäre Erkrankungen bestehen nicht. Weiterhin findet sich in den meisten Fällen eine Hypergammaglobulinämie und eine mäßige BKS-Erhöhung. Im Gegensatz zur systemischen Sklerodermie lassen sich beim Shulman-Syndrom keine antinukleären oder antinukleolären Antikörper nachweisen.

Verlauf und Therapie (Tabelle 4). Die bisher publizierten Beobachtungen sprechen dafür, daß es sich beim Shulman-Syndrom um eine zeitlich begrenzte Variante der Sklerodermie handelt, die vor allem das subkutane Gewebe und die Muskelfaszie betrifft und die eine relativ günstige Prognose hat. Bei 10-20% der Patienten wurde über Spontanremissionen berichtet [4], die übrigen Fälle sprachen meist gut auf eine systemische Kortikosteroidtherapie an. Eosinophilie und Hypergammaglobulinämie können sich bereits wenige Wochen nach Therapie zurückbilden, die Induration des Unterhautzellgewebes bleibt in der Regel wesentlich länger bestehen. Eine vollständige Regression aller klinischen Erscheinungen tritt meist erst nach mehrmonatiger Steroidtherapie in mittlerer Dosierung ein. Nach erfolgter Abheilung kommt es in der Regel nicht mehr zu Exazerbationen. Es kann zur Zeit noch nicht entschieden werden, ob zwischen dem von Shulman selbst kürzlich beschriebenen gemeinsamen Auftreten von eosinophiler Fasziitis, aplastischer Anämie und thrombozytopenischer Purpura ein pathogenetischer Zusammenhang besteht [5]. Nur in wenigen Einzelfällen ist der Übergang von eosinophiler Fasziitis in eine progressive systemische Sklerodermie beobachtet worden [2].

Literatur

1. Shulman LE (1974) Diffuse fasciitis with hypergammaglobulinemia and eosinophilia: A new syndrome? J Rheumatol [Suppl 1] 1:82
2. Thivolet J, Jeune R, Faure M, Hermier C, Michel F (1979) Syndrome de Shulman: Fasciite avec eosinophilie. Ann Dermatol Venereol 106:859-866
3. Lupton GP, Goette DK (1979) Localized eosinophilic fasciitis. Arch Dermatol 115:85-87
4. Barnes L, Rodnan GP, Medsger TA, Short D (1979) Eosinophilic fasciitis. A pathologic study of twenty cases. Am J Pathol 96:493-507
5. Shulman LE, Hoffman R, Daniak N, Nebitt J, Adelmann HM (1979) Antibody-mediated aplastic anemia and thrombocytopenic purpura in diffuse eosinophilic fasciitis. Abstr Clin Res 27:514A

Prof. Dr. O. Braun-Falco,
Dermatologische Univ.-Klinik,
Frauenlobstr. 9 - 11,
D-8000 München 2

Forum II: Fortschritte in der Therapie

Cyclofeniltherapie der progressiven Sklerodermie*

H. Mensing und W. Meigel, Hamburg

Die progressive Sklerodermie ist eine der schwersten chronischen Erkrankungen unseres Faches. Trotz erheblicher Anstrengungen ist eine Klärung der Ätiologie sowie die Entwicklung einer kausalen Therapie bisher nicht gelungen. Insbesondere wenn die Erkrankung das sklerotische Spätstadium erreicht hat, ist eine medikamentöse Beeinflussung des Leidens bis heute nicht möglich.

Betrachtet man die Liste (Tabelle 1) der in den letzten Jahrzehnten angewandten Arzneimittel, so läßt bereits die Vielzahl der Substanzen erkennen, daß ein wirksames Prinzip bisher fehlt. Da eine kausale Therapie bis heute nicht möglich ist, sind alle bisherigen Behandlungsversuche als symptomatische Maßnahmen einzustufen. Eine symptomatisch ausgerichtete Therapie muß aber besonders streng an ihren Nebenwirkungen gemessen werden. Bemerkenswert erscheint in diesem Zusammenhang, daß auch Medikamente mit ausgeprägten systemischen Nebenwirkungen lediglich die Besserung des Hautzustandes zur Folge hatten. Die Mitbeteiligung innerer Organe, letztlich der quoad vitam für den Patienten entscheidende Faktor, konnte jedoch nicht ausreichend verbessert werden [3, 7].

Bei der Suche nach alternativen Therapiekonzepten für die von uns betreuten Sklerodermiepatienten wurden wir auf eine Substanz aufmerksam, die von einer schwedischen Arbeitsgruppe seit einiger Zeit eingesetzt wird [5, 6]. Es handelt sich um Cyclofenil, einem Stilböstrolderivat (Abb. 1), das in Deutschland unter dem Namen Fertodur zugelassen ist.

Cyclofenil wurde bisher in der Gynäkologie zur Induktion von Follikelreifung, Follikelsprung und Corpus-luteum-Bildung eingesetzt [1, 4]. Es wirkt zentral antiöstrogen über eine Hemmung des negativen „feed back" der ovariell gebildeten Östrogene mit konsekutiver Freisetzung der Releasing-Hormone für FSH und LH.

Der Wirkungsmechanismus bei der Sklerodermie ist weitgehend unbekannt. Es gibt aber Hinweise, daß einerseits der Prolineinbau in das Kollagenmolekül im Sinne einer Inhibition beeinflußt wird, andererseits Cyclofenil auch in die Mukopolysaccharidsynthese eingreift [2].

Aufgrund der Erkenntnisse der letzten Jahre [9, 10] unterscheidet man bei der progressiven Sklerodermie zwei unterschiedliche Krankheitsverläufe, die therapeutisch different anzugehen sind (Tabelle 2 und 3).

Im sklerotischen Stadium der Akrosklerose werden zur Zeit verschiedene Therapeutika empfohlen (Tabelle 1). Für die von uns aufgegriffene Cyclofeniltherapie haben wir Patienten ausgewählt, die in diesem Spätstadium der Erkrankung stehen. Bisher wurden insgesamt 10 Patienten mit Cyclofenil behandelt. In den Tabellen 4 und 5 sind die schweren Spätkomplikationen sowie Manifestationen an inneren Organen aufgelistet. Die typischen Symptome wie Sklerodaktylie, Teleangiektasien, Poikilodermie, Mikrostomie und Ulzerationen boten alle Patienten in unterschiedlicher Ausprägung.

Die Dosierung für alle Patienten betrug initial 3×200 mg/die.

Da nur 5 Patienten (Tabelle 4) bisher länger als 6 Monate mit Cyclofenil behandelt wurden, läßt sich eine Bewertung der Therapie nur bei diesen mit einiger Sicherheit durchführen. Nahezu alle Patienten, eingeschlossen die 5 erst kurzfristiger therapierten Personen gaben ca. 3–4 Wochen nach Therapiebeginn ein ver-

Tabelle 1. Bisherige Therapie der progressiven Sklerodermie

K-p-Aminobenzoat	vasoaktive Substanzen
d-Penicillamin	EDTA
Griseofulvin	niedermolekulare Dextrane
Immunsuppressiva	Aldosteronantagonisten
Zytostatika	Cyclofenil

Tabelle 2. Einteilung der progressiven Sklerodermie

A. Akrosklerose
 1. ödematöse Frühphase
 2. sklerotische Spätphase

B. diffuse Sklerodermie

Tabelle 3. Stadienorientierte Therapie der progressiven Sklerodermie

A_1: niedermolekulare Dextrane
 Alpha-Blocker

A_2: Cyclofenil

B : Kortikosteroide
 Immunsuppressiva

Alle Stadien: physikalische Therapie
 Krankengymnastik

4,4'-(Cyclo-hexyliden-methylen)
- diphenol - diacetat

Abb. 1. Cyclofenil = Fertodur

---

* Unterstützt durch die Deutsche Forschungsgemeinschaft Projekt Me/540/4

Tabelle 4. Organbefunde

Patient	D. R. 41, ♀	G. E. 66, ♀	S. T. 20, ♂	W. K. 32, ♂	W. E. 73, ♀
Rö Thorax	o. B.	o. B.	Fibrose	o. B.	Fibrose
Ösophagus	Hypotonie	o. B.	Hypotonie	o. B.	Hypotonie
Herz EKG	o. B.	o. B.	pathologisch	o. B.	pathologisch
Echo	o. B.	pathologisch	pathologisch	o. B.	pathologisch
Niere i.v. Py.	Ureter duplex	o. B.	o. B.	o. B.	o. B.
RING	o. B.	o. B.	pathologisch	pathologisch	o. B.
Lungenfunktion	o. B.	o. B.	Restriktion	o. B.	Restriktion
Gelenk- kontrakturen	Schulter Ellenbogen Knie		Schulter Ellenbogen Hüfte, Knie	Schulter Ellenbogen Hüfte, Knie	Ellenbogen Hüfte
Andere	Paradontopathie	Sicca-Syndrom	Akroosteolyse		Sicca-Syndrom

Tabelle 5. Organbefunde

Patient	B. H. 52, ♀	B. I. 40, ♀	P. R. 39, ♀	S. F. 47, ♂	S. R. 61, ♀
Rö Thorax	o. B.	Fibrose	o. B.	Fibrose	Fibrose
Ösophagus	Hypotonie	Hypotonie	o. B.	Hypotonie	o. B.
Herz EKG	o. B.	o. B.	pathologisch	o. B.	o. B.
Echo	o. B.	pathologisch	pathologisch	o. B.	o. B.
Niere i.v. Py.	o. B.	o. B.	o. B.	o. B.	o. B.
RING	o. B.	o. B.	o. B.	o. B.	pathologisch
Lungenfunktion	Restriktion	Restriktion	o. B.	Restriktion	o. B.
Gelenk- kontrakturen	Ellenbogen Knie	Schulter Ellenbogen Hüfte, Knie		Ellenbogen Hüfte Knie	Schulter Ellenbogen Knie
Andere	Sicca-Syndrom	Perikarderguß	Parodontopathie	Sicca-Syndrom	Divertikulose

bessertes Allgemeinbefinden an. Es bestand eine subjektive Verbesserung der Leistungsfähigkeit, die möglicherweise auch als psychologischer Effekt einer neu begonnenen Therapie zu werten ist. Bei 4 oder 5 schon länger behandelten Patienten stellte sich innerhalb der nächsten Monate eine deutliche Besserung der Gelenkbeweglichkeit ein. Zwei Patienten befanden sich vor Therapiebeginn in einem Zustand der Fast- bzw. Vollinvalidität. Beide waren an einen Rollstuhl gebunden. Die Beweglichkeit war so stark eingeschränkt, daß sie weder allein essen, noch telefonieren, noch andere einfache mechanische Verrichtungen durchführen konnten. Jetzt, ca. 1 Jahr nach Therapiebeginn, ist diese Vollinvalidisierung aufgehoben, die obengenannten Tätigkeiten können von den Patienten wieder selbständig verrichtet werden. Auch längere Gehstrecken von 500–1000 Meter sind wieder möglich geworden.

Die in der Literatur mitgeteilten Nebenwirkungen [1, 4] wie passagere Kopfschmerzen, Dysmenorrhöen bei Frauen traten bei unseren Patienten nicht auf. Hingegen berichtete eine Patientin über gelegentliche Alpträume, eine Zunahme der Gesichtsbehaarung, sowie über passagere hypotone Zustände.

Initial fand sich in den meisten Fällen ein deutlicher Anstieg der Transaminasen auf über 200 U/l (Abb. 2). In diesen Fällen wurde passager die Dosis auf 2×200 mg reduziert, wonach die Werte fast bis zur Norm abfielen. Bei einer erneuten Erhöhung der Dosis zeigte sich nur noch ein geringfügiger Anstieg der Werte (bis 40 U/l). Angesichts der Langzeittherapie, in einer höheren Dosierung als für den gynäkologischen In-

dikationsbereich empfohlen, wurden alle verfügbaren Laborparameter kontrolliert, insbesondere auch hormonelle Parameter wie LH und FSH. Speziell bei diesen Hormonen zeigte sich keine Abweichung von der Norm, obwohl, wie eingangs erwähnt, durch Cyclofenil möglicherweise die RH-Faktoren dieser Hormone verstärkt freigesetzt werden [1, 4]. Wegen der schwach östrogenen Wirkungskomponente haben wir bei allen Patienten im Urin die Porphyrinausscheidungen kontrolliert, da unter Östrogentherapie aus anderer Indikation über Porphyrinurien berichtet wurde [8]. Hierbei waren lediglich Spuren von Uroporphyrin bzw. Porphyrin gelegentlich nachweisbar, wobei auch die Patientin mit

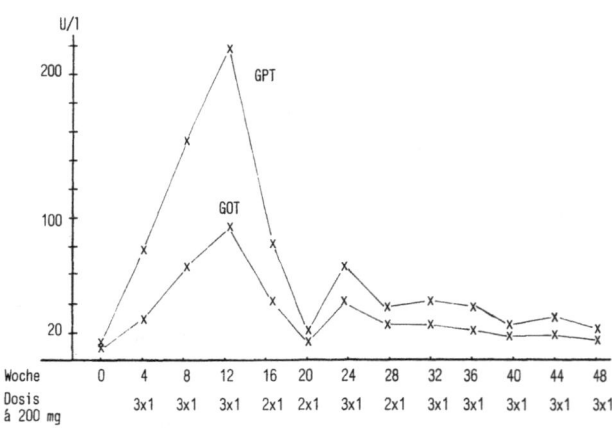

Abb. 2. Transaminasenverlauf unter Cyclofeniltherapie

der leichten Hypertrichose keine pathologische Ausscheidung aufwies. Bei einem der beiden männlichen Patienten wurde vor Beginn der Therapie eine Ejakulatuntersuchung durchgeführt, dabei zeigte sich nach Ablauf eines Jahres eine Verringerung der Spermatozoenzahl von 94 Mill. auf 30 Mill./ml.

Parameter zur Objektivierung des Therapieerfolges sind nach wie vor ein großes Problem. Für das Hautorgan stehen neben den subjektiven Empfindungen der Patienten zur objektiven Befunderhebung nur Messungen der Gelenkbeweglichkeit zur Verfügung. Diese Messungen zeigten eine deutliche Verbesserung der Beweglichkeit im Bereich der großen Körpergelenke (Schulter, Hüfte, Knie, Ellenbogen) bis zu 30%. Demgegenüber war die Beweglichkeit im Bereich der Hand- und Fußgelenke, insbesondere auch der Fingergelenke innerhalb des Therapiezeitraumes nicht meßbar verändert. Die Kontrolluntersuchungen der inneren Organe wurden mittels Röntgenaufnahmen von Thorax und Ösophagus, Echokardiogramm, Elektrokardiogramm, Lungenfunktion und Radioisotopenausscheidungsnephrogramm sowie Messung der Hydroxyprolinausscheidung im Urin durchgeführt. Eine Verbesserung der Lungenfunktion konnte innerhalb des Therapiezeitraumes bei 2 der 5 Patienten festgestellt werden, wobei sich dieser Befund möglicherweise auch durch die verbesserte Beweglichkeit und damit gesteigerte Mobilität der Patienten erklären läßt. Signifikante Änderungen bei pathologischen EKG-Untersuchungen bzw. Röntgenaufnahmen von Thorax und Ösophagus ließen sich nicht nachweisen. Von den betroffenen Patienten hatte lediglich einer eine leichte Einschränkung der Nierenfunktion vor Therapiebeginn. Eine Änderung dieses Befundes trat nicht ein. Die Hydroxyprolinausscheidung im Urin war vor und während der Untersuchung in keiner Probe verändert.

Zusammenfassend halten wir Cyclofenil für ein Medikament, das aufgrund der geringen und gut steuerbaren Nebenwirkungen im sklerotischen Stadium der Sklerodermie insbesondere bei Invalidisierung der Patienten durch dermatogene Kontrakturen der großen Gelenke indiziert ist. Es scheint möglich zu sein, diesen am schwersten betroffenen Patienten zumindest vom Hautorgan her Erleichterung zu verschaffen, ohne wesentlich in das subjektive Wohlbefinden dieser schwerkranken Patienten einzugreifen.

Literatur

1. Berger M (1972) Zur Behandlung der Sterilität mit Cyclofenil. Schweiz Z Gynaekol Geburtshilfe 3:209–220
2. Blom-Bülow B et al. (1979) Cyclofenilbehandlung bei Sclerodermie. Acta Soc Med Suec 88:290–296
3. Davis P (1976) D-penicillamin in the treatment of rheumatoid arthritis and progressive systemic sclerosis. Br J Dermatol 94:705–711
4. Gigon U (1977) Clomiphen und Cyclofenil. Gynaekol Rundsch 17:162–172
5. Herbai G (1974) Treatment of progressive systemic sclerosis with a synthetic weak oestrogen: Cyclofenil. Acta Med Scand 196:537–540
6. Herbai G et al. (1977) Treatment of progressive systemic sclerosis with a new drug influencing connectiv tissue. Acta Med Scand 201:203–206
7. Holzmann H, Korting GW (1968) Die Behandlung der Sklerodermie. Dtsch Med Wochenschr 93:1721–1722
8. Roenigk HH, Gottlob ME (1970) Estrogen-induced porphyria cutanea tarda. Arch Dermatol 102:260–266
9. Tuffanelli DL, Winkelmann RK (1961) Systemic scleroderma. Arch Dermatol 84:359–371
10. Winkelmann RK (1976) Pathogenesis and staging of skleroderma. Acta Derm Venereol (Stockh) 56:83–92

Dr. H. Mensing,
Univ.-Hautklinik Eppendorf,
Martinistr. 52,
D-2000 Hamburg 20

Beeinflussung des Hauttalgs unter oraler Zinkmedikamentation unter Berücksichtigung der Serum- und Vollblutzinkspiegel bei Patienten mit Seborrhoe und Acne vulgaris

F. Leyh und K. Togler, Lübeck

1973 zeigten Barnes und Moynahan, daß das Spurenelement Zink in der Pathogenese der Akrodermatitis enteropathica eine zentrale Rolle spielt [1]. 1977 berichteten Michaelsson et al. über klinische Behandlungserfolge mit oraler Zinktherapie bei Acne vulgaris [7, 8]. Sie hatten beobachtet, daß bei einem Patienten mit Akrodermatitis enteropathica unter Zinkgaben eine gleichzeitig bestehende Akne abheilte. Aufgrund dieser Fallbeobachtung und der Kenntnis, daß bei Tieren für die Aufrechterhaltung des normalen Vitamin-A-Plasmaspiegels und retinolbindender Proteine Zink essentiell ist, sowie der Überlegung, daß Vitamin A als Aknemittel verwendet wird, inaugurierten die Autoren eine orale Zinkbehandlung der Acne vulgaris.

Zink ist als Spurenelement unerläßlich für Wachstum und Funktion des menschlichen Organismus. Zinkmangel führt zu Zwergwuchs und Hypogonadismus. Unter ausgeprägtem Zinkmangel kommt es an der Haut zu Hyperkeratosen, Seborrhoiden und akneiformen Veränderungen. Dermatologische Zeichen eines beginnenden Zinkmangels können Haarverlust, trockene Haut und Einrisse der Nagelfälze sowie Paronychien sein. Bilanzstudien lassen vermuten, daß der tägliche Zinkbedarf des Erwachsenen durch 8–10 mg gedeckt wird. Das Element ist in Abhängigkeit vom Zinkgehalt des Bodens in Nahrungsmitteln reichlich vorhanden. Zink ist in Fleisch, insbesondere Leber, Gemüse und Milch ausreichend konzentriert, so daß in der europäischen Bevölkerung mit einem nahrungsbedingten Zinkmangel bei gesunden Personen nicht gerechnet werden muß. Die Resorption von Zink erfolgt im proximalen Teil des Dünndarms. Die Resorptionsquote schwankt nach den

Untersuchungen von Schwarz und Kirchgässner zwischen 5% und 98% [12]. Solche Schwankungsbreiten verdeutlichen, daß der Organismus regulierend auf die Zinkabsorption eingreift. Dabei wird eine erniedrigte Zinkzufuhr durch möglichst vollständige Aufnahme und eine erhöhte Zufuhr durch eine niedrige Absorption beantwortet. Die Zinkspiegel im Serum betragen zwischen 80 und 120 Mikrogramm. Zink ist vorwiegend intrazellulär, in Erythrozyten und Leukozyten gebunden. Biologische Depotorgane sind Muskeln, Leber, Prostata, Knochen und Haare. Die Aufrechterhaltung der Homöostase ist über den Austausch von intrazellulärem Zink und extrazellulärem Zink unter Einbeziehung der Depotvorkommen geregelt. Zink wird vorwiegend über den Pankreassaft durch den Stuhl abgegeben, geringe Zinkmengen werden mit dem Urin ausgeschieden. Zinkverlust durch starkes Schwitzen spielt in den Tropen eine Rolle. Die Zinkeinbuße durch Haarmauserung, Schuppung und Einrisse der Nägel kann vernachlässigt werden.

Zink ist in mehr als 70 Enzymen des Organismus als Metalloenzym – darunter versteht man ein katalytisch aktives Zinkprotein, welches Zink in stöchiometrischer Menge fest im aktiven Zentrum oder in dessen Nähe gebunden enthält – oder als locker gebundener Zinkmetallenzymkomplex enthalten. Der Basisdefekt aller bei Zinkmangel beobachteter Veränderungen ist in einer gestörten Proteinbiosynthese zu suchen. [12, 13]. Als Enzym ist Zink hauptsächlich im Kohlenhydrat- und Eiweißstoffwechsel im Gebrauch. Es ist ein Aktivator von hydrolisierenden Enzymen in den Lysosomen und wahrscheinlich auch ein sog. Bindungselement im Transportmechanismus der Zellmembran [12, 13].

Die Bestimmung des Serumzinkspiegels ist für die Diagnose eines Zinkmangels nicht relevant. Galle empfiehlt die Doppelbestimmung von Serumzink und Erythrozytenzink [4]. Ein chronischer Zinkmangel kann durch die Bestimmung des Elements im Haar diagnostiziert werden [4].

Das Zinkmangelsyndrom kann durch alimentären Zinkmangel im Rahmen einer exsudativen Enteropathie auftreten. Ein iatrogen verursachter Zinkmangel kann bei kompletter parenteraler Ernährung, bei D-Penicillinamintherapie-Chelatbildner- sowie bei zytostatischer Therapie entstehen. Leberzirrhose und Nierenerkrankungen können durch Verlust des Bindungs- und Transporteiweißes gleichfalls zu sehr niedrigen Zinkspiegeln führen [2].

Die Ausführungen über die Physiologie und Biochemie des Zinks sind notwendig, um das Ergebnis unserer Untersuchungen richtig zu interpretieren.

Ziel unserer Untersuchungen war es, die Wirkung von Zink auf die Quantität des Talgs unter Berücksichtigung der Serum- und Vollblutzinkspiegel bei Patienten mit Acne vulgaris und Seborrhoe zu bestimmen.

Die Untersuchungen wurden bei 30 Patienten, 17 Männern und 13 Frauen im Alter zwischen 15 und 39 Jahren durchgeführt. Kein Patient wies klinisch Zeichen eines Zinkmangels auf. Aus ernährungsphysiologischen Gründen bildeten wir 2 Gruppen. Eine Gruppe wurde von Juni bis August 1978 und eine zweite von Dezember 1978 bis Mai 1979 behandelt. Jeder Patient hatte nach gebührender Aufklärung über das Ziel der Untersuchung sein Einverständnis erklärt. Die Patienten nahmen über einen Zeitraum von 6–12 Wochen 2× täglich jeweils vor dem Essen 50 mg Monozink-bis-DL-Hydrogenat ein. Dies entspricht 19 mg zweiwertigem Zink. Das Präparat Zinkaspertat wurde gewählt, weil es als organische Komplexverbindung selektiv zum intrazellulären Raum hohe Affinität besitzt und daher verstärkt in das Gewebe eingeschleust wird. Die Nebenwirkung dieser organischen Komplexverbindung ist gering [15].

Während der Zinkeinnahme waren die Patienten auf eine kohlenhydratarme und alkoholfreie Diät gesetzt. Sie erhielten während des ganzen Zeitraums keine externe Akne-Therapie. Die Messung der Talgsekretion wurde wöchentlich einmal, jeweils 8.00 Uhr morgens, nach der Methode von Schäfer und Kuhn-Busius durchgeführt [11].

Zinkspiegel im Serum und Vollblut wurden in 14tägigen Abständen bestimmt. Die Zinkbestimmung wurde mit dem Atomabsorptionsspektralphotometer der Firma Evans, England, Typ 240 Mark 2, durchgeführt[1].

Ergebnisse

In den beiden Akne-Gruppen kommt es anfänglich zu einer Verringerung der Talgsekretion. Nach 3–5 Wochen stabilisiert sich diese auf dem erreichten niedrigen Niveau. Die Talgsekretion der Patientengruppe mit Seborrhoe bleibt im wesentlichen unverändert (Abb. 1).

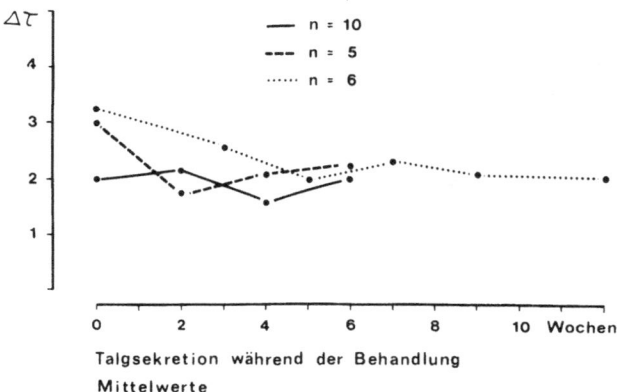

Abb. 1. Mittelwerte der Talgsekretionsrate. Aknegruppe Sommer ——, Aknegruppe Winter -----, Gruppe der Seborrhöe .....

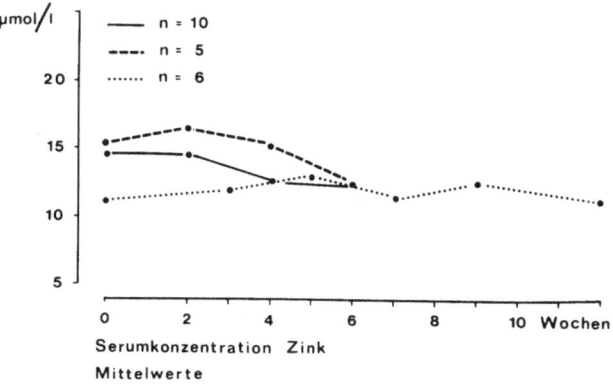

Abb. 2. Mittelwerte der Serumkonzentration, Aknegruppe Sommer ——, Aknegruppe Winter -----, Gruppe der Seborrhoiker .....

---

1 Für die Durchführung dieser Untersuchung danken wir der Firma Dr. Franz Köhler Chemie, Alsbach.

Der Serumzinkspiegel verhält sich bei allen 3 Gruppen gleich, d.h. nach einem initialen Anstieg in den ersten 14 Tagen fallen die Serumzinkspiegel unter den Ausgangswert zurück (Abb. 2).

Wir prüften, ob ein signifikanter Zusammenhang zwischen Talgsekretion und Zinkkonzentration im Serum nachzuweisen war. Die Berechnung des Korrelationskoeffizienten zeigte bei einer vorgegebenen Irrtumswahrscheinlichkeit von 5% jedoch keine signifikante korrelative Verbundenheit. Auch die Korrelation zwischen Talgsekretion und Zinkkonzentration im Vollblut war nicht signifikant.

Unter der beschriebenen Zinktherapie besserte sich das klinische Bild der Acne vulgaris nicht. Der Befund wurde einmal wöchentlich nach der Methode von Plewig und Kligman bewertet und dokumentiert [10]. Die Seborrhoe verringerte sich nicht, die Patienten gaben an, daß die Haare genauso schnell „fettig" würden, wie vor der Behandlung.

Diskussion

Die von Michaelsson et al. [7] beschriebene Behandlungserfolge mit oralem Zink bei Acne vulgaris, die von Göransson et al. [5] und Hillström et al. [6] wiederholt wurden, konnten wir in unseren Untersuchungen nicht bestätigen. In Übereinstimmung mit Weissmann [15], Orris et al. [9] und Weimar et al. [14] konnten wir keine positive Auswirkung der oralen Zinkverabreichung auf Patienten mit Acne vulgaris beobachten. Wie Burton und Goolamali [3] sahen wir auch keinen Einfluß auf die Seborrhoe.

Der gesunde Organismus reguliert seinen Zinkbedarf aus Nahrungsangebot und biologischen Depots. Die Homöostase dieses lebenswichtigen Elements ist, wie bei anderen Spurenelementen, z.B. Eisen, mehrfach abgesichert. Es scheint zu früh, biochemische Einzelbefunde und die Erkenntnisse über pathobiochemische Zustände und Zusammenhänge therapeutisch umzumünzen. Zink ist ein Spurenlement – Acne vulgaris ist keine Zinkmangelkrankheit.

Literatur

1. Barnes PM, Moynahan EJ (1973) Zinc deficiency in acrodermatitis enteropathica: Multiple dietary intolerance treated with synthetic diet. Proc R Soc Med 66:327–329
2. Bierbach H, Holzmann H (1979) Das Zinkmangelsyndrom. Dtsch Med Wochenschr 104:918–922
3. Burton JL, Goolamali SK (1973) Zinc and sebum excretion (letter). Lancet I:1448
4. Galle K (1980) Ist die orale Zinktherapie sinnvoll und risikolos? Z Hautkr 55:801–805
5. Göransson K, Liden S, Odsell L (1978) Oral zinc in acne vulgaris: A clinical and methodical study. Acta Derm. Venereol (Stockh) 58/5:443–448
6. Hillström L, Pettersson L, Hellbe L, Kjellin A, Leczinsky CG, Nordwall C (1977) Comparision of oral treatment with zinc sulphate and placebo in acne vulgaris. Br J Dermatol 97:681–686
7. Michaelsson G, Juhlin L, Vahlquist A (1977) Effects of oral zinc and vitamin A in acne. Arch Dermatol 113:31–36
8. Michaelsson G, Juhlin L, Ljungholl K (1977) A doubleblind study of the effect of zinc and oxytetracycline in acne vulgaris. Br J Dermatol 97:561–566
9. Orris L, Shalita AR, Sibulkin D, London SJ, Gans EH (1978) Oral zinc therapie of acne. Arch Dermatol 114:1018–1020
10. Plewig G, Kligman AM (1975) Acne-morphogenesis and treatment. Springer, Berlin Heidelberg New York, S 162–163
11. Schäfer H, Kuhn-Busius (1970) Arch Klin Exp Dermatol 238:429–435
12. Schwarz FJ, Kirchgässner M (1979) Zink-Versorgungsstatus und Zink-Absorption. In: Kruse-Jarres JD (ed) Zinkstoffwechsel-Bedeutung für Klinik und Praxis. TM-Verlag, Bad Oeynhausen
13. Seeling W, Ahnefeld FW, Dick W, Fodor L (1975) Die biologische Bedeutung des Zinks. Anaesthesist 24:329–342
14. Weimar VM, Puhl SC, Smith WH, ten Broeke JE (1978) Zinc sulphate in acne vulgaris. Arch Dermatol 114/12:1776–1778
15. Weismann K (1980) Zinc deficiency and effects of systemic zinc therapy. Fade, København Århus Odense

Frau Prof. Dr. F. Leyh,
Dermatologische und Venerologische Klinik
der Medizinischen Hochschule Lübeck,
Ratzeburger Allee 160,
D-2400 Lübeck

Stimulierung der Wundheilung mit Laserlicht – Klinische und tierexperimentelle Untersuchungen

D. Haina, R. Brunner, M. Landthaler, W. Waidelich und O. Braun-Falco, München

Nachdem es Maiman 1960 gelang, einen Laser in Betrieb zu nehmen, setzte eine stürmische Entwicklung ein, die schließlich auch zum Einsatz von Lasern in verschiedensten Disziplinen der Medizin führte. Das Wort Laser ist eine Abkürzung für Light Amplification by Stimulated Emission of Radiation, was soviel wie Lichtverstärkung durch induzierte Emission von Strahlung bedeutet und die Wirkungsweise des Lasers kurz umreißt.

Thermische Lichtquellen, wie beispielsweise die Metallwendel einer Glühlampe (Abb. 1), emittieren spontan nacheinander unabhängige Lichtwellen verschiedener Wellenlänge in alle Raumrichtungen. Solches Licht läßt sich nicht beliebig gut bündeln. Ein Laser hingegen sendet streng monochromatisches Licht aus. Die Lichtwellen laufen nahezu parallel und schwingen im gleichen Takt. Diese als zeitliche und räumliche Kohärenz des Lichtes bezeichneten Eigenschaften sind Voraussetzungen für die Bündelungsfähigkeit des Laserlichtes, von der bei medizinischen Anwendungen des Lasers hauptsächlich Gebrauch gemacht wird [3].

In der Dermatologie macht man sich die destruierenden Effekte von Laserlicht hoher Energiedichte, oder die stimulierenden Effekte von Laserlicht niedriger

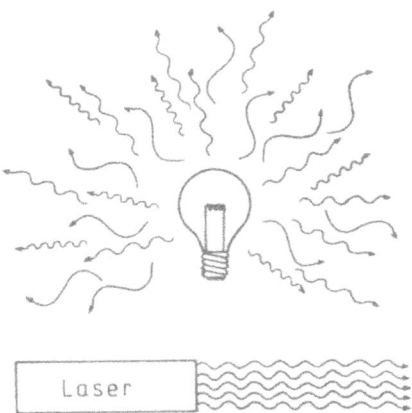

Abb. 1. Thermische Lichtquelle und Laserlicht

Energiedichte zu Nutze. Die stimulierenden Effekte von Laserlicht sind Gegenstand der folgenden Ausführungen.

In Anlehnung an die günstigen Therapieergebnisse bei Behandlungen von schlecht heilenden Wunden, über die u. a. russische und ungarische Autoren berichtet haben [1, 4, 5] und die von deutschen Autoren [2, 7] zumindest teilweise bestätigt wurden, behandelten wir seit Januar 1980 18 Patienten mit Ulcera cruris verschiedenster Genese bei chronisch venöser Insuffizienz.

Verwendet wurde ein Krypton-Ionenlaser, Modell 168 der Firma Spectra Physics, der rotes Licht mit einer Wellenlänge von 647 nm emittiert. Der durch eine teleskopische Linsenanordnung aufgeweitete Strahl wird über einen um zwei Achsen drehbaren Spiegel auf das Bein des Patienten gelenkt (Abb. 2).

Der Strahldurchmesser beträgt 3 cm, die Leistungsdichte 50 mW/cm². Bei größeren Ulzera wird die Bestrahlung von mehreren Feldern notwendig. Die einzelnen Bestrahlungen dauern 90 Sekunden, so daß eine Energiedichte von 4,5 J/cm² resultiert. Die Bestrahlungen sind für die Patienten vollkommen schmerzlos, es wird auch kein Wärmegefühl angegeben.

Die Abb. 3a und b zeigen einen 45jährigen Patienten mit einem posttraumatischen Ulkus bei CVI, das 12 Monate bestand und trotz einer stationären Behandlung in einer auswärtigen Klinik nicht abheilte. Nach insgesamt 18 Bestrahlungen in 9 Wochen war das Ulkus vollständig epithelisiert. Die Abnahme der Ulkusgröße im zeitlichen Verlauf ist aus Abb. 3c ersichtlich.

Klinisch gewannen wir aufgrund ähnlicher Beobachtungen bei mehreren Patienten den Eindruck, daß Bestrahlungen mit Laserlicht niedriger Energiedichte als zusätzliche Maßnahme zur Kompressionsbehandlung den Heilungsverlauf beschleunigen können.

Da einerseits aufgrund der Heterogenität eines Krankengutes mit sog. „Ulkus-Patienten" eine kontrollierte Studie schwer durchführbar ist und andererseits über den möglichen Wirkungsmechanismus von Licht bei Stimulierung der Wundheilung aus der Literatur nur Hinweise, jedoch kaum statistisch abgesicherte Ergebnisse vorliegen, prüften wir an einem eingeführten Tiermodell [6], ob die Bildung von Granulationsgewebe durch Laserlicht niedriger Leistungsdichte gesteigert werden kann.

Bei insgesamt 249 männlichen Wistar-Ratten mit einem durchschnittlichen Gewicht von 270 g wurde am Rücken je ein kreisrunder Defekt gesetzt, der bis zur Muskelfaszie reichte. In diesen Defekt wurde ein Plastikring mit 15 mm Durchmesser eingesetzt (Abb. 4), dessen unterer Rand auf der Faszie aufsaß. Unter Äthernarkose der Tiere wurde der innerhalb des Ringes liegende Wundgrund 10 Tage lang täglich bestrahlt.

Die Bestrahlungen erfolgten mit dem roten Licht eines HeNe-Lasers bei einer Wellenlänge von 633 nm. Der auf 14 mm im Durchmesser aufgeweitete Laserstrahl wurde über einen Spiegel von oben auf die Wunde gelenkt.

Als Kontrollen dienten in jeder Gruppe nicht-bestrahlte, aber ebenfalls für die gleichen Zeiten narkotisierte Tiere. Nach der 10. Bestrahlung wurden die Tiere getötet, das sich innerhalb des Ringes befindende Granulationsgewebe herauspräpariert und gewogen.

In 5 Versuchsserien wurden Bestrahlungsdosen von 0,5 J/cm² (n=22), 1,5 J/cm² (n=22), 4 J/cm² (n=20), 10 J/cm² (n=18) und 20 J/cm² (n=19) appliziert. Dabei wurde die Leistungsdichte konstant auf 50 mW/cm² gehalten und jeweils die Bestrahlungsdauer verändert. Bei den mit Laserlicht behandelten Versuchstieren wurden gegenüber den unbestrahlten Kontrollen mehr Granulationsgewebe gefunden.

Bei 4 J/cm² z. B., der Energiedichte mit der wir unsere Patienten behandeln, fanden wir 1464 mg Granulationsgewebe, bei den Kontrolltieren dagegen nur 1179 mg.

Bei Bestrahlungen mit 0,5 J/cm² betrug die Steigerung 13%, bei Bestrahlungen mit 1,5 bis 20 J/cm² um 24%. Die erzielten Ergebnisse sind statistisch hoch signifikant.

Um die wichtige Frage zu prüfen, ob die Kohärenzeigenschaften von Laserlicht eine Rolle spielen, wurden

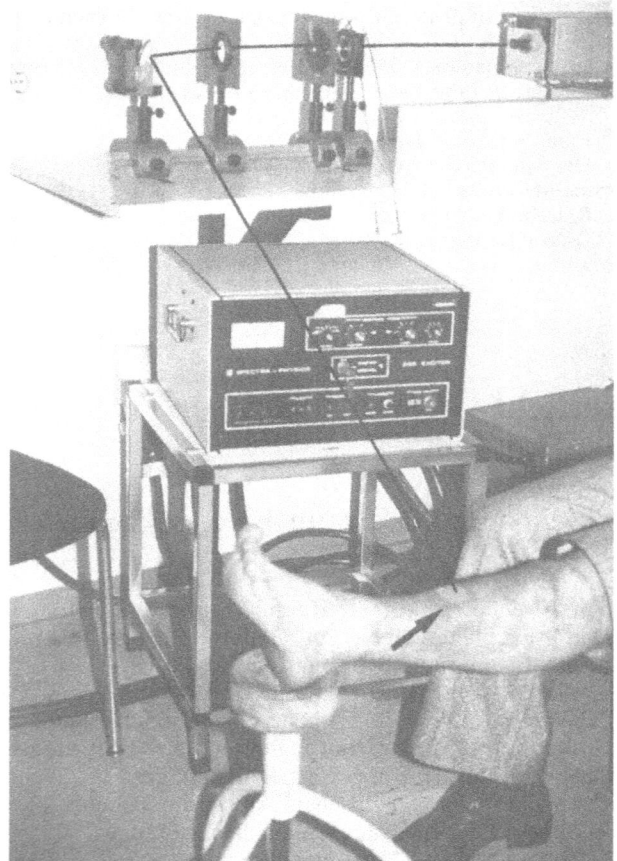

Abb. 2. Führung des Laserstrahles auf das Bein des Patienten. Strahldurchmesser am Bein 3 cm (I)

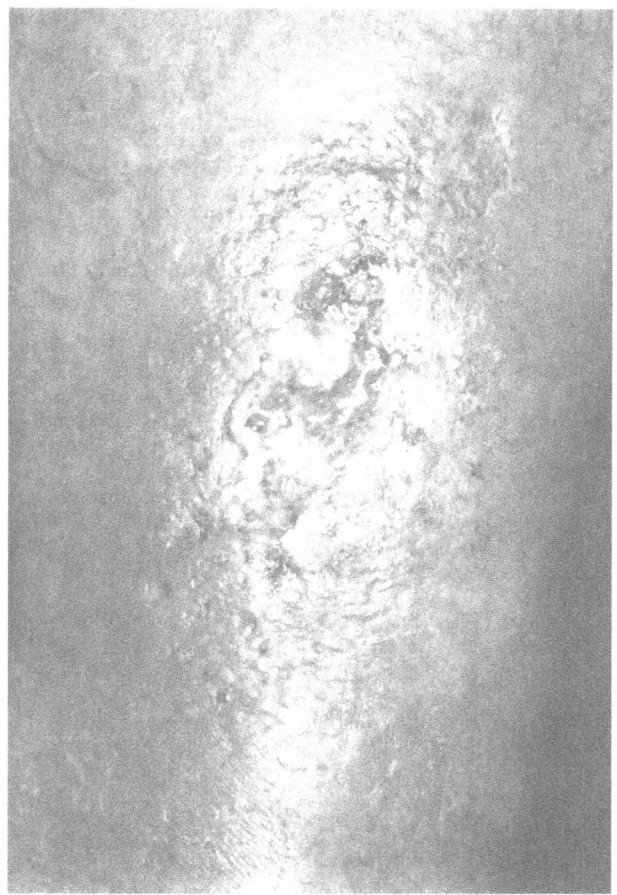

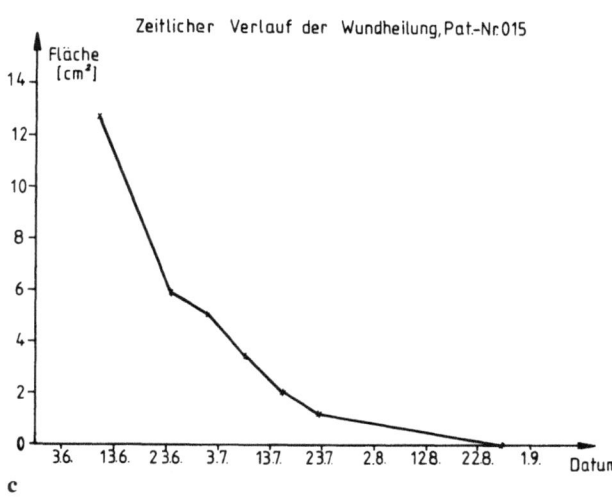

in einer weiteren Versuchsserie die Wunden mit einer eigens für diese Zwecke konstruierten Lampe bestrahlt, die inkohärentes Licht der gleichen Wellenlänge wie der Laser aussendet. Die Bestrahlungsparameter waren exakt die gleichen wie bei den Laserbestrahlungen. Bei einer Dosis von 4 J/cm² wurde jedoch gegenüber der Kontrollgruppe nur eine Zunahme des Granulationsgewebes um 10% gefunden, während es bei Laserbestrahlung 24% waren (Abb. 5). Ob bei Wundbestrahlungen mit inkohärentem Licht mit höheren Energiedichten bessere Ergebnisse erzielt werden können, sollen weitere Versuche klären.

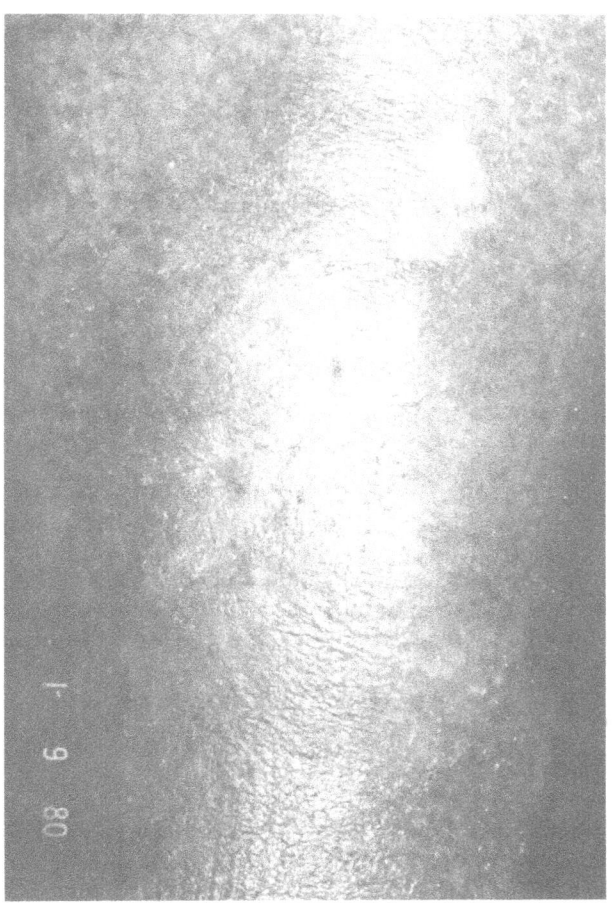

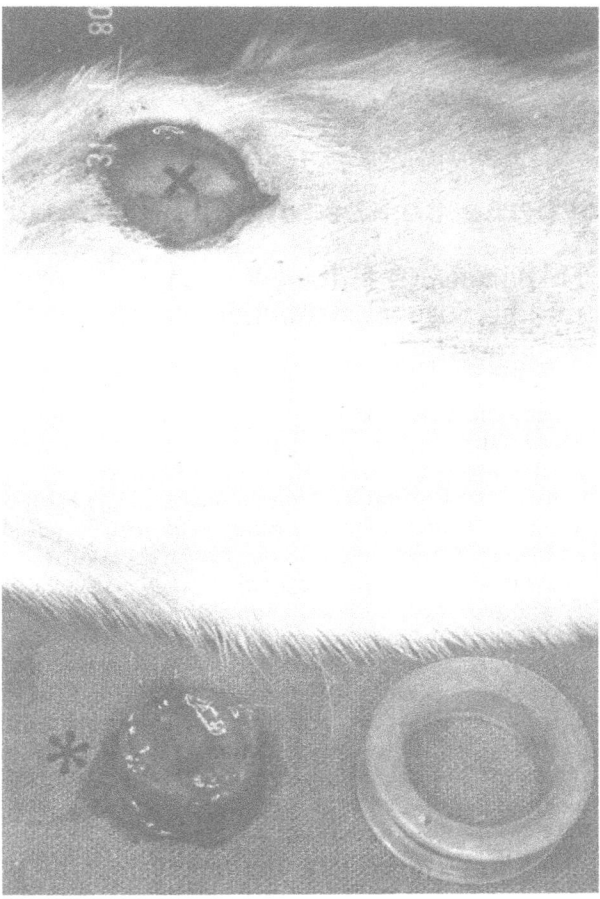

Abb. 3. a Ulcus cruris vor Laserbehandlung. **b** Vollständige Epithelisierung nach 18 Bestrahlungen. **c** Abnahme der Ulkusgröße im zeitlichen Verlauf

Abb. 4. Defekt am Rücken der Ratte, der bis zur Muskelfaszie reicht (x). Granulationsgewebe, das sich innerhalb von 10 Tagen bildete. (*) Plastikring

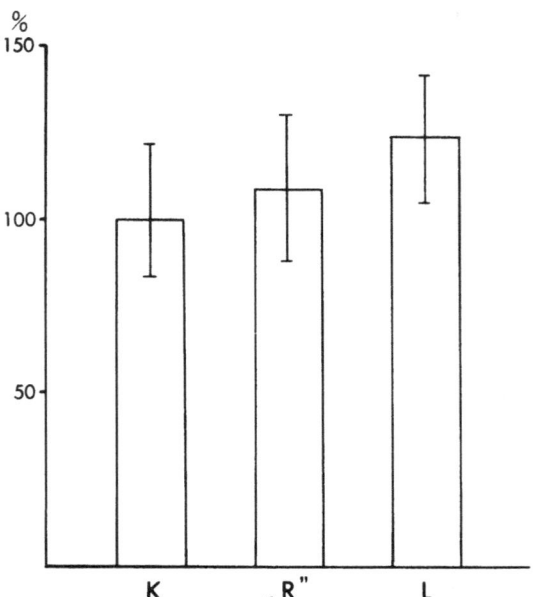

Abb. 5. Prozentuale Zunahme des Granulationsgewebes bei Bestrahlungen mit kohärentem Licht und inkohärentem Licht (n = 633 nm)

Unsere Untersuchungen zeigen, daß durch Bestrahlungen mit rotem Laserlicht die Bildung von Granulationsgewebe bei Ratten signifikant gesteigert werden kann. Möglicherweise ist der günstige Effekt von Laserstrahlen bei der Behandlung schlecht heilender Wunden bei Menschen ebenfalls auf die Förderung der Granulationen zurückzuführen.

Literatur

1. Bogdanovich UJ, Gordeeva AJ, Krasnoshchekova EE (1975) Treatment of infected wounds and ulcers by coherent irradiation. Khirurgiia (Mosk) 4:56–61
2. Ginsbach G (1979) Laser induced stimulation of wound healing in badly healing wounds. In: Waidelich W (ed) Laser 79, Opto-Electronics Conference Proceedings. IPC Science and Technology, Guildford, pp 338–343
3. Haina D, Landthaler M, Waidelich W (im Druck) Physikalische und biologische Grundlagen der Laseranwendung in der Dermatologie. Hautarzt
4. Mester E, Nagylucskay S, Tisza S, Mester A (1977) Neuere Untersuchungen über die Wirkung von Laserstrahlen auf die Wundheilung: Immunologische Aspekte. In: Waidelich W (ed) Laser 77, Opto-Electronics Conference Proceedings. IPC Science and Technology Press, Guildford, pp 490–500
5. Mester E, Neumark T, Tisza S, Mester A, Toth J, Mate L (1979) Neuere elektronenmikroskopische Untersuchungen über die Wirkungen der Laserstrahlen auf die Wundheilung. In: Waidelich W (ed) Laser 79, Opto-Electronics Conference Proceedings. IPC Science and Technology Press, pp 330–337
6. Rudas B (1960) Zur quantitativen Bestimmung von Granulationsgewebe in experimentell erzeugten Wunden. Arzneim Forsch 10:226–228
7. Seipp W, Haina D, Justen V, Waidelich W (1978) Laserstrahlen in der Dermatologie. Dtsch Dermatol 26:557–575

Dr. D. Haina,
Gesellschaft für Strahlen- und Umweltforschung mbH,
München,
Ingoldstädter Landstr. 1
D-8042 Neuherberg

Therapeutische Möglichkeiten bei lokaler Flußsäureverätzung

H. Bartels, C. Hilber, W. Erhardt, I. Wriedt-Lübbe, G. Blümel, M. v. Clarmann und H. Kriegel, München

Chemische Verletzungen mit Flußsäure (HF) stellen in der Unfallpraxis ein großes Problem dar, da HF infolge guter Wasser- und Lipoidlöslichkeit eine hohe Penetrationsrate besitzt und leicht in die menschliche Haut eindringt. Darüber hinaus hemmen Fluorid-Ionen den Zellmetabolismus durch Blockierung des glykolytischen Enzyms Enolase [1] – die Folge ist ein in Fläche und Tiefe progredienter Gewebeuntergang.

Die zur Zeit anerkannte und auch von der BG der chemischen Industrie [3] empfohlene Therapie von HF-Verätzungen besteht in der sorgfältigen Um- und Unterspritzung verätzten Gewebes mit Ca.-Procain-Lösungen. Das Ziel dieser Behandlung ist es, durch Ca.-Applikation lösliche Fluorid-Ionen in nicht-lösliches, nicht-toxisches CaF_2 zu überführen und die progrediente Nekrotisierung zu unterbrechen.

Die Behandlungserfolge mit lokalen Ca.-Infiltrationen bei HF-Verätzung speziell im Bereich der Hand und Finger sind nicht zufriedenstellend: Die Injektionen sind schmerzhaft, führen abhängig von Menge und Konzentration des injizierten Calciums zu Nekrosen und damit zu zusätzlicher Traumatisierung bereits geschädigten Gewebes und beinhalten die Gefahr einer induzierten Infektion.

1977 gab Köhnlein die intraarterielle Perfusion HF-verätzter Gewebebezirke mit verdünnten Ca.-Lösungen an und berichtete über gute klinische Erfolge [4].

In einer experimentellen Untersuchung haben wir die therapeutische Wirksamkeit der lokalen Ca.-Infiltration und intraarteriellen Ca.-Injektion bei HF-Verätzungen verglichen.

Material und Methode

Am Kaninchenohr wurden quantitativ genormte HF-Verätzungen gesetzt und die jeweilige Therapie im Vergleich zur unbehandelten Seite und dem direkten Seitenvergleich mit unterschiedlichen Ca.-Konzentrationen und entsprechend dem Behandlungsbeginn nach erfolgter Verätzung als Soforttherapie, verzögert einsetzende Therapie und Spättherapie durchgeführt. Die Behandlungsergebnisse, verschieden große Entzündungsareale, Zellnekrosen mit Umgebungsreaktion oder Substanzdefekte am Kaninchenohr wurden planimetrisch, histologisch, nuklearmedizinisch und mikroangiographisch ausgewertet.

Ergebnisse

Die lokale Ca.-Infiltration führt verglichen mit unbehandelten Verätzungen zu einer Abschwächung des HF-spezifischen Zerstörungsprozesses. 20%iges Calcium ist hierbei wirksamer als 10%iges Calcium, trotz nachgewiesener konzentrationsabhängiger Schädigung von lokalen Ca.-Infiltrationen in nicht HF-verätztes Gewebe.

Die intraarterielle Injektion speziell von 20%igen Ca.-Verbindungen in die einen verätzten Bezirk versorgende Zentralarterie ist der lokalen Ca.-Umspritzung überlegen. Die Ergebnisse sind um so günstiger, je frühzeitiger die Injektion erfolgt:

Als Soforttherapie (0–2 Stunden nach Säureverätzung) führt die intraarterielle Ca.-Injektion von „unverdünntem" 20%igem Ca.-Gluconat zur vollständigen Wiederherstellung des verätzten Gewebes ohne Defektheilung und als verzögert einsetzende Therapie (2–8 Stunden nach Säureverätzung) zur frühzeitigeren und nachhaltigeren Unterbrechung des progredienten Gewebeunterganges. In der Spättherapie (8–24 Stunden nach Säureverätzung) ist in unserem Modell kein signifikanter Unterschied zwischen beiden Therapieformen nachweisbar.

Eine Gefäßwandschädigung oder Thrombosierung in der peripheren Strombahn auch nach wiederholter intraarterieller Injektion von 25%igen (!) Ca.-Verbindungen konnten angiographisch und histologisch ausgeschlossen werden. Veränderungen im Gerinnungssystem waren nicht nachweisbar.

Die Untersuchung hämodynamischer und kardialer Parameter durch fortlaufende Injektion von Calcium in die Aorta descendens am Mund bis zu einem Ca.-Serumspiegel von 28 mg% zeigte vor und nach Volldigitalisierung lediglich den „instant digitalis effect" [5] parenteraler Ca.-Injektionen, kardiotoxische Zeichen traten nicht auf.

Thermographisch wurde nachgewiesen, daß das während der intraarteriellen Ca.-Injektion angegebene Wärmegefühl und Brennen im Versorgungsgebiet der Zentralarterie nicht einer objektivierbaren Temperaturerhöhung entspricht.

Nach Injektion von Ca. 47 in die eine Verbrennung III. Grades und eine gleich große HF-Nekrose versorgende Zentralarterie war im Bereich der HF-Verätzung radioaktiv markiertes Ca. 47 vermehrt gespeichert als Ausdruck „sessilen" CaF_2 und somit der spezifischen Wirksamkeit der Ca.-Therapie bei HF-Verätzungen.

Zusammenfassung

Unsere „in vivo"-Experimente zeigen, daß die intraarterielle Ca.-Injektion, speziell von 20%igen Ca.-Verbindungen in die einen verätzten Bezirk versorgende Zentralarterie als Therapie der HF-Verätzung der bisher üblichen Ca.-Infiltration überlegen ist, um so mehr je frühzeitiger die Injektion erfolgt und eine gefahrlose Behandlungsmethode darstellt.

Schlußfolgerung

Aufgrund unserer Untersuchungen empfehlen sich bei HF-Verätzungen speziell im Bereich von Hand und Finger, wo Substanzverlust und Defektheilung grobe funktionelle Einbußen bedeuten, die sofortige sichere intraarterielle Injektion von „unverdünntem" 20%igen Ca.-Gluconat zentral der Läsion – ein Vorgehen, das sich in unserem Haus bereits mehrfach klinisch bewährt hat.

Literatur

1. Carney SA et al. (1974) Rationale of the treatment of hydrofluoric acid burns. Br J Ind Med 31:317–321
2. Waggamann WH (1945) Fluorine: Devil flement. Chemistry 18:1–9
3. Berufsgenossenschaft der chemischen Industrie (1977) Fluorwasserstoff (Flußsäure) und anorganische Fluoride. Verlag Chemie, (Merkblatt 7)
4. Köhnlein HE (1979) Flußsäureverätzungen. So werden Nekrosen verhindert. Med Trib 14/1:29
5. Bartels H et al. (1980) Treatment of chemical injuries by hydrofluoric acid. Toxicol Lett [Suppl I] 1:154

Dr. med. H. Bartels,
Chirurgische Klinik und Poliklinik Klinikum rechts der Isar,
Ismaninger Str. 22,
D-8000 München 80

Behandlungen mit einem Argonlaser in der Dermatologie

M. Landthaler, D. Haina, W. Waidelich und O. Braun-Falco, München

Im Gegensatz zu der Anwendung von Laserlicht niedriger Energiedichte zur Stimulierung der Wundheilung macht man sich beim Einsatz von Argonlasern in der Dermatotherapie deren destruierende, thermische Effekte zu Nutze. Da das blau-grüne Licht des Argonlasers ($\lambda = 488$ und 515 nm) vornehmlich vom Hämoglobin absorbiert wird, ergibt sich eine gewisse Selektivität seiner Wirkung auf Blutgefäße. So konnte gezeigt wer-

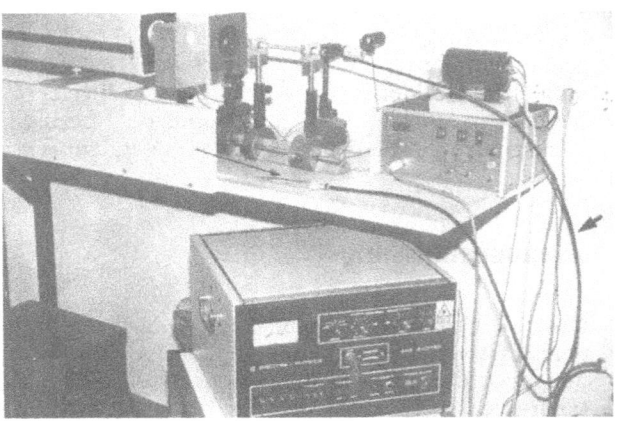

Abb. 1. Argon-Laser-Modell 165 (Spectra Physics). Flexibler Lichtleiter (↑), an dessen Ende ein verstellbares Linsensystem in einem griffelartigen Endstück (↑) eine Aufweitung des Strahles von 0,5 bis 3,5 mm ermöglicht

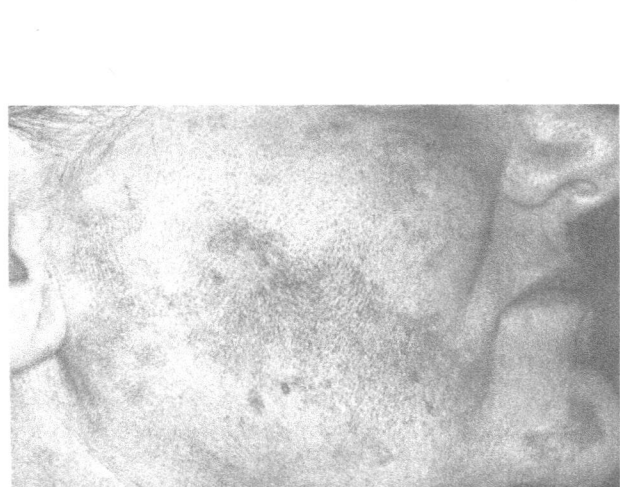

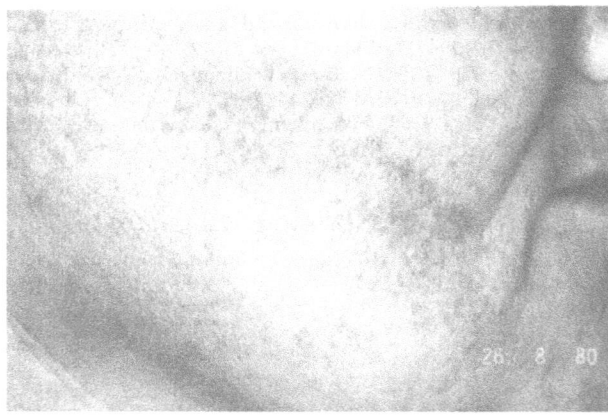

Abb. 2. a Naevus flammeus bei einer 50jährigen Patientin vor der Behandlung. **b** Naevus flammeus nach der Behandlung (1492 Impulse in 5 Sitzungen)

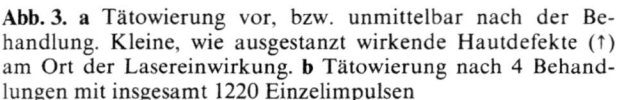

Abb. 3. a Tätowierung vor, bzw. unmittelbar nach der Behandlung. Kleine, wie ausgestanzt wirkende Hautdefekte (↑) am Ort der Lasereinwirkung. **b** Tätowierung nach 4 Behandlungen mit insgesamt 1220 Einzelimpulsen

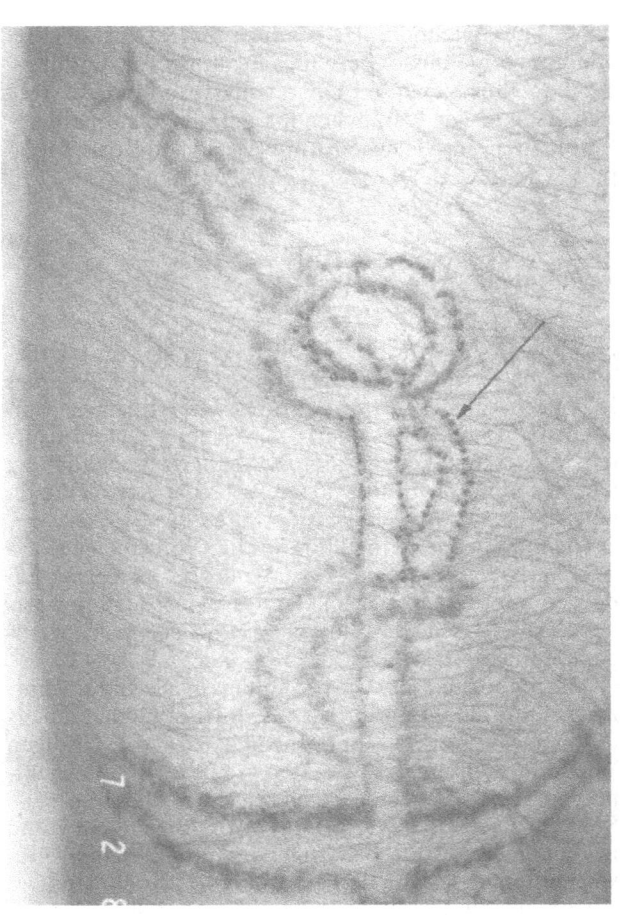

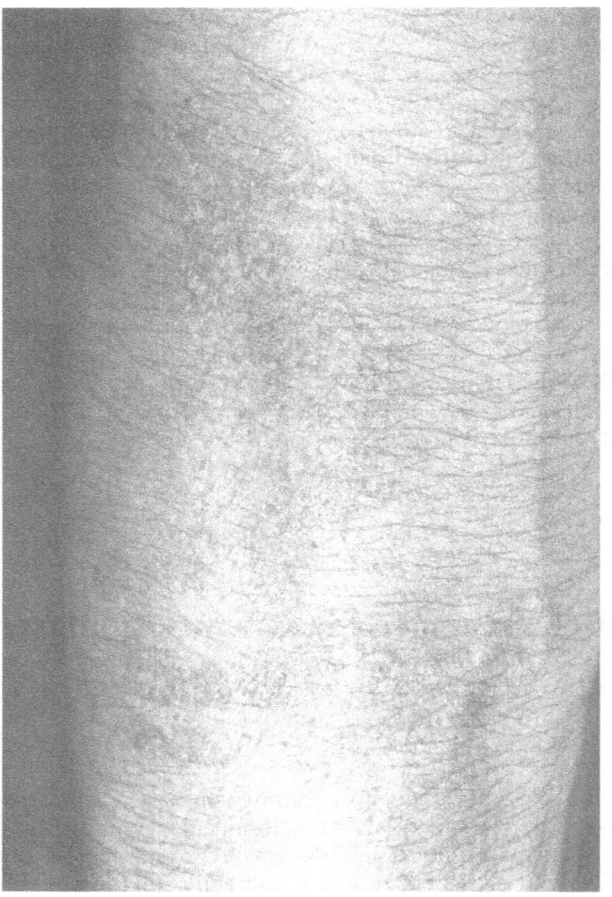

den, daß von gesunder Haut nur 25% seines Lichtes absorbiert werden, in einem Naevus flammeus dagegen 67,5% [4].

Für unsere Behandlungen verwenden wir den Argonlaser Modell 165 von Spectra Physics (Abb. 1). Seine Ausgangsleistung beträgt 5 Watt. Der Lichtstrahl wird über einen flexiblen Lichtleiter geführt, an dessen Spitze ein verstellbares Linsensystem eine Aufweitung des Strahles von 0,5–3,5 mm ermöglicht. Nur 25% des Lichtes gehen in dieser Optik verloren. Mittels zweier Steuergeräte können die Leistung, die Impulsdauer und die Zeit zwischen den Einzelimpulsen geregelt werden. Durch die Variation von Leistung, Strahldurchmesser und Impulsdauer können Leistungsdichten bis 1500 W/cm^2, bzw. Energiedichten bis 500 J/cm^2 und mehr erzeugt werden. Während bei den Gefäßneu- und Mißbildungen Leistungsdichten bis etwa 170 W/cm^2 zur Anwendung kamen, betrugen sie bei Tätowierungen bis zu 1500 W/cm^2.

Während der Behandlung müssen Patienten und der behandelnde Arzt Schutzbrillen tragen. Lokalanästhesie ist vor allem bei Kindern und sensiblen Hautregionen, wie Augenlidern, Nasenflügeln und Lippen notwendig.

Seit Januar 1980 wurden an der Dermatologischen Klinik und Poliklinik der Universität München in Anlehnung an die Erfahrungen von Seipp et al. [7] 109 Patienten mit Naevi flammei (n=34), Tätowierungen (n=49), essentiellen Teleangiektasien (n=8), Spontan- und Narbenkeloiden (n=7), Hämatolymphangiomen (n=7), Angioma serpinginosum (n=2), multiplen Glomustumoren (n=1) und eruptiven Angiomen (n=1) behandelt. Da die meisten der Patienten noch in Behandlung sind und auch die Nachbeobachtungszeit zu kurz ist, können noch keine statistischen Angaben über unsere Erfolgsraten gemacht werden.

Bei Behandlung von Naevi flammei bestätigt sich jedoch die Erfahrung von amerikanischen Autoren [1, 3, 6], daß die dunklen Gefäßmäler bei Erwachsenen am besten auf die Therapie ansprechen (Abb. 2a und b). Bei bis zu 60–70% der Patienten kann mit einem guten Ergebnis gerechnet werden. Allerdings kommt es bei bis zu 13% der Patienten zu Narbenbildung [1], besonders leicht an der Oberlippe [3]. Histologische Untersuchungen zeigen nach dem Laserimpuls eine Koagulationsnekrose der Epidermis und des oberen Koriums. Nach Wochen findet sich unter einer normalen oder leicht atrophischen Epidermis eine Fibrose des oberen Koriums und die Gefäße sind in ihrer Zahl deutlich reduziert [2].

Auch bei essentiellen Teleangiektasien, eruptiven Angiomen, Angioma serpinginosum und multiplen Glomustumoren lassen sich nach unseren Erfahrungen gute Therapieergebnisse erzielen. In der Behandlung von zirkumskripten Hämatolymphangiomen scheint uns der Argonlaser anderen Behandlungsmaßnahmen überlegen. Wenn auch unter der Therapie mit kleinen Rezidiven zu rechnen ist, so werden die Veränderungen doch so weit zurückgebildet, daß es in den erkrankten Hautarealen selbst bei stärkerer mechanischer Irritation nicht mehr zu Blutungen oder Lymphsekretion kommt.

Bei der Behandlung von Tätowierungen kommt es bei unseren Bestrahlungsbedingungen (Leistung 4 W, Strahldurchmesser 0,5 mm, Impulsdauer 0,3 s) zu kleinen, wie ausgestanzt wirkenden Hautdefekten, an deren Grund das Pigment frei liegt. Im Rahmen der Wundsekretion wird das Pigment sezerniert, möglicherweise kommt es auch zusätzlich zu einem Abtransport auf dem Lymphweg [5]. Mit diesen Bestrahlungen läßt sich fast in allen Fällen eine Aufhellung erzielen, allerdings kommt es dabei zu Narbenbildung (Abb. 3a und b). Da eine endgültige Bewertung des Behandlungserfolges frühestens nach 2 Jahren möglich ist, erscheint uns eine Beurteilung des Argonlasers in der Behandlung von Tätowierungen derzeit noch nicht möglich. Als Vorteil der Laserbehandlung kann angeführt werden, daß der Eingriff ambulant, meist ohne Lokalanästhesie und an allen Körperregionen durchgeführt werden kann. Auch sind die Patienten anschließend arbeitsfähig und aufwendige Verbandswechsel entfallen. Abschließend kann man feststellen, daß der Argonlaser, auch wenn sich nicht alle auf ihn gesetzten Hoffnungen erfüllt haben, durchaus eine Bereicherung der Dermatotherapie darstellt. Bei strenger Indikationsstellung lassen sich bei Erkrankungen, für die bisher wenig erfolgversprechende Behandlungen zur Verfügung stehen, gute und die Patienten zufriedenstellende Therapieergebnisse erzielen.

Literatur

1. Apfelberg DB, Maser MR, Lash H (1979) Extended clinical use of the argon laser for cutaneous lesions. Arch Dermatol 115:719–721
2. Apfelberg DB, Kosek J, Maser MR, Lash H (1979) Histology of port wine stains following argon laser treatment. Br J Plast Surg 32:232–237
3. Cosman B (1980) Experience in the argon laser therapy of port wine stains. Plast Reconstr Surg 65:119–129
4. Haina D, Landthaler W, Waidelich W (im Druck) Physikalische und biologische Grundlagen der Laseranwendung in der Dermatologie. Hautarzt
5. Landthaler M, Haina D, Waidelich W, Braun-Falco O (im Druck) Therapeutische Laseranwendungen in der Dermatologie. Hautarzt
6. Noe JM, Barsky SH, Geer DE, Rosen S (1980) Port wine stains and the response to argon laser therapy: Successful treatment and the predictive role of color, age, and biopsy. Plast Reconstr Surg 65:130–136
7. Seipp W, Haina D, Justen V, Waidelich W (1978) Laserstrahlen in der Dermatologie. Dtsch Dermatol 26:557–575

Dr. M. Landthaler,
Dermatologische Klinik der Universität,
Frauenlobstr. 9–11,
D-8000 München 2

Wirkungsmechanismus und therapeutische Anwendung der Antiperspirantien vom Typ der Metallsalze

E. Hölzle, München

Zusammenfassung

Metallsalzlösungen bewirken eine mechanische Obstruktion der ekkrinen Ausführungsgänge innerhalb des mittleren und unteren Akrosyringiums. Ein Mukopolysaccharid-Metall-Komplex bildet einen amorphen Ausguß der Ductuli. Die wandständigen Epidermiszellen werden toxisch geschädigt, schilfern ab ins Lumen und werden in das amorphe Präzipitat eingebettet, so daß eine solide, dauerhafte Obstruktion entsteht. Eine normale Funktion der ekkrinen Drüsen wird durch Abstoßen der Blockade im Zuge der epidermalen Regenerierung wiederhergestellt.

112 Patienten mit Hyperhidrosis axillaris, Hyperhidrosis manuum oder Hyperhidrosis pedum wurden durchschnittlich 9 Monate mit örtlichen Anwendungen von wäßrigen AlCl$_3$-Lösungen behandelt. Die Lösungen wurden vor dem Nachtschlaf appliziert, axillär mittels eines Rollstifts einmassiert, palmo- plantar unter Semiokklusion angewandt. Die Therapie der Hyperhidrosis axillaris zeigte ausgezeichnete Ergebnisse (90% Schweißhemmung), Hyperhidrosis manuum et pedum konnten nur zu 60% bzw. 40% reduziert werden.

Wirkungsmechanismus der Metallsalze

Die Wirksamkeit von Aluminiumchlorid als Antiperspirans ist seit seiner Einführung in die Dermatotherapie 1916 durch Stillians [7] bekannt. Seither ist der Gebrauch von aluminium- und zirkoniumhaltigen Lösungen weit verbreitet. Aber auch andere Metallsalze, wie die des Chroms, Kupfers, Galliums, Indiums, Vanadiums und Eisens wurden erprobt. Trotz zahlreicher Versuche ist es erst während der letzten Jahre gelungen, genauere Vorstellungen über den Wirkungsmechanismus dieser Verbindungen zu entwickeln [3].

In einer Reihe von klinischen Experimenten konnte gezeigt werden, daß eine wäßrige Lösung von 20% AlCl$_3$: 6H$_2$O etwa 6–8 Stunden auf die Haut einwirken muß, um eine vollständige Anhidrosis zu erzeugen. Dieser hochgradige Effekt bleibt etwa 1 Woche lang erhalten, im Verlauf von weiteren 2–3 Wochen wird dann langsam wieder eine normale Funktion der Schweißdrüsen hergestellt. Während dieser Phase der Schweißhemmung können durch starke Hitzestimuli Miliariaeruptionen provoziert werden. Insbesondere das Auftreten von Miliaria ist ein Beweis für das Vorliegen einer mechanischen Obstruktion der Schweißdrüsen-Ausführungsgänge. Durch weitere histologische und histochemische Untersuchungen gelang es, die Natur dieser Obstruktion aufzuhellen.

Nach Behandlung mit Aluminiumchlorid fand sich in allen anhidrotischen ekkrinen Einheiten ein eosinophiler, amorpher Ausguß, der das Lumen der Ductuli innerhalb des gesamten Akrosyringiums ausfüllte. Die wandständigen epidermalen Zellen zeigten pyknotische Zellkerne und Eosinophilie des Zytoplasmas als Ausdruck einer toxischen Schädigung. Das intraluminale Präzipitat erwies sich PAS-positiv und diastaseresistent. Auch konnte durch die Morin-Fluoreszenzfärbung eindeutig die Ablagerung von Aluminium innerhalb der obstruierenden Ausgüsse nachgewiesen werden.

Anhand der schematischen Übersicht (Abb. 1) sollen die pathogenetischen Vorgänge nochmals erläutert werden. Die Metallsalz-Lösung diffundiert von der Hautoberfläche passiv in die ekkrinen Ausführungsgänge. Vollständig keratinisierte Zellen können nicht penetriert werden. Erst unterhalb der keratogenen Zone, etwa im mittleren Akrosyringium, dort wo die wandständigen Epidermiszellen nur durch eine dünne Kutikula geschützt sind, kommt es zu einer Wechselwirkung, und es wird ein Präzipitat gebildet, wobei Glykoproteine aus der mukopolysaccharidreichen Kutikula zusammen mit dem Metallhydroxid einen festen Komplex formen. Gleichzeitig werden die luminalen Zellmembranen geschädigt, zusätzliches Material wird freigesetzt und verfestigt das obstruierende Präzipitat. Im weiteren Verlauf schilfern die nekrotischen wandständigen Epidermiszellen ins Lumen ab und bilden zusammen mit dem amorphen Ausguß ein Konglomerat, das einen festen und dauerhaften Verschluß des Ductus bewirkt. Dieser Pfropf wird im Zuge der normalen Epidermopoese innerhalb von 2–3 Wochen abgestoßen, so daß dann eine normale Schweißdrüsenfunktion wiederhergestellt ist. Diese Zeit korreliert bemerkenswert gut mit der Dauer der Schweißhemmung, die in den klinischen Experimenten bestimmt wurde.

Es konnte weiterhin gezeigt werden, daß alle wirksamen Metallsalze qualitativ gleich wirken. Unterschiede sind lediglich quantitativer Natur, wobei die Dauer der Anhidrosis mit dem Ausmaß der toxischen Schädigung und mit der Tiefe, in welche die Obstruktion reicht, variiert.

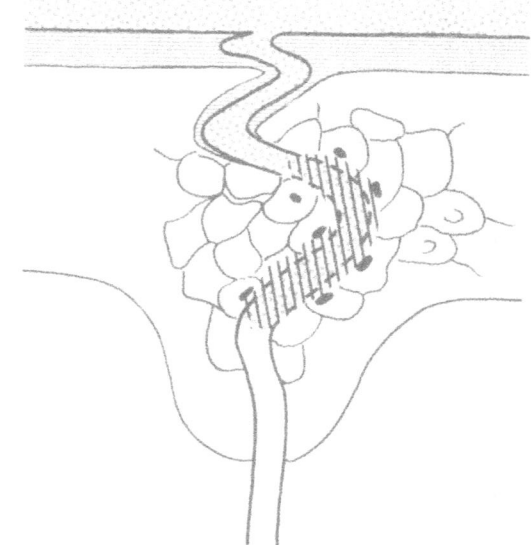

Abb. 1. Toxische Schädigung und Obstruktion des Akrosyringiums durch Metallsalze. (Nähere Erläuterungen im Text)

Therapeutische Anwendung der Metallsalze

Untersuchungen einer Reihe äußerer Faktoren, welche die Wirksamkeit der Metallsalze beeinflussen könnten, ergaben, daß Entfettung der Haut vor der Anwendung und Zusatz von Detergentien zur Metallsalzlösung keinen therapeutischen Nutzen erbrachten. Aus dem Wirkungsmechanismus wird jedoch klar, daß die Drüsen zur Zeit der Behandlung inaktiv sein müssen, da sonst eine Diffusion des Materials in den Ductus hinein unmöglich ist. Außerdem konnte gezeigt werden, daß mechanische Massage, offenbar durch Förderung der Diffusion, die Wirkung verstärkte [4].

Diesen Überlegungen folgend wurde unser therapeutisches Konzept zur Behandlung der lokalen Hyperhidrosis entwickelt (Tabelle 1). Im Gegensatz zu anderen Autoren [1, 5, 6] verwenden wir nicht eine alkoholische, sondern eine rein wäßrige Lösung, wie dies auch von Graber 1977 [2] vorgeschlagen wurde. Diese ist ebenso wirksam, jedoch weniger hautirritierend.

Es ist von ausschlaggebender Bedeutung, daß die Anwendung während des Nachtschlafs, also zu einer Zeit, wenn die Schweißdrüsen weitgehend inaktiv sind, erfolgt. Sanftes Einmassieren mittels eines Rollstifts erhöht die Wirkung. Die Eindickung mit 2%iger Methylzellulose ermöglicht ein Abfüllen der Lösung in Rollstifte und verbessert die Haftung des Materials auf der Haut, ohne dabei die Wirksamkeit zu beeinträchtigen.

Wir hatten Gelegenheit, 112 Patienten über einen Zeitraum bis zu 22 Monaten zu behandeln. Bei durchschnittlich ein bis zwei Anwendungen pro Woche erreichten wir eine Hemmung der axillären Schweißsekretion um 90%. Die therapeutischen Ergebnisse bei Hyperhidrosis manuum und Hyperhidrosis pedum waren weniger günstig, rechtfertigen jedoch in jedem Fall einen Therapieversuch (Tabelle 2).

Tabelle 1. Therapie der Hyperhidrosis mit Aluminiumchlorid-Lösung

$AlCl_3 \cdot 6H_2O$ in wäßriger Lösung von 2% Methylzellulose
Anwendung unmittelbar vor dem Nachtschlaf
    axillär: 20%ige Lösung (15–25%) 30 Sekunden mit Rollstift einmassieren
    palmar, plantar: 30%ige Lösung im Überschuß auftragen mit oder ohne Okklusion

Tabelle 2. Therapeutische Wirksamkeit der Aluminiumchlorid-Lösung

Diagnose	Schweißhemmung[a]	N
Hyperhidrosis axillaris	90%	70
Hyperhidrosis manuum	60%	19
Hyperhidrosis pedum	40%	11

[a] Arithmetisches Mittel der Prozentualen Reduktion der Hyperhidrosis innerhalb der Patientengruppe

Tabelle 3. Häufigkeit der Nebenwirkungen bei der Behandlung der Hyperhidrosis axillaris mit Aluminiumchlorid-Lösung (N = 70)

Juckreiz direkt nach der Anwendung (dosisabhängig, Gewöhnungseffekt)	48,5%
Intermittierender Juckreiz während des Tages	4,0%
Hautreizung	7,0%
Abbruch der Therapie wegen Unverträglichkeit	2,8%

Bei der Behandlung der Hyperhidrosis manuum et pedum wurden neben Hauttrockenheit, die durch Hautpflege gut zu beeinflussen war, keine Nebenwirkungen beobachtet. Die axilläre Anwendung ist häufig von stechendem Juckreiz, unmittelbar nach Auftragen der Lösung bis einige Stunden danach, begleitet. Diese Mißempfindung ist abhängig von der verwendeten Konzentration und nimmt nach einigen Behandlungen deutlich an Intensität ab. Sie wurde von allen Patienten toleriert, ebenso wie gelegentlich auftretender Juckreiz während des Tages. Hautreizung kann durch weniger aggressive Behandlung weitgehend vermieden werden. Nur in zwei Fällen, beide Patienten waren äußerst hautempfindlich, mußte die Therapie abgebrochen werden (Tabelle 3).

Langzeitnebenwirkungen konnten bisher nicht festgestellt werden. Vorläufige histologische Untersuchungen nach 6–18 Monaten Behandlungsdauer zeigten keine Veränderungen am sekretorischen Teil der Schweißdrüsen. Es bleibt abzuwarten, ob sich dies auch weiterhin bestätigen läßt.

Literatur

1. Brandrup F, Larsen P (1978) Axillary hyperhidrosis. Local treatment with aluminium chloride hexahydrate 25% in absolute ethanol. Acta Derm Venereol (Stockh) 58:461–465
2. Graber W (1977) Eine einfache, wirksame Behandlung der axillären Hyperhidrose. Schweiz Rundsch Med 66: 1080–1084
3. Hölzle E, Kligman AM (1979) Mechanism of anti-perspirant action of aluminum salts. J Soc Cosmet Chem 30:279–295
4. Hölzle E, Kligman AM (1979) Factors influencing the antiperspirant action of aluminum salts. J Soc Cosmet Chem 30:357–367
5. Scholes KT, Crow KD, Ellis JP, Harman RR, Saihan EM (1978) Axillary hyperhidrosis treated with alcoholic solution of aluminum chloride hexahydrate. Br Med J II:84–85
6. Shelley WB, Hurley HJ (1975) Studies on topical antiperspirant control of axillary hyperhidrosis. Acta Derm Venereol (Stockh) 55:241–260
7. Stillians AW (1916) The control of localized hyperhidrosis. JAMA 67:2015

Dr. Erhard Hölzle,
Dermatologische Klinik und Poliklinik der Universität,
Frauenlobstr. 9–11,
D-8000 München 2

Über die Wirkung von Steinkohlenteer auf die Zellkinetik in der Epidermis * **

M. Gloor und H. Wirth, Heidelberg

Röntgenbestrahlung und externe Teerbehandlung sind die wichtigsten Beispiele für die Provokation einer Reifeverzögerungsakanthose beim Meerschweinchen [2, 3, 6, 7, 8, 11, 14]. Bei der Meerschweinchenhaut kommt es nach eigenen Ergebnissen vom 9. Tag nach einer einseitigen Bestrahlung an trotz einer Hemmung der Zellproliferation zu einer hochgradigen Vergrößerung des ^{3}H-Thymidin-Labelling-Index, die durch eine Verlängerung der S-Phase bedingt ist. Im zeitlichen Verlauf verhielten sich S-Phasenverlängerung und Akanthose synchron [3]. Die vorliegenden Untersuchungen wurden mit dem Ziel vorgenommen, zu zeigen, ob auch bei der Teerbehandlung parallel zur Reifeverzögerungsakanthose eine Verlängerung der S-Phase zustandekommt.

Material und Methode

Für die Untersuchungen wurden insgesamt 45 männliche Meerschweinchen (Stamm: Pirbr. white; Gewicht bei Versuchsbeginn 300–350 g; Standarddiät) verwendet. Zur Behandlung wurde am Rücken rechts eine 10%ige Lösung eines Steinkohlenteerdestillates (FLUXÖL ST; Hersteller: Rütgerswerke, Duisburg) in einer 6%igen Lösung des Standardtensides Polyaethylenglycollauryläthersulfat, Natriumsalz (ELFAN NS 242; Hersteller: Akzo Chemie, Düren; Konzentration bezogen auf die wachaktive Substanz) verwendet. Am Rücken links wurde in analoger Weise die Standardtensidlösung ohne den Teerzusatz verwendet. Die Verabreichung der Externa erfolgte in einem Glaszylinder von 2,27 cm² Grundfläche über 4 Minuten. Nach diesen 4 Minuten wurde die Lösung abpipettiert, der Glaszylinder entfernt und die Feuchtigkeit mit einem Filterpapier von der Haut abgetupft. 15 Tiere erhielten eine Behandlung bei Versuchsbeginn, 15 Tiere wurden bei Versuchsbeginn, am 3. und am 7. Versuchstag behandelt, die restlichen 15 Tiere wurden bei Versuchsbeginn, am 3., am 7., am 10. und am 14. Versuchstag einer Behandlung unterzogen. Jeweils 2 Tage nach der letzten Behandlung, also am 2., 9. und 16. Versuchstag wurden die abschließenden Untersuchungen bei den Tieren vorgenommen.

Zur Abschätzung der S-Phasenlänge bedienten wir uns der Doppelmarkierungsautoradiographie mit ^{3}H und ^{14}C Thymidin unter in-vitro-Bedingungen. Dieses Verfahren erlaubt außer auf die S-Phasenlänge auch Rückschlüsse auf die Zellproliferation. Als Inkubationsgeräte wurden 10 cm lange, silikonisierte wandverstärkte Glasröhrchen mit einer lichten Weite von 12 mm und einem Schliffstopfen verwendet. In dem Schliffstopfen befanden sich zwei Röhrchen zur Zu- und Ableitung der Gase. Inkubation insgesamt 2 Stunden. Temperatur 37°C, Sauerstoffdruck 2,2 Atm. Für die in-vitro-Inkubation wurden den Tieren Hautstreifen von einer Breite unter 1 mm entnommen, da die Markierung nur bei einer derartig geringen Breite der Schnitte zuverlässig im ganzen Schnitt erfolgt. Die Entnahme wurde immer an der gleichen Stelle am Rücken symmetrisch vorgenommen. Während der ersten Inkubationsstunde wurden 1 µCi ^{14}C Thymidin (spez. Aktivität: 40–60 mCi/mmol; Hersteller: NEN Chemicals, Dreieichenhain), während der zweiten Inkubationsstunde 10 µCi ^{3}H-Thymidin (spez. Aktivität: 20 Ci/mmol; Hersteller: NEN Chemicals, Dreieichenhain) dem Inkubationsmedium zugegeben. Als solches wurde homologes Meerschweinchenplasma verwendet, das durch Herzpunktion gewonnen wurde. Nach 1 und 2 Stunden gründliches Auswaschen der Exzisate in dem gleichen Inkubationsmedium. Aufarbeitung der Exzisate unter Verwendung von G-5-Photoemulsion (Hersteller: Ilford Ltd, Basildon, England) in der üblichen Weise. Bezüglich der theoretischen Grundlagen des Verfahrens sei auf Schultze [10], bezüglich der Methodik auf Pullmann [5] verwiesen.

Bei der angewendeten Technik finden sich einfach ^{3}H-Thymidin, einfach ^{14}C-Thymidin und doppelt markierte Zellen. Die Unterscheidbarkeit der Zellen ergibt sich daraus, daß ^{3}H eine sehr weiche und ^{14}C eine härtere Strahlung aufweist. Während ^{3}H in einer dicken Autoradiographiephotoemulsion nur die unterste Schicht verändert, finden sich bei einer ^{14}C-Markierung Bahnspuren durch die ganze Dicke der Photoemulsion. In der Praxis sind einfach ^{3}H-markierte Zellen leicht von den übrigen markierten Zellen abgrenzbar. Eine Unterscheidung von einfach ^{14}C- und doppelt markierten Zellen ist nur schwer möglich. Die Zahl der einfach ^{3}H-markierten Zellen entspricht der Zahl der Zellen, die in einer Stunde in die S-Phase eintreten und ist somit ein Maß für die Zellproliferation. Das Verhältnis ^{14}C-markierte + doppelt markierte Zellen/einfach ^{3}H-markierte Zellen erlaubt eine annähernde Schätzung der S-Phasenlänge in Stunden. Bei der Auswertung bezogen wir uns stets auf 1000 Basalzellen. Außerdem wurde bei allen Exzisaten die Epidermisdicke nach der Methode von Heite und Ritter [4] an 25 Stellen gemessen.

Aus technischen Gründen konnten bei 2 Tieren, die am 2. Versuchstag untersucht wurden, und bei 1 Tier, das am 16. Tag untersucht wurde, die Epidermis nicht beurteilt werden. Bei diesen Tieren wurden sämtliche Untersuchungen beidseitig nicht ausgewertet, so daß sich die Fallzahlen auf 13 bzw. 14 Tiere beziehen. Außerdem konnten die autoradiographischen Untersuchungen bei einem Tier, das am 9. Tag untersucht wurde, wegen mangelnder Markierung nicht ausgewertet werden. Die Epidermisdickenmessung konnte jedoch bewertet werden. Bei diesem Kollektiv beziehen sich die Fallzahlen für die autoradiographischen Untersuchungen auf 14 und für die Epidermisdickenmessung auf 15 Tiere. Statistisch wurden grundsätzlich die Meßwertdifferenzen zwischen wirkstoff- und grundlagenbehandelter Seite ausgewertet. Dazu bedienten wir uns des Wilcoxon-Tests für Paardifferenzen unter Vorgabe eines Signifikanzniveaus von $\alpha = 0{,}01$. Systematische Fehler durch tageszeitliche Schwankungen zellkinetischer Parameter [9] wurden vermieden.

Ergebnisse

Die Ergebnisse sind in den Abb. 1–4 festgehalten. Die einfach ^{3}H-markierten Zellen sind in allen drei Kollektiven geringgradig und nicht-signifikant vermindert. S-Phasenlänge und Epidermisdicke wurden unabhängig von der Behandlungsdauer in allen drei Kollektiven signifikant vergrößert. Das zeitliche Maximum der Akanthose fand sich am 16. Versuchstag.

---

* Das Manuskript enthält Ergebnisse der Inauguraldissertation von Herrn Clemens Melcher
** Wir danken der Deutschen Forschungsgemeinschaft für die Unterstützung der Untersuchungen

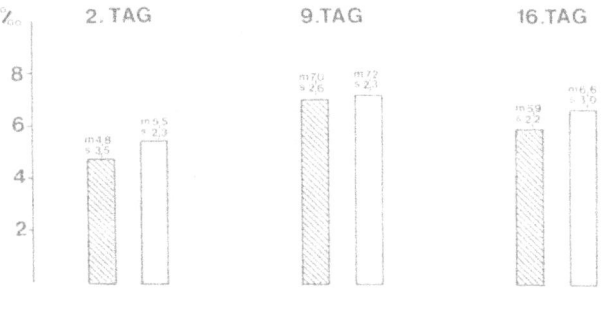

Abb. 1. Anteil der einfach ³H-Thymidin-markierten Zellen in Abhängigkeit von der Behandlungsdauer

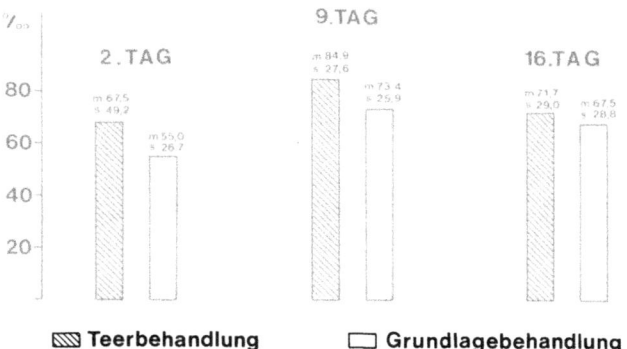

Abb. 2. Anteil der einfach ¹⁴C-Thymidin- und der doppelt markierten Zellen in Abhängigkeit von der Behandlungsdauer

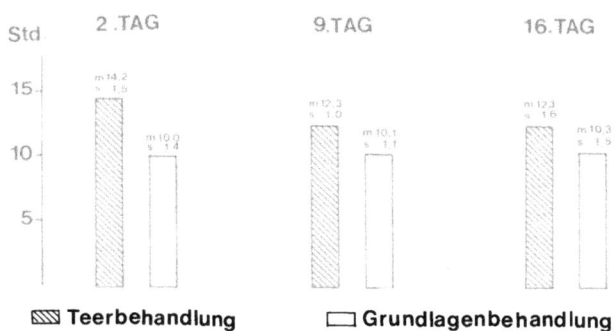

Abb. 3. Geschätzte S-Phasendauer in der Epidermis in Abhängigkeit von der Behandlungsdauer. Der Unterschied zwischen wirkstoffbehandelter und grundlagenbehandelter Seite ist jeweils signifikant ($\alpha = 0,01$)

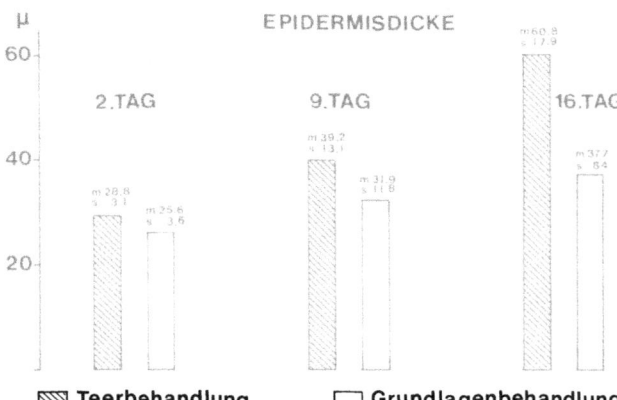

Abb. 4. Epidermisdicke in Abhängigkeit von der Behandlungsdauer. Der Unterschied zwischen wirkstoff- und grundlagenbehandelter Seite ist jeweils signifikant ($\alpha = 0,01$)

Diskussion

Von mehreren Autoren wurde gezeigt, daß die externe Behandlung mit Teer zu einer Akanthose führt [2, 6, 7, 8, 11 u.a.]. Elgjo und Larsen [1] konnten mit Hilfe der Colchizinmethode zeigen, daß die Teerakanthose mit einer Hemmung der Zellproliferation einhergeht. Zu ähnlichen Ergebnisse kamen Gloor et al. [2], ebenfalls mit der Colchizinmethode. In jüngster Zeit konnten schließlich Walter et al. [13] sowie Stoughton et al. [12] eine Reduktion der Mitosen und eine Hemmung der DNA-Synthese durch eine Teerbehandlung nachweisen. Es besteht somit heute kein Zweifel mehr daran, daß es sich bei der Teerakanthose um eine Reifeverzögerungsakanthose (= Retentionsakanthose) handelt. Bei den vorliegenden Untersuchungen kommt die Proliferationshemmung nur in geringem Maß zum Ausdruck. Dies ist wahrscheinlich durch die Inkonstanz der Zusammensetzung der verwendeten Spezialität bedingt, da wir bei unseren oben zitierten früheren Untersuchungen die gleiche Spezialität unter den gleichen Anwendungsbedingungen benützten.

Das wesentliche Ergebnis der vorliegenden Untersuchungen ist der Nachweis der Verlängerung der S-Phase durch die Teerbehandlung, unabhängig von der Behandlungsdauer. Dieser Effekt tritt offensichtlich bereits bei Teerzubereitungen auf, deren Effektivität nicht für eine nennenswerte Proliferationshemmung ausreicht. Das gleiche gilt auch für die Akanthose. Eine gewisse Parallelität zwischen S-Phasenverlängerung und Akanthose kommt somit in den vorliegenden Untersuchungen in ähnlicher Weise zum Ausdruck wie in den eingangs erwähnten eigenen Untersuchungen nach Röntgenbestrahlung. Die vorliegenden Ergebnisse könnten ein Hinweis darauf sein, daß bei der Behandlung der Kopfschuppen (Pityriasis simplex capillitii) mit teerhaltigen Shampoos und Haarwässern die Hemmung der epidermalen Zellproliferation keine unabdingbare Voraussetzung für einen Therapieerfolg ist.

Zusammenfassung

Bei 45 männlichen Meerschweinchen wurde am Rücken rechts eine Behandlung mit einem Steinkohlenteerdestillat (10%iges Fluxöl ST) in einer Standardtensidlösung durchgeführt. Am Rücken links kam die gleiche Tensidlösung ohne den Teerzusatz zur Anwendung. Bei je 15 Tieren wurde am 2., am 9. bzw. am 16. Versuchstag mit Hilfe der Doppelmarkierungsautoradiographie die S-Phasenlänge bestimmt. Außerdem wurde die Epidermisdicke gemessen. Schließlich erlaubt die Methode der Doppelmarkierungsautoradiographie Rückschlüsse auf die Zellproliferation. Während die Zellproliferation durch die verwendete Zubereitung nur wenig vermindert wurde (nicht signifikant), kam es zu einer signifikanten Verlängerung der S-Phase und zu einer signifikanten Epidermisverdickung.

Literatur

1. Elgjo K, Larsen TE (1973) Alterations in epidermal growth kinetics induced by coal tar ointment and methotrexate. J Invest Dermatol 61:22–24
2. Gloor M, Dressel M, Schnyder UW (1978) The effect of coal tar distillate, cadmium sulfide, ichthyol sodium and omadine MDS on the epidermis of the guinea pig. Dermatologica 156:238–243

3. Gloor M, Wirth-Grüber H, Wirth H, Weiland E (im Druck) Über die Wirkung der Röntgenbestrahlung auf die Epidermis des Meerschweinchens. Dermatol Monatsschr
4. Heite HJ, Ritter K (1962) Fehlerkritische Studie zur Messung der Epidermisbreite beim Akanthosetest. Dermatologica 124:406–419
5. Pullmann H (1978) Autoradiographie-Untersuchungen der Zellproliferation bei Psoraisis vulgaris. Grosse, Berlin (Grosse Scripta, Bd III)
6. Rassner G (1969) Die Akanthose. Hautarzt 20:197–202
7. Salfeld K, Orth K (1965) Über die Wirkung einiger differenter Antiekzematika auf die normale Meerschweinchenhaut, 1. Mitteilung: Teere. Arch Klin Exp Dermatol 221:368–382
8. Schaaf F (1957) Akanthosetest mit Teer und Teerkohlenwasserstoffen. Dermatologica 115:374–381
9. Schell H (1979) Zur Zellkinetik der Epidermis aus biorhythmischer Sicht. Zentralbl Haut Geschlechtskr 141:149–163
10. Schultze B (1968) Die Orthologie und Pathologie des Nucleinsäure- und Eiweißstoffwechsels der Zelle im Autoradiogramm. In: Büchner F (Hrsg) Handbuch der allgemeinen Pathologie, Bd 2, Teil 5/1. Springer, Berlin Heidelberg New York, S 466–667
11. Schweikert H, Schnyder UW (1972) Die Teerakanthose der Meerschweinchenzitze. Arch Dermatol Forsch 243:34–46
12. Stoughton RB, de Quoy P, Walter JF (1978) Crude coal tar plus near ultraviolet light suppresses DNA synthesis in epidermis. Arch Dermatol 114:43–45
13. Walter JF, Stoughton RB, de Quoy PR (1978) Suppression of epidermal proliferation by ultraviolet light, coal tar and anthralin. Br J Dermatol 99:89–96
14. Wirth H, Gloor M, Weiland E, Schnyder UW (1979) Veränderungen der Epidermisdicke und des ^{3}H Thymidin Labelling Index in der Epidermis nach Applikation von Pharmaka in zeitlicher Abhängigkeit vom Therapiebeginn. Fette Seifen Anstrichm 81:290–294

Prof. Dr. M. Gloor und Dr. H. Wirth,
Univ.-Hautklinik,
Voßstraße 2,
D-6900 Heidelberg

Dermatologische Thalassotherapie zwischen „Kurlaub" und Ultima ratio

G. Ludwig, Westerland/Sylt

An der dermatologischen und internen Abteilung der Nordseeklinik Westerland werden Heilverfahren durchgeführt, um insbesondere chronisch erkrankten Patienten eine Invalidität – insbesondere eine Frühinvalidität – zu ersparen. Dafür gibt es Voraussetzungen, die bereits am Heimatort diskutiert und entschieden werden müssen:

1. Die Indikationsstellung
2. Die Bereitschaft der Patienten zur Mitarbeit
3. Keine Gegenindikationen.

Die Heilverfahren werden durchgeführt mit Thalassotherapie, Heliotherapie, Balneotherapie (temperierte Meerwasser-Wannenbäder, ggf. mit Zusätzen, Meeresschlick-Packungen), Klimatherapie (klimatische Terrainexpositionen), alles in Verbindung mit darauf abgestimmter konventionell-schulmäßig-klinisch-dermatologischer Therapie. Unter den genannten Voraussetzungen wird die Behandlung erfolgreich sein. Diese und weitere (s. unten) sind aber wichtig.

Nun zum kritischen Teil: Als Arzt „vor Ort", sei es stationär oder ambulant, kann man sich nicht die Patienten aussuchen. Um denjenigen Patienten helfen zu können, die unsere Hilfe hier benötigen, ist es ebenso nötig, daß zuweisende ärztliche Kollegen wie auch prüfende und kostentragende Institutionen folgendes überdenken und beurteilen:

1. Möchte der Patient nur einen (zusätzlichen Urlaub) = „Kurlaub" – zweckentfremdet, letztlich zu Lasten der Sozietät, zu Lasten der Verfügbarkeit der Kapazität der therapierenden Institutionen und der Hinderung (Wartezeiten!) echt bedürftiger Patienten?
2. „Ultima ratio": Ist es bezüglich von der Chance der Beeinflußbarkeit her gesehen, vertretbar, ein klimatisches Heilverfahren durchzuführen?

Bei Patienten, die schon langfristig unter konventionellen, auch stationären Bedingungen ohne ausreichenden Effekt behandelt wurden, ist ein klimatisches Heilverfahren – bei gegebener Indikation – sinnvoll. Hierzu sind insbesondere zu zählen: ausgedehnte und therapieresistente Formen von Psoriasis, Mycosis fungoides im infiltrativen Stadium, Parapsoriasis (am besten in der strahlungsreichen Jahreszeit), ferner einige seltenere erythematosquamösen Dermatosen (z. B. Morbus Devergie).

Ganzjährig, z. T. sogar besser außerhalb der strahlungsreichen Jahreszeit, wäre die große Gruppe der ekzematösen Formenkreise mit Thalassotherapie zusätzlich behandelbar, ggf. auch als „Ultima ratio". Im letzteren Falle wäre jedoch nur dann die Maßnahme nicht sinnvoll, wenn

a) eine Indikation nicht gegeben ist oder
b) ausgesprochen fehlende Bereitschaft seitens eines Patienten zur Mitarbeit besteht („Ich will nur meine Rente haben!") oder
c) wenn Gegenindikationen bestehen (z. B. Lichtdermatosen – bei der auf den Nordseeinseln starken Sonnenstrahlungs-Intensität) oder
d) bei nicht ausreichendem Allgemeinzustand (z. B. internistischerseits).

Ein gewisses Mindestmaß an Allgemeinbelastbarkeit für die Durchführung von Thalassotherapie ist Voraussetzung. Letztere ist meistens ja gegeben. Aber außer acht darf diese Bedingung eben nicht gelassen werden.

Aus den Ausführungen sollte erkenntlich werden, daß die Frage eines klimatischen – z. B. auch eines dermatologischen klimatischen – Heilverfahrens im Hinblick auf die Effektivität bereits bei der Untersuchung und Beratung der Patienten am Heimatort beginnt, und aus den daraus zu ziehenden Schlüssen.

Literatur

1. Evers C (1965) Med Welt 34
2. Schierwagen E (1974) Dtsch Aerztebl 39

Dr. med. G. Ludwig,
Chefarzt der dermatolog. Abteilung
der Nordseeklinik Westerland,
D-2280 Westerland/Sylt

Ergebnisse der Helio- und Thalassotherapie bei Psoriasis

A. Krstić, M. Živković, S. Perišić, B. Leković, N. Jančić und Lj. Grubač, Belgrad

Der Einfluß der geographischen und biometeorologischen Faktoren auf die Häufigkeit und den Verlauf der Psoriasis ist schon seit langem bekannt. In letzter Zeit wird immer öfter von günstigen therapeutischen Erfahrungen mit der Photochemotherapie und selektierten Phototherapie berichtet [6, 10, 12, 19, 20]. Angesichts dieser Erfahrungen und der modernen Ansichten über die Reaktion der Psoriasis auf die Einwirkung aktinischer Faktoren kommt die Bedeutung der systematischen und sachverständigen Anwendung der Helio- und Thalassotherapie am Meer heutzutage voll zum Ausdruck. In letzterer Zeit wurde in mehreren Publikationen über die erfolgreichen Ergebnisse bei der Behandlung dieser Patienten in Sonderanstalten an Meerküsten, wie am Adriatischen Meer [4, 9, 11], an der Nordsee [13, 15, 16, 17], am Toten Meer [1, 5, 8] und am Schwarzen Meer [14] berichtet.

Material und Methode

Der therapeutische Effekt wurde bei 579 norwegischen Patienten, die vom Mai bis Ende Oktober 1977 auf der Dermatologischen Abteilung des Instituts für physikalische Medizin und Rehabilitation „Dr. Simo Milošević" in Igalo (Jugoslawien) behandelt wurden, systematisch untersucht und verfolgt. Vor und am Ende der vierwöchigen Heilkur wurden die für medizinische und statistische Verarbeitung erheblichen Daten in spezielle Testlisten eingetragen. Nach der beendeten Heilkur erhielten die Patienten Fragebogen über den weiteren Krankheitsverlauf und eventuelle Rezidiverscheinungen, mit der Bitte, sie mögen diese beantworten per Post zurücksenden. Das Kurprogramm umfaßte regelmäßige und allmähliche Sonnenbäder, anfangs zweimal täglich je 30 Minuten und später bis zu 6 Stunden am Tag sowie alltägliche Seebäder. Eine lokale oder sonstige Therapie wurde ausgeschlossen, ausgenommen die Einzelfälle bei denen anfangs wegen der starken Desquamation der psoriatischen Veränderungen milde Keratolytika appliziert wurden. – Aus Tabelle 1, welche das Krankenmaterial darstellt, ist zu sehen, daß die größte Zahl der behandelten Patienten zur Altersgruppe von 21–40 Jahren gehört. Bei 69,1% der Kranken dauerte die Psoriasis über 10 Jahre (Tabelle 2). Die Mehrheit der Patienten gab an, daß sie während der Krankheit niemals frei von psoriatischen Veränderungen gewesen seien, während 108 (18,7%) Kranke erklärt haben, daß sie eine symptomlose Periode bis zu einem Monat hätten.

Der endgültige therapeutische Effekt wurde als sehr gut bezeichnet, wenn eine Sanation der psoriatischen Veränderungen, gewöhnlich mit einer Hyperpigmentation, erzielt wurde, und als gut, wenn eine erhebliche Besserung mit minimalen residuellen Erscheinungen, meist in den behaarten Partien oder auf den Hautfalten, eintrat.

Ergebnisse der Heilkur und Kommentar

Aus Tabelle 3, in der die Ergebnisse der Heilkur dargestellt werden, ist zu ersehen, daß nach der beendeten Heilkur von den 579 Patienten bei 406 (70,1%) der Erfolg sehr gut war, bei 154 (26,9%) Patienten war er gut und bei 17 (2,9%) blieb der Zustand unverändert. Ausgenommen der solaren Dermatitis bei einigen Kranken, welche rasch saniert wurde, trat in keinem der Fälle eine Verschlechterung ein. Eine Regression der psoriatischen Veränderungen trat meist in der zweiten Woche ein und schritt progressiv fort, was darauf hinweist, daß die therapeutische Wirkung der Helio- und Thalassotherapie von der Behandlungsdauer abhängt. Bei 10 Patienten, bei denen am Ende der Heilkur die therapeutische Wirkung als gut beurteilt wurde, erreichte man nach einem zusätzlichen Aufenthalt von 14–30 Tagen eine sehr gute therapeutische Wirkung. Aus Tabelle 4, in der die Angaben über Rezidiverscheinungen nach der klimatischen Behandlung dargestellt werden, und

Tabelle 1. Darstellung der klinischen Daten

Zahl der Kranken	Geschlecht		Alter/Jahre					Positive Familienanamnese	
	m.	f.	–10	11–20	21–40	41–60	60	Psoriasis	Arthritische Krankheiten
579	317 (55%)	262 (45%)	6 (1%)	62 (11%)	254 (44,1%)	177 (31,1%)	80 (13,8%)	338 (58%)	59 (10%)

Tabelle 2. Angaben über die Evolution der Krankheit vor der Klimatherapie

Dauer der Krankheit (Jahre)				Besserung in der Sommerzeit			Periode ohne Krankheitssymptome (Zahl d. Monate)				
–1	2–5	6–10	10–	Regelmäßig	Manchmal	Ohne Besserung	0	1	3	6	12
31	56	91	400	474	51	54	335	108	59	23	54

Tabelle 3. Erggebnisse der Therapie

Diagnose	Zahl d. Patienten	Sehr gut	Gut	Unverändert	Verschlechtert
Psoriasis guttata et nummularis	294	209 (71%)	74 (25,8%)	11 (3,7%)	–
Psoriasis in placibus	270	187 (69,3%)	78 (28,9%)	5 (1,9%)	–
Psoriasis pustulosa generalisata	11	7 (63,6%)	3 (27,3%)	1 (9,1%)	–
Psoriasis arthropatica	4	3 (75%)	1 (25%)	–	–
Insgesamt	579	406 (70,1%)	156 (26,9%)	17 (2,9%)	

Tabelle 4. Rezidivfreies Intervall nach der Klimatherapie

Zahl d. Monate	Zahl d. Patienten	Prozentsatz
0–1	66	19,5%
1–3	135	39,8%
3–6	98	28,9%
6–12	40	11,8%
Insgesamt	339	100%

die wir von 339 Patienten erhielten, ist zu ersehen, daß bei 66 (19,5%) Patienten ein rezidivfreies Intervall bis zu einem Monat eintrat, bei 135 (39,8%) von 1–3 Monaten, bei 98 (28,9%) von 3–6 Monaten und bei 40 (11,8%) von 6–12 Monaten. Die meisten Patienten erklärten, daß die Rezidive in milderer Form auftraten als früher nach Anwendung einer anderen Heilmethode. Die Ergebnisse der vergleichenden Analysen der Kosten für klimatische Heilkuren mit anderen modernen Heilmethoden zeigen, daß die erstgenannte Methode finanziell am günstigsten ist [1, 2, 5, 14]. Nachdem man die Ätiopathogenese der Psoriasis nicht kennt, ist die komplexe biopositive Wirkung der Helio- und Thalassotherapie auf diese Krankheit noch nicht geklärt worden. Unsere therapeutischen Ergebnisse sind durch die geographischen und biometeorologischen Besonderheiten des adriatischen Klimas bedingt, wie die große Intensität der Strahlung, die lange Bestrahlungsdauer, die Wirkung des Meerwassers bei reflexiver Strahlung und das spezifische Aerosol. Mit 1642 kW-Stunden pro Quadratmeter jährlich und 2713 Sonnenstunden im Jahr, gehört – nach der Weltkarte – der südliche Teil der jugoslawischen Adriaküste zu den an Sonnenenergie reichsten Gebieten in Europa [18]. Das beständige Wetter, mit Jahresdurchschnittstemperatur von 17,6 °C, milde Winde (Maestrale), die Vegetation und das Kolorit mit der Gebirgslandschaft bieten den Patienten ein angenehmes Gefühl während der Heilkur.

Abschließend können wir sagen, daß unsere Untersuchungen und Therapie-Ergebnisse bestätigen, daß Helio- und Thalassotherapie am Meer wegen ihrer Wirksamkeit, der längeren rezidivfreien Intervalle, der Bequemlichkeit und Rentabilität eine der besten Methoden bei der Behandlung der Psoriasis darstellt. Diese therapeutische Methode sollte einen obligatorischen Bestandteil jeder modernen Behandlung dieser Krankheit bilden.

Literatur

1. Altmeyer P (1976) Aktuel Dermatol 2:249–250
2. Borelli S (1976) Hautarzt 27:515–516
3. Buchholz W (1969) Z Haut Geschlechtskr 44/1:13–16
4. Živković D (1975) Acta Dermatol Jugosl 2:37–42
5. Harnack K (1968) Z Haut Geschlechtskr 154:374–377
6. Hofmann C, Plewig G, Braun-Falco O (1976) Hautarzt 27:588–594
7. Kimmig J, Wiskemann A (1959) In: Jadassohn J (Hrsg) Handbuch der Haut- und Geschlechtskrankheiten, Bd V/2. Springer, Berlin Heidelberg New York, S 1021
8. Klingmüller G (1973) Hautarzt 24:498–501
9. Krstić A, Živković M (1966) Klimatherapie bei der Behandlung der Psoriasis und der psoriatischen Arthritis. III. Dermatologische Woche, 26.–28.4.1966, Belgrad, Zb Rad SLD S 80
10. Leković B, Dostanić I (1977) Acta Dermatol Jugosl 4:179–184
11. Molin L (1972) Acta Derm Venereol (Stockh) 52:155
12. Oberste-Lehn H, Mortazawi SAM (1975) Z Haut Geschlechtskr 50:559–561
13. Pal O, Pürschel W (1956) Hautarzt 7:27
14. Popchristov P, Balewska N (1966) Hochgebirgsklimatherapie und Thalassotherapie Hautkranker in Bulgarien. Medicina i Fizkultura, Sofia
15. Pürschel W (1976) Hautarzt [Suppl] 1:42–45
16. Pürschel W (1968) Klimatherapie von Hautkrankheiten an der Nordsee. 13. Kongr. Int. Dermatol., München. Springer, Berlin Heidelberg New York, S 1397
17. Pürschel W, Schulmeyer (1973) Hautarzt 24:475–479
18. Srnic D (1966) Klimatherapie am Meer. III. Dermatologische Woche, 26.–28.12.1966, Belgrad. Zb Rad SLD S 62
19. Tronnier H (1976) Z Hautkr 51:405–424
20. Tronnier H, Heidbüchel E (1976) Vergleich zwischen Photochemotherapie und selektierter Phototherapie in der Dermatologie, Saalmann

Prim. Dr. sc. Dr. Aleksandar Krstić,
11000 Beograd,
Osmana Djikića 7,
Jugoslawien

Zur Therapie der Pityriasis versicolor

M. Dorn, München

Pityriasis versicolor gilt als einfach zu behandelnde, jedoch kaum zu sanierende Pilzinfektion. Chronisch-rezidivierende Krankheitsverläufe sind beim betroffenen Personenkreis der jugendlichen Erwachsenen die Regel. Ursachen hierfür sind hauptsächlich in einer individuellen Disposition der Patienten, daneben in äußeren permanent oder passager konditionierenden Gegebenheiten zu suchen. So ist sicher, daß es eine vererbte Bereitschaft für diese oberflächliche Dermatomykose gibt, andererseits begünstigen z. B. tropisches Makro- oder Mikroklima die Krankheit [2, 11].

Die Virulenz des Erregers ist demgegenüber von untergeordneter Bedeutung. Malassezia furfur ist hierin Candida albicans ähnlich, ein saprophytär-parasitär dimorpher Hefepilz, wobei das parasitäre Stadium morphologisch durch das Nebeneinander von Hefen und Myzel gekennzeichnet ist [4].

In einer reinen Sproßzellphase, die mit Pityrosporum orbiculare identisch ist, ist M. furfur ein nahezu obligater Saprophyt des Menschen. Die Pilze besiedeln kommensalisch das Stratum corneum des gesamten Integuments, oberflächennah aber auch die Haarfollikel. Hohe Keimzahlen finden sich vor allem in den sog. seborrhoischen Arealen des Körpers [10, 12].

Medikamentöse Therapie der Pityriasis versicolor richtet sich, ungeachtet des nosoparasitären Charakters der Infektion, primär gegen den Erreger. Konsequenterweise muß eine antimykotische Lokaltherapie versuchen, ihn möglichst ubiquitär zu treffen, um versteckte Pilzreservoire in gesunder Haut und in Haarfollikeln zu beseitigen [8].

Wie die etablierte Therapie der Pityriasis versicolor mit Selendisulfid-Suspension [1, 9] zeigt, eignen sich Syndets besonders, die zu fordernde Ganzkörperbehandlung unter Einschluß des behaarten Kopfes durchzuführen.

Ziel unserer Untersuchungen war es, die akute Wirksamkeit anderer, in dieser Indikation bisher nicht gebräuchlicher Präparate bei Pityriasis versicolor zu prüfen.

Material und Methode

305 ambulante Patienten mit klinisch und mykologisch gesicherter, ausgedehnter Pityriasis versicolor nahmen in einem Zeitraum von drei Jahren an den Untersuchungen teil. Die Patienten wurden willkürlich in Zeitabschnitten wechselnden Behandlungsgruppen zugeteilt. Die jeweiligen Kollektive waren hinsichtlich Alters- und Geschlechtsverteilung (Mittleres Alter: 31,2 Jahre; Männer : Frauen = 31 : 1,6), hinsichtlich Anamnesedauer, Zahl der Vorbehandlungen und Ausdehnung der Krankheitserscheinungen homogen zusammengesetzt.

Geprüft wurden 2,5%ige Selendisulfid-Suspension, 1,5%- und 2,5%iges Benzoylperoxid-, 1%iges Econazolbase- und 1,5%iges Zinkpyrithion-Shampoo, daneben Plazeboshampoos ohne Zinkpyrithion bzw. Econazolbase sowie ein Syndet[1].

Zur Behandlung haben die Patienten im Verlauf von zwei Wochen jeden zweiten Tag abends nach einer Dusche die ganze Körperoberfläche mit dem jeweiligen Präparat shampooniert und den Schaum antrocknen lassen. Am nächsten Morgen wurde alles abgeduscht. Der behaarte Kopf wurde möglichst oft, mindestens zweimal pro Woche, mitbehandelt. Ein Teil der Patienten, die Econazolbase-Shampoo erhielten, behandelten abweichend davon drei oder fünf Nächte hintereinander.

Daneben wurden zwei Pilotuntersuchungen durchgeführt: läsionale Behandlung mit 0,05%iger Tretinoin-Creme jeden zweiten Tag über zwei Wochen sowie systemische Therapie mit dem neuen, antimykotisch wirksamen Imidazolderivat Ketoconazol in einer Dosierung von 200 mg/Tag über vier Wochen.

Die Patienten wurden drei bis maximal fünf Tage nach Abschluß der Behandlung klinisch und mykologisch (Nativpräparat und Kultur) kontrolliert, ein zweitesmal nach frühestens vier bzw. nach maximal 12 Wochen.

Ergebnisse

Bei allen Behandlungsmodalitäten erwiesen sich die nachuntersuchten Patienten als klinisch gebessert, d. h. die pityriasiforme Schuppung der Läsionen war kaum oder gar nicht mehr nachweisbar. In Tabelle 1 sind die therapeutischen Ergebnisse anhand positiven oder negativen Pilznachweises im mikroskopischen Direktpräparat zusammengefaßt. Statistische Vergleiche der verschiedenen Behandlungsgruppen untereinander sind trotz der ursprünglich gegebenen Voraussetzungen nicht möglich, da die Kollektive wegen unterschiedlicher Ausfallquoten in bezug auf Wiedervorstellung der Patienten inhomogen wurden.

Bei zwei Patienten, die mit 2,5%igem Benzoylperoxid-Shampoo behandelt wurden, traten Hautirritationen auf, die zum Abbruch der Behandlung zwangen; Brennen und Jucken in tolerablem Ausmaß wurden von fast 10% der Patienten in dieser Gruppe angegeben. Bei den anderen Behandlungsverfahren wurden keine Nebenwirkungen registriert. Bei Selendisulfid-Suspension wurde gelegentlich der Geruch des verwendeten Präparats als unangenehm empfunden.

In Abb. 1 sind die prozentualen Heilungsquoten vier Wochen nach Abschluß der Therapie zusammengefaßt. Daneben sind korrigierte Quoten dargestellt, die als Therapieversager die Fälle berücksichtigen, bei denen trotz negativen Nativpräparats M. furfur kulturell nachgewiesen wurde.

---

[1] 1,5%, 2,5% Benzoylperoxid – Benzoyl Peroxyd flüssig „normal", „stark";
1% Econazolbase – Versuchspräparat Cilag AG, Schaffhausen;
Ketoconazol – Versuchspräparat Janssen GmbH, Düsseldorf
2,5% Selendisulfid – Selsun;
„Syndet" – Dermowas;
0,05% Tretinoin – Epi-Aberel;
1,5% Zinkpyrithion – de-squaman.

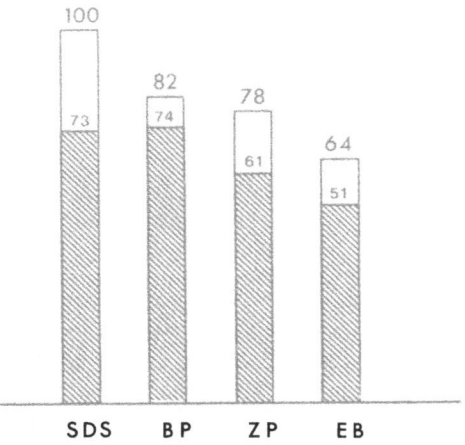

Abb. 1. Prozentuale Heilungsquoten. Beurteilung anhand des Nativpräparats □ bzw. des Kulturergebnisses ▨. (SDS = Selendisulfid, BP = Benzoylperoxid, ZP = Zinkpyrithion, EB = Econazolbase)

Tabelle 1. Heilungsraten anhand direkter mikroskopischer Untersuchung

Behandlungsform (Zahl der Patienten)	Negativer Pilznachweis/ Kontrollen	
	Therapieende	4 Wochen nach Therapieende
2,5% Selendisulfid (38)	8/13	11/0
2,5% Benzoylperoxyd (58)	29/34	18/23
1,5% Benzoylperoxid (43)	22/28	13/15
1,5% Zinkpyrithion (42)	18/29	14/18
Zinkpyrithion-Plazebo (5)	0/4	0/4
1% Econazolbase (3×) (34)	0/27	19/27
(5×) (10)	0/0	5/10
(7×) (25)	5/13	1/2
Econazolbase-Plazebo (34)	0/26	6/26
Syndet (5)	0/5	0/5
0,05% Tretinoin (5)	0/5	0/5
Ketoconazol (6)	5/5	5/5

Diskussion

In der akuten Wirksamkeit erweisen sich die hier geprüften wirkstoffhaltigen Shampoos im Gegensatz zu den Plazebozubereitungen oder dem geprüften Syndet als ausreichend effektiv. Vordergründig scheint Selendisulfid-Suspension aufgrund des Nativpräparat-Kriteriums am wirksamsten. Die auch nach der Therapie in einem hohen Prozentsatz fortbestehende Besiedlung der Haut mit M. furfur läßt allerdings kurzfristige Rezidivgefährdung wahrscheinlich sein. Heilungsquoten anhand von Nativpräparat und Kultur von 73, 74, 61 und 51% für Selendisulfid, Benzoylperoxid, Zinkpyrithion und Econazolbase ergeben vermutlich einen wirklichkeitsnäheren Anhalt dafür, wie effektiv die verwendeten Präparate sind. Untersuchungen haben gezeigt, daß prophylaktische Ganzkörper-Über-Nacht-Behandlungen, die jeden dritten Monat durchgeführt werden, hinreichen, das Wiederauftreten der Erscheinungen zu verhindern [9]. Hinsichtlich einer solchen Dauerprophylaxe ist allerdings zu bedenken, daß bei Anwendung von Selendisulfid-Suspension theoretisch resorptiv-toxische Nebenwirkungen möglich sind [1, 9]. Bei Benzoylperoxid-Shampoo muß die sensibilisierende Potenz des Wirkstoffs berücksichtigt werden [6]. Beide Präparate können Hautreizungen verursachen.

Ganzkörperbehandlung mit Shampoos ist effektiver als herkömmliche klassische Therapie mit z. B. keratolytisch wirksamen Externa, und wegen der bequemen Anwendung für die Patienten akzeptabel [11]. Vergleicht man Angaben zur Wirksamkeit der Lokaltherapie mit handelsüblichen Imidazolantimykotika in Spray-, Lösung- oder Cremeform mit Shampoo-Therapie, so ist die letztere Methode zumindest gleich effektiv, schneller wirksam und deutlich billiger [1, 3, 5, 8, 9, 13].

Die Pilotuntersuchungen mit systemischer Ketoconazoltherapie haben eine korrigierte Heilungsquote von 100% ergeben. Bei drei dieser Patienten fand sich bei Nachuntersuchungen bis zu einem Jahr bisher kein Anhalt für ein Rezidiv; bei zwei Patienten wurde erst nach sechs Monaten eine Rekolonisation der Haarfollikel mit M. furfur festgestellt. Möglicherweise bedeutet das, daß vollständige Elimination der Erreger doch langfristig Rezidivfreiheit gewährleistet.

Demgegenüber sind die Ergebnisse läsionaler Therapie mit Vitamin-A-Säure unbefriedigend. Berichte [7], die 100% Abheilung der Pityriasis versicolor mit dem Vorteil rascheren Pigmentausgleichs im Bereich der Läsionen konstatieren, lassen sich aufgrund unserer Pilotuntersuchungen nicht bestätigen.

Literatur

1. Albright SD, Hitch JM (1966) Rapid treatment of tinea versicolor with selenium sulfide. Arch Dermatol 93: 460–462
2. Burke RC (1961) Tinea versicolor. Susceptibility factors and experimental infections in human beings. J Invest Dermatol 36: 389–402
3. Cutsem J van, Reyntjens A (1978) Miconazole treatment of pityriasis versicolor: A review. Mykosen 21: 87–91
4. Dorn M, Roehnert K (1977) Dimorphism of pityrosporum orbiculare in a defined culture medium. J Invest Dermatol 69: 244–248
5. Faergemann J, Fredriksson T (1980) An open trial of the effect of a zinc pyrithione shampoo in tinea versicolor. Cutis 25: 667–669
6. Fanta D (1978) Klinische und experimentelle Untersuchung über die Wirkung von Benzoylperoxid in der Behandlung der Akne. Hautarzt 29: 481–486
7. Fornasa CV, Simonetto D, Rossi C del (1978) Nuova terapia della pitiriasi versicolor. G Ital Dermatol Minerva Dermatol 113: 536–537
8. Grigoriu D (1977) Aspects cliniques, histologiques et thérapeutiques du pityriasis versicolor. Bull Soc Fr Mycol Med 6: 25–27
9. Hersle K (1971) Selenium sulphide treatment of tinea versicolor. Acta Derm Venereol (Stockh) 51: 476–478
10. Noble WC, Midgley G (1978) Scalp carriage of pityrosporum species: The effect of physiological maturity, sex and race. Sabouraudia 16: 229–232
11. Plewig G, Diebel G (1974) Pityriasis versicolor. Kosmetologie 3: 100–104
12. Roberts SOB (1969) Pityrosporum orbiculare: Incidence and distribution on clinically normal skin. Br J Dermatol 81: 264–269
13. Zaias N, Battistini F (1977) Superficial mycoses. Treatment with a new, broad-spectrum antifungal agent: 1% clotrimazole solution. Arch Dermatol 113: 307–308

Dr. Michael Dorn,
Derm. Univ.-Klinik,
Frauenlobstraße 9–11,
D-8000 München 2

Kryochirurgie in der Dermatologie

E. W. Breitbart, Hamburg

Die Kryochirurgie ist auch in der Dermatologie, wie in der Gynäkologie, Otorhinolaryngologie, Urologie, Neurochirurgie, Proktologie, Chirurgie und der Ophthalmologie inzwischen zu einem festen Bestandteil der operativen Maßnahmen geworden [11]. Sie ist als Erweiterung der bisherigen Behandlungsmethoden: der korrektiven Dermatologie, der Elektrochirurgie, der Röntgentherapie, der Laserchirurgie und der lokalen Chemotherapie anzusehen, ohne eine dieser Therapieformen ersetzen zu wollen.

Bevor der Dermatologe die Kryochirurgie einsetzt, muß er sich darüber im klaren sein, welche Wirkung der flüssige Stickstoff als Kühlmittel auf die lebende Zelle hat.

Es gibt zwei Arten der Zellgefrierung (Abb. 1):

1. Die heterogene Nukleation.
2. Die homogene Nukleation.

1. Heterogene Nukleation [8, 9]. Werden lebende Gewebe mit einer niedrigen Gefriergeschwindigkeit von ca. −1 bis −10°C/min, maximale Gefriertemperatur −40°C eingefroren, kommt es zu einer extrazellulären Eiskristallbildung. Entlang des osmotischen Druckgradienten diffundiert das intrazelluläre Wasser in den Extrazellularraum.

Es kommt zu einer Dehydratation der Zelle und somit zur Schrumpfung derselben. Die Volumenabnahme wird von der Zelle nur bis zu einem bestimmten Grade toleriert: das sog. Minimalvolumen. Aufgrund des osmotischen Druckgefälles entstehen unterhalb dieser Grenze irreversible Membranschäden, die zu Permeabilitätsstörungen führen. Es kommt zur Freisetzung von normalerweise in der Zelle sequestierten Inhaltsstoffen. Versuche haben gezeigt, daß bei der heterogenen Nukleation viele Zellen überleben können. Insbesondere stellen Tumorzellen mit ihrem sehr hohen Wassergehalt eine Kontraindikation der heterogenen Nukleation dar.

2. Homogene Nukleation [7, 10]. Angestrebt werden muß die homogene Nukleation. Hierbei benötigt man eine Gefriergeschwindigkeit von −10 bis −100°C/min und eine Gewebetemperatur von unter −25°C. Bei diesen sog. supraoptimalen Gefrierraten entstehen intra- und extrazellulär Eiskristalle. In der Auftauphase, die sehr langsam erfolgen muß, kommt es dann durch das Wachstum der Eiskristalle zur Zerreißung der Zellen. Wird der Vereisungszyklus dann noch mindestens einmal wiederholt, erreicht man eine 100%ige Zellnekrose.

Es versteht sich von selbst, daß bei der Kryochirurgie – vor allem auch maligner Tumoren – eine minutiöse Kontrolle der zelltötenden Effekte stattfindet [1, 2, 4]. Im besonderen sind damit gemeint: dreidimensionale Temperaturkontrolle durch entsprechend plazierte Thermosonden; sicherer Schutz des peritumoralen Gewebes durch entsprechende individuell hergestellte Silikonmoulagen; histologische Verlaufskontrollen.

Klinisch kann man bei der Dermato-Kryochirurgie drei Stadien unterscheiden:

1. Das Stadium der Exsudation (Abb. 2). Ca. 6 Stunden nach der kryochirurgischen Behandlung kommt es (die Zeit ist abhängig von der Hautbeschaffenheit) zu einem Ödem, das in gewebelockeren Regionen wie den Lidern und im Analbereich manchmal monströse Formen annehmen kann. Je nach Nekrosetiefe kommt es zu einer ein- bis dreiwöchigen Exsudation. Es müssen in diesem Stadium 2–3mal täglich Verbandswechsel durchgeführt werden.

2. Das Mumifikations-Stadium (Abb. 3). In diesem auch als resorptiv-reparatives Stadium bezeichneten [12] Stadium kommt es zur Eintrocknung bzw. Mumifikation der kryochirurgisch behandelten Hautläsionen. Die Nekrosen werden abgestoßen, und es resultiert schließlich die Kryonarbe.

3. Das Narben-Stadium (Abb. 4). Die Kryonarbe ist grundsätzlich eine weiche Narbe, zeigt äußerst selten Teleangiektasien, nur gelegentlich leicht hypertrophe Narbenanteile, die bei guter Narbenpflege nach längerer Zeit verschwinden.

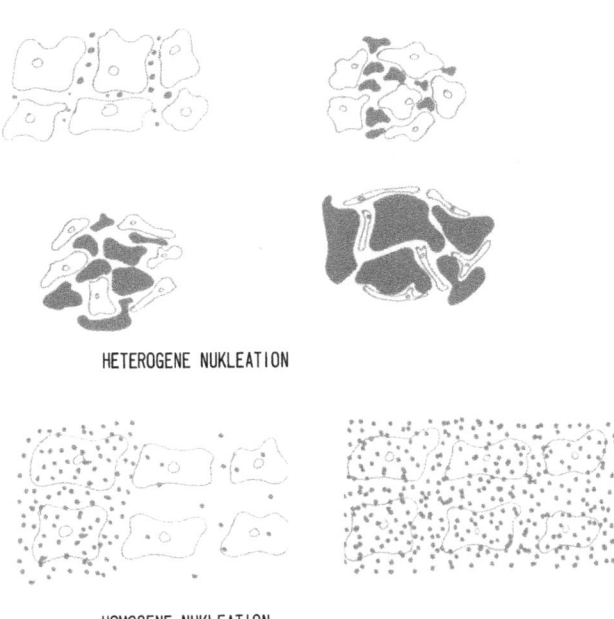

Abb. 1. Prinzip der intra- und extrazellulären Eiskristallbildung (nachgezeichnet nach [13])

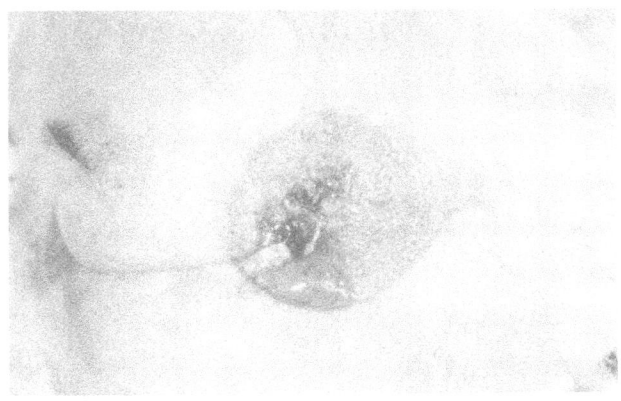

Abb. 2. Exsudation. Massives Lidödem, 24 Stunden nach Kryochirurgie eines Basaliomrezidives der Schläfe

Der kryochirurgische Eingriff ist relativ schmerzhaft, man sollte nur bei sehr kleinen Hautveränderungen auf die Lokalanästhesie verzichten. Der Schmerz setzt für gewöhnlich ½ Stunde nach dem Eingriff ein und hält für 3–4 Stunden an. Dann wird keine weitere Schmerzempfindung mehr angegeben.

Sehr gute Erfolge lassen sich bei folgenden Hautveränderungen mit der Kryochirurgie erzielen: vulgäre Warzen, paraunguale Warzen, Plantarwarzen, senile Keratosen, Hämangiome, Keratoakanthome, Keloide, Zylindrome, äußere Hämorrhoiden, Trichiasis, Erythematodes chronicus discoides, Morbus Bowen, Basaliom, Basaliomrezidive, Spinaliom, Spinaliomrezidive, Leukoplakie, Lentigo-maligna-Melanom, kutane Filiae des malignen Melanoms, präoperative Kryofixation des malignen Melanoms.

Wenig gut geeignet ist die Kryochirurgie unserer Erfahrung nach bei: Condylomata acuminata, innere Hämorrhoiden, Mollusca contagiosa, Chondrodermatitis chronicus nodularis helicis Winkler, Nävuszell-Nävus, Syringome, Naevus flammeus.

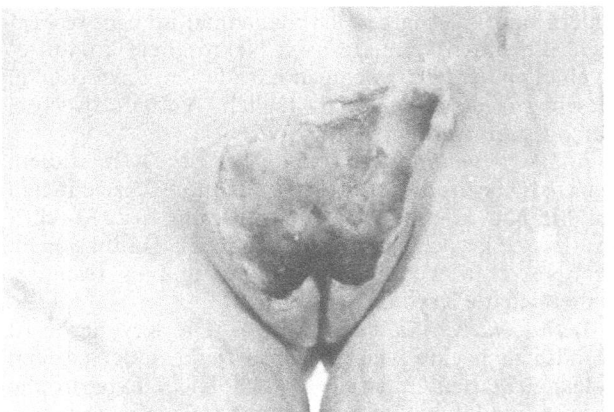

Abb. 3. Mumifikation. Kryochirurgische Therapie eines Keloides über dem Mons pubis

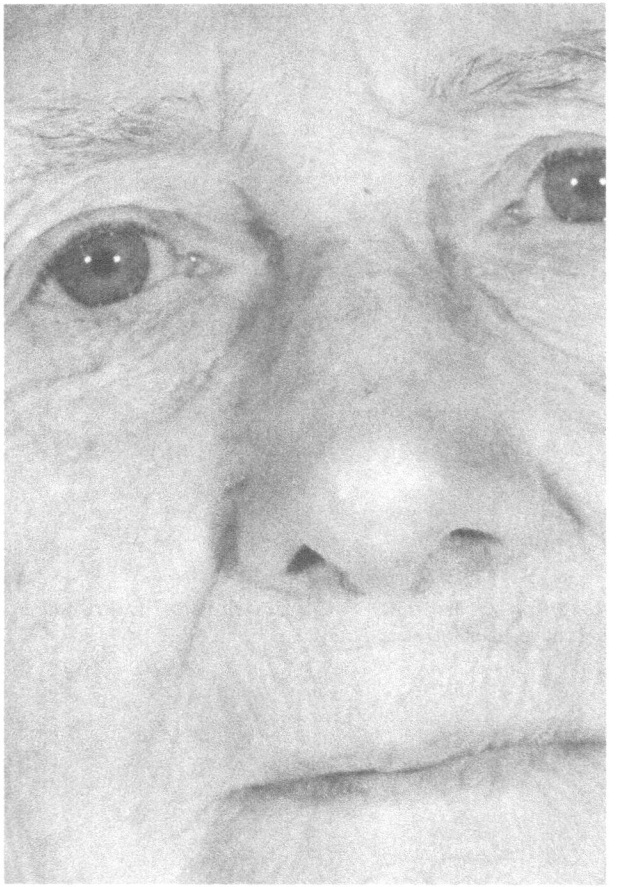

Abb. 4. Heilung. Kryonarbe nach Kryochirurgie eines Basaliomrezidives der Nasenspitze

Literatur

1. Breitbart EW (1979) Neue Gesichtspunkte in der kryochirurgischen Behandlung von Neubildungen der Haut. In: Salfeld K (Hrsg) Operative Dermatologie. Springer, Berlin Heidelberg New York, S 230–233
2. Breitbart EW (1979) Kryochirurgische Therapie der Warzen. Aerztl Kosmet 9:293–296
3. Daniels F (1975) Some of the cryobiology behind cryosurgery. Cutis 16:421–424
4. Fritzemeier CU (1978) Silikonkautschuk als Modell- und Hilfsmittel in der Mund-, Kiefer- und Gesichtschirurgie. Dtsch Z Mund Kiefer Gesichtschir 2:36–39
5. Grüneberg T, May W, Wahlrab W (1965) Zur praeoperativen Vereisung des malignen Melanoms. Dermatol Wochenschr 151:225–230
6. Kleine-Natrop HE, Sebastian G, Scholz A (1977) Kryochirurgie von Hauttumoren mit besonderer Berücksichtigung des Basalioms. Dermatol Wochenschr 163:272–282
7. Leibo SP, McGrath JJ, Cravalho EG (1975) Microscopic observation of intracellular ice formation in mouse ova as a function of cooling rate. Cryobiology 12:579
8. Lovelock JE (1957) The denaturation of lipid-protein complexes as a cause of damage by freezing. Proc R Soc Lond [Biol] 147:427–433
9. Meryman HT (1956) Mechanics of freezingin living cells and tissue. Science 124:515–521
10. Mazur P (1977) The rule of intracellular freezing in the death of cells cooled at supraoptimal rates. Cryobiology 14:251–272
11. Scheuer H (1976) Kältechirurgie und ihre Anwendungsmöglichkeiten. Med Klin 71:1692–1693
12. Spector WG (1969) The granulomatous inflammatory exsudate. Int Rev Exp Pathol 8:1–55
13. Rinfret AP (1968) Cryobiology-some fundments in surgical context. In: Rand RW, Rinfret AP, Leden H von (eds) Cryosurgery. Thomas, Springfield, p 19

Dr. Eckhard W. Breitbart,
Universitäts-Hautklinik Eppendorf,
Martinistr. 52,
D-2000 Hamburg 20

Hydrocortisonacetat-Exposition in vitro – Eine morphokinetische Studie an Epidermiszellen und Hautfibroblasten Erwachsener

N. W. Klehr, K. Wendt und S. Bretz, Hamburg

Über den Einfluß der Kortikosteroidexposition auf verschiedene Zellsysteme in vitro wurde in den letzten Jahren umfangreiches Untersuchungsmaterial vorgelegt [3, 9, 11, 13, 14, 16].

Die Ergebnisse der verschiedenen Arbeitsgruppen stimmen nur in einzelnen Punkten überein, andere Untersuchungsbefunde scheinen sich dagegen zu widersprechen.

Als bewiesen gilt die Hemmung der Syntheseleistung exponierter Zellsysteme durch Kortikosteroide [1, 3, 4, 8, 9]. So kommt es zur verminderten Produktion der in vitro meßbaren Stoffwechselprodukte. Das qualitative Verteilungsmuster wird jedoch nicht verändert. Insbesondere die Kollagen- bzw. die Mukopolysaccharidsynthese wird gehemmt, und es kommt intrazellulär zu einem Anstieg des cAMP [3].

Die morphologischen Kriterien weisen eine Abflachung der Einzelzellen aus, bei gleichzeitig vermehrter Auflösung von Zytoplasma und Kern [10, 13]. Fibroblasten verlieren Zytoplasmafortsätze, sie werden polygonal und erlangen Epitheloidstruktur. Epidermiszellen werden vielkernig und es kommt zur Riesenzellbildung [6, 7].

Die Auswirkung auf die Proliferationsaktivität der verschiedenen Zellsysteme wird dagegen unterschiedlich bewertet. Bei tierischem Zellmaterial scheinen Kortikosteroide vorwiegend eine Verminderung der Teilungsaktivität zu bewirken [3, 4, 13, 14], während bei den Untersuchungen an menschlichen Fibroblastenstämmen sowohl eine Steigerung als auch eine Verminderung der Teilungsraten protokolliert wurde [5, 9, 12, 14, 17].

Für diese Diskrepanz in der Bewertung der Proliferationsaktivität scheinen mehrere Faktoren verantwortlich zu sein, wie beispielsweise die Organspezifität des aufgearbeiteten Gewebes oder die Spenderauswahl: adult oder fetal [3, 15]. Gleichermaßen sind auch die methodischen Kriterien innerhalb der Testsysteme ausschlaggebend. So besteht eine direkte Abhängigkeit der Proliferationskinetik unter Kortikosteroidexposition vom Alter der Zellstämme und deren Aussaatdichte im Kultursystem [9]. Die Verwendung von bestimmten Dauerzellinien [10, 11] ist ebenso entscheidend für das Untersuchungsergebnis wie die Wahl des Kortikosteroids [13] für den Testansatz oder die Frequenz des Mediumwechsels [9].

Eine Schlüsselfunktion nimmt ohne Zweifel die individuelle Bindungskapazität der Kortikosteroidrezeptoren eines Zellstammes ein. Nach Pratt [10] steuert das Rezeptorsystem die RNA-Synthese und induziert somit die Produktion modifizierter Proteine. Diese Proteine bewirken dann zelluläre Modifikationen. Beispielsweise an 3T3-Zellen konnte dies gut dokumentiert werden, da hier üblicherweise der Growth-factor (GF) durch Kortikosteroide potenziert wird. Die Transformation durch Polyoma- oder SV-Viren unterbindet diesen Effekt [2, 18].

Diese voneinander abweichenden Untersuchungsergebnisse veranlaßten uns zu den folgenden experimentellen Fragestellungen: Welchen Einfluß hat das Hydrocortisonacetat in unterschiedlichen Konzentrationen

1. auf die Proliferationskinetik und
2. auf die Strukturverhältnisse von Einzelzellen Erwachsener in vitro?

Untersucht wurden hierzu Epidermiszellen und Fibroblasten aus Gewebsproben histologisch unveränderter Haut von 25 Probanden. Die Biopsien wurden stets zwischen 7.30 Uhr und 8.00 Uhr entnommen, um tagesrhythmisch bedingte Schwankungen der endogenen Cortisolspiegel im Serum für den Ausgangswert als mögliche Fehlerquellen auszuschalten.

Die in-vitro-Untersuchungen wurden jeweils an der Primärkultur bei Epidermiszellen und an der dritten Subkultur bei Fibroblasten durchgeführt. Exponiert wurde mit Hydrocortisonacetat in den Konzentrationen 0,1 µg/ml und 10,0 µg/ml in alkoholischer Lösung. Der Kontrolle dienten die Vergleichskulturen mit und ohne Alkoholexposition. Mediumwechsel 2× wöchentlich nach einer Einwirkzeit von 72 Stunden.

Unsere in-vitro-Untersuchungen zeigten folgende Ergebnisse:

1. Die Exposition mit Hydrocortisonacetat führt bei Epidermiszellen und Fibroblasten zu individuell gleichartigen Veränderungen bezüglich der Morphe und der Proliferationsaktivität – unabhängig von den Konzentrationsunterschieden.
2. Bei den exponierten Epidermiszellen aller Probanden kam es im Gegensatz zu den Kontrollansätzen innerhalb der ersten 18–24 Stunden zur Verminderung der Teilungsaktivität. Stattdessen kam es zur Riesenzellbildung unter Abflachung und Ausbreitung des Zytoplasmas (Abb. 1).
3. Bei den exponierten Fibroblasten wurden unabhängig vom Alter der Probanden und deren Geschlecht unterschiedliche Proliferationsraten gemessen. Bei 70% der Fibroblastenstämme kam es zu individuell unterschiedlicher Proliferationssteigerung, in 10% zu gleichbleibender Aktivität im Vergleich zu den Kontrollansätzen und in 20% zur Verminderung der Teilungsraten.

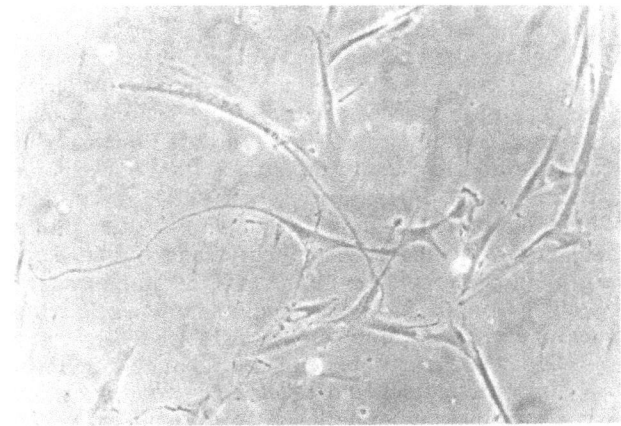

Abb. 1a. Hydrocortisolacetat-Exposition in vitro: Stamm OS-F3, 3. Subkultur, Kontrolle. Fibroblastendichte zum Zeitpunkt der Explantation: 10^5 Zellen/ml. 6. Tag post explantationem. Grundvergrößerung 10×12

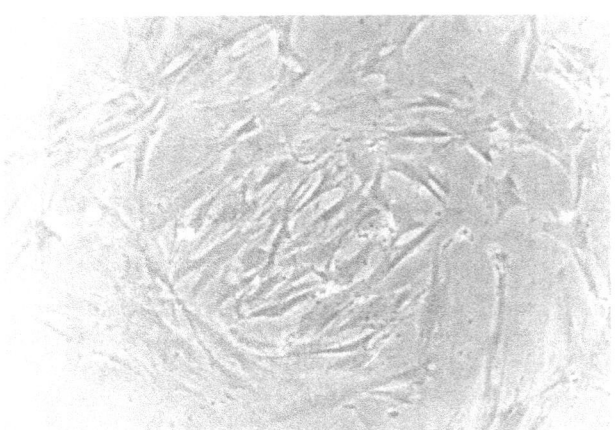

Abb. 1b. Hydrocortisolacetat-Exposition in vitro: Stamm OS-F3, 3. Subkultur, Hydrocortisolacetat-Exposition 10 µg/ml Medium. Fibroblastendichte zum Zeitpunkt der Explantation: 10^5 Zellen/ml. 6. Tag post explantationem. Grundvergrößerung 10 × 12

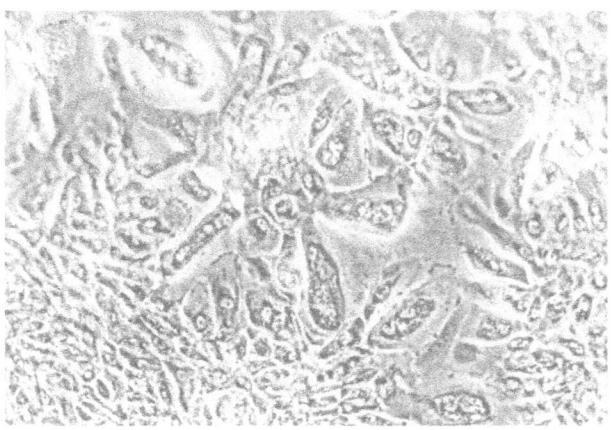

Abb. 2. Hydrocortisolacetat-Exposition in vitro: Stamm OS-F3, Primärexplantat Epidermiszellen, 20 Tag. Im unteren linken Bildausschnitt mononukleäre Epidermiszellen – Wachstumsphase bis zum 12. Tag post explantationem. Bildzentrum: Riesenzellbildung nach Hydrocortisolacetat-Exposition (10 µg/ml) ab dem 12. Tag post explantationem

Bezüglich der morphologischen Veränderungen steht dabei die Abflachung der Einzelzellen im Vordergrund, die Auffaserung der Zytoplasmagrenzen und die teilweise Aufhebung der postmitotischen Kontaktinhibition (Abb. 1a und b). Gleichzeitig erhöhte sich die Haftfähigkeit der Zellen untereinander und am Kulturgefäßboden, was sich in der Verlängerung der erforderlichen Trypsinierungszeiten zur Gewinnung von Einzelzellsuspensionen bemerkbar macht. Diese Verlängerung der Trypsinierungszeiten führt aber auch zur teilweisen Auflösung und somit zum Zelltod der exponierten Fibroblasten. Hieraus resultiert die Notwendigkeit, die Bestimmung der Zellzahlen innerhalb des Kulturgefäßes vorzunehmen. Die beschriebene Suspensierung zur Zählung beispielsweise in der Zählkammer oder im Coulter-Counter würde eine signifikante Verfälschung der numerischen Ergebnisse mit sich bringen.

Mit den vorbeschriebenen Untersuchungsergebnissen in vitro wird deutlich, daß im Rahmen von Expositionsversuchen die kontinuierliche Bewertung der jeweiligen Charakteristika einzelner Zellsysteme vorgenommen werden sollte, um deren individuellen und neu erworbenen Veränderungen in vitro den Auswertungsverfahren anpassen zu können.

Nur die laufende Überwachung dieser neu erworbenen oder verlorengegangenen Charakteristika der exponierten Zellsysteme kann vermeiden, solche Fehlinterpretationen zu verhindern, die durch die Exposition selbst induziert werden.

Im vorliegenden konkreten Falle beispielsweise mußte das Zählverfahren zur objektiven Bestimmung der Zellzahl der induzierten Trypsinempfindlichkeit methodisch angepaßt werden.

Literatur

1. Berliner DL, Ruhman AG (1967) Influence of steroids on fibroblasts. I. An in vitro fibroblasts assay for corticosteroids. J Invest Dermatol 49:117–122
2. Castor CW (1965) The effects of chronic glucocorticoid excess on human connective tissue cells in vitro. J Lab Clin Med 65:490–499
3. Chen TL, Feldman D (1979) Glucocorticoid receptors and actions in subpopulations of cultured rat bone cells. J Clin Invest 63:750–758
4. Grasso RJ (1976) Transient inhibition of cell proliferation in rat glioma monolayer cultures by cortisol. Cancer Res 36:2408–2414
5. Hopsu Havu VK, Saorni H (1980) Wirkungen von Glukokortikoiden auf die In-vitro-Synthese von Hyaluronsäure, sulfatierten Glykosaminglykanen und Kollagen. Aktuel Dermatol 6:83–90
6. Klehr NW (1980) Diskussionsbeitrag. Aktuel Dermatol 6:40
7. Neufarth A, Leonhardi G (1980) Die Wirkung verschiedener Hautkorticosteroide am Modell des menschlichen epithelialen Hautstammes NCTC 2544. Aktuel Dermatol 6:35–41
8. Ponec M, de Haas C, Bachra BN, Polano MK (1977) Effects of glucocorticosteroids on primary human skin fibroblasts. I. Inhibition of the proliferation of cultured primary human skin and mouse L929 fibroblasts. Arch Dermatol Res 259:117–123
9. Ponec M, de Haas C, Bachra BN, Polano MK (1979) Effects of glucocorticosteroids on cultured human skin fibroblasts. Arch Dermatol Res 265:219–227
10. Pratt WB (1978) The mechanism of glucocorticoid effects in fibroblasts. J Invest Dermatol 71:24–35
11. Rasche B, May G, Ulmer WT (1967) Die PhagocyToseaktivität von permanenten Fibroblasten (Monocyten), Rattenalveolarmakrophagen und menschlichen Entzündungsmakrophagen unter der Wirkung von Glucocorticoiden. Z Exp Med 144:335–352
12. Rowe DW, Starman BJ, Fujimoto WY, Williams RH (1977) Differences in growth response to hydrocortisone and ascorbic acid by human diploid fibroblasts. In vitro 824–830
13. Ruhman AG, Berliner DC (1965) Effects of steroids on growth of mouse fibroblasts in vitro. Endocrinology 76:916–927
14. Runikis JO, McLean DJ, Stewart WD (1978) Growth rate of cultured human fibroblasts increased by glucocorticoids. J Invest Dermatol 70:348–351
15. Schneider EL, Mitsui Y, Au KS, Stuart Shorr S (1977) Tissues specific differences in cultured human diploid fibroblasts. Exp Cell Res 108:1–6
16. Schöpf E (1980) Kortikoid-Dermatika. Untersuchungsmodell zu ihrer Beurteilung. Aktuel Dermatol 6:1–121
17. Sibley C, Gehring U, Bourne H, Tomkins GM (1976) Hormonal control of cellular growth. Cold Spring Harbor Control Cell Prolif 1:115–124
18. Trash CR, Cunningham DD (1973) Stimulation of division of density inhibited fibroblasts by glucocorticosteroids. Nature 242:399–401

Dr. med. N. W. Klehr,
Universitäts-Hautklinik Hamburg,
Martinistr. 52,
D-2000 Hamburg 20 UKE

Methoden zur Charakterisierung der Hautempfindlichkeit – Ammoniak-MBZ und DMSO-Test*

P. J. Frosch, Münster

Eine Person mit „empfindlicher Haut" reagiert auf toxische Stoffe stärker als jemand mit „unempfindlicher Haut". Die Intensität der Reaktion besitzt bei den meisten Irritantien einen großen Spielraum und reicht von nicht sichtbarem subjektiven Mißempfinden wie Spannungsgefühl oder Brennen [1] über Rötung unterschiedlicher Abstufung und Pusteln bis zur Blasenbildung. Die Unterschiede in der individuellen Toleranz von chemischen Irritantien sind so groß, daß unter gleichen Versuchsbedingungen beim einen eine stark erythematöse bullöse Reaktion auftritt, während beim anderen überhaupt keine Hautreizung erkennbar ist.

Wie kann diese „Risikogruppe" mit empfindlicher Haut erfaßt werden? Die oft angeführten klinischen Kriterien wie Hellhäutigkeit, Sebostase, Hyperhidrosis oder „Vasolabilität" haben sich für den Einzelfall oft als unzuverlässig erwiesen. Es ist daher unser Ziel, objektive Testmethoden zu entwickeln. Im Hinblick auf den klinischen Einsatz wird besonderer Wert auf Einfachheit und Praktikabilität gelegt.

Methode

Ammoniak-MBZ

Eine 1:1 mit Wasser verdünnte konzentrierte Ammoniaklösung (Ammoniakkonzentration 33%, Merck Nr. 5426) wird über einen Plastikblock (3 × 3 × 0,3 cm) auf die Haut appliziert. Das zentrale Loch (6 mm ⌀) wird nach dem Füllen mit einem Deckgläschen verschlossen. In Intervallen von 2 Minuten wird die Haut unter starker seitlicher Beleuchtung bei Lupenvergrößerung inspiziert. Die Ammoniakexposition wird beendet, sobald die Blasenbildung erkennbar wird. In den meisten Fällen entsteht dann innerhalb weniger Minuten eine mit Exsudat gefüllte Blase von 6 mm ⌀. Falls die Blase unvollständig bleibt, genügt meist eine weitere Exposition von 2 bis 4 Minuten. Die gesamte Expositionszeit der Ammoniaklösung wird gemessen in Minuten und definiert als *Minimale Blasen-Zeit* (MBZ).

Histologisch handelt es sich dabei um eine subkorneale Blase, die ohne Narbenbildung schnell abheilt [2].

DMSO-Test

Bezüglich der genauen Methodenbeschreibung wird auf die Originalarbeit verwiesen [3].

Kurz zusammengefaßt handelt es sich um die 5minütige Applikation von Dimethylsulfoxid (DMSO) in drei verschiedenen Konzentrationen (90%, 95% und 100%). Verwendet werden hierfür entweder ein Plastikblock mit drei Bohrlöchern (8 mm ⌀) oder Messingringe, die vorher zur Abdichtung in Silikon getaucht werden. Die Reaktion in Form von Quaddeln wird bewertet nach 15 Minuten auf einer 4+ Skala (1+ schwach, follikulär, 4+ sehr stark, 8 mm ⌀).

Im Rahmen einer weiteren Objektivierung dieser Methode wurde über den DMSO-Reaktionen die transepidermale Wasserverdunstung (Transepidermal Water Loss, TWL) gemessen. Eingesetzt wurde hier das *Evaporimeter* (Servomed, Schweden), das dank seines einfachen neuartigen Meßprinzips innerhalb von wenigen Minuten zuverlässige Angaben für den TWL machen kann.

Beide Methoden wurden an einer größeren Population mit normaler und erkrankter Haut angewandt. Im folgenden wird zusammenfassend auf einige wesentliche Befunde eingegangen.

Ergebnisse

Ammoniak-MBZ

Bei der Testung am volaren Unterarm von 100 hautgesunden Probanden fiel die große individuelle Streuung der MBZ auf (Abb. 1). Die empfindlichsten Personen (7%) reagierten bereits nach 3–5 Minuten mit Blasenbildung. 30% reagierten nach einer Exposition von 6–10 Minuten. Die Mehrheit (48%) hatte eine Blasenzeit von 11–15 Minuten. Die unempfindlichste Gruppe von insgesamt 15% besaß eine MBZ von 21–45 Minuten.

Tabelle 1. Minimale Blasen-Zeit (MBZ) mit der Ammoniak-Methode auf erkrankter Haut (Mittelwert ± S. D.)

Erythrodermie	(n = 3)	1.0 ± 0.3
Neurodermitis	(n = 8)	1.8 ± 0.6
Psoriasis vulgaris	(n = 11)	3.3 ± 1.8

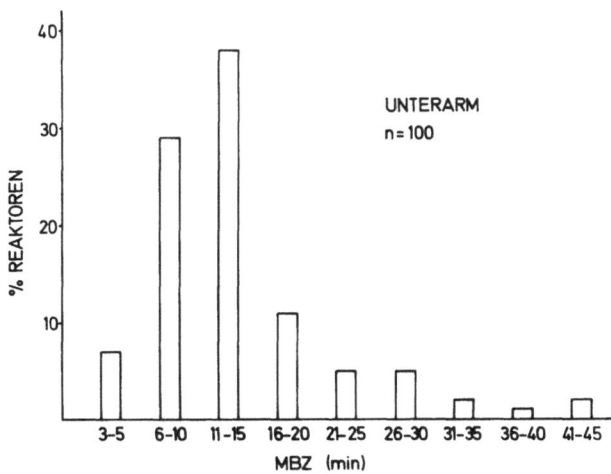

Abb. 1. Minimale Blasen-Zeiten (MBZ) der Ammoniak-Methode von 100 hautgesunden Versuchspersonen im Alter von 18–40 Jahren

---
* Unterstützt durch das Ministerium für Wissenschaft und Forschung des Landes Nordrhein-Westfalen (II B 5-9211.13)

Die MBZ war stark von der Körperregion abhängig. Die niedrigsten Werte bei Hautgesunden fanden sich am Kopf postaurikulär (2-3 Minuten), während in der Hohlhand über 60 Minuten die Regel war [2].

Erkrankte Haut zeigte eine stark reduzierte MBZ (Tabelle 1). Bei 3 Patienten mit Erythrodermie (Sézary-Syndrom) betrug die mittlere MBZ am Unterarm nur eine Minute. Chronisch entzündete lichenifizierte Haut von Neurodermitikern und leicht schuppende Herde von Patienten mit Psoriasis vulgaris wiesen ebenfalls sehr niedrige Blasenzeiten mit Mittelwerten von 1,8 bzw. 3,3 Minuten auf.

DMSO-Test

Auch bei dieser Methode waren die individuellen Unterschiede in der Reaktion sehr ausgeprägt. An der Beugeseite des Unterarms reagierten hautgesunde junge Probanden im Alter von 18-40 Jahren auf unverdünntes DMSO in der Mehrheit (75%) mit einer 3+ oder 4+ Reaktion. Die empfindlichsten Probanden zeigten schon bei 90% DMSO eine Reaktion, die unempfindlichsten selbst bei 100% DMSO keine [3].

Inzwischen haben wir auch die Frage der Altersabhängigkeit der DMSO-Reaktion untersucht. Die Ergebnisse für 95% DMSO sind in Abb. 2 dargestellt. Die Gruppe der Kinder (0,3-12 Jahre) reagierte signifikant stärker auf DMSO als beide Erwachsenengruppen (U-Test, $p < 0,05$). Obwohl der Trend erkennbar war, daß bei Gruppe III (60-94 Jahre) im Alter die DMSO-Reaktion schwächer wird, waren die Unterschiede nicht signifikant gegenüber der Gruppe II mittleren Alters (18-40 Jahre).

Tabelle 2. Beziehungen zwischen DMSO-Reaktion und transepidermalem Wasserverlust (TWL). Die Intensität der DMSO-Reaktion wurde auf einer 0-4+ Skala bewertet. Der TWL-Anstieg korreliert mit der Stärke der sichtbaren DMSO-Reaktion (Mittelwert und ± S. D. von 30 Messungen)

	DMSO-Konzentration			
	0	90%	95%	100%
DMSO-Reaktion	0	0.1±0.1	1.2±0.5	2.6±0.5
TWL (g/m²·h)	1.1±0.3	3.3±0.8	8.5±2.6	17.2±4.2

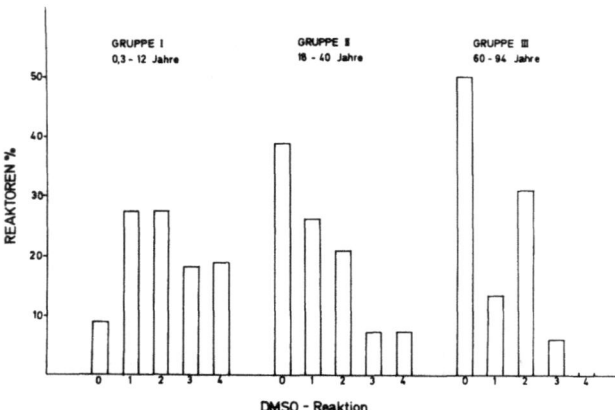

Abb. 2. Altersabhängigkeit der DMSO-Reaktion. Kinderhaut ist empfindlicher als Erwachsenenhaut. (Gruppe I, n=11; Gruppe II, n=43; Gruppe III, n=18)

Die Ergebnisse der Messung des TWL im Vergleich zu den auf der Punkteskala bewerteten DMSO-Reaktionen sind in Tabelle 2 aufgeführt. Es fand sich ein starker Anstieg des TWL über den DMSO-Reaktionen im Vergleich zu normaler Haut. Die TWL-Meßwerte korrelierten signifikant mit den subjektiven Bewertungen (Rangkorrelationskoeffizient nach Spearman $r = 0,84$, $p < 0,05$).

Diskussion

Die minimale Blasenzeit von Ammoniak ist ein Maß für die Barrierefunktion der Hornschicht. Bei hautgesunden Probanden mit sehr unterschiedlichen Blasenzeiten ließ sich eine direkte Korrelation zwischen MBZ und Anzahl der Hornzellagen im Blasendach nachweisen [2]. Je länger die MBZ, um so dicker bzw. um so zellreicher ist die Hornschicht. Weigand et al. [4] fanden bei Negern im Vergleich zu Weißen mehr Zellagen in der Hornschicht. Die dadurch effektivere Penetrationsbarriere wird als Hauptgrund für die relative Unempfindlichkeit von Negerhaut gegenüber chemischen Irritantien angesehen. Auch wir konnten längere Blasenzeiten bei Negern am Unterarm feststellen [5]. Experimentelle Schädigung der Hornschicht durch Heftpflasterabriß oder Detergentienvorbehandlung reduzierten die MBZ stark [2].

Chronisch entzündliche Erkrankungen wie Neurodermitis, Psoriasis oder Sézary-Syndrom führen zu einer Störung der Keratinisation. Wie sehr die Hornschicht dadurch funktionell beeinträchtigt wird, veranschaulichen die extrem niedrigen Blasenzeiten bei diesen Patienten (Tabelle 1).

Während mit der MBZ der Ammoniakmethode ein zuverlässiger Parameter für die „Hornschichtdiagnostik" zur Verfügung steht, spielen bei der DMSO-Reaktion noch epidermale und dermale Faktoren eine Rolle. Die Freisetzung von Histamin und lysosomalen Enzymen sowie die Gefäßpermeabilität beeinflussen die Intensität der DMSO-Reaktion [3]. Diese Faktoren spielen allgemein eine große Rolle bei der Ausbildung einer entzündlichen Reaktion auf hauttoxische Stoffe. Mit Hilfe des einfachen DMSO-Tests kann innerhalb weniger Minuten eine verstärkte individuelle Reaktionsbereitschaft erkannt werden.

Für die Zuverlässigkeit der Methode spricht eine Reihe von Befunden, die an anderer Stelle ausführlich beschrieben worden sind [3]. Daß die Haut des Kindes verstärkt auf DMSO reagiert, ist eine weitere Stütze. Im Kindesalter sind falsch-positive toxische Reaktionen bei der Epikutantestung häufig beschrieben worden, da die Testkonzentrationen von einigen Kontaktallergenen zu hoch sind für die empfindliche Haut des Kindes [6].

Die Erhöhung des transepidermalen Wasserverlustes durch DMSO wurde erstmals von Baker [7] beschrieben. DMSO bewirkt durch Veränderung der Membraneigenschaften eine starke Permeabilitätserhöhung für Wasser und andere Substanzen, weswegen es auch als penetrationsförderndes Vehikel eingesetzt wird. Die Messung des TWL mit den bisher zur Verfügung stehenden Techniken war sehr aufwendig und zeitraubend. Das Evaporimeter bietet hier große Vorteile und erlaubt eine Objektivierung der bisher subjektiv bewerteten DMSO-Reaktionen in Form eines leicht meßbaren TWL-Anstiegs im Vergleich zu unbehandelter Haut.

Eine „Screening-Methode" für empfindliche Haut ist nur sinnvoll, wenn sich eine Korrelation zu einer Reihe von chemisch verschiedenartigen Irritantien herstellen läßt. Nach unseren Untersuchungen ist dies bisher der Fall für verschiedene Detergentien, alkalische Seifen, Fettalkohole, Crotonöl, Kerosin und Propylencarbonat.

Literatur

1. Frosch PJ, Kligman AM (1977) A method for appraising the stinging capacity of topically applied substances. J Soc Cosmet Chem 28:197-209
2. Frosch PJ, Kligman AM (1979) Rapid blister formation in human skin with ammonium hydroxide. Br J Dermatol 90:461-473
3. Frosch PJ, Duncan S, Kligman AM (1980) Cutaneous biometrics I: The DMSO-test. Br J Dermatol 102:263-274
4. Weigand DA, Haygood C, Gaylor JR (1974) Cell layers and density of negro and cuacasian stratum corneum. J Invest Dermatol 62:563-568
5. Frosch PJ, Kligman AM (1978) Assessment of skin irritability with ammonium hydroxide. Clin Res 26/3:299 A
6. Röckl H, Müller E, Hiltermann W (1966) Zum Aussagewert positiver Epicutantests bei Säuglingen und Kindern. Arch Klin Exp Dermatol 266:407-419
7. Baker H (1968) The effect of dimethylsulfoxide, dimethylformamide and dimethylacetamide on the cutaneous barrier to water in human skin. J Invest Dermatol 50:283

Dr. P. J. Frosch,
Universitäts-Hautklinik,
Von-Esmarch-Str. 56,
D-4400 Münster

Behandlung des discoiden Lupus erythematodes mit Thalidomid

J. Knop, R. Happle, G. Bonsmann, F. Vakilzadeh und E. Macher, Münster

Die Behandlung des chronisch discoiden Lupus erythematodes (CDLE) erweist sich häufig als problematisch. Wir möchten über vorläufige Ergebnisse einer Therapie des CDLE mit Thalidomid berichten. Thalidomid (Fa. Grünenthal, Stolberg) wurde früher als Schlafmittel verwendet. Seit Bekanntwerden seiner teratogenen Eigenschaften ist es in Deutschland nicht mehr im Handel.

Thalidomid ist von sehr geringer akuter Toxizität, wird rasch resorbiert und nach Hydrolyse sehr schnell über die Nieren wieder ausgeschieden. Die Halbwertszeit beträgt etwa 3-4 Stunden. Außer seiner teratogenen Wirkung sind als ernstzunehmende Nebenwirkungen polyneuritische Schädigungen mit Störung der tiefen und oberflächlichen Sensibilität beschrieben worden; diese Komplikation tritt jedoch sehr selten auf. Heute wird Thalidomid zur Behandlung der Leprareaktion (Fieber, Erythema nodosum, Iridozyklitis, Neuritis) mit gutem Erfolg eingesetzt [5]. Eine erfolgreiche Behandlung des polymorphen Lichtausschlages [1] wurde ebenfalls berichtet. Im Jahre 1977 wandten Rubio und Martinez [4] dieses Medikament erstmals zur Behandlung des CDLE an. Grosshans [3] bestätigte an mehreren Patienten die positive Wirkung des Medikamentes. Seit einem Jahr wenden wir ebenfalls Thalidomid zur Behandlung des CDLE an.

Wir möchten über die Ergebnisse bei 24 Patienten mit histologisch und immunfluoreszenzmikroskopisch gesichertem CDLE berichten. Bei allen Patienten war die vorhergehende Behandlung nicht erfolgreich gewesen, und alle hatten aktive Herde vor Beginn der Thalidomidbehandlung. Eine anderweitige spezifische Behandlung wurde mindestens einen Monat vorher beendet; während der Behandlung war keine andere Medikation außer einem Lichtschutz erlaubt. Weibliche Patienten im fortpflanzungsfähigen Alter wurden über die Risiken der Thalidomideinnahme aufgeklärt und nur nach vorheriger Konsultation eines Gynäkologen zum Ausschluß einer Schwangerschaft und zur Gewährleistung einer sicheren Antikonzeption in die Studie aufgenommen. Die Patienten wurden nach Beginn der Behandlung in 4wöchigen Abständen einbestellt. Dabei wurden die Wirkungen und Nebenwirkungen des Medikaments protokolliert, die Herde fotografisch dokumentiert und Blutkontrollen durchgeführt (weißes und rotes Blutbild, Thrombozyten, Blutzucker, Transaminasen, Serumkreatinin, BSG, Serum-Immunglobulin-Spiegel, C3, C4, antinukleäre Antikörper [ANF] und anti-native DNA). Weiterhin wurden an abgeheilten Herden Probeexzisionen zur histologischen und immunfluoreszenzmikroskopischen Kontrolle durchgeführt. Hierüber liegen jedoch bisher noch keine ausreichenden Daten vor.

Als Anfangsdosis wurden 400 mg Thalidomid verabreicht; nach deutlich erkennbarem Rückgang der Herde (in der Regel 4-6 Wochen nach Beginn der Behandlung) wurde die Dosis stufenweise jeden Monat um 100 mg reduziert, bis zu einer Erhaltungsdosis von 100 mg/die. Diese Dosis wurde für etwa 3-5 Monate beibehalten.

Ergebnisse

Die Ergebnisse sind in Tabelle 1 zusammengefaßt. Die Thalidomid-Behandlung erwies sich in 20 von 24 Fällen (80%) als erfolgreich, wobei es entweder zu einer voll-

Tabelle 1. Thalidomidstudie – Zusammenfassung der Ergebnisse

	Frauen	Männer	Gesamt
Anzahl	17	7	24
Alter	23-69	30-55	23-69
Dauer der Erkrankung (Jahre)	6,8	12,0	8,7
Therapieerfolg:			
sehr gut	8	1	9
gut	9	2	11 (80%)
unbefriedigend	0	4	4 (20%)

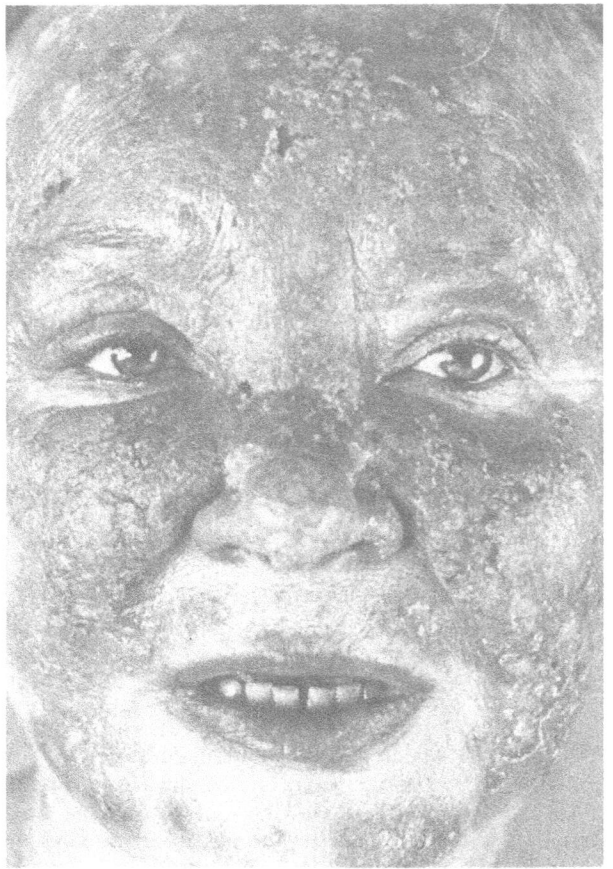

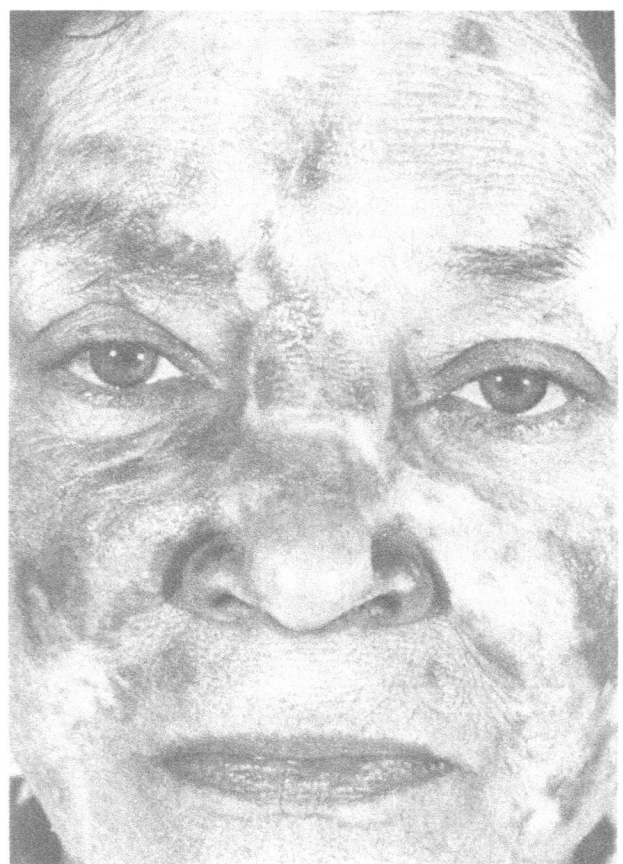

Abb. 1. a Patientin G. H. mit schwerem, disseminierten CDLE nach erfolgloser Behandlung mit Azathioprin und Prednison, vor Thalidomidbehandlung. **b** Patientin G. H., 4 Monate nach Thalidomidbehandlung

Tabelle 2. Nebenwirkung der Thalidomidbehandlung

Müdigkeit, leicht	18
Müdigkeit, schwer	6
Obstipation	10
Exanthem	2
Neurologische Symptome	1
Mundtrockenheit	3
Kreislaufbeschwerden	3
Laborparameter:	unverändert

ständigen Abheilung oder zu einem deutlichen Rückgang der Herde kam. In 20% der Fälle war die Behandlung nicht zufriedenstellend, obwohl auch hier Zeichen einer beginnenden Rückbildung erkennbar waren. Auffallend ist, daß die Therapieversager fast ausschließlich das männliche Geschlecht betrafen. Ob dies mit den Nebenwirkungen des Medikamentes (s. unten) in einem Zusammenhang steht, ist unklar.

Die Abb. 1 a und b zeigen die Hauterscheinungen bei einer Patientin vor und nach 8wöchiger Thalidomidbehandlung. Diese Patientin war schon seit mehreren Jahren in Behandlung wegen ihres Leidens, und eine immunsuppressive Behandlung mit Imurek und Cortison hatte keinen bleibenden Erfolg gebracht. Die Haut dieser Patientin befindet sich jetzt seit 11 Monaten bei einer Erhaltungsdosis von 100 mg in einem guten Zustand.

Die Regression der Herde kündigt sich in der Regel schon etwa 2 Wochen nach Beginn der Behandlung an. Beginnende Zeichen der Abheilung sind periphere Pigmentierung, Abflachung der keratotischen Herde und schließlich das Verschwinden der Entzündung. Es muß jedoch erwähnt werden, daß es auch unter der Behandlung gelegentlich zum Auftreten neuer, aktiver Herde kommen kann. Bei 4 Patienten kam es nach Absetzen der Behandlung innerhalb von 3–6 Monaten zum Auftreten solcher neuer Herde, die durch Wiederaufnahme der Behandlung verschwanden.

Die Nebenwirkungen der Behandlung sind in Tabelle 2 aufgeführt. Alle Patienten klagten über Müdigkeit, die in 6 Fällen so schwer war, daß die Dosis reduziert oder die Behandlung abgebrochen werden mußte; hierbei handelte es sich meistens um Männer. Neben der von den meisten als lästig empfundenen Müdigkeit waren die anderen Beschwerden wie Obstipation und Mundtrockenheit unbedeutend. Kreislaufstörungen, wohl infolge des sedierenden Effektes von Thalidomid, wurden bei älteren Patienten mit labiler Kreislaufregulation zum Problem. Bei dieser Patientengruppe sollte man eher auf eine Thalidomidbehandlung verzichten. Bei einem Patienten kam es zu einer Polyneuritis mit Störung der Oberflächensensibilität an der rechten Hand.

Zusammenfassung

Die Behandlung des CDLE mit Thalidomid scheint nach den bisherigen Beobachtungen erfolgversprechend zu sein. Es sollte darauf hingewiesen werden, daß in vielen Fällen Thalidomid eine hervorragende Wirkung zeigte, in denen die bisherige Behandlung mit allen uns zur Verfügung stehenden Möglichkeiten nicht erfolgreich war. Dieses bestätigen die Ergebnisse von Rubio und Martinez [4] sowie Grosshans [3]. Jedoch können neue Herde nach Reduktion oder Absetzen der Behandlung entstehen. Über die Langzeitwirkung und Nebenwirkungen können wir keine Aussage machen, da hierzu noch zu wenig Daten vorliegen. Sicher ist es erforderlich, durch kontrollierte Studien die Ergebnisse zu erhärten. Über den Wirkungsmechanismus dieses Medikamentes – sowohl beim CDLE wie auch bei der Leprareaktion – ist bisher nichts bekannt; immunsuppressive [6] und lysosomen-stabilisierende [2] Eigenschaften sind beschrieben worden.

Literatur

1. Calnan CD, Meara RH (1977) Actinic prurigo (Hutchinson's summer prurigo). Clin Exp Dermatol 2:365–372
2. Hastings RC, Morales MJ, Shannaon EJ (1976) Studies on the mechanism of action of thalidomide in leprosy. Pharmacologist 18:218
3. Grosshans E (1978) Patientendemonstration. Tagung der Regionalgruppe Nord und Ost der Société francaise de Dermatologie. Straßburg, 23.9.1978
4. Rubio BJ, Martinez FF (1978) Systemic lupus erythematodosus (The treatment with thalidomide). Med Cutan Iber Lat Am 4:279–286
5. Sheskin J, Convit J (1966) Therapie der Lepra-Reaktion mit Thalidomid (eine Doppelblind-Studie). Hautarzt 17: 548–549
6. Turk JL, Hellmann K, Duke DI (1966) Effect of thalidomide on the immunological response in local lymph nodes after a skin homograft. Lancet I:1134–1136

Priv.-Doz. Dr. J. Knop,
Univ.-Hautklinik,
v.-Esmarch-Straße 56,
D-4400 Münster

Umschriebene urtikarielle Reaktion nach Dacarbazin (DTIC)

S. W. Wassilew und K. H. Schulz, Hamburg

Zusammenfassung

Es wird über DTIC (Dacarbazin)-Reaktionen berichtet, die als allergische Reaktion gedeutet werden können. Therapeutische Dosen von DTIC bewirkten 8 Stunden nach der Applikation ein Ödem der Haut des Gesichtes und/oder makulöse Exantheme.

Seit über 10 Jahren wird Dacarbazin (DTIC: 5-(3,3-Dimethyl-1-triazeno)-imidazol-4-carboxamid) (Abb. 1) zur zytostatischen Behandlung maligner Tumoren verwendet. An der Hamburger Hautklinik wurden seit 1975 ca. 160 Patienten, die an malignen Melanomen verschiedener Stadien litten, nach der operativen Entfernung der Tumoren mit DTIC behandelt. Bei den meisten wurde die DTIC-Gabe mit einer BCG-Immunisierung kombiniert.

Die am häufigsten gesehenen Nebenwirkungen waren Übelkeit mit Erbrechen, seltener Abgeschlagenheit, Muskel- und Gliederschmerzen, gelegentlich Durchfälle, Fieber oder Phlebitiden. Neben einer Suppression der Granulo- und Thrombopoese wurden bei einigen Patienten temporäre Leberenzymerhöhungen oder eine mäßiggradige Bluteosinophilie gesehen [1]. Bei einer Patientin wurde ein veno-okklusives Syndrom beobachtet [8], worüber auch drei andere Autorengruppen berichteten [2, 4, 6]. Lichtsensibilisierung und phototoxische Dermatitiden [3, 5] wurden in der Hamburger Hautklinik bisher nicht diagnostiziert.

Dieser Bericht soll auf Hautreaktionen hinweisen, die bei drei unserer Patienten als DTIC-Allergie gedeutet werden können.

Kasuistiken

Fall 1: Patientin HW., 41 Jahre

Am 24.9.1976 wurde in Vollnarkose ein Lentigo-maligna-Melanom, Clark Level V, vom seitlichen Thorax entfernt, im Dezember 1976 wurden axilläre Lymphknotenfiliae exstirpiert. Anschließend begann, kombiniert mit einer BCG-Immunisierung, die DTIC-Behandlung. DTIC wurde im 4wöchigen Rhythmus über jeweils 5 Tage in der Dosierung von 250 mg/m² Körperoberfläche gegeben. Die Patientin erhielt eine Einzeldosis von 390 mg/Tag. Übelkeit und Erbrechen wurden mit 25 mg Promethazin (Atosil) und 10 mg Metoclopramid (Paspertin) behandelt.

Drei Behandlungszyklen wurden gut vertragen. Nach der ersten Injektion des vierten Behandlungszyklus trat nach 6–8 Stunden eine juckende, gerötete Schwellung des Halses und des Gesichtes mit Lidödemen auf (Abb. 2). Der Unterarm, in dessen Kubitalvene die Infusion erfolgte, war ebenfalls gerötet und verdickt. Der DTIC-Zyklus wurde abgebrochen, die Patientin war unter der Behandlung mit feuchten Umschlägen nach 5 Tagen erscheinungsfrei.

Fall 2: Patientin L. R., 63 Jahre

Im Januar 1978 Entfernung eines malignen Melanoms, Clark Level III, von der Plantarfläche des rechten Fußes.

Im Februar 1978 wurde eine adjuvante DTIC-Therapie, kombiniert mit BCG-Immunisierungen, begonnen. Die Patientin erhielt eine Einzeldosis von 400 mg/Tag. Rezidivierend auftretende Übelkeit mit Erbrechen wurde mit Metoclopramid (Paspertin) behandelt.

Vier Behandlungszyklen wurden gut vertragen. 8 Stunden nach der zweiten Einzeldosis des 5. DTIC-Behandlungszyklus traten eine erythematöse Schwellung der Arme und des Halses auf. Im Gegensatz zur ersten Patientin war außer diesen

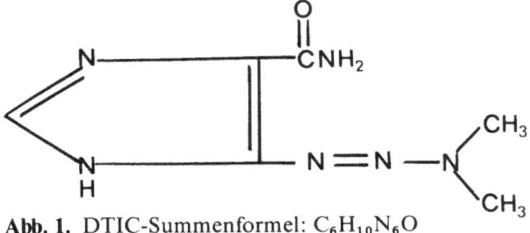

Abb. 1. DTIC-Summenformel: $C_6H_{10}N_6O$

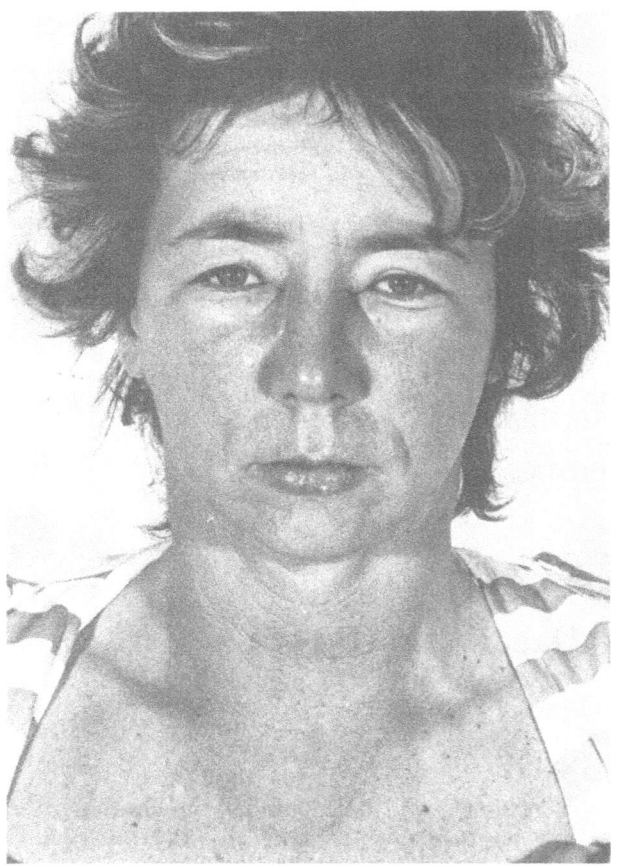
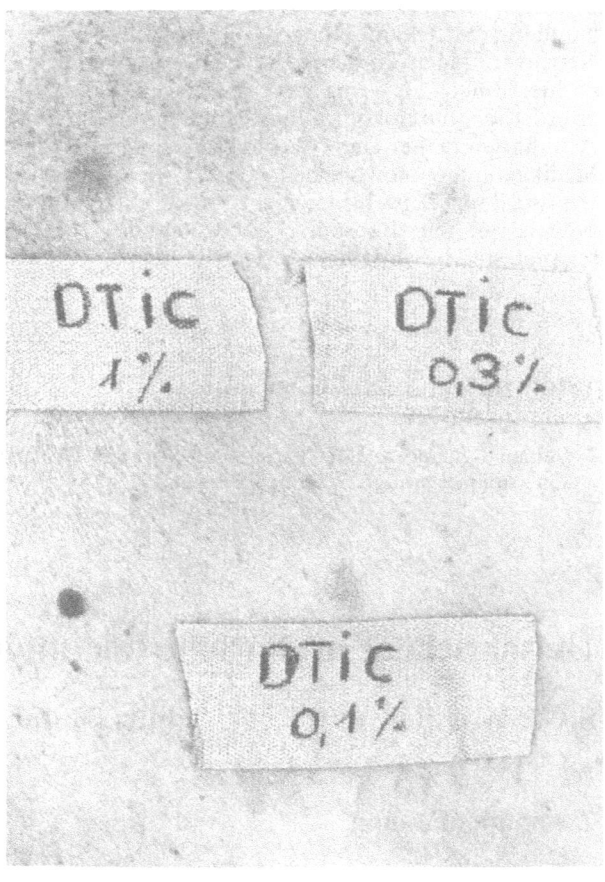

Abb. 2. DTIC-Reaktion. Urtikarielle ödematöse Schwellung im Bereich des Gesichtes und des vorderen Halses bei der ersten Patientin

Abb. 3. DTIC-Reaktion. Positive Reaktionen auf verschiedene Konzentrationen DTIC nach intrakutaner Injektion bei der zweiten Patientin. Das Maximum der Reaktion war nach 8 Stunden erreicht

Schwellungen ein erythemato-makulöses Exanthem zu beobachten, welches nicht auf die lichtexponierten Hautareale begrenzt war.

Fall 3: Patientin G. S., 75 Jahre

Im November 1979 Operation eines oberflächlich spreitenden Melanoms Clark Level II–III am rechten Unterschenkel. Anschließend wurde die adjuvante Chemo-Immuntherapie mit DTIC und BCG eingeleitet. Die Patientin erhielt eine tägliche Einzeldosis von 410 mg DTIC, Übelkeit und Erbrechen wurden mit Metoclopramid (Paspertin) und Diphenhydinat mit Chlorobutanol (Novomina) behandelt.

Vier Behandlungszyklen wurden von der Patientin gut vertragen. Nach der ersten DTIC-Gabe des 5. Behandlungszyklus kam es 12 Stunden nach der Infusion zu einem generalisierten erythemato-makulösen Exanthem.

Blutbild, Urinbestandteile, Harnstoff-N, Kreatinin, Serum-Eiweiß, Elektrolyte und Harnstoff im Serum waren bei allen Patienten im Normbereich. Die alkalische Phosphatase war bei der dritten Patientin geringfügig auf 93 U/ml (Normbereich 85 U/ml) erhöht, die Leberenzyme der anderen Patienten waren unauffällig.

Intrakutanteste mit DTIC in den Konzentrationen 0,1, 0,3 und 1% führten bei allen drei Patienten zu erythematösen Knoten, die nach 6–8 Stunden auftraten und für ca. 12 Stunden persistierten (Abb. 3). Sofortreaktionen wurden nicht beobachtet. Die epikutane Testung von DTIC 0,1 bis 1% führten zu keinen Reaktionen. Die beschriebenen Testreaktionen waren abgedeckt oder belichtet nicht unterschiedlich stark ausgeprägt.

Tabelle 1. Reaktionen nach DTIC. Klinisches Erscheinungsbild und die Ergebnisse der allergologischen Untersuchungen lassen vermuten, daß es sich bei den drei Patienten um allergische Reaktionen gegen DTIC handelt

Patient	Z/I	R(h)	Befund	Lok.	DTIC i.c. (%)			DTIC i.v. (mg)		
					1,0	0,3	0,1	30	100	ED
1. HW, 41 w	4/1	8	E, Ö	A, G, S	+++	++	+	−	−	+
2. LR, 63 w	5/2	8	E, Ö	A, S	+++	++	++	−	+	nd
3. GS, 75 w	5/1	12	E	A, G, S	+++	++	++	+	nd	nd

w : weiblich	I : Injektion	E : Erythem	A : Arme	ED : Einzeldosis
	Z : Zyklus	Ö : Ödem	G : Gesicht	nd : nicht durch-
	R : Reaktionszeit		S : Sonstige	geführt

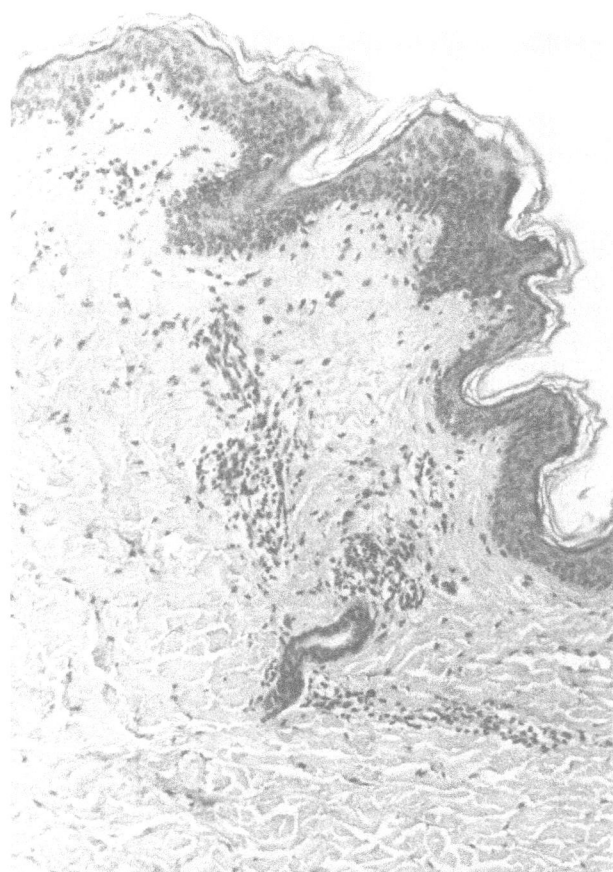

Abb. 4. DTIC-Reaktion. Orthokeratotisch verhornte, relativ schmale Epidermis mit z.T. abgeflachten Reteleisten. Im oberen Korium liegt ein gefäßorientiertes Infiltrat, das aus Lymphozyten, Histiozyten und Eosinophilen besteht. Vereinzelt leukoklastische Kerntrümmer

Die intrakutanen Testreaktionen wurden bei der ersten Patientin nach 6, bei der zweiten Patientin nach 12 Stunden histologisch untersucht. Den klinischen Befunden entsprechend zeigte sich ein nach 12 Stunden stärker ausgeprägtes gefäßorientiertes Infiltrat von Lymphozyten, Monozyten und reichlich Eosinophilen (Abb. 4). Es bestand eine geringgradige Leukozytoklasie. Bei den ersten beiden Patienten wurden Lymphozytentransformationstests gemacht, ohne daß eine spezifische Lymphozytentransformation in vitro auf DTIC nachweisbar war. Durch Exposition mit DTIC wurde bei allen drei Patienten die vorher beobachtete Reaktion reproduziert. Auffällig sind die notwendigen unterschiedlich hohen Expositionsdosen (Tabelle 1). Von allen Patienten wurde negiert, jemals ähnliche Hauterscheinungen gehabt zu haben. Gleichsinnige Tests bei 11 freiwilligen Kontrollpersonen erbrachten keine Reaktion auf DTIC.

Besprechung

In Anbetracht der häufigen Verwendung von DTIC handelt es sich bei den bisher beschriebenen Hautreaktionen um ein seltenes Ereignis.

Vietti und Amoral meldeten 1977 erstmals eine Reaktion an das NCI als großflächige Urtikaria nach Kombinationstherapie mit DTIC, einem Hydroxyureapräparat und Vincristin, ohne näher auf ihre mögliche Genese einzugehen [7].

Kunze et al. [5] sowie Bolling et al. [3] berichten über Reaktionen nach DTIC bei Patienten, die sie als phototoxische Reaktion nach Sensibilisierung mit DTIC auffassen. Bei den von Bolling besprochenen Fällen werden im Gegensatz zu unseren Patienten neben Rötung und Schwellung papulöse, vesikulöse und bullöse Effloreszenzen beschrieben, die immer strikt auf die belichtete Haut begrenzt sind. Die Intrakutanteste mit niedrigeren Konzentrationen führten nur an belichteter Haut und nach etwa 24 Stunden zur Reaktion.

Bei den von uns beobachteten Patienten lassen die klinischen Beobachtungen und die Ergebnisse der allergologischen Untersuchungen vermuten, daß es sich bei den drei Patienten um allergische Reaktionen gegen DTIC handelt. Versucht man sich ein Bild über ihren immunologischen Ablauf zu machen, so spricht die Reaktionszeit zwischen Zufuhr des Arzneimittels und Auftreten der Erfolgsreaktion mit 6–12 Stunden für die Annahme, daß eine Reaktion vom Typ 3 vorliegen könnte. Allerdings hätten wir histologisch eine ausgeprägtere Leukozytoklasie erwartet. Die Infiltrationen mit Lymphozyten und Histiozyten lassen auch an eine Mitwirkung der zellulären Immunmechanismen im Sinne einer Typ-4-Reaktion denken. Lymphozytentransformation und Epikutantestungen waren jedoch negativ. Es ist nicht ausgeschlossen, daß mehrere immunologische Mechanismen gleichzeitig oder nacheinander an der Reaktion beteiligt sind. Immunhistologische Untersuchungen und Untersuchungen des Komplementsystems konnten bei den Patientinnen leider nicht durchgeführt werden. Eine Mitwirkung von UV-Licht ist in unseren Fällen unwahrscheinlich.

Literatur

1. Carter SK (1976) Dacarbazine. Int J Dermatol 15:59–61
2. Balda B-R, Bassermann R (1980) Dacarbazin (DTIC)-Therapie und Budd-Chiari-Syndrom. MMW 122:792–794
3. Bolling R, Meyer-Hamme S, Schauder S (im Druck) Lichtsensibilisierung unter DTIC-Therapie bei metastasierendem malignem Melanom. Hautarzt
4. Frosch PJ, Czarnetzki BM, Macher E, Grundmann E, Gottschalk J (1979) Hepatic failure in a patient treated with dacarbazine (DTIC) for malignant melanoma. J Cancer Res Clin Oncol 95:281
5. Kunze J, Roeber H, Kollakowski M (1980) Phototoxische Dermatitis unter DTIC-Behandlung. Z Hautkr 55:100
6. Runne U, Doepmer K, Antz H, Groth W, Feaux de Lacroix W (1980) Budd-Chiari-Syndrom unter Dacarbazin. Dtsch Med Wochenschr 105:230
7. Vietti, Amoral B (1977) Giant urticarial lesion with hemorrhage. Drug-Gram 45388-1. National Cancer Institute, Bethesda
8. Voigt H, Caselitz J, Jänner M (im Druck) Veno-occlusives Syndrom mit akuter Lebertdystrophie unter Dacarbazin-Therapie eines malignen Melanoms. Klin Wochenschr

Dr. med. S. W. Wassilew,
Prof. Dr. med. K. H. Schulz,
Universitäts-Hautklinik,
Martinistraße 52,
D-2000 Hamburg 20

Tagesverlauf von Serumcortisol bei progressiver Sklerodermie und endogenem Ekzem*

H. Schell, W. Schwarz und O. P. Hornstein, Erlangen

Zusammenfassung

Bei 5 Frauen mit endogenem Ekzem (Durchschnittsalter 24 Jahre) und 12 Frauen mit fortgeschrittener progressiver Sklerodermie (Durchschnittsalter 49 Jahre) wurde der Serumcortisolgehalt in 6stündigen Abständen über einen Zeitraum von 20 Stunden radioimmunologisch bestimmt und mit den Werten von 14 gesunden Frauen (Durchschnittsalter 40 Jahre) verglichen.

Bei einem gegenüber der Kontrollgruppe gleichen Tagesverlauf des Cortisolmittelwertes (Maximum 8 Uhr, Minimum 20 Uhr) und gleichgroßer Amplitudenschwankung war der aus allen Einzelwerten errechnete tagesdurchschnittliche Serumcortisolgehalt bei den Sklerodermiepatientinnen 1,6fach erhöht.

Bei den Patientinnen mit endogenem Ekzem war der tagesdurchschnittliche Serumcortisolgehalt gegenüber der Kontrollgruppe im wesentlichen unverändert, jedoch die Amplitudenschwankung 2,4fach erhöht. Das Maximum am Morgen (8 Uhr) lag ca. 85% über dem der Kontrollen, das Minimum war auf 2 Uhr nachts verschoben und lag ca. 35% unter dem Minimum der Kontrollgruppe um 20 Uhr.

Die Regulation der Cortisolkonzentration im Serum erfolgt durch einen Mechanismus, der in der Kybernetik als geschlossener Regelkreis mit negativer Rückkopplung und variabler Einstellung bezeichnet wird [9]. Periphere, die Cortisolsekretion fördernde Reize werden im Hypothalamus integriert und stimulieren durch Ausschüttung eines Neurohormons (CRF) die Adenohypophyse zur Abgabe von ACTH. Dieses führt umgehend zu vermehrter Produktion und Sekretion von Cortisol durch die NNR.

Beim gesunden Menschen variiert das Serumcortisol tagesrhythmisch innerhalb bestimmter Grenzen. Es ist in den frühen Morgenstunden zwischen 6 und 9 Uhr am höchsten und fällt den Tag über kontinuierlich ab, bis etwa um Mitternacht ein Tiefpunkt erreicht ist. Gegen 2 Uhr morgens beginnt wieder ein steiler Anstieg.

Dieser tageszeitliche Verlauf ist ein Musterbeispiel einer endogenen zirkadianen Rhythmik, sowohl hinsichtlich seiner Schwingungsbreite, wie auch seiner relativen Stabilität und Unabhängigkeit von exogenen Zeitgebern und vom Schlaf-Wach-Rhythmus [1].

Die Tagesrhythmik wird vom Zentralnervensystem gesteuert und über die ACTH-Sekretion vermittelt. Bei Dauerstimulation mit ACTH und Dauerapplikation von Cortison verschwindet sie.

Bisher wurde vereinzelt mitgeteilt, daß sowohl beim endogenen Ekzem [10, 13], wie auch bei der progressiven Sklerodermie [15] die Ausscheidung von Cortisolmetaboliten im Urin erniedrigt ist. Ob auch eine Änderung der zirkadian-rhythmischen Cortisolausschüttung vorliegt, ist bisher nicht untersucht worden.

Nachdem zahlreiche klinische Hinweise vermuten lassen, daß beim endogenen Ekzem unter verschiedenen anderen pathogenetischen Faktoren eine zentralnervöse Regulationsstörung vorliegt [2, 4, 7, 8] und auch bei der progressiven Sklerodermie als einer Systemerkrankung des gesamten Gefäßbindegewebes sowohl zentrales Nervensystem [5, 6], Hypophyse und Nebennieren ([11] weit. Lit. b. [14]) betroffen sein können, galten die vorliegenden Untersuchungen zunächst der Beantwortung folgender Fragen:

1. Ist tagesdurchschnittlich das Gesamtcortisol bei beiden Erkrankungen gegenüber einem gesunden Vergleichskollektiv verändert?
2. Weicht bei diesen Erkrankungen der Tagesverlauf des Serumcortisolspiegels vom normalen Rhythmus ab?

Experimentelle Daten

Bei 5 Frauen mit endogenem Ekzem und 12 Frauen mit progressiver Sklerodermie wurde in 6stündigen Abständen (8, 14, 20, 2 Uhr) über einen Zeitraum von 20 Stunden der Serumcortisolgehalt radioimmunologisch bestimmt.

Bei den Patientinnen mit progressiver Sklerodermie bestand die Erkrankung zwischen 3 und 15 Jahren. Es handelte sich um fortgeschrittene Sklerodermien vom akrosklerotischen Typ. Bei 8 Patientinnen lag bereits eine Ösophagusbeteiligung vor.

Das Durchschnittsalter der Patientinnen mit Sklerodermie lag bei 49 Jahren, das der Patientinnen mit endogenem Ekzem bei 24 Jahren. Das Kontrollkollektiv bestand aus 14 gesunden Frauen im Alter von 22–68 Jahren (Durchschnittsalter 40 Jahre), nachdem eine altersunterschiedliche Cortisolausschüttung nicht festgestellt werden konnte.

Ergebnisse

In Abb. 1 ist der zeitliche Verlauf des Serumcortisolmittelwertes der Sklerodermie-Patientengruppe im Vergleich zu dem der Kontrollen dargestellt. Es findet sich eine typische Tagesschwankung mit dem Maximum um 8 Uhr und einem kontinuierlichen Absinken über den Tag, bis um 20 Uhr das Minimum erreicht ist. Maximum und Minimum sind gegenüber der Kontrollgruppe nicht zeitverschoben, beide Kurven verlaufen zueinander etwa parallel.

Auffällig ist jedoch, daß die Cortisolmittelwerte der Sklerodermie-Patientengruppe zu jedem Meßzeitpunkt wesentlich über denen der Kontrollgruppe liegen. Das aus allen Einzelwerten errechnete durchschnittliche Cortisoltagesmittel ist gegenüber der Kontrollgruppe 1,6fach erhöht.

Abb. 2 zeigt den zeitlichen Verlauf des Cortisolmittelwertes bei der Gruppe mit endogenem Ekzem. Die tagesdurchschnittliche Sekretionsrate ist gegenüber der Kontrollgruppe nicht wesentlich verändert. Es findet

---

* Mit Unterstützung durch die Deutsche Forschungsgemeinschaft Ho 195/14

sich ebenfalls eine Tagesschwankung, wobei zwar das Maximum am Morgen mit dem der Kontrollgruppe zeitlich zusammenfällt, jedoch nicht das Minimum am Abend. Während bei den Kontrollen das Minimum um 20 Uhr erreicht ist und um 2 Uhr der Cortisolspiegel bereits wieder ansteigt, erfolgt hier das Minimum erst um 2 Uhr oder später, also zeitverschoben.

Weiterhin fällt auf, daß beim endogenen Ekzem die Amplitudenschwankung wesentlich deutlicher ausgeprägt ist. Der Abstand zwischen Tagesmaximum und

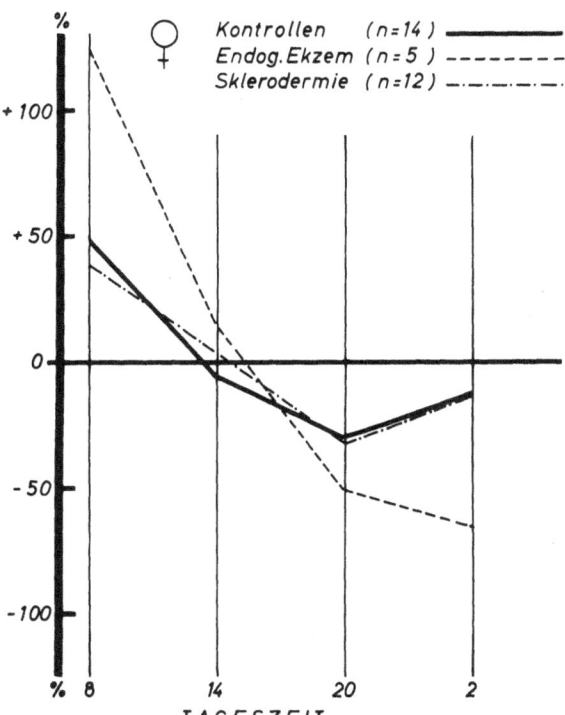

Abb. 3. Prozentuale Abweichung der Cortisolmittelwerte zu den einzelnen Versuchszeiten vom jeweiligen Tagesmittel der Patientengruppe mit endogenem Ekzem, progressiver Sklerodermie und der Kontrollgruppe

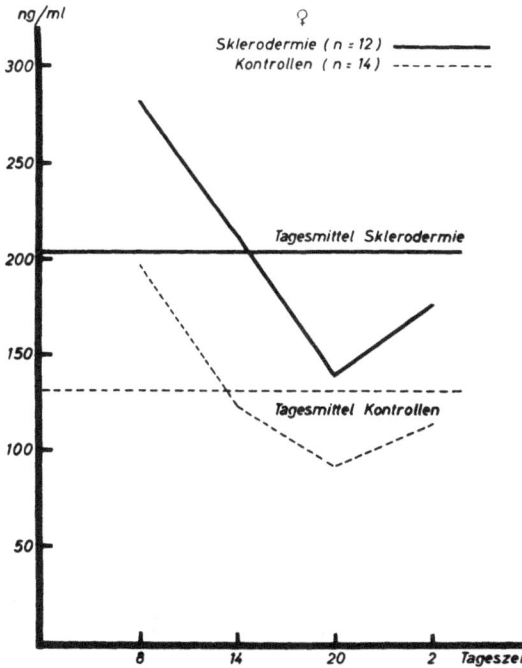

Abb. 1. Tageszeitlicher Verlauf des Serumcortisolmittelwertes bei 12 Frauen mit progressiver Sklerodermie im Vergleich zu einer Kontrollgruppe von 14 gesunden Frauen

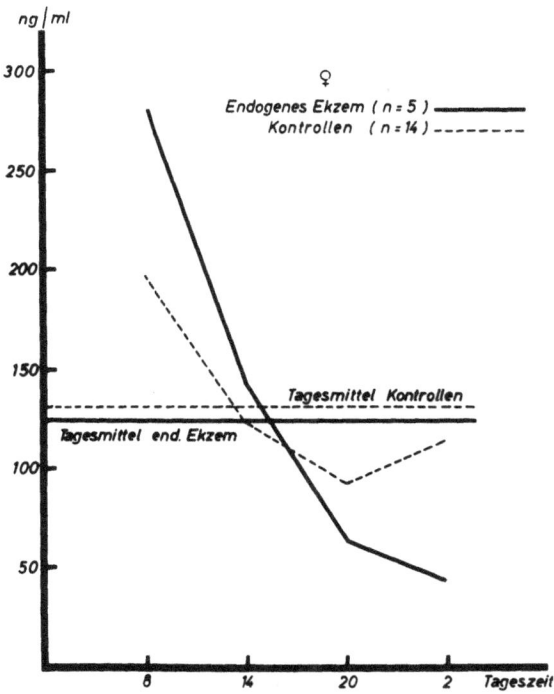

Abb. 2. Tageszeitlicher Verlauf des Serumcortisolmittelwertes bei 5 Frauen mit endogenem Ekzem im Vergleich zu einer Kontrollgruppe von 14 gesunden Frauen

Tagesminimum beträgt 240 ng/ml, bei der Kontrollgruppe nur 100 ng/ml.

Zur Verdeutlichung der Größe der Amplitudenschwankung sind in Abb. 3 die prozentualen Abweichungen der Cortisolmittelwerte zu den einzelnen Meßzeitpunkten vom jeweiligen Tagesmittel der einzelnen Patientengruppen und den Kontrollen dargestellt.

Während bei den Sklerodermie-Patientinnen die tageszeitliche Schwankung in ihrer Höhe und ihrem Verlauf nicht von der Kontrollgruppe abweicht, liegt beim endogenen Ekzem das morgendliche Maximum ca. 80% über dem der Kontrollen und das Minimum um 2 Uhr nachts ca. 35% unter dem Minimum der Kontrollgruppe um 20 Uhr. Die Amplitudenschwankung beim endogenen Ekzem ist insgesamt 2,4mal größer als die der Kontrollgruppe.

Wesentlich ist also, daß beim endogenen Ekzem eine tagesrhythmische Cortisolausschüttung zwar vorhanden ist, jedoch das Minimum gegenüber gesunden Frauen eine zeitliche Verschiebung aufweist und außerdem die tageszeitliche Amplitudenschwankung bei unveränderter mittlerer Sekretionsrate etwa doppelt so hoch ist.

Schlußfolgerung

Unsere Untersuchungen an 12 Patientinnen mit progressiver Sklerodermie und 5 Patientinnen mit endogenem Ekzem zeigen, daß bei beiden Krankheitsbildern die tagesdurchschnittliche Serumcortisolkonzentration gegenüber gesunden Frauen nicht erniedrigt ist. Bei den Sklerodermie-Patientinnen ist sie sogar wesentlich erhöht.

Auch tageszeitliche Schwankungen der Cortisolsekretion sind vorhanden. Bei der Sklerodermie besteht kein

Unterschied zur Kontrollgruppe, beim endogenen Ekzem ist die Amplitudenschwankung mehr als doppelt so hoch und das Minimum zusätzlich zeitverschoben.

Ob bei der Sklerodermie die insgesamt erhöhte Serumcortisol-Konzentration durch einen Anstieg des Transcortingehaltes im Serum, durch einen verzögerten Abbau von Cortisol in der Leber oder durch eine erhöhte ACTH-Produktion im Sinne eines allgemeinen Adaptationssyndroms infolge einer Änderung der Sollwerteinstellung des zentralnervösen Niveaureglers, bedingt ist, muß durch weitere Untersuchungen abgeklärt werden. Unsere Ergebnisse können diese Fragen zunächst noch nicht beantworten.

Auch die Befunde beim endogenen Ekzem erfordern ergänzende Untersuchungen, vor allem eine fortlaufende Bestimmung von ACTH im Serum. Hierdurch wäre zu klären, ob die extremen Amplitudenschwankungen innerhalb des Cortisoltagesverlaufes durch eine zentralnervös gesteuerte Änderung hinsichtlich der Häufigkeit und Intensität der über den Tag verteilten Cortisolsekretionsschübe oder aber durch eine vom Normalzustand abweichende tageszeitlich unterschiedlich deutliche Ansprechbarkeit der NNR auf ACTH bedingt sind.

Im Zusammenhang mit der auffallenden Cortisoltagesrhythmik beim endogenen Ekzem ist die klinische Beobachtung über die tagesrhythmisch wechselnde Intensität des Juckreizes bei Atopie-Patienten [3, 12] interessant, die hierzu invers verläuft und nach unserer Meinung z. T. durch das extreme Absinken des Serumcortisolspiegels in der Nacht sowie der zeitlichen Verschiebung des Minimums erklärt werden kann. Wir messen deshalb besonders diesem Befund auch im Hinblick auf eine zukünftige externe Chronotherapie eine besondere Bedeutung bei.

Literatur

1. Aschoff J (1978) Circadiane Rhythmen im endokrinen System. Klin Wochenschr 56:425–435
2. Borelli S, Schnyder UW (1962) Neurodermitis constitutionalis sive atopica. In: Miescher G, Stock H (Hrsg) Entzündliche Dermatosen I. Springer, Berlin Göttingen Heidelberg New York (Handbuch der Haut- und Geschlechtskrankheiten, Bd II/1)
3. Borelli S, Chlebarov S, Flach E (1966) Atopische Neurodermitis. Zur Frage ihres 24-Stunden-Rhythmus, ihrer Wetter- und Klima-Abhängigkeit. MMW 9:474–480
4. Borodin YP, Angelova VS, Bolshakova GM, Samsonov VA, Krasnikov YA (1976) Changes in different regions of the nervous system and muscular tissue in patients with eczema and neurodermitis. Vestn Dermatol Venerol 3:32–36
5. Gottwald W (1976) Nervensystem und Sklerodermie. Perimed, Erlangen
6. Gottwald W (1977) Neurologische, neurophysiologische und psychiatrische Aspekte der Sklerodermie. Z Hautkr 52:155–169, 399–412
7. Kocsard E, Ofner F, Broe GA (1976) Paradox temperature response in atopic dermatitis. Dermatologica 146:8–14
8. Korting G (1954) Zur Pathogenese des endogenen Ekzems. Thieme, Stuttgart
9. Labhart A (1978) Die Nebennierenrinde. In: Labhart A (Hrsg) Klinik der inneren Sekretion, Springer, Berlin Heidelberg New York
10. Lashmanova AP, Borodin YP, Nikitana LV, Samsonov LV, Bolshakova GM (1975) The dynamics of excretion of glucocorticoids and androgens in patients with eczema and neurodermitis in the course of treatment. Vestn Dermatol Venerol 8:17–22
11. Rübe W (1952) Sklerodermie und Sklerose der inneren Organe. Z Hautkr 13:45–50
12. Serowy C, Klinker L (1971) Über tages- und jahreszeitliche Variationen des Juckreizes bei endogenen Ekzematikern im Ostseebad Heiligendamm. Dermatol Monatsschr 157:653–660
13. Studnitsyn AA, Lashmanova AP, Nikitina LV, Zotova IN (1975) Excretion of glucocorticoid metabolites and androgens in children suffering from eczema and neurodermatis. Vestn Dermatol Venerol 8:3–6
14. Thies W, Misgeld V (1975) Sklerosen. In: Gottron H, Korting GW (Hrsg) Nicht entzündliche Dermatosen. Springer, Berlin Heidelberg New York (Handbuch der Haut- und Geschlechtskrankheiten, Bd III/3A, S 529)
15. Tuffanelli DL, Winkelmann RK (1961) Systemic scleroderma. A clinical study of 727 cases. Arch Dermatol 84:359–371

Prof. Dr. H. Schell,
Dermatologische Univ.-Klinik,
Hartmannstraße 14,
D-8250 Erlangen

13-cis-Retinsäure bei schweren Akneformen: Stand der Entwicklung*

G. Plewig, München

Die 13-cis-Retinsäure Ro 4-3780 ist ein Steroisomer der Alltrans-Retinsäure (Tretinoin, Vitamin-A-Säure; Handelsnamen in der Bundesrepublik: Airol, Cordes VAS, Epi-Aberel, Eudyna. Diese Substanz wurde versuchsweise bei Morbus Darier, Ichthyosen, Pityriasis rubra pilaris, Basaliomen und Akne [4], aber auch mit gutem Erfolg bei erosivem Lichen mucosae [10] eingesetzt.

Die Arbeitsgruppe um Peck [5] wies dann in einer detaillierten Studie an 14 Patienten auf die besonders günstigen Therapieergebnisse bei schwerer Akne hin. Die Hauterscheinungen konnten bei 13 Patienten vollständig beseitigt werden, die Seborrhö ging in eine Sebostase über und die Remissionen hielten viele Monate lang an.

Seit 1979 haben wir, zunächst an einer Gruppe von 18 Patienten, diese Substanz in der Therapie schwerster Akneformen überprüft. Die klinischen [8] und pharmakologisch-toxikologischen Ergebnisse [9] wurden 1980 publiziert.

Medikament

13-cis-Retinsäure (Ro 4-3780) ist eine nicht im Handel befindliche Substanz. Sie steht in 40-, 20-, 10- und

---
* Mit freundlicher Unterstützung der Deutschen Forschungsgemeinschaft Pl 58/6

5-mg-Kapseln zur Verfügung. Die optimale Tagesdosis ist nicht genau bekannt. Die von Peck et al. [4, 5] gewählte Dosis lag im Mittel bei 2 mg/kg Körpergewicht, reichte aber bis zu 7 mg. Wir wählten zunächst 1–2 mg/kg Körpergewicht.

Zur Zeit läuft in der Bundesrepublik eine multizentrische Studie an 20 Kliniken, um eine optimale Dosis-Wirkungsbeziehung für diese Substanz zu erarbeiten. Die endgültigen Ergebnisse liegen noch nicht vor und sollen an anderer Stelle publiziert werden. Diese Studie beurteilt 1,0; 0,5 und 0,2 mg/kg Körpergewicht.

Eine noch niedrigere Tagesdosis von 0,05 bis 0,08 mg/kg Körpergewicht scheint noch sehr gute Ergebnisse zu liefern (eigene Beobachtungen).

Behandlung

Wir haben uns entschieden, eine Initialbehandlung über 12 Wochen, und falls notwendig, eine Erhaltungsbehandlung bis zur 24. Woche durchzuführen. Das Medikament wird als Monosubstanz ohne weitere systemische oder lokale Behandlungsmaßnahmen gegeben. Lediglich zur Pflege der unter der Therapie auftretenden Cheilitis werden indifferente, fetthaltige Zubereitungen empfohlen.

Indikationen

Zur Zeit kommen nur schwerste Akneformen, wie Acne conglobata, Aknetetrade, Acne fulminans und Acne papulopustulosa mit starker Entzündung und Neigung zur Narbenbildung in Frage. Wir wählen die Patienten etwa nach folgenden Indikationen aus: Alternativtherapie mit hochdosierten und über längere Zeit zu gebenden Antibiotika (Tetrazykline, Erythromyzin etc.), DADPS, hormonelle Kontrazeptiva, Antiandrogene, intraläsionale Glukokortikosteroidinjektionen, lokal intensive Schälbehandlung. Das Alter der Patienten sollte 18 Jahre und darüber sein. Ausnahmen können bei schwerer Akne gemacht werden.

Kontraindikationen

Alle Erkrankungen, bei denen eine orale Retinoidtherapie nicht in Frage kommt. Ro 4-3780 ist teratogen, genauso wie das aromatische Retinoid Ro 10-9259. Die Patienten sind mündlich und schriftlich auf diese Folgen hinzuweisen. Frauen im gebärfähigen Alter müssen unter und aus Sicherheitsgründen 3–12 Monate nach Beendigung der Therapie mit 13-cis-Retinsäure eine sichere Kontrazeption betreiben. Das Eintreten einer Schwangerschaft unter Ro 4-3780 wäre ein Grund zur Vornahme einer Interruptio.

Wirkungen

Alle Hauterscheinungen der Acne conglobata sprechen sehr gut auf dieses Medikament an. Die Wirkung ist besser als die aller anderen Medikamente, die bisher zur Aknetherapie zur Verfügung standen. Die entzündlichen Effloreszenzen bilden sich zurück; offene und geschlossene Komedonen lösen sich aus der Haut heraus. Die intertriginösen Formen der Aknetetrade sprechen wesentlich weniger gut auf diese Behandlung an. Die Haut der Aknepatienten wandelt sich von einem seborrhoischen in einen sebostatischen Typ um. Beispielsweise wird das Kopfhaar so trocken, daß sich die Patienten nur noch alle 8 bis 10 Tage anstatt alle 2 Tage die Haare waschen müssen.

Zwei Wirkungsmechanismen der 13-cis-Retinsäure sind bislang bekannt:

Sebumsuppressiver Effekt. Ein sehr starker sebumsuppressiver Effekt ist klinisch und mit experimentellen Methoden sowohl bei Patienten, als auch bei Tierspezies gefunden worden [11]. Die Talgdrüsen bilden sich um bis zu 90% der Größe zurück [2]. Die Menge der Hautoberflächenlipide kann deutlich reduziert werden [11]. Auch im Tierversuch konnte dies gezeigt werden [1, 6]. Die mit ^{3}H-Thymidin gemessene Zellproliferation der Sebozyten ging unter der Therapie signifikant zurück [2]. Das Medikament hemmt die Lipogenese der Sebozyten, ohne antiandrogene Wirkungen auf andere Zielorgane (Prostata, Spermiogenese, Stimmbänder etc.) zu entfalten.

Antiinflammatorische Wirkung. Der zweite, von unserer Arbeitsgruppe vorgeschlagene Wirkungsmechanismus bezieht sich auf die starke anti-entzündliche Wirkung. Papeln, Pusteln, abszedierende Knoten, Eryteme, Ödeme bilden sich bei Aknepatienten sowie bei Patienten mit Rosazea oder gramnegativer Follikulitis zurück (auch die Pusteln bei Pustulosis palmo-plantaris und bei pustulöser Psoriasis). An einem in-vivo-Entzündungsmodell konnte die anti-inflammatorische Wirkung belegt werden [7].

Remissionen. Diese sind ungewöhnlich lang. Wir überblicken z.Z. die ersten 18 Patienten, die seit mehr als 60 Wochen ohne Behandlung sind. In diesem Zeitraum ist es nicht zu Rezidiven gekommen.

Nebenwirkungen. Eine Vielzahl von objektiven und subjektiven Nebenwirkungen ist bekannt geworden [5, 7, 8]: Cheilitis, trockene Nasenschleimhaut, Nasenbluten, Gesichtseryteme und Gesichtsschuppung. Dosisabhängig und nur bei einer Tagesdosis von 0,5 und mehr mg/kg Körpergewicht kann es zu Arthralgien, Myalgien, Blepharitis, Konjunktivitis, Tränenträufeln etc. kommen. Die Erhöhung der Bluttriglyzeride tritt nur bei der hohen Dosis von 1–2 mg/kg Körpergewicht auf; wir konnten nur geringfügige Erhöhungen in einen auffälligen, jedoch nicht in einen pathologischen Bereich [9] sehen. Die embryotoxischen Auswirkungen wurden bereits erwähnt. Die Nebenwirkungen klingen alle unmittelbar nach dem Absetzen des Medikamentes ab.

Ausblick. Zur Zeit überblicken wir über 60 Patienten, die mit diesem Medikament behandelt wurden. Wenn es sich herausstellt, daß der eingangs gesetzte therapeutische Optimismus sich bestätigt und die Nebenwirkungen tolerabel bleiben, steht für die Patienten mit schwersten Akneformen ein neues, sehr wirksames Medikament zur Verfügung. Die multizentrische Studie in der Bundesrepublik wird 1980/1981 die ersten Ergebnisse zeigen. Im Oktober 1980 findet in Berlin ein Symposium über Retinoide statt, auf dem viele klinische und experimentelle Einzeldaten von verschiedensten Autoren aus der ganzen Welt vorgestellt werden. 13-cis-Retinsäure ist ein Therapeutikum, das die gesteigerte Talgproduktion hemmt, die Entzündung beseitigt, follikuläre Hyperkeratosen eliminiert und eine langanhaltende Remission verspricht.

13-cis-Retinsäure ist auch bei schwersten Formen der Rosazea ein wirksames Medikament [3], und es scheint sich auch zur Therapie der gramnegativen Follikulitis zu bewähren (Neubert u. Plewig, s. S. 294).

Literatur

1. Gomez EC, Moskowitz RJ (1980) Effect of 13-cis-retinoic acid on the hamster flank organ. J Invest Dermatol 74:392–397
2. Landthaler M, Kummermehr J, Wagner A, Plewig G (to be published) 13-cis-retinoic acid inhibits sebaceous glands in humans: Planimetry and in vitro autoradiography. Arch Dermatol Res
3. Nikolowski J, Plewig G (1980) Rosazea. Orale Behandlung mit 13-cis-Retinsäure. Hautarzt 31
4. Peck GL, Yoder FW, Olsen TG, Pandya MD, Butkus D (1978) Treatment of Darier's disease, lamellar ichthyosis, pityriasis rubra pilaris, cystic acne, and basal cell carcinoma with oral 13-cis-retinoic acid. Dermatologica [Suppl 1] 157:11–12
5. Peck GL, Olsen TG, Yoder FW, Strauss JS, Downing DT, Pandya M, Butkus D, Arnaud-Battandier J (1979) Prolonged remission of cystic and conglobate acne with 13-cis-retinoic acid. N Engl J Med 300:329–333
6. Plewig G (1980) Der Einfluß des aromatischen Retinoids Ro 10-9359 und der 13-cis-Retinsäure Ro 4-3780 auf die Talgdrüsen des Syrischen Hamsters. Arch Dermatol Res 268:239–246
7. Plewig G, Wagner A (to be published) Anti-inflammatory effects of 13-cis-retinoic acid: An in vivo-study. Arch Dermatol Res
8. Plewig G, Wagner A, Braun-Falco O (1980) Orale Behandlung schwerster Akneformen mit 13-cis-Retinsäure. Klinische Ergebnisse. MMW 122:1287–1293
9. Wagner A, Plewig G (1980) 13-cis-Retinsäure. Pharmakologische und toxikologische Untersuchungen bei der Behandlung schwerster Akneformen. MMW 122:1294–1300
10. Scheiber W, Plewig G (1978) Behandlung des Lichen ruber mucosae mit Vitamin-A-Säure-Derivaten. Dermatologica 157:171–180
11. Strauss JS, Stranieri AM, Farrell LN, Downing DT (1980) The effect of marked inhibition of sebum production with 13-cis-retinoic acid on skin surface lipid composition. J Invest Dermatol 74:66–67

Prof. Dr. G. Plewig,
Dermatol. Univ-Klinik,
Frauenlobstr. 9–11,
D-8000 München 2

Orale Zinktherapie – Fortschritt in der Aknetherapie?

V. Kentsch und G. Stüttgen, Berlin

1977 berichtete Michaëlsson [1] zum ersten Mal über das therapeutische Ergebnis einer oralen Zinkanwendung bei der Acne vulgaris. Seither sind eine Reihe von klinischen Studien durchgeführt worden [2–9] (Haavelsrud, persönliche Mitteilung; Multicenterstudie Deutschland, unveröffentlicht), zu deren Ergebnissen gehört, daß die Indikation für eine orale Zinktherapie die entzündlichen Formen der Acne vulgaris sind, also die pustulöse und papulöse Akne. Insbesondere die Pusteln und dann die Papeln reagieren auf die Zufuhr von Zink in 60–70% der Fälle gut.

Dieser therapeutische Effekt kann mit den beiden im Handel befindlichen Präparaten erreicht werden. Es handelt sich dabei um das Zink-DL-Aspartat als Tablette und das meist angewandte Solvezink in Form einer Brausetablette. Zum therapeutischen Ziel führt dabei eine anfängliche Dosierung von 3×1 Tablette/die. Das entspricht 3×50 mg elementarem Zink. Diese Dosis kann im Bedarfsfall erhöht werden auf 6×50 mg Zink/die oder bei entsprechend positivem therapeutischen Ergebnis reduziert werden auf 1×50 mg Zink/die.

Mit einem Wirkungseintritt ist frühestens nach 4 Wochen zu rechnen. Ausgeprägt ist die Wirkung nach 8–12 Wochen. Das entspricht den in eigenen Untersuchungen über den Zinkgehalt des Gewebes unter Zinktherapie gewonnenen Ergebnissen, daß der Zinkgehalt erst nach 2monatiger Gabe von Zink im Gewebe ansteigt [9].

Die Einnahme sollte nach einer reichlichen cerealien- und calciumarmen Mahlzeit erfolgen, da sowohl die Wirkung als auch die Nebenwirkungen davon abhängen. Die Nebenwirkungsrate hängt außerdem von der Galenik des Zinks ab. Zu 90% handelt es sich um Beschwerden von Seiten des Magen-Darm-Traktes, wie Übelkeit, Brechreiz etc. Zu 10% sind die Nebenwirkungen in den psychisch-vegetativen Bereich einzuordnen und werden mit Widerwillen, Ekel etc. angegeben. Zum überwiegenden Teil traten die Nebenwirkungen beim weiblichen Geschlecht auf. In seltenen Fällen tritt eine nach Absetzen des Präparates voll reversible Verwirrtheit auf. Eine Einzelbeobachtung einer Anämie mit Kupfermangel rät dazu, bei Langzeitanwendung den Kupferspiegel zu kontrollieren. Zu den relativen Kontraindikationen gehört die gleichzeitige Verabreichung von oralen Antidiabetika, Insulin und Kortikosteroiden.

Die Frage nach dem Fortschritt der Zinktherapie bei der Akne muß mit ja beantwortet werden. Als Gründe dafür lassen sich anführen, daß diese interne Therapieform mit Zink risikoarm ist, da die Nebenwirkungsrate gering ist und absolute Kontraindikationen fehlen und außerdem bei Tetracyclinversagen eine echte Alternativtherapie darstellt.

Literatur

1. Michaëlsson G, Juhlin L, Vahlquist A (1977) Effects of oral zinc and vitamin A in acne. Arch Dermatol 113:31
2. Göransson K, Liden S, Odsell L (1978) Oral zinc in acne vulgaris: A clinical and methodological study. Acta Derm Venereol (Stockh) 58:1

3. Hillström L, Petterson L, Hellbe L, Kjellin A, Leczinsky C-G, Nordwall C (1977) Comparison of oral treatment with zinc sulphate and placebo in acne vulgaris. Br J Dermatol 97:679
4. Weismann K, Wadskov S, Søndergaard J (1977) Oral zinc sulphate therapy for acne vulgaris. Acta Derm Venereol (Stockh) 57:357
5. Orris L, Shalita AR, Sibulkin D, London SJ, Gans EH (1978) Oral zinc therapy of acne. Arch Dermatol 114:1018
6. Weimar VM, Puhl SC, Smith WH, Brocke JE (1978) Zinc sulphate in acne vulgaris. Arch Dermatol 114:1776
7. Michaëlsson G, Juhlin G, Ljunghall K (1977) A double-blind study of the effect of zinc and oxytetracycline in acne vulgaris. Br J Dermatol 97:561
8. Cunliffe WJ, Burke B, Dodmann B, Gould DJ (1979) A double-blind trial of a zinc sulphate citrate complex and tetracycline in the treatment of acne vulgaris. Br J Dermatol 101:321
9. Kentsch V, Wiese G (1980) Ist die orale Zinktherapie bei der Akne ein Fortschritt? Fette Seifen Anstrichm 82:555–559

V. Kentsch, G. Stüttgen,
Hautklinik und Poliklinik der FU Berlin im Rudolf-Virchow-Krankenhaus

Benzoylperoxid – Indikationsstellung im Wandel

M. Gloor, Heidelberg

Für eine wissenschaftlich fundierte Therapie der Acne vulgaris ergeben sich folgende Ansatzpunkte:

1. Hemmwirkung auf die Propionibakterien im Talgdrüseninfundibulum bzw. Komedo wegen der entzündungserregenden Wirkung der Propionibakterien in der Akneeffloreszenz. Nicht eindeutig geklärt ist, ob dadurch die Komedonenbildung reduziert werden kann.

2. Auflösung des Zusammenhaltes zwischen den Hornschichtzellen in Follikelfilamenten und Komedonen („Keratolyse"). Diese kann wie bei der Vitamin-A-Säure indirekt durch eine Beeinflussung der Keratinisierung oder wie bei der Salizylsäure direkt durch eine Einwirkung auf die interzellulären Bindungen erfolgen.

3. Hemmung der Talgdrüsensekretion. Diese dürfte vor allem eine Hemmung der Komedonenbildung bewirken, da dem Squalen – einem Bestandteil der Talgdrüsenlipide – eine komedonogene Wirkung zukommt. Sekundär führt dies auch zu einer günstigen Beeinflussung der entzündlichen Veränderungen.

Früher wurde die Wirkung des Benzoylperoxids (= BP) vor allem auf seinen *antimikrobiellen Effekt* zurückgeführt. Anderson et al. [1], Fulton et al. [4] und Puschmann [10] zeigten, daß die aeroben und anaeroben Keime der Haut durch eine BP-Lokalbehandlung erheblich reduziert werden. Diese Autoren konnten außerdem deutlich machen, daß die Relation freie Fettsäuren/Triglyzeride zu Gunsten der Triglyzeride verschoben wird. Da die freien Fettsäuren aus den Triglyzeriden im wesentlichen durch mikrobielle Lipasen in den Talgdrüseninfundibula freigesetzt werden, zeigt dieser Befund, daß BP bei Lokalbehandlung in die Talgdrüseninfundibula penetriert. Nachgewiesen wird die Penetration von Benzoylperoxid in die Talgdrüseninfundibula außerdem durch den Nachweis einer Reduktion der Bakterien in den Talgdrüseninfundibula durch Puschmann [10].

Zweifel an der dominierenden Bedeutung der antimikrobiellen Wirkung des BP sind durch mehrere Untersuchungen aus jüngerer Zeit erweckt worden. Kuflik [8] fand bei in-vitro-Versuchen, daß ein Zusatz von Dichlorhydroxychinaldin deutlich die antibakterielle Wirkung von BP verstärkt. Eigene Untersuchungen [5] ergaben, daß bei einer Behandlungsdauer von einigen Tagen nur die 10%ige Zubereitung zu einer deutlich über den Effekt der alkoholischen Grundlage hinausgehenden Reduktion der freien Fettsäuren führt. Fanta et al. [3] konnten in Übereinstimmung damit bei in-vitro-Versuchen zeigen, daß die Hemmwirkung einer handelsüblichen BP-haltigen Spezialität auf Propionibakterien vor allem bei der 5%igen Zubereitung großenteils durch die alkoholische Grundlage bedingt ist. Da zahlreiche Antibiotika und Desinfizientien in vitro und in vivo Propionibakterien hemmen, scheint uns die klinisch sicher über den Effekt dieser Pharmaka hinausgehende Wirkung von BP nicht durch die antimikrobielle Wirkung allein erklärbar zu sein.

Eine *Auflösung des Zusammenhaltens zwischen den Hornschichtzellen* im Infundibulum bzw. Komedo wurde von Mills und Kligman [9] am Kaninchenohrmodell nachgewiesen. Die wirksamsten BP-haltigen Zubereitungen reduzieren die Komedonengröße dabei um etwa 50%. Die 10%igen Zubereitungen waren stets etwas mehr wirksam als die 5%igen. In die gleiche Richtung deuten rasterelektronenmikroskopische Untersuchungen von Fanta [2], die sich allerdings nur auf eine Person beziehen. Bei dieser Untersuchung wurde parallel eine andere Versuchsperson mit 5% Salizylspiritus behandelt und in gleicher Weise untersucht. Der Effekt war nahezu identisch. Man kann also davon ausgehen, daß BP „keratolytisch" wirkt und daß diese Wirkung ähnlich stark wie bei der Salizylsäure ausgeprägt ist. Bestätigt wurden diese Befunde durch neue Rasterelektronenmikroskopische Untersuchungen von Puschmann [10]. Auch durch diesen Effekt kann jedoch die klinisch sicher über die Salizylsäurewirkung hinausgehende Effizienz BP-haltiger Zubereitungen nur teilweise erklärt werden.

Viele Diskussionen ausgelöst haben die Untersuchungen von Fanta [2] zur *sebosuppressiven Wirkung* von BP. Mit autoradiographischen Methoden wurde gezeigt, daß die Zellproliferation in der Talgdrüse beim Menschen durch BP herabgesetzt wird. Eigene autoradiographische Untersuchungen [6] am Hamsterohr haben die Befunde von Fanta [2] bestätigt und darüber hinaus gezeigt, daß es in der Talgdrüse zu einer Verlängerung der S-Phase und zu einer verlangsamten Ablösung der Zellen von der Basalmembran nach der Zellteilung kommt. Analoge Versuche mit Cyproteronacetat und nach Röntgenbestrahlung haben deutlich gemacht, daß das Reaktionsmuster bezüglich verschiedener zellkinetischer Parameter sich jeweils etwas unterscheidet, so daß man einerseits nicht von einer Beeinflussung des Androgensteuerungsmechanismus ausgehen kann und anderseits auch eine unspezifisch toxische Reaktion unwahrscheinlich ist [7, 11].

Bestimmungen der Hautoberflächenlipide haben widersprüchliche Ergebnisse erbracht. Während Fanta et al. [3] eine Reduktion der Hautoberflächenlipide nach BP-Behandlung fanden, konnten Goldstein und Pochi [7] sowie Puschmann [10] keinen derartigen Effekt nachweisen. Wahrscheinlich sind diese widersprüchlichen Ergebnisse durch Unterschiede bezüglich des methodischen Vorgehens, der Behandlungsdauer und der Zusammensetzung der Externagrundlagen bedingt.

Die hervorragende therapeutische Wirkung von BP ist unumstritten und hat dazu geführt, daß BP als ein Therapeutikum der ersten Wahl bei Acne vulgaris angesehen wird. Den ausgezeichneten Therapieergebnissen bei den meisten Fällen standen jedoch in der Vergangenheit in unserem Krankengut Fälle mit mäßiger klinischer Wirkung und erheblicher Irritation und Austrocknung der Haut gegenüber. Da – wie oben ausgeführt – die antibakterielle und keratoplastische Wirkung allein kaum die ausgezeichnete therapeutische Wirkung von BP erklären, haben wir seinerzeit aus den Ergebnissen von Fanta et al. [3] die Vermutung abgeleitet, daß eine sebosuppressive Wirkung von BP die Erklärung für die hervorragende klinische Wirkung von BP darstellt. Wir haben deshalb seit einigen Jahren die BP-Behandlung auf die Aknepatienten beschränkt, die eine deutliche Seborrhoe aufweisen. Dies hat zu einer wesentlichen Verbesserung der therapeutischen Ergebnisse geführt. Außerdem sehen wir seitdem kaum mehr Fälle mit einer starken Irritation und Austrocknung der Haut, obwohl wir meist die 10%igen Zubereitungen verwenden. Auch wenn nach dem derzeitigen Wissensstand kein definitives Urteil über das Vorliegen einer sebosupressiven Wirkung von BP möglich ist, muß die Einschränkung der Indikation der BP-Behandlung auf Aknefälle mit ausgeprägter Seborrhoe als therapeutischer Fortschritt angesehen werden.

Literatur

1. Anderson AS, Galdys GJ, Green RC, Hohisel DW, Brown EP (1975) Improved reduction of cutaneous bacteria and free fatty acids with a new benzoyl peroxide gel. Cutis 16:307–310
2. Fanta D (1978) Klinische und experimentelle Untersuchungen über die Wirkung von Benzoylperoxid in der Behandlung der Akne. Hautarzt 29:481–486
3. Fanta D, Burdach H, Poitscheck C (1979) Investigations on the bacteriostatic effect of benzoyl peroxide. Arch Dermatol Res 264:369–371
4. Fulton JE, Farzad-Bakshadeh A, Bradley S (1974) Studies on the mechanism of action of topical benzoyl peroxide and vitamin A acid in acne vulgaris. J Cutan Pathol 1:191–200
5. Gloor M, Hummel A, Friederich HC (1975) Experimentelle Untersuchungen zur Benzoylperoxydtherapie der Acne vulgaris. Z Hautkr 50:657–663
6. Gloor M, Klump H, Wirth H (1980) Cytokinetic studies on the sebosuppressive effect of drugs using the example of benzoyl peroxide. Arch Dermatol Res 267:97–99
7. Goldstein JA, Pochi PE (1981) Failure of benzoyl peroxide to decrease sebaceous gland secretion in acne. Dermatologica 162:287–291
8. Kuflik EG (1976) Benzoyl peroxide gel in acne therapy. Cutis 17:175–177
9. Mills OH, Kligman AM (1975) Assay of comedolytic agents in the rabbit ear. In: Maibach H (ed) Animal models in dermatology. Churchill Livingstone, Edinburgh London New York, pp 184–189
10. Puschmann M (1981) Experimentelle Untersuchungen zum Wirkungsnachweis von topisch appliziertem Benzoylperoxid. 37. Vortragstagung der Dtsch. Gesellsch. für Fettwissenschaft, Freiburg 14.–17. 9. 1981
11. Wirth H, Rauner N, Gloor M, Osswald F, Schnyder UW (to be published) On the influence of x-ray irradiation and photochemotherapy with 8-methoxypsoralen on the sebaceous gland of the syrian hamster ear. Dermatologica

Prof. Dr. M. Gloor,
Univ.-Hautklinik,
Voßstr. 2,
D-6900 Heidelberg 1

Plasmapherese: Prinzip und Methode

E. Kownatzki, K. Thies und K. O. Rother, Heidelberg

Der Wunsch, schädliche Substanzen aus dem Körper eines Patienten durch die Entnahme von Blut zu entfernen, ist sehr alt. Aderlässe wurden seit vielen Jahrhunderten durchgeführt, jedoch nicht immer von den Patienten gut vertragen, da sie mit den vermuteten Schadstoffen zugleich auch lebensnotwendige Komponenten entzogen. Man weiß heute über die Zusammensetzung des Blutes besser Bescheid und hat geeignete Trennverfahren, um einzelne Blutfraktionen selektiv zu entfernen oder durch geeignete Substitution eine Verarmung lebensnotwendiger Blutbestandteile zu verhindern.

Das Blut setzt sich zusammen aus den Blutzellen und der Blutflüssigkeit. In der Flüssigkeit sind zahlreiche Substanzen gelöst. Kleinmolekulare Substanzen mit einem Molekulargewicht unter 1000 können die Poren einer semipermeablen Membran durchdringen, großmolekulare Stoffe können das nicht. Mit den folgenden Verfahren lassen sich einzelne dieser Blutfraktionen gewinnen bzw. dem Körper entziehen.

Bei der *Austauschtransfusion* wird Vollblut entfernt und durch Fremdblut ersetzt. Erythrozyten werden mit der *Erythrozytophorese,* Leukozyten mit der *Leukopho-*

rese eliminiert. Die *Hämodialyse* („künstliche Niere") entfernt kleinmolekulare, dialysable Plasmabestandteile. Großmolekulare zirkulierende Stoffe dagegen, wie Autoantikörper, Immunkomplexe oder eiweißgebundene Gifte können durch einen Austausch des Blutplasmas, die *Plasmaphorese*, entfernt werden.

Die *Plasmaphorese* besteht aus drei Arbeitsgängen, der Blutentnahme, der Trennung von Blutzellen und Blutflüssigkeit und schließlich der Reinfusion der Zellen. Die Blutentnahme wird im einfachsten Fall wie bei einer Blutspende durchgeführt:

Nach der Venenpunktion fließt das Blut durch einen Plastikschlauch in ein Auffangbehältnis (Plastikbeutel oder Glasflasche), wo es mit Citrat zur Verhinderung einer Blutgerinnung versetzt wird. Feste und flüssige Bestandteile werden durch Zentrifugation voneinander getrennt, und die Flüssigkeit wird durch Abpressen oder Absaugen entfernt. Die Blutkörperchen werden dann durch die in der Vene verbliebene Punktionsnadel, die durch eine Kochsalzinfusion offengehalten wurde, reinfundiert.

Einem gesunden Kreislauf eines Erwachsenen ist eine Entnahme von 1000 ml Blut mit einer Reinfusion von 500 ml Zellen ohne weiteres zuzumuten. Will man jedoch mehr als 500 ml Plasma entfernen, so muß man diesen Vorgang wiederholen und dabei die entnommene Flüssigkeit ersetzen. Dazu verwendet man Plasma oder – zur Vermeidung des Risikos einer Hepatitisübertragung – Humanalbumin in einer Kochsalzlösung.

Entzieht man einem Individuum mit einem Blutvolumen von 5000 ml wiederholt 500 ml Plasma, so verringert sich die Konzentration eines gegebenen Serumbestandteiles stufenweise wie in Abb. 1 dargestellt. Die Werte sind jedoch errechnet und berücksichtigen nicht, daß Serumproteine aus dem Extravasal- in den Intravasalraum nachströmen. Die tatsächlich gefundenen Werte liegen daher höher. Man kann damit rechnen, daß nach Entzug von 4 l Plasma der Blutspiegel einer Substanz auf ca. 30% des Ausgangswertes gesenkt wird.

Therapeutische Plasmaphoresen wurden bis vor wenigen Jahren kaum durchgeführt, da die bekannten Methoden zu aufwendig und ineffektiv waren. Mit der Einführung von Zellseparatoren können jetzt aber große Plasmamengen in kurzer Zeit entzogen werden. Zellseparatoren der älteren Bauart arbeiten nach dem diskontinuierlichen System: Blutentnahme und Zentrifugation einerseits sowie Abtrennung und Reinfusion andererseits sind zeitlich gegeneinander verschoben. Zellsepa-

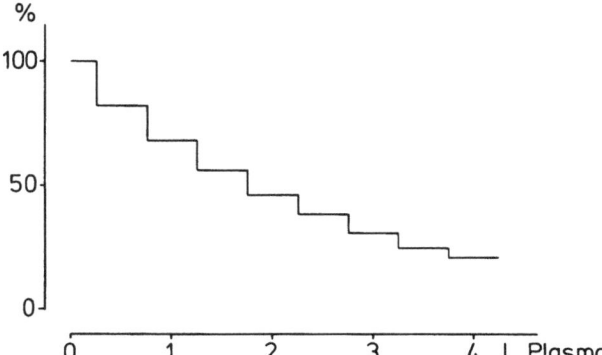

Abb. 1. Errechnete Abnahme der Serumkonzentration einer Substanz bei einem Individuum mit einem Plasmavolumen von 2,8 l während wiederholtem Entzug von 500 ml Plasma. Die Kurve berücksichtigt nicht ein Nachströmen der Substanz vom Extravasal- in den Intravasalraum

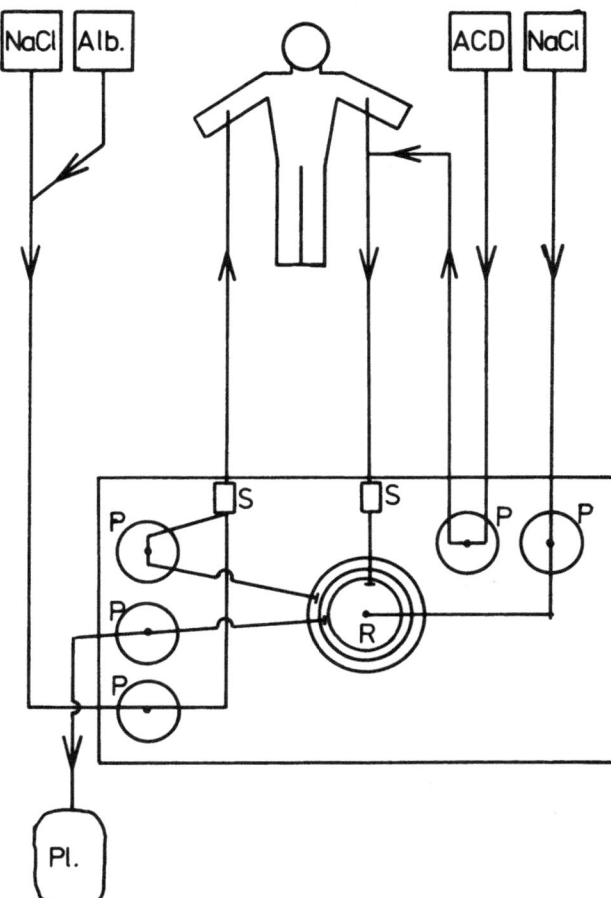

Abb. 2. Fließschema eines kontinuierlich arbeitenden Zellseparators (IBM 2997). ACD = Adenin-Citrat-Dextrose, Alb. = Humanalbumin, P = Pumpe, Pl. = Plasmabeutel, R = Rotor, S = Sicherheitskammer

ratoren neuerer Bauart arbeiten mit dem kontinuierlichen Verfahren. Blutentnahme, Zentrifugation und Reinfusion laufen ohne Unterbrechung gleichzeitig ab. Gegenüber den älteren Separatoren sind diese Geräte einfacher zu bedienen. Sie erzeugen beim Patienten nur geringe Volumenschwankungen, da das extrakorporale Blutvolumen nur ca. 300 ml beträgt und sich während der Maßnahme nicht ändert. Innerhalb von 2 Stunden lassen sich mühelos 3 l Plasma entfernen (Abb. 2).

Wird die Substanz weiterhin im Körper gebildet, so steigt die Blutkonzentration wieder an und wird je nach Syntheserate mehr oder weniger rasch den Ausgangsspiegel erreichen. Werden Antikörper aus der Zirkulation entfernt, so kommt es zu einer beschleunigten Neubildung. Oft werden innerhalb weniger Tage die ursprünglichen Antikörperspiegel im Serum nicht nur erreicht, sondern sogar überschritten. Diese überschießende Produktion („rebound") läßt sich verhindern, wenn man nach der Plasmaphorese Zytostatika einsetzt.

Bei vorschriftsmäßiger Anwendung hat die therapeutische Plasmaphorese erstaunlich wenig *Nebenwirkungen*. Eine extrakorporale Gerinnung mit der Bildung gefährlicher Mikrokoagel ist zu vermeiden, wenn die Antikoagulationsbehandlung mit Heparin und Zitrat entsprechend den Richtlinien des jeweiligen Geräteherstellers durchgeführt wird. Gelegentlich während des Plasmaaustausches auftretende Symptome infolge Blutdruckabfall und Hypokalzämie sind leicht zu beheben und dürften kaum jemals einen Abbruch der Behandlung erforderlich machen. Kaum abzuschätzen ist gegenwärtig eine mögliche Gefährdung durch eine Depletion wichtiger Plasmaproteine. Eine Infektionsneigung durch Entfernung der Antikörper oder eine Blutungsneigung durch Verarmung an Gerinnungsfaktoren ist bislang nicht beobachtet worden, wenn nicht bereits zuvor derartige Tendenzen vorhanden waren. Dennoch wäre es wünschenswert, Verfahren zu entwickeln, die großmolekulare Serumbestandteile selektiv entfernen. Versuche mit extrakorporaler Immunadsorption, bei der Antigene (bzw. Antikörper) mit an unlösliches Trägermaterial gebundenen Antikörpern (bzw. Antigenen) abgefangen werden, sind an Tieren mit Erfolg durchgeführt worden, haben aber noch nicht Eingang in die Klinik gefunden.

Literatur

1. Borberg H, Kindler J, Mahieu B, Sladecek I, Tschöpe W, Sieberth HG, Gross R (1978) Zur Behandlung des Goodpasture Syndroms. Med Welt 29:545–547
2. Bystryn JC, Schenkein I, Uhr JW (1971) A model for the regulation of antibody synthesis by serum antibody. In: Amos B (ed) Progr Progress in immunology. Academic Press, New York, pp 627–636
3. Jones JV (1979) Plasmapheresis: Great economy in the use of horses. Engl J Med 297:1173–1174
4. Lockwood CM, Pearson TA, Rees AJ, Evans DJ, Peters DK, Wilson CB (1976) Immunosuppression and plasma-exchange in the treatment of Goodpasture's syndrome. Lancet 3:711–715
5. Neppert J (1979) Möglichkeiten der therapeutischen Plasmapherese. Infusionsther Klin Ernaehr 3:53–65
6. Ruocco V, Rossi A, Argenziano G, Astarita C, Alviggi L, Farzati B, Papaleo G (1978) Pathogenicity of the intercellular antibodies of pemphigus and their periodic removal from the circulation by plasmapheresis. Br J Dermatol 98:237–241

E. Kownatzki, K. Thies, K. O. Rother,
Institut für Immunologie und Serologie,
Universität Heidelberg,
Im Neuenheimer Feld 305,
D-6900 Heidelberg

Die kontinuierliche Plasmaphorese: Erste Erfahrungen bei der Behandlung von Autoimmundermatosen

S. Marghescu und H. Deicher, Hannover

Einleitung

In den vergangenen 2 Jahren wurde je ein Patient mit Pemphigus vulgaris, bullösem Pemphigoid und Lupus erythematodes integumentalis et visceralis kurzfristig mittels Plasmaaustausch behandelt. In allen Fällen war dadurch eine schnelle und eindrucksvolle Besserung des klinischen Bildes zu erzielen. Bei einer vierten Patientin mit schwerem Pemphigus vulgaris wurden über 1½ Jahre regelmäßig Plasmaphoresen durchgeführt. Die dabei gewonnenen Erfahrungen bilden den Gegenstand dieser Mitteilung.

Begründung der Therapiewahl

Mit dem immunfluoreszenztechnischen Nachweis zirkulierender antiepithelialer Autoantikörper im Blutserum von Patienten mit Pemphigus vulgaris [2] gelang der erste begründete Hinweis auf die Autoimmunnatur dieser Dermatose. Allerdings war es danach lange umstritten, ob die nachgewiesenen Autoantikörper Ursache oder Folge der intraepidermalen akantholytischen Blasenbildung sind. Inzwischen liegen genügend klinische und experimentelle Daten vor, die die pathogene Wirkung der IgG-Autoantikörper in Pemphigus-Seren beweisen [6]. Es gelang zwar durch eine kombinierte medikamentöse immunsuppressive Langzeittherapie die Bildung der Autoantikörper zu bremsen und so die Blasenbildung zu hemmen, jedoch meist auf Kosten nicht unerheblicher Nebenwirkungen. So legten Berichte über gute klinische Erfolge mit Plasmaaustausch bei Krankheiten durch zirkulierende Autoantikörper [4, 5] den Gedanken nahe, das gleiche auch bei Patienten mit Pemphigus vulgaris zu versuchen. Die ersten diesbezüglichen Erfahrungsberichte [1, 3, 6] waren vielversprechend. So haben wir uns entschlossen, bei einer 38jährigen Patientin, die seit 3 Jahren an einem Pemphigus vulgaris erkrankt war und bis dahin medikamentös immunsuppressiv behandelt wurde, zusätzlich einen Plasmaaustausch mittels Plasmaphorese durchzuführen. Eine gering dosierte medikamentöse Immunsuppression mit Glukokortikosteroiden und mit Azathioprin, die allein bei der gewählten Dosierung die Blasenbildung nicht verhindern konnte, wurde beibehalten.

Behandlung und Ergebnisse

Die erste Plasmaphorese-Serie mit 3 Sitzungen im Abstand von jeweils 2 Tagen wurde im Februar 1979 durchgeführt. Nach Entfernung von rund 62% des Patientenplasmas mit ebensoviel Patienten-IgG war eine eindrucksvolle und schnelle klinische Besserung zu verzeichnen. Der Pemphigus-Autoantikörper-Titer im Serum blieb allerdings unverändert 1:50 und sank erst nach weiteren 7 Plasmaphoresen im Abstand von 2–3 Tagen auf 1:10 ab. Von April 1979 bis Juli 1980 folgten jeweils bei klinischem Rezidiv, im Durchschnitt alle 2 Monate, weitere Serien von je 3 Plasmaphoresen innerhalb einer Woche. Mit zunehmender Behandlungsdauer wurden allerdings die rezidivfreien Intervalle immer kürzer und der klinische Erfolg immer schlechter. Im Juli 1980 wurde die Plasmaphorese-Behandlung abgebrochen. Hierzu zwangen eine schwere generalisierte Impetiginisierung der Hautmorphen, vor allem aber die

Tatsache, daß bei der Patientin ungewöhnlich schwierige Gefäßverhältnisse das Anlegen eines dauerhaften Shunts zunehmend erschweren.

Schlußfolgerung

Unsere Erfahrungen mit der Behandlung des Pemphigus vulgaris mittels Plasmaaustausch lassen sich in Stichworten wie folgt zusammenfassen:

1. Die Plasmaphorese ist besonders als Initialbehandlung wertvoll, da sie schneller den Pemphigus-Autoantikörper-Titer im Serum senkt als eine medikamentöse Immunsuppression allein.
2. Wegen des schnellen Antikörper-Rückstromes aus dem extravaskulären Raum [1] sind Serien von mehreren Sitzungen im Abstand von einigen Tagen wirkungsvoller.
3. Eine Kombination mit medikamentöser Immunsuppression ist empfehlenswert, um die Antikörper-Neubildung zu bremsen.
4. Durch einen Rebound-Effekt in der Antikörper-Neubildung [1] läßt die Effektivität der Plasmaphorese bei Langzeittherapie nach.
5. Die folgenschwerste Nebenwirkung scheint die Schwächung der Immunabwehr zu sein.

Literatur

1. Auerbach R, Bystryn J-C (1979) Plasmapheresis and immunsuppressive therapy. Effect on levels of intercellular antibodies in pemphigus vulgaris. Arch Dermatol 115: 728–730
2. Beutner EH, Jordon RE (1964) Demonstration of skin antibodies in sera of pemphigus vulgaris patients by indirect immunofluorescent staining. Proc Soc Exp Biol Med 117:505–510
3. Cotterill JA, Barker DJ, Millard LG (1978) Plasma exchange in the treatment of pemphigus vulgaris. Br J Dermatol 98:243
4. Lockwood CM, Pearson TA, Rees AJ (1976) Immunosuppression and plasma-exchange in the treatment of Goodpasture's syndrome. Lancet I:711–715
5. Pinching AJ, Peters DK (1976) Remission of myasthenia gravis following plasma exchange. Lancet II:1373–1376
6. Ruocco V, Rossi A, Argenziano G, Astarita C, Alviggi L, Farzati B, Papaleo G (1978) Pathogenicity of the intercellular antibodies of pemphigus and their periodic removal from the circulation by plasmapheresis. Br J Dermatol 98:237–241

Prof. Dr. med. S. Marghescu,
Hautklinik Linden,
Ricklingerstr. 5,
D-3000 Hannover 91

Die diskontinuierliche Plasmaphorese: Erste Erfahrungen bei der Behandlung von Autoimmundermatosen

M. Meurer, München

Durch Plasmaphorese können in vivo große Plasmamengen von den korpuskulären Bestandteilen des strömenden Blutes abgetrennt und isovolämisch ersetzt werden. Die Tabelle 1 zeigt, daß diese Plasmaseparation sowohl durch Filtration, ähnlich wie Hämodialyse, nur unter Verwendung großporiger Membranen, als auch durch Zentrifugation erfolgen kann.

Durch kontinuierliche Plasmaphorese mit Blutzellseparatoren oder Membranfiltern können in einem Arbeitsvorgang große Plasmavolumina (3–5 l) ausgetauscht werden. Diese Methoden erfordern jedoch eine intensiv-medizinische Überwachung der Patienten und werden vorwiegend in hämatologischen Zentren durchgeführt. Mit der diskontinuierlichen Plasmaphorese dagegen, die in großem Umfang zur Plasmagewinnung bei ambulanten Spendern durchgeführt wird, können über einen längeren Zeitraum wiederholt kleinere Plasmamengen (500 ml) durch Zentrifugation abgetrennt und isovolämisch ersetzt werden.

Als therapeutische Maßnahme kann die diskontinuierliche Plasmaphorese in der folgenden Form durchgeführt werden:

Dem Patienten werden pro Eingriff durch einfache Punktion einer Kubitalvene bis zu zweimal 500 ml Blut entnommen. Das Blut wird in sterile Doppeltransfusionsbeutel (Fa. Travenol Laboratories S. A. Castlebar, County Mayo, Ireland) übergeleitet, die zur Gerinnungshemmung 5%iges Natriumzitrat enthalten. Die gefüllten Blutbeutel werden anschließend in einer fahrbaren Zentrifuge (Fa. Heraeus-Christ GmbH, Osterode/Harz) direkt am Krankenbett bei 6000 RPM, 22 °C für 10 Minuten zentrifugiert. Während dieses Vorganges kann der Patient Kochsalz- oder Humanalbumin-Infusionen zur Volumensubstitution erhalten. Nach der Zentrifugation des Blutes wird der Plasmaüberstand steril abgetrennt und in einem gesonderten Beutel übergeleitet. Das Sediment wird in physiologischer Kochsalzlösung aufgeschwemmt und über das noch angeschlossene Transfusionssystem als autologes Erythrozytenkonzentrat reinfundiert. Durch selektive Abtrennung über ein parallel geschaltetes Beutelsystem können gleichzeitig bis zu 70% der Leukozyten und Thrombozyten mit entfernt werden, die als „buffy coat" dem Erythrozytensediment aufliegen.

Der Vorgang erfordert einen Zeitaufwand von etwa 60 Minuten und kann nach unseren Erfahrungen bei einem Patienten 2–3mal wöchentlich über mehrere Wochen durchgeführt werden, ohne daß pathologische

Tabelle 1. Methoden der Plasmaphorese

I. Plasmaseparation durch Filtration
   (Membranen mit 0,2 µm Porengröße)

II. Plasmaseparation durch Zentrifugation
   1. Kontinuierlich mit Blutzellseparatoren
   2. Diskontinuierlich mit Plasmafuge

Schwankungen des roten und weißen Blutbildes, der Elektrolyte und des Gerinnungssystems auftreten. Das Absinken der Plasmaeiweißkonzentration kann durch Humanalbumin-Infusionen ausgeglichen werden; die Substitution von Spenderplasma ist in der Regel nicht erforderlich.

In der Tabelle 2 sind die Vor- und Nachteile der diskontinuierlichen Plasmaphorese gegenübergestellt.

Therapeutische Plasmaphoresen wurden in den letzten Jahren in der Dermatologie vor allem bei Systemerkrankungen mit zirkulierenden Immunkomplexen (z. B. systemischer Lupus erythematodes, Kryoglobulinämie) und bei blasenbildenden Dermatosen mit zirkulierenden Autoantikörpern (z. B. Pemphigus vulgaris) durchgeführt. Vereinzelt wurde auch über den Einsatz von Plasmaphorese bei bullösem Pemphigoid, Epidermolysis bullosa aquisita, Vasculitis allergica, Sharp-Syndrom, Sklerodermie, Raynaud-Syndrom berichtet [1].

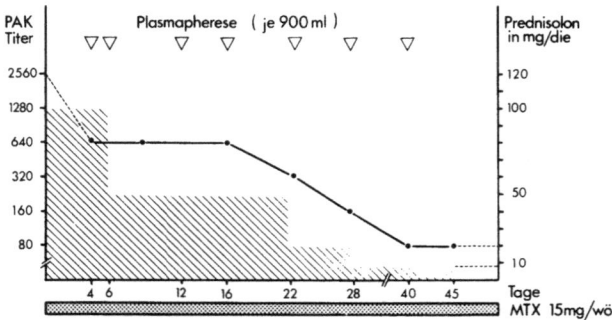

Abb. 1. Patientin R. G., Pemphigus vulgaris: Titerverlauf der Pemphigusantikörper (PAK) unter diskontinuierlicher Plasmaphorese. Schraffierte Flächen: Höhe der täglichen Prednisolondosis, MTX = Methotrexat ●——● = PAK-Titer

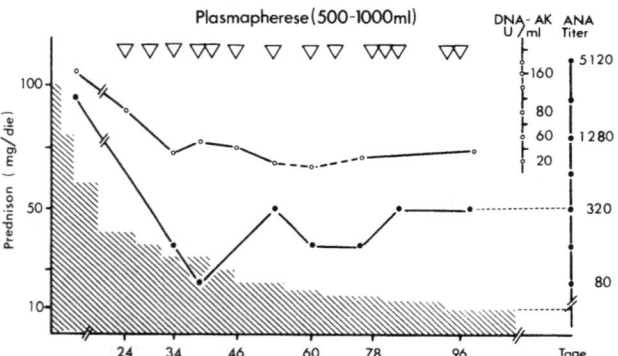

Abb. 2. Patientin M. B., systemischer Lupus erythematodes: Titerverlauf der DNA-Antikörper (DNA-AK) und der antinukleären Antikörper (ANA) unter diskontinuierlicher Plasmaphorese. Schraffierte Flächen: Höhe der täglichen Prednisolondosis, O——O = DNA-AK, ●——● = ANA-Titer

Tabelle 2. Diskontinuierliche Plasmaphorese

Vorteile:	Einfache Methode
	Niedrige Kosten
	Ambulante Durchführung möglich
	Geringes Risiko bei Lanzeittherapie
Nachteile:	Geringe Effektivität in akuten Fällen
	Hoher Arbeitsaufwand bei Langzeittherapie

Wir haben die diskontinuierliche Plasmaphorese bei systemischem Lupus erythematodes und bei Pemphigus vulgaris in einigen Fällen eingesetzt, wo die Kortikosteroidtherapie wegen drohender Komplikationen noch im akuten Krankheitsstadium reduziert werden mußte. Abb. 1 und 2 zeigen zwei charakteristische Beispiele mit Abfall der spezifischen Antikörpertiter unter wiederholter diskontinuierlicher Plasmaphorese. In beiden Fällen konnte trotz der notwendigen Steroidreduzierung eine klinische Remission eingeleitet werden, die über mehrere Monate anhielt.

Ein sog. Rebound-Phänomen, d. h. der überschießende Wiederanstieg pathologischer Eiweißkörper nach Plasmaphorese [2] wurde von uns in keinem Fall beobachtet.

In der Literatur wird jedoch übereinstimmend empfohlen, jede Form von therapeutischer Plasmaphorese mit einer immunsuppressiven Therapie (z. B. Azathioprin) zu ergänzen, um das Rebound-Phänomen zu vermeiden und gleichzeitig mit dem Entzug pathologischer Plasmaeiweißkörper deren Neubildung zu hemmen [3].

Möglicherweise wird man in Zukunft auch in der Dermatologie kontinuierliche Plasmaphoresen mit kurzfristig wiederholtem Gesamtplasmaaustausch unter stationären Bedingungen und diskontinuierliche Plasmaphoresen unter ambulanten Bedingungen kombinieren, um bei Patienten mit schweren und chronischen Autoimmunerkrankungen die antiphlogistische und immunsuppressive Basistherapie in einem nebenwirkungsarmen Bereich halten zu können.

Literatur

1. Gurland HJ, Heinze V, Lee HA (eds) (to be published) Therapeutic plasma exchange. Springer, Berlin Heidelberg New York
2. Auerbach R, Bystryn JC (1979) Plasmapheresis and immunosuppressive therapy. Arch Dermatol 115:728–730
3. Editorial (1976) Plasmapheresis and immunosuppression. Lancet I:1113–1114

M. Meurer,
Dermatologische Universitätsklinik München,
Frauenlobstr. 9–11,
D-8000 München 2

Therapeutische Möglichkeiten des DADPS beim Erythematodes und bei einigen Vaskulitisformen

T. Ruzicka, G. Goerz, L. Ebert und S. Glück, Düsseldorf und Aachen

Das Diaminodiphenylsulfon (DADPS, Dapsone) findet in der Dermatologie bei zahlreichen Indikationen Verwendung [2]. Auffällig ist dabei, daß es sich vornehmlich um Erkrankungen handelt, denen eine Vaskulitis oder eine neutrophile Infiltration zugrundeliegen. Der Wirkungsmechanismus des Medikaments ist jedoch nicht bekannt. Wir untersuchten die Wirkung des Medikaments in der passiven Arthusreaktion, die als ein tierexperimentelles Modell der Vaskulitis gelten kann. Dabei wird Meerschweinchen ein Antigen intravenös und der entsprechende Antikörper intrakutan injiziert. Nach 6 Stunden kommt es zur Ausbildung einer Vaskulitis, die durch den Austritt des intravenös verabreichten Farbstoffs „Evans Blue" gekennzeichnet ist. Mit DADPS vorbehandelte Meerschweinchen benötigten zur Auslösung der passiven Arthusreaktion 10fach höhere Antikörper-Mengen als unbehandelte Kontrollen – DADPS unterdrückte also die Reaktion um den Faktor 10.

Ausgehend von diesen Beobachtungen und einer kasuistischen Mitteilung von Matthews et al. [3] behandelten wir eine Patientin mit systemischem Erythematodes und einer vaskulitischen Urtikaria mit 100 mg DADPS täglich. Nach 48 Stunden kam es zum vollständigen Abklingen der Urtikaria; die Wirksamkeit des Medikaments wurde durch einen dreimaligen Auslaßversuch mit Rezidiven nach dem Absetzen des Medikaments und promptem Ansprechen auf dessen Wiedereinsetzen nachgewiesen.

In der Folge behandelten wir deshalb weitere Patienten mit einem Erythematodes mit DADPS.

Ein 33jähriger Patient litt seit 9 Jahren an rezidivierender „Aphthosis". Ein schwerer Schub von Mundschleimhautulzera mit Übergreifen auf die Epiglottis und den Larynx führte zur stationären Behandlung und erforderte eine parenterale Ernährung. Gleichzeitig vorhandene Hautveränderungen lenkten uns auf die Verdachtsdiagnose eines Erythematodes, die histologisch und immunfluoreszenzoptisch bestätigt wurde. Anzeichen einer systemischen Beteiligung fanden sich nicht. Nach Gabe von 100 mg DADPS kam es innerhalb von 14 Tagen zur vollständigen Remission, und der Patient blieb über einen Beobachtungszeitraum von 9 Monaten erscheinungsfrei, obwohl früher die Aphthosis alle 4–6 Wochen rezidivierte.

Bei einem 10jährigen Mädchen mit der 1963 von Bielicky [1] beschriebenen nicht-vernarbenden Form des chronischen Erythematodes konnte die Erkrankung durch 25 mg DADPS täglich ebenfalls zur vollständigen Remission gebracht werden. Die Patientin blieb mit dieser Medikation über bisher 10 Monate rezidivfrei.

Ein 33jähriger Patient mit der gleichen, nicht-vernarbenden Form des chronischen Erythematodes wurde zunächst mit gutem Erfolg mit Chloroquin behandelt. Wegen eines Arzneimittelexanthems mußte das Medikament abgesetzt werden. 100 mg DADPS täglich führten bei einem Rezidiv zu einer eindeutigen, aber keiner vollständigen Besserung, die erst durch die Kombination mit 8 mg Methylprednisolon erzielt werden konnte.

Eine 19jährige Patientin litt seit 11 Jahren an einem Erythema elevatum et diutinum, einer Erkrankung mit vermutlich zugrundeliegender Immunkomplexvaskulitis. Schmerzhafte Knoten und Plaques an den Händen führten zur erheblichen Beeinträchtigung manueller Tätigkeiten. Sämtliche therapeutischen Versuche unter Einschluß von Kortikosteroiden waren erfolglos. Nach Verabreichung von 100 mg DADPS täglich, später unter 50 mg als Erhaltungsdosis, kam es zur wesentlichen Besserung des Hautleidens, im Gegensatz zu Fällen in der Literatur jedoch nicht zur vollständigen Abheilung.

Ein eindrucksvolles therapeutisches Ergebnis konnten wir mit DADPS bei einer Patientin mit einem ungewöhnlich ausgedehnten Sweet-Syndrom erzielen. Die massiven Hautveränderungen zeigten bereits nach 48 Stunden eine wesentliche Abflachung und Abblassung und klangen nach 1 Woche vollständig ab.

Bei zwei Patienten mit einem M. Behçet, einer anderen Immunkomplexvaskulitis, kam es bei DADPS-Medikation zu keiner Veränderung der Schleimhautaphthen. Eine dritte Patientin entwickelte nach Gabe von DADPS eine massive Exazerbation.

Abschließend fassen wir diejenigen Indikationen beim Erythematodes zusammen, bei denen uns ein Versuch mit DADPS vielversprechend erscheint:

1. Vaskulitische Urtikaria.
2. Mundschleimhautveränderungen.
3. Nicht-vernarbende Form des chronischen Erythematodes.
4. Chloroquin-Unverträglichkeit.

Literatur

1. Bielicky T (1963) Electrophoretic plasma pattern and erythrocyte sedimentation in scarring and non-scarring forms of chronic lupus erythematosus. Acta Derm Venereol (Stockh) 43:293
2. Lang PG (1979) Sulfones and sulfonamides in dermatology today. J Am Acad Dermatol 1:479
3. Matthews CNA, Saihan EM, Warin RP (1978) Urticaria-like lesions associated with systemic lupus erythematosus: Response to dapsone. Br J Dermatol 99:555

Prof. Dr. G. Goerz,
Hautklinik der Universität Düsseldorf,
Moorenstr. 5,
D-4000 Düsseldorf

Kontaktallergie als Behandlungsprinzip bei Alopecia areata

R. Happle, Münster

Bei ausgedehnter Alopecia areata führt die Applikation von Kontaktallergenen zu guten therapeutischen Ergebnissen. Die Anwendung von DNCB haben wir schon seit längerem aufgegeben, da sich diese Substanz im Ames-Test, der an Salmonellen durchgeführt wird, als mutagen erwiesen hat [4, 5]. Stattdessen haben wir das obligate Kontaktallergen Quadratsäure-dibutylester angewandt. Diese Substanz weist im Ames-Test keine Mutagenität auf [3]. Wir konnten zeigen, daß sich mit Quadratsäure-dibutylester bei Alopecia areata in gleicher Weise Haarwachstum induzieren läßt [3].

Der Behandlungsmodus war derselbe wie bei der DNCB-Therapie [2]. Auch die bisher beobachteten Nebenwirkungen waren dieselben. Das Aceton verursachte oft ein Brennen unmittelbar nach der Applikation. Mitunter mußte die Behandlung wegen Exazerbation des Ekzems für eine Woche unterbrochen werden. (Dabei wurde auf die Gabe von Kortikoiden so weit wie möglich verzichtet.) Bei einem Patienten wurde die Behandlung abgebrochen, weil es mehrfach zu einer Dissemination des Ekzems gekommen war.

Mit einer irritativen Dermatitis konnten wir diesen Behandlungseffekt nicht erzeugen. Dieses negative Resultat unterstützt unsere Annahme, daß die Kontaktallergie das therapeutische Prinzip darstellt. Möglicherweise handelt es sich um ein Phänomen der Antigenkonkurrenz [1]. Wir nehmen an, daß die peribulbären Rundzellinfiltrate der unbehandelten Alopecia areata Ausdruck einer zellvermittelten Autoimmunreaktion sind, und daß das Kontaktekzem eine lokale Immunmodulation im Bereich der Haarbulbi bewirkt. Hierdurch könnte die zellvermittelte Autoimmunreaktion gegenüber einem in den Haarwurzeln lokalisierten Antigen unspezifisch unterdrückt werden.

Inzwischen haben wir auch die Behandlung mit Quadratsäure-dibutylester bei unseren Patienten unterbrochen, um das Ergebnis der pharmakologisch-toxikologischen Prüfung abzuwarten. Diese aufwendige tierexperimentelle Untersuchung der Substanz ist gemäß dem in der Bundesrepublik geltenden Arzneimittelgesetz vorgeschrieben.

Bei einigen Patienten mit Alopecia areata totalis, bei denen sich zum Zeitpunkt des Abbrechens der Therapie noch kein Haarwachstum gezeigt hatte, konnten wir ein bemerkenswertes Phänomen beobachten. Auf der zuvor mit Quadratsäure-dibutylester behandelten Kopfhälfte

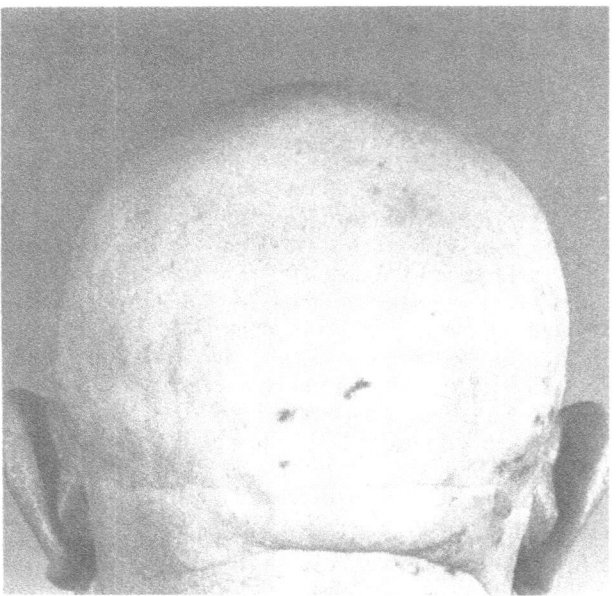

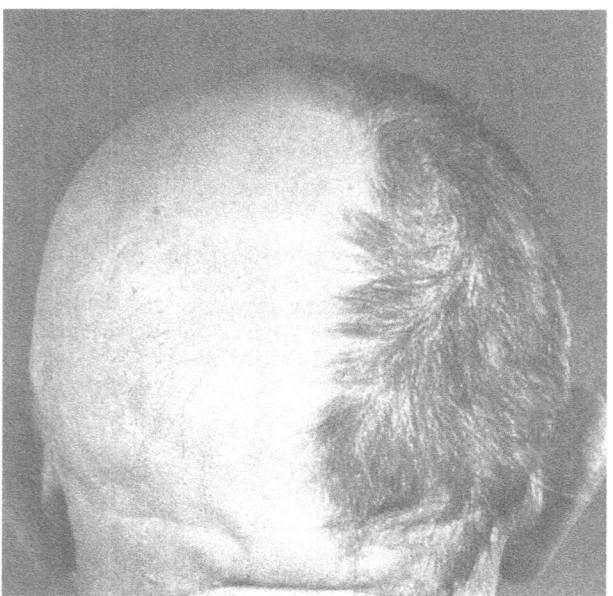

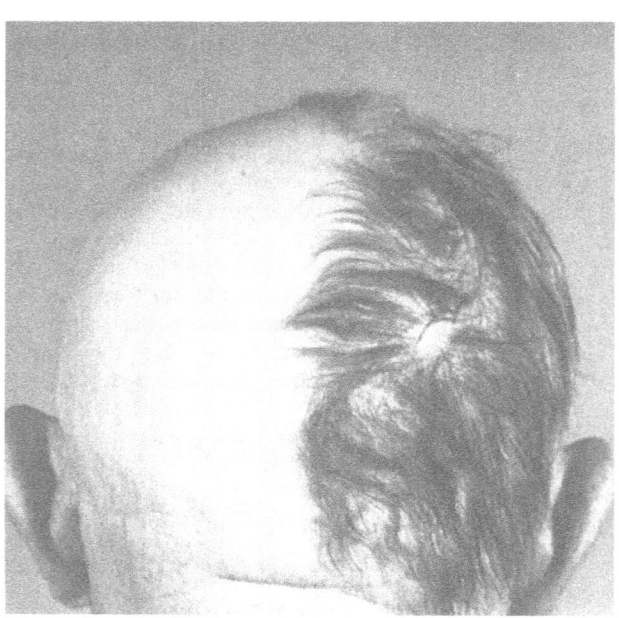

Abb. 1 a–c. Alopecia areata totalis. Langzeiteffekt nach Abbrechen der Halbseitentherapie mit Quadratsäure-dibutylester. **a** Befund beim Abbrechen der Therapie. Ekzematöse Effloreszenzen auf der rechten Kopfhälfte; kein Haarwachstum. **b** 4 Wochen nach Beendigung der Therapie. **c** 12 Wochen nach Beendigung der Therapie

kam es ohne weitere Therapie zu kontinuierlichem Haarwachstum, das bis zu 6 Monaten anhielt (Abb. 1 a–c). Dieser Langzeiteffekt ist zwar nicht die Regel – es bleibt vielmehr festzuhalten, daß die Anwendung von Kontaktallergenen bei Alopecia areata eine Dauertherapie darstellt –, aber dieses Phänomen ist ein zusätzlicher Beweis für die Wirksamkeit der Behandlung.

Die weitere Erforschung dieses therapeutischen Prinzips wird zeigen, ob sich hieraus eine praktisch anwendbare Methode entwickeln läßt.

Literatur

1. Happle R (1980) Antigenic competition as a therapeutic concept for alopecia areata. Arch Dermatol Res 267: 109–114
2. Happle R, Cebulla K, Echternacht-Happle K (1978) Dinitrochlorobenzene therapy for alopecia areata. Arch Dermatol 114:1629–1631
3. Happle R, Kalveram KJ, Büchner U, Echternacht-Happle K, Göggelmann W, Summer KH (1980) Contact allergy as a therapeutic tool for alopecia areata: Application of squaric acid dibutylester. Dermatologica 161:289–297
4. Kratka J, Goerz G, Vitzethum W, Strobel R (1979) Dinitrochlorobenzene: Influence on the cytochrome P-450 system and mutagenic effects. Arch Dermatol Res 266: 315–318
5. Summer KH, Göggelmann W (1980) 1-Chloro-2,4-dinitrobenzene depletes glutathione in rat skin and is mutagenic in Salmonella typhimurium. Mutat Res 77:91–93

Prof. Dr. R. Happle,
Universitäts-Hautklinik Münster,
Von-Esmarch-Str. 56,
D-4400 Münster

Dermabrasion ausgedehnter Pigmentnävi im Neugeborenenalter

R. Müller, H. Ippen, J. Kunze und J. Petres, Kassel und Göttingen

Einleitung

Die schwierige Problematik der Therapie ausgedehnter Naevi pigmentosi et pilosi bei Jugendlichen und Erwachsenen ist uns allen geläufig. Der operative Eingriff stellt die einzige Möglichkeit zur Beseitigung dieser Fehlbildungen dar, wobei die Nachteile der großen plastischen Chirurgie in Kauf genommen werden müssen. Dies bedeutet aber auch, daß häufig anstelle des auffallenden, mehr oder weniger behaarten „Mutter-

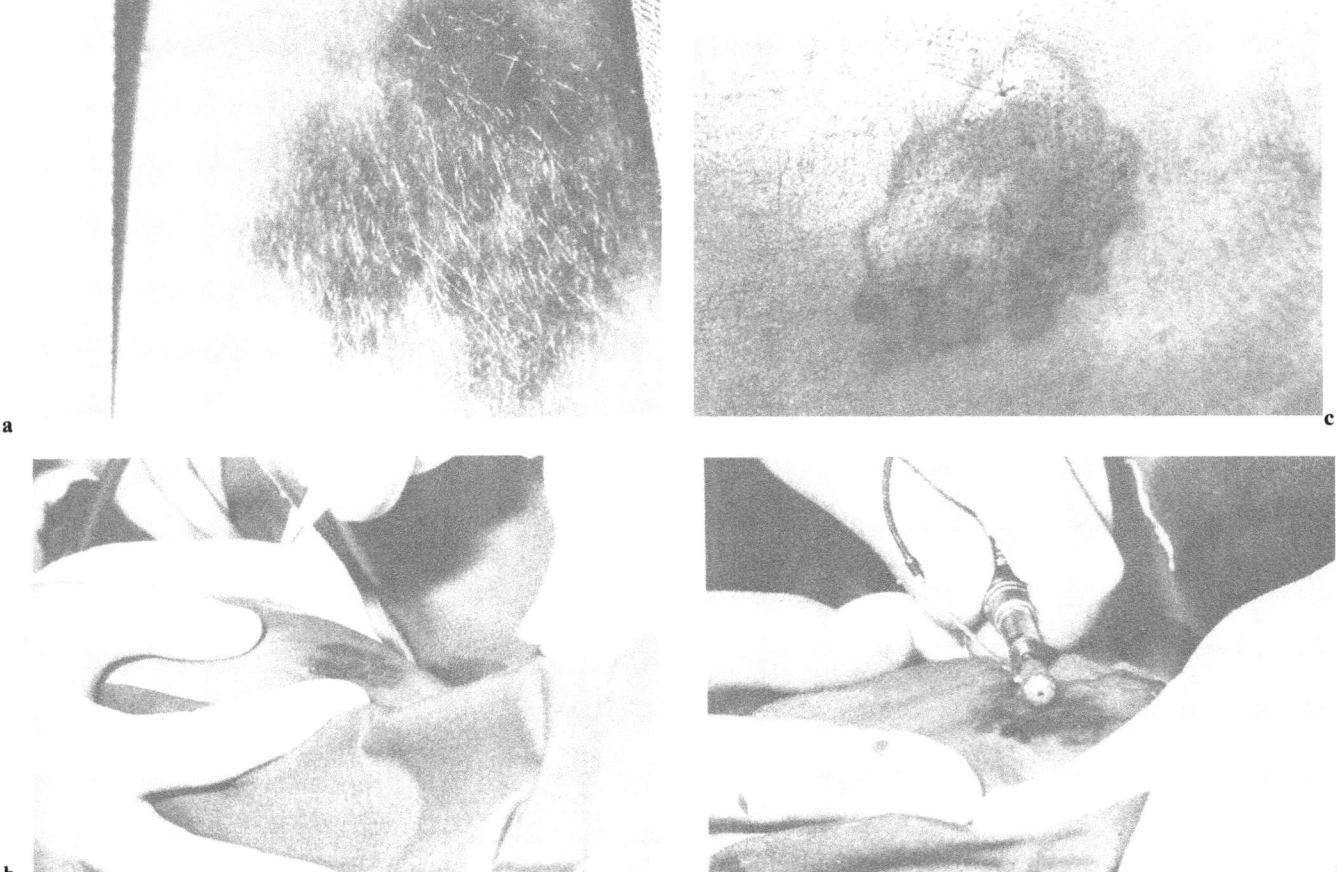

Abb. 1. F. A., 13 Tage altes Mädchen. Naevus pigmentosus et pilosus im Rückenbereich. **a** Präoperativer Befund. **b** Zustand 12 Tage p.op. bei Klinikentlassung. **c** Spannen des Operationsfelds durch den Assistenten. **d** Dermabrasion mittels Rundkopf-Diamantfräse und Kühlung des Operationsfelds mit physiologischer NaCl-Lösung

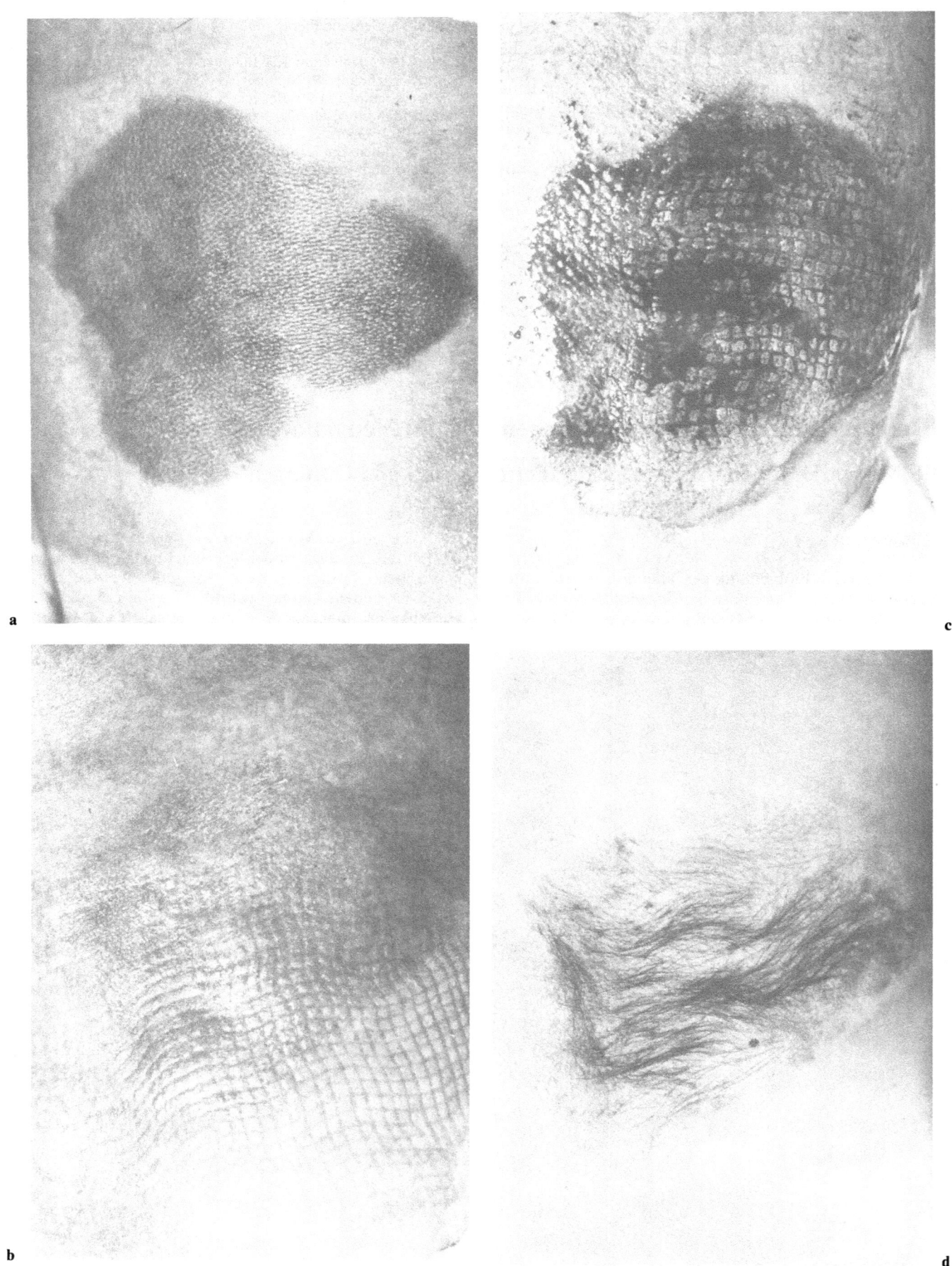

Abb. 2. G. M., 17 Tage altes Mädchen. Ausgedehnter Naevus pigmentosus et pilosus im Lumbalbereich rechts. **a** Präoperativer Befund. **b** Zustand 3 Tage p. op. **c** Zustand 24 Tage p. op. **d** Zustand 8 Monate p. op. Naevus pigmentosus bis auf geringe Restpigmentierung beseitigt. Persistieren der Behaarung

mals" ebenfalls stigmatisierende Narbenbildungen zurückbleiben. Diese bedürfen dann ihrerseits an sichtbar getragenen Körperstellen wiederum einer Camoufflage.

Ausgehend von der Unna-Theorie des Abtropfens der Nävuszellen aus der Epidermis in die Cutis während der ersten Lebensmonate erschien es uns sinnvoll, diesen Vorgang dadurch zu verhindern, daß wir Naevi pigmentosi bei Neugeborenen einer Dermabrasion unterzogen. Bereits Schreus [6] hat darauf hingewiesen, daß diese Behandlung, wenn sie erfolgreich sein soll, während des ersten, spätestens im zweiten Lebensjahr zu erfolgen hat.

Operationstechnik

Wir behandelten zwei Neugeborene im Alter von 13 und 17 Tagen mit großflächigen Naevi pigmentosi durch hochtourige Dermabrasion. Die Eingriffe erfolgten in Allgemeinanästhesie. Zur gleichmäßigen Glättung der Hautoberfläche fanden Rundkopf-Diamantfräsen Verwendung (vgl. auch [4, 5]). Um ein Überhitzen und damit eine thermische Schädigung des Hautorgans zu vermeiden, wurde das vom Assistenten straff gespannte Operationsfeld gleichmäßig mit physiologischer NaCl-Lösung benetzt. Die postoperative Wundabdeckung erfolgte mit Antibiotica-haltigem Fett-Tüll. Der erste Verbandswechsel war nach 3 Tagen, Abschluß der Reepithelisierung nach 18 Tagen (Abb. 1 a–d und Abb. 2 a–d).

Diskussion

Die hochtourige Dermabrasion bei Säuglingen im ersten Lebensmonat verhindert ohne nennenswerte Narbenbildung das Abtropfen der Nävuszellen in das subepidermale Gewebe und damit das Persistieren eines Naevus pigmentosus. Unbeeinflußt bleibt aber der Haarwuchs bei Naevi pigmentosi et pilosi, da die Haaranlage in tieferen Hautschichten liegt und deren Mitentfernung bleibende Narben zur Folge hätte [2, 7]. Die Untersuchungen von Meys [3] zeigen darüber hinaus, daß eine Dermabrasion von Nävi im späteren Lebensalter entweder zum Rezidiv oder zur Narbe führt. Somit ist es nur sinnvoll und erfolgversprechend, wenn dieser Eingriff während der ersten Lebenswochen vorgenommen wird. Dabei ist aber zu berücksichtigen, daß das Hautorgan noch äußerst vulnerabel ist und daher vom Operateur ein Höchstmaß an dermatochirurgischer Erfahrung erfordert. Unsachgemäß und ohne das entsprechende Instrumentarium durchgeführte Dermabrasiones stellen das gewünschte kosmetische Ergebnis in Frage.

Zusammenfassung

Die hochtourige Dermabrasion während des ersten Lebensmonats führt zu einer befriedigenden Beseitigung dieser im späteren Leben nicht nur ästhetisch störenden, sondern auch den Patienten psychisch belastenden Fehlbildung. Voraussetzung für eine erfolgreiche Therapie ist eine enge Zusammenarbeit zwischen Gynäkologen, Perinatologen und Dermatologen.

Literatur

1. Krekeler-Laake C (1968) Hochtouriges Schleifen der Haut bei flächenhaften Anomalien und Narben. Aesthet Med 17:134–138
2. March CH (1970) Dermabrasio. Am Fam Physician 1:68–74
3. Meys U (1980) Spätergebnisse nach Dermabrasion. Doktorarbeit, Universität Köln
4. Petres J, Hundeiker M (1975) Korrektive Dermatologie. Springer, Berlin Heidelberg New York S 44–45
5. Petres J (1977) Dermabrasion. In: Konz B, Burg G (Hrsg) Dermatochirurgie in Klinik und Praxis. Springer, Berlin Heidelberg New York, S 211–213
6. Schreus HT (1950) Hochtouriges Schleifen der Haut. Arch Dermatol Syph 191:678–680
7. Schreus HT (1956) Schleifen und Fräsen der Haut. Hüthig, Heidelberg (Ästhetische Medizin in Einzeldarstellungen, Bd 2)

Dr. med. Roland Müller,
Dr. med. Johannes Kunze,
Prof. Dr. Johannes Petres,
Hautklinik der Städtischen Kliniken,
Mönchebergstr. 41–43,
D-3500 Kassel

Prof. Dr. Dr. H. Ippen,
Universitäts-Hautklinik,
von Siebold Str. 3,
D-3400 Göttingen

Kasuistische und methodische Beiträge

Genitale bowenoide Papulose

St. Hödl, H.-J. Rauch und H. Kerl, Graz

Seit dem Jahre 1978 wurden wir zunehmend auf ein Krankheitsbild in der Genitalregion aufmerksam, welches deshalb von besonderem Interesse ist, weil histomorphologische Befunde mit dem Alter der Patienten und dem klinischem Verlauf offensichtlich a priori nicht in Einklang zu bringen sind [3, 7].

Es handelt sich dabei um *papulöse Läsionen* im Bereich der Glans penis und des Penisschaftes sowie der Vulva und deren Umgebung. Überraschend ist der histologische Befund, welcher Veränderungen im *Sinne eines Carcinoma in situ mit bowenoidem Aspekt* zeigt und Kopf und Bart [6] zur Bezeichnung „*multiple bowenoide Papeln des Penis*" veranlaßte. Je nach Interpretation des histologischen Befundes ergaben sich bisher zahlreiche *Synonyma* (Tabelle 1).

Betroffen sind fast durchwegs *jüngere* Patienten beiderlei Geschlechts mit deutlichem Überwiegen des *männlichen*. Unter unseren 17 Patienten befinden sich 14 Männer und 3 Frauen, deren durchschnittliches Erkrankungsalter etwa *30 Jahre* beträgt (Tabelle 2).

Das *klinische Bild* ist durch multiple rundliche Papeln mit stumpfkegligem Aufbau gekennzeichnet. Ihr Durchmesser beträgt etwa 2–8 mm. Sie liegen teils vereinzelt, teils gruppiert und sind manchmal auch zu Plaques konfluiert. Das Farbspektrum reicht von grauweißlich über rosarot bis rot mit braunem Farbton. Die Oberfläche ist meist glatt und glänzend, kann aber an Stellen mit Mazeration feinverrukös strukturiert sein (Abb. 1).

Die subjektiv eher symptomlosen Papeln scheinen sich rasch zu entwickeln, obwohl bis zu ihrer klinischen Erfassung wenige Wochen bis zu 3 Jahren vergehen können. Der weitere Krankheitsverlauf kann einerseits durch Spontanheilungen und andererseits durch wiederholte Rezidive gekennzeichnet sein.

Was die *klinischen Differentialdiagnosen* betrifft, müssen wir an bestimmte entzündliche Dermatosen denken, aber auch andere Krankheiten unterschiedlicher Genese berücksichtigen (Tabelle 3).

Die Abgrenzung eines Morbus Bowen bzw. einer Erythroplasie Queyrat gelingt meist mit Hilfe klinischer Charakteristika [4] (Tabelle 4).

Schwierig oder in vielen Fällen unmöglich hingegen ist diese Abgrenzung aufgrund der *histologischen Veränderungen*. Man sieht eine teils verrukoid-papillomatöse oder teils solide Hyperplasie der Epidermis. Neben Häufchen perinukleär vakuolisierter Zellen in den oberen Epidermisanteilen finden sich auf die gesamte Epidermis verteilt dysplastische Zellelemente. Diese bestehen entweder aus großen hellen Zellen mit hyperchromatischen, verklumpten Kernen oder aus dyskeratotischen Zellen mit Kernpyknose und azidophilem Zytoplasma. Vereinzelt finden sich auch atypische Mitosen. In der Dermis zeigt sich ein lymphohistiozytäres mit Plasmazellen untermischtes Infiltrat. Die Kapillaren können geschlängelt sein (Abb. 2).

Viruspartikel konnten wir an eigenen 4 Fällen *elektronenmikroskopisch* nicht nachweisen.

Die divergierende klinische Verlaufsform führte zu Unsicherheiten bei der Interpretation des histologischen Befundes. So identifizierten einige Autoren die Veränderungen mit dem Morbus Bowen, andere wieder sahen in den papulösen Läsionen inzipiente oder atypische Condylomata acuminata [1].

Die mit letzterer Auffassung angesprochene *virale Genese* findet ihre Unterstützung in bestimmten klinischen, histologischen und ultrastrukturellen Befunden. Es ist nicht zu übersehen, daß das multizentrische, oft abklatschartig-symmetrische Auftreten der Papeln auf

Tabelle 1. Genitale Bowenoide Papulose

Synonyma
Multizentrischer pigmentierter Morbus Bowen
Multizentrisches bowenoides Akanthom
Reversible Atypie der Vulva
Bowenoide Atypie der Vulva
Akanthose mit Dysplasie
Pseudo-Morbus Bowen der Genitalschleimhaut

Tabelle 2. Genitale Bowenoide Papulose

Eigenes Beobachtungsgut	
Zahl der Patienten	17 (14 m, 3 w)
Alter	22–52 J., durchschnittlich etwa 30 J.
Bestandsdauer der Läsionen	Wochen bis 3 Jahre
Nach Therapie abgeheilt	10/14
Rezidiv nach Therapie	3/14
Spontanheilung	2/17
Unbehandelt	3, davon 3 spontan geheilt

Tabelle 3. Genitale Bowenoide Papulose

Klinische Differentialdiagnosen

Lichen ruber planus	Condyloma acuminatum
Psoriasis	Verruca vulgaris
Atypischer Herpes simplex	Verruca seborrhoica
Candida-Balanitis	Molluscum contagiosum
Skabies	Papillomatosis coronae glandis
Granuloma anulare	Mukoidzysten des Penis
Lichen sclerosus et atrophicus	

Tabelle 4. Klinische Differentialdiagnose zwischen Morbus Bowen und genitaler bowenoider Papulose

Morbus Bowen	*Bowenoide Papulose*
6.–7. Lebensjahrzehnt	3.–4. Lebensjahrzehnt
Solitäre plaqueförmige Läsion	Multiple kleine Papeln
Verkrusteter oder erodierter Herd	Oberfläche glatt bis feinverrukös
Ausdehnung durch peripheres Wachstum	Größenzunahme durch Neubildung und Konfluenz von Papeln
Keine Rückbildung	Spontanregression möglich

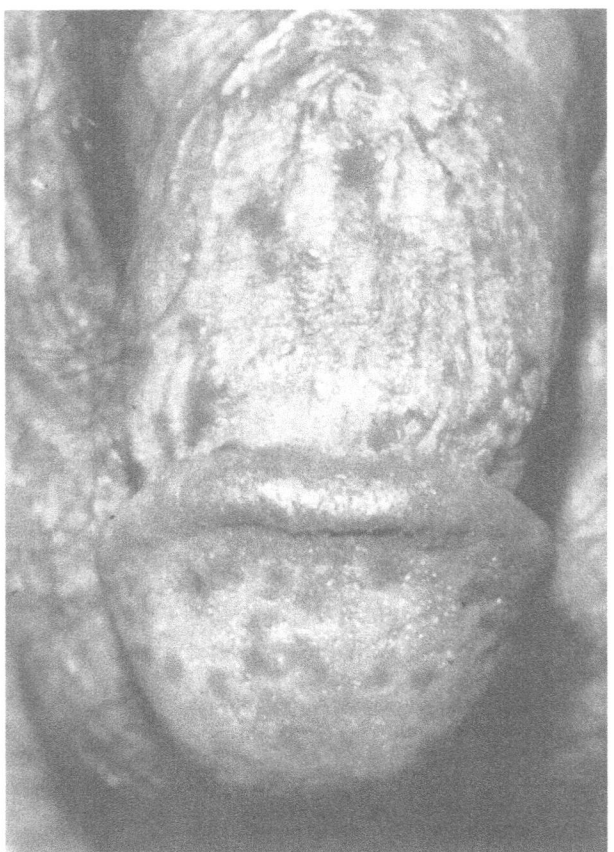

Abb. 1. Genitale bowenoide Papulose. Multiple flache Papeln an der Glans und am Präputium

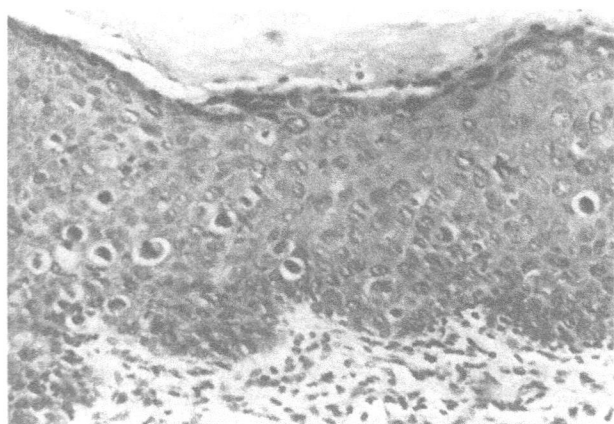

Abb. 2. Genitale bowenoide Papulose. Histologie: Epidermishyperplasie mit atypischen, polymorphen Keratinozyten. 250×

ein *exogenes* Geschehen hinweist. Zusätzlich werden die Papeln gelegentlich satellitenartig in unmittelbarer Nachbarschaft von Condylomata acuminata beobachtet [5]. Wir selbst sahen einen 22jährigen Patienten, bei dem es zu Rezidivpapeln mit unterschiedlicher klinischer Morphologie gekommen war. Einerseits lagen typische spitze Kondylome am Frenulum penis vor, andererseits rötlichbraune Papeln am Penisschaft.

Histologische Hinweise auf einen virusinduzierten Prozeß sind verrukoid-papillomatöse Epidermisformen sowie „clusters" von vakuolisierten Keratinozyten. Nicht aus dem Blickfeld zu verlieren sind die zwar ihrer Bedeutung nach noch nicht ganz geklärten, aber von zahlreichen Untersuchern gefundenen Virus-ähnlichen Partikel [2]. Wodurch letztlich die pathologischen Zellveränderungen zustande kommen, kann nicht eindeutig gesagt werden.

Eine Rolle könnten die immer wieder anamnestisch erfaßbaren Manipulationen mechanischer oder chemischer Art spielen. Jedenfalls ließ sich die Anwendung von Podophyllin (bei unseren Fällen allerdings nicht in einem relevanten zeitlichen Zusammenhang), von Lapisstiften, Röntgenstrahlen und eventuell subeffektiven elektrochirurgischen Maßnahmen ermitteln. Auch die Entwicklung bowenoider Atypien durch Mazeration ist zu überlegen [5].

Das *biologische Verhalten* der genitalen bowenoiden Papulose erscheint nach allen bisher vorliegenden Beobachtungen *gutartig*. Die histopathologische Diagnose sollte jedoch nur bei gleichzeitigem Vorliegen entsprechender klinischer Angaben (wie Alter des Patienten und Zahl der Läsionen) gestellt werden.

Die an sich in gewisser Hinsicht verständliche Fehldiagnose eines Morbus Bowen könnte zu ungerechtfertigten verstümmelnden therapeutischen Maßnahmen veranlassen.

Als Therapie kommt nach eigenen Erfahrungen folgendes Vorgehen in Betracht: Als günstig hat sich fallweise die Zircumzision erwiesen, dann elektrochirurgische Maßnahmen, die lokale Anwendung von Vitamin-A-Säure-Präparaten und eine entsprechende Genitalhygiene.

Damit konnten wir in 10 von 14 Fällen eine Abheilung erzielen. Eine Spontanheilung scheint vorzukommen, dürfte aber doch selten sein. Wir selbst sahen 2 derartige Fälle. Rezidive sind nach jeder Therapie möglich und traten im eigenen Krankengut nachweisbar dreimal auf.

Trotz der offensichtlichen Gutartigkeit des Prozesses sind angemessene Kontrolluntersuchungen notwendig. Unterstreichen möchten wir auch die Wichtigkeit von Partneruntersuchungen, um eventuelle „Kontaktinfektionen" erfassen zu können.

Unter Berücksichtigung aller bisherigen Untersuchungsergebnisse dürfte es berechtigt sein, die bowenoiden genitalen Papeln als atypische Condylomata acuminata anzusehen.

Literatur

1. Civatte J (1979) Pseudo-Morbus Bowen der Genital-Schleimhaut. Schrifttum Praxis 10:118
2. Katz HI, Posalaky Z, McGinley D (1978) Pigmented penile papules with carcinoma in situ changes. Br J Dermatol 99:155–162
3. Kerl H, Hödl S (1978) Genitale bowenoide Papeln. Wissenschaftliche Sitzung der Österreichischen Dermatologischen Gesellschaft, 7.10.1978, Wien
4. Kerl H, Hödl S, Kratochvil K, Kresbach H (1980) Genitale bowenoide Papulose. Pseudomorbus Bowen der Genitalregion. Hautarzt 31:105–107
5. Kimura S (1980) Condylomata acuminata with pigmented papular lesions. Dermatologica 160:390–397
6. Kopf AW, Bart RS (1977) Tumor conference No. 11. Multiple bowenoid papules of the penis: a new entity? J Dermatol Surg Oncol 3:265–269
7. Kresbach H (1979) Genitale bowenoide Papulose. Symposion der Universitäts-Hautklinik Hamburg, 7.7.1979

Dr. Stefan Hödl,
Univ.-Klinik für Dermatologie und Venerologie,
Auenbruggerpl. 8,
A-8036 Graz

Das CHILD-Syndrom (Kongenitale Hemidysplasie mit ichthyosiformer Erythrodermie und Gliedmaßendefekten)

R. Happle, Münster

Zusammenfassung

Das CHILD-Syndrom ist eine bisher noch kaum bekannte Genodermatose. Das Wort CHILD ist ein Akronym für „congenital hemidysplasia with ichthyosiform erythroderma und limb defects". Charakteristisch ist eine halbseitige ichthyosiforme Erythrodermie mit scharfer Begrenzung in der vorderen und hinteren Medianlinie. Die Dermatose ähnelt mikroskopisch, aber nicht makroskopisch der Psoriasis. Die ipsilateralen Gliedmaßendefekte variieren von der Hypoplasie einiger Finger bis zum vollständigen Fehlen einer Extremität. Weitere ipsilaterale Anomalien betreffen andere Teile des Skelettes sowie ZNS, Herz und Niere. Das CHILD-Syndrom ist bisher bei 24 Mädchen und einem Knaben beschrieben worden. Wahrscheinlich liegt dem Leiden ein X-chromosomaler Gendefekt mit Letalwirkung für männliche Embryonen zugrunde.

Kongenitale Anomalien mit streng halbseitiger Lokalisation sind im allgemeinen nicht erblich. Dermatologisch relevante Beispiele sind das Naevus-sebaceus-Syndrom (Schimmelpenning-Feuerstein-Mims-Syndrom) und das Klippel-Trenaunay-Syndrom. Die Nichterblichkeit dieser Syndrome läßt sich gut erklären, denn es ist wohl kaum denkbar, daß ein über Generationen weitergegebenes Gen nur für eine Körperhälfte zuständig sein soll. Eine Ausnahme von dieser Regel stellt das CHILD-Syndrom dar. Dieses Halbseitensyndrom wird monogen vererbt.

Da das Syndrom bisher noch keinen Namen hatte, haben wir die Bezeichnung CHILD-Syndrom vorgeschlagen [9]. Das Wort CHILD setzt sich aus den Anfangsbuchstaben der wichtigsten Anomalien des Syndroms zusammen: „Congenital hemidysplasia with ichthyosiform erythroderma and limb defects". Die Erkenntnis, daß das CHILD-Syndrom eine Entität darstellt, ist in der Vergangenheit dadurch erschwert worden, daß entsprechende Beobachtungen unter den Begriff „Epidermalnävus-Syndrom" subsumiert worden sind [2, 4, 7, 18]. Es hat sich inzwischen erwiesen, daß dieser von Solomon et al. [18] geprägte Ausdruck keine Entität beschreibt, sondern ein Spektrum heterogener Krankheitsbilder umfaßt, wie z.B. das Naevus-sebaceus-Syndrom, das CHILD-Syndrom und die durch Akanthokeratolyse gekennzeichnete Ichthyosis hystrix.

Symptomatologie

Die unilaterale Rötung und Schuppung mit strenger Begrenzung in der vorderen und hinteren Medianlinie ist entweder bei Geburt vorhanden oder entwickelt sich während der ersten Lebenswochen (Abb. 1). Die Dermatose kann auf einen fleck- oder streifenförmigen Bezirk begrenzt sein oder flächenhaft eine Körperhälfte befallen, wobei die zentrofaziale Region stets frei bleibt. Die Dermatose zeigt oft ein streifenförmiges Verteilungsmuster. Sie kann sich partiell zurückbilden [9] oder aber auch nach dem Kleinkindesalter noch weiter ausbreiten [12]. Die Halbseitigkeit des CHILD-Syndroms ist nicht absolut; einige wenige streifenförmige Hautveränderungen werden manchmal auch auf der Gegenseite gefunden [1, 9, 15].

Die histologische Untersuchung zeigt eine überwiegend parakeratotische Verhornungsstörung. Das Stratum granulosum fehlt teilweise, die Reteleisten sind verbreitet. Die akanthotische Epidermis zeigt eine Spongiosis und subkorneale, mit Granulozyten gefüllte Hohlräume im Sinne von Munro-Abszessen (Abb. 2). Dieses histologische Bild hat Shear et al. [17] dazu veranlaßt, von einer halbseitigen Psoriasis mit Knochenanomalien zu sprechen. Trotz der histologischen Übereinstimmung halten wir es jedoch für verfehlt, bei diesem Syndrom eine Psoriasis zu diagnostizieren. Die Schuppen sind niemals silbrig, sondern gelblich und lassen sich ohne Blutung entfernen. Hinzu kommt, daß es sich um ein monogenes Erbleiden handelt; dagegen wird die Psoriasis vulgaris mit großer Wahrscheinlichkeit polygen vererbt. Es erscheint deshalb angemessen, die bei diesem Syndrom auftretende Dermatose mit der neutralen Bezeichnung „ichthyosiforme Erythrodermie" zu beschreiben [3, 16].

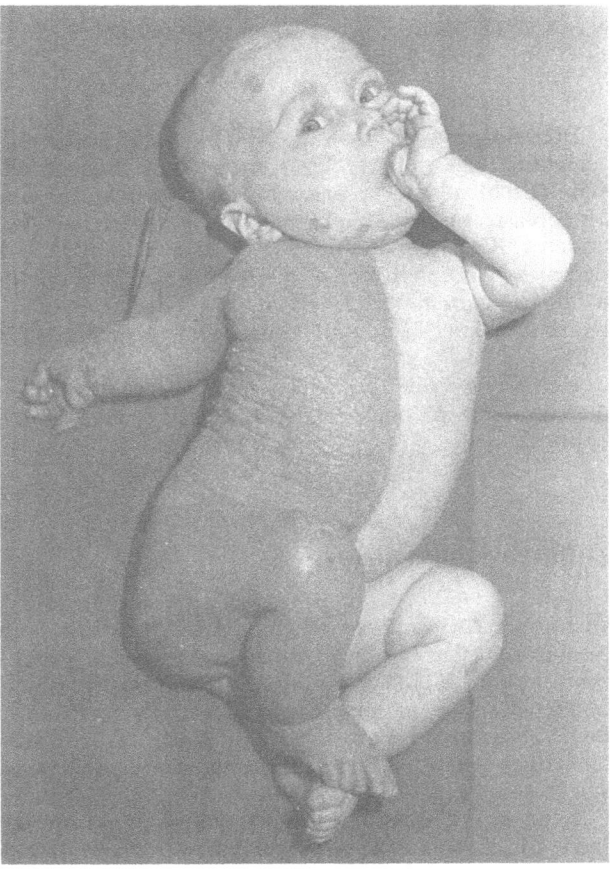

Abb. 1. CHILD-Syndrom. 4 Monate alter weiblicher Säugling. In den ersten Lebenswochen war die Haut unauffällig gewesen

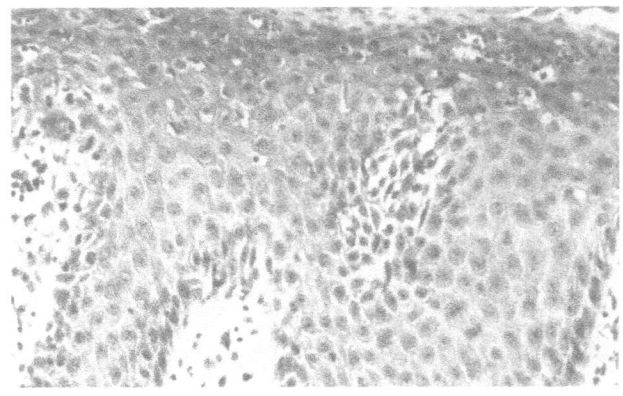

Abb. 2. CHILD-Syndrom. Parakeratose, fehlendes Stratum granulosum, Munro-Abszesse. HE × 80

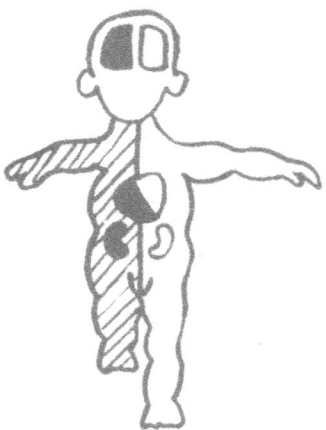

Abb. 3. CHILD-Syndrom. Ipsilaterale Organdefekte

Die Ausprägung der Skelettanomalien ist unterschiedlich. Die ipsilateralen Extremitäten können vollständig fehlen [4, 6]. In anderen Fällen besteht nur eine Hypoplasie einiger Metakarpalia oder Phalangen. Alle anderen Knochen derselben Körperseite können von der Hypoplasie betroffen sein. Gelegentlich sind punktförmige enchondrale Verkalkungen bei der Röntgenuntersuchung kurz nach der Geburt nachgewiesen worden [7].

Mehrfach wurde über ipsilaterale Defekte des Gehirnes, des Herzens oder der Niere berichtet [3, 5, 9, 16] (Abb. 3).

Differentialdiagnose

Die Unterscheidung zwischen CHILD-Syndrom und Naevus-sebaceus-Syndrom ist nicht schwierig. Im Gegensatz zum CHILD-Syndrom zeigen die Hautveränderungen des Naevus-sebaceus-Syndroms keine Rötung. Beim Naevus-sebaceus-Syndrom sind bisher ausschließlich sporadische Beobachtungen mitgeteilt worden [10].

Wenn bei der Röntgenuntersuchung punktförmige enchondrale Verkalkungen gefunden werden, kann das CHILD-Syndrom mit der X-gekoppelt dominanten Chondrodysplasia punctata verwechselt werden. Im Gegensatz zum CHILD-Syndrom sind bei der X-gekoppelt dominanten Chondrodysplasia punctata jedoch beide Körperhälften befallen, und als Folge der ichthyosiformen Erythrodermie bleibt eine systematisierte fleck- und streifenförmige Atrophodermie zurück [8].

Genetik

Das CHILD-Syndrom tritt überwiegend sporadisch auf, es sind jedoch auch zwei Familienbeobachtungen mitgeteilt worden [5, 11]. Es handelt sich deshalb mit Sicherheit um ein Erbleiden. Bisher war ein autosomal rezessiver Erbgang vermutet worden [13]. Im Gegensatz hierzu haben wir einen X-gekoppelt dominanten Gendefekt mit Letalwirkung für männliche Embryonen postuliert [9]. Für diesen Erbgang sprechen die folgenden Argumente: Mit Ausnahme eines Falles hat es sich bisher bei allen Beobachtungen um Mädchen gehandelt. Die Geschlechtsverteilung ist 24:1. Von den Müttern dieser Kinder wurde fünfmal über Fehlgeburten und einmal über eine männliche Totgeburt berichtet. Bei einem Teil der Fehlgeburten könnte es sich um nicht lebensfähige männliche Embryonen gehandelt haben. Das bisher einmal beobachtete Auftreten bei einem Knaben [19] ließe sich durch eine somatische Mutation oder durch die Gonosomenkonstitution XXY erklären.

Bei manchen Patientinnen mit CHILD-Syndrom [4, 7, 12, 15] ähnelt die Verteilung der Hautveränderungen dem streifenförmigen X-Inaktivierungsmuster, das wir von anderen, mit Sicherheit X-gekoppelten Leiden wie der Incontinentia pigmenti Bloch-Sulzberger kennen. Mit dem Phänomen der zufälligen X-Inaktivierung ließe sich auch erklären, warum der Gendefekt durch phänotypisch normale Frauen weitergegeben werden kann. In dem von Kontras et al. [11] mitgeteilten Stammbaum (Abb. 4) erfolgte die Übertragung des Gens in zwei Fällen durch Frauen, die phänotypisch gesund waren oder so geringfügige Defekte hatten, daß sie dem Untersucher nicht aufgefallen sind.

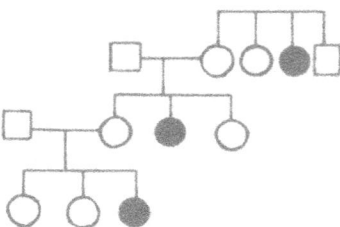

Abb. 4. Stammbaum der von Kontras et al. (1975) [11] beschriebenen Familie mit CHILD-Syndrom

Ein neuer Aspekt ist die Interpretation des Halbseiteneffektes als Manifestation eines funktionellen X-chromosomalen Mosaiks. Dies Phänomen ist bisher beim Menschen nicht beschrieben worden, jedoch gibt es eine Entsprechung im Tiermodell. Bei weiblichen Mäusen bewirkt die X-gekoppelt dominant vererbte Mutante „blotchy" ein fleck- und streifenförmiges Behaarungsmuster, und mitunter entsteht ein deutlicher Halbseiteneffekt als Manifestation des funktionellen X-chromosomalen Mosaiks [14]. Derselbe Mechanismus könnte dem beim CHILD-Syndrom beobachteten Halbseiteneffekt zugrundeliegen.

Literatur

1. Baden HP, Rex IH (1970) Linear ichthyosis associated with skeletal abnormalities: new entity? Arch Dermatol 102:126–128
2. Breuillard F, Walbaum R, Desmons F (1979) Le syndrome du naevus épidermique de Solomon avec pérömelie et atrophie congénitale du vertex. Tagung der Filiale du Nord et de l'Est, Société Française de Dermatologie et Syphiligraphie, Lille, 15.9.1979
3. Cullen SI, Harris DE, Carter CH, Reed WB (1969) Congenital unilateral ichthyosiform erythroderma. Arch Dermatol 99:724–729
4. Enjolras O, Guérin D, Hewitt J (1979) Contribution à la connaissance du syndrome du naevus épidermique de Solomon. Ann Dermatol Venereol 106:673–680
5. Falek A, Heath CW, Ebbin AJ, McLean WR (1968) Unilateral limb and skin deformities with congenital heart disease in two siblings: a lethal syndrome. J Pediatr 73:910–913
6. Findlay GH (1974) Unilateral congenital psoriasiform eryhtroderma with ipsilateral limb defect. Trans St Johns Hosp Dermatol Soc 60:154–155
7. Golitz LE, Weston WL (1979) Inflammatory linear verrucous epidermal nevus. Association with epidermal nevus syndrome. Arch Dermatol 115:1208–1209
8. Happle R, Kästner H (1979) X-gekoppelt dominante Chondrodysplasia punctata. Ein osteokutanes Syndrom. Hautarzt 30:590–594
9. Happle R, Koch H, Lenz W (1980) The CHILD-Syndrome (congenital hemidysplasia with ichthyosiform erythroderma and limb defects). Eur J Pediatr 134:27–33
10. Hornstein OP, Knickenberg M (1974) Zur Kenntnis des Schimmelpenning-Feuerstein-Mims-Syndroms (Organoide Naevus-Phakomatose). Arch Dermatol Res 250:33–50
11. Kontras SB, Kataria S, Eaton A, Flowers FP (1975) Case report 27. Syndrome Identification 3:3–6
12. Laplanche G, Grosshans E, Gabriel-Robez O, Happle R, Enjolras O (im Druck) Hémidysplasie corporelle hypoplasique et hyperplasie épidermique congenitales homolatérales. Ann Dermatol Venereol 108
13. McKusick VA (1978) Mendelian inheritance in man. Catalogs of autosomal dominant, autosomal recessive, and X-linked phenotypes, 5th edn. Johns Hopkins University Press, Baltimore London p 554
14. Ohno S (1978) Why not androgynes among mammals? In: Russel LB (eds) Genetic mosaics and chimeras in mammals. Plenum, New York London pp 165–181
15. Poiares Baptista A, Cortesao JM (1979) Naevus épidermique inflammatoire variable (N.E.V.I.L atypique? entité nouvelle?). Ann Dermatol Venereol 106:443–450
16. Rossman RE, Shapiro EM, Freeman RG (1963) Unilateral ichthyosiform erythroderma. Arch Dermatol 88:567–571
17. Shear CS, Nyhan WL, Frost P, Weinstein GD (1971) Syndrome of unilateral extromelia, psoriasis and central nervous system anomalies. Birth Defects 7/8:197–203
18. Solomon LM, Fretzin DF, Dewald RL (1968) The epidermal nevus syndrome. Arch Dermatol 97:273–285
19. Zellweger H, Uehlinger E (1948) Ein Fall von halbseitiger Knochenchondromatose (Ollier) mit Naevus ichthyosiformis. Helv Pediatr Acta 2:153–163

Prof. Dr. R. Happle,
Universitäts-Hautklinik Münster,
Von-Esmarch-Str. 56,
D-4400 Münster

Keratodermia palmoplantaris cum periodontopathia – das Papillon-Lefèvre-Syndrom in Slowenien

A. Kansky, Marija Berčič und M. Rode, Zagreb

De Rysky erwähnte 1975 [1], daß er in der Fachliteratur 75 Fälle vom Papillon-Lefèvre-Syndrom (PLS) nachweisen konnte. Anschließend haben andere Autoren nach 6 Veröffentlichungen mit der Beschreibung von 12 weiteren Patienten mit PLS vorgefunden [2]. Diese Zahlen zeigen, daß das PLS doch eine seltene Genodermatose im Rahmen der palmoplantaren Keratodermien (PPK) ist. Angaben über das Vorkommen vom PLS in verschiedenen Bevölkerungen liegen nicht vor. Die ersten Berichte über das PLS in Slowenien stammen von Perušek [3, 4].

In den Jahren 1978–80 wurde eine Forschung unternommen, die das Ziel hatte, die Zahl der verschiedenen Erscheinungsformen der PPK in Slowenien zu überprüfen. Im Rahmen dieses Programms, in dem eine Anzahl Dermatologen und Stomatologen mitgewirkt haben, wurden die fünf schon von Perušek beschriebenen Patienten nachuntersucht und sieben weitere Fälle entdeckt. Slowenien, das nordwestliche Land Jugoslawiens, stellt mit seinen etwa 1,8 Millionen Einwohnern und einem gut eingerichteten Gesundheitsdienst ein sehr günstiges Objekt für genetische epidemiologische Studien dar.

Ergebnisse

Insgesamt konnten in Slowenien das PLS in 12 Fällen entdeckt werden. Zehn davon leben noch und haben sich den Untersuchungen unterzogen, für zwei Kranke konnten zuverlässige Data anamnestisch gesichert werden. Die Kranken stammen aus 6 Familien: In 3 Familien wurden je 2 Kranke (Geschwister), in einer Familie 4 Kranke und in 2 Familien nur Einzelfälle nachgewiesen. Die Familien wurden mit den Buchstaben A, B, C, D, E und F bezeichnet. Zwischen den untersuchten Familien konnte keine Verwandtschaft nachgewiesen werden. Klinisch waren in allen 10 untersuchten Fällen für das PLS typische Veränderungen in der Mundhöhle und an der Haut vorhanden.

Erscheinungen in der Mundhöhle

Die Milchzähne sind um das 4. oder 5. Lebensjahr ausgefallen. Die meisten Dauerzähne sind auch schon vor der Pubertät ausgefallen, so daß um das fünfzehnte Lebensjahr nur noch vereinzelte Zähne vorhanden waren. Schon vor dem Zahnausfall, doch besonders nachher, war eine deutliche Rückbildung der Alveolarfortsätze ausgeprägt, charakteristisch ist auch die Mikrognathie. Überall, wo die Milch- oder Dauerzähne noch vorhanden waren, war die Schleimhaut des Zahnfleisches geschwollen, gerötet und samtartig. Aus den Entzündungstaschen um die noch verbliebenen Zähne wurde Eiter ausgeschieden. An den Stellen, wo die Zähne ausgefallen waren, verschwand die Entzündung der Schleimhaut. Die übriggebliebenen Dauerzähne sind locker, doch sonst normal ausgeprägt, der Zahnschmerz unverändert. Röntgenologisch sind charakteristisch die verbreiteten Zahnspalten (ein wichtiges Frühsymptom) und eine vertikale Resorption des Alveolarknochens.

Hauterscheinungen

Bei allen 10 untersuchten Kranken ist eine diffuse oder inselförmige palmoplantare Keratodermie mit einer Hyperhydrose vorhanden. Die hyperkeratotischen Veränderungen breiten sich auch auf die Ränder der Hände und Füße und auf die Hand- und Fußrücken aus, sowie in die Gegenden der Handgelenke, der Achillessehnen und der Malleolen. Die Hyperkeratosen an den Handflächen und Fußsohlen sind regelmäßig mit einem rötlichen Saum umgeben. Hyperkeratotische Veränderungen sind auch an den Ellbogen und (oder) an den Knien bei 7 unserer Patienten ausgeprägt. Vor allem die Hyperkeratosen an den Ellbogen und an den Knien, aber auch die an den Hand- und Fußrücken sehen psoriasiform aus.

Weitere Erscheinungen

Nagelerscheinungen in Form einer verdickten Nagelplatte mit matter Oberfläche, bräunlicher Verfärbung und subungualer Hyperkeratose sind bei 7 unserer Kranken vorhanden.

Der psychische Status wurde anhand des Schulerfolgs, der Anpassungsfähigkeit auf verschiedene Lebensbedingungen und anhand des Gesprächs mit den Kranken ausgewertet. Eine geistige Rückständigkeit war bei keinem der 10 Untersuchten festzustellen. Die Kariotypisation, die bei 2 Kranken durchgeführt wurde, zeigte keine wesentliche Abweichung von der Norm (Tabelle 1).

Familie A: Beim Bruder und einer Schwester ist ein typisches PLS ausgeprägt. Der verstorbene Großvater seitens der Mutter hatte eine stark ausgeprägte PPK. Keine genauen Angaben über seinen Zahnstatus konnten gesichert werden. Die Mutter der Patienten hat diskrete, doch deutliche Zeichen einer PPK.

Familie B: Ein Bruder und eine Schwester leiden an PLS. Die Mutter hat eine ausgeprägte PPK.

Familie C: Eine Tochter leidet an PLS; ihre Mutter hat Zeichen einer PPK mit Hyperhydrose, doch da sie Landwirtin ist, sind dieser Veränderungen schlecht auszuwerten.

Familie D: Die Tochter leidet am PLS. Es bestehen Angaben über eine palmare Hyperkeratose bei der Mutter, doch bei der Untersuchung 1978 war eine PPK nicht sicherzustellen.

Tabelle 1. Die wichtigsten klinischen Symptome bei 10 untersuchten Patienten mit Papillon-Lefèvre-Syndrom in Slowenien

Patient	Geschlecht	Hyperkeratosis palm. et plant.	Transgredientia	Hyperkeratosis cubit. et gen.	Hyperkeratosis unguinum	Hyperhidrosis	Dentes	Dent. ex	Gingivitis	Palatum goticum	RTG parodontii	Status psychicus	Consanguinitas	Micrognathia
A-III/1	f	+	+	+	+	+	o. b.	+	+	–	+	o. b.	–	+
A-III/2	m	+	+	+	+	+	o. b.	+	+	–	+	o. b.	–	+
B-II/1	m	+	+	–	–	+	o. b.	+	+	+	+	o. b.	–	+
B-II/2	f	+	+	+	–	+	o. b.	+	+	+	+	o. b.	–	?
C-III/3	f	+	+	–	+	?	o. b.	+	+	–	+	o. b.	–	–
D-III/2	f	+	+	–	–	+	o. b.	+	+	+	+	o. b.	–	–
E-III/1	m	+	+	+	+	+	o. b.	+	+	–	+	o. b.	–	+
E-III/4	f	+	+	–	–	+	o. b.	+	+	–	+	o. b.	–	+
F-III/2	f	+	+	+	+	+	o. b.	+	+	–	+	o. b.	–	–
F-III/11	m	+	+	+	+	+	o. b.	+	+	–	+	o. b.	–	–

f – Frauen
m – Männer
? – Keine Angaben
o. b. – Ohne Befund (normal)
Dent. ex – Vorzeitiger Zahnausfall
RTG parodontii +: Pathologischer Befund

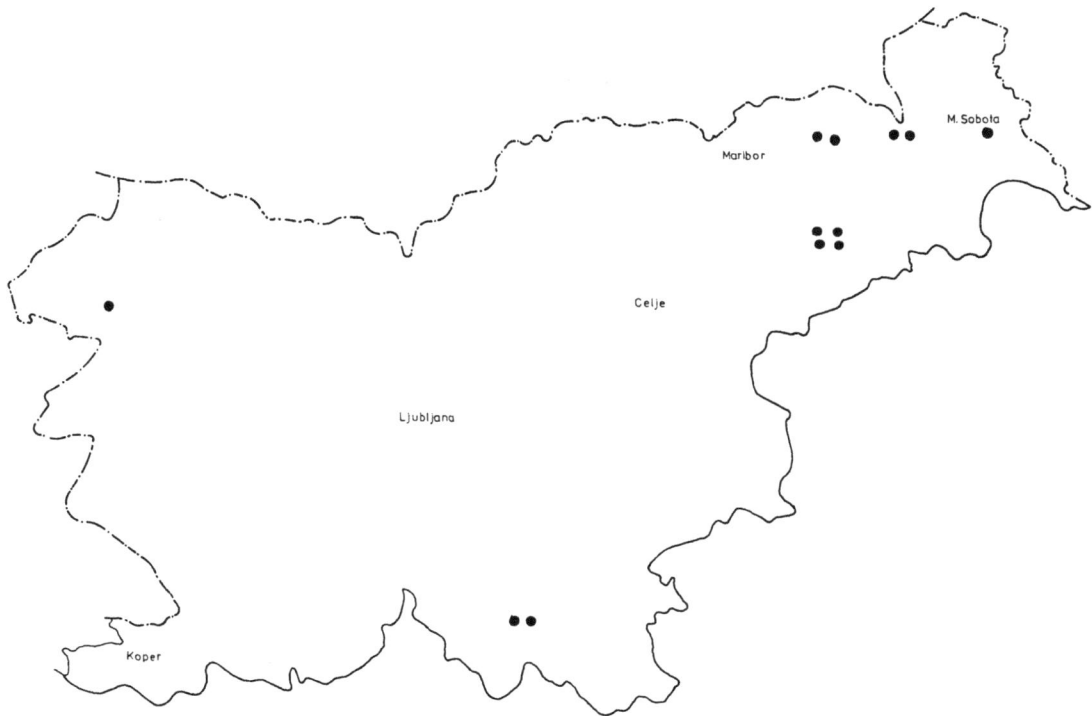

Abb. 1. Geographische Verteilung der Patienten mit dem Papillon-Lefèvre-Syndrom in Slowenien

Familie E: Ein Bruder und eine Schwester leiden an PLS. Wir haben keine Angaben über eine PPK bei anderen Familienmitgliedern.

Familie F: Ein Bruder und eine Schwester leiden an PLS. Ein verstorbener Bruder hatte auch dieselben Krankheitserscheinungen anamnestisch sichergestellt. Ähnliche Erscheinungen hatte auch der verstorbene Großvater väterlicherseits.

Besprechung

Die klinischen Erscheinungen an unseren 10 Kranken stimmen im wesentlichen mit den Angaben von Schnyder und Klunker [5] sowie Greither [6] überein. Doch möchten wir auf einige Merkmale, die in der Literatur meist nicht erwähnt sind, aufmerksam machen:

1. Psoriasiforme Hyperkeratosen an den Ellbogen, Knien, Hand- und Fußrücken.
2. Veränderungen der Nagelplatte, die wir sonst auch bei einigen Patienten mit PPK des Typus Unna-Thost beobachtet haben.
3. Das dominante Vorkommen der palmoplantaren Keratodermien in 2 Familien. Solche Beobachtungen weisen darauf hin, daß sich einige Symptome bei Patienten mit verschiedenen Typen von PPK überschneiden können und nicht immer so streng untereinander zu unterscheiden sind, wie es in einigen Lehrbüchern angegeben ist.

Die Ergebnisse unserer Untersuchungen zeigen, daß sich zur Zeit innerhalb der Population Sloweniens 10 Patienten mit PLS befinden. Diese Tatsache besagt, daß das Vorkommen des PLS in der slowenischen Population 5,3 Fälle pro 10^6 Einwohner beträgt. Aus populations- genetischer Sicht ist interessant, daß die meisten Kranken aus einem relativ begrenzten Gebiet im nordöstlichen Slowenien, 4 Patienten aus einem engerem Gebiet im südöstlichen Slowenien und eine Kranke aus dem westlichsten Gebiet Sloweniens stammen (Abb. 1).

Anhand eigener Erfahrungen möchten wir vermuten, daß es auch in anderen Populationen mehr PLS-Patienten gibt, als man aus dem Patientengut verschiedener Hautkliniken beurteilen kann. Die Ursachen dafür könnten die Scheu vor großen Krankenanstalten sein, sowie die Tatsache, daß diese Kranken in erster Linie Hilfe bei den Zahnärzten suchen.

Literatur

1. De Rysky S, Pinelli G, Sapelli PL (1975) La sindrome di papillon e Lefèvre. Riv Ital Stomatol 30:3–16
2. Perušek M, Rode M, Kansky A, Berčič M (1979) Keratodermia palmoplantaris cum periodontopathia u Sloveniji (Syndroma Papillon-Lefèvre). Acta Dermatol Iug 6:3–14
3. Perušek M (1965) Parodontopatija s keratotičnimi spremembami na koži. Zob Vestn 20:223–228
4. Perušek M Papillon-Lefèvre sindrom. Zob Vestn 20:161–166
5. Schnyder W, Klunker W (1966) Erbliche Verhornungs-Störungen. In: Jadassohn J (Hrsg) Handbuch der Haut und Geschlechtskrankheiten Bd. 7. Springer, Berlin Heidelberg New York
6. Greither A (1959) Keratosis palmo-plantaris mit Periodontopathie (Papillon-Lefèvre). Dermatologica 119:248–263

Prof. Dr. med. Aleksej Kansky,
Klinika za Kožne i spolne bolesti,
Salata 4,
41000 Zagreb, YU

Epidermodysplasia verruciformis bei einem Westafrikaner, verursacht durch einen bisher unbekannten Typ eines humanen Papillomvirus (HPV 8) – Versuch einer oralen Retinoidbehandlung

F. Nürnberger, H. Pfister und H. zur Hausen, Berlin und Freiburg/Brsg.

Bei einem 24jährigen Neger aus Ober-Volta fand sich eine generalisierte Aussaat Verruca-plana-artiger Effloreszenzen (Abb. 1) mit Pityriasis-versicolor-alba-ähnlichen Läsionen am Stamm. Beginn im 1. Lebensjahr mit einem flachen Herd an der linken Schläfe. Eltern und vier Geschwister angeblich hautgesund.

Elektronenmikroskopisch gelang in beiden Effloreszenztypen der Nachweis von intranukleären, parakristallinen Virusaggregation in Kernen des Stratum granulosum und Stratum spinosum (Abb. 2).

Lichtmikroskopisch war eine eigenartige Histologie zu beobachten, die mit keiner der bisher beschriebenen HPV-Läsionen übereinstimmte (weitere Publikationen in Vorbereitung).

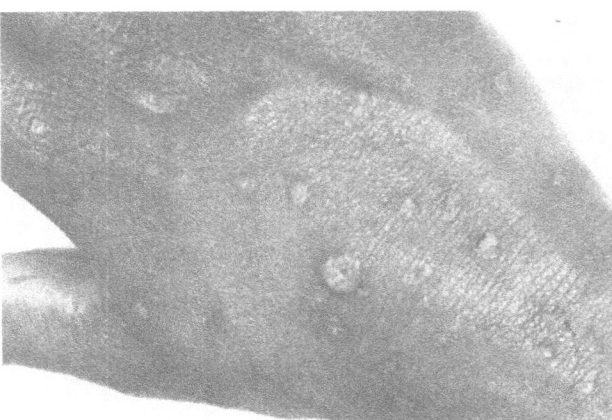

Abb. 1. Epidermodysplasia verruciformis. Verruca-plana-artige Effloreszenzen am rechten Handrücken

Die *Virustypisierung* erfolgte an kürettiertem Warzenmaterial (Institut für Virologie, Zentrum für Hygiene, Freiburg/Brsg.): Die isolierten Partikel wurden mit Hilfe der *Immunelektronenmikroskopie* getestet. Sie reagierten weder mit monospezifischen, tierischen Antiseren gegen HPV 1, HPV 2, HPV 4 oder HPV 5a noch mit einem HPV 3-Antikörper-positiven menschlichem Serum. Dagegen zeigte das Serum des Patienten selbst im gleichen Test einen Titer von 1:40. Die virale Nukleinsäure wurde in vitro radioaktiv markiert und hybridisierte nicht mit HPV 1, HPV 2, HPV 3, HPV 4 oder HPV 6-DNA. Diese Befunde sprachen zusammen mit den serologischen Ergebnissen für einen neuen Typ von HPV. Die DNA des Virus wurde weiter charakterisiert durch Spaltung mit verschiedenen Restriktionsenzymen. Aufgrund dieser Ergebnisse dachten wir zuerst, daß es sich bei dem neuen Isolat wahrscheinlich um einen weiteren Vertreter der heterogenen Gruppe HPV 5 handeln würde. Inzwischen stellte es sich aber heraus, daß es sich um ein eigenes Virus handelt, das demnächst als HPV 8 publiziert wird [3].

Internistische und immunologische Durchuntersuchung (Prof. Dr. Arnold, Medizinische Universitäts-Poliklinik, Klinikum Charlottenburg, Berlin): T-Lymphozyten mit 47% erniedrigt, B-Lymphozyten mit 3% normal. Erhöhung der spontanen antikörperabhängigen Zytotoxizität gegen Chung-Leberzellen. Mit der Raji-Zelltechnik sind zirkulierende Antikörper nachweisbar. Sonst klinisch und labormäßig keine Auffälligkeiten, insbesondere keine Immunglobulindefekte. Keine DNCB-Sensibilisierung möglich.

Eine *Therapie* mit aromatischem Retinoid (Ro-9358) in einer Dosierung von 1 mg/kg Körpergewicht über 12 Wochen [1] erbrachte bei unserem Patienten zwar eine klinische Besserung (Abflachung der Warzen), elektronenmikroskopisch waren jedoch noch eindeutig intranukleäre Virusaggregate nachweisbar. Auch eine Lokalbehandlung mit Vitamin-A-Säure-Präparaten und Verrumal erbrachte keinen Erfolg [2].

Literatur

1. Lutzner MA, Blanchet-Bardon C (1980) Oral retinoid treatment of human papillomavirus type 5-induced epidermodysplasia verruciformis. N Engl J Med 302:1091
2. Nürnberger F (im Druck) Epidermodysplasia verruciformis Lewandowsky-Lutz (Verrucosis generalisata). Z Hautkr
3. Pfister H, Nürnberger F, Gissmann L, zur Hausen H (im Druck) Characterization of a human papillomavirus from epidermodysplasia verruciformis lesions of a Westafrican patient from Upper-Volta. Int J Cancer

Prof. Dr. med. F. Nürnberger,
Hautklinik und Poliklinik der Freien Universität Berlin
im Rudolf-Virchow-Krankenhaus,
Augustenburger Platz 1,
1000 Berlin 65

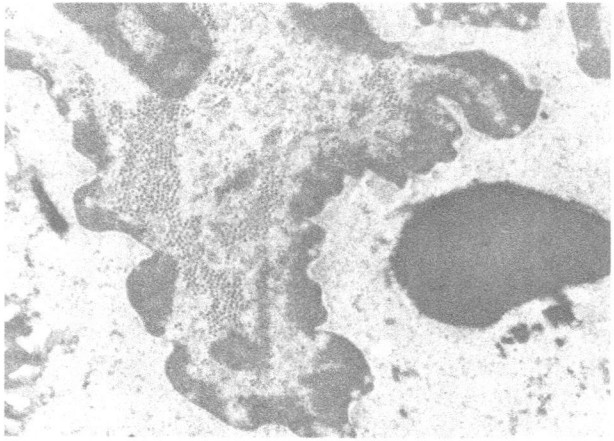

Abb. 2. Epidermodysplasia verruciformis. Intranukleäre, parakristalline Virusaggregate in einer Zelle des Stratum granulosum (EM-Aufnahme, 21 000 ×)

Narben als begünstigendes Terrain für die Manifestation von Basaliomen

H. Zaun, Bremerhaven

Im Herbst letzten Jahres sahen wir einen 40jährigen Patienten mit einem Basalzellnävus-Syndrom, bei dem es in eindeutigem zeitlichen Zusammenhang mit der Manifestation eines Seminoms zu massivem Aufschießen tumoröser und nävoider Basaliome gekommen war. Die tumorösen Veränderungen zeigten sich dabei schwerpunktmäßig innerhalb und am Rande von Narbenbezirken im Gesicht, die nachweislich die Folge einer eineinhalb Jahre zuvor erlittenen professionellen Verbrennung als Schweißer waren. Diese Beobachtung deuteten wir dahingehend, daß hier bei vorgegebener Anlage des Patienten zur Ausbildung maligner Geschwülste in den Narben besondere begünstigende bzw. die Wachstumseigenschaften verändernde Bedingungen für die Tumorentwicklung vorgelegen haben. In gleichem Sinne sprechen auch Befunde, die von Panizzon et al. [3] mitgeteilt wurden. Sie beobachteten bei einem Patienten mit Basalzellnävus-Syndrom eine Tumormanifestation sowohl in einer Impfnarbe am Oberarm als auch in einer Einstichnarbe auf dem Handrücken nach Infusion: Beides eher atypische Stellen für die Basaliomentstehung. In der angeführten Arbeit findet sich auch der Hinweis, daß für das gewöhnliche Basaliom eine Begünstigung der Entstehung durch Narben ganz allgemein anzunehmen sei. Auf diese Frage soll nachfolgend näher eingegangen werden.

Daß die Narben nach Verbrennungen, Röntgenbestrahlung, Lupus vulgaris und anderen chronischen Entzündungen Prädilektionsstellen für die Basaliombildung sind, ist jedem Dermatologen geläufig. Auch über Basaliome in Impfnarben und in der atrophischen Haut nach Akrodermatitis Herxheimer ist in der Literatur berichtet worden. Verletzungs- oder Operationsnarben sind hingegen als lokalisationsbegünstigend für Basaliome meines Wissens kaum diskutiert worden, soweit es sich nicht um Narben nach einer Basaliomexzision handelt. In letzterem Falle wird dann in der Regel von einem Rezidiv gesprochen. So haben Waldmann und Wätzig [4] kürzlich in einer katamnestischen Studie angegeben, daß nach einer vollständigen, sicher im Gesunden erfolgten Exzision von Basaliomen innerhalb von fünf Jahren in 3% der Fälle ein Rezidiv zu erwarten ist, diskutieren allerdings, daß es sich dabei um neu in der Narbe entstandende Geschwülste handeln könnte.

Nun darf man von einem Rezidiv im strengen Sinne nur dann sprechen, wenn ein Weiterwachsen verborgener Randanteile des Primärtumors stattfindet. Mein Lehrer Nödl hat in fast 30 Jahren zurückliegenden Untersuchungen zeigen können, daß es sich bei den sogenannten Randrezidiven, die nach Basaliombestrahlung beobachtet werden, vielfach nicht um echte Rezidive nach der soeben gegebenen Definition handelt, sondern um eine Neuentstehung von Basaliomen in der Strahlennarbe ohne direkten Zusammenhang mit dem Primärtumor oder dessen randständigen Resten. Nödl [2] bezeichnet diesen Vorgang als sukzessives diskontinuierliches Randwachstum und betont, daß eine solche Neuentstehung von Basaliomen in Narben auch ohne vorausgegangene Röntgentherapie vorkommt.

In der Bremerhavener Hautklinik kamen im letzten Jahr drei Basaliome zur Beobachtung, die innerhalb oder unmittelbar am Rand traumatisch bzw. durch Operation entstandener Narben lokalisiert waren. Neben einem knotigen Basaliom in einer Verletzungsnarbe auf der Stirn handelte es sich um eine von Basaliomen vollständig durchsetzte Appendektomienarbe bei einer älteren Frau (Abb. 1) sowie ein Rumpfhautbasaliom am Unterbauch, das eine lange Bauchschnittnarbe peripher umwuchs und innerhalb der Narbe in großknotiges Wachstum übergegangen war. Trotz des statistischen Arguments, daß Basaliome in Verletzungsnarben insgesamt eher selten vorkommen, sehen wir die letzteren Beobachtungen – insbesondere die ganz ungewöhnliche Art der Ausbreitung und Veränderung des Tumorwachstumstyps in den Narben – als Beleg dafür an, daß Operations- und Verletzungsnarben in gleicher Weise wie strahlen- oder entzündungsbedingte Narben ein Basaliom-begünstigendes Terrain darstellen.

Als ursächlich für dieses Verhalten sind Veränderungen der Durchströmung und Störungen im Bindegewebsstoffwechsel diskutiert worden [1, 2], die einer Entdifferenzierung von Epidermis- und Follikelzellen Vorschub leisten könnten. Es ist aber auch auf die mögliche Beeinträchtigung der immunologischen Tumorabwehr infolge einer Verarmung des Narbengewebes an Makrophagen und Lymphocyten hingewiesen worden.

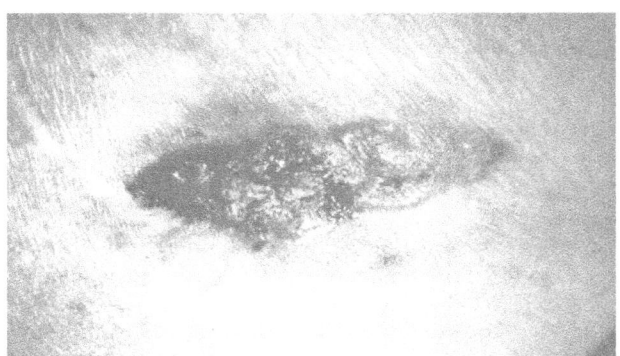

Abb. 1. Von knotigen Basaliomen vollständig durchsetzte Appendektomienarbe bei einer 79jährigen Patientin ohne Basaliome an typischen Prädilektionsstellen

Literatur

1. Kint A (1974) Zur Histogenese des Basalioms. Hautarzt 25:521–527
2. Nödl F (1953) Das echte Randrezidiv und das sukzessive diskontinuierliche Randwachstum des Basalioms nach Röntgeneinwirkung. Strahlentherapie 9:265–279
3. Panizzon R, Kaufmann J, Schnyder UW (1979) Basaliome nach Impfung und Infusion beim Basalzellnaevus-Syndrom. Hautarzt 30:595–596
4. Waldmann U, Wätzig V (1979) Zur Problematik der Basaliomrezidive nach chirurgischer Therapie. Dermatol Monatsschr 165:531–535

Prof. Dr. med. H. Zaun,
Universitäts-Hautklinik,
D-6650 Homburg (Saar)

Über die Malignitätsrisiken der multiplen Naevi pigmentosi bei Kindern

C.-E. Ene-Popescu und A. Dimitrescu, Bukarest

Die hier dargestellte Beobachtung über die „Naevomatosis juvenilis multipla" besteht aus der Kasuistik, die wir seit Jahren in unserer Klinik studieren. Arbeiten über das Malignitätsrisiko der Naevi wurden daher schon früher von uns veröffentlicht.

In dem vorliegenden Fall handelt es sich um einen 13 Jahre alten Jungen mit multiplen Naevi pigmentosi. Die Nävi waren von brauner bis schwarzbrauner Färbung, einige befanden sich im Hautniveau, andere waren erhaben. Ihr Größendurchmesser variierte zwischen 1 und 11 mm.

Der Patient beobachtete seit einigen Monaten ein rasches Wachstum eines sich auf der Fußseite befindlichen Nävus. Beim Fußballspielen wurde dieser Nävus mehrmals traumatisiert und es traten Blutungen auf. Nach der Klinikeinweisung des Patienten wurde der Nävus sofort weit im Gesunden elektroexzidiert. Das histologische Bild zeigte ein malignes Melanom mit hyperplastischer Epidermis und tumorförmigen Zellanhäufungen. Eine Segregation der Nävuszellen aus der Epidermis in das Korium konnte beobachtet werden. Weiterhin weisen atypische Kerne und ein verändertes Zytoplasma auf eine junktionale Aktivität hin.

Die Naevomatosis juvenilis multipla kann in jedem Lebensalter erscheinen, ein explosionsartig gehäuftes Auftreten kann während der Pubertät beobachtet werden.

Die Anzahl der einzelnen Naevi pigmentosi kann sehr variieren. Leider verhalten sich viele Ärzte, auch Fachkollegen, häufig relativ passiv bei dieser Krankheit. Sehr häufig beschränkt man sich auf die Empfehlung: „Noli me tangere!" Unsere Erfahrung hat gezeigt, daß die Nävomatosis ein ernstes Malignitätsrisiko darstellt. Von 119 an malignem Melanom operierten Patienten hatten 32 (25–30%) Naevi pigmentosi multipli. Bei mehr als einem Viertel dieser Patienten waren die Naevi pigmentosi multipli schon in den Kinderjahren erschienen. Bei allen Patienten trat die Malignisierung zwischen dem 13. und 45. Lebensjahr auf. Das Inzidenzmaximum lag bei 30–40 Lebensjahren. Bei 18 durch Elektroexzision operierten Patienten zeigten die histologischen Bilder von 42 Nävi große Unterschiede, die dem klinischem Polymorphismus dieser Nävi entsprechen. Es wurden Junktionsnävi, die wir als sehr wichtig betrachten, Compoundnävi, dermale Nävi und Lentigines beobachtet.

Daher sind wir der Meinung, daß es in diesen Fällen sehr wichtig ist, große Naevi pigmentosi, die im Laufe des Lebens erscheinen, einer prophylaktischen Therapie zu unterstellen und übermäßige Sonnenbestrahlung zu vermeiden.

Dr. C. E. Ene-Popescu,
Clinica alla Dermatologica,
Bucuresti 53,
Str. Cuza Voda 152,
Bl. 27 A, sc. B., et 1. Sector 5. Porcul
Tineretuiui

Das Pellagroid der chronischen Alkoholiker

L. Török und K. Egyedi, Kecskemét, Ungarn

Die Pellagra ist eine schon seit Jahrhunderten bekannte Erkrankung, bei deren Entstehung die Hauptrolle der durch eine einseitige Ernährung bedingte Vitaminmangel spielt. Diese nach Korting primäre Pellagra benannte Form ist in manchen Teilen der Welt auch heute noch endemisch, besonders bei Maismehl konsumierenden Bewohnerschaften [1, 2, 6, 8]. In den letzten Jahren schien es, als ob man in Europa dieser Krankheit Herr geworden wäre, doch machen Stratigos und Katsambas [8] sowie auch andere Autoren darauf aufmerksam, daß die Pellagra auch heute nichts Seltenes ist, daß aber in ihrer Auslösung außer der Mangelernährung auch andere Faktoren in Betracht kommen [5–7]. Diese sekundäre Pellagra kann die folgenden bekannteren Ursachen haben:

1. Malabsorption. Bei ausreichender Nahrung kann im Falle gastrointestinaler Erkrankungen, z. B. Crohnsche Krankheit, Jejunoileitis, Gastroenterostomie, die Absorption der-B-Vitamine gestört sein.
2. Tryptophanstoffwechselstörung. Bei der Hartnup-Krankheit und beim Karzinoid können pellagraartige Hauterscheinungen auftreten.
3. Arzneimittelbedingte, iatrogene Pellagra. Gewisse Präparate (INH, 6-Merkaptopurin, 5-Fluoruracil) verursachen einen endogenen Nikotinsäureamidmangel, der die Hautsymptome der Pellagra auslösen kann.
4. Auf chronischen Alkoholismus zurückzuführende Pellagra. Diese beschreibt Korting als „Wohlstands"-Pellagra [3, 4], und diese Form kommt bei chronischen Trinkern immer häufiger vor. – In Verbindung mit unseren Fällen möchten wir uns mit dieser Pellagra beschäftigen und auf diese heutzutage bei Alkoholikern häufiger zu beobachtende dermatologische Veränderung aufmerksam machen.

Wohlbekannt ist, daß in dem Komitat Bács-Kiskún die Zahl der Sonnenscheinstunden hoch ist, was dem intensiven Wein- und Obstbau zugute kommt, gleichzeitig aber auch die Möglichkeit eines exzessiven Alkoholkonsums schafft. Diese Faktoren zusammen mögen als Erklärung dafür dienen, daß wir in unserem Wirkungsbereich in den letzten Jahren mehrere Pellagraerkrankungen zu verzeichnen hatten.

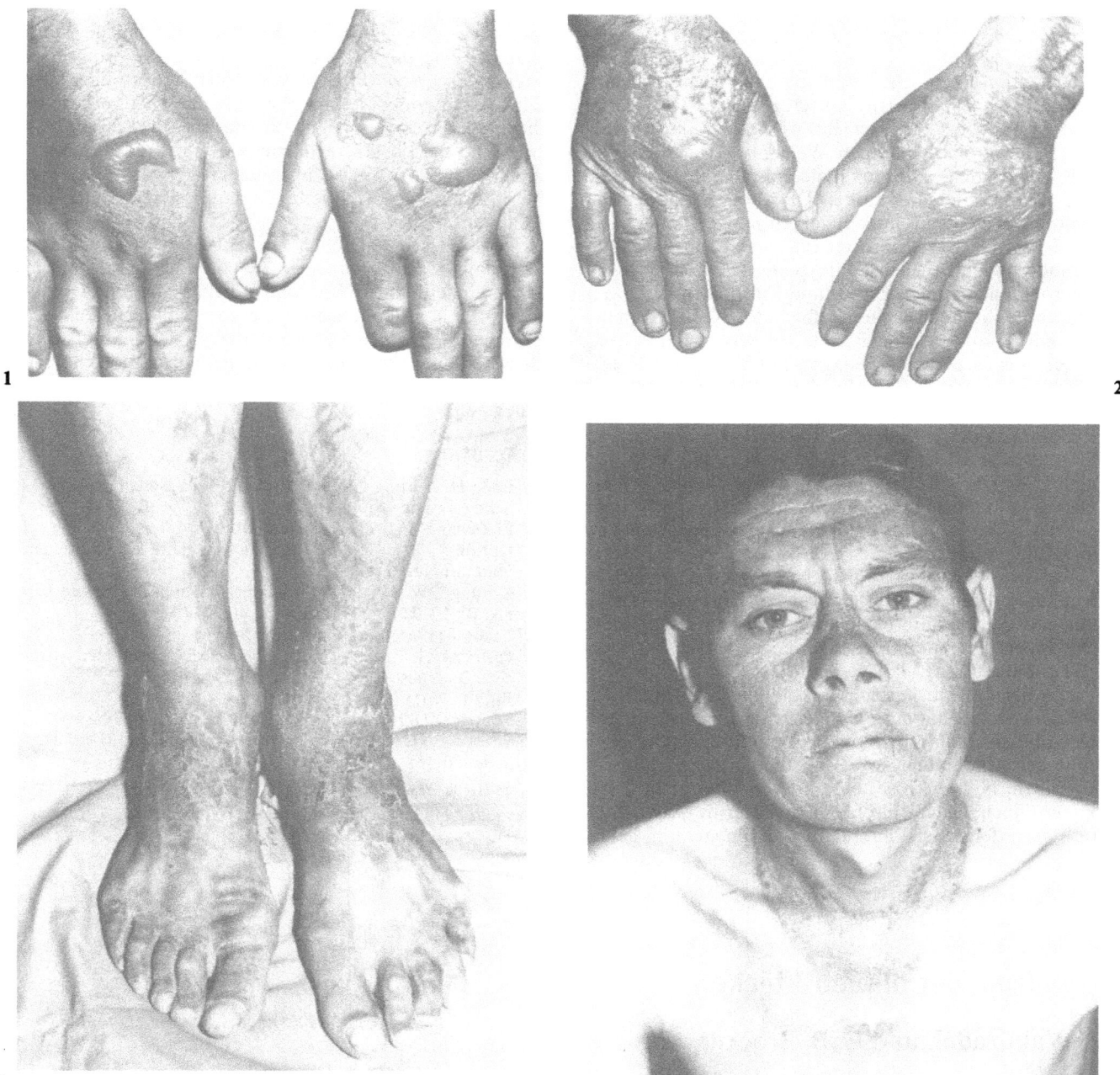

Abb. 1–4. Typische Hautmanifestationen bei Pellagra

Tabelle 1. Pathologische Veränderungen bei pellagroiden Kranken

No.	Gastrointestinus	Resorption	Leber	Nervensystem
1.	Anazidität	–	Se-Biru ↑	Neg.
2.	Anazidität	–	SGOT ↑	Debilität
3.	Hypazidität	–	SGOT ↑	Polyneur. alc.
4.	Anazidität	–	Norm.	Neg.
5.	Anazidität	–	Thymol ↑	Neg.
6.	Anazidität	–	SGOT SGPT	Enzephalopathie et Polyneur. alc.
7.	Normazidität	–	Se-Biru	Neg.
8.	Anazidität	Xylose	SGPT ↑	Polyneur. alc.
9.	Anazidität	Xylose	γ-GT ↑	Polyneur. alc.
10.	–	–	–	Delirium tremens
11.	Anazidität	Xylose	SGOT ↑	Polyneur. alc.
12.	Anazidität	–	Norm.	–
13.	Anazidität	–	–	–
14.	Hypazidität	–	–	–
15.	Anazidität	–	–	–
16.	Anazidität	Xylose	SGOT ↑	Delirium tremens

In den vergangenen drei Jahren haben wir 23 Pellagra-Fälle diagnostiziert und 16 von diesen Patienten eingehender untersucht. Die Patienten – sämtlich Männer und in der Landwirtschaft tätig – befanden sich im Alter von 30 bis 69 Jahren. Ihren Angaben nach hatten sie täglich größere Mengen Wein (1–4 Liter/Tag) zu sich genommen. Die für Pellagra charakteristischen Hauptsymptome (Dermatitis, Diarrhoe, Demenz) waren nur bei einigen Kranken gemeinsam vorhanden; im Vordergrunde des klinischen Bildes standen die Hautveränderungen. An den lichtexponierten Körperstellen – vornehmlich an den Hand- und Fußrücken – entstanden sonnenbrandähnliche, erythematöse Gebiete an denen häufig auch straffe Blasen mit serösem Inhalt erschienen (pemphigoide Pellagra) (Abb. 1, 2 und 3). Das typisch mahagonifarbene Erythem – welches eine zentrale Schilferung und eine periphere Hyperkeratose charakterisierten – bildete sich nach 3–4 Tagen heraus. Das typische Casal-Kragen-Symptom sahen wir in einem Falle (Abb. 4). Neben den Hauterscheinungen kamen gastrointestinale und neuropsychische Symptome in zwei Fällen zur Entstehung. Die pathologischen Veränderungen sind tabellarisch dargestellt.

Auf die Wirkung parenteral und peroral gereichter Vitamin-B-Präparate traten weitere Eruptionen nicht auf und die denudierten Gebiete wurden epithelisiert. Die Hyperpigmentationen wurden erst nach mehrwöchiger Behandlung blasser.

Die bei den chronischen Alkoholikern erscheinende Pellagra ist teils auf eine Mangelernährung und andernteils auf die Malabsorption zurückzuführen. Die Nahrung der Alkoholiker ist bekanntlich arm an tierischen Eiweißen, Nikotinsäure und anderen Vitaminen. Dazu kommt noch die chronische Gastroenteritis (Anazidität) und die infolge der Pankreatitis zur Entstehung gelangende Malabsorption, die durch die im ganzen Stoffwechsel eine zentrale Rolle spielende Leberläsion noch weiter erschwert wird. So wird auch verständlich, daß eine parenterale Vitamin-B-Zufuhr die Avitaminose zu beeinflussen imstande ist. Interessant scheint, daß – während bei der auf exogene Karenz zurückzuführenden Pellagra das Verhältnis Männer:Frauen 1:1 beträgt – im Falle der alkoholbedingten Pellagra-Fälle nur Männer fungierten.

Erwähnt sei schließlich noch, daß die Nomenklatur der obigen pellagraartigen Zustände in der Literatur nicht einheitlich ist. Während Korting eindeutig von einer durch Alkoholismus hervorgerufenen Pellagra spricht [4], nennen andere die obige Krankheitsform symptomenarme Pellagra bzw. Pellagroid, welche auf dem Boden der Endo- bzw. Enterokarenz zur Entstehung gelangt [5, 6].

Literatur

1. Bode H, Korting GW (1970) Haut- und Geschlechtskrankheiten. Fischer, Stuttgart
2. El Zawary M (1973) Int J Dermatol 12:158
3. Korting GW (1970) Der dermatologische Fall. Schattauer, Stuttgart New York
4. Korting GW (Hrsg) (1979) Dermatologie in Praxis und Klinik, Bd III. Thieme, Stuttgart
5. Lakos T (1965) Börgyógy Vener Szle 41:232
6. Pastinszky I, Rácz I (1959) Belbetegségek börtünetei, Medicina, Budapest
7. Rácz I (1961) Börgyógy Vener Szle 37:144
8. Stratigos JD, Katsambas A (1977) Br J Dermatol 96:99
9. Stratigos JD, Katsambas A, Galanopoulou P (1974) J Dermatol 90:451

L. Török, K. Egyedi,
Dermatologische Abteilung/Chefarzt: Dr. László Török/des Komitatskrankenhauses Kecskemét, Ungarn

Syndrom der blauen Flecken

F. Vakilzadeh und E. B. Bröcker, Münster

Chronisch rezidivierend auftretende Hautblutungen, die angeblich oft ohne äußere Einwirkung entstehen und von brennenden und stechenden Schmerzen begleitet sind, werden als Syndrom der blauen Flecken (painful bruising syndrome) bezeichnet.

Als Ursache wird neben der artifiziellen Provokation eine Sensibilisierung gegen autologe Erythrozyten vermutet, da diese Patienten auf intrakutane Applikation eigener Erythrozyten mit Brennen, Schwellung und Ekchymosen antworten.

Bei einer 23jährigen Patientin mit ähnlichen Symptomen konnte eine Reihe intrakutaner Testungen mit autologen und homologen Erythrozyten sowie Erythrozytenbestandteilen durchgeführt werden. Während die Testreaktionen bei der Patientin widersprüchliche Ergebnisse erbrachten, gelang es bei Kontrollpersonen nach intrakutaner Einbringung autologer Erythrozyten und anschließender mechanischer Manipulation der Teststelle schmerzhafte, brennende Ekchymosen zu erzeugen[1].

---

1 Wird ausführlich im Hautarzt, Band 32, 1981, veröffentlicht.

Durch diese Testungen ist der artifizielle Charakter dieser Flecken bei unserer Patientin als bewiesen anzusehen. Die Tatsache, daß man durch Manipulation schmerzhaft brennende Flecken auf autologe Erythrozyten auch bei gesunden Probanden erzeugen kann, kann man als Beweis gegen eine Autosensibilisierung durch Erythrozyten ansehen.

Zu erwähnen ist, daß schon 1927 Schindler über ähnliche blaue Flecken bei hysterischer Psychopathie berichtete. Diese Flecken sind von Müller als Psychopathenflecken bezeichnet worden.

Zusammenfassend läßt sich feststellen, daß das Syndrom der blauen Flecken als Ausdruck einer hysterischen Persönlichkeit mit Sicherheit psychisch bedingt ist, und daß es deshalb wenig sinnvoll ist, nach einer immunologischen oder sonstwie gearteten somatischen Ursache zu suchen.

Prof. Dr. med. F. Vakilzadeh,
Universitäts-Hautklinik,
Von-Esmarch-Straße 56,
D-4400 Münster

Livedo racemosa generalisata mit zerebraler Beteiligung

D. Lubach und T. Stamm, Hannover

Die Livedo racemosa (L. r.) wurde im Jahre 1907 von dem Wiener Dermatologen Ehrmann erstmals beschrieben [2]. Röckl und Metz [3] trennten das Symptom Livedo in eine symptomatische und in eine idiopathische Form [23]. Die letztere Form ist selten. Auf ein gemeinsames Vorkommen der idiopathischen L. r. mit zerebrovaskulären Störungen machten bisher Church 1962 [1], Sneddon 1967 [5] und Rumpl und Rumpl 1979 [4] aufmerksam.

Wir hatten Gelegenheit in den letzten zwei Jahren neun Patienten, die die Zeichen einer L. r. zeigten, zu untersuchen. Zusätzlich wurden neben den routinemäßig durchgeführten Laboruntersuchungen (Urinstatus, Blutbild, Elektrolyte im Serum, Eiweißuntersuchungen, Blutzucker, Blutfette, Harnstoff, Kreatinin, Röntgen-Thoraxdarstellung) weitere spezielle Untersuchungen durchgeführt (Tabelle 1). Neben den klinischen neurologischen Untersuchungen wurden ein EEG sowie angiographische und computertomographische Hirnuntersuchungen durchgeführt.

Lebensjahr erlitten, der zu einer Hemianopsie geführt hat. Ungewöhnlich ist ebenfalls der Nachweis von multiplen ischämischen Hirninfarkten bei diesen jungen Frauen (Tabelle 2).

Die Gefäßrisikofaktoren wie Diabetes mellitus, Gicht, Fettstoffwechselstörungen, Zigarettenverbrauch und Einnahme von Ovulationshemmern waren nur teilweise nachweisbar. Eine arterielle Hypertonie konnte jedoch bei fünf Patientinnen gefunden werden.

Die routinemäßigen Laboruntersuchungen erbrachten keine krankhaften Befunde. Bei der histologischen Untersuchung der Haut fanden sich dreimal deutliche Intimaproliferationen der Arteriolen der Korium-Subkutisgrenze. Die IF-Untersuchungen waren negativ, antinukleäre Antikörper waren nur in zwei Fällen geringgradig und flüchtig nachweisbar. Zirkulierende Immunkomplexe konnten in keinem Fall gefunden werden. Bei der quantitativen Bestimmung der Immunglobuline fiel auf, daß IgG bei vier von sieben Bestimmungen grenzwertig bzw. stark erniedrigt war. Ebenso fand sich

Tabelle 1. Livedo racemosa generalisata (Ehrmann). Anzahl der bei den Patienten zusätzlich durchgeführten Untersuchungen

Hautbiopsie	8mal	Komplementanalyse i. Serum	6mal
Beckenkammbiopsie	6mal	Antinukläre Antikörper	9mal
Muskelbiopsie	5mal	Kälteagglutinine	3mal
Immunfluoreszenzuntersuchung (IF) der Haut	5mal	Quantitative Immunglobulinbestimmung	7mal
Bestimmung der zirkulierenden Immunkomplexe	7mal		
H-LA-Typisierung	5mal		

Ergebnisse

Alle Patienten hatten bei der klinischen Inspektion eine typische baumartige oder blitzfigurenartige rotlivide Hautzeichnung, die am Gesäß, an den Seitenpartien des Rumpfes, des Mittelbauches, des oberen Schultergürtels, der Arme, der Handrücken und der Beine (unter Bevorzugung der Streckseiten) am deutlichsten erkennbar war. Die Intensität der Livedo war temperaturabhängig; sie zeigte ihre stärkste Ausprägung bei einer Abkühlung der Haut. Das Bild der Hautveränderungen und deren Verteilung entsprach sehr genau der Erstbeschreibung durch Ehrmann. Alle Patienten berichteten, daß die Hauterscheinungen ziemlich plötzlich und gleich in ihrer gegenwärtigen Ausdehnung aufgetreten seien. Dieses generalisierte Auftreten berechtigt, von einer Livedo racemosa generalisata (Ehrmann) zu sprechen. Untersucht wurden acht weibliche und ein männlicher Patient, deren Alter zum Zeitpunkt der klinischen Untersuchung zwischen 27 und 45 Jahren lag (mittleres Alter 37 Jahre). Die Dauer der Anamnese betrug vier bis zwölf Jahre; somit lag der Krankheitsbeginn zumeist in der 3. Lebensdekade.

Die Ergebnisse der neurologischen Untersuchung sind in der Tabelle 2 enthalten.

Auffällig ist, daß die hier beobachteten Hirninfarkte bei relativ jungen Frauen aufgetreten waren. Eine Patientin hatte z. B. ihren ersten Hirninfarkt bereits im 20.

bei der Bestimmung des Gesamtkomplements im Blut bei vier von sechs Untersuchungen eine deutliche Erniedrigung.

Als Ergebnis von Karotisangiographien bei den Patientinnen mit Hirninfarkten konnte nur einmal eine Karotisstenose entdeckt werden. Ansonsten fanden sich bei den durchgeführten Karotisangiographien Hinweise für krankhafte Prozesse der peripheren Hirngefäße im Sinne von Rarefizierungen des peripheren Gefäßbaumes und einer Verzögerung des KM-Durchflusses.

Bei Durchsicht der deutschsprachigen, englischen und teilweise der polnischen Literatur konnten insgesamt 33 Kasuistiken gefunden werden, in denen das Symptom einer L. r. g. (Ehrmann) beschrieben wurde. 24 (=73%) dieser mitgeteilten Erkrankten hatten neurologische Störungen (Tabelle 3 und Tabelle 4). Die histologischen Befunde der Hautproben zeigten entweder

Tabelle 2. Livedo racemosa generalisata (Ehrmann). Neurologische Symptomatik

Hirninfarkte (teilweise 2–3 Infarkte pro Patient)	5 Patienten
Grand mal-Epilepsie	1 Patient
Depressives Syndrom	2 Patienten
Ulnarisparese in der Vorgeschichte	1 Patient

Tabelle 3. Häufigkeit des Vorkommens einer Livedo racemosa generalisata mit neurologischer Beteiligung. Literaturübersicht

Neurologische Beteiligung	Zahl der Fälle	Geschlecht
ja	24 (=73%)	13 : 11
nein	9 (=27%)	4 : 5

Tabelle 4. Livedo racemosa mit neurologischer Beteiligung. Mitgeteilte neurologische Diagnosen. Literaturübersicht

Hemiplegie (13)	Homonyme Hemianopsie (1)
Quadriplegie (1)	Dysphasie, Dysarthrie (1)
Epileptische Anfälle (5)	Schwindelanfälle (1)
Psychoorganisches Syndrom (2)	Neuritiden (1)
Pyramidale und extrapyramidale Zeichen (2)	

keine pathologischen Veränderungen oder im positiven Falle zumeist Intimaproliferationen der Arteriolen an der unteren Kutisgrenze.

Diskussion

Die Livedo racemosa generalisata (Ehrmann) ist sehr häufig von zerebrovaskulären Störungen begleitet. Diesem Syndrom scheint eine endarteriitische Veränderung der kleinen Gefäße zugrunde zu liegen. Der Gefäßprozeß manifestiert sich wahrscheinlich sehr früh an den Hirngefäßen. Veränderungen der großen Arterien treten erst relativ spät auf. Die hier beschriebene Erniedrigung des IgG und des Gesamtkomplements könnte als Hinweis auf einen autoimmunologischen Prozeß in der Genese dieser Erkrankung sein.

Literatur

1. Church RE (1962) Reticular livedo with cerebro-vascular lesions. Br J Dermatol 74:156–157
2. Ehrmann S (1907) Ein neues Gefäßsymptom mit Lues. Wien Med Wochenschr 57:776–783
3. Röckl H, Metz J (1979) Symptom: Livedo. In: Braun-Falco O, Wolff HH (Hrsg) Fortschritte der Dermatologie, Bd 9. Springer, Berlin Heidelberg New York, S 163–170
4. Rumpl E, Rumpl H (1979) Recurrent transient global amnesia in a case with cerebrovascular lesions and livedo reticularis. (Sneddon syndrome). J Neurol 221:127–131
5. Sneddon IB (1965) Cerebro-vascular lesions and livedo reticularis. Br J Dermatol 77:180–185

D. Lubach, T. Stamm,
Hautklinik Linden der Medizinischen Hochschule Hannover und der Landeshauptstadt Hannover,
(Direktor: Prof. Dr. S. Marghescu),
Neurologische Klinik und Poliklinik der Medizinischen Hochschule Hannover,
(Direktor: Prof. Dr. H. Schliack)

Nierenbeteiligung bei Pseudoxanthoma elasticum

K. Bork und P. Herzog, Mainz

Trotz der häufigen kardiovaskulären Krankheitsmanifestationen war bisher eine Nierenbeteiligung beim Pseudoxanthoma elasticum nicht bekannt, abgesehen von einer möglichen renalen Hypertonie. Bei der Durchuntersuchung einer Patientin mit rezidivierenden massiven Magenblutungen und weiteren Symptomen eines Pseudoxanthoma elasticum zeigten sich im Nierenparenchym bei der Ultraschalluntersuchung zahlreiche diffus verstreute Reflexe, die sich im Computertomogramm als Verkalkungsherde erwiesen und die nicht anderen bekannten Verkalkungsformen entsprachen, wie sie beispielsweise bei der Sarkoidose, der Tuberkulose oder der Echinokokkose zu beobachten sind.

Daraufhin wurden 6 Patienten mit einem ausgeprägten Pseudoxanthoma elasticum ausgewählt und bei ihnen nach der Bestimmung der laborchemischen Parameter eine Ultraschalluntersuchung der Nierenregion, ein Computertomogramm und ein i.v.-Pyelogramm durchgeführt.

Bei keinem Patienten ließ sich anamnestisch eine Vorkrankheit der Nieren nachweisen, insbesondere keine Nierensteinleiden. Keiner der Patienten wies eine Kreatininerhöhung, eine Harnstoffvermehrung im Serum oder eine pathologische Clearance auf. Bei keinem der Patienten zeigten sich im i.v.-Urogramm irgendwelche Pathologica, während 3 der Patienten multiple, gleichmäßig verteilte Verkalkungszonen im Parenchym der Niere erkennen ließen. Die Ultraschalldarstellung zeigte diese Verkalkungsherde sehr deutlich in Form von zahlreichen Reflexen, die häufig peripher im Parenchym und kapselnah gelegen waren (Abb. 1). Diese Kalzifikationszonen waren auch im Computertomogramm deutlich sichtbar (Abb. 2), nicht dagegen im i.v.-Pyelogramm. Das Computertomogramm zeigte auch, daß es sich aufgrund der Dichte der intraparenchymalen Veränderungen um Kalkablagerungen handeln mußte, und nicht, wie zunächst vom Sonogramm her angenommen, um Bindegewebsverdichtungen. Es handelte sich dabei auch nicht um eine Steinbildung im Höhlensystem bzw. in den Kelchen, das ließ sich aufgrund der Form und vor allem der Lokalisation mit Sicherheit ausschließen.

Auf eine bioptische Abklärung dieser Verkalkungsherde wurde verzichtet, eine klinische Notwendigkeit hierfür ergab sich bisher nicht.

Beim i.v.-Pyelogramm liegt ein Summationsbild vor, d. h. die Niere ist hier von vorn bis hinten sichtbar. Im Computertomogramm dagegen gelangt nur jeweils eine Schicht von nur 3 bis 7 mm Dicke zur Darstellung, was bedeutet, daß das Computertomogramm empfindlicher

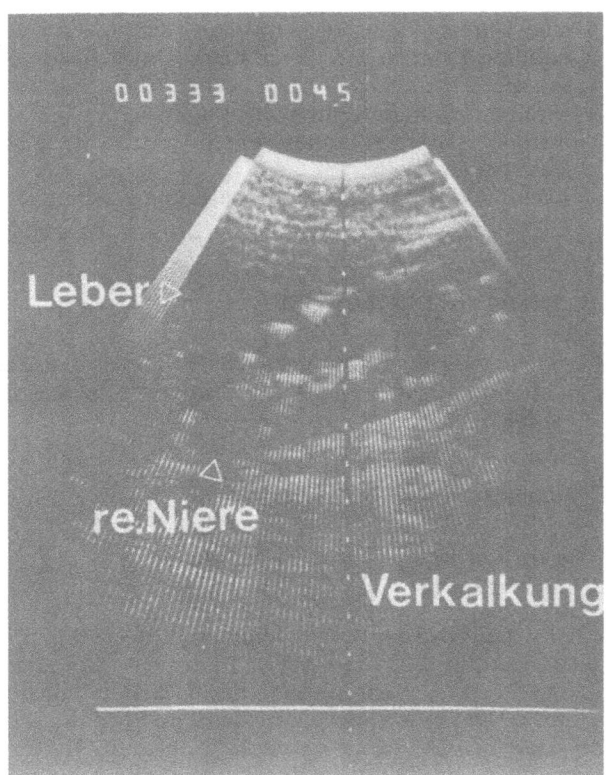

Abb. 1. Pseudoxanthoma elasticum. Ultraschalldarstellung. Multiple intraparenchymal gelegene Reflexe in der rechten Niere ohne Beziehung zum Kelchsystem. Rippenparalleler Schrägschnitt

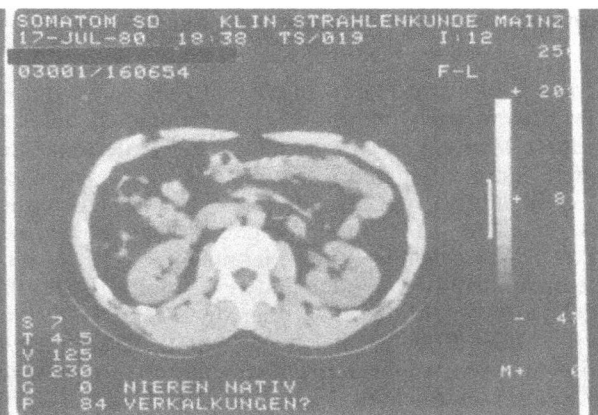

Abb. 2. Pseudoxanthoma elasticum. Computertomographische Darstellung. Periphere, kapselnahe Verkalkungen in der rechten Niere, angedeutet auch links

ist in Bezug auf den Nachweis unterschiedlicher Gewebsdichten. Selbst bei der röntgenologischen Schichtung der Niere ist die Möglichkeit gegeben, daß so relativ kleine und geringe Verdichtungen überstrahlt werden, während das Computertomogramm durch die angeschlossene Datenverarbeitung feinere Unterschiede herausarbeiten kann; so sind vom Computertomogramm 1024 Graustufen diskriminierbar, während die Ultraschalluntersuchungen immerhin 10 Grauabstufungen unterscheiden kann. Sowohl von der Klinik als auch von der pathologischen Anatomie her sind die Informationen über eine Nierenbeteiligung beim Pseudoxanthoma elasticum spärlich. Mendelsohn et al. [3] berichten über eine fibroelastotische Verdickung der Nierenarterien und -arteriolen bei Patienten mit Pseudoxanthoma elasticum, ohne daß diese Patienten dabei an einer Hypertonie litten, die ähnliche Veränderungen bewirken kann. Über isolierte Verkalkungen der Arteria renalis wurde berichtet, ebenso über Blutungen in die Nieren [1, 2]. Über Verkalkungszonen im Parenchym jedoch existieren bisher keine Mitteilungen.

Literatur

1. Bork K (1979) Pseudoxanthoma elasticum. In: Korting GW (Hrsg) Dermatologie in Praxis und Klinik, Bd III. Thieme, Stuttgart, S 35.1–35.7
2. McKusick VA (1972) Heritable disorders of connective tissue. Mosby, St Louis
3. Mendelsohn G, Bukley BH, Hutchins GM (1978) Cardiovascular manifestations of pseudoxanthoma elasticum. Arch Pathol Lab Med 102:198–302

Prof. Dr. K. Bork,
Univ.-Hautklinik,
Dr. P. Herzog,
I. Med. Univ.-Klinik,
Langenbeckstraße 1,
D-6500 Mainz

Epidermolysis bullosa acquisita (EBA)

T. Chorzelski, L. Petkow, J. Dąbrowski, T. Krainska, J. Sulej, S. Jablonska und E. H. Beutner, Warschau

Einleitung

Die EBA-Diagnose stützt sich auf folgende Kriterien:

- Das klinische Bild ist dem der Epidermolysis bullosa hereditaria dystrophica recessiva ähnlich. Der hauptsächliche Unterschied ist das Auftreten im reifen Alter sowie eine negative Familienanamnese.
- Blasen treten nach mechanischem Trauma in leicht traumatisierten Gegenden (Hände, Füße, Knie, Ellbogen) sowie in den meisten Fällen an den Schleimhäuten auf.
- Die Blasen hinterlassen atrophische Narben mit Milien.
- Das histologische Bild zeigt eine subepidermale Blase auf.
- Häufig gibt es unterschiedliche begleitende Krankheiten (Crohnsche Krankheit, Leukämie, Amyloidose, Myelom, Diabetes u.a.).
- Im allgemeinen sind Kortikosteroide nicht wirksam.

Immunologische Phänomene bei EBA

Roenigk et al. (1971) erkennen als eines der Kriterien der EBA negative immunologische Phänomene an, was – ihrer Meinung nach – erlaubt, eine Differentialdiagnose zum Pemphigoid (BP) zu stellen.

Dahl (1979) dagegen hebt als charakteristisches Merkmal der EBA immunologische Phänomene vom Typ BP hervor, und – seiner Meinung nach.– ist sie eine besondere BP-Abart. Auch andere Autoren (Kushniruk 1973; Gibbs u. Minus 1975; Benedetto et al. 1978; Krivo u. Miller 1978; Richter u. McNutt 1979) konnten in direkter Immunfluoreszenz BMZ-Immunablagerungen in allen untersuchten Fällen und in einigen (2/10) ebenfalls BMZ-Antikörper in der Zirkulation feststellen (Provost et al. 1979; Nieboer et al. 1980; Wilson et al. 1980). Linden et al. (1978), die in ihren Fällen keine zirkulierenden Anti-BMZ-Antikörper festgestellt haben, sind sogar der Meinung, daß das Nichtauftreten von BMZ-Antikörpern in der Zirkulation sowie IgG- und Komplement-Ablagerungen in der Basalmembranzone der unveränderten Haut einen grundlegenden Unterschied im Verhältnis zum BP bilden. Es muß jedoch hervorgehoben werden, daß in rund 25% der typischen BP-Fälle keine zirkulierenden Antikörper vorhanden sind (Chorzelski et al. 1979), und in der unveränderten Haut kann man bei den aktiven Fällen und manchmal sogar während der Remissionsperioden IgG-Ablagerungen und Komplement in der Basalmembranzone nachweisen.

Zweck der Arbeit

Zweck unserer Arbeit war
– die Schilderung von 2 eigenen Fällen, bei denen komplexe Untersuchungen durchgeführt wurden,
– eine immunelektronenmikroskopische Lokalisierung der Immunoglobuline unter Anwendung der Peroxidase-Technik im Vergleich mit Pemphigoid,
– eine Untersuchung, ob Antikörper sich in Gewebekulturen fixieren und ob sie unter diesen Bedingungen einen pathogenen Effekt verursachen, insbesondere ob sie mit denselben Strukturen in der Elektronenmikroskopie reagieren wie in vivo, d.h. in der Haut der Kranken,
– Therapieversuche mittels Sulfonen und Plasmaphorese.

Eigene Untersuchungen

Läsionen, das histologische Bild, IF-Untersuchungen, EM, Immuno-EM, Verlauf und Therapie schildern die Tabellen 1 und 2.

Besprechungen der Befunde

Direkte und indirekte Immunofluoreszenz-Untersuchungen

Im Lichtmikroskop unterscheidet sich der IF-Befund nicht vom BP, d. h. die IgG-, IgM-, IgA-Ablagerungen und Komplement waren in der Basalmembranzone (Abb. 1) vorhanden sowie zirkulierende BMZ-Antikörper der IgG-Klasse, in einem Fall ebenfalls IgM mit dem Titer von 320–640. Diese Antikörper reagierten mit BMZ ähnlich wie bei der BP.

Elektronenmikroskopische Untersuchungen

Im Gegensatz zum BP entsteht die Blase unter der Basalmembran, die zusammen mit der Epidermis isoliert vom Korium blieb. „Anchoring fibrils" konnten nicht nachgewiesen werden.

Immunelektronenmikroskopische Untersuchungen der scheinbar unveränderten Haut

Mittels der vielstufigen Methode (Holubar et al. 1975) wurde nachgewiesen, daß IgG-Ablagerungen und

Tabelle 1.

		Die Kranken	
		Z. S. ♂, 54jährig	W. B. ♂, 62jährig
Beginn der Krankheit		4 Jahren	3 Jahren
Charakter der Veränderungen	Haut	Blasen, Erosionen, Narben mit Milia, hauptsächlich in den traumatisierten Gegenden	
	Schleimhäute	Erosionen, Blasen	
Begleitende Krankheiten		Diabetes mellitus	Chronische lymphatische Leukämie (abortive Form)
Indirekte IF Zirkulierende Antikörper		BMZ-Antikörper, Titer 640	BMZ-Antikörper, Titer 160–320
Direkte IF der Antikörper		IgG, C3	IgG, IgM, C3
Therapie		Prednison 100 mg täglich Methotrexat 50 mg intramuskulär 1× wöchentlich, Imurek 200 mg täglich } erfolglos	Prednison 100 mg täglich-erfolglos Plasmaphoresis 6×1200 ml – 8 Monate erscheinungsfrei Dapson 200 mg täglich Besserung der Hautveränderungen Schleimhäute – erfolglos.

Tabelle 2. EBA versus Pemphigoid (BP)

	EBA	BP
Lokalisierung der Läsionen	hauptsächlich traumatisierte Gegenden	nicht charakteristisch
Befall der Schleimhäute	oft	selten
Narben	+	– / + nur in den vernarbenden Abarten
Milia	+	–
Histologie	intradermale Blase	subepidermale Blase
Ultrastruktur	Blase unter der Lamina basalis „Anchoring Fibrils" fehlen	Blase in der Lamina basalis, L. lucida
Indirekte IF Zirkulierende BMZ-Antikörper nachweisbar im Prozentsatz der Fälle	40%	75%
Direkte IF Immunablagerungen in der BMZ	hauptsächlich IgG, IgM und C3	hauptsächlich IgG und C3
Immunelektronenmikroskopie	IgG und C3 unter der Lamina basalis	IgG und C3 in der Lamina basalis, L. lucida
Therapie mit Kortikosteroiden	erfolglos	Therapie der Wahl

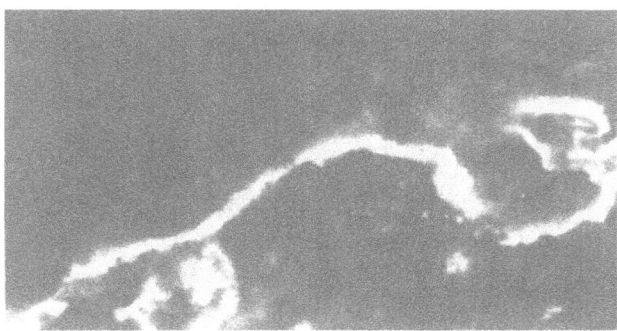

Komplement sich dicht unter der Lamina basalis befinden (Abb. 2), stellenweise an der Lamina densa haftend, also in einer ganz verschiedenen Lokalisation als bei dem BP, bei welchem die Ablagerungen sich in der Lamina lucida befinden und die Blase sich in ihrem Bereich bildet. Unsere Befunde stimmen mit den zuletzt publizierten Untersuchungen von Nieboer et al. (1980) überein.

Gewebekultur-Untersuchungen

Gewebekultur-Untersuchungen nach dem Verfahren von Sarkany et al. (1965) haben aufgezeigt, daß die Antikörper sich in der Basalmembranzone fixieren (Abb. 3), ohne einen pathogenen Effekt hervorzurufen, was scheinbar an Pemphigoid erinnert.

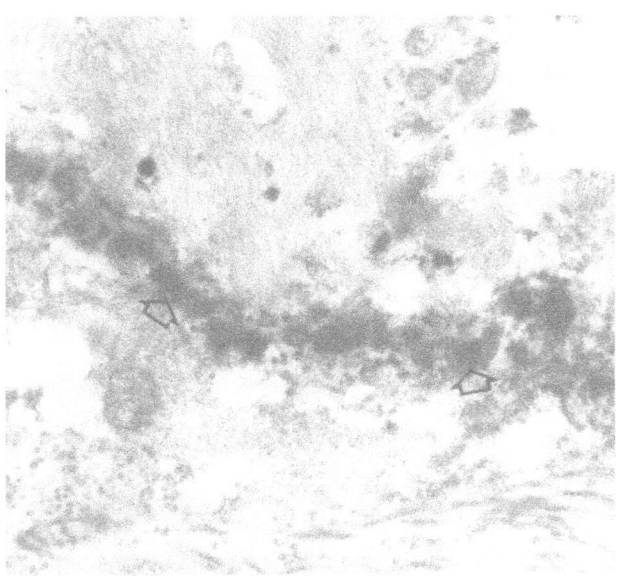
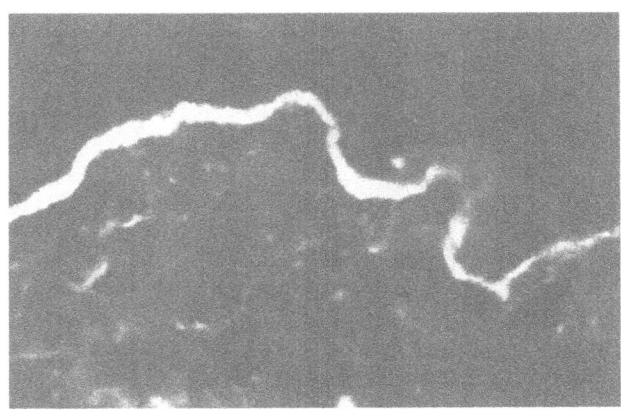

Abb. 1–3. Optische Untersuchungen bei Epidermolysis bullosa acquisita (Erläuterungen s. Text)

Jedoch haben immunelektronenmikroskopische Untersuchungen, durchgeführt auf einem 48stündigen Hautexplant, eine ähnliche Lokalisation der Immunoglobuline wie in der erkrankten Haut aufgezeigt, d. h. eine ganz andere als beim Pemphigoid.

Behandlung

Eine Behandlung mit Prednison in der Dosis bis 100 mg täglich bei beiden Patienten und mit Methotrexat 50 mg intramuskulär 1mal wöchentlich bei einem Patienten (Z. S.) war erfolglos.

Das Ansprechen auf Sulfone war gut bei dem Patienten W. B., bei welchem die Hautveränderungen sich periodisch sehr deutlich verbesserten, die Mundschleimhäute jedoch unverändert blieben. Eine 8monatige Remission bei diesem Kranken wurde durch eine Plasmaphoresebehandlung erzielt.

Schlußfolgerungen

Eine EBA unterscheidet sich trotz der Ähnlichkeit vom BP

a) klinisch durch:
- eine deutliche Einwirkung mechanischer Traumata und die damit zusammenhängende Lokalisation,
- den häufigen Befall von Schleimhäuten,
- keine Ansprache auf Kortikosteroide.

b) Histologisch und elektronenmikroskopisch durch Entstehung der Blase unter der Basalmembran, die an der Blasendecke haftet,
- immunoelektronenmikroskopisch durch Immunoglobulin-Ablagerungen von Immunoglobulinen und Komplement unter der Lamina basalis.

Unsere Untersuchungen haben aufgezeigt, daß die EBA eine gesonderte Krankheitseinheit und keine besondere BP-Abart ist. Es ist nicht klar, ob immunologische Phänomene – sehr charakteristisch für die EBA – primär oder sekundär sind und ob sie bei der Pathogenese eine Bedeutung haben, nämlich durch Schädigung der „anchoring fibrils" (Metz et al. 1975). Die Diagnose sollte zur Suche nach begleitenden System-Erkrankungen sowie zum therapeutischen Versuch mit Sulfonen und Plasmaphorese veranlassen.

Literatur

1. Benedetto AV, Bergfeld WF, Guirguis M (1978) Epidermolysis bullosa acquisita diagnosed by immunofluorescence and electron microscopy. (Abstract) J Invest Dermatol 70:221
2. Dahl MGC (1979) Epidermolysis bullosa acquisita versus pemphigoid. Acta Derm Venereol (Stockh) 59:187
3. Gibbs RB, Minus HR (1975) Epidermolysis bullosa acquisita with electron microscopical studies. Arch Dermatol 111:215–220
4. Kushniruk W (1973) The immunopathology of epidermolysis bullosa acquisita. Can Med Assoc J 108:1143–1146
5. Krivo JM, Miller F (1978) Immunopathology of epidermolysis bullosa acquisita. Arch Dermatol 114:1218–1220
6. Linden JK, Nilsen R, Thunold S, Schjonsby H (1978) Epidermolysis bullosa acquisita and Crohn's disease. Acta Derm Venereol (Stockh) 58:241–244
7. Metz J, Frank H, Metz G (1975) Zur Pathomorphogenese der Blasenbildung bei Epidermolysis bullosa acquisita und Epidermolysis bullosa dystrophica. Arch Dermatol Res 254:103–112
8. Nieboer C, Boorsma DM, Woedeman MJ, Kalsbeck GL (1980) Epidermolysis bullosa acquisita. Br J Dermatol 102:383–392
9. Provost TT, Maize JC, Ahmed AR, Strauss JS, Dobson RL (1979) Unusual subepidermal bullous diseases with immunologic features of bullous pemphigoid. Arch Dermatol 115:156–160
10. Richter BJ, McNutt S (1979) The spectrum of epidermolysis bullosa acquisita. Arch Dermatol 115:1325–1328
11. Roenigk HR, Ryan JM, Bergfeld WF (1971) Epidermolysis bullosa acquisita. Arch Dermatol 103:2–10
12. Sarkany J, Grice K, Caron TA (1965) Organ culture of adult human skin. Br J Dermatol 88:65–76
13. Wilson BD, Birnkrank AF, Beutner EH, Maize JC (1980) Epidermolysis bullosa acquisita: A clinical disorder of varied etiologics. Am Acad Dermatol 3:280–291

T. Chorzelski, L. Petkow, J. Dąbrowski, T. Krainska,
J. Sulej, S. Jablonska und E. H. Beutner, Warschau,
Hautklinik der Medizinischen Akademie,
Warszawa, Polen

Neue klinische und experimentelle Ergebnisse zur Pathogenese der systemischen Sklerodermie

Ch. Luderschmidt, Th. Krieg und P. K. Müller, München

Einleitung

Die progressive systemische Sklerodermie (PSS) ist eine Erkrankung, die zu Veränderungen am Gefäßsystem und des Bindegewebes führt [2, 4]. Häufig treten dabei entzündliche und immunologische Reaktionen in den befallenen Arealen und im Blut auf. Von wesentlicher Bedeutung für die Prognose der PSS ist die Aktivität der Erkrankung, die durch Zunahme der Fibrose der Haut, Verschlechterung der vaskulären und viszeralen Symptomatik sowie eine schmerzhafte Beweglichkeitseinschränkung der Gelenke charakterisiert ist. Erhöhte BKS, Leukozytose, Hypergammaglobulinämie als ent-

Tabelle 1. Schematische Darstellung der Charakterisierung des synthetisierten Kollagens und der Messung der Gesamtproduktion von kollagenem Bindegewebe aus der Fibroblastenkultur

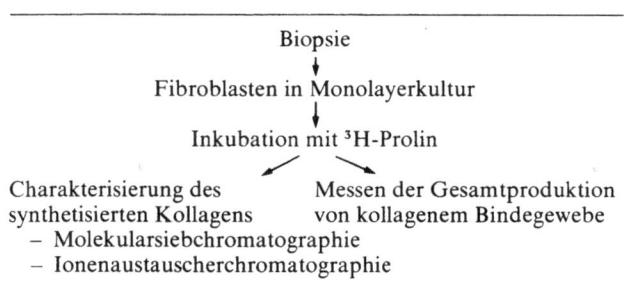

Ergebnisse

Wie die Ergebnisse (Tabelle 2) demonstrieren, ist die Aktivität von Progredienz der AS und SS nicht notwendigerweise abhängig von Entzündungszeichen im Blut und immunologischen Begleitparametern. Dagegen scheint die erhöhte Kollagenbiosynthese besser mit der Krankheitsaktivität zu korrelieren. Die in der Haut vorkommenden Kollagentypen I und III sind bei Fibroblasten, die von PSS-Patienten gezüchtet wurden, gegenüber den Kontrollstämmen nicht verändert (Tabelle 3).

Tabelle 2. Klinische Symptomatik, entzündliche und immunologische Blutparameter, Progredienz und Kollagensynthese bei 10 Patienten mit Akrosklerodermie (AS), CRST-Syndrom und Stammsklerodermie (SS)

Patient	Typ	Interne Beteiligung			Entzündung	Immunologie	Progredienz	Kollagensynthese
		Viszeral	Muskel	Gelenke				
1	AS	+ +	+	+ +	+ + +	+ + +	aktiv	↑
2	AS	+		+			aktiv	↑
3	SS	+ + +	+				aktiv	↑
4	CRST	+		+	+	+	aktiv	↑
5	SS	+ +	+		+ +	+ + +	aktiv	↑
6	SS	+ + +	+ +	+ +	+ + +	+ + +	aktiv	→
7	AS	+						→
8	AS	+						→
9	AS	+ +						→
10	SS	+ +			+	+		→

Tabelle 3. In der Haut vorkommende Kollagentypen I und III bei PSS-Patienten und gesunden Kontrollen

	Typ-I-Kollagen	Typ-III-Kollagen
Sklerodermie	89 ± 3,6	11 ± 3,6
Kontrollen	90 ± 4,1	10 ± 4,2

zündliche Parameter sowie immunologische Zeichen wie ANA, ENA und der Nachweis von akuten Phasenproteinen werden im allgemeinen zur Beurteilung des Verlaufes der PSS empfohlen [4]. Allerdings lassen sich diese Parameter nicht in allen Fällen notwendigerweise mit der klinischen Symptomatik korrelieren. Wir berichten über eine Studie an 10 PSS-Patienten, bei denen wir über einen Zeitraum von zwei Jahren retrospektiv die klinische Progredienz beurteilten und nach neuen objektiven Parametern für die Aktivität der Erkrankung suchten.

Nach Jablonska [2] und Winkelmann [4] wird die PSS in die Akrosklerodermie (vaskuläre Fibrose) und in die Stammsklerodermie (inflammatorische Fibrose) eingeteilt. Bei den Patienten mit Akrosklerodermie überwiegt die Vaskulopathie mit peripher lokalisierter Sklerosierung. Die rumpfbetonte, meist entzündliche Sklerodermieform hingegen verläuft aggressiver und hat so eine schlechtere Prognose. Unabhängig von der primären Auslösung, welche vaskulärer, entzündlicher oder immunologischer Art sein kann, kommt der Fibrose (Bindegewebsvermehrung) eine wesentliche Bedeutung für die Pathogenese der Erkrankung zu. Diese Bindegewebsproteine scheinen von „aktivierten" Fibroblasten produziert zu werden, deren Synthese auch in vitro untersucht werden kann (Tabelle 1).

Besprechung

Die Kollagensyntheserate korreliert jedoch nicht in sämtlichen Fällen mit der Aktivität der PSS (Patient 6). Dieses Phänomen kann durch die Selektion von Fibroblasten aus bestimmten Hautarealen bedingt sein. So gibt es Hinweise, daß gerade bei initialen Erkrankungen Fibroblasten, die aus der subkutanen-kutanen Grenzzone gezogen wurden, die höchste Induktion der Kollagensynthese aufweisen [1]. Ist die Biopsie zu oberflächlich gehalten oder gelingt es nicht, Fibroblasten aus der Grenzschicht zu ziehen, kann man in solchen Fällen falsch negative Befunde erhalten.

Im Hinblick auf den Verlauf und die Aktivität der PSS erwiesen sich die Entzündungszeichen im Blut und die immunologischen Parameter als relativ unspezifisch. Die Kollagenbiosynthese kann hingegen die Einschätzung der Prognose besser gewährleisten und Hinweise für das therapeutische Vorgehen geben [3].

Literatur

1. Fleichsmajer R, Perlish S, Krieg T, Timpl R (im Druck) J Invest Dermatol
2. Jablonska S (1975) Scleroderma and Pseudoscleroderma. Polish Medical Publishers, Warschau
3. Krieg T, Luderschmidt C, Weber L, Müller PK, Braun-Falco O (im Druck) Scleroderma fibrolasts: some aspects of in vitro assessment of collagen synthesis. Arch Dermatol Res
4. Winkelmann RK (1976) Pathogenesis and staging of scleroderma. Acta Derm Venereol (Stockh) 56:83–92

Dr. Chr. Luderschmidt, Dr. T. Krieg,
Dermatol. Univ.-Klinik, Frauenlobstr. 8–11,
D-8000 München 2

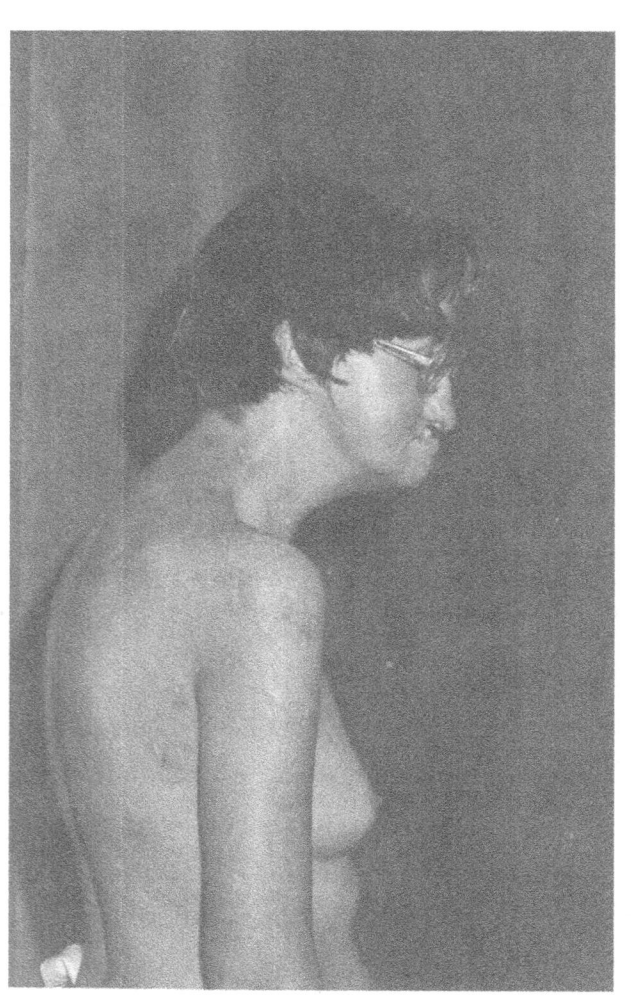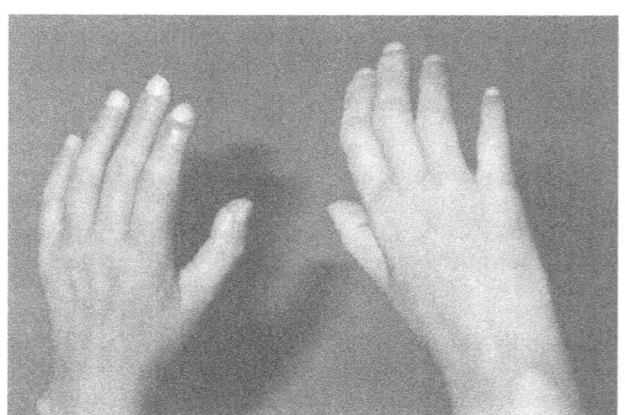

Hochwuchs,
Katarakt, Myopie,
Iridoschisis, Strabismus,
Mikrozephalie,
psychische Störungen,
EEG-Abnormitäten,
Brachio- und Klinodaktylie,
Hautleisten vermindert,
Ulnar- und Radiusende verbreitert,
radio-ulnare Synostose.

Betrachtet man nun die progressive Sklerodermie, so sind hier gewisse chromosomale Aberrationen bekannt. Es existieren einige Mitteilungen darüber. So wurde von Emerit et al. 1974 ein sog. „breakage factor" im Serum von Patienten mit progressiver Sklerodermie gefunden. Dieser soll für chromosomale Abnormitäten in Zellen bei der progressiven Sklerodermie verantwortlich sein. Nach Burch und Rowell (1963) soll bei der Sklerodermie eine am X-Gen gebundene Vererbung bei den sehr seltenen familiären Fällen vorliegen. Bekannt ist ferner das Überwiegen des weiblichen Geschlechts im Verhältnis bis zu 3:1 bei der progressiven Sklerodermie.

Möglicherweise liegen demnach hier qualitative und quantitative Veränderungen der Geschlechtschromosomen vor.

Weitere Chromosomenuntersuchungen, insbesondere der X-Chromosomen, sollten daher bei der progressiven Sklerodermie vorgenommen werden.

Literatur

1. Carr DH, Barr ML, Plunkett ER (1961) An XXXX sex chromosome complex in two mentally defective females. Can Med Assoc J 84:131-137
2. Emerit I, Levy A, Housset E (1974) Breakage factor in systemic sclerosis and protector effect of 1-Cysteine. Humangenetik 25:221-226
3. Jacobs PA et al. (1959) Evidence for the existence of the human super femal. Lancet 2:423-425

Prof. Dr. G. Brehm,
Universitäts-Hautklinik,
Bremer Straße 79,
D-6700 Ludwigshafen

Warziges Dyskeratom

W. Maciejewski, München

Das warzige Dyskeratom (Synonyme: Dyskeratosis follicularis isolata [3, 7] oder Dyskeratoma segregans [6] ist ein seltener, fast immer solitärer epidermaler Tumor, der histologisch die Merkmale eines Morbus Darier aufweist [4-6, 8, 11]. Der Tumor tritt vorzugsweise am behaarten Kopf, am Nacken oder im Gesicht auf. Es werden vorwiegend Männer im vorgerückten Lebensalter betroffen [10]. Der Tumor, der im Zentrum oftmals ein keratotisches genabeltes Knötchen oder eine Papel zeigt, wird in der Regel klinisch nicht diagnostiziert. Meist werden verschiedene Verdachtsdiagnosen geäußert, wobei die Histologie dann die Diagnose sichert.

Material

Es wurden ca. 10 000 Präparate der Einlaufhistologie untersucht.

Ergebnisse

Nach den klinischen Angaben und histologischen Kriterien wurden 11 warzige Dyskeratome diagnostiziert (Tabelle 1).

Klinisch waren es ausschließlich solitäre Tumoren, vier davon an Stamm und Extremitäten lokalisiert. Der Tumor wurde bei 9 Männern und bei 2 Frauen gefunden. Das Durchschnittsalter bei unserem Patientengut betrug 70 Jahre.

Histologisch war das warzige Dyskeratom durch eine umschriebene, mit einem hyper- oder parakeratotischen Hornpfropf versehene Epitheleinbuchtung gekennzeichnet, die relativ tief ins Korium vordringt. Der Tumor ist an einen oder zwei benachbarte Follikel gebunden (Abb. 1). Vom Zentrum des Tumors streben fingerartige Epithelausläufer ins Korium, die aus ein- oder zweireihigen basaloiden Zellen bestehen. In diesen Epi-

Tabelle 1. Auftreten eines warzigen Dyskeratoms

Fall	Geschlecht	Alter	Lokalisation	Klinische Diagnose
1	M	70	Brust	Akanthom
2	M	63	Schulter	Basaliom
3	M	74	Stirn	Keratoakanthom
4	M	88	Brust	Basaliom
5	M	70	Gesicht	Trichoepitheliom
6	F	33	Gesicht	Papillom
7	M	78	Kopf	Aktinische Keratose
8	F	71	Arm	Cornu cutaneum
9	M	57	Kopf	Verruköses Akanthom
10	M	77	Gesicht	Basaliom
11	M	86	Gesicht	Aktinische Keratose

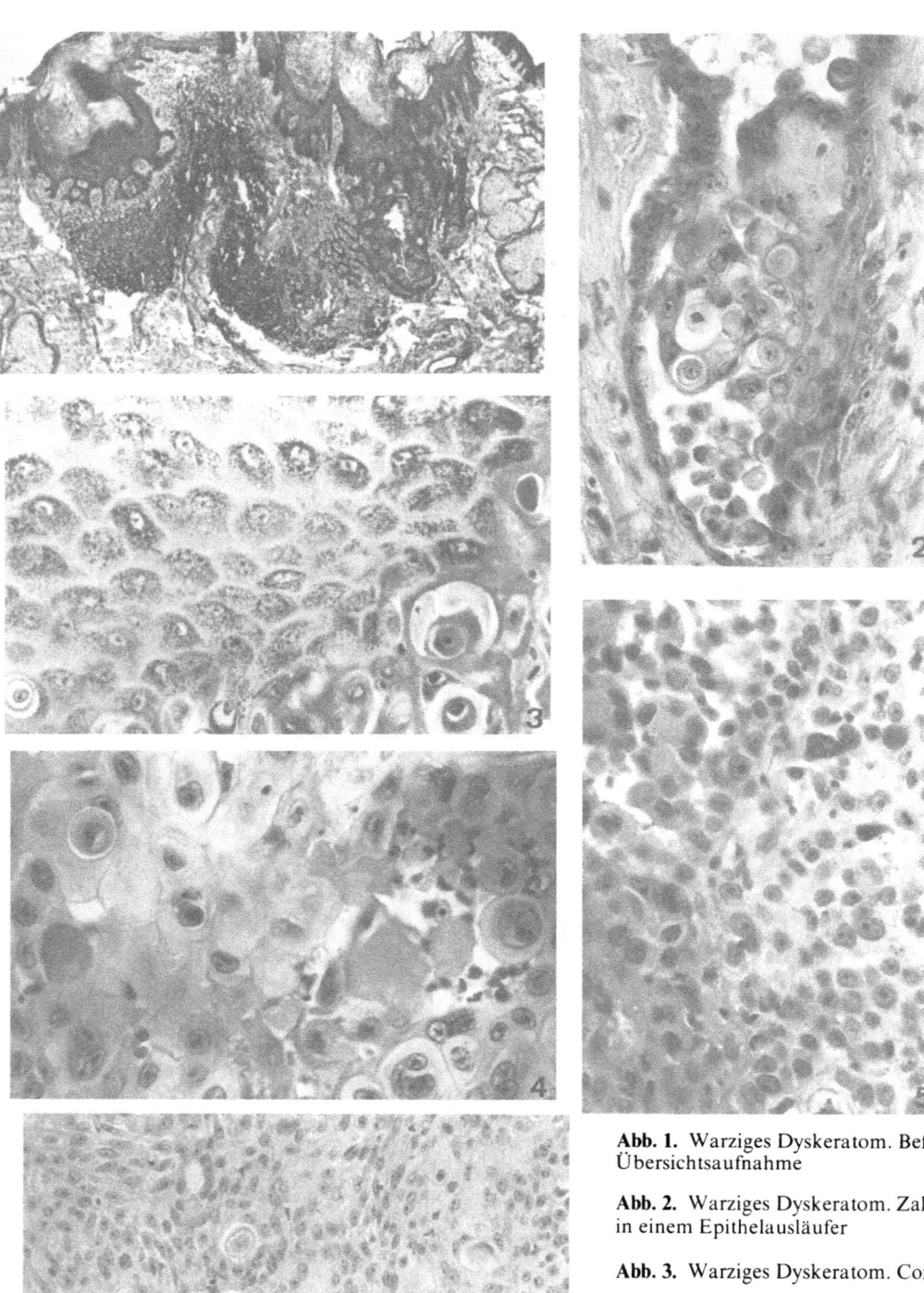

Abb. 1. Warziges Dyskeratom. Befall von zwei Haarfollikeln. Übersichtsaufnahme

Abb. 2. Warziges Dyskeratom. Zahlreiche dyskeratotische Zellen in einem Epithelausläufer

Abb. 3. Warziges Dyskeratom. Corps ronds und grains

Abb. 4. Warziges Dyskeratom. Deutliche maligne Entartung des Tumors

Abb. 5. Akantholytisches Plattenepithelkarzinom. Pathologische Mitosen und zahlreiche atypische Zellen

Abb. 6. Verrucae seborrhoicae mit dyskeratotischen Zellen

thelsträngen finden sich bereits dyskeratotische Zellen (Abb. 2). Charakteristisch ist die Ausbildung von suprabasalen Spalten oder größeren Lakunen, sowie eine suprabasale Akantholyse und deutliche Dyskeratose vom Darier-Typ mit zahlreichen corps ronds und grains (Abb. 3). Die dyskeratotischen Zellen werden in die größeren Hohlräume und in das zentrale Lumen des Tumors abgestoßen. Manchmal findet man große Mengen dieser dyskeratotischen Zellen in verschiedenen Stadien der Degeneration. Wir haben auch vereinzelte Kernteilungsfiguren und selten Kern- und Zellatypien beobachten können. Im Korium fand sich unterschiedlich dichtes entzündliches Infiltrat vorwiegend aus Lymphozyten und histiozytoiden Elementen.

Unter den ca. 10000 von uns untersuchten Präparaten wurde eine Dyskeratose und Akantholyse noch bei folgenden Tumoren gesehen: bei 4 aktinischen Keratosen, 8 akantholytischen Plattenepithelkarzinomen, 4 seborrhoischen Warzen, 2 Fällen von Fibroma pendulans und einem Tumor, den wir dem warzigen Dyskeratom nicht mit letzter Sicherheit zuordnen können. Es handelte sich klinisch um einen einzelnen Tumor mit zentralem Hornpfropf, der bei einer 80jährigen Patientin im Ausschnitt lokalisiert war. Der Tumor wies alle Kriterien eines warzigen Dyskeratoms auf und zeigte eine eindeutige Verbindung zum Follikel, eine suprabasale Lakunenbildung, mehrere akantholytische, dyskeratotische Zellen, corps ronds und grains. Viele Zellen hatten jedoch ein helles Zytoplasma (in PAS-Färbung schwach positiv) und auffällig waren zahlreiche atypische Mitosen sowie atypische Zellen. In Serienschnitten stellte sich dann der maligne Charakter des Tumors heraus (Abb. 4).

Besprechung

Differentialdiagnostisch muß das warzige Dyskeratom vor allem vom Morbus Darier, den akantholytischen aktinischen Keratosen und vom akantholytischen Plattenepithelkarzinom abgegrenzt werden.

Bei einem Morbus Darier, insbesondere bei seinen hypertrophischen Varianten, sieht man histologisch ein ähnliches Bild; der Hornpfropf reicht jedoch nicht so tief, es sind außerdem auch extrafollikuläre Partien betroffen. Ausschlaggebend für die Diagnosestellung des warzigen Dyskeratoms ist sein singuläres Auftreten, während die Hauterscheinungen beim Morbus Darier auch bei seinen abortiven Formen multipel sind.

Bei einem Keratoma actineum mit einer Dyskeratose vom Typ Darier fehlt die deutliche Bindung an den Follikelapparat, die interfollikuläre Epidermis ist mitbefallen und viele Zellen haben ein atypisches Aussehen. Das warzige Dyskeratom tritt auch öfter an nicht sonnenexponierten Arealen auf. Es wird auch bei Negern gefunden. Ein Übergang eines dyskeratotischen Keratoma actineum in ein beginnendes akantholytisches Plattenepithelkarzinom konnte in unserem Material bei einem Fall nachgewiesen werden.

Bei dem akantholytischen Plattenepithelkarzinom (Synonyme: Epithelioma spinocellulare segregans [2], Carcinoma dyskeratoticum segregans [5] steht die maligne Entartung der Zellen im Vordergrund (Abb. 5). Der Tumor ist meist nicht scharf von der Umgebung abgegrenzt. Die Dyskeratose und Akantholyse können noch ausgeprägter als beim warzigen Dyskeratom sein. Es bilden sich auch glanduläre und pseudoalveoläre Hohlräume.

Erst kürzlich wurde über akantholytische und dyskeratotische Zellen bei zwei seborrhoischen Warzen berichtet [9]. Diesen Befund konnten wir besonders bei irritierten seborrhoischen Warzen bestätigen (Abb. 6). Im Vergleich zum warzigen Dyskeratom fehlen jedoch die suprabasalen Lakunen, Villi und der zentrale Hornpfropf.

Ob das warzige Dyskeratom obligat benigne ist, wie dies von der Mehrheit der Autoren angenommen wird, oder ob eine potentielle maligne Entartung möglich ist, wurde nicht hinreichend gesichert. Unsere Beobachtung wäre der erste Fall eines Übergangs des warzigen Dyskeratoms in einen malignen Tumor.

Das warzige Dyskeratom gehört zum Formenkreis der sog. Focal acantholytic dyskeratosis. Dieser Oberbegriff wurde von Ackermann geprägt und umfaßt klinisch unterschiedliche Krankheitsbilder, die histologisch durch suprabasale Lakunen, Zottenbildung, corps ronds, grains und eine Hyperkeratose oder Parakeratose gekennzeichnet sind [1]. Augrund der Klinik und der charakteristischen Histologie handelt es sich jedoch beim warzigen Dyskeratom, unserer Meinung nach, um eine Tumorentität.

Literatur

1. Ackerman AB (1972) Focal acantholytic dyskeratosis. Arch Dermatol 106:702–706
2. Delacrétaz J, Madjedi AS, Loretan RM (1957) Epithelioma spinocellulare segregans. Hautarzt 8:512–518
3. Graham JH, Helwig EB (1958) Isolated dyskeratosis follicularis. Arch Dermatol 77:377–389
4. Haustein U-F (1967) Dyskeratotisches Keratoma senile und warziges Dyskeratom. Hautarzt 18:198–203
5. Jablonska S, Chorzelski T (1961) Dyskeratoma and epithelioma (carcinoma) dyskeratoticum segregans. Dermatologica 123:24–37
6. Metz J, Schröpl F (1970) Zur Nosologie des Dyskeratoma segregans (Warty dyskeratoma). Arch Klin Exp Dermatol 238:21–37
7. Nikolowski W (1959) Dyskeratosis follicularis isolata. Arch Klin Exp Dermatol 208:174–180
8. Szymanski FL (1957) Warty dyskeratoma: A benign cutaneous tumor resembling Darier's disease microscopically. Arch Dermatol 75:567–572
9. Tagami H, Yamada M (1978) Seborrhoic keratosis: an acantholytic variant. J Cutan Pathol 5:145–149
10. Tanay A, Mehregan AH (1969) Warty dyskeratoma. Dermatologica 138:155–164
11. Tritsch H (1960) Beitrag zur Darier-ähnlichen Atypie des Keratoma senile (sogenanntes warziges Dyskeratom). Arch Klin Exp Dermatol 210:280–290

Dr. med. W. Maciejewski,
Dermatologische und Allergologische Abteilung,
Städt. Krankenhaus München-Schwabing,
Lehrkrankenhaus der Ludwig-Maximilians-Universität München,
Kölner Platz 1,
D-8000 München 40

Heterogenie bei Xeroderma pigmentosum

H. Traupe und My A. Kim, Münster

Das Xeroderma pigmentosum stellt ein gentisch sehr heterogenes Krankheitsbild dar. Störungen der DNA-Reparatur bewirken die erhöhte UV-Lichtempfindlichkeit. Die Vielzahl von Enzymen, die an den verschiedenen DNA-Reparatursystemen beteiligt sind, verursacht die genetische Mannigfaltigkeit. Allein bei dem klassischen Xeroderma pigmentosum kommen 6 verschiedene Defekte der Exzisionsreparatur vor. Sonderformen stellen die Xeroderma-pigmentosum-Variante und das Xeroderma pigmentosum tardivum dar. Bei diesen beiden Formen werden Defekte der Postreplikationsreparatur angenommen.

Wir beobachteten zwei 6 Jahre alte Jungen, die nicht miteinander verwandt waren und beide an einem typischen Xeroderma pigmentosum litten. Die DNA-Reparatur wurde bei PHA-stimulierten Lymphozyten anhand von Mitoseindex, Schwesterchromatidaustausch(SCE)-Häufigkeit und anhand der Kernsedimentation nach UV-Bestrahlung [1] beurteilt.

Bei beiden Patienten war die Teilungsfähigkeit der Zellen nach UV-Bestrahlung im Vergleich zu Kontrollen drastisch verringert. Während der erste Patient erwartungsgemäß keinen Anstieg der Schwesterchromatidaustausch (SCE)-Rate und ein für exzisionsreparaturdefiziente Zellen typisches Sedimentationsprofil aufwies, lag beim zweiten Patienten ein erheblicher Anstieg der SCE-Rate und eine wesentlich verzögerte DNA-Reparatur mit einer beträchtlichen Reparaturrestaktivität vor.

Verschiedenartige Störungen der DNA-Reparatur müssen deshalb bei den beiden klinisch nicht unterscheidbaren Patienten bestehen. Wir nehmen an, daß der erste Patient einen Defekt der Exzisionsreparatur aufweist, während bei dem zweiten Patienten aufgrund der verzögerten DNA-Reparatur ein Defekt der Postreplikationsreparatur vermutet wird. Es könnte sich bei diesem zweiten Patienten um einen weiteren Fall der seltenen Xeroderma-pigmentosum-Variante handeln.

Literatur

1. Kim MA, Traupe H (im Druck) Demonstration of heterogeneity in Xeroderma pigmentosum. Arch Dermatol Res

Dr. H. Traupe,
Universitäts-Hautklinik,
v.-Esmarch-Straße 56,
D-4400 Münster

Organisation und Rekanalisation eines Lymphgefäßthrombus im Elektronenmikroskop

W. Ch. Marsch, Berlin

Die Lymphe setzt sich aus Blutplasmawasser, permeierten Plasmaproteinen und Blutzellen (über 80% Lymphozyten) zusammen. Der historische Disput über die Lymphbildung („Filtrationstheorie" von Ludwig 1858 contra „Sekretionstheorie" von Heidenhain 1891) ist nach heutiger Erkenntnis zugunsten der ersteren entschieden [3]. Die periphere Lymphe enthält somit neben Fibrinogen auch andere Gerinnungsfaktoren; de-

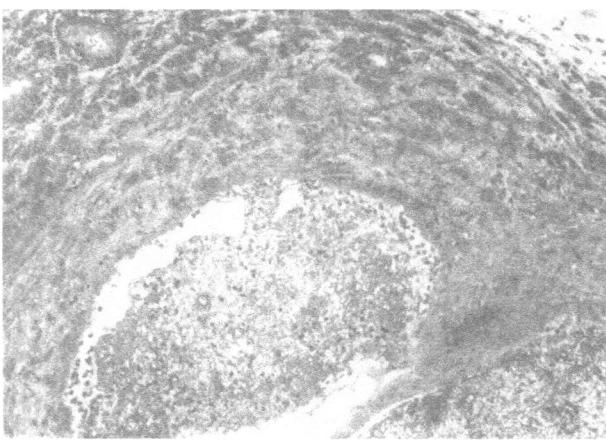

Abb. 1. Gewundenes Lymphsammelgefäß mit fibrinösem Gerinnungsthrombus und Gefäßwandverdickung. H & E

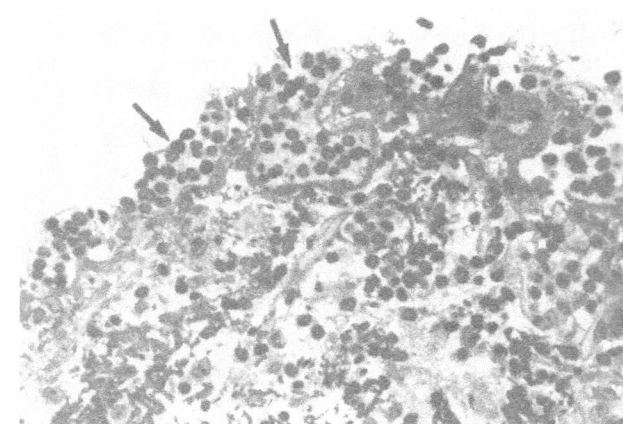

Abb. 2. Gerinnungsthrombus in Organisation und Rekanalisation: Fibrinnetz mit Lymphozyten und Endothelzellen; an der Oberfläche Lymphkapillaren mit Lymphozyten im Lumen (Pfeile). Semidünnschnitt, Araldit-Einbettung, Toluidinblaufärbung

ren Konzentration liegt bei 20–60% des Blutplasmaspiegels [1, 2]. Die Gerinnungsfähigkeit der Lymphe wurde bereits von Virchow beschrieben [5]. Da die Lymphe keine Thrombozyten enthält, kann kein Abscheidungsthrombus gebildet werden.

Die sogenannte sklerosierende Lymphangiitis des Penis weist histologisch drei grundlegende allgemeinpathologische Phänomene am betroffenen Lymphsammelgefäß auf: Lymphostase, fibrinöser Gerinnungsthrombus und Gefäßwandverdickung (Abb. 1, 2). Wir propagieren deshalb den Terminus Lymphangiofibrosis thrombotica occlusiva [4]. Organisation und Rekanalisation eines fibrinösen Gerinnungsthrombus konnte elektronenmikroskopisch untersucht werden.

Die Auflösung des Fibrinexsudats sowie dessen Besiedlung durch Endothelzellen ausgehend von der Intima des Lymphsammelgefäßes markieren die Organisation. Die kapilläre Lumenbildung in proliferierten gruppierten Lymphendothelzellen vollzieht die Rekanalisation des Thrombus. Beide Vorgänge laufen simultan ab.

Organisation

Das Fibrinexsudat enthält Lymphozyten, Makrophagen sowie isolierte und gruppierte Endothelzellen. Der Fibrinabbau vollzieht sich offenbar gänzlich extrazellulär. In Makrophagen konnte kein phagozytiertes Fibrin nachgewiesen werden. Feingranuläre Fibrinmassen an abluminalen Endothelzellflächen von Lymphkapillaren sprechen für eine ablaufende Fibrinolyse (Abb. 4). In diesen perikapillären Bereichen finden sich wenige Kollagenfibrillen. Die Sekretion von fibrinolytischen Proteasen durch Endothelzellen und die Plasminogenaktivierung dürften die wesentlichen Faktoren des Fibrinabbaus sein. Neutrophile Granulozyten als dominierende fibrinolytisch aktive Zellen bei der Organisation von Blutgerinnungsthromben fehlen hier völlig; dies dürfte eine eingeschränkte Fibrinolysekapazität der peripheren Lymphe zur Folge haben.

Rekanalisation

Im Fibrinexsudat finden sich Lymphkapillaren, deren Lumina neben netzigen Präzipitaten (Lymphe) zahlreiche Lymphozyten aufweisen; Erythrozyten und Thrombozyten fehlen u.a. völlig (Abb. 3, 4). Das Zytoplasma der Endothelzellen ist überwiegend sehr dünn; eine Basallamina fehlt gewöhnlich (Abb. 4). Membranbegrenzte intrazytoplasmatische Hohlräume in isolierten und gruppierten Endothelzellen stellen offenbar die frühesten Zeichen der Lymphkapillarlumenbildung dar (Abb. 5). Die Begrenzung der intrazellulären Hohlräume weist mikrovilliartige Zytoplasmaprotrusionen auf, die bei voll ausgebildeten Lymphkapillaren weitgehend fehlen. Dieser Modus kontrastiert zur Lumenentwick-

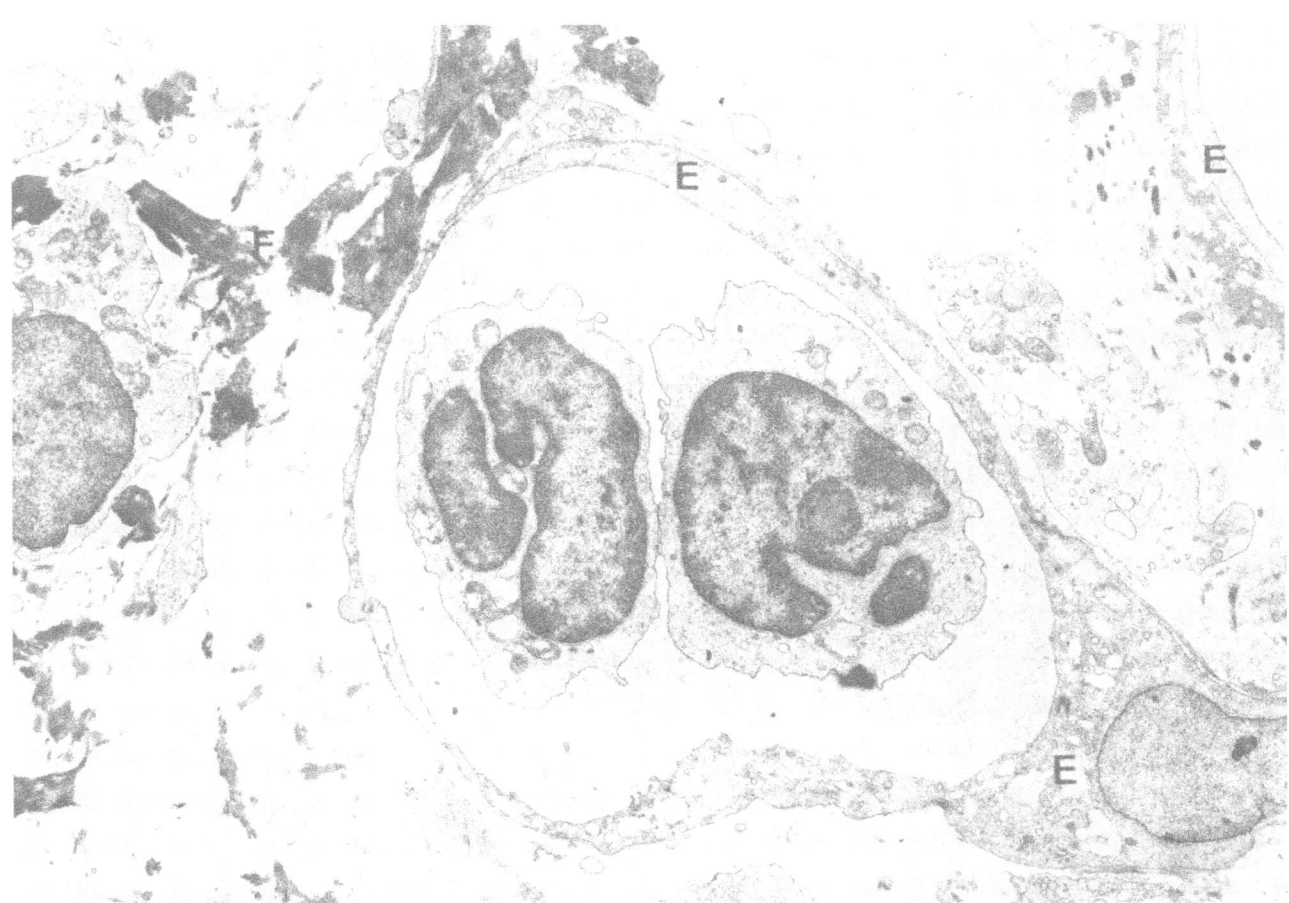

Abb. 3. Rekanalisation des Gerinnungsthrombus durch Lymphkapillaren: Meist flach ausgezogene Endothelzellen (E), zwei Lymphozyten im Kapillarlumen angeschnitten. Fibrin (F). Vergr. × 8660

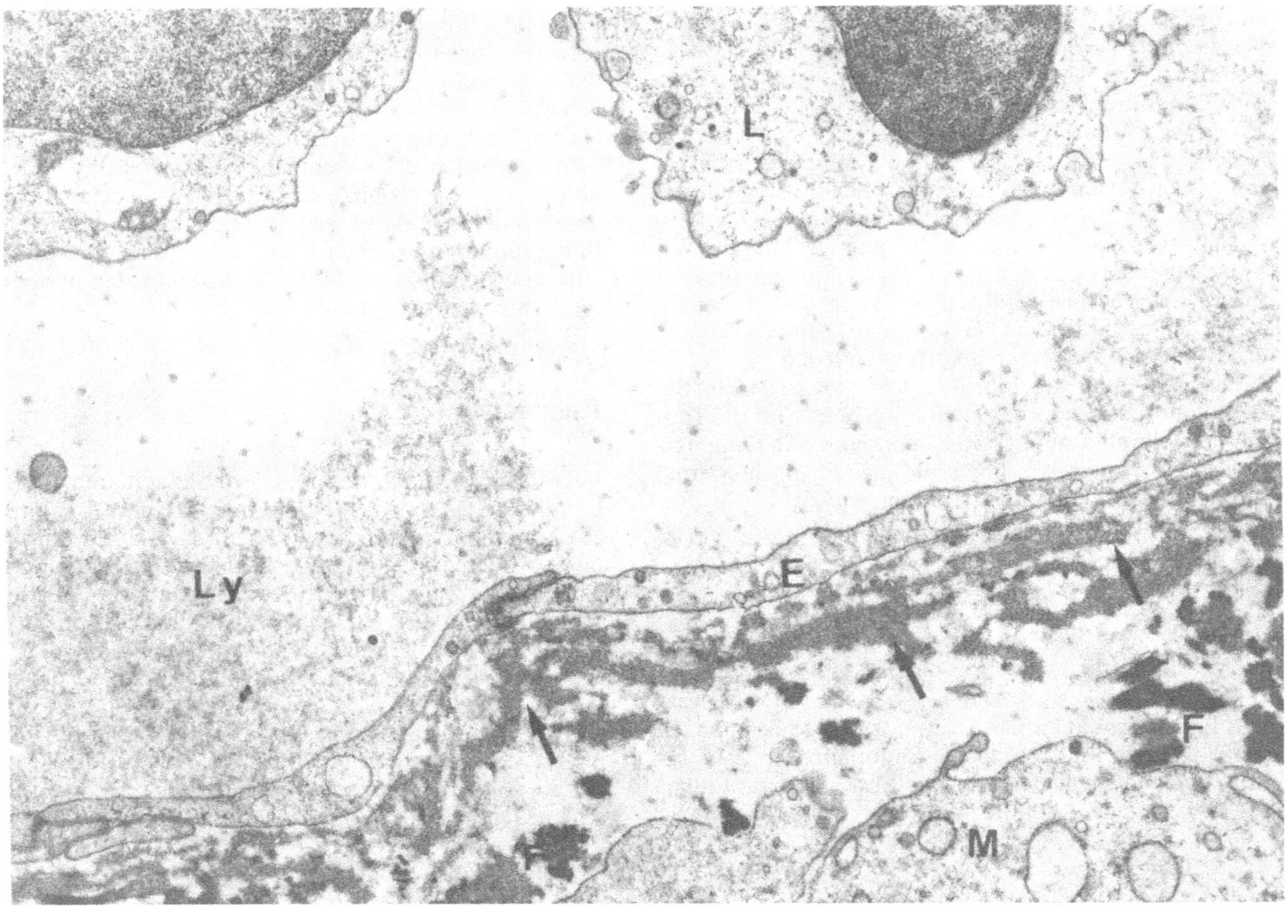

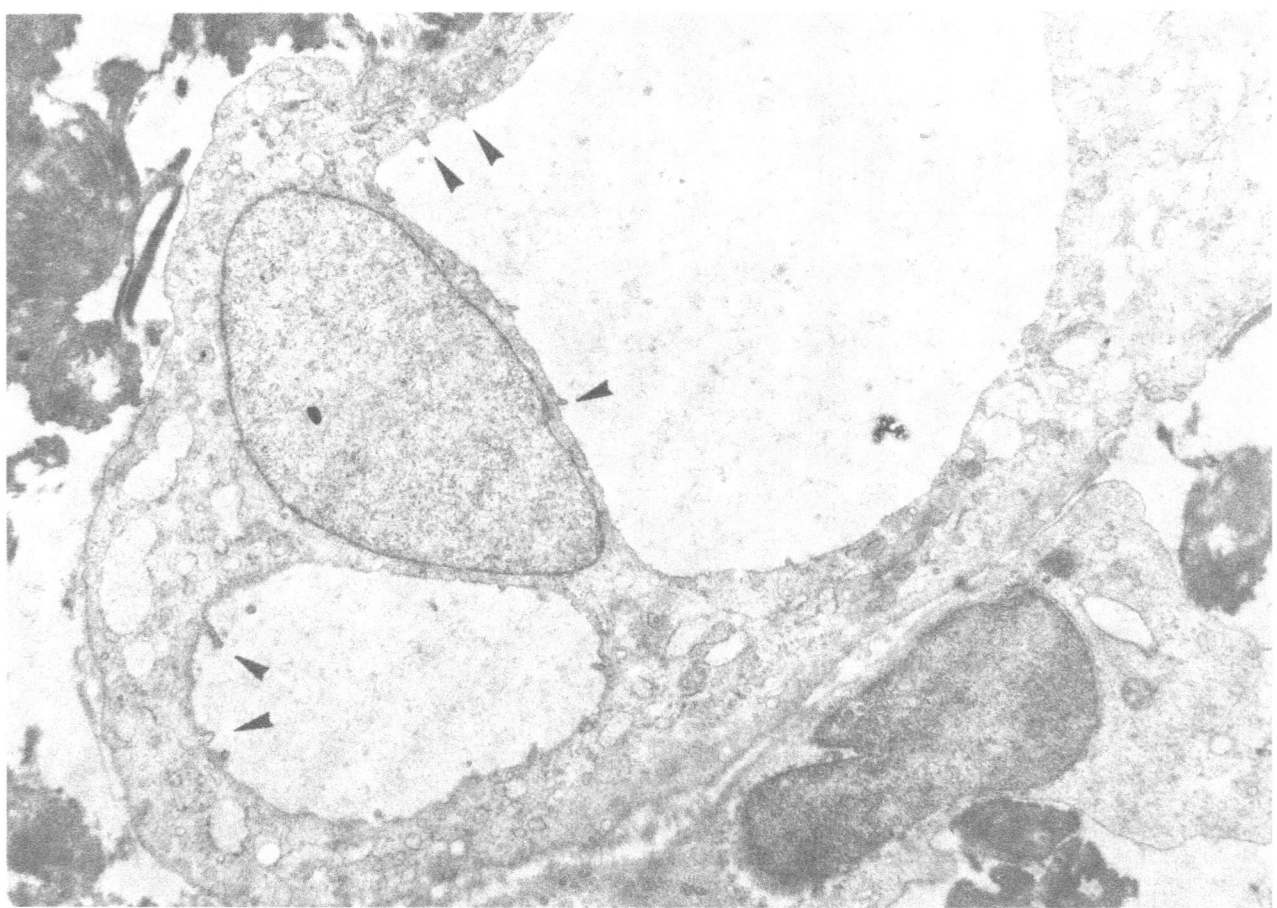

Abb. 4. Detail der Lymphkapillaren im Gerinnungsthrombus: Lumen mit netzigen Präzipitaten = Lymphe (Ly) und Anschnitt zweier Lymphozyten (L); Endothelzellen (E) mit tight junction und fehlender Basallamina; unverändertes Fibrin (F) sowie subendotheliale feingranuläre Massen (Pfeile); Makrophagen (M). Vergr. × 14720

Abb. 5. Endothelzelle im Gerinnungsthrombus mit intrazytoplasmatischen membranbegrenzten Hohlräumen; mikrovilliartige Zytoplasmaprotrusionen (Pfeilspitzen). Vergr. × 10530

lung von Blutkapillarsprossungen in der Embryonalzeit sowie im Granulationsgewebe; hier wird der Intravasalraum vom Extrazellularraum abgegliedert.

Literatur

1. Chrobák, Bartoš V, Brzek V, Hnizdová D (1967) Coagulation properties of human thoracic duct lymph. Am J Med Sci 253:69–75
2. Courtice FC (1972) The chemistry of lymph. In: Meessen H (Hrsg) Lymphgefäß-System-Lymph vessel system. Springer, Berlin Heidelberg New York (Handbuch der allgemeinen Pathologie, Bd 3/6, S 311–362)
3. Földi M (1972) Physiologie und Pathophysiologie des Lymphgefäßsystems. In: Meessen H (Hrsg) Lymphgefäß-System-Lymph vessel system. Springer, Berlin Heidelberg New York, (Handbuch der allgemeinen Pathologie, Bd 3/6, S 239–310)
4. Marsch WC, Stüttgen G (im Druck) Sclerosing lymphangitis of the penis. A lymphangiofibrosis thrombotica occlusiva. Br J Dermatol 103
5. Virchow R (1858) Die Cellularpathologie in ihrer Begründung auf physiologische und pathologische Gewebelehre. Hirschwald, Berlin S 143 ff

Dr. W. Ch. Marsch,
Hautklinik d. Freien Universität
im Rudolf-Virchow-Krankenhaus,
D-1000 Berlin 65

Tiefe venöse Refluxdiagnostik mit der Ultraschall-Doppler-Sonde

U. Schultz-Ehrenburg und D. Lämmer, Berlin

Die Ultraschall-Doppler-Technik (USD) hat nicht nur in der arteriellen, sondern auch in der venösen Diagnostik einen unverzichtbaren Platz eingenommen. Ihr Einsatz bei der Untersuchung der Varikosis gehört heute zur phlebologischen Routine, und ihre Anwendung bei der Thrombosediagnostik hat ebenfalls rasche Verbreitung gefunden. Hier soll über eine andere Anwendungsmöglichkeit berichtet werden, die dagegen kaum geläufig ist: die tiefe venöse Refluxdiagnostik. Obwohl die zugrundeliegenden Prinzipien bekannt sind, finden sich nur vereinzelte Arbeiten, die über eigene Ergebnisse berichten (Sigel et al. 1968; Bollinger et al. 1971). Wir wollen hier die theoretischen Grundlagen veranschaulichen, das in der Berliner Universitätshautklinik entwickelte Untersuchungsschema vorstellen (Abb. 1) und über erste eigene Ergebnisse berichten.

Untersuchungsablauf

Wirken auf die Blutsäule Kräfte ein, die sie in retrograde Richtung drängen, schließen normalerweise die Venenklappen wie ein Ventil, und die Blutsäule steht still. Bei der Auskultation mit der Doppler-Sonde findet sich ein negativer Befund, d.h. kein Flußgeräusch. Sind die Venenklappen undicht, kommt es zum Reflux und der Dopplerbefund wird positiv. Es entsteht ein länger anhaltendes Strömungsgeräusch, das auch als Kurve aufgezeichnet werden kann. Durch den richtigen Einsatz von 5 Testmethoden (Unterschenkelkompression, Unterschenkeldepression, Oberschenkelkompression, Oberschenkeldepression und Valsalvasche Bauchpresse) ist es nun möglich, pathologische Refluxe (auch) in den tiefen Beinvenen sicher zu erfassen. Die Abb. 2–6 veranschaulichen die Vorgänge im einzelnen. Auf dem rechten Bein ist jeweils der Normalbefund dargestellt, auf dem linken ein tiefer Reflux. Exemplarisch soll hier nur das

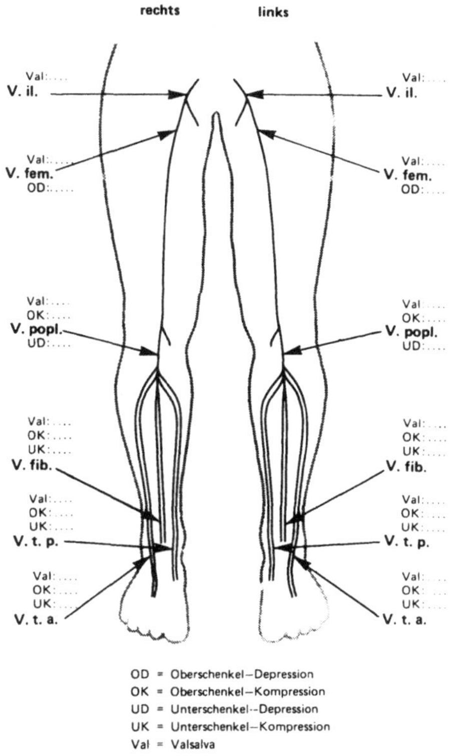

Abb. 1. Untersuchungsbogen zur tiefen venösen Refluxdiagnostik

OD = Oberschenkel-Depression
OK = Oberschenkel-Kompression
UD = Unterschenkel-Depression
UK = Unterschenkel-Kompression
Val = Valsalva

Beispiel der Unterschenkeldepression ausgeführt werden (Abb. 6). Durch die Freigabe der Muskelkompression entsteht ein Sog, der das Blut von distal her ungehindert ansaugen kann. Von proximal ist das durch den Klappenschluß nicht möglich. Der Doppler-Befund an der primären Auskultationsstelle über der Vena poplitea ist negativ. Haben wir dagegen proximal eine insuffiziente Venenstrecke, kommt es zum Reflux. Der Dopplerbefund über der Vena poplitea wird positiv. Weiter oben kann er bereits wieder negativ sein, wenn sich dort wieder schließfähige Klappen finden. Bezüglich Unterschenkelkompression, Oberschenkelkompression, Oberschenkeldepression und Vasalva-Preßversuch s. Abb. 2–5.

Wie ein vollständiger Refluxstatus aussieht, zeigt die Abb. 1. Die Pfeile beziehen sich auf die gebräuchlichsten Auskultationsstellen der Dopplersonde. Eingetragen sind alle relevanten Testverfahren, deren positiver Ausfall einen Reflux bedeutet. Wird das Testgeräusch oberhalb der Auskultationsstelle erzeugt, steht die Testbezeichnung über dem jeweiligen Venennamen, wird

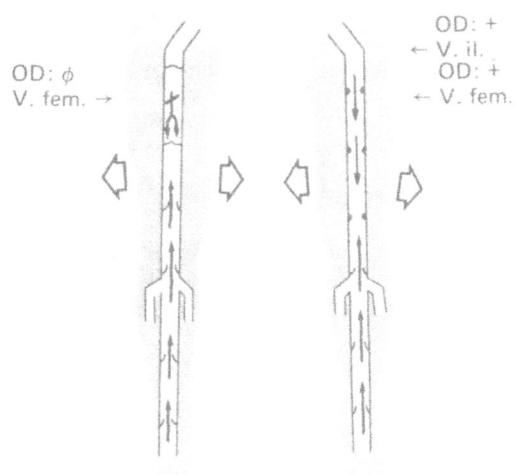

Abb. 4. OS-Depression

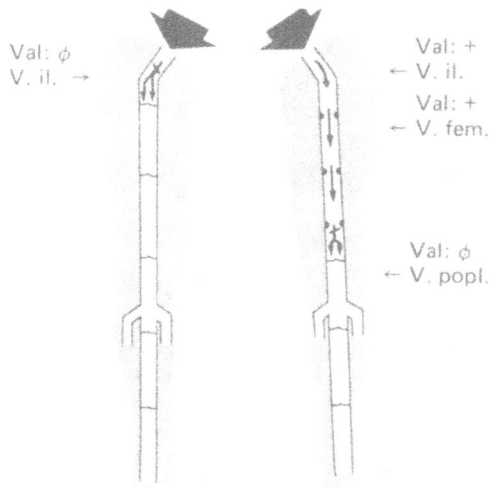

Abb. 2. Valsalva

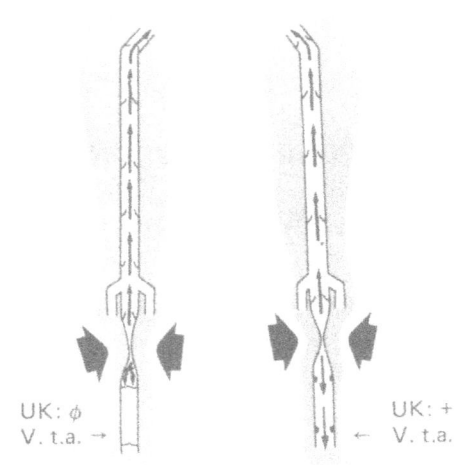

Abb. 5. US-Kompression

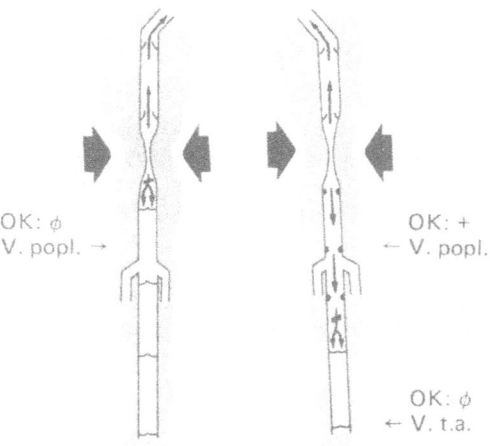

Abb. 3. OS-Kompression

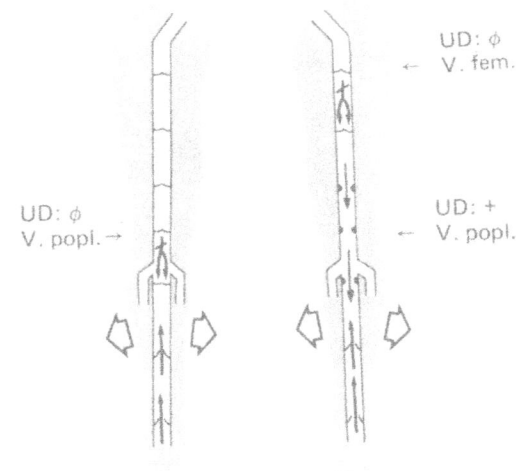

Abb. 6. US-Depression

sie unterhalb ausgelöst, steht sie darunter. So steht z. B. VAL und OK über V. popl., UD dagegen darunter. Auf diese Weise ist es möglich, sich mit einem Blick ein vollständiges Bild von den Strömungsverhältnissen der tiefen Beinvenen zu machen und langstreckige wie segmentale Insuffizienzen gleichermaßen zu erfassen.

Spezielle Befunde

Nach diesem Untersuchungsablauf haben wir bei 90 Beinen von 58 Patienten einen vollständigen Venenstatus erhoben. Es handelte sich dabei um Patienten aus der phlebologischen Sprechstunde, bei denen aufgrund klinischer oder anamnestischer Befunde an die Existenz tiefer Refluxe gedacht werden konnte. Bei 63 Beinen waren solche Refluxe nachweisbar. 11mal fanden wir dabei die folgende, auf den ersten Blick paradoxe Refluxkonstellation: Bei negativem Vasalva in der Vena iliaca externa kam es zu einem positiven Refluxgeräusch in der Vena femoralis. Dieser Reflux wird offenbar über die Vena iliaca interna ausgelöst, die mit der Vena femoralis über die Vena obturatoria und die Vena circumflexa femoris medialis anastomosiert. Die Existenz dieses Refluxweges wird überhaupt erst durch die Doppler-Technik nachweisbar, da sie sich dem phlebographischen Nachweis entzieht. Immerhin, 17,5% aller Beine mit pathologischem Reflux zeigten diesen Typ, über dessen Bedeutung bislang nichts Näheres bekannt ist.

Vergleich USD – Venographie

Bei 21 Beinen von 12 Patienten hatten wir Gelegenheit, den Doppler-Befund mit der Venographie zu vergleichen. 11mal waren die tiefen Beinvenen unauffällig, 10mal hatten wir tiefe Refluxe gefunden. Wir erhielten in allen Fällen eine Konkordanz. Dabei stellte sich allerdings heraus, daß die Venographie nur bedingt als Referenzmethode herangezogen werden kann. Wenn Venenklappen fehlen oder zerstört sind, ist die Röntgenaussage klar. Schwierigkeiten ergeben sich bei einer relativen Klappeninsuffizienz, da es dysplastische Venenklappen gibt und scheinbar normal angelegte, die aber funktionell insuffizient sind. In solchen Fällen kann die retrograde Preßphlebographie zur Aufklärung von Diskrepanzen beitragen (Bollinger et al. 1971). Sie wird jedoch kaum jemals primär durchgeführt werden und liefert auch nur bis maximal zum Knie brauchbare Ergebnisse.

Ganz allgemein liegen die Vorzüge der Venographie darin, daß nur sie über die Ursache des Refluxes Aufschluß geben kann, nämlich, ob es sich um einen postthrombotischen Zustand handelt oder eine angeborene Klappengenesie. Allerdings gelingt auch das nicht in allen Fällen. Ein weiterer Vorzug ist die genaue Darstellung des anatomischen Verlaufs, was vor allem für die Venenchirurgie von Bedeutung ist. Dem steht als Nachteil gegenüber, daß die Klappenfunktion in der Regel vom Röntgenologen nur geschätzt werden kann. Ein weiterer Punkt ist, daß es am Unterschenkel häufig zu Überlagerungen von oberflächlichen und tiefen Beinvenen kommt, was insbesondere bei einer Varikosis die Beurteilbarkeit einschränken kann.

Ein Vorteil der Ultraschall-Doppler-Technik liegt in der direkten Prüfung der Klappenfunktion. Die Technik liefert auch noch im Knöchelbereich exakte Aussagen, und die Refluxe von der Vena iliaca interna werden, wie gesagt, überhaupt erst durch diese Technik nachweisbar. Einschränkungen ergeben sich im Bereich einer Dermatosklerose mit einer Varikosis, da hier die Varizen oft nicht abgedrückt werden können und es deshalb nicht gelingt, die oberflächlichen Refluxe selektiv auszuschalten.

Indikationen zur tiefen venösen Refluxdiagnostik

Wann und warum sind nun solche Doppler-Untersuchungen indiziert?

1. Ganz allgemein zur Diagnosesicherung tiefer Refluxe, die sich mit dieser Technik wie mit keiner anderen nachweisen lassen. Indikationen sind das postthrombotische Syndrom, die chronisch-venöse Insuffizienz, die Varikosis (vor Behandlung) und die Abklärung unbestimmter Beinbeschwerden.

2. Zur besseren prognostischen Einschätzung der Erfolgsaussichten eines Varizen-Stripping oder einer Verödungsbehandlung. Wie unsere eigenen bisher noch unveröffentlichten Befunde zeigen, schränkt der Nachweis tiefer Refluxe die Aussichten sowohl einer Varizenoperation als auch einer Sklerosierungsbehandlung ein.

3. Die tiefe Refluxdiagnostik ermöglicht es, die Indikationen zur Venographie einzuengen. Wenn keine tiefen Refluxe vorliegen, ist auch keine Venographie erforderlich, ausgenommen der akute Thromboseverdacht.

4. Schließlich ist eine Indikation natürlich immer dann gegeben, wenn wegen Kontrastmittelunverträglichkeit eine an sich erforderliche Venographie nicht möglich ist.

Hinzu kommen die allgemeinen Vorzüge der Untersuchungsmethode. Es gibt keine Kontraindikationen. Das Verfahren ist unblutig und nicht belastend. Man kann es beliebig oft wiederholen, und mit Ausnahme des Anschaffungspreises für das Gerät entstehen fast keine Kosten.

Zusammenfassung

Mit Hilfe der Ultraschall-Doppler-Technik ist es möglich, pathologische Refluxe in den tiefen Beinvenen sicher zu erfassen. Für das praktische Vorgehen wird ein Untersuchungsschema gezeigt. Bei 58 Patienten wurde danach ein ausführlicher Refluxstatus erhoben, bei 12 Patienten zusätzlich eine Venographie durchgeführt. Beim Vergleich liefert die Doppleruntersuchung die genaueren funktionellen, die Venographie die sicheren anatomischen Aussagen. Die Indikationen für eine tiefe Refluxdiagnostik werden herausgestellt. Der Nachweis tiefer Refluxe schränkt die Erfolgsaussichten einer Varizenoperation oder einer Sklerosierungsbehandlung ein. 17,5% aller Beine mit pathologischen Refluxverhältnissen zeigten einen Refluxweg von der V. iliaca interna zur proximalen V. femoralis. Dieser Weg wird erst durch die Doppler-Technik nachweisbar; über seine Bedeutung ist bislang nichts Näheres bekannt.

Literatur

1. Bollinger A, Wirth W, Brunner U (1971) Klappenagenesie und -dysplasie der Beinvenen. Schweiz Med Wochenschr 101:1348–1353
2. Sigel B, Popky GL, Wagner DK, Boland JP, Mapp EMcD, Feigel P (1968) A doppler ultrasound method for diagnosing lower extremity venous disease. Surg Gynecol Obstet 127:339–350

Dr. U. Schultz-Ehrenburg,
Universitäts-Hautklinik und Poliklinik,
Klinikum Steglitz der Freien Universität Berlin,
Hindenburgdamm 30,
D-1000 Berlin 45

Dermatologische Röntgentherapie und Schilddrüsenkrebs – Ergebnisse von Thermolumineszenzmessungen

H. Goldschmidt, Philadelphia

Zusammenfassung

Das Auftreten von Schilddrüsenkrebs ist als seltene Spätfolge von Röntgenbestrahlungen der Kopf- und Halsgegend im Kindes- und Jugendlichenalter beschrieben worden. Die Mehrzahl der Patienten wurden vor 15 bis 20 Jahren wegen Sinusitis, Thymushypertrophie und Tonsillenhypertrophie bestrahlt. In einigen Fällen wurde jedoch auch ein ursächlicher Zusammenhang mit Röntgenbestrahlungen für Tinea capitis, Acne vulgaris und andere dermatologische Indikationen vermutet.

Das Ausmaß dieses potentiellen Strahlenrisikos wurde in über 1000 Thermolumineszenzmessungen der Schilddrüsengegend am Phantom für verschiedene Strahlenqualitäten, Körperregionen und Strahlenschutzbedingungen überprüft. Das Strahlenrisiko kann durch eine Bleiabdeckung der Halsgegend, Verwendung von Strahlentubussen und Benutzung von Weichstrahlqualitäten auf ein Minimum reduziert werden.

Wie viele andere Behandlungsmethoden ist auch die Röntgentherapie mit Nebenwirkungen verbunden. In der Dermatologie sind die wichtigsten Strahlenschäden der Röntgenkrebs, die Mutagenese und die Radiokarzinogenese [1]. Die ersten beiden Faktoren sind weitgehend geklärt: Spätschäden der Haut können vermieden werden, wenn bei fraktionierter Behandlung die kumulative Maximaldosis von 1000 rd nicht überschritten wird [2]; die genetische Strahlenbelastung kann auf ein Minimum beschränkt werden, wenn zweckentsprechende Strahlenschutzmaßnahmen ergriffen werden [3].

Weniger klar ist das Problem der Radiokarzinogenese. Erst in den letzten zwei Jahrzehnten hat sich das Interesse der Öffentlichkeit auf die Möglichkeit gerichtet, daß wiederholte kleine Strahlendosen Neoplasmen innerer Organe hervorrufen können. Die ersten Arbeiten auf diesem Gebiet befaßten sich mit dem Auftreten von Leukämien bei Atombombengeschädigten in Japan und bei Bewohnern der Marschall-Inseln. Später wurde eine Leukämie auch als Spätfolge nach einer Röntgentherapie der Spondylitis beschrieben. Weitere Beispiele von strahleninduzierten Neoplasmen sind Bronchialkarzinome bei Arbeitern in Radiumbergwerken, sowie Brustkrebse nach Kernwaffenexplosionen, nach einer Strahlenbehandlung der Mastitits und nach häufigen Röntgenuntersuchungen der Lunge bei Tuberkulose. Neoplasmen des Skeletts traten bei Arbeitern auf, die Radium auf Uhrzifferblätter auftrugen, ebenso nach einer Radiotherapie der Wirbelsäule bei ankylosierender Spondylitis und bei Knochentuberkulose. Magenkarzinome wurden bei Atombombengeschädigten und nach einer Röntgenbehandlung der Spondylitis beobachtet. Es besteht heute auch kein Zweifel mehr darüber, daß Röntgenbestrahlungen der Kopf-, Hals- und Thoraxgegend im Kindesalter nach einer Latenzzeit von 10 bis 30 Jahren gutartige und bösartige Schilddrüsentumoren hervorrufen können. Die meisten dieser Patienten wurden wegen einer Thymushypertrophie, vergrößerten Tonsillen oder einer Sinusitis bestrahlt. Eine Behandlung bei Acne vulgaris, Tinea capitis (Epilation nach Kienbock-Adamson) und Hämangiomen der Kopf- und Halsregion durch Dermatologen wurde nur in einem verhältnismäßig kleinen Prozentsatz der Statistiken als vermutliche Ursache angegeben [3].

Bei den meisten dieser Neoplasmen konnte eine direkte Beziehung zwischen der Dosishöhe und der Häufigkeit der Tumoren festgestellt werden: Je größer die Dosis, desto höher die Anzahl von Krebspatienten. Fraglich ist noch, ob diese Beziehung auch für sehr kleine Dosen zutrifft. (Noch 1959 wurde in einem Handbuchbeitrag festgestellt, daß Dosen unterhalb 1000 rd keine nachweisbaren inneren Neoplasmen hervorgerufen hatten.) Die Annahme einer Schwellendosis ist in der Zwischenzeit fallengelassen worden; an ihre Stelle tritt jetzt die sog. „lineare Hypothese". Danach sind Strahlenwirkungen, die als Folge großer Röntgendosen wissenschaftlich sicher nachgewiesen sind, in geradliniger Abhängigkeit proportional auch nach kleinen und kleinsten Röntgendosen bis hinunter zum Nullwert zu erwarten, ohne daß dabei das Vorhandensein einer Schwellendosis angenommen wird. Diese Hypothese wurde in dem BEIR-Report der amerikanischen National Academy of Sciences formuliert [4]. Für uns von besonderer Bedeutung sind die in diesem Report veröffentlichten Risikokoeffizienten, die es ermöglichen, die zu erwartende Häufigkeit von verschiedenen Krebsarten zu schätzen. Für die Schilddrüse ist die geschätzte Zahl von Karzinomen z. B. mit 2,5 bis 9,3 Fällen pro 1 Million bestrahlter Patienten angegeben, wenn die Schilddrüse mit einer Dosis von 1 rd bestrahlt wurde; für eine Schilddrüsendosis von 100 rd würde sich die Anzahl der Karzinompatienten verhundertfachen.

Modan et al. [5] zeigten in Israel an einer größeren Zahl von röntgenepilierten Kindern mit Tinea capitis, daß die Anzahl von Schilddrüsenkrebsen bei den bestrahlten Patienten im Vergleich mit einer Kontrollgruppe etwa fünffach erhöht war. Die geschätzte Schilddrüsendosis betrug nur 6,5 rd; dieser Wert ist von amerikanischen Gesundheitsbehörden häufig als Minimaldosis zur Induktion von Schilddrüsenkrebs zitiert worden. Um das wirkliche Ausmaß des Strahlenrisikos bei der dermatologischen Strahlentherapie statistisch besser erfassen zu können, haben wir in Philadelphia in Zusammenarbeit mit den Strahlenphysikern Prof. Gorson und Dr. Lassen über 1000 experimentelle Thermolumineszenzmessungen der Schilddrüsengegend am Phantom durchgeführt. Alle unsere Meßergebnisse wurden auf eine Hautdosis von 1000 rd bezogen. Wir konnten feststellen, daß bei der direkten Bestrahlung der Halsgegend ohne jegliche Schutzmaßnahmen die Schilddrüsenbelastung mit über 300 rd unvertretbar hoch ist, wenn eine Strahlenqualität von 0,75 mm Al HWD benutzt wurde. Die große Bedeutung von Strahlenschutzmaßnahmen konnte bei der Bestrahlung der Gesichtsgegend mit einer HWD von 0,75 mm Al gezeigt werden; durch Anwendung von Tubussen und eines Bleischutzes über der Schilddrüsengegend konnte die Schilddrüsendosis von 210 rd auf weniger als 0,4 rd reduziert werden. Als Halsschutz verwendeten wir einen Bleigummiausschnitt mit einem Bleiäquivalent von 1 mm Blei. Das Röntgenrisiko ist also über 500mal höher, wenn diese einfachen Vorsichtsmaßnahmen bei der Bestrahlung der Gesichtsgegend vernachlässigt werden. Bei der Benutzung der weicheren Strahlenqualitäten war die Schilddrüsenbelastung wesentlich geringer. Für eine HWD von 0,17 mm Al betrug sie 31 rd ohne Strahlenschutz und weniger als 0,03 rd mit Tubus und Bleiabdeckung. Wie erwartet, ergaben Messungen bei der Bestrahlung der Extremitäten noch geringere Werte; bei einer Bestrahlung der Hand mit einer HWD von 0,75 mm Al wurden nur 0,008 rd (mit Tubus, ohne Bleischutz) gemessen, am Fuß nur 0,0009 rd. Eine ausführliche Arbeit über die Ergebnisse unserer Thermoluminiszenzmessungen ist in Vorbereitung.

Für die folgenden Risikoberechnungen haben wir eine durchschnittliche Schilddrüsendosis von 1 rd pro 1000 rd Hautdosis eingesetzt (für die Bestrahlung beider Gesichtshälften). Diese Strahlenbelastung ist sehr gering, vor allem, wenn man sie mit der unvermeidbaren kosmischen Strahlung und Umweltreaktivität vergleicht, die in den USA im Durchschnitt 0,1 rd pro Jahr beträgt. Der BEIR-Report ermöglicht es uns, das Strahlenrisiko für 1 rd Schilddrüsendosis zu errechnen und mit anderen Risiken zu vergleichen. Für Erwachsene ist die Wahrscheinlichkeit, einen Schilddrüsenkrebs zu entwickeln, mit 1:18000 und das damit verbundene Mortalitätsrisiko mit 1:600000 angegeben [4]. Es würden also etwa 2 Todesfälle auftreten, wenn eine Million Patienten mit einer Schilddrüsendosis von 1 rd bestrahlt wurden. Es ist selbstverständlich, daß selbst dieses sehr geringe Risiko bei der dermatologischen Indikationsstellung nicht vernachlässigt werden darf, insbesondere wenn andere wirksame Behandlungsmethoden mit geringerem Risiko zur Verfügung stehen. Leider sind aber auch andere therapeutische Methoden nicht völlig ohne Risiko, obwohl sich in der Literatur nur wenige statistische Angaben finden lassen, die zum Vergleich hinzugezogen werden konnten. Eine der wenigen Veröffentlichungen auf dem Gebiet der Risikoschätzung betrifft die Penizillinbehandlung; das angegebene Mortalitätsrisiko von 1:5000 ist etwa 200fach höher als das von uns errechnete Strahlenrisiko [6]. Auch ein Vergleich mit Risiken des Alltags zeigt deutlich, daß die mit einer sachgemäß verabreichten Röntgenbehandlung verbundenen Gefahren relativ gering sind. Sir Pochin hat erst kürzlich Statistiken veröffentlicht, die sich gut zu Vergleichen eignen, weil sie sich auf die von uns ermittelte Risikohöhe beziehen, nämlich das Risiko, daß 1 Todesfall pro 1 Million betroffener Personen auftritt [7]. Dieses Risiko ist z. B. verbunden mit einem 600 km langen Flug, mit einer 90 km langen Autofahrt und mit dem Rauchen von nur einer Zigarette. Das gleiche Risiko gilt für Bergsteiger nach nur 1½ Minuten, bei Fabrikarbeitern nach 1½ Wochen und bei jedem Sechzigjährigen nach nur 20 Minuten. Diese Daten wurden von Wilson [8] bestätigt und erweitert.

Literatur

1. Goldschmidt H (1978) Röntgenbehandlung von Dermatosen: Indikationen und Gefahren. Hautarzt 29:283–291
2. Sulzberger NB, Baer RL, Borota A (1952) Do roentgen ray treatments as given by skin specialists produce cancers or other sequelae? Arch Derm Syph 65:639–655
3. Goldschmidt H, Sherwin WK (im Druck) Reactions to ionizing radiation. J Am Acad Dermatol
4. National Academy of Sciences-National Research Council (1972) The effects on populations of exposure to low levels of ionizing radiation. Report of the Advisory Committee on the Biological Effects of Ionizing Radiation (BEIR), US Government printing office, Washington
5. Modan B, Baidatz D, Mart H, Steinitz R, Levin SG (1974) Radiation induced head and neck tumours. Lancet 1:277–281
6. Idsoe O, Guthe T, Willcox RP, DeWeck AL (1968) Nature and extent of penicillin side-reactions, with particular reference to fatalities from an phylactic shock. Bull WHG 38: 159–188
7. Pochin EE (1978) Estimates of industrial and other risks. J R Coll Physicians Lond 12:210
8. Wilson R (1979) Analyzing the daily risks of life. Technol Rev Feb. 41–46

H. Goldschmidt, U. D.,
Dept. of Dermatology,
University of Pennsylvania,
Medical School,
3400 Spruce Street,
Philadelphia, PA,
USA

Porphyria cutanea tarda und hepatozelluläre Tumoren

N. Simon, C. Siklósi und M. Kiss, Szeged

In den letzten 10–15 Jahren können wir – wenn auch vereinzelt – über Beobachtungen lesen, die sich mit den tumorösen Komplikationen – vornehmlich – älterer PCT-Kranker befassen. Beim Versuch, diese klinischen und pathologischen Daten zu systematisieren, zeigt es sich, daß die große Mehrzahl davon mit der im höheren Alter auftretenden innerorganischen metastatischen Krebsbildung, nicht aber mit der porphyrischen Grundkrankheit in Beziehung zu bringen ist.

In weitaus geringerer Zahl – fast als Rarität – begegnen wir benignen Tumoren oder primären Leberkrebsen, wo nach einem bisher unbekannten Mechanismus der Tumor selbst Porphyrin erzeugt und so später die für die PCT charakteristischen Hautsymptome hervorbringt. Hier kann gleich bemerkt werden, daß eine paraneoplastische Krankheitsform, die aufgrund des vermuteten Mechanismus eines solchen primären Tumors zustande kommt, unter den gesamten porphyrischen Krankheiten bisher nur bei der PCT beschrieben worden ist [2, 12].

Bis 1972 fanden sich in der Literatur insgesamt nur 5 Fälle, in denen bei PCT die Zirrhose mit einem Porphyrin produzierenden hepatozellulären Karzinom kompliziert war (Tabelle 1). Wir stellen sie tabellarisch vor, und es ist angegeben, ob die Hautsymptome dem primären Lebertumor vorausgegangen waren oder erst nach der Diagnosestellung des Tumors bzw. simultan aufgetreten waren.

Unter den von unserer Klinik betreuten 120 PCT-Kranken haben wir bisher zweimal ein primäres hepatisches Karzinom gefunden. Beide Fälle möchte ich kurz darstellen:

56jähriger Mann. Die für PCT typischen Hautsymptome bestehen seit seinem 40. Lebensjahr. Mit 29 Jahren wurde er wegen Syphilis einer Neosalvarsan- und Wismutkur unterzogen; außerdem war er Alkoholiker. Eine Zirrhose hatten wir schon 1975 diagnostiziert. – 1976, also 16 Jahre nach dem Erscheinen der Hautsymptome, klagte er über Blähungen im Bauch und allgemeine Schwäche. Ein auftretender Aszites wurde abpunktiert. Eine Laparotomie der Leber mit anschließender histologischer Untersuchung wurde vorgenommen. Es fanden sich mehrere verschieden große Tumoren. Der Tod trat im Koma ein. Die Sektion und der histologische Befund ergaben einen auf dem Boden einer Zirrhose entstandenen primären, multifokalen Leberkrebs.

Der zweite Patient ist 66 Jahre alt. Im Alter von 58 Jahren erschien er erstmalig mit sklerodermiformen Hautveränderungen an den sonnenexponierten Körperstellen. Im Gesicht, am Nacken und am Rumpf fanden sich ausgedehnte pigmentierte Flecken. Daneben bestanden eine latente Syphilis und eine auch klinisch wahrnehmbare Zirrhose. Ein Alkoholabusus bestand seit sehr langer Zeit. In jungen Jahren hatte er wegen Syphilis unter Arsenobenzol- und Wismutbehandlung gestanden. Nach 6 Jahren zeigte die Leberszintigraphie einen intrahepatischen raumfordernden Prozeß. Durch Laparotomie wurde ein primäres Leberkarzinom festgestellt. In den beiden letzten Jahren seines Lebens traten Appetitlosigkeit und ein generalisierter Pruritus auf. Es folgten Kreislaufanomalien und einige Tage vor seinem Tode ein Ikterus. Außer seinem Leberleiden und den Folgeerscheinungen der Syphilis hatte der Kranke ein Cor pulmonale. Die Obduktion ergab zahlreiche Tumoren an der Oberfläche beider Leberlappen.

Histologischer Befund: Ein auf dem Boden einer Mischzirrhose entstandenes hepatozelluläres Karzinom mit deutlichen Aktivitätsanzeichen.

Bei beiden Patienten dürfte die Arsenobenzolkur zur Behandlung der Syphilis die Entwicklung der Zirrhose und die Entstehung des primären Leberkarzinoms begünstigt haben. Die ausgeschiedene Porphyringesamtmenge (Abb. 1 und 2) ließ bei einem Kranken mit dem Fortschreiten der Zirrhose nach, bei dem anderen nicht. Die Meinung verschiedener Autoren, wonach die zirrhotische Leber kein Porphyrin mehr produziert, kann daher von uns nur teilweise bestätigt werden. Die Transaminasen stiegen mit der zunehmenden Verschlechterung der Leberfunktion an.

Eine Ursache für die geringe Zahl der bisherigen Mitteilungen mag vielleicht sein, daß die an Porphyrie verstorbenen Kranken nicht immer zur Obduktion kommen, und uns daher keine genaueren Daten über die Häufigkeit der späteren Zirrhose bei PCT zur Verfügung stehen. Es ist andererseits auch bekannt, daß die bei einem Großteil der PCT zu beobachtende Fettleber oder reaktive Hepatitis erst viele Jahre später in eine Zirrhose übergeht, und dann den Ausgangspunkt der kanzerösen Entartung bilden kann.

Tabelle 1. Die Häufigkeit der Zirrhose

Im Sektionsmaterial: 5–7%
Unter Alkoholikern: 5–10% (Endes, Bartók)
Anamnese der Zirrhotiker:
Alkoholismus: 25,4%
Virus-Hepatitis (HBs Ag): 14,9%
Andere Ursachen (kryptogen): 54,6%
    Diabetes
    Nekrose
    Toxikose
    Mangelernährung

(Petrányi)

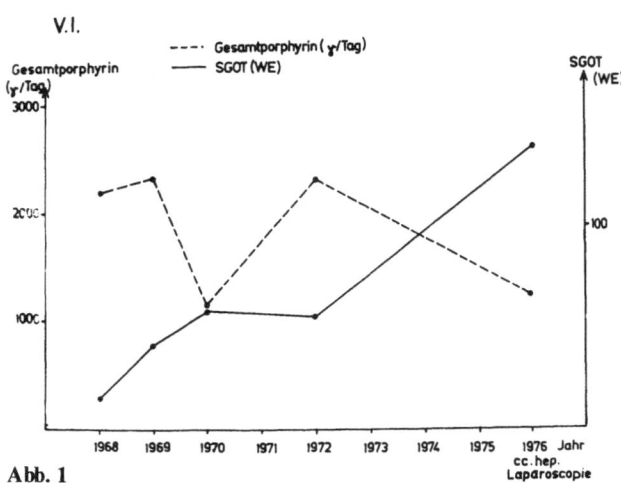

Abb. 1

Tabelle 2. Primäres hepatozelluläres Karzinom und PCT

	Alter Geschlecht	Hauterscheinungen vor Tumordiagnostik und nach		Alkohol	Zirrhose	Porphyrin	
		vor	nach			im Urin	im Faeces
Berman et al. (1959)	? ♂			+	+	↑	?
Von Klotz et al. (1968)	61 ♂	+		+	?	↑	?
Denk und Holzman (1969)	81 ♀		+	−	−	↑	?
Thompson et al. (1970)	77 ♀		+	−	−	↑	↑
Rimbaud et al. (1973)	68 ♂		+	+	+	↑	?
Kezkes und Barker (1975)	60 ♀		+	−	−	norm.	↑
Török L. (1976)	66 ♂	+		+	+	↑	?
Doss et al. (1976)	74 ♂		+	?	+	↑	?
Harrington (1976)	72 ♂	+		?	?	norm.	↑
Eigener Fall (1980)	56 ♂	+		+	+	↑	?

Es ist seit langem bekannt, daß zwischen Zirrhose und Leberkrebs ein sicherer Zusammenhang besteht; der überwiegende Teil der hepatozellulären Karzinome ist bei gleichzeitig bestehender Zirrhose anzutreffen.

Die Zahl der Leberzirrhosen ist, mehreren Pathologen zufolge, weltweit stark im Anstieg begriffen. Nach den Angaben von Bartók [4] war laut den Mortalitätsstatistiken von 26 Ländern in vier Erdteilen dieser Anstieg während der Jahre 1950–1971 derartig hoch, daß man von einer Leberzirrhose-Epidemie sprechen kann. In Ungarn starben 1977 dreimal mehr Menschen an Leberzirrhose als 1955.

Ein Überblick über die Faktoren, die eine Zirrhose auslösen können (Tabelle 2), zeigt, daß die meisten auch für die Zirrhose bei PCT gültig sind. Eine häufige Ursache ist der Alkoholismus, auf dessen Bedeutung bei der PCT Szodoray und Sümegi [15] schon 1944 hingewiesen hatten. Auf die Häufigkeit der Virus-Hepatitis bei der PCT wies als erster Goerz [5] hin. Seine mikrobiologischen Ergebnisse werden auch durch pathologische Untersuchungen von Bartók bekräftigt. Von den kryptogenen Ursachen können ebenfalls mehrere bedeutsam sein. Auf die gemeinsame Wirkung von Mangelkrankheiten und Alkohol läßt sich die wohlbekannte Bantu-Porphyrie zurückführen – auch hier findet sich sehr häufig eine Zirrhose.

Während in Amerika und Europa der primäre Leberkrebs kaum 1% aller karzinomatösen Erkrankungen ausmacht, erreicht er in Südafrika eine Häufigkeit bis zu 30%. Von der bei der Hämochromatose häufigen Zirrhose gehen 15% in Leberkrebs über.

Leider haben wir keine Daten darüber, wie häufig ein bei einer PCT hinzutretender, anfangs gutartiger Leberprozeß im Laufe der Zeit in eine Zirrhose übergeht. Lediglich vereinzelte, sporadisch zur Obduktion kommende Fälle lassen eine gewisse Häufigkeit einer derartigen Zirrhoseentstehung vermuten. Einen wertvollen Beitrag zu dieser Frage liefert Kordac [10], der anhand der Bewertung der Sektionsbefunde von 36 seiner 65 PCT-Kranken feststellte, daß 63,9% der ad exitum gekommenen PCT-Patienten eine Zirrhose hatten und bei 47% schon ein primärer Leberkrebs vorhanden war. Ferner stellte er fest, daß die tumoröse Veränderung sich stets in der zirrhotischen Region befand. Vergleicht man diese Daten mit den Sektionsbefunden der an nichtporphyrischer Zirrhose Erkrankten, so stellt sich heraus, daß in Europa bei 5,24% der an Leberzirrhose erkrankten Patienten hepatozelluläre Karzinome zu finden sind. Von unseren bisher verstorbenen 10 PCT-Kranken kamen lediglich drei zur Sektion; bei allen bestand eine Zirrhose, in zwei Fällen war ein primäres hepatozelluläres Karzinom vorhanden.

Die mitgeteilten Daten deuten darauf hin, daß bei der Beurteilung der Zirrhose die in vivo und die post mortem erhobenen Untersuchungsbefunde statistisch nicht vergleichbar sind. Die eine Ursache hierfür mag auf die Schwierigkeit zurückzuführen sein, eine Zirrhose im frühen Stadium zu diagnostizieren. Die „blinde" Nadelbiopsie vermag die initiale Zirrhose nur selten nachzuweisen. Weit mehr haben sich in der klinischen Praxis die Szintigraphie, die Laparoskopie und die Alpha-Fetoproteinbestimmung sowie die Bestimmung der cholestatischen Enzyme bewährt. Welche Rolle die in der Leber gestörte Hämsynthese bei der späteren Zirrhose und deren karzinomatöser Entartung spielt, gehört zu jenen Fragen, auf die heute noch keine Antwort gegeben werden kann.

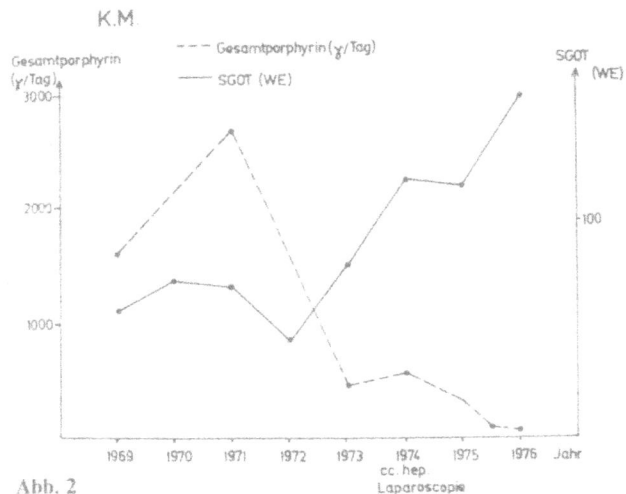

Abb. 2

Literatur bei den Verfassern

Prof. Dr. N. Simon
Universitäts-Hautklinik
Koranyi Pakpart 8 – 10
Szeged
Ungarn

Literatur

2. Denk R, Holzman H (1969) Paraneoplastische porphyria cutanea tarda. Med Wlt 25:1446–1447
4. Endes P (1978) Pathologia Bd. 2. Medicina Budapest, p 654
5. Goerz G, Uthemann H, Lissner R (1979) Occurence of HB(s) antigen and anti-HB(s) in patients with porphyria cutanea tarda. Gastroenterol 17:296–300
10. Kordac V (1972) Frequency of occurrence of hepatocellular carcinoma in patients with porphyria cutanea tarda in long term followup. Neoplasma 19:135
12. Tio TH, Leisnse B, Jarret A, Rimington C (1957) Acquired porphyria from a liver tumor. Clin Sci 16:517
15. Szodoray L, Sümegi S (1944) Über die Nosologie der chronischen kutanen Porphyrie. Dermatologica 90:224

Untersuchungen menschlichen Seminalplasmas mittels Isoelektrofokussierung

R. Fuhrmans, C.-E. Lange, Bonn

Die Isoelektrofokussierung ist gegenüber herkömmlichen elektrophoretischen Methoden dadurch gekennzeichnet, daß im Trägermedium kein konstanter pH-Wert, sondern ein kontinuierlicher pH-Gradient vorliegt. Die Auftrennung erfolgt entsprechend dem isoelektrischen Punkt der einzelnen Proteine. Die Methode weist ein hohes Auflösungsvermögen auf und kommt zunehmend auch im klinischen Bereich zur Anwendung.

Im folgenden werden die ersten Ergebnisse von Untersuchungen menschlichen Seminalplasmas mit Hilfe der Isoelektrofokussierung vorgestellt.

Als Trägermedien wurden Polyacrylamide sowie Agarosegele verwendet. Die Abb. 1 zeigt das Ergebnis einer Isoelektrofokussierung von Seminalplasmaproben verschiedener Patienten in einem Polyacrylamidgel. Die Proteinbanden wurden mit Coomassieblue in Anlehnung an die von Bours [1] angegebene Methode gefärbt. Die unterschiedlichen Bandenmuster der einzelnen Patienten sind leicht zu erkennen.

Bei einem pH-Gradienten von 3,5–9,5 können zwanzig bis dreißig Proteinbanden unterschieden werden. Dies übertrifft das Auflösungsvermögen herkömmlicher elektrophoretischer Trennungsverfahren deutlich.

Durch entsprechende Wahl der Ampholyte kann der pH-Gradient variiert werden, d.h. die gleiche Trennstrecke für einen engeren pH-Bereich genutzt werden. So wird eine weitere Auflösung der Banden erreicht. Die teilweise verwirrende Vielzahl von Banden läßt sich auf die Tatsache zurückführen, daß es mit der Isoelektrofokussierung gelingt, die Mikroheterogenität von Proteinen aufzudecken. Im Rahmen dieser Untersuchungen wurden Seminalplasmen von Patienten mit bekannter Azoospermie elektrofokussiert und einem Seminalplasmapool von Patienten mit Normozoospermie gegenübergestellt. Es ergab sich, daß bei sämtlichen Azoospermien eine Proteinbande im Bereich von pH 6,5 fehlte, die im Normozoospermiepool deutlich zu erkennen war. Weitere Untersuchungen sollen klären, welche Bedeutung diesem Befund zukommt.

Weiterhin wurden Untersuchungen hinsichtlich der Glykoproteine im Seminalplasma nach Isoelektrofokussierung in Agarosegelen vorgenommen, wobei die Färbung der Glykoproteine nach Maurer [3] mit Perjodsäure und Schiffschem Reagenz durchgeführt wurde. Es ließen sich Banden im Bereich von pH 4 bis pH 5 und im Bereich von pH 6,5 sowie unterhalb des pH-Bereiches 3,5 darstellen.

Aufgrund der Untersuchungen mit Hilfe immunologischer Methoden (gekreuzte Immunelektrophorese) konnten Albumin sowie die Glykoproteine Alpha-1-Antitrypsin, Alpha-1-Antichymotrypsin und Transferrin zwischen pH 4 und pH 6 und unterhalb des pH-Bereiches 3,5 das sogenannte Orosomukoid nachgewiesen werden.

Schließlich wurden Seminalplasmen nach Isofokussierung der LDH-Färbung nach Dietz und Lubrano [2] unterzogen. Dabei zeigt sich besonders deutlich die Leistungsfähigkeit dieser Methode. Es gelingt, die Heterogenität der verschiedenen organspezifischen LDH-Isoenzyme darzustellen.

Die vorgetragenen Ergebnisse zeigen, daß die Isoelektrofokussierung aufgrund ihres hohen Auflösungsvermögens eine aussichtsreiche Methode bei der Erforschung der Physiologie und Pathophysiologie der fertilitätsbeeinflussenden Faktoren des Seminalplasmas und der Spermien darstellen könnte. Konkret gesagt: Es erscheint denkbar, durch die Identifizierung einzelner Proteinbanden Auskunft über die Funktion von Hoden

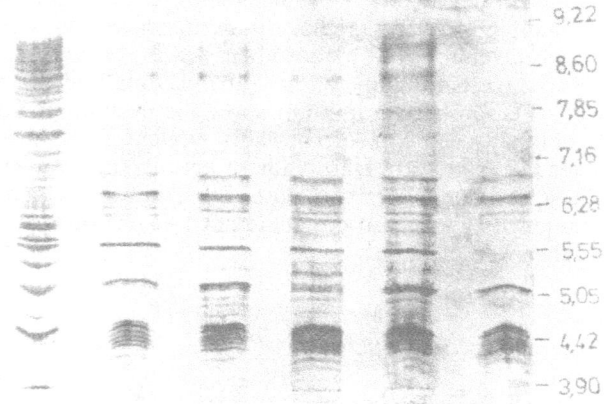

Abb. 1. Auftrennung unterschiedlicher Seminalplasmen mittels Isoelektrofokussierung in einem Polyacrylamidgel nach Färbung mit Coomassieblue. Der pH-Gradient ist auf der rechten Seite wiedergegeben

und Nebenhoden, der akzessorischen Geschlechtsdrüsen sowie die Durchgängigkeit der ableitenden Samenwege zu erhalten. Damit könnte diese Untersuchungsmethode in der andrologischen Diagnostik einmal eine wichtige Stellung einnehmen.

Literatur

1. Bours J (1977) The crystallins of the ageing lens from five species studied by various methods of thin-layer isoelectric focusing. In: Radola BJ, Graesslin D (eds) Electrofocusing and isotachophoresis. de Gruyter, Berlin New York, pp 303–312
2. Dietz AA, Lubrano T (1967) Separation and quantitation of lactic dehydrogenase isoenzymes by disc electrophoresis. Anal Biochem 20:246–257
3. Maurer HR (1971) Disc electrophoresis and related techniques of polyacrylamide gel electrophoresis. de Gruyter, Berlin New York

Dr. R. Fuhrmans,
Univ.-Hautklinik,
Siegmund-Freud-Straße 25,
D-5300 Bonn

Hautbiopsien bei angeborenen Stoffwechselerkrankungen

W. Gebhart und W. Jurecka, Wien

Angeborene Stoffwechselerkrankungen oder besser lysosomale Speichererkrankungen aufgrund eines angeborenen Enzymdefektes sind im dermatologischen Krankengut selten. Meist kommt es aufgrund der Bespeicherung zur Schädigung des ZNS oder größerer Organe, so daß in der pathologisch-anatomischen und in der neurologischen Literatur eine große Anzahl von Publikationen über die morphologischen Veränderungen an diesen Organen existiert. Literaturübersicht siehe z. B. [1, 6, 12].

Bisher gibt es jedoch noch kaum Berichte über Hautveränderungen bei diesen Erkrankungen, da in den meisten Fällen die Haut klinisch-makroskopisch normal erscheint. O'Brien et al. [10] waren die ersten, die aufgrund ultrastruktureller Untersuchungen darauf hinwiesen, daß bei lysosomalen Speicherkrankheiten in der Haut für die Erkrankungen typische Veränderungen nachweisbar sind. Ähnliche Hinweise geben auch Martin und Ceuterick [8], während Gebhart et al. [4] und Jurecka et al. [7] die Möglichkeit der Diagnose einer lysosomalen Speicherkrankheit aus einer Hautbiopsie mit Hilfe von licht-, elektronenmikroskopischen und histochemischen Methoden diskutieren.

Im folgenden werden neuere Befunde bei mehreren Gruppen von unterschiedlichen Stoffwechselerkrankungen vorgestellt.

A: Die Gruppe der Mukopolysaccharidosen ist eine der am besten untersuchten Speicherkrankheiten. Zur Zeit sind 6 verschiedene Mucopolysaccharidosen bekannt. Aufgrund unterschiedlicher Enzymdefekte kommt es zu lysosomaler Speicherung von sauren Mukopolysacchariden [2, 11]. Da diese Substanzen sehr gut wasserlöslich sind, werden sie bei der Fixierung aus den Zellen herausgelöst, so daß man bei der mikroskopischen Untersuchung nur „leere" Vakuolen findet. Schon im Semidünnschnitt sieht man diese Vakuolen sehr deutlich in Keratinozyten, Bindegewebszellen, glatten Muskelzellen, Schwann-Zellen und auch in Schweißdrüsenendstücken. Aufgrund der licht- und elektronenmikroskopischen Untersuchung läßt sich jedoch kein deutlicher Unterschied zwischen den einzelnen MPS-Typen darstellen (Abb. 1); so muß eine Subtypisierung biochemischen Untersuchungen an Körperflüssigkeiten oder Fibroblastenkulturen, in denen auch die Vakuolen nachweisbar sind, vorbehalten bleiben.

B: Ein von uns untersuchter Fall einer spätinfantilen metachromatischen Leukodystrophie wies einen Arylsulfatase-A-Mangel auf. Dadurch kommt es zur Speicherung von stark schwefelhaltigen Cerebrosid-Schwefelsäureestern. Speichermaterial war in Schwann-Zellen cutaner Nerven zu finden und imponierte im Semidünnschnitt als stark dunkelblaue, feingranuläre Substanz. Im EM (Elektronenmikroskop) (Abb. 2) konnten die für diese Erkrankung typischen, im ZNS beschriebenen prismatischen Körper und Tuffstein-Körper [9] auch in den Schwann-Zellen der Haut nachgewiesen werden. Auch mit Hilfe der energiedispersiven Mikroanalyse läßt sich der hohe Schwefelgehalt der Lysosomen im EM nachweisen.

C: Bei der GM_2-Gangliosidose (Morbus Sandhoff) fand sich aufgrund des Hexosaminidase-A- und B-Mangels eine Speicherung von GM_2-Gangliosiden. Dieses Material findet man im Semidünnschnitt in der Haut als dunkelblaue Granula in Endothelzellen, glatter Muskulatur, Perizyten, Perineuralzellen, Schwann-Zellen, Axonen und Bindegewebszellen. Im EM (Abb. 3) weisen die Speichergranula dieselben Substrukturen auf, wie sie schon in anderen Organen beschrieben wurden [3, 14].

D: Die Glykosphingolipid-Lipidose oder Morbus Fabry ist bei den Dermatologen als Angiokeratoma corporis diffusum bekannt. Ein Ceramidtrihexosidase-Mangel führt zur Speicherung von Trihexosylceramid. Das Speichermaterial läßt sich in der Haut in Form von dunkelblauen Granula in Endothelzellen, glatten Muskelzellen, Perizyten, Bindegewebszellen und in Schweißdrüsen nachweisen. Außerdem werden Perineuralzellen beladen, während in endoneuralen Zellen kein Speichermaterial zu sehen ist. Auch hier zeigt die elektronenmikroskopische Untersuchung die schon in anderen Organen beschriebene Ultrastruktur (Abb. 4) – sog. Zebrabodies mit einer periodischen Anordnung von Lamellen mit ca. 50–60 Å [13].

E: Bei der Ceroidlipofuscinose (Morbus Batten) kommt es aufgrund eines unbekannten Enzymmangels zur lysosomalen Speicherung von Ceroidlipofuscin [15].

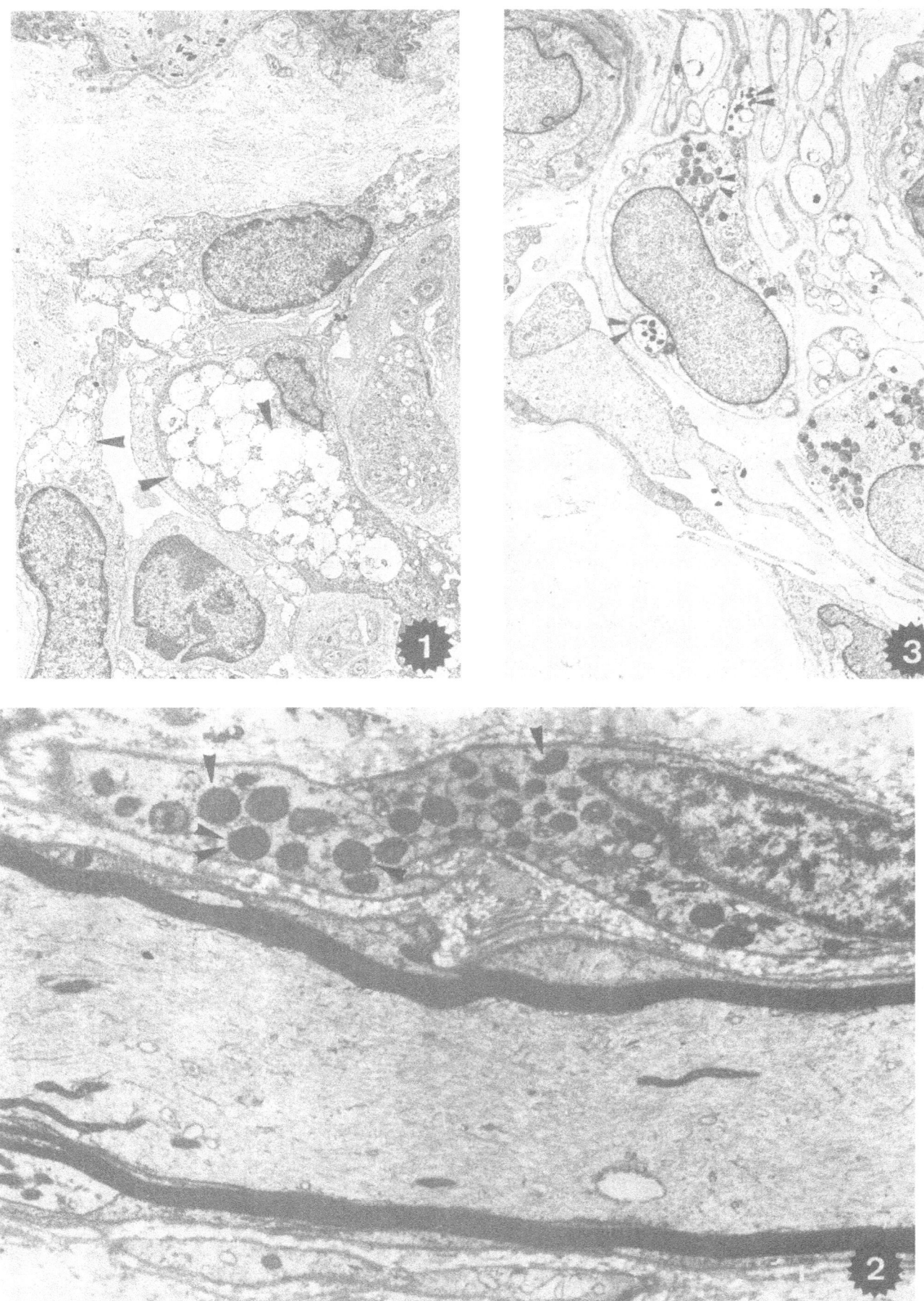

Abb. 1. Mukopolysaccharidose: Das Speichermaterial wurde bei der Fixierung herausgelöst, „leere" Speichervakuolen in Bindegewebszellen
Abb. 2. Metachromatische Leukodystrophie: Speichermaterial in einer Schwann-Zelle eines Hautnerven
Abb. 3. Morbus Sandhoff: Speichergranula in Axonen und Schwann-Zellen

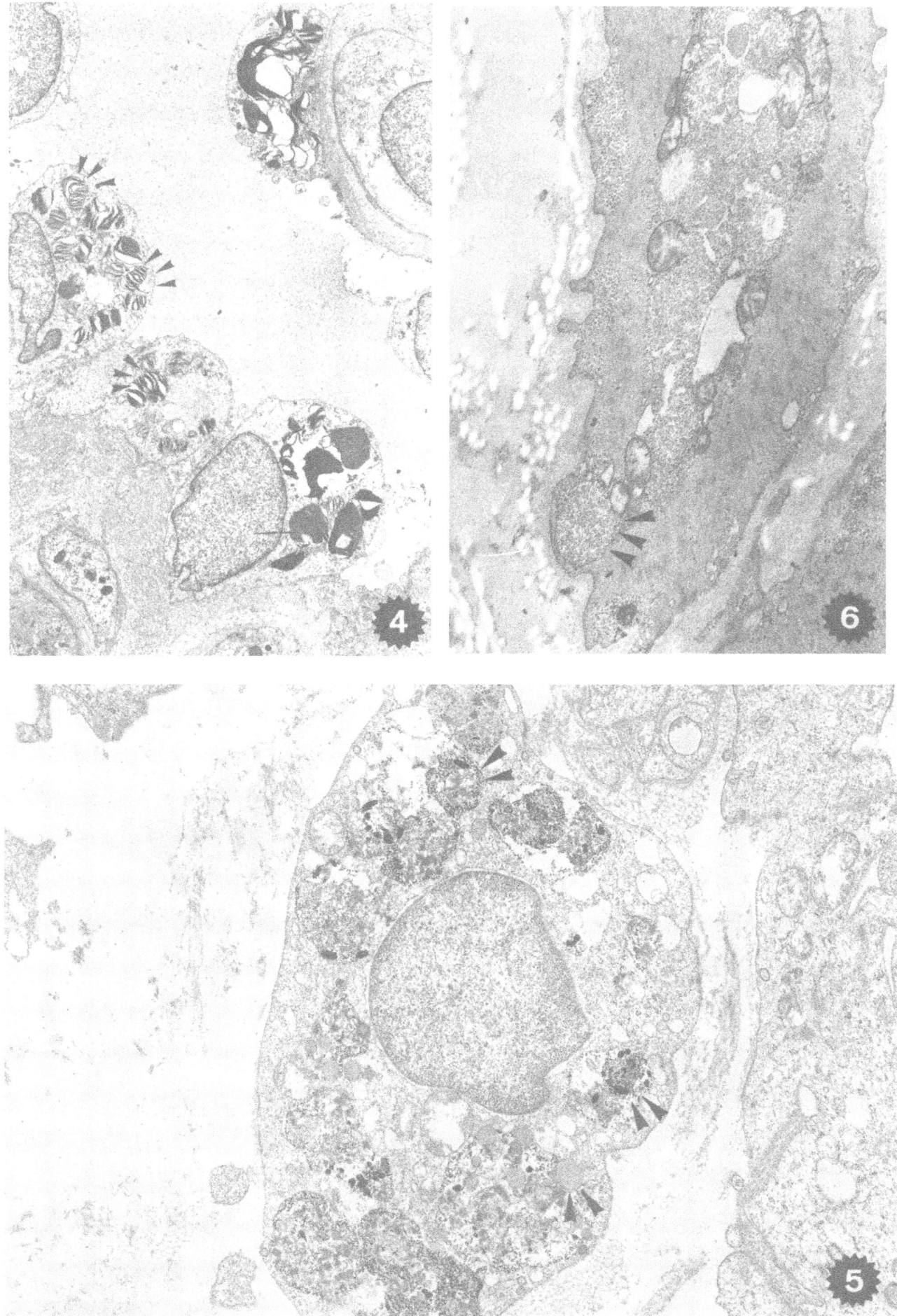

Abb. 4. Morbus Fabry: „Zebrabodies" in Endothelzellen eines Hautgefäßes
Abb. 5. Ceroidlipofuscinose: Polymorph bespeicherte Lysosomen in einer Bindegewebszelle
Abb. 6. Glykogenose Typ II: Neben normalem Gykokogen findet sich auch lysosomal gespeichertes Material

Die bräunliche Eigenfarbe erleichtert die Auffindung des Speichermaterials in der Haut, in Bindegewebszellen, Schwann-Zellen, Merkel-Zellen und Langerhans-Zellen. Im EM (Abb. 5) zeigen sich sehr polymorph bespeicherte lysosomale Granula.

F: Ein Alpha-1-4-Glucosidase-Mangel führt zum Krankheitsbild der Glykogenose vom Typ II, dem sog. Morbus Pompe. Hier kommt es zur lysosomalen Speicherung von Glykogen, das sich in der Haut vorwiegend in glatten Muskelzellen und Keratinozyten nachweisen läßt. Mit einer Silbermethenamin-Reaktion läßt sich der Glykogenreichtum dieser Zellen darstellen. Im EM sieht man lysosomales Glykogen [5].

Unsere Untersuchungen zeigen sehr deutlich, daß eine systematische Untersuchung von Hautbiopsien bei angeborenen Stoffwechselerkrankungen eine entscheidende Hilfe bei der Diagnosestellung sein kann. Der besonderen Vorteil dieser Methode liegt in der einfachen und risikolosen Durchführbarkeit gegenüber anderen bioptischen (Herz, Nerv, ZNS, Muskel) Maßnahmen. Natürlich kann jedoch auch die Hautbiopsie eine endgültige biochemische und genetische Bestätigung der Erkrankung, die jedoch wesentlich aufwendiger ist, nicht ersetzen. Sie könnte sich jedoch in der Zukunft als eine Art „Screening-Methode" bewähren.

Literatur

1. Adacht H, Schneck L, Volk BW (1978) Progress in investigations of spingolipidoses. Acta Neuropathol (Berl) 43:1–18
2. Der Kaloustian VM, Kurban AK (1979) Genetic diseases of the skin. Springer, Berlin Heidelberg New York
3. Dolman CL, Duke RJ, Chang E (1973) Pathologic findings in Sandhoff diseases. Arch Pathol 96:272–275
4. Gebhart W, Lassmann H, Niebauer G (1978) Demonstration of specific storage material within cutaneous nerves in metachromatic leucodystrophy. J Cutan Pathol 5:5–14
5. Howell RR (1970) The glucogenstorage diseases. In: Stanbury JB, Wyngaarden JB, Fredrickson DS (eds) The metabolic basis of inherited diseases. Mc Graw-Hill, New York
6. Jolly RD (1978) Lysosomal storage diseases. Neuropathol Neurobiol 4:419–427
7. Jurecka W, Gebhart W, Lassmann H (1979) The diagnosis of metabolic storage diseases in skin biopsies (a light, elektronmicroscopic and analytical study). 9th Int. Congress Electron Mic. Toronto. Vol. II, pp 648–649
8. Martin JJ, Ceuterick C (1978) Morphological study of skin biopsy specimens: a countribution to the diagnosis of metabolic disorders with involvement of the nervous system. J Neurol Neurosurg Psychiatry 41:232–248
9. Meier C, Bischoff A (1976) Sequence of morphological alterations in the nervous system of metachromatic leucodystrophy. Acta Neuropathol (Berl) 36:369–379
10. O'Brien JS, Bernett J, Veath ML, Pace D (1975) Lysosomal storage disorders. Diagnosis by ultrastructural examination of skin biopsies specimens. Arch Neurol 32:592–599
11. Passarge E, Wendel W, Wöhler W, Rüdiger HW (1974) Krankheiten infolge genetischer Defekte im lysosomalen Mucopolysacchard-Abbau. Dtsch Med Wochenschr 99:144–158
12. Stanbury JB, Wyngaarden JB, Fredrickson DS (1970) The metabolic basis of inherited disease. Mac Graw-Hill, New York
13. Sweely CC, Klionsky B, Krivit W, Desnick RJ (1970) Fabry's disease: In: Stanbury JB, Wyngaarden JB, Fredrickson SD (eds) The metabolic basis of inherited disease. Mac Graw-Hill, New York
14. Volk BW, Schneck L, Adachi H (1970) Clinic, pathology and biochemistry of Tay-Sachs disease. In: Vinkeni PJ, Bruyn GW (eds) Handbook of clinical neurology. Vol 10, pp 385–426. North Holland Publ., Amsterdam and American Elsevier Publ., New York
15. Zeman W, Donahue S, Dyken R, Green J (1970) The neuronal ceroid-lipofuscinosis (Batten-Vogt-Syndrome). In: Vinken PJ, Bruyn GW (eds) Handbook of clinical neurology. Vol 10. North Holland Publ Amsterdam and American Elsevier Publ, New York

Doz. Dr. W. Gebhart,
II. Univ.-Hautklinik,
Alser Straße 4,
A-1090 Wien

Histopathologische Befunde bei der Necrobiosis lipoidica

M. Zabel und H. Hettwer, Essen

Die Necrobiosis lipoidica (N.l.) zeigt klinisch ein klar abgegrenztes, typisches Krankheitsbild, das nur gelegentlich differentialdiagnostische Schwierigkeiten macht. Die Ätiologie und die Pathogenese der N.l. sind jedoch auch heute noch nicht geklärt. In den vergangenen 10 Jahren wurden 49 N.l.-Fälle an der Universitäts-Hautklinik Essen beobachtet. Dabei handelte es sich um 43 Frauen und 6 Männer. Die Krankheit war mit 2 Ausnahmen an den unteren Extremitäten lokalisiert. Bei einer 68jährigen Frau trat die N.l. isoliert im Gesicht, bei einem 26jährigen Mann im Bereich des rechten Handrückens auf. In 24 Fällen bestand ein Diabetes mellitus, in 14 dieser Fälle sogar ein insulinpflichtiger Diabetes mellitus.

Es wurden histologische, histochemische und enzymhistochemische Reaktionen durchgeführt. Besonderen Wert wurde auf die enzymhistochemischen Reaktionen gelegt, da in der Literatur nur einzelne Berichte über solche Untersuchungen vorliegen [3, 4, 6–8]. Es wurde in allen Fällen der Herdbereich und in 17 Fällen auch die klinisch unveränderte Haut 1–2 cm neben dem Herd untersucht. Das Alter der untersuchten Herde schwankte zwischen einigen Monaten und 35 Jahren.

Die Exzisate aus dem Herdbereich zeigten histologisch das bekannte charakteristische Bild: landkartenförmige, von Lipiden durchsetzte Nekrobiosezonen in den mittleren und unteren Abschnitten des Koriums, ein vorwiegend lymphohistiozytäres, peripheres Entzündungsinfiltrat mit mehrkernigen Riesenzellen, zumeist vom Langhansschen Typ und deutliche Gefäßveränderungen im Sinne einer Endothelproliferation bzw. einer Fibrose der Gefäßwand mit Lumeneinen-

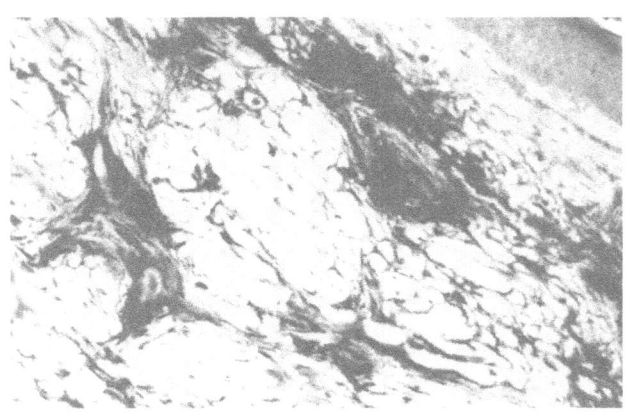

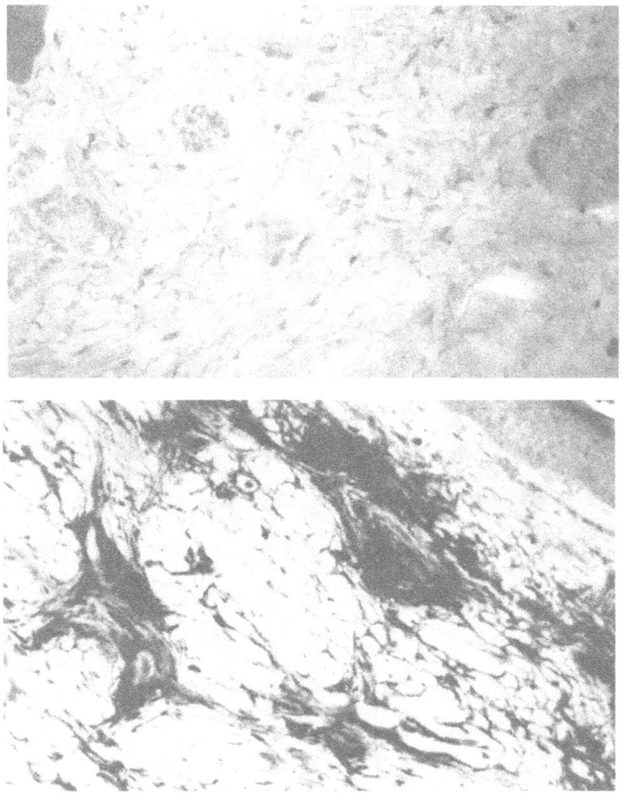

Abb. 1. Unspezifische Esterasen-Aktivität. **a** Normalhaut, **b** Necrobiosis lipoidica

gung und -verschluß. Eine Beziehung zwischen den Gefäßwandveränderungen und dem Diabetes mellitus ließ sich nicht erkennen. Die Elastika fehlte entweder im Bereich der Nekrobiose oder sie war erhalten und zeigte strukturelle Veränderungen. In den Exzisaten aus den hauterscheinungsfreien Arealen fehlten diese Gewebeveränderungen.

Frühere Untersuchungen [1, 2, 5] haben gezeigt, daß bei der N.l. PAS-positives, Diastase-resistentes Material sowohl in den degenerierten Bindegewebsgebieten wie auch in den Gefäßen nachweisbar ist. Unsere Untersuchungen bestätigten diese Befunde.

Unsere enzymhistochemischen Reaktionen ergaben folgende Ergebnisse. Die unspezifischen Esterasen (u.E.) wiesen eine Aktivität im peripheren Anteil der nekrotischen Areale und zwar im Bereich der Entzündungszellen und Bindegewebsfasern auf (Abb. 1a und b). An Hand der Schnitte ließ sich allerdings nicht bestimmen, in welchen Entzündungszellen die Esteraseaktivität lokalisiert war. Auch fand sich nicht in allen Entzündungszellen ein Aktivitätsnachweis.

Im Vergleich zu den u.E. war die Reaktion der sauren Phosphatase (s.Ph.) im peripheren Anteil der Nekrobioseherde noch ausgeprägter (Abb. 2a und b). Vereinzelt fanden sich auch einige Zellen mit einem positiven Reaktionsausfall im zentralen Herdanteil.

Die Reaktionen der Mg^{2+}-abhängigen ATPase und der Ca^{2+}-abhängigen ATPase waren besonders ausgeprägt, wobei die Aktivität der Ca^{2+}-abhängigen ATPase geringer war. Hinsichtlich der Lokalisation fand sich kein Unterschied zwischen den beiden Enzymen. Bei

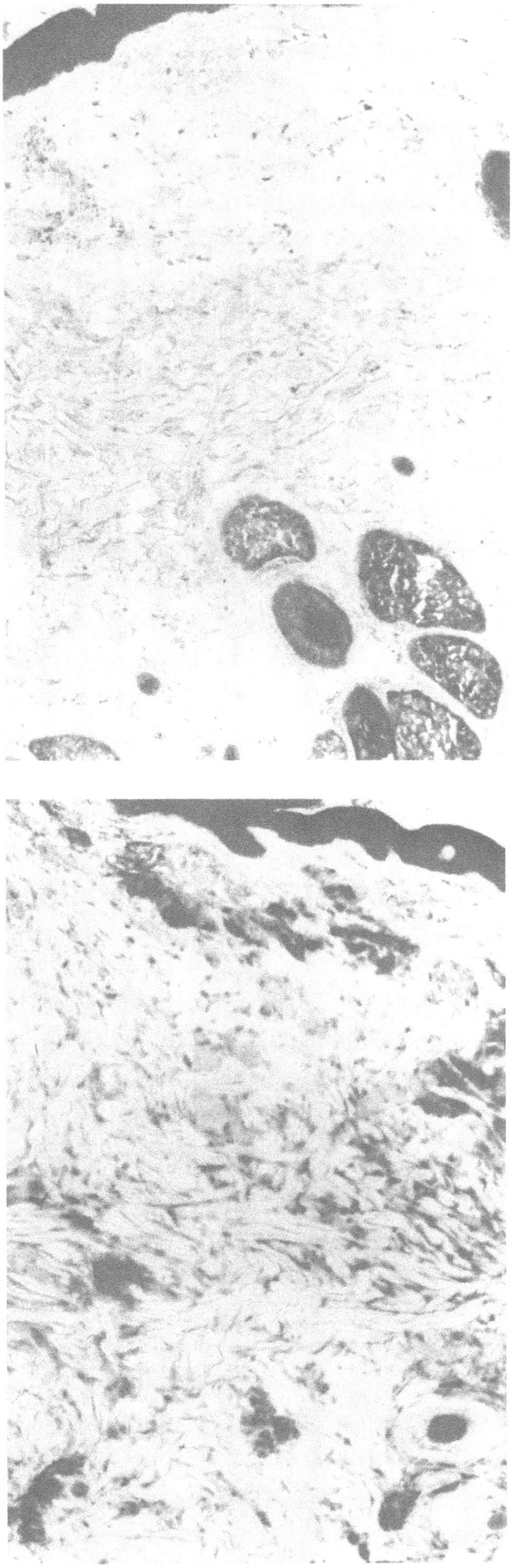

Abb. 2. Saure Phosphatase-Aktivität. **a** Normalhaut, **b** Necrobiosis lipoidica

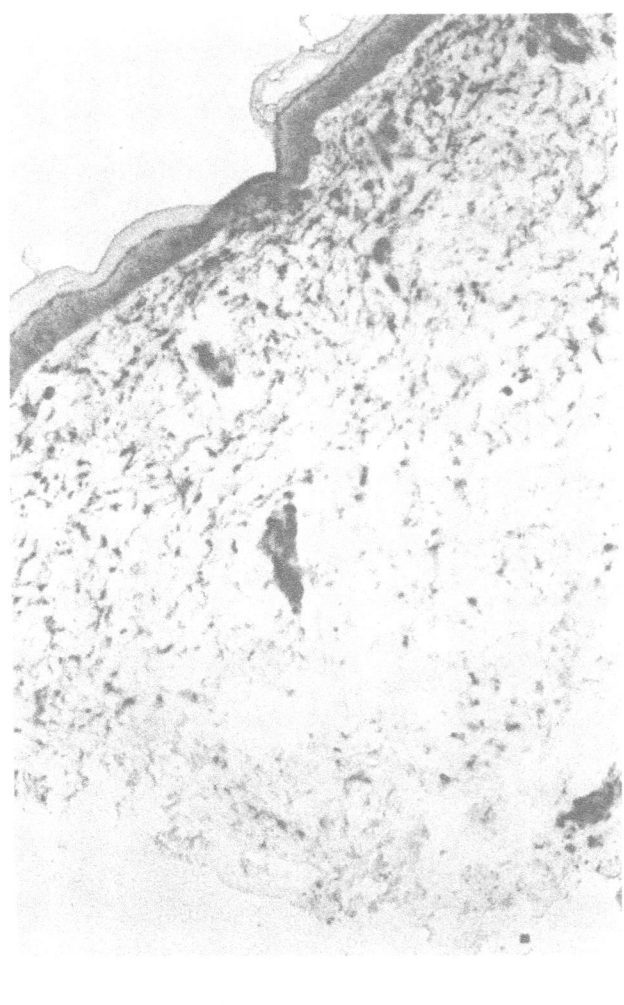

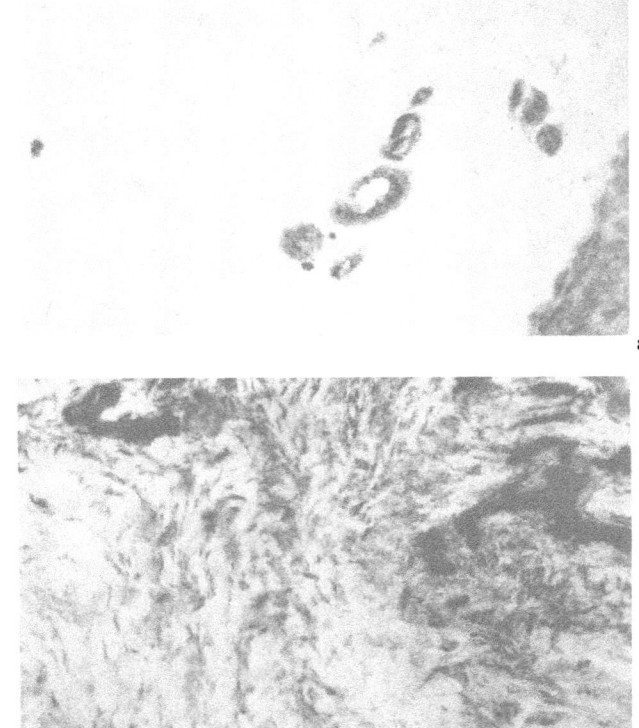

Abb. 4. Ca^{2+}-abhängige ATPase-Aktivität. **a** Normalhaut, **b** Necrobiosis lipoidica

beiden Enzymen gelang der Nachweis im Bereich der Peripherie der Nekrobioseherde (Abb. 3a und b; Abb. 4a und b).

Im Vergleich zu den anderen Enzymen war die Reaktion der Glukose-6-phosphat-Dehydrogenase (G-6-PDH) insgesamt weniger ausgeprägt. Die G-6-PDH konnte in einigen Fällen wie bei den anderen Enzymen mit besonders hoher Aktivität in der Peripherie der Nekrobioseareale nachgewiesen werden (Abb. 5a und b).

Die alkalische Phosphatase (a. Ph.) wies eine unterschiedlich starke Enzymaktivität auf. In 8 Fällen aus dem Herdbereich war eine hohe Aktivität nachweisbar, die übrigen Exzisate wiesen dagegen nur eine schwache, zwei sogar eine negative Reaktion auf. Die Enzymaktivität fand sich immer im Bereich der Peripherie der Nekrobiosezonen und zwar vorwiegend im Bereich der kollagenen Fasern und vereinzelt in den Entzündungszellen (Abb. 6a und b). Die stärkste Enzymaktivität zeigte der Fall, bei dem der N.l.-Herd auf dem Handrücken lokalisiert war. Unsere Untersuchungen ergaben, daß die Aktivität der Enzyme weder vom Geschlecht, vom Alter der Patientin, vom Diabetes mellitus und vom Alter oder von der Lokalisation der Herde abhängig war. Außerdem ließen alle Exzisate aus den hauterscheinungsfreien Arealen eine Aktivitätssteigerung vermissen.

Schlußfolgerungen aus den enzymhistochemischen Studien sind mit Vorsicht zu ziehen, da die Rolle der Enzyme im Stoffwechselgeschehen der Haut unter pathologischen Bedingungen noch nicht vollkommen geklärt ist. Es bleibt aber festzuhalten, daß im Gegensatz

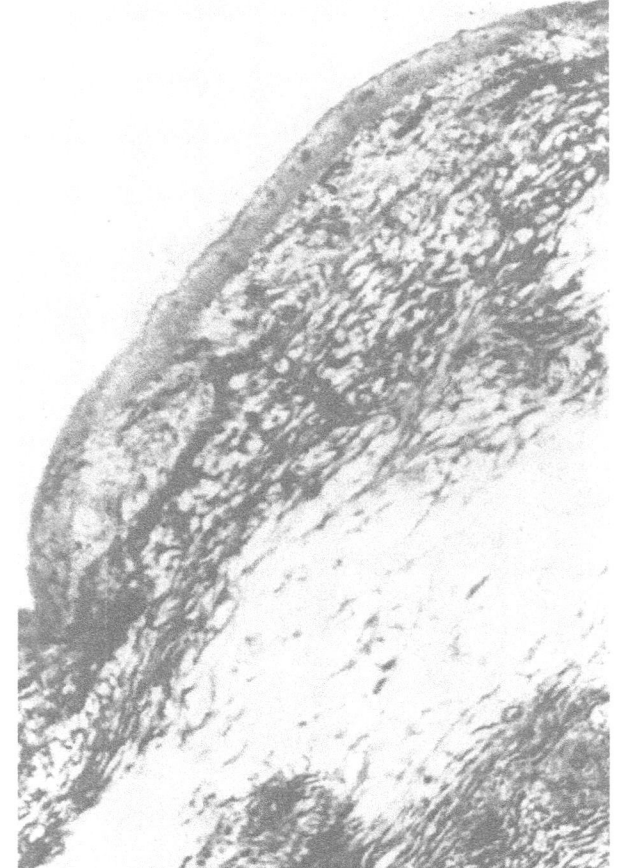

Abb. 3. Mg^{2+}-abhängige ATPase-Aktivität. **a** Normalhaut, **b** Necrobiosis lipoidica

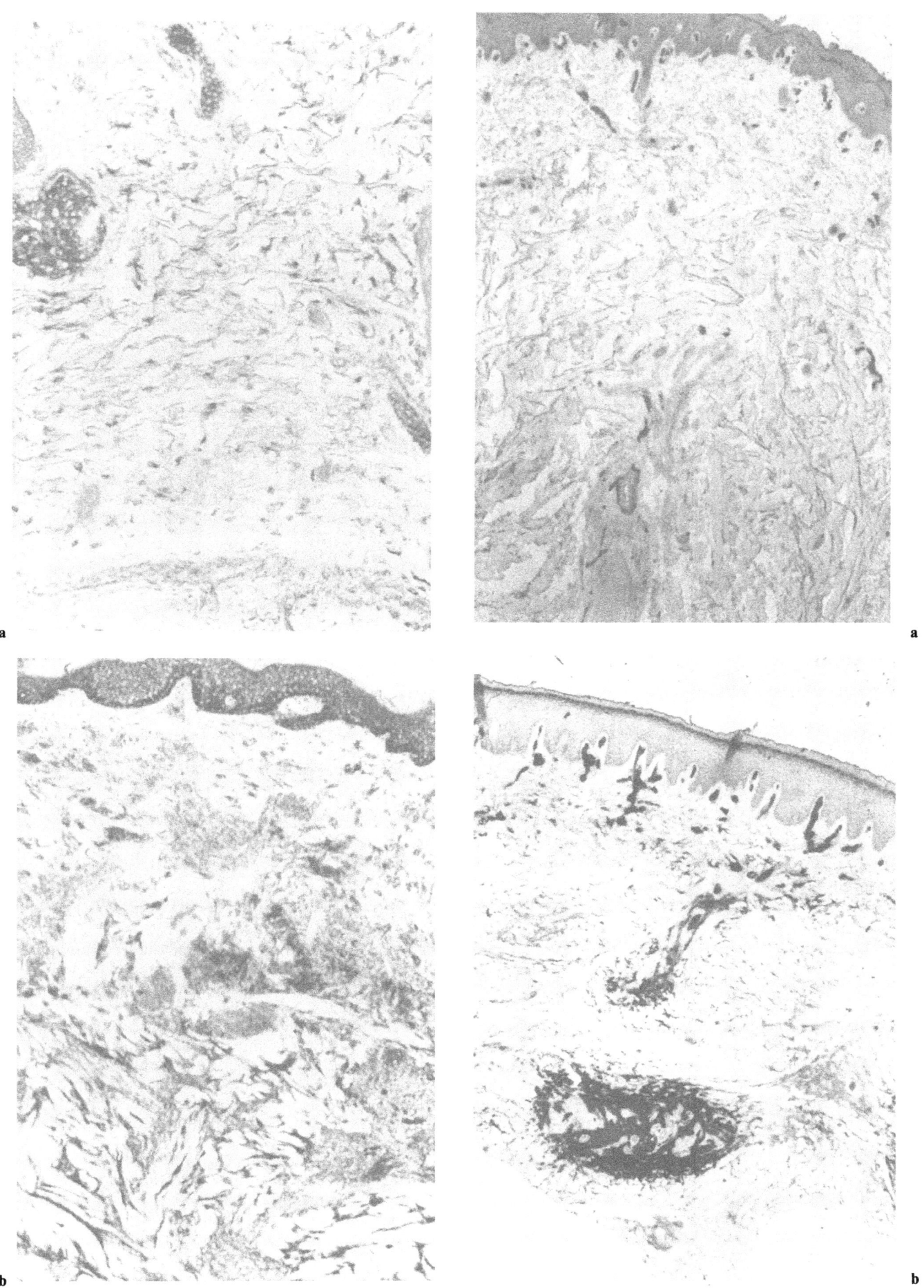

Abb. 5. Glucose-6-phosphat-Dehydrogenase-Aktivität. **a** Normalhaut, **b** Necrobiosis lipoidica

Abb. 6. Alkalische Phosphatase-Aktivität. **a** Normalhaut, **b** Necrobiosis lipoidica

zu den Exzisaten aus den hauterscheinungsfreien Arealen in den Exzisaten aus dem Herdbereich ein deutlicher Aktivitätsanstieg aller Enzyme und zwar vor allem im Bereich der Peripherie der Nekrobiosezonen nachweisbar war.

Aufgrund der erhaltenen Ergebnisse möchten wir folgende Überlegungen zur Entstehung der N. l. zur Diskussion stellen: Wir vermuten, daß entweder durch Mikroangiopathien oder durch Stoffwechselstörungen bedingte, degenerative Prozesse an den Mitochondrien zunächst deren Funktion verändern, und nachfolgend ihre Struktur zerstört wird. Dies äußert sich in der hohen Aktivität der Mg^{2+}-abhängigen ATPase. Deshalb wird in den zunächst normal erscheinenden, aber eine beginnende Nekrose aufweisenden Zellen die (vermehrt) angelieferte Glukose – was die erhöhte a. Ph.-Aktivität anzeigt – über die Glykolyse im Zytoplasma und über den Zitratzyklus in den Mitochondrien abgebaut. Durch die verminderte funktionale Kapazität der Mitochondrien bedingt könnte ein Teil des Glukoseüberschußes durch Umschaltung auf den zytoplasmatischen Pentosephosphatzyklus direkt oxydiert werden und das dabei anfallende $NADPH_2$ könnte die Fettsäuresynthese stimulieren. Beweisend hierfür ist die gesteigerte Aktivität der G-6-PDH, des Schrittmacherenzyms im Pentosephosphatzyklus. Die Aktivität dieses NADP-abhängigen Enzyms wird über einen Rückkoppelungsmechanismus durch die Lipidsynthese kontrolliert. Das heißt, bei vermehrter Lipidsynthese ist durch Nachlieferung von notwendigem $NADPH_2$ eine hohe G-6-PDH- Aktivität zu erwarten. Eine weiterführende Zellzerstörung, induziert durch lysosomale Enzyme wie s. Ph. und u. E., ist durch ihre hohe Aktivität in den Randzonen der Herdbereiche zu erwarten. Endprodukte dieser katabolen Prozesse sind Nekrobioseherde aus Zelltrümmern und den verschiedensten Lipiden.

Literatur

1. Bauer F, Hirsch P, Bullock WK, Abul-Haj SK (1964) Neurobiosis lipoidica diabeticorum. Arch Dermatol 90:558–566
2. Blinkey GW (1965) Dermatopathy in the diabetic syndrom. Arch Dermatol 92:625–634
3. Caulet T, Adnet JJ, Caron J (1971) Nécrobiose lipoidique diabétique. Étude histochimique et ultrastructurale d'une observation. Ann Anat Pathol (Paris) 16:215–232
4. Chorazak T, Szymczykowa B, Konecki J (1967) Histochemische Untersuchungen bei der Necrobiosis lipoidica eines elfjährigen Jungen mit Diabetes mellitus. Z Hautkr 42:79–88
5. Gray HR, Grahm JH, Johnson WC (1965) Necrobiosis lipoidica: A histopathological and histochemical study. J Invest Dermatol 44:369–380
6. Hare PJ (1955) Necrobiosis lipoidica. Br J Dermatol 67:365–384
7. Wells GC (1957) Esterases in cutaneous granulomata. Br J Dermatol 69:415–427
8. Wilson Jones E (1971) Necrobiosis lipoidica presenting on the face and scalp. Trans St Johns Hosp Dermatol Soc 57:202–220

M. Zabel, H. Hettwer,
Dermatologische Klinik und Poliklinik der Universität Essen – Gesamthochschule
Hufelandstr. 55,
D-4300 Essen 1

Computer-unterstützte Dokumentation bei „Sexually transmitted diseases" – Mathematische Modelle – Ergebnisse

W. J. Kläring, J. Thurner, W. Kopp, W. Gebhart, W. Gross, J. Söltz-Szöts, A. Stary und W. Jurecka, Wien

In dieser Arbeit stellt die Wiener Arbeitsgruppe einen Überblick über mathematische Modellbildungen in den Bereichen der „sexually transmitted diseases", d. h. der vorwiegend durch körperlichen Kontakt übertragenen Erkrankungen sowie über unsere Strategien der Informations- und Datensammlung, -Erfassung, -Speicherung und statistischen Auswertung mittels EDV-Unterstützung dar. An den Beginn stellen wir einige Zahlen der WHO, um die Bedeutung des Einsatzes mathematischer Modelle und der statistischen Datenerhebung und Auswertung in diesen Bereichen zu zeigen. Man spricht heute allgemein von einer sich ausweitenden Verbreitung und ansteigenden Intensität der sexually transmitted diseases. Sie stellen somit ein wichtiges Problem der öffentlichen Gesundheitsvorsorge sowohl in den sog. entwickelten als auch in den Entwicklungsländern dar.

So wurden etwa in den USA im Jahre 1973 767000 Fälle von Gonokokkeninfektionen und 91 000 Fälle von Syphilis registriert. Demgegenüber betrug die Zahl aller anderen Infektionskrankheiten insgesamt nur 454000 Fälle. In verschiedenen asiatischen Ländern wurde eine Rate von 20 bis 55% der Universitätsstudenten als mindestens einmal mit Gonokokkeninfektion kontaktiert innerhalb eines Jahres festgestellt. In Familienplanungsstellen der zentralafrikanischen Länder wurden etwa 17% der Frauen mit derselben Infektion gezählt. Diese von der WHO publizierten Zahlen geben einen Einblick in dieses weltweite große Gesundheitsproblem, besonders weil derartige Zahlen aus Ländern mit guter Informations- und Datenerhebung und -Auswertung stammen.

Ein einfaches mathematisches Modell soll nun jene Möglichkeiten aufzeigen, wie mit Hilfe derartiger Modellbildungen ein tieferer epidemiologischer Einblick und wichtige praktische Entscheidungshilfen für die Entscheidungsträger im Gesundheitswesen geboten werden können. Bei der Betrachtung verschiedener durch körperlichen Kontakt übertragener Erkrankungen und im speziellen im Fall der Gonorrhoe scheint es angebracht, zumindest in erster Approximation einmal erkrankte

Individuen, die entweder ohne oder mit Behandlung genesen sind, wieder in eine Klasse der infizierbaren Individuen einzureihen.

Das entsprechende Differentialgleichungssystem ist beispielhaft angeführt:

$$\frac{dS}{dt} = -\beta SI' + \gamma I \qquad \frac{dS'}{dt} = -\beta' S'I + \gamma' I'$$

$$\frac{dI}{dt} = \beta SI' - \gamma I \qquad \frac{dI'}{dt} = \beta' S'I - \gamma' I'$$

Ein anders geartetes, tiefer strukturiertes Modell berücksichtigt z. B. fünf verschiedene Gruppen, jeweils für beide Geschlechter. Eine formale Behandlung des Modells stößt jedoch auch aufgrund seiner 16 teilweise unbekannten Parameter auf große Probleme. Für die Praxis zeigt dieses Modell die Diskrepanz zwischen der größeren Wirklichkeitsnähe komplexerer Modelle, die jedoch dann wieder schwieriger zu handhaben sind, gegenüber den einfacheren Modellen, die unter Umständen ebenso geeignete Entscheidungshilfen darstellen.

Unsere Zusammenarbeit zwischen Medizin, im speziellen der Dermatologie und Venerologie, und der angewandten Mathematik erstreckt sich nun über drei Jahre. Ein definiertes und teilweise realisiertes Ziel dieser Kooperation ist es, eine konsistente und suffiziente Daten- und Informationsbank, die sämtliche notwendige Informationen enthält, zu konstruieren, um in der Lage zu sein, entsprechend gesicherte statistische Ergebnisse und alle notwendigen Informationen zur Parameter-Schätzung, die zur mathematischen Modellbildung benötigt wird, bereitzustellen.

Der gesamte informationsverarbeitungstechnische Ablauf wird im Rahmen des Wiener Universitätsrechnerverbundes durchgeführt. Das Datenmaterial wird dabei unter besonderer Beachtung der Aspekte des Datenschutzes anonymisiert, als statistische Information gesammelt und zur Verfügung gehalten.

Die bisherigen Erfahrungen zeigen vor allem die Bedeutung der korrekten und sorgfältigen Daten- und Informationserhebung deutlich auf. Sie zeigen jedoch auch die besonderen und weitreichenden Möglichkeiten, mittels mathematischer Modelle biologische Vorgänge beschreiben und damit kontrollieren zu können.

Ludwig-Boltzmann Institut zur Erforschung infektiöser dermatologisch-venerologischer Erkrankungen (Leiter: Univ. Prof. Dr. J. Söltz-Szöts), der II. Universitätshautklinik (Vorstand: o. Univ. Prof. Dr. G. Niebauer) und dem EDV-Zentrum der Veterinärmedizinischen Universität Wien (Vorstand: o. Univ. Prof. Dr. Gertrud Keck).

In memoriam

Ferdinand von Hebra – Ein Pionier der deutschsprachigen Dermatologie

K. Holubar, Wien

Am 5. August dieses Jahres jährte sich Hebras Todestag zum einhundertsten Male. Vor dieser Gesellschaft – deren Tagung so knapp dem Jubiläumsdatum folgt und die sich als Gesellschaft deutscher und deutschsprachiger Dermatologen versteht – soll dieses Pioniers deutschsprachiger Dermatologie kurz, aber geziemend gedacht werden.

Zur Person und zur formalen Karriere

Hebra wurde am 7. September 1816 in Brünn [14, 15] in Mähren geboren. Das Gymnasium besuchte er in Judenburg in der Steiermark, studiert hat er zuerst in Graz, dann in Wien, wo er auch am 26. Januar 1841 promovierte. Hebra war anfangs unschlüssig, wohin er sich wenden sollte; er dürfte Interesse für Chirurgie empfunden haben, wie dies seine diesbezügliche Publikation von 1842 bezeugt [3], er war jedoch nie chirurgisch tätig, d. h. Operationszögling. Vielmehr arbeitete er nach seiner Promotion kurz bei Professor Bernt an der gerichtlichen Medizin (damals Staatsarzneikunde). Eines Tages von seinem Chef gebeten, auf seine Stelle bei ihm zugunsten eines armen Kollegen, dessen Vater eben gestorben war, zu verzichten, verließ er wieder dieses erste Tätigkeitsfeld, in dem er reichlich Gelegenheit hatte, Sektionen auszuführen oder diesen beizuwohnen [3].

Nach Arzt [1] trat Hebra am 1. Mai 1841 in das Wiener Allgemeine Krankenhaus ein und zwar an die VI. Medizinische Abteilung seines späteren Freundes und Lehrers Josef Skoda. Dessen Ermutigung, sich den jeweils auf der Krätzestation befindlichen Hautkranken zu widmen – eine Aufgabe, die jeweils vom jüngsten Arzt wahrgenommen wurde und demzufolge Hebra bei seinem Eintritt zufiel –, ließ ihn dies mit Eifer und Konsequenz tun.

Nach intensivem Studium vor allem der französischen Schule und deren Arbeiten (Alibert; Biett = Cazenave und Schedl), später auch der englischen, also von Willans und Batemans Lehren, konnte Hebra nach kurzer Zeit von etwa einem Jahr bereits mit umfassenden Literaturkenntnissen aufwarten. Ab 1842 gab er im Allgemeinen Krankenhaus private Kurse, deren Zuhörer nicht nur Studenten, sondern vorwiegend ältere Kollegen und Primarärzte waren. Diese Privatkurse waren auf Empfehlung Skodas vom damaligen Krankenhausdirektor Johann Christian Schiffner [1] bewilligt worden, was eigentlich außerhalb dessen Kompetenz lag. Damit war 1842 de facto das Jahr, in dem „Dermatologie" – wenn auch formal ungesetzlich – zum Unterrichtsgegenstand in Wien wurde [13]. Hebra ersuchte 1844 um die Erlaubnis zur Abhaltung öffentlicher Kurse – (geplant Samstag und Sonntag jeweils von 12–13 Uhr) und reichte ein Gesuch um die Verleihung des Titels „Dozent" ein. Ersteres wurde am 22. Oktober 1844 von Kaiser Ferdinand bewilligt; Dozent wurde Hebra am 16. November 1844. Wenig später wurde er zum „ordinierenden Arzt" (= Leiter) dieser praktisch bestehenden Ausschlags-Abteilung ernannt (22. November 1845), und schließlich wurde diese Abteilung als VII. Medizinische Abteilung im Wiener Allgemeinen Krankenhaus am 20. Mai 1848 systemisiert und Hebra wurde Primarius [1]. Dann folgte im Dezember 1849 – der 18. Dezember ist das Datum der Entschließung Kaiser Franz Josefs, der 19. Dezember jenes der Ausfertigung durch den Minister für Cultus und Unterricht Leo Graf Thun – seine Ernennung als außerordentlicher Professor für Hautkrankheiten, des ersten im deutschen Sprachraum [2, 9].

Nun folgten ausgedehnte Auslandsreisen, so zum Studium der Lepra 1852 nach Norwegen; 1852, 1862, 1867, 1872 und 1875 nach Paris an das Hôpital Saint-Louis; 1862 nach London. Am 29. September 1869 endlich wurde Hebra Ordinarius [6].

Er starb am 5. August 1880 nach langem Leiden [3] und wurde nach Einsegnung in der Alserkirche – in der auch schon Beethoven eingesegnet worden war – am 7.

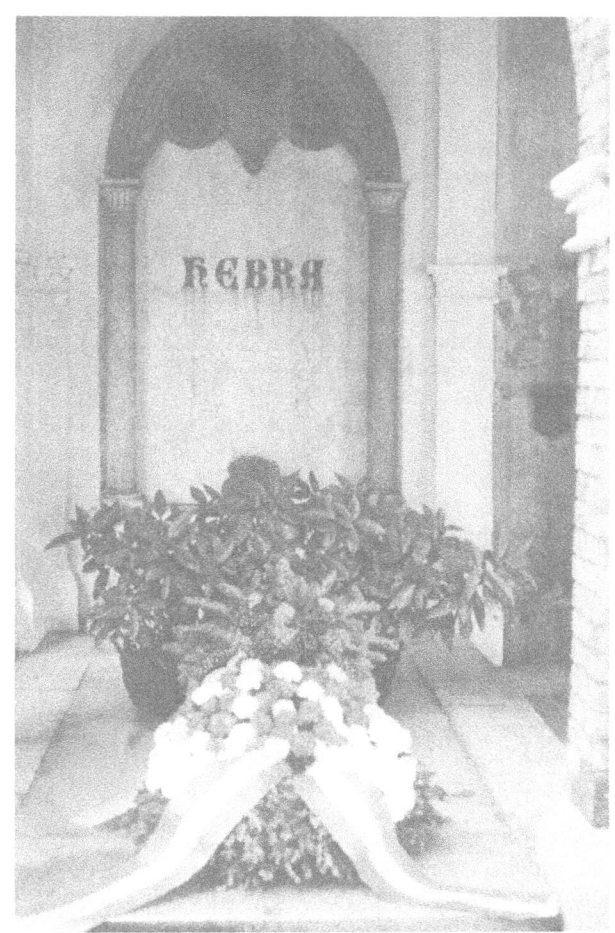

Abb. 1

August 1880 unter Anteilnahme zahlreicher Freunde, Kollegen, Patienten und seines greisen Lehrers Josef Skoda (geboren 1805) am Hernalser Friedhof zur Ruhe gebettet. Er liegt dort in einem Ehrengrab der Stadt Wien, sehr nahe jenem von Carl von Rokitansky [12].

Rokitansky, Skoda und Hebra werden ja immer als Dreigestirn der II. Wiener Medizinischen Schule [10] bezeichnet. (Abb. 1 zeigt das Grab Hebras am 5. August 1980.) Sein Nachfolger wurde sein Schwiegersohn Moritz Kohn-Kaposi, verheiratet mit Martha von Hebra.

Hebra hatte Zeit seines Lebens viele Ehrungen erfahren (so war er Träger österreichischer, schwedischer und russischer Orden sowie der Weltausstellungs-Medaille London 1863); er war korrespondierendes Mitglied der k. k. Akademie der Wissenschaften, Hofrat und zuletzt auch Präsident der ehrwürdigen Gesellschaft der Ärzte in Wien (gegründet 1837). Am 15. Februar 1877 war er in den österreichischen erblichen Ritterstand erhoben worden. (Seinem Onkel Josef Hebra, k. k. Major, war diese Ehrung schon vier Jahrzehnte vorher widerfahren, als „Edler von Nachodsburg".)

Zum wissenschaftlichen Werk

Wie von Auspitz im Archiv 1880 im Nachruf angeführt [3], umfaßte Hebras Publikationsliste vier größere Werke und 34 sogenannte „Journal-Aufsätze". Hebra war also kein Polyskriptor. – Es erübrigt sich aus verschiedenen Gründen hier detailliert auf das Werk Hebras einzugehen, spreche ich doch vor Fachkollegen. Lassen Sie mich nur drei Punkte hervorheben:

Hebras System der Hautkrankheiten,
Hebras Atlas der Hautkrankheiten und
Hebras Bearbeitung der Skabies [7, 8].

Hebras System der Hautkrankheiten (zuerst geschaffen 1843, veröffentlicht ab 1845), welches schließlich zur Bearbeitung eines Bandes des von Virchow herausgegebenen Handbuches für Spezielle Pathologie (1860) führte und noch später zum Lehrbuch für Hautkrankheiten; letzteres wurde teilweise schon mit seinem Schwiegersohn Moritz Kohn-Kaposi herausgegeben. Dieses Lehrbuch erschien auch in englischer, französischer, italienischer und russischer Übersetzung und wurde zu einem dermatologischen Standardwerk.

Im darin ausgearbeiteten System der Hautkrankheiten war alles das, was ursprünglich von Carl von Linné in der Botanik ausging und von z. B. Francois Boissier de Sauvages in Montpellier auch in der Medizin an Systemisierungsversuchen unternommen wurde und die Ärzte des ausgehenden 18. und beginnenden 19. Jahrhunderts bewegt hatte, verarbeitet. Zuerst war Hebra zweifellos ganz von Paris beeinflußt, von den Lehren Aliberts und Bietts, später schien er aber das von Willan und Bateman geprägte System der Hautkrankheiten zu bevorzugen, das seinerseits wieder auf Plenck in Wien zurückging. Befriedigen konnte ihn aber keines dieser Systeme ganz, und er trat dann 1845 mit seiner eigenen Einteilung vor die Öffentlichkeit. Jedem der sich die Mühe nimmt, diese näher zu studieren, wird der Fortschritt klar werden, der von Boissier de Sauvages über Plenck zu Willan und Bateman, Alibert, Rayer und Biett und schließlich zu Hebra führte [11].

Sein Atlas der Hautkrankheiten erschien in mehr als zwanzig Auflagen ab 1856, großartig in Ausführung und Durchführung; die Bilder waren von Elfinger und Heinzmann gemalt worden. Ein Monumentalwerk, das für sich selbst spricht.

Seine Studien über die Skabies (aus den vierziger Jahren). Keineswegs kann heute das alte Märchen aufrecht erhalten werden, Hebra habe die Ursache der Skabies entdeckt. Renucci [zitiert nach 4] und andere hatten dies mehr oder weniger überzeugend schon früher getan. Er hat sie wiederentdeckt. Was Hebra jedoch mit wachem Geist und unter Zuhilfenahme des Selbstversuches aufgrund seiner durchschlagenden und rationalen Argumentation zu Wege brachte, war als Lehrer an Hand dieses so oft falsch verstandenen oder zumindest falsch interpretierten Beispiels der Skabies der Krasenlehre und Humoralpathologie von der (Lehr-)Kanzel herab den Garaus zu machen. Effektiv besonders deswegen, da Hebra wohl wenig Beziehung zur Histopathologie der Hautkrankheiten besaß (im Gegensatz etwa zu Gustav Simon in Berlin), jedoch ein Naheverhältnis zur Praxis hatte, d. h. als oberstes Ziel stets die Nutzanwendung theoretischer Erkenntnisse für die Therapie betrachtete. (Dies geht auch übereinstimmend aus allen zeitgenössischen Darstellungen hervor.)

Zur Familiengeschichte „Hebra"

Ich hätte mich, obwohl selbst Wiener bzw. seit fast genau 20 Jahren Angehöriger der von Hebra gegründeten Klinik in Wien, weniger gedrängt an dieser Stelle Worte des Gedenkens zu sprechen, hätte ich nicht auch selbst etwas sowohl Neues wie Interessantes beizutragen.

Hebra wurde als Ferdinand Karl Franz Schwarzmann geboren; seine Mutter Karoline Wilhelmine Friederike (Aloysia) Schwarzmann stammte aus Jaroslau in Galizien (= Österreichisch-Polen = Südpolen). Nach Vollendung seines 24. Lebensjahres (am 7. September 1840) wurde er von seinem Vater Johannes Hebra an Kindesstatt adoptiert (am 12. September 1840). Vor diesem Zeitpunkt wäre es aus Gründen der Militärgesetzbarkeit einem Angehörigen der Armee nicht erlaubt gewesen, uneheliche (minderjährige) Kinder zu haben. Aus verschiedenen Gründen formaler Natur, auf die ich hier aus Zeitgründen nicht eingehen kann, sowie nach Aussage der Familie Hebra-Kaposi (an Hand eines Vergleiches von Bildern des Ferdinand Hebra bzw. des Johannes Hebra) besteht kein Zweifel, daß der Adoptivvater auch der natürliche Vater war. Hebra, wie etwa auch Gregor Mendel und viele andere in Wien bekannt und berühmt gewordene Persönlichkeiten, stammt aus dem (böhmisch-)mährischen oder mährisch-polnischen Teil der alten k. k. Monarchie, einem aus historischer Sicht reichen Reservoir an Talenten. Meine Studien in staatlichen, munizipalen und klerikalen Archiven in Österreich, Ungarn, der Tschechoslowakei und brieflich auch in Deutschland und Polen, betreffend die Familien Hebra, Kaposi und Schwarzmann, haben mir nicht nur erlaubt, die Eintragung in der Taufmatrikel von Ferdinand Hebra, die ja bekannt gewesen war, wenngleich nie darüber publiziert wurde, zu finden. Ich konnte erstmals auch die Taufeintragung seines Vaters Johannes, geboren am 9. September 1768 in Fulnek, Mähren, finden und zu Gesicht bekommen und auch seinen Werdegang verfolgen. Johannes Hebra war zeitlebens Soldat und zuletzt Oberkriegskommissär, also Militärbeamter in Offiziersrang, und ging nach 52 Jahren und 13 Tagen Dienst in der k. k. Armee 1838 in

518

Pension und starb am 1. Januar 1848 im Hause seines Sohnes in Wien. Seine Dienstbeschreibungen vom Infanterieregiment Nr. 40, in dem er etwa zwanzig Jahre gedient hat, und auch solche von später geben uns das Bild eines korrekten, eifrigen, polyglotten und (offenbar mit der Armee) vielgereisten Mannes. Dem Verfasser drängte sich bei der Durchsicht dieser Akten im Kriegsarchiv in Wien ein aktueller Vergleich auf, wie nämlich im so positiv doch trocken-knappen Urteil der Vorgesetzten eines Soldaten schon die Größe und das Charakterprofil des Sohnes dieses vorweggenommen wird: Ferdinand bei Johannes Hebra, Karl Woytiła junior bei Karl Woytiła senior, dem Vater des Papstes [5].

Bei Johannes Hebra finden sich etwa: Fehler: keine; Sitten: sehr gute; Sprachen: deutsch; (mittelmäßig) lateinisch; französisch; polnisch; böhmisch; italienisch; zur Beförderung geeignet; hat viele natürliche Talente; hat eine gute Gesundheit und ein gepflegtes Äußeres; kennt (teilweise) Mähren, Schlesien, Galizien, Militärgrenze, Ungarn, Siebenbürgen, Italien. Eine kurze Skizze der Regimentsgeschichte mag noch als zusätzlicher Hintergrund dienen, mit all der Farbigkeit und Strahlungskraft, die uns eine reiche Geschichte, kaiserlich bis 1804 bzw. 1806 und k.k. (nach 1804 bzw. nach 1806), erlaubt: Das Infanterieregiment Nummer 40 wurde 1733 gegründet, kämpfte zuerst noch gegen die Türken, bewährte sich im siebenjährigen Krieg und nahm am Zug des Grafen Andreas Hadik von Futak 1757 nach Berlin teil. Es war mit dabei in Torgau; später in Belgien (dort möglicherweise mit Johannes Hebra); am Wagram bei Wien; in Austerlitz; in Leipzig; beim Einzug in Paris. (Und noch später nach der Zeit von Hebras Vater bei der Belagerung Venedigs; in Solferino; in Königgrätz, wo ein Sohn Ferdinands fiel; und im ersten Weltkrieg bis zur Auflösung der alten Armee.)

Und nun weiter. Johannes Hebras Vater, ebenfalls Johannes, diente in demselben Regiment durch viele Jahre und stammte aus dem Rheinland. Eine bisher völlig unbekannte Tatsache, die für diesen meinen Vortrag hier eine wesentliche Bereicherung darstellt. Also nicht (nur) aus Mähren und Galizien kommen Hebras Ahnen, die direkte paternale Linie stammt vom Rhein.

Zusammenfassend dürfen Sie also, als die deutschen Dermatologen neben uns, als den deutschsprachigen, in Ferdinand Hebra nicht nur jemand sehen, der in unserer Sprache gedacht und geschrieben hat, sondern im weiteren Sinne ihn auch als Sohn Ihrer engeren Heimat betrachten. Ein Punkt, der abschließend als zusätzliche Rechtfertigung für meinen Bericht dienen möge.

Danksagungen an

Herrn Prof. Dr. Josef Tappeiner, Wien
Frau Hildegard Kaposi, Wien
Frau Prof. Stephanie Jabłońska, Warschau
Herrn Prof. Felix Sapher, Jerusalem
Herrn Prof. Jaroslav Horáček, Brünn
Herrn Prim. em. Dr. Josef Frankl, Kaposvár, Ungarn

Herrn Dr. Rainer Egger, Wien
Staatsarchiv, Wien
Kriegsarchiv, Wien
Heeresgeschichtliches Museum, Wien
Archiv der Universität Wien
Archiv der Stadt Wien
Zentralstelle der staatlichen Archive der CSSR, Prag
Staatliches Archiv Troppau und Brünn, CSSR
Municipales Archiv Brünn, CSSR
Central Archives for The History of The Jewish People, Jerusalem
Direktion des Allgemeinen Krankenhauses in Wien
(Erz)bischöfliche Archive in Wien, Mainz, Köln, Trier, Aachen
Stiftsbibliothek Klosterneuburg

Literatur

1. Arzt L (1925) Zur Geschichte der Universitätsklinik für Dermatologie und Syphilidologie in Wien. I. Dr. Ferdinand Hebra's Habilitierung. Wien Med Wochenschr 75:327–330
2. Arzt L (1949) Ferdinand Ritter von Hebra (1816 bis 1880). Zur Erinnerung an seine vor 100 Jahren erfolgte Ernennung zum „Professor für Dermatologie". Wien Klin Wochenschr 61:863–867
3. Auspitz H (1880) Ferdinand Hebra. Nachruf. Vierteljahresschr Derm Syph 7:I–XIV
4. Behrend FJ (1839) In: Ikonographische Darstellung der nicht-syphilitischen Hautkrankheiten. Brockhaus, Leipzig
5. Egger R (1979) Archivalien des Kriegsarchivs Wien über die Familie Papst Johannes Paul II. Mitt Österr Staatsarch 32:263–266
6. Kaposi M (1880) Ferdinand Hebra, der Schöpfer der Wiener dermatologischen Schule. Wien Med Wochenschr 30:927–931
7. Kaposi M (1881) Rede zum Gedächtnis an Prof. Ferdinand v. Hebra. Wien Med Wochenschr 31:1–15
8. Kaposi M (1891) Festrede. Wien Klin Wochenschr 4:463–465
9. Kumer L (1949) Hundert Jahre Wiener Dermatologische Schule. Wien Klin Wochenschr 61:353–355
10. Meister R (1950) Das Werden der II. Wiener medizinischen Schule. Wien Klin Wochenschr 62:1
11. Schwimmer E (1881) Gedenkrede auf Professor Hebra. Pester Med Chir Presse 17:1–25
12. Tappeiner J (1956) Ferdinand von Hebra und die Wiener Dermatologenschule. Wien Med Wochenschr [Sonderheft] Oktober
13. Tappeiner J (1967) Zum 150. Geburtstag von Ferdinand Ritter von Hebra. Hautarzt 18:74–75
14. Zapletal V (1961) Hebrův rodný dům v Brně. Č Zech Dermatol 36:344–345
15. Zapletal V (1965) Aus „De Structura et functione Stratorum epidermidis S. D. Barrierae". II. Sympos. Dermat. 7.–9.10.1964, Brünn, ČSSR, S 21–25. Med. Fakultät Purkyne Universität, Brünn

Prof. Dr. K. Holubar,
Allgemeines Krankenhaus der Stadt Wien
I. Universitäts-Hautklinik,
Alser Str. 4
A-1090 Wien

Poster-Ausstellung

Röntgentherapie von Hauttumoren

R. Panizzon, Zürich

Bei der Auswahl der Behandlungsverfahren von Hauttumoren, insbesondere der bösartigen, stellt die Röntgentherapie neben der chirurgischen Behandlung die große Alternative dar. Mit der vorliegenden Poster-Demonstration sollen einige repräsentative Beispiele der wichtigsten Indikationen vorgestellt werden.

Die Präkanzerosen, vor allem die großflächigen, aktinischen Keratosen, eignen sich sehr gut für eine Röntgenbehandlung. Etwas höher muß bei der Erythroplasie Queyrat dosiert werden, wenn das Resultat erfolgreich sein soll. Nicht mit Weich-, sondern mit Grenzstrahlen behandeln wir seit Miescher die Lentigo maligna, wobei bis zum völligen Pigmentschwund längere Zeit abgewartet werden muß. Bei den Basaliomen und Spinaliomen handelt es sich um eigentliche „Klassiker" der zur Strahlentherapie gelangenden Hauttumoren, insbesondere im Gesichtsbereich bei älteren Patienten. Schließlich gehören die Hautlymphome und hier besonders die Mycosis fungoides zu den dankbarsten Indikationsgebieten der Dermato-Röntgentherapie, weil schon wenige hundert R eine spektakuläre Einschmelzung von Tumorknoten bewirken. Genauere Dosisangaben finden sich in den am Kongress abgegebenen Unterlagen.

Dr. R. Panizzon,
Dermatologische Klinik,
Gloriastr. 31,
CH-8091 Zürich

Klinik und Histologie kutaner Rankenneurome

P. Altmeyer und W. Schultz-Amling, Frankfurt

Rankenneurome der Haut und Schleimhaut stellen sich klinisch im allgemeinen als hautfarbene, seltener als pigmentierte linsen- bis erbsgroße derbe Knötchen dar. Sie treten einzeln oder in Mehrzahl auf und werden im allgemeinen aufgrund ihres uncharakteristischen Erscheinungsbildes klinisch nicht diagnostiziert. Multiple Neurome der Haut und Schleimhaut können als Teilsymptomatik des Typ II b des Syndroms der multiplen endokrinen Adenome (MEA) auftreten. Sie sollten Anlaß zu einer intensiven Suche nach Neoplasien endokriner Drüsen, speziell der Schilddrüse, sein.

Prof. Dr. P. Altmeyer,
Zentrum für Dermatologie u. Venerologie
der Ludwig-Maximilian-Universität,
Frauenlobstr. 9–11,
D-8000 München 2

Gesteigerte Granulozytenchemotaxis bei Psoriasis

B. Szperalski, J.-M. Schröder, G. Kawohl und E. Christophers, Kiel

Der Mechanismus der PMN-Akkumulation in der psoriatischen Epidermis wurde durch Chemotaxis-Tests mit dem Boydenkammer-System untersucht. Dabei wurden die chemotaktische Aktivität psoriatischer Seren und die chemotaktische Antwort psoriatischer PMN mit Normalkontrollen verglichen.

Psoriatische PMN wiesen gegenüber frischen autologen Seren eine signifikant erhöhte chemotaktische Aktivität auf, die vermutlich komplementabhängig ist. Gelchromatographische Trennungen psoriatischer Seren und Chemotaxis-Tests der Fraktionen zeigten in manchen Fällen einen Peak nahe Cytochrom C, was auf eine Erhöhung von C5a hindeutet.

B. Szperalski,
Universitäts-Hautklinik,
Schittenhelmstr. 7,
D-2300 Kiel

Diagnose und Prognose bei kutanen malignen Lymphomen

G.-K. Steigleder, W. Sterry, H. Pullmann, M. Schlaeger, H.-J. Schulze und T. Trost, Köln

Die Identifizierung der malignen T-Lymphozyten bei der Mycosis fungoides ist in situ sowohl durch eine granuläre Aktivität der sauren Esterase als auch durch Protein-A-Peroxidase-Konjugate-markiertes HTLA-Antiserum möglich. Rasterelektronenmikroskopisch weisen diese Zellen eine Entrundung und Mikrovilliunruhe auf. Die Änderung eines erhöhten IgE im Serum ist von prognostischer Bedeutung. Die einzelnen Lymphome unterscheiden sich hinsichtlich der Proliferation im dermalen Infiltrat. Isolierte lebende dermale Lymphozyten bei der Mycosis fungoides zeigen im Gegensatz zu normalen Lymphozyten eine erhöhte Kolchizin-Sensitivität.

Prof. Dr. G. K. Steigleder,
Universitäts-Hautklinik,
Josef-Stelzmann-Straße 9,
D-5000 Köln 41

Peroxydase-markiertes Protein A: Ein neuer Immunoenzym-Tracer für die Immunhistologie und Immunelektronenmikroskopie

T. H. Trost, M. Noack, H. Pullmann und G.-K. Steigleder, Köln

Die Immunperoxydasetechnik unterscheidet sich von der Immunfluoreszenztechnik dadurch, daß statt fluoreszeinmarkierter Antikörper Peroxydase-markierte Antikörper verwendet werden, welche nach einer einfachen histochemischen Reaktion lichtmikroskopisch sichtbar werden. Die Vorteile der Immunperoxydasetechnik sind demnach:

- einfaches lichtmikroskopisches Verfahren,
- permanente Färbung und Eindeckung,
- die Möglichkeit der Gegenfärbung (z. B. Hämatoxylin, HE, Giemsa), damit gleichzeitige Beurteilung histologischer und immunologischer Kriterien in einem Präparat.

Wir verwenden einen neuen Tracer für die Immunhistologie, Peroxydase-markiertes Protein A [1]. Protein A mit einem MG von 40000 stammt aus dem Peptidoglykan-Anteil der Zellwände bestimmter Staphylococcus-aureus-Stämme; seine immunbiologische Eigenschaft besteht darin, IgG aus verschiedenen Säugetierspezies mit hoher Affinität spezifisch am Fc-Anteil zu binden. Damit besteht die Möglichkeit, spezifische Antikörper aus Seren verschiedener Säugetierarten nachzuweisen.

Beim bullösem Pemphigoid konnten wir lineare Ablagerungen von IgG in der Basalmembranzone mittels Protein-A-Peroxydase nachweisen. Bei systemischem Lupus erythematodes stellten wir antinukleäre Antikörper (Serumverdünnung 1:100) auf Mäuseleberschnitten mittels einer indirekten Protein-A-Peroxydase-Technik dar. Beim Pemphigus vulgaris wurde in vivo interzellulär gebundenes IgG mit Protein-A-Peroxydase sichtbar gemacht. Die Immunelektronenmikroskopie mit Protein-A-Peroxydase bei bullösem Pemphigoid ergab IgG-Ablagerungen in der ehemaligen Lamina lucida, jetzt am Blasendach und -boden. Die Immunelektronenmikroskopie mit Protein-A-Peroxydase bei Pemphigus vulgaris zeigte Ablagerungen von Pemphigus-Antikörpern in den Interzellulärräumen. Ein Vergleich von Protein-A-Peroxydase mit Peroxydase-markiertem Anti-IgG ergab beim Nachweis von IgG bei bullösem Pemphigoid eine deutlich geringere unspezifische Gewebeaffinität.

Wir führten vergleichende Untersuchungen mit Fluoreszein-markiertem und Peroxydase-markiertem Anti-IgG und mit Protein-A-Peroxydase durch, dabei zeigte Protein-A-Peroxydase folgende vorteilhafte Eigenschaften:

- Geringe unspezifische Affinität zu Gewebsstrukturen, wie z. B. Kollagen und Interzellularsubstanz der Epidermis,
- Hohe Affinität für den Fc-Anteil von IgG,
- Protein A hat keine Immunglobulin-Struktur und wird deshalb nicht z. B. an Fc-Rezeptoren gebunden,
- Gute Stabilität und Haltbarkeit des Konjugats (selbst bei +4 °C),
- Geringes Molekulargewicht im Vergleich zu IgG, deswegen gute Gewebepenetration.

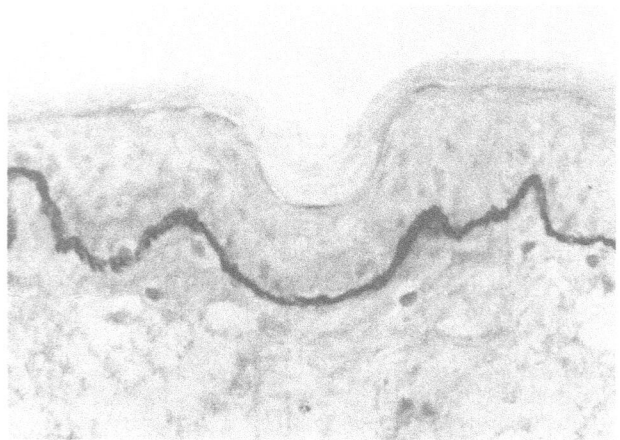

Abb. 1. Nachweis gebundener IgG-Antikörper in der Basalmembranzone bei bullösem Pemphigoid. Protein-A-Peroxydase-Technik

Protein-A-Peroxydase mit ihrem relativ geringem Molekulargewicht von ca. 80000 eignet sich besonders vorteilhaft zur Immunelektronenmikroskopie [2]. Auch in dieser Technik konnte die geringe unspezifische Gewebeaffinität bestätigt werden.

Wir fanden, daß Peroxydase-markiertes Protein A das Peroxydase-markierte IgG in der Immunhistologie und Immunelektronenmikroskopie ersetzen kann.

Literatur

1. Trost TH, Weil HP, Noack M, Pullmann H, Steigleder GK (1980) J Cutan Pathol 7:227–235
2. Trost TH, Steigleder GK, Bodeux E (im Druck) J Invest Dermatol

Dr. Th. Trost,
Universitäts-Hautklinik,
Josef-Stelzmann-Straße 9,
D-5000 Köln 41

Herstellung von Moulagen

E. Stoiber, Zürich

In einer Tonbildschau wird zum ersten Mal der Herstellungsgang einer dermatologischen Wachsmoulage gezeigt, wobei allerdings das Rezept der verwendeten Moulagenmasse nicht preisgegeben wird.

In derselben Demonstrationseinheit sind 3 Original-Moulagen als Arbeitsbeispiele der 3 Moulageusen L. Volger, R. Willi und E. Stoiber ausgestellt, welche die Moulagensammlung der Dermatologischen Univ.-Klinik in Zürich geschaffen haben.

Mehrere Texttafeln fassen die Gebiete zusammen:
Wachsmoulagen,
Geschichte der dermatologischen Wachsbildkunst,
Die Geschichte der Zürcher Dermatologisch-Venereologischen Moulagensammlung,
Die Achtzigerjahre des 20. Jahrhunderts, Renaissance der Moulage?
Der Text wurde vervielfältigt und steht Interessenten zur Verfügung.

E. Steuber,
Dermatologische Klinik,
Universitätsspital,
Gloriastr. 31,
CH-8091 Zürich

Einfluß verschiedener Präparationstechniken auf die Feinstruktur von N. Gonorrhoeae und E. coli

W. Gebhart, J. Thurner, W. Jurecka, J. Söltz-Szöts, K. Kitz und A. Ellinger, Wien

Pili an der Oberfläche von Gonokokken werden in der Literatur als ein Kriterium für ihre Virulenz diskutiert (Swanson et al. 1971; Haustein und Uehrlings 1976), während unsere früheren Untersuchungen (Gebhart et al. 1979) den Eindruck erweckten, daß das Vorkommen und die Zahl der Pili größtenteils durch die Präparationstechnik beeinflußt wird. Ein und dieselben Stämme weisen nach verschiedenen Präparationen (Negativ-Staining, Rasterelektronenmikroskopie, Schrägdämpfung, Transmissionselektronenmikroskopie) unterschiedliche Bilder auf. So scheint es zur Zeit nicht möglich zu sein, aufgrund morphologischer Untersuchungen Rückschlüsse auf die Infektiosität und den Typ der Infektion zu ziehen.

Literatur

1. Gebhart W, Jurecka W, Söltz-Szöts J, Thurner J, Ellinger A, Kitz K (1979) Effect of different preparation procedures on the ultrastructure of gonococci. Br J Vener Dis 55:83
2. Haustein UF, Uehrlings J (1976) Die asymptomatische Gonokokkeninfektion. Dermatol Monatsschr 162:9
3. Swanson J, Kraus SJ, Gotschlich E (1971) Studies on gonococcus infections. I. Pili and zones of adhesion: their relation to gonococcal growth patterns. J Exp Med 134:886

Doz. Dr. W. Gebhart,
II. Universitäts-Hautklinik,
Alser Straße 4,
A-1090 Wien

B.C.G.-Immunoprävention bei malignem Melanom (M. M.)

C. Schult, Münster-Handorf

132 Kranke mit M. M., Stadium I, T. D. über 0,75 mm, erhielten nach der Operation 3 Monate wöchentlich, dann vierwöchentlich 2 bis 3 Jahre B.C.G.-Pasteur-Impfstoff skarifiziert.

147 Kranke mit vergleichbarem Typ, Lokalisation, Level, Dicke, Geschlecht, in den vorausgehenden Jahren ebenfalls in Hornheide standardoperiert, wurden zum Vergleich herangezogen.

Die nachbehandelten Kranken wiesen im ersten bis dritten Jahr statistisch signifikant weniger Metastasen und Todesfälle auf. Im 4. Jahr nähern sich die Kurven, jedoch ist die Zahl der Geimpften in diesem Jahr sehr klein.

Dr. C. Schult,
Fachklinik Hornheide,
Dorbaum 48,
D-4400 Münster-Handorf

Epithesen für Gesichtsversehrte

F. Ehring, B. Küper und G. Meiritz, Münster-Handorf

Die Ausstellung zeigt das Anwendungsgebiet:
Defekte der Nase, Orbita oder Ohrmuschel,
den Gang der Herstellung und fertige Epithesen:
weiche aus Silikonkautschuk, kalthärtend,
weniger weiche aus Silikonkautschuk, heißhärtend,
harte aus Methylmethacrylaten.

Sie werden entweder an einer Brille befestigt oder mit einem reizlosen Kleber an der Haut angebracht. Sie sind angezeigt, wenn ein Defekt nicht, nicht mehr oder noch nicht plastisch-chirurgisch gedeckt werden kann.

Prof. Dr. F. Ehring,
Fachklinik Hornheide,
Dorbaum 48,
D-4400 Münster-Handorf

Autorenregister

Ackermann, R. 292
Agathos, M. 97
Altmeyer, P. 217, 521

Balda, B.-R. 37
Bandmann, H.-J. 97
Bartels, H. 432
Bauer, R. 243
Bercic, M. 477
Berger, H. 50, 260
Berrens, L. 83
Bertram, B. 249
Beutner, E. H. 169, 487
Biegelmayer, Ch. 70
Biess, B. 48
Blajovici, R. 69
Blohm, B. 143
Blümel, G. 432
Bohnert, E. 361
Bonk, A. 188
Bonsmann, G. 451
Bonvalet, D. 205
Borelli, S. 124, 140
Bork, K. 168, 486
Bräuninger, W. 168
Brattig, N. 160
Braun-Falco, O. 2, 53, 210, 420, 422, 429, 433
Brehm, G. 492
Breit, R. 147, 400
Breitbart, E. W. 445
Bretz, S. 447
Bröcker, E. B. 484
Brunner, R. 429
Burg, G. 210, 240
Burkhardt, A. 302

Cassuto, J.-P. 182
Cermak, T. 182
Chorzeski, T. 169, 487
Chowaniec, O. 169
Christophers, E. 172, 365, 521
Clarmann v., M. 432
Colot, M. 60
Czarnetzki, B. M. 79

Dabrowski, J. 487
Dabski, K. 169
Deicher, H. 464
Dewald, G. 130
Diezel, W. 132
Dimitrescu, A. 482
Djawari, D. 298
Dorn, M. 443
Dostal, V. 165
Dostanić, I. 157
Düngemann, H. 124, 140

Ebert, L. 467
Egyedi, K. 482
Ehring, F. 48, 62, 523
Ellinger, A. 523
Ene-Popescu, C.-E. 482
Erhardt, W. 432

Fanta, D. 165
Fischer, H. 219
Fischöder, W. 153
Fritsch, P. 57, 368
Frosch, P. J. 449
Fuhrmans, R. 506

Gartmann, H. 5
Gebhart, W. 182, 507, 514, 523
Gerdes, J. G. 188
Gloor, M. 280, 438, 461
Glowania, H.-J. 148
Glück, S. 467
Göhde, W. 62
Göring, H.-D. 135
Goerz, G. 254, 467
Goldschmidt, H. 502
Goos, M. 198
Gross, W. L. 172, 514
Grosshans, E. 205
Grubac, Lj. 441
Gschnait, F. 182, 403

Hadam, M. R. 56
Hadding, U. 104
Haensch, R. 308
Hagedorn, M. 235
Haim, S. 317
Haina, D. 429, 433
Haneke, E. 321
Happle, R. 451, 468, 475
Hartmann, A. A. 283
Hauck, H. 289
Hausen, B. M. 90
Hausen zur, H. 480
Haustein, U.-F. 128
Heite, H.-J. 11
Henseler, T. 365
Heterich, K. 285
Herzberg, J. J. 182
Herzog, P. 486
Hettwer, H. 510
Hilber, C. 432
Hödl, St. 43, 473
Höffler, U. 276
Hölzle, E. 404, 436
Hönigsmann, H. 369
Hoffmann-Fezer, G. 240
Hofmann, C. 404
Hofmann, Ch. 128
Holubar, K. 517
Holzmann, H. 176
Hornstein, O. P. 297, 456
Hundeiker, M. 40

Ilea, R. V. 66
Ionescu-Goga, S. 69
Ippen, H. 469

Jablonska, S. 169, 487
Janicić, N. 441
Jarzabek-Chorzelska, M. 169
Jaschke, E. 368

Jung, E. G. 361
Jurecka, W. 507, 514, 523

Kaboth, W. 227
Kalveram, C. 148
Kalveram, K.-J. 148
Kansky, A. 477
Kawohl, G. 521
Kentsch, V. 460
Kerl, H. 43, 232, 473
Ketel van, W. G. 145
Kim, M. A. 496
Kiss, M. 504
Kitz, K. 523
Kläring, W. J. 514
Klaschka, F. 252
Klehr, N. W. 447
Kleinhans, D. 119
Klenk, W. 292
Kneitner, I. 157
Knop, J. 86, 451
Knoth, W. 185
Kölmel, K. 257
König, W. 168
Kövary, P. M. 182
Kokoschka, E. M. 22, 60, 70, 165
Konz, B. 53
Koop, W. 514
Korting, H. C. 53
Kownatzki, E. 462
Krainsky, T. 487
Kresbach, H. 232
Kreysel, H. W. 130
Krieg, Th. 490
Kriegel, H. 432
Krstić, A. 441
Kühnl-Petzoldt, Ch. 50
Küper, B. 523
Kunkel, G. 143
Kunze, J. 469

Lämmer, D. 499
Landthaler, M. 429, 433
Lange, C.-E. 130, 506
Leković, B. 157, 441
Lennert, K. 188
Leyh, F. 427
Litter, F. 285
Löning, T. 302
Longhin, C. 69
Lubach, D. 485
Luderschmidt, Ch. 315, 490
Ludwig, G. 440
Luger, A. 25, 182
Luger, Th. 70
Lukowsky, A. 135

Macher, E. 8, 451
Maciejewski, W. 493
Maiolini, R. 182
Marghescu, S. 464
Marsch, W. Ch. 496
Mast, H. 143

Meffert, H. 132
Meigel, W. 425
Meiritz, G. 523
Mensing, H. 425
Merk, H. 254
Metz, J. 354
Meurer, M. 176, 420, 422, 465
Micksche, M. 60
Motan, D. 69
Muckelmann, R. 143
Müller, F. 178
Müller, P, K. 490
Müller, R. 469

Neubert, U. 285, 294
Neumann, M. 153
Niebauer, G. 22
Nikolowski, J. 240
Noack, M. 522
Nödl, F. 7
Nürnberger, F. 262, 480

Opferkuch, W. 182

Packhäuser, U. 172
Panizzon, R. 521
Paul, E. 35
Pechlaner, R. 57
Perisić, S. 441
Petkow, L. 487
Petres, J. 469
Pfister, H. 480
Pitcher, D. G. 273
Plewig, G. 267, 294, 404, 458
Pürschel, W. 396
Pullmann, H. 384, 522
Pulverer, G. 276

Rauch, H.-J. 473
Rode, M. 477
Roser-Maaß, E. 404
Rother, K. O. 462
Rother, U. 164
Rudolph, R. 143
Runne, U. 292
Ruzicka, T. 467
Rytter, M. 128

Schell, H. 456
Scherer, R. 315
Scherwitz, C. 287
Scheuer, B. 137
Schlaak, M. 172
Schlaeger, M. 522
Schleifer, K. H. 270
Schmähl, D. 249
Schmidt, B. L. 182
Schmidt, J. 70
Schmoeckel, Ch. 2, 46, 210, 240
Schniggenberg, E. 143
Schnyder, U. W. 325, 334, 407
Schröder, J.-M. 521

Schröpl, F. 387
Schubert, H. 135
Schütz, R. 243
Schuhmann, J. 62
Schult, C. 523
Schultz-Amling, W. 521
Schultz-Ehrenburg, U. 499
Schulz, K. H. 148, 453
Schulze, H.-J. 522
Schwartzkopff, W. 182
Schwarz, W. 456
Siess, R. 164
Siklósi, C. 504
Silla, R. 361
Simon, N. 504
Smith, N. P. 357
Söltz-Szöts, J. 514, 523
Sönnichsen, K. 160
Sönnichsen, N. 132

Spona, J. 70
Stamm, T. 485
Stary, A. 514
Staudhammer, R. 56
Steck, B. 373
Steigleder, G. K. 1, 346, 408, 522
Stein, H. 188
Sterry, W. 245, 346, 522
Stoiber, E. 523
Straub, C. 62
Stübich, M. J. 75
Stüttgen, G. XII, 460
Stute, J. 73
Sulej, J. 487
Szperalski, B. 521

Theml, H. 227
Thies, K. 462

Thurner, J. 514, 523
Tigalonowa, M. 169
Tilkorn, H. 62
Till, G. 116
Török, L. 482
Togler, K. 427
Traupe, H. 496
Tritsch, H. 19, 325
Tronnier, H. 377
Trost, T. H. 522
Tsambaos, D. 260

Undeutsch, W. 219

Vakilzadeh, F. 451, 484
Veltmann, G. 153
Voigtländer, V. 164
Vorwerk, I. 172
Voss, W. 48

Waidelich, W. 429, 433
Walter, E. 164
Wassilew, S. W. 453
Weidner, F. 343
Welke, S. 174
Wendt, K. 447
Westphal, E. 172
Wirth, H. 438
Wiskemann, A. 73, 237, 359
Wolff, H. H. 315, 327, 416, 418
Wolff, K. 336, 412
Wriedt-Lübbe, I. 432

Zabel, M. 510
Zaun, H. 481
Zivkivić, M. 441

Sachregister

Akanthokeratolyse 329
Akantholyse 327
    Ätiologie 328
    Pathomechanismen 330
    unbekannte Ursachen 333
Akantholytische Reaktion 327
Akne vulgaris, 13-cis-Retinsäure 458, 460
    Zinktherapie 427
Akute febrile neutrophile Dermatose 414
Allergen, Kontakt-, 86, 90, 137
    Berufs- 91, 140
    Umwelt- 91
    Medikamente 140
Allergie, Soforttyp-, 124
–, in-vitro-Test 168
–, RAST 124
–, RIST 124
Allergie, Spättyp-, 128
Allergie, Sofort-, B-/T-Lymphozyten 128
Allergie, atopische 83
    Futtermittel- 143
    Kontakt- 86, 145
Alopecia areata, Therapie 468
Ammoniak-MBZ 449
Anaphylaktische Reaktion 79
    Mastzellprodukte 80
    Mastzellmediatoren 81
Angiolymphoide Hyperplasie mit Eosinophilie 418
Angry Back-Syndrom 97
Antiperspirantien 436
    Wirkungsmechanismus 436
    Therapie 437
Aphthe 308
Aphthosen, Epidemiologie 298
    Genetik 298
    pathologische Anatomie 302
Aphthosen, orale 297
    Immunhistologie 315
    Pathogenese 322
    rezidivierende, Therapie 321
Arzneimittel, Nebenwirkungen 256
Atopische Allergene 83

Basaliom in Narben 480
Basophile, Histaminfreisetzung 168
Benzoylperoxid 461
Bestrahlungsgeräte 373
BK-Mole-Syndrom 6, 40
Bräunungsstrahler 377
B-/T-Lymphozyten 128
B-Zell-Lymphome 192, 202, 210

Candida albicans, Ultrastruktur 287
C1-Inaktivator 117
CHILD-Syndrom 475
Cocarden-(Target-)Test 97

Dacarbacin, urtikarielle Reaktion 453
Dermatitis atopica, Epikutantestreaktionen 147
    Serumkortisol 456
    IgE-Vermehrung 160
    nichtatopische 160
    Kontakt- 252
    – herpetiformis 339
Dermatohistopathologie 325
Desmosomen 328
DMSO-Test 449, 450
Dyskeratom, warziges 493
Dyskeratoma segregans 493

Ekzem, endogenes, Serumcortisol 456
Ekzematogene, der Tierwelt 94
Entzündung 104
Eosinophile Fasziitis 422
Eosinophile Folliculitis pustulosa 336
Eosinophile Zellulitis 357
Epidermiszellen, Hydrocortisonacetat 447
Epidermolysis bullosa 340, 341
    aquisita 487
Epidermolytische Reaktionen 336
Epidermodysplasia verruciformis 480
    Retinoidtherapie 480
Epidermolytische Hyperkeratose 329
Epitheloidzellen 346
Epitheloidzellige Granulome, infektiöse 347
Epitheloidzellreaktionen 346
Epithesen 524
Erythema chronicum migrans, Arthritis 292
Escherichia coli, Feinstruktur 523

Faktor, eosinophil-chemotaktischer 79
FAMM-Syndrom 41
Fettgewebsreaktion 354
Fibroblasten, Hydrocortisonacetat 447
Flußsäureverätzung, Therapie 432
Fokale akantholytische Dyskeratose 329
Follikulitis, gramnegative 294
Fremdkörpergranulom 348
FTA-ABS-Test 176, 179

Gerinnungssystem 117
Granuloma anulare 344

Haftkeime 267
Halogen-Metalldampf-Strahler 374
Hautempfindlichkeit 449
Hautflora, Umweltfaktoren 283
Hautschäden, Lackfarben 157
Hautschäden, nicht-allergische 252
    durch Arzneimittel 254
Helio-Klimatherapie 396, 440, 441
Herpes gestationis 339
Herpes simplex rezidivans, Immunologie 165
Histaminfreisetzung 168
Hyperhidrose 437
Hyposensibilisierung, spezifische 153
    subkutane 154
    orale 156

Ia-Antigene 87

Ichthyose, x-chromosomal 407
Idiosynkrasie 255
IgE 79
Immunadhäranz 108
Immunantwort, Regulation 86
    Antigenerkennung 86
Immunelektronenmikroskopie 522
Immunhistologie 522
INH-Pellagra 255
Insektentoxin, Therapie 148
Interdigitierende Zellen 198
Intoleranz Antiphlogistica- 121
    Aspirin- 164
    Arzneimittel 254

Kandidose, mukokutane, Serologie 289
Karzinogenese, chemische 249
Keratodermia palmoplantaris cum periodontopathia 477
Koagulationsnekrose 325
Kolliquationsnekrose 325
Komplement, Krankheitsbilder 110
    Genetik 111
    angeborene erbliche Defekte 111
Komplementsystem 104
    direkte enzymatische Aktivierung 107
Kontaktdermatitis, nichtallergische, Pathogenese 252
Kontaktekzem, allergisches 86
Korynebakterien 268, 273
Koryneforme Stäbchen 277
Krebs 249
Kryochirurgie 445

Langerhans-Zellen 87, 198
Laser 429, 433
Lentigo, naevoide 6
Leukämie 227
    akute lymphatische 233
    chronische lymphatische 233
    Entstehung 227
    Haarzell- 233
    Hautveränderungen 232
    myeloische 234
    myelomonozytäre 234
    Pathomechanismus 228
Lichtdermatose, polymorphe 404
Lichtreaktion, persistierende 404
Lichtschaden, akuter 257
    chronischer 260
    bei schwarzer Haut 262
Lichtschutzmittel 259
Physiologie 257
Therapie 258
Lichtschutzmittel 259
Lichturtikaria 404
Lipogranulom 354
Livedo racemosa generalisata 485
Lues 77
    Immunologie 178
    IgM-FTA-ABS-Test 179
Lupus erythematodes discoides, DADPS-Therapie 467
–, Thalidomid-Therapie 451
Lyell-Syndrom 325

Lymphgefäßthromben 496
Lymphome, Pseudo- 210
–, Keimzentrums- 217
    Plastikeinbettung 217
–, kutane 198
    formale Genese 198
    Hautmanifestationen 201
    Klassifikationen 198, 199
    Klinik 198
    T-Zell- 198
Lymphome, maligne 185
    B-Zellsystem 188
    Chemotherapie 239
    Colchizin-Sensitivitätsindex 245
    Geschichte 185
    Keimzentrumsreaktion 189
    Therapie 237
Lymphozytenproliferation 88

Malassezia spp. 268
Malignes Lymphom, Kolchizin-
    Sensitivitäts-Test 522
Malignes Melanom, Prognostischer Index 3–4, 46
    Formen 5–6
    Lymphknoten 7
    Überlebenskurve 14
    operative Therapie 19
    Kontinuitätsdissektion 20–22
    Immunotherapie 22
    Chemotherapie 25
    atypisches 41
    akral-lentiginöses 43
    im Kindesalter 48
    verrucöses 50
    intraoperative Kryostatschnittdiagnostik 53
    Antikörper 56
    Chemoimmuntherapie 69
    Geschichte 75
Mastzelle 79
Mikrokokken 268, 270, 276
Mixed Connective Tissue Disease 420
Morbus Behcet 297, 306, 308, 315, 321
    Organmanifestation 306
    Hauterscheinungen 311
    Mucocutane Veränderungen 317
    Ätiopathogenese 317
    Autoantikörper 318
    zellvermittelte Immunität 318
Morbus Grover 416
Moulagen 423
Mycosis fungoides 198, 205, 236
    Behandlung 238
    „d'emblée" 207
    Früherkennung 205
    Frühformen 207

Nahrungsmitteladditiva 121
Narkosepräparate 122
Neisseria gonorrhoeae, Feinstruktur 523
Nekrobiosis lipoidica 344, 510
Nekrolytische Reaktionen 325

Opsonierung 108

Palisadenzellreaktion 343
    Pathomechanismus 345
Painful bruising Syndrom 484
Papillomatose papuleuse confluente et réticulée Gougerot-Carteaud 407
Papillon-Lefèvre-Syndrom 477
Papulose, lymphomatoide 214, 240, 409
    bowenoide 411, 473
Parapsoriasis en plaques 205, 236
Parapsoriasis, großfleckig atrophisierende 235

Pellagroid 482
Pemphigoid, bullöses 174, 338
Photodermatosen 404
    Photochemotherapie 404
Photochemotherapie 359, 404
    Erythemreaktion 400
    Europäische PUVA-Studie 365
    Mechanismen 361
    Psoriasis 365
Phototherapie 359, 388
    Erythemreaktion 400
Pigmentierung 35–36
Pigmentmale, multiple atypische 41
Pigmentnaevi, Dermabrasio 469
    Malignitätsrisiko 482
Pigmentsystem 35–36
Pityriasis versicolor, Therapie 443
Plasmapherese 462
    diskontinuierliche 465
    kontinuierliche 464
    Prinzip 462
Porphyria cutanea tarda 504
    hepatocelluläre Tumoren 504
Porphyrie 255
Prämykosis 206
Propionibacterien, Biochemismus 280
Propionibakterium acnes 268
Pseudoallergische Reaktionen,
    Diagnose 119
    Pathogenese 116, 118
    Therapie 119
Pseudoxanthoma elasticum, Nierenbeteiligung 486
Psoriasis, bakterielle Besiedelung 285
    Europäische PUVA-Studie 365
    HLA-Konstellation 172
    Komplementkomponenten 130
    Lymphozytenaktivierbarkeit 172
    Pathogenese 171
    Photochemotherapie 365
    polymorphkernige Leukozyten 169, 521
    Thalassotherapie 441
    UV-Strahlentherapie 387
Pustulöse Reaktionen 334
Pustulosen, subkorneale 334
Pustulosis subcornealis 334
    palmaris et plantaris 335
    acuta generalisata 336, 414
Purpura fulminans 413
PUVA 385
PUVA-Studie 365
    -Therapie 368, 369
    Lichtschutz 403
Pyoderma gangraenosum 335

Rankenneurome 521
REM-Syndrom 408
Residentflora, Lokalisation 267
    fakultativ pathogene Bakterien 276
Retikuläre erythematöse Muzinose 408
13-cis-Retinsäure 458
    Indikation 459
    Kontraindikationen 459
    Wirkungen 459
Rheumatoide Knötchen 344
Richner-Hanhart-Syndrom 407
Röntgenkontrastmittel 116, 122
Röntgentherapie 521
    Schilddrüsenkrebs 502
Rosacea, tuberkuloide 352

Sarkoidose 352
    Immunologie 135
Sarkome 187
    Behandlung 239

nicht lymphomatöse 219
    Therapie 237
Seborrhoe, Zinktherapie 427
Seminalplasma 506
Sexually transmitted diseases 515
Sézary-Syndrom 198
Sézary-Zellen, Supravitalpräparat 243
Sharp-Syndrom 420
Shulman-Syndrom 422
Sklerodermie, Einteilung 425
    Pathogenese 490
    progressive, Cyclophenil 425
Sklerodermie, progressive Trisomie XXX 492
    Tetrasomie XXX 492
Sklerodermie, progressive 456
    Serumcortisol 456
Solarien 376
Sonnenbänke 376
Sonnenbrand 257
Spongiforme Pustel 335
Staphylokokken, koagulasenegative 270
Steinkohlenteer, Wirkung 438
Stoffwechselerkrankungen, angeborene
    Histologie 507
SUP 385
Sweet-Syndrom 414
Syndrom Angry Back- 97
    BK-Mole- 6, 40
    CHILD- 475
    der blauen Flecken 484
    FAMM- 41
    Lyell- 325
    Painful Bruising- 484
    Papillon-Lefèvre- 477
    REM- 408
    Richner-Hanhart- 407
    Sézary- 198
    Sharp- 420
    Shulman- 422
    Sweet- 414
    Vaskulitis 412
Syphilis 178
    Neuro- 182

Temporary Residentflora 267
Thalassotherapie 440, 441
Thermolumineszenzmessung 502
Tonofibrillen 328
TPHA-Test 176, 179
Transientflora 267
Transitorische akantholytische
    Dermatose 416
Treponema pallidum 176
T-Zell-Lymphome 192, 202

Ultraschall-Doppler-Sonde 499
UV-Leuchtstofflampen 373

Vaskulitis 412
    DADPS-Therapie 467
    Intravaskuläre Koagulations- 413
    Urtikaria, hypokomplementämische 412
    urtikarielle 412
Virolyse 109
Virusneutralisation 109
Volumenersatzmittel, kolloidale 122

Xanthomatose, paraproteinämische, Komplementprofil 182
Xeroderma pigmentosum 496

Zecken 292
Zellmembran 132
Zinktherapie 427, 460

DIA-KLINIK

32. Tagung
16. – 20. September 1980
Westerland/Sylt

Die anläßlich der 32. Tagung der Vereinigung Deutschsprachiger Dermatologen e.V., 16.-20. September 1980, Westerland/Sylt, vorgestellten DIA-KLINIKEN werden im vorliegenden Heft für den Dermatologen zusammengefaßt.

Dieses zweite Heft DIA-KLINIK soll dem Tagungsteilnehmer als Dokumentation seines Erfahrungsaustausches dienen. Zugleich gibt diese Form der Dokumentation denjenigen Dermatologen, die nicht an der Tagung teilnehmen konnten, die Möglichkeit, nachträglich an diesem Erfahrungsaustausch teilzuhaben.

Dargestellt werden ausgewählte dermatologische Kasuistiken, die in didaktisch moderner Form einen wesentlichen Beitrag zur Fortbildung in Westerland leisteten.

Vor dem Hintergrund eigener, internationaler weltweiter Forschungsaktivitäten – vor allem auf dem Gebiet der Dermatologika – ist es für BYK-ESSEX selbstverständliche Verpflichtung, diesen Erfahrungsaustausch und die dermatologische Fortbildung zu fördern.

Im Rahmen des DERMA-SERVICE BYK-ESSEX wurde Ihnen diese DIA-KLINIK zur Verfügung gestellt.

Diaklinik
Abteilung Dermatologie und
Venerologie der Universität Kiel
Direktor:
Prof. Dr. E. Christophers

Diffuse bullöse Mastozytose

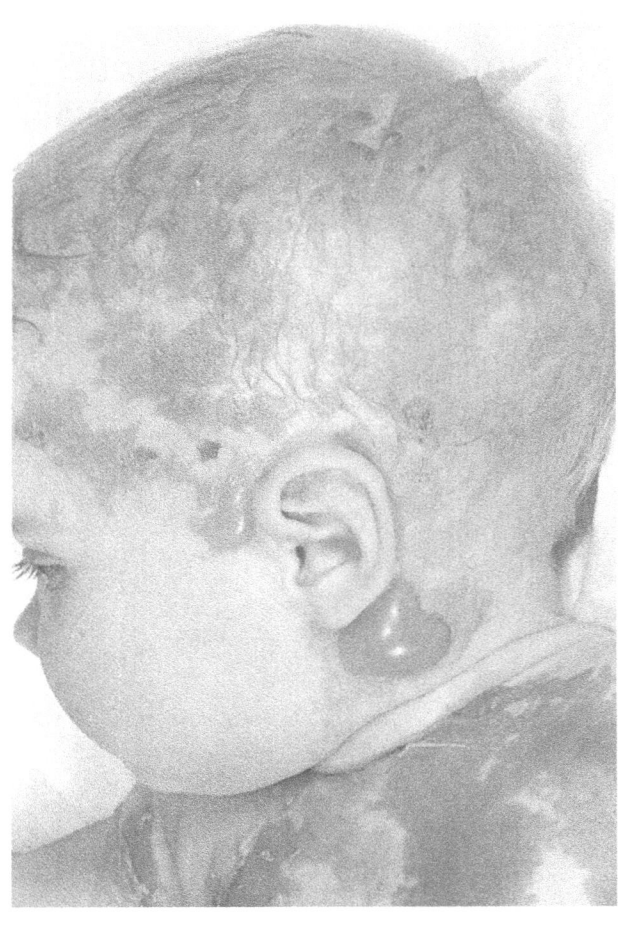

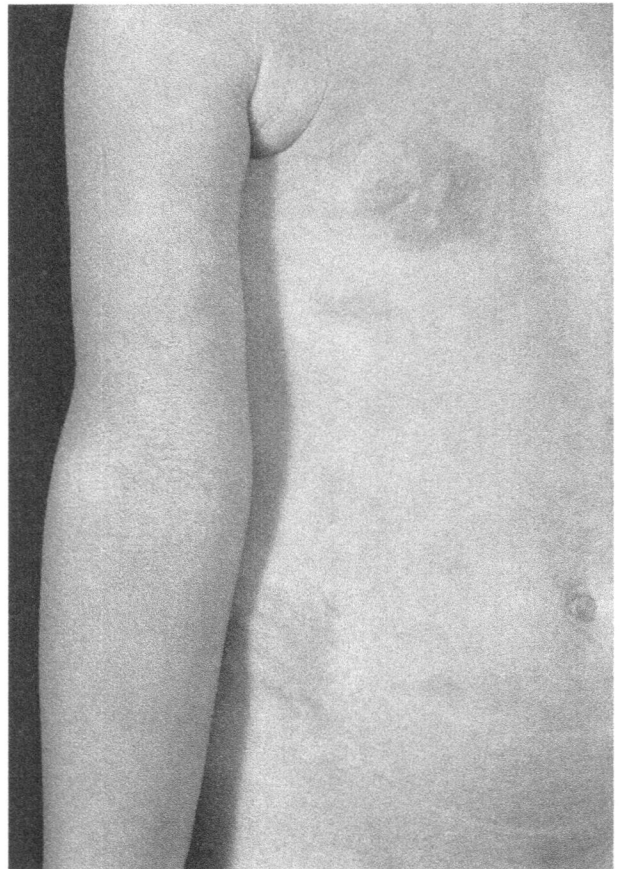

Anamnese
Das jetzt 5-jährige Mädchen zeigte im Alter von 6 Monaten plötzlich auftretende Flush-Symptome mit Blaufärbung, starkem Tremor und ausgeprägter Angstsymptomatik. Jeweils einen Tag später zeigten sich großblasige, zum Teil hämorrhagische Veränderungen. In den folgenden Monaten wiederholten sich diese Schübe in unregelmäßigen Abständen. Die kleine Patientin wurde mehrfach stationär aufgenommen, meistens jeweils nach generalisierten Blasenschüben.

Hautbefund
Beugenbetont sowie am Hinterkopf Bullae und Erosionen. Nikolski-Phänomen negativ.

Untersuchungsbefunde
Röntgenologische wie auch interne Hinweise für eine systemische Beteiligung einer Mastzellvermehrung liegen nicht vor. Im Knochenmark fand sich eine leichte Vermehrung von Gewebsmastzellen.

Therapie
Ein Therapieversuch mit DNCG (Intal) bei interner und lokaler Anwendung ergab keine Besserung. Das Mädchen wurde ab 1976 durch eine niedrig dosierte interne Kortikoidtherapie weitgehend erscheinungsfrei gehalten. Diese Therapie konnte inzwischen abgesetzt werden. Heute zeigt sich eine ausgeprägte Urtikaria factitia.

Bullous Disease of Childhood (Bullöse Erkrankung des Kindesalters). Neurodermitis Diffusa

Anamnese
Bei dem jetzt 6-jährigen Mädchen ist seit Geburt Neurodermitis diffusa bekannt, in den letzten Jahren hauptsächlich in Form eines Beugenekzems. Im Januar 1979 erkrankt das Kind an Stomatitis aphthosa, innerhalb kurzer Zeit Blasenbildungen am gesamten Integument.

Hautbefund
Bei stationärer Aufnahme gruppiert stehende stecknadelkopf- bis linsengroße, gedellte Bläschen und größere Blasen am gesamten Integument unter Bevorzugung von Gesicht, Gesäß und großen Beugen.

Histologie
Bullöses Pemphigoid.

Immunfluoreszenz
Direkt: Homogen bandförmige Ablagerungen von IgG und C_3 an der Basalmembranzone, schwache Ablagerung von IgM. Indirekt: AEA negativ. ANA negativ.

Therapie
Kortikosteroide und DADPS.

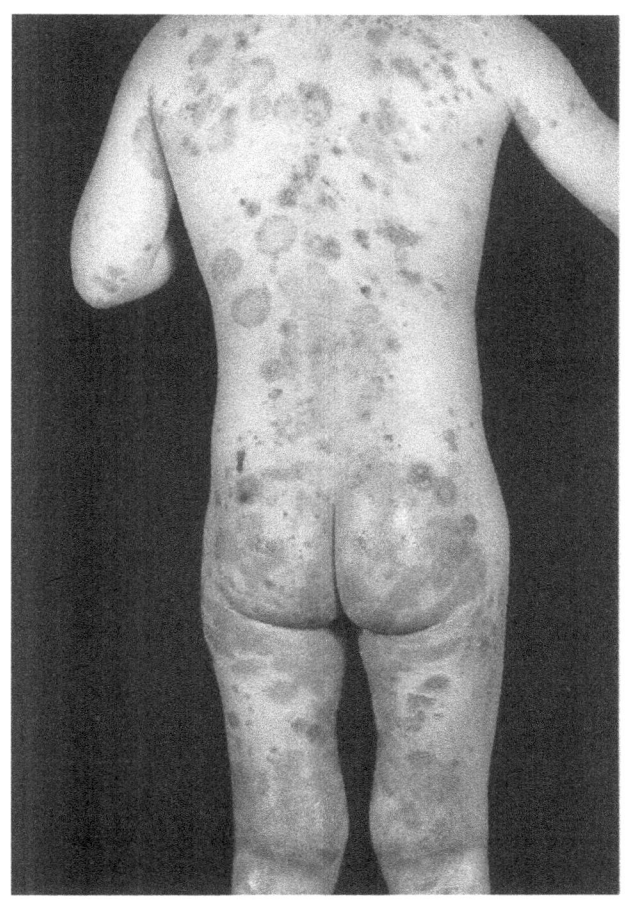
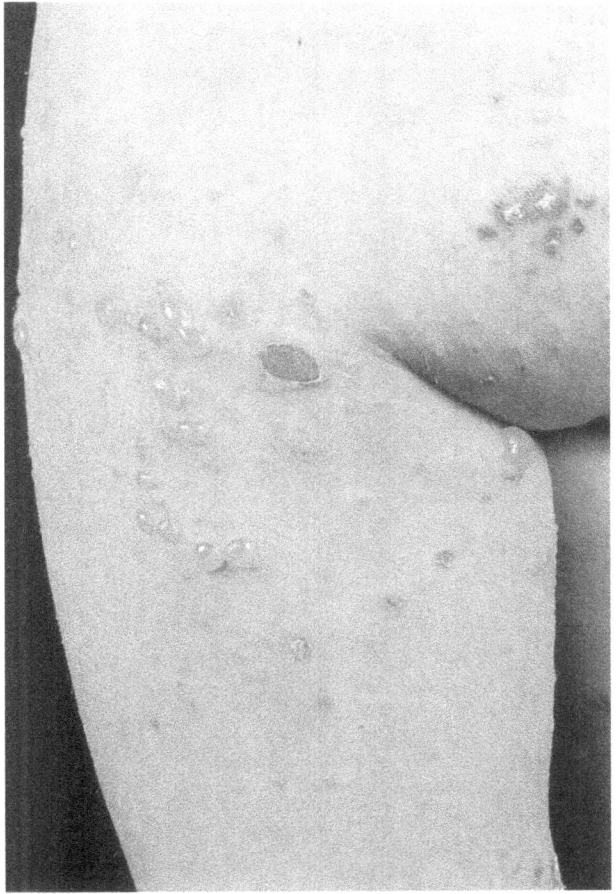

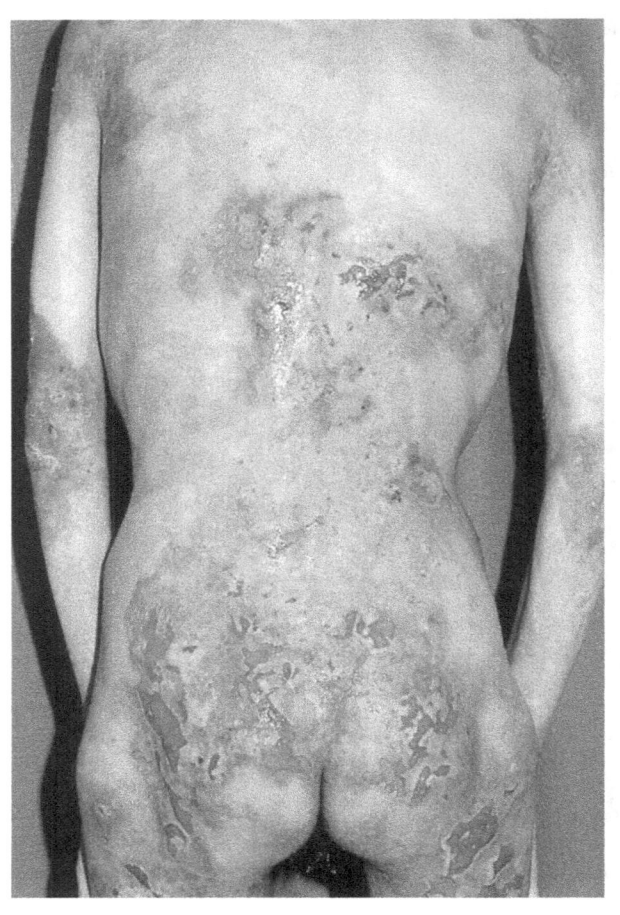

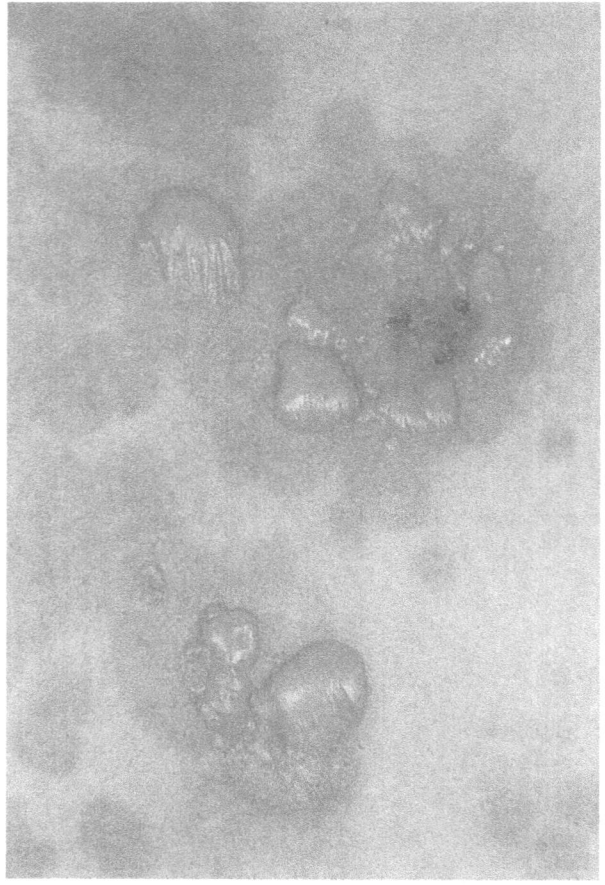

Bullöses Pemphigoid mit sekundärer Amyloidose

Anamnese
Als 17-jähriger zeigte der männliche Patient plötzlich auftretende, stark juckende, größtenteils gruppiert stehende Blasen am Hals. Später thorakale Ausbreitung, Generalisation. Die Krankheit dauerte insgesamt 2 1/2 Jahre bis zum Tode.

Hautbefund
Am gesamten Integument straffe, bis erbsgroße Blasen auf polyzyklisch begrenzten elevierten Erythemen.

Histologie
Bullöses Pemphigoid.

Laboruntersuchungen
Mäßiggrade Eosinophilie. Alle übrigen Laborparameter anfangs im Normbereich. Immunfluoreszenz: Direkt: IgG sowie C_3-Ablagerungen linear an der Basalmembranzone. Indirekt: Antinukleäre Antikörper negativ. Antibasalmembran-Antikörper: vorwiegend IgG. Die Titerhöhe schwankte von April 1977 bis November 1977 zwischen 1:40 und 1:80, stieg dann im folgenden Jahr bis auf 1:1280 an.

Interne Untersuchungsbefunde
Kein Anhalt auf das Vorliegen eines Malignoms.

Therapie und Verlauf
Die frühzeitig begonnene Therapie mit Kortikosteroiden in hoher Dosierung unterstützt von Imurek brachte keinen dauerhaften therapeutischen Erfolg. Die Kombination von Kortikosteroiden mit DADPS unter der Verdachtsdiagnose Epidermolysis bullosa acquisita blieb ebenfalls erfolglos. Die Blasenbildung konzentrierte sich jetzt zunehmend auf Schulter und Beckenregion, in der Heilungsphase begleitet von der massiven Aussaat von Milien. Bei ansteigenden Antikörpertitern und weiterer ausgedehnter Blasenbildung zeigt sich eine zunehmende Kachexie. Auch Versuche mit Plasmapherese, insgesamt jeweils 2,5 l jeden 2. Tag, sowie Verabfolgung von Azulfidine wegen zunehmender Diarrhoen brachten keinen Erfolg. Obwohl nach Plasmapherese der Antikörpertiter gesunken war, kam es weiterhin zu Blasenbildungen. Der Patient verstarb infolge einer nicht beherrschbaren Bronchopneumonie. Todesursache nach Autopsie: Ausgedehnte sekundäre Amyloidose.

Epidermolysis bullosa acquisita

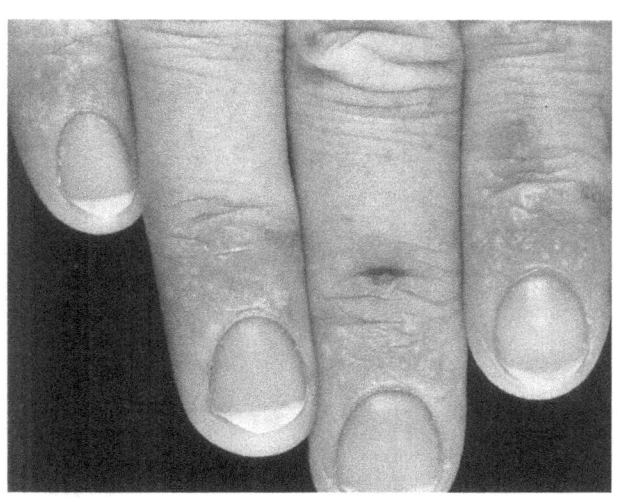

Anamese
47-jährige Patientin mit vollkommen unauffälliger Familienanamnese. In der Eigenanamnese nur harmlose Erkrankungen, keine Blasenbildungen. Die Patientin zeigte erstmalig vor einem Jahr Entwicklung praller, derber Blasen nach kleineren Traumen. Diese Symptomatik steigerte sich in den folgenden Monaten. Seit Februar 1980 zunehmend Blasenbildung, insbesondere nach Druck auf die Haut und bei Einwirkung seitlicher Verschiebekräfte.

Hautbefund
Einzelnstehende pfenniggroße, zum Teil hämorrhagische Blasen an Ellenbogen, Unterarmstreckseiten und Großzehballen. An Händen, Füßen und Ellenbogen auf scharf begrenzten Maculae dichtstehende Milien.

Histologie
Subepidermale Blasenbildung, vollständig fehlendes entzündliches Infiltrat.

Immunfluoreszenz
Direkt: Antibasalmembran-Antikörper ohne C_3-Ablagerungen. Indirekt: Antinukleäre Antikörper negativ.

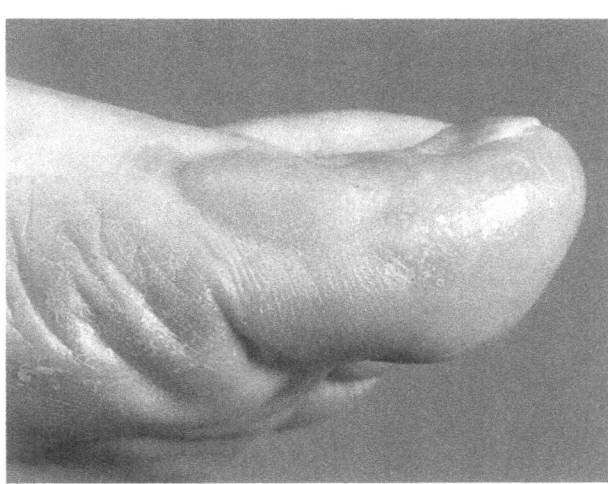

Therapie
Behandlungsversuche mit mittelgradig dosierten Kortikosteroiden, DADPS und kombinierte Behandlung DADPS mit Kortikosteroiden erfolglos.

Lyell-Syndrom (Toxische epidermale Nekrolyse)

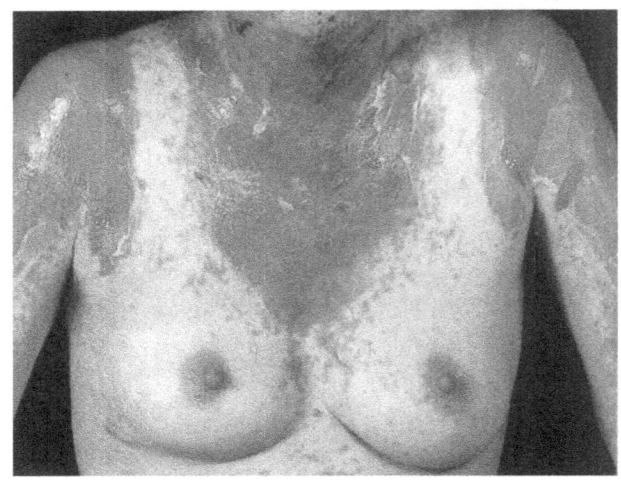

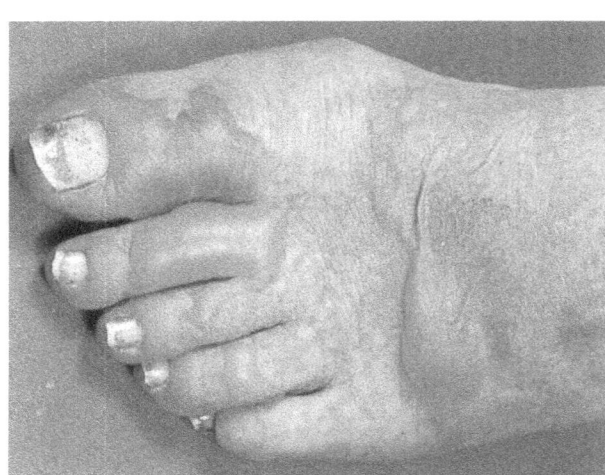

Anamnese
Die 33-jährige Patientin nahm 14 Tage vor der stationären Aufnahme wegen dysmenorrhoischer Beschwerden Agevis-Tabletten ein. 8 Tage später unspezifische Allgemeinsymptomatik mit Abgeschlagenheit, Gliederschmerzen. In den folgenden Tagen Hautrötung am gesamten Integument sowie Ausbildung eines maculo-papulösen Exanthems. Wegen weiterbestehender Allgemeinsymptomatik Therapie mit Novalgin und Ampicillin. Darunter Verschlechterung des Zustandes, beginnende Epidermisablösung.

Hautbefund
An Schultern, Armen und Beinen großflächige Erosionen. Am übrigen Integument maculo-papulöses Exanthem, große schlaffe Blasen. Pluriorificieller Schleimhautbefall.

Histologie
Subepidermale Spaltbildung.

Therapie
Kurzfristig Kortikosteroide, intern antibiotische Abdeckung mit Erythromycin. Lokaltherapie: Fettfeucht unter Verwendung antibiotikahaltiger Externa.

Kommentar
Agevis-Tabletten enthalten als Wirksubstanz Propyphenazon. Dies ist ebenso wie Methamizol (Novalgin) ein Pyrazolonderivat.

Proliferierender Trichilemmaltumor (Pilar-Tumor)

Anamnese
Die 72-jährige Patientin bemerkte seit etwa 3 Jahren einen langsam wachsenden, bei Verletzung leicht blutenden Tumor am Hinterkopf.

Hautbefund
Einzelnstehender, 4 x 3 cm großer, spitzkegeliger, verhornender Tumor. Er ist mit der Kopfhaut fest verwachsen, mit dieser auf der knöchernen Unterlage jedoch gut verschieblich.

Histologie
Pilar-Tumor.

Therapie
Exzision in Lokalanästhesie, Defektdeckung durch Rotationsplastik von kaudal.

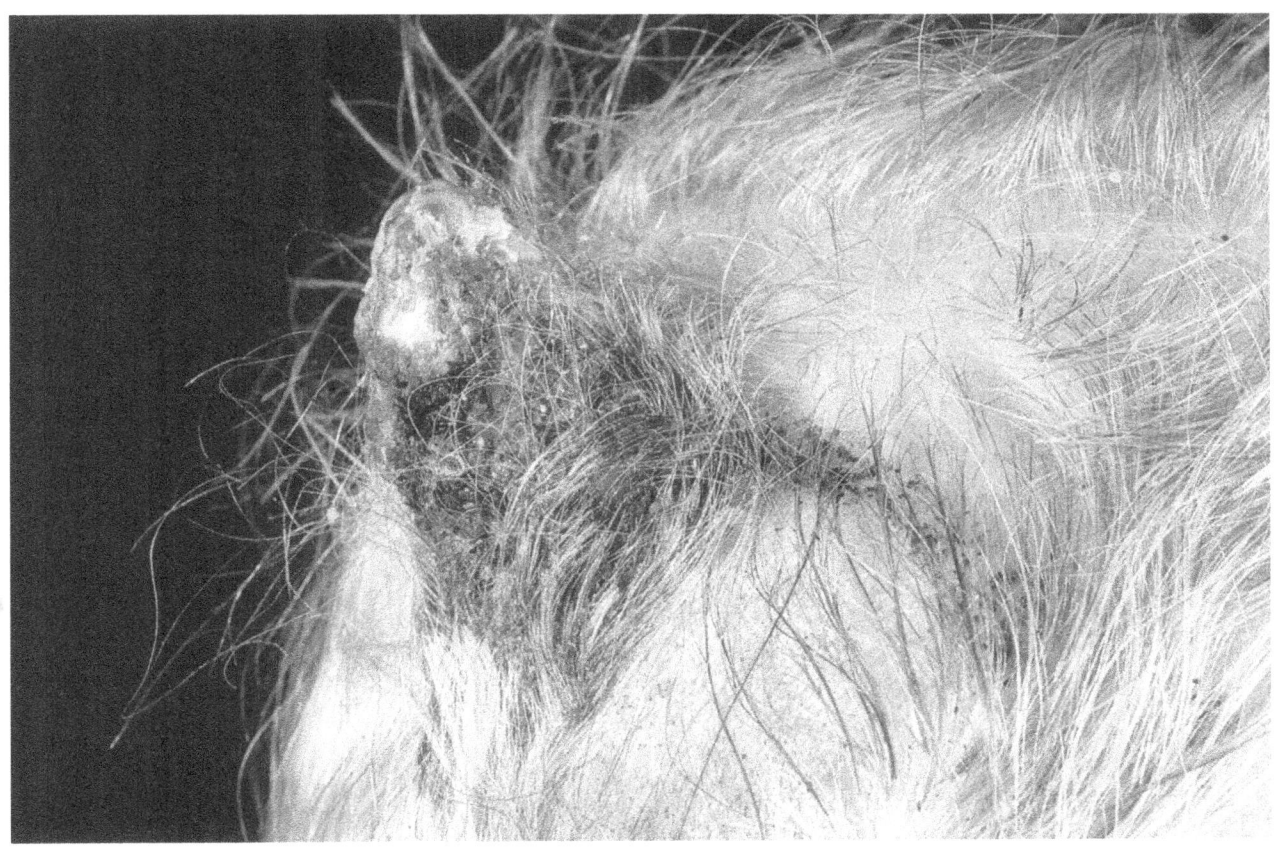

Proliferierende Trichilemmalzyste

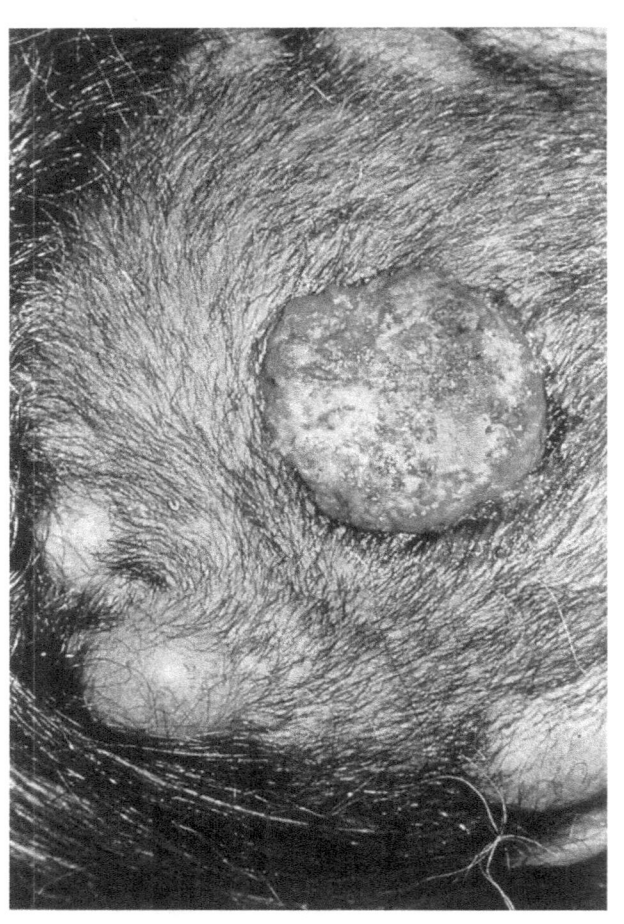

Anamnese
Bei der 67-jährigen Patientin bestehen seit Jahren mehrere Knoten am behaarten Kopf. Keine weiteren Beschwerden.

Hautbefund
Multiple knotige prall elastische Veränderungen an der Kopfhaut. Oberflächliche Erosion eines zentralen Knotens.

Interne Untersuchungen
Kein Anhalt für Systemerkrankung.

Histologie
Proliferierende Trichilemmalzyste.

Therapie
Exzision.

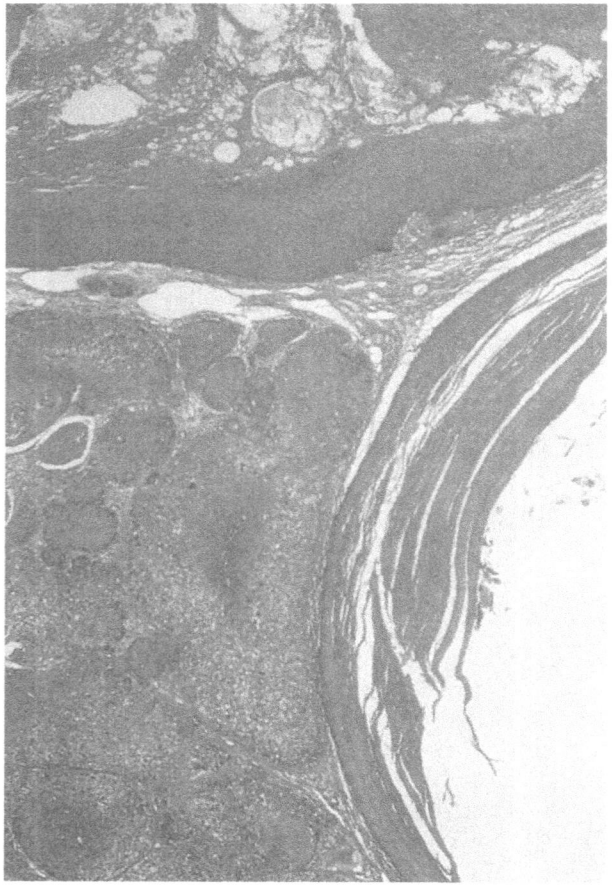

Verrucöses Karzinom

Anamnese
Der 81-jährige Patient bemerkte vor 14 Jahren erstmalig eine warzenförmige Wucherung am Hals links, die bis vor 5 Jahren die Größe von etwa 5 cm im Durchmesser nicht überschritten habe. Nach einer Verletzung größerer Tumorareale habe sich stärkeres Wachstum gezeigt.

Hautbefund
Faustgroßer polypös wachsender Tumor mit starker Mazeration und schmierigen Belägen am Hals rechts. Regionale Lymphknoten unauffällig.

Histologie
Verhornendes spinozelluläres Karzinom.

Internistische Untersuchungsbefunde
Verdacht auf pulmonale und mediastinale Metastasen.

Therapie
Abtragung des Tumors. Weiteres diagnostisches und therapeutisches Vorgehen wurde vom Patienten abgelehnt.

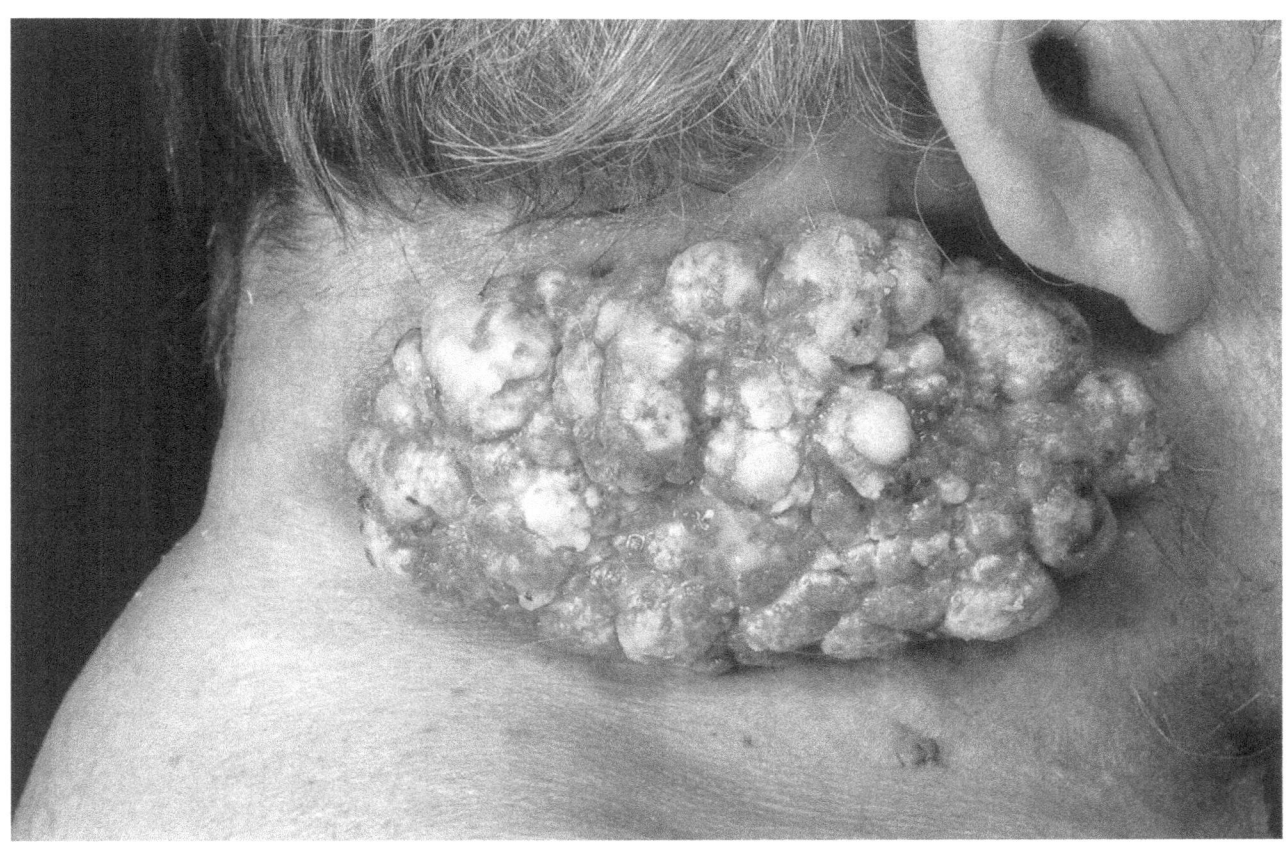

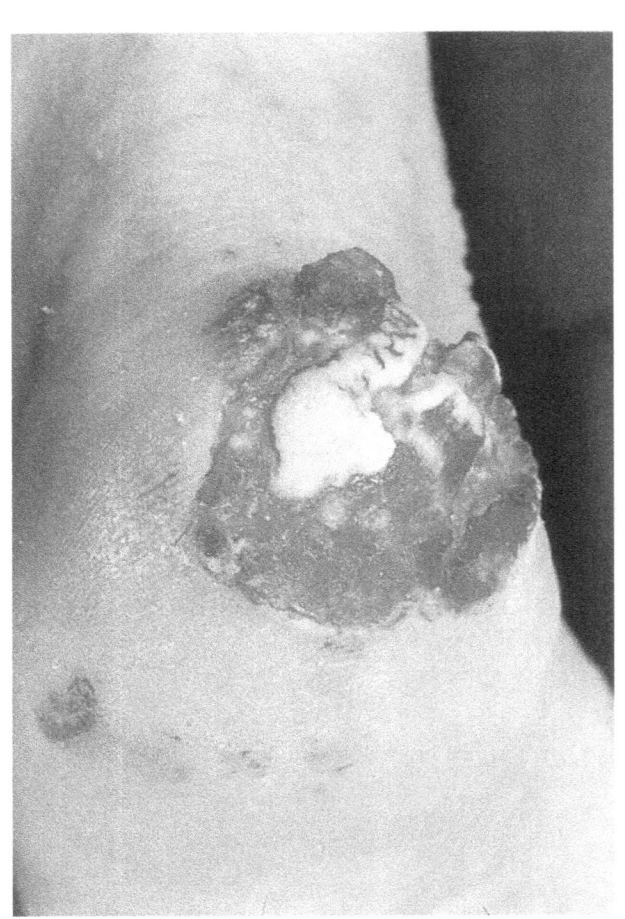

Epithelioma cuniculatum

Der 70-jährige Patient leidet seit 1935 an Psoriasis. Eine Arsentherapie ist nicht bekannt. 1972 Amputation des rechten Unterschenkels wegen eines rasch wachsenden verruciformen Karzinoms an der Sohle. 1977 Exzision mehrerer Karzinomata in situ (Morbus Bowen) sowie Rumpfhautbasaliome am Stamm.
Seit 1972 Hyperkeratose an der Ferse links. Seit 1974 nach mechanischer Irritation therapieresistente Ulzerationen. Stationäre Aufnahme 1977.

Hautbefund
Am medialen Fersenrand links münzgroßer scharf begrenzter derber Bezirk mit schmierig belegter zerklüfteter Oberfläche.

Histologie
Reifes spinozelluläres Karzinom.

Therapie
Exzision des Tumors. Deckung des Defektes mit Spalthauttransplantat.

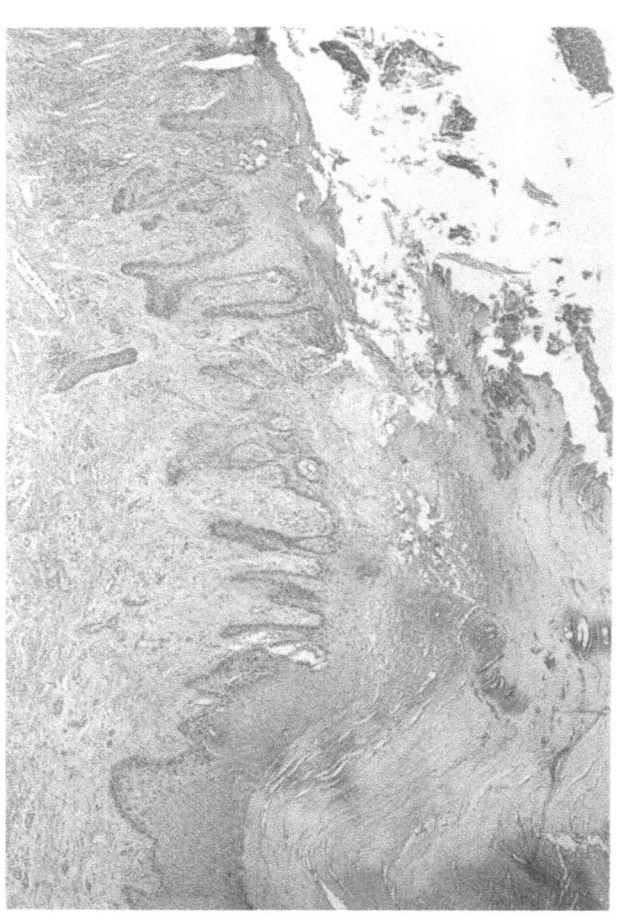

Dermatofibrosarkoma protuberans

Der jetzt 59-jährige Patient erlitt 1945 eine Splitterverletzung an der linken Schulter. Seit angeblich 28 Jahren bemerkte der Patient eine allmähliche Vergrößerung des Narbenareals. Seit 1/2 Jahr Wachstum eines gestielten Tumors.

Hautbefund
Im Narbengebiet an der linken Schulter dichtstehend größere und kleinere knotige hautfarbene Tumoren. An der hinteren Axillarfalte gestielter großer Tumor mit papillomatöser Oberfläche.

Histologie
Dermatofibrosarkoma protuberans.

Therapie
Exzision in ITN. Deckung des Defektes durch Verschiebelappen und freies Transplantat.

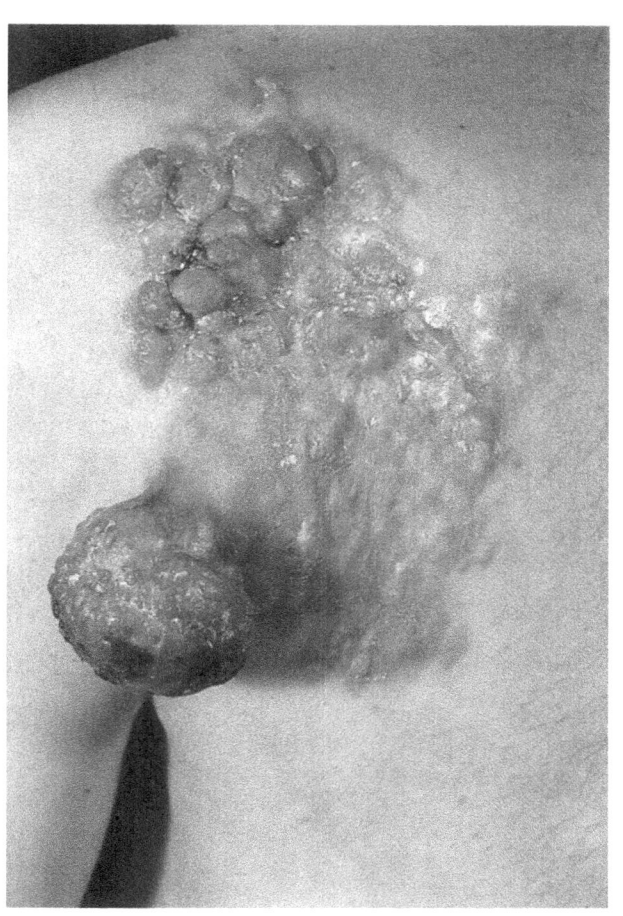

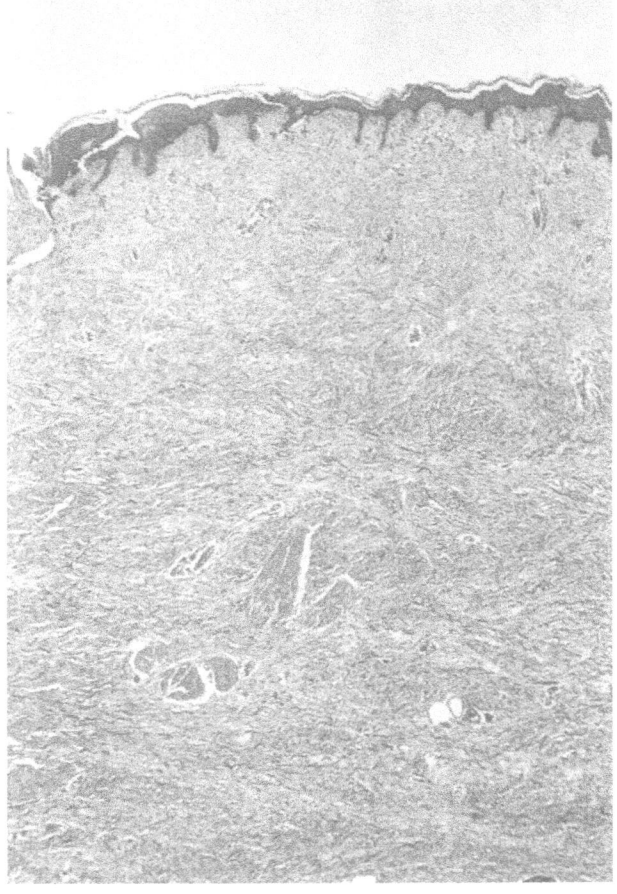

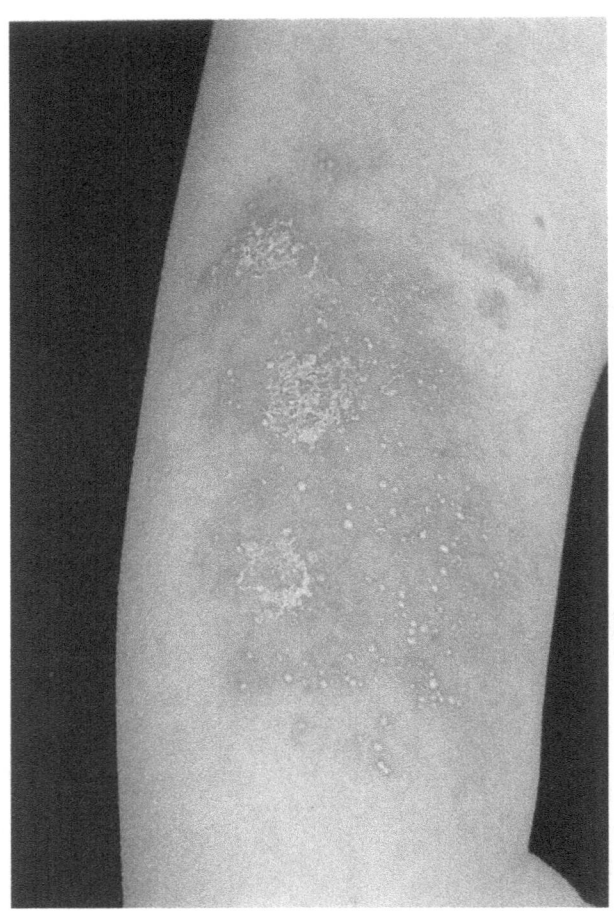

Psoriasis pustulosa mit multiplen ektodermalen und mesodermalen Fehlbildungen

Anamnese
Der 15-jährige Junge wurde seit 1972 wegen schuppender, zum Teil pustelbildender Herde am gesamten Körper mehrfach stationär behandelt.

Hautbefund
Am gesamten Integument scharf begrenzte, großflächige erythemato-squamöse Herde, teilweise mit dichtstehenden stecknadelkopfgroßen Pusteln.

Weitere Befunde
Die eingehende körperliche Untersuchung ergab multiple ektodermale und mesodermale Fehlbildungen.

Histologie
Psoriasis pustulosa.

Therapie
Kortikoidhaltige Externa unter Folienokklusion.

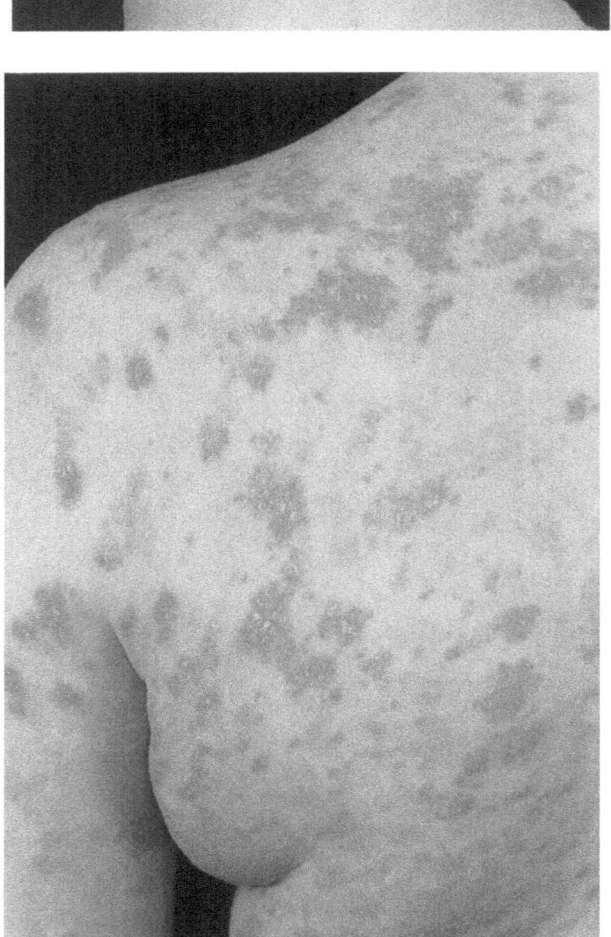

Akrodermatitis suppurativa continua Hallopeau. Psoriasis vulgaris. Psoriasis pustulosa Zumbusch

Anamnese
Bei der 52-jährigen Patientin traten 1947 erstmals Hautveränderungen am Endglied des Kleinfingers links auf. Es bestanden Pusteln und Schuppung. Im Laufe der Erkrankung Zerstörung des Nagels. In den folgenden Jahren Übergreifen auf alle Fingerendglieder mit nachfolgendem Verlust der Fingernägel. Seit 1955 gerötete schuppende Herde mit Pustelbildung an den Ellenbogen. 1960 Befall der Fußnägel. Seit 1969 zunehmende Generalisation der Hautveränderungen, wobei anfangs Rötung mit typischer psoriatischer Schuppung, seit 1970 jedoch Pustelbildung auf den geröteten, teilweise recht ausgedehnten Arealen im Vordergrund standen. Seit 1960 wiederholt stationäre Behandlung.

Hautbefund
Am gesamten Integument münz- bis handtellergroße, zum Teil gerötete, erythematöse Herde mit teils silberweißer Schuppung, teils dichtstehenden Pusteln. Totale Anonychie.

Laborwerte
Sämtlich unauffällig (Kalzium 4,4 mval, HLA B 13, 17 negativ, HLA B 37 negativ).

Therapie
Bis 1976 Kortikosteroide unter Folienokklusion. Die seit 1976 durchgeführte Behandlung mit 8-Methoxypsoralen und UVA-Bestrahlungen mußte 1979 unterbrochen werden wegen interkurrent aufgetretener infektbedingter Asthmaanfälle. Jetzt erneute PUVA-Behandlung ohne Komplikationen.

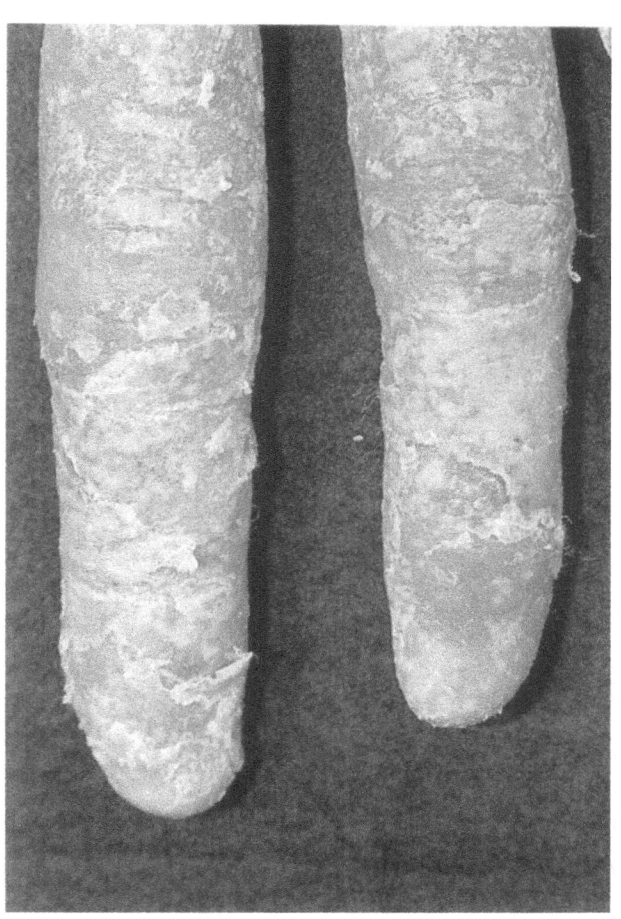

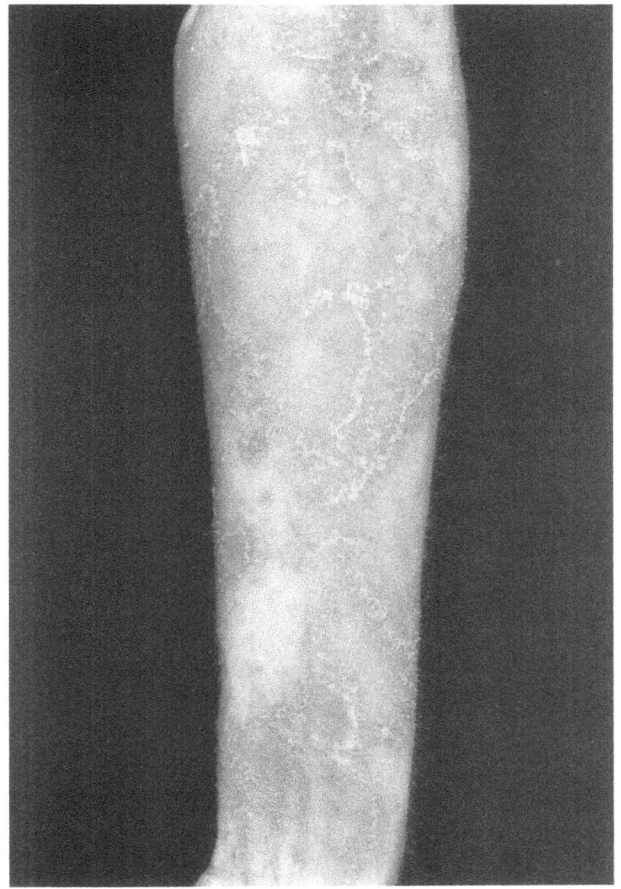

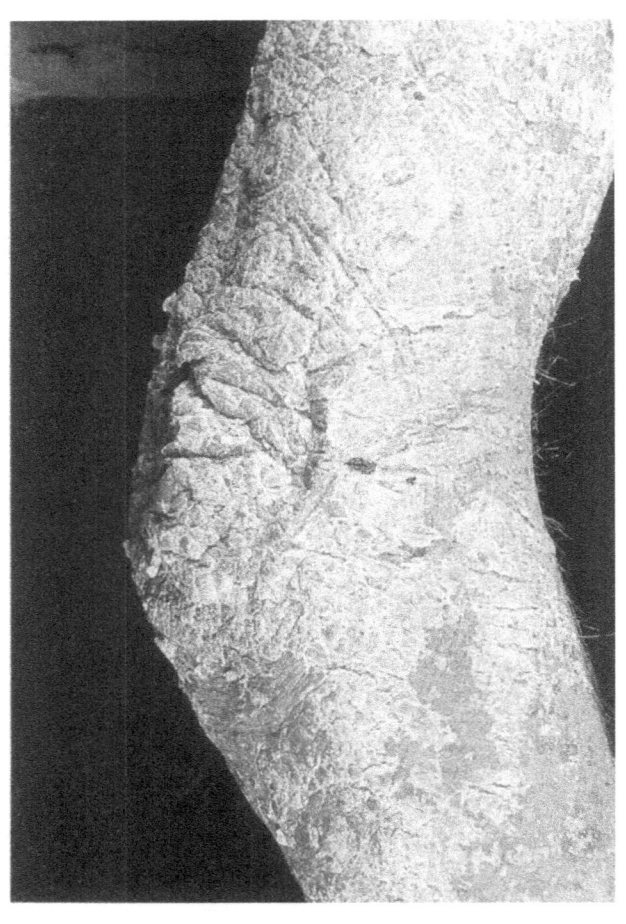

Psoriasis vulgaris mit Psoriasis pustulosa

Anamnese
Der 58-jährige Patient erkrankte erstmals 1974 an Psoriasis vulgaris mit generalisiertem Befall. In der Folgezeit häufig stationäre Aufnahme unter stark wechselndem klinischen Bild.

Hautbefund
Zeitweise bestanden ausgedehnte erythemato-squamöse konfluierende Effloreszenzen am gesamten Integument, bei weiteren Vorstellungen flächenhafte Erytheme, bedeckt mit dichtstehenden stecknadelkopfgroßen Pusteln.

Laboruntersuchungen
Erhöhung der Leberenzyme, sonst unauffällige Laborwerte.

Histologie
Psoriasis vulgaris.

Therapie
Kortikoidhaltige Externa unter Folienokklusion. Kombinierte Fotochemotherapie mit 8-Methoxypsoralen, Methotrexat.

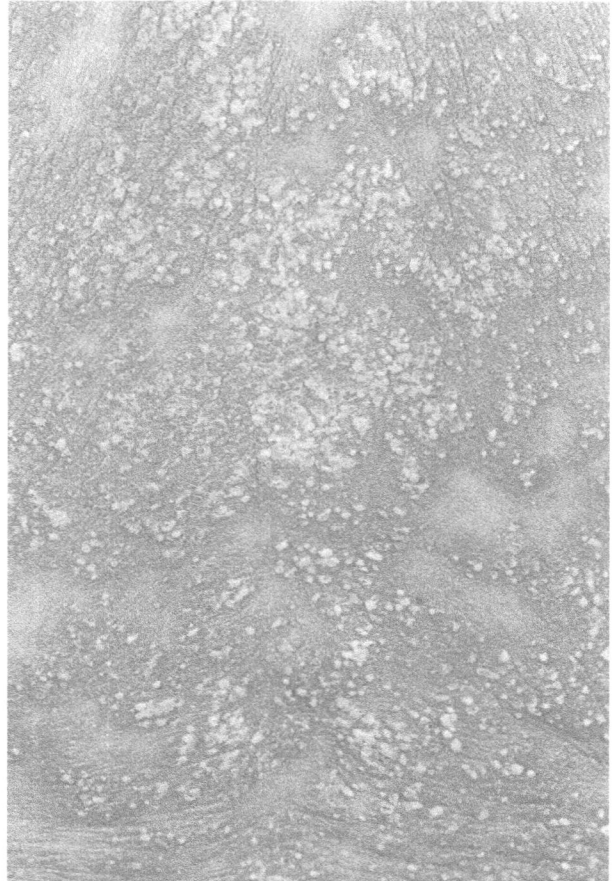

Psoriasis cum pustulatione

Anamnese
Der 72-jährige Patient leidet seit 1948 an Psoriasis. Befallen waren chronisch stationär Knie- und Unterschenkelstreckseiten. Seit 4 Jahren Ausdehnung auf das gesamte Integument mit Pustelbildung.

Hautbefund
Generalisiert nummuläre handtellergroße, konfluierende erythemato-squamöse Herde mit multilokulärer Pustulation.

Laborwerte
BSG 40/95 mm n.W..
Blutbild: Hb 6,99 g%, HbE 21 pg, Leukozyten 17 000.
Serumenzyme: Erhöhung von CPK, alpha-Amylase und LDH. Serumelektrolyte: deutliche Erniedrigung von Kalium und Kalzium.
Kein kultureller Nachweis von Soor und Bakterien.

Therapie
Kombinierte Fotochemotherapie mit 8-Methoxypsoralen sowie Kortikosteroiden unter Folienokklusion.

Bemerkungen
Es besteht der Verdacht des Vorliegens eines Malignoms. Die internistische Untersuchung wurde vom Patienten verweigert.

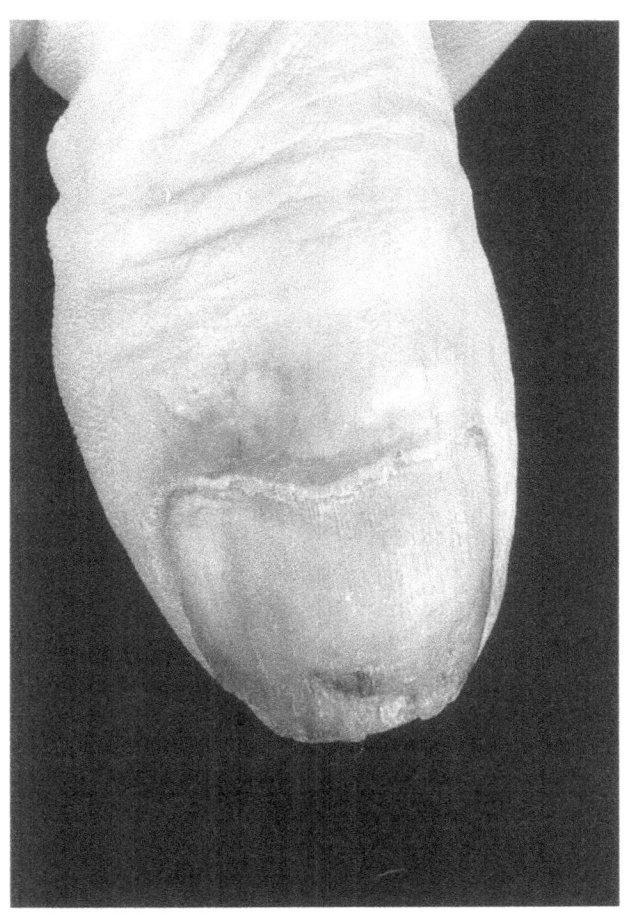

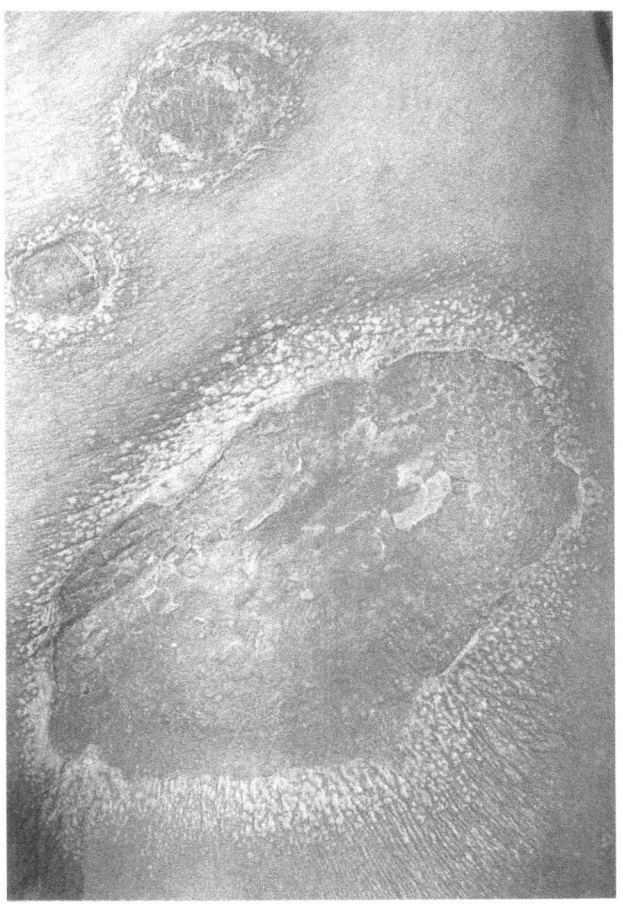

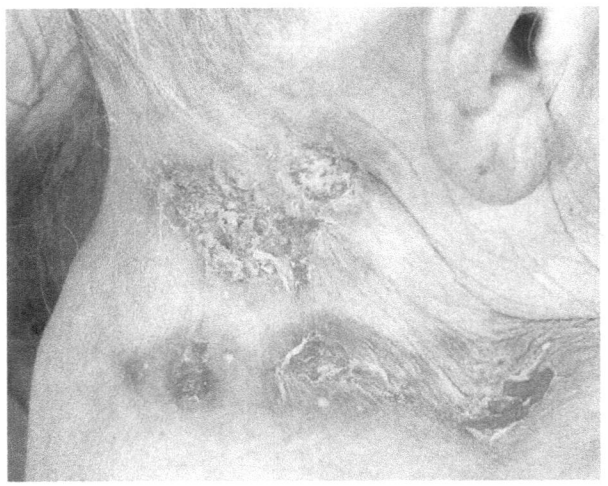

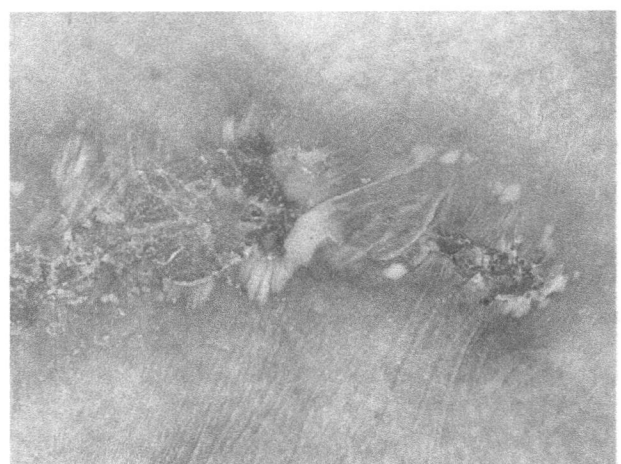

Subcorneale Pustulose Sneddon-Wilkinson

Anamnese
Die 83-jährige Patientin erkrankte im Dezember 1979 an Beinvenenthrombose mit nachfolgender Lungenarterienembolie und Pneumonie. Im Februar 1980 Pustel- und Blasenbildungen am Brustkorb.

Hautbefund
Submammär, axillär, an Hals und Inguinalregion bis handtellergroße Herde dichtstehender bis erbsgroßer Pusteln. Die größeren Blasen weisen schlaffe Blasendecken auf sowie grünlichen Blaseninhalt, teilweise Hypopyonbildung. Submammär teilweise großlamellöse Abhebung der Epidermis. An den Fingernägeln subungual grünliche Seenbildung, Lockerung der Nagelplatten.

Laboruntersuchungen
Insgesamt unauffällig. Bakteriologie negativ. Sooruntersuchungen negativ.

Histologie
Pustulosis subcornealis Sneddon-Wilkinson.

Immunfluoreszenz
Direkt: Sowohl in gesunder als auch in befallener Haut Pemphigusantikörper (IgG). Indirekt: AEA negativ.

Röntgenuntersuchungen
Verdacht auf relativ großen Tumor im Oberbauch.

Therapie
Pyoktanin-Pinselungen.

Pyoderma gangränosum. Colitis ulcerosa

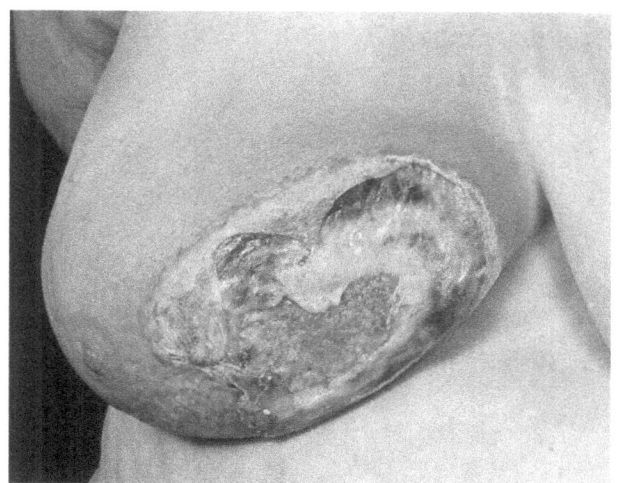

Anamnese
Bei der 66-jährigen Patientin ist seit 1971 eine Enddarmcolitis bekannt. Gleichzeitig Ulcera an Stamm und Oberschenkeln. Abheilung unter Kortikosteroidtherapie. Rezidive 1972, 1973 und 1979.

Hautbefund
Rechts mammär solitäre Pusteln sowie ein 5 x 10 cm großes Ulcus. Unterminierte hämorrhagische und fibrinös belegte Ränder, flammend roter Randsaum mit Epidermisalösung.

Therapie und Verlauf
Kombinationsbehandlung mit Triamcinolon und Clofazimine (Lamprene). Darunter Besserung. Rezidiv bei Reduktion der Kortikosteroiddosis unter Beibehaltung der Clofaziminedosierung. Unter erneuter hoher Steroidtherapie bei gleichzeitiger Gabe von Azulfidine Abheilung der Ulcera.

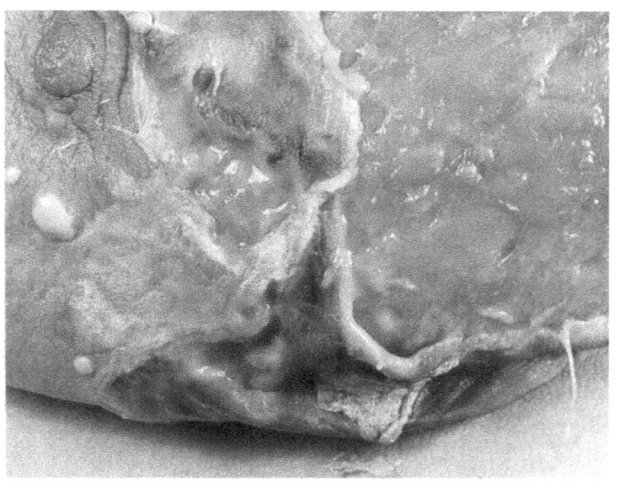

Embolia cutis medikamentosa

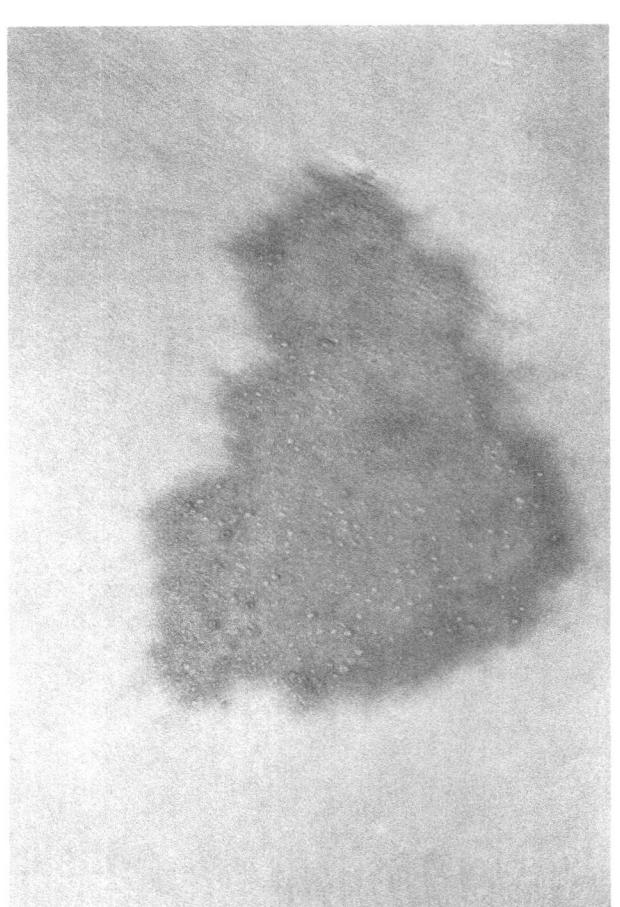

Anamnese
Der 27-jährige Patient erhielt wegen Lumbago eine intramuskuläre Delfimix-Injektion am Gesäß links. Am gleichen Abend brennende Schmerzen in diesem Bereich. Am nächsten Tag Erythem, 10 Tage später hämorrhagische Veränderungen.

Hautbefund
Am Gesäß links findet sich ein dreieckiger 8 x 10 cm messender hämorrhagischer ödematöser Bezirk, mit stecknadelkopfgroßen gelblichen Pusteln.

Therapie
Vioform-Zinkpaste. In den folgenden Tagen Demarkierung einer Nekrosezone. Unter konservativen Maßnahmen langsame Abstoßung der Nekrose und Epithelialisierung des Defektes.

Adenolipomatosis cutis symmetrica (Launois Bensaude-Syndrom)

Anamnese
Der 44-jährige Patient bemerkte erstmals vor 2 Jahren plötzlich auftretende Schwellung vor und hinter beiden Ohren. Ein halbes Jahr später nach Erkältung neuerlich starke Anschwellung im Gesichtsbereich und innerhalb kürzester Zeit auch an beiden Oberarmen.

Hautbefund
An Oberarmen, Thorax, Bauch und Oberschenkeln sowie seitlichen Gesichts- und Halspartien massive teigig derbe Anschwellung, zum Teil mit ausgeprägter Faltenbildung. Keinerlei epidermale Beteiligung.

Laborwerte
Unauffällige Werte für Blutbild, Elektrolyte, Triglyceride, Elektrophorese, Nierenstatus. Pathologisch erhöhte Werte für SGOT, SGPT, gamma-GT, LDH.

Interne Untersuchung
Hepatomegalie. Durch Biopsie wurde ein Leberverfettungsgrad um 30% festgestellt. Kein Anhalt für tumoröses Geschehen.

Röntgenuntersuchung
Kein Hinweis für Tumor im Hypophysenbereich.

Histologie
Unauffälliges Fettgewebe. Keine Mitosen.

Verlauf
Unter diätetischen Maßnahmen nur geringe Verminderung der Fettpolster.

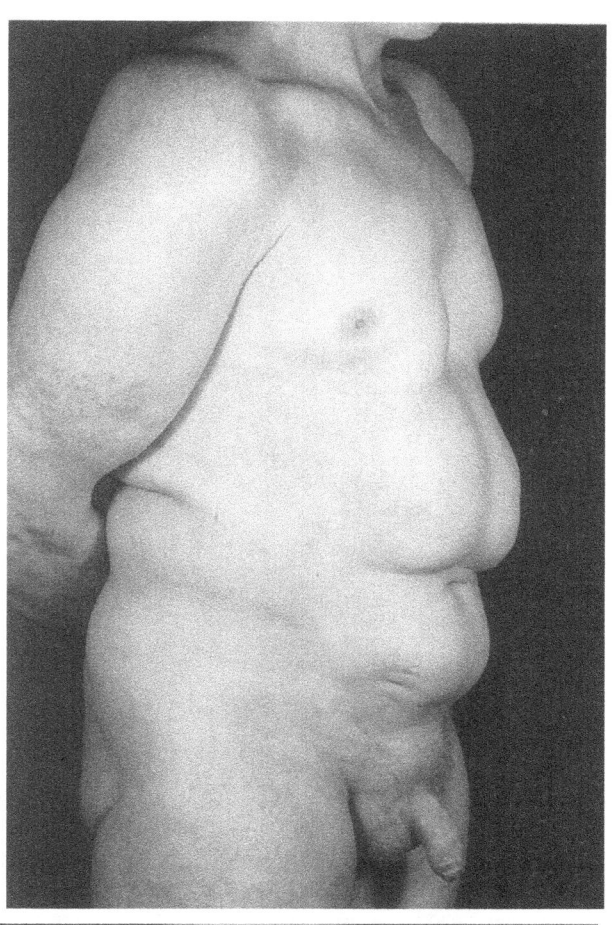

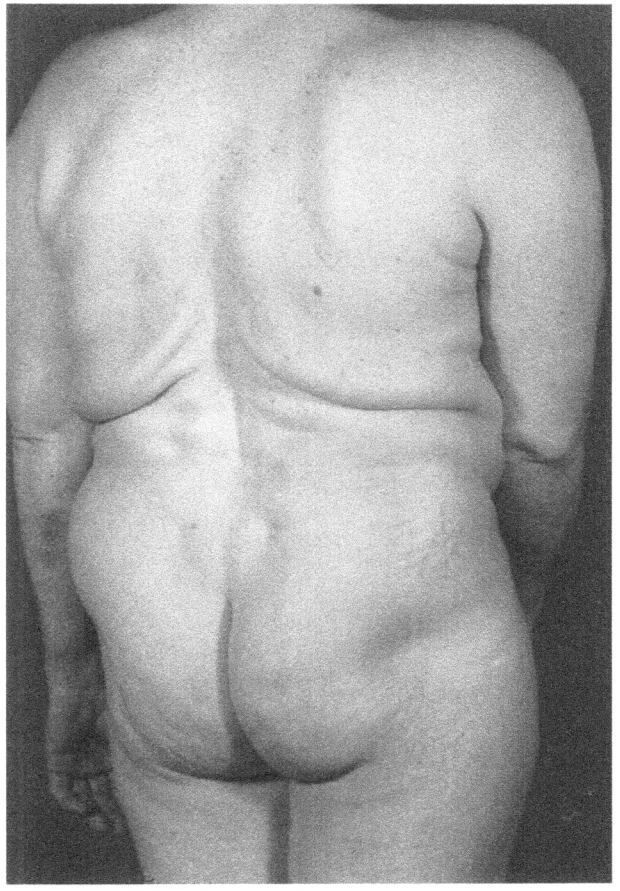

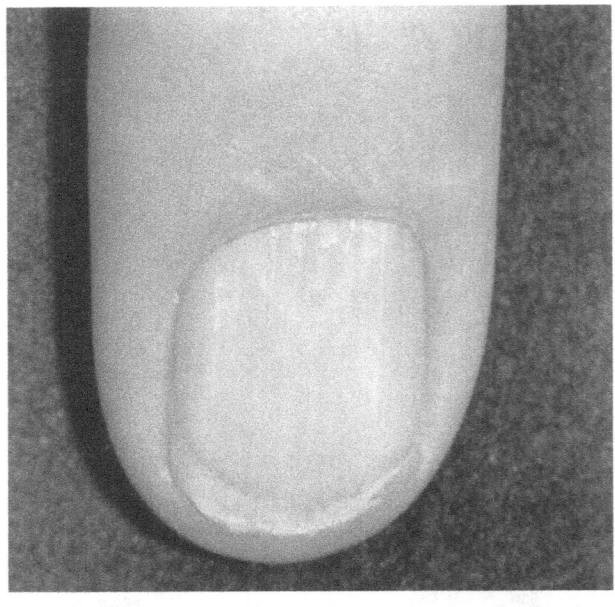

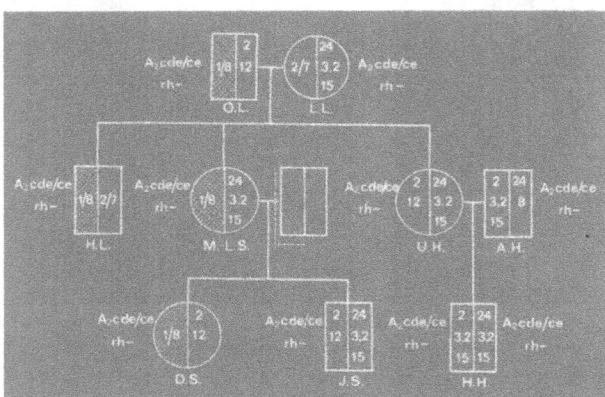

Nagel-Patella-Syndrom

Anamnese
Betroffen sind 4 Familienmitglieder aus 3 Generationen, nämlich ein 64-jähriger männlicher Patient, sein 29-jähriger Sohn, seine 28-jährige Tochter und seine 6-jährige Enkeltochter. Alle Familienmitglieder zeigen seit Geburt Nagelveränderungen sowie Einschränkung von Supination und Pronation beider Handgelenke und teilweise Genu valgum sowie Hyperplasie der Patellae mit lateraler Luxation.

Befunde
Bei allen Patienten gemeinsam:
1. Anonychie beider Daumen, Dystrophie der Zeigefingernägel, an den übrigen Fingernägeln dreiecksförmige Lunulae, Dystrophie der Fußnägel.
2. Hypoplastische Patellae.
3. Beckenhörner (symmetrische Ausziehung des Os ilium nach dorsal).
4. Dysplasie der Ellenbogengelenke mit Subluxation des Radiusköpfchens.

Laborbefunde
Blutgruppe A_2, rh. negativ, HLA A 1/B 8.

Diaklinik
Abteilung Dermatologie und
Venerologie der Universität
Hamburg
Direktor: Prof. Dr. T. Nasemann

Unter Mitarbeit von
E. Breitbart, B. Hinz, E. Hoting, N. Klehr,
K. Meißner, H. Mensing, M. Rothenstein,
J. Weiß
Technische Assistenz: E.M. Hajen, K. Fock,
G. Schaeg
Fotodokumentation: B. Schipke

Skleromyxödem (Arndt-Gottron)

Vorgestellt von W. Meigel, K. Klehr und T. Nasemann

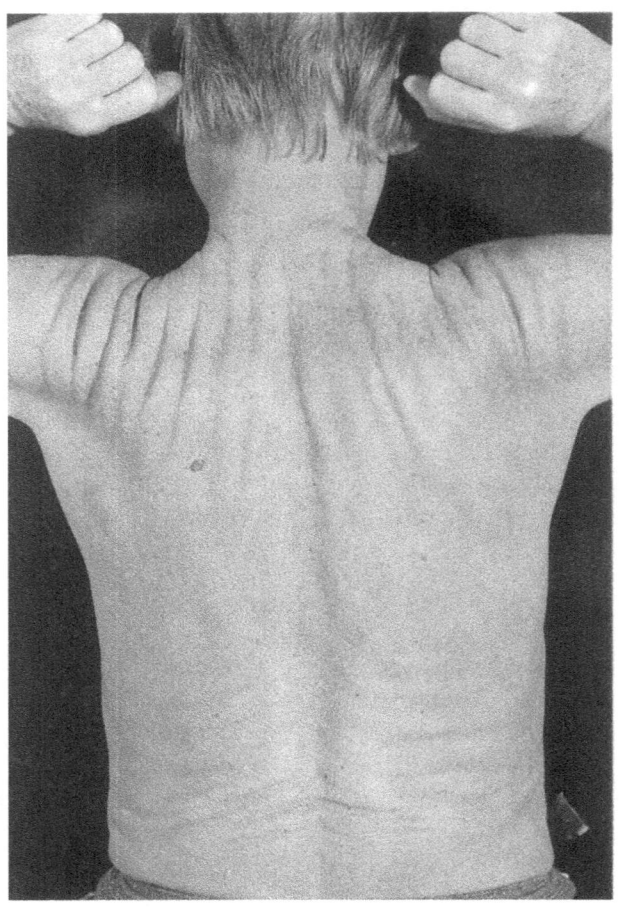

Das von Gottron ausführlich dargestellte und einer früheren Anregung von Arndt folgend als Skleromyxödem beschriebene Krankheitsbild zeichnet sich durch eine Kombination von massiven, überwiegend aus Hyaluronsäure bestehenden Muzinablagerungen im oberen Korium mit diffusen, elefantenhautartigen Verdickungen des Integuments und durch den Nachweis einer monoklonalen Gammopathie, meist vom IgG-Lambda Typ mit Knochenmarksplasmozytose aus. Organveränderungen im Sinne eines multiplen Myeloms stellen eher die Ausnahme dar.

Anamnese

Alfred B, 65 Jahre. Im Frühjahr 1978 beginnend, Mißempfindungen im Bereich beider Hände, nach kurzer Zeit Bewegungseinschränkungen der Finger durch zunehmende Hautverdickung, verbunden mit Rötung und Spannungsgefühl. Im Laufe von Monaten Ausbreitung der Veränderungen auf die gesamte Haut mit Betonung der oberen Körperhälfte. Zusätzlich auffällige Wesensveränderungen des Patienten. Unter der Diagnose Sklerodermie Kuraufenthalt ohne Einfluß auf das Krankheitsgeschehen.

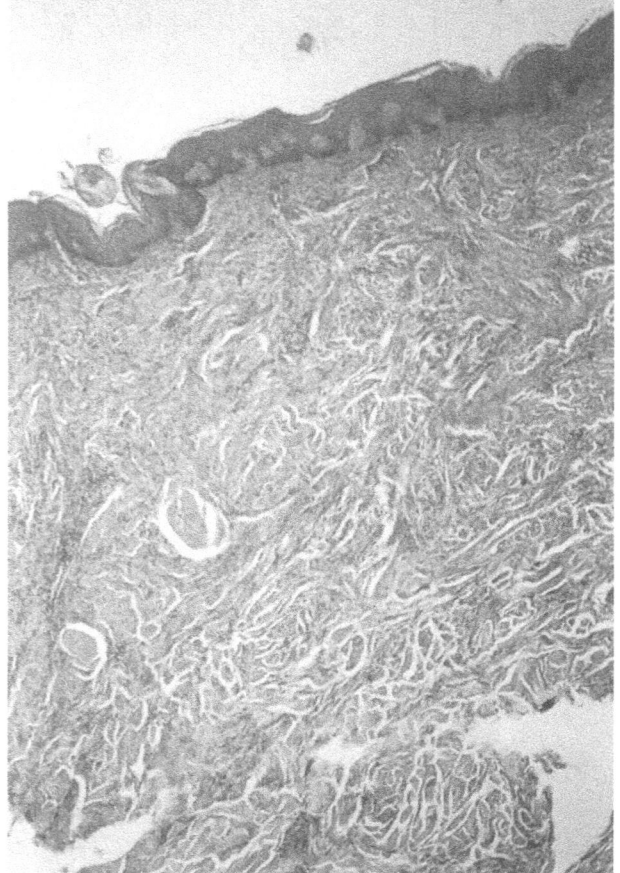

Hautbefund

Diffuse Rötung und Verdickung der Haut, besonders betroffen sind Gesicht, obere Extremitäten und Rumpf. Zentrofazial und an den Fingerstreckseiten derbe, bis glasstecknadelkopfgroße Papeln. Deutliche Bewegungseinschränkung im Bereich der Fingergelenke, keine akralen Nekrosen. „Pseudomikrostomie" durch Behinderung der Mundöffnung infolge Hautverdickung. Die Haut läßt sich am Körper zu dicken unelastischen Wülsten auffalten.

Histologie

Im oberen und mittleren Korium ödematöse Auflokkerung mit erweiterten Lymphspalten, kollagene Fasern verbreitert und sklerosiert. Entzündliches Infiltrat mit zahlreichen eosinophilen Granulozyten, teils perivaskulär, teils diffus angeordnet, Mastzellen vermehrt. In der Alcianfärbung massive Muzinablagerungen in der oberen und mittleren Dermis.

Laboruntersuchungen

BSG 26/52, T_3- und T_4-Wert im Normbereich. Immunelektrophoretischer Nachweis eines monoklonalen Ig-G Paraproteins vom Lambda-Kettentyp. Sternalmarkplasmozytose.

Schilddrüsenszintigraphie
Kleine multinoduläre Struma mit weitgehender Umstrukturierung des Parenchyms. Taubeneigroßer kalter Knoten im linken Schilddrüsenlappen, Parenchymverdichtung im Sinne eines kleinen hyperaktiven Adenoms im rechten Schilddrüsenlappen.

Skelettszintigraphie und Röntgenuntersuchungen
Kein Hinweis auf Osteolyse oder Tumor.

Computertomogramm des Schädels
Erhebliche Erweiterung der inneren Liquorräume.

Therapie und Verlauf
Deutliche Besserung des Hautbefundes unter der Therapie mit Alkeran® (initial 10 mg/die über 7 Tage, anschließend 1 mg/die als Langzeittherapie unter laufender Blutbildkontrolle).

Kommentar
Der vorgestellte Fall erfüllt die Kriterien für die Diagnose eines Skleromyxödems Arndt-Gottron, nämlich

(1) diffuse Verdickung mit Rötung der Haut infolge Muzinablagerung im Korium mit entzündlicher Begleitreaktion.
(2) Nachweis eines monoklonalen Paraproteins, hier vom IgG Lambda-Kettentyp.
(3) eine euthyreote Stoffwechsellage.

Alkeran® (Melphalan) hat sich bei der Behandlung des Skleromyxödems als Therapeutikum mit der besten Wirksamkeit erwiesen. Die niedrig dosierte Langzeittherapie scheint dabei einer intermittierenden hochdosierten Stoßtherapie, wie sie für das Plasmozytom empfohlen wird, überlegen zu sein.

Literatur
Braun-Falco O, Weidner F (1970) Skleromyxödem Arndt-Gottron mit Knochenmarks-Plasmocytose und Myositis. Arch Belg Derm Syph 26: 193–217

Fateh-Moghadam A (1973) Therapie des Plasmocytoms. Münch Med Wochenschr 115:861–864

Gottron HA (1954) Skleromyxödem (eine eigenartige Erscheinungsform von Myxothesaurodermie). Arch Derm Syph 199:71–91

Harris RB, Perry HO, Kyle RA, Winkelmann RK (1979) Treatment of scleromyxedema with Melphalan. Arch Dermatol 115:295–299

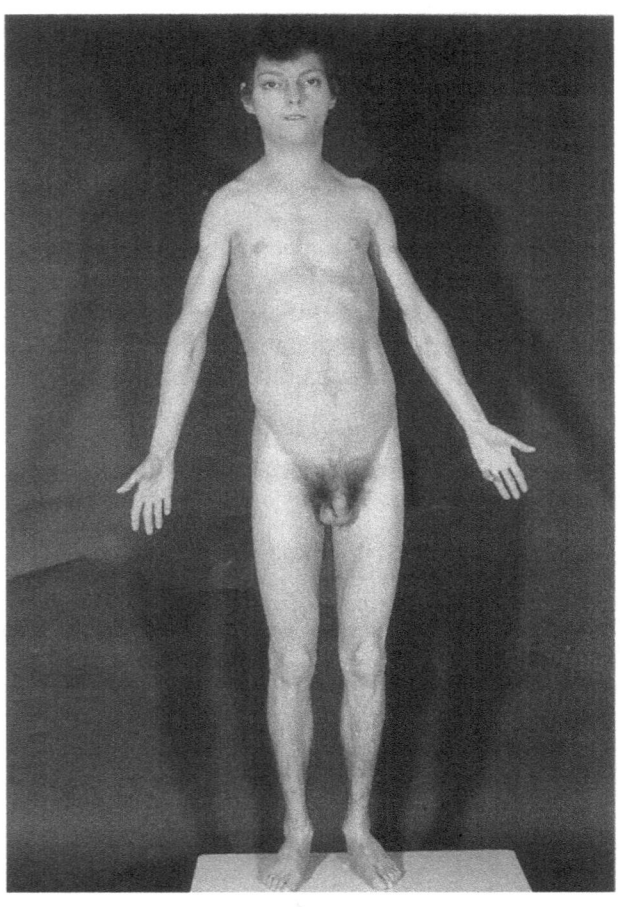
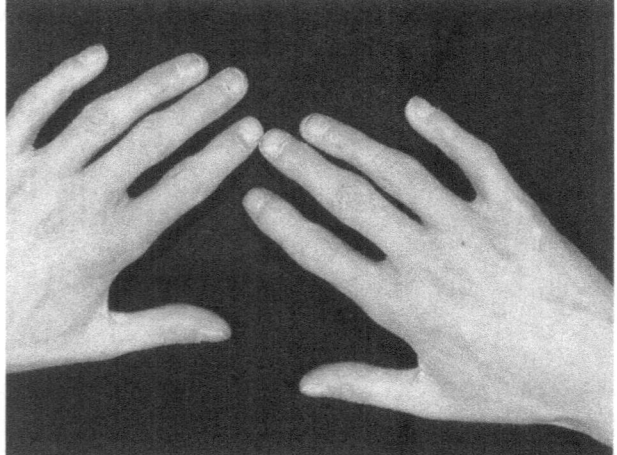

Werner-Syndrom
Vorgestellt von H. Mensing, B. Hinz, W. Meigel

Anamnese
Bei drei Brüdern im Alter von 15, 14 und 12 Jahren wurde ein Werner-Syndrom diagnostiziert. Konsanguinität oder Hauterkrankungen konnten nicht in der Familienanamnese festgestellt werden. Schwangerschaft und Geburt aller drei Jungen verliefen komplikationslos, die Geburtsgewichte lagen zwischen 3.200 und 3.600 gr., die Körpergröße zwischen 52 und 56 cm. Bereits im ersten Lebensjahr stellte die Mutter bei allen drei Kindern poikilodermatische Hautveränderungen fest. In den nächsten Lebensjahren kam eine zunehmende Bewegungseinschränkung verschiedener Gelenke hinzu.

Hautbefund
Im wesentlichen konnte bei den drei Brüdern ein ähnlicher Befund erhoben werden, allerdings waren die Veränderungen beim ältesten am stärksten ausgeprägt. Ein typisches Vogelgesicht findet sich bei allen drei Patienten, ebenso eine Mikrostomie und eine Verkürzung des Zungenbändchens. Das Integument ist poikilodermatisch mit abwechselnd braun/gelblich/weißlicher Tingierung.
Geringe plantare Hyperkeratosen. Gesamthabitus: Ausgeprägte Haltungsschwäche, spinnenbeinartige Extremitäten.

Haarstatus
Keine Alopezie, unauffälliges Trichogramm.

Histologie
Unauffällige Epidermis. In den oberen Anteilen des Koriums finden sich in der Elastika – van Gieson Färbung verdünnte und rarefizierte elastische Fasern. In der Toluidinblau-Färbung zeigt sich Metachromasie und in der Alcianblau-Färbung Muzinablagerung in diesem Bereich.

Elektronenmikroskopie
Wenig charakteristische Veränderungen, auffällig viele blinde Kapillarsprossen bzw. Endothelproliferationen im Korium.

Augen
Myopie beim ältesten Jungen, keine Katarakte.

Hormonelle Befunde
Diabetes mellitus: Manifester Diabetes bei dem ältesten Bruder. *Andrologischer Status:* Altersentsprechender Hormonbefund und Hodengröße. *Kleinwuchs:* Epiphysenfugenschluß beim ältesten Bruder bei einer Körpergröße von 1,67, offene Epiphysenfugen bei den jüngeren Brüdern (1,57 cm, bzw. 1,51 cm.

Fettstoffwechsel
Hypercholesterinämie und Hypertriglyceridämie beim ältesten Bruder.

Arteriosklerose
Keine arteriosklerotischen Veränderungen nachweisbar.

Malignome
Keiner der Jungen wies malignomverdächtige Veränderungen auf.

Orthopädie
Bei allen drei Patienten bestanden Gelenkversteifungen in unterschiedlichem Ausmaß, u.a. im Fuß, Knie, Ellenbogen und Hüftgelenk.

Kommentar
Das Auftreten eines Werner Syndroms bei drei Brüdern bereits im Kindesalter ist ungewöhnlich. Kardinalsymptome der Erkrankung sind Katarakt, hormonelle Stoffwechselstörung, frühzeitige Arteriosklerose und Ergrauung. Malignome, in erster Linie Sarkome, treten bei 10% der Patienten auf. Zum Zeitpunkt der Diagnosestellung wiesen die drei Brüder noch nicht alle der obengenannten Symptome auf. Abzugrenzen sind folgende Erkrankungen:
Rothmund-Thomsen-Syndrom.
Für das Syndrom spricht insbesondere das frühzeitige Auftreten der Poikilodermie. Atrophie der Haut bzw. der Extremitäten, Kleinwuchs sowie Fehlen von endokrinen Störungen lassen aber eher an das Werner-Syndrom denken.
Progeria Hutchinson-Gilford. Das vogelkopfähnliche Gesicht und die Hautatrophie sowie das frühe Auftreten der Erkrankung kommen bei der Progerie vor, es fehlt aber die fast obligate Arteriosklerose, andererseits schließen die poikilodermieähnlichen Veränderungen und die endokrinologischen Störungen die Progerie weitgehend aus. Sklerodermie bzw. Pseudoxanthoma elasticum kommen auf Grund des morphologischen bzw. histologischen Bildes nicht in Frage.

Literatur

Epstein CJ et al (1966) Werner's Syndrome. Medicine 45:172–221

Knoth W et al (1963) Über das Werner-Syndrom. Hautarzt 14:145–152

Kulenkamp D et al (1973) Werner-Syndrom. Andrologia 5:299–310

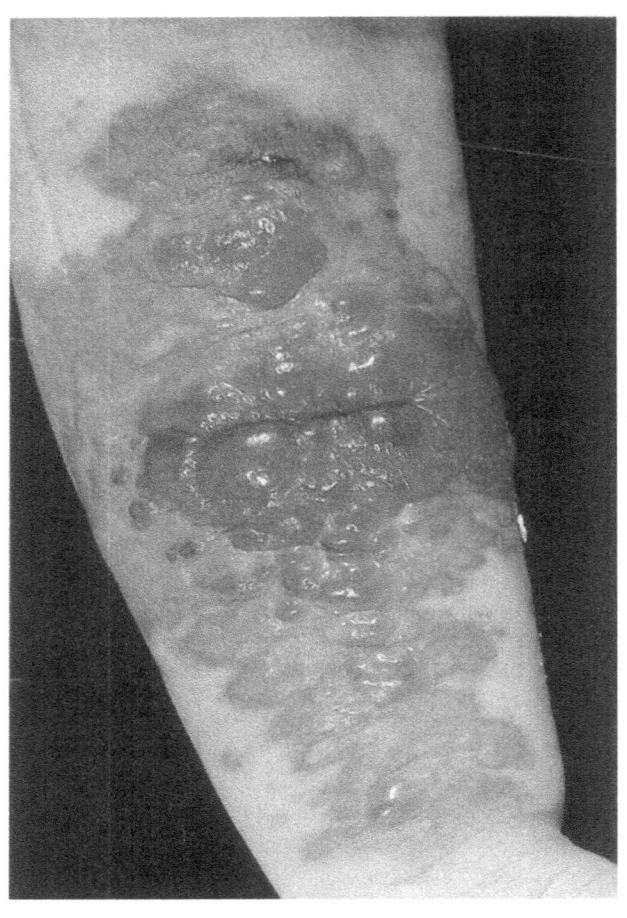

Stewart-Treves Syndrom
Vorgestellt von M. Rothenstein und M. Jänner

Sehr selten, allgemein wenig bekannter Folgezustand nach Ablatio mammae und konsekutivem Lymphoedem. Pat. E.B. 75 J.

Anamnese
Dez. 1966 – gut tastbarer Tumor im oberen äußeren Quadranten der linken Mamma.
April 1967 – Ablatio mammae links einschließlich der Lymphknotenstationen der linken Axilla, kein Nachweis von Metastasen.

Histologie
Solides, scirrhöses Mamma-Carcinom.

Postoperative Therapie
Radiatio und Cytostatika. *März 1970:* beginnendes Lymphoedem des linken Armes. *Juli 1977:* Wachstum livider Knoten im Beugeseitenbereich des linken Unterarmes. Behandlung symptomatisch durch den Hausarzt. *August 1978:* dermatologische Diagnose: Stewart-Treves Syndrom.

Dermatologischer Befund
Ausgeprägtes Lymphoedem des linken Armes mit erheblicher Umfangsdifferenz zum rechten Arm. Großflächige Areale derbknotiger, livider Infiltrate mit vereinzelt bullöser Komponente im Beugeseitenbereich des linken Unterarmes.

Histologischer Befund
Mitosenreicher Tumor aus kuboidalen sowie aus mehr länglichen Zellen bestehend. Zahlreiche Gefäßlumina in der Tumormasse.

Sonstige Befunde
Laborchemische Parameter. BSG 11/29 mm, Blutbild, Leberstatus, Elektrolyte, harnpflichtige Substanzen, Elektrophorese und Immunelektrophorese im Normbereich.
Konsiliarbefunde. Rö-Status: Rö-Thorax, Rö-knöcherner Thorax, HWS, BWS, Knochenszintigramm, Computertomogramm des Thorax und Schädels (bei axialer Schnittführung) und Leber-Milzszintigramm: kein Anhalt für Metastasierung.
Gynäkologischer Befund. Unauffällig.

Therapie und Verlauf
Wegen des zunehmend reduzierten Allgemeinzustandes der Patientin wurde von einer Exartikulation im linken Schultergelenk abgesehen.
Einleitung der Strahlentherapie mit schnellen Neutronen unter Stehfeldbedingungen im Bereich des linken Unterarmes.

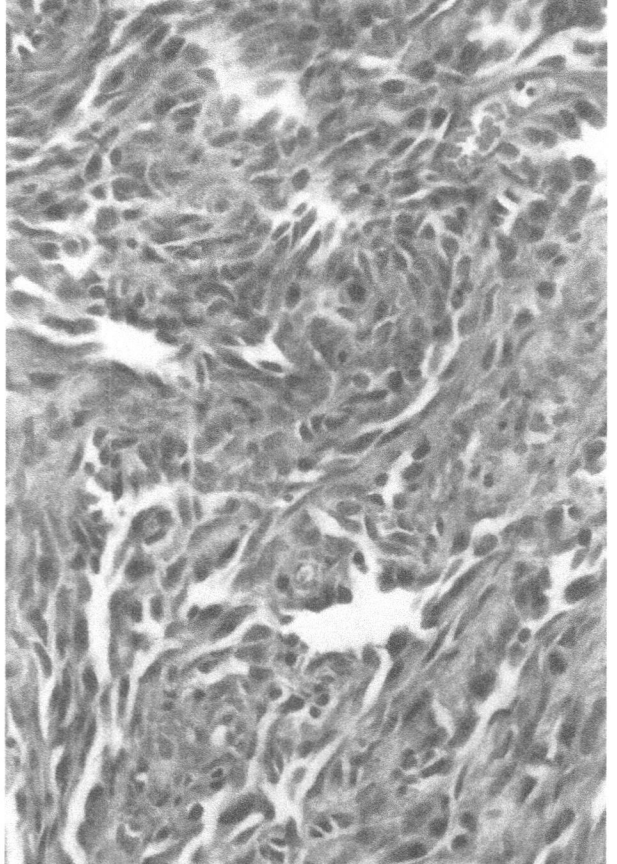

Gesamtdosis. 1560 rd. Mit Abschluß der Radiatio nahezu vollständige Tumorremission. Bereits im Januar 1979 Rezidiv in loco mit drohender Ulzeration der Tumormasse.

Literatur

Breitbart EW (1979) Operative Dermatologie. In: Salfeld K (Hrsg) Springer, Berlin Heidelberg New York
Silverberg SG, Kay S, Koss LG (1971) Cancer 27:100
Stewart FW, Treves N (1948) Cancer 1:64
Wolff K (1963) Arch Klin Exp Dermatol 216:468

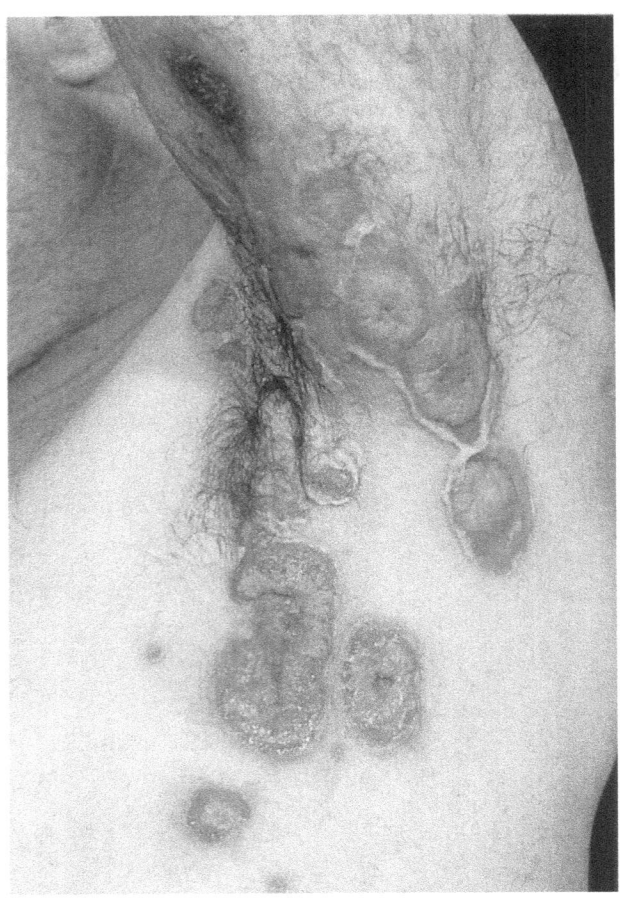

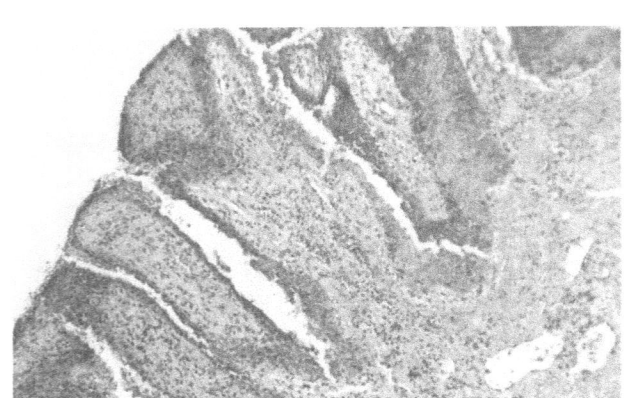

Pemphigus vegetans

Vorgestellt von K. Meissner, E. Hoting und M. Jänner

Anamnese
Iran-Madar F., 65 Jahre. Unauffällige Anamnese. Beginn der Dermatose wenige Wochen vor der stationären Aufnahme.

Hautbefund
Am Nacken, am Rücken, in der Genitocruralregion und in den großen Gelenkbeugen bis 5 cm im Durchmesser große, teilweise konfluierte und erodierte schlaffe Blasen. Blasengrund oftmals papillomatös. Multiple rundliche Erosionen der Mundschleimhaut.

Histologie
Suprabasale Blasenbildung mit Akantholysezellen. Stellenweise fehlt die Blasendecke. Auffällig stark verbreiterter, ödematös aufgelockerter Papillarkörper. Unspezifisches, zelluläres Infiltrat aus Lymphozyten, neutrophilen und einem hohen Anteil an eosinophilen Granulozyten. An anderen Stellen ist die Epidermis erheblich papillomatös-akanthotisch verdickt.

Direkte Immunfluoreszenz
Antiepitheliale Antikörper.

Indirekte Immunfluoreszenz
Antiepitheliale Antikörper: Titer 1:160.

Übrige Befunde
Lungen. Narbige Verdichtungen in beiden Lungen. Pulmonale Hypertension.
Nieren. Rechtsseitiges, in der Computertomographie 6 x 5 cm großes hypernephroides Nierenkarzinom, histologisch bestätigt.
Prostata. Prostataadenom.

Laborbefunde
BSG 10/28. Leichte hypochrome mikrozytäre Anämie. Gesamt-Eiweiß 55 g/l, Albumin 28 g/l, Cholesterin 3,4 mmol/l, Kalzium 1,9 mmol/l, Eisen 5,3 umol/l. Übrige Laborbefunde im Normbereich.

Therapie und Verlauf
Neben der externen Therapie im wesentlichen Gabe von Methylprednisolon, initial 300 mg/d parenteral, stufenweise reduziert nach 6 Wochen auf 16 mg/d oral. Zu dieser Zeit waren alle Hautläsionen abgeheilt. Anschließend in der Urologischen Universitätsklinik Vereisung des Prostataadenoms und, nach Embolisation der rechten Niere, Nephrektomie.

Entlassung 4 Monate nach Krankenhauseinweisung mit intaktem Integument unter einer Therapie von Methylprednisolon 12 mg/d oral.

Kommentar

Beim Pemphigus vegetans als spezieller Form des Pemphigus vulgaris wird ätiologisch ebenfalls ein Zusammenhang mit dem Auftreten einer malignen Neoplasie diskutiert. In unserem Fall ist trotz des Parallelverlaufs einschränkend auf die kurze Nachbeobachtungszeit von 8 Wochen hinzuweisen.

Literatur

Hornstein OP, Djawari D, Lukaschek E, Deinlein E (1980) Disorder of cellular immunity in Pemphigus vegetans. Acta Derm Venerol (Stockh) 60:135–138

Joost van T (1976) Pemphiguskrankheiten. Hautarzt 27:253–260

Krain LS, Biermann SM (1974) Pemphigus vulgaris and internal malignancy. Cancer 33:1091–1099

Relapsing Polychondritis

Vorgestellt von E.W. Breitbart, M. Jänner, T. Nasemann

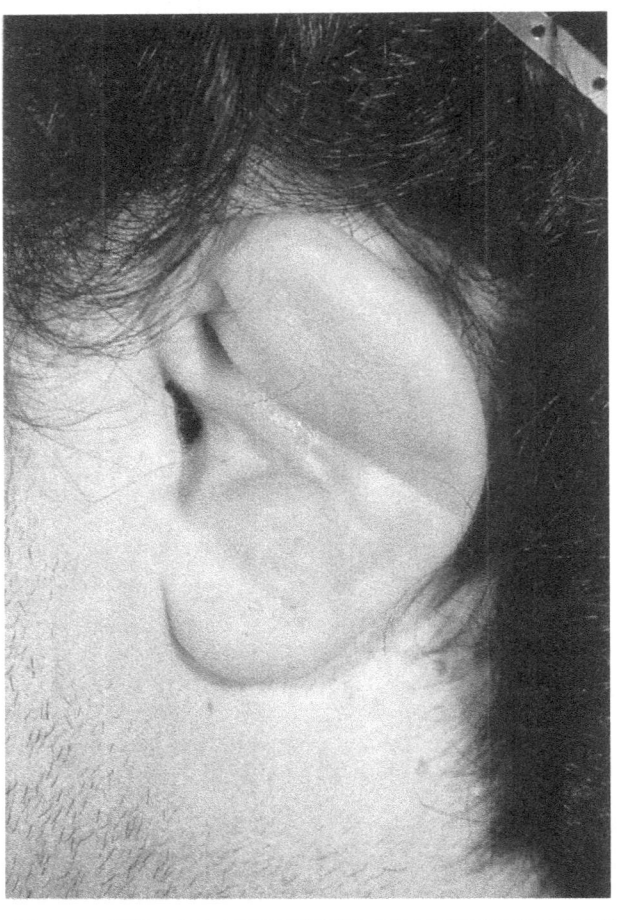

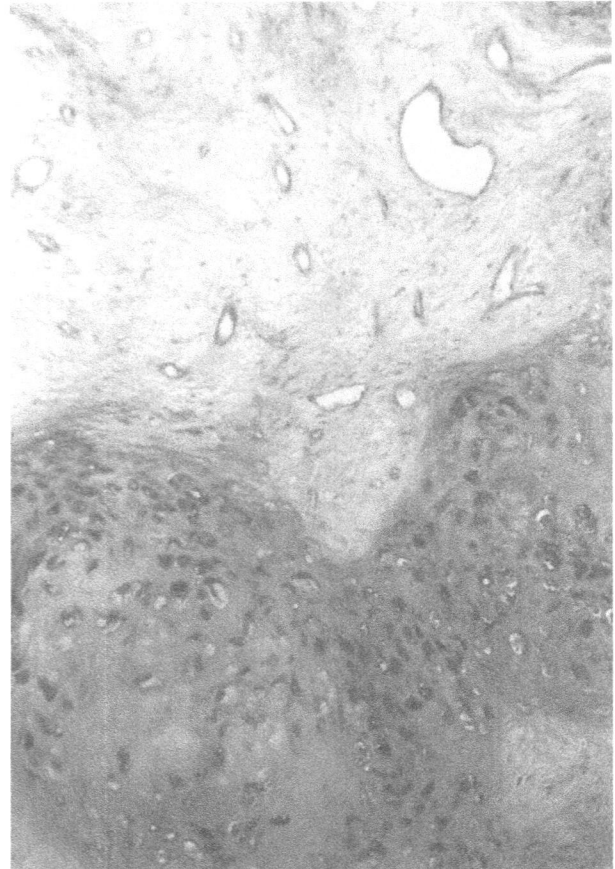

Anamnese
Juan Carlos P. 24 Jahre
1975 nach hochfieberhafter Otitis media li. Hörverlust links; nach schmerzhaftem Entzündungsprozeß des Nasenknorpels Ausbildung einer Sattelnase; nach Otitis media rechts Hörverlust rechts; 1976 nach Laryngitis Stimmverlust und damit Taubstummheit. 1977 Chrondritis der Rippenknorpel mit passagerer Atembehinderung. 1978 Ruptur der Aortenklappe, Operation und Einsatz einer künstlichen Aortenklappe.

Hautbefund
Das Knorpelrelief beider Ohren ist verstrichen, plump und gleich den von DEGOS beschriebenen Blumenkohlohren („Orielle en choux-fleur"). Ausgeprägte Sattelnase. An der Glans penis und an der Mundschleimhaut unspezifische aphthoide Ulcera.
Geringe Episkleritis an beiden Augen.

Histologie
Ausgeprägte Chondrolyse mit Verlust der normalen Basophilie des Knorpelgewebes in fleckförmiger Anordnung. Breites fibröses Perichondrium, nur geringes lymphozytäres Infiltrat. In der Toluidin p H 5 Färbung massiv Mucin.
Elektronenmikroskopie. Die Chondrozyten weisen eine proteoglykanreiche Grundsubstanz und aktivierte Golgizonen auf. Das rauhe endoplasmatische Retikulum ist erweitert und es finden sich wie geordnet liegende tubuläre Einschlüsse im rauhen endoplasmatischen Retikulum.

Laborbefunde
BKS 80/128 mm Hg, Hb 9,6 g/dl, Leukozyten 14900, Thrombozyten 135000, IgG erniedrigt.
Proteoglykane im 24 Std. Urin:
Starke Erhöhung der Proteoglykanausscheidung. Die Proteoglykane weisen eine Erniedrigung des Sulfatierungsgehaltes auf.

Kommentar
Bei der Relapsing polychondritis handelt es sich um ein seltenes Krankheitsbild, dessen Ätiologie ungeklärt und dessen Prognose nach wie vor infaust ist. Die bei diesem Patienten zum ersten Mal gefundenen und beschriebenen tubulären Einschlüsse im erweiterten endoplasmatischen Retikulum und die vermehrte Proteoglykanausscheidung im 24-Stunden-Urin lassen den Schluß zu, daß es sich bei diesem

Krankheitsbild wahrscheinlich um einen Enzymdefekt in der Proteoglykansynthese handelt.

Literatur

Harders H (1954) Beitrag zur Kenntnis eines rheumatischen Syndroms mit allgemeinem Befall des Knorpels. Schweiz Med Wochenschr 84:712–715

Jaksch-Wartenhorst R (1923) Polychondropathia. Wien Arch Innere Med 6:93–100

Rearson CM, Kline HM, Newcomer VD (1960) Relapsing polychondritis. New England J Med 263:51–58

Pachyonychia congenita

Vorgestellt von J. Weiß, W. Meigel, M. Jänner

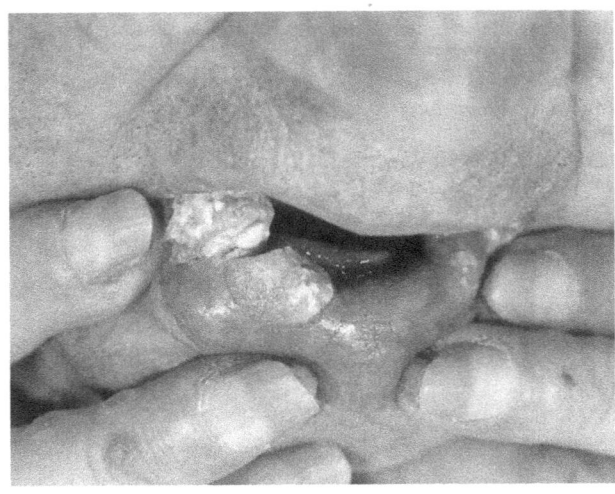

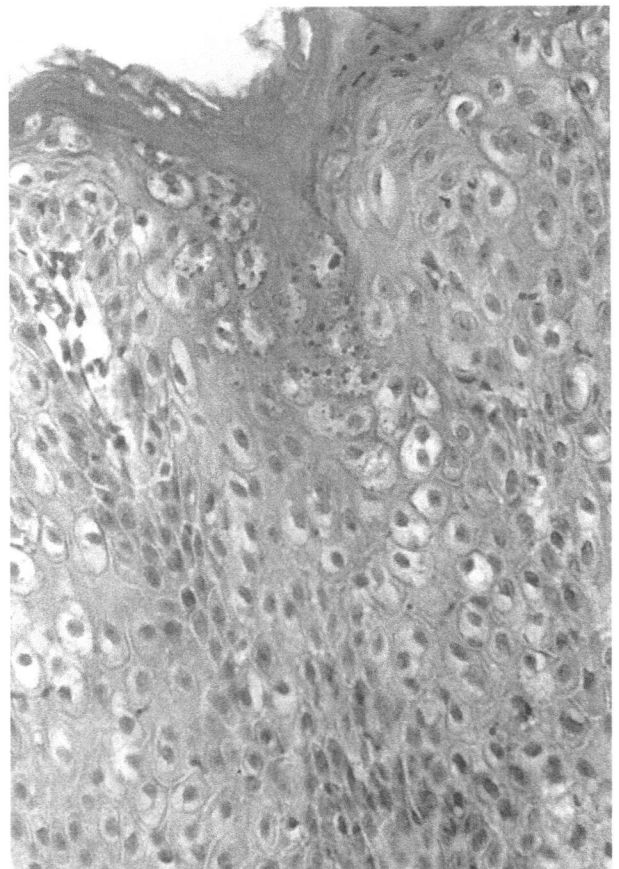

Familienanamnese
Der Vater habe verdickte Finger- und Fußnägel sowie Hornauflagerungen auf Handflächen und Fußsohlen gehabt.

Eigene namnese
Hans T., 57 Jahre. Solange der Patient zurückdenken könne, seien seine Fingernägel und Zehennägel verdickt gewesen und habe er Schwielen an Handtellern und Fußsohlen gehabt. Langsames Wachstum eines Tumors an der rechten Unterlippe seit 2 Jahren. Blut im Stuhl seit 4 Wochen.

Hautbefund
Alle Nägel von gelb/grauer Farbe, stark verdickt, konvex gekrümmt. Die Lunula ist nicht erkennbar. Striäre Keratosen an den Palmae, plaqueartige Keratosen an den Plantae. Auf dem Capillitium zwei ca. 5-Pfennig-Stück große verruciforme, grau/braune derbe Tumoren. An der rechten Unterlippe ein derber, grau/weißer, ca. walnußgroßer Tumor, Orificium oris und harter Gaumen bedeckt mit linsengroßen weißen, flachen Papeln. Im Perianalbereich weiße, flache Papeln mit Ausdehnung nach intraanal hin, intraanal ein ca. walnußgroßer, weißer derber Tumor.

Histologie
Verruciformer Tumor des Capillitiums. Akanthose, teilweise Para- und Orthohyperkeratose. Stratum granulosum: Unterschiedlich große Keratohyalin-Granula verbunden mit einem deutlich ausgeprägten intrazellulären Ödem. Im Stratum spinosum disseminiert ein massives intracelluläres Ödem.

Übrige Befunde
Hals, Nase, Ohren. Befund siehe Hautbefund, Stimmbänder gerötet, sonst o.B.
Augen. Presbyopie, sonst o.B.
Röntgen. Ösophagusbreischluck: Zwei circuläre Stenosen im Bereich des Ösophagus, wahrscheinlich als Membran aufzufassen. Magen und Duodenum: o.B.
Kolondoppelkontrast: Engstellung im Bereich des Rektum/Sigma/Überganges.

Kommentar
Die Pachyonychia congenita ist eine seltene congenitale Dyskeratose. Als Hauptsymptome werden beschrieben Pachyonychie, Keratosen der Haut, Blasen, Leukokeratose der Mund- und Rachenschleimhaut. Der beschriebene Patient wies eine Pachyonychie, palmoplantare Keratome und Leukokeratose

der Mundschleimhaut auf. Die von uns beobachteten verruciformen Tumoren wurden in der Literatur erst zweimal beschrieben. Eine Leukokeratose des Perianalbereiches mit Ausdehnung nach intraanal wurde bisher nicht beobachtet. Ebenfalls noch nicht beschrieben wurden hyperkeratotische Tumoren der Lippe und der Analschleimhaut.

Literatur

Jadassohn F, Lewandowsky F (1906) Ikonographia Dermatologica 29–31
Moldenhauer E, Ernst K (1968) Hautarzt 19:441–447
Thormann J, Kabatayasi T (1977) Acta Derm Venerol (Stockh) 57:63–67

Diaklinik
Abteilung Dermatologie und
Venerologie
Kommissarischer Direktor:
Prof. Dr. F. Leyh

Unter Mitarbeit von:
Dr. K. Gründer, Dr. H. Grotelüschen,
Dr. M. Matthiessen, Dr. P. Rothlaender,
Dr. F. Plönißen

Granuloma anulare generalisatum

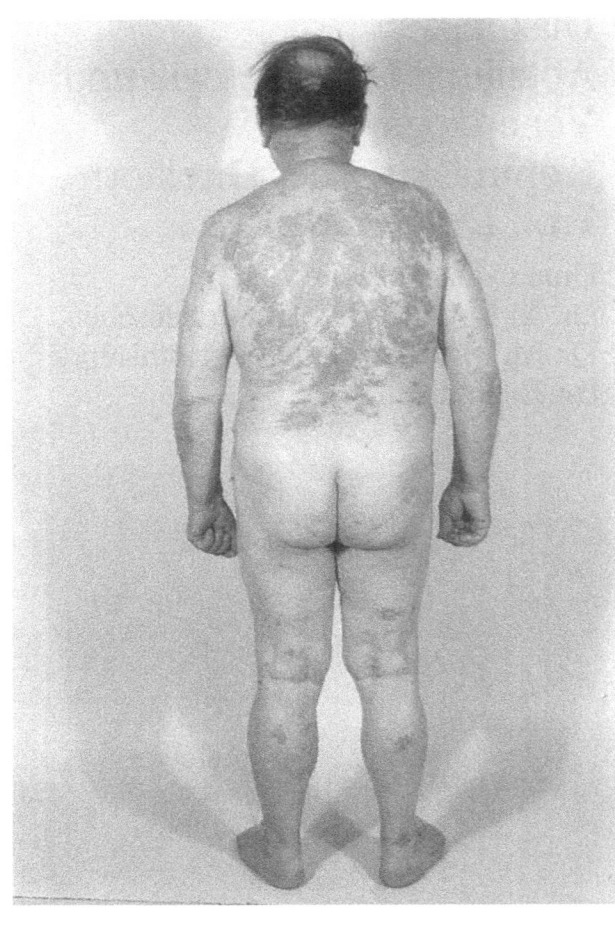

Anamnese
Wilhelm M., 76 Jahre. Im November 1978 streifenförmige Rötungen an der Beugeseite des rechten Handgelenks, im September 1979 gleichartige, breitflächige Veränderungen am Rücken.

Hautbefund
In weitgehend symmetrischer Verteilung am Stamm, an den Waden und über den Schienbeinkanten bräunlich-rote, kopfsteinpflasterartig angeordnete, zentral etwas eingesunkene Papeln.

Histologischer Befund
Im mittleren Corium umschriebenes Epitheloidzellgranulom mit vereinzelter Nekrobiose. (Dr. Undeutsch, Univ.-Hautklinik Tübingen).

Laboratoriumsbefunde
Glukose-Belastungstest: latenter Diabetes mellitus. Triglyceride und Cholesterinwerte im Normbereich. ANA-Titer: 1:128, Kontrolle 1:64, homogener Fluoreszenztyp.

Therapie und Verlauf
Rasche Rückbildung unter topischer Corticosteroidanwendung. Rezidiv im Gesäßbereich. Kohlenhydratarme Diät empfohlen. Kontrolle der Blutzuckerwerte.

Kommentar
Seltene und eindrucksvolle Dermatose, wird als Syndrom aufgefaßt, das durch unterschiedliche Ursachen hervorgerufen werden kann. Entsteht vorrangig bei Diabetes mellitus bzw. prädiabetischer Stoffwechsellage und/oder erhöhten Cholesterinwerten im Serum.

Literatur
Reinhard D, Undeutsch W, Lampe P, Lüders G (1971) Das atypische Granuloma anulare. Arch Derm Forsch 240:79–94

Haim S, Friedman-Birnbaum R, Shafrir A (1970) Generalized Granuloma anulare: Relationship to Diabetes mellitus as revealed in 8 Cases. Brit J Dermatol 83:302–305

Romaine R, Rudner EJ, Altman J (1968) Papular Granuloma anulare und Diabetes mellitus. Arch Dermatol (Chicago) 98:152–154

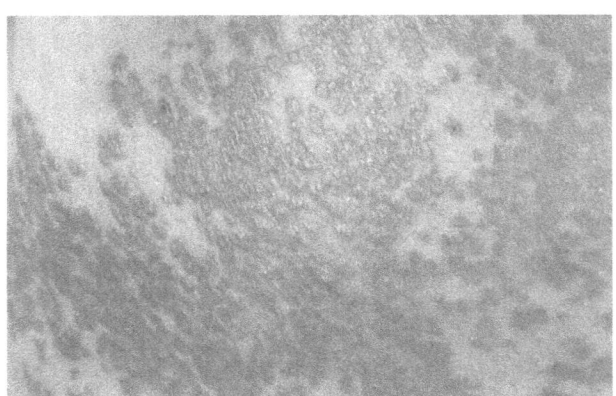

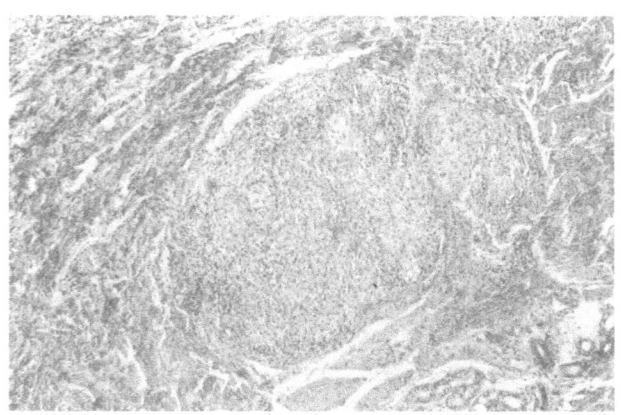

Abb. 1. Granuloma anulare generalisatum (Übersicht)
Abb. 2. Granuloma anulare generalisatum (Ausschnitt)
Abb. 3. Granuloma anulare generalisatum. HE 63 x

Eruptive Xanthomatose bei primärer Hyperlipoproteinämie Typ IV. Glukose-Intoleranz. Adipositas permagna

Anamnese
Werner K., 40 Jahre alt, 170 cm, 94 kg. August 1979 plötzliches Aufschießen kleiner schmerzloser Knötchen am Gesäß, an den Beinen und etwas später an der übrigen Haut.

Hautbefund
Am gesamten Integument mit besonderer Betonung von Gesäß und Oberschenkeln halbkugelig vorgewölbte, unterschiedlich große Xanthome von charakteristischer gelb-rötlicher Eigenfarbe (Abb. 1).

Laboratoriumsbefunde
Serum alimentär bedingt lipämisch (Abb. 2). Cholesterin 37,8 mmol/l (Grenzbereich bis 6,50). Triglyceride 113 mmol/l (Normbereich 0,8–2,0). Lipidelektrophorese: Hyperlipoproteinämie, Typ IV, extreme Hyper-prä-ß-Lipoproteinämie mit Erhöhung von very low density Lipoproteinen. Glukosurie von 111 mmol/l. Glukose-Belastungstest: Glukose-Intoleranz. Harnsäure auf 495, µmol/l erhöht. SGPT 25 U/l, Gamma-GT auf 51 U/l erhöht.

Konsiliarische Untersuchung (Klinik für Augenheilkunde der MHL Prof. Piper)
Arcus lipoides, Fundus: Papillengrenzen randscharf, stark verbreiterte und geschlängelte, grau-weißliche, milchfarbene Netzhautgefäße. Verdacht auf primäre Hyperlipidämie.

Therapie und Verlauf
In der Klinik für Innere Medizin Behandlung der Fettstoffwechselstörung mit Lipidsenkern. Gewichtsreduktion, Behandlung der Glukose-Intoleranz mit Depot-Insulin und der erhöhten Harnsäurewerte mit Allopurinol.

Literatur
Schettler G (1971) Fettstoffwechselstörungen. Thieme Stuttgart
Kaffarnik H, Schneider J (1979) Praxisgerechte Therapie der Hyperlipoproteinämien. Internistische Welt 6

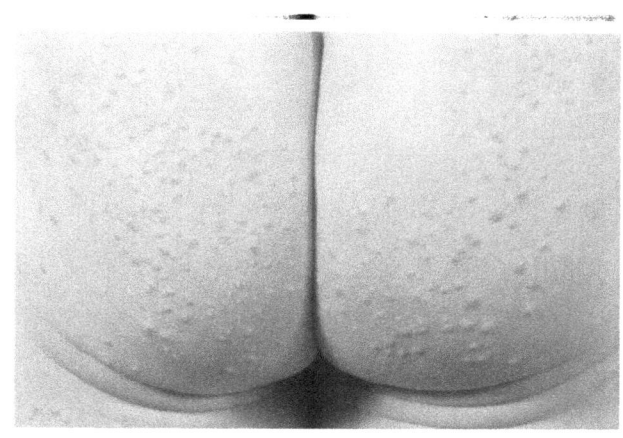
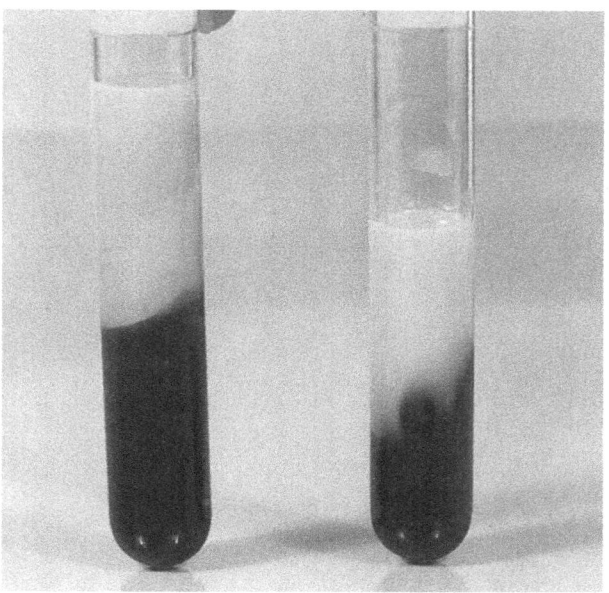

Abb. 1. Eruptive Xanthome unnatürlicher Größe am Gesäß
Abb. 2. Lipämisches, gelblich-trübes Serum bei primärer Hyperlipoproteinämie vom Typ IV mit starker Erhöhung der Prä-Beta-Lipoproteine, Glyzeride und Cholesterin.

Mycosis fungoides

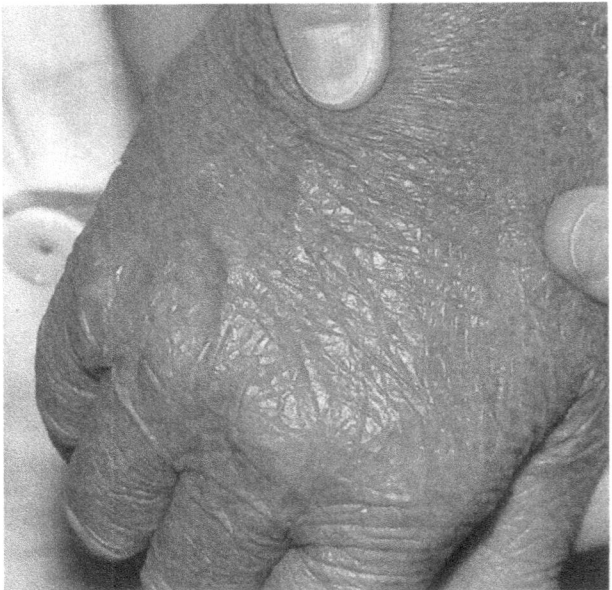

Abb. 1. Poikilodermie, kleine z.T. ulzerierende Knoten am Thorax
Abb. 2. Poikilodermia vascularis, zigarettenpapierartige Fältelung der Haut.

Anamnese
Der 56 Jahre alte Patient erkrankte im 29. Lebensjahr an einer Parapsoriasis en plaques disseminées Brocq. Sehr langsame Entwicklung der Hautveränderung bis zum jetzigen Vollbild. Vor 2 Jahren nichtstillbare Makrohämaturie. Behandlung mit systemischen Corticosteroiden und Immundepressiva. Entwicklung corticosteroidinduzierter Katarakte, Osteoporose, pathologische Fraktur BWK 6. Patient setzte alle Medikamente ab und behandelte sich selbst. Frühjahr 1980 Entwicklung einiger glasstecknadelkopf- bis kirschkerngroßer Knötchen und Knoten am Stammbereich.

Hautbefund
Atropho-Poikilodermie der gesamten Haut unter Bevorzugung von Schultern und Hüftgürtel. Parasternal einige kirschkerngroße, ulzerierte Tumoren (Abb. 1). An Händen und Füßen ausgeprägte Poikilodermia vascularis (Abb. 2).

Laboratoriumsbefunde
Das 1973 durchgeführte Sternalpunktat ließ keine pathologischen Veränderungen erkennen. Weitere Sternalpunktate verweigert. April 1980: BSG 5/12 mm n.W., Serumeiweißelektrophorese und Immunelektrophorese im Normbereich. Blutbild und Differentialblutbild, Urinstatus und Urinsediment: ohne pathologischen Befund.
Lymphozytendifferenzierung: T-Zellen 52% (aktiv), gesamt 71%.
B-Zellen: mit IgG-Rezeptoren 9%, mit IgA-Rezeptoren 3%, mit IgM-Rezeptoren 3%, gesamt 15% (Normalbefund).

Sog. Reticulosarcomatosis cutis Gottron

Anamnese
52 Jahre alter Patient. Früher sehr häufig Anginen, 1975 2/3-Resektion des Magens. April 1979 erbsgroße Knötchen in der Gesäßfalte, starker Juckreiz, weitere Knötchen treten zu größeren Feldern zusammen. Anhaltend starker Juckreiz, corticosteroidhaltige Salben bringen keine Besserung. Juli 1979 treten weitere Knötchen auf dem Kopf, in der Achselhöhle und am Penisschaft auf. Auf dem Kopf, in beiden Achselhöhlen und am Penisschaft solitäre, linsengroße, braunrötliche, geringfügig schuppende Tumoren. In der Rima ani übergreifend auf die obere Gesäßfalte rötlich-braune Tumoren in bogig begrenzten Infiltraten (Abb. 1).

Histologischer Befund
September 1979 subepidermal unveränderte schmale Collagenzone. In Corium und Subcutis perivaskuläre und perifollikuläre Infiltrate mit teils großen, chromatinreichen Zellen und gekerbter Kernstruktur, kaum Mitosen (Abb. 2).

Laboratoriumsbefunde

September 1979: Dysproteinämie mit Hypalbuminämie, Alpha-2-Globulinerhöhung, Gesamteiweiß 81,9 g/l.
Sternalpunktat: Reaktive Markveränderung.
Oktober 1979: Non-Hodgkin-Lymphom von niedrigem Malignitätsgrad, wahrscheinlich zentroblastisch-zentrozytisches Lymphom, genaue Zuordnung noch nicht möglich.
(R 4235/79 Patholog. Institut der Universität Kiel, Prof. Lennert).
Lymphknoten links inguinal: chronisch unspezifische Lymphadenitis, (R 4553/79 Patholog. Institut der Universität Kiel, Prof. Lennert).
März 1980: Gemischtzellige, insgesamt als hochmaligne zu bezeichnende lymphoretikuläre Neoplasie mit Infiltration des Coriums und der Subcutis. Zytologisch und zytochemisch ist keine eindeutige Zuordnung möglich. Gegenüber dem Vorbefund deutlicher Gestaltwandel des Zellbildes.
Diagnose: Extranodales Non-Hodgkin-Lymphom, nicht klassifizierbar, (R 1118/80 Patholog. Institut der Universität Kiel, Prof. Lennert).

Therapie und Verlauf

Verlegung in die I. Med. Klinik und Poliklinik November 1970 Röntgenweichstrahltherapie GD 3000 R. Rückbildung der Hautinfiltrate. Dezember 1979 bis Februar 1980 zytostatische Therapie ohne Erfolg, in schneller Folge bilden sich Tumoren am gesamten Integument. Ganzkörperbestrahlung: Mittelebene Dosis von 10,0 GY. 19 Einzelfelder, Strahlenqualität Rö-70 KV. Darunter Ulceration einzelner Tumoren. Rapide Verschlechterung. Panzytopenie, nachdem zu keiner Zeit Zeichen einer Monozytenleukämie bestanden haben. Exitus letalis 11 Monate nach Diagnosestellung.

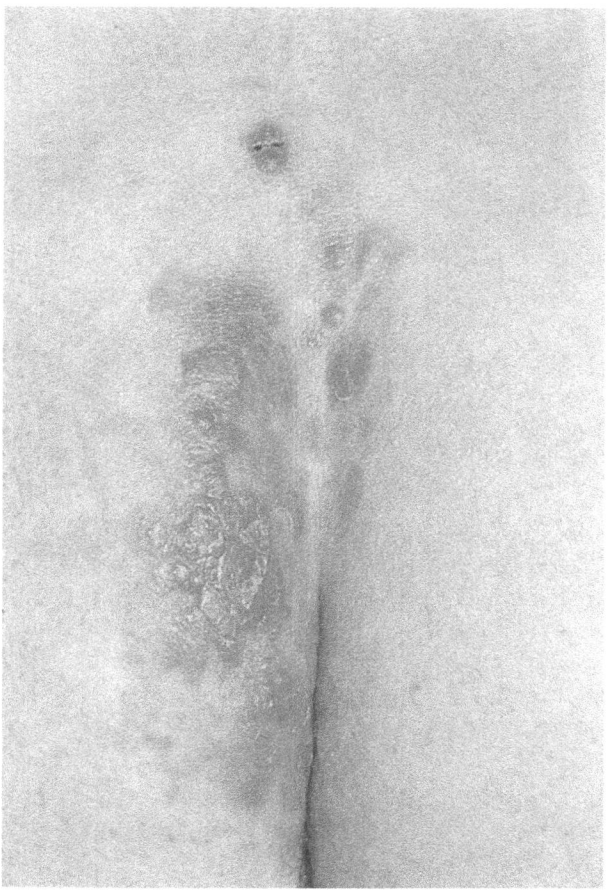

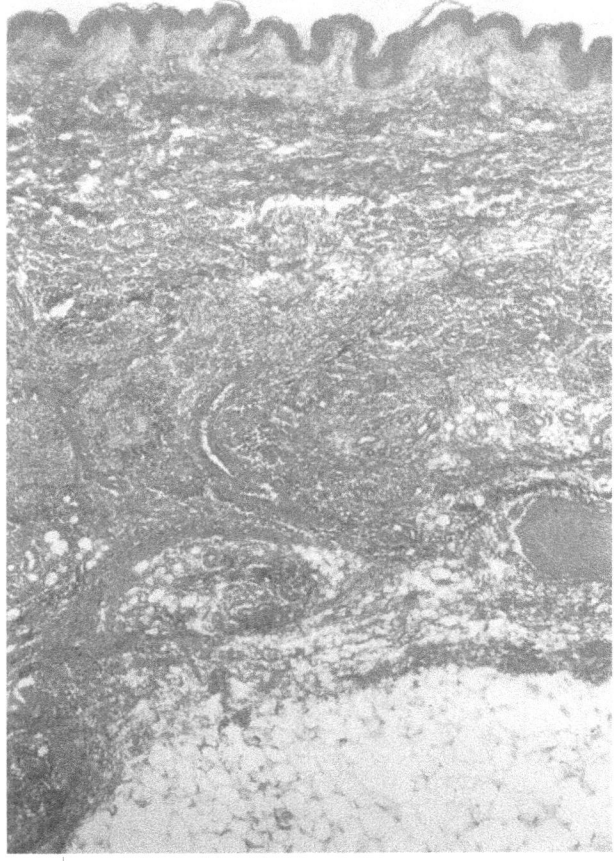

Abb. 1. Bräunlich-rote Knoten in bogig begrenzten Infiltraten
Abb. 2. Malignes Lymphom. Pleomorphes Infiltrat

Lepra lepromatosa mit dimorphem Charakter

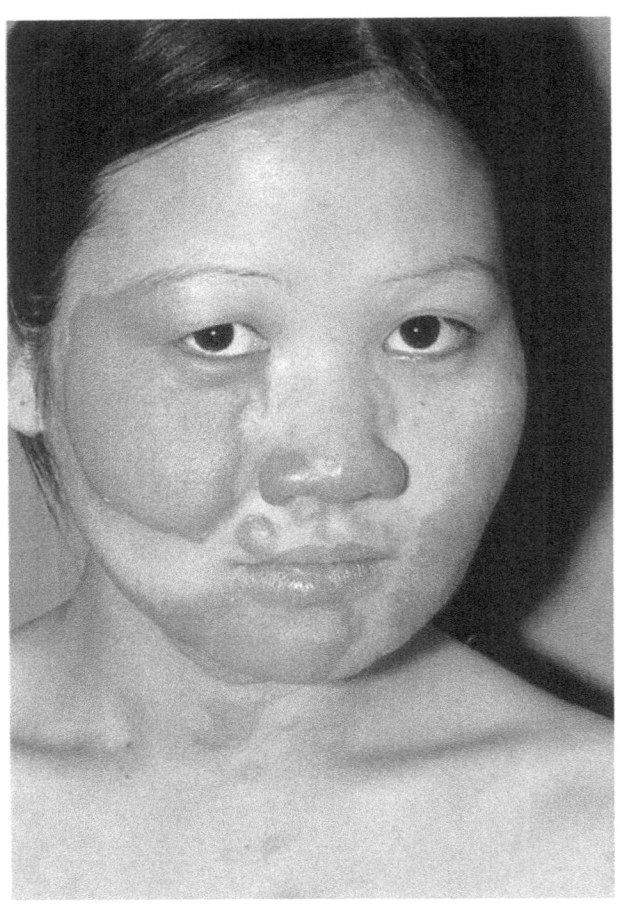

Anamnese

21-jährige Patientin, in Saigon geboren. Angeblich nie hautkrank gewesen, nie „Flecken" auf der Haut bemerkt. 1978 komplikationslose Geburt einer gesunden Tochter. April 1980 Geburt eines gesunden Sohnes. 7 Tage nach der Entbindung Rötungen beider Hände, innerhalb einer Woche flächenhaft ringförmige Ausbreitung über die Arme, den Stamm und das Gesicht. Kein Krankheitsgefühl, kein Juckreiz.

Hautbefund

Im Gesicht rechtsbetonte, bräunlich-rote, samtpolsterartige Infiltrate mit kleeblattähnlicher Einbeziehung der Nasenspitze und linksseitigem Befall der Anthelix (Abb. 1). Am übrigen Integument in symmetrischer Anordnung an Erythema gyratum repens erinnernde Veränderungen. Sie sind aus 3 Zonen aufgebaut. Das Zentrum ist depigmentiert, Macula simplex. Es folgt ein zart bräunlich-rotes flächenhaftes Erythem, das gut abgegrenzt in das blau-rote, samtartige, bandförmige Infiltrat übergeht (Abb. 2). Der rechte Nasenflügel, die Oberlippe und der rechte Unterbauch zeigen je einen fingernagelgroßen, plätzchenartig aufsitzenden, bräunlich-gelblichen Tumor. Lymphknotenstatus: in der rechten Leiste 2 indolente erbsgroße Lymphknoten.

Histologischer Befund

Freier Grenzstreifen im oberen Korium. Lockere Epitheloidzellgranulome mit diffuser lymphozytärer Infiltration. Mitbefall einiger ekkriner Schweißdrüsenknäuel und Nerven. Nachweis säurefester Stäbchen in einigen Zellvakuolen.
Histologische Diagnose: Lepra lepromatosa mit dimorphem Charakter.

Neurologischer Befund

Innerhalb der befallenen Hautareale Hypaesthesie für Schmerz und Temperatur. 3 Monate nach Therapiebeginn Mitbefall zweier oberflächlicher Hautnerven. Kein Anhalt für Polyneuropathie.

Rhinologischer Befund

Ständiges „Schnüffeln" als Symptom behinderter Nasenatmung. Septum links: Aufgelockerte Mucosa. Im Zentrum eine kleine Narbe.

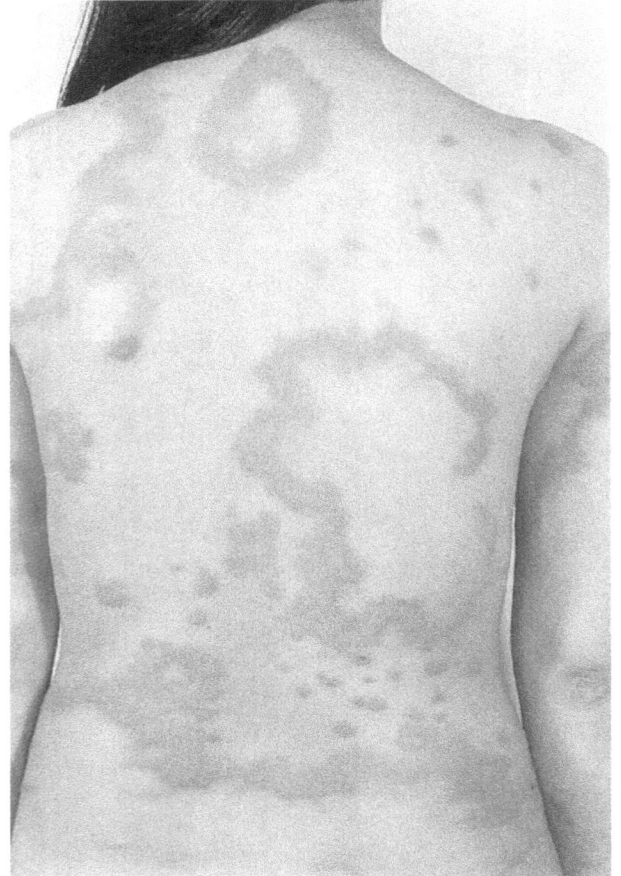

Abb. 1. Im Gesicht rechtsbetonte Infiltration

Abb. 2. An Erythema gyratum repens erinnernde bogige Eritheme, vereinzelt knotige Infiltrate

Laboratoriumsbefunde
Bakteriologisch: Nasenabstrich: Wiederholter Nachweis von säurefesten Stäbchen.
Scarifikation eines Hautherdes: säurefeste Stäbchen.
Immunologische Untersuchung: kein Nachweis von antinukleären und antimitochondrialen Antikörpern.
Vor Therapiebeginn alle untersuchten Laborparameter im Normbereich. Später Entwicklung einer Anämie und Lymphopenie, Anstieg der BSG.
Lepromintest. Mit Lepromin A (Armandillo Lepromin) (Gürteltier). Nach 72 Stunden: negativ (Frühreaktion nach Fernandez).

Therapie und Verlauf
Kombinationstherapie mit Rifampicin und Diaminodiphenylsulfon. Lokal Eucerin anhydricum.

Am Stamm werden die lepromatösen Herde blasser, flacher und schuppiger. Im Gesicht werden die Erscheinungen etwas stärker. Leprareaktionen wie Fieber, Hautexacerbation oder Ausbildung neuer Herde werden nicht beobachtet. An der rechten Halsseite und am rechten Fußrücken treten 2 oberflächliche Hautnerven verdickt hervor. Insgesamt Stillstand bzw. Rückbildung der Krankheit nach 3 Monaten systematischer Corticosteroidanwendung. Arzneimittelnebenwirkungen bisher nicht beobachtet.

Literatur
Klingmüller G (1980) Lepra. In: Korting GW (Hrsg) Dermatologie in Praxis und Klinik, Bd II. Thieme, Stuttgart

LINOLA

Hautadäquate Behandlung von Dermatosen
Hohe Wirksamkeit
Außergewöhnlich gute Hautverträglichkeit

Ö/W-Emulsionen

Indikationen:
Behandlung, Nachbehandlung und Prophylaxe von Dermatosen bei seborrhoischer Haut, berufsbedingte Hautschäden, Rhagaden, Fissuren.
Zusammensetzung:
100 g enthalten: 0,245 g 9,12-Linolsäure; 0,19 g 9,11-Linolsäure (zus. 125.000 Sh. L. E.) in Ö/W-Emulsion.

Handelsformen:
Tube mit 40 g Emulsion DM 4,35*;
Tube mit 100 g Emulsion DM 8,—*;
Anst.-Pack.: Dose mit 700 g
*lt. Pr. Sp. VO.

Indikationen:
Akute Ekzeme und Dermatitiden, Säuglings- und Kinderekzeme, Windeldermatitis.
Zusammensetzung:
100 g enthalten: 0,4 g Prednisolon; 0,245 g 9,12-Linolsäure; 0,19 g 9,11-Linolsäure (zus. 125.000 Sh. L. E.) in Ö/W-Emulsion.

Kontraindikationen:
Spezifische Hautprozesse, Varizellen, Vakzinationsreaktionen.
Handelsformen:
Tube mit 25 g Emulsion DM 8,35*;
Anst.-Pack.: Tube mit 250 g Emulsion
*lt. Pr. Sp. VO.

Indikationen:
Infizierte Dermatosen, seborrhoische Ekzeme, Verbrennungen, Initialbehandlung von Ulcus cruris.
Zusammensetzung:
100 g enthalten: 0,4 g Prednisolon; 0,3 g Neomycinsulfat; 0,245 g 9,12-Linolsäure; 0,19 g 9,11-Linolsäure (zus. 125.000 Sh. L. E.) in Ö/W-Emulsion.

Kontraindikationen:
Spezifische Hautprozesse, Varizellen, Vakzinationsreaktionen.
Handelsformen:
Tube mit 25 g Emulsion DM 9,15*;
Anst.-Pack.: Tube mit 250 g Emulsion
*lt. Pr. Sp. VO.

W/Ö-Emulsionen

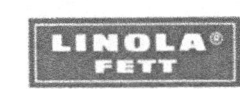

Indikationen:
Behandlung, Nachbehandlung und Prophylaxe von Dermatosen auf sebostatischer Haut, berufsbedingte Hautschäden, Rhagaden, Fissuren und Schutz bei Röntgen- und UV-Bestrahlung.
Zusammensetzung:
100 g enthalten: 0,4 g 9,12-Linolsäure; 0,31 g 9,11-Linolsäure (zus. 200.000 Sh. L. E.); 225 I. E. Provitamin A (β-Carotin); 8000 I. E. Vitamin-D₃-Cholesterin; 5 I. E. Vitamin-E-acetat in W/Ö-Emulsion.

Handelsformen:
Tube mit 40 g Emulsion DM 5,46*;
Tube mit 100 g Emulsion DM 10,22*;
Anst.-Pack.: Dose mit 700 g
*lt. Pr. Sp. VO.

Indikationen:
Dermatosen auf trockener Haut, Ekzeme d. Altershaut, Neurodermitis.
Zusammensetzung:
100 g enthalten: 0,4 g Prednisolon; 0,4 g 9,12-Linolsäure; 0,31 g 9,11-Linolsäure (zus. 200.000 Sh. L. E.); 225 I. E. Provitamin A (β-Carotin); 8000 I. E. Vitamin-D₃-Cholesterin; 5 I. E. Vitamin-E-acetat in W/Ö-Emulsion.

Kontraindikationen:
Spezifische Hautprozesse, Varizellen, Vakzinationsreaktionen.
Handelsformen:
Tube mit 25 g Emulsion DM 9,21*;
Anst.-Pack.: Tube mit 250 g Emulsion
*lt. Pr. Sp. VO.

Indikationen:
Chronische Ekzeme, Neurodermitis.
Zusammensetzung:
100 g enthalten: 2 g Extractum Picis Lithanthracis, gereinigt; 0,4 g Prednisolon; 0,4 g 9,12-Linolsäure; 0,31 g 9,11-Linolsäure (zus. 200.000 Sh. L. E.) in W/Ö-Emulsion.

Kontraindikationen:
Spezifische Hautprozesse, Varizellen, Vakzinationsreaktionen, nässende Dermatosen im akuten Stadium.
Hinweise: Nach Anwendung direkte Sonneneinwirkung und UV-Licht vermeiden.
Handelsformen:
Tube mit 25 g Emulsion DM 10,86*;
Anst.-Pack.: Tube mit 250 g Emulsion
*lt. Pr. Sp. VO.

Keine Kortisonschäden bei längerer Anwendung

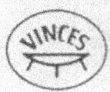

DR. AUGUST WOLFF · BIELEFELD
chem. pharm. Fabrik GmbH & Co KG

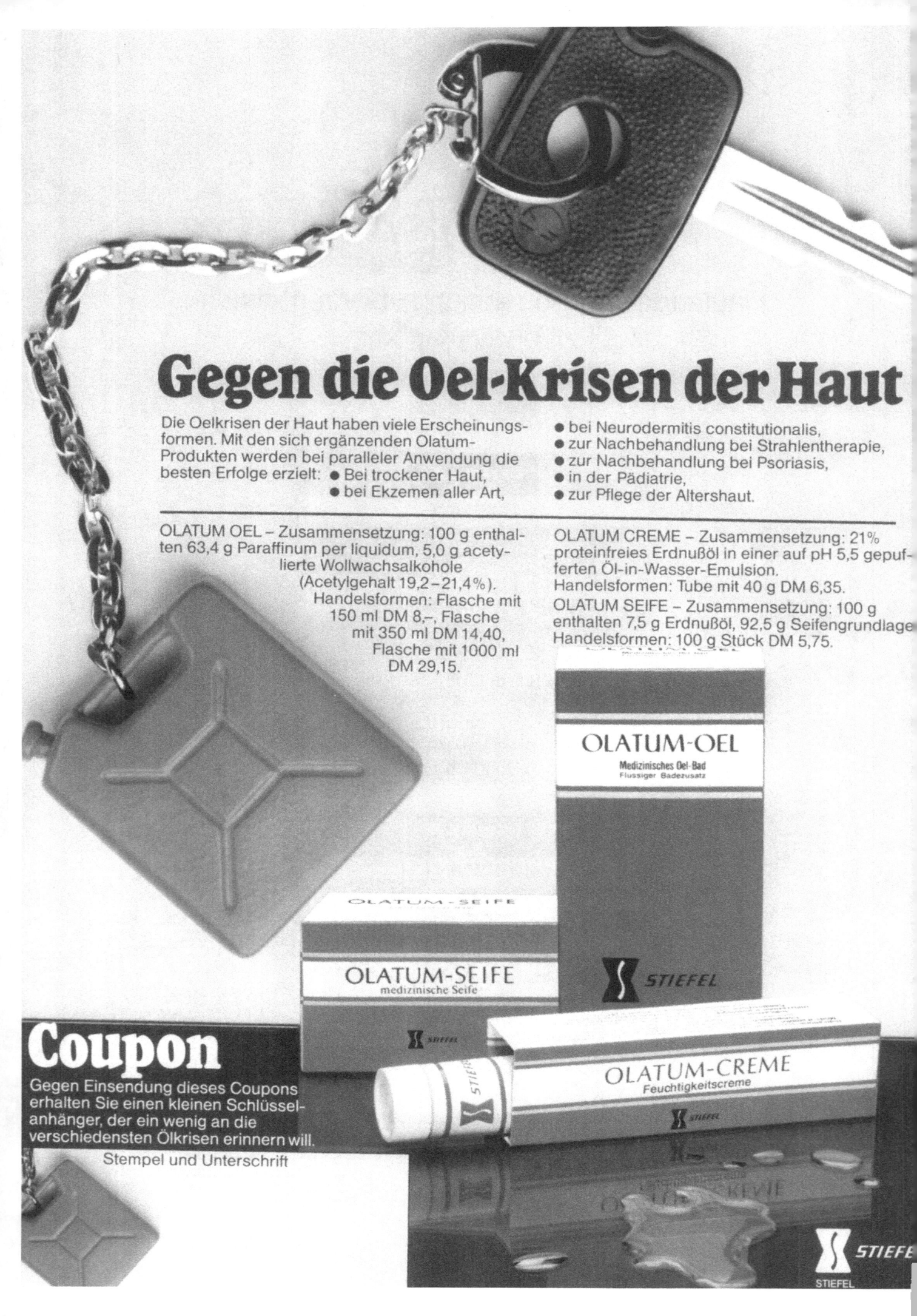

GPSR Compliance

The European Union's (EU) General Product Safety Regulation (GPSR) is a set of rules that requires consumer products to be safe and our obligations to ensure this.

If you have any concerns about our products, you can contact us on

ProductSafety@springernature.com

In case Publisher is established outside the EU, the EU authorized representative is:

Springer Nature Customer Service Center GmbH
Europaplatz 3
69115 Heidelberg, Germany

www.ingramcontent.com/pod-product-compliance
Lightning Source LLC
Chambersburg PA
CBHW081845110426
42873CB00047B/416